山西出版传媒集团

山西科学技术出版社

朝鲜·许浚 编著

DONGYI BAOJIAN

东医宝鉴

图书在版编目（CIP）数据

东医宝鉴／（朝鲜）许浚编著．—太原：山西科学技术出版社，2014.4（2025.1重印）

ISBN 978 - 7 - 5377 - 4737 - 0

Ⅰ．①东… Ⅱ．①许… Ⅲ．①中国医药学—总集—明代 Ⅳ．①R2 - 52

中国版本图书馆 CIP 数据核字（2014）第 038413 号

校注者：

苏凤琴	温金梅	刘兰海	张 伟	张新勇	张海涛	张永康	李玉喜	李海生	贾虎强
李 东	韩文红	廖文忠	周红梅	刘 强	马永明	马力东	吴 丽	王璐伟	董 义
梁有祥	李廷荃	王新民	王润平	王 忠	王希星	于有伟	于世民	葛妍婷	崔静梅
于新力	于雪梅	李怀常	李 林	赵立新	赵 力	赵有光	赵志良	刘建荣	袁 军
赵吉明	赵怀义	王丽华	郭文莉	孟健民	苏有兰	苏凤勇	杨燕双	王艳萍	边 疆
刘宗梅	牛树峰	牛 波	薛 瑾	薛红艳	刘 杰	刘英兰	刘若望	刘涵慧	王东霞
刘兰海	张 伟	张新勇	张海涛	张永康	李玉喜	李海生	李 东	宋文浚	马文静
韩文红	廖文忠	周红梅	刘 强	马永明	马力东	吴 丽	栗红丽	刘俊玲	刘波倩

东医宝鉴

出 版 人	阎文凯
编 著 者	（朝鲜）许 浚
责 任 编 辑	杨兴华
封 面 设 计	吕雁军

出 版 发 行	山西出版传媒集团·山西科学技术出版社
	地址 太原市建设南路 21 号 邮编 030012
编辑部电话	0351 - 4922078
发 行 电 话	0351 - 4922121
经 销	各地新华书店
印 刷	山西基因包装印刷科技股份有限公司

开 本	787mm×1092mm 1/16
印 张	63.25
字 数	1400 千字
版 次	2014 年 5 月第 1 版
印 次	2025 年 1 月山西第 7 次印刷

书 号	ISBN 978 - 7 - 5377 - 4737 - 0
定 价	110.00 元

校注说明

《东医宝鉴》是朝鲜古代药学史上的巨著，作者是朝鲜宣祖及光海君时代的许浚，于光海君 2 年（1610 年）撰成，三年后（光海君 5 年）（1613 年）正式刊行。全书共有二十五卷，二十五册，分内景篇（内科）、外形篇（外科）、杂病篇、汤液篇（药学）、针灸篇五大部分。

本书选方丰富实用，收载 15 类，1400 多种药材。每方均注出处，并收录民间单方。此书主要参考中国医书如《素问》《灵枢》《伤寒论》等 83 种和高丽医学古医书撰集而成，是朝鲜最佳的综合性传统医籍，也是继承中医理论后所发展的产物。

《东医宝鉴》在朝鲜医学史上的地位，足以和中国李时珍的《本草纲目》相比，两书同样是记载各类草药的医书集大成之作。在朝鲜医学家所撰的汉方医书著作中最负盛名，对指导临床和文献研究颇具参考价值。

《东医宝鉴》当时被日本和中国多次翻译出版，其后还译成西欧许多国家语言。被列入世界记忆遗产名录，说明联合国教科文组织承认《东医宝鉴》的历史真实性、在世界史上的重要性、独创性、所记信息的重要性、相关人物的业绩以及文化影响力等。本书自明万历四十一年癸丑始刊以迄近世，国内外刊本有 20 余种，此次整理出版以清嘉庆十九年甲戌（朝鲜纯祖十四年）完营重刊本为底本，以清光绪十六年庚寅上海校经山房石印本为主校本，1995 年中国中医药出版社排印本为参校本。

兹将本次校注方法简要说明如下：

1. 本书整理方式采用"以善为主"法。

2. 本书的版式采用简体横排。

3. 依据原文文义、医理及意群划分段落。

4. 原小字双行者，今改作小字单行。通过字号、字体使注文与正文区别。

5. 属异体字者，径改作正字。

6. 繁体字。繁体字改简体字一般以《现代汉语词典》为准。

7. 属于用字规范的药名统一，原为药物异名或体现时代用药特征的药物名不改。原系药物正名，后被俗名取代，广为运用者，保留原貌。

序

医者，雅言轩岐。轩岐上穷天纪，下极人理，宜不屑乎记述。而犹且说问、著难，垂法后世，则医之有书，厥惟远哉。上自仓越，下逮刘、张、朱、李，百家继起，论说纷然，剽窃绪余，争立门户，书益多而术益晦，其与《灵枢》本旨不相迳庭者鲜矣。世之庸医，不解穷理，或倍经训而好自用，或泥故常而不知变，眩于裁择，失其关键，求以活人而杀人者多矣。我宣宗大王，以理身之法，推济众之仁，留心医学，轸念民瘼。尝于丙申年间，召太医臣许浚教曰：近见中朝方书，皆是抄集，庸琐不足观。尔宜裒聚诸方，辑成一书。且人之疾病，皆生于不善调摄，修养为先，药石次之。诸方浩繁，务择其要。穷村僻巷，无医药而夭折者多。我国乡药多产，而人不能知。尔宜分类并书乡名，使民易知。浚退与儒医郑碏、太医杨礼寿、金应铎、李命源、郑礼男等，设局撰集，略成肯綮。值丁酉之乱，诸医星散，事遂寝。厥后先王又教许浚独为撰成，仍出内藏方书五百卷，以资考据。撰未半而龙驭宾天。至圣上即位之三年庚戌，浚始卒业而投进，目之曰：《东医宝鉴》，书凡二十五卷。上览而嘉之，下教曰：阳平君许浚，曾在先朝特承撰集医方之命，积年覃思，至于窜谪流离之中，不废其功，今乃编帙以进。仍念先王命撰之书，告成于寡昧，嗣服之后，予不胜悲感其。赐浚太仆马一匹以酬其劳。速令内医院设厅锓梓，广布中外。且命提调臣廷龟撰序文，弁之卷首。臣窃念太和一散，六气不调，癃残扎瘥，迭为民灾，则为之医药，以济其夭死，是实帝王仁政之先务。然术非书则不载，书非择则不精，彩不博则理不明，传不广则惠不布。是书也，该括古今，折衷群言，探本穷源，挈纲提要，详而不至于蔓，约而无所不包。始自内景、外形，分为杂病诸方，以至脉诀、症论、药性、治法、摄养要义、针石诸规，靡不毕具，井井不紊。即病者，虽千百其候，而补泻缓急，泛应曲当，盖不必远稽古籍，近搜旁门。惟当按类寻方，层见叠出；对证投剂，如符左契。信医家之宝鉴、济世之良法也。是皆先王指授之妙算，而我圣上继述之盛意，则其仁民爱物之德，利用厚生之道，前后一揆。而中和位育之治，寔在于是语。曰："仁人之用心，其利博哉。"岂不信然矣乎。

万历三十九年辛亥孟夏崇禄大夫行吏曹判书兼弘文馆大提学、艺文馆大提学知经筵春秋馆成均馆事

世子左宾客臣李廷龟奉　教谨序

万历四十一年十一月　日内医院奉　教刊行
监校官通训大夫行内医院直长臣李希宪
通训大夫行内医院副奉事臣尹知微

目　　录

内景篇卷之一

内景篇卷之二

东医宝鉴

内景篇卷之三

内景篇卷之四

外形篇卷之一

外形篇卷之二

外形篇卷之三

目录

外形篇卷之四

杂病篇卷之一

杂病篇卷之二

杂病篇卷之三

杂病篇卷之四

杂病篇卷之五

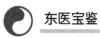

杂病篇卷之六

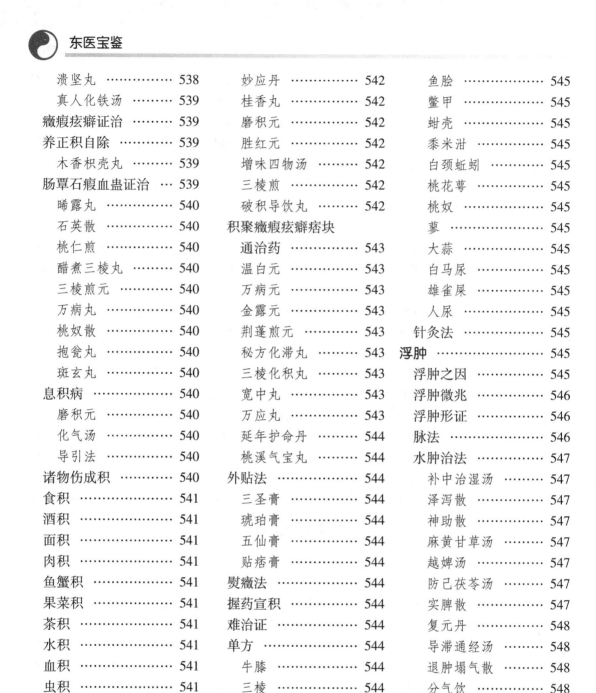

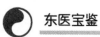

杂病篇卷之七

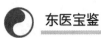

杂病篇卷之八

杂病篇卷之九

杂病篇卷之十

汤液篇卷之一

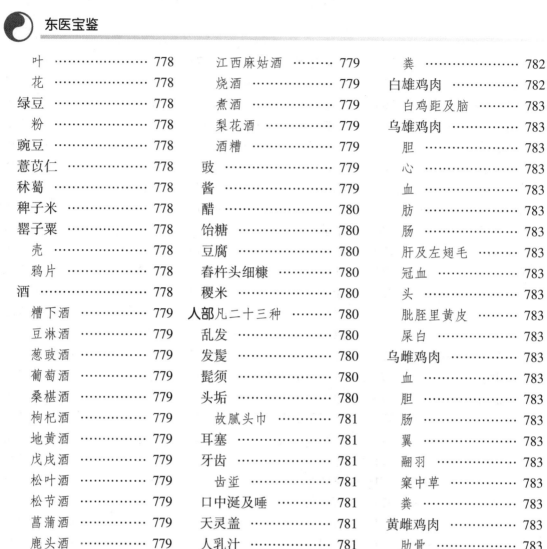

汤液篇卷之二

东医宝鉴

汤液篇卷之三

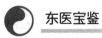

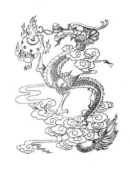

内景篇卷之一

御医忠勤贞亮扈　圣功臣崇禄大夫阳平君臣许浚奉　教撰

集例

　　臣谨按：人身内有五脏六腑，外有筋骨肌肉血脉皮肤，以成其形。而精气神又为脏腑百体之主，故道家之三要、释氏之四大，皆谓此也。《黄庭经》有内景之文，医书亦有内、外境象之图，道家以清静修养为本，医门以药饵、针灸为治，是道得其精，医得其粗也。今此书，先以内景、精气神、脏腑为内篇，次取外境、头面、手足、筋脉、骨肉为外篇，又采五运六气、四象三法、内伤外感诸病之证，列为杂篇，末著汤液、针灸以尽其变。使病人开卷目击，则虚实轻重、吉凶死生之兆明若水镜，庶无妄治夭折之患矣。

　　古人药方所入之材，两数太多，卒难备用。《局方》一剂之数尤多，贫寒之家何以办此。《得效方》、《医学正传》皆以五钱为率，甚为鲁莽。盖一方只四五种，则五钱可矣，而至于二三十种之药，则一材仅入一二分，性味微小，焉能责效。惟近来《古今医鉴》、《万病回春》之药，一贴七八钱，或至一两，药味全而多寡适中，合于今人之气禀。故今者悉从此法，皆折作一贴，庶使剂用之便易云。

　　古人云：欲学医，先读《本草》以知药性。但《本草》浩繁，诸家议论不一。而今人不识之材居其半，当撮取方今行用者，只载《神农本经》及日华子注、东垣、丹溪要语，且书唐药、乡药①。乡药则书乡名，与产地及采取时月、阴阳干正之法，可易备用而无远求难得之弊矣。

　　王节斋有言曰：东垣北医也，罗谦甫传其法以闻于江浙；丹溪南医也，刘宗厚世其学以鸣于陕西云，则医有南北之名尚矣。我国僻在东方，医药之道不绝如线，则我国之医亦可谓之东医也。鉴者，明照万物，莫逃其形。是以元时罗谦甫有《卫生宝鉴》，本朝龚信有《古今医鉴》，皆以鉴为名，意存乎此也。今是书披卷一览，吉凶轻重，皎如明镜，故遂以《东医宝鉴》名之者，慕古人之遗意云。

历代医方

《天元玉册》　伏羲氏时作。
《本草》　神农氏所作。
《灵枢经》
《素问》　以上轩辕黄帝与臣岐伯等问答而作。
《采药对》
《采药别录》　以上桐君所著，黄帝臣

---

①唐药是指汉方中本草所用之药，乡药是指朝鲜半岛所指乡土药材。

也。

《至教论》

《药性炮炙》　以上雷敩所著，黄帝臣也。

《汤液本草》　殷时伊尹所作也。

《难经》　战国时扁鹊所著，姓秦，名越人，号扁鹊。

《伤寒论》

《金匮玉函经》　以上后汉·张机所著，字仲景，官至长沙太守。

《内照图》　后汉·华佗所著，字元化。

《甲乙经》

《针经》　以上西晋·皇甫谧所著，字士安，号玄晏先生。

《范汪方》　东晋·范汪所著。

《脉经》

《脉诀》　以上西晋·王叔和所著。

《金匮药方》

《肘后方》　以上晋·葛洪所著，字稚川，号抱朴子。

《药对》　后周·徐之才所著。

《集验方》　后周·姚僧垣所著。

《外台秘要》　隋·王焘所著。

《病源》　隋·巢元方所著。

《千金方》　唐·孙思邈所著，号地仙。

《食疗本草》　唐·孟诜所著。

《本草拾遗》　唐·陈藏器所著。

《素问注》

《玄珠密语》　以上唐·王冰所著。

《明堂图》　唐·甄权所著。

《本草音义》

《古今录验方》　以上唐·甄立言所著。

《本事方》　宋·许叔微所著。

《备用本草经史证类》　宋·唐慎微所著。

《本草补遗》　宋·庞安常所著。

《活人书》　宋·朱肱所著，号无求子。

《神应针经》　宋·许希所著。

《活幼新书》　宋·陈文中所著。

《脉诀》　宋·刘元宾所著，号通真子。

《医说》　宋·张扩所著，字子充。

《伤寒指迷论》

《小儿方》　以上宋·钱乙所著，字仲阳。

《直指方》　宋·杨士瀛所著，字登父。

《日华子本草》　宋人所著，不书姓名。

《三因方》　宋·陈无择所著。

《圣惠方》

《圣济总录》　以上宋太宗令诸太医撰集。

《宣明论》

《原病式》

《素问玄机》　以上金·刘完素所著，字守真，号通元处士，又称高尚先生。

《明理论》　金·成无己所著。

《儒门事亲书》　金·张从正所著，字子和。

《东垣十书》　元·李杲所著，字明之，自号东垣老人。

《医垒元戎》

《医家大法》

《汤液本草》　以上元·王好古所著，号海藏。

《丹溪心法》　元·朱震亨所著，字彦修，号丹溪先生。

《玉机微义》　元·刘纯所著，字宗厚。

《卫生宝鉴》　元·罗谦甫所著，字益之。

《得效方》　元·危亦林所著·号达斋。

《百病钩玄》　本朝王履所著，字安道。

《续医说》　本朝倪维德所著，字仲贤。

《伤寒琐言》　本朝陶华所著，字尚文，号节庵。

《经验良方》　本朝邹福所著。

《妇人良方》　本朝熊宗立所著，号道轩。

《医学正传》

《医学权舆》

《医学集成》　以上本朝虞抟所著，字天民。

《丹溪心法附余》　本朝方广所著，字约之，号古庵。

《养生主论》　元·王圭所著，字均章。

《永类钤方》　元·李仲南所著，字栖季。

《证治要诀》　元·戴元礼所著，号复庵。

《医通》　本朝韩悉所著，号飞霞道人。

《医林集要》　本朝王玺所撰。

《医学纲目》　本朝人所撰。

《医学入门》　本朝李梴所撰。

《明医杂著》

《丹溪附余》

《本草集要》　以上本朝王纶所著，字汝言。

《古今医鉴》

《万病回春》　以上本朝龚信所著。

《外科发挥》　本朝薛己所著。

《医方集略》　本朝人所著。

《医方类聚》

《乡药集成方》　以上本国　祖宗朝命文官医官撰集。

《医林撮要》　本国内医郑敬先所撰，杨礼寿校正。

身形附修养　附养老

身形脏腑图

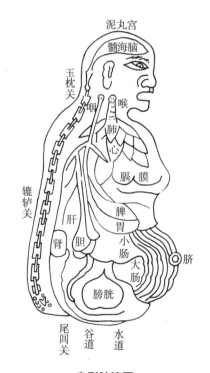

身形脏腑图

孙真人曰：天地之内，以人为贵。头圆像天，足方像地。天有四时，人有四肢。天有五行，人有五脏。天有六极，人有六腑。天有八风，人有八节。天有九星，人有九窍。天有十二时，人有十二经脉。天有二十四气，人有二十四俞。天有三百六十五度，人有三百六十五骨节。天有日月，人有眼目。天有昼夜，人有寤寐。天有雷电，人有喜怒。天有雨露，人有涕泣。天有阴阳，人有寒热。地有泉水，人有血脉。地有草木，人有毛发。地有金石，人有牙齿。皆禀四大五常，假合形成。

朱丹溪曰：凡人之形，长不及短，大不及小，肥不及瘦。人之色，白不及黑，嫩不及苍，薄不及厚。而况肥人湿多，瘦人火多，白者肺气虚，黑者肾气足。形色既殊，脏腑亦异，外证虽同，治法迥别。

形气之始

《乾凿度》云：天形出乎乾，有太易、太初、太始、太素。夫太易者，未见气也；太初者，气之始也；太始者，形之始也；太素者，质之始也。形气已具而痾，痾者瘵，瘵者病，病由是萌生焉。人生从乎太易，病从乎太素。○《参同契》注曰：形气未具曰鸿蒙，具而未离曰混沦。《易》曰：易有太极，是生两仪。易犹鸿蒙也，太极犹混沦也。乾坤者，太极之变也。合之为太极，分之为乾坤。故合乾坤而言之，谓之混沦；分乾坤而言之，谓之天地。《列子》曰：太初，气之始也；太始，形之始也，亦类此。

胎孕之始

《圣惠方》曰：天地之精气，化万物之形。父之精气为魂，母之精气为魄。一月怀其胎如酪，二月成其果，而果李相似，三月有形象，四月男女分，五月筋骨成，六月鬓发生，七月游其魂而能动右手，八月游其魄而能动左手，九月三转身，十月满足，母子分解。其中有延月而生者，富贵而寿。有有不足者，贫贱而夭。〇上阳子曰：人初受气也，九日而阴阳大定，四十九日而始胎，然后七日而一变。故满三百有六日者，满二百九十六日者，皆上器也。有二百八十六日者，二百六十六日者，中器也。有二百五十六日者，二百四十六日者，下器也。盖天干甲必合己而方生，地支丑必合子而方育，自非天地合德，则人必不生也。故云：九月神布气满而胎完，亦云十月怀胎也。此天地之德合于气而后生也。

四大成形

释氏论曰：地水火风，和合成人。筋骨肌肉，皆属乎地，精血津液皆属乎水，呼吸、温暖皆属乎火，灵明、活动皆属乎风。是以风止则气绝，火去则身冷，水竭则无血，土散则身裂。〇上阳子曰：发齿骨甲，假之于地；涕精血液，假之于水；温暖燥热，假之于火；灵明、活动，假之于风。四大假合而生也。地之盛也，骨如金；水之盛也，精如玉；火之盛也，气如云；风之盛也，智如神。

人气盛衰

《灵枢经》曰：黄帝问：气之盛衰。岐伯对曰：人生十岁，五脏始定，血气始通，真气在下，故好走。二十岁，血气始盛，肌肉方长，故好趋。三十岁，五脏大定，肌肉坚固，血脉盛满，故好步。四十岁，五脏六腑，十二经脉，皆大盛以平定，腠理始疏，荣华颓落，须鬓斑白，气血平盛而不摇，故好坐。五十岁，肝气始衰，肝叶始薄，胆汁始减，故目视不明。六十岁，心气始衰，善忧悲，血气解堕，故好卧。七十岁，脾气虚，故皮肤枯。八十岁，肺气衰，魄离，故言善误。九十岁，肾气焦，四脏经脉空虚。百岁，五脏皆虚，神气乃去，形骸独居而终矣。〇《素问》曰：人年四十，阴气自半也，起居衰矣；年五十，体重耳目不聪明矣；年六十，阴痿，气大衰，九窍不利，下虚上实，涕泣俱出矣。

年老无子

《素问》曰：黄帝曰：人年老而无子者，材力尽耶？将天数然也？岐伯对曰：女子七岁，肾气盛，齿更发长；二七而天癸至，任脉通，太冲脉盛，月事以时下，故有子；三七，肾气平均，故真牙生而长极；四七，筋骨坚，发长极，身体盛壮；五七，阳明脉衰，面始焦，发始堕；六七，三阳脉衰于上，面皆焦，发始白；七七，任脉虚，太冲脉衰少，天癸竭，地道不通，故形坏而无子也。丈夫八岁，肾气实，发长齿更；二八，肾气盛，天癸至，精气溢泻，阴阳和，故能有子；三八，肾气平均，筋骨劲强，故真牙生而长极；四八，筋骨隆盛，肌肉满壮；五八，肾气衰，发堕齿枯；六八，阳气衰竭于上，面焦，发鬓斑白；七八，肝气衰，筋不能动，天癸竭，精少，肾脏衰，形体皆极；八八，则齿发去。肾者主水，受五脏六腑之精而藏之，故五脏盛乃能泻。今五脏皆衰，筋骨解堕，天癸尽矣，故发鬓白，身体重，行步不正，而无子耳。

寿夭之异

《素问》曰：黄帝曰：余闻上古之人，春秋皆度百岁，而动作不衰；今时之人，年半百而动作皆衰者，时世异耶？人将失之耶？岐伯对曰：上古之人，其知道者，法于阴阳，和于术数，饮食有节，起居有常，不妄作劳，故能形与神俱，而尽终其天年，度百岁乃去。今时之人则不然，以酒为浆，以妄为常，醉以入房，以欲竭其精，以耗散其真，不知持满，不时御神，务快其心，逆于生乐，起居无节，故半百而衰也。○虞抟曰：人之寿夭，各有天命存焉。夫所谓天命者，天地父母之元气也。父为天，母为地，父精母血盛衰不同，故人之寿夭亦异。其有生之初，受气之两盛者，当得上中之寿；受气之偏盛者，当得中下之寿；受气之两衰者，能保养，仅得下寿，不然，多夭折。虽然或风、寒、暑、湿之感于外，饥饱劳役之伤乎内，岂能一一尽乎所禀之元气也。故上古圣人尝百草制医药，乃欲扶植乎生民，各得尽其天年也。传曰：修身以俟命而已，必须尽人事以副天意，则凶者化吉，亡者得存，未尝令人委之于天命也。是故医者，可以通神明而权造化，能使夭者寿，而寿者仙，医道其可废乎？

形气定寿夭

《灵枢》曰：形与气相任则寿，不相任则夭。皮与肉相果则寿，不相果则夭。血气经络胜形则寿，不胜形则夭。形充而皮肤缓者则寿，形充而皮肤急者则夭。形充而脉坚大者顺也，形充而脉小以弱者气衰，气衰则危矣。形充而颧不起者骨小，骨小而夭矣。形充而大肉䐃坚而有分者肉坚，肉坚则寿矣；形充而大肉无分理不坚者肉脆，肉脆则夭矣。○《类纂》曰：谷气胜元气，其人肥而不寿。元气胜谷气，其人瘦而寿。○虞抟曰：性急脉亦急，性缓脉亦缓。大抵脉缓而迟者多寿，脉急而数者多夭。《内经》曰：根于中者，命曰神机，神去则机息。气血者，人身之神也。脉急数者，气血易亏而神机易息，故多夭；脉迟缓者，气血和平而神机难损，故多寿。先哲论江海之潮，则天地之呼吸，昼夜只二升二降而已；人之呼吸，昼夜一万三千五百息，故天地之寿，悠久而无穷，人之寿延者，数亦不满百也。

人身犹一国

《抱朴子》曰：一人之身，一国之象。

胸腹之位，犹宫室也。四肢之别，犹郊境也。骨节之分，犹百官也。神犹君也，血犹臣也，气犹民也，知治身则能治国矣。夫爱其民，所以安其国。惜其气，所以全其身。民散则国亡，气竭则身死，死者不可生也，亡者不可全也。是以至人消未起之患，治未病之疾，医之于无事之前，不追于既逝之后。夫人难养而易危，气难清而易浊。故能审威德，所以保社稷。割嗜欲，所以固血气。然后真一存焉，三一守焉，百病却焉，年寿诞焉。○《素问》曰：心者，君主之官，神明出焉。肺者，相傅之官，治节出焉。肝者，将军之官，谋虑出焉。胆者，中正之官，决断出焉。膻中者，臣使之官，喜乐出焉。脾胃者，仓廪之官，五味出焉。大肠者，传导之官，变化出焉。小肠者，受盛之官，化物出焉。肾者，作强之官，伎巧出焉。三焦者，决渎之官，水道出焉。膀胱者，州都之官，津液藏焉，气化则能出矣。凡此十二官者，不得相失也。故主明则下安，以此养生则寿，没世不殆，以为天下则大昌。主不明则十二官危，使道闭塞而不通，形乃大伤，以此养生则殃，以为天下者，其宗大危，戒之戒之！

丹田有三

《仙经》曰：脑为髓海，上丹田；心为绛宫，中丹田；脐下三寸，为下丹田。下丹田藏精之府也；中丹田藏神之府也；上丹田藏气之府也。○《悟真篇》注曰：人之一身，禀天地之秀气而有生，托阴阳陶铸而成形。故一身之中，以精气神为主。神生于气，气生于精。故修真之士，若执己身而修之，无过炼治精气神三物而已。○邵康节曰：神统于心，气统于肾，形统于首。形气交而神主乎其中，三才之道也。

背有三关

《仙经》曰：背后有三关，脑后曰玉枕关，夹脊曰辘轳关，水火之际曰尾闾关，皆精气升降往来之道路也，若得斗柄之机斡运，则上下循环，如天河之流转也。〇《翠虚篇》曰：采之炼之未片饷，一气眇眇通三关，三关来往气无穷，一道白脉朝泥丸，泥丸之上紫金鼎，鼎中一块紫金团，化为玉浆流入口，香甜清爽遍舌端。〇《参同契》注曰：人身气血，往来循环于上下，昼夜不停，犹江河之水东流，至于海而不竭。殊不知名山大川孔穴皆相通也，水由地中行，盖循环相往来也。日月之行亦然。

保养精气神

臞仙曰：精者身之本，气者神之主，形者神之宅也。故神太用则歇，精太用则竭，气太劳则绝。是以人之生者神也，形之托者气也，若气衰则形耗，而欲长生者未之闻也。夫有者因无而生焉，形者须神而立焉，有者无之馆，形者神之宅也。倘不全宅以安生，修身以养神，则不免于气散归空，游魂为变。方之于烛，烛尽则火不居。譬之于堤，堤坏则水不存矣。夫魂者阳也，魄者阴也。神能服气，形能食味，气清则神爽，形劳则气浊。服气者千百不死，故身飞于天，食谷者千百皆死，故形归于地。人之死也，魂飞于天，魄落于泉，水火分散，各归本源，生则同体，死则相捐，飞沉各异，禀之自然。譬如一根之木，以火焚之，烟则上升，灰则下沉，亦自然之理也。夫神明者，生化之本；精气者，万物之体。全其形则生，养其精气则性命长存矣。

古有真人、至人、圣人、贤人

黄帝曰：余闻上古有真人者，提挈天地，把握阴阳，呼吸精气，独立守神，肌肉若一，故能寿蔽天地，无有终时，此其道生。中古之时，有至人者，淳德全道，和于阴阳，调于四时，去世离俗，积精全神，游行天地之间，视听八远之外。此盖益其寿命而强者也，亦归于真人。其次有圣人者，处天地之和，从八风之理，适嗜欲于世俗之间，无恚嗔之心，行不欲离于世，举不欲观于俗，外不劳

形于事，内无思想之患，以恬愉为务，以自得为功，形体不弊，精神不散，亦可以百数。其次有贤人者，法则天地，像似日月，辨列星辰，逆从阴阳，分别四时，将从上古，合同于道，亦可使益寿而有极时。《内经》。

论上古天真

夫上古圣人之教下也，皆谓之虚邪贼风，避之有时，恬憺虚无，真气从之，精神内守，病安从来？是以志闲而少欲，心安而不惧，形劳而不倦，气从以顺，各从其欲，皆得所愿。故美其食，任其服，乐其俗，高下不相慕，其民故曰朴。是以嗜欲不能劳其目，淫邪不能惑其心，愚智贤不肖，不惧于物，故合于道。所以能年皆度百岁，而动作不衰者，以其德全不危也。《内经》。

四气调神

春三月，此谓发陈。天地俱生，万物以荣，夜卧早起，广步于庭，被发缓形，以使志生，生而勿杀，予而勿夺，赏而勿罚，此春气之应，养生之道也。逆之则伤肝，夏为寒变，奉长者少。夏三月，此谓蕃秀。天地气交，万物华实，夜卧早起，无厌于日，使志无怒，使华英成秀，使气得泄，若所爱在外，此夏气之应，养长之道也。逆之则伤心，秋为痎疟，奉收者少，冬至重病。秋三月，此谓容平。天气以急，地气以明，早卧早起，与鸡俱兴，使志安宁，以缓秋刑，收敛神气，使秋气平，无外其志，使肺气清，此秋气之应，养收之道也。逆之则伤肺，冬为飧泄，奉藏者少。冬三月，此谓闭藏。水冰地坼，无扰乎阳，早卧晚起，必待日光，使志若伏若匿，若有私意，若已有得，去寒就温，无泄皮肤，使气亟夺，此冬气之应，养藏之道也。逆之则伤肾，春为痿厥，奉生者少。夫四时阴阳者，万物之根本也。所以圣人春夏养阳，秋冬养阴，以从其根，故与万物沉浮于生长之门。逆其根，则伐其本，坏其真矣。故阴阳四时者，万物之终始也，死生之本也，

逆之则灾害生，从之则奇疾不起，是谓得道。《内经》。

以道疗病

臞仙曰：古之神圣之医，能疗人之心，预使不致于有疾；今之医者，惟知疗人之疾，而不知疗人之心，是犹舍本逐末，不穷其源，而攻其流，欲求疾愈，不亦愚乎！虽一时侥幸而安之，此则世俗之庸医，不足取也。太白真人曰：欲治其疾，先治其心，必正其心，乃资于道。使病者尽去心中疑虑思想，一切妄念，一切不平，一切人我，悔悟平生所为过恶，便当放下身心，以我之天而合所事之天，久之遂凝于神，则自然心君泰宁，性地和平。知世间万事皆是空虚，终日营为，皆是妄想；知我身皆是虚幻，祸福皆是无有，生死皆是一梦。慨然领悟，顿然解释，则心地自然清净，疾病自然安痊。能如是，则药未到口，病已忘矣。此真人以道治心疗病之大法也。〇又曰：至人治于未病之先，医家治于已病之后。治于未病之先者，曰治心、曰修养；治于已病之后者，曰药饵、曰砭焫。虽治之法有二，而病之源则一，未必不由因心而生也。

虚心合道

白玉蟾曰：人无心则与道合，有心则与道违。惟此无之一字，包诸有而无余，生万物而不竭。天地虽大，能役有形，不能役无形；阴阳虽妙，能役有气，不能役无气；五行至精，能役有数，不能役无数；百念纷起，能役有识，不能役无识。今夫修此理者，不若先炼形，炼形之妙，在乎凝神，神凝则气聚，气聚则丹成，丹成则形固，形固则神全。故宋齐丘曰：忘形以养气，忘气以养神，忘神以养虚。只此忘之一字，则是无物也，本来无一物，何处有尘埃，其斯之谓乎。

学道无早晚

《延寿书》曰：人者，物之灵也。寿本

四万三千二百余日即一百二十岁。《洪范》一曰寿百二十岁。元阳真气本重三百八十四铢一斤也，内应乎乾，乾者纯阳之卦也。人昼夜动作施泄，散失元气，不满天寿，至六阳俱尽，即是全阴之人，易死也。年到八八，卦数已极，汞少铅虚，欲真元之复，不亦晚乎！吁，剥不穷则复不返，阴不极则阳不生。若遇明师指诀，信心苦求，则虽一百二十岁，犹可还乾。譬如树老用嫩枝再接，方始得活；人老用真气还补，即返老还童。昔马自然，到六十四岁，怕老怕死，汲汲求道，遇刘海蟾，传以长生之诀，遂得寿于无穷。彼何人哉，晞之则是，特在一觉顷耳。〇《悟真篇》注曰：吕纯阳，六十四岁遇正阳真人；葛仙翁，六十四岁遇郑真人；马自然，六十四岁遇刘海蟾，皆方修金丹之道而成仙，三仙皆于晚年修道而成。盖是壮年慕道，持戒积符，至六十四方得金丹真传，故成道之速。若夫世人，嗜欲丧精，思虑损神，疲劳耗气，真阳既失，虽闻大道于六十四岁之前，亦难成功。倘能绝欲于早年，求道于壮岁，及色身未坏，精气未耗，遇师得旨，下手速修，庶几可冀三仙之得道也。

人心合天机

《还丹论》曰：道以心为用，能知运用者，以道观心，心即道也；以心贯道，道即心也。是心也，非人心之心，乃天心之心也。天之居于北极，为造化之枢机者，此心也。故斗杓一运，则四时应节，五行顺序，寒暑中度，阴阳得宜矣。〇《橐籥歌》曰：天上日头地下转，海底婵娟天上飞，乾坤日月本不运，皆因斗柄转其机，人心若与天心合，颠倒阴阳只片时。〇《仙经》注曰：璇玑，斗也。天以斗为机，人以心为机，心运于身中，犹斗运于天中也。〇又曰：天机，谓半夜子阳初动之时也。天机将至，人能动，吾之机以应之，则天人合发，内外相符，结而为丹矣。〇上阳子曰：人有真一之气，降于丹田中，则一阳又复矣。人欲知始阳初回之候，当以暖气为之信也。

搬运服食

《养性书》曰：凡人修养摄生之道，各有其法，大概勿要损精、耗气、伤神。此三者，道家谓之全精、全气、全神是也。每于鸡鸣时，便可起坐，拥衾调息，叩齿聚神，良久，神气即定，方行火候搬运，数十遍，便觉浑身和畅，血脉自然流通。当此之时，华池水生，神气满谷，便当大漱咽下，纳入丹田以补元阳。如搬运了，就吃平昔补养的药饵，以两手摩擦令热，乃行导引之法，行毕方可栉漱盥洗，乃焚香默诵洞章一遍，逍遥步庭，约行百步。待日高三五丈，方可食粥。食毕，以手扪腹，行二三百步。此养生大略，不可不知。〇《胎息论》曰：凡服食，须半夜子后，瞑目盘坐，面东，呵出腹内旧气三两口，然后停息，便于鼻内微纳清气数口。舌下有二穴，下通肾窍，用舌柱上腭，存息少时，津液自出，灌漱满口，徐徐咽下，自然灌注五脏，此为气归丹田矣。如子后丑前不及，寅前为之亦可，卧中为之亦可。〇又曰：人能常食玉泉，令人长年面有光色。玉泉者，口中唾也。鸡鸣时、早晨时、日出时、禺中时、日中时、晡时、日没时、黄昏时、夜半时，一日凡九次漱口咽之。〇臞仙曰：汉蒯京，年百二十岁，气力甚壮，言朝朝服食玉泉，叩齿二七，名曰炼精。又杜景升、王真常漱玉泉咽之，谓之胎息。

按摩导引

《养生书》曰：夜卧觉，常叩齿九通，咽唾九过，以手按鼻之左右上下数十过。〇又曰：每朝早起啄齿，并漱津唾满口咽之，缩鼻闭气，以右手从头上引左耳二七，复以左手从头上引右耳二七，令耳聪延年。〇又曰：热摩手心，熨两眼，每二十遍，使人眼目自然无障翳，明目去风。频拭额上，谓之修天庭，连发际二七遍，面上自然光泽。又以中指于鼻梁两边揩二三十遍，令表里俱热，

所谓灌溉中岳，以润于肺。以手摩耳轮，不拘遍数，所谓修其城郭，以补肾气，以防聋聩。〇臞仙有歌曰：闭目冥心坐，盘跌而坐，握固静思神，握固者，以大指在内，四指在外而作拳也。叩齿三十六，以集心神，两手抱昆仑，昆仑，头也。又两手向项后，数九息，勿令耳闻，左右鸣天鼓，二十四度闻，以两手心掩两耳，先以第二指压中指，弹脑后，微摆撼天柱，摇头左右顾，肩膊随动二十四度，赤龙搅水浑，赤龙，舌也。以舌搅口中，待津液生而咽之，漱津三十六，神水满口匀，神水，口中津也。一口分三咽，所漱津液分作三口，作汩汩声而咽之，龙行虎自奔，液为龙，气为虎，闭气搓手热，鼻引清气，闭之少顷，搓手令极热，鼻中徐徐放气出，背摩后精门，精门者，腰后外肾也。合手心摩毕，收手握固，尽此一口气，再闭气也，想火烧脐轮，想心火下烧丹田，觉热极即用后法，左右辘轳转，俯首摆撼两肩三十六，想火自丹田透双关，入脑户，鼻引清气闭少顷，两脚放舒伸，放直两脚，又手双虚托，又手相交向上三次或九次，低头攀足频，以两手向前钩双脚心十三次，乃收足端坐，以候逆水上，候口中津液生，如未生，急搅取水如前法，再漱再吞津，如此三度毕，神水九次吞，一口三咽，三次为九，咽下汩汩响，百脉自调匀，河车搬运讫，摆肩并身二十四，及再转辘轳二十四次，发火遍烧身，想丹田火自下而上遍烧，此时口鼻皆闭气少顷，邪魔不敢近，梦寐不能昏，寒暑不能人，灾病不能迍，子后午前作，造化合乾坤，循环次第转，八卦是良因。

摄养要诀

太乙真人《七禁文》曰：一者少言语，养内气；二者戒色欲，养精气；三者薄滋味，养血气；四者咽精液，养脏气；五者莫嗔怒，养肝气；六者美饮食，养胃气；七者少思虑，养心气。人由气生，气由神旺，养气全神，可得真道。凡在万形之中，所保者莫先于元

气。○《黄庭经》曰：子欲不死，修昆仑。谓发宜多栉，手宜在面，齿宜数叩，津宜常咽，气宜精炼。此三者所谓修昆仑。昆仑谓头也。○葛仙翁《清静经》曰：人能遣其欲而心自静，澄其心而神自清，自然六欲不生，三毒消灭，夫人心虚则澄，坐定则静，寡言希听，存神保命。盖多言则损气，多喜则放情，多怒则触意，多悲哀思虑则伤神，多贪欲劳困则伤精。凡此，皆修行之人不宜有也。○又曰：养性之士，唾不至远，行不疾步，耳不极听，目不极视，不欲极饥而食、食不可过饱；不欲极渴而饮，饮不欲过多。○嵇康曰：养性有五难：名利不去为一难，喜怒不除为二难，声色不去为三难，滋味不绝为四难，神虚精散为五难。五者无于胸中，则信顺日跻，道德日全，不祈善而有福，不求寿而自延，此养生之大旨也。○《类纂》曰：养目力者常瞑，养耳力者常饱，养臂肘者常屈伸，养股胫者常步履。○孙真人曰：虽常服饵，而不知养性之术，亦难以长生也。养性之道，常欲少劳，但莫大疲及强所不能堪耳。夫流水不腐，户枢不蠹，以其运动故也。养性之道，莫久行、久立、久坐、久卧、久视、久听，皆令损寿也。○又曰：凡言伤者，亦不即觉也，谓久则损寿耳。○《洞神真经》曰：养生，以不损为延年之术；不损，以有补为卫生之经。居安虑危，防未萌也，虽少年致损，气弱体枯，及晚景得悟，防患补益，则气血有余而神自足，自然长生也。

还丹内炼法

《金丹问答》曰：金液者，金水也。金为水母，母隐子胎，因有还丹之号也。前贤有曰：丹者，丹田也；液者，肺液也。以肺液还于丹田，故曰金液还丹。○《赠谌高士歌》曰：君且听我试说语，无多真妙诀，夜深龙吟虎啸时，急驾河车无暂歇，须臾搬入泥丸顶，进火玉炉烹似雪，华池神水湛澄澄，浇灌黄芽应时节，琼浆玉液频吞咽，四体熏

蒸颜色别，傍门小法几千般，惟有此道最直截。○《易真论》曰：大修行人，既得刀圭入口，运已真火以养之。凡运火之际，忽觉尾闾有物，直冲夹脊双关，沥沥有声，逆上泥丸，复自泥丸触上腭，颗颗降入口中，味如冰酥，香甜软美。觉有此状，乃是金液还丹也，徐徐咽归丹田。常常如此不绝，则五脏清虚，闭目内观脏腑，历历如照烛，渐次有金光罩身，此乃真景象也。○《问答》曰：还丹之要，在于神水、华池。神水，液也。水之在口曰华池。○邵子曰：天之神发乎日，人之神发乎目。愚谓目之所至，心亦至焉，故内炼之法，以目视鼻，以鼻对脐，降心火入于丹田，盖不过片饷功夫而已。

养性禁忌

《养性书》曰：善摄生者，无犯日月之忌，无失岁时之和。须知一日之忌，暮无饱食；一月之忌，晦无大醉；一岁之忌，冬无远行；终身之忌，夜不燃烛行房。○又曰：喜怒损志，哀戚损性，荣华惑德，阴阳竭精，学道之大忌也。○《真诰》曰：眼者身之镜，耳者体之牖。视多则镜昏，听众则牖闭。面者神之庭，发者脑之华。心忧则面戚，脑减则发白。精者人之神，明者身之宝。劳多则精散，营竟则明消。○《抱朴子》曰：善摄生者，常少思、少念、少欲、少事、少语、少笑、少愁、少乐、少喜、少怒、少好、少恶。行此十二少者，养性之都契也。多思则神殆，多念则志散，多愁则志昏，多事则形劳，多语则气乏，多笑则脏伤，多愁则心慑，多乐则意溢，多喜则妄错昏乱，多怒则百脉不定，多好则专迷不理，多恶则憔悴无欢。凡此十二多不除，则荣卫失度、血气妄行，丧生之本也。

四时节宣

《养生书》曰：春欲晏卧早起；夏及秋欲侵夜乃卧，早起；冬欲早卧而晏起，皆益人。虽云早起，莫在鸡鸣前，晏起，莫在日

出后。○又曰：冬日冻脑，春秋脑足俱冻，此圣人之常法也。○常以晦日浴，朔日沐吉。饥忌浴，饱忌沐。○凡人卧，春夏向东，秋冬向西，头勿向北卧。○凡大风、大雨、大雾、大暑、大寒、大雪，皆须勿犯。卒逢飘风暴雨，震电昏暗，皆是诸龙鬼神行动经过所致，宜入室闭户，烧香静坐以避之，不尔损人。○《卫生歌》曰：四时惟夏难调摄，伏阴在内腹冷滑，补肾汤药不可无，食物稍冷休哺啜。心旺肾衰何所忌，特戒疏泄通精气，寝处犹宜谨密间，默静志虑和心气，冰浆菜果不益人，必到秋来成疟痢。○臞仙曰：夏一季，是人脱精神之时，心旺肾衰，肾化为水，至秋乃凝，及冬始坚，尤宜保惜。故夏月不问老幼，悉吃暖物，至秋即不患霍乱吐泻。腹中常暖者，诸疾自然不生，血气壮盛也。

先贤格言

《真人养生铭》曰：人欲劳于形，百病不能成。饮酒勿大醉，诸疾自不生。食了行百步，数以手摩肚。寅丑日剪甲，头发梳百度。饱即立小便，饥则坐漩尿。行处勿当风，居止无小隙，常夜濯足卧，饱食终无益。思虑最伤神，喜怒最伤气。每去鼻中毛，常习不唾地。平明欲起时，下床先左脚。一日无灾殃，去邪兼辟恶。如能七星步，令人长寿乐。酸味伤于筋，苦味伤于骨，甘即不益肉，辛多败正气，咸多促人寿，不得偏耽嗜。春夏少施泄，秋冬固阳事，独卧是守真，慎静最为贵。钱财生有分，知足将为利。强知是大患，少欲终无累。神静自常安，修道宜终始。书之屋壁中，将以传君子。○孙真人《枕上记》曰：侵晨一碗粥，晚饭莫教足，撞动景阳钟，叩齿三十六。大寒与大热，且莫贪色欲，醉饱莫行房，五脏皆翻覆，火艾谩烧身，争如独自宿。坐卧莫当风，频于暖处浴，食饱行百步，常以手摩腹，莫食无鳞鱼，诸般禽兽肉，自死禽与兽，食之多命促。土木为形象，求之有恩福。父精母生肉，那

忍分南北，惜命惜身人，六白光如玉。○孙真人《养生铭》曰：怒甚偏伤气，思多太损神，神疲心易役，气弱病相因，勿使悲欢极，常令饮食匀，再三防夜醉，第一戒晨嗔，亥寝鸣天鼓，寅兴漱玉津，妖邪难犯己，精气自全身，若要无诸病，常须节五辛，安神宜悦乐，惜气保和纯，寿夭休论命，修行本在人，若能遵此理，平地可朝真。○常真子《养生文》曰：酒多血气皆乱，味薄神魂自安，夜漱却胜朝漱，暮餐不若晨餐，耳鸣直须补肾，目暗必当治肝，节饮自然脾健，少思必定神安，汗出莫当风立，腹空莫放茶穿。○东垣《省言箴》曰：气乃神之祖，精乃气之子。气者，精神之根蒂也，大矣哉。积气以成精，积精以全神，必清必静，御之以道，可以为天人矣。有道者能之，予何人哉，切宜省言而已。○丹溪《饮食箴》曰：人身之贵，父母遗体，为口伤身，滔滔皆是。人有此身，饥渴洊兴，乃作饮食，以遂其生。眷彼昧者，因纵口味，五味之过，疾病蜂起。病之生也，其机甚微，馋涎所牵，忽而不思，病之成也，饮食俱废，忧贻父母，医祷百计。山野贫贱，淡薄是谙，动作不衰，此身亦安。均气同体，我独多病，悔悟一萌，尘开镜净。曰节饮食，《易》之象辞。养小失大，孟子所讥。口能致病，亦败尔德，守口如瓶，服之无斁。○丹溪《色欲箴》曰：惟人之生，与天地参，坤道成女，乾道成男，配为夫妇，生育攸寄，血气方刚，惟其时矣。成之以礼，接之以时，父子之亲，其要在兹。眷彼昧者，徇情纵欲，惟恐不及，济以燥毒。气阳血阴，人身之神，阴平阳秘，我体长春。血气几何，而不自惜，我之所生，翻为我贼。女之耽兮，其欲实多，闺房之肃，门庭之和。士之耽兮，其家自废，即丧厥德，此身亦悴。远彼惟薄，放心乃收，饮食甘味，身安病瘳。

养性延年药饵

琼玉膏、三精丸、延年益寿不老丹、五老还童丹、延龄固本丹、斑龙丸、二黄元、

玄菟固本丸、固本酒，皆能延年益寿。

琼玉膏 填精补髓，调真养性，返老还童，补百损，除百病，万神俱足，五脏盈溢，发白复黑，齿落更生，行如奔马。日进数服，终日不饥渴，功效不可尽述。一料分五剂，可救瘫痪五人。一料分十剂，可救劳瘵十人。若二十七岁起，寿可至三百六十。若六十四岁服起，寿可至五百年。生地黄十六斤捣绞取汁，人参细末二十四两，白茯苓细末四十八两，白蜜炼去滓十斤。上和匀，入瓷缸内，以油纸五重、厚布一重，紧封缸口，置铜锅内，水中悬胎，令缸口出水上，以桑柴火煮三昼夜，如锅内水减，则用暖水添之，日满取出，再用蜡纸紧封缸口，纳井中浸一昼夜，取出再入旧汤内煮一昼夜，以出水气，乃取出。先用少许祭天地神祇，然后每取一二匙，温酒调服。不饮酒，白汤下，日进二三服。如遇夏热，置阴凉处，或藏冰中、或埋地中，须于不闻鸡犬声幽净处，不令妇人、丧服人见之，制时终始勿犯铁器。服时忌食葱、蒜、萝卜、醋酸等物。《入门》。○《卫生方》生地黄八斤，人参三十二两，白茯苓二十四两，白蜜五斤。○本朝永乐中，太医院会议，加天门冬、麦门冬、地骨皮各八两，进御服食，赐号益寿永真膏。

三精丸 久服轻身，延年益寿，面如童子。苍术天之精、地骨皮地之精各净末一斤，黑桑椹人之精取二十斤揉烂，入绢袋内绞取汁，去滓，将两药末投汁内调匀，入罐内密封口，阁于棚上，昼采日精，夜采月华，直待自然煎干，方取为末，蜜丸小豆大，每十丸，酒汤任下。《入门》。

延年益寿不老丹 何首乌赤色四两、白色四两合八两，米泔浸软，以竹刀刮去皮，切作片。黑豆煎汁，浸透阴干，却用甘草汁拌，晒干捣末，不许蒸熟。地骨皮酒洗晒干，白茯苓酒洗晒干各五两，生干地黄酒浸一宿晒干，熟地黄酒洗晒干，天门冬酒浸三时去心晒干，麦门冬酒浸三时去心晒干，人参去芦各三两。上细末，炼蜜和丸梧子大，温酒

下三五十丸。此药千益百补，服之十日或一月，自已知为别等人，常服功效难尽言，实吕祖之初梯。《必用方》。

遐龄万寿丹 《诗》曰：遐龄万寿丹，服食魂魄安，养药鸡抱卵，日期要周全，修合室深宜，一切人勿观，甲子庚申夜，为丸不见天，一还增六十，二还百廿年，服药非凡骨，寿同天地间，秘之深秘之，玄之又更玄。茯神、赤石脂、川椒微炒出汗各一两，朱砂细研水飞，乳香、灯心同研各一两，别为末。用鸡卵二个，去清黄，只将朱砂、乳香各装一卵内，用纸糊七重，以青绢袋盛之，令精壮妇人怀于肚上，常令温暖。朱砂怀三十五日，乳香怀四十九日，取出，再研前三味药，亦为细末，和匀，以蒸枣肉和丸绿豆大，每日空心温酒吞下三十丸，或人参汤下。一月外，加至四十丸。以甲子、庚申之夜，幽静处修合，忌妇人鸡犬见之。《丹溪心法》。○《回春》一名五老还童丹。

延龄固本丹 治诸虚百损、中年阳事不举，未至五十须发先白。服至半月，阳事雄壮；至一月，颜如童子，目视十里；服至三月，白发还黑；久服神气不衰，身体轻健，可升仙位。菟丝子酒制，肉苁蓉酒洗各四两，天门冬、麦门冬、生地黄、熟地黄并酒制，山药、牛膝酒洗，杜仲姜汁炒，巴戟酒浸去心，枸杞子、山茱萸酒蒸去核，白茯苓、五味子、人参、木香、柏子仁各二两，覆盆子、车前子、地骨皮各一两半，石菖蒲、川椒、远志、甘草水浸去姜汁炒、泽泻各一两。上细末，酒煮稀面糊和丸梧子大，空心，温酒八十丸。妇人加当归、赤石脂各一两。忌食萝卜、葱蒜、牛肉、醋酸物、饴糖、羊肉。《回春》。

斑龙丸 常服延年益寿。鹿角胶、鹿角霜、菟丝子、柏子仁、熟地黄各八两，白茯苓、破故纸各四两。上磨为细末，酒煮米糊和丸，或以鹿角胶入好酒烊化和丸梧子大，姜盐汤下五十丸。昔蜀中有一老人货此药于

市，自云寿三百八十岁矣。每歌曰：尾闾不禁沧海竭，九转金丹都谩说，惟有斑龙顶上珠，能补玉堂关下血。有学其道者，传得此方，彼老人化为白鹤飞去，不知所终。《正传》。

人参固本丸 一名二黄元。夫人心藏血，肾藏精，精血充实则须发不白，颜貌不衰，延年益寿。药之滋补，无出于生、熟二地黄，世人徒知服二地黄，而不知服二门冬为引也。盖生地黄能生心血，用麦门冬引入所生之地。熟地黄能补肾精，用天门冬引入所补之地。四味互相为用，又以人参为通心气之主。天门冬去心姜汁浸二日、酒浸二日；麦门冬去心酒浸二日、泔浸三日；生干地黄、熟地黄并酒浸，各二两。上以石磨磨如泥，或烂捣，以杏仁汤化开，漉净渣，又磨净尽，如澄小粉之法，撇去上面水，取药粉晒干，乃入人参末一两，炼蜜和丸梧子大，每取五七十丸，温酒、盐汤任下。忌萝卜、葱蒜。《必用方》。

玄菟固本丸 治同上。菟丝子酒制，熟地黄、生干地黄并酒浸焙，天门冬、麦门冬并酒浸去心，五味子、茯神各四两，山药微炒三两，莲肉、人参、枸杞子各二两。上为末，蜜丸梧子大，每取八九十丸，温酒或盐汤任下。《心法》。

固本酒 治劳补虚，益寿延年，乌须发，美容颜。生干地黄、熟地黄、天门冬、麦门冬并去心、白茯苓各二两，人参一两。上锉，用瓷缸盛好酒十壶，浸药三日，文武火煮一二时，以酒黑色为度，空心服三五杯。《卫生篇》。

乌须酒 治同上。黄米三斗，麦门冬八两，生地黄、何首乌各四两，天门冬、熟地黄、枸杞子、牛膝、当归各二两，人参一两。上为末，人好曲拌饭，如常酿法，待酒熟，榨出取清。每日清晨饮一二杯，微醺为度。忌白酒、萝卜、葱、蒜、牛肉。黄米，即粘黍，米色黄也。《回春》。

单方

只取一味，或作丸，或作末，或煎汤服。或丸、或末每服二钱，煎汤则每五钱。○凡二十三种。

黄精 久服轻身驻颜，不老不饥。根茎花实皆可服之。采根，先用滚水绰去苦汁，九蒸九曝食之，或阴干捣末，每日净水调服。忌食梅实。《本草》。

菖蒲 轻身延年不老。取根，泔浸一宿，曝干捣末，以糯米粥入炼蜜和丸梧子大，酒饮任下，朝服三十丸，夕服二十九。《本草》。○菖蒲酒方。菖蒲根绞汁五斗，糯米五斗炊熟，细曲五斤拌匀，如常酿法，酒熟澄清。久服通神明，延年益寿。《入门》。

甘菊花 轻身耐老延年。苗叶花根皆可服，阴干捣末，酒调服，或蜜丸久服。《本草》。○菊花酒方，甘菊花、生地黄、枸杞根皮各五升，水一石，煮取汁五斗。糯米五斗炊熟，入细曲和匀，入瓮候熟，澄清温服。壮筋骨，补髓，延年益寿。白菊花尤佳。《入门》。

天门冬 久服轻身，延年不饥。取根，去皮、心，捣末和酒服，或生捣绞汁，煎为膏，和酒服一二匙。汉甘始，太原人，服天门冬，在人间三百余年。《本草》。○天门冬酒方。取根，捣绞汁二斗，糯米饭二斗，拌细曲，如常酿法，候熟取清饮。干者，作末酿之亦可。忌食鲤鱼。《入门》。

地黄 久服轻身不老。采根洗，捣绞汁，煎令稠，纳白蜜更煎，作丸如梧子，空心，酒下三十丸，日三。忌葱蒜、萝卜，勿犯铁器。《本草》。○地黄酒方。糯米一斗百度洗，生地黄三斤细切，同蒸，拌白曲酿之，候熟取清饮。《入门》。

术 煎饵久服，轻身延年。一名山精。《神农药经》曰：必欲长生，常服山精。采根，泔浸去黑皮炒，捣作末一斤，入蒸过茯苓八两，蜜丸服，或取汁煎和酒服，或煎令稠作丸服。忌桃李、雀蛤、葱蒜、萝卜。

《本草》。〇仙术汤。常服延年，明目驻颜，轻身不老。苍术十九两二钱，枣肉六升，杏仁二两四钱，干姜炮五钱，甘草炙五两，白盐炒十两。上细末。每二钱。沸汤点服，空心。《局方》。

菟丝子 久服明目，轻身延年。酒浸、曝干、蒸之，如此九次，捣为末，每二钱，空心温酒调服，一日二次。《本草》。

百草花 主百病，长生神仙。取百种草花，阴干捣末，和酒服，亦煮花汁酿酒服之。《本草》。

何首乌 久服，黑须发，益精髓，延年不老。忌葱、蒜、萝卜、无鳞鱼，勿犯铁器。《本草》。〇取根，米泔浸软，竹刀刮去皮，切作片，黑豆汁浸透，阴干，却用甘草汁拌，晒干捣为末。酒服二钱，或蜜丸服之。〇何首乌丸。延年益寿。取一斤泔浸，晒干切片，以初男乳汁拌晒一二次，捣末，枣肉和丸梧子大。初服二十丸，日加十丸，毋过百丸。空心，温酒盐汤下。此药非阳虚甚者，不可单服。《入门》。

松脂 久服轻身，不老延年。炼法：取松脂七斤，以桑灰汁一石煮三沸，接至冷水中，凝复煮之，凡十遍色白矣。服法：取炼脂捣下筛，以醇酒和白蜜如饧，日服一两。《得效方》。〇服叶法：取叶细切，更研酒下三钱，亦可粥饮和服。亦可以炒黑大豆同捣作末，温水调服更佳。《俗方》。

槐实 久服明目，黑须发，延年。槐者，虚星之精。十月上巳日，采子服之，去百病，长生。《本草》。〇槐胆丸。明目黑发，固齿延年。十月上巳日，采槐实纳陶缸中，封口盐泥固济，埋背阴墙下，掘三尺土中，至腊月初八日取出，去皮，取黑子装在牛胆内，高悬阴干，至次年清明日取出。每日空心，白汤吞下一粒，二日二粒，渐加至十五粒，以后每日减一粒，周而复始。《入门》。

柏叶 久服除百病，延年益寿。取叶，阴干为末，蜜丸小豆大。酒下八十一丸，服一年延十年命，二年延二十年命。忌食杂肉、

五辛。《本草》。〇柏叶茶。取东向柏叶，置甑中饭上蒸之，以水淋数过，阴干，每日煎服。《入门》。

枸杞 久服轻身不老，耐寒暑，令人长寿。枸杞当用茎皮；地骨当用根皮；枸杞子当用其红实，子及叶同功，根、茎、叶、子皆可服。嫩叶作羹、作菹，可常服。皮及子作末，蜜丸常服，亦可酒浸服。〇金髓煎。取红熟枸杞子，酒浸两月，漉出研烂，以布滤去滓，取汁并前浸药酒，于银石器内熬成膏，每日温酒下二大匙，日二次。久服可以羽化。《本草》。

茯苓 久服不饥，延年却老。取白茯苓合白菊花，或合白术，丸散任意，皆可常服。又法：白茯苓去皮，酒浸十五日，漉出捣为末。每服三钱，水下，日三。久服延年耐老，面若童颜。《本草》。

五加皮 久服轻身耐老。煮根茎如常法，酿酒服，主补益，或煮汤以代茶饮亦可。世有服五加皮酒、散，而获延年不死者不可胜计。《本草》。

桑椹 久服变白不老。取黑熟者，曝干捣末，蜜丸长服，又多取酿酒服，主补益。《本草》。

莲实 久服轻身耐老，不饥延年。去皮、心捣为末，作粥或磨作屑作饭，长服皆佳。又捣末，酒饮任下二钱，久服令人长生。《本草》。

芡仁 即鸡头实也。久服轻身不饥，耐老神仙。仙方取此并莲实，合饵最佳，作粉食之甚妙，是长生之药，服之延年。〇芡仁粥。粳米一合，鸡头实末二合，煮粥空心服之。益精气，聪利耳目，能驻年。《本草》。

海松子 久服轻身延年，不饥不老。作粥常服最佳。《本草》。

胡麻 即黑脂麻也。久服轻身不老，耐饥渴延年。一名巨胜。白蜜一升，巨胜一升，合之名曰静神丸。又服法：胡麻九蒸九曝，炒香杵末，蜜丸弹子大，酒下一丸，忌食毒鱼、生菜。久服长生。〇鲁女生服胡麻、饵

术，绝谷八十余年，甚少壮，日行三百里。〇胡麻、大豆、大枣，同九蒸九曝，作团食，延年断谷。《本草》。

蔓菁子 长服，可断谷长生。九蒸九曝捣为末，水服二钱，日二。《本草》。

人乳汁 补五脏益年，令人肥白悦泽。取甘香乳汁，入银器内顿滚，五更时热服，每一吸即以指塞鼻孔，按唇贴齿而漱，乳与口津相合，然后以鼻引上吸，使气由明堂入脑，方可徐徐咽下，凡五七次为一度，久服甚佳。〇汉·张苍，常服人乳，故年过百余岁，肥白如瓠。《本草》、《心法》。

白粥 凡晨起食粥，利膈养胃，生津液，令一日清爽，所补不小。晚粳米，浓煮令烂食之。《入门》。

神枕法

昔泰山下有老翁，失其名字。汉武帝东巡，见老翁锄于道旁，背上有白光高数尺。帝怪而问之，有道术否？老翁对曰：臣昔年八十五时，衰老垂死，头白齿豁。有道士者，教臣服枣，饮水绝谷，并作神枕法。中有三十二物，其中二十四物善，以当二十四气；其八物毒，以应八风。臣行之，转少，白发还黑，堕齿复生，日行三百里。臣今年一百八十矣，不能弃世入山，顾恋子孙，复还食谷，已二十余年，犹得神枕之力，往不复老。武帝视其颜状，常如五十许人，验问邻人，皆云信然。帝乃从受其方作枕，而不能随其绝谷饮水也。〇作枕方：用五月五日、七月七日取山林柏以为枕，长一尺二寸，高四寸，空中容一斗二升。以柏心赤者为盖，厚二分，盖致之令密，又当使可开闭。又钻盖上为三行，行四十孔，凡一百二十孔，令容粟米大。〇用药：川芎、当归、白芷、辛夷、杜蘅、白术、藁本、木兰、川椒、桂皮、干姜、防风、人参、桔梗、白茯苓、荆实、肉苁蓉、飞廉、柏实、薏苡、款冬花、白薇、秦椒、麋芜，凡二十四物，以应二十四气。加毒者八物，以应八风，乌头、附子、藜芦、皂荚、

茵草、矾石、半夏、细辛，凡三十二物，各一两。皆锉。以毒药上安之满枕中，用布囊以衣枕。枕之百日，面有光泽；一年，体中诸疾一一皆愈，而身尽香；四年，白发变黑，齿落复生，耳目聪明。神方验秘，不传非其人也。武帝以问东方朔，答云：昔女廉以此方传玉青，玉青以传广成子，广成子以传黄帝。近有谷城道士淳于公，枕此药枕，年百余岁而头发不白。夫病之来，皆从阳脉起。今枕药枕风邪不侵人宜矣。又虽以布囊衣枕上，当复以苇囊重包之，须欲卧枕时乃脱去之。诏赐老翁匹帛，老翁不受，曰：臣之于君，犹子之于父也。子之知道，以上之于父，义不受赏。又臣非卖道者，以陛下好善，故进此耳。帝止而更赐以诸药。《云笈七签》。

炼脐法

即彭祖固阳固蒂长生延寿丹也。详见脐部。

熏脐秘方

除百病，保命延年。详见脐部。

灸脐法

有人年老而颜如童子者，盖每岁以鼠粪灸脐中一壮故也。《资生经》。〇本朝韩雍侍郎，讨大藤峡，获一贼，年逾百岁而甚壮健。问其由，曰：少时多病，遇一异人，教令每岁灸脐中，自后康健云。《汇言》。

附养老

老因血衰

夫人两肾中间，白膜之内，一点动气，大如筋头，鼓舞变化，大合周身，熏蒸三焦，消化水谷。外御六淫，内当万虑，昼夜无停。年老精血俱耗，平居七窍反常，啼哭无泪，笑反有泪，鼻多浊涕，耳作蝉鸣，吃食口干，寐则涎溢，溲尿自遗，便燥或泄，昼则多睡，夜卧惺惺不眠，此老人之病也。《入门》。

老人治病

年老之人，虽有外感，切忌苦寒药及大汗、吐下，宜以平和之药调治。〇老人觉小水短少，即是病进，宜服却病延寿汤。病后虚弱，宜增损白术散。小便频数者，肾气丸去泽泻，加茯神、益智。方见虚劳。大便干燥者，宜疏风顺气丸、苏麻粥方并见大便部。痰病宜六君子汤方见痰饮、三子养亲汤方见咳嗽、润下丸、二贤散方并见痰饮。《入门》

老人保养

若一向惫乏之人，则当加温补调停，馈粥以为养，宜补中益气汤、异功散方并见内伤部、卫生汤、固真饮子方并见虚劳。且于养性延年之药，皆可选用。又人乳、牛乳，常服最佳。《入门》。

却病延寿汤 治老人小水短少。人参、白术各一钱，牛膝、白芍药各七分，陈皮、白茯苓、山楂肉、当归、甘草各五分。上锉，姜三片煎服，不拘时。春加川芎，夏加黄芩、麦门冬，秋冬倍当归、生姜。小水如旧乃止药。此老人养生之捷法也。《入门》。

增损白术散 保养衰老。人参、白术、白茯苓、陈皮、藿香、干葛各七分，木香、干生姜、甘草各三分。上锉，水煎，不拘时温服。《丹溪附余》。

服人乳法 无病妇人乳汁二盏，好清酒半盏，入银器或石器内同滚，顿服。每日五更时一服。《种杏》。

牛乳粥 牛乳汁一升，入细米心少许，煮粥令熟，常服令宜老人。《种杏》。

 精

精为身本

《灵枢》曰：两神相薄，合而成形，常先身生，是谓精。精者，身之本也。又曰：五谷之津液，和合而为膏，内渗入于骨空，补益髓脑，而下流于阴股。阴阳不和，则使液溢而下流于阴，下过度则虚，虚则腰背痛而胫痠。又曰：髓者，骨之充。脑为髓海，髓海不足则脑转耳鸣，胻酸眩冒。

精为至宝

夫精者，极好之称，人之精最贵而甚少，在身中通有一升六合，此男子二八，未泄之成数。称得一斤，积而满者至三升，损而丧之者不及一升。精与气相养，气聚则精盈，精盈则气盛。日啖饮食之华美者为精，故从米从青。人年十六则精泄，凡交一次则丧半合，有丧而无益则精竭身惫，故欲不节则精耗，精耗则气衰，气衰则病至，病至则身危。噫！精之为物，其人身之至宝乎。《养性》。〇《仙书》曰：阴阳之道，精液为宝，谨而守之，后天而老。《经颂》云：道以精为宝，宝持宜秘密，施人即生人，留己则生己，结婴尚未可，何况空废弃，弃损不觉多，衰老而命坠。人之可宝者命，可惜者身，可重者精。肝精不固，目眩无光。肺精不足，肌肉消瘦。肾精不固，神气减少。脾精不坚，齿发浮落。若真精耗散，疾病即生，死亡随至。〇象川翁曰：精能生气，气能生神，荣卫一身，莫大于此。养生之士，先宝其精，精满则气壮，气壮则神旺，神旺则身健，身健而少病。内则五脏敷华，外则肌肉润泽，容颜光彩，耳目聪明，老当益壮矣。〇《黄庭经》曰：急守精室勿妄泄，闭而宝之可长活。

五脏皆有精

《难经》曰：心盛精汁三合，脾有散膏半斤，胆盛精汁三合。〇《内经》曰：肾者主水，受五脏六腑之精而藏之。注云：肾为都会关司之所，非肾一脏独有精也。〇五脏各有藏精，并无停泊于其所。盖人未交感，精涵于血中，未有形状。交感之后，欲火动极，而周身流行之血，至命门而变为精以泄焉。故以人所泄之精贮于器，拌少盐、酒，露一宿，则复为血矣。《真诠》。

脉法

《脉经》曰：男子脉微弱而涩，为无子，精气清冷也。〇《脉诀》曰：遗精、白浊当验于尺，结芤动紧，证之的。〇又曰：涩脉为精血不足之候，丈夫脉涩号伤精。又曰：涩为精竭血枯。〇《医鉴》曰：微涩伤精。

精宜秘密

《内经》曰：凡阴阳之要，阳密乃固。故曰阳强不能密，阴气乃绝。阴平阳秘，精神乃治；阴阳离决，精气乃绝。注曰：阴阳交会之要，正在于阳气闭密而不妄泄尔，密不妄泄，则生气强固，而能久长，此圣人之道也。阳自强而不能闭密，则阴泄泻而精气竭绝矣。阴气和平，阳气闭密，则精神之用日益治也。〇秘精宜服金锁思仙丹、大凤髓丹、秘真丸、玉露丸、金锁丹。

金锁思仙丹 治精气不固。莲花蕊、莲子、芡实仁等分为末，金樱子煎膏和丸梧子大，空心，盐汤下三十丸，一月见效，即不走泄，久服精神完固，能成地仙。《入门》。

大凤髓丹 治心火旺盛，肾水不足，心有所欲，速于感动，疾于施泄。黄柏炒二两，缩砂一两，甘草五钱，半夏炒、猪苓、茯苓、红莲蕊、益智仁各二钱五分。上为末，盐水和丸梧子大，空心，糯米饮吞下五十丸或七十丸。海藏。〇一名封髓丹。

秘真丸 一名秘元丹，治精气不固。白龙骨一两另研，大诃子皮五个，朱砂五钱内一分为衣，缩砂五钱。上为末，糯米糊和丸绿豆大，朱砂为衣，空心，盐酒下二丸，临卧冷水下三丸，不可多服，太秘。河间。

玉露丸 白龙骨九蒸九曝，菟丝子酒制，韭子瓦上微炒，各三两。上为末，蜜丸梧子大，空心，盐汤吞下十丸。初服忌房事。《活人心方》。

金锁丹 肉苁蓉五两酒浸捣为膏，破故纸微炒四两，巴戟去心、附子炮各二两，胡桃肉二十个。上为末，和苁蓉膏，丸如梧子大，每十丸，盐汤或温酒下。食前玉露丸，食后金锁丹。服经月，虽老弱，下元不衰，永闭精也。如欲泄精，车前子一合煎汤服之妙。《活人心方》。

节欲储精

《内经》以八八之数，为精髓竭之年，是当节其欲矣。《千金方》载《素女论》：六十者，闭精勿泄，是欲当绝矣。宜节不知节，宜绝不能绝，坐此而丧生，盖自取之也。《资生经》。〇人年四十以下，多有放恣，四十以上，即顿觉气力衰退。衰退既至，众病峰起，久而不治，遂至不救。若年过六十，有数旬不得交合，而意中平平者，自可闭固也。又曰：凡觉阳事辄盛，必谨而抑之，不可纵心竭意，以自戕也。若一度制得，则一度火灭，一度增油。若不能制，纵欲施泄，即是膏火将灭，更去其油，可不深自防也。《养生书》。〇《仙书》曰：欲多则损精，苟能节精，可得长寿也。〇静坐则肾水自升，独居则房色自绝。《入门》。〇宜缩阳秘方。

缩阳秘方 水蛭，寻起九条，入水碗养住，至七月七日，取出阴干，秤有多少，入麝香、苏合香，三味一般，细研为末，蜜少许为饼。遇阳兴时，即将少许擦左脚心，即时萎缩，过日复兴，再擦。《医鉴》。

炼精有诀

全在肾家下手。内肾一窍，名玄关；外肾一窍，名牝户。真精未泄，乾体未破，则外肾阳气至子时而兴。人身之气，与天地之气，两相吻合。精泄体破，则吾身阳生之候渐晚，有丑而生者，次则寅而生者，又次则卯而生者，有终不生者，始与天地不相应矣。炼之之诀，须半夜子时，即披衣起坐，两手搓极热，以一手将外肾兜住，以一手掩脐而凝神于内肾，久久习之，而精旺矣。《真铨》。〇西蕃人多寿考，每夜卧常以手掩外肾，令温暖。此亦一术也。《汇言》。

补精以味

《内经》曰：精生于谷。又曰：精不足者，补之以味。然醴郁之味，不能生精，惟恬澹之味，乃能补精。《洪范》论味而曰：稼穑作甘。世间之物，惟五谷得味之正，但能淡食，谷味最能养精。凡煮粥饭，而中有厚汁滚作一团者，此米之精液所聚也，食之最能生精，试之有效。《真诠》。

遗泄精属心

丹溪曰：主闭藏者，肾也；司疏泄者，肝也。二脏皆有相火，而其系上属于心。心君火也，为物所感则易动，心动则相火亦动，动则精自走，相火翕然而起，虽不交会，亦暗流而疏泄矣。所以圣人只是教人收心养心，其旨微矣。〇精之主宰在心，精之藏制在肾。心肾气虚不能管摄，因小便而出者曰尿精，因见闻而出者曰漏精。《直指》。〇初因君火不宁，久则相火擅权，精元一于走而不固，甚则夜失连连，日亦滑流不已。宜服坎离丸、黄连清心饮。《入门》。

坎离丸 黄柏、知母等分，童便九蒸、九晒、九露为末，地黄煎膏和丸，梧子大，空心，盐汤下三五十丸。《入门》。

黄连清心饮 治君火既动，而相火随之，而精泄。黄连、生地黄、当归、甘草、茯神、酸枣仁、远志、人参、莲肉各等分。上锉五钱，水煎服。《入门》。

梦泄属心

《直指》曰：邪客于阴，神不守舍，故心有所感，梦而后泄也。其候有三，年少气盛，鳏旷矜持，强制情欲，不自觉知。此泄如瓶之满而溢者，人或有之，勿药可也。心家气虚，不能主宰，或心受热邪，阳气不收。此泄如瓶之侧而出者，人多有之，其病犹轻，合用和平之剂。脏腑积弱，真元久亏，心不

摄念，肾不摄精。此泄如瓶之罅而出者，人少有之，其病最重，须当大作补汤。〇梦遗不可作虚冷，亦有经络热而得之。尝治一人，至夜脊心热，梦遗，用珍珠粉丸、猪苓丸遗止，而终服紫雪，脊热始除。清心丸亦佳。《本事》。〇梦遗全属心，盖交感之精，虽常有一点，白膜裹藏于肾，而元精以为此精之本者实在乎心。日有所思，夜梦而失之矣，宜黄连清心饮。《入门》。〇梦与鬼交而泄精，名曰梦遗，专主于热，用黄柏、知母、牡蛎、蛤粉。若内伤气血，不能固守而梦遗者，当补以八物汤加减，吞樗根皮丸。八物汤方见虚劳。〇《本事》曰：年少壮者，节欲而遗泄，宜清心丸、珍珠粉丸。〇戴氏曰：梦遗精滑，皆相火所动，久则有虚而无寒也。〇《正传》曰：一人梦遗形瘦，服定志珍珠粉丸而效。〇固真丹、鹿角散、保精汤、归元散，皆治梦交泄精。

固真丹 治遗精梦泄。晚蚕蛾二两，肉苁蓉、白茯苓、益智各一两，龙骨五钱。上为末，鹿角胶酒浸化开，和丸梧子大，每服三十丸，空心，温酒下，干物压之。罗谦甫。

鹿角散 治久虚梦泄。鹿角屑、鹿茸酥炙各一两，白茯苓七钱半，人参、白茯神、桑螵蛸、川芎、当归、破故纸、龙骨、韭子酒浸一宿焙各五钱，柏子仁、甘草各二钱半。上为末，每五钱，姜五片，枣二枚，粳米百粒同煎。空心服。《直指》。

保精汤 治阴虚火动，夜梦遗精。当归，川芎、白芍药、生地黄姜汁炒、麦门冬、黄柏酒炒、知母蜜炒、黄连姜汁炒、栀子童便炒、干姜炒黑、牡蛎煅、山茱萸肉，各五分。上锉，水煎，空心服。《医鉴》

归元散 治梦遗日久，气下陷，宜升提肾气以归元。人参、白术、白茯苓、远志、酸枣仁炒、麦门冬、黄柏、知母二味并童便炒、鸡头实、莲花蕊、枸杞子、陈皮、川芎各五分，升麻、甘草各二分半。上锉，莲肉三个，枣子一枚，水煎，空心温服。《回春》。

珍珠粉丸　治梦遗泄精及精滑。黄柏新瓦上炒赤，真蛤粉各一斤，真珠三两。上为末，滴水丸梧子大，每取一百丸，空心。温酒送下。法曰：阳盛乘阴故精泄，黄柏降心火，蛤粉咸而补肾阴。《易老方》无珍珠一味。《正传》。

猪苓丸　治年壮气盛，情欲动中，所愿不得，意淫于外，以致梦遗。半夏一两破如豆大。猪苓末二两，先将一半炒半夏，令色黄，不令焦，出火毒。只取半夏为末，糊丸梧子大，候干更用前猪苓末一半同炒，微裂，入砂瓶内养之。空心，温酒或盐汤下三五十丸。盖半夏有利性，而猪苓导水，即肾闭导气使通之意。○一名半苓丸也。《本事》。

清心丸　治经络热而梦泄，心热恍惚。厚黄柏一两为末，龙脑一钱。上蜜丸梧子大，每十五丸，空心，麦门冬吞下。《本事》。

樗根皮丸　治房劳过伤，精滑梦遗。樗根白皮炒为末，酒糊和丸梧子大。然性凉而燥，不可单服，须以八物汤煎水吞下为佳。《入门》。

定志珍珠粉丸　治心虚梦泄。蛤粉、黄柏炒，人参、白茯苓各三两，远志、菖蒲、青黛各二两，樗根白皮一两。上为末，面糊和丸梧子大，青黛为衣，空心，姜盐汤下五十丸。《正传》。

梦泄亦属郁

《本事》曰：肾气闭，即泄精。《素问》曰：肾者，作强之官，伎巧出焉。又曰：肾藏精。盖肾能摄精气以生育人伦者也。或育或散，皆主于肾。今肾气衰，则一身之精气无所管摄，故妄行而出不时。猪苓丸一方，正为此设。○《纲目》曰：梦遗属郁滞者居大半，庸医不知其郁，但用涩剂固脱。殊不知愈涩愈郁，其病反甚。尝治一男子梦遗白浊，小腹有气冲上，每日腰热，卯作酉凉。腰热作则手足冷，前阴无气；腰热退则前阴气耕，手足温。又朝多下气，暮多噫气，一旬、二旬必遗，脉且弦滑而大，午则洪大。

子知其有郁滞，先用沉香和中丸下之方见痰饮，次用加减八味汤方见五脏，吞滋肾丸方见小便百丸。若与涩药，则遗与浊反甚，或一夜再遗。改用导赤散方见五脏大剂煎服，遗浊皆止。○又一男子梦遗，医与涩药反甚，先与神芎丸方见《入门》。大下之，却服此猪苓丸，亦痊。可见梦遗属郁滞者多矣。

精滑脱属虚

仲景曰：失精家，小腹弦急，阴头寒，目眩，发落。脉极虚芤迟，为清谷亡血失精。男子失精，女人梦交，桂枝龙骨牡蛎汤主之。○《灵枢》曰：恐惧而不解则伤精，精伤则骨酸痿厥，精时自下。又曰：精脱者，耳聋。○《内经》曰：思想无穷，所愿不得，意淫于外，入房太甚，宗筋弛纵，发为筋痿，及为白淫。夫肾藏天一，以慳为事，志意内治，则精全而涩。若思想外淫，房室太甚，则固有淫泆不守，辄随溲尿而下，然本于筋痿者，以宗筋弛纵也。谦甫。○其不御女漏者，或闻淫事，或见美色，或思想无穷，所愿不得，或入房太甚，宗筋弛纵，发为筋痿而精自出者，谓之白淫，宜乎渗漏而不止也，宜加减珍珠粉丸。方见小便。○又曰：欲心一动，精随念去，凝滞久则茎中痒痛，常如欲小便然，或从小便而出，或不从便出而自流者，谓之遗精，比之梦遗尤甚，八物汤加减，吞珍珠粉丸。方见上。○少时欲过，阳脱而遗泄者，宜金锁正元丹方见《入门》、秘真丹。《入门》。○精滑专主湿热，用黄柏、知母、牡蛎、蛤粉。丹溪。○一人虚而泄精，脉弦大，服诸药不效，后用五倍子一两，白茯苓二两为丸，服之良愈。五倍涩脱之功，敏于龙骨、蛤粉也。《纲目》○童男阳盛，情动于中，志有所慕而不得，遂成夜梦而遗精，慎不可补，清心乃安，朝服清心莲子饮方见消渴，暮服定志丸。方见神部。○《医鉴》○戴氏曰：不因梦而自泄者，谓之精滑，皆相火所动也。○精滑脱，宜巴戟丸、补真玉露丸、固精丸、芡实丸、锁阳丹、玉锁丹、秘元丹、约精元、九龙丹，皆可选用。

巴戟丸 治面色白而不泽，悲愁欲哭，脉按之空虚，是为脱精脱神，宜峻补肝肾，收敛精气，补益元阳。五味子、巴戟、肉苁蓉、菟丝子、人参、白术、熟地黄、骨碎补、茴香、牡蛎、龙骨、覆盆子、益智仁各等分。上为末，蜜丸梧子大，每三十丸，米饮吞下，日三服。虚甚，八物汤吞下。东垣。

补真玉露丸 治阳虚精脱不禁。白茯苓、白龙骨水飞、韭子酒浸炒、菟丝子酒浸煮，各等分。上为末，蜜丸梧子大，每五十丸，空心，温酒或盐汤吞下，后以美膳压之。宜火日修合。《宝鉴》。

桂枝龙骨牡蛎汤 治失精。桂枝、白芍药、龙骨煅、牡蛎煅、生姜各三两，甘草二两，大枣十二枚。上锉，以水七升，煮至三升，分三服。仲景。

固精丸 治肾虚精泄，能秘精收脱。知母、黄柏并盐水炒各一两，牡蛎煅、芡实、莲花蕊、白茯苓、远志各三钱，龙骨二钱，山茱萸五钱。上为末，山药糊和丸梧子大，朱砂为衣，空心，盐汤下五十丸。《心法》。

芡实丸 治阳虚未交先泄及梦泄，神效。芡仁五百个，七夕莲花须、山茱萸各一两，白蒺藜五两，覆盆子二两，龙骨五钱。上为末，蜜丸梧子大，空心，莲肉煎汤下六七十丸。《入门》。

锁阳丹 治脱精滑泄不禁。桑螵蛸炙三两，龙骨、白茯苓各一两。上为末，糊丸梧子大，煎茯苓盐汤下七十丸。《得效》。

玉锁丹 治精气虚滑，遗泄不禁。龙骨、莲花蕊、芡仁、乌梅肉各等分。上为末，山药糊和丸小豆大，空心，米饮下三十丸。《得效》。

秘元丹 治精不禁，危急者。龙骨酒煮焙、灵砂水飞各一两，缩砂、诃子小者煨取肉各五钱。上为末，糯米糊和丸绿豆大，温水下十五丸，加至三十丸。《丹心》。

约精丸 治小便中泄精不止。新韭子霜后采者一斤，酒浸一宿焙；白龙骨二两。上

为末，酒调糯米粉为糊，和丸梧子大，空心，盐汤下三十丸。《直指》。

九龙丹 治精滑。枸杞子、金樱子、山楂子、莲子、莲花蕊、熟地黄、芡仁、白茯苓、当归各等分。上为末，酒面糊和丸梧子大，空心，温酒或盐汤下五十丸。如精滑便浊者，服二三日，尿清如水，饮食倍常，行步轻健。《正传》。

治小便白浊出髓条方 酸枣仁炒、白术、人参、白茯苓、破故纸、益智仁、茴香、牡蛎煅，各等分。上为末，加青盐，酒糊和丸梧子大。空心，温酒或米饮下三十丸。《心法》。

白淫

《内经》曰：思想无穷，所愿不得，或入房太甚，宗筋弛纵，发为筋痿，及为白淫。○张子和曰：茎中作痛，痛极则痒，或阴茎挺纵不收，或出白物如精，随溲而下。得之于房室劳伤，及邪术所使。宜以降心火之剂下之。宜服泻心汤方见五脏、清心莲子饮方见消渴。○白淫宜珍珠粉丸方见上、金箔丸、白龙丸。○白淫，宜与精滑脱条同参治之。

金箔丸 治白淫，亦治梦泄。晚蚕蛾炒、破故纸炒、韭子炒、牛膝酒浸、肉苁蓉酒浸、龙骨、山茱萸、桑螵蛸炙、菟丝子酒浸，各一两。上为末，蜜丸梧子大，空心，酒下三十丸。《宝鉴》。

白龙丸 治虚劳肾损，白淫滑泄。鹿角霜、牡蛎煅各二两，龙骨生一两。上为末，酒面糊和丸梧子大，空心，温酒、盐汤下三五十丸。不惟治遗精，且能固精壮阳，神效。《医鉴》。

湿痰渗为遗精

宜服加味二陈汤，及樗根白皮丸。《医鉴》。

加味二陈汤 半夏姜制、赤茯苓盐水炒、栀子炒黑各一钱半，陈皮、白术、桔梗、升麻酒炒、柴胡酒炒、甘草各一钱，石菖蒲七分，黄柏、知母各三分。上锉，作一服，姜

三片，水煎，空心服。

樗根白皮丸 治湿热伤脾遗精。韭子炒一两，白芍药炒五钱，黄柏、知母并盐水炒、牡蛎煅各三钱，白术、枳实、茯苓、柴胡、升麻各二钱。上为末，神曲糊和丸梧子大，空心，盐汤下五十丸。

补精药饵

宜服人参固本丸、琼玉膏、斑龙丸、地黄元，延年益寿不老丹、延龄固本丹、固真饮子。

人参固本丸 补精生血。方见身形。

琼玉膏 生精补气。方见身形。

斑龙丸 补精血。方见身形。

地黄元 即钱氏方，六味地黄元也。专补肾水，能生精补精滋阴。方见虚劳。

延年益寿不老丹 能生精补肾。方见身形。

延龄固本丹 能补精，益血气。方见身形。

固真饮子 治精气滑脱，将成劳证。能补肾精滋阴。方见虚劳。

单方

或煎服，或丸服，或作末服，或酒浸服。〇凡二十一种。

地黄 浸汁洒酒，九蒸九曝，谓之熟地黄。不蒸曝而阴干者，谓之生干地黄。熟者性温，能滋肾补血，益髓填精。生干者性平，亦能补精血。丸服、酒浸服皆佳。《本草》。

菟丝子 添精益髓，治茎中寒精自出，亦治鬼交泄精。为末服，作丸服皆佳。《本草》。

肉苁蓉 益精髓，治男子泄精，又治精败面黑。肉苁蓉四两，水煮令烂，细研，入精羊肉，分为四度，和五味及米煮粥。空心服。《本草》。

五味子 益男子精。《本草》。〇五味子膏，涩精气，治梦遗滑脱。五味子一斤，洗净，水浸一宿，挼取汁，去核，以布滤过，入锅内，入冬蜜二斤，慢火熬成膏，每取一二，空心，白汤调服。《本草》。

何首乌 益精髓。取根，米泔浸一宿，竹刀刮去皮，黑豆汁拌，曝干为末。和酒服，或蜜丸服皆佳。《入门》。

白茯苓 酒浸，与光明砂同用，能秘精。东垣、《汤液》。〇治心虚梦泄。白茯苓细末，每四钱，米饮调下，日三。《直指》。

枸杞子 补益精气。作丸服，或浸酒服皆佳。《本草》。

金樱子 涩精气，止遗泄。和鸡头实，作水陆丹。方见《正传》。补真秘精甚佳。《本草》。

山茱萸 添益精髓，能秘精。煎服、丸服并佳。《本草》。

牡蛎 治鬼交泄精，又治精滑不固。火煅、醋淬七次，为末，醋糊和丸梧子大，每五十丸，空心，盐汤下。名曰固真丸。东垣。

桑螵蛸 益精气，又主漏精。蒸过，捣末，和米饮服，或作丸服。《本草》。

原蚕蛾 益精气，止泄精，炙为末，或散或丸服皆佳。《本草》。

蜻蛉 即蜻蜓也。止泄精。炒为末，或散或丸服。《本草》。

鸡头实 即芡仁也。益精气，能秘精气。为末，或散或丸，或作粥服。《本草》。

覆盆子 主肾精虚竭。酒浸，蒸干为末，或散或丸服。《本草》。

胡麻 即黑脂麻也。填精髓。酒蒸半日，晒干为末。或散或丸服皆佳。《本草》。

韭子 主梦泄，止泄精。得桑螵蛸、龙骨，主漏精，微炒为末，或散或丸服之。《本草》。

龙骨 主梦泄精。又龙骨、韭子为泄精要药，火煅为末，或散或丸服。《纲目》。

鹿茸 主梦泄，止泄精。炙去毛，为末，或散或丸服皆佳。《本草》。

黄狗肉 填精髓，和五味。煮熟，空心食。《本草》。

腽肭脐 主精冷精衰，炙为末，或散服或丸服皆佳。《本草》。

导引法

治遗精。以手兜托外肾，一手摩擦脐轮，左右轮换，久久擦之。不惟可以止精，且可以补下元。更擦肾俞、胸前、胁下、涌泉，但心窝忌擦。《入门》。○又法：止遗精。用短床，或蒲萝，内侧身屈腿而卧，不许伸脚，病自安。《回春》。○又法：夜半子时分，阳正兴时，仰卧瞑目，闭口，舌顶上腭，将腰拱起，用左手中指顶住尾闾穴，用右手大指，顶住无名指根，拳着。又将两腿俱伸，两脚十指俱抠，提起一口气，心中存想：脊背脑后，上贯至顶门，慢慢直下至丹田，方将腰腿手脚从容放下。如再行，照前而阳衰矣。如阳未衰，再行两三遍。此法不惟速去泄精之疾，久则水火既济，永无疾病矣。《回春》。

针灸法

遗精梦泄，心俞、白环俞、膏肓俞、肾俞、中极、关元等穴，或针或灸。《纲目》。○失精精溢，中极、大赫、然谷、大冲等穴，皆主之。《纲目》。○虚劳失精，宜取大赫、中封。《纲目》。○遗精，五脏虚竭，灸曲骨端一穴四七壮。穴在前阴横骨中央，曲如月中央是也。《纲目》。○便浊失精，取肾俞；梦泄精，取三阴交，各灸二七壮，神效。《得效》。

气

气为精神之根蒂

东垣曰：气者神之祖，精乃气之子，气者精神之根蒂也。○茅真君曰：气是添年药，心为使气神，若知行气主，便是得仙人。《养性》。

气生于谷

《灵枢》曰：人受气于谷，谷入于胃，以传与肺，五脏六腑皆以受气，其清者为荣，其浊者为卫，荣在脉中，卫在脉外，营周不休，五十度而复大会，阴阳相贯，如环无端。○又曰：上焦开发，宣五谷味，熏肤，充身，泽毛，若雾露之溉，是谓气。○《正理》曰：日啖饮食之精，熟者益气，此气生于谷，故从气从米。人身之中，全具天地阴阳造化之气，得勤而用之。人年二十而气壮，节欲少劳，则气长而缓；多欲劳倦，则气少而短。气少则身弱，身弱则病生，病生则命危矣。

气为卫卫于外

《灵枢》曰：卫气者，所以温分肉而充皮肤，肥腠理而司开阖，故卫气温，则形分足矣。○《内经》曰：卫者，水谷之悍气也，其气慓疾滑利，不能入于脉也，故循皮肤之中，分肉之间，熏于肓膜，散于胸腹。○又曰：阳气者，一日而主外，平旦人气生，日中而阳气隆，日西而阳气虚，气门乃闭。是故暮而收拒，无扰筋骨，无见雾露，反此三时，形乃困薄。○又曰：阳气若天与日，失其所则折寿而不彰。故天运当以日光明，是故阳因而上，卫外者也。释曰：阳主动，凡人之知觉运动，耳目视听言嗅，皆阳气熏肤，充身，泽毛，若雾露之溉而充之耳。若阳气一失其所，则散解不行，而熏、充、泽、溉之道涩，所以九窍闭塞于内，肌肉壅滞于外，而知觉运动，视听言嗅之灵皆失也。人之阳气犹天之日光，人失阳气则寿命易折，犹天失光明，则万物无以发生也。○《入门》曰：人身之气流行，每子时自左脚心涌泉穴起，阳循左足、腹、胁、手而上至头顶囟门，午位而止；午时自顶门，循右手、胁、腹、足而下至右脚心而止，是坎离为阴阳消息也。

卫气行度

《灵枢》曰：卫气之行，一日一夜五十周于身，昼日行于阳二十五周，夜行于阴二十五周，是故平旦阴尽，阳气出于目，目张则气上行于头，循项下足太阳，循背下至小指之端。其散者，别于目锐眦下手太阳，下至手小指之间外侧。其散者，别于目锐眦下足少阳，注小指次指之间，以上循手少阳之分侧，下至小指之间。其别者，以上至耳前，注足阳明，以下行至蹠上，入五指之间。其散者，从耳下下手阳明，入大指之间，入掌中。其至于足也，入足心，出内踝，下行阴分，复合于目，故为一周。二十五周于身，阳尽于阴，阴受气矣。其始入于阴，常从足少阴注于肾，肾注于心，心注于肺，肺注于肝，肝注于脾，脾复注于肾，亦如阳行之二十五周而复合于目矣。〇又曰：人经脉上下、左右、前后二十八脉，周身十六丈二尺，以应二十八宿，漏水下百刻，以分昼夜。故一万三千五百息，气行五十营于身矣。〇东垣曰：元气之来也，徐而和，细细如线；邪气之来也，紧而强，如巨川之水，不可遏也。

荣卫异行

《纲目》曰：荣气之行，自太阴始，至足厥阴终，一周于身也。详其一周于身，外至身体四肢，内至五脏六腑，无不周遍，故其五十周，无昼夜阴阳之殊。卫气之行则不然，昼但周阳于身体四肢之外，不入五脏六腑之内；夜但周阴于五脏六腑之内，不出于身体四肢之外，故必五十周，至平旦方与荣大会于肺手太阴也。

生气之原

《难经》疏曰：十二经脉者，皆系于生气之原。所谓生气之原者，谓肾间动气也。此五脏六腑之本，十二经脉之根，呼吸之门，三焦之原，一名守邪之神。故气者，人之根本也。〇又曰：气海丹田，实为生气之原。气海一穴，在脐下一寸半；丹田一穴，一名关元，在脐下三寸。

气为呼吸之根

《正理》曰：人受生之初，在胞胎之内，随母呼吸，及乎生下，剪去脐带，则一点真灵之气，聚于脐下。凡人唯气最先，莫先于呼吸。眼、耳、鼻、舌、意是谓六欲，皆由是气，非是气，则声、色、香、味、触、法，都不知觉。气之呼，接于天根；气之吸，接于地根。气之在人身，一日周行八百一十丈。〇《易》曰：一阖一辟，谓之变；往来不穷，谓之通。程伊川曰：涵养之道，出入之息者，阖辟之机而已。又曰：阖辟往来，见之鼻息。张横渠曰：人之有息，盖刚柔相摩，乾坤阖辟之象也。朱紫阳《调息箴》曰：氤氲开阖，其妙无穷，谁其尸之，不宰之功。〇《参同契》曰：二用无爻位，周流行六虚。六虚即卦之六画也。以喻一呼一吸，往来上下，久之则神凝息定，所以成变化也。呼则气出，阳之辟也；吸则气入，阴之阖也。盖人身之阴阳，与天地阴阳相似，若能御呼吸于上下，使之周流不息，则阖辟往来之妙，尽在吾身中。元和子曰：人身大抵同天地是也。〇庄周曰：真人之息，息之以踵；众人之息，息之以喉。盖气在下焦，其息远；气在上焦，其息促，义亦类此。

胎息法

《真诠》曰：人在胎中，不以口鼻呼吸，惟脐带系于母之任脉，任脉通于肺，肺通于鼻，故母呼亦呼，母吸亦吸，其气皆于脐上往来。天台谓识神托生之始，与精血合根在于脐，是以人生时，惟脐相连。初学调息，须想其气，出从脐出，入从脐灭，调得极细，然后不用口鼻，但以脐呼吸，如在胞胎中。故曰胎息。初闭气一口，以脐呼吸，数之至八十一，或一百二十，乃以口吐气，出之当令极细，以鸿毛着于口鼻之上，吐气而鸿毛不动为度。渐习渐增，数之久可至千，则老者更少，日还一日矣。葛仙翁每盛暑辄入深渊之底，十日许乃出，以其能闭气胎息耳。但知闭气，不知胎息，无益也。〇《养性》曰：胎息者，如婴儿在母胎中，气息自在，上至气关，下至气海，不假口鼻之气，故能闭气不息，能入深泉，旬日不出也。〇又曰：

内观之要，静神定心，乱想不起，邪妄不侵，气归脐为息，神入气为胎，胎息相合，混而为一，名曰太乙。

调气诀

彭祖曰：和神导气之道，当得密室，闭户安床暖席，枕高二寸半，正身偃卧，瞑目闭气于胸膈中，以鸿毛着鼻上而不动，经三百息，耳无所闻，目无所见，心无所思，如此则寒暑不能侵，蜂虿不能毒，寿三百六十岁。此邻于真人也。〇《养性》曰：人身虚无，但有游气，气息得理，即百病不生。故善摄养者，须知调气方焉。调气之法，夜半后，日中前，气生得调；日中后，夜半前，气死不得调。调气之时，则仰卧，床铺厚软，枕高下共身平，舒手展脚，两手握固，去身四五寸，两脚相去四五寸。数数叩齿，饮玉浆，引气从鼻入腹足，则停止，有力更取，久住气闷，从口细细吐出尽远，以鼻细细引入，出气一准前法，闭口以心中数数，令耳不闻，能至千则去仙不远矣。若天阴风雨，大寒暑，勿取气，但闭之。〇又曰：凡吐者，出故气，亦名死气；纳者，取新气，亦名生气。故《老子》云：玄牝之门鼻曰玄门，口曰牝户，天地之根，绵绵若存，用之不勤。言口鼻天地之间，可以出纳阴阳死生之气也。〇《正理》曰：守气之妙，在乎全精，尤当防其睡眠。夫人遇行走，则气急而嗳甚，睡则气粗而齁，惟坐静则气平而缓。《医鉴》曰：人自十六岁，精气渐减，不但男女之欲足以损败，一与事应，则视听言动皆耗散精气之原。故释氏面壁，仙家坐关，皆筑基炼已，苦行以防耗此神气，便是长生之术。

肺主气

《内经》曰：肺主气。又曰：诸气者，皆属于肺。注曰：肺有六叶两耳，叶中有二十四孔，行列分布阴阳清浊之气。〇又曰：肺藏气，气有余则喘咳上气，不足则息利少气。〇《灵枢》曰：膻中为气之海膻中者，肺室也，有余则胸面俱赤，不足则少气力，不多言。

脉法

仲景曰：脉浮而汗出如流珠者，卫气衰也。〇又曰：寸口脉微而涩，微者卫气衰，涩者荣气不足。〇《脉经》曰：寸口脉瞥瞥如羹上肌者，阳气微；索索如蜘蛛丝者，阴气衰也。〇又曰：代者气衰，细者气少，浮而绝者气欲绝。〇又曰：趺阳脉浮而涩，涩则卫气虚，虚则短气。〇《脉诀》曰：下手脉沉，便知是气。沉极则伏，涩弱难治，其或沉滑，气兼痰饮。〇又曰：沉弦细动，皆气痛证。心痛在寸，腹痛在关，下部在尺，脉象显然。〇仲景曰：趺阳脉微而紧，紧则为寒，微则为虚，微紧相搏，则为短气。

气为诸病

丹溪曰：周流乎一身以为生者气也，苟内无所伤，外无所感，何气病之有哉？今者冷气、滞气、逆气、上气，皆是肺受火邪，气得炎上之化，有升无降，熏蒸清道，甚而转成剧病。《局方》例用辛香燥热之剂，是以火济火也。〇张子和曰：诸病皆生于气，诸痛皆因于气。〇《回春》曰：风伤气者为疼痛，寒伤气者为战栗，暑伤气者为热闷，湿伤气者为肿满，燥伤气者为闭结。〇《序例》曰：人生气中，如鱼在水，水浊则鱼瘦，气昏则人病。邪气之伤人，最为深重，经络既受此气，传入脏腑，随其虚实冷热，结以成病，病又相生，故流变遂广矣。

气逸则滞

臞仙曰：人之劳倦，有生于无端，不必持重执轻，仡仡终日。惟是闲人，多生此病，盖闲乐之人，不多运动气力，饱食坐卧，经络不通，血脉凝滞使然也。是以贵人，貌乐而心劳；贱人，心闲而貌苦。贵人嗜欲不时，或昧于忌犯，饮食珍馐，便乃寝卧，故常须用力，但不至疲极，所贵荣卫流通，血脉调畅，譬如流水不污，户枢不蠹也。○《入门》曰：逸则气滞，亦令气结，轻者行动即愈，重者橘皮一物汤。

橘皮一物汤 橘皮洗净一两，新汲水煎服。

七气

七气者，喜、怒、悲、思、忧、惊、恐，或以为寒、热、恚、怒、喜、忧、愁，皆通也。《直指》○《直指》曰：人有七情，病生七气，气结则生痰，痰盛则气愈结，故调气必先豁痰，如七气汤，以半夏主治，而官桂佐之，盖良法也。○又曰：七气相干，痰涎凝结，如絮如膜，甚如梅核，窒碍于咽喉之间，咯不出，咽不下，或中满艰食，或上气喘急。曰气隔，曰气滞，曰气秘，曰气中，以至五积六聚，疝癖癥瘕，心腹块痛，发则欲绝，殆无往而不至矣。○宜服七气汤、四七汤、分心气饮、香橘汤。

七气汤 治七情郁结，心腹绞痛。半夏制三钱，人参、肉桂、甘草炙各七分。上锉，生姜三片，煎服。《局方》。

四七汤 治七气凝结，状如破絮，或如梅核，窒碍咽喉，咯不出，咽不下，或胸膈痞满，痰涎壅盛。半夏制二钱，赤茯苓一钱六分，厚朴制一钱二分，紫苏叶八分。上锉，姜七片，枣二枚，煎服。《局方》。

分心气饮 治七情痞滞，通利大小便，清而疏快。紫苏叶一钱二分，甘草炙七分，半夏制、枳壳各六分，青皮、陈皮、木通、大腹皮、桑白皮、木香、赤茯苓、槟榔、蓬术、麦门冬、桔梗、桂皮、香附子、藿香各五分。上锉，姜三片，枣二枚，灯心十茎煎服。《直指》。

香橘汤 治七情所伤，中脘腹胁胀满。香附米炒、半夏制、橘皮各一钱半，甘草炙五分。上锉，姜五片，枣二枚，煎服。《直指》。

九气

黄帝问曰：余知百病生于气也，怒则气上，喜则气缓，悲则气消，恐则气下，寒则气收，炅则气泄，惊则气乱，劳则气耗，思则气结，九气不同，何病之生？岐伯对曰：怒则气逆，甚则呕血及飧泄，故气上矣。喜则气和志达，荣卫通利，故气缓矣。悲则心系急，肺布叶举，而上焦不通，荣卫不散，热气在中，故气消矣。恐则精却，却则上焦闭，闭则气还，还则下焦胀，故气不行矣。寒则腠理闭，气不行，故气收矣。炅则腠理开，荣卫通，汗大泄，故气泄矣。惊则心无所倚，神无所归，虑无所定，故气乱矣。劳则喘息汗出，内外皆越，故气耗矣。思则心有所存，神有所归，正气留而不行，故气结矣。《内经》。○又有九气：一曰膈气，二曰风气，三曰寒气，四曰热气，五曰忧气，六曰喜气，七曰惊气，八曰怒气，九曰山岚瘴气。积聚如杯，心腹刺痛，发则欲死，宜神仙九气汤、正气天香汤。《得效》。○九气治法：高者抑之，下者举之，寒者热之，热者寒之，惊者平之，劳者温之，结者散之，喜者以恐胜之，悲者以喜胜之。《心法》。

神仙九气汤 治九气作痛。香附子、片子姜黄、甘草炙各等分。上为末，每服二钱，盐汤点服。《得效》。

正气天香汤 治同上，亦治妇人气痛。香附子三钱，乌药、陈皮、紫苏叶各一钱，干姜、甘草各五分。上锉，水煎服，或为末，盐汤点服二钱，亦佳。丹溪。

中气

《本事》曰：凡人暴喜伤阳，暴怒伤阴，忧愁怫意，气多厥逆，便觉涎潮昏塞，牙关紧急，若概作中风用药，多致杀人。若有此证，急化苏合香元灌之，醒后随证调治。○《得效》曰：中风则脉浮身温，口多痰涎；中气则脉沉身凉，口无痰涎。中风而以中气药治之，亦无所伤；中气而以中风药投之，祸不旋踵。先用苏合香元，次用七气汤加石菖蒲。○方氏曰：中风多不能治，中气须臾便醒，其故何欤？夫中风中气，一源流也，皆由忿怒所致。人之五志，惟怒为甚，所以为病之暴也。盖少壮之人，气血未虚，真水未竭，火畏于水，不能上升，所以身凉无痰涎，须臾便醒也。老衰之人，气血俱虚，真水已竭，火寡于畏，得以上升，所以身温有痰涎，多不能治也。○《入门》曰：中气虚者，八味顺气散；实者，四七汤。○《回春》曰：中气者，因与人相争，暴怒气逆而晕倒也，先用姜汤灌救，苏后用木香顺气散。○《医鉴》曰：《内经》曰无故而喑脉不至，不治自已。谓气暴逆也，气复则已。审如是，虽不服药亦可。

八味顺气散　治中气最佳。人参、白术、白茯苓、青皮、白芷、陈皮、乌药各七分，甘草三分。上锉，水煎服。《得效》。

木香顺气散　治中气。乌药、青皮、香附子、陈皮、半夏制、厚朴、枳壳各一钱、木香、缩砂各五分，桂皮、干姜、甘草炙各三分。上锉，姜三片，水煎服。《回春》。

上气

《灵枢》曰：邪在肺，则寒热上气。○《内经》曰：肺藏气，气有余则喘咳上气。○上气者，呼多吸少，气息促急也。宜苏子降气汤、秘传降气汤、至圣来复丹方见下、沉香降气汤、快气汤。

苏子降气汤　治上气喘促。半夏曲、苏子炒研各一钱，肉桂、陈皮去白各七分半，当归、前胡、厚朴、甘草炙各五分。上锉，姜三片，枣二枚，紫苏五叶，同煎服。《局方》。

秘传降气汤　治上气及气不升降，头目昏眩，腰脚无力。桑白皮一钱、陈皮、枳壳、柴胡、甘草炙各五分，地骨皮、五加皮、骨碎补、诃子皮、草果、桔梗、半夏曲各三分。上锉，姜三片，紫苏三叶，水煎服。《局方》。

沉香降气汤　治气不升降，上气喘促。便香附子四两，甘草炙一两二钱，缩砂五钱，沉香四钱。上为细末，每服二钱，以苏、盐

汤调下。《正传》。

快气汤　治同上。香附子三两半，缩砂八钱，甘草炙四钱。上细末，每一钱，盐汤点服。《得效》。

一方　卒上气喘急，鸣息便欲绝。人参为细末，每服一钱，温水调服，日五六服，浓煎服亦可。《本草》。

又方　治上气。白芥子一升，捣碎，盛袋，浸二升酒中，经七日。每温服三合，日二次。《本草》。

下气

《纲目》曰：下气属心。经曰：夏脉者，心也。心脉不及，下为气泄是也。○又曰：癫痫劳瘵者，若气下泄不止者，必死，此真气竭绝，肠胃腠理闭塞，谷气不能宣通于肠胃之外，故从肠胃中泄出也。○河间曰：肠胃郁结，谷气内发，而不能宣通于肠胃之外，故善噫而或下气也。○仲景曰：伤寒阳明病，胃中有燥屎者，必转矢气，下之即愈。转矢气，乃气下泄也。详见寒门。

短气

《明理》曰：短气者，气短而不能相续者是也，若有气上冲，而实非气上冲也，呼吸虽数，而不能相续，似喘而不摇肩，似呻吟而无痛，实为难辨之证，要识其真者，气急而短促是也。○仲景曰：平人寒热，短气不足以息者，实也。又曰：短气有微饮，当从小便去之，苓桂术甘汤主之，肾气丸亦主之。方见虚劳。○《入门》曰：气短者，呼吸不相接续是也。有结胸者，有停水怔忡者，有风湿相搏者，有素弱气虚者。大抵心腹胀满者为实，为邪在里；心腹濡满者为虚，为邪在表。○东垣曰：气短，小便利者，四君子汤去茯苓，加黄芪补之。○《入门》曰：气散则中虚，倦怠无力，短气不足以息，宜调中益气汤方见内伤、人参养荣汤。方见虚劳。○《脉经》曰：寸口脉沉，胸中短气。

苓桂术甘汤　治胸有痰饮短气。赤茯苓

二钱，桂枝、白术各一钱半，甘草五分。上
锉，水煎服。仲景。

少气

《纲目》曰：少气者，气少不足以言也。
〇《灵枢》曰：肺藏气，气不足则息微少
气。又曰：肺虚则少气，不能报息。又曰：
肾生气，肾虚则少气力，言吸吸，骨瘘懈惰
不能动。又曰：膻中为气之海，不足则少气，
不足以言。〇《内经》曰：怯然少气者，是
水道不行，形气消索也。言而微，终日乃复
言者，夺气也，宜生脉散方见暑门、人参膏、
独参汤、黄芪汤。〇易老曰：真气虚弱，脉
弱懒言，宜四君子汤、人参黄芪汤、益气丸。
〇东垣曰：内伤脾胃，致中气虚少，宜补中
益气汤、益胃升阳汤。并见内伤。

人参膏 治元气虚乏，精神短少，言语
不接，能回元气于无何有之乡，王道也。人
参一斤，切片，入砂锅内，水浮药一指，文
武火煎干，一半顷在别处，又将渣如前煎三
次，嚼参无味乃止。却将前汁入锅内熬成膏，
日服五六匙。有肺火，与天门冬对用，甚妙。
《入门》。〇人参治脾肺阳气不足，能补气促
短气少气，非升麻为引用，不能补上升之气。
升麻一分，人参三分，为相得也。若补下焦
元气、泻肾中火邪，茯苓为之使。东垣。〇
人参膏、独参汤须以长流水煎服，乃有奇效。
《医说》。

独参汤 单用人参浓煎服。《医说》。

黄芪汤 治气虚发热，百脉摇动，有如
虫行，相火自足上升。心常烦悸，头重脑闷，
乃清和调匀，镇定之剂也。黄芪二钱，人参、
甘草各一钱，当归五分，五味子九粒。上锉，
煎服。《活人心方》

四君子汤 补真气虚弱，治气短气少。
人参去芦、白茯苓、白术、甘草炙各一钱二
分半。上锉，水煎服。《局方》。〇方氏曰：
人参补肺扶脾，白术健脾燥湿，茯苓降气渗
湿，甘草补胃和中，譬如宽厚和平之君子，
不为奸险卒暴之行也。〇《医鉴》曰：人参

补元气，白术健脾胃，茯苓渗湿，又引人参
下行，补下焦元气。《入门》。

人参黄芪汤 治虚损少气。人参二钱，
黄芪、白术、陈皮各一钱，当归、白茯苓、
甘草炙各五分。上锉，姜三片，枣二枚，水
煎，空心服。易老。

益气丸 治言语多损气，气少懒言，能
补上益气。人参、麦门冬各七钱，橘皮、桔
梗、甘草炙各五钱，五味子二十一粒。上极
细末，水浸油饼和丸芡实大，每一丸，细嚼
津唾咽下。油饼，乃和油烧饼也。《回春》。
易老。

气痛

《入门》曰：人身元气，与血循环，彼
横行脏腑之间而为疼痛积聚痃癖，壅逆胸膛
之上，而为痞满刺痛等证，多因七情饮食，
郁为痰饮。初起，宜辛温开郁行气豁痰消积，
久则宜辛寒降火以除根。《入门》。〇气滞上
焦，为心胸痞痛，宜枳橘汤、桔梗枳壳汤方
见胸部、清膈苍莎丸。方见下。〇气滞中焦，
为腹胁刺痛，宜神保元、木香破气散、撞气
阿魏丸。〇气滞下焦，为腰痛疝瘕，宜蟠葱
散方见前阴、四磨汤方见大便、木香顺气丸、
木香槟榔丸。〇气滞于外，则周身刺痛，或
浮肿，宜流气饮子、木香流气饮、三和散、
五皮散。方见浮肿。〇凡气痛，宜乌沉汤、
复元通气散、神仙沉麝元、一粒金丹、小乌
沉汤。

枳橘汤 治气滞，胸痞痛。橘皮八钱，
枳壳一钱半。上锉，姜四片，水煎服。郁甚，
加姜黄少许。《入门》。

清膈苍莎丸 治湿热，散郁止痛。苍术
二两，便香附子一两半，黄连、黄芩各五钱。
上为末，取红熟瓜蒌，去皮同捣，丸如绿豆
大，温水下三五十丸。一方蒸饼和丸，姜汤
下。《入门》。

神保元 治诸气注痛，又治心膈痛、腹
胁痛、肾气痛。全蝎全者七个，巴豆十个去
皮为霜，木香、胡椒各二钱半，朱砂一钱半

内人，半为衣。上为末，蒸饼和丸麻子大，朱砂为衣。每五七丸，姜汤、温酒任下。《局方》。

木香破气散 治气痛。香附子四两，乌药、姜黄各二两，木香、甘草炙各五钱。上细末，每二钱，盐汤点服。《心法》。

撞气阿魏丸 治一切气痛。蓬术炒、丁香皮炒、陈皮、青皮、川芎、茴香炒、甘草炙各一两，缩砂、桂心、白芷各五钱，阿魏酒浸一宿研为糊、胡椒各二钱半，生姜四两切片，盐一两同淹一宿炒褐色。上为末，以阿魏糊和丸芡实大，朱砂为衣。每取三丸，空心以姜、盐汤细嚼咽下。《得效》。

木香顺气丸 治诸气痞滞刺痛。黑牵牛子头末、破故纸各二两，枳壳、陈皮、香附子各一两，木香、萝卜子、大腹皮各五钱。上为末，水丸梧子大，温水下五十丸，使气升降而归于肾也。《心法》。

木香槟榔丸 治湿热气滞痞痛。大黄四两，黑丑头末、黄芩各二两，木香、槟榔、黄连、当归、枳壳、青皮、陈皮、香附子、蓬术、黄柏各一两。上为末，水丸梧子大，温水下五七十丸。《瑞竹堂方》。

流气饮子 治气注疼痛，或肿胀。大腹子一钱，陈皮、赤茯苓、当归、白芍药、川芎、黄芪、枳实、半夏制、防风、甘草各七分半，紫苏叶、乌药、青皮、桔梗各五分，木香二分半。上锉，姜三片，枣二枚，水煎服。《入门》。

木香流气饮 治诸气痞痛，或肿胀。陈皮一钱，藿香、木香、厚朴、青皮、香附子、麦门冬、白芷、沉香各七分半，白术、肉桂、木通、槟榔、紫苏叶各六分，草果、甘草各五分，大腹皮、木瓜、人参、蓬术、丁香皮、半夏制、赤茯苓、石菖蒲各三分。上锉，分二贴，姜三片，枣二枚，水煎服。《正传》。

三和散 治诸气郁滞，或胀或痛。川芎一钱，沉香、紫苏叶、大腹皮、羌活、木瓜各五分，木香、白术、槟榔、陈皮、甘草炙各三分。上锉，水煎服。《入门》。

乌沉汤 治诸气，背脊心腹痛。乌药一两，沉香五钱，甘草炙四钱，人参三钱。上细末，每一钱，姜、盐汤点服。《局方》。

复元通气散 治气不宣通，周身走痛。白丑头末二两，茴香炒、穿山甲烧火煨胖各一两半，陈皮去白、玄胡索、甘草炙各一两，木香五钱。上细末，每二钱，姜汤或温酒调下。《局方》。

神仙沉麝元 治一切气痛不可忍。甘草二两，没药、血竭、沉香、麝香、朱砂各一两，木香五钱。上为末，熬甘草作膏，搜和药末，丸如芡实大。每一丸，姜、盐汤嚼下。血气痛，醋汤下。《直指》。

一粒金丹 治气痛。哑芙蓉即鸦片二钱半，阿魏一钱，木香、沉香各五分，牛黄二分半。上将沉香、木香、牛黄为末，以鸦片、阿魏放碗内，滴水熔化，和蜜为丸绿豆大，金箔为衣。每一粒。热气痛，凉水下；冷气痛，滚水下，神效。《回春》。

小乌沉汤 治诸气心腹刺痛。香附子二两，乌药一两，沉香、甘草各二钱半。上为末，每一钱，沸盐汤点服。《局方》。

一方 治一切气痛。香附子炒四两，陈皮去白一两，甘草生二钱半。上细末，每二钱，盐汤点服。《纲目》。

气逆

《灵枢》曰：黄帝曰：何谓逆而乱？岐伯对曰：清气在阴，浊气在阳，荣气顺脉，卫气逆行，清浊相干，乱于胸中，是谓太悗与闷同。故气乱于心，则烦心密默，俯首静伏；乱于肺，则俯仰喘喝，按手以呼；乱于肠胃，则为霍乱；乱于臂胫，则为四厥；乱于头，则为厥逆，头重眩仆。○《入门》曰：气逆者，气自腹中时时上冲也。○《内经》曰：诸逆冲上，皆属于火。○丹溪曰：病人自言冷气从下而上者，此上升之气，自肝而出，中挟相火，其热为甚，自觉其冷，非真冷也。又曰：气之上逆属阳，无寒之理，觉恶寒者，乃火极似水也。《入门》曰：散火之法，必先破气，气降则火自降矣。○气逆，宜退热清气汤、导气枳壳丸。火盛者，滋阴降火丸，加便香附子、茯神、沉香。方见虚劳。

退热清气汤 治气逆。柴胡、陈皮、赤茯苓各一钱，半夏制、枳壳各八分，便香附七分，川芎五分，缩砂七粒研，木香、甘草炙各三分。上锉，姜三片，水煎服。《入门》。

导气枳壳丸 治逆气上攻，心胸痞痛。枳壳麸炒、木通炒、青皮、陈皮、桑白皮炙、萝卜子炒、白丑炒头末、黑丑炒头末、蓬术煨、三棱煨、茴香炒各等分。上为末，姜汁糊和丸，梧子大。每三五十丸，橘皮汤吞下。《宣明》。

气郁

丹溪曰：气之初病，其端甚微，或因七情，或感六气，或因饮食，以致津液不行，清浊相干，自气成积，自积成痰，气为之郁，或痞或痛。○《正传》曰：气郁而湿滞，湿滞而成热，故气郁之病，多兼浮肿胀满。○《入门》曰：郁者，病结不散也。气郁不散，二陈汤煎水，吞下交感丹。又曰：血凝气滞，宜复元通气散；痰壅气滞，宜顺气导痰汤。方见风门。○气郁，宜交感丹、木香匀气散、木香调气散方见积聚、上下分消导气汤。郁兼肿胀，宜流气饮子、木香流气饮、沉香降气汤三方见上、五皮散。方见浮肿。

交感丹 治诸气郁滞，一切公私怫情，名利失志，抑郁烦恼，七情所伤，不思饮食，面黄形羸，胸膈痞闷，诸证神效，大能升降水火。香附子一斤，长流水浸三日，取炒；茯神四两。上捣为末，蜜丸弹子大，每一丸，细嚼，以降气汤送下。《回春》。

降气汤 香附子制、茯神、甘草各一钱。上水煎服。

木香匀气散 治气郁滞。藿香、甘草炙各八钱，缩砂四钱，沉香、木香、丁香、白檀香、白豆蔻各二钱。上为末，每二钱，姜三片，紫苏五叶，盐少许，煎汤点服。《入门》。

上下分消导气汤 治气郁，功胜分心气饮。常患气恼之人，可用此。枳壳、桔梗、桑白皮、川芎、赤茯苓、厚朴、青皮、香附子便炒各二两，黄连姜汁炒、半夏制、瓜蒌仁、泽泻、木通、槟榔、麦芽炒各一两，甘草炙三钱。上锉，每一两，姜三片，水煎服。或为末，神曲糊和丸，白汤下七八十丸，名分消丸。《回春》。

气不足生病

《灵枢》曰：邪之所在，皆为不足。故上气不足，脑为之不满，耳为乏苦鸣，头为之苦倾，目为之瞑。中气不足，溲便为之变，肠为之苦鸣。下气不足，乃为痿厥心悗。○又曰：上气不足，推而扬之；下气不足，积而从之。阴阳皆虚，火自当之。

气绝候

《灵枢》曰：五阴气俱绝则目系转，转则目运，目运者为志先死，志先死则远一日半死矣。六阳气俱绝，则阴与阳相离，离则腠理发泄，绝汗乃出，故旦占夕死，夕占旦死。绝汗者，大如珠出而不流也。○又曰：六腑气绝于外者，上气脚缩；五脏气绝于内者，下利不禁，甚者手足不仁。○又曰：若阳气前绝，阴气后竭者，其人死，身色必青。阴气前绝，阳气后竭者，其人死，身色必黄，腋下温，心下热也。仲景。

禁忌

《内经》曰：久卧伤气。○《西山记》曰：近秽气，触真气，近死气，乱生气。○凡人空腹，不用见尸臭，气入鼻，舌上白起，口常臭。欲见尸者，皆须饮酒见之，能辟毒。《得效》。○凡入疫疠热病之家，皆当防其毒气传染。毒气者，大汗、秽毒之气也。《类聚》。

用药法

《正传》曰：男子属阳，得气易散，女

人属阴，遇气多郁，是以男子之气病常少，女人之气病常多，故治法曰：女人宜调其血以耗其气，男子宜调其气以养其血。○《入门》曰：七情总发于一心，七气总隶于一气。气阳也，动则为火，故以降火、化痰、消积分治之，大概气虚四君子汤，气实小乌沉汤，火多合黄连解毒汤方见伤寒，痰多合二陈汤方见痰饮，积多合平胃散。方见五脏。○丹溪曰：久患气证，气不归元，久服药无效者，以破故纸为君则效。其方：破故纸炒一两，茴香炒、乳香各五钱为末，蜜丸梧子大，空心，白汤下五十丸。○方氏曰：气病用气药而不效者，气之所藏无以收也。盖肺主气，肾藏气，青木香元、木香顺气丸，皆用破故纸，所以使气升降而归于肾脏也。○《入门》曰：气病通用二陈汤方见痰饮，上焦气滞，加枳壳、桔梗、香附、缩砂；中焦气滞，加厚朴、枳实、三棱、蓬术；下焦气滞，加青皮、木香、槟榔。气痛加枳壳，气实加乌药、香附，气虚加参、术、木香。○丹溪曰：治上升之气，用香附、黄连、黄芩、栀子。又曰：气无补法，世俗之言也。不思正气虚者，不能运行，邪气着而为病。经曰：壮者气行则愈，怯者着而成病，苟或气怯，不用补法，气何由行？又曰：气郁须用川芎、香附、栀子、芩、连。○又曰：木香行中、下焦气，香附快滞气，陈皮泄逆气，紫苏散表气，厚朴泄卫气，槟榔泄至高之气，藿香上行胃气，沉香升降真气，脑麝散真气，凡此皆泄气之标，不能治气之本。

通治气药

宜用苏合香元、至圣来复丹、交感丹、四七汤、分心气饮、上下分消导气汤、乌沉汤、流气饮子、木香流气饮。七方见上。

苏合香元 治一切气疾及中气、上气、气逆、气郁、气痛。白术、木香、沉香、麝香、丁香、安息香、白檀香、朱砂水飞，半为衣、犀角、诃子皮、香附子、荜茇各二两，苏合油入安息香膏内、乳香、龙脑各一两。

上细末，用安息香膏并炼蜜搜合千捣。每一两，分作四十丸，每取二三丸井华水或温水、温酒、姜汤化服。《局方》。○有龙脑则谓之龙脑苏合元；无龙脑，则谓之麝香苏合元。

至圣来复丹 治气不升降，一切危急之证，可冷可热，可缓可急，如中气、上气、气痛、气郁皆效。硝石、硫黄各一两，同为细末，入碗内，以微火温炒，以柳木篦不住手搅，令阴阳气相入，不可火太过，恐伤药力，再研极细，名二气末。太阴玄精石研飞一两，五灵脂研水飞澄去砂石晒干，青皮、陈皮并去白各二两，为末和匀，以好醋打面糊搜和，丸如豌豆大。每服三十粒，或五十粒，空心粥饮吞下。《局方》。

单方

凡二十四种。

人参 补五脏气不足，又治气弱、气短、气虚。或煎或末，或熬膏，多服妙。

木香 治心腹一切气。《本草》。○凡腔子里气，须用些木香行之。《入门》。○丹溪曰：木香行中下二焦气，须以槟榔为使。又曰：木香味辛，如气郁不达，固宜用之，若阴火上冲，则当用黄柏、知母，而少用木香佐之。○《汤液》曰：调诸气，散滞气，治腹中气不转运，末服、煎服并佳。

片子姜黄 治气为最，能治冷气刺痛，末服、煮服皆佳。《本草》。

黄芪 《汤液》曰：实卫气，能温分肉，充皮肤，肥腠理。又能补上、中、下内外三焦之气。○东垣曰：肥白气虚人宜多服；苍黑气实者勿用。煎汤服之佳。

生姜 丹溪曰：生姜散气。○《汤液》曰：此药能行阳而散气，煎服良。

香附子 大下气。《本草》。○丹溪曰：香附主气分之病，佐以木香，散滞气、泄肺气；佐以沉香，无不升降。又曰：沉香佐香附，流动诸气极妙。凡人有病，则气滞而馁，故香附入气分为君药，末服、煎服、丸服并佳。

白豆蔻 下气。《本草》。○丹溪曰：补上焦元气。馨香之气味，令胃气上行。末服佳。

牵牛子 黑者属水，白者属金，乃泻气之药也。《心法》○下一切气壅滞。《本草》。○末服、丸服并佳。

沉香 升降真气，又能养诸气，上而至天，下而至泉，用为使。《汤液》。○佐以乌药，走散滞气。《本草》。○《入门》曰：保和卫气，入汤磨汁和服，入丸、散研极细服。

枳壳 下气。《本草》。○《正传》曰：禀受素壮，而气刺痛，用枳壳、乌药。若气不舒而刺痛，当用木香。○治冷气攻刺，枳壳二两，香附子、甘草各一两为末，每二钱，葱白煎汤调服。《得效》

乌药 治一切气。与沉香同磨，作汤点服，治胸腹冷气甚稳当。《本草》。

槟榔 下一切气。《本草》。○《汤液》曰：苦以破滞，辛以散邪，专破滞气下行，又泄胸中至高之气，末服良。

厚朴 主五脏一切气，又能走冷气，煎服佳。《本草》。

诃子皮 下气，治一切气。气虚人宜缓缓少服，盖虽涩肠，而又泄气故也。煎服、末服并佳。《本草》。

龙脑 下恶气。其性轻浮飞扬，能透达开窍之气，入他药服。《本草》。

麝香 辟恶气。《本草》。○麝能引药气透达。《直指》。○通开透窍，上达肌肤，内入骨髓，与龙脑相同，香窜过之。《入门》。○末服，又入丸药用。

陈皮 下气又治逆气。《本草》。○《汤液》曰：导胸中滞气，又能益气。若去滞气，橘皮三分，加青皮一分煎服。《本草》。

青皮 主气滞，破积结及膈气。煎服、末服并佳。《本草》。

萝卜 大下气。草木中，惟萝卜下气最速，为其辛也。生姜虽辛，止能散而已。萝卜辛而又甘，故能散缓而下气速也。萝卜子，尤下气。炒，煎服、末服并佳。《本草》。

葱白 通阳气，以通上下之阳。去青取白，连根煎服。《本草》。

紫苏叶 下气与橘皮相宜，气方中多用之，又散表气，浓煎服。《本草》。

人乳 益气，为百药之长，最宜长服之。《本草》。

牛肉 补虚益气，滋养气血。肚尤良，烂蒸食之。《本草》。

黄狗肉 益气，补阳气。和五味煮熟食之。《本草》。

六字气诀

嘘，肝气；呵，心气；呼，脾气；呬，肺气；吹，肾气；嘻，三焦气。其法：以口吐鼻取，能去病延寿。○肝若虚时目争精，肺知呬气手双擎，心呵顶上连叉手，肾吹抱取膝头平，脾病呼时须撮口，三焦客热卧嘻嘻。○春嘘养肝，夏呵养心，秋呬养肺，冬吹养肾，四季呼养脾，不时嘻养三焦。切忌出声闻于口耳也。瞿仙。○肝病大呼三十遍，细呼十遍；心病大呵三十遍，细呵十遍；脾病大呼三十遍，细呼十遍；肺病大呬三十遍，细呬十遍；肾病大吹五十遍，细吹十遍，皆须左右导引，然后乃为之。《得效》。

针灸法

一切气疾取气海。气逆，取尺泽、商丘、太白、三阴交。噫气上逆，取太渊、神门。短气，取太陵、尺泽。少气，取间使、神门、大陵、少冲、足三里、下廉、行间、然谷、至阴、肝俞、气海。《神应》。○上气，灸太冲。气结食不消，灸太仓。冷气脐下痛，灸关元百壮。短气，灸大椎随年壮，肺俞百壮，神阙二七壮，又灸第五椎下随年壮。《得效》。○短气，取天井、大椎、肺俞、肝俞、鱼际、尺泽。《甲乙》。○气乱于心，取神门、大陵。气乱于肺，取鱼际、太溪。气乱于肠胃，取太白、陷谷、足三里。气乱于头，取天柱、大杼、通谷、束骨。气乱于臂胫，取二间、三间、内庭、陷谷、液门、中渚、侠溪、临泣。《灵枢》。

神为一身之主

《内经》曰：心者，君主之官，神明出焉。〇无名子曰：天一生水，在人曰精；地二生火，在人曰神。〇《回春》曰：心者，一身之主，清净之府，外有包络以罗之，其中精华之聚萃者，名之曰神，通阴阳，察纤毫，无所紊乱。〇邵子曰：神统于心，气统于肾，形统于首，形气交而神主乎其中，三才之道也。〇《内经》曰：太上养神，其次养形。故养神者，必知形之肥瘦，荣卫血气之盛衰。血气者，人之神，不可不谨养也。注云：神安则寿延，神去则形弊，故不可不谨养也。

五味生神

《内经》曰：天食人以五气，地食人以五味。五气入鼻，藏于心肺，上使五色修明，音声能彰；五味入口，藏于肠胃，味有所藏，以养五气，气和而生，津液相成，神乃自生。

心藏神

臞仙曰：心者，神明之舍，中虚不过径寸，而神明居焉。事物之滑，如理乱梦，如涉惊浸，或怵惕，或惩创，或喜怒，或思虑，一日之间，一时之顷，径寸之地，炎如火矣。若嗜欲一萌，即不善也，归而勿纳，是与良心竞也，凡七情六欲之生于心皆然，故曰：心静可以通乎神明，事未至而先知，是不出户知天下，不窥牖见天道也。盖心如水之不挠，久而澄清，洞见其底，是谓灵明。宜乎静可以固元气，则万病不生，故能长久，若一念既萌，神驰于外，气散于内，血随气行，荣卫昏乱，百病相攻，皆因心而生也。大概怡养天君，疾病不作，此治心之法也。〇《内经》曰：心藏神，神有余则笑不休，神不足则悲。注云：心藏脉，脉舍神，心气虚则悲，实则笑不休也。〇皇甫士安曰：心虚则悲，悲则忧；心实则笑，笑则喜。

人身神名

《黄庭经》曰：肝神龙烟字含明，形长七寸，青锦衣，凤玉铃，状如悬瓠，其色青紫。心神丹元字守灵，形长九寸，丹锦飞裳，状如未开垂莲，其色赤。脾神常在字魂停，形长七寸六分，黄锦之衣，状如覆盆，其色黄。肺神皓华字虚成，形长八寸，素锦衣裳，黄云之带，状如华盖覆磬，其色红白。肾神玄冥字育婴，形长三寸六分，苍锦之衣，状如圆石，其色黑。胆神龙曜字威明，形长三寸六分，九色锦衣，绿华裙，状如悬瓠，其色青。〇《正理》曰：《黄庭经》云：至道不烦决存真，泥丸百节皆有神。神名最多，莫能枚举，身中有三部，上部八景：发神，胸神，眼神，鼻神，耳神，口神，舌神，齿神；中部八景：肺神，心神，肝神，脾神，左肾神，右肾神，胆神，喉神；下部八景：肾神，大肠神，小肠神，胴神，胃神，膈神，两胁神，左阳神，右阴神。身中有九宫真人，心为绛宫真人，肾为丹元宫真人，肝为兰台宫真人，肺为尚书宫真人，脾为黄庭宫真人，胆为天灵宫真人，小肠为玄灵宫真人，大肠为末灵宫真人，膀胱为玉房宫真人。又有元首九宫真人，脑有九瓣，故头有九宫。一曰双丹宫，二曰明堂宫，三曰泥丸宫，四曰流珠宫，五曰大帝宫，六曰天庭宫，七曰极真宫，八曰玄丹宫，九曰大皇宫也。又有金楼、重门、十二亭长，身外有一万八千阳神，身内有一万八千阴神，所主者为绛宫真人，即心主也。又有三身神、四智神、三魂神爽灵、胎光、幽精、七魄神尸狗、伏矢、雀淫、飞毒、天贼、除秽、臭师、七元、八识神，假名异字，难可悉数。心主乃一身之君，万神为之听命焉，故能虚灵知觉，千变万化。

五脏藏七神

《内经》曰：五脏所藏：心藏神，肺藏魄，肝藏魂，脾藏意，肾藏志。又曰：脾藏意与智，肾藏精与志，是谓七神。注云：神者精气之化成也，魄者精气之匡佐也，魂者神气之辅弼也，意者记而不忘者也，志者专意而不移者也。○《灵枢》曰：两精相搏谓之神，随神往来谓之魂，并精出入谓之魄，心有所忆谓之意，意之所存谓之志，因虑而处物谓之智也。

脏气绝则神见于外

一士人喜观书忘食，一日有紫衣人立于前曰：公不可苦思，思则我死矣。问其何人？曰：我谷神也。于是绝思而食如故矣。《延寿书》。○无锡游氏子，以酒色得疾，常见两女子，衣服鲜丽，冉冉至腰而没。医曰：此肾神也，肾绝则神不守舍，故见于外也。《医说》。

脉法

七情伤脉：喜则脉散，怒则脉促一作激，忧则脉涩，思则脉沉一作结，悲则脉结一作紧，惊则脉颤一作动，恐则脉沉。《得效》。○喜伤心则脉虚，思伤脾则脉结，忧伤肺则脉涩，怒伤肝则脉濡，恐伤肾则脉沉，惊伤胆则脉动，悲伤心包则脉紧。凡七情之脉，惟气口紧盛而已，细分之则如此。《入门》。○癫疾脉搏大滑，久自已；脉小坚急，死不治。又曰：癫疾脉虚则可治，实则死。《内经》。○癫痫之脉，浮洪、大长、滑大、坚实，痰蓄心，狂。又曰：大坚疾者，癫狂。《脉诀》。○恍惚癫狂，实大为顺，沉细为逆。《得效》。○《灵枢》曰：凡脉急甚，皆为癫狂、厥疾。○心中惊悸，脉必结代。饮食之悸，沉伏动滑。《脉诀》。○寸口脉动而弱，动为惊，弱为悸。又曰：肝脉动暴，有所惊骇。《正传》。○人恐怖，其脉何状？师曰：脉形如循丝，累累然，其面白脱色也。又曰：人愧者，其脉何类？师曰：脉浮而面色乍白乍赤也。《脉经》

神统七情伤则为病

心藏神，为一身君主，统摄七情，酬酢万机。七情者，喜、怒、忧、思、悲、惊、恐也。又，魂神意魄志，以为神主，故亦皆名神也。《内经·注》。○《灵枢》曰：心怵惕思虑则伤神，神伤则恐惧自失，破䐃脱肉，毛悴色夭，死于冬。脾忧愁而不解则伤意，意伤则悗乱，四肢不举，毛悴色夭，死于春。肝悲哀动中则伤魂，魂伤则狂妄不精，不精则不正，当人阴缩而挛筋，两胁骨不举，毛悴色夭，死于秋。肺喜乐无极则伤魄，魄伤则狂，狂者意不存人，皮革焦、毛悴色夭，死于夏。肾盛怒而不止则伤志，志伤则喜忘其前言，腰脊不可以俯仰屈伸，毛悴色夭，死于季夏。恐惧而不解则伤精，精伤则骨酸痿厥，精时自下。是故五脏主藏精者也，不可伤，伤则失守而阴虚，阴虚则无气，无气则死矣。○又曰：怵惕思虑者，恐惧流淫而不止。悲哀动中者，竭绝而失生。喜乐无极者，神荡散而不藏。愁忧不解者，气闭塞而不行。盛怒者，迷惑而不治。恐惧者，神荡散而不收。○《内经》曰：五精所并：精气并于心则喜，并于肺则悲，并于肝则忧，并于脾则畏，并于肾则恐。注曰：肺虚而心精并之则为喜，肝虚而肺气并之则为悲。他脏仿此。忧当作怒、畏当作思。○喜伤心者，不可疾行，不可久立。怒伤肝者，上气不可忍，热气荡胸，短气欲绝，不得息。忧伤肺者，心系急，上焦闭，荣卫不通，夜卧不安。思伤脾者，气留不行，积聚中脘，不得饮食，腹胀满，四肢怠惰。悲伤心包者，善忘不识人，置物在处，还取不得，筋挛四肢浮肿。恐伤肾者，上焦气闭，不行下焦，回还不散，犹豫不决，呕逆恶心。惊伤胆者，神无所归，虑无所定，说物不意而迫。《得效》。○《灵枢》曰：志意者，所以御精神，收魂魄，适寒温，和喜怒者也。志意和则精神专直，魂魄不散，悔怒不起，五脏不受邪矣。

喜 《内经》曰：心在志为喜。又曰：心实则笑，笑则喜。又曰：暴喜伤阳。又曰：喜怒伤气。又曰：喜怒不节，寒暑过度，生乃不固。又曰：喜则气缓，盖喜则气和志达，荣卫通利，故气缓矣。○皇甫谧曰：喜发于心而成于肺，故过节则二脏俱伤。○《灵枢》曰：喜乐者，神荡散而不藏。又曰：喜乐无极则伤魄，魄为肺神也。

怒 《内经》曰：肝在志为怒。又曰：暴怒伤阴。又曰：大怒则形气绝，而血菀于上，使人薄厥。菀，郁也。薄厥，谓气绝也。又曰：血并于上，气并于下，心烦惋善怒。又曰：怒则气上。又曰：怒则气逆，甚则呕血及飧泄矣。注云：怒则阳气逆上，而肝木乘脾，故呕血及飧泄也。又曰：胆为怒。肝胆之病，实则为怒。又曰：阴出之阳则怒。○《纲目》曰：怒在阴，阳为阴闭遏而不得伸也。东垣曰：多怒者，风热陷下于地中是也。○先贤诗曰：怒来剧炎火，焚和徒自伤，触来勿与竟，事过心清凉。柳公度善养生，年八十余，步履轻健。或求其术。答曰：吾无术，但平生未尝以元气佐喜怒，使气海常温耳。《延寿书》。○七情伤人，惟怒为甚，盖怒则肝木便克脾土，脾伤则四脏俱伤矣。《纲目》。○治怒方：香附末、甘草末各一两。上和匀，每三钱，白汤调下。丹心。

忧 《内经》曰：肺在志为忧。又曰：忧则气沉。○《灵枢》曰：愁忧不解则伤意，意为脾神也。又曰：愁忧者，气闭塞而不行，盖忧则隔塞否闭，气脉断绝而上下不通也。气固于内，则大小便道偏，不得通泄也。

思 《内经》曰：脾在志为思。又曰：思则气结。注云：系心不散，故气亦停留而结也。○皇甫谧曰：思发于脾，而成于心，过节则二脏俱伤。○《灵枢》曰：因志而存变谓之思，因思而远慕谓之虑。又曰：怵惕思虑则伤神，神伤则恐惧流淫而不止。

悲 《内经》曰：肺之志为悲。又曰：心气虚则悲，悲则忧。又曰：精气并于肺则悲，肝虚而肺气并之则为悲。又曰：悲则气消。又曰：肺主杀，故其志为悲。○《灵枢》曰：悲哀动中则伤魂。又曰：悲哀动中者，竭绝而失生。

惊 详见惊悸类。

恐 《内经》曰：肾在志为恐。又曰：胃为恐。注曰：胃热则肾气微弱，故为恐。又曰：精气并于肾则恐，由心虚而肾气并之故为恐。○《灵枢》曰：足少阴之脉病，善恐。又曰：恐惧而不解则伤精。又曰：恐惧者，神荡散而不收。又曰：恐则气下。注曰：上焦固禁，下焦气还，故气不行矣。○子和曰：肝藏血，血不足则恐。盖肝胆实则怒而勇敢，虚则善恐而不敢也。○《纲目》曰：恐与惊相似，然惊者为自不知也，恐者为自知也。盖惊者，闻响乃惊。恐者自知，如人将捕之状，及不能独自坐卧，必须人为伴侣方不恐惧。或夜必用灯照，无灯烛亦恐惧者是也。

惊悸

《内经》曰：血并于阴，气并于阳，故为惊狂。○《内经》注曰：悸者，心跳动也。○《纲目》曰：惊者，心卒动而不宁也。悸者，心跳动而怕惊也。○《三因》曰：惊悸，因事有所大惊而成者，名曰心惊胆慑，病在心胆经，其脉大动，宜朱砂安神丸、镇心丹、加味温胆汤。○仲景曰：心悸者，火惧水也。惟肾欺心故为悸。伤寒饮水多，必心下悸。○丹溪曰：惊悸者，有时而作。血虚者，宜朱砂安神丸；有痰者，宜加味定志丸。大概属血虚与痰，瘦人多是血虚，肥人多是痰饮。时觉心跳者，亦是血虚。○仲景曰：食少饮多，水停心下，甚者则悸，微者短气。○《三因》曰：五饮停蓄，闭于中脘，最使人惊悸，属饮家。○《入门》曰：惊悸因思虑过度，及大惊恐而作，甚则心跳欲厥，宜清心补血汤、辰砂妙香散。气血俱虚，宜养心汤。时作时止者，痰因火动，二陈汤加枳实、麦门冬、竹茹、黄连、栀子、人参、白术、当归、乌梅，姜三片，枣一枚，煎入竹沥三匙，朱砂末三分调服。方见痰饮。○惊悸当补血安神，宜静神丹、宁志元、养血安神汤、朱砂膏。若气郁惊悸，宜交感丹方见气部、加味四七汤。诸方。

朱砂安神丸 东垣曰：热淫所胜，以黄连之苦寒，去心烦，除湿热为君；以甘草、生地黄之甘寒泻火，补气滋生阴血为臣；当归补血不足，朱砂纳浮溜之火而安神明也。黄连六钱，朱砂五钱，甘草、生干地黄酒洗各三钱半，当归酒洗二钱半。上为末，汤浸蒸饼和丸黍米大，津唾咽下二三十丸。《入门》。

镇心丹 治心虚惊悸。辰砂用黄松节酒浸，龙齿用远志苗同醋煮。上只取砂、齿等分为末，猪心血和丸芡实大。每一丸，以麦门冬、绿豆、灯心、白蜜，水煎豆熟为度，去滓临卧调咽下。《三因》

加味温胆汤 治心胆虚怯，触事易惊，涎与气搏，变生诸证。香附子二钱四分，橘红一钱二分，半夏、枳实、竹茹各八分，人参、白茯苓、柴胡、麦门冬、桔梗各六分，甘草四分。上锉，作一贴，姜三片，枣二枚，水煎服。《经验方》。○《入门》名参胡温胆汤。

加味定志丸 治痰迷心膈，惊悸怔忡。白茯苓三两，远志、石菖蒲各二两，人参一两，琥珀、郁金各五钱。上为末，蜜丸梧子大，朱砂为衣，米饮下三十丸。《心法》。

清心补血汤 治劳心思虑损伤精神，头眩目昏，心虚气短，惊悸烦热。人参一钱二分，当归、白芍药炒、茯神、酸枣仁炒、麦门冬各一钱，川芎、生地黄、陈皮、栀子炒、甘草炙各五分，五味子十五粒。上锉，作一贴，水煎服。○《医鉴》名补血汤，《必用方》名当归饮。

辰砂妙香散 治心气不足，惊悸怔忡，恍惚恐怖，悲忧惨戚，喜怒不常，虚烦少睡。山药、白茯苓、茯神、黄芪、远志姜制各一两，人参、桔梗、甘草各五钱，朱砂三钱，木香二钱半，麝香一钱。上为细末，每二钱，温酒调下。不饮酒人，以莲肉煎汤调下。《得效》。

养心汤 治忧愁思虑伤心、或勤政劳心，以致心神不足，惊悸少睡。白茯苓、茯神、当归、生地黄各一钱，黄芪蜜炙、远志姜汁炒各八分，川芎、柏子仁、酸枣仁炒各七分，半夏曲六分，人参五分，甘草炙、辣桂各三分，五味子十四个。上锉，作一贴，姜三片，水煎服。《医鉴》。○停水怔忡，加槟榔、赤茯苓。

静神丹 治忧愁、思虑伤心，令人惕然心跳动，惊悸不安。当归身酒洗、生干地黄酒洗、远志姜制、茯神各五钱，石菖蒲、黄连各二钱半，辰砂二钱，牛黄一钱，金箔十五片。上为末，猪心血和丸黍米大，金箔为衣，灯心煎汤下五十丸。○即《正传》祖传经验秘方也。

宁志元 治心血虚多惊。人参、白茯苓、茯神、柏子仁、琥珀、当归、酸枣仁炒、远志酒浸半日取肉各五钱，乳香、朱砂、石菖蒲各二钱半。上为末，蜜丸梧子大，枣汤下三十丸。《直指》。

养血安神汤 治惊悸。生芐、茯神各一钱，白术、酸枣仁炒各七分，当归身、川芎、白芍药、陈皮、柏子仁、黄连酒炒各五分，甘草炙三分。上锉，作一贴，水煎服。《回春》。

朱砂膏 治惊热至甚，昏迷不省。甘草七钱半寒水石煅、石膏煅各五钱，朱砂、硼砂、焰硝各二钱半，龙脑一字，金箔、银箔各五片。上末，每二钱，麦门冬汤调下。《得效》。

加味四七汤 治心气郁滞，豁痰散惊。半夏制二钱，赤茯苓、厚朴各一钱二分，茯神、紫苏叶各八分，远志姜制、甘草炙各五分。上锉，作一贴，姜七片，枣二枚，石菖蒲半寸同煎服。《得效》。

常法治惊 一妇人夜值盗劫，大惊，自后闻有响则惊倒不省。医作心病治，不效。戴人见之曰：惊者为阳从外入，恐者为阴从内出，惊者为自不知也，恐者为自知也。胆者敢也，惊怕则胆伤矣。乃执两手按于交椅上，当前置一几，谓之曰：娘子当视此，一木猛击之，其妇大惊，俟少时又击之，惊少缓，连击四五次，然后徐徐惊定而叹曰：是何治法。戴人曰：惊者平之，平者常也，平常见之，必无惊矣。是夜击门窗，自昏达曙，熟卧不闻。夫惊者，神上越也，从下击几，使之下视，所以收神也。张子和。

怔忡

戴氏曰：怔忡者，心中躁动不安，惕惕然如人将捕者是也。多因汲汲富贵，戚戚贫贱，不遂所愿而成也。○《纲目》曰：怔忡，心动而不宁也。○心虚而痰郁，则耳闻大声，目击异物，遇险临危，触事丧志，使人有惕惕之状，是为惊悸。心虚而停水，则胸中渗漉，虚气流动，水既上升，心火恶之，心不自安，使人有怏怏之状，是为怔忡。《直指》。○怔忡者，心中惕惕然动摇，而不得安静，无时而作者是也。《正传》。○怔忡，因惊悸久而成也。痰在下，火在上，参胡温胆汤加黄连、栀子、当归、贝母；气郁者，加味四七汤加竹沥、姜汁，或金箔镇心丸；停饮者，二陈汤方见痰饮。加茯神、槟榔、麦门冬、沉香，或朱雀丸。《入门》。○心下有水气怔松，宜五苓散方见伤寒、芎夏汤方见痰饮。水饮为证，头眩心悸。《直指》。○怔忡，亦曰怔松，与惊悸同看，宜益荣汤、茯苓饮子、安神补心汤、姜术汤、朱雀丸、四物安神汤、辰砂宁志丸、加味宁神丸、天王补心丹。三方见下。

益荣汤 治思虑过度，耗伤心血，怔忡恍惚。黄芪、当归、小草、酸枣仁、柏子仁、麦门冬、茯神、白芍药、紫石英各一两，木香、人参、甘草各五钱。上锉，每七钱，姜五片，枣二枚，水煎服。《济生》。

茯苓饮子 治痰饮蓄于心胃，怔忡不已。

半夏制、赤茯苓、茯神、麦门冬、陈皮去白各一两，沉香屑、槟榔、甘草各五钱。上锉，每七钱，姜五片，水煎服。《得效》。

姜术汤 治虚人停饮怔忡。白姜、生白术、赤茯苓、半夏曲各五钱，桂皮、甘草各二钱半。上锉，每五钱，姜三片，枣二枚，水煎服。《得效》。

安神补心汤 治怔忡惊悸。当归、生地黄、茯神、黄芩各一钱二分，麦门冬二钱，白芍药、白术各一钱，远志、酸枣仁炒各八分，川芎七分，玄参五分，甘草三分。上锉，水煎服。《医鉴》。

四物安神汤 治心中无血，如鱼无水，怔忡跳动。当归、白芍药、生地黄、熟地黄、人参、白术、茯神、酸枣仁炒、黄连炒、栀子炒、麦门冬、竹茹各七分，辰砂另末五分。上锉，作一服，枣二枚，炒米一撮，乌梅一个，煎水调辰砂末服。《回春》。

朱雀丸 治心神不定，恍惚健忘，火不下降，时复振跳。白茯神二两，沉香五钱。上为末，以汤浸蒸饼和丸梧子大，以朱砂五钱水飞为衣，人参汤下五十丸。《入门》、《正传》。

健忘

《灵枢》曰：黄帝问：人之善忘者，何气使然？岐伯对曰：上气不足，下气有余，肠胃实而心肺虚，虚则荣卫留于下，久之不以时上，故善忘也。又曰：肾盛怒而不止则伤志，志伤则喜忘其前言。○《内经》曰：血并于下，气并于上，乱而喜忘。○丹溪曰：健忘之证，精神短少者多，亦有痰者。○戴氏曰：健忘者，为事有始无终，言谈不知首尾，此以为病之名，非生成之愚顽不知人事者。○健忘者，陡然而忘其事，尽心力思量不来也。主心脾二经，盖心之官则思，脾之官亦主思，此由思虑过多，心伤则血耗散，神不守舍；脾伤则胃气衰惫，而虑愈深，二者皆令人事卒然而忘也。治法：必先养其心血，理其脾土，以凝神定智之剂调理之，亦当以幽闲之处，安乐之中，使其绝于忧虑，远其六淫七情，如此则日渐以安矣。《医鉴》○怔忡，久则健忘，由心脾血少神亏，引神归舍丹主之。或所禀阴魂不足善忘者，宜定志丸、开心散。如年老善忘者，宜加减固本丸。《入门》。○健忘宜服加味茯苓汤、聪明汤、归脾汤、加减补心汤、天王补心丹方见下、降心丹、壮元丸、加味寿星元、朱子读书丸。诸方。

引神归舍丹 治心风健忘。南星牛胆制二两，朱砂一两，附子童便浸泡七钱。上为末，猪心血和糊作丸梧子大，每五十丸，萱草根煎汤下。《入门》。

定志丸 治心气不足，忽忽喜忘，神魂不定，惊悸恐怯，梦寐不祥。人参、白茯苓、茯神各三两，石菖蒲、远志制各二两，朱砂一两内半为衣。上为末，蜜丸梧子大，米汤下五七十丸。《得效》。

开心散 治健忘。以定志丸料去茯神为末，每二钱，汤饮任下。《得效》。

加减固本丸 治老人昏忘，及中风后健忘。即风门二参丹也。方见风门。

加味茯苓汤 治痰迷心包，健忘失事，言语如痴。人参、半夏制、陈皮各一钱半，白茯苓、香附子、益智仁各一钱，甘草五分。上锉，作一贴，姜三片，乌梅一个同煎服。《得效》。

聪明汤 治多忘，久服能日诵千言。白茯神、远志以甘草水泡去骨姜汁制、石菖蒲各等分。上锉，每三钱，水煎服，或为末，每二钱，茶汤点服，日三。《种杏》。

归脾汤 治忧思劳伤心脾，健忘怔忡。当归、龙眼肉、酸枣仁炒、远志制、人参、黄芪、白术、茯神各一钱，木香五分，甘草三分。上锉，作一贴，姜五片，枣二枚，水煎服。《入门》。

加减补心汤 治诸虚健忘。陈皮、白茯苓、当归、白芍药、生地黄、远志制、麦门冬、酸枣仁炒、黄柏知母并酒炒各五钱，人参、白术、石菖蒲、甘草各三钱。上锉，分

二贴，水煎服。《医鉴》。

降心丹 治心肾不足健忘。熟地黄、当归、天门冬、麦门冬各三两，白茯苓、人参、山药、茯神、远志姜制各二两，肉桂、朱砂各五钱。上为末，蜜丸梧子大，人参汤下三十丸。《局方》。

壮元丸 补心生血，宁神定志，且台阁勤政劳心，灯窗读书辛苦，并健忘怔忡不寐，及不善记而多忘者，服之能日诵千言，胸藏万卷。远志姜制、龙眼肉、生干地黄酒洗、玄参、朱砂、石菖蒲各三钱，人参、白茯神、当归酒洗、酸枣仁炒、麦门冬、柏子仁去油各二钱。上为末，獖猪心血和丸绿豆大，金箔为衣，糯米汤下二三十丸。《回春》。

加味寿星元 治痰涎留于心包，精神不守，健忘恍惚，或风涎潮作，手足抽掣。大半夏姜制六两，天南星炮三两，朱砂水飞一两为衣，琥珀、白矾枯各五钱，母真珠一钱。上为末，姜汁面糊和丸梧子大，朱砂为衣，姜汤下三五十丸。《得效》

朱子读书丸 治健忘。茯神、远志姜制各一两，人参、陈皮各七钱，石菖蒲、当归各五钱，甘草二钱半。上为末，面糊和丸绿豆大，朱砂为衣。临卧以灯心煎汤，下五七十丸。《入门》。

孔子大圣枕中方 服之令人聪明。龟板、龙骨、远志姜制、石菖蒲各等分。上为末，酒调下二钱，日三服。《回春》。

心澹澹大动

《纲目》曰：心澹澹动者，因痰动也，谓不怕惊而心自动也。惊恐，亦曰心中澹澹，谓怕惊而心亦动也。○《灵枢》曰：手厥阴之脉，是动则心中澹澹大动。又曰：胆病者，心中澹澹恐，如人将捕。○《内经》曰：太阳司天，寒淫所胜，则病心澹澹大动，是寒伤心主也。○释曰：澹澹，水摇貌，此属饮病，当用逐水消饮之剂，二陈汤、芎夏汤皆是也。○心松，非心松也。《内经》曰：胃之大络，名曰虚里，贯膈络肺，出于左乳下，

其动应衣，脉宗气也。虚而有痰则动，更须臾发一阵热者是也。《资生》

癫痫

黄帝问曰：人生而有病巅疾者，病名曰何？安所得之？岐伯对曰：病名为胎病，此得之在母腹中时，其母有所大惊，气上而不下，精气并居，故令子发为癫疾也。《内经》。又曰：厥成为癫疾。又曰：邪搏阳则为巅疾。〇风眩之病，起于心气不足，胸上蓄热，实痰热相感而动风，风心相乱，则闷瞀，故谓之风眩。《资生》。〇痰在膈间，则眩微不仆。痰溢膈上，则眩甚仆倒于地，而不知人，名之曰癫痫。大人曰癫，小儿曰痫，其实一也。又曰：仆倒不省，皆由邪气逆上阳分，而乱于头中也。癫痫者，痰邪逆上也，痰邪逆上，则头中气乱，头中气乱，则脉道闭塞，孔窍不通，故耳不闻声，目不识人而昏眩倒仆也，以其病在头巅，故曰癫疾。《纲目》。〇痫有五：肝曰鸡痫，心曰马痫，脾曰牛痫，肺曰羊痫，肾曰猪痫，以病状偶类，故为名。其实痰、火与惊三者而已。《入门》。〇大率多因痰结于心胸间，宜开痰镇心神。若神不守舍，狂言妄作，经年不愈，如心经蓄热，当清心除热；如痰迷心窍，当去痰宁心，宜大吐大下而愈。《正传》。〇凡癫痫仆时，口中作声，将省时吐涎沫，省后又复发，时作时止而不休息。中风、中寒、中暑、尸厥之类，则仆时无声，省时无涎，后不再发。《纲目》。〇癫者，异常也，平日能言。痫者沉默，平日不言。癫者呻吟，甚则僵仆直视，心常不乐，言语无伦，如醉如痴。痫者卒然晕倒，咬牙作声，吐涎沫，不省人事，随后醒醒。〇胎痫，宜烧丹丸。又身热脉浮为阳痫，宜妙香丸方见火门；身凉脉沉为阴痫，宜五生丸。肥人多痰，宜追风祛痰丸、加味寿星元、引神归舍丹；瘦人火盛，宜清心滚痰丸、龙脑安神丸。痰迷心窍，宜金箔镇心丸、控涎丸。痰火俱盛者，宜甘遂散吐下之。因惊者，宜惊气元、抱胆丸。

因怒者，宜宁神导痰汤方见风门、当归龙荟丸方见五脏。心脏虚损，气血不足，宜滋阴宁神汤、清心温胆汤、归神丹。妇人宜加味逍遥散方见妇人、朱砂膏见上。五痫通治，宜龙脑安神丸、五痫丸、六珍丹、钱氏五色丸、育魂丹、丑宝丸、鸱头丸、活虎丹、蝙蝠散、矾丹丸。痫愈复发，宜断痫丹。诸方。

烧丹丸 治胎惊发痫。太阴玄精石、轻粉各一钱，粉霜、硼砂各五分，研细，入寒食面一钱，水丸成饼，再用面裹煨黄，取出去面再研细，滴水和丸如米大。一岁儿五丸，二岁十丸，温水送下，下恶物为度。〇一少女患痫，遇阴雨及惊则作，声似羊鸣，口吐涎沫，知其胎受惊也。其病深痼难治，先与烧丹丸，继以四物汤入黄连，随时令加减，且令淡味以助药功，半年而愈。丹溪。

五生丸 治阴痫，身凉脉细缓。天南星、半夏、川乌、白附子、黑豆各生用一两为末，姜汁糊丸梧子大，每三丸或五丸，淡姜汤吞下。海藏。

追风祛痰丸 治风痰发痫。半夏汤洗为末，称六两，分作二分，以一分皂角汁浸作曲，一分姜汁浸作曲。天南星三两锉，一半白矾水浸一宿，一半皂角水浸一宿。防风、天麻、白僵蚕炒、白附子煨、皂角炒各一两，全蝎炒、白矾枯、木香各五钱。上为末，姜汁糊和丸梧子大，朱砂为衣，姜汤吞下七八十丸。《回春》。

清心滚痰丸 治癫痫惊狂，一切怪证，专治痰火。大黄酒蒸、黄芩各四两，青礞石同焰硝煅如金色、犀角、皂角、朱砂水飞各五钱，沉香二钱半，麝香五分。上为末，水和作丸梧子大，朱砂为衣，温水下七十丸。《回春》。

龙脑安神丸 治五种癫痫，无问远近。白茯苓三两，人参、地骨皮、麦门冬、甘草各二两，桑白皮、犀角镑各一两，牛黄五钱，龙脑、麝香各三钱，朱砂、马牙硝各二钱，金箔三十五片。上为末，蜜丸弹子大，金箔为衣，每一丸，冬温水、夏凉水化下。河间。

○《正传》用茯神。

金箔镇心丸 治癫痫，惊悸怔忡，一切痰火之疾。牛胆制南星一两，朱砂水飞、琥珀、天竺黄各五钱，牛黄、雄黄、真珠各二钱，麝香半钱。上为末，蜜和，两作三十丸，金箔为衣，每一丸，薄荷汤化下。《回春》。

控涎丸 治诸痫久不愈，顽涎散聚，变生诸证。白僵蚕姜汁浸一宿、川乌、生半夏各五钱，全蝎七枚，铁粉三钱，甘遂二钱半。上为末，姜汁糊和丸，绿豆大，朱砂为衣，姜汤下十五丸。《入门》。

甘遂散 治五种癫痫及妇人心风血迷，神效。甘遂末一钱，以猪心血和匀，将猪心批作两片，入在内，再合，以线扎缚，皮纸包湿，慢火煨熟，取药出研细，入辰砂水飞末一钱，和匀，分作四丸。每一丸，将所煨猪心煎汤化下，如大便下恶物即止，不效再服一丸。《得效》。

惊气元 治因惊失心，遂成癫疾，发则涎潮昏塞，醒则精神若痴。紫苏子一两，附子、木香、白僵蚕炒、白花蛇、橘红、天麻、南星各五钱，全蝎二钱半，龙脑、麝香各五分，朱砂水飞二钱半半为衣。上为末，蜜丸龙眼大，朱砂为衣，每一丸，薄荷汤或温酒化下。《局方》。○去附子加铁粉尤妙。《局方》。

抱胆丸 治一切癫痫风狂，或因惊怖所致。先将黑铅二两半入铫熔化，次下水银二两，候结成砂子，再下朱砂、乳香末各一两，乘热用柳木槌研匀，丸如芡实大。每一丸，空心，井水吞下，病者得睡，切莫惊动，觉来即安。再服一丸可除根。○昔忠懿王之子得心疾，合此药，偶有一疯犬，饲之即苏，因破犬腹视之，则其药抱犬胆，故因名之。《经验方》。

滋阴宁神汤 治癫疾及不时晕倒，痰壅搐搦。当归、川芎、白芍药、熟地黄、人参、茯神、白术、远志、南星各一钱，酸枣仁炒、甘草各五分，黄连酒炒四分。上锉，作一贴，姜三片，水煎温服。《入门》。

清心温胆汤 治诸痫，平肝解郁，清火化痰，益心血。陈皮、半夏、茯苓、枳实、竹茹、白术、石菖蒲、黄连姜汁炒、香附子、当归、白芍药各一钱，麦门冬八分，川芎、远志、人参各六分，甘草四分。上锉，分二贴，姜三片，水煎服。《医鉴》。○《回春》一名清心抑胆汤。

归神丹 治心气不足，恍惚健忘，或癫痫狂乱，惊悸怔忡，神不守舍之证，及大病后心虚，能安神宁心，固元气长存。大块朱砂二两，入猪心内，以灯心缠缚，好酒蒸二炊久，取出另研。酸枣仁炒、白茯神、人参、大当归各二两，深红琥珀、大远志姜汁制、龙齿各一两，金箔、银箔各二十片。上为末，酒煮稀糊和丸梧子大，每服一九丸，至三九丸，麦门冬煎汤下。癫痫甚者，乳香、人参煎汤下。多梦不睡，酸枣仁煎汤下。臞仙、《活心》。

五痫丸 治癫痫，不问新久。半夏二两酒洗焙，白僵蚕炒一两半，南星炮、乌蛇肉、白矾各一两，白附子五钱，麝香三钱另研，朱砂二钱半水飞，全蝎二钱炒，雄黄一钱半另研，蜈蚣半条去头足炙，皂角四两捶碎，水半升浸揉汁与白矾同熬干研。上为末，姜汁面糊和丸梧子大，每三十丸，姜汤下。《纲目》。

六珍丹 治五痫鸣吼，及风痫晕倒，吐涎沫掣搐。水银一两半，黑铅一两，同熬成屑，雄黄、雌黄、真珠各一两，丹砂水飞五钱。上为末极细，蜜和，杵二三万下，丸如梧子大，姜枣汤下五丸。《三因》。

钱氏五色丸 治诸痫。雄黄熬、真珠另研各一两，铅三两，水银二钱半同铅熬结砂子，朱砂水飞五钱。上再研极细，面糊和丸麻子大，薄荷汤下三四丸。《正传》。

育魂丹 治诸般癫痫，怔忡惊怕，恐惧之疾。山药一两，半夏、胆星、白茯神、白术、黄连炒、远志、酸枣仁炒、柏子仁各六钱，竹茹、天麻、白附子煨、川芎各五钱，犀角、羚羊角、白矾各三钱半，陈皮三钱二分半，全蝎三钱二分，辰砂二钱二分，牛黄一钱二分，麝香一钱，金箔二十四片。上为末，竹沥打甘草膏和丸鸡头大，每一丸，淡姜汤下，空心。《医鉴》。

丑宝丸 治一切癫痫，怔忡搐搦，难状之疾，祛风清火，豁痰调气，开心定志，安神镇惊。大黄酒拌九蒸九晒、黄芩炒各二两，胆星、石菖蒲各一两，白僵蚕姜汁炒七钱，辰砂六钱为衣，青礞石煅、天麻姜汁炒、蝉壳各五钱，沉香、犀角各一钱半，琥珀、雄黄各一钱，牛黄五分，猪心血二个。上为末，竹沥打糊和丸绿豆大，朱砂为衣，薄荷汤下六十丸。《医鉴》。

鸱头丸 治癫痫恶病。鸱头一枚烧存性、黄丹、皂荚酥炙各五钱，上为末，糯米糊和丸绿豆大，饮下二三十丸。《济生》。

活虎丹 治久年癫痫，气血不足。取蝎虎一个剪取四足爪连血细研，入朱砂、片脑、麝香各少许研匀，先用礞石散控下痰涎，次用薄荷汤调前药，作一服化下。此药能补心神，心全则病差矣。《入门》。

蝙蝠散 治痫。取入蛰大蝙蝠一个，以朱砂三钱填入腹内，新瓦上火炙，令酥为度，候冷为末。每一个分作四服，年幼者作五服，空心，白汤调下。《入门》。

矾丹丸 治五癫百痫。黄丹、白矾各一两，凿砖一窠，先安丹，次安矾，以炭五斤煅，火尽取出，细研，以猪心血和丸绿豆大，每十丸至二十丸，橘皮汤调下。《三因》。○一名黄白丹。

断痫丹 治癫痫，愈而复发，作止无常。黄芪、钓钩藤、细辛、甘草各五钱，蛇蜕一条烧存性，蝉蜕全者四枚，牛黄一字。上为末，枣肉为丸梧子大，小儿绿豆大，每二十丸，人参汤吞下。《入门》。

癫狂

《内经》曰：黄帝问曰：有病怒狂者，此病安生？岐伯对曰：生于阳也。帝曰：阳何以使人狂？岐伯曰：阳气者，因暴折而难决，故善怒也，病名曰阳厥。帝曰：治之奈何？岐伯曰：夺其食即已，夫食入于阴，长气于阳，故夺其食即已，使之服以生铁落为饮。夫生铁落者，下气疾也。○又曰：多喜曰癫，多怒曰狂。又曰：阴不胜其阳，则脉流薄疾，并乃狂。又曰：衣被不敛，言语善恶不避亲疏，此神明之乱也。○又帝曰：阳明病甚，则弃衣而走，登高而歌，或至不食数日，逾垣上屋，所上之处，皆非其素所能也，病反能者何也？岐伯曰：四肢者，诸阳之本也，阳盛则四肢实，实则能登高也。帝曰：其弃衣而走者何也？岐伯曰：热甚于身，故弃衣欲走也。帝曰：其妄言骂詈不避亲疏而歌者何也？岐伯曰：阳盛则使人妄言骂詈不避亲疏而不欲食，不欲食故妄走也。又曰：邪入于阳则狂。○《难经》曰：重阳者狂，重阴者癫。又曰：狂之始发，少卧而多起，自高贤也，自辨智也，自贵倨也。妄笑，好歌乐，妄行不休是也。癫疾始发，意不乐，直视僵仆，其脉三部阴阳俱盛者是也。○癫者，异常也，精神痴呆，言语失伦；狂者，凶狂也，轻则自高自是，好歌好舞，甚则弃衣走而逾垣上屋，又甚则披头大叫，不避水火，且欲杀人，此痰火壅盛而然也。《入门》。○阳虚阴实则癫，阴虚阳实则狂。又曰：阳盛则狂，狂者欲奔走叫呼；阴盛则癫，癫者眩倒不省。《百要》。○狂谓妄言妄走也，癫谓僵仆不省也。经有言狂癫疾者，又言癫疾为狂者，是癫狂为兼病也。《纲目》。○火盛癫狂，宜当归承气汤、三黄泻心汤方见寒门、黄连泻心汤、牛黄泻心汤。痰火郁塞癫狂，宜牛黄清心元方见风门、清心滚痰丸方见上。风痰迷心癫狂，宜铁粉散、郁金丸、通泄散。因惊丧心亡魂失魄为癫狂，宜镇心丹、抱胆丸、叶氏雄朱丸、一醉膏。劳神过度甚至癫狂，宜辰砂宁志丸、宁志化痰汤、养血清心汤、牛车肉。癫狂不得睡卧，宜宁志膏方见梦部、辰砂散。诸方。○癫者，癫倒错乱，于痫于狂，皆兼病也。

当归承气汤 治阳狂，奔走骂詈。当归、大黄各一两，芒硝七钱，甘草五钱。上锉，每一两，姜五片，枣十枚，水一碗煎至半，去渣温服。硝黄去胃中实热，当归补血，甘草缓中，加姜枣者，引入胃中也。《保命》。

黄连泻心汤 治狂疾。黄芩二两，黄连、生地黄、知母各一两，甘草五钱。上锉，每五钱，水煎服。《脉诀》。

牛黄泻心汤 治癫痫及心经邪热狂乱，精神不爽。大黄生一两，龙脑、朱砂水飞、牛黄各一钱。上为末，每服三钱，生姜汁和蜜水调下。《丹心》。○《瞿仙》一名南极延生汤。

铁粉散 治癫狂歌笑，裸体不避水火。圆白半夏、大南星、真铁粉、白附子、羌活各二两，大川乌生一两半，大朱砂、红明琥珀、白僵蚕各一两，白矾煅五钱，全蝎五十个，金箔三十片。上为末，每服四钱，生姜四两取汁调服，如恶辣加温水少许。《得效》。○《本事方》曰：铁粉非但化痰镇心，至于摧抑肝邪特异，若多恚怒，肝邪太盛，则铁粉能制伏之。《内经》曰：阳厥怒狂，治以生铁落是也。

郁金丸 治癫狂久不愈，因惊忧得之，乃痰涎留于心窍也。蝉肚郁金七两，明矾三两。上为末，薄糊为丸梧子大，每五十丸，汤水任下。初服，心胸间有物脱去，神气洒然，久服即安矣，大能去痰。《得效》。

通泄散 治忽患癫狂不止，或风涎暴作，气塞倒仆。瓜蒂为末三钱，加轻粉一字。上水半合，调匀灌之，良久涎自出，如未出，含砂糖一块，下咽涎即出。《丹心》。○《经验方》曰：江浙一妇人，忽癫狂不止。医曰：此得之惊忧之极，痰气上犯心包，当伐其源，真瓜蒂五钱为末，每取一钱，井华水调服，随得大吐，吐后熟睡，切莫惊觉，自此无恙。此与《得效方》苦丁香散同。

镇心丹 治狂癫亡魂失魄，状若神灵所凭。辰砂水飞、白矾煅各等分。上为末，水丸芡仁大，每一丸，人参煎汤化下。《三因》。

叶氏雄朱丸 治因惊忧失心，或思虑过多，积成痰涎，留在心包，以致狂言奔走。颗块朱砂一钱半，白附子一钱，雄黄一钱半。上为末，以猪心血和丸梧子大，别用朱砂为衣，每三粒，人参、石菖蒲煎汤下。能安魂定魄，补益心气。《简易》。

一醉膏 治心恙癫狂。无灰酒二碗，真麻油四两。上和匀，以柳枝二十条，逐条搅一二百下，换遍柳条，直候油酒相入如膏，煎至七分碗，强灌之，令熟睡，或吐或不吐，觉来即醒。《得效》。

辰砂宁志丸 治劳神过度，致伤心血，惊悸怔忡，梦寐不宁，若有人来捕，渐成心疾，甚至癫狂。辰砂二两，用好酒二升煮酒将尽，留二盏用之。远志姜制、石菖蒲、酸枣仁炒、乳香炙、当归酒洗、白茯神、白茯苓各七钱，人参五钱。上为末，猪心一个研如泥，入药末，并煮辰砂酒搅匀，丸如绿豆大，临卧枣汤下六七十丸。《回春》。

宁志化痰汤 治癫狂初起。胆制南星、半夏、陈皮、茯苓、黄连姜汁炒、天麻、人参、酸枣仁炒、石菖蒲各一钱。上锉，作一贴，姜五片，水煎服。再服养血清心汤补养。《医鉴》。

养血清心汤 当归、生地黄各一钱半，人参、白术、茯神、远志姜制、酸枣仁炒、川芎各一钱，甘草五分。上锉，作一贴，水煎服。《医鉴》。

牛车肉 治失心癫狂。紫河车洗净煮烂，同熟牛肚切碎和一处，随便食之，最妙。《入门》。

辰砂散 治诸癫狂，狂言妄走，魂魄不守，不得睡卧。辰砂须光明墙壁者一两，酸枣仁微炒、乳香光莹者各五钱。上为细末，先量病人饮酒几何，置病人静室中，以前药都作一服，调温酒一盏，令顿饮至沉醉，但勿令吐。若不能饮，随量取醉，服药讫，便安置床枕令卧。病浅者半日至一日，病深者三两日熟睡，令家人潜伺之，勿唤觉，亦不可惊触使觉，待其自醒，即神魂定矣。万一惊悟，不可复治。《纲目》。○一僧忽患癫疾，不得眠卧，诸药不效。孙兆曰：今夜睡着，明后日便愈也。但有咸物，任与师吃，待渴却来到。至夜僧果渴，孙以温酒一角，调药一服与之，有顷再索酒，与之半角，其僧两昼夜乃觉，人事如故。人间其故？孙曰：众人能安神矣，而不能使神昏得睡，此乃《灵苑》中辰砂散也，人不能用之耳。《纲目》。

大下愈狂 一人病阳厥，狂怒骂詈，或歌或哭，六脉无力，身表如冰石，发则叫呼高声。易老曰：夺食则已。因不与食，又以大承气汤方见寒门下之五七行，泻渣秽数斗，身温脉生而愈。《纲目》。○一叟值徭役烦扰，而暴发狂，口鼻觉如虫行，两手爬搔，数年不已，脉皆洪大如绳。戴人断之曰：肝主谋，胆主决，徭役迫遽，财不能支，则肝屡谋，而胆屡不能决。屈无所伸，怒无所泄，心火盘礴，乘阳明金。然胃本属土，而肝属木，胆属相火，火随木气而入胃，故暴发狂。乃置燠室中，涌而汗出三次。又以调胃承气汤方见寒门大下二十余行，血水与瘀血相杂而下数升，来日乃康。后以通圣散调其后。《儒门事亲》。

脱营失精证

《内经》曰：尝贵后贱，名曰脱营；尝富后贫，名曰失精，虽不中邪，病从内生，身体日减，气虚无精，病深无气，洒洒然时惊，病深者，以其外耗于卫，内夺于荣。注云：血为忧煎，气随悲减，故外耗于卫，内夺于荣。○是证令人饮食无味，神倦肌瘦，内服交感丹方见气门，外用香盐散方见牙齿擦牙。《入门》。○宜服天王补心丹方见下、加减镇心丹、升阳顺气汤、清心补血汤。方见上。

加减镇心丹 治气血不足，心神虚损。天门冬、黄芪蜜炙、当归身酒焙、熟地黄各一两半，麦门冬、生干地黄、山药、白茯神各一两，五味子、远志姜汁制、人参各五钱。上为末，蜜丸绿豆大，朱砂为衣，温酒或米

饮下五七十丸。《北窗》。

升阳顺气汤 治忿怒伤肝，思虑伤脾，悲哀伤肺，以致各经火动，有伤元气，发热不思饮食。黄芪蜜炙二钱，人参、半夏姜制各一钱，神曲炒七分半，当归、草豆蔻、陈皮、升麻、柴胡各五分，黄柏、甘草炙各二分半。上锉，作一贴，姜三片，水煎服。《丹心》。

五志相胜为治

《内经》曰：肝在志为怒，怒伤肝，悲胜怒。心在志为喜，喜伤心，恐胜喜。脾在志为思，思伤脾，怒胜思。肺在志为忧，忧伤肺，喜胜忧。肾在志为恐，恐伤肾，思胜恐。○丹溪曰：五志之火，郁而成痰，为癫狂，宜以人事制之，如怒伤肝者，以忧一作悲胜之，以恐解之；喜伤心者，以恐胜之，以怒解之；思伤脾者，以怒胜之，以喜解之；忧伤肺者，以喜胜之，以思解之；恐伤肾者，以思胜之，以忧解之；惊伤胆者，以忧胜之，以恐解之；悲伤心包者，以恐胜之，以怒解之。此法惟贤者能之。○一妇人，饥不欲食，常好怒骂，欲杀左右，恶言不辍，众医不效。戴人视之曰：此难以药治，乃使二娼，各涂丹粉，作伶人状，其妇大笑，次日又作角抵，又大笑，其旁常以两个能食之妇，夸其食美，病妇亦索食，而为一尝之。不数日，怒减食增，不药而差，后生一子。夫医贵有才，无才则何以应变无穷。子和。○一女许婚后，夫经商二年不归，其女因不食，困卧如痴，无他病，多向里床坐，此思想气结也，药独难治，得喜可解，不然令其怒。予自往激之，大怒而哭，至三时许，令父母解之，与药一贴，即求食矣。予曰：病虽愈，必得喜方已，乃绐以夫回，既而果然，病不举矣。盖脾主思，过思则脾气结而不食，怒属肝木，怒则木气升发而冲开脾气矣。丹溪。

神病不治证

《内经》曰：得神者昌，失神者亡。失

神者，谓失精神而昏乱者也。○《灵枢》曰：癫疾呕多沃沫，气下泄，不治。○癫痫之病，乍作乍醒者，苏不食，迷痴者死。《得效》。○凡癫狂痫之病，若神脱而目瞪如愚痴者，不可治。《正传》。○《灵枢》曰：癫疾者，疾发如狂，死不治。

神病用药诀

人之所主者心，心之所养者血，心血一虚，神气不守，此惊悸之所肇端也。惊者，恐怖之谓；悸者，怔忪之谓。惊者与之豁痰定惊之剂；悸者与之逐水消饮之剂。怔忪，即怔忡也。《直指》。○健忘者，心脾二脏血少神亏故也，宜养血安神以调之。《医鉴》。○狂为痰火实盛，癫为心血不足，多为求望高远，不得志者有之。痫病独主乎痰，因火动之所作也。治法：痫宜乎吐，狂宜乎下，癫则宜乎安神养血，兼降痰火。《正传》。○癫狂久不愈，三圣散吐之方见吐门，后用三承气汤方见寒门大下之。《保命》。○河间曰：五志过极，皆为火也，盖气为阳而主轻微，诸所动乱劳伤皆为阳化之火，神狂气乱而为病热者多矣。子和曰：河间治五志，独得言外之意，凡见喜、怒、悲、思、恐之证，皆以平心火为主，至于劳者伤于动，动便属阳，惊者骇于心，心便属火，二者亦皆以平心火为主也。《丹心》。

神病通治药饵

牛黄清心元、八物定志元、十四友元、朱砂安神丸、平补镇心丹、育魂丹、丑宝丸、安神丸、琥珀定智丸、天王补心丹、金箔镇心丸、辰砂宁志丸、加味宁神丸、辰砂妙香散、加减温胆汤、补心丸，皆通治心神之病。诸方。

牛黄清心元 治心气不足，神志不定，喜怒无时，或发癫狂，精神昏乱等证。方见中风。

八物定志元 补益心神，安定魂魄，治痰去热，止惊悸怔忡。人参一两半，石菖蒲、远志、茯神、白茯苓各一两，白术、麦门冬各五钱，牛黄三钱，朱砂二钱。上为末，蜜丸梧子大，米饮吞下五十丸。海藏。

十四友元 补心肝虚，神志不宁，睡卧不安。《内经》曰：脏有所伤，情有所倚，人不能知其病，则卧不安。龙齿另研二两，熟地黄、白茯苓、白茯神、酸枣仁炒、人参、肉桂、阿胶珠、远志酒洒蒸、当归、黄芪、柏子仁、紫石英煅另研各一两，辰砂五钱。上为末，蜜丸梧子大，枣汤吞下三四十丸。《局方》。○韩魏公旧患心疾，怔忡健忘，梦寐恍惚，多不得睡，异状无不有，心药无不服，未能收效。盖此疾，本忧愁思虑耗心血而得之，今欲安心，当用当归、地黄等滋养心血，始见功效。若更服发散药，如菖蒲之类，心气愈散，缘用心过而成此疾也，服此大有神效。《经验方》。

平补镇心丹 治思虑太过，心血不足，惊悸怔忡，神情恍惚，夜多异梦，怔悸烦郁，及肾气伤败，遗精白浊，渐至羸弱。龙齿二两半，熟地黄、天门冬、远志姜制、山药各一两半，白茯苓、白茯神、五味子、车前子、肉桂、麦门冬各一两二钱半，朱砂水飞为衣、人参各五钱，酸枣仁炒二钱半。上为末，蜜丸梧子大，朱砂为衣，空心，温酒或米饮吞下三五十丸。《入门》。

安神丸 治癫痫惊狂，痰火诸证。能镇心安神。人参、白茯苓、酸枣仁炒、当归、生地黄酒炒、黄连酒炒、陈皮去白、南星姜制各一两，朱砂水飞为衣、天竺黄各五钱，雄黄、琥珀、真珠、牛黄各二钱。上为末，蜜丸梧子大，朱砂为衣，米饮下五十丸。忌动风、辛热之物。《回春》。

琥珀定志丸 补心生血，安魂定魄，扶肝壮胆，管辖神魂惊战，虚弱气乏之疾。天南星八两，先掘地作坑，置炭十八斤，烧红去灰净，好酒十余斤倾坑内，瓦盆盛南星安其中，盖覆，以炭火拥定，勿令泄气，次日取出为末。干人乳姜汁制、人参、白茯苓、白茯神各三两，大朱砂公猪心割开入内，线缚，悬胎，酒二碗煮。石菖蒲猪胆汁炒，远志取肉，猪胆煮干，再用姜汁制各二两。真琥珀一两。上为末，蜜丸梧子大，夜卧时姜汤下五七十丸。《回春》。○《医鉴》一名琥珀定智丸。

天王补心丹　宁心保神，令人不忘，除怔忡，定惊悸，养育心神。生干地黄酒洗四两，黄连酒炒二两，石菖蒲一两，人参、当归酒洗、五味子、天门冬、麦门冬、柏子仁、酸枣仁炒、玄参、白茯神、丹参、桔梗、远志各五钱。上为末，蜜丸梧子大，朱砂为衣，临卧以灯心、竹叶煎汤，吞下三五十丸。《回春》。

加味宁神丸　治心血不足，惊悸怔忡，健忘恍惚，一切痰火之证。生干地黄一两半，当归、白芍药、白茯神、麦门冬、陈皮、贝母炒各一两，远志姜制、川芎各七钱，酸枣仁炒、黄连、甘草各五钱。上为末，蜜丸绿豆大，朱砂为衣，枣汤下五七十丸。《集略》。

加减温胆汤　治痰迷心窍，神不守舍，因忧思郁结惊恐伤心，心不自安，神出舍空，使人惊悸怔忡，烦乱悲歌，叫骂奔走不识人。茯神、半夏制、陈皮、枳实、栀子炒、白术、麦门冬、黄连各一钱，当归、酸枣仁炒、竹茹各八分，人参六分，辰砂末五分，甘草三分。上锉，作一贴，姜三片，枣二枚，乌梅一个，水煎调辰砂末五分，竹沥半盏服。《医鉴》。

补心丸　治心虚手振。酸枣仁炒、柏子仁各三两，远志姜汁炒二两半，当归、生干地黄、甘草各一两半，人参一两，茯神七钱，石菖蒲六钱，牛胆南星、半夏曲各五钱，琥珀三钱，川芎、麝香各一钱，金箔二十片。上为末，蒸饼和丸绿豆大，朱砂五钱为衣，津咽下七八十丸，或姜汤下。○即经验秘方也。《正传》。

单方

凡二十三种。

朱砂　养精神，安魂魄，久服通神明。又云：心热心虚，非此不除。细末水飞，取一钱，蜜水调下。《本草》。

紫石英　定惊悸，安魂魄。取碎如米豆大，水一斗煮取二升，澄清细细饮之，即今之紫水晶也。《本草》。

水银　安神。又云：定心脏之怔忡惊悸。《入门》。○灵砂，久服通神，安魂魄，令人心灵。杨子度云：灵砂饲猢狲，辄会人语，可见通心神。水银四两、硫黄一两，同入铁铫内炒成砂子，有烟焰起，以醋洒之，研细入水火鼎，赤石脂封口，盐泥固济，炭二十斤煅，经宿取出细研，糯米糊和丸麻子大，每五丸、七丸至十五丸，空心以人参、大枣汤吞下。《局方》。

铁浆　治癫痫发热狂走，又治心气狂甚走呼。取生铁置器中，以水浸之，经久取饮。《本草》。

黄丹　治惊痫、癫疾狂走，镇心安神，收敛神气以镇惊。作丸单服，或入丸散用。《本草》。

人参　安精神，定魂魄，止惊悸，开心益智，令人不忘。人参末一两，猪肪十分，酒拌和服百日，则日诵千言，肌肤悦泽。《本草》。

天门冬　安魂定魄，治惊悸健忘癫狂。取去心为末，每二钱，酒饮任下，久服佳。《本草》。

石菖蒲　开心孔，治多忘长智。取菖蒲、远志为细末，每服一钱，酒饮任下，日三。令人耳目聪明，从外见里，及千里外事。《千金》。○治癫痫，取石菖蒲末二钱，猪心煎汤调服，空心。《正传》。

远志　安魂魄，益智慧，治健忘，令人不迷。以甘草水浸煮，去骨取肉，为末，每二钱，酒饮任下。《本草》。

茯神　安魂魄，养精神，主惊悸，疗善忘。取为末。酒饮任下二钱。或丸服亦佳，与远志同用尤佳。《本草》。

黄连　主惊悸烦躁，清心热。为末，蜜水点服一钱，或作丸服之亦佳。《本草》。

商陆花 主多忘喜误。取花阴干为末，临卧水服一钱。思念所欲事，即于眼中自觉，神效。《本草》。

萱草 利心志，令人好欢乐无忧。种于庭中，常玩之佳。《本草》。

合欢 蠲忿，令人欢乐无忧。树之庭除，使人不忿。《本草》。

蜘蛛丝 疗喜忘。七月七日取，着衣领中，巧去健忘。《本草》。

莲实 养神，多食止怒，令人喜，久服欢心，作粥常饵之佳。○石莲子去黑皮取肉，砂盆中干，擦去浮上之赤皮，留青心为末，入龙脑少许，汤点服，宁心清神。《本草》。

鸥头 主癫痫。取肉炙食之。又鸥头二枚，烧黄丹一两，为末，作丸服之。《本草》。

伏翼 即蝙蝠也，久服令人喜乐，媚好无忧，久服解愁去忧。烧煮食之，入蛰者佳。《本草》。

麝香 主痫痓，安神，除惊怪恍惚。取真香为末，汤点一字服。《本草》。

牛黄 安魂定魄，疗惊悸癫狂，主健忘。末服、丸服并佳。《本草》。

猪心 补心血不足，主惊悸、健忘、癫痫、惊邪、忧恚。取血入药用，或蒸煮食之。《本草》。

震肉 主因惊失心，作脯食之。此六畜为天雷所震死肉也。《本草》。

紫河车 即人胎衣也，主癫狂健忘，怔忡失志，及恍惚惊怖，心神不守，多言不定，大能安心养血定神。蒸熟入药，丸服或蒸熟单服之亦佳。《本草》。

针灸法

癫痫，昼发治阳跷申脉，夜发治阴跷照海，各灸二七壮。《易老》。○又，灸百会、风池。《资生》。○痫病，取鸠尾、后溪、涌泉、心俞、阳交、三里、太冲、间使、上脘。凡痫病，必先下之，乃可灸，不然则气不通，能杀人，针不拘此。《纲目》。○癫狂，取丰隆、期门、温留、通谷、筑宾、阳谷、后溪、阴谷。《甲乙》。○又，灸间使三十壮。《得效》。○又，灸天枢百壮。《得效》。○健忘，取列缺、心俞、神门、中脘、三里、少海，又灸百会。《纲目》。○失志痴呆，取神门、中冲、鬼眼、鸠尾、百会、后溪、大钟。《纲目》。○善恐心惕惕，取然谷、内关、阴陵泉、侠溪、行间。《纲目》。○心澹澹大动，取大陵、三里。《纲目》。

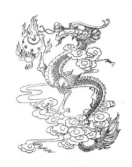

内景篇卷之二

御医忠勤贞亮扈　圣功臣崇禄大夫阳平君臣许浚奉　教撰

 血

阴血生于水谷

《灵枢》曰：中焦受气，变化而赤，是谓血。又曰：荣出于中焦。又曰：谷入于胃，脉道乃行，水入于经，其血乃成。○《内经》曰：荣者，水谷之精气也，和调于五脏，洒陈于六腑，乃能入于脉也，故循腾上下，贯五脏，络六腑也。

血为荣

《内经》曰：血为荣，荣于内。目得血而能视，足得血而能步，掌得血而能握，指得血而能摄。○刘宗厚曰：荣者，水谷之精也，生化于脾，总统于心，藏受于肝，宣布于肺，施泄于肾，灌溉一身，目得之而能视，耳得之而能听，手得之而能摄，掌得之而能握，足得之而能步，脏得之而能液，腑得之而能传注之于脉。少则涩，充则实，常以饮食日滋，故能阳生阴长，取汁变化而赤为血也，是故血盛则形盛，血弱则形衰矣。

血为气配

夫血譬则水也，气譬则风也，风行水上，有血气之象焉。盖气者，血之帅也，气行则血行，气止则血止，气温则血滑，气寒则血涩，气有一息之不运，则血有一息之不行。病出于血，调其气犹可以导达；病原于气，区区调血何加焉？故人之一身，调气为上，调血次之，是亦先阳后阴之义也。《直指》。

脉法

《脉经》曰：脉得诸涩、濡、弱为亡血。○《脉诀》曰：诸证失血，皆见芤脉，脉贵沉细，浮大难治。○《正传》曰：芤为失血，涩为少血。又曰：吐血之脉，必大而芤，大为发热，芤为失血。○《灵枢》曰：衄而不止，脉大者逆。○《内经》曰：脉至而搏，血衄身热者死。又曰：腹胀便血，脉大时绝者死。○《难经》曰：病若吐衄血，脉当沉细，反浮大而牢者死。○仲景曰：脱血而脉实者难治。○丹溪曰：吐衄血，脉滑数者难治。○吐唾血，脉小弱者生，实大者死。○诸失血证，脉大且数者逆。

热能伤血

凡热皆出于心，热甚则能伤血。热出于心，洗心散所不可缺方见火门。热能伤血，四顺清凉饮方见火门又不可无也。《直指》。○丹溪曰：诸见血皆热证，所谓知其要者，一言而终是也。又曰：血见热则行，见寒则凝，凡口鼻出血，皆系阳盛阴虚，有升无降，血随气上，越出上窍，法当补阴抑阳，气降则血归经也。○凡血得热则淖溢，故鲜；得寒则凝涩，故瘀。瘀者，黑色也；鲜者，赤色也。《三因》。

七情动血

《内经》曰：诸血者，皆属于心。又曰：大怒则形气绝，而血菀于上，使人薄厥。又曰：怒则气逆，甚则呕血。○怒气逆甚呕血，暴瘅内逆，肝肺相搏则血溢鼻口，但怒气致血证暴甚，故经曰：抑怒以全阴者是也，否则五志之火动甚，火载血上，错经妄行，宜用保命生地黄散。方见下。《丹心》。○内伤七情者，暴喜动心，不能生血；暴怒伤肝，不能藏血；积忧伤肺，过思伤脾，失志伤肾，皆能动血。又曰：五志火动失血，热者解郁汤，虚者保命散方见入门。又曰：大怒薄厥，此怒伤肝而呕血，以黄连、香附、青黛、柴胡、甘草平其肝，则自愈矣。《入门》。○暴喜伤心，则气缓而心不出血，故肝无所受。暴怒伤肝，则气逆而肝不纳血，故血无所归。又房劳过度，以致阴火沸腾，血从火起，故错经而妄行。《正传》。

内伤失血

《灵枢》曰：卒然多食饮则胀满。起居不节，用力过度，则阳络脉伤。阳络脉伤则血外溢，血外溢则衄血，阴络脉伤则血内溢，血内溢则后血。○血出上七窍为血溢，大小便便血为血泄。《内经》

失血诸证

失血诸证，妄行于上则吐衄，衰涸于外则虚劳，忘返于下则便红，积热膀胱则癃闭尿血，渗透肠间则为肠风，阴虚阳搏则为崩中，湿蒸热瘀则为滞下，热极腐化则为脓血，火极似水则血色紫黑，热胜于阴则发为疮疡，湿滞于血则发为痛痒瘾疹，皮肤则为冷痹，蓄之在上其人喜忘，蓄之在下其人喜狂。《丹心》。○其从肺而上溢于鼻者曰衄血，从胃而上溢于口者曰呕血吐血。其咯血唾血者出于肾也，咳血嗽血者出于肺也。其痰带血丝出者，或从肾、或从肺来也。其出于小便者，曰尿血、曰血淋。其出于大便者，曰肠风、曰血痔。《正传》。○从汗孔出谓之肌衄，从齿龈出谓之齿衄，从舌出谓之舌衄，从委中出谓之腘血，从九窍皆出谓之九窍出血。《入门》。

辨血色新旧

新血鲜红，旧血瘀黑。又曰：风证色青，寒证色黯，暑证色红，湿证色如烟煤、屋漏水。《入门》。○阳证溢出鲜血，阴证下如豚肝。《纲目》。○初便褐色者重，再便深褐色者愈重，三便黑色者为尤重。色变者，以其火燥也，如羊血在日色中，须臾变褐色，久则渐变而为黑色，即此意也。海藏。

蓄血证

蓄血即瘀血积蓄也。○伤寒热病，身黄屎黑，如狂喜忘者，为蓄血也。仲景。○海藏曰：喜忘发狂，身黄屎黑，疾已甚也；但小腹满、小便不利者，轻也。○蓄血外证，痰呕燥渴，昏聩迷忘，常喜汤水漱口。《直指》。○凡病日轻夜重，便是瘀血。又常喜漱水而不欲下咽。《入门》。○凡蓄血，有上、中、下之别，以衄呕唾吐血为上部，血结胸中为中部，蓄血下焦为下部。血蓄上焦则善忘，宜犀角地黄汤方见下；血蓄中焦，胸满身黄，漱水不欲咽，宜桃仁承气汤方见伤寒；血蓄下焦则发狂，粪黑小腹硬痛，宜抵当汤丸，须取尽黑物为效方见伤寒。又生地黄汤，通治三焦蓄血。海藏。○《纲目》曰：瘀血燥结，宜用王烛散。方见胞门。○下焦蓄血，桃仁、五灵脂、生地黄、大黄、甘草利而逐之。《直指》。○没药、苏木、水蛭、虻虫、五灵脂、留尖桃仁，皆破瘀血。《本草》。○生韭汁，善治胸膈间瘀血，甚效。《丹心》

生地黄汤 治蓄血证。脉沉细微，肤冷脐下满，或狂或躁，大便色黑，小便自利，老幼气弱者尤宜。生地黄汁一升，无则用生干地黄二两，干漆炒烟尽半两，生藕汁半升，无则用刺蓟汁一升半，生蓝叶一握锉，无则用干末半升，虻虫二十个炒，水蛭十个炒，大黄一两锉，桃仁研半两。上水三升，同熬至二升，放冷分二服，先服至半日许，血未下再服之。此药比抵当汤丸甚轻，恐抵当丸下血不止，故以此汤主之。海藏。

血病吉凶

凡血逆行难治，顺行易治，无潮热者轻，有潮热者重，潮盛脉大者死。又曰：九窍出血，身热不得卧者，即死。又曰：凡血证，阳盛则身热多渴，阴盛则身凉不渴，然血阴也，身凉者易愈。又曰：如心肺脉破，血若涌泉，口鼻俱出者，不治。《入门》。○《灵枢》曰：淫而脱形，身热，色夭㿠白，及后下血虾，血虾笃重，是为逆。又曰：衄而不止，脉大是为逆。又曰：咳且溲血脱肉，其脉小劲，是为逆。又曰：呕血，胸满引背，脉小而疾，是为逆。又曰：腹胀便血，其脉大时绝，是为逆。又曰：咳溲血，形肉脱，脉搏是为逆。○东垣曰：诸见血，身热脉大者难治，难治者邪胜也；身凉脉静者易治，易治者正气复也。又曰：血溢上行，或唾或呕或吐皆凶也，若变而下行为恶痢者顺也；上行为逆，其治难；下行为顺，其治易。故仲景云：蓄血证下血者，当自愈。若无病之人，忽然下血利者，其病进也。今病血证，上行而复下行为恶利者，其邪欲去，是知吉也。○仲景曰：吐血咳逆上气，脉数而有热，不得卧者死。○无故忽然泻下恶血，名曰心绝，为难治。○伤寒太阳证衄血者，病欲愈。热结膀胱而血自下者，亦欲愈。以此观之，则他病伏热之人，上焦瘀热而作吐者，亦其病之有瘳也。虽然血既吐而自止，则可矣。《直指》。

亡血脱血证

《灵枢》曰：鼻头色白者，亡血也。又

曰：冲脉为血之海，血海不足，则身少血色，面无精光。又曰：血脱者，色白，夭然不泽，其脉空虚。○《内经》曰：臂多青脉，曰脱血。又曰：安卧脉盛，谓之脱血。○东垣曰：六脉弦细而涩，按之空虚，其色必白而夭不泽者，脱血也，通用四物汤方见下、三才丸。

三才丸 补血虚。天门冬、熟地黄、人参各等分。上为末，蜜丸梧子大，每服百丸，酒饮任下。《纲目》。

衄血

鼻通于脑，血上溢于脑，所以从鼻而出，兼以阳明热郁，则口鼻俱出也。又曰：衄血出于肺，宜莎芎散、三黄补血汤、鸡苏散、陶氏生地芩连汤、保命生地黄散方见通治、清衄汤、解郁汤。《入门》。○丹溪曰：衄血以凉血行血为主，犀角地黄汤入郁金，加片芩、升麻。○东垣曰：衄血出于肺，犀角、升麻、栀子、黄芩、芍药、生芐、紫菀、丹参、阿胶之类主之。○《内经》曰：脾移热于肝，则为惊衄。又曰：春善病鼽衄。又曰：少阴所至为衄蔑。又曰：阳明厥逆，喘咳身热，善惊衄吐血。○衄不止，以麝香散及诸药塞鼻。又用止血诸方法。○伤寒当汗不汗，热盛迫血，必为衄，宜麻黄升麻汤、麻黄桂枝汤、滑石丸。鼻流涕久成衄，宜犀角地黄汤。《入门》。

莎芎散 治衄血。香附子四两，川芎二两。上为末，每二钱，茶清调下，不以时。○《丹溪心法》芎附饮同。香附开郁行气，使邪火散于经络。川芎和血通肝，使血归于肝脏，血归火散，其血立止。《入门》。

三黄补血汤 治六脉虚芤而衄吐血。升麻、白芍药各二钱，熟地黄一钱，当归、川芎各七分半，生地黄、柴胡、黄芪、牡丹皮各五分。上锉，作一贴，水煎服。《丹心》。

鸡苏散 治衄血不止，乃肺金受相火所制然也。鸡苏叶、黄芪、生地黄、阿胶珠、白茅根各一钱，麦门冬、桔梗、蒲黄炒、贝母炒、桑白皮、甘草炙各五分。上锉，作一贴，姜三片，水煎服，兼以黄丹吹入鼻。《正传》。

陶氏生地芩连汤 治鼻衄成流不止，失血过多，谵语失神，闭目撮空，不省人事。生地黄、黄芩、黄连、栀子、川芎、赤芍药、柴胡、桔梗、犀角镑、甘草各一钱。上锉，作一贴，大枣一枚同煎，临服以藕汁磨墨汁调服。《入门》。

清衄汤 治衄血。当归、赤芍药、生地黄、香附子、黄芩、栀子、侧柏叶各一钱，黄连七分，赤茯苓、桔梗各五分，生甘草三分，藕节五个。上锉，作一贴，水煎，入童便调服。《回春》。

解郁汤 治衄血。柴胡、黄连、黄芩、黄芪、地骨皮、生地黄、熟地黄、白芍药各一钱。上锉，水煎服。《入门》。

犀角地黄汤 治衄吐血不止，及上焦瘀血，面黄大便黑，能消化瘀血。生地黄三钱，赤芍药二钱，犀角镑、牡丹皮各一钱。上锉，作一贴，水煎服。《入门》。〇《回春》加当归、黄芩、黄连各一钱，尤佳。

麻黄升麻汤 治伤寒表未解，热郁作衄，俗呼谓红汗。麻黄、升麻、赤芍药、黄芩、石膏、赤茯苓、甘草各一钱。上锉，作一贴，姜三片，水煎热服，微汗。《入门》。

麻黄桂枝汤 治伤寒不得汗作衄，又治感寒衄吐血。麻黄、白芍药、黄芪、甘草炙各一钱，桂枝、当归各五分，麦门冬、人参各三分，五味子五粒。上锉，作一贴，水煎服。东垣。

麝香散 治衄血不止。白矾枯、白龙骨各三钱，麝香一分半。上为细末，每用少许，先以冷水洗净鼻内，然后吹入鼻中，或以湿纸蘸药塞鼻，尤妙。《得效》。〇百草霜细末二钱，水调服，名曰黑神散。又吹入鼻中。〇衄不止，蒲黄炒、或血竭末，或油发灰末，或人中白末，并吹入鼻中。《本草》。

滑石丸 治伤寒不得汗，以致鼻衄。才见血，急用此止之。滑石末，饭丸梧子大，

每十丸微嚼破，新水咽下立止。《纲目》。

止衄法 治鼻衄久不止，诸药无效，神效。以大白纸一张或二张，作十数摺，冷水浸湿置顶中，以热熨斗熨之，至一二重纸干，则血立止。东垣。〇治衄百药不止，用线紧扎手中指中节。如左鼻出血，扎右手中指；右鼻出血，扎左手中指；如两鼻出血，左右俱扎之。一方用色线。《种杏》。〇治衄不止，白及为末，冷水调涂山根上两眉间也立止，仍以冷水调三钱服之，尤妙。又方：大蒜一枚，细研作饼子如钱大，左鼻出血贴左脚心，右鼻出血贴右脚心，如两鼻皆出，贴两脚心，血止即洗去。《本草》。〇洪宝膏治衄血不止。取药，冷水调涂后顶上，最绝血路。方见《回春》。

呕血吐血

成碗有声者为呕，成盆无声者为吐。《入门》。〇呕吐血出于胃，实者犀角地黄汤，虚者小建中汤方见虚劳加黄连主之。《丹心》。〇《千金》曰：吐血有三种：有内衄，有肺疽，有伤胃。内衄者出血如鼻衄，但不从鼻孔出，是近从心肺间流入胃中，或如豆羹汁，或如切鹾，血凝停胃中，因满闷便吐，或数斗至一石者是也。得之于劳倦、饮食过伤也。肺疽者，或饮酒之后，毒热满闷，吐之时，血从吐后出，或一合、半升、一升是也。伤胃者，因饮食大饱之后，胃冷不能消化便烦闷，强呕吐，使所食之物与气共上冲蹙，因伤裂胃，口吐血鲜赤，腹亦绞痛，自汗，其脉紧而数者为难治。〇伤胃吐血，宜理中汤方见寒门加川芎、干葛。肺疽吐血，宜葛黄丸。内衄吐血，实者三黄泻心汤加生地黄，虚者茯苓补心汤、人参救肺散。〇仲景曰：酒客咳者，必致吐血。此因极饮过度所致，即肺疽之属也。〇暴吐紫黑血成块者，此因热伤，血瘀于中，吐出为好，四物汤合黄连解毒汤方见寒门调之。又曰：吐血，觉胸中气塞，桃仁承气汤方见寒门下之。《丹心》。〇火载血

上，错经妄行，四物汤加山栀、童便、姜汁。姜汁、童便，吐血要药也。丹心。○吐血火病也，虽挟痰，只治火则血止。《入门》。○汗乃心液，热则变红而逆出上窍，伤寒失汗，则热毒入脏，化为瘀血，从口吐出，多属阳明。凡见目红骨热、神昏狂谵、胸腹急满，皆血证也。轻者犀角地黄汤加黄芩、栀子、茅根、藕节；重者桃仁承气汤、抵当汤丸。方见寒门。《入门》。○吐血宜大蓟饮子、莲心散、是斋白术散、天门冬汤。口鼻俱出宜四生丸、蚌霜散、黑神散、侧柏散、藕汁散、七生汤、清热解毒汤、花蕊石散、五神汤、狗胆丸。

葛黄丸 一名葛连丸，治饮酒多、积热以致吐衄血垂死者。黄连四两，葛花二两，无则葛根代之。上为末，用大黄末水熬成膏，和丸梧子大，温水下百丸。《回春》。

三黄泻心汤 治吐血大作，此乃热之甚也。大黄三钱，黄连、黄芩各一钱，加生地黄二钱。上锉，作一贴，水煎服。仲景。○心气不足吐衄血。用泻心汤何也？曰：心气独不足，则不当吐衄也，此乃邪热因不足而客之，故为吐衄，以寒泄其热，以苦补其心，盖两全之义也。东垣。

茯苓补心汤 治劳心吐血。白芍药二钱，熟地黄一钱半，当归一钱三分，川芎、白茯苓、人参、前胡、半夏各七分，陈皮、枳壳、桔梗、干葛、紫苏叶、甘草各五分。上锉，作一贴，姜五片，枣二枚，煎服。《三因》。

人参救肺散 一名救脉散，治虚劳吐血。人参、黄芪、白芍药、熟地黄、当归梢各一钱，升麻、柴胡、苍术、陈皮、苏木、甘草炙各五分。上锉，作一贴，水煎服。东垣。

大蓟饮子 一名大蓟散，治辛热物伤肺胃，呕吐血，名曰肺疽。大蓟根、桑白皮、犀角、升麻、蒲黄炒、杏仁、桔梗、甘草各一钱。上锉，作一贴，水煎服。《丹心》。

莲心散 治劳心吐血。莲子心五十个，糯米五十粒。上为末，酒调服。《得效》。

是斋白术散 治饮食过度，负重用力，

伤胃吐血。白术二钱，人参、白茯苓、黄芪各一钱，山药、百合各七分半，甘草五分，前胡、柴胡各二分半。上锉，作一贴，姜三片，枣二枚，水煎服。《简易》。

天门冬汤 治思虑伤心，吐衄血。天门冬、远志、白芍药、藕节、麦门冬、黄芪、阿胶珠、没药、当归、生地黄各七分，人参、甘草各三分。上锉，作一贴，姜三片，水煎服。《济生》

四生丸 治吐衄血，阳乘于阴，血热妄行。生荷叶、生艾叶、生侧柏叶、生地黄叶各等分。上烂捣，取如鸡子大，每一丸，水一盏煎服，或盐汤化服。《丹心》。一方无荷叶，有生薄荷。

蚌霜散 治伤损吐血，及酒食醉饱后，低头掬损血妄行，口鼻俱出。方见诸伤。

黑神散 治伤损大吐血，口鼻俱出。深村锅底百草霜。上为末，每二钱，糯米饮调服得效。一方取三钱冷水调下。

侧柏散 治内损心肺，吐血下血，其出如涌泉，口鼻皆流，须臾不救则死，服此即安。侧柏叶蒸干二两半，荆芥穗烧灰、人参各一两。上为末，每三钱，入白面二钱，新汲水调如稀糊啜服。《经验》。

藕汁散 治吐衄血不止。生藕汁、生地黄汁、大蓟汁各三合，生蜜半匙。上件调和，每服一小钟。《济生》。

七生汤 治血出口鼻如泉涌，诸药不效。生地黄、生荷叶、生藕节、生韭菜、生茅根各一两，生姜五钱。上俱捣，取自然汁一碗，浓磨京墨，与汁同服。《回春》。

清热解毒汤 治吐衄血。升麻二钱，生地黄一钱半，黄柏、赤芍药、牡丹皮各七分，干葛、黄连、黄芩、桔梗、栀子、连翘、甘草各五分。上锉，作一贴，姜三片，水煎服。《医鉴》。

花蕊石散 治虚劳吐血，五内崩损，涌出升斗者。花蕊石火煅，研如粉。上取童尿一钟，煎温，调三钱或五钱服之。如男用酒一半，女用醋一半，与童尿和服，使瘀血化

为黄水，继以他药调治。可久。

五神汤 治妇人吐血。生藕汁、刺蓟汁、生地黄汁、白蜜各一盏，生姜汁半盏。上同煎三两沸，每取一小盏，调炒白面一钱服。云岐。

狗胆丸 治连日吐血不止。五灵脂为末，狗胆汁和丸芡实大，每一丸，姜酒化下，不得漱口，急进白粥，不可太多。《入门》。

一方 治吐血不止，将本人血闻不臭可治，若臭不可治也。将本人吐的血取来，用磁锅焙干为末，每服一钱或一钱二分。以麦门冬煎汤调下，血即止。《回春》。

薄厥证 《入门》曰：一人素无病，忽吐血半斗，脉弦急。陈景魁示之曰：薄厥证也，得于大怒气逆，阴阳奔并。用六郁汤而得愈。方见积聚。

咳血、嗽血、唾血、咯血

咳血者，咳甚出血，本于肺，龙脑鸡苏丸、鸡苏散方见上、玄霜膏。○嗽血者，痰嗽带血，本于脾，六君子汤加桑白皮、片芩、枳壳、五味子，有火者加味逍遥散。六君子汤方见痰饮。○唾血者，鲜血随唾而出，本于肾，滋阴降火汤方见火门。唾中有红丝，乃是肺痿，难治。○咯血者，咯出血屑，或咯而不出，甚咯则出，或带红丝细如线，此精血竭也，四物汤加竹沥、姜汁、童便、青黛，或滋阴降火汤、保命生地黄散方见下、圣饼子。《入门》。○先见红后见痰，多是阴虚火动，痰不下降，四物汤加贝母、天花粉以化痰，山栀仁、麦门冬、牡丹皮以降火。先痰嗽后见红，多是痰火积热，降痰火为急，宜山栀地黄汤。○痰嗽涎带血出，此胃口热，血蒸而出，重者山栀，轻者蓝实。《丹心》。○先吐痰后见血，是积热，宜清肺汤；先吐血后见痰，是阴虚，宜滋阴降火汤。《回春》。○咳嗽唾咯血，宜龙脑鸡苏丸、河间生地黄散、清火滋阴汤、清咳汤、清咯汤、清唾汤、坎离膏方见下、玄霜雪梨膏、恩袍散。

龙脑鸡苏丸 治咳嗽唾咯血。薄荷一斤，麦门冬四两，蒲黄、阿胶各二两，甘草一两半，人参、黄芪各一两。上为末，别以柴胡、木通各二两锉，用汤半碗浸二宿，取汁，用蜜二斤炼一二沸，入生干地黄末六两，搅匀，入柴胡、木通汁，慢火熬成膏，然后将前药末同搜和为丸豌豆大，熟水下二十丸。《局方》。

玄霜膏 治咯血吐血，虚劳嗽，神效。乌梅汁、梨汁、柿霜、白砂糖、白蜜、萝卜汁各四两，生姜汁一两，赤茯苓末八两，用乳汁浸晒九次，款冬花、紫菀末各二两，共入砂锅内熬成膏，丸如弹子大，每一丸，临卧含化咽下。《入门》。

加味逍遥散 治痰中见血。牡丹皮、白术各一钱半，当归、赤芍药、桃仁、贝母各一钱，山栀、黄芩各八分，桔梗七分，青皮五分，甘草三分。上锉，作一贴，水煎服。《入门》。

圣饼子 治咯血。杏仁四十粒去皮尖研细，同黄蜡炒，入青黛一钱，捏作饼子，用时以干柿一枚破开，以饼置其中，合定湿纸包煨，研烂，米饮调服。《正传》。

山栀地黄汤 治先吐痰后见血，宜以降痰火为急。山栀仁一钱二分，生地黄、赤芍药、知母、贝母、瓜蒌仁各一钱，天花粉、牡丹皮、麦门冬各五分。上锉，作一贴，水煎服。《入门》。

清肺汤 先痰后血，是积热也。赤茯苓、陈皮、当归、生地黄、赤芍药、天门冬、麦门冬、黄芩、栀子、紫菀、阿胶珠、桑白皮各七分，甘草三分。上锉，作一贴，枣二枚，乌梅一个，水煎服。《回春》。

河间生地黄散 治郁热，衄吐咯唾血。枸杞子、柴胡、黄连、地骨皮、天门冬、白芍药、黄芩、黄芪、生地黄、熟地黄、甘草各七分。上锉，作一贴，水煎服。《丹心》。

清火滋阴汤 治呕吐咳嗽唾咯血。天门冬、麦门冬、生地黄、牡丹皮、赤芍药、山栀子、黄连、山药、山茱萸、泽泻、赤茯苓、甘草各七分。上锉，作一贴，水煎，入童便服。《回春》。

清咳汤 治咳血。当归、白芍药、桃仁、贝母炒各一钱，白术、牡丹皮、黄芩、栀子炒黑各八分，青皮、桔梗各五分，甘草三分。上锉，作一贴，水煎服。《回春》。

清咯汤 治咯血。陈皮、半夏、茯苓、知母、贝母、生地黄各一钱，桔梗、栀子炒黑各七分，杏仁、阿胶珠各五分，桑白皮一钱半，甘草五分，薄桂二分。上锉，作一贴，姜三片，水煎服。《回春》。

清唾汤 治唾血。知母、贝母、桔梗、黄柏盐水炒褐色、熟地黄、玄参、远志、天门冬、麦门冬各一钱，干姜炒黑五分。上锉，作一贴，水煎服。《回春》。

玄霜雪梨膏 治咳嗽唾咯吐血，除劳心动火，劳嗽久不愈。雪梨六十个去心皮，取汁二十盅，酸者不用。生藕汁十盅，生地黄汁十盅，麦门冬煎取汁五盅，生萝卜汁五盅，白茅根汁十盅。上汁合和，重滤去渣，火上煎炼，入炼蜜一斤，饴糖八两，柿霜八两，姜汁半酒盏，火上再熬，如稀糊则成膏矣，每服三五匙，日三服，不拘时。《医鉴》。

恩袍散 治咯血唾血吐血。真生蒲黄、薄荷各一两。上为末，每三钱，以桑白皮汤调下。《纲目》。

尿血

《内经》曰：胞移热于膀胱，则癃尿血。〇仲景曰：热在下焦则尿血。〇凡小便血出成淋作痛，或杂尿而出者，从膀胱中来也。如血出不痛，乃心移热于小肠，从精窍中出也。《正传》。〇小便出血而不痛者，为尿血，非淋也，是血从精窍中来，乃心移热于小肠，四物汤加山栀、滑石、牛膝、芩、连，或发灰散、琥珀散。《入门》。〇小便出血，是心伏热在于小肠，八正散方见小便加麦门冬煎服。《钩玄》。〇尿血宜清肠汤、清热滋阴汤、小蓟饮子、姜蜜汤，或四物汤合五苓散方见寒门煎服。酒伤尿血，茯苓调血汤；色伤尿血，鹿角胶丸、肾气丸方见虚劳。老人六味地黄丸方见虚劳，妇人当归散，小儿立效散。〇有实热，当归承气汤下之。方见下。

发灰散 治尿血。乱发烧存性为末，每二钱，以醋二合，汤少许调服，或以井华水亦得。《纲目》。〇发灰丸治同。发灰以侧柏叶汁调糯米粉和丸梧子大，白汤吞下五十丸。《正传》。

琥珀散 治尿血。琥珀为细末，灯心、薄荷煎汤，调二钱服之。《入门》。

清肠汤 治尿血。当归、生地黄、栀子炒、黄连、赤芍药、黄柏、瞿麦、赤茯苓、木通、萹蓄、知母、麦门冬各七分，甘草五分。上锉，作一贴，灯心一团，乌梅一个，水煎服。《回春》。

清热滋阴汤 治尿血及便血。生地黄、麦门冬、栀子炒黑各一钱，玄参、牡丹皮各八分，当归、川芎、赤芍药各五分，知母、黄柏并酒炒、白术、陈皮、甘草各三分。上锉，作一贴，水煎服。《医鉴》。

小蓟饮子 治下焦结热尿血。藕节二钱，当归一钱，山栀仁八分，小蓟、生地黄、滑石、通草、蒲黄各五分，甘草三分。上锉，作一贴，竹叶七片，同煎服。《丹心》。

姜蜜汤 治小便出血。生姜七片，蜜半杯，白茅根一握。上水煎服。《得效》。

茯苓调血汤 治酒面过度，房劳后小便出血。半赤茯苓一钱，半赤芍药、川芎、半夏曲各七分，前胡、柴胡、青皮、枳壳、桔梗、桑白皮、白茅根、灯心、甘草各五分。上锉，作一贴，姜五片，蜜二匙，水煎服。《得效》。

鹿角胶丸 治房室劳伤，小便出血。鹿角胶一两炒作珠，没药、油发灰各六钱。上为末，取白茅根汁打糊和丸梧子大，空心，盐汤吞下七十丸。《得效》。

当归散 治妇人尿血。生地黄二钱半，小蓟叶二钱，当归、羚羊角屑、赤芍药各一钱半。上锉，作一贴，水煎服。《丹心》。

立效散 治小儿尿血。蒲黄、生地黄、赤茯苓、甘草各一钱。上锉，水煎服。《丹心》。○又甘草、升麻煎水，调益元散服之妙。方见暑门。

便血

《内经》曰：结阴者，便血一升，再结二升，三结三升。释曰：结阴之病，阴气内结，不得外行，血无所禀，渗入肠间，故便血也。其脉虚涩者是也，因血结不行故下也，平胃地榆汤、结阴丹主之。《纲目》。○《灵枢》曰：邪在五脏则阴脉不和，阴脉不和则血留之，盖邪犯五脏则三阴脉络不和而结聚，血因停留，溢则渗入肠间而为便血。《入门》。○仲景曰：先便后血者，远血也，黄土汤主之；先血后便者，近血也，赤小豆当归散主之。○便血宜胃风汤方见大便、清脏汤、榆砂汤、地榆散、连壳丸、加减四物汤、槐花散。有实热者，当归承气汤。日久便血，元气下陷者，厚朴煎、补中益气汤方见内伤。内伤饮食者，平胃散方见内伤加枳壳、槐花、当归、乌梅。酒毒便血，酒蒸黄连丸。诸方。

平胃地榆汤 治结阴便血。苍术、升麻、附子炮各一钱，地榆七分，葛根、厚朴、白术、陈皮、赤茯苓各五分，干姜、当归、神曲炒、白芍药、益智仁、人参、甘草炙各三分：上锉，作一贴，姜三枣二，水煎服。《宝鉴》。

结阴丹 治结阴便血。枳壳、威灵仙、黄芪、陈皮、椿根白皮、何首乌、荆芥穗各五钱。上为末，酒糊和丸梧子大，每服五七十丸，陈米饮入醋吞下。《宝鉴》。

黄土汤 治先大便后下血。灶中黄土三钱，熟地黄、白术、附子炮、阿胶珠、黄芩、甘草炙各一钱。上锉，作一贴，水煎服。仲景。

赤小豆当归散 治先下血后大便。赤小豆五两浸令芽出曝干，当归一两。上捣为末，浆水调服二钱，日三服。仲景。

清脏汤 治大便下血。生地黄一钱，当归酒洗，地榆各八分，黄芩、栀子炒黑、黄柏炒各七分，白芍药、黄连、侧柏叶、阿胶珠各六分，川芎、槐角炒各五分。上锉，作一贴，水煎服。《回春》。

榆砂汤 治结阴便血。地榆四两，缩砂七枚研，生甘草一钱半，炙甘草一钱。上锉，水煎服。《入门》。

地榆散 治远年下血。地榆、卷柏各五钱。上锉，砂瓶煮十余沸，温服。《丹心》

连壳丸 治内伤下血，用此以解络脉之结。黄连、枳壳各二两锉，以槐花四两同炒，拣去槐花。上为末，蒸饼和丸梧子大，白汤下五七十丸。《入门》。○《正传》枳壳汤同，但锉五钱，水煎服。

加减四物汤 治便血，亦治肠风。侧柏叶、生地黄、当归、川芎各一钱，枳壳、荆芥、槐花炒、甘草炙各五分。上锉，作一贴，姜三片，乌梅一个，煎服。《得效》。

槐花散 治肠胃有湿，胀满下血。槐花炒二钱，苍术、厚朴、陈皮、当归、枳壳各一钱，乌梅肉、甘草炙各五分。上锉，作一贴，水煎服。《丹心》。

当归承气汤 治实热便血。当归二钱，厚朴、枳实、大黄各八分，芒硝七分。上锉，水煎服。《丹心》。

厚朴煎 治便血及诸下血。厚朴、生姜各五两，同捣烂炒黄，白术、神曲、麦芽、五味子各一两，同炒黄。上为末，水糊和丸梧子大，米饮下百丸。盖脾胃本无血，缘气虚肠薄，自荣卫渗入而下，用厚朴厚肠胃，麦芽消酒食，白术导水，血自不作，多有奇效。《入门》。

酒蒸黄连丸 治酒毒积热便血，肛门作热。黄连四两锉，酒淹一宿，日干。上为末，粟米糊和丸梧子大，熟水下三五十丸。《得效》。

肠澼证

详见后阴。

齿衄

《入门》曰：血从齿龈出，谓之齿衄。又曰：牙床属胃，牙齿属肾，如阳明传入少阴，二经相并，血出于牙缝，如吐者，人多不觉其为牙血，以凉水漱口则血止，少顷又来者是。外用绿袍散，内服解毒汤方见伤寒，合犀角地黄汤，或生地芩连汤。方见下。○齿衄宜荆槐散、郁金散、小蓟散。

绿袍散 治齿缝出血不止。黄柏、薄荷、芒硝、青黛各等分。上为末，入龙脑少许，糁牙床即止。《入门》。

荆槐散 治牙宣出血。荆芥穗、槐花炒各等分。上为末，常擦牙或点服。《得效》。

郁金散 治齿龈出血。郁金、白芷、细辛各等分。上为末，常擦牙，仍以竹叶、竹茹入盐煎水含漱。《得效》。

小蓟散 治牙宣出血。百草霜、小蓟、香附子、蒲黄炒各五钱。上为末，常揩牙齿上，立止。《得效》。

又方 齿缝多出血，以盐汤常常漱口，仍以盐末涂之。○青竹茹醋浸一宿，含漱。又竹叶浓煎入盐，含漱。又浓煎茗汤，含漱，皆妙。《本草》。○治牙疼，牙宣出血。香附子末姜汁浸一宿，漱口后揩齿。《得效》。○满口齿出血，地骨皮煎汤，先漱后吃。《纲目》。

舌衄

《入门》曰：血从舌出，谓之舌衄，宜蚰蛤散。○又方，蒲黄炒为末，糁之即止。又槐花炒为末，糁之。又赤小豆一升，捣碎，和水取汁服之。《本草》。○又方，发灰二钱，醋二合，调服且糁之。《纲目》。

蚰蛤散 治舌上出血如泉。五倍子、白胶香、牡蛎粉。上等分为末，糁患处。《得效》。

血汗

《内经》曰：少阴所至为衄蔑。释曰：蔑，血汗也。○河间曰：胆受热，血妄行为衄蔑，并血汗，宜定命散。○《三因》曰：无病者汗出污衣，甚如脏染，名曰血汗，亦曰红汗。由大喜伤心，喜则气散，血随气行也。宜黄芪建中汤方见虚劳，兼服妙香散方见神门，以金银器入小麦，麦门冬煎汤调下。又，产妇血汗，宜莲草汁方。

定命散 治衄蔑血汗。朱砂、寒水石、麝香。上等分为末，每半钱，新水调下。河间。

莲草汁方 治产妇因大喜汗出，污衣赤色。莲草捣取汁二升，入醋二合和之，空腹饮一盏，或浓煮服亦可。《三因》。○猬皮肉，主血汗，皮烧灰，米饮调服；肉煮食之。《本草》。

九窍出血

人卒大惊，则九窍血皆溢出，谓之九窍出血。《本草》。○伤寒少阴证，医者不识，强发其汗，则伏热逼血从九窍而出，名为下厥上竭，不治。详见寒门。○九窍出血，宜侧柏散方见上。又，百草霜、油发灰、龙骨末，或吹入，或糁之。《入门》。○卒惊悸，九窍血皆溢出，新屠猪羊血热饮二升即止。又，人有九窍四肢指歧间出血，乃暴惊所为，取新生犊子脐中屎，烧灰和水服，日三四次。又小蓟捣取汁一盏，酒半盏，调和顿服。干者为末，冷水调服。《本草》。○又法，井华水卒噀其面，勿令病人先知之。《本草》。○指缝瘙痒，成疮有窍，出血不止。多年粪桶箍蔑烧灰，傅之即止。《得效》。○血自皮肤间溅出，用煮酒瓶上纸，碎揉如杨花，以手捻在出血处即止。《入门》。○胭中出血不止，乃血虚也，宜服十全大补汤。《入门》。方见虚劳。

伤损失血

详见诸伤。

失血眩晕

海藏曰：一切去血过多，则必致眩晕闷绝。凡崩中去血多，拔牙齿去血多，金疮去血多，产后去血多，皆有此证，宜大剂芎归汤方见妇人煎服救之。○吐衄太甚不止，当防其血晕。茅根烧烟，将醋洒之，令鼻嗅气，以遏其势，或暮然以冷水噀其面，使惊则止。《入门》。○失血多眩晕不省，宜生地芩连汤救之，又全生活血汤方见胞门亦佳。《入门》。○血晕者，皆因去血过多，虚而成晕，脉微涩也。急用芎归汤救之，继用加味四物汤。《回春》。○吐衄血过多，昏迷不省，生地黄三五斤，取汁连饮，不暇取汁，则生吃呷汁，以滓塞鼻，神效。又，好墨浓磨汁饮之，仍点入鼻中。《本草》。

生地芩连汤 治妇人因崩漏大脱血，或男子去血过多，因而涸燥，循衣摸床，撮空闭目不省，扬手掷足，错语失神，鼻干气粗。生地黄、川芎、当归各一钱半，赤芍药、山栀子、黄芩、黄连各七分，防风二钱。上锉，水煎徐徐呷下。此危证也，以此救之。《入门》。

加味四物汤 治血虚眩晕卒倒，不可艾灸、惊哭叫动，动则乘虚而死矣。当归、川芎、白芍药、生地黄、熟地黄、黄芪、人参、白术、陈皮、白茯苓、荆芥穗、甘草各七分。上锉，枣二枚，乌梅一个，煎服。《回春》。

黑药止血

《纲目》曰：烧灰诸黑药皆能止血。经曰：北方黑色，入通于肾。夫血者，心之色也。血见黑即止者，由肾水能制心火故也。○止血宜五灰散、十灰散、十灰丸。如百草霜、松烟墨、油发灰、新绵灰、棕榈灰、栀子、干柿、荆芥、莲房、猬皮、牛角鳃之类，皆可烧灰单服。

五灰散 治一切失血及血崩。莲蓬壳、黄绢、乱发、百草霜、棕榈皮。上各烧存性等分，加栀子炒黑、蒲黄炒、松烟墨、血竭共为细末，每三钱，以生藕汁、生萝卜汁调服之，或蜜丸，米饮下五十丸亦可。《回春》。

十灰散 治呕吐咯嗽血，及虚劳大吐血。大蓟、小蓟、柏叶、荷叶、茅根、茜根、大黄、栀子、棕榈皮、牡丹皮各等分。

上烧存性，出火毒，研为极细末，用生藕汁或萝卜汁磨松墨半碗，调服五钱，即止。《新书》。

十灰丸 治血崩及一切失血。黄绢灰、马尾灰、藕节灰、艾叶灰、蒲黄灰、莲蓬灰、油发灰、棕榈灰、赤松皮灰、新绵灰各等分。上为末，以醋煮糯米糊和丸梧子大，米饮下百丸。《丹心》。

禁忌

《内经》曰：咸走血，血病无多食咸。又曰：久视伤血。凡血少血虚之人，针刺出血过多，皆为禁忌。

治血药法

丹溪曰：凡用血药，不可单行单止。不可纯用寒凉药，必加辛温升药，如用凉药，用酒煮酒炒之类，乃寒因热用也。又曰：久患血证，血不归元，久服药而无效者，以川芎为君则效。○大凡血见热则行，见寒则凝，见黑一作灰则止。《丹心》。○凡呕吐血，若出未多，必有瘀于胸膈者，当先消瘀而凉之止之。消瘀宜犀角地黄汤，凉血宜陶氏生地芩连汤，止涩宜侧柏散、狗胆丸。《入门》。○桃仁、红花、苏木、血竭、牡丹皮者，血滞所宜。蒲黄、阿胶、地榆、百草霜、棕榈灰者，血崩所宜。乳香、没药、五灵脂、凌霄花者，血痛所宜。苁蓉、锁阳、牛膝、枸杞子、益母草、夏枯草、败龟板者，血虚所宜。乳酪、血液之物，血燥所宜。干姜、肉桂之属，血寒所宜。生地黄、苦参之属，血热所宜。《丹心》。○治血防风为上使，连翘一云黄连为中使，地榆为下使，不可不知。《丹心》。○凡血结之证，皆用醋汤和之为妙。《直指》。○炙甘草、炮干姜，每三钱煎服，治男女失血，不能引气归元甚妙。《丹心》。○血不足，须用甘草；血色瘀黑，用熟地黄；血色鲜红，用生地黄；若脉洪实痛甚，用酒大黄；和血止痛，用当归。东垣。

通治血病药饵

一切失血诸病，通用四物汤、补荣汤、保命生地黄散、清热滋阴汤方见上、坎离膏、固荣散、血余散、侧柏汤、童子尿。

四物汤 通治血病。熟地黄、白芍药、川芎、当归各一钱二分半。上锉，作一贴，水煎服。《局方》。○一方春倍川芎，夏倍芍药，秋倍地黄，冬倍当归。○春加防风，夏加黄芩，秋加天门冬，冬加桂枝。《纲目》。○当归和血归经，芍药凉血补肾，生地黄生血宁心，熟地黄补血滋肾，川芎则行血通肝。《丹心》。○刘宗厚曰：欲求血药，其四物之谓乎。夫川芎，血中气药也，通肝经，性味辛散，能行血滞于气也。地黄，血中血药也，通肾经，性味甘寒，能生真阴之虚者也。当归，分三治血中主药也，通肝经，性味辛温，全用能活血，各归其经也。芍药，阴分药也，通脾经，性味酸寒，能凉血，又治血虚腹痛，若求阴药之属，必于此而取则焉。

补荣汤 通治诸失血。当归、白芍药、生地黄、熟地黄、赤茯苓、栀子仁、麦门冬、陈皮各一钱，人参、甘草各五分。上锉，作一贴，枣二枚，乌梅一个，水煎服。《回春》。

保命生地黄散 治郁热衄吐便尿诸失血，无寒证者。生地黄、熟地黄、枸杞子、地骨皮、天门冬、白芍药、黄芪、柴胡各一钱，黄芩、黄连、甘草各五分。上锉，作一贴，水煎服。脉微身凉加桂皮。《丹心》。

坎离膏 治阴虚火动，致衄吐咳嗽咯唾血。黄柏、知母各四两，生地黄、熟地黄、天门冬、麦门冬各二两，杏仁七钱，胡桃仁去皮净四两，白蜜四两。上先将黄柏、知母锉，入童便三碗，侧柏叶一把，煎至四碗去渣，又将天麦门冬、生熟地黄入汁内，添水二碗再煎去滓，其滓再捣烂如泥，另用水一二碗熬熟，绞汁入前汁，将杏、桃仁擂烂，再滤去渣，同蜜入前汁内，熬成膏，瓷罐收贮，封口沉水中一日，去火毒。每服三五匙，柏叶汤调，空心服。终始忌铜铁器。《回春》。

固荣散 治吐衄便尿一切失血。真蒲黄、地榆各一两，白芷五钱，甘草二钱半。上为末，每服四钱，温酒调服。《丹心》。

血余散 治衄吐便尿一切失血，兼治内崩。乱发以皂角水净洗，晒干，烧灰为末，每二钱，白茅根煎汤调下，或醋汤调下。《丹心》。○作丸名发灰丸。见上。

侧柏汤 治吐衄血血崩血痢，一切失血之疾。采叶晒干，煎汤代茶吃，止血滋阴。一名柏汤，一名柏茶，皆同。《入门》。

童子尿 诸虚吐衄咯血药中，每入童便一合，其效甚速，凡单用、重汤顿服，无不效应。盖溲尿降火滋阴，又能消瘀血，止吐衄诸血。先贤有言：凡诸失血，服寒凉药十无一生，服溲尿者百无一死。斯言信矣，用童便一盏，入姜汁二三点，搅匀徐徐服之，日进二三次为佳。《医鉴》。

单方

凡二十二种。

百草霜 深村锅底者佳。刮取细末用之，凡血见黑则止。此药主之能治诸失血，或吹入窍中，或为散冷水调服，或作丸服皆佳。《本草》。

井华水 治九窍出血，及衄血不止。以水卒然喷面，勿令病人先知之。《本草》。

生地黄 治吐衄便尿一切失血。取汁饮半升，日三，或和薄荷汁，或和生姜汁，皆效。《丹心》。

车前草叶及根 止衄吐尿血。取汁，服五合。《本草》。

蒲黄 止一切血。破血即生用，补血即炒用。冷水调二三钱服。《本草》。

芎䓖 能行血，治吐衄便尿一切失血。煎服、末服并佳。《本草》。

当归 治一切血，能和血行血养血。芎䓖、当归合为芎归汤，为血药第一。《纲目》。

茜根 治吐衄便尿崩中，一切血疾。捣为末，每二钱，水煎冷服。《本草》。

白茅根 能止血，治吐衄便尿一切血疾。水煮服之。茅花同功。《本草》。

艾叶 治吐衄便尿一切失血。捣取汁饮，干者煮服。《本草》。

地榆 止衄吐血，偏主结阴便血。水煮服之。《本草》。

大小蓟 俱治一切血疾，能破血止血。生捣取汁，饮一小盏，或和蜜少许饮。《本草》。

郁金 止吐衄血，破恶血。为末，以童便、姜汁、好酒相和调服。又治痰血，取末和韭汁、童便服之，其血自消。《丹心》。

白及 治衄吐咳唾咯血。冷水调末三钱服，神妙，米饮调亦可。《纲目》。○白及至血窍则填补，故血止。昔有一死囚，拷掠遍身，吐衄并流血，常服白及末辄止，后凌迟，侩者开胸，见白及末皆填补肺窍云。《医说》。

槐花 凉血，能止咯唾血及下血。炒为末，热酒取末二钱调服。又治齿衄舌衄，为末糁之《丹心》。炒煎服亦可。

侧柏叶 治吐衄便尿一切失血之证，止血滋阴。为末，米饮调服，或煎服皆可，取汁服亦佳。《入门》。

松烟墨 能止一切失血。以生地黄汁浓磨服之，或井水磨服之。《丹心》。

生藕汁 消瘀血，能止一切出血。取汁饮之，或合地黄汁、热酒、童便服，并得。

《本草》。

韭汁 止吐衄咯唾血，善消胸膈间瘀血凝滞。取汁冷饮三四盏，必胸中烦躁不宁，后自愈。《丹心》。

乱发灰 止一切失血，吐衄便尿九窍出血，皆治之。取末，醋汤或井华水调二钱服，作丸服亦可。《本草》。

诸血 补人身血不足，面无血色者，并生饮之。六畜及獐鹿之血皆可。《本草》。○虚劳吐血，饮黑狗血神效。《寿域》。

萝卜汁 治衄吐咳唾痰血。取汁，入盐少许服之，或和好酒饮之即止，盖气降则血止。《种杏》。

针灸法

衄吐血下血，取隐白、大陵、神门、大溪。易老。○衄血，灸囟会、上星。《资生》。○衄宜灸大椎、哑门即止。《丹心》。○衄不止，以三棱针于气冲出血，立愈。东垣。○衄血，取上星、风府、哑门、合谷、内庭、三里、照海。《纲目》。○吐血，取风府、大椎、膻中、上脘、中脘、气海、关元、三里。《纲目》。○吐血，灸大陵。《得效》。○呕血，取上脘、大陵、郄门、神门。东垣。○关脉芤，大便出血数斗者，以膈俞伤故也，宜灸膈俞。《脉经》。○虚劳吐血，灸中脘三百壮。又吐血唾血，灸肺俞随年壮。又口鼻出血不止，名脑衄，灸上星五十壮。《得效》。○下血不止，量脐心与脊骨平，于脊骨上灸七壮即止。《资生》

梦

魂魄为梦

凡梦，皆缘魂魄役物。又曰：形接而为事，神遇而为梦。《类聚》。○古之真人，其寝不梦，寝不梦者，神存故也。《正理》。○心实，则梦可忧可惊可怪之事；虚则魂魄飞扬，纷纭多梦，宜别离散、益气安神汤。《入门》。○邪客使魂魄不安者，血气少也，血气少者属于心，心气虚者，其人多畏，合目欲眠，梦远行而精神离散，魂魄妄行。阴气衰者为癫，阳气衰者为狂。仲景。

别离散 治心风为病，男梦见女，女梦见男，宜此去邪，使不复见，故云别离。白术一两，天雄、附子、肉桂、干姜、茜根各三钱，茵芋叶、桑寄生各五钱，细辛、菖蒲各二钱。上为末，每二钱，空心白汤调下。热者去雄、附、姜、桂，加知母、黄柏各三钱、当归、地黄各五钱。《入门》。

益气安神汤 治七情六淫相感而心虚，夜多梦寐，睡卧不宁，恍惚惊悸。当归、茯神各一钱，生地黄、麦门冬、酸枣仁炒、远志、人参、黄芪蜜炒、牛胆南星、竹叶各八分，甘草、黄连各四分。上锉，作一贴，姜三片，枣二枚，水煎服。《回春》。

淫邪发梦

黄帝问曰：淫邪泮行奈何？岐伯对曰：正邪从外袭内，而未有定舍，反淫于脏，不得定处，与荣卫俱行，与魂魄飞扬，使人卧不安而喜梦。是以阴气盛则梦涉大水而恐惧，阳气盛则梦大火而燔灼，阴阳俱盛则梦相杀；上盛则梦飞，下盛则梦堕；甚饥则梦取，甚饱则梦与；肝气盛则梦怒，肺气盛则梦哭泣，心气盛则梦善笑、恐畏，脾气盛则梦歌乐，身体重不举，肾气盛则梦腰脊两解不属。○又曰：厥气客于心，则梦见丘山烟火；客于肺，则梦飞扬、见金铁之奇物；客于肝，则梦山林树木；客于脾，则梦见丘陵大泽、坏屋风雨；客于肾，则梦临渊、没居水中；客于膀胱，则梦游行；客于胃，则梦饮食；客于大肠，则梦田野；客于小肠，则梦聚邑街衢；客于胆，则梦斗讼自刳；客于阴器，则梦接内；客于项，则梦斩首；客于胫，则梦行走而不能前，及居深地窌苑中；客于股肱，则梦礼节拜起；客于胞䐈则梦溲便。《灵枢》。○一妇人，常梦与鬼神交，惊怕异常，及见神堂阴司、舟楫桥梁，如此十五年，竟无妊娠，诸治无效。戴人曰：阳火盛于上，阴水盛于下，见鬼神者阴之灵，神堂者阴之所，舟楫桥梁水之用也。诊之两手寸脉皆沉而伏，知其胸中有痰实也，凡三涌、三泄、三汗，不旬日而无梦，一月而有娠。子和。

五脏虚实为梦

肝气虚，则梦见菌香生草，实则梦伏树下不敢起。心气虚，则梦救火阳物，实则梦燔灼。脾气虚，则梦饮食不足，实则梦筑垣盖屋。肺气虚，则梦见白物，见人斩血藉藉，实则梦见兵战。肾气虚，则梦见舟船溺人，实则梦伏水中，若有畏恐。《内经》。

阳气之出入为寤寐

《灵枢》曰：卫气之行，昼行于阳，则目张而寤；夜行于阴，则目瞑而寐。○郑康成曰：口鼻之呼吸为魂，耳目之聪明为魄。以耳目与口鼻对言，则口鼻为阳，耳目为阴；以耳目口鼻与脏腑对言，则耳目口鼻为阳，脏腑为阴。故阳气行阳分二十五度于身体之外，则耳目口鼻皆受阳气，所以能知觉视听动作而寤矣；阳气行阴分二十五度于脏腑之内，则耳目口鼻无阳气运动，所以不能知觉而寐矣。聪明者，岂非阳气为之乎。《入门》。

昏沉多睡

《灵枢》曰：足太阳有通项入于脑者，正属目本，名曰眼系。在项中两筋间，入脑乃别阴跷、阳跷，阴阳相交，阳入阴，阴出阳，交于目锐眦 当作目内眦。阳气盛则瞋目，阴气盛则瞑目。○卫气不得入于阴，常留于阳，留于阳则阳气满，阳气满则阳跷盛，不得入于阴，故目不瞑。又曰：卫气留于阴，不得行于阳，留于阴则阴气盛，阴气盛则阴跷满，不得入于阳，故目闭。《入门》。○伤寒之邪，传入阴则多眠。昏昏闭目者，阴主阖也。默默不欲言者，阴主静也。太阳证已解而多眠者，不必药也。阳明证，热伏于里而多眠者，宜小柴胡汤方见寒门。少阴之证，脉微细，但欲寐。盖寤则行阳，寐则行阴，必从足少阴始，故少阴病但欲寐，宜茯苓四逆汤方见寒门，以益阴回阳。或热病得汗后，脉沉细，身冷喜卧，昏沉不省，亦急与四逆汤，令四肢温，不尔，有熟睡而死者。惟汗下后酣眠者，为正气已复，不必药也。《入门》。〇风温多眠，狐惑多眠。并见本门。

虚烦不睡

《灵枢》曰：黄帝问曰：人之目不瞑、不卧者，何气使然？伯高对曰：卫气昼日行于阳，夜行于阴，常从足少阴之分间行于五脏六腑。今厥气客于脏腑，则卫气独卫其外，不得入于阴，行于阳则阳气盛，阳气盛则阳跷陷，不得入于阴，阴气虚故目不瞑。饮以半夏汤一剂，阴阳已通，其卧立至。其方：以流水千里外者八升，扬之万遍，取其清五升煮之，炊以苇薪火，沸置秫米一升，治半夏五合，徐炊，令竭为一升半，去其渣，饮汁一小杯，日三稍益，以知为度。其病新发者，覆杯则卧，汗出则已矣，久者三饮而已也。〇身不觉热，头目昏疼，口干咽燥而不渴，清清不寐，皆虚烦也。《三因》。〇大病后，虚烦不睡，温胆汤主之，甚者益元散方见暑门加朱砂、牛黄服之。《入门》。〇但独热者，虚烦也，起卧不安，睡不稳，谓之烦，宜竹叶石膏汤方见寒门、酸枣仁汤。《入门》。〇不寐有二种，大病后虚弱，及年高人阳衰不寐者，六君子汤方见痰门加炒酸枣仁、黄芪。如痰在胆经，神不归舍而不寐者，温胆汤加南星、酸枣仁炒。《医鉴》。〇虚烦者，心胸烦扰而不宁也。《内经》曰：阴虚则内热。今之虚烦，多是阴虚生内热所致，是故伤寒吐下后，及霍乱吐泻后，津液枯竭，多有虚烦之证。《医鉴》。〇虚烦不睡，宜宁志膏、酸枣仁汤、高枕无忧散、真珠母元、独活汤。〇劳心胆冷，夜卧不睡，定志元方见神门加酸枣仁炒、柏子仁炒、朱砂、乳香为衣，枣汤下五十丸，加味温胆汤亦主之。《医鉴》。〇癫狂不睡，伤寒不睡。并见各门。

酸枣仁汤 治虚烦不睡，及伤寒吐下后，虚烦不睡。石膏二钱半，酸枣仁炒、人参各一钱半，知母、赤茯苓、甘草各一钱，桂心五分。上锉，作一贴，姜三片，水煎服。《入门》。

温胆汤 治心胆虚怯，触事易惊，梦寐不祥，虚烦不得睡。半夏、陈皮、白茯苓、枳实各二钱，青竹茹一钱，甘草五分。上锉，作一贴，姜五片，枣二枚，水煎服。《医鉴》。〇惊悸怔忡，失志不寐，皆是痰涎沃心，宜理痰气，此药主之。《医鉴》。

加味温胆汤 治法同上。半夏三钱半，陈皮二钱二分，竹茹、枳实各一钱半，酸枣仁炒、远志、五味子、人参、熟地黄、白茯苓、甘草各一钱。上锉，分作二贴，姜五片，枣二枚，水煎服。《回春》。〇前方加酸枣仁、五味子、远志、人参、熟地黄也。心肝气血虚者，尤宜服之。

宁志膏 治虚烦不得睡，或梦涉危险，睡卧不宁。酸枣仁炒二两，人参一两，朱砂五钱，乳香二钱半。上为末，炼蜜和丸弹子大，每一丸，温酒化下，大枣汤亦可。《局方》。〇妇人失血过多，心神不安，不得睡卧。朱砂，酸枣仁炒、人参、白茯神、琥珀各七钱半，乳香二钱。上为末，每一钱，灯心、枣子煎汤调下。《大全良方》。

酸枣仁汤 治不睡及多睡。酸枣仁微炒、人参、白茯苓各等分。上为末，每一钱，水一盏煎至七分。如要睡即冷服，如不要睡即热服。《医鉴》。

高枕无忧散 治心胆虚怯，昼夜不睡，百方不效，服此如神。人参五钱，石膏三钱，陈皮、半夏、白茯苓、枳实、竹茹、麦门冬、龙眼肉、甘草各一钱半，酸枣仁炒一钱。上锉，分作二贴，水煎服。《医鉴》。

真珠母丸 治神魂不宁，惊悸不得睡。真珠母七钱半，熟地黄、当归各一两半，人参、酸枣仁炒、柏子仁、犀角、白茯神各一两，沉香、龙齿各五钱。上为末，蜜丸梧子大，朱砂为衣，每四五十丸，薄荷汤下，日二服。此方真珠母为君，龙齿佐之。真珠母入肝经为第一，龙齿与肝同类也，龙齿虎睛，人皆以为镇心药，殊不知龙齿安魂，虎睛定魄，龙能变化，故魂游而不定；虎能专静，故魄止而有守。若魄不宁者，宜用虎睛；魂飞扬者，宜用龙齿。《本事》。

独活汤 治同上。独活、羌活、人参、前胡、细辛、半夏、沙参、五味子、白茯苓、酸枣仁炒、甘草各七分。上锉，作一贴，姜三片，乌梅一个，水煎服。《本事》。

魂离不睡 四明董生，患神气不宁，每卧则魂魄飞扬，觉身在床而神魂离体，惊悸多魇，通夕无寐，更医不效。许学士诊之曰：以脉言之，肝脏受邪，非心病也。平人肝不受邪，卧则魂归于肝，神静而得寐，今肝气因虚邪气袭之，肝藏魂者也，肝有邪则魂不得归，是以卧则魂飞扬若离体也，肝主怒，故小怒则剧，遂处以真珠母丸、独活汤二方以赠，服一月而病悉除。二方见上。《本事方》。

思结不睡 一妇人因思虑过伤，二年不得寐。戴人曰：两手脉俱缓，此脾受邪也，脾主思故也。与其夫议以怒激之，多取财，饮酒数日，不处一方而去。其妇大怒，汗出，是夜困卧，如此者八九日不寤，自是食进，其脉得平。此因胆虚，不能制脾之思而不寐，今激之以怒，胆复制脾，故得寐也。子和。

老少之睡不同

黄帝问曰：老人之不夜瞑，少壮之不昼瞑者，何气使然？岐伯答曰：壮者之气血盛，其肌肉滑，气道通，荣卫之行，不失其常，故昼精而夜瞑。老者之气血衰，其肌肉枯，气道涩，五脏之气相搏，其荣气衰少而卫气内代，故昼不精而夜不眠。《灵枢》。

睡辨阴阳虚实

伤寒及杂病多睡者，阳虚阴盛也；无睡者，阴虚阳盛也。喜明者属阳，元气实也；喜暗者属阴，元气虚也。睡向壁者属阴，元气

虚也；睡向外者属阳，元气实也。《回春》。

卧不安

人卧则血归于肝，今血不静，卧不归肝，故惊悸而不得卧也。《纲目》。○黄帝问曰：人有卧而有所不安者何也？岐伯对曰：脏有所伤及，精有所倚，人不能知，其病则卧不安。《内经》。十四友元主之，亦治心肝虚，睡卧不安。方见神门。○帝曰：人之不得偃卧者何也？岐伯曰：肺者脏之盖也，肺气盛则肺大，肺大则不能偃卧肺一作脉。又曰：足三阳者下行，阳明者胃脉也，其气亦下行，阳明逆不得从其道，故不得卧也。《下经》曰：胃不和则卧不安。夫不得卧而喘者，是水气之客也。《内经》。

身重嗜卧

黄帝曰：人之多卧者，何气使然？岐伯曰：此人肠胃大皮肤湿，而分肉不解焉。肠胃大则卫气留久，皮肤湿则分肉不解，其行迟。夫卫气者，昼行于阳，夜行于阴，故阳气尽则寐，阴气尽则寤，故肠胃大，则卫气行留久；皮肤湿，分肉不解则行迟，留于阴也久，其气不精则目瞑，故多卧矣。《灵枢》。○肝虚肾虚脾虚，皆令人体重烦冤。释曰：肝虚则脾寡于畏而体重，肾虚则脾胜之而体重。又曰：脾病者身重。又曰：足太阴之脉病，身体皆重。《内经》。○怠惰嗜卧者，脾胃有湿也，宜平胃散方见内伤。身重者湿也。东垣。

恶人欲独处

《内经》曰：足阳明之脉，是动则病恶人与火，欲独闭户牖而处。少阴之虚，亦欲独闭户牖而处。又曰：阳明厥则喘而惋，惋则恶人。释曰：惋，谓热内郁而烦也。

寝睡法

卧宜侧身屈膝，益人心气，觉宜舒展，则精神不散，盖舒卧则招魔引魅。孔子寝不

尸，盖谓是欤。《活人心》。○不得昼眠，令人失气。又曰：暮卧常习闭口，口开即失气，且邪恶从口入成病。又曰：屈膝侧卧益气力，胜正偃仰。按孔子不尸卧，故曰睡不厌蹙，觉不厌舒。凡人尸睡，则有鬼痊魔邪。又曰：人卧一夜，常作五度反复，逐更转。《得效》。○夜不安寝，衾厚热壅故也，当急去之，仍拭汗孔；或薄而寒，即加之，睡自稳也。饥而睡不安，则宜少食；饱而睡不安，则宜啜茶，少行坐。东垣。○睡留灯烛，令人神不安。《活人心》。○凡人常卧不宜仰，卧以手覆心上，则必魇不得寤。若暗中着魇，不得以火照之，亦不得近前急呼，但捻下心上手，然后慢慢唤觉，以皂荚末，或半夏末吹入鼻中，即醒。《千金》。

辟恶梦

夜梦恶不须说，且以水面东持刀噀之，咒曰：恶梦着草木，好梦成珠玉，即无咎矣。又梦之善恶，并勿说为吉。《得效》。○麝香久服，不梦寤魇寐。又将真麝一剂，安枕合中枕之，除邪辟恶梦。《本草》。○苏合香，令人无梦魇，或服或带之。《本草》。○虎头为枕枕之，辟恶梦除魔寐。《本草》。○犀角除魔寐，或服或带之。《本草》。○羚羊角安心气，不令魇寐，除邪气惊梦。《本草》。

用药法

虚而多梦纷纭，人参、龙骨加而用之。《本草》。○胆虚不眠寒也，酸枣仁炒末，竹叶煎汤调服。胆实多睡热也，酸枣仁生为末，以姜汁炒腊茶，煎汤调服。海藏。○一人因恐得病，如人将捕，睡卧不安，饮食不知味，以人参、白术、当归身为君，陈皮为佐，加盐炒黄柏炙、玄参各少许为使煎服，月余而安。此因恐伤肾，故以盐炒黄柏炙、玄参引参、归等药入肾也。《丹心》。

单方

凡十八种。

鹿头肉　治烦闷多梦，及夜梦见鬼物。煮汁饮，食其肉。《本草》。

安息香　治妇人夜梦鬼交。以雄黄合为丸，烧熏丹穴，永断。《本草》。

苦竹叶　治虚烦不睡。煮服之。《本草》。

小麦　治烦热少睡。煮服之。《本草》。

酸枣仁　睡多则生用，不得睡则炒熟用之。《本草》。

榆白皮　治不睡。嵇公云榆令人瞑，是也。初生荚仁以作糜羹，服之令人多睡。《本草》。

林檎　治不睡。多食则令人好睡。《本草》。

木槿　煮作饮服之，令人得睡。《本草》。

蕨　食之令人多睡。《本草》。

莼　常食令人嗜睡。《本草》。

沙参　治多睡，常欲眠。煮服或作齑食之。《本草》。

通草　疗脾疸，常欲眠。煮服之。《本草》。

乌梅　治不眠。作茶饮，令得睡。《本草》。

茶　令人少睡。温服，除好睡。《本草》。

苦菜及苦苣　皆令不睡。久食之少睡。《本草》。

伏翼　取血滴目中，令不睡。《本草》。

马头骨　主喜眠。作枕枕之，令不睡。《本草》。

草决明子　久服令人不睡。《本草》。

针灸法

胆寒不得睡卧，取窍阴。○沉困睡多，无名指第二节尖，屈指取之，灸一壮。《纲目》。○惊悸不得眠，取阴交。不得卧，取浮郄。《甲乙》。

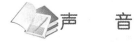 声　音

声音出于肾

心为声音之主，肺为声音之门，肾为声音之根。风、寒、暑、湿气血痰热，邪气有干于心肺者，病在上脘，随证解之，邪气散则天籁鸣矣。若夫肾虚为病，不能纳诸气以归元，故气逆而上，咳嗽痰壅，或喘或胀，胸腹百骸俱为之牵掣，其嗽愈重，其气愈乏，其声愈干矣。《直指》。○一小儿吐泻，钱氏与瓜蒌汤方见小儿得愈。其儿又不大小便，他医以药利之，变身冷不饮食。钱氏用益黄散、使君子丸，果身温而能饮食。其儿又不语，钱氏曰：此因凉药利小便，致脾肾俱虚，今脾已实，肾尚虚，用六味地黄元方见虚劳，一月而痊。钱乙。○肾虚声不出，宜服人参平补汤。大病后失音，宜服肾气丸。方见虚劳。

人参平补汤　治肾虚声不出。人参、川芎、当归、熟地黄、白芍药、白茯苓、菟丝子、五味子、杜仲、巴戟、橘红、半夏曲各六分，牛膝、白术、破故纸、葫芦巴、益智、甘草炙各三分，石菖蒲二分。上锉，作一贴，姜三片，枣二枚，水煎，于五更初肾气开时，不许咳唾言语，默默服之。《直指》。○《回春》名滋肾汤，与此同。

听声音辨病证

《内经》曰：视喘息、听音声而知所苦。又曰：中盛脏满，气胜伤恐者，声如从室中言，是中气之湿也。○《灵枢》曰：病人语声寂寂然善惊呼者，骨节间病；语声喑喑然不彻者，心膈间病；语声啾啾然细而长者，头中病。○又曰：闻而知之谓之圣。○《难经》曰：闻而知之者，闻其五音，以别其病也。假如肝病则声悲，肺病则声促，心病则声雄，脾病则声慢，肾病则声沉，大肠病则声长，小肠病则声短，胃病则声速，胆病则声清，膀胱病则声微。《回春》。○《内经》曰：声合五音。《入门》曰：金声响，土声浊，木声长，水声清，火声燥。○土音如居深瓮中言。又曰：湿胜则音声如从瓮中出，湿若中水也。东垣。

卒然无音

黄帝问曰：人之卒然忧恚而无音者，何道之塞？何气出行，使音不彰？愿闻其方。少师答曰：咽喉者，水谷之道也。喉咙者，气之所以上下者也。会厌者，声音之户也。口唇者，声音之扇也。舌者，声音之机也。悬雍垂者，声音之关也。颃颡者，分气之所泄也。横骨者，神气所使，主发舌者也。故人之鼻洞涕出不收者，颃颡不开，分气失也。是故厌小而薄，则发气疾，其开阖利，其出气易；其厌大而厚，则开阖难，其气出迟，故重言也。人卒然无音者，寒气客于厌，则厌不能发，发不能下，至其开阖不致，故无音。《灵枢》。○醉卧当风，使人失音。《得效》。○卒失音，宜荆苏汤、人参荆芥散、射干汤。○人患卒哑，取杏仁七钱半熬，桂心末二钱半，和捣如泥，取李核大，绵裹含咽汁，日五夜三。《本草》。○又方：苦竹叶浓煎服，又橘皮浓煎频服。《本草》。○风冷卒失音，紫苏叶、荆芥穗各一两，捣取汁入酒相和，温服半盏。《丹心》。

荆苏汤　治感风寒卒哑及失音。通用荆芥穗、紫苏叶、木通、橘红、当归、辣桂、石菖蒲各一钱。上锉，作一贴，水煎服。《直指》。

人参荆芥散　治感冒风寒，言语不出，咽干鼻涕。人参、荆芥穗、陈皮、桔梗、半夏、细辛、杏仁、通草、麻黄、甘草各一钱。上锉，作一贴，姜五片，水煎服。《丹心》。

射干汤　治天行暴寒，热伏于内，咳嗽

不得息，喉哑失声，或干嗽无唾，喉中如梗。半夏二钱，杏仁、陈皮、桂心、枳实各一钱，射干、当归、独活、麻黄、紫菀、甘草各五分。上锉，作一贴，姜五片，水煎服。仲景。

因杂病失音

中风人，饮食坐卧如常，但失音不语，俗呼为哑风。小续命汤方见风门去附子加石菖蒲一钱，或诃子清音汤亦可。方见下。《医鉴》。〇因咳嗽失音。人参清肺散、杏仁煎、蛤蚧丸。〇痰塞失音，宜玉粉丸、芎辛散。〇虚损憔悴，气血不足，失声音久喑，宜天真元方见内伤，服过半月，言语自然有声。《得效》。〇因讴歌失音，宜响声破笛丸。《回春》。〇因喉痛生疮声哑，宜通隘散。方见咽喉。〇痘疮后失音，宜冯氏天花散。方见小儿。〇产后失声言不出，宜茯苓补心汤。方见血门。

人参清肺散 治痰嗽咽干声不出。人参、陈皮、贝母炒各一钱半，半夏、桔梗、茯苓、桑白皮、知母、枳壳、杏仁、黄连各一钱，款冬花七分，麦门冬、地骨皮、甘草各五分，五味子二十个。上锉，分作二贴，每服姜三片，水煎服。《丹心》。

杏仁煎 治咳嗽失音声不出。杏仁泥、白蜜、砂糖屑、生姜汁各一盏，桑白皮、木通、贝母炒各一两半，紫菀、五味子各一两，石菖蒲五钱。上六味锉，以水五升煎至半升，去滓，入杏、蜜、糖、姜再煎成稀膏，每取一匙，含化咽下，或加知母、款冬花，尤效。《直指》。

蛤蚧丸 治肺间积血作痛失音，及久嗽失音。蛤蚧一对醋炙，诃子肉、阿胶珠、生地黄、麦门冬、细辛、甘草各五钱。上为末，蜜丸如枣大，每一丸，含化。《丹心》。

玉粉丸 治冬月寒痰结塞，语声不出。半夏洗姜制五钱，草乌熟炒、桂心各二分半。上为末，姜汁浸蒸饼和丸芡实大，每一丸，至夜含化，年久者亦效。《纲目》。

芎辛散 治热痰壅盛失音，声不出，是燥热所致，用此即效。川芎、细辛、防风、桔梗、白芷、羌活、桑白皮各一钱，甘草五分。上锉，作一贴，入姜二片，薄荷三叶，水煎服。《得效》。

响声破笛丸 治因讴歌失音。薄荷四两，连翘、桔梗、甘草各二两半，百药煎二两，川芎一两半，缩砂、诃子炒、大黄酒炒各一两。上为末，鸡子清和丸弹子大，每一丸，临卧噙化咽下。《回春》。

厥气为喑

厥气走喉而不能言，手足清，大便不利，取足少阴。又曰：人卒然无音，刺之奈何？岐伯曰：足之少阴，上系于舌，络于横骨，终于会厌，两泻其血脉，浊气乃辟。会厌之脉，上络任脉，取之天突穴名，其厌乃发。《灵枢》。〇一男子久病痰嗽，忽感风寒，食酒肉遂厥气走喉，病暴喑。灸丰隆二穴各三壮，照海二穴各一壮，其声立出。仍用黄芩降火为君，杏仁、陈皮、桔梗泻厥气为臣，诃子泄逆气、甘草和元气为佐，服之良愈。《纲目》。

喑哑有二

喑者，邪入阴分也。《内经》曰：邪搏阴则为喑。又曰：邪入于阴，搏则为喑，然有二证，一曰舌喑，乃中风舌不转运之类是也；二曰喉喑，乃劳嗽失音之类是也。盖舌喑，但舌本不能转运言语，而喉咽音声则如故也。喉喑，但喉中声嘶，而舌本则能转运言语也。《纲目》。

声嘶

五脏久咳则声嘶，声嘶者喉破也，非咽门病也。《得效》。〇用力颤掉声嘶，乃气虚卫冷甚也。《入门》。〇咳嗽声嘶者，血虚受热也，用青黛、蛤粉蜜调作丸，含化。《丹心》。〇声嘶，宜柴胡升麻汤、润肺丸、蜜脂煎。

柴胡升麻汤 治伤寒咳嗽声嘶或咽痛。柴胡、黄芩、半夏、升麻、干葛、枳实、桔梗、知母、贝母、玄参、桑白皮、甘草各七分。上锉，作一贴，姜三片，水煎服。《医鉴》。

润肺丸 治久嗽声嘶，语音不出。诃子皮、五倍子、五味子、片芩、甘草各等分。上为末，蜜丸樱桃大，每一丸，噙化咽下。《入门》。

蜜脂煎 治暴失音声嘶，常服润肺。猪脂二斤熬去渣，入白蜜一斤，再炼少顷，滤净入瓷器内，俟成膏，不拘时挑服一匙。《入门》。

肾怯与失音相似

病吐泻及大病后，虽有声而不能言，又能进药，此非失音，乃肾怯不能上接于阳故也，当补肾地黄元方见虚劳主之。失音乃感风寒卒病耳。钱仲阳。

息有音

不得卧而息有音者，是阳明之逆也，足三阳者下行，今逆而上行，故息有音也。阳明者胃脉也，阳明逆不得从其道，故不得卧也。夫起居如故而息有音者，此肺之络脉逆也，络脉之病人也微，故起居如故而息有音也。《内经》。

不治证

内伤虚损，咽疮失音者，无治法。《入门》。〇病人五脏已夺，神明不守，声嘶者死。扁鹊。〇病人阴阳俱绝，失音不能言者，三日半死。华佗。

伤寒狐惑声哑　小儿疳痢声哑

并见本门。

通治声音药

寻常声音不清，宜加味固本丸、加味上清丸、嘹喨丸、发声散、诃子散、诃子清音汤、出声音方。

加味固本丸 治男女声音不清，或失音。生干地黄、熟地黄、当归、黄柏蜜炙、白茯苓各一两，天门冬盐炒、麦门冬盐炒、知母、诃子、阿胶珠各五钱，人参三钱，乌梅十五个取肉，人乳、牛乳、梨汁各一碗。上为末，和匀，蜜丸黄豆大，以诃子汤或萝卜汤下八十丸或百丸。《入门》。〇《医鉴》名铁笛丸。

加味上清丸 清声润肺止咳嗽，爽气宁神。白砂糖八两，薄荷叶四两，柿霜四两，玄明粉、硼砂、寒水石、乌梅肉各五钱，片脑五分。上为末，甘草水熬成膏和丸芡实大，每一丸，噙化茶汤下。《回春》。

嘹喨丸 治久失音声哑。香椿芽汁四两，如无用淡香椿芽为末四两代之，人乳、白蜜、梨汁各四两。上和匀，重汤煮熟。不拘时服，白汤送下。《回春》。

发声散 治语声不出。黄瓜蒌一个锉焙，桔梗七钱半生半炒，白僵蚕炒五钱，甘草炒二钱。上为末，每三钱，温酒调下，或姜汤调下。海藏。

诃子散 治咳嗽声音不出。诃子皮三钱半生半炒，桔梗五钱半生半炒，甘草二钱半生半炒，木通三钱。上锉，分二贴，每一贴，水煎去滓，人生地黄汁一小盏，临卧咽下。《丹心》。

清音散 治声音不清，与上诃子散同，但桔梗生用，木通半生半炒。《医鉴》。

诃子清音汤 治诸风失音不语。诃子四十九个去核半生半炮，桔梗一两半生半炮，甘草二钱半生半炙。上为粗末，每服七钱，水煎去滓，入童尿一盏调服，不过三服愈。《医鉴》。

一方 治一人患干咳嗽声哑，用白术二钱，人参、橘红各一钱半，半夏曲一钱，白茯苓、桑白皮、天门冬各七分，甘草、青皮各三分，五味子二十粒，知母、地骨皮、瓜蒌仁、桔梗各五分。作一贴，入姜三片，煎服。夏加黄芩五分，仍与四物汤，入童便、竹沥、姜汁并炒黄柏，二药昼夜相间服，两月声出而愈。丹溪。

单方

凡十二种。

石菖蒲 出音声。煎服或末服并佳。《本草》。

燕覆子 续五脏，断绝气，使语声足气。常食之。《本草》。

通草 出音声。可煎服之佳。《本草》。

杏仁 可和酪作汤，益润声气。○欲好声，杏仁一升去皮尖熬，酥一两，蜜少许，和丸梧子大，米饮下十五丸或二十丸。《本草》。

桂心 治感寒失音。取细末，含之咽汁。○咽喉痒痛，失音不语。桂心、杏仁各一两为末，蜜丸樱桃大，绵裹含化咽汁。《本草》。

苦竹叶 治卒失声，声噎不出。浓煎饮之。《本草》。

橘皮 治卒失声，声不出。橘皮浓煮取汁频服。《本草》。

梨 主中风，失音不语。生捣取汁，每服一合，日再。《本草》。

干柿 润声喉。可水渍，常服之。《本草》。

胡麻油 主喑哑，能润肺故也。可和竹沥、姜汁、童便等服之。

童子尿 主久嗽失音，由其能降火故也。又云：人尿益声，可温服之。《纲目》。

鸡子 多食，令人有声。以水煮两沸，合水服之。《本草》。

针灸法

卒然无音，取天突。《灵枢》。○厥气走喉不能言，取照海。《灵枢》。○喉痹卒喑，取丰隆。《灵枢》。○暴喑气喘，取扶突、廉泉。《灵枢》。○暴失音，取神门、涌泉。《纲目》。○暴喑，取合谷、阳交、通谷、天鼎、期门、支沟、涌泉。《甲乙经》。

言　语

肺主声为言

《难经》曰：肺主声，入肝为呼，入心为言，入脾为歌，入肾为呻，自入为哭。○又曰：肺邪入心，为谵言妄语。

言语谵妄

自言曰言，答人曰语。《得效》。○《内经·注》曰：谵，乱语也。○谵者妄也，或自言平生常事，或开目言人所未见事，或独语，或睡中呢喃，或呻吟不已，甚则狂言骂詈，俱谓之谵语，皆因胃热乘心故也。详见寒门。○问曰：邪入阳明为谵言妄语，此果阳明乎？答曰：伤寒始自皮毛入，是从肺中来，肺主声，入于心则为言也。又曰：合目自言，言所日用常见常行之事，即谵语也。

大开目与人语，语所未尝见之事，即为狂言也。东垣。○谵语者，口出无伦，邪气胜也。《回春》。○衣被不敛，言语善恶不避亲疏者，此神明之乱也，乃狂疾也。《内经》。○悲泣呻吟，言语谵妄，此乃邪祟也。《纲目》。

喑不得语

《内经》曰：邪入于阴，搏则为喑，有舌喑喉喑之异。详见声音。○不得语非止一端，有舌强不语，神昏不语，口噤不语，舌纵语涩，舌麻语涩。其间治痰，治风，安神，养气血，各从活法治之。《医鉴》。○有气血虚损者，有肾虚及老人忽言不出者，宜于十全大补汤方见虚劳去桂，加菖蒲、远志。《入门》。

痰塞亡血亦为喑

足少阴之脉挟舌本，足太阴之脉连舌本，手少阴之别脉系舌本，故此三脉虚，则痰涎乘虚闭塞其脉道，而舌不能转运言语也。若此三脉亡血，则舌无血荣养而喑。《内经》曰：刺足少阴脉重虚出血，为舌难以言。又云：刺舌下中脉太过，血出不止为喑，治当补血。又此三脉，风热中之则舌脉弛纵而喑，风寒客之则舌脉缩急而喑，随证治之。丹溪。○痰塞不语，宜导痰汤方见痰门加菖蒲、竹茹、人参，或芩、连。亡血不语，宜四物汤方见血门加人参、白术、陈皮、甘草、菖蒲、远志。《入门》。

一方 一男子因伤寒发热，忽神昏而喑，作体虚有痰治之。以人参三钱，黄芪、白术、当归、陈皮各一钱，煎汤入竹沥、姜汁饮之，十三日始能言一字，半月舌转运能言语，热除而痊。此痰塞也。○一男子嗜酒多，吐血后舌不能语，但渴饮水，脉略数。与当归、芍药、川芎、地黄各一钱，白术、人参各二钱，陈皮一钱半，甘草五分，水煎，入竹沥、童便、姜汁服之，至二十余贴能言。此亡血喑也。丹溪。

脉法

寸口脉微而涩，微则卫气不足，涩则荣气无余。卫不足，其息短，其形燥，血不足其形逆，荣卫俱虚，言语谬误。《脉经》。○心脉搏坚而长，当病舌卷不能言。《内经》。○心脉涩甚为喑。又曰：手少阴之别脉，名曰通里，别而上行，入于心中，系舌本，虚则不能言。《灵枢》。

郑声

郑者重也。言语重复不已，声音模糊，有如郑卫不正之音也。详见寒门。《入门》。○郑声者，语不接续，精气脱也。《回春》。○郑声者，声战无力，不相接续，造字出于喉中，即郑声也，皆大病后有之。东垣。

言微

《内经》曰：言而微，终日乃复言者，夺气也。○《灵枢》曰：膻中为气之海，不足则少气力，不多言。○易老曰：真气虚弱，脉微懒语，宜人参黄芪汤及益气丸。方并见气门。

呼

《内经》曰：肝在声为呼。○爪甲青，恶骂不休，为胆绝。夫呼骂者，怒之声，狂病不在此例。《千金方》。○手足甲青呼骂，多筋绝，九日定难过。《脉诀》。

笑

《灵枢》曰：心气虚则悲，实则笑不休。○《内经》曰：心藏神，神有余则笑不休，神不足则悲。○《难经》曰：心外证，面赤，口干、善笑。○《内经》曰：心在声为笑。又曰：喜与笑皆属心火。○皇甫士安曰：心实则笑，笑则喜。○河间曰：喜为心火之志也，喜极而笑者，犹燔灼太甚而鸣，笑之象也，故病笑者心火之盛也。

治法 一妇人病喜笑不已，已半年，众治无效。戴人曰：此易治也。沧盐成块者二两余，火煅令赤，放冷研细，河水一大碗同煎，温服三次，以钗股探喉，吐出热痰四五升，次服黄连解毒汤，不数日而笑定。《内经》曰：神有余则笑不休。神者心火是也，火得风而焰，故笑之象也。五行之中，惟火有笑。尝治一老人笑不休，口流涎，以黄连解毒汤方见寒门加半夏、竹叶、竹沥、姜汁服之，笑止矣。子和。

歌

《内经》曰：脾在声为歌。○《灵枢》曰：足阳明之脉病甚，则欲上高而歌。○癫狂邪祟之病，皆或歌或哭。《纲目》。○脾好音乐，是其性也。《延寿》。

哭

《内经》曰：肺在声为哭。哭者，肺之本声也。○《难经》曰：肺外证，面白，善嚏，悲愁不乐欲哭。○妇人脏躁，悲伤欲哭。详见妇人门。

呻

《内经》曰：肾在声为呻。○《脉诀》曰：呻吟者，困重形于外也。○肾病好呻吟，呻吟者痛声也。《入门》。

欠

《内经》曰：肾为欠。○《难经》曰：肾病，面黑、善恐、数欠。○黄帝问曰：人之欠者，何气使然？岐伯对曰：卫气昼行于阳，夜行于阴。阴者主夜，夜则卧。阳者主上，阴者主下，故阴气积于下，阳气未尽，阳引而上，阴引而下，阴阳相引，故数欠。又曰：足阳明之脉，病善伸数欠。《灵枢》。○疟之始作也，善伸数欠。又曰：二阳胃也一阴心包发病，善噫善欠。注云：气郁于胃，故欠生焉。《内经》。○气乏，故欠伸引之。《入门》。

嚏

黄帝曰：人之嚏者，何气使然？岐伯曰：太阳之气一云阳气和利，而满于心，出于鼻，故为嚏。《灵枢》。○《难经》曰：肺外证，面白善嚏。○嚏者，鼻中因痒而气喷，作于声也。鼻为肺窍，痒为火化，是火乘金为病也。河间。○腠理不密，喷嚏不已。《纲目》。○欠为气乏，嚏为气通。《纲目》。

噫

与嗳气同，吐出饱气也。详见内伤。

太息

黄帝问曰：人之太息者，何气使然？岐

伯对曰：人忧愁则心系急，心系急则气道约，约则不利，故太息以出之。《灵枢》。○胆病者，善太息。又曰：足少阳之脉，病口苦善太息。《灵枢》。

大惊不语

大惊入心则败血，顽痰填塞心窍，故暗不能言，宜密陀僧散、远志丸、茯神散。《直指》。

密陀僧散 治惊气入心，暗不能言。蜜陀僧研极细末，每一钱，茶清调下。一方以热酒调下。有热者，麝香汤调下。昔有人为虎蛇所惊久暗，服此即愈。虞世。

远志丸 治因惊言语颠错。远志姜制、南星牛胆制、人参、白附子、白茯神、酸枣仁炒各五钱，朱砂三钱水飞，麝香一钱，金箔五片。上为末，蜜丸梧子大，朱砂为衣，薄荷汤下三十丸，日再服。《本事》。

茯神散 治同上。茯神、生干地黄、白芍药、川芎、当归、桔梗、白茯苓、远志姜制。上为末，每二钱，水二盏，灯心一钱，大枣二枚，同煎至七分服之。有一妇年七十四岁，因戎乱为惊疾，服二方得效。《本事》。

中风不语

详见风门。

语涩皆属风

宜考风门。

妇人产前不语　产后不语

并见妇人。

小儿语迟

详见小儿。

言语法

少言语养内气。《七禁文》。○语过多，成咳嗽或失音。《脉诀》。○凡言语诵读，常想声在气海中脐下穴名。每日初入后，勿言诵读，宁待平朝也。《得效》。〇食上不得语，语而食者，常患胸背痛。古人食不语，寝不言，以此故也。《得效》。〇卧勿大语，损人气力，亦不用寝卧多言笑。寝不得言语者，言五脏如钟磬然，不悬则不可发声也。《得效》。〇行不得语，若欲语须住脚乃得语，行语则令人失气。《得效》。〇东垣省言箴。详见身形。

不治证

病人循衣缝谵语者不可治。华陀。〇病人阴阳俱绝，掣衣撮空妄言者死。华陀。〇病人妄语错乱，及不能语者，不治，热病及狂者不在此例。《医鉴》。

针灸法

喑不能言，取合谷、涌泉、阳交、通谷、天鼎、期门、支沟。《甲乙经》。〇足太阴之脉病，舌本强，不能言。又手少阴之别脉，名曰通里，虚则不能言，取此穴。《灵枢》。〇舌缓不能言，取哑门。舌下肿难言，取廉泉。《资生》。

津　液

身中津液

《灵枢》曰：腠理发泄，汗出溱溱，是谓津。津脱者，腠理开，汗大泄。〇谷入气满，淖泽注于骨，骨属屈伸，泄泽，补益脑髓，皮肤润泽，是谓液。液脱者，骨属屈伸不利，色夭，脑髓消，胫疫，耳数鸣。《资生》。〇水谷入于口，输于肠胃，其液别为五。天寒衣薄，则为尿与气。天热衣厚，则为汗。悲哀气并，则为泣。中热胃缓，则为唾。邪气内逆，则气为之闭塞而不行，不行则为水胀。《资生》。〇腠理发泄，汗出溱溱，是谓津，津之渗于孔窍，留而不行者为液。《内经·注》。〇大肠主津，小肠主液，大肠、小肠受胃之荣气，乃能行津液于上焦，灌溉皮毛，充实腠理。若饮食不节，胃气不足，大肠、小肠无所禀受，故津液涸竭焉。东垣。

肾主液

《难经》曰：肾主五液，分化五脏：入肝为泪，入心为汗，入脾为涎，入肺为涕，自入为唾。〇《灵枢》曰：五脏化液：心为汗，肺为涕，肝为泪，脾为涎，肾为唾，是为五液。

脉法

《内经》曰：尺涩脉滑，谓之多汗。释曰：尺肤涩而尺脉滑也，此自汗多，而血涸津脱也。〇脉大而虚浮而濡者汗。《正传》。〇《脉诀》曰：肝脉浮虚，或涩或濡，软散洪大，渴饮无余。〇肝脉浮虚，或濡或涩，自汗在寸，盗汗在尺。《回春》。〇《脉经》曰：男子平人脉虚弱微细者，喜盗汗出也。〇寸口脉微，尺脉紧，其人虚损多汗，知阴常在，绝不见阳也。仲景。〇伤寒脉浮而迟，面热赤而战惕者，当汗出解也。脉迟者为无阳，不能作汗，其身必痒。仲景。

汗因湿热

《内经》曰：心为汗。又曰：阳加于阴谓之汗。释曰：阳气上薄，阴能固之，则蒸而为汗。又曰：阳之汗，而天地之雨名之。〇《难经》曰：肾邪入心为汗。〇汗者心之液，心动则惕然而汗出。《医鉴》。〇心为君火，脾胃属土，此湿热相薄为汗明矣。又如甑中烧酒，若非汤火熏蒸，则不能成汗液也。《正传》。〇《内经》曰：饮食饱甚，汗出于胃；惊而夺精，汗出于心；持重远行，汗出于肾；疾走恐惧，汗出于肝；摇体劳苦，汗出于脾。〇卫气虚则汗多，荣血虚则无汗。《纲目》。〇风病多汗，风散气故也详见风门。痰证亦有汗，头眩呕逆，宜芎夏汤方见痰饮。火气上蒸胃中之湿，亦能作汗，凉膈散方见火门主之。丹溪。

自汗

自汗者，无时而濈濈然出，动则为甚，属阳虚，胃气之所司也。治法宜补阳调胃。《正传》。○《灵枢》曰：卫气者，所以肥腠理司开阖者，卫气虚则腠理疏，开阖无司而汗多矣。○《内经》曰：汗出偏沮，使人偏枯。○多汗身软者，湿也。心主热，脾主湿，湿热相薄如地之蒸气为云雨雾露，宜调卫汤、玉屏风散。胃热者，二甘汤。《入门》。○自汗属气虚，属湿与痰。气虚用人参、黄芪，少加桂枝。真阳虚则少用附子童便煮。丹溪。○凡内伤及一切虚损之证，自汗不止者，总用补中益气汤方见内伤少加附子、麻黄根、浮小麦，其效如神。但升、柴俱用蜜水制炒，以杀其升发勇悍之性，又欲引其参、芪等药至肌表也。东垣。○仲景桂枝汤，治外感风邪自汗之圣药也。黄芪建中汤，治外感气虚自汗之神剂也。补中益气汤，治内伤气虚自汗之妙方也。东垣。○伤寒自汗有九证。详见寒门。○自汗，通用黄芪汤、黄芪六一汤方见痈疽、参归腰子、牡蛎散、小建中汤方，虚门、参芪汤、双和汤方见虚门、桂附汤、术苓汤、镇液丹、参附汤、芪附汤。

调卫汤 治湿胜自汗。麻黄根、黄芪各一钱，羌活七分，生甘草、当归尾、生黄芩、半夏各五分，麦门冬、生地黄各三分，猪苓二分，苏木、红花各一分，五味子七粒。上锉，作一贴，水煎服。东垣。

玉屏风散 治表虚自汗。白术二钱半，防风、黄芪各一钱二分。上锉，作一贴，水煎服。防风、黄芪实表气，白术燥内湿，所以有效。《丹心》。

二甘汤 治胃热，食后汗出如雨。生甘草、炙甘草、五味子、乌梅肉各等分。上锉，每五钱，姜二片，枣二枚，水煎服。《入门》。

黄芪汤 治阴阳偏虚，自汗或盗汗。黄芪蜜炒二钱二分，生干地黄、天门冬、白茯苓、麻黄根各一钱五分，当归一钱二分，麦门冬一钱，五味子、浮小麦、甘草各七分，防风五分。上锉，作一贴，水煎服。《医鉴》。○严氏黄芪汤同，但无龙骨一味，地黄去熟用生耳。

参归腰子 治心气虚损自汗，以此收敛心液。人参、当归锉各五钱，猪心一个破作数片，并心内血，以水二碗，先煎猪心至一碗半，乃入二药同煎至八分，取清汁，吃猪心，以汁送下令尽。《丹心》。

牡蛎散 治诸虚不足，体常自汗，夜卧则甚。久不治，羸瘠枯瘦，心忪惊惕。牡蛎煅、麻黄根、黄芪、知母各一两。上为末，浮小麦煎汤，调二钱服。锉之，煎服亦可。《得效》。○丹溪治自汗方：防风、黄芪、白术、牡蛎粉、麻黄根各等分锉，水煎服之，亦佳。

小建中汤 治表虚自汗。方见虚劳。○黄芪建中汤，乃本方加黄芪也，治虚劳自汗。○当归建中汤，乃本方加当归一两也，治血虚自汗。○桂枝附子汤，乃本方加桂枝五钱、炮附子半个也，治自汗漏不止，每服七钱，姜七片，枣二枚，水煎服。《得效》。

参芪汤 治自汗。黄芪蜜炒、人参、白术、白茯苓、当归、熟地黄、白芍药酒炒、酸枣仁炒、牡蛎粉各一钱，陈皮七分，甘草二分。上锉，作一贴，枣二枚，浮小麦一撮，乌梅一个，同煎服。《医鉴》。

术苓汤 治虚汗。黄芪、防风、白茯苓、白术、麻黄根各五钱，甘草炙二钱半。上锉，每服七钱，浮小麦百粒，同煎服。《直指》。

镇液丹 治自汗。黄芪蜜炒二两半，大附子二两煨去皮脐童便浸炒，防风炒、白术炒、白芍药酒炒、中桂各一两。上为末，酒糊和丸梧子大，空心，温酒下五十丸。加酸枣仁尤妙。《医鉴》。

参附汤 治阳虚自汗。人参五钱，附子炮一两。上锉，作三贴，姜三片，水煎服。

《济生》。

芪附汤 治气虚自汗。黄芪蜜炒、附子炮各二钱半。上锉，作一贴，姜三片，水煎服。《济生》。

桂附汤 治自汗漏不止。桂枝、附子炮各二钱半。上锉，如前法服。《济生》。

盗汗

《内经》曰：肾病者，寝汗出，憎风。注曰：寝汗者，盗汗也。成无己曰：盗汗者，睡中汗出，觉则止也。○盗汗者，寐中通身如浴，觉来方知，属阴虚荣血之所主也，宜补阴降火。《正传》。○盗汗，乃阴虚血虚有火也，当归六黄汤甚妙。又四物汤方见血门加知母、黄柏。兼气虚，加参、术、黄芪。《丹心》。○盗汗，肾火动甚，宜正气汤。脾湿盛者，宜四制白术散。肝热者，宜龙胆散。欲眠目合则汗出者，胆有热也，宜小柴胡汤方见寒门。通用当归地黄汤、牡蛎散、参芪汤。

当归六黄汤 治盗汗之圣药也。黄芪二钱，生地黄、熟地黄、当归各一钱，黄芩、黄连、黄柏各七分。上锉，作一贴，水煎服。河间。○黄芪实表气，当归、生熟地黄补阴血，芩、连、黄柏去内火，所以有效也。《丹心》。

正气汤 降阴火，止盗汗。黄柏、知母各一钱半炒，甘草炙五分。上锉，作一贴，水煎服。《入门》。

四制白术散 治盗汗。白术四两锉，分四包，以黄芪、石斛、牡蛎、小麦麸各一两，各炒白术为黄色，只取白术为末，每三钱，粟米饮调下，尽服为妙。丹溪。

龙胆散 治肝热盗汗。龙胆草、防风各等分。上为末，每一钱，米饮调下，临卧时。《直指》。

当归地黄汤 治盗汗，气血两虚者。当归、熟地黄、生地黄、白芍药酒炒、白术、白茯苓、黄芪蜜炒各一钱，黄柏、知母并蜜水炒、陈皮各八分，人参五分，甘草三分。

上锉，作一贴，枣一枚，浮小麦一撮，同水煎服。《医鉴》。

牡蛎散 治盗汗及自汗。牡蛎煅、黄芪、麻黄根各等分。上锉，每五钱，浮小麦百粒同煎服。《三因》。○又，牡蛎散治盗汗。牡蛎粉、白术、防风各等分为末，酒调服二钱，汗即止。《类聚》。

参芪汤 治虚人盗汗。人参、黄芪、白术、白茯苓、白扁豆、山药、陈皮、干葛、半夏曲、甘草各一钱。上锉，作一贴，水煎服。《丹心》。

童子盗汗 一童子，自婴至童，盗汗七年，诸药不效。用凉膈散、三黄元并见火门，三日病已。盖肾主五液，化为五湿，相火逼肾，肾水上行，乘心之虚而入手少阴。心火炎上而入肺，欺其不胜己也，皮毛以是而开，玄府不闭而为汗，先以凉膈散泻胸中相火，次以三黄丸泻心火以助阴分，则肾水还本，汗自止矣。海藏。

头汗

头者诸阳之会，邪搏诸阳，津液上凑，则汗见于头也。《明理》。○头者三阳之会，盖三阴之脉至胸而还。凡有头汗出，自是阳虚，故曰汗出为阳微，是阴不得有汗也。《本事》。○头汗出，齐颈而还，血证也，额上偏多，盖首者六阳之所会，故热气熏蒸而汗出也。以部分言之，则颐属肾，额属心，三焦之火涸其肾水，沟渠之余，迫而上入于心之分，故发为头汗，而额上偏多也。治法详见寒门。海藏。○湿家头额出汗。详见湿门。○阳明胃实，亦头汗出。详见寒门。○水结胸，亦头汗出。详见胸部。

心汗

别处无汗，独心孔一处有汗，思虑多则汗亦多，病在于心，宜陈艾汤。丹溪。○思虑过度，以致心孔独有汗出，宜陈艾汤。又法青桑第二番叶，带露采，阴干焙为末，每二钱，空心，米饮调下。又止盗汗。《入门》。○凡心腋汗，大人乃心血溢盛，面常发赤者是也。小儿因惊得之。有人患心腋盗汗久不止，用参归腰子方见上以收敛心血，遂愈。《得效》。○心汗，宜茯苓补心汤。

陈艾汤 治汗自心头出者，名曰心汗，亦治心腋盗汗。白茯苓二两。上为末，每二钱，以浓煎陈艾汤调下。《得效》。

茯苓补心汤 治心汗。心汗者，心孔有汗，别处无也，因七情郁结而成。白茯苓、人参、白术、当归、生地黄、酸枣仁炒、白芍药、麦门冬、陈皮、黄连各一钱，甘草三分，朱砂五分别为末。上锉，作一贴，枣二枚，乌梅一个，浮小麦百粒同煎，调朱砂末服之。《回春》。

手足汗

手足汗者，津液自胃腑旁达于外，则手足自汗，有热聚胃腑逼而出之者，此阳明证也，宜大柴胡汤方见寒门下之。《入门》。○手足汗，用芩、连、柏并补剂，皆不效，后以八物汤加半夏、茯苓为君，白附子、川乌为佐使，服之，其汗即无。《纲目》。○治脚汗方：白矾、干葛各五钱为末，水三碗，煎十数沸，逐日洗而缠之，三五日自止。《本事》。○牡矾丹治两腋汗、两脚心汗，久不愈者宜用。方见前阴。

阴汗

阴汗，肾虚阳衰也，宜局方安肾丸。方见腰门。○治阴汗不止，宜小安肾元方见虚劳，以干旧酱煎汤，入盐少许吞下，大蒜元亦可。○又方：蛇床子酒浸炒，白矾、陈酱煎水，淋洗患处。《得效》。○治阴囊汗，密陀僧为末极细，和蛤粉，扑傅汗处。《丹心》。○阴汗，宜炉甘石二钱半、蚌粉、黄连、五倍子各一钱二分半。上为末，先以露蜂房、大腹皮煎汤洗，后糁之。《直指》。

大蒜元 治阴汗湿痒。大蒜不拘多少煨熟去皮烂研。同淡豆豉末和丸子大，朱砂为衣，枣子、灯心煎汤，空心吞下三十丸。

《得效》。

血汗

详见血门。

黄汗

详见疸门。

漏风证

黄帝问曰：有病身热懈堕，汗出如浴，恶风少气，此为何病？岐伯对曰：病名酒风，一名漏风。漏风之状，或多汗，常不可单衣，食则汗出，甚则身热喘息，衣常濡，口干善渴，不能劳事《内经》，白术散主之。

白术散 治饮酒中风，汗多不可单衣，食则汗出如洗，久不治，必为消渴。防风二两半，白术一两二钱，牡蛎煅三钱。上为末，每二钱，温水调下。河间。

亡阳证

凡汗多不止，谓之亡阳。又，汗不得出，亦谓之亡阳。如心痞胸烦，面青，肤瞤者，难治；色黄，手足温者可治。《入门》。○凡汗漏不止，则真阳脱亡，故谓之亡阳，其身必冷，多成痹寒矣。《入门》。○凡发汗过多，则阳虚不固，汗出多，则津液亡而小便难。四肢者诸阳之本，液脱者骨属屈伸不利，是以四肢拘急，桂枝附子汤主之。《入门》。○汗多亡阳，宜用止汗法。见下。○阳虚亡阳不得汗，宜陶氏再造散。方见寒门。

桂枝附子汤 治伤寒发汗过多，遂漏不止，四肢拘急，难以屈伸。桂枝、附子炮各三钱，白芍药二钱，甘草炙一钱。上锉，作一贴，姜五片，枣二枚，水煎服之。《入门》。

止汗法

汗出不止，恐作亡阳，宜以温粉、红粉扑之。又用独胜散填脐。○或牡蛎、麦麸、麻黄根、藁本、糯米、防风、白芷等分为末，周身扑傅。《入门》。〇误用麻黄，令人亡阳汗出不止，将病人头发水浸，外用糯米粉并龙骨、牡蛎末扑傅之。《入门》。

温粉 止自汗。白术、藁本、川芎、白芷各等分。上为末，药末一两，入粟米粉一两和匀，绵裹扑身。《丹心》。

红粉 治同上。麻黄根、牡蛎粉各一两，赤石脂、龙骨各五钱。上为末，和匀，绵裹扑傅。《得效》。

独胜散 治自汗盗汗。五倍子、白矾枯等分为末，以津唾调匀，填脐中，以帛缚定，立效。《医鉴》。〇又方：何首乌为末，津唾调，封脐中，妙。《丹心》。

无汗

汗者血之异名，故《灵枢》曰夺血者无汗，夺汗者无血。〇盛夏浴食无汗，为表实，表实者无汗。丹溪。〇三阳实，三阴虚，汗不出；三阴实，三阳虚，汗不止。《直指》。〇真气已亏，胃中火盛，则汗出不休。胃中真气已竭，若阴火已衰，则无汗反燥，乃阴阳俱衰。四时无汗，其形不久。东垣。〇伤寒阴证皆无汗。详见寒门。〇阳气有余，为身热无汗；阴气有余，为多汗身寒；阴阳有余，则无汗而寒。《内经》。

绝汗

谓出汗如珠不流，复旋干也。《内经·注》。〇六阳气俱绝，则绝汗乃出，朝占夕死，夕占朝死。《灵枢》。

柔汗

仲景《伤寒论》曰：柔汗发黄，为脾绝。释曰：柔为阴，柔汗即冷汗也。一云：油汗即粘汗也。

汗出凶证

伤寒热病，汗出发润，一不治也；汗出如油，二不治也；汗凝如珠，三不治也。《直指》。〇伤寒热病，头汗如珠不流者，阳脱即死。《入门》。〇伤寒汗出发润，与其出如油，或大如贯珠着身，出而不流，皆为不治之证。《明理》。〇伤寒脉浮洪，汗出如油，发润，喘不休，为命绝，不治。仲景。〇伤寒阳病自汗有九证，皆有治法。阴病不得有汗，惟阴毒则额上手背有冷汗，甚者如水洗，此是阳虚阴盛，亡阳而将脱也，其死必矣。《活人》。

禁忌

冬月天地闭，血气藏，纵有病，亦不宜多出汗。《活人》。〇自汗大忌生姜，以其开腠理故也。丹溪。〇自汗，凡辛辣之味、五辛之属，并忌食之。

积气生液

古圣曰：阳中生阴，阴中生阳，气中生液，液中生气。又曰：积液生气，积气生液。《直格书》。〇朱子曰：阳变阴合，初生水火，水火气也，流动闪烁，其体尚虚，其形犹未定，次生木金，则确然有定形矣，水火初是自生也。〇程子曰：坎，水也，一始于中，有生之最先者也。鲁斋鲍氏曰：物之初生，其形皆水，水者万物之一原也。或问曰：天一生水，亦有可验乎？曰：人之一身可验矣，贪心动则津生，哀心动则泪生，愧心动则汗生，欲心动则精生。方人心寂然不动之时，则太极也，此心之动，则太极动而生阳，所以心一动而水生，即可以为天一生水之证也。〇夫水生于阳，而成于阴，气始动而阳生，气聚而静则成水，观呵气可见。盖神为气主，神动则气随，气为水母，气聚则水生。《正理》。

泣

《难经》曰：肾主液，入肝为泣。〇黄帝曰：人之哀而泣涕出者，何气使然？岐伯曰：心者，五脏六腑之主也；目者，宗脉之所聚也，上液之道也；口鼻者，气之门户也。故悲哀愁忧则心动，心动则五脏六腑皆摇，摇则宗脉感，宗脉感则液道开，液道开则泣涕出焉。液者，所以灌精濡空窍者也，故上液之道开则泣，泣不止则液竭，液竭则精不灌，精不灌则目无所见矣，命曰夺精。《灵枢》。○又曰：五脏六腑之津液尽上渗于目，心悲气并则心系急，心系急则肺举，肺举则液上溢。夫心系与肺不能常举，乍上乍下，故咳而泣出矣。《灵枢》。○老人胆汁悭，哭则无泪，笑则有泪，火盛水亏也，故胆热者亦流泪。《入门》。

涕

《内经》曰：泣涕者脑也，脑者阴也，脑渗为涕。○《难经》曰：肾主液，入肺为涕，涕者肺之液也。○胆移热于脑，则辛頞鼻渊。鼻渊者，浊涕下不止也。详见鼻门。○肺热则涕出，黄浊如脓状，大如弹丸，从鼻中出，不出伤肺，伤肺则死也。详见鼻门。○伤风则决然鼻流清涕。《纲目》。○鼻流浊涕者，属风热也；鼻流清涕者，属肺冷也。《回春》。

涎

口角流出而不禁者，涎也。《直指》。○涎者，脾之液也，脾热则涎出。《内经·注》。○黄帝曰：人之涎下者，何气使然？岐伯曰：饮食者，皆入于胃，胃中有热则虫动，虫动则胃缓，胃缓则廉泉开，故涎下。《灵枢》。○一人口流涎不止，喜笑舌喑，脉洪大，用芩、连、栀、柏、苍白术、半夏、竹沥、姜汁，服之五日，涎止笑息。《纲目》。○口角流涎不止，口眼㖞斜，以通天愈风汤煎水，吞下清心导痰丸五十粒而愈。《纲目》。○时常吐清水冷涎，自下涌上者，脾热所致，二陈汤方见痰饮加白术、白芍药、升麻土炒、芩、连、栀子、神曲、麦芽、干生姜，或丸或煎服。《入门》。

通天愈风汤 桔梗三钱，白术一钱半，人参、南星炮、贝母炒各一钱，威灵仙、连

翘、防风、荆芥穗、甘草各五分，瓜蒌仁十五粒。上锉，作一贴，入姜三片，水煎调荆沥一呷，姜汁少许，温服。《纲目》。

清心导痰丸 天南星、半夏并姜汁制各二两，白附子、天花粉各一两，黄连炒、郁金各七钱半，白僵蚕炒、天麻、羌活各五钱，川乌盐制二钱。上为末，姜汁糊和丸梧子大。《纲目》。

唾

唾者，肾之液也。《内经》曰：肾为唾，唾生于牙齿。○肾冷则多唾，肾热则无唾。○水之在口，曰华池，亦曰玉泉。《黄庭经》曰：玉泉清水灌灵根，审能修之可长存。灵根者，舌也。《活人心》。○大病差后喜唾者，胃上有寒，宜理中丸温之。仲景。○大病新愈，喜唾不休，或唾白沫者，胃口上停寒也，理中丸方见寒门加益智仁。东垣。○虫证多涎唾。详见虫门。

回津法

真人曰：常习不唾地。盖口中津液，是金浆玉醴，能终日不唾，常含而咽之，令人精气常留，面目有光。盖人身以津液为本，在皮为汗，在肉为血，在肾为精，在口为津，伏脾为痰，在眼为泪，曰汗，曰血，曰泪，曰精，已出则皆不可回，惟津唾则独可回，回则生生之意又续矣。有人喜唾，液干而体枯，遇至人教以回津之术，久而体复润矣。《延寿书》。

通治药

自汗盗汗诸汗，通用黄芪汤、牡蛎散方见上、补中益气汤方见内伤、双和汤方见虚劳。

单方

凡二十五种。

石膏 解肌，出毒汗。宜细碎水煎服。《本草》。

葛根　解肌发表，出汗开腠理。水煎服之。《本草》。

麻黄　去节则发表出汗，根与节能实表止汗，水煎服之。《本草》。

生姜及干姜　皆发表，开腠理，出汗。水煎服。《本草》。

浮萍　发汗最捷。详见风门去风丹下。

荆芥　发表出汗。水煎服。《本草》。

薄荷　发毒汗，解劳乏，清头目。水煎服。《本草》。

葱白　连须用解表出汗，散风邪。水煎服。《本草》。

紫苏叶　散表气，出汗。《本草》。○久汗不出，同青皮煮服之即出。丹溪。

忍冬藤　散久积陈郁之气，能出汗。煮饮良。丹溪。

细辛　散风出汗。水煎饮之，不可为末服，令人气塞。《本草》。

杏仁　解肌发汗。水煎服。《本草》。

豆豉　发汗。○久盗汗。豉一升微炒，渍酒三升，满三日，冷暖任服，不差更作。《本草》。

白术　止汗。○治盗汗极验。白术不拘多少，锉成小块，浮麦一升，水一斗，同煮干，取出切片焙干，去麦不用，研为细末，每服二钱，别煎浮麦汤调服。《得效》。

桂枝　止汗。表虚自汗，秋与冬则用桂枝煎服。东垣。

酸枣仁　止汗，治睡中汗出。酸枣仁炒、人参、白茯苓为细末，每二钱，米饮调下。《得效》。

桑叶　最止盗汗。青桑第二番叶，带露采，阴干焙为末，米饮调服。《入门》。

牡蛎粉　止汗。和杜仲服止盗汗。又和麻黄根为末粉身，止盗汗。《本草》。

浮小麦　实表，止自汗。《本草》。水煎作饮，常服之。○凡自汗，多吃面食则安。《得效》。

防风　止汗，又止盗汗。水煎服之，叶尤佳。《本草》。

黄芪　实表虚，止自汗。蜜水炒黄芪，入炙甘草少许，水煎常服。○凡自汗，春夏用黄芪。东垣。

麻黄根　止自汗及盗汗，水煎服之。又和牡蛎粉粉身，止汗。《本草》。

椒目　止盗汗最妙。微炒为极细末，取半钱，以生猪上唇煎汤一合调，临卧服之，无不效。《本草》。

乌梅　止好唾，作茶饮之。《本草》。

白茯苓　止自汗盗汗。取为末，以乌梅、陈艾煎汤，调下二钱。《得效》。

针灸法

盗汗不止，取阴郄泻之。《纲目》。○汗不出，取曲差。○盗汗，取阴都、五里、间使、中极、气海。○虚损盗汗，取百劳、肺俞。《甲乙经》。○伤寒汗不出，取合谷、复溜，俱泻之，大妙。《纲目》。

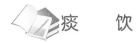 痰　饮

痰涎饮三者不同

痰者，津液之异名，人之所恃以润养肢体者也。曰痰、曰涎、曰饮，又有理一分殊之别。伏于包络，随气上浮，客肺壅嗽而发动者，痰也；聚于脾元，随气上溢，口角流出而不禁者，涎也；惟饮生于胃腑，为呕为吐，此则胃家之病，不可不知。《直指》。

痰饮分清浊

痰者，津液因热而成，热则津液熏蒸而稠浊，故名为痰也。《丹心》。○水之与饮，同出而异名也。人惟脾土有亏，故所饮水浆不能传化，或停于心下，或聚于胁间，或注于经络，或溢于膀胱，往往因此而致病矣。《直指》。○饮者因饮水不散而为病，痰者因

火炎熏灼而成疾，故痰形稠浊，饮色清痰。古方谓之饮，今人谓之痰，其实一也。

王隐君痰论

痰证，古今未详。方书虽有悬饮、留饮、支饮、痰饮，诸饮之异，而莫知其为病之源，或头风眩晕，目昏耳鸣；或口眼蠕动，眉棱耳轮瘙痒；或四肢游风肿硬，似痛非痛；或为齿颊痒痛，牙床浮肿，而痛痒不一；或噫气吞酸，嘈杂呕哕；或咽嗌不利，咯之不出，咽之不下，色如煤炱，形如败絮、桃胶、蚬肉之类；或心下如停冰雪，心头冷痛时作；或梦寐奇怪鬼魅之状；或足腕痠软，腰背卒痛；或四肢骨节烦疼，并无常所，乃至手麻臂痛，状若挫闪；或脊中每有一掌，如冰冻之寒痛者；或浑身习习如虫行者；或眼眶涩痒，口糜舌烂，甚为喉闭等证；又或绕项结核，似疬非疬；或胸腹间如有二气交纽，噎塞烦闷，有如烟气上冲，头面烘热，或为失志癫狂；或为中风瘫痪；或为劳瘵荏苒之疾；或为风痹及脚气之候；或心下怔忡惊悸，如畏人将捕；或喘嗽呕吐；或呕冷涎绿水黑汁，甚为肺痈、肠毒、便脓、挛跛。其为内外疾病，非止百端，皆痰之所致也。盖津液既凝为痰为饮，而汹涌上焦，故口燥咽干；流而之下，则大小便闭塞，面如枯骨，毛发焦干，妇人则经闭不通，小儿则惊痫搐搦。治法宜先逐去败痰，然后看虚实调理，故制沉香滚痰丸方见下，为通治三焦痰饮之剂也。○刘宗厚曰：痰之为病，仲景论四饮六证，无择叙三因内外，俱为切当，惟王隐君论人之诸疾悉出于痰，此发前人所未发，可谓深识痰之情状而得其奥者矣。制滚痰丸一方，总治斯疾，固为简便，较之仲景、《三因》有表里内外，而分汗下温利之法，则疏阔矣，况又有虚实寒热之不同者哉。

饮病有八

有留饮、癖饮、痰饮、溢饮、流饮、悬饮、支饮、伏饮等证，皆因饮酒冒寒，或饮水过多所致。仲景。

留饮

胸中有留饮，其人短气而渴，四肢历节痛，脉沉细。仲景。○留饮者，水停心下，背冷如手掌大，或短气而渴，四肢历节疼痛，胁痛引缺盆，咳嗽转甚。《入门》。○留饮之证，四肢历节痛，气短脉沉，久则令人骨节蹉跌，恐为癫痫，宜导痰汤加减，通用芎夏汤。《入门》。二方见下。

癖饮

水癖在两胁下，动摇有声，宜十枣汤方见寒门、三花神佑丸。方见下门

痰饮

其人素盛今瘦，水走肠间，沥沥有声，谓之痰饮，宜苓桂术甘汤。又曰：心下有痰饮，胸胁支满目眩。仲景。○痰饮者，水停肠胃，漉漉有声，令人暴肥暴瘦，宜神术丸。《入门》。

苓桂术甘汤 治痰饮。赤茯苓二钱，桂枝、白术各一钱半，甘草一钱。上锉，作一贴，水煎服。仲景。

神术丸 治痰饮成窠囊，漉漉有声，或呕吐酸水。苍术泔浸去皮焙干一斤为细末，白脂麻五钱，水二盏研滤取汁，大枣三十枚烂煮研去皮核取肉，以麻汁调和成稀膏，搜和术末，熟杵，丸如桐子大，每日空心温水下百丸至二百丸。初服时必膈微燥，进山栀子散一服，不躁。《本事》。

山栀子散 栀子一味，干之为末，沸汤点一钱服。

溢饮

饮水流行，归于四肢，当汗出而不汗出，身体重痛，谓之溢饮，小青龙汤方见寒门主之。仲景。○溢饮者，水在四肢，身体重痛。《入门》。

悬饮

饮后，水流在胁下，咳唾引痛，谓之悬饮，十枣汤方见寒门主之。仲景。○悬饮，亦谓流饮，水在胁间，动摇漉漉有声。《局方》。○悬饮者，水流在胁下，咳唾引痛，悬悬思水，三花神佑丸主之。《入门》。方见下门。

支饮

咳逆倚息短气，不得卧，其形如肿，谓之支饮，小青龙汤方见寒门主之。又曰：其脉数，必苦冒眩，其人本有支饮在胸中故也，茯苓五味子汤亦主之。仲景。○支饮，亦喘而不能卧，加短气，其脉平也。仲景。○支饮，水停膈上，咳逆倚息短气。《入门》。

茯苓五味子汤 治支饮，手足冷痹，多唾，小腹气上冲胸咽，面热如醉，时复眩冒。赤茯苓二钱，桂心、甘草各一钱半，五味子一钱二分半。上锉，作一贴，水煎服。支饮，法当冒，冒者必呕，呕者复满，加半夏以去其饮，饮去呕则止。仲景。

伏饮

膈上痰满喘咳或吐，发则寒热，背痛腰痛，目泪自出，其人振振身瞤剧，必有伏饮。仲景。○伏饮者，水停膈满，呕吐喘咳，发热恶寒，腰背痛，目泪出，或身惕瞤，宜三花神佑丸方见下门、控涎丹。方见下。《入门》。

痰病有十

有风痰、寒痰、湿痰、热痰、郁痰、气痰、食痰、酒痰、惊痰。痰之源不一，有因热而生者，有因气而生者，有因风而生者，有因惊而生者，有因饮而生者，有因食而成者，有因暑而生者，有伤冷而成者，有脾虚而成者，有因酒而成者，有肾虚而生者。丹溪。

风痰

多瘫痪奇证，头风眩晕，暗风闷乱，或搐搦瞤动，宜青州白圆子、导痰汤。《丹心》。

青州白圆子 治风痰壅盛，呕吐眩晕，及瘫痪风。半夏七两，天南星三两，白附子二两，川乌五钱。上生为细末，清水浸，春五、夏三、秋七、冬十日，朝夕换水，候日数足，乃取纳生绢袋中，滤过其滓，再研滤过，以尽为度，澄清，去水晒干。又为末，以糯米粥清和丸绿豆大，姜汤吞下三五十丸。《局方》。

导痰汤 治风痰。半夏姜制二钱，南星炮、橘红、枳壳、赤茯苓、甘草各一钱。上锉，作一贴，姜五片，水煎服。《得效》。

寒痰

寒痰，即冷痰也。骨痹，四肢不举，气刺痛，无烦热，凝结清冷。宜温中化痰丸、温胃化痰丸、新法半夏汤。《丹心》。

温中化痰丸 治冷痰，呕哕恶心。青皮、陈皮、良姜、干姜各等分。上为末，醋糊和丸梧子大，米饮下五十丸。《局方》。

温胃化痰丸 治膈间有寒饮冷痰。半夏制三两，干姜炮，白术焙、陈皮各二两。上为末，姜汁糊和丸梧子大，姜汤吞下二三十丸。《纲目》。

新法半夏汤 治脾胃有冷痰，呕逆恶心，不思饮食。大半夏四两切片，以白矾末一两和汤浸一日漉出，再用姜汁浸一日，煮令汁尽，焙为末，用甘草炙二两，橘红、缩砂、神曲炒、草果各一两，丁香、白豆蔻各五钱。上为细末，每一钱，以姜盐汤点服。《局方》。

湿痰

身重而软，倦怠困弱，宜神术丸方见上、山精丸、三仙丸或二陈汤加苍术、白术。《局方》。

山精丸 健脾清火，燥湿痰。苍术泔浸三日，竹刀刮去皮，阴干二斤；黑桑椹一斗，取汁去渣，将苍术浸汁晒干，如此九次，捣为细末；枸杞子、地骨皮各一斤：上为末，蜜丸梧子大，每百丸，温汤吞下。《必用方》。

三仙丸 治湿痰。半夏、南星各一斤，为末，姜汁调作片，置筛中，以楮叶或艾叶覆之，令发黄色，晒干收之。须五六月间做曲，每曲四两，入香附末二两，姜汁糊和丸梧子大，姜汤下五十丸。《入门》。

热痰

热痰即火痰也，多烦热燥结，头面烘热，或为眼烂喉闭，癫狂嘈杂，懊侬怔忡。宜清气化痰丸、加味润下丸、小调中汤、大调中汤、黄芩利膈丸、理中豁痰汤、清热导痰汤。《丹心》。○热痰，黄色者是也。《得效》。

清气化痰丸 治热痰。半夏制二两，陈皮、赤茯苓各一两半，黄芩、连翘、栀子、桔梗、甘草各一两，薄荷、荆芥各五钱。上为末，姜汁糊和丸梧子大，姜汤下五十丸。此方乃二陈汤合凉膈散也。《丹心》。

加味润下丸 善降痰火。橘红八两，半夏锉二两，以盐五钱化水，拌匀二味，煮干烘燥，入南星、黄芩、黄连、甘草各一两。上为末，姜汁浸蒸饼和丸绿豆大，白汤下五七十丸。《丹心》。

小调中汤 治一切痰火，及百般怪病，善调脾胃，神效。黄连煎水浸甘草，甘草煎水浸黄连，瓜蒌仁煎水浸半夏，半夏煎水浸瓜蒌仁，各炒水干为度，各等分。上锉五钱，姜三片煎服。又，四味为末，煮良姜取汁作糊，和丸梧子大，白汤下五十丸，尤妙。《入门》。

大调中汤 治虚而有痰火最佳。即前方加人参、白术、白茯苓、川芎、当归、生地黄、白芍药也。《入门》。

黄芩利膈丸 除胸中热，利膈上痰。生黄芩、炒黄芩各一两，半夏制、黄连、泽泻各五钱，南星炮、枳壳、陈皮各三钱，白术二钱，白矾一钱，今加萝卜子炒五钱，皂角一钱。上为末，蒸饼和丸梧子大，白汤下五十丸。《正传》。

理中豁痰汤 治膈上胃中热痰，最妙。白术、白芍药各一钱，人参、白茯苓、半夏制、瓜蒌仁、陈皮、天门冬、麦芽炒各七分，黄芩酒炒、香附子盐水炒、黄连姜汁炒、桔梗各五分，枳实、甘草各三分。上锉，作一贴，水煎去滓，入姜汁二匙、竹沥六匙，调服。《必用方》。

清热导痰汤 治憎寒壮热，头目昏沉，气上喘急，口出涎沫，此因内伤七情，以致痰迷心窍，神不守舍，神出则舍空，舍空则痰自生也。黄连、黄芩、瓜蒌仁、南星炮、半夏制、陈皮、赤茯苓、桔梗、白术、人参各七分，枳实、甘草各五分。上锉，作一贴，入姜三片，枣二枚同煎，和竹沥、姜汁服。《医鉴》。

郁痰

与老痰、燥痰同，即火痰郁于心肺之间，久则凝滞胸膈，稠粘难咯，多毛焦而色白如枯骨，咽干口燥，咳嗽喘促。宜节斋化痰丸、抑痰丸、霞天膏、清火豁痰丸、加减二陈汤、瓜蒌枳实汤。《丹心》。

节斋化痰丸 专治郁痰、老痰，胶固稠粘，难于咯唾。天门冬、片芩酒炒、瓜蒌仁、橘红、海粉各一两，芒硝、香附子盐水炒、桔梗、连翘各五钱，青黛二钱。上为末，炼蜜，入姜汁少许和丸樱桃大，细嚼一丸，清汤送下，或如黍米大，淡姜汤下五七十丸。《杂著》。

抑痰丸 治燥痰、郁痰、干嗽。瓜蒌仁一两，贝母炒五钱，半夏制二钱。上为末，蒸饼和丸绿豆大，姜汤下百丸。《丹心》。

霞天膏 治虚痰、老痰，稠粘胶固于胸臆，依附盘泊于肠胃，当用此膏，吐泻不致虚损。如癫痫鼓噎，于补虚药中加之，以去痰积，可收万全，服此比之倒仓更稳。凡治实痰、新痰，用南星、半夏燥之，橘红、枳壳散之，猪苓、茯苓渗之，黄芩、黄连降之，巴豆、附子流通之，竹沥、瓜蒌润下之。详见吐门。

清火豁痰丸 治上焦郁火，痰涎壅盛，胸膈不利，咽喉烦躁，噎塞如有所硬，吐不出，咽不下。大黄酒拌九蒸九晒二两半，白术炒、枳实麸炒、陈皮盐水炒各二两，黄芩酒炒、黄连酒炒、栀子炒、南星半夏二味以白矾、皂角、生姜各一两浸七日各一两半，贝母炒一两三钱，连翘、天花粉、白茯苓、神曲炒、白芥子炒各一两，玄明粉七钱，青礞石以焰硝一两同煅如金色，青黛、甘草各五钱，沉香二钱。上为末，竹沥和丸梧子大，茶清下六七十丸。《医鉴》。

加减二陈汤 治老痰、燥痰、热痰。橘红以盐水浸焙一钱二分，枳实、黄芩炒各一钱，白术、贝母炒、便香附各九分，白茯苓、天花粉盐水炒各七分，防风、连翘各五分，甘草三分。上作一贴，水煎服。《必用》。

瓜蒌枳实汤 治痰结咯吐不出，胸膈作痛，不能转侧，或痰结，胸满气急，或痰迷心窍，不能言。瓜蒌仁、枳实、桔梗、赤茯苓、贝母炒、陈皮、片芩、栀子各一钱，当归六分，缩砂、木香各五分，甘草三分。上锉，作一贴，水煎入竹沥五匙，姜汁半匙和服。《回春》。

气痰

七情郁结，痰滞咽喉，形如败絮，或如梅核，咯不出，咽不下，胸膈痞闷。宜清火豁痰丸、玉粉丸、加味四七汤、润下丸、二贤散、前胡半夏汤、加味二陈汤。《入门》。

玉粉丸 治气痰。以三仙丸一剂，去香附，加橘红末二两也。《入门》。

加味四七汤 治痰气郁结，窒碍于咽喉之间，咯之不出，咽之不下，谓之梅核气

者。半夏、陈皮、赤茯苓各一钱，神曲炒、枳实、南星炮各七分，青皮、厚朴、紫苏叶、槟榔、缩砂各五分，白豆蔻、益智仁各三分。上锉，作一贴，入姜五片，水煎服。《医鉴》。

润下丸 治痰积气滞及痰嗽，降痰甚妙。陈皮一斤去白，盐二两以水化，同煮烂焙燥，甘草二两炙。上为末，汤浸蒸饼和丸梧子大，白汤下三五十丸。《必用》。

二贤散 清肺消痰下气，解酒毒。橘红一斤，甘草四两，盐半两，水浸过一指许，锅内煮干，焙为末，每日早晚各二匙，淡姜汤或白汤调下。《纲目》。○《回春》一名涤痰散。○一名二贤汤。《得效》。

前胡半夏汤 治气痰壅盛。前胡、半夏、赤茯苓各一钱，陈皮、紫苏叶、枳壳各七分，木香、甘草各五分。上锉，作一贴，姜五片，乌梅一个，水煎服。《直指》。

加味二陈汤 治气痰窒碍咽喉，成梅核气。半夏、陈皮、赤茯苓、枳壳、桔梗各一钱，片芩、栀子炒各七分，紫苏子、白豆蔻仁、甘草各五分。上锉，作一贴，姜三片，同煎服。《医鉴》。

食痰

即食积痰也，因饮食不消，或挟瘀血，遂成窠囊，多为癖块痞满。宜青礞石丸、黄瓜蒌丸、《正传》加味二陈汤。《医鉴》。

青礞石丸 治湿热痰，去食积痰。青礞石二两，同焰硝二两，入罐内，盐泥固济晒干，火煅红，候冷取出。天南星二两，白矾末五钱，和水浸二日，半夏皂角水浸二日，片芩姜汁炒、赤茯苓、枳实麸炒各二两，风化硝用萝卜同煮，硝化，去萝卜滤净，入牛胆内风干，取五钱。上为末，姜汁煮神曲为糊和丸梧子大，白汤下三五十丸。此药重在风化硝。《入门》。

黄瓜蒌丸 治食积痰。瓜蒌仁、半夏曲、山楂肉、神曲炒各等分。上为末，瓜蒌汁和丸梧子大，以姜汤、竹沥下三五十丸。

《入门》。

加味二陈汤 治食积痰，导痰补脾，消食行气。山楂肉一钱半，香附子、半夏各一钱，川芎、白术、苍术各八分，橘红、茯苓、神曲炒各七分，缩砂研、麦芽炒各五分，甘草炙三分。上锉，作一贴，姜三片，枣二枚，水煎服。《正传》。

酒痰

因饮酒不消，或酒后多饮茶水，但得酒，次日又吐，饮食不美，呕吐酸水。宜瑞竹堂化痰丸、香附瓜蒌青黛丸、小调中汤、涤痰散。又对金饮子方见内伤加半夏、干葛各一钱煎服。《正传》。

瑞竹堂化痰丸 治酒痰，消食快脾顺气。半夏、南星、生姜、白矾、皂角各四两，同入砂锅内水煮，以南星无白点为度，去皂角不用，入青皮、陈皮、干葛、苏子、神曲、麦芽、山楂肉、萝卜子、香附子、杏仁各一两。上为末，姜汁浸蒸饼和丸梧子大，每五七十丸，食后临卧，茶、酒任意下。《入门》。

香附瓜蒌青黛丸 治燥痰、郁痰、酒痰。上三味为末，蜜丸芡实大，每一丸，食后及临卧时，嚼化咽下。凡积痰，非青黛、瓜蒌不除。《入门》。

惊痰

因惊，痰结成块，在胸腹，发则跳动，痛不可忍，或成癫痫，妇人多有之，宜妙应丹、滚痰丸。

妙应丹 治一身牵引隐痛不可忍，走易不定，或疑风毒，或为瘫痪，或谓痛疽，皆非也，乃痰涎伏在心膈，变为此疾，但服此药，其疾如失。方见下。○一名控涎丹。河间。

老痰

与郁痰同见上。

脉法

脉双弦者寒饮也，偏弦者饮也。○肺饮不弦，但苦喘短气。○脉沉而弦者，悬饮内痛。○脉浮而细滑者，伤饮。仲景。○偏弦为饮，或沉弦滑，或结或伏，痰饮中节。《脉诀》。○《脉理提纲》曰：痰脉弦滑。○《三因》曰：饮脉皆弦，微沉滑。○脉沉弦细滑，大小不匀，皆痰饮为病也。《医鉴》。○久得涩脉，必费调理，盖痰胶固，脉道阻涩也。《丹心》。

痰饮外证

《灵枢》曰：尺肤粗如枯鱼之鳞者，水溢饮也。○色鲜明者，有留饮。又曰：脉大，心下有留饮，其人背寒，冷如水。○水在心，心下坚筑短气，恶水不欲饮。○水在肺，吐涎沫欲饮水。○水在脾，少气身重。○水在肝，胁下支满，嚏而痛。○水在肾，心下悸。仲景。○凡有痰者眼皮及眼下必有烟灰黑色。《丹心》。○眼胞及眼下，如灰烟熏黑者，痰也。《医鉴》。○凡病，百药不效，关上脉伏而大者，痰也，用控涎丹。方见下。《丹心》。○一切痰证，食少，肌色如故。一切水证，胁硬，心下怔忡。《入门》。

痰饮诸病

痰之为患，新而轻者，形色清白稀薄，气味亦淡，久而重者，黄浊稠粘凝结，咯之难出，渐成恶味，酸辣腥臊咸苦，甚至滞血而出。但痰证初起，头痛发热，类外感表证，久则潮咳夜重，类内伤阴火。又痰饮流注肢节疼痛类风证，但痰证，胸满食减，肌色如故，脉滑不匀、不定为异耳。《入门》。○痰之作恙，为喘，为嗽，为吐，为呕，为眩晕，为风痫，为狂迷，为忪悸，或吞酸，或短气，或痞膈，或肿胀，或寒热，或疼痛，痰实主之。《直指》。○俗云：十病九痰，诚哉斯言。《入门》。○凡人手臂或动不得，或骨节遍身痛，坐卧不宁，此痰入骨也。又曰：眼黑而行步呻吟，举动艰难者，入骨痰也。其证遍身骨节疼痛。〇眼黑而面带土色，四肢痿痹，屈伸不便者，风湿痰也。〇眼黑而气短促者，惊风痰也。〇眼黑而颊赤或面黄色者，热痰也。《丹心》。〇咯痰不出者，是痰结也。又曰：胁下痛，作寒热咳嗽气急，亦痰结也。《回春》。

辨痰色

寒痰青，湿痰白，火痰黑，热痰黄，老痰胶。《入门》。

痰饮流注证

凡人忽患胸背手脚腰胯隐痛不可忍，连筋骨牵引钓痛，坐卧不宁，时时走易不定，俗医不晓，谓之走注，便用风药及针灸，皆无益。又疑风毒结聚，欲为痈疽，乱以药贴，亦非也。此乃痰涎伏在心膈上下，变为此疾，或令人头痛不可举，或神意昏倦多睡，或饮食无味，痰唾稠黏，夜间喉中如拽锯声，多流睡涎，手脚冷痹，气脉不通，误认为瘫痪，亦非也。凡有此疾，只服控涎丹，其疾如失。《得效》。〇湿痰流注，上行攻臂，臂不能举，或左右转移，消痰茯苓丸主之。方见手部。

控涎丹 一名妙应丹，治痰饮流注作痛。甘遂、紫大戟、白芥子各等分。上为末，糊丸梧子大，晒干，临卧，姜汤或温水下七丸至十丸，神效。惊痰加朱砂为衣，痛甚加全蝎，酒痰加雄黄，臂痛加木鳖子、桂心，惊痰成块加穿山甲、鳖甲、玄胡索、蓬术。河间。

痰病有似邪祟

血气者，人之神也，神气虚乏，邪因而入，理或有之。若夫血气两虚，痰客中焦，妨碍升降，不得运用，以致十二官各失其职，视听言动皆有虚妄，以邪治之，其人必死。东垣。〇先宜多饮姜盐汤探吐之，或竹沥、香油多灌之，次服陶氏导痰汤。

陶氏导痰汤 治痰迷心窍，或似鬼祟。半夏一钱，赤茯苓、天南星、枳实各八分，陈皮、黄芩、黄连、白术、瓜蒌仁各五分，桔梗四分，人参三分，甘草二分。上锉，作一贴，入姜三片，枣二枚，水煎，临卧入竹沥、姜汁调服。先吐去痰，次服此药。《入门》。

痰厥

痰厥者，皆因内虚受寒，痰气阻塞，手足厥冷麻痹晕倒，脉沉细。宜服加味二陈汤、清火化痰汤、鹤顶丹。小儿方夺命散亦可。《入门》。

加味二陈汤 治痰厥。半夏制、陈皮、白茯苓、当归、枳实、桔梗、杏仁各一钱，良姜、缩砂各五分，木香、桂皮、甘草各三分。上锉，作一贴，姜五片，水煎服。《回春》。

清火化痰汤 治热痰结在胸膈，咯吐不出，满闷作痛，名痰结。半夏制、陈皮、赤茯苓各一钱，桔梗、枳壳、瓜蒌仁各七分，黄连、黄芩、栀子、贝母、苏子、桑白皮、杏仁、芒硝各五分，木香、甘草各三分。上锉，作一贴，姜三片，同煎至半，纳芒硝熔化，去滓，又入竹沥、姜汁调服。《回春》。

鹤顶丹 治痰热塞咽喉，声如拽锯，及痰结胸膈满痛。明白矾一两，心红五钱或黄丹亦好。上为末，每取一匙，入磁器内熔化，乘热拈作丸樱桃大，每一丸，以薄荷煎汤化下。《入门》。〇《直指方》控痰良方：白矾、黄丹各一两，火煅为末，面糊和丸麻子大，治诸顽痰迷塞，关窍不通，声音不出。取三十丸，研末，入全蝎少许，姜汤调灌之，吐痰立愈。

痰块

人身上、中、下有块如肿毒，多在皮里膜外，此因湿痰流注，作核不散，问其平日好食何物，用药吐下后，方用消痰散核之药。二陈汤加大黄、连翘、柴胡、桔梗、白芥子、黄连姜汁炒煎水，入竹沥，多服自消。《丹心》。〇痰饮流注于胸背头项腋胯腰腿手足，聚结肿硬，或痛或不痛，按之无血潮，虽或有微红，亦淡薄不热，坚如石，破之无脓，或有薄血，或清水，或如紫汁。又有坏肉如败絮，或如瘰疬，在皮肉之间如鸡卵，可移动，软活不硬，惟觉咽喉痰结，作寒作热，宜返魂汤方见痈疽加南星、半夏。《医鉴》。〇遍身有块，多是痰注，宜加味小胃丹、竹沥达痰丸。《入门》。〇痰块，宜开气消痰汤。又，天南星、草乌等分为末，姜汁调如膏，敷核上立消。《医鉴》。〇治痰核，商陆根、生南星合捣令烂，涂敷立消。《种杏》。〇浑身有肿块，或骨体串痛，都是湿痰流注经络也，通用二陈汤加减。《回春》。

加味小胃丹 治风痰痞积，眩晕喉痹，瘫痪不语，腹中痞块等证神效。小胃丹一剂方见下，加南星、半夏，并用白矾、皂角、姜汁水煮十五次，各二两半，苍术用米泔、白矾、皂角水浸一宿炒二两，桃仁、杏仁并以白矾、皂角水泡去尖，红花酒蒸、陈皮、枳实并用白矾水泡半日炒，白术、白芥子炒各一两。上为末，姜汁、竹沥煮神曲为糊和丸绿豆大，每服二三十丸，姜汤下。《入门》。〇《医鉴》一名导痰小胃丹。〇《回春》一名竹沥化痰丸。

竹沥达痰丸 能运痰从大便出，不损元气，妙。丹溪曰：痰在四肢，非竹沥不开，此药是也。半夏姜制、陈皮去白、白术微炒、白茯苓、大黄酒浸蒸晒干、黄芩酒炒各二两，人参、甘草炙各一两半，青礞石碎二两、焰硝一两同火煅如金色，沉香五钱。上为末，以竹沥一大碗半、姜汁三匙，拌匀晒干，如此五六度，因以竹沥、姜汁和丸小豆大，每百丸，临卧时，以米饮或姜汤吞下。《入门》。〇一名竹沥运痰丸。

开气消痰汤 治胸中胃脘至咽门窄狭如线，疼痛及手足俱有核如胡桃者。桔梗、便香附子、白僵蚕炒各一钱，陈皮、片芩、枳壳各七分，前胡、半夏、枳实、羌活、荆芥、槟榔、射干、威灵仙各五分，木香、甘草各三分。上锉，作一贴，姜三片，水煎服。《医鉴》。

喜唾痰

胸中有寒则喜唾痰。《局方》。〇脾虚不能克制肾水，多吐痰唾而不咳者，宜服八味元方见虚劳。又云：八味元治脾肾两虚，多唾痰而不咳。《丹心》。〇大病后多唾痰者，此胃冷也，宜理中汤。方见寒门。《入门》。〇病人多唾白沫，乃胃口上停寒也，加益智仁。《丹心》。〇喜唾痰，宜半夏温肺汤。东垣。或二陈汤加丁香、缩砂。

半夏温肺汤 治中脘有痰水，心下汪洋嘈杂，多唾吐清水不欲食，此胃虚冷也，其脉沉弦细迟。半夏、陈皮、旋覆花、人参、细辛、桂心、桔梗、白芍药、赤茯苓、甘草各一钱。上锉，作一贴，姜五片，煎服。

痰结

喉中有物，咯不出，咽不下，此痰结也。《医鉴》。〇喉中有物，咯不出，咽不下，此是老痰，重者吐之，轻者用瓜蒂散方见吐门。气实者必用荆沥。《丹心》。〇痰结核在咽喉中，燥不能出入，化痰药加咸能软坚之味，节斋化痰丸最妙方见上。此等老痰，饮酒之人多有之，酒热上升，郁于肺胃而成此痰，天门冬、片芩泄肺火也，海粉、芒硝咸以软坚也，瓜蒌仁润肺降痰，香附子开郁降气，连翘、桔梗开结降火，青黛解郁火，皆不用半夏、南星辛燥之剂。《丹心》。

痰病不卒死

大凡病久淹延，卒不死者，多因食积痰饮所致，何以然者？盖胃气亦赖痰积所养，饮食虽少，胃气卒不便虚故也。《丹心》。

痰病难治证

气实热痰，吐难得出，或成块，吐咯不

出，气郁滞者难治。又曰：气实痰热结者难治。《丹心》。〇喉中漉漉有声喘急，咯痰不出者难治。又曰：服药后，咯吐痰出为效，若咯痰不出者难治。《回春》。〇痰涎等病不一而足，惟劳瘵有痰为难治，最宜早灸膏肓、四花穴。详见针灸。《资生经》。〇肺胃经虚则生黏痰，痰者肺胃所出也，痰涎凝滞在于咽喉，如牵锯之声，时复瘛疭，或因吐泻所致，脾虚肺亦虚，痰涎流溢，变成癫痫，尤为难治。《全婴方》。

痰饮吐法

痰在膈上，必用吐法，泻亦不能去。〇脉浮者宜吐。〇胶固稠浊者必用吐。〇痰在经络中，非吐不可，吐中就有发散之意，不必在出痰也。〇凡用吐药，宜升提其气便吐也。防风、栀子、川芎、桔梗、芽茶、生姜、齑汁之类，或以二陈汤探吐，或用瓜蒂散。《丹心》。

痰饮治法

实脾土，燥脾湿，是治其本。《丹心》。〇虚人中焦有痰，胃气亦赖所养，卒不可便攻，攻尽则愈虚。《丹心》。〇凡治痰用利药过多，致脾气下虚，则痰反易生而多，法当补脾胃，清中气则痰自然运下，乃治本之法也。《丹心》。〇治痰顺气为先，分导次之，然气升属火，因气动者曰痰气，宜顺气导痰汤；因火动者曰痰火，宜清热导痰汤方见上；因湿动者曰湿痰，导痰汤。通用二陈汤。《入门》。〇阳虚肾寒，冷痰溢上，或昏晕夜喘上气者，八味丸方见虚劳、黑锡丹方见《入门》镇坠之。《入门》。〇脾虚不能运化者，六君子汤加竹沥、姜汁，或补中益气汤加半夏、竹沥、姜汁。《入门》。〇张子和曰：饮无补法，必当去水，故用汗、吐、下三法治人常愈，然亦有挟寒、挟虚之证，又有血气亏乏之人，理宜导去痰滞，又当补接兼行，又难拘于子和之三法也。《丹心》。〇痰生于脾胃，治法宜实脾燥湿，又随气而

升，宜顺气为先，分导次之。又气升属火，顺气在于降火。《医鉴》。〇《难经》曰：肾主五液，化为五湿，湿能生痰，痰者因咳而动脾之湿也。半夏能泄痰之标，不能泄痰之本，泄本者泄肾也，十枣汤、三花神佑丸是也。并见下门。

热痰则清之，用石膏、青黛、栀子、黄芩、黄连。

寒痰则温之，用半夏、干姜、附子、肉桂。

燥痰则润之，用瓜蒌仁、杏仁、五味子、天花粉。

湿痰则燥之，用苍术、白术、厚朴、茯苓。

风痰则散之，用南星、皂角、白附子、竹沥。

老痰则软之，用海石、芒硝、瓜蒌仁、枳壳、便香附。

食积痰则消之，用山楂子、神曲、麦芽。

大要，人参、甘草以补脾，白术、半夏以燥湿，陈皮、青皮以利气，茯苓、泽泻以渗水。《丹心》。

顺气导痰汤 半夏、南星、茯苓、枳实、陈皮、香附子、乌药各一钱，木香、沉香、甘草各五分。上锉，作一贴，姜五片，煎服。《入门》。

六君子汤 治气虚痰盛。半夏、白术各一钱半，陈皮、白茯苓、人参各一钱，甘草炙五分。上锉，作一贴，姜三片，枣二枚，煎服。《正传》。〇一方，六味各一钱等分。

痰饮通治药

通用二陈汤、茯苓半夏汤、芎夏汤、蠲饮枳实丸、千金指迷丸、敌痰丸、小胃丹。痰饮冷证，宜五饮汤、破痰消饮元。湿热痰饮，宜滚痰丸、木香和中丸。食积痰饮，宜清气化痰丸。虚人老人痰饮，宜竹沥枳术丸、霞天膏。见上。

二陈汤 通治痰饮诸疾，或呕吐恶心，

或头眩心悸，或发寒热，或流注作痛。半夏制二钱，橘皮、赤茯苓各一钱，甘草炙五分。上锉，作一贴，姜三片，水煎服。《正传》。○方氏曰：半夏豁痰燥湿，橘红消痰利气，茯苓降气渗湿，甘草补脾和中，盖补脾则不生湿，燥湿渗湿则不生痰，利气降气则痰消解，可谓体用兼该，标本两尽之药，用者随证加减。《丹心》。

茯苓半夏汤 通治停痰留饮，发为诸病。半夏制三钱，赤茯苓二钱。上锉，作一贴，姜七片，煎服。《宣明》。○《直指方》小半夏茯苓汤同。

大半夏汤 治同上。半夏制、陈皮、赤茯苓各二钱半。上锉，作一贴，姜五片，水煎服。《丹心》。

芎夏汤 逐水利饮通用。川芎、半夏制、赤茯苓各一钱，陈皮、青皮、枳壳各五分，白术、甘草炙各二分半。上锉，作一贴，姜五片，水煎服。《直指》。

蠲饮枳实丸 逐饮消痰，导气清膈。黑牵牛子取头末三两，枳实麸炒、半夏制、橘红各一两。上为末，面糊和丸梧子大，每取五十丸，姜汤下。东垣。

千金指迷丸 治一切痰饮为患。半夏曲二两，白茯苓锉，虚人乳汁拌蒸，瘦人缩砂同酒浸蒸去缩砂，又生地黄汁浸蒸枳壳，用麦麸醋水炒各一两，风化硝二钱半。上为末，姜汁糊和丸梧子大，每服三五十丸，姜汤下。旬日以往，大便溏滑，是潜消痰积之验也。《入门》。○脾胃痰，神曲糊和丸。○血分痰，酒糊丸。○气分上焦痰，蒸饼糊和丸。○骨节四肢痰，盐酒入姜汁糊和丸。○足痰，牛膝膏和丸。○痰病深痼，牛膏和丸，多服可以汗、吐、下，如倒仓法。《入门》。

敌痰丸 治痰饮通用。黑牵牛子取头末三两，皂角酥炙二两，白矾枯、半夏曲、陈皮去白各一两。上为末，水丸梧子大，姜汤下四五十丸。《奇效》。

神仙坠痰丸 通治痰饮诸病。黑牵牛子取头末三两，皂角酥炙一两六钱，白矾生一两。上为末，水丸梧子大，酒下三五十丸。《瑞竹》。

小胃丹 取膈上湿痰热积，上可取胸膈之痰，下可利肠胃之痰，惟胃虚少食者忌用。又云：治风痰、热痰、湿痰、食积痰。芫花醋浸一宿炒黑、甘遂面裹煨熟水浸半日晒干、大戟长流水煮晒干各五钱，大黄湿纸裹煨再用酒浸炒熟一两，黄柏炒二两。上为末，粥丸麻子大，每十丸，临卧津咽下。《丹心》。○一方：白术膏和丸，萝卜子大，临卧，津液咽下二三十丸，白汤送下。

五饮汤 治五饮，一曰留饮，二曰癖饮，三曰痰饮，四曰溢饮，五曰流饮。旋覆花、人参、陈皮、枳实、白术、茯苓、厚朴、半夏、泽泻、猪苓、前胡、桂心、白芍药、甘草各七分。上锉，作一贴，姜十片，水煎服，最效。海藏。

破痰消饮元 治一切痰饮。青皮、陈皮、三棱炮、蓬术炮、良姜煨、干姜炮、草果煨各一两。上为末，水面糊和丸梧子大，阴干，姜汤下五十丸。《得效》。

滚痰丸 一名沉香滚痰丸 治湿热痰积，变生百病。大黄酒蒸、黄芩去梗各八两，青礞石一两同焰硝一两入罐内盖定，盐泥固济晒干，火煅红，候冷取出，以礞石如金色为度，沉香五钱。上为末，滴水和丸梧子大，茶清、温水任下四五十丸。服药必须临睡，送下至咽，即便仰卧，令药在咽膈之间徐徐而下，渐逐恶物入腹入肠，方能见效。○凡丧心失志癫狂，每服百丸。○中风瘫痪，痰盛便秘，常服三五十丸。○遍身筋骨疼痛，未能明状者，每服七八十丸。○嗳气吞酸，胸中气块闭塞，呕吐涎饮，每服七八十丸。○心下怔忡，阴阳关格，变生怪证，每服七八十丸。○急喉闭赤眼，每服七八十丸。○腮颔肿硬，绕项结核，或口糜舌烂，每服五六十丸。○心气冷痛，如停冰块，或散入腹中，绞痛上攻，头面肿硬，遍身四肢等处肿起软浮，或痒或痛，或此消彼长，渐成笃疾，皆系毒痰内攻，或作肠痛内疽，每服七八十丸。〇痢疾不问赤白，或带血块恶物。每服八九十丸。〇凡荏苒之疾，内外诸般杂证，百药无效，方书未尝载其疾，医者不能辨其证，服之无不效。王隐君。〇按此方以大黄、黄芩大泻阳明胃中湿热之盛，礞石以坠下积痰，沉香则引诸气，上而至天，下而至泉也。《丹心》。〇一方，加朱砂二两为衣。

木香和中丸 化痰涎，除湿热，利胸膈，和脾胃。黑牵牛子头末二两三钱，滑石二两，大黄一两二钱，木香、黄芩、青礞石、枳壳、槟榔、青皮、陈皮各五钱，沉香二钱。上为末，水丸梧子大，姜汤或茶清下五十丸。《御药》。〇一方，又名沉香和中丸，治湿热痰盛，胸膈烦满。

清气化痰丸 治一切痰饮及食积、酒积成痰壅盛。南星、半夏，以白矾、皂角、生姜各二两同水浸一宿，并锉作片，同煮至南星无白点晒干，各二两，神曲炒、麦芽炒各一两半，陈皮、枳实、白术、白茯苓、苏子、萝卜子炒、瓜蒌仁、香附米、山楂肉、白豆蔻各一两，青皮、干葛、黄连各五钱，黄芩八钱，海粉七钱。上为末，以竹沥、姜汁泡蒸饼和丸梧子大，姜汤或茶清下五七十丸。《医鉴》。

竹沥枳术丸 治老人虚人痰盛，不思饮食，健脾消食，化痰清火，去眩晕。半夏、南星，以白矾、皂角、生姜同煮半日，去皂、姜焙干，枳实、条芩、陈皮、苍术泔浸盐水炒、山楂肉、白芥子炒、白茯苓各一两，黄连姜汁炒、当归酒洗各五钱。上为末，神曲六两作末，以姜汁、竹沥各一盏，煮糊和丸梧子大，淡姜汤或白汤下百丸。《入门》。

单方

凡二十三种。

白矾 吐去胸中痰饮。取一两，水二升煮取一升，入蜜半合，顿服，须臾即吐，未吐则当饮少热汤。《本草》。

苍术 消痰水，能治痰饮成窠囊，极效。即上神术丸也，性燥能胜湿。《本草》。

贝母 消痰，又治胸膈痰气，最妙。《本草》。〇贝母丸取贝母，童便浸三日，洗晒为末，糖霜调和，不时服。《入门》。

前胡 治热痰，又治痰满胸痞。锉取三钱，水煎服之。《本草》。

干姜 治寒痰，又消痰下气。丸服、煎服皆可。《本草》。

生姜 去痰下气，又去冷痰，调胃气。《本草》。〇治痰癖。生姜四钱，附子生二钱。上锉，水煎服。《本草》。

半夏 治寒痰，能胜脾胃之湿，所以化痰。《汤液》。〇能消痰涎，去胸中痰满。《本草》。〇油炒半夏，大治湿痰。《丹心》。〇去痰须用半夏，热加黄芩，风加南星，痞加陈皮、白术。《入门》。〇半夏丸，治痰喘心痛。半夏，香油炒为末，粥丸梧子大，姜汤下三五十丸。《入门》。〇半夏曲及法制半夏方，皆见于下。

半夏曲 痰分之病，半夏为主，然必造而为曲，又入霞天膏、白芥子、姜汁、矾汤、竹沥造曲。治痰积沉疴者，自能使腐败随大小便出，或散而为疮，此半夏曲之妙也。〇佐以南星治风痰。〇佐以姜汁、酒浸炒芩、连及瓜蒌仁，香油拌曲略炒，治火痰。〇佐以麸炒枳实、姜汁浸蒸海粉之类，治老痰。〇佐以苍白术俱米泔、姜汁浸炒，甚至干姜、乌头，皆治湿痰。〇制法详见杂方。《丹心》。

法制半夏 大半夏一斤，石灰一斤，滚水七碗，入盆内搅凉，澄清去滓，将半夏浸之手搅，日晒夜露七日捞出，井华水洗净三四次，泡三日，每日换水三次，捞起控干，用白矾八两，皮硝一斤，滚水七八碗，入盆内搅凉，浸半夏七日，日晒夜露，取出水洗三四次，泡三日，每日换水三次，取出控干，入甘草、薄荷各四两，丁香、枳实、木香、白姜、陈皮、青皮、枳壳、五味子、缩砂各五钱，白豆蔻、肉桂各三钱，沉香一钱。上切片，滚水十五碗，将半夏同药共入盆内泡二七日，日晒夜露，搅之，日足取出药与半夏用白布包住，放在热炕，用器皿覆住，三炷香时，药与半夏分胎，半夏干，收用。有痰火者服之，一日大便出似鱼胶，一宿尽除痰根，永不生也。此药化痰如神，若不信，将半夏七八粒研入痰碗，化为清水。有痰疾中风不语，研七八粒，井水送下，以手摩运腹上，即醒能言。《回春》。

瓜蒌仁 治热痰、酒痰、老痰、燥痰，润肺化痰，降气，洗涤胸膈中垢腻。作丸或煎服皆佳。《丹心》。

葶苈子 除胸中痰饮，能逐肺经之水。末服、煎服皆可。《本草》。

旋覆花 消胸上痰结，唾如胶漆，除心胁痰水。水煎服或丸服。《本草》。

枳实 除胸胁痰癖。水煎服或作丸服之。《本草》。○枳实泻痰，能冲墙壁。《丹心》。

枳壳 消痰，散胸膈痰滞。煎服、末服皆可。《本草》。

天南星 治风痰。炮黄色，入生姜七片，水煎服，或姜汁糊丸服。《本草》。

青礞石 治食积痰。同焰硝火煅服，能利痰积，从大便而出。作丸服，或末服皆可。《入门》。

木瓜 消痰止痰唾。《本草》。○木瓜煎治痰，益脾胃。木瓜蒸烂取肉，研捣筛去滓，量入炼蜜、姜汁、竹沥，搅和作煎，每取一大匙，嚼下，日三四次。《俗方》。

乌梅 去痰止渴。可作茶饮。《本草》。

白芥子 主胸膈痰冷。《本草》。○痰在胁下，非白芥子不能达。末服、煎服皆佳。《丹心》。

瓜蒂 吐痰。○痰塞心胸，令人闷绝，用瓜蒂散吐之即苏。方见三法。

海粉 热痰能降，湿痰能燥，结痰能软，顽痰能消。不可入汤，可入丸药用。制法详见杂方。《丹心》。

蛤粉 能坠痰软坚，即固济火煅海蛤粉也。末服、丸服并佳。《丹心》。

蚬壳 烧为白灰。饮调服，除心胸痰水。《本草》。

针灸法

诸痰饮病，取丰隆、中脘。○胸中痰饮，吐逆不食，取巨阙、足三里。《纲目》。○溢饮，取中脘。《甲乙》。○三焦停水，气攻不食，取维道、中封、胃俞、肾俞。东垣。○痰涎等疾，不一而足，惟劳瘵有痰为难治，最宜早灸膏肓穴，壮数既多，当有所下，沓沓然如流水之状者，是痰下也。《资生》。

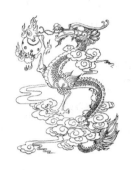

内景篇卷之三

御医忠勤贞亮扈　圣功臣崇禄大夫阳平君臣许浚奉　教撰

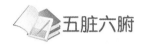 五脏六腑

医当识五脏六腑

先儒叹世人务穷天地万物之理，不知我之一身，五脏六腑毛发筋骨之所存，况医者乎。《入门》。

脏腑阴阳

《内经》曰：言人身之脏腑中阴阳，则脏者为阴，腑者为阳，肝、心、脾、肺、肾五脏皆为阴，胆、胃、大肠、小肠、膀胱、三焦六腑皆为阳。

脏腑异用

《灵枢》曰：五脏者，所以藏精神血气魂魄者也。六腑者，所以化水谷而行津液者也。○《内经》曰：五脏者，藏精气而不泻也，故满而不实。六腑者，传化物而不藏，故实而不满。所以然者，水谷入口，则胃实而肠虚；食下，则肠实而胃虚。○脾、胃、大肠、小肠、三焦、膀胱者，仓廪之本，营之居也，名曰器，能化糟粕，转味而出入者也。

脏腑有合

《灵枢》曰：肺合大肠，大肠者，传道之腑。心合小肠，小肠者，受盛之腑。肝合胆，胆者，中正之腑。脾合胃，胃者，五谷之腑。肾合膀胱，膀胱者，津液之腑也。少阴属肾，肾上连肺，故将两脏。三焦者，中渎之腑，水道出焉，属膀胱，是孤之腑也。是六腑之所与合者也。

五脏通七窍

《灵枢》曰：五脏常内阅于上七窍也，故肺气通于鼻，肺和则鼻能知香臭矣；心气通于舌，心和则舌能知五味矣；肝气通于目，肝和则目能辨五色矣；脾气通于口，脾和则口能知五谷矣；肾气通于耳，肾和则耳能闻五音矣。五脏不和则七窍七一作九不通，六腑不和则留结为痈。

五脏有官

《灵枢》曰：鼻者，肺之官也，肺病则喘息鼻张；目者，肝之官也，肝病者眦青；口唇者，脾之官也，脾病者唇黄；舌者，心之官也，心病者舌卷短，颧赤；耳者，肾之官也，肾病者颧与颜黑，耳焦枯。

五脏有小大

《灵枢》曰：五脏皆小者，苦焦心，多愁忧。五脏皆大者，缓于事，难使以忧。五脏皆高者，好高举措；五脏皆下者，好出人下。五脏皆坚者，无病；五脏皆脆者，不离于病。五脏皆端正者，和利得人心；五脏皆偏倾者，邪心而善盗，不可以为人平，反复言语也。

脏又有九

《内经》曰：神脏五，形脏四，合为九脏。肝藏魂，心藏神，脾藏意，肺藏魄，肾藏志，是谓神脏五也。一头角，二耳目，三口齿，四胸中，以其如器外张，虚而不屈，以藏于物，故曰形脏四也。

腑又有六

《内经》曰：脑、髓、骨、脉、胆、女子胞，此六者，地气之所生，名曰奇恒之腑。《注》：谓奇异于恒常之腑。

肠胃之长水谷之数

《灵枢》曰：肠胃之长，凡五丈八尺四寸，受水谷九斗二升一合合之大半，此肠胃所受水谷之数也。

五脏中邪

黄帝问曰：邪之中人脏奈何？岐伯对曰：愁忧恐惧则伤心。形寒寒饮则伤肺《难经》寒饮作饮冷，以其两寒相感，中外皆伤，故气逆而上行。有所堕坠，恶血留内。若有所大怒，气上而不下，积于胁下，则伤肝。有所击仆，若醉入房，汗出当风，则伤脾。有所用力举重，若入房过度，汗出浴水，则伤肾。《灵枢》。

五脏正经自病

《难经》曰：正经自病者，忧愁思虑则伤心，形寒饮冷则伤肺，恚怒气逆上而不下则伤肝，饮食劳倦则伤脾，久坐湿地，强力入房则伤肾，是正经自病者也。

脉辨脏腑

《难经》曰：何以知脏腑之病也？然，数者腑也，迟者脏也。数则为热，迟则为寒。诸阳为热，诸阴为寒。故知脏腑之病也。

脏腑异证

《难经》曰：病有欲得温者，有欲得寒者，有欲得见人者，有不欲得见人者，而各不同，其病在何脏腑？然，病欲得寒，而欲得见人者，病在腑也；病欲得温，而不欲得见人者，病在脏也。何以言之？腑者阳，阳病欲得寒，又欲见人；脏者阴，阴病欲得温，又欲闭户独处，恶闻人声。故以别知脏腑之病也。○脏病者，止而不移，其病不离其处；腑病者，仿佛贲响，上下行流，居处无常。《灵枢》。

脏腑病治有难易

《难经》曰：脏病难治，腑病易治，何谓也？然，脏病所以难治者，传其胜也。腑病易治者，传其子也。脏病传其所胜者，假令心病传肺，肺传肝，肝传脾，脾传肾，肾传心，一脏不再传，故言次传者死。腑病传其子者，假令心病传脾，脾传肺，肺传肾，肾传肝，肝传心，是子母相传。周而复始，故言生也。○《内经》曰：邪风之至，疾如风雨，故善治者治皮毛，其次治肌肤，其次治筋脉，其次治六腑，其次治五脏。治五脏者，半死半生也。

脏腑相关

《内经》曰：五脏不平，六腑闭塞之所生也。○《五脏穿凿论》曰：心与胆相通，心病怔忡，宜温胆为主，胆病战栗癫狂宜补心为主；肝与大肠相通，肝病宜疏通大肠，大肠病宜平肝经为主；脾与小肠相通，脾病宜泻小肠火，小肠病宜润脾土为主；肺与膀胱相通，肺病宜清利膀胱水，膀胱病宜清肺气为主；肾与三焦相通，肾病宜调和三焦，三焦病宜补肾为主。此合一之妙也。《入门》。

五脏病间甚

《内经》曰：夫邪气之客于身也，以胜相加，至其所生而愈，至其所不胜而甚，至其所生而持，自得其位而起，必先定五脏之脉，乃可言间甚之时、死生之期也。○凡病，以五脏时日占病愈甚，极准。钱仲阳深得其理，学者宜究心焉。《纲目》。○释曰：如肝病愈于夏，甚于秋，持于冬，起于春。余仿此。

五脏死期

《内经》曰：五脏受气于其所生，传之于其所胜，气舍于其所生，死于其所不胜。病之且死，必先传行，至其所不胜，病乃死。此言气之逆行也，故死。肝受气于心所生之子，传之于脾己之所胜，气舍于肾生己之母，至肺而死胜己之鬼。心受气于脾，传之于肺，气舍于肝，至肾而死。脾受气于肺，传之于肾，气舍于心，至肝而死。肺受气于肾，传之于肝，气舍于脾，至心而死。肾受气于肝，传之于心，气舍于肺，至脾而死。此皆逆死也。一日一夜五分之，此所以占死者之早暮也。

脏腑气绝候

详见气门。

单方

凡二十三种。

粳米　平和五脏。煮白粥，早晨常服，畅胃气，生津液。《本草》。

小麦面　和五脏，可常食之。《本草》。

大麦　实五脏，作饭、作面、作粥皆佳。《本草》。

荞麦　能炼五脏滓秽。作面、作粥食之佳。《本草》。

黑豆　散五脏结积。○水渍生芽，名大豆黄卷，主五脏胃气结积，可煮食。《本草》。

胡麻　润五脏。作饭、作面常服最佳，即黑荏子也。《本草》。

人乳　补五脏。可常服之。《本草》。

牛肚　补五脏。醋和烂煮食之。《本草》。

牛髓　安五脏。以酒和服之。《本草》。

鹿肉　强五脏。烂煮食之。獐肉亦补益五脏，可常食。《本草》。

狗肉　安五脏。和五味烂煮，空腹食之。黄狗肉最胜。《本草》。

黄雌鸡　补益五脏。烂煮，和五味食之。《本草》。

雀肉　续五脏不足气。作煎食之佳。《本草》。

蜜　安五脏。补不足气。和粥，和药，长服佳。《本草》。

牛乳　即酪也。补五脏。作粥常服佳。《本草》。

鲫鱼　益五脏。或煮、或煎、或蒸，常食佳。《本草》。

莲子　主五脏不足气。为末，作粥常服。其根曰藕，蒸食甚补五脏。《本草》。

海松子　肥润五脏。作粥常服甚佳。《本草》。

大枣　补五脏煎汤饮之佳。《本草》。

葵菜　通五脏壅气。每月一食葵，通利脏腑。又是菜之主也。《本草》。

生姜　开脏腑。常食不可缺也。

葱白　调和脏腑。煮食之佳。《本草》。

芥子　通利五脏。微熬，研作酱食之。其嫩茎，煮为茹，食之亦佳。《本草》。

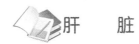

之 肝　脏

肝脏图

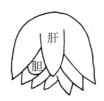

肝脏图

肝形象

　　肝有二布叶，七小叶，如木甲拆之象，各有支络脉，居中以宣发阳和之气，魂之官也。《内经·注》。○肝有二大叶，七小叶，左三叶，右四叶，分两如木甲拆之多叶也。《入门》。○肝重四斤四两，左三叶，右四叶，凡七叶，主藏魂。《难经》。

肝部位

肝生于左。《内经》。○肝之系者，自膈下着左胁肋上贯膈，入肺中，与膈膜相连也。《入门》。○期门二穴，肝之募也，在两乳直下一寸半；在背则肝俞，在九椎下，是肝之分也。《铜人》。

肝主时日

肝主春，足厥阴、少阳主治，其日甲乙。○东方生风，风生木，木生酸，酸生肝。○肝为阴中之少阳，通于春气。《内经》。

肝属物类

在天为风，在地为木，在体为筋，在脏为肝，在色为苍，在音为角，在声为呼，在变动为握，在窍为目，在味为酸，在志为怒。其液为泪，其荣为爪，其臭为臊，其卦为震生数三，成数八，其谷为麻一作麦，其畜为犬一作鸡，其虫为毛，其数为八，其果为李，其菜为韭。《内经》。○其脉为足厥阴。《内经》。

肝脏大小

肝者主为将，使之候外，欲知坚固，视目大小。○青色小理者肝小，粗理者肝大，广胸反骹者肝高，合胁兔骹者肝下。胸胁好者肝坚，胁骨弱者肝脆。膺背好相得者肝端正，胁骨偏举者肝偏倾也。○肝小则脏安，无胁下之病；肝大则逼胃迫咽，苦膈中，且胁下痛。肝高则上支贲切，胁骹，为息贲；肝下则逼胃，胁下空，易受邪。肝坚则脏安难伤；肝脆则善病消瘅易伤。肝端正则和利难伤；肝偏倾则胁下痛也。《灵枢》。

肝伤证

有所坠堕，恶血留内，有所大怒，气上不下，积于胁下则伤肝。又曰：大怒气逆则伤肝。《灵枢》。○恚怒气逆，上而不下，则伤肝。《难经》。

肝病证

邪在肝，则两胁中痛，寒中，恶血在内。《灵枢》。○肝病者，两胁下痛引小腹，令人善怒。○肺传之肝，病名曰肝痹，一名曰厥，胁痛出食。○肝热者，色苍而爪枯。《内经》。○外证：善洁，面青，善怒；内证：脐左有动气，按之牢若痛；其病：四肢满，闭淋涩便难，转筋。有是者肝也，无是者非也。《难经》。○大骨枯槁，大肉陷下，胸中气满，腹内痛，心中不便，肩项身热，破䐃脱肉，目眶陷，真脏见，目不见人，立死，其见人者，至其所不胜之时则死。注曰：此肝之脏也，所不胜之时，谓庚辛之月也。《内经》。

肝病虚实

肝藏血，血舍魂，肝气虚则恐，实则怒。○肝实则两胁下痛引小腹，善怒；虚则目䀮䀮无所见，耳无所闻，善恐，如人将捕之。《灵枢》。○肝藏血，血有余则怒，不足则恐。《内经》。○人动则血运于诸经，静则血归于肝脏，肝主血海故也。《入门》。

肝病间甚

病在肝，愈于夏，夏不愈，甚于秋，秋不死，持于冬，起于春。○肝病者，愈在丙丁，丙丁不愈，加于庚辛，庚辛不死，持于壬癸，起于甲乙。○肝病者，平朝慧，下晡甚，夜半静。《入门》。

肝病治法

肝苦急，急食甘以缓之，甘草，宜食粳米、牛肉、枣、葵。《注》曰：肝苦急，是其气有余也。肝欲散，急食辛以散之，川芎，肝虚以生姜、陈皮之类补之。《内经》。东垣。○肝病宜食甘，粳米、牛肉、枣、葵，取其甘能缓急也。《内经》。○肝病宜食麻、犬肉、李、韭，皆酸，取本味也。《甲乙经》。○肝虚宜四物汤方见血门、清肝汤或补肝丸。肝实宜泻青丸、洗肝散、当归龙荟丸。海藏。○肝病禁当风。《内经》。

清肝汤 治肝经血虚，有怒火。白芍药一钱半，川芎、当归各一钱，柴胡八分，山栀仁、牡丹皮各四分。上锉，水煎服。《入门》。

补肝丸 治肝虚。即四物汤加防风、羌活蜜丸也。

泻青丸 治肝实。当归、草龙胆、川芎、栀子、大黄煨、羌活、防风各等分。上为末，蜜丸芡实大，每一丸，竹叶汤同砂糖温水化下。○一名凉肝丸。《纲目》。

洗肝散 治肝实。羌活、当归、薄荷、防风、大黄、川芎、栀子炒、甘草炙各一钱。上锉，水煎服，加草龙胆一钱尤妙。海藏。

当归龙荟丸 治肝脏实热胁痛。当归、草龙胆、山栀子、黄连、黄柏、黄芩各一两，大黄、芦荟、青黛各五钱，木香二钱半，麝香半钱。上为末，蜜丸小豆大，姜汤下二三十九。《纲目》。

肝绝候

足厥阴气绝则筋绝，厥阴者肝脉也，肝者筋之合也，筋者聚于阴器，而络于舌本也，故脉不荣则筋急，筋急则引舌与卵，故唇青舌卷卵缩则筋先死，庚日笃，辛日死。○厥阴终者，中热嗌干，善尿心烦，甚则舌卷卵上缩而终矣。《灵枢》。○唇吻反青，四肢絷习伸缩也汗出者，此为肝绝也。仲景。○肝绝八日死，何以知之？面青但欲伏眠，目示而不见人，汗出如水不止。八，一作三。《脉经》。

肝脏修养法

常以正月、二月、三月、朔旦、东面平坐，叩齿三通，吸震宫青气入口，九吞之，闭气九十息。养生书

肝脏导引法

可正坐，以两手相重，按脽下，徐缓身，左右各三五度。又可正坐，两手拽相叉，翻覆向胸三五度，此能去肝家积聚、风邪毒气。臞仙。

单方

凡二十一种。

草龙胆 益肝胆气。《本草》。○煎服治肝脏湿热。《汤液》。

空青 益肝气，法木，故色青而入肝。细末水飞点眼，或入药服。《本草》。

黄连 镇肝去热毒。末服、煎服皆可。《本草》。

细辛 益肝胆。煎服、末服皆佳。《本草》。

决明子 除肝家热，助肝气，又治肝毒热。为末服，又取嫩茎叶作菜食。《本草》。

车前子 养肝。为末服，或炒煎服，又取嫩叶作羹茹佳。《本草》。

荠子 即蒺藜子也，主肝壅明目。为末服，又取嫩根和米煮粥服，能引血归肝。《入门》。

覆盆子 补肝明目。为末服，生食之亦可。《本草》。

青葙子 镇肝，主肝脏热毒。为末服之。《本草》。

酸枣仁 益肝气。末服、煮服皆佳。《本草》。

山茱萸 温肝。末服、煮服佳。《本草》。

沙参 养肝气。煮服，或作茹常食之。《本草》。

苍耳子 主肝家热，明目。煮服、末服并佳。《本草》。

芍药 补肝缓中，损其肝者，缓其中，即此也。末服、煮服皆可。《汤液》。

苦参 养肝胆气。煮服之。《本草》。

青皮 疏肝气。肝气不达，用青皮以疏之，末服、煮服皆佳。《丹心》。

木瓜 入肝，故益筋与血。煮服之。《本草》。

小麦 养肝气。煮饮服之。《本草》。

葱白 除肝邪气。煮汤饮，或取汁饮。《本草》。

韭 能充肝气。作菹常食佳。《本草》。

李 肝病宜食之。《本草》。

 心　脏

心脏图

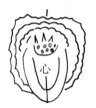

心脏图

心形象

心形如未敷莲花，中有九空，以导引天真之气，神之宇也。《内经·注》。〇心重十二两，中有七孔三毛，盛精汁三合，主藏神。《难经》。〇上智人，心有七窍三毛。中智人，心有五窍二毛。下智人，心有三窍一毛。常人，心有二窍无毛。愚人心有一窍。下愚人心有一窍甚小。无窍则神无出入之门。〇心有七孔三毛，七孔以应北斗七星，三毛以应三台，故心至诚则天无不应也。《入门》。〇心包络，实乃裹心之膜，包于心外，故曰心包络也。《正传》。〇心形如未开莲花，上大下锐，倒悬着肺。《类聚》。

心部位

心居肺下肝上。《入门》。〇五脏系通于心，心通五脏系。心之系，与五脏之系相连，故五脏有病先干于心。其系上系于肺，其别者自肺两叶之中，向后通脊者肾，自肾而之于膀胱，与膀胱膜络并行而之溲尿处，乃下极部分也。《入门》。〇巨阙穴，乃心之募也；在背则心俞，在脊五椎下，是心之部位也。《铜人》。

心主时日

心主夏，手少阴、太阳主治，其日丙

丁。〇南方生热，热生火，火生苦，苦生心。〇心者，生之本也。神之变也，为阳中之太阳，通于夏气。《内经》。

心属物类

在天为热，在地为火，在卦为离，在体为脉，在脏为心，在色为赤，在音为徵，在声为笑，在变动为忧，在窍为舌，在味为苦，在志为喜。其液为汗，其荣为色，其臭为焦，其数为七，其谷为麦一作黍，其畜为羊一作马，其虫为羽，其果为杏，其菜为薤。《内经》。〇其脉为手少阴。《内经》。

心脏大小

五脏六腑，心为之主，缺盆为之道，骺骨有余，以候𩩲骬。上音曷，下音于，即心蔽骨也。〇赤色小理者心小，粗理者心大。无𩩲骬者心高，𩩲骬小短举者心下。𩩲骬长者心坚，𩩲骬弱小以薄者心脆。𩩲骬直下不举者心端正，𩩲骬倚一方者心偏倾也。〇心小则易伤以忧，心大则忧不能伤。心高则满于肺中、悗而善忘悗与闷同，难开以言；心下则易伤于寒，易恐以言。心坚则脏安守固，心脆则善病消瘅热中。心端正则和利难伤，心偏倾则操持不一，无守司也。《灵枢》。

心伤证

忧愁思虑则伤心。《难经》。〇邪客使魂魄不安者血气少也，血气少者属于心，心气虚者其人多畏，合目欲眠，梦远行而精神离散，魂魄妄行。阴气衰者为癫，阳气衰者为狂。〇心伤者，其人劳倦则头面赤而下重，心中痛而自烦发热，脐上跳，其脉弦。此为心脏伤所致也。仲景。

心病证

邪在心，则病心痛，喜悲，时眩仆。《灵枢》。〇肾传之心，病筋脉相引而急，病名曰瘛。〇心热者，色赤而络脉溢也。《内经》。〇外证：面赤、口干、善笑；内证：脐上有动气，按之牢若痛；其病：烦心，心痛，掌中热而哕。有是者心也，无是者非也。《难经》。〇大骨枯槁，大肉陷下，胸中气满，喘息不便，内痛引肩项、期一月死，真脏见，乃与之期日。注曰：此心之脏也，期后三十日内死。《内经》。〇健忘失记，惊悸不安，心内懊恼不乐，皆心血少也。《入门》。

心病虚实

心藏脉，脉舍神，心气虚则悲，实则笑不休。〇心实，则胸中痛，胁支满，胁下痛，膺背肩胛间痛，两臂内痛；心虚，则胸腹大，胁下与腰背相引而痛。《灵枢》。〇心藏神，神有余则笑不休，神不足则悲。《内经》。

心病间甚

病在心，愈在长夏，长夏不愈，甚于冬，冬不死，持于春，起于夏。〇心病者，愈在戊己，戊己不愈，加于壬癸，壬癸不死，持于甲乙，起于丙丁。〇心病者，日中慧，夜半甚，平旦静。《内经》。

手少阴无输

黄帝曰：手少阴之脉，独无输何也？岐伯曰：少阴者，心脉也。心者，五脏六腑之大主也，为帝王精神之所舍，其脏坚固，邪不能容。容之则伤心，心伤则神去，神去则死矣。故诸邪在于心者，皆在心之包络，包络者，心主之脉也，故少阴无输也。帝曰：少阴无输，心不病乎？岐伯曰：其外经病而脏不病，故独取其经于掌后锐骨之端。即神门穴也。《灵枢》。

心病治法

心苦缓，急食酸以收之。注曰：心苦缓，是心气虚也，心欲软与软同，急食咸以软之，用咸补之，甘泻之。《内经》。〇心苦缓，宜五味子。又心虚以炒盐补之。心欲软，宜芒硝补之，甘草泻之，是心气实也。东垣。〇心病宜食酸，小豆、犬肉、李、韭皆酸，取其能收也。《内经》。〇心病宜食麦、羊肉、杏、薤，取本味也。《甲乙经》。〇心虚，宜钱氏安神丸、朱砂安神丸方见神门、醒心散；心实，宜泻心汤、导赤散、十味导赤散。《纲目》。〇心病禁温食热衣。《内经》。

钱氏安神丸 补心虚。朱砂水飞一两，麦门冬、马牙硝、白茯苓、山药、寒水石、甘草各五钱，龙脑二分半。上为末，蜜和，一两作三十丸，每一丸，砂糖水化下。钱乙。

醒心散 治心虚热。人参、麦门冬、五味子、远志、茯神、生地黄、石菖蒲各等分。上锉，水煎服。

泻心汤 治心热。黄连不拘多少，为极细末，每服二分半，或五分，或一钱，温水调下。钱乙。一名黄连泻心汤。

导赤散 虽治心热，实小肠之药也。方见下。

十味导赤散 治心脏实热，口舌生疮，惊悸烦渴。黄连、黄芩、麦门冬、半夏、地骨皮、茯神、赤芍药、木通、生地黄、甘草各五分。上锉，作一贴，姜五片，水煎服。《活人书》。

一方 黄连生用为君，佐官桂少许，煎百沸汤，入蜜，空心服。能使心肾交于顷刻。《丹心》。

心绝候

手少阴气绝则脉不通，脉不通则血不流，血不流则色不泽，故其面黑如漆柴者，血先死。壬日笃，癸日死。《灵枢》。〇形体如烟煤，直视摇头者，此为心绝。仲景。〇心绝一日死，何以知之？肩息回视，立死。一云二日死。《脉经》。

心脏修养法

常以四月五月朔望清旦，面南端坐，叩金梁九，漱玄泉三，静思注想，吸离宫赤色气入口，三吞之，闭气三十息。《养生书》。

心脏导引法

可正坐，以两手作拳，用力左右互相筑，各六度。又可正坐，以一手按腕上，一手向下拓空，如重石。又以两手相叉，以脚踏手中，各五六度，能去心胸间风邪诸疾，闭气为之，良久，闭目三咽津、三叩齿而已。臞仙。

单方

凡二十二种。

朱砂 法火，故色赤而入心，能镇养心神。《本草》。○心热非此不除，水飞入药，或点服。《汤液》。

赤石脂 养心气。火煅、水飞入药，或末服之。《本草》。

金箔　银箔 皆镇心。入药服之。《本草》。

黄丹 镇心安神。水飞入药用之。《本草》。

石菖蒲 开心孔，益心智，令聪明。或末服，或煮服皆佳。《本草》。

麦门冬 清心热，补心气不足。去心煎服，最佳。《本草》。

远志 定心气。去心，或末服，或煎服并佳。《本草》。

生地黄 补心血，又治心热。取汁服，或煎服。《本草》。

黄连 泻心热，能去心中恶血。或煎服，或作末点服亦可。《本草》。

茯神 开心。末服、煎服皆佳。《本草》。

龟甲 补心，龟灵物，故补心甚验。作末点服良。《丹心》。

莲子 助心安心，能通心气。末服、煎服皆佳。一方：莲子一斤，带黑皮炒极烂，捣为细末，其黑皮不可捣则去之，甘草微炒一两，为末，每取二钱，沸盐汤点服之。大能补心虚益气。居家必用。

杏 心病宜食。《本草》。

小麦 养心气，心病宜食。《本草》。

犀角 镇心神。作末入药，或水磨取汁服。《本草》。

鸡子 镇心。又白除心下伏热，生吞一枚。《本草》。

苦菜 安心神。可常食之。《本草》。

赤小豆 开心孔。煮粥服，或煮汁饮之。《本草》。

竹叶 凉心除心烦。煎汤饮之。《本草》。

薄荷汁 去心热。饮之。《本草》。

连翘 除心家客热。煮汤饮之。《本草》。

栀子 去心中客热，又去心中懊恼烦躁。可煮汤饮之。《本草》。

脾　脏

脾脏图

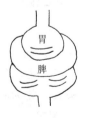

脾脏图

脾形象

脾形象马蹄，内包胃脘象土形也，经络之气交归于中，以营运真灵之气，意之舍也。《内经·注》○脾形扁似马蹄，又如刀镰。《入门》。○脾重二斤三两，扁广三寸，长五寸，有散膏半斤，主裹血，温五脏，主藏意。《难经》。○脾者俾也，在胃下俾助胃气，主化水谷也。胃主受纳，脾主消磨。《纲目》。

脾部位

脾长一尺掩太仓，太仓者，胃之上口，即中脘穴也。东垣。○脾居中脘一寸二分，上去心三寸六分，下去肾三寸六分，中间一寸二分，名曰黄庭。在天为太阳，在地为太阴，在人为中黄祖气。道家以脾为黄庭，黄者中央之色，庭者四方之中也。脾居一身之中央，故曰黄庭。《入门》。○脾与胃以膜相连耳。《内经》。○章门穴，乃脾之募也，直脐旁季肋端；在背则脾俞，在十一椎下，是脾之部位也。《铜人》。

脾主时日

脾主长夏，足太阴、阳明主治，其日戊己。○中央生湿，湿生土，土生甘，甘生脾。○脾属土，主长夏及四季。《内经》。

脾属物类

在天为湿，在地为土，在卦为坤，在体为肉，在脏为脾，在色为黄，在音为宫，在声为歌，在变动为哕，在窍为口，在味为甘，在志为思。其液为涎，其荣为唇，其臭为香，其数为五，其谷为稷，其畜为牛，其虫为倮，其果为枣，其菜为葵。《内经》。○其脉为足太阴。《内经》。

脾脏大小

脾者主为卫，使之迎粮视唇舌好恶，以知吉凶。○黄色小理者脾小，粗理者脾大。揭唇者脾高，唇下纵者脾下。唇坚者脾坚，唇大而不坚者脾脆。唇上下好者脾端正，唇偏举者脾偏倾也。○脾小则脏安，难伤于邪；脾大则苦凑䏚而痛，不能疾行。脾高则䏚引季胁而痛；脾下则下加于大肠，脏苦受邪。脾坚则脏安难伤；脾脆则善病消瘅。脾端正则和利难伤；脾偏倾则善满善胀也。《灵枢》。

脾伤证

有所击仆，若醉饱入房，汗出当风则伤脾。《灵枢》。○饮食劳倦则伤脾。《难经》。○脾为谏议大夫，盖饮食人之大欲，心所欲食，而脾不能化则不敢食，故名为谏议也。《入门》。

脾病证

邪在脾胃，则病肌肉痛。阳气有余，阴气不足，则热中善饥；阳气不足，阴气有余，则寒中肠鸣腹痛。《灵枢》。○外证：面黄，善噫，善思，善味；内证：当脐有动气，按之牢苦痛；其病：腹胀满，食不消，体重节痛，怠惰嗜卧，四肢不收。有是者脾也，无是者非也。《难经》。○大骨枯槁，大肉陷下，胸中气满，喘息不便，内痛引肩项，身热脱肉破䐃，真脏见，十月之内死。注曰：此脾之脏也，期后三百日内死。○肝传之脾，病名曰脾风，发瘅，腹中热，烦心，出黄。○脾热者，色黄而肉蠕动。《内经》。

脾病虚实

脾藏营，营舍意，脾气虚，则四肢不用，五脏不安，实则腹胀泾溲不利。注曰：泾，大便也；溲，小便也。《灵枢》。○脾实，则身重善肌肉痿，足不收行善瘛，脚下痛；虚则腹满肠鸣，飧泄食不化。○脾有余则腹胀泾溲不利，不足则四肢不用。《内经》。

脾病间甚

病在脾，愈在秋，秋不愈，甚于春，春不死，持于夏，起于长夏。○脾病者，愈在庚辛，庚辛不愈，加于甲乙，甲乙不死，持于丙丁，起于戊己。○脾病者，日昳慧，日出甚，下晡静。《内经》。

脾病治法

脾苦湿，急食苦以燥之。脾欲缓，急食

甘以缓之。《内经》。〇脾苦湿是有余，宜白术；脾欲缓是不足，宜甘草，以甘补之人参，以苦泻之黄连。〇脾虚，以甘草、大枣之类补之；脾实，以枳实泻之。〇脾虚宜用益黄散、补脾汤；脾实宜用泻黄散、调胃承气汤。方见伤寒。东垣。〇脾病宜食咸，大豆、豕肉、栗、霍皆咸。取其所胜之味也。《内经》。〇脾病宜食粳米、牛肉、枣、葵。取本味也。《甲乙经》。〇脾病禁温食饱食，湿地濡衣。《内经》。

益黄散 治脾脏虚冷，腹痛泄利。陈皮一两，青皮、诃子肉、甘草炙各五钱，丁香二钱。上为末，每二钱或三钱，水煎服，或锉五钱作一贴亦可。一名补脾散。海藏。

补脾汤 治脾脏虚冷，呕吐泄泻，饮食不消。麦芽炒、甘草炙各一两半，人参、白茯苓、草果、干姜炮各一两，厚朴、陈皮、白术各七钱半。上锉，五钱，水煎服。《三因方》。

泻黄散 一名泻脾散。治脾热口疮口臭。栀子一钱半，藿香、甘草各一钱，石膏末八分，防风六分。上锉，作一贴，蜜酒拌，微炒，水煎服。海藏。

脾绝候

足太阴气绝，则脉不荣肌肉，唇舌者肌肉之本也，脉不荣则肌肉软，肌肉软则舌痿人中满，人中满则唇反，唇反者肉先死。甲日笃，乙日死。〇太阴终者，腹胀闭不得息，善噫，善呕，呕则逆，逆则面赤，不逆则上下不通，上下不通则面黑，皮毛焦而终矣。《灵枢》。〇脾绝十二日死一云五日，何以知之？口冷，足肿，腹热，胪胀，泄利不觉，出时无度。《脉经》。〇环口黧黑，柔汗发黄者，此为脾绝。仲景。

脾脏修养法

常以季夏之月朔旦，并四季之末十八日旭旦，正坐中宫，禁气五息，鸣天鼓十二通，吸坤宫之黄气入口，十二咽之，闭气五十息。《养性书》。

脾脏导引法

可大坐，伸一脚、屈一脚，以两手向后反掣各三五度。亦可跪坐，以两手拒地，回顾，用力虎视，各三五度。能去脾脏积聚风邪，喜食。瞿仙。

单方

凡二十四种。

雄黄 益脾。〇雄黄法土，故色黄而入脾。水飞用。《本草》。

苍术 健脾燥湿。米泔浸一宿，锉干，末服、煎服皆佳。《本草》。〇山精丸：苍术泔浸为末，神曲糊和丸服。《丹心》。

白术 补脾。服法同苍术。《丹心》。

升麻 脾痹非此不除。锉，水煎服之。《丹心》。

缩砂 温脾胃。末服、煎服并佳。《本草》。

藿香 助脾温脾。煎服、末服皆佳。《本草》。

丁香 温脾，治脾冷，气不和。煎服、末服并佳。《本草》。

通草 疗脾疸常欲眠。水煎服。《本草》。

厚朴 温脾，行脾气。水煎服之。

橘皮 主脾不能消谷。煎服、末服并佳。《本草》。

大枣 养脾安中。煮汤饮之，又煮枣取肉，和脾胃丸药尤佳。《汤液》。

干柿 健脾气。和酥蜜煎食，主脾虚薄食不消化。《本草》。

饴糖 健脾。即黑糖也，可常食之。《本草》。

稷米 脾之谷也，可常食。《本草》。

粟米 益脾。作粥饭常食佳，诸粱亦同。《本草》。

陈仓米 暖脾。宜作汤饮之。《本草》。

糯米 味甘，脾之谷，脾病宜食，作汤饮之。《本草》。

大麦芽 补脾消食。煮服、末服皆佳。《本草》。

神曲 健脾消食。末服、煮服皆佳。《本草》。

蜜 养脾气,和脾药最佳。和粥饮,可常服之。《本草》。

牛肉 养脾气。牛肚尤佳,煮烂,宜常食之。《本草》。

鲫鱼 补脾。此鱼食泥,故有补脾养胃之功。作羹、作蒸、作脍皆佳。《本草》。

鲻鱼 补脾。此鱼亦食泥,故与鲫鱼同功。《本草》。

葵 能充脾气。作羹、作菹食之佳。《本草》。

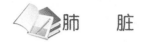
肺 脏

肺脏图

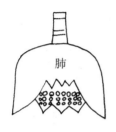

肺脏图

肺形象

肺之形,似人肩,二布叶,数小叶中有二十四孔,行列以分布,诸脏清浊之气,主藏魄。《内经·注》○肺重三斤三两,六叶两耳,共八叶。《难经》。○肺形似人肩,又如磬悬于五脏之上而为华盖。《入门》。

肺部位

肺藏于右。《内经》。○肺系有二:一系上通喉咙,其中与心系相通;一系自心入于肺两大叶之间,曲折向后。《入门》。○中府二穴,肺之募也,在乳直上三肋间;在背则肺俞,在第三椎下,是肺之部位也。《铜人》。

肺主时日

肺主秋,手太阴、阳明主治。其日庚辛。○西方生燥,燥生金,金生辛,辛生肺。○肺为阳中之太阴,通于秋气。《内经》。

肺属物类

肺在天为燥,在地为金,在卦为兑,在体为皮毛,在脏为肺,在色为白,在音为商,在声为哭,在变动为咳,在窍为鼻,在味为辛,在志为忧。其脉为手太阴,其液为涕,其荣为毛,其臭为腥,其数为九,其谷为稻,其畜为鸡一作马,其虫为介,其果为桃,其菜为葱,《内经》。○其经为手太阴。《内经》。

肺脏大小

五脏六腑,肺为之盖。○白色小理者肺小,粗理者肺大。巨肩反膺陷喉者肺高,合腋张胁者肺下。好肩背厚者肺坚,肩背薄者肺脆。背膺厚者肺端正,胁偏疏者肺偏倾也。○肺小则少饮,不病喘喝;肺大则多饮,善病胸痹喉痹逆气。肺高则上气肩息咳;肺下则气贲迫肺,善胁下痛。肺坚则不病咳上气;肺脆则苦病消瘅易伤。肺端正则和利难伤;肺偏倾则胸偏痛也。《灵枢》。

肺伤证

形寒饮冷则伤肺。《灵枢》。○肺伤者,其人劳倦则咳唾血,其脉细紧浮数,皆吐血。此为躁扰、嗔怒得之,肺伤气壅所致。《脉经》。○热在上焦,因咳为肺痿。其人咳,口中反有浊唾涎沫,寸口脉数,此为肺痿。若口中辟辟燥咳,咳则胸中隐隐痛,脉反滑数,此为肺痈也。仲景。

肺病证

邪在肺则病皮肤痛，寒热上气，喘汗出，咳动肩背。《灵枢》。〇风寒入舍于肺，名曰肺痹，发咳上气。〇肺病者，喘咳逆气，肩背痛，汗出，尻阴股膝髀腨胻足皆痛；虚则少气不能报息，耳聋嗌干。〇肺热者，色白而毛败。《内经》。〇外证：面白，善嚏，悲愁不乐，欲哭；内证：脐右有动气，按之牢若痛；其病：喘咳，洒淅寒热。《难经》。〇大骨枯槁，大肉陷下，胸中气满，喘息不便，其气动形，期六月死，真脏脉见，乃予之期日。此肺之脏也，一百八十日内死。《内经》。

肺病虚实

肺气虚，则鼻息不利少气，实则喘喝胸凭仰息。《灵枢》。〇肺藏气，气有余则喘咳上气，气不足则息利少气。〇肺实，则令人逆气而背痛，愠愠然；虚则令人喘，呼吸少气而咳，上气见血，下闻病音。《内经》。

肺病间甚

病在肺，愈在冬，冬不愈，甚于夏，夏不死，持于长夏，起于秋。〇肺病者，愈在壬癸，壬癸不愈，加于丙丁，丙丁不死，持于戊己，起于庚辛。〇肺病者，下晡慧，日中甚，夜半静。《内经》。

肺病治法

肺苦气上逆，急食苦以泄之。注曰：肺气上逆，是其气有余也。肺欲收，急食酸以收之，用酸补之，辛泻之。《内经》。〇肺苦气上逆，宜诃子皮，一作黄芩。肺欲收，宜白芍药。以酸补，宜五味子。以辛泻，宜桑白皮。东垣。〇肺病宜食黍、鸡肉、桃、葱，取本味也。《甲乙经》。〇肺病宜食麦、羊肉、杏、薤，取苦能下气。《内经》。〇肺病禁寒饮食、寒衣。《内经》。〇肺虚，宜补肺散、独参汤方见气门；肺实，宜泻白散、人参泻肺汤。

补肺散 一名阿胶散，治肺虚。阿胶珠二钱，鼠黏子、糯米炒各一钱二分，马兜铃炒七分，甘草炒五分，杏仁麸炒九个。上锉，作一贴，水煎服。一作秫米。钱乙。

泻白散 一名泻肺散，治肺实。桑白皮、地骨皮各二钱，甘草一钱。上锉，作一贴，水煎服，或加知母、贝母、桔梗、栀子、麦门冬、生地黄亦可。《入门》。

人参泻肺汤 治肺实热。黄芩、栀子、枳壳、薄荷、连翘、杏仁、桑白皮、大黄酒蒸、桔梗、甘草各七分。上锉，作一贴，水煎服。《丹心》。

肺绝候

手太阴气绝则皮毛焦，太阴者行气温于皮毛者也，故气不荣则皮毛焦，皮毛焦则津液去皮节伤，皮节伤则爪枯毛折，毛折者则毛先死，丙日笃，丁日死。〇肺绝三日死，何以知之？口张一云口鼻虚张短气，但气出而不返。《脉经》。〇汗出，发润，喘不休者，此为肺绝。仲景。

肺脏修养法

常以七月八月九月朔望旭旦，西面坐，鸣天鼓七，饮玉浆三，然后瞑目正心，思兑宫白气入口七吞之，闭气七十息。《养性书》。

肺脏导引法

可正坐，以两手据地，缩身曲脊向上五举，去肺家风邪积劳，亦可反拳捶脊上，左右各三五度。此法去胸臆间风毒，闭气为之，良久闭目咽液、三叩齿为止。臞仙。

单方

凡二十二种。

云母 补肺。〇云母法金，故色白而入肺，水飞为粉，服之。《本草》。

人参 补肺中阳气。〇卒上气喘鸣肩息，气欲绝，此将肺绝之候。人参膏、独参汤，或作末，日五六服。《本草》。

天门冬 保定肺气，煮服或作末服、酒浸服皆佳。《本草》。

麦门冬 治肺热。○麦门冬、人参、五味子为生脉散，治肺中伏火，气欲绝。《汤液》。

五味子 收肺气。作茶、作丸常服。《本草》。

沙参 益肺气，能补肺中阴气。煮服、作齑常服佳。《本草》。

片黄芩 治肺热。丸服、煮服、末服皆佳。《本草》。

紫菀 益肺清肺。煮服之佳。《本草》。

贝母 润肺。作末，和砂糖作丸含化，或煮服之，并佳。

桔梗 理肺气，又治肺热气促，末服、煮服并佳。《本草》。

马兜铃 补肺去热，治喘急。煮服之。《本草》。

桑白皮 泻肺，去肺中水气。煮服之。《本草》。

葶苈子 治肺壅喘急。取子炒五钱，大枣五枚，同煎服。

橘皮 利肺气，治气逆上。或煮服，或末服。《本草》。

枳壳 泄肺气。或煮或末服。《本草》。

胡桃 敛肺止喘。常服之。《汤液》。

乌梅 收肺气。作茶饮之。《汤液》。

杏仁 治肺，润燥散结。作粥服甚佳。《本草》。

桃 肺病宜食。《本草》。

黍米 肺病宜食。作饭食。《本草》。

牛乳 润肺养肺。作酪粥常食之佳。《本草》。

鸡子白 润肺清热。生吞之。《本草》。

肾　脏

肾脏图

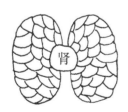

肾脏图

肾形象

肾藏有二，形如红豆相并，而曲附于膂筋，外有脂裹，里白表黑，主藏精。《内经》。○肾有两枚，重各九两，共一斤二两，左属水，而右属火。男以左肾为主，女以右肾为主。○肾形如红豆，相并如环曲，贴脊膂膜中，里白外紫，两肾二系相通下行，其上则与心系通而为一，所谓坎北离南，水火相感者也。《入门》。

肾脏有二

脏各有一，肾独有两者何也？然，肾两者，非皆肾也，其左为肾，其右为命门。命门者，精神之所舍，元气之所系也，男子以藏精，女子以系胞，故知肾有一也。《难经》。○命门非正脏，三焦非正腑也。《入门》。

肾部位

肾与脐相对，与腰相应。○腰者，肾之外候。○肾为列女，在后宫，有两枚。《类聚》。○京门二穴，肾之募也，在腰中挟脊，季肋下一寸八分；在背则肾俞，在脊十四椎下两旁，命门穴在脊十四椎下，与脐相对，乃肾之部位也。《铜人》。○命门之系，即心包络。其经手厥阴，其腑三焦，其部分在心下横膈膜之上，竖斜膈膜之下，与横膜相粘，其处黄脂漫包者心也，其漫脂之外，有细筋膜如丝，与心肺相连者，此包络也。《入门》。

肾主时日

肾主冬，足少阴、太阳主治，其日壬癸。〇北方生寒，寒生水，水生咸，咸生肾。〇肾为阴中之少阴，通于冬气。《内经》。〇肾主受水谷之精而至静，惟子时浊气一动而已。《入门》。

肾属物类

肾在天为寒，在地为水，在卦为坎，在体为骨，在脏为肾，在色为黑，在音为羽，在声为呻，在变动为栗，在窍为耳，在味为咸，在志为恐。其脉为足少阴，其液为唾，其荣为发，其臭为腐，其数为六，其谷为豆，其畜为彘，其虫为鳞，其果为栗，其菜为藿《内经》，其经足少阴。《内经》。

肾脏大小

肾者主为外，使之远听，视耳好恶，以知其性。〇黑色小理者肾小，粗理者肾大。耳高者肾高，耳后陷者肾下。耳坚者肾坚，耳薄不坚者肾脆。耳好前居牙车者肾端正，耳偏高者肾偏倾也。〇肾小则脏安难伤；肾大则善病腰痛、易伤于邪。肾高则苦背膂痛，不可以俯仰；肾下则腰尻痛，或为狐疝。肾坚则不病腰背痛；肾脆则善病消瘅。肾端正则和利难伤；肾偏倾则苦腰尻痛也。《灵枢》。

肾伤证

有所用力举重，若入房过度，汗出浴水，则伤肾。《灵枢》。〇久坐湿地，强力入水，则伤肾。《难经》。

肾病证

邪在肾则病骨痛阴痹，阴痹者，按之而不得，腹胀腰痛，大便难，肩背颈项痛，时眩。《灵枢》。〇脾传之肾，病名曰疝瘕，少

腹冤热而痛，出白，一名曰蛊。注曰：出白，谓溲出白液也。〇肾热者，色黑而齿枯，〇大骨枯槁，大肉陷下，肩髓内消，动作益衰，真脏来见，期一岁死，见其真脏，乃予之期日。注曰：此肾之脏也，期后三百六十五日内死。《内经》。〇外证：面黑，善恐，数欠；内证：脐下有动气，按之牢若痛；其病：逆气，小腹急痛，泄如下重，足胫寒而逆。《难经》。

肾病虚实

肾气虚则厥，实则胀。〇肾实则腹大胫肿，喘咳身重，寝汗出憎风；虚则胸中痛，大腹小腹痛，清厥，意不乐。《灵枢》。〇肾虚则心悬如饥，善恐。《入门》。

肾病间甚

病在肾，愈在春，春不愈，甚于长夏，长夏不死，持于秋，起于冬。〇肾病者，愈在甲乙，甲乙不愈，甚于戊己，戊己不死，持于庚辛，起于壬癸。〇肾病者，夜半慧，四季甚，下晡静。《内经》。

肾病治法

肾苦燥，急食辛以润之，开腠理，致津液，通气也。肾欲坚，急食苦以坚之，用苦补之，咸泻之。《内经》。〇肾苦燥，宜知母、黄柏。肾欲坚，宜知母，补以黄柏，泻以泽泻。又曰：肾虚宜熟地黄。东垣。〇肾病宜食辛，黄黍、鸡肉、桃、葱，取其辛润也。《内经》。〇肾病宜食大豆、豕肉、栗、藿，取本味也。《甲乙经》。〇肾病禁犯焠㶼，热食，温炙衣。《内经》。〇肾本无实不可泻。钱氏只有补肾地黄元，无泻肾之药。《纲目》。〇左肾属水，水不足则阴虚，宜补肾丸、六味地黄丸、滋阴降火汤；右肾属火，火不足则阳虚，宜八味丸、加减八味丸、温肾散。

补肾丸 治肾水不足阴虚。龟板酒炙四两，知母、黄柏并酒浸炒各三两，干姜一

两。上为末，粥丸梧子大，空心，盐汤下五七十丸。东垣。

六味地黄丸 治同上。熟地黄八两，山药、山茱萸各四两，泽泻、牡丹皮、白茯苓各三两。上为末，蜜丸梧子大，温酒盐汤，空心吞下五七十丸。《正传》。○血虚阴衰，熟地黄为君。精滑，山茱萸为君。小便或多或少，或赤或白，茯苓为君。小便淋涩，泽泻为君。心气不足，牡丹皮为君。皮肤干涩，山药为君。《纲目》。

滋阴降火汤 治肾水不足，阴虚火动。白芍药一钱三分，当归一钱二分，熟地黄、天门冬、麦门冬、白术各一钱，生地黄八分，陈皮七分，知母、黄柏并蜜水炒、甘草炙各五分。上锉，作一贴，姜三片，枣二枚，水煎服。《回春》。

八味丸 治命门火不足阳虚。熟地黄八两，山药、山茱萸各四两，牡丹皮、白茯苓、泽泻各三两，肉桂、附子炮各一两。上为末，蜜丸梧子大，空心，温酒或盐汤下五七十丸。若加五味子，名曰肾气丸。仲景。○又治老年水火俱亏，肾气虚乏，下元冷惫，腰痛脚软，夜多溺尿，面黑口干，耳焦枯。《入门》。

加减八味丸 专补肾水，兼补命门火。熟地黄二两，山药微炒、山茱萸各一两，泽泻酒蒸、牡丹皮、白茯苓各八钱，五味子略炒一两半，肉桂五钱。上为末，蜜丸梧子大，五更初未言语时，盐汤或温酒下五七十丸，又晚间空腹再服。《得效》。○或以此材细锉，煎服，名曰加减八味汤。

温肾散 治肾与命门虚寒，腰脊重痛。熟地黄一钱半，牛膝、肉苁蓉、五味子、巴戟、麦门冬、甘草炙各八分，茯神、干姜、杜仲炒各五分，上锉，作一贴，水煎服，或为末，温酒调二钱服。《丹心》。

两脏同一腑

小便清利，脉沉迟，是冷气归肾；小便赤涩，脉沉数，是热气归命门，是肾与命门脉同者，谓其所受之病同归于膀胱一腑也。《入门》。

肾绝候

少阴终者，面黑齿长而垢，腹胀闭塞，上下不通而终矣。《内经》。○足少阴气绝则骨枯，少阴者冬脉也，伏行而濡骨髓者也，故骨不濡则肉不能着也，骨肉不相亲则肉软却，肉软却故齿长而垢发无泽，发无泽者骨先死，戊日笃，己日死。《灵枢》。○溲便遗失，狂言，目反直视者，此为肾绝也。脉浮而洪，身汗如油，喘不休，水浆不下，形体不仁，乍静乍乱者，此为命门绝也。仲景。○肾绝四日死，何以知之？齿为暴枯，面为正黑，目中黄色，腰中欲折，自汗如流水。一云人中平，十日死。《脉经》。

肾脏修养法

常以十月十一月十二月朔望旭旦，北面平坐，鸣金梁七，饮玉浆三，吸玄宫黑色气入口五吞之，闭气六十息。《养性书》。

肾脏导引法

可正坐，以两手上从耳左右引胁三五度；亦可以手着胸抛射，左右同，缓身三五度。亦可以足前后逾，左右各干数度，能去腰肾、膀胱间风邪积聚。臞仙。○擦肾俞穴法：临卧时，坐于床，垂足解衣，闭气，舌挂上腭，目示顶，仍提缩谷道，以手摩擦两肾俞穴，各一百二十次，以多为妙。毕，叩齿，卧。专治肾元虚冷，小便滑数。《养老书》。

单方

凡二十三种。

磁石 养益肾气，肾虚耳聋目昏，皆用之。○磁石法水，故色黑而入肾。为末，水飞入药用。《本草》。

阳起石 补肾气，治肾气虚冷。为末，水飞入药用。《本草》。

盐 接药入肾。和盐炒，入盐服之，皆此意也。《本草》。

菟丝子 补肾中阳气，治肾冷。酒浸为末，和酒服，或入药用。《本草》。

肉苁蓉 命门相火不足，以此补之。酒浸蒸，入药。《汤液》。

五味子 暖水脏，补肾，述类象形者也。或丸服、或煮服。《本草》。

熟地黄 假火力蒸九数，故能补肾精。八味丸以此为君，天一所生之源也。《汤液》

知母 补肾阴不足，治肾热。盐水炒，或丸服，或煮服。《本草》。

柏子仁 润泽肾脏，治肾冷。或丸服，或入药服。《本草》。

杜仲 治肾冷，又治肾劳腰脚冷痛。或煮服，或丸服，炒用。《本草》。

沉香 补命门火不足。为末入药。或水磨取汁服之。《本草》。

山茱萸 补肾添精，暖水脏，涩精气。或丸服，或煮服。《本草》。

牡蛎 补肾。煅为粉入丸药，用其肉，亦可煮食。《本草》。

桑螵蛸 主肾衰漏精。酒洗略蒸，入丸药。《本草》。

覆盆子 益肾脏，又暖肾。酒浸焙，入丸药用，或末服之。《本草》。

破故纸 温补肾脏，能引气归肾。炒为末入药。或末服。《本草》。

鹿茸 补肾虚，治腰肾虚冷。酥炙为末，入丸药，或作末服。《本草》。

鹿角胶 主肾脏气衰虚损。炒为珠，作末服。《本草》。

腽肭脐 益肾，主肾精衰损，多色成劳瘁，能暖肾。酒浸炙令香，为末服，或入丸药用之。《本草》。

狗阴茎 补肾，主阴痿不起，令强热大。炙为末服，或入丸药。《本草》。

牛肾 补肾。可常食之。《本草》。

栗 补肾，肾病宜食。宜煨，常食之。《本草》。

黑豆 入盐煮，能补肾。宜常食之。《食疗》。

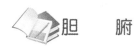 胆　腑

胆形象

其色玄，其形如悬瓠，附肝之短叶间，重二两一作三两三铢，盛精汁三合，无出入窍。《入门》。○肝之余气，溢入于胆，聚而成精。由是内藏精而不泄，外视物而得明，为清净之腑，能通于眼目。《脉诀》。

胆部位

胆主腋，两腋缺盆皆胆之路。《入门》。○日月二穴，胆之募，在乳下三肋端，期门下五分；在背则胆俞，在脊第十椎下两旁，此胆之部位也。《铜人》。

胆主决断

胆生于金，金主武，故为中正之官，决断出焉。人禀刚正果断，直而无疑无私者，胆之气正也。《入门》。

胆外候

目下裹大，其胆乃横。○肝应爪，爪厚色黄者胆厚，爪薄色红者胆薄，爪坚色青者胆急，爪濡色赤者胆缓，爪直色白无约者胆直，爪恶色黑多纹者胆结也。《灵枢》。

胆伤证

胆者敢也，惊怕则胆伤矣。○面青脱色，胆受怖也。子和。

胆病证

胆病者，善太息，口苦，呕有苦汁，心中澹澹，恐如人将捕之，嗌中吩吩然，数唾。《灵枢》。○痛闷左边，五肋之中血瘀，生瘰马刀。又，胆候咽门，故热壅则生疮肿

痛。《入门》。〇胆病多寒热。《入门》。

胆病虚实

胆虚则恐畏，不能独卧；胆实则怒。〇胆实则怒而勇敢，胆虚则善恐而不敢也。〇胆虚则不眠，胆实则多睡。《入门》。

胆病治法

胆虚宜仁熟散，胆实宜半夏汤。〇小柴胡汤治寒热往来，乃少阳经主药也方见寒门。水煎澄清温服，则能入胆。《入门》。

仁熟散 治胆虚恐畏，不能独卧。柏子仁、熟地黄各一钱，人参、枳壳、五味子、桂心、山茱萸、甘菊、茯神、枸杞子各七分半。上锉，作一贴。水煎服。或为末，温酒调二钱服之。《入门》。

半夏汤 治胆实热烦闷。生地黄、酸枣仁炒各五钱，半夏、生姜各三钱，远志、赤茯苓各二钱，黄芩一钱，黍米一合。上锉，每一两，长流水煎，澄清服。《入门》。

胆绝候

胆为足少阳，其终者，耳聋百节皆纵，目睘音轻，直视如惊貌绝系，绝系者一日半死矣，其死也色先青白，乃死矣。《灵枢》。〇胆绝七日死，何以知之?眉为之倾。《脉经》。

胆腑导引法

可平坐，合两脚掌，仰头，以两手挽脚腕起摇动，为之三五度。亦可大坐，以两手拓地，举身努腰脊三五度。能去胆家风毒邪气。臞仙。

单方

凡五种。

柴胡 治胆病寒热，足少阳经主药也。又曰：胆痹非此不能除。锉，水煎，澄清饮。《汤液》。

干地黄 助心胆气。或煎服，或丸服之。《本草》。

黄连 益胆。或煎服，或丸服，或末服。《本草》。

细辛 添胆气。水煎服之。《本草》。

白百合 定胆。水煎服之。《本草》。

 胃 腑

胃形象

胃长一尺六寸，胃纡曲屈，伸之长二尺六寸，大一尺五寸，径五寸，受水谷三斗五升，其中之谷常留二斗，水一斗五升。《灵枢》。〇胃重二斤十四两。《难经》。〇胃为之市。注曰：水谷所归，五味皆入，如市杂，故为市也。《内经》。〇胃号太仓，俗呼为肚，受水谷三斗五升。平人日再圊，一行二升半，一日五升，七日则三斗五升，而水谷尽矣。故平人不饮食，七日而死者，胃中水谷津液俱尽也。《入门》。

胃部位

咽门至胃长一尺六寸，胃居心蔽骨与脐之中，上下各四寸。《难经》。〇中脘一穴，胃之募也，在心蔽骨与脐之中，上下各四寸；在背则胃俞，在脊第十二椎下两旁，胃之部位也。《铜人》。

胃为水谷之海

人之所受气者，谷也。谷之所注者，胃也。胃者，水谷气血之海也。海之所行云气者，天下也。胃之所出气血者，经隧也。经隧者，五脏六腑之大络也。〇胃者五脏六腑之海也。水谷皆入于胃，脏腑皆禀气于胃。五味各走其所喜，酸先走肝，苦先走心，甘先走脾，辛先走肺，咸先走肾。谷气津液已行，荣卫大通，乃化糟粕，以次传下。《灵枢》。〇胃为水谷之海，脾为消化之器。水入于经，其血乃成。谷入于胃，脉道乃行。血不可不养，卫不可不温，血温卫和，得尽天年。《入门》。○饮食入胃，则胃实而肠虚；食下，则肠实而胃虚。胃满则肠虚，肠满则胃虚，更虚更实，故气得上下而无病矣。《灵枢》。

胃腑大小

髑骬以下至天枢，长八寸。过则胃大，不及则胃小。《灵枢》。

胃外候

胃为之海，广骸大颈张胸，五谷乃容。○脾应肉，肉䐃坚大者，胃厚；肉䐃么者，胃薄。肉䐃小而么者，胃不坚；肉䐃不称身者，胃下，胃下者，下脘约不利也。肉䐃不坚者，胃缓；肉䐃无小裸累者，胃急。肉䐃多少裸累者，胃结，胃结者，上脘约不利也。《灵枢》。䐃谓肘膝后肉如块者。

胃伤证

饮食自倍，肠胃乃伤。《内经》。○胃伤之证，不思饮食，胸腹胀痛、呕哕恶心，噫气吞酸，面黄肌瘦，怠惰嗜卧，常多自利。东垣。

胃病证

胃病者，腹䐜胀，胃脘当心而痛，上支两胁，膈噎不通，饮食不下。○饮食不下，膈塞不通，邪在胃脘也。○胃中寒，则手鱼际之络脉多青；胃中热，则手鱼际之络脉多赤。○面热者，足阳明病。两跗之上脉竖坚者，足阳明病，此胃脉也。《灵枢》。

胃病虚实

胃脉实则胀，虚则泄。《内经》。○胃中元气盛，则能食而不伤，过时而不饥。脾胃俱旺，则能食而肥。脾胃俱虚，则不能食而瘦，或少食而肥，虽肥而四肢不举。东垣。

胃病治法

人无根本，水食为命。盖脾胃属土，主纳水谷，人之根本也。《丹心》。○五味淡薄，令人神爽气清。《回春》。○胃病治法，调其饮食，适其寒温，澄心息虑，从容以待真气之复常也。东垣。○胃实宜平胃散，胃虚宜异功散、补中益气汤方见内伤。不进饮食宜养胃进食汤。

平胃散 治脾胃不和，不思饮食，心腹胀痛，呕哕恶心，噫气吞酸，面黄肌瘦，怠惰嗜卧，常多自利，或发霍乱，及五噎八痞，膈气反胃等证。苍术二钱，陈皮一钱四分，厚朴一钱，甘草六分。上锉，作一贴，姜三片，枣二枚，水煎服。或为末，取二钱，姜枣汤点服。《入门》。○平胃散，决烈耗散之剂，实非补胃之药，能泻土气之敦阜，使之平耳，用之而胃气和平则便止，不可常用也。《丹心》。

异功散 治脾胃虚弱，不思饮食，腹痛自利。人参、白术、白茯苓、陈皮、甘草各一钱。上锉，作一贴，姜三片，枣二枚，同煎服。东垣。

养胃进食汤 治脾胃虚弱，饮食不进，面黄肌瘦，胸膈痞闷，食不消化，或噫气吞酸。苍术二钱，人参、白术各一钱，陈皮、厚朴、白茯苓、甘草炙各七分，神曲炒、麦芽炒各五分。上锉，作一贴，姜三片，枣二枚同煎服。或为末，蜜和作丸梧子大，每二钱米饮下。《必用》。

胃绝候

胃为足阳明，其终者，口目动作，善惊妄言，色黄，其上下经盛，不仁，则终矣。《内经》。○胃绝五日死，何以知之？脊痛，腰中重，不可反复。《脉经》。

单方

凡二十七种。

石膏 除胃热，专泻胃中之火。研，水煎一两服，或水飞二钱，和水服。《本草》。

葛根 开胃下食，解酒毒。水煎服，或水飞、澄取粉，和水服。《本草》。

人参　补胃气，能开胃消食。煎服、末服皆佳。《本草》。

白豆蔻　主胃冷，能消磨水谷。研，水煎服，或末服皆佳。《本草》。

苍术　强胃，去胃中湿。或煎，或丸，或末服皆佳。《本草》。

白术　补胃，服如上法。

大豆　除胃中热痹。○大豆黄卷，理胃气。或煮，或末和水服二钱。《本草》。

丁香　治胃寒，能温胃。或煮，或末服。《本草》。

缩砂　温胃，消化水谷。煎服、末服皆佳。《本草》。

干姜　开胃温胃。煎服、末服、丸服并佳。《本草》。

生姜　开胃。煎汤服之。《本草》。

大麦　平胃气，开胃。作饭、作粥皆可常食。○大麦芽，开胃消食。《本草》。

粳米　补胃气。作白粥，可常服《本草》。

稷米　利胃。作饭、作粥并佳。《本草》。

青粱米　主胃痹。作饮饮之佳。《本草》。

牛肚　补胃，煮烂食之。○酪粥，除胃中热，可常服之。《本草》。

羊肉　开胃。煮烂食之，作羹亦可。○羊肚补胃。《本草》。

黄狗肉　补胃，厚肠胃。煮烂食，或作脯炙食。《本草》。

黄雌鸡　补胃。煮烂作羹食。《本草》。

鲫鱼　平胃气，补胃。作蒸、作羹、作脍食并佳。《本草》。

鲻鱼　开胃。作羹、作脍并佳。《本草》。

石首鱼　开胃。可常食。《本草》。

芋　开胃，又宽肠胃。作羹常食佳。《本草》。

橘皮　开胃。作茶饮之，或作末姜汤点服。《本草》。

大枣　平胃气，厚肠胃。可常食。《本草》。

干柿　开胃，厚肠胃。可常食之。《本草》。

韭　除胃中热。可常食。《本草》。

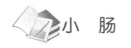 ## 小 肠 腑

小肠形象

小肠长三丈二尺，广二寸半，径八分分之少半，重二斤十四两，当脐左回叠积十六曲，盛谷二斗四升，水六升三合合之大半。《灵枢》。

小肠部位

小肠后附脊，当脐左环，回周叶积而下。《灵枢》。○胃之下口，即小肠上口，名曰幽门；脐上一寸，水分穴，即小肠下口也。《入门》。○关元一穴，在脐下三寸，小肠之募也；在背则小肠俞，在脊十八椎下两旁，此小肠部位也。《铜人》。

小肠传受

凡胃中腐熟水谷，其滓秽，自胃之下口传入于小肠上口，自小肠下口，泌别清浊，水液入膀胱上口，滓秽入大肠上口。《难经》曰：小肠、大肠会，谓之阑门。言由关阑分隔也。《入门》。

小肠外候

唇厚，人中长，以候小肠。○心应脉，皮厚者脉厚，脉厚者小肠厚；皮薄者脉薄，脉薄者小肠薄。皮缓者脉缓，脉缓者小肠大而长；皮薄而脉冲小者，小肠小而短。诸阳经脉皆多纡屈者，小肠结也。《灵枢》。

小肠病证

中气不足，肠为之苦鸣。○小肠病者，小腹痛，腰脊控睾而痛睾，阴丸也。时窘之候，当耳前热。○小肠控睾引腰脊上冲心，

邪在小肠也。《灵枢》。〇小肠为泄。《内经》。〇小肠有气则小腹痛，小肠有血则小便涩，小肠有热则茎中痛。《入门》。

小肠病治法

小肠者，心之府也，有病宜通利。用导赤散、赤茯苓汤。

导赤散 治小肠热，小便不利。生地黄、木通、甘草各一钱。上锉，入青竹叶七片，同煎服。钱乙。

赤茯苓汤 治小肠热，面赤多汗，小便不利。木通、赤茯苓、槟榔、生地黄、黄芩、赤芍药、麦门冬，甘草各一钱。上锉，作一贴，入生姜五片，同煎服。《必用方》。

小肠绝候

小肠绝六日死，何以知之？发直如干麻，不得屈伸，自汗不止。《脉经》。

单方

凡九种。

泽泻 通小肠，利小便。水煎服之。《本草》。

木通 通小肠，下水。水煎服之。《本草》。

瞿麦 通心经，利小肠为最要。水煎服之。《本草》。

连翘 通小肠。水煎服之。《本草》。

茯神 治小肠不利。水煎服，或末服。《本草》。

黑豆 煮汁饮，除肠中淋露，又治肠痛。熬，浸酒饮之。《本草》。

栀子 疗小肠热。水煎服之。《本草》。

冬瓜汁 利小肠。可饮之。《本草》。

煮葵汁 滑小肠。作羹、作茹食之。《本草》。

 大　肠　腑

大肠形象

大肠一名回肠，又名广肠，长二丈一尺一作二尺，广八寸，径二寸寸之大半，重二斤十二两，右回叠积十六曲，盛谷二斗，水七升半。《难经》。〇肠胃自所入至所出，长六丈四寸四分，回曲环反三十二曲也。凡肠胃合受水谷八斗七升六合八分合之一。《难经》。

大肠部位

大肠后附脊，以受小肠渣秽，当脐右回叠积，上下辟大，大肠下口连于肛门。《入门》。〇天枢二穴，大肠之募也，在脐旁各三寸；在背则大肠俞，在脊第十六椎下两旁，此大肠部位也。《铜人》。

大小肠连系

大小肠之系，自膈下与脊膂连心肾膀

胱，相系脂膜筋络，散布包裹，然各分纹理，罗络大小肠与膀胱。其细脉之中，乃气血津液流走之道也。《入门》。

大肠外候

鼻隧以长，以候大肠。〇肺主皮。皮厚者，大肠厚；皮薄者，大肠薄；皮缓腹裹大者，大肠大而长；皮急者，大肠急而短；皮滑者，大肠直；皮肉不相离者，大肠结。〇天枢以下至横骨长六寸半，过则回肠广大，不满则狭短。《灵枢》。

大肠病证

大肠病者，肠中切痛，而鸣濯濯，冬日重感于寒即泄，当脐而痛，不能久立。〇腹痛肠鸣，气上冲胸喘，不能久立，邪在大肠也。〇肠中寒则肠鸣飧泄，肠中热则出黄如糜。《灵枢》。〇大肠、小肠为泄。〇肠痹者，数饮而出不得，中气喘争，时发飧泄。

《内经》。○大肠有寒者多鹜溏，有热者便肠垢。仲景。○肠虚则鸣。又，寒气相搏则为肠鸣。《入门》。

大肠病治法

黄帝问曰：胃恶热而喜清冷，大肠恶清冷而喜热，两者不和，何以调之？岐伯对曰：调此者，饮食衣服，亦欲适寒温，寒无凄沧，暑无出汗。饮食热无灼灼，寒无沧沧，寒温中适，故气将持，乃不致邪僻也。《灵枢》。○大肠热宜泻白汤，大肠寒宜实肠散。

泻白汤 治大肠实热，脐腹痛，腹胀不通。生地黄二钱，赤茯苓、芒硝各一钱，陈皮、竹茹、黄芩、栀子、黄柏各五分。上锉，作一贴，姜三片，枣二枚，水煎服。《入门》。

实肠散 治大肠虚寒，腹痛泄泻。厚朴、肉豆蔻煨、诃子皮、缩砂研、陈皮、苍术、赤茯苓各一钱，木香、甘草炙各五分。上锉，作一贴，姜三片，枣二枚，水煎服。《直指》。

大肠绝候

大肠绝不治，何以知之？泄利无度，利绝则死。《脉经》。

单方

凡二十四种。

诃子皮 涩肠止泄。或煎、或末服。《本草》。

黄狗头骨 止泄痢，能固大肠滑脱。炙黄为末，米饮调服，或作丸服。《本草》。

五倍子 治肠虚泄利，能涩肠固脱。为末，和水服，或丸服。《本草》。

石榴壳 涩肠止泄。或煎服，或末服之。《本草》。

陈仓米 涩肠胃，又调胃。作饭、作粥、作饮服。《本草》。

粟米糗 实大肠。和水服之。《本草》。

乌梅 涩肠。作茶饮之。《本草》。

橡实 厚肠胃，涩肠。为末，和米饮服之，或丸服皆佳。《本草》。

牡蛎粉 涩大小肠。取末，和米饮服，或丸服。《本草》。

郁李仁 治肠中结气。为末，和水服。《本草》。

大黄 利大小肠。煎服、丸服皆佳。《本草》。

续随子 利大小肠。为末，和水服，或丸服之。《本草》。

桑白皮 利大小肠。水煎饮之。《本草》。

栀子 疗大小肠大热。水煎服，或为末点服之。《本草》。

桃花 利大小肠。花落时拾取，和面作烧饼食之良。子和。

脂麻油 即香油也，通大小肠。单服之，或和水荏粥服之。《本草》。

麻仁 治大肠风热，大便结涩。水研取汁，作粥服。《本草》。

水芹 利大小肠。取茎叶捣绞汁饮之，或作菹茹常食之。《本草》。

丝莼 补大小肠虚气。作羹，作齑食之佳。《本草》。

葱白 通大小肠。取汁饮、煮汁饮之并佳。《本草》。

冬瓜 利大小肠。作羹、作齑常食之。《本草》。

菘菜 通利肠胃。作羹、作齑菹常食。《本草》。

牛乳 利大肠。作粥常服，或生饮之亦佳。《本草》。

童尿 利大肠。和姜汁，或和甘草末少许，饮之。《本草》。

膀 胱 腑

膀胱形象

膀胱以虚受水，为津液之府，有上口而无下口。得气海之气施化，则溲便注泻；气海之气不足，则秘涩不通。○上口广二寸半，中广九寸，盛尿九升九合，重九两二铢。《难经》。

膀胱部位

膀胱在小腹之内。《灵枢》。○中极二穴，膀胱之募，在脐下四寸；在背则膀胱俞，在脊第十九椎下两旁，此膀胱部位也。《铜人》。

膀胱传受

水液自小肠泌别汁，渗入膀胱之中，胞气化之，而为尿以泄出也。《内经》。○膀胱虽为津液之府，至于受盛津液，则又有胞而居膀胱之中。《类纂》曰：膀胱者，胞之室也。东垣。

膀胱外候

鼻孔在外，膀胱漏泄。《灵枢》。○肾应骨，密理厚皮者，三焦、膀胱厚；粗理薄皮者，三焦、膀胱薄。疏腠理者，三焦、膀胱缓；皮急而无毫毛者，三焦、膀胱急。毫毛美而粗者，三焦、膀胱直；稀毫毛者，三焦、膀胱结也。《灵枢》。

膀胱病证

膀胱病者，小腹偏肿而痛，以手按之，即欲小便而不得，肩上热若脉陷，及足小指外廉、胫踝后皆热。《灵枢》。○膀胱不利为癃，不约为遗尿。《内经》。○膀胱病者，热结下焦，小腹苦满，胞转，小便不利，令人发狂。冷则湿痰上溢而为多唾，小便淋沥或遗尿。《入门》。

膀胱病治法

膀胱虚则小便不禁，宜既济丸、加减八味汤倍山茱萸、加乌药、益智仁、破故纸方见肾脏。实则小便不通，宜益元散方见暑门、葵子汤。○五苓散，膀胱主药也。方见寒门

既济丸 治膀胱虚，小便不禁。菟丝子酒制、益智仁炒、白茯苓、韭子炒、肉苁蓉酒洗、当归、熟地黄各五钱，黄柏、知母并盐炒、牡蛎煅、山茱萸酒蒸去核各三钱，五味子一钱。上为末，酒面糊和丸梧子大，空心、盐汤下百丸。《医鉴》。

葵子汤 治膀胱实热，小便不通。葵子、赤茯苓、猪苓、枳实、瞿麦、滑石、木通、黄芩、车前子、甘草各一钱。上锉，作一贴，姜五片，同煎服。《济生》。

膀胱绝候

遗尿、狂言、目反、直视，此为膀胱绝也。○膀胱之脉，为足太阳，其终也，戴眼反折瘈疭，其色白，绝汗乃出，绝汗出则死矣。《内经》。

单方

凡十七种。

泽泻 利膀胱热，宣通水道。水煎服。《本草》。

茴香 温膀胱，去冷气。或炒为末，点服或煎服。《本草》。

防己 去膀胱热。锉，水煎服之。《本草》。

石韦 治膀胱热满。水煎服之。《本草》。

地肤子 主膀胱热，利小便。或水煎服，或为末服。《本草》。

瞿麦 逐膀胱邪逆，通小便。水煎服

之。《本草》。

柏子仁 去膀胱冷脓宿水。或末服，或丸服，皆佳。《本草》。

威灵仙 去膀胱宿脓恶水。或末服，或煎服。《本草》。

郁李仁 治膀胱急痛。为末服，或丸服。《本草》。

青橘皮 除膀胱留热停水。或煎服，或末服。《本草》。

黄柏 泻膀胱之热，利下窍。或煎服，或丸服之。《本草》。

乌药 主膀胱、肾间冷痛。或煎服，或

为末点服。《本草》。

椒目 主膀胱急。或末服，或为丸服。《本草》。

猪肾 通利膀胱，又补膀胱。水煮并汁服。猪胞尤佳。《本草》。

吴茱萸 能暖膀胱。水煎服之。《本草》。

昆布 疗膀胱急妨，下水气。切四两，入葱白三茎，煮烂，下姜椒盐末，调和服之。《本草》。

鱼脍 除膀胱水。以姜醋蒜齑食之。《本草》。

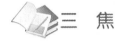 **三 焦 腑**

三焦形象

上焦如雾，中焦如沤，下焦如渎。《灵枢》。○上焦主出阳气，温于皮肤分肉之间，若雾露之溉焉，故曰上焦如雾。○中焦主变化水谷之味，其精微上注于肺，化而为血，行于经隧，以荣五脏周身，故曰中焦如沤。○下焦主通利溲便，以时传下，出而不纳，开通秘塞，故曰下焦如渎。《入门》。○三焦，指腔子而言，包含乎肠胃之总司也。胸中肓膜之上曰上焦，肓膜之下脐之上曰中焦。脐之下曰下焦，总名曰三焦。《正传》。

三焦部位

上焦者在心下，下膈，在胃上口，主内而不出。其治在膻中，玉堂穴名下一寸六分，直两乳间陷者是。○中焦者在胃中脘穴名不上不下，主腐熟水谷，其治在脐旁。○下焦者在脐下，当膀胱上口，主分别清浊，主出而不纳，以传导也，其治在脐下一寸。《难经》。○头至心为上焦，心至脐为中焦，脐至足为下焦。海藏。○三焦之府在气冲穴名，气冲乃阴阳道路，足阳明之所发，主腐熟水谷之气，三焦发用贯通十二经络，往来

上下，营运气血，是知气冲为三焦行气之府也。《入门》。○上、中、下三焦，通为一气，卫于身也。三焦非正府也，无形而有用。东垣。

三焦传受

上焦出于胃上口，并咽以上，贯膈而布胸中，走腋，循太阴之分而行，还至阳明，上至舌下。足阳明常与荣俱行于阳二十五度。行于阴亦二十五度为一周，而复大会于手太阴，命曰卫气也。○中焦亦并胃中，出上焦之后，此所受气者，泌糟粕，蒸津液，化其精微，上注于肺脉，乃化而为血，以奉生身，莫贵于此，故独得行于经隧，命曰荣气。○下焦者，别回肠，注于膀胱而渗入焉。故水谷者，常并居于胃中，成糟粕，而俱下于大肠，而成下焦，渗而俱下，济泌别汁，循下焦而渗入膀胱焉。《灵枢》。○上焦如雾者气，下焦如渎者血也，中焦者气血之分也。东垣。○心肺若无上焦，何以宗主荣卫。脾胃若无中焦，何以腐熟水谷；肝肾若无下焦，何以疏决津液，无形而有用，主持诸气。三焦者，水谷之道路，气之所终始也。《入门》。

三焦外候

鼻柱中央起，三焦乃约。《灵枢》。○三焦外候，详见膀胱腑。

三焦病证

三焦病者，腹气满，小腹尤坚，不得小便，窘急，溢则水留即为胀。○小腹痛肿，不得小便，邪在三焦约也。《灵枢》。○上焦如雾，雾不散则为喘满，此出而不纳也；中焦如沤，沤不利则为留饮，留饮不散，久为中满，此上不能纳，下不能出也；下焦如渎，渎不利则为肿满，此上纳而下不出也。海藏。○下焦溢为水。《内经》。○三焦为丙火之府，故其发也，为无根之相火。《入门》。

三焦病治法

《内经》曰：三焦者，决渎之官，水道出焉。盖三焦为上、中、下水谷之道路，其病宜通利大小便。○宜用枳壳丸、木香槟榔丸、三和散。方见气门。

枳壳丸 治三焦约，大小便不通。枳壳二两，陈皮一两，槟榔五钱，木香二钱半，黑牵牛子四两一半生用一半炒熟，捣取头末一两半，余不用。上为末，蜜丸梧子大，姜汤下三五十丸。河间。

木香槟榔丸 疏导三焦，快气润肠。半夏曲、皂角酥炙去皮弦子、郁李仁去壳另末各二两，木香、槟榔、枳壳、杏仁、青皮各一两。上为末，别以皂角四两浸浆水搓揉，熬膏，去滓，入蜜少许和丸梧子大，空心，姜汤下五七十丸。《局方》。

单方

凡十三种。

黄芪 补三焦，实卫气，是上、中、下内外三焦之药也。水煎服之。《汤液》。

燕覆子 除三焦客热。取熟者食之。《本草》。

牛髓 平三焦。以酒和服。《本草》。

益智仁 安三焦，末服、丸服并佳。《本草》。

脂麻油 下三焦热毒气。单取饮之。《本草》。

甜瓜 通三焦间壅塞气。熟者食之。《本草》。

人参 补上焦元气。煎服、末服、丸服并佳。《汤液》。

黄狗肉 实下焦。煮烂，和五味食之。《本草》。

鹑肉 同酥煎食，偏令人下焦肥。《本草》。

青橘 治下焦冷气。煎服、末服并佳。《本草》。

藕 莲根也。蒸食，实下焦。《本草》。

猪肠 补下焦虚竭。煮烂食，或作羹食之。《本草》。

丝莼 安下焦。作羹食之。《本草》。

 胞

胞形象

胞者一名赤宫，一名丹田，一名命门。男子藏精施化，妇人系胞有孕，俱为生化之原，非五行也，非水亦非火，此天地之异名也，象坤土之生万物也。东垣。○《内经》曰：胞者，藏于阴而象于地，名曰奇恒之府。注曰：奇异于恒常之六腑也。○此胞非膀胱中盛尿之胞也。

胞部位

妇人胎之所居，名曰子宫，亦曰胞门。东垣。○胞一名丹田，一名关元穴名，在脐下三寸，方圆四寸，着脊梁，两肾间中央赤是也，左青右白，上黄下黑，三寸法三光，四寸法四时，五色法五行，两肾间名大海，而贮其血气，亦名大中极，言取人身之上下四向最为中也。《资生》。○胞一名子宫，胞有寒则无子。仲景。

胞为血室

冲脉、任脉皆起于胞中，上循腹里，为经络之海。《灵枢》。○《内经》曰：女子二七，天癸至，任脉通，太冲脉盛，月事以时下，故有子。注曰：癸谓壬癸，北方水干名也。任脉、冲脉皆奇经脉也。冲任流通，经血渐盈，应时而下，天真之气降，与之从事，故云天癸也。然冲为血海，任主胞胎，二者相资，故能有子。所以谓之月事者，平和之气，常以三旬而一见也，故愆期者，谓之有病。《良方》。○血室者，血之所居也，荣卫停止之所，经脉流会之处，冲脉是矣。○冲脉为血海，诸经朝会。男子则运而行之，女子则停而止之。男既运行，故无积而不满；女既停止，故有积而能满，满者以时而溢，谓之信，即月水也，以象月盈则亏也。《纲目》。

脉法

脉微，血气俱虚，年少者亡血也；乳子，下利为可，否者此为居经，三月一来。○少阴脉微而迟，微则无精，迟则阴中寒，涩则血不来，此为居经，三月一来。《脉经》。○妇人漏下赤白，日下血数升，脉急疾者死，迟者生。○妇人漏下赤白不止，脉小虚滑者生，大紧实数者死。《脉经》。○寸关调如故，而尺脉绝不至者，月水不利。○尺脉来而断绝者，月水不利。○肝脉沉，主月水不利。○尺脉滑，血气实也，妇人经脉不利。○脉来至，状如琴弦，若小腹痛，主月水不利，孔窍生疮。《脉经》。○带下之脉宜迟滑，忌浮虚。《医鉴》。

经行有异

妇人年二七天癸至，七七天癸竭，行早性机巧，行迟性鲁钝。通行则阴阳和合，始能生子。行年十四岁当时，二十岁不行，命如风烛，有病发则死，间有不死，百中无一，亦令一生多病，未尝一日安裕。然有四季行亦可，又有一年一次者，亦不甚佳，或一生不循正道而行者，晚年有僻疾则难治。《得效》。

月候形色

经水者阴血也，阴必从阳，故禀火色也。血为气之配，气热则热，气寒则寒，气升则升，气降则降，气凝则凝，气滞则滞，气清则清，气浊则浊。往往见有成块者，气之凝也；将行而痛者，气之滞也；行后作痛者，气血俱虚也；色淡者亦虚也，而有水浑之也；错经妄行者，气之乱也；紫者气之热也，黑者热之甚也。今人但见其紫者、黑者、作痛者、成块者，率指为风冷，而行温热之剂，祸不旋踵矣。《丹心》。○心主血，故以色红为正，月候虽不对期，而色正者易调。《入门》。

和血治法

经色紫者风也，四物汤方见血门加防风、白芷、荆芥。○黑者热甚也，成块色紫黑者血热也，四物汤加黄芩、黄连、香附子。○淡白者虚也，芎归汤方见妇人加人参、黄芪、白芍药、香附子。○淡者有水浑之也。二陈汤方见痰饮加川芎、当归。一云色淡者气血俱虚，宜八物汤方见虚劳。○如烟尘水者、如屋漏水者、如豆汁者、或带黄者，湿痰也。二陈汤加秦艽、防风、苍术。一云如黑豆汁者。四物汤加芩连。○成块色不变者气滞也，四物汤加香附子、玄胡索、枳壳、陈皮。○通用百子附归丸方见妇人、琥珀调经丸。

琥珀调经丸 治胞冷无子，能令经正。

香附米一斤，分作二包，用童尿、米醋各浸九日，和净熟艾四两拌匀，再加醋五碗入砂锅内同煮，干为度，入川芎、当归、白芍药、熟地黄、生干地黄、没药各二两，琥珀一两。上为末，醋糊和丸梧子大，每百丸，空心，艾醋汤下。《入门》。

月候不调

妇人经水少，不如前者何也？师曰：曾经下利，若汗出小便利，亡其津液，故令经水反少也。设经下多于前者，有所苦困，当言恐大便难，身复无汗也。《脉经》。○月候不调之由，或前或后，或多或少，凡行后作痛者虚也；小而淡者血虚也；多者气虚也；其将行作痛及凝块不散者滞也；紫黑色者滞而挟热也。《丹心》。○月候不调之中，有兼疼痛者，有兼发热者。其不调之中，有趱前者，有退后者，则趱前为热，退后为虚也。疼痛之中，有常时作痛者，有经前经后作痛者，则常时与经前作痛者为血积，经后为血虚也。发热之中，有常时发热者，有经行发热者，则常时为血虚有积，经行为血虚有热。《丹心》。

调血治法

治经水或前或后，或多或少，或逾月不至，或一月再至，皆不调之故，宜调经散。一云，经候不调，当以四物汤为主治。《丹心》。○临经行腹痛，此血涩故也，宜清热调血汤，又四物汤加玄胡索、苦楝根、蓬术、香附子、桃仁、红花、黄连。○经行后腹痛，乃虚中有热，八物汤加减服。方见虚劳。○先期而来，乃气血俱热，宜清经四物汤。又四物汤加柴胡、黄芩、黄连。○过期不来，是血虚，宜通经四物汤。又四物汤加黄芪、陈皮、升麻、人参。○月候不调，通用煮附丸、墨附丸、四制香附丸、七制香附丸。《入门》。

调经散 一名温经汤，治月候不调。麦门冬二钱，当归一钱半，人参、半夏制、白芍药、川芎、牡丹皮各一钱，阿胶珠、甘草炙各七分半，吴茱萸、肉桂各五分。上锉，作一贴，姜三片，水煎服。《入门》。○《千金》调经汤治同上。当归、川芎、白芍药各一钱，麦门冬、半夏各七分，人参、阿胶珠、牡丹皮、吴茱萸、肉桂各五分，甘草三分。上锉，服如上法。《回春》。

清热调血汤 治经水将来，腹中阵痛，乃气血俱实也。当归、川芎、白芍药、生干地黄、黄连、香附子、桃仁、红花、蓬术、玄胡索、牡丹皮各七分。上锉，作一贴，水煎服。《医鉴》。

清经四物汤 治经水不及期而来，乃血虚有热。当归一钱半，生干地黄、条芩、香附子各一钱，白芍药、黄连姜汁炒各八分，川芎、阿胶珠、黄柏、知母各五分，艾叶、甘草各三分。上锉，作一贴，煎服。《医鉴》。

通经四物汤 治经水过期不行，乃血虚有寒。当归一钱半，熟地黄、白芍药、香附子、蓬术、苏木各一钱，木通八分，川芎、肉桂、甘草各五分，红花三分，桃仁二十个。上锉，作一贴，空心，水煎服。《医鉴》。

煮附丸 治经候不调，脐腹疗痛，面色萎黄，饮食减少，或崩漏带下。香附子擦去毛，好醋煮半日，焙为末，醋糊和丸梧子大，米饮下五七十丸。《纲目》。○一名香附丸，又名醋附丸，治婢妾气郁，经多不调。

墨附丸 治妇人经水不调，久无子。四制香附子一斤，净熟艾四两，用醋一碗煮至干，入石臼内捣烂，捏作饼子，于新瓦上焙干，入白茯苓、当归、人参、川芎、熟地黄、京墨火煅红醋淬各一两，木香五钱。上为末，醋糊和丸梧子大，温酒吞下七八十丸。《入门》。

四制香附丸 治月候不调，能调和经脉。香附米一斤，分作四制。○一用盐水加姜汁浸煮略炒，主降痰。○一用米醋浸煮略炒，主补血。○一用山栀仁四两同炒去栀，主散郁。〇一用童便洗过不炒，主降火。〇上为末，入川芎、当归各二两，同为末，酒面糊和丸梧子大，每五七十丸。随证作汤使吞下。《种杏》。〇《入门》：香附米一斤分四包，用酒、醋、童便、盐水各浸七日，焙干捣末，醋糊和丸，盐酒吞下。

七制香附丸 治月候不调，结成癥瘕，或骨蒸发热，香附米十四两，分七包。〇一包同当归二两，酒浸。〇二包同蓬术二两，童便浸。〇三包同牡丹皮、艾叶各一两，米泔浸。〇四包同乌药二两，米泔浸。〇五包同川芎、玄胡索各一两，水浸。〇六包同三棱、柴胡各一两，醋浸。〇七包同红花、乌梅各一两，盐水浸。〇上各浸春五、夏三、秋七、冬十日，晒干，只取香附为末，以浸药水打糊和丸梧子大，临卧，酒下八十丸。《入门》。

血闭

月事不来者，胞脉闭也，胞脉者属心而络于胞中，今气上迫肺心，气不得下通，故月事不来也。《内经》。〇小肠移热于大肠，为伏瘕，为沉。注曰：血涩不利，则月事沉滞而不行。《内经》。〇《内经》曰：二阳之病发心脾，有不得隐曲，女子不月。盖冲任为经络之海，与手太阳小肠、手少阴心为表里，冲任气盛，则血依时下，若忧思伤心，则不能生血。脾者心之子，脾失所养则食少，绝生化之源，经闭不调矣。须知心为气血之主，脾胃为气血之本也。《入门》。〇经闭不行有三：一者胃弱形瘦，气血衰，津液不生，而致经水断绝，名曰血枯经绝，此中焦胃热结也。〇二者心包脉洪数，时见躁作，大小便不利而经水闭绝，乃血海干枯，此下焦胞脉热结也。〇三者或因劳心，心火上行，月事不来者，胞脉闭也，此上焦心肝肺热结也。东垣。〇世有室女童男，积想在心，思虑过度，多致劳损，男子则神色先散，女子则月水先闭。盖忧愁思虑则伤心，而血逆竭，故神色先散，月水先闭。且心病

不能养脾，故不嗜食，脾虚则金亏，故发嗽矣。《良方》。

通血治法

胞脉闭，月事不来，先服降心火之剂，宜三和汤、玉烛散，次服五补元方见虚劳，后以卫生汤补脾养血。〇二阳之病，月事不来，先泻心火，血自下，亦用上药。洁古。〇气上迫肺，月事不来，宜导痰降火，则心气下通，而月事来，宜通经汤。《丹心》。〇先贤治血闭之法，皆主于补血泻火，补血者四物汤，泻火者调胃承气汤，即玉烛散也。《纲目》。〇胃弱血枯经断，宜补中益气汤方见内伤加川芎、生地黄、天花粉。〇正半产后失血多经闭，宜十全大补汤。方见虚劳。《入门》。〇湿痰粘住经闭者，导痰汤方见痰饮加川芎、当归、黄连，不可服地黄。《入门》。〇室女劳心血闭，宜柏子仁丸、泽兰汤。《良方》。〇气血盛实，经血遏闭者，宜万痛丸、血极膏。《入门》。〇血海疼痛，宜乌药汤。东垣。〇血闭通用增味四物汤、导经丸、瑞金散、六合汤。〇脾胃郁火耗血不通，宜归脾汤方见神门。肝脾郁怒血伤不通，宜加味归脾汤。《良方》。

三和汤 治热结血闭。生干地黄、白芍药、川芎、当归、连翘、大黄、朴硝、薄荷、黄芩、栀子、甘草各七分。上锉，作一贴，水煎服。《丹心》。〇此方乃集四物汤、调胃承气汤、凉膈散三方也。

玉烛散 治月候凝滞不通，渐成癥瘕。当归、白芍药、川芎、熟地黄、大黄、芒硝、甘草各一钱。上锉，作一贴，水煎服。大便泄者不可用。《丹心》。

卫生汤 补脾养血。黄芪二钱，当归、白芍药、甘草各一钱。上锉，作一贴，水煎服。元素。

通经汤 治月闭。当归、川芎、白芍药、生干地黄、大黄、官桂、厚朴、枳壳、枳实、黄芩、苏木、红花各七分。上锉，作一贴，入乌梅一个，姜三片，枣二枚，水煎

服。《医鉴》。〇心气不得下通，故月事不来，宜用黄连、厚朴之类，导痰降火，则月事来矣。此药是也，宜加黄连七分。

柏子仁丸 治劳心月闭。泽兰二两，柏子仁炒另研、牛膝酒焙、卷柏各一两。上为末，蜜丸梧子大，空心，米饮下五七十丸。《良方》。

泽兰汤 治同上。泽兰叶二钱，当归、白芍药炒、甘草各一钱。上锉，作一贴，水煎服。《良方》。

万痛丸 治月经瘀闭，脐腹疼痛。干漆碎炒令烟尽、牛膝酒浸一宿焙干各一两。上为末，入生地黄汁一升，盛银器内慢火熬成膏，丸如梧子大，每服二三十丸，空心，米饮下。《拔萃》。〇一名万病丸。

血极膏 治月闭不通。大黄为末，醋熬成膏，丸如鸡头大一云鸡子黄大，每一丸，热酒和开，临卧温服。大便利一二行后，红脉自下，是妇人之仙药也。加当归头，一名单大黄膏。谦甫。〇一方治月闭不通，服补药无效危笃者。大黄酒蒸九次晒四两，血竭、没药各五钱。上末，水丸，以四物汤煎水，下七八十丸。《医鉴》。

乌药汤 治妇人血海疼痛。香附子二钱，乌药一钱半，当归一钱，木香、甘草各五分。上锉，水煎服。东垣。

导经丸 治经闭不通，腰腹疼痛。大黄二两，当归、川芎、白芍药、官桂、桃仁、甘草各一两，血竭二钱半，红花一钱，斑猫糯米同炒二十个。上末，蜜丸梧子大，酒下三十丸。《丹心》。

瑞金散 治月经不行，血气撮痛。姜黄一钱半，牡丹皮、蓬术、红花、当归、赤芍药、川芎、玄胡索、官桂各七分。上锉，作一贴，水一盏，酒半盏煎服。《丹心》。

六合汤 治月经不行，结块疼痛。四物汤加蓬术、官桂各等分锉，煎服。《丹心》。

加味归脾汤 治肝脾怒郁，月经不通。即归脾汤加柴胡、山栀仁各一钱。上锉，水煎服之。《良方》。

室女月经不行

女子十四岁，冲任脉盛而血自下，若过期不通，则宜红花当归散、血极膏方见上、三神丸、牡丹皮汤、通经丸，或四物汤方见血门加蓬术、桃仁、牡丹皮、玄胡索、红花酒焙。

红花当归散 治室女月经不通，或积瘀血腰腹疼痛。赤芍药二两，刘寄奴一两二钱半，紫葳、当归尾、牛膝、苏木、甘草各五钱，白芷、桂心、红花各三钱半。上为末，酒调二钱，服红花酒下尤佳。云岐。

三神丸 治室女经候不调，腹痛。橘红二两，玄胡索醋制、当归酒炒各一两。上为末，酒糊和丸梧子大，艾醋汤下百丸。《丹心》。

牡丹皮汤 治室女经闭，咳嗽发热。当归、牡丹皮各一钱半，白芍药、生干地黄、陈皮、白术、香附子各一钱，川芎、柴胡、黄芩各七分，甘草四分。上锉，作一贴，水煎服之。《回春》。

通经丸 治室女月候不通，或成血瘕。桂心、青皮、大黄、干姜、川椒、蓬术、干漆炒、当归、桃仁、红花各五钱。上为细末，先取二两和醋熬膏，乃入余末和匀作丸梧子大，醋汤下五七十丸。《入门》。

血结成瘕

冲脉、任脉皆起于胞中，为血之海，血涩不行，则成瘕作痛。〇任脉为病，男子为七疝，女子为瘕聚。《难经》。〇月事不行，血结成瘕，宜归术破癥汤、增味四物汤、四物调经汤、立效散、地黄通经丸、无极丸、桃仁煎。

归术破癥汤 治月经不通，腹中有积块疼痛。香附子醋炒一钱半，三棱、蓬术并醋煮、赤芍药、白芍药、当归尾、青皮各一钱，乌药七分，红花、苏木、官桂各五分。上锉，作一贴，入酒少许，水煎服。《集略》。

增味四物汤 治血瘕疼痛。四物汤料，入三棱、蓬术并醋炒、干漆炒、官桂各一钱。上锉，煎服。东垣。

四物调经汤 治经闭有积块动痛。香附醋炒一钱，当归、川芎、白芍药酒炒、柴胡、黄芩、枳壳各七分，熟地黄、陈皮、白术、三棱、蓬术并醋炒、白芷、茴香盐水炒、玄胡索各五分，青皮、缩砂、红花、甘草各三分。上锉，作一贴，入生姜三片，葱白三茎，水煎服。《回春》。

立效散 治经年积血，腹中常痛。青皮、陈皮、乌药、干姜、香附子、蓬术、三棱各等分。上锉，醋煮焙干为末，空心，陈皮煎汤调下二钱。《济阴》。

地黄通经丸 治血瘕如杯，在脐下作痛。熟地黄二两，虻虫炒、水蛭糯米同炒去米、桃仁各五十个。上为末，蜜丸梧子大，空心，温酒下七八十丸。《正传》。

无极丸 治经闭，有血块苦痛。锦纹大黄四两，一两酒煮，一两醋煮，一两童便煮，一两盐水煮，各七次。上合一处，又七蒸七晒为末，用当归、熟地黄各一两半，浓煎汁煮糊，和丸梧子大，红花汤下三十丸。《医鉴》。

千金桃仁煎 治血瘕血积，经候不通。桃仁、大黄、朴硝各二两，虻虫五钱。上为末，好醋二升半，银石器中慢火煎取一升半，下桃仁、大黄、虻虫搅千下，次下朴硝，更熟搅良久出之，丸如梧子大，前一日不吃晚饭五更初，温酒吞下五丸，取下恶物，未下再服，见鲜血即止药。《良方》。

血枯

黄帝曰：有病胸胁支满者，妨于食，病至则先闻腥臊臭，出清液，先唾血，四肢清，目眩，时时前后血，病名为何？何以得之？岐伯曰：病名血枯。此得之年少时，有所大脱血，若醉入房中，气竭肝伤，故月事衰少不来也。治之以乌贼丸。《内经》。○治血枯，宜乌贼骨丸、八物汤。方见虚劳。

《良方》。

乌贼骨丸 乌贼鱼骨、藘茹各等分。上为末，雀卵不拘数，和丸小豆大，每十丸，煎鲍鱼汤吞下，日三服，压以善膳。《良方》。○血枯经闭，四物汤方见血门加桃仁、红花。《丹心》。

血崩血漏

《内经》曰：阴虚阳搏，谓之崩。注曰：阴脉不足，阳脉盛，搏则内崩而血流下也。○悲哀太甚则胞络绝，胞络绝则阳气内动，发则心下崩，数溲血也。《丹心》。○盖悲哀则心系急，肺布叶举，而上焦不通，荣卫不散，热气在中，故胞络绝而阳气内鼓动，发则心下崩，数溲血也。心下崩，谓心包内崩而下血也。《入门》。○非时血下，淋涩不止，谓之漏下；忽然暴下，若山崩然，谓之崩中。《入门》。○崩漏不止有三：一者脾胃虚损，下陷于肾，与相火相合，湿热下迫，经漏不止，其色紫黑，如夏月腐肉之臭，中有白带，脉沉细疾数，或沉弦洪大，其热明矣。或腰痛或脐下痛，宜大补脾胃而升举血气。○二者或故贵夺势，或先富后贫，心气不足，其火大炽，旺于血脉之中。又饮食失节，其容颜似不病者，此心病者，不行于诊，其经水不时而下，或适来适断，或暴下不止，当先说恶死之言，令心不动，以大补气血之药，举养脾胃，微加镇坠心火之药，补阴泻阳，经自止矣。○三者悲哀太甚，则胞络绝。云云见上。东垣。

崩漏治法

血崩乃经血错乱，淖溢妄行。遽止，则便有积瘀凝成窠臼；不止，则又恐昏晕，必先服五灵脂末名独行散一钱，温酒调下，其性能行血止血，然后用五积散方见寒门加防风、荆芥入醋煎服一二贴。后再服五灵脂散，去故生新。如更不止，乃用五灰、十灰丸散。方见血门。○悲哀太甚而崩漏，宜备金散、四制香附丸。方见上。○经行犯房，损伤冲任，经血暴下，宜温经汤。方见上。○湿热下迫而为崩漏，其色紫黑腐臭，宜解毒四物汤、凉血地黄汤、固经丸。○忧郁及先富后贫而为崩漏，宜开郁四物汤。○胃气下陷，经水暴下，宜升阳调经汤、益胃升阳汤方见内伤、升阳除湿汤、柴胡调经汤。已上《入门》。○血崩，急则治其标，白芷汤调百草霜末服，甚者棕榈灰，或狗头骨灰、或五灵脂半生半炒末，俱以酒调服，后用四物汤加芩、连、参、芪、香附、干姜调理。《丹心》。○妇人四十以上，悲哀太甚，血走而崩，慎不可燥热之药，先用黄连解毒汤方见寒门，后以三和汤方见上调治。《医鉴》。○室女思男，以致血崩成劳，十分难治，宜四物汤加柴胡、黄芩，或加味逍遥散。方见妇人。《入门》。○凡崩漏有寒，伏龙肝散、丁香胶艾汤；有热，凉血地黄汤、解毒四物汤。通用当归芍药汤、奇效四物汤、煮附丸。方见上。○四物汤加荆芥、条芩，止血神效。《正传》。○黑药能止血，宜五灰散、十灰丸并见血门、如圣散、立效散。○崩漏过多昏晕，宜生地芩连汤方见血门、全生活血汤。

备金散 治血崩不止。香附子炒黑四两，当归尾一两二钱，五灵脂炒一两。上为末，每二钱，醋汤调，空心服。○一名偶金散。纲目。《入门》。

解毒四物汤 治崩漏，面黄腹痛。黄芩、黄连、黄柏、栀子、生干地黄、当归、白芍药、川芎各一钱。上锉，作一贴。水煎服。《入门》。○此方乃黄连解毒汤与四物汤合剂也。

凉血地黄汤 治血崩，是肾水阴虚，不能镇守包络相火，故血走而崩。羌活、防风、柴胡各一钱，生地黄、当归各五分，知母、黄柏、荆芥、细辛、蔓荆子、黄芩、川芎、藁本、黄连、升麻、甘草各三分，红花一分。上锉，作一贴，水煎服之。《入门》。

固经丸 治经水过多。黄芩、白术、龟板各一两，椿根白皮七钱，黄柏炒三钱，香附子童便浸焙二钱半。上为末，酒糊和丸梧子大，白汤下五七十丸。《入门》。

开郁四物汤 治崩漏，多因心气所使而下，故贵夺势、先富后贫皆是也。香附米炒、当归身、白芍药酒炒、熟地黄、白术各一钱，川芎、黄芪、蒲黄炒、地榆、人参各五分，升麻三分。上锉，作一贴，煎服。《正传》。

升阳调经汤 治内伤，中气下陷，暴崩不止。柴胡、羌活、苍术、黄芪各一钱，当归、防风、升麻、藁本、甘草各七分，蔓荆子五分，独活三分。上锉，作一贴，水煎服，以饭压之。《入门》。

益胃升阳汤 治血块暴下，并水泄俱作，是前后二阴有形血脱竭于下也，血脱益气，古圣人之法，此阳生阴长之义也。方见内伤。

升阳除湿汤 治崩漏不止，因脾胃虚而心包乘之，故血漏而下。黄芪、苍术、羌活各一钱，柴胡、升麻、防风、藁本、甘草炙各七分，蔓荆子五分，独活、当归各三分。上锉，作一贴，水煎服。东垣。

柴胡调经汤 治同上。苍术一钱半，柴胡一钱，羌活、独活、藁本、升麻各七分，葛根、当归、甘草各五分，红花二分。上锉，作一贴，水煎服。东垣。○已上四方，皆升举之剂，先服益胃升阳汤，不止，却服后二方，乃大举大升，助春夏二湿之久陷下之至治也。《纲目》。

伏龙肝散 治冲任经虚，崩漏不止，脐腹冷痛。川芎、艾叶各一钱半，伏龙肝一钱，赤石脂、麦门冬各七分，当归、干姜、熟地黄、肉桂、甘草各五分。上锉，作一贴，入枣二枚煎服，或为末米饮调二钱服。《入门》。

丁香胶艾汤 治崩漏不止，间有如茅屋漏水，或下白带，脐下如冰。当归一钱半，生艾叶一钱二分，阿胶珠七分，川芎、丁香各五分，熟地黄、白芍药各四分。上锉，作一贴，水煎服。东垣。

当归芍药汤　治经漏不止，气弱困倦。此中气虚弱，下陷之甚。苍术、白术、当归、白芍药各一钱半，黄芪一钱，陈皮、熟地黄各五分，炙甘草、生地黄各三分，柴胡二分。上锉，作一贴，水煎服。东垣。

奇效四物汤　治血崩神效。四物汤加阿胶珠、艾叶、黄芩共七钱。上锉，作一贴，姜五片，煎服。《得效》。

如圣散　止血崩。棕榈、乌梅各一两，干姜一两半。上并烧存性，为末，每二钱，乌梅汤酒调下，空心。《丹心》。

立效散　治血崩。当归、莲花蕊、白绵子、红花、茅花各一两。上锉，纸包，盐泥固济，火煅存性为末，入麝香少许。每二钱，温酒调下，空心。东垣。

全生活血汤　治崩漏太多，昏冒不省，瞑目无所知觉，盖因血暴亡也，血去则心神无所养，暴损气血，岂能久活。今当补而升举之，以助其阳，则目张，神不昏迷矣。今立一方，补血养血生血益阳，以补手足厥阴之不足。白芍药、升麻各一钱，防风、羌活、独活、柴胡、当归身、葛根、甘草各七分，藁本、川芎各五分，生地黄、熟地黄各四分，蔓荆子、细辛各三分，红花一分。上锉，作一贴，水煎服。东垣。

赤白带下

脾传之肾，病名曰疝瘕，小腹冤热而痛，出白。一名曰蛊。注曰：出白者，溲出白液也。盖白带，白浊之类也。《内经》。○任脉为病，女子带下瘕聚。注曰：任脉自胞上过带脉，贯于脐上，故为带下。带脉起于季肋章门穴名，似束带状，今湿热冤结不散，故为病也。冤者，结也，屈也，屈滞而病热不散也。○赤者热入小肠，白者热入大肠，原其本皆湿热结于脉，故津液涌溢，是为赤白带下，脐下痛，阴中绵绵而下也。《保命》○小腹冤热，结于任脉，自胞上而过带脉，出于大小肠之分，溲出白液，淋沥以下，故曰带下。与赤白浊一般，但不痛

耳。《入门》。○妇人带下，是第一等病，令人不产育，宜急治之。扁鹊过邯郸，闻贵妇人，所以专为带下医也。《纲目》。○妇人带下，脉浮恶寒漏下者不治。《脉经》。

带下治法

带与漏，俱是胃中痰积流下，渗入膀胱，出于大小肠，宜升提之，甚者上必用吐，下用二陈汤方见痰饮加苍白术、升麻、柴胡，或苍柏樗皮丸。《丹心》。○妇人月事不调，暮则发热，小腹里急，手掌烦热，唇口干燥何也？师曰：此病属带下。何以故？曾经半产，瘀血在小腹不去。何以知之？其证唇干燥，故知之，温经汤方见上主之。仲景。○带下是湿热为病，赤属血，白属气，主治燥湿为先。《丹心》。○赤白带，宜伏龙肝散方见上、苦楝丸、白芍药散。○肥人白带是湿痰，宜苍柏樗皮丸。瘦人是热，宜芩柏樗皮丸。通用补经固真汤、白蔹元、补宫丸、四神丸、清白散。○久带下，阳气虚极，下流白滑如涕，腥臭多，悲不乐，宜酒煮当归丸、固真丸、桂附汤。《入门》。○孕妇白带，宜芩术樗皮丸。○室女带下，宜琥珀朱砂丸。○带下必须断厚味。《入门》。

苍柏樗皮丸　治肥人白带，是湿痰。苍术、黄柏、樗根白皮、海石、半夏制、南星炮、川芎、香附子、干姜各等分。上为末，醋糊和丸梧子大，白汤下五七十丸。夏月去干姜代滑石。《入门》。

苦楝丸　治热入大小肠，为赤白带下，最妙。苦楝子碎酒浸、茴香炒、当归各等分。上为末，酒糊和丸梧子大，每取三五十丸，空心，温酒下。《保命》。

白芍药散　治赤白带久不止。白芍药二两，干姜五钱。上各炒黄色为末，米饮调下二钱，日二。《纲目》。

芩柏樗皮丸　治瘦人带下，是热。黄芩、黄柏、樗根白皮、滑石、川芎、海石、青黛、当归、白芍药各等分。上为末，醋糊和丸梧子大，白汤下五七十丸。《入门》。

补经固真汤　治白带。《脉诀》曰：崩中日久为白带，漏下多时骨木枯。言始病血崩，久则血少，复亡其阳，故白滑之物下流不止，血海将枯也。干姜细末、人参各二钱，郁李仁泥、柴胡、甘草炙、陈皮不去白、黄芩生各一钱，白葵花七朵。上锉，除黄芩，以水二盏先煎药至一盏七分，再入黄芩煎至一盏，空心热服，以美膳压之。东垣。

白蔹元　治冲任虚寒，带下纯白。鹿茸燎去毛醋蒸焙二两，白蔹、金毛狗脊各一两。上为末，艾煎醋汤打糯米糊和丸，梧子大，空心，温酒下五七十丸。《得效》。

补宫丸　治白带及白淫。鹿角霜、白茯苓、白芷、白术、乌贼鱼骨、白薇、白芍药、牡蛎粉、山药各等分。上为末，糊丸梧子大，米饮下五十丸。《丹心》。

四神丸　治白带。香附米八两，以酒、醋、盐水、童便各浸二两，过三日乃出炒，苍术四两米泔浸、牡蛎粉炒、缩砂炒、樗根白皮蜜水炒各二两。上为末，以黄米煮饭和丸梧子大，空心，酒下五七十丸。《医鉴》。

清白散　治白带。当归、川芎、白芍药、生地黄酒洗、黄柏盐水炒、贝母、樗根白皮酒炒各一钱，干姜炒黑、甘草各五分。上锉，作一贴，姜三片，水煎服。《医鉴》。

酒煮当归丸　治白带，长流不止，腰以下如在冰雪中，面白目青，肌肉消瘦，此上、中、下三阳真气俱虚也。当归一两，良姜、附子炮各七钱，茴香五钱。上锉，以好酒一盏半同煮，至酒尽焙干，乃入炒黄盐、全蝎各三钱，柴胡二钱，炙甘草、川楝子、丁香、木香、升麻各一钱，玄胡索四钱。上同为细末，酒面糊和丸梧子大，空心，淡醋汤下五七十丸。东垣。

固真丸　治白带久不止，脐腹冷痛。干姜四两，龙骨、当归各二两，柴胡、白石脂各一两，黄柏、白芍药各五钱。上为末，面糊和丸梧子大，白汤下二三十丸，以饭压下。《入门》。

桂附汤　治白带腥臭，多悲不乐，大寒之证。附子炮三钱，肉桂一钱，黄柏、知母各五分。上锉，作一贴，水煎服。东垣。

芩术樗皮丸　治孕妇白带。黄芩、白术各三钱，樗根白皮、白芍药、山茱萸各二钱半，白芷、黄连各二钱，黄柏一钱。上为末，酒糊和丸梧子大，白汤下五十丸。孕妇带下，专是湿热也。《入门》。

琥珀朱砂丸　治室女经水初下，一时惊悸，或感风冷，以致经水止，而即患带下。琥珀、木香、当归、没药各四钱，乳香二钱，麝香、朱砂各二分半。上为末，水丸芡实大，每一丸，温酒磨服。《入门》。

吐下疗白带　一妇人病白带，如水漏下，臭秽不可近。戴人曰：此带浊水，本热乘大阳经，其寒水不禁固，故如此也。夫水自高趋下，宜先绝其上源，乃以瓜蒂散涌痰二三升，次日服导水丸下污水十余行，三遍，汗出周身，至明朝，病人去，污已大下矣。次用寒凉之药，服及半载，生一男。子和。

一方　名曰白芷丸。治带下，肠有败脓，淋露不已，腥秽殊甚，遂至脐腹更增冷痛。此为败脓血所致，须以此排脓。单叶红蜀葵根二两，白芷一两，白芍药、白矾枯各五钱。上为末，蜡丸梧子大，空心，米饮下十五丸。俟脓尽，别以他药补之。如无葵根，以苏木节代之。《入门》。《本草》

五色带下

五崩何等类？师曰：白崩者形如涕，赤崩者形如绛，黄崩者形如烂瓜，青崩者形如蓝色，黑崩者形如衃血也。《脉经》。○五色带下，由伤肝则青如泥色，伤心则赤如红津，伤肺则白如鼻涕，伤脾则黄如烂瓜，伤肾则黑如衃血。《入门》。○所下五色，各应五脏，五脏俱虚，五色并下，是皆血之为病也。《得效》。○五色带下，宜胃风汤方见大便、五积散方见寒门去麻黄加荆芥穗、伏龙肝散方见上、温清饮、地榆散、香附散。

温清饮　治崩漏不止，五色相杂，面黄

腹痛，寒热往来。一名解毒四物汤。方见上。

地榆散 治漏下五色，黄瘦虚竭。地榆三两锉，醋一升煮十余沸，空心，热服一合。《入门》。

香附散 治五色崩漏。香附子去毛捣碎，醋煮半日，焙为末，每二钱，米饮调下，空心，神效。《本事》。

寒入血室

月经不通，绕脐寒疝痛。其脉沉紧，此由寒气客于血室，血凝不行，所以作痛，宜桂枝桃仁汤。

桂枝桃仁汤 桂枝、赤芍药、生干地黄酒洗各二钱，甘草炙一钱，桃仁三十个。上锉，作一贴，入生姜三片，枣二枚，水煎温服。《丹心》。○瑞金散亦良。方见上。

热入血室

妇人伤寒发热，经水适来适断，昼日明了，夜则谵语，如见鬼状，此为热入血室，宜用柴胡破瘀汤，或调经汤。仲景。

柴胡破瘀汤 治热入血室及蓄血证。柴胡二钱，黄芩、半夏、赤芍药、当归、生地黄各一钱，桃仁、五灵脂、甘草各五分。上锉，作一贴，水煎服。《入门》。

调经汤 治热入血室。柴胡、生地黄各一钱半，赤芍药、当归、黄芩各一钱，半夏、人参、川芎、甘草各五分。上锉，作一贴，入姜三片，枣二枚，水煎服。海藏。○此方乃小柴胡汤与四物汤合剂也。

经断复行

妇人四十九岁已后，天癸当住，每月却行，或过多不止，宜芩心丸、子芩丸、当归散、加味四物汤。《纲目》。

芩心丸 治妇人天癸过后复行，或漏下不止。条黄芩二两泔浸一作醋浸一日炙干，又浸又炙，如此七次，为末，醋糊和丸梧子大，每七十丸，空心，温酒送下，日二服。《瑞竹》。

子芩丸 治同上。条黄芩四两锉，醋浸透，纸里煨七次，当归酒洗、香附米醋炒各二两。上为末，醋糊和丸梧子大，空心，酒下五七十丸。《医鉴》。

当归散 治妇人天癸已过期，经脉不匀，或三四月不行，或一月再至，腰腹疼痛。《内经》云：七损八益，谓女子七数尽，而经不依时者，血有余也，不可止之，但令得依时，不腰痛为善。当归、川芎、白芍药炒、条黄芩炒各一两，白术五钱。上为末，每服二钱，空心，酒调下，日二。《本事》。○《良方》有山茱萸一两半。

加味四物汤 治经断后多年，忽然再行，遂成崩漏，腹痛寒热。四物汤四钱，加人参、吴茱萸各一钱。上锉，作一贴，入姜三片，枣二枚，水煎服。《得效》。

单方

凡四十一种。

伏龙肝 即灶心土也，主妇人崩中带下，为止血之圣药，盖燥可去湿也。《汤液》。○治血露。蚕沙、阿胶各一两，伏龙肝半两，同为末，温酒调下二钱。《本草》。

百草霜 治血崩。○百草霜末二钱，狗胆汁拌匀，分作两服，以当归酒调下。《本草》。

芒硝、朴硝 并治月候不通，血闭癥瘕。取末一钱，醋汤下，空心。《本草》。

干地黄 治胞漏下血。或煎服，或丸服并佳。《本草》。

益母草 治赤白带下。花开时采，捣为末，空心，酒调二钱，日三服。《本草》。

蒲黄 止崩漏及赤白带下。炒取二钱，温水调服，或丸服。《本草》。

当归 主崩漏及月水不利。煎服、末服并佳。《本草》。○血积，当归四钱，干漆三钱，为末，蜜丸，酒下十五丸。《良方》。

黄芩 下血闭，治淋露下血。《本草》。○血崩，黄芩为末二钱，以烧秤锤淬酒调下，空心。《良方》。

芍药 治血闭不通。煎服、末服、丸服并佳。《本草》。

白芷 治崩漏及赤白带下。煎服、末服皆佳。《本草》。○赤白带，白芷一两，乌贼鱼骨二个，烧胎发一团煅。上为末，空心，酒下二钱。《良方》。

酸浆草 治赤白带下，阴干为末，空心，酒下二钱。《本草》。

地榆 主带下十二病：一曰多赤，二曰多白，三曰月水不通，四曰阴蚀，五曰子脏坚，六曰子门僻，七曰合阴阳患痛，八曰小腹寒痛，九曰子门闭，十曰子宫冷，十一曰梦与鬼交，十二曰五脏不定，又治崩漏不止。煎服、末服并佳。《本草》。○赤白带，骨立者，地榆一斤锉，水熬成膏，空心，服二合，日二。《良方》。

芎藭 治崩漏。煎服、末服并佳。《本草》。○治血崩。取一两锉，酒五盏，煎至一盏，去滓，下生地黄汁一盏，再煎二三沸，分三服。《良方》。

艾叶 主崩漏及带下。煎服之。○血崩。熟艾鸡子大，阿胶珠五钱，干姜炮黑一钱，同煎服。《本草》。

大蓟、小蓟 并主崩漏及赤白带。捣取汁服。《本草》。○血崩。取根五两，茅根三两，酒煮服。《良方》。

牡丹皮 主月经不通。煎服、末服并佳。《本草》。

三棱 通月经，破血瘕。煎服、末服、丸服并佳。《本草》。

玄胡索 主月经不调，崩中淋露。煎服、末服、丸服并佳。《本草》。

大黄 主血闭胀，及诸老血留结成瘕。煎服、丸服并佳。《本草》。

桑木耳 主月水不调，崩中带下，月闭血凝。酒煎服，或烧为末，酒服二钱。○槐木耳亦同。《本草》。

荞麦面 治赤白带下。不拘多少，以鸡子清和丸，白汤，空心下三五十丸即愈。《回春》。

檍根白皮 治崩漏及赤白带。取白根切一大握，水一升煮，分二服，或为末蜜丸服亦佳。《回春》。

橡实壳 主崩中带下。烧灰和米饮服。○取壳，与苍耳烧为末，以加白芷、干姜炮，四物汤调下。《正传》。

棕榈皮 治崩漏带下。烧灰，与白矾枯为末，酒服二钱，又与丝瓜烧灰，等分为末，盐汤调下。《本草》。

牡蛎 治崩漏及赤白带下。取粉，醋调作丸，再煅研细，却用艾醋汤熬膏和丸，艾醋汤下五十丸。《纲目》。

鳖甲 治漏下五色，羸瘦。炙黄为末，酒下一钱。又取鳖肉作羹，常食之佳。《本草》。

蚕蜕纸 主崩漏带下。烧为末，米饮调服。《本草》。

乌贼鱼骨 治血枯，又通月经，疗血崩血漏。为末，丸服或末服，皆佳。《本草》。

鳗鲡鱼 疗妇人带下百病。作羹食，或烧食皆佳。《本草》。

牡鼠屎 治室女月水不通。烧灰为末，酒下一钱，神效。勿令知。《本草》。

虻虫 主室女月水不通，逐瘀血，散积血，破血闭。去翅足炒为末，醋汤调下，或丸服之。《本草》。

水蛭 治同上，破血最良。须切断，同石灰再三炒为末，或末服，或丸服。《本草》。

五灵脂 行经血有功，治血崩不止，及赤白带下。半生半炒为末，酒下一钱，或丸服之。《丹心》。

荆芥穗 治崩漏不止。烧存性，为末，每二钱，童尿调下。《良方》。

蜀葵花 赤花治赤带，白花治白带。为末，温酒下二钱。○单叶红蜀葵根治带下，排脓血极验。《本草》。

水芹 疗崩漏带下。作葅菹，或煎，或生食并佳。《本草》。

鹿角胶 主崩漏赤白带下。炒为末，酒下二钱，或丸服，或煮服良。《本草》。

鹿茸 治崩漏赤白带下。炙为末，酒服一

钱,或丸服之。《本草》。〇鹿角,烧灰服亦佳。

雀肉 治血崩带下。或烧食,或作煎食之。《本草》。

牛角䚡 止血崩不止,及赤白带下。烧灰,酒下二钱,或作丸服。《本草》。

黄狗头骨 主崩漏及赤白带下。烧为末,酒下一钱,或作丸服之。〇阴茎及阴卵,主带下十二疾。烧作末,酒服一钱,或丸服之。《本草》。

针灸法

月经不调,取阴独、中极、三阴交、肾俞、气海。《纲目》。〇月经断绝,取中极、三阴交、肾俞、合谷、四满、三里。《纲目》。〇崩漏不止,取血海、阴谷、三阴交、行间、大冲、中极。《纲目》。〇赤白带,取中极、肾俞、气海、三阴交、章门、行间。〇赤白带,带脉穴灸之最奇。一女患此,灸此穴,鬼附身云:灸着我,我即去。俄而即差。《资生》。〇崔氏四花穴,治带下如神。《纲目》。〇赤带,取中极、气海、委中。〇白带,取曲骨、承阴、中极。《纲目》。〇经断久,忽大崩下,取丰隆、石门、天枢、中脘、气海。《纲目》。

 虫

三尸虫

《中黄经》曰:一者上虫,居脑中;二者中虫,居明堂;三者下虫,居腹胃,名曰彭琚、彭质、彭矫也。恶人进道,喜人退志。上田乃元神所居之宫,惟人不能开此关,被尸虫居之,故生死轮回无有了期,若能握元神栖于本宫,则尸虫自灭,真息自定。所谓一窍开而万窍齐开,大关通而百骸尽通,则天真降灵,不神之神所以神也。《养性书》。

去三尸虫元 生地黄三斗,东向灶,苇火煎三沸。纳清漆二升,以荆匕搅之,日移一尺;纳黄丹三两,复移一尺;内瓜子汁三升,后移一尺;纳大黄末三两,微火煎勿令焦。丸如梧子大,空心下一丸,三日浊血下鼻中,二十日诸虫皆下,五十日百病皆愈,面有光泽。《得效》。

又方 生漆二升,芜菁子三升为末,大黄六两为末,酒一升半。上以微火合煎,令可丸,丸如梧子大,空心下二丸,十日浊血下鼻中,三十日虫皆烂下,五十日身光泽,一年行及奔马。《得效》。

九虫

诸虫皆因饮食不节,或过餐腥脍生冷,以致积久成热,湿热熏蒸,痰瘀凝结,随五行之气,变化而为诸般奇怪之形,其名有九。〇一曰伏虫,长四寸许,为诸虫之长即长虫也。二曰蛔虫,长尺许,贯心即杀人即食虫也。三曰白虫,长一寸,母子相生,其形转大而长,亦能杀人即寸白虫。四曰肉虫,状如烂杏,令人心烦满闷。五曰肺虫,其状如蚕,令人咳嗽。六曰胃虫,状如虾蟆,令人呕吐哕逆嘈杂,爱吃泥炭生米茶盐姜椒等物。七曰弱虫,又名膈虫,状如瓜瓣,令人多唾。八曰赤虫,状如生肉,令人肠鸣。九曰蛲虫,状如菜虫,形至细微,居广肠,多则为痔,剧则为癞痫疥痈,宜贯众丸。《外台》。

贯众丸 去三尸九虫。雷丸一两半杀赤虫,贯众一两二钱半杀伏尸虫,狼牙杀胃虫,白僵蚕杀膈虫各一两,白藋芦杀尸虫,干漆杀白虫,厚朴杀肺虫,雄黄杀尸虫,各七钱半。上为末,蜜丸梧子大,新汲水下五丸,三服后渐加至十丸,至二十日,三尸九虫尽灭而下。《正传》。

五脏虫

人劳则生热，热则生虫。心虫曰蛔，脾虫曰寸白，肾虫如方截丝缕，肝虫如烂杏，肺虫如蚕，皆能杀人。惟肺虫为急，肺虫居肺叶内，蚀肺系，故成瘵疾，咯血声嘶，药所不到，为难治也。《千金》。〇宜服獭爪散。方见下。

湿热生虫

湿热郁积则生虫，脏腑虚则侵蚀。《丹心》。〇湿热生虫，正如今人俗验禾苗，雨洒日照，禾节生虫，此说明矣。人患虫积者，或饥饿失摄，或腥脍白酒，或炙食牛羊，或啖菟鳖，中脘气弱，湿热少运，故生寸白、蛔蟯诸虫，形如蚯蚓。又相似团鱼，曰血鳖，小儿最多。《回春》。

脉法

关上脉紧而滑者，蛔毒。〇脉沉而滑者，寸白虫。〇关上脉微浮，积热在胃中，呕吐蛔虫，心健忘。《脉经》。〇诸虫脉，沉实者生，虚大者死。〇尺脉沉而滑者，为寸白虫。〇虫脉当沉弱而弦，今反洪大，即知蛔虫甚也。《正传》。〇劳瘵脉数或涩细，如潮汗咳血，肉脱者殂。《回春》。〇蜃蚀阴肛，脉虚小者生，劲急者死。《正传》。

虫外候

肘后粗以下三四寸热者，肠中有虫。〇胃中有热则虫动，虫动则胃缓，胃缓则廉泉开，故涎下。《灵枢》。〇凡虫痛之证，腹中有块起，以手按之不见，钟聚往来，痛无休止，五更心嘈，牙关强硬，呕吐涎沫，或吐清水，梦中龂齿，面色青黄，饮食虽多，不生肌肤。《得效》。〇凡虫证，眼眶鼻下青黑，面色萎黄，脸上有几条血丝，如蟹爪分明。〇面上白斑唇红，能食心嘈，颜色不常，脸上有蟹爪路者，便有虫也。《入门》。〇虫痛之证，时作时止，痛则咬心，口吐清水，人中鼻唇一时青黑者是也。〇腹痛、肚大、青筋者，虫痛也。《医鉴》。〇小儿腹痛，口中出清水者，虫痛也。《回春》。〇三虫之证，皆口流涎也。《纲目》。

诸物变虫

山涧中蛇虺、水蛭遗精，误饮其水，或果菰蔬菜，虫聚其下，人误食之，则心腹刺痛，时作时止，诸药不效，宜雄砂丸。《入门》。〇夜间饮水，误吞水蛭，而入腹能食人肝血，腹痛不可忍，面目黄瘦，全不进食，不治则死。取田中干泥一小块，小死鱼三四个，去壳巴豆十粒，同研烂，将猪脂熔化和丸，绿豆大。以田中冷水吞下十丸，须臾大小蛭皆泻出，却以四物汤方见血门加黄芪煎服调补。《得效》。〇李道念有疾，褚澄诊之曰：非冷非热，当是食白瀹鸡子过多所致。取蒜一升，煮食之，吐一物，大如升，涎裹之，开看则是鸡雏，羽翅爪足皆俱，既而病差。《本草》。〇一人患腰痛牵心，每至辄气欲绝。徐文伯视之曰：此发瘕也。以油投之，即吐物如发，稍引之，长三尺，头已成蛇能动，挂门下滴尽，惟一发而已。〇一道人心腹烦满，弥二岁。甄立言诊曰：腹有蛊，误食发而然。令饵雄黄一剂，少顷吐一蛇无目，烧之有发气，乃愈。《医说》。〇春秋二时，蛟龙带精入芹菜中，人偶食之得病，发则似痫，手足青，腹满痛不可忍，取寒食饧一云饴糖三升，日三服，遂吐出蛟龙，有两头，三五枚乃差。仲景。〇误饮蛇交水成瘕，腹满痛。雄黄服之。《入门》。〇通用七转灵应丹方见下、万应丸。

雄砂丸 善杀诸虫。贯众、酸石榴皮各五钱，鹤虱、芜荑、干漆、白僵蚕各三钱，朱砂、雄黄、雷丸、甘遂各一钱半。上为末，米粉煮糊和丸麻子大，每十丸，五更时粥饮下。加麝香少许，尤佳。《入门》。

万应丸 善下诸虫。大黄八两，槟榔五两，黑牵牛头末四两。并为末，以皂角十锭，苦楝根皮一斤，同煎汁熬膏和丸梧子大，先用沉香末为衣，次用雷丸末为衣，又用木香末为衣。五更时，以砂糖水吞下三丸。《入门》。

蛔厥吐虫

心疼，静而复烦，须臾复止，得食而呕，又烦，吐蛔虫，为蛔厥。〇蛔厥者，当吐蛔，病者静而复时烦，此为脏寒，蛔上入膈，故烦。须臾复止，得食而呕又烦者，蛔闻食臭出，其人当自吐蛔，乌梅丸主之。〇病人有寒，复发汗，胃中冷，必吐蛔。先用理中汤方见寒门入乌梅三个煎服，次服乌梅丸。仲景。〇蛔厥者，胃寒所生。经曰：蛔者长虫也。胃中冷则吐蛔，不可用冷药，宜理中汤加炒川椒、槟榔煎水，吞下乌梅丸最效。《丹心》。〇经云：虫贯心则杀人。欲验之，心腹大痛不可忍，或吐青汁、黄绿水，出涎沫，或吐虫出，发有休止，宜芜荑散、化虫丸。《得效》。〇小儿虫痛欲绝，宜灵矾散。《回春》。〇蛔厥心痛，宜安虫散、化虫散、追虫取积散。虫不疗，则子母相生，无有休止。〇小儿口鼻中出黑色虫，不治。《得效》。

乌梅丸 治蛔厥心腹痛。乌梅十五个，黄连七钱半，当归、川椒、细辛、附子炮、桂心、人参、黄柏各三钱。上为末，醋浸乌梅取肉，和药末捣极令匀，丸如梧子，米饮下一二十丸。《得效》。

芜荑散 治蛔咬心痛。芜荑、雷丸各五钱，干漆炒烟尽一钱。上为末，温水调二钱服，小儿服半钱。《得效》。

化虫丸 治蛔厥心腹痛。胡粉炒、白矾半生半枯、槟榔、苦楝根各五钱，鹤虱三钱。上为末，面糊和丸梧子大，大人二十丸，小儿五丸，以淡米饮入香油二三点搅匀，吞下。虫小者化为水，大者自下。《局方》。

化虫散 治蛔厥心腹痛，口流涎。雷丸二个，槟榔二个，鹤虱二钱，使君子肉七个。上为末，入轻粉一字，分作两服。当晚取猪肉一两切片，以皂角汁浸一宿，至晓微火炙熟，又以香油涂肉，取一服药末糁肉上，空心嚼下，至午间虫自下。《得效》。

灵矾散 治小儿蛔厥心痛。五灵脂二钱，枯白矾五分。上为末，每二钱，水煎服，当吐虫即止。《医鉴》。

安虫散 治虫痛。上以化虫丸材，为细末，每一钱，米饮调下。《局方》。

追虫取积散 治虫积。芜荑、雷丸、锡灰、使君子、槟榔、黑牵牛子头末、大黄、鹤虱、木香各等分。上为末，蜜丸麻子大，茶清下二三十丸，或为末，以蜜水或砂糖水，调一匙服。《医鉴》。

温胃安虫 一女患恶心吐虫，累治不差，每用杀虫药，则吐愈多。孙兆诊之曰：六脉皆细，非虫脉也，乃脏寒而虫不安，因而吐出。复用杀虫药，虫为药所苦，不能自安，所以吐愈多也。取硫黄、附子炮各一两为末，米糊和丸麻子大，米饮下三十丸，遂不吐，后不复作。《纲目》。

酒虫心痛 杨仲臣病心痛，此人常好饮酒，初饮二三杯，必奔走，顿两足三五十次，其酒稍散，方能复席，饮至前量。一醉必五七次，至明呕青黄水，数日后变鱼腥臭，六七日始安。戴人曰：酒虫也，宜涌之。乃吐虫一条，赤黄色，长六七寸，口目鼻皆全，状如蛇，其疾即愈。子和。

寸白虫

寸白虫，色白形扁，居肠胃中，时或自下，乏人筋力，耗人精气，宜碧金散。

碧金散 治寸白虫。苦楝根一两，鹤虱、槟榔、使君子肉、青黛各五钱，麝香二钱半。上为末，大人二钱，小儿半钱，空心，以猪肉煮汤调下。《得效》。

一方 疗寸白虫。锡灰、芜荑、槟榔为末，每二钱，空心，取米饮调下，极佳。〇予每觉心中多嘈杂，疑是虫。漫服此药，翌日下寸白一裹，中有长虫二条，长二尺五寸，一则皆寸断矣。《本事方》。

又方 下寸白虫，当晚勿食饭，五更空心时，取东引石榴根皮一握，浓煎汤，调槟榔末一钱，先取炙猪肉一块，细嚼，咽汁去肉，却取药顿服，午间虫尽下。《得效》。

应声虫

人每言语时，喉中有物作声相应，名曰应声虫。昔有人患此病，医者教诵《本草》，随物皆应，至雷丸则无声，遂服数枚而愈。《入门》。〇腹中有物作声，随人言语，名曰应声虫。用板蓝汁一盏，分三次服之，即愈。《得效》。

狐惑虫

见伤寒门。

消渴有虫

见消渴门。

痔瘘有虫

见后阴门。

诸疮有虫

见诸疮门。

齿痛有虫

见牙齿门。

劳瘵虫

劳瘵，又名传尸。病人死后，复易家亲一人，故曰传尸，亦名传疰。其病自上注下，与前人相似，故曰疰。有屋传、服传、食传之异，死后又注易旁人，乃至灭门是也。《纲目》。〇瘵虫之形，或似蜣螂，或似红丝马尾，或似虾蟆，或似刺猬，或似鼠形，或如烂面，或有足无头，或有头无足，或化精血归于元阳之内，种种形状，实难辨之。若传至三人，则如人形如鬼状。《得效》。〇瘵疾之因，多有少年时，血气未定，酒色伤损，其热毒郁积，生异物恶虫，蚀人

脏腑精血，变生诸般奇怪之物。其侍奉之人，熏陶日久，受其恶气，多遭传染，是以气虚腹馁。最不可入劳瘵之门，吊丧问疾，衣服器用中，皆能乘虚而染触焉。《直指》。

验瘵法

劳瘵传尸皆有虫，先烧安息香，令烟出，病人吸之不嗽，非传尸也；若烟入咳嗽不止，乃传尸也，宜服太乙明月丹。方见下。〇又法：用乳香烧熏病人之手，乃仰手掌，以帛覆其上，熏良久，手背上出毛，长寸许，白而黄者可治；红者稍难；青黑者死，最验。若熏之良久，无毛者，即非此证也。《纲目》。

劳瘵病证

瘵有六证，潮热、盗汗、咯血、痰嗽、遗精、泄泻也。轻者六证间作，重者六证兼作，盖火炎于上则为潮热、咯血，火动于下则为遗精、泄泻。《入门》。〇瘵病初得，半卧半起，号为殗殜。气急痰嗽，名曰肺痿。骨髓中热，称为骨蒸。内传五脏，名为复连。因虚损而得，名为劳极。男子自肾传心，心传肺，肺传肝，肝传脾；女人自心传肺，肺传肝，肝传脾，脾传肾，传尽则死。《入门》。〇病证大概令人寒热盗汗，梦与鬼交，遗精白浊，发干而耸，或腹中有块，或脑后两边有小结核，心胸满闷，肩背疼痛，两目不明，四肢无力，膝股痠疼，多卧少起，状如佯病。每至平旦，精神尚好，日午向后，四肢微热，面无颜色，喜见人过，常怀忿怒，行立脚弱，睡卧不安，梦见先亡，或多惊悸，有时咳嗽，痰涎稠粘，或咯脓血如肺痿状，或时下痢，羸瘦困乏，口燥鼻干，脸红唇赤，虽思饮食，不能多餐，死在须臾，精神尚好，犹若涸鱼，不觉死矣。《得效》。〇劳瘵主阴虚。盖自子至巳属阳，自午至亥属阴，阴虚则热在午后、子前。瘵属阳，寐属阴，阴虚则汗从寐时盗出也。升属阳，降属阴，阴虚则痰涎上逆而连绵吐出

也。《丹心》。

瘵不治证

身瘦属火，因火烧烁也，肉脱尽者难治。《丹心》。○瘵疾至于骨痛骨痿，声沉声哑，色枯面黧，断不可治。《直指》。○劳瘵，咽疮失音者死；虚劳，泄不止者亦死。《入门》。

杀诸虫服药法

《道藏经》中载：诸虫头皆向下行，自初一日至初五日以前，头上行，故服药，多取月朒以前，盖为此也。《纲目》。○上半月虫头向上易治，下半月虫头向下难治。先以肉汁及糖蜜食，下引虫头向上，然后用药打出。《得效》。○瘵虫灵异，所用药物，永不得与病人知之。《直指》。○三尸九虫，种种灵异，用药及灸，莫令病人知之，恐虫觉悟，永难取下也。盖此虫性已通灵，务在精审，勿令有悟可也。《得效》。○凡服取虫药，前日勿食晚饭，明朝极饥时，先嚼烧肥肉一片，咽汁后，乃服药。《纲目》。

治诸虫药

凡取虫作药之法，禁声勿语，道作药则虫便下，验。《本草》。○诸虫在人腹中，子母相生，渐至滋盛，当破积杀虫，宜木香三棱散、下虫散、追虫取积散方见上、妙应丸、七转灵应丹、万应丸方见上、遇仙丹、追虫丸、万病解毒丹方见解毒、五仙丸。○治瘵之法，一则杀其虫，以绝其根本；一则补其虚，以复其真元。若病势已剧，元气已脱，虽依法取虫，亦无一生，只可绝后人之传注耳。《正传》。○劳瘵主阴虚，痰与血病，四物汤方见血门加炒黄柏、竹沥、童便、姜汁。《丹心》。○劳瘵传尸，寒热交攻，久嗽咯血，日渐羸瘦，先服三拗汤方见咳嗽，次与莲心散，万不失一。《丹心》。○劳瘵杀虫，宜太乙明月丹、天灵盖散、紫金锭子、五枝散、神授散。○劳瘵补虚，宜琼玉膏、紫河车丸、凝神饮子。《入门》。○古人云：劳瘵三十六种，惟阴德可以断之。人患此疾，或入山林，或居静室，清心静坐，叩齿焚香，节食断欲，专意保养，庶乎可免，若不遵此禁忌，虽服药无效。《入门》。○劳瘵传尸之疾，熏治之药非一，而鲜有验者，惟取末后死者焚之，可以无传矣。箕琐

木香三棱散 治腹中有虫，面色萎黄。黑牵牛子半生半炒取头末五钱，大黄三钱，大腹子、槟榔、雷丸、锡灰醋炒、三棱煨、蓬术煨、木香各二钱。上为末，每三钱，空心，蜜水调下。先咽肉汁，乃服药。《瑞竹》。

下虫散 治腹内诸虫。使君子肉、槟榔各一钱，大黄五分。上为末，以苦楝根煎汤调下。《医鉴》。

妙应丸 治虫积。槟榔一两二钱，黑牵牛头末三钱，大黄、雷丸、锡灰、芜荑、木香、使君子各一钱。上为末，用葱白煎汤露一宿，和丸粟米大，每四钱，五更，葱汤吞下。取寸白虫，以石榴根皮煎汤下，小儿服一钱或五分，天明取下虫物。此药不动真气，有虫即下虫，有积即下积，有气即消了，一服见效。《入门》。

七转灵应丹 治诸般虫积。即妙应丸除使君子一味也。服如上法。《丹心》。

遇仙丹 治虫积。黑牵牛子半生半炒取头末四两，三棱、蓬术、茵陈、槟榔俱生用各五钱。上为末，每药末四两，白面一两，皂角五钱浸，揉汁煮糊和丸梧子大，每三钱，五更茶清送下。病浅者一服见效，病深者再服，必候恶物下尽为度。所下之虫，曰穿心虫，曰血鳖虫，曰传尸虫，曰肺虫，曰疾心虫，曰马尾虫，曰积血虫，曰细虫，长虫，寸白虫，其状不一，或作五色，或如鱼冻。此乃王经略赴广东，得沾山岚瘴气，肚腹胀满，百药无效，偶得一道人敷此药，服之下虫一条，状如蛇，长三寸余，病乃愈。《医鉴》。

追虫丸 下虫积。黑牵牛子头末一两，

大黄三钱，使君子肉二钱，木香、槟榔、芜荑、锡灰各一钱二分。上为末，先将皂角与苦楝根皮浓煎二大碗，熬成膏和丸梧子大，将沉香末为衣，又以雷丸末为衣，每五十丸，空心，砂糖水下，下虫乃愈。《回春》。

五仙丸 治诸虫如神。大黄四两，皂角、雷丸、苦楝根各一两，木香二钱。上为末，酒糊和丸梧子大，茶清下三四十丸。《回春》。

莲心散 治劳瘵。当归、黄芪、甘草、鳖甲醋炙、前胡、柴胡、独活、羌活、防风、防己、茯苓、半夏、黄芩、陈皮、阿胶珠、官桂、芍药、麻黄不去根节、杏仁、莲花蕊、南星、川芎、枳壳各五分，芫花醋炒黑色一撮。上锉，作一贴，姜三片，枣二枚，水煎服。须待吐有异物，芫花渐减少，盖芫花反甘草，所以杀虫，炒之所以断热去寒，妙在此处。《丹心》。

太乙明月丹 治传尸劳瘵。兔屎二两，天灵盖酥炙、鳖甲酥炙各一两，雄黄、木香各五钱，轻粉二钱半。上为末，以好酒一升、大黄末半两熬膏，和丸弹子大，朱砂为衣，五更初，童便和酒化一丸，服勿令人知，必吐虫物，未效次日再服。《纲目》。○《得效方》名雄黄元。

紫金锭子 治传尸劳瘵。○一女久患劳瘵，为尸虫所啮，磨一锭服之，一时吐下小虫十余条，后服苏合香元半月如常。此药广施疗病无不验。《入门》。○一家兄弟五人，并患传尸劳，已死者三人。有方士教令服紫金锭，遂各服一锭，一人下恶物如脓状，一人下死虫，皆愈。《医鉴》。○一名万病解毒丹。方见解毒。

天灵盖散 下瘵虫。天灵盖两指大，以檀香汤洗过酥炙，槟榔五个，阿魏、甘遂、麝香、安息香各二钱，朱砂一钱。上为末，每服三钱，别以薤白、葱白各十四茎，青蒿二握，甘草、桃枝、柳枝、梅枝俱东引者各五寸，桑白皮、石榴根皮各一片，以童尿四升，于瓷器内文武火煎至一升，分作三服，

每取一服。调前药末，五更初服。男患女煎，女患男煎，服药后如欲吐，用白梅含之。五更末，须下劳虫或恶物、黄水、黑粪。如未下，又进一服，天明更进一服。如泻不止，用龙骨、黄连等分为末三钱，白水调服，白粥补之。《入门》。○有一妇人、两男子，俱患劳瘵服此药，妇人下一虫如蜈蚣状；一男下赤小虫数十，中有一虫色微紫，大于众虫，头有细毛；一男下一物如乌梅之状，拨之有足，正类蜘蛛。《类聚》。

五枝散 取下传尸劳虫。桃枝、李枝、梅枝、桑枝、石榴枝，并取东向小枝各七茎，长三寸，青蒿一小握，苦楝根七寸，生蓝青七叶，葱白连根洗七个切。上以童尿二升半，煎取其半去滓，入安息香、苏合香、阿魏各一钱，煎至一盏，滤清入朱砂、雄黄、雷丸、枯白矾、硫黄各半钱为末，槟榔末一钱，麝香二分半，调和分作二服。月初旬五更，空心一服，若未下，早朝再服，或吐或下虫物、恶积。如出大虫，急用铁钳取烈火焚之，收入瓷瓶中，埋深山中。病人衣服床席，并皆火烧，埋僻处。《直指》。

神授散 杀传尸瘵虫。红椒二斤去子及合口者，炒出汗。上为末，每一钱一作二钱，空心，米汤调下，如晕闷不能禁，即以酒糊和丸梧子大，空心服三五十丸名神授元。昔有人，与病劳妇人交，遂得疾，遇一异人云：劳气已入脏，令急服二斤，其病当去。如言服之，几尽大便出一虫，状如蛇，遂愈。后人服亦验。《得效》。

琼玉膏 治劳瘵，滋血补气，固元气之圣药。本方云：以一料分十剂，可救十人劳瘵。正谓此也。方见身形。

紫河车丸 治传尸劳瘵，两月皆可愈。其余劳怯，一月平复。紫河车焙干一具，鳖甲醋炙五钱，桔梗、胡黄连、大黄、苦参、黄柏、知母、贝母、败鼓皮心、人中白各二钱半，草龙胆、甘草各二钱，犀角、蓬术、芒硝各一钱半，辰砂一两水飞。上为末，蜜丸梧子大，辰砂为衣，温酒下二三十丸。肠

热，食前服；膈热，食后服。《入门》。

凝神饮子 治劳瘵，寒热自汗，咯血瘦剧。人参、当归、白芍药、白茯神、白茯苓、黄芪、白术、半夏曲、五味子、熟地黄、莲肉、麦门冬、桔梗、甘草各七分。上锉，作一贴，入乌梅一，红枣二，水煎服。《得效》。

辨瘵虫形色

取下之后，先看虫色，自知轻重。盖虫先食脏腑脂膏，故其虫色白；次食血肉，故其虫色黄赤；次食精髓，故其虫紫色；精髓尽，故其虫黑色，传入肾中，病人方思死。其虫白色，可三十日服补药；其虫黄赤色，可六十日服补药；其虫紫黑色，此疾已极，可百二十日服补药，十中可活一二。○一云：虫头赤，食人肉，其病可治；虫头白，食人髓，其病难治。《得效》。○虫嘴青赤黄色可疗，黑色与白色乃食精髓，不可疗也。又云：虫红色可治，肚下黑色者难治，肚下白色者万不一差。《得效》。○瘵虫嘴黑，则已入肾脏不可治。《医鉴》。

诸虫畏忌药

凡虫病忌用甘草。盖虫闻甘则起，闻酸则止一作静，闻苦则定，闻辣则头伏而下。《入门》。○治蛔不可用甘草甜物，盖蛔得甘则动于上，得酸则静，见苦则安，得辛辣则头伏于下。《回春》。○蛔闻酸则静，见苦则安。《医鉴》。○甘谓甘草、饴糖、蜂蜜、砂糖之类。酸谓醋、乌梅、石榴之类。苦谓熊胆、猪胆、黄柏、苦参之类。辣谓芥子、川椒、生姜之类也。

单方

凡四十一种。

黄精 久服下三尸虫，或末服，或丸服。上尸好宝货，百日下；中尸好五味，六十日下；下尸好五色，三十日下。皆烂出。《本草》。

天门冬 杀三尸虫，去伏尸。末服、丸服并佳。《本草》。

胡粉 杀三虫，疗尸虫尤良。○治寸白虫。取胡粉炒一钱，空心和膘中服，大效。《本草》。

石硫黄 杀腹脏虫。金液丹，服之良。方见寒门。《本草》。

黑铅灰 治有积，自吐虫者。取铅炒成灰，同槟榔末，米饮调下二钱。○治寸白虫。铅灰四钱，空心先嚼肥肉少许，却以砂糖水调服，虫尽下。《纲目》。

白镴尘 大杀瘵虫。可入丸散药中用之。○鸡子炒、白镴尘酒糊丸服，治寸白虫。《正传》。

石菖蒲 杀腹内诸虫。煎服、末服、丸服并佳。《本草》。

薏苡根 下三虫，又治蛔虫心痛。取根煮汁作糜食之。又浓煎服一升，大效。《本草》。

苦参 杀恶虫。酒渍饮之。《本草》。

芜荑 去三虫，逐寸白虫，能杀诸虫。取二两和面炒黄色，为末，米饮，调二钱服。《本草》。

艾汁 杀蛔虫。取一升，空心饮，当下虫。《本草》。

青黛 杀恶虫，化为水。此是以蓝叶作靛者。作末和水服。《本草》。

蓝青汁 杀诸虫，皆化为水。饮一升，良。○杀瘵虫，化为水。生蓝青汁一大盏，入雄黄、枯白矾、安息香、降真香末各半钱，麝香一分研和。月初，五更，空心调服。《直指》。

贯众 杀三虫及寸白虫。空心，煎服或末服之良。《本草》。

狼牙 杀腹内一切虫。○杀寸白虫。取为末，蜜丸麻子大，空心，米饮下一二钱。《本草》。

使君子 杀虫，治小儿蛔虫尤良。取七个火煨去皮，空心，熟水嚼下，虫尽出。《回春》。

萹蓄 杀三虫及蛔虫，止虫痛。煮取浓汁，空心，服一升，虫即下。《本草》。

鹤虱 杀五脏虫。杀虫药，此为最要，又主蛔蛲虫。○蛔厥心痛，取为末，蜜丸梧子大，空心，蜜汤下四五十丸。○虫痛，取末二钱，空心，温醋调下，虫当出。《本草》。○大肠虫出不断，断之复生。鹤虱末，水调服。《得效》。

生地黄 治虫心痛。捣取汁，搜面作馎饦，或冷淘食之，忌用盐，当利出虫，永差。○一女患心痛，气垂绝，作地黄冷淘食之，便吐一物如虾蟆状，其病顿愈。《本草》。

槐木耳 治蛔虫心痛。取槐上木耳，烧存性为末，和水服。若不止，饮热水一升，虫即下。《本草》。

川椒 杀瘵虫及诸虫。煎服、丸服皆佳。《本草》。○治瘵。红椒二分，苦楝根一分，作末，丸服。尸虫尽从大便泄出，煎服亦良。《正传》。

干漆 杀三虫及传尸劳虫。碎炒令烟尽，为末蜜丸梧子大，温水下十五丸，或为末，温水调一钱服。亦治蛔厥心痛。《本草》。

槟榔 杀三虫伏尸及寸白诸虫。赤色味苦者杀虫，炮为末，每二钱，空心，以葱蜜汤调下，即效。《本草》。

框实 杀三虫，又治寸白虫。去壳常食七枚，久则其虫自下，尽一斤乃除根。《回春》。

苦楝根 杀诸虫及蛔虫、寸白虫。○治五种虫。取根白皮为末，米饮下二钱。《本草》。○蛔厥心痛，取白皮细切，浓煎汁一盏，徐徐饮之，或以汁煮米作粥服。○下寸白虫及诸虫。取白皮细切一两，入黑豆二十粒，水煎，临熟入砂糖二钱调服，虫即下。《入门》。

雷丸 杀三虫及蛔虫、寸白虫。水浸去皮切，焙为末，每一钱。月初，五更，调米饮服之。《本草》。

鳗鲡鱼 杀传尸劳瘵虫，又杀诸虫。久

病疲瘵人，和五味煮熟，常食之，或曝干炙之令香，常食亦良。○昔有女子病瘵，家人取置棺中，流之于江，渔人取视犹活，多煮此鱼食之，病愈，遂为渔人之妻。《本草》。

白颈蚯蚓 去三虫伏尸，杀长虫、蛔虫。取干，熬作末，和米饮服，或作汁服。《本草》。

金线蛙 杀尸疰瘵虫及蛔虫。或烧或煮，常服之。《本草》。

石榴东引根皮 疗蛔虫、寸白虫。取皮一握，浓煎，空心服，诸虫尽下。《本草》。

樱桃东行根 疗蛔虫及寸白虫。浓煎空心服。《本草》。

桃叶 治三虫，除尸虫。捣叶取汁一升，饮之。《本草》。

脂麻油 杀一切虫。取油一合，鸡子二个，芒硝一两，搅匀服之，虫即下。《种杏》。

马齿苋 杀诸虫及寸白虫。生捣，绞汁服，或煮熟和盐醋空腹食之，虫自下。《本草》。

野鸭 杀腹中一切虫，消十二种虫。煮熟食肉饮汁，良。《本草》。

熊胆 杀虫，又治蛔心痛。取大豆许，温水和服。《本草》。

猫肝 杀瘵虫。黑猫，生取肝，晒干为末。月首五更，空心，温酒调服。《直指》。

啄木鸟 杀瘵虫。啄木鸟一只活，取朱砂四两为末，精猪肉四两细切，拌匀喂禽，一昼夜肉尽为度，取禽，以盐泥固济，火煅一夜，来日不见太阳取出，不得打破，埋入地中二尺许，经一昼夜取出去盐泥，银石器内研为细末，以好酒入麝香少许，作一服调下。置病者帐中，紧闭候之，其虫必从口鼻中出，急以铁钳钳入沸油中，煎杀之。《正传》。

童子尿 治劳瘵，取饮之，极效。古人云：服凉药百无一生，饮溲尿万无一死。惟脾胃虚及气血弱者，必以滋补药中量入，以代降火之药。服时入姜汁，或甘草末少许和

服，尤佳。《入门》。

獭肝 治传尸劳瘵，沉顿羸瘵。急取獭肝一具，阴干为末，温水调一钱。日三服，神效。《本事》。

獭爪 瘵虫居肺叶内，蚀肺系，故咯血声嘶，最难治。獭爪为末，温酒调下，神效。《本事》。

针灸法

骨蒸传尸劳瘵，宜早灸雀氏四花穴详见针灸，晚则无及矣。《入门》。〇瘵虫居肺间，蚀肺系，故咯血声嘶，此所谓膏之上肓之下，针之不到，药之不及，宜早灸膏肓俞、肺俞、四花穴为佳。《入门》。〇治劳瘵。癸亥夜三更，六神皆聚之时，解去上体衣服，于腰上两旁微陷处，谓之腰眼，直身平立，以笔点定，然后上床，合面而卧，每灼小艾炷，灸七壮。虫或吐出，或泻下，即安。名曰遇仙灸。《得效》。〇先一日点定腰眼穴，至半夜子时交癸亥日期，便灸七壮，或九壮，或十一壮，尤妙。其虫从大便出，即焚之。《医鉴》。〇骨蒸劳热，灸膏肓、三里。〇劳瘵骨蒸，或板齿干燥，大椎、鸠尾各灸二七壮。又膏肓、肺俞、四花、大椎等穴若灸之早，百发百中。〇传尸劳瘵，涌泉针三分泻六吸，有血可治，无血必危。丰隆治痰，针入一寸，泻十吸。丹田治气喘，针入三分，补二呼。已上《入门》。

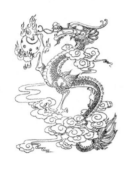

内景篇卷之四

御医忠勤贞亮扈 圣功臣崇禄大夫阳平君臣许浚奉 教撰

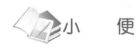 小 便

小便原委

《灵枢》曰：水谷者，常并居胃中，成糟粕而俱下于大肠，而成下焦，渗而俱下，济泌别汁，循下焦而渗入膀胱焉。○《内经》注曰：水液自回肠泌别汁，渗入膀胱之中，胞气化之，而为尿以泄出也。○《难经》注曰：水谷自小肠盛受，于阑门以分别也，其水则渗灌入于膀胱上口，而为溲便。详此三说，则小便即泌别之水液，渗入膀胱以出者也。《内经》曰：饮入于胃，游溢精气，上输于脾，脾气散精，上归于肺，通调水道，下输膀胱。则小便又似水饮精微之气，上升脾肺运化而后成者也。夫溲尿者水也，水之下流，其性则然也。饮入于胃，其精气虽上升，其本体固不能上升，则岂可谓小便独为气化所成哉。《内经》曰：膀胱者，津液藏焉，气化则能出矣。且水者气之子，气者水之母，气行则水行，气滞则水滞，或者谓小便纯由泌别，不由运化，盖不明此理故也。东垣。

胞为尿器

膀胱虽曰津液之府，至于受盛津液，则又有胞而居膀胱之中焉，故《内经》曰：胞移热于膀胱。《灵枢》曰：膀胱之胞，薄以濡。《类纂》曰：膀胱者，胞之室也。夫胞之居于膀胱也，有上口而无下口，津液既盛于胞，无由自出，必因乎气化，而后能渐渍浸润于胞外，积于胞下之空处，遂为尿以出于前阴也。若曰胞下无空处。则人尿急时至厕，安能即出乎，夫惟积满胞下之空处而不可再容，故急急则至厕即出矣。东垣。

辨尿色

水液浑浊，皆属于热。○小便黄者，小腹中有热也。○肝热病者，小便先黄。○足阳明之脉病气盛，则尿色黄。《内经》。○疸证小便如黄柏汁。仲景。○小便有五色，惟赤白色者多，赤色多因酒得之；白色乃下元虚冷。《资生》。○下焦无血，小便涩数而黄。《正传》。○小便不禁，赤者有热，白者气虚。《丹心》。

脉法

少阴脉数，妇人则阴中生疮，男子则气淋。○肾脉滑实为癃癀。仲景。○遗精白浊，当验于尺，结芤动紧，二证之的。《脉诀》。○便血则芤，数则赤黄，实脉癃闭，热在膀胱。《脉诀》。○两尺脉洪数必便浊遗精。《正传》。○淋脉盛大而实者生，虚细而涩者死。《脉经》。○癃病脉细不治。

《纲目》。○淋病之脉，细数何妨；少阴微者，气闭膀胱；女人见之，阴中生疮；大实易愈，虚涩则亡。《医鉴》。

小便难外候

候其鼻头色黄者，小便必难。仲景。○候其鼻准色黄者，知其小便难也。《正传》。

小便不利

阴虚则小便难。仲景。○小便涩者，血因火烁，下焦无血，气不得降，而渗泄之令不行也，宜补阴降火，四物汤方见血门加知母、黄柏。《丹心》。○下焦无血，小便涩数而黄，四物汤加知母、黄柏、牛膝、甘草梢。《丹心》。○小便难者，出不快也。经曰：阳入阴分，则膀胱热而小便难，惟阴分虚而阳热乘之。若小便黄赤，则万全木通散利之。《入门》。○小便数而不利者有三：若大便泄泻，而津液涩少者一也，宜利而已；若热搏下焦，津液不能行者二也，必渗泻乃愈；若脾胃气涩，不能通调水道，下输膀胱而化者三也，可顺气令施化而出，宜茯苓琥珀散。《纲目》。○上盛下虚，小便赤涩，或欲成淋，宜清心莲子饮方见消渴、导赤散。方见五脏。《得效》。○肾虚小便数而沥，如欲渗之状，宜平补元。《直指》。

万全木通散 治膀胱有热，小便难而黄。滑石二钱，木通、赤茯苓、车前子炒、瞿麦各一钱。上为末，水煎服，或取末三钱，水调服。《入门》。

茯苓琥珀散 治小便涩数，宜渗泄分利之。泽泻一两，滑石七钱，赤茯苓、白术、琥珀、猪苓各五钱，肉桂、甘草炙各三钱。上为末，每三钱，以长流甘澜水一盏调下，以美膳压之。《纲目》。

平补元 治小便数而沥，如欲渗漏，或遗尿不禁。菟丝子酒制、山茱萸酒浸焙、当归、益智仁各五钱，川楝肉、牛膝、葫芦巴炒、杜仲姜汁炒、巴戟、肉苁蓉酒浸各三钱半，乳香二钱。上为末，糯米糊和丸梧子

大，枣汤或盐汤下五十丸。《直指》。

一方 治心经蓄热，小便赤涩。栀子仁、大黄煨、连翘、甘草各等分。上锉，五钱，水煎服。《汤液》。

小便不通

胞移热于膀胱，则癃尿血。《内经》。○膀胱不利为癃，《内经》。八正散加木香主之。《丹心》。○足厥阴之脉过阴器，所生病，遗尿闭癃。督脉者，女子入系挺孔，其孔尿孔之端也。其生病癃痔遗尿。足三焦者太阳之别也，入络膀胱，约下焦，实则癃闭，虚则遗尿。《纲目》。○闭癃合而言之一病也，分而言之，有暴久之殊，盖闭者暴病，为尿点滴不出，俗呼小便不通是也；癃者久病，为尿涩淋沥，点滴而出，一日数十次或百次，名为淋病是也。《纲目》。○热在下焦，填塞不便，其证小便闭塞而不渴，时见躁者是也。元素。○小便不通，有气血之异，如渴而小便不通者，热在上焦气分，宜清肺散；如不渴而小便不通者，热在下焦血分，宜滋肾丸。东垣。○小便不通，脐下状如覆碗，痛闷难堪，治法有二：如气不能化而不通，则陈皮茯苓汤调木香、沉香末二钱，空心服，兼用吐法以提之；如血污于下而不通，则用桃仁承气汤之类方见寒门以破之。《纲目》。○夫热则不通，冷则不禁。其热盛者，小便闭而绝无；其热微者，小便难而仅有。《直指》。○小便不通乃血涩，致气不通而窍涩，宜导气除燥汤。东垣。○小便不通宜五苓散方见伤寒、导赤元、地肤子汤、宣气散、通关丸、猪苓汤、加味五苓散、透泉散。

八正散 治膀胱热积，小便癃闭不通。大黄、木通、瞿麦、萹蓄、滑石、栀子、车前子、甘草各一钱。上锉，作一贴，入灯心一钱，空心，水煎服。《局方》。

清肺散 治渴而小便闭。猪苓、通草各一钱半，赤茯苓、泽泻、灯心、车前子各一钱，萹蓄、木通、瞿麦各七分，琥珀五分。

上锉，作一贴，空心，水煎服。东垣。

滋肾丸 治不渴而小便闭。黄柏、知母并酒洗焙各一两，肉桂半钱。上为末，水丸梧子大，空心，白汤下百丸。东垣。○一名泄肾丸。○一人病小便不通，腹胀脚肿，双睛凸出，昼夜不眠，苦痛不可言，且苦呕哕，众医无效。东垣曰：膀胱者，津液之腑，气化则能出矣。小便癃闭，是无阴而阳气不化者也。此人奉养太厚，膏粱积热故。膀胱者肾之府，久而干涸，小便不化，今内关外格之病悉具，死在朝夕，但治下焦，其疾自愈。遂处此方服之，须臾尿出如涌泉，即差。

导气除燥汤 治小便不通。赤茯苓一钱半，黄柏一钱二分，滑石、知母、泽泻各一钱。上锉，作一贴，入灯心一钱，空心，水煎服。东垣。

导赤元 治膀胱有热，小便不通。大黄一两半炒，栀子一两二钱，木通、生干地黄各八钱，赤芍药、赤茯苓、滑石各四钱。上为末，蜜丸梧子大，以导赤散方见五脏煎水，空心吞下三五十丸。《直指》。

地肤子汤 治下焦热结，小便不通。地肤子一钱，知母、黄芩、猪苓、瞿麦、枳实、升麻、通草、冬葵子、海藻各七分。上锉，作一贴，空心，水煎服。○女子房劳后，小便不通，脉沉细，用猪肾半只同煎服，最效。《得效》。

宣气散 治癃闭急痛。甘草梢、木通各三钱，栀子二钱，葵子、滑石各一钱，上末，二钱，灯心汤调下。《丹心》。

通关丸 治小便不通。黄柏、知母并酒炒、滑石各二两，木通一两，肉桂三钱。上为末，水丸梧子大，空心，白汤下百丸。《医鉴》。

猪苓汤 治热结，小便不通。猪苓、木通、泽泻、滑石、枳壳、黄柏酒浸、牛膝、麦门冬、瞿麦、萹蓄、车前子各七分，甘草三分。上锉，作一贴，入灯心一钱，空心，水煎服。《回春》。

加味五苓散 治虚寒，小便不通。五苓散料等分，加当归、枳壳、牛膝、木通、甘草梢亦等分。上锉，入灯心一撮，空心，同煎服。《回春》。

透泉散 治小便赤涩不通。滑石一两，芒硝、甘草各五钱，琥珀二钱半。上细末，每二钱，空心，以灯心煎汤调下。《总录》。

老虚人癃闭 年老人小便不通，多是气短血虚，四物汤加黄芪煎水，吞下滋肾丸，空心。《回春》。○老人气虚，小便不通，四物汤加黄芪、人参吞下滋肾丸。《正传》。○老人虚人小便不通，琥珀末，以人参、赤茯苓煎汤调，空心服。《丹心》。

癃闭宜吐 小便不通，属气虚血虚，有实热，有痰气闭塞，皆宜吐之，以提其气，气升则水自降，盖气承载其水也。气虚用参、术、升麻，血虚用四物，痰多二陈，皆先服，后探吐之。实热当利之，用八正散。方见上。○一人病小便不通，诸药无效。丹溪曰：此积痰病也，积痰在肺，肺为上焦，而膀胱为下焦，上焦闭则下焦塞，比如滴水之器，必上窍通而后下窍之水出焉。乃以二陈汤先饮，大吐之，病如失。丹溪。○痰多阻滞，水道不通，二陈汤加香附子、木香、木通煎之，先服一盏，以余渣探喉中吐之，以提其气，气升则水自降。○实热不通，砂糖水，调黑牵牛末一二钱服，探吐之。《入门》。

癃闭宜泻 实热癃闭，用八正散，盖大便动，则小便自通矣。《丹心》。○水道不行，其本在肾，合用牵牛、泽泻；其末在肺，合用葶苈、桑皮，更以木通、滑石佐之，又能透达。虽然大便、小便脉络相贯，人有多日小便不通，但用神保元方见气门辈，大泻数行，小便自通。《直指》。○实热尿闭，宜用导水丸、三花神佑丸。并见下门。

转脬证

转脬证候，脐下急痛，小便不通。凡强

忍小便，或尿急疾走，或饱食忍尿，或饱食走马，或忍尿入房，使水气上逆，气迫于脬，故屈戾而不得舒张也，脬落即殂。《直指》。○转脬证候，孕妇多有之。患在忍缩小便，或醉饱入房，使小肠之气逆而不通，大肠之气与之俱滞，外水不得入膀胱，内水不得出膀胱，淋沥急数，每欲尿时，痛不可言。大便亦里急频并，似痢非痢，必以手按脐下，庶可立出小便，甚者因此腹胀浮肿。治法用凉药疏利小肠中热，仍与通泄大肠，迨其腹中搅痛，大便大下，则尿脬随即归正，小便自然顺流。《直指》。○胎妇转脬之病，禀受弱者，忧闷多者，性急躁者，食味厚者，大率有之。古方用滑利疏导药，鲜有应效，因思脬为胎所压，展在一边，脬系了戾不通尔。胎若举起，悬在中央，脬系得疏，水道自行。一妇患此，诊之两手似涩，重取则弦，此得之忧患。涩为血少气多，弦为有饮，遂以四物汤加参术、半夏、陈皮、甘草、生姜，空心煎服，随以指探喉中，吐出药汁，俟少顷，又与一贴，次早亦然，如是与八贴而安。此法恐偶中，后历用数人皆验。丹溪。○转脬，宜二石散加木通、车前子等分煎服，仍施阴阳熨法。《入门》。○转脬，用蒲黄散、滑石散、葱白汤。○老人转脬，困笃欲死，六味地黄丸，倍泽泻服之效。方见虚劳。○孕妇脬转，宜参术饮。

二石散 治脬转，八九日不得尿。滑石、寒水石、葵子各一钱。水十盏，煎至五盏，空心，分二服。《入门》。

蒲黄散 治脬转不得尿。蒲黄、滑石各等分为末，每二钱，鸡子清调下。《总录》。

滑石散 治脬转不得尿。寒水石二两，滑石、乱发灰、车前子、木通各一两，葵子一合。上锉，水一斗煮取五升，每服一升，日三次，即通。《得效》。

葱白汤 治小便卒暴不通，小腹膨胀，气上冲心，闷绝欲死。此因惊忧暴怒，气乘膀胱，郁闭而脬系不正。陈皮三两，葵子一两，葱白三茎。上锉，水五升，煮取二升，分三服。《得效》。

参术饮 治孕妇转脬，小便不通。四物汤料加人参、白术、半夏、陈皮、甘草各一钱。上锉，作一贴，入生姜三片、大枣二枚，水煎，空心服，服后探吐之。丹溪。○一方：葵子，栀子炒、滑石各五钱，木通三钱。上锉，作一贴，水煎，空心服；外以葵子、栀子、滑石为细末，入田螺肉捣膏，或生葱汁调贴脐中，立通。《正传》。○一孕妇，九月转脬尿闭，脚肿形瘁，脉左稍和而右涩。此必饱食气伤，胎系弱不能自举，而下压膀胱，故闭而不通。以人参、白术、当归、芍药、陈皮、半夏、甘草煎服四贴，次早煎渣顿服探吐，小便大通皆黑水。丹溪。○一孕妇转脬，脉细气弱，胎压膀胱下口，用补药恐加急满，令产婆以香油抹手，入产门托起其胎，尿出如注。丹溪。○又法：将孕妇倒竖起，胎自坠转，其尿注出，胜于手托。丹溪。

关格证

邪在六腑则阳脉不和，阳脉不和则气留之，气留之则阳脉盛矣。邪在五脏则阴脉不和，阴脉不和则血留之，血留之则阴脉盛矣。阴气太盛，则阳气不得相营，故曰格。阳气太盛，则阴气不得相营，故曰关。阴阳俱盛，不得相营，故曰关格。关格者，不得尽其命而死矣。《灵枢》。○关则不得小便，格则吐逆：关者甚热之气，格者甚寒之气。无出曰关，无入曰格。寒在胸中，遏绝不入。热在下焦，填塞不便。洁古。○阴阳易位，病名关格，寒在胸中，水浆不下故曰格；热在丹田，小便不通，故曰关。云岐。○关者不得小便，格者吐逆，上下俱病也。《纲目》。○《内经》曰：人迎脉大于气口四倍，名曰格；气口脉大于人迎四倍，名曰关。○两寸俱盛曰关格，其证呕逆而小便不通者是也。《正传》。○此证多死，寒在上热在下故也。《丹心》。○大小便不通，亦谓之阴阳关格，乃三焦约之病也。凡大小便不通,《内经》谓之三焦约,约者不行也,长流水煎八正散服之。《类聚》。〇关格者,谓膈中觉有所碍,欲升不升,欲降不降,欲食不食,此谓气之横格也。《医鉴》。〇关格,宜芒硝汤、大承气汤方见寒门;中虚者,补中益气汤加槟榔,以升降之;痰格者,枳缩二陈汤。

芒硝汤 治关格不通。芒硝二两半,滑石三两,冬葵子炒三合。上以滑石、葵子为粗末,取五钱,水煎至半,入芒硝一钱,再一沸,空心服。《总录》。

枳缩二陈汤 治关格上下不通,此痰膈中焦也,服此出痰。枳实一钱,川芎八分,缩砂、白茯苓、贝母、陈皮、苏子、瓜蒌仁、厚朴、便香附子各七分,木香、沉香各五分,甘草三分。上除二香,锉,作一贴,姜三片同煎,入竹沥及沉香、木香浓磨,水调和服之。《医鉴》。

关格宜吐泻

关格必用吐,以提其气之横格,不必在出痰也,有痰者二陈汤方见痰饮探而吐之;中气虚而不运者补中益气汤加木香、槟榔以升降之。《丹心》。〇阴阳关格,前后不通,大便快利则小水自行。《钩玄》。〇关格死在朝夕,但治下焦可愈,宜大承气汤。方见寒门。《入门》。〇一妇人忽吐逆,大小便不通,烦乱,四肢渐冷,无脉。与大承气汤一剂,至夜半渐得大便通,脉渐和,翌日乃安。此关格之病,极为难治,垂死而活,只此一人耳。孙兆。〇关格忌用淡渗利小便之药。《入门》。〇一小儿小溲不通,号跳旋转,下则成砂石,大便秘,肛门脱出一二寸。戴人曰:此下焦塞也,不吐不下则下焦何以开,不令饮水则小溲何以利。以调胃承气汤一两,加牵牛子头末三钱,河水煎服,又用瓜蒂末糊丸,芥子许六十丸吞下。上吐下泻,一时齐出,有脓有血,涌泄既定,令饮新水二三十次,每次饮一盏,其病如失。子和。

洗熨法 阴阳熨法,又名冷热熨法,治胕转及二便不通。先以冷物熨小腹几次,后以热物熨如前数,又以冷物熨之,自通。《入门》。〇治胕转,小便不通。生姜、葱白、紫苏叶各一握煎汤,密室内熏洗小便外肾、肛门等处,再温再洗,拭干,于绵被仰坐垂脚自舒其气。次用赤茯苓、赤芍药、白芍药各五钱,蜀葵子二钱半。上锉一两煎水,调苏合香元方见气门三丸、并青盐末半钱,空心温服即效。《得效》。〇小便难,小腹胀,不急治杀人。葱白三斤细锉炒热,以帕子包,分两裹更替熨脐下,即通。《得效》。〇又炒盐半斤,囊盛熨脐下,亦通。《得效》。〇产后小便不通,腹胀如鼓,闷乱不省,此由产时,尿胕运动不顺。用盐填脐中,葱白十余根细切,厚铺盐上,用大艾炷灸之,觉热气直入于腹内即通,神验。《得效》。

掩脐法 转胕一证,诸药不效,失救则死。以甘遂末水调敷脐下,内以甘草节煎汤饮之,及药汁至脐,二药相反,胕自转矣。小水来如泉涌。此救急之良方也,但二药须两人各买,各处剂之,不可一处同买为妙。《钩玄》。〇小便闭,大田螺,生捣细,封脐上即通。《纲目》。〇治小便不通,麝香、半夏末填脐中,上用葱白、田螺二味捣成饼,封脐上,用布线缚定,下用皂角烟入阴中,自通。女人用皂角煎汤,洗阴户内。《回春》。〇治小便不通通脐法,以白瓷瓶满盛水,以有字纸七重密封瓶口,于患人脐内用盐一捻填之,倒置瓶口,覆在脐上偃卧,如觉冷,小便即通。《类聚》。〇治小便癃闭不通,宜贴脐膏方见大便、通关散。

通关散 治小便不通。白矾生、白盐各二钱半。上研匀,以纸圈围脐,抄药在内,滴冷水药上,即通。《类聚》。

难治不治证

呕哕而小便不通者难治,中满鼓胀病小便不通者亦难治。《回春》。〇老人气虚一作短小便不通，为下焦血气干者死。《正传》。
〇关格不通，不得尿，头无汗者可治，有汗
者死。仲景。〇头汗，内外关格，小便不
通，此为阳脱，不治。《得效》。〇凡关格，
见头汗者死。《入门》。〇伤寒热病及风温，
狂言直视、遗尿者死。《入门》。

小便不禁

遗尿者，尿出不自知觉也。《纲目》。〇
膀胱不约为遗尿。《内经》。〇水泉不止者，
是膀胱不藏也。注曰：水泉者，前阴之流注
也。《内经》。〇肾与膀胱俱虚，内气不充，
故胞中自滑，所出多而色白焉，是以遇夜而
阴盛愈多。《直指》。〇下焦蓄血，与虚劳内
损，则便尿自遗而不知。《直指》。〇下焦虚
寒，不能温制水液，则便尿欲出而不禁。
《直指》。〇肺气虚，则尿色变，卒遗失无
度。《甲乙》。〇《内经》曰：水之本在肾，
其末在肺。则知天一之水，自上而下，相为
贯通也。《直指》。〇经曰：下虚则遗尿。下
虚谓膀胱下焦虚也。仲景曰：下焦竭则遗尿
失便，其气虚不能自禁制也。又云：下焦不
归则遗溲。世用桑螵蛸、鸡肶胵之类是也。
《纲目》。〇小便遗失者，肺气虚也，宜安卧
养气，禁劳役，以参芪补之。不愈则当责有
热，用黄柏、生地黄。《纲目》。〇小便不
禁，色赤为热，色白为虚。《入门》。〇小便
无度，或淋沥不禁，乃阴挺痿痹也，六味地
黄丸方见虚劳去泽泻加益智仁。《回春》。〇
小便不禁属热、属虚热者，五苓散合解毒汤
方并见寒门；虚者，五苓散合四物汤方见血
门加山茱萸、五味子。《丹心》。〇下虚内损
而不禁，宜补膀胱阴血，泻火邪为主，加减
八味丸，六味地黄元加知母、黄柏、五味
子，补阴丸最妙。方见火门。〇虚冷不禁，
遇夜愈多，宜缩泉元、秘元丹。老人虚人，
宜五子元、家韭子元、参芪汤。产后遗尿，
宜补胞饮、猪胞汤。小儿遗尿，宜鸡肠散、
鸡肶胵散。通用大菟丝子元、茸香元、既济
丸。〇伤寒遗尿、中暑遗尿。并见各门。

缩泉元 治胞气不足，小便频数，一日
百余次。乌药、益智仁等分为末，酒煮山药
糊和丸梧子大，临卧盐汤下七十丸。《入
门》。

秘元丹 治虚损小便不禁危急者。方见
精门。

五子元 治小便不禁，遇夜愈多，头眩
脚弱，老人虚人多有此证，大能耗人精液，
令人卒死。菟丝子酒制、韭子略炒、益智
仁、茴香炒、蛇床子炒各等分。上为末，酒
糊和丸梧子大，糯米饮下五七十丸。《得
效》。

家韭子元 治肾阳衰败，胞冷遗尿不
禁。家韭子略炒六两，鹿茸燎去毛四两，
肉苁蓉酒浸、牛膝酒浸、熟地黄、当归酒
洗各二两，菟丝子酒制、巴戟各一两半，
杜仲炒、石斛酒洗、干姜炮、桂心各一两。
上为末，酒糊和丸梧子大，空心，温酒或
盐汤下百丸。《得效》。

参芪汤 治气虚遗尿。人参、黄芪蜜
炒、白茯苓、当归、熟地黄、白术、陈皮各
一钱，益智仁研八分，升麻、肉桂各五分，
甘草三分。上锉，作一贴，姜三片，枣二
枚，水煎，空心服。老人加炮附子。《回
春》。

补胞饮 治妇人因产伤胞，小便不禁，
或漏湿不干，或小便不利，黄丝绢生者一尺
剪碎，白牡丹根皮末二钱千叶者，他无效，
白及末一钱。上水一碗同煎，至绢烂如饧，
空心顿服，服时不得作声，作声无效。《得
效》。

猪胞汤 治妇人因产胞破，小便不禁。
人参、白术各二钱，桃仁、陈皮、黄芪、白
茯苓、川芎、当归各一钱。上锉，作一贴，
入猪胞或羊胞同煎，空心服。丹溪。〇一妇
人难产，因收生者不谨，以致尿胞损破，得
小便淋沥病，遂为废人。予思之，肌肉破伤
在外者，尚可补完，胞虽在腹，恐亦可治，
诊其脉虚甚，试与峻补，以此方煎以猪羊胞
汤，极饥时饮之，一月而安。盖是血气骤

长，其脬自完，恐稍迟亦难成功也。丹溪。

鸡肠散 治小儿遗尿不禁，多因脬寒，或禀受阳气不足故也。鸡肠烧、牡蛎粉、白茯苓、桑螵蛸蒸各五钱，辣桂、龙骨各二钱半。上锉，每二钱，姜三片，枣二枚，水煎，空心服，或为末一钱，米饮调服。《得效》。

鸡肶胵散 治小儿遗尿。鸡肶胵一具，鸡肠一具，烧存性，猪脬一个炙焦，上为末，一钱酒调下。《回春》。

大菟丝子元 治脬气虚寒，小便不禁。菟丝子酒制、肉苁蓉酒浸各二两，牡蛎煅、五味子、附子炮、鹿茸酒炙各一两，桑螵蛸酒炙、鸡肶胵炙各五钱。上为末，酒糊和丸梧子大，空心，温酒或盐汤下七十九。《得效》。

茸香元 治虚损遗尿不禁，或虚冷尿多。鸡内金炙七钱半，鹿茸酥炙、肉苁蓉酒浸、当归酒洗各五钱，龙骨煅、牡蛎粉、巴戟、赤石脂、禹余粮煅醋淬研、白姜、益智仁、乳香各二钱半。上为末，糯米糊和丸梧子大，空心，盐汤下七十丸。《直指》。

既济丸 治脬气不足有阴火，小便不禁。菟丝子酒制、益智仁炒、白茯苓、韭子炒、肉苁蓉酒洗、当归、熟地黄各五钱，黄柏、知母并盐水炒、牡蛎粉、山茱萸肉酒蒸各三钱，五味子一钱。上为末，面糊和丸梧子大，空心，盐汤下百丸。《医鉴》。

诸淋证

淋之为病，小便如粟状，小腹弦急，痛引脐中。仲景。○诸淋所发，皆肾虚而膀胱有热也。心肾气郁，蓄在下焦，故膀胱里急，膏血、砂石从小便道出焉，于是有欲出不出，淋沥不断之状，甚者窒塞其间，则令人闷绝矣。《直指》。○大凡小肠有气，则小便胀；小肠有血，则小便涩；小肠有热，则小便痛。痛者为血淋，不痛者为尿血，败精结者为砂，精结散者为膏，金石结者为石。《直指》。○最不可用补药，气得补而愈胀，

血得补而愈涩，热得补而愈盛，水道不行，加之谷道闭遏，未见其能生者也。《直指》。○淋者，小便淋沥涩痛，欲去不去，去而又来，曰淋。《医鉴》。○淋皆属热，间有冷者，由心肾气郁，小肠膀胱不利，或忿怒、房劳、忍尿、酒肉，湿热下流，干于肝经，挺孔郁结。初则热淋血淋，久则火烁为砂石淋，如汤罐煎久而生碱。《入门》。○肾虚极而淋者，当补肾精而利小便，不可独用利水药。《正传》。○五淋者，膀胱蓄热也。《回春》。○淋而小腹胀满甚者，宜泻肾汤。《入门》。○诸淋皆属于热，虽有冷淋，盖千百之一也。《纲目》。○淋虽有五，皆属于热，取滋肾丸百丸，以四物汤加甘草梢、虎杖根、木通、桃仁、滑石、木香，煎汤吞下，兼灸三阴交穴名，累试累效。《丹心》。○淋病不可发汗，发汗则便血。仲景。

淋病有五

一曰劳淋，二曰血淋，三曰热淋，四曰气淋，五曰石淋。《本草》。

劳淋

苦倦虚损，小便不出，小腹急痛。《本草》。○劳淋者，遇房劳即发，痛引气冲穴名，痛坠及尻。《正传》。○劳伤虚损则发，宜四物汤方见血门加知母、黄柏、滑石、琥珀。《入门》。○酒欲过伤，膀胱之气虚损，滞而成淋，宜补中益气汤方见内伤升补真气。《医鉴》。○纵欲强留不泄，淫精渗下而作淋，宜益元固真汤。《医鉴》。

益元固真汤 治纵欲强留不泄，淫精渗下作淋。甘草梢二钱，山药、泽泻各一钱半，人参、白茯苓、莲蕊、巴戟、升麻、益智仁、黄柏酒炒各一钱。上锉，作一贴，水煎，空心服。《医鉴》。

血淋

小便不出，时下血，疼痛满急。《本草》。○遇热则发，甚则尿血，热结茎痛，

宜四物汤加知母、黄柏、泽泻、赤茯苓。《入门》。〇色鲜者，心与小肠虚热，导赤散方见五脏去甘草加黄芩。色如黑豆汁者，肾与膀胱火也，宜五淋散。方见下。〇血淋，宜增味导赤散、金黄汤、小蓟饮子。〇死血作淋，牛膝膏最妙。方见下。

增味导赤散 治血淋涩痛。生干地黄、木通、黄芩、车前子、栀子仁、川芎、赤芍药、甘草各一钱。上锉，作一贴，姜三片，竹叶十片，空心，水煎服。《直指》。

金黄汤 治小便出血，水道涩痛。郁金、瞿麦、生干地黄、车前子、滑石、芒硝各五钱。上为粗末，每取五钱，空心，水煎服。《类聚》。

小蓟饮子 治下焦结热，尿血淋痛。生地黄二钱，小蓟根、滑石、通草、蒲黄炒、藕节、竹叶、当归、山栀仁、甘草炙各七分。上锉，作一贴，空心，水煎服。《济生》。

热淋

小便热，赤色，淋沥不快，脐下急痛。《本草》。〇暴淋痛甚，尿赤淋沥，宜八正散方见上、导赤元方见上。〇滋肾丸方见上百丸，以加栀子导赤散煎水吞下，空心。〇益元散方见暑门二钱加木香、槟榔、茴香各一钱，为末，空心白汤点服。《入门》。

气淋

小便涩滞，常有余沥不尽，小腹胀满，宜沉香散、通秘散，或益元散加木香、槟榔、茴香为末，如上法点服。《入门》。〇气虚而淋，八物汤方见虚门加黄芪、虎杖根、黄芩、牛膝煎服。《丹心》。

沉香散 治气淋，小腹胀满。葵子、赤芍药各七钱半，沉香、石韦、滑石、王不留行、当归各五钱，陈皮、青皮、木香、甘草各二钱半。上为末，每二钱，空心，以大麦煎汤调下。《入门》。〇锉取一两煎服，名沉香饮。

通秘散 治气淋，痛不可忍。香附子、陈皮、赤茯苓各等分。上锉，五钱，空心，水煎服。《得效》。

石淋

茎中痛，尿不能出，内引小腹，膨胀急痛，尿下砂石，令人闷绝。《本草》。〇茎中痛，努力出砂石。《正传》。〇沙淋，凝脂而易散；石淋，结块而难消。攻疗石淋，以枳壳散即六一枳壳散煎水，吞来复丹方见气门为妙。久服则关络开通，忽而大便通泄，石块自小便出。《直指》。〇益元散偏主石淋。《丹心》。〇石淋宜石燕丸、滑石散、硼砂散。

石燕丸 治石淋。石燕子烧赤醋淬三次，研水飞焙干，滑石、石韦、瞿麦穗各一两。上为末，糊丸梧子大，空心，以瞿麦、灯心煎汤，下三五十丸，日二。《纲目》。

滑石散 治沙石淋痛割。滑石、石膏各五钱，石韦、瞿麦、木通、蜀葵子各三钱。上为末，每取二钱，以葱白二茎，灯心一握，蜜二匙煎汤，空心调下。《直指》。

硼砂散 治沙石淋急痛。硼砂、琥珀、赤茯苓、蜀葵子、陈橘皮各三钱。上为末，取二钱，以葱白二茎，麦门冬二十一粒，蜜二匙，煎汤，空心调下。《直指》。

淋病有八

五淋之外，又有膏淋、沙淋、冷淋，合为八也。

膏淋

尿出如膏，茎中涩痛。《入门》。〇尿浊如膏，浮凝如脂。《正传》。〇膏淋宜鹿角霜丸、秋石元、海金沙散、香儿散。〇一少年，患膏淋三年，药饵针灸无少减。戴人见之曰：惑蛊之疾也，亦曰白淫，实由小腹热，非虚也。以药涌痰三升，又泻积秽数行，寻觉病去矣。子和。

鹿角霜丸 治膏淋，或黄赤白黯如脂膏状，淋涩作痛。鹿角霜、白茯苓、秋石炼者各等分。上为末，面糊和丸梧子大，空心，米饮下五十丸。《三因》。

秋石元 治浊气干清，精散而成膏淋，黄赤白黯，如肥膏、油蜜之状。白茯苓一两，桑螵蛸炙、鹿角胶珠、秋石各五钱。上为末，糕糊和丸梧子大，空心，人参汤下五十丸。《直指》。

海金沙散 治膏淋。海金沙、滑石各一两，甘草二钱半。上为末。每一钱，麦门冬、灯心煎汤调下。《入门》。

香儿散 治血淋及沙淋、膏淋如条，痛如刀割。真麝香五分，葱白一根，同捣取汁，孩儿茶三钱半，琥珀二分半为末，调百沸汤，入葱汁，空心同服，如神。《种杏》。

沙淋

阴茎中有砂涩痛，尿不得卒出，砂出痛止。《正传》。○小便出细砂，沉在缸底，膀胱阴火煎熬，津液凝结，轻则为砂，重则为石。○沙淋，宜二神散、鱼石散、苦杖散、琥珀散。

二神散 治砂石淋急痛。海金沙七钱半，滑石五钱。上为末，取二钱，以木通、麦门冬、车前草煎汤，入蜜少许调下。《丹心》。

鱼石散 治砂石淋，茎中作痛。石首鱼头中骨五对，火煅为末，滑石五钱。上为末，分二服，木通汤调下，砂出尽乃安。《正传》。

苦杖散 治砂石淋，每尿时器中剥剥有声，痛楚不堪。杜牛膝即虎杖根细锉，每一合两一，水五盏，煎耗其四，留其一，去滓，以麝香、乳香各少许，研调服之。《得效》。

琥珀散 治砂石淋。琥珀、滑石各二钱，木通、当归、木香、郁金、萹蓄各一钱。上为末，每三钱，以芦苇叶煎汤，空心调下。无苇叶，则代竹叶。《丹心》。

冷淋

必先寒栗，小便涩数，窍中肿痛。《入

门》。○亦有挟冷而淋者，其证先寒战而得溲便。盖冷气与正气交争，冷气胜则寒战成淋，正气胜则寒战解而得便尿也。《直指》。○冷淋，宜八味丸方见虚劳、生附汤、木香汤。

生附汤 治冷淋，小便涩痛，增寒凛凛。附子生、滑石各七分，木通、半夏制、瞿麦各一钱二分。上锉，作一贴，入生姜七片，灯心二十茎，蜜半匙，空心，水煎服。《得效》。

木香汤 治冷淋，小便淋涩，身体清冷。木通、木香、当归、白芍药、青皮、茴香、槟榔、泽泻、陈皮、甘草各七分，肉桂三分。上锉，作一贴，入姜五片，空心，水煎服。《直指》。

诸淋通治

淋证所感不一，或因房劳，或因忿怒，或因醇酒，或因厚味，盖房劳者阴虚火动也，忿怒者气动生火也，醇酒厚味者酿成湿热也。积热既久，热结下焦，所以淋沥作痛。初则热淋血淋，久则煎熬水液，稠浊如膏，如砂如石也。夫散热、利小便，只能治热淋血淋而已，其膏淋、沙淋、石淋，必须开郁、行气、破血、滋阴方可。古方用郁金、琥珀开郁也；青皮、木香行气也；蒲黄、牛膝破血也；黄柏、生地黄滋阴也。东垣治小腹痛，用青皮、黄柏，夫青皮疏肝，黄柏滋肾。盖小腹乃肝肾之部位也。《丹心》。○诸淋通用泻肾汤、郁金黄连丸、三因琥珀散、石韦散、五淋散、通草汤、琥珀散方见上、二神散方见上、必效散、海金沙散、澹寮方五淋散。妇人曰茅汤。小儿药毒成淋。

泻肾汤 诸淋小腹胀急，甚者宜用此。大黄二钱锉，密器水浸一宿，磁石碎一钱六分，石菖蒲、生地黄各一钱，玄参、细辛各八分，芒硝、赤茯苓、黄芩各六分，甘草四分。上锉，水二盏煎药至一盏半，入大黄煎至七分去滓，下芒硝搅匀，空心服。《入门》。

郁金黄连丸 治小肠膀胱积热，或癃闭不通，或遗尿不禁，或白浊如泔，或膏淋如脓，或如栀子水，或如沙石米粒，或如粉糊，俱热证也，悉主之。滑石、白茯苓各四两，黑牵牛头末三两，黄芩、大黄、琥珀各二两，郁金、黄连各一两。上为末，水丸梧子大，沸汤下五七十丸。《丹心》。

《三因》琥珀散 治五淋涩痛，小便出脓血。琥珀、海金沙、没药、蒲黄各等分。上为细末，每三钱，空心，以萱草根煎汤调下。《纲目》。

石韦散 治诸淋。滑石二钱，白术、瞿麦、赤芍药、冬葵子、石韦、木通各一钱，当归、王不留行、甘草各五分。上为末，每二钱，空心，以小麦煎汤调下。《局方》。〇或锉一两，水煎服亦可。

五淋散 治五淋。赤芍药、山栀仁各二钱，当归、赤茯苓各一钱，条黄芩、甘草各五分。上锉，作一服，空心，水煎服。《医鉴》。

通草汤 治五淋。通草、葵子、茅根、桃胶、瞿麦、当归、蒲黄、滑石、王不留行各一钱，甘草五分。上锉，作一贴，入姜五片，空心，水煎服。《济生》。

必效散 治一切淋。当归、生地黄、赤茯苓、滑石、牛膝、山栀仁、麦门冬、枳壳、萹蓄、木通、知母、黄柏二并酒炒各七分，甘草五分。上锉，作一贴。入灯心一团，空心，水煎服。《医鉴》。

海金沙散 治五淋，一服如神。当归酒洗、大黄酒浸、牛膝酒洗、木香、雄黄、海金沙各五钱。上为末，每二钱，临卧好酒调下。《医鉴》。

澹寮五淋散 治五淋。栀子仁一钱半，赤茯苓、赤芍药各一钱，木通、滑石、甘草各八分，竹叶、茵陈各五分。上锉，作一贴，空心，水煎服。永类

一方 治诸淋。四苓散四钱，益元散二钱，栀子仁一钱。上锉，作一贴，水煎，空

心服。《丹心》。

白茅汤 治妇人产后诸淋。无问膏、石、冷、热，皆治之。白茅根五钱，瞿麦、白茯苓各二钱半，葵子、人参各一钱二分半，蒲黄、桃胶、滑石各七分，甘草五分，紫贝二个煅，石首鱼头中骨四个煅。上锉，分二贴，入姜三片，灯心二十茎，空心，水煎眼。《入门》。〇或为末，每二钱，木通汤调下。

小儿药毒成淋 一年少，自初生七个月患淋病，五日七日必一发。其发也，大痛扑地叫天，水道方行。状如漆如粟者，约一盏，然后定。诊其脉，轻则涩，重则弦。视其形瘦而稍长，其色青而苍。意其父必因多服下部药，遗热在胎，留于子之命门而然。遂以紫雪和黄柏细末，丸梧子大，晒十分干，而与二百丸作一服，经二时，又与三百丸作一服。率以热汤下，以食物压之，又经半日，痛大作连腰腹，水道乃行，下如漆如粟者一大碗许。其病减十分之八后，以陈皮一两，桔梗、木通各半两，作一贴与之，又下漆粟者一合许，遂安。丹溪。

赤白浊

小便出赤浊，或白浊，其状漩面如油，光彩不定；漩脚澄下，凝如膏糊，或如米泔，或如粉糊，或如赤脓，皆是湿热内伤也。犹如天气热则水浑浊，浑浊之病，湿热明矣。《回春》。〇先贤有言：夏则土燥而水浊，冬则土坚而水清，此其理也。水火既济，则土自坚，其流清矣。小便白浊，盖脾有虚热而肾不足，土邪干水也。《得效》。〇《内经》曰：水液浑浊，皆属于热。〇便浊之证，因脾胃之湿热下流，渗入膀胱，故使溲便或白或赤，而浑浊不清也。血虚而热甚者，则为赤浊，此心与小肠主病，属火故也；气虚而热微者，则为白浊，肺与大肠主病，属金故也。《正传》。〇赤白浊皆因脾胃湿热，中焦不清，浊气渗入膀胱为浊。《入门》。〇赤者心虚有热，由思虑而得之；白

者肾虚有寒，因嗜欲而致也。《医鉴》。〇小便浊，主湿热、有痰、有虚。赤属血，白属气，与痢疾、带下同治。《丹心》。〇赤白浊，肥人多湿痰，二陈汤加苍术、白术、升麻、柴胡，或星半蛤粉丸；瘦人是虚火，四物汤加知母、黄柏，或珍珠粉丸方见精门、樗柏丸。《入门》。〇思虑劳心，宜辰砂妙香散方见神门、金莲丸。房劳伤肾者，草薢分清饮、小菟丝子元方见虚劳。脾精不敛成漏浊，宜苍术难名丹、四炒固真丹、蜡苓元。胃气下陷，宜补中益气汤。方见内伤。〇凡便浊，必兼服加减珍珠粉丸。《入门》。〇治法，宜燥湿降火兼升举之，二陈汤加二术、升麻、柴胡、白芍药。《丹心》。〇白浊，宜四君子汤方见气门合五苓散方见寒门煎服。《直指》。又，秘精元、固本元、半苓丸、导赤汤皆宜。〇赤浊，宜加味清心饮、清心莲子饮。方见消渴。〇赤白浊通用芡实元方见精门、妙应丸、辰砂妙香散方见神门、水火分清饮、桑螵蛸散。〇赤白浊，小腹疼痛不可忍，宜作寒治，东垣酒煮当归丸最妙。方见胞门。《正传》。

星半蛤粉丸 治湿热白浊。蛤粉二两，南星、半夏并姜制、苍术、青黛各一两。上为末，姜汁煮神曲作糊，和丸梧子大，空心，姜汤下五七十九。《入门》。

樗柏丸 治湿热痰火，小便浊。黄柏降火三两，樗根白皮涩肠一两，青黛解郁、干姜敛肺下气各三钱，滑石利窍、蛤粉入肾、神曲燥湿各五钱。上为末，神曲糊和丸梧子大，空心，白汤下五七十丸。《入门》。

金莲丸 治思虑伤心，小便赤浊。石莲肉、白茯苓、龙骨、天门冬、麦门冬、柏子仁、当归、酸枣仁、紫石英、远志、乳香、龙齿各一两。上为末，蜜丸梧子大，朱砂为衣，空心，温酒或枣汤下七十丸。《入门》。

草薢分清饮 治小便白浊，凝脚如糊。石菖蒲、乌药、益智仁、草薢、白茯苓各一钱，甘草五分。上锉，作一贴，空心，入盐一捻，水煎服。《正传》。

苍术难名丹 治脾精不禁，小便漏浊，淋沥不止，手足力乏，腰背痠疼。盖用苍术等剂，以敛脾精，敛脾谓何，精生于谷也。苍术制四两，茴香炒、川楝子肉各七钱半，川乌炮、破故纸炒、白茯苓、龙骨各一两。上为末，酒面糊和丸梧子大，朱砂为衣，空心，米饮下五七十丸。《直指》。

四炒固真丹 治元脏久虚，遗精白浊，五淋七疝，妇人崩带等证。苍术一斤锉作四分：一分以茴香、青盐各一两同炒；一分以乌药、川楝子各一两同炒；一分以川椒、破故纸各一两同炒；一分以酒醋同炒，俱以术黄色为度，只取术为末，以煮药酒醋打糊和丸梧子大，空心，每取三五十丸。男子酒下，妇人醋汤下。《入门》。〇醉饱后，色欲不节，伤脾损肾，脾来克肾，土克水也。小便黄浊，其脉脾部洪数，肾部微涩。其证尿下如栀子汁，澄下桶底如石灰脚，或如血点凝结在内，法当补养脾胃，宜此药。《医鉴》。

蜡苓元 一名威喜元。治肾有邪湿，精气不固，小便白浊，淋沥不止，及妇人白淫白带，小便如泔等证。雪白茯苓四两锉，以猪苓锉二钱半，同放于瓷器中，用水煮二十余沸，去猪苓，取出焙为末。将黄蜡四两，熔化和丸弹子大，空心细嚼，以枣汤徐徐送下，以小便清为度。《得效》、《入门》。

加减珍珠粉丸 治赤白浊及白淫，通用黄柏半生半炒、蛤粉各三两，滑石二两，樗根白皮一两，青黛、干姜炒褐色各五钱。上为末，炒神曲打糊和丸梧子大，空心，温酒下七十丸，或百丸。〇黄柏降阴火，除湿热，蛤粉咸补肾，滑石利窍，樗根白皮大燥湿热，青黛解郁降火，干姜敛肺气下降、生阴血。盐制，炒微黑用之。《丹心》。

秘精元 治下虚胛寒，小便白浊。牡蛎煅、菟丝子酒制、龙骨生、五味子、韭子炒、白茯苓、白石脂煅、桑螵蛸酒炙各等分。上为细末，酒糊和匀，丸如梧子大，空心，盐汤下七九十丸。《丹心》。〇一名固精元。

固本元 治小便浊。甘草炙三两，猪苓二两半、莲花蕊、黄连各二两，白茯苓、缩砂、益智仁、半夏姜制、黄柏炒各一两。上为末，汤浸蒸饼和丸梧子大，空心，温酒下五七十丸。《正传》。

半苓丸 治白浊。即精门猪苓丸也。《正传》。

导赤汤 治尿如米泔色，不过二服愈。木通、滑石、黄柏、赤茯苓、生地黄、栀子仁、甘草梢各一钱，枳壳、白术各五分。上锉，作一贴，空心，水煎服。《回春》。

加味清心饮 治心热，小便赤浊。莲肉、白茯苓各一钱半，益智仁、麦门冬、远志、人参各八分，石菖蒲、车前子、白术、泽泻、甘草各五分。上锉，作一贴，入灯心二十茎，空心，水煎服。《得效》。

妙应丸 治赤白浊。菟丝子酒制、桑螵蛸酒炙、川楝肉各五钱，牡蛎煅三钱，龙骨、辰砂、石菖蒲、白茯苓、益智仁、莲肉、缩砂各二钱半。上为末，山药糊和丸梧子大，午间人参、酸枣仁汤下五十丸，临卧粳米汤下五十丸。《丹心》。

鸡清元 小便浊通用。大半夏，生为末，以鸡子清和丸梧子大，稍干，以猪苓夹和慢火同炒，丸子裂为度，留猪苓末养药，收贮器中，以白茯苓煎汤，空心下三五十丸。《直指》。

水火分清饮 治赤白浊。赤茯苓一钱，益智仁、萆薢、石菖蒲、猪苓、车前子、泽泻、白术、陈皮、枳壳、升麻各七分，甘草五分。上锉，作一贴，酒水相半煎，空心服。《医鉴》。

桑螵蛸散 小便白如稠米泔，日数十次，心神恍惚瘦瘁，此以女劳得之也。桑螵蛸盐水拌蒸、远志姜制、石菖蒲盐炒、龙骨、人参、白茯神、当归酒洗、鳖甲醋炙各五钱，甘草炙二钱半。上为末，每二钱，临卧以人参、茯苓、桑白皮煎汤调下。盖桑皮行水，接螵蛸归肾经之意也。《直指》。

蛊病白淫

《内经》曰：脾传之肾，病名曰疝瘕，小腹冤热而痛，出白，一名曰蛊。注曰：肾脉贯脊属肾络膀胱，故小腹冤热而痛，溲出白液也。冤热内结，消蚀脂肉，如虫之蚀，日内损削，故云交接渐微也。○夫脾受风邪，传于肾经，邪热内烁，故其证小腹冤热而痛，溲出白液，病名曰蛊。盖邪热内郁，真精不守故也，宜肉苁蓉丸。《类聚》。○《内经》曰：思想无穷，所愿不得，意淫于外，入房太甚，宗筋弛纵，发为筋痿，及为白淫。谓白物淋淫，如精之状也，宜半苓丸。方见上。○戴人曰：遗尿闭癃、阴痿脬痹、精滑白淫，皆男子之疝也；血涸不月，腰膝上热，足躄嗌干，癃闭，小腹有块，或定或移，前阴突出，后阴痔核，皆女子之疝也，但女子不谓之疝，而谓之瘕也。子和。

肉苁蓉丸 治蛊病。肉苁蓉、白茯苓、黄芪、泽泻、牡蛎粉、五味子、龙骨、当归各一两。上为末，蜜丸梧子大，空心，酒下三十丸。《类聚》。

胞痹证

《内经》曰：胞痹者，小腹膀胱按之内痛，若沃以汤，涩于小便，上为清涕。○夫膀胱者，津液之府，气化则能出。今风寒湿邪气客于胞中，则气不能化出，故胞满而水道不通也。足太阳之经，从巅入络脑，脑气下灌，出于鼻为涕也。《纲目》。○胞痹即寒淋之类也，属风寒湿。宜巴戟丸、温肾汤。《入门》。

巴戟丸 治胞痹，小便涩而不通。巴戟一两半，桑螵蛸麸炒、远志姜制、生干地黄酒洗、山药、附子炮、续断、肉苁蓉酒浸各一两，杜仲炒、石斛、鹿茸、龙骨、菟丝子酒煮、五味子、山茱萸、官桂各三钱。上为末，蜜丸梧子大，空心，酒下五七十丸。《纲目》。

温肾汤 治胞痹，小便不利。赤茯苓、白术、泽泻、干姜炮各一钱二分半。上锉，作一贴，空心，水煎服。《类聚》。

茎中痒痛

童儿精未盛而御女，老人阴已痿而思色，以降其精则精不出而内败，茎中痛涩而为淋，八味丸料加车前子、牛膝煎服。《入门》。○若精已竭，而复耗之，则大小便道牵疼，愈疼则愈欲大小便，愈便则愈疼，八味丸方见五脏倍附子救之。凡此当滋化源，不可误用知柏淡渗之剂，既泻真阳，复损真阴。《入门》。○肝经气滞有热，玉茎引胁刺痛，宜参苓琥珀汤。《入门》。○病淋而茎中痛不可忍，六君子汤方见痰饮加知母、黄柏、滑石、石韦、琥珀煎服。《丹心》。○茎中痛，出白津，小便闭，时作痒，小柴胡汤方见寒门加栀子、泽泻、黄连炒、木通、龙胆草、赤茯苓煎服，兼服六味地黄丸方见五脏为妙。《回春》。○小便淋涩，茎中作痛，属肝经湿热，用龙胆泻肝汤。回春。方见前阴。○精竭不痛，茎痒者，八味丸；热盛，茎中涩痛，导赤散方见五脏加栀子、大黄。《入门》。○茎中痒，出白津，多因脾土不足，不能滋生金水，以致肝经血虚火燥，宜补中益气汤与清心莲子饮间服。盖脾胃为肝肾之源，心实主之。《入门》。○阴茎痛，乃厥阴经气滞兼热，用甘草梢，盖欲缓其气耳。《正传》。

参苓琥珀汤 治淋涩，茎中痛不可忍。川楝肉、甘草梢各一钱，玄胡索七分，人参五分，赤茯苓四分，琥珀、泽泻、柴胡、当归尾、青皮、黄柏各三分。上锉，作一贴，入灯心一团，空心，水煎服。《入门》。

一方 治淋，茎中痛。甘草梢、木通各二钱，青皮、黄柏、泽泻各一钱。上锉，作一贴，空心，水煎服。《丹心》。

交肠证

妇人小便中出大便，名交肠证，服五苓散效。如未愈，旧幞头烧灰，酒调服之。

《得效》。○一妇人病愈后，小便出屎，此阴阳失于传送，名为大小肠交也，先服五苓散方见寒门二剂，又用补中益气汤而愈。《回春》。○一妇人性嗜酒，常痛饮不醉，忽糟粕出前窍，溲尿出后窍，六脉皆沉涩，与四物汤加海金沙、木香、槟榔、木通、桃仁服之而愈。此人酒多，气升不降，阳极虚，又酒湿积久生热，煎熬其血，阴亦太虚，阴阳俱虚而暂时活者，以其形实，酒中谷气尚在故也，三月后必死。果然。丹溪。

小便多寡

老人与壮年饮水，无异多寡，壮年小便甚少，而老者小便甚多，何也？曰：壮者如春夏之气，升者多而降者少；老者如秋冬之气，降者多而升者少，故不同耳。《正传》。

饮后即小便

《内经》曰：饮入于胃，游溢精气，上输于脾，脾气散精，上归于肺。病人饮入胃，遽觉至脐下，便欲小便，由精气不输于脾，不归于肺，故心火上攻，使口燥咽干，宜补中益气汤。东垣。○《灵枢》曰：人饮酒，酒入胃，谷未熟而小便独先下何也？盖酒者，熟谷之液，其气悍以清，故后谷而入，先谷而液出焉。

单方

凡四十八种，有透膈散、牛膝膏。

滑石 能利窍，以通水道，为至燥之剂。《汤液》。○利小便治淋涩，多单使滑石，即益元散方见暑门是也。《本草》。

硝石 治五淋及小便不通。雪白硝石，细研，每二钱。劳淋，葵子汤下；血淋、热淋，并冷水调下；气淋，木通汤下；石淋，隔纸炒，温水调下；小便不通，小麦煎汤下，并空心服，名曰透膈散，诸药无效，服此立愈。《本草》。

海金沙 通利小肠，治沙淋尿闭。每取一两，入醋茶末五钱和匀，以生姜、甘草煎汤，调三钱服。《本草》。

浮石 治砂淋涩痛。上为末，取二钱，空心，以甘草汤调下。《直指》。

淋石 患石淋人，尿中出小石也。主石淋，水磨服之，当得碎石随尿出也。出时收贮用之。《直指》。

甘草梢 味淡者，主茎中刺痛，同木通空心煎服。○治尿管涩痛，取味淡不甘者用之。《汤液》。

萆薢 治夜多小便或遗尿，又治尿数，日夜无度。锉，水煎服，或为末，酒糊丸，空心，盐汤下七十丸。《得效》。

牛膝 疗老人遗尿。○小便涩，茎中痛欲死。酒煎，空心服。《本草》。○牛膝膏，治死血作淋最妙。牛膝一两，锉，水五盏煎至一盏，入麝香少许，空心服。盖牛膝治淋圣药也。《丹心》。

车前草 利小便，通五淋，及癃闭不通。采根叶，捣取汁，一盏入蜜一匙，调服。○沙石淋取汁，寒水石末调服；血淋，取汁单服，空心。车前子与根叶同功，煎服、末服并佳。《本草》。

泽泻 治五淋，止小便涩数。○去胕中留垢，止小便淋沥。以味咸能泄伏水，去胕中久陈积物也，煎服、末服并佳。《汤液》。

地肤草 利小便，又主小便不通。取汁服即通，有回生起死之功。○子与茎叶同功，水煎服之。《本草》。

木通 治五淋，开关格，又主小便数急痛。锉煎，空心服。○通草同功。《本草》。

瞿麦 主五淋及诸癃闭，关格。水煎服之。○治石淋。瞿麦子为末，酒服一钱，石即下。《本草》。

黄芩 治五淋，又治热淋、血淋，水煎服。《本草》。

益智仁 主小便频数不禁，又止滑数。入盐水煎服，或丸服亦佳。《医鉴》。

酸浆草 治诸淋涩痛，利水道。捣取汁一合，酒一合，空心和服，立通。《本草》。

石韦 治五淋癃闭，及胕囊结热不通，

利水道。水煎服之。《本草》。

牵牛子 主癃闭，小便不通，利水道。取头末二钱，以木通、栀子煎汤调下。《本草》。

灯心草 主五淋，能利水道。空心，水煎服之。《本草》。

萹蓄 治五淋，及小便不通。生水边，开紫花。萹蓄根，捣取汁一盏，空心服，即通。《经验》。

葎草 主五淋，利小便。捣汁服或水煎服。○膏淋，取汁二升，和醋二合，空心服一盏，即愈。《本草》。

萱草根 治小便涩痛，下沙石淋。取根捣汁，空心服。《丹心》。

榆白皮 治五淋，又主石淋。水煎，空心服。滑能利窍也。《本草》。

茯苓 治五淋，主小便不通，利水道。煎服、末服并佳。《本草》。

琥珀 通五淋，又治诸般沙石淋，能利小便。为末，二钱，空心以葱白煎汤调下，一服立效。《纲目》。

虎杖根 通五淋，利小便。锉取一两，水煎，入麝香、乳香末各少许调服，空心即效。俗名杜牛膝。《本草》。

栀子 通五淋，利小便。又治血滞小便不利，热淋、血淋尤效。○栀子实非利小便，乃清肺也，肺气清而膀胱得此气，能化而出尿也。《汤液》。

猪苓 利小便，通水道。锉，煎服之。《本草》。○五苓散有猪苓，能利水道，诸汤剂无若此快。《汤液》。

山茱萸 止小便滑数，又疗老人尿不节。煎服、丸服并佳。《本草》。

桑螵蛸 止小便滑数，疗遗尿、治白浊。酒蒸为末，姜汤下二钱，妙。《丹心》。

牡蛎粉 止小便滑利。或丸服、或末服。《本草》。

石首鱼头中骨 主石淋，火煅为末，空心和水服二钱。《本草》。

石龙子 主五淋，利水道，下石淋。取

一枚，火炙为末，空心和水服。《本草》。

蚯蚓汁 疗小便不通。空心服半碗，立通。《本草》。

蝼蛄 下石淋，下水道。取七枚，盐二两，新瓦上拌焙为末，温酒调一钱服，即愈。《本草》。〇治小便不通，诸药无效，取活者一枚，生研，入麝香少许，新汲水调下，空心，立通。《类聚》。

桃胶 破石淋。取如枣子许，夏冷水、冬温水，空心和服，日三，石当下。《本草》。

猕猴桃 下石淋。取熟者食之。〇藤中汁至滑，下石淋，取汁和姜汁少许，服之。《本草》。

冬葵子 治五淋，利小便。〇根亦疗淋，利小便，并水煮，空心服之。《本草》。

冬瓜 治五淋，利小便。取汁，饮一盏。《本草》。

红蜀葵根茎 治淋，利小便。花与子亦同功，水煎服之。《本草》。

乱发灰 主五淋，又疗转胞小便不通。取发灰末二钱，醋汤调服。《纲目》。〇血淋，取灰二钱，以白茅根、车前草煎汤调下。《丹心》。〇发灰补阴之功甚捷。《丹心》。

人爪甲 治转胞尿闭。自取爪甲烧灰，和水服。《本草》。

猪胆 主小便不通。取胆，纳热酒中调服。《本草》。〇小便闭涩，生猪胆，笼住茎头，少顷，汁入尿自出。妇人以汁滴入阴户中，必通。《类聚》。

猪脬 治遗尿。洗炙熟，空心，温酒嚼下。《得效》。

羊肚 主小便数。取肥肚，作羹食之。《本草》。〇治遗尿。羊肚，系盛水满，线缚两头，煮熟，取中水顿服，差。《纲目》。

牛尿 利小便，疗小便不通。取热雄牛尿，饮之。《本草》。

鸡肠 主遗尿，小便不禁。取乌雄鸡肠，治如食法作膗，温酒和服。〇或烧为末，温酒调服一钱，妙。《本草》。

雄鸡肫胵里黄皮 主遗尿及小便滑数不禁。取烧灰，每二钱，温酒调下。男用雌，女用雄，并肠烧服，尤良。《本草》。

针灸法

癃闭，取阴跷即照海穴、大敦、委阳、大钟、行间、委中、阴陵泉、石门。《甲乙》。〇小便淋闭，关元八分、三阴交二分即透、阴谷、阴陵泉、气海、太溪、阴交。《纲目》。〇石淋，取关元、气门、大敦。东垣。〇血淋，取气海、关元。东垣。〇热淋，阴陵泉、关元、气冲。东垣。〇小便滑数，中极灸、肾俞、阴陵泉、气海、阴谷、三阴交。《纲目》。〇遗尿不禁，取阴陵泉、阳陵泉、大敦、曲骨。东垣。〇茎中痛，行间灸三十壮。又取中极、太溪、三阴交、复溜。《资生》。〇白浊，肾俞灸，又取章门、曲泉、关元、三阴交。《纲目》。〇妇人转胞不得尿，取曲骨、关元。《甲乙》。〇妇人阴中痛，取阴陵泉。《甲乙》。

 大　便

大便原委

《难经》曰：大肠、小肠会为阑门。盖胃中水谷腐熟，自胃下口传入于小肠上口，自小肠下口，泌别清浊，水液入膀胱为溲尿，滓秽入大肠为大便，由阑门而分别，关阑分隔，故名为阑门也。《纲目》。〇《内经》曰：大肠者，传导之官，化物出焉。注曰：化物，谓大便也。

大便病因

犯贼风虚邪者，阳受之；食饮不节，起居不时者，阴受之。阳受之则入六腑，阴受之则入五脏。入六腑则身热，不时卧，上为喘呼。入五脏则䐜满闭塞，下为飧泄，久为肠澼。肠澼谓痢疾。《内经》。〇春伤于风，夏必飧泄。〇春伤于风，邪气留连，乃为洞泄。〇久风入中，则为肠风、飧泄。〇清气在下，则生飧泄。〇湿胜则濡泄。注曰：湿胜则内攻于脾胃，脾胃受湿则水谷不分，故大肠传导而注泻也。《内经》。〇仓廪不藏者，是门户不要也。注曰：是大肠之门户不得敛也。《内经》。〇大肠有寒则多鹜溏，有热则便肠垢。仲景。〇肠垢者，肠间积汁垢腻也，亦曰滞下，言湿火滞于肠中，故谓之滞下。《入门》。〇痢因有二：一者暑月烦渴，恣食生冷；二者夜卧失被，风湿外侵。二者皆令水谷不化，郁而生热，热与湿合，伤气分则成白痢，伤血分则成赤痢，气血俱伤则成赤白痢。《丹心》。〇古人云：无积不成痢，皆由暑月多食生冷，不能克化饮食积滞而成痢也。《类聚》。

辨便色

肠中寒，则肠鸣飧泄。肠中热，则出黄如糜。《灵枢》。〇泻白为寒，青、黄、红、赤、黑皆为热也，或以痢色青为寒者，误也。伤寒少阴病，下痢纯青水者，热在里也。小儿急惊，利色多青，为热明矣。痢色黄者，脾热也。痢色红者，为热，心火之色，或赤者，热之甚也。色黑者，由火热亢极，则反兼水化，故色黑也。《原病》。〇血寒则凝，痢色必紫黑成块，或杂脓血，盖脓为陈积也，血为新积也。《入门》。〇湿多成五泄，如水倾下。《入门》。〇热痢紫黑色，寒痢白如鸭溏，湿痢下如黑豆汁，风痢纯下青水，气痢状如蟹渤，积痢色黄或如鱼脑，虚痢色白如鼻涕冻胶，蛊疰痢黑如鸡肝。《入门》。

脉法

泄泻脉缓，时小结者生，浮大数者死。《正传》。〇病泄脉洪而大为逆。《灵枢》。〇泄而脱血脉实者，难治。《内经》。〇泄泻脉多沉，伤风则浮，伤寒则沉细，伤暑则沉微，伤湿则沉缓。《医鉴》。〇泻脉自沉，沉迟寒侵，沉数火热，沉虚滑脱，暑湿缓弱，多在夏月。《回春》。〇肠澼下脓血，脉沉小留连者生，数疾且大有热者死。《内经》。〇下痢，脉微弱数者为欲自止，虽发热不死。仲景。〇下痢，脉大者为未止。仲景。〇下痢日十余行，脉反实者死。仲景。〇下痢宜微小，不宜洪大。《得效》。〇下痢微小却为生，脉大浮洪无差日。《脉诀》。〇无积不痢，脉宜滑大，浮弦急死，沉细无害。《脉诀》。〇凡痢，身凉脉细者生，身热脉大者死。《丹心》。〇下痢，脉微小吉，浮洪者难治。《济生》。〇大便闭结，脾脉沉数，下连于尺为阳结；二尺脉虚，或沉细而迟为阴结；右尺脉浮为风结。《医鉴》。〇燥结之脉，沉伏勿疑。热结沉数，虚结沉迟。若是风燥，右尺浮肥。《回春》。〇老人虚人闭结，脉雀啄者不治。《医鉴》。

泄证有五

有胃泄、脾泄、大肠泄、小肠泄、大瘕泄。〇胃泄者，饮食不化，色黄，宜胃风汤。〇脾泄者，腹胀满，泄注，食则吐逆，宜胃苓汤。〇大肠泄者，食已窘迫，大便色白，肠鸣切痛，宜五苓散。方见寒门。〇小肠泄者，溲涩而便脓血，小腹痛，宜芍药汤。〇大瘕泄者，里急后重，数至圊而不能便，茎中痛，宜大黄汤。《医林》。

胃风汤 治肠胃湿毒腹痛泄泻，下如黑豆汁，或下瘀血。人参、白术、赤茯苓、当归、川芎、白芍药、桂皮、甘草各一钱。上锉，作一贴，入粟米一撮，水煎服。《得效》。

胃苓汤 治脾胃湿盛，泄泻腹痛，水谷不化。苍术、厚朴、陈皮、猪苓、泽泻、白术、赤茯苓、白芍药各一钱，肉桂、甘草各五分。上锉，作一贴，入姜三片，枣二枚，水煎服。《医鉴》。

泄泻诸证

有湿泄、濡泄、风泄、寒泄、暑泄、火泄、热泄、虚泄、滑泄、飧泄、酒泄、痰泄、食积泄、脾泄、肾泄、脾肾泄、瀼泄①、暴泄、洞泄、久泄。〇凡泄皆兼湿，初宜分利中焦，渗利下焦，久则升举，必滑脱不禁，然后用涩药止之。《入门》。〇治泄补虚，不可纯用甘温，太甘甘则生湿。清热亦不可太苦，苦则伤脾，惟淡剂利窍为妙。《入门》。〇治泻之法，先当分利水谷，车前子煎汤调五苓散方见寒门，次则理正中焦，理中汤、治中汤方见寒门。理中治不效，然后方可断下，固肠丸是也。《济生》。〇治泻须先中焦，理中汤丸是也。次分利水谷，五苓散是也。治中不效，然后断下，赤石脂禹余粮汤。方见寒门。〇治泄泻诸药，多作丸子服之。《正传》。〇凡泄泻，小便清白不涩为寒，赤涩为热。《原病》。〇手足寒为冷证，手足温为热证。《直指》。〇大便完谷不化而色不变，吐利腥秽，小便清白不涩，身冷不渴，脉微细而迟者，皆寒证也。凡谷肉消化，无问色及他证，便断为热。夫寒泄而谷消化者，未之有也。《原病》。〇或火性急速，传化失常，完谷不化而为飧泄者，亦有之。仲景曰：邪热不杀谷，然热得湿则为飧泄也。《原病》。〇暴泻非阳，久泻非阴。《机要》。〇通治，用三白汤、燥湿汤、益元散。方见暑门。

固肠丸 治泄痢日久，滑数瘦弱，以此涩之。龙骨、附子炮、枯白矾、诃子皮各一两，丁香、良姜、赤石脂、白豆蔻、缩砂各五钱，木香三钱。上为末，醋糊和丸梧子大，粟米饮下三十丸。《入门》。

三白汤 治一切泄泻。白术、白茯苓、白芍药各一钱半，甘草炙五分。上锉，作一贴，水煎服。〇三白，泄泻之要药也。《入门》。

燥湿汤 治诸泄泻。白术二钱，白茯苓、白芍药炒各一钱半，陈皮一钱，甘草炙五分。上锉，作一贴，水煎服。《必用》。〇此三白汤加陈皮一味也。〇一名术苓芍药汤。

湿泄

即濡泄也，亦名洞泄，其证如水倾下，肠鸣身重，腹不痛。《入门》。〇《左传》曰：雨淫腹疾是也。〇寒湿伤于脾胃，不能腐熟水谷，故洞泄如水，谓之濡泄，胃苓汤加草豆蔻主之。《纲目》。〇湿泻身痛，五苓散加羌活、苍术。《得效》。〇水谷不化，清浊不分，是湿泄也。《回春》。〇凡泻水，腹不痛，是湿泄，宜曲芎丸。《本事》。〇大渴引饮，因致水谷一时并下，宜五苓散。易老。〇洞泄，宜泻湿汤、卫生汤、万病五苓散。

曲芎丸 治风湿滑泄。神曲、芎䓖、白术、附子炮各等分。上为末，面糊和丸梧子大，空心，米饮下三五十丸。〇《左传》云：麦曲、芎䓖能除湿，若脾湿而泄者，万无不中，亦治飧泄。《本事》。

泻湿汤 治洞泄。白术炒三钱，白芍药炒二钱，陈皮炒一钱半，防风一钱，升麻五分。上锉，作一贴，水煎服之。〇此刘草窗治洞泄要方也。《丹心》。

卫生汤 治洞泻。人参、白术、白茯苓、山药、陈皮、薏苡仁、泽泻各一钱，黄连、甘草各五分。上锉，作一贴，空心，水煎服。《入门》。

万病五苓散 治湿泄，泻水多而腹不痛，腹响雷鸣，脉细。赤茯苓、白术、猪苓、泽泻、山药、陈皮、苍术、缩砂炒、肉豆蔻煨、诃子煨各八分，桂皮、甘草各五分。上锉，作一贴，入姜二片，梅一个，灯心一团，空心，水煎服之。《回春》。

---

①瀼泄，一名五更泄，一名晨泄。

风泄

恶风自汗，或带清血。由春伤风、夏感湿而发动，故其泻暴。《入门》。○风邪入于肠胃，故大便不聚而泄。《直指》。○泻而便带清血，宜胃风汤。《回春》。○风邪内缩，宜桂枝麻黄汤汗之。方见寒门。《纲目》。

寒泄

恶寒身重，腹胀切痛，雷鸣鸭溏，清冷完谷不化，宜理中汤加赤茯苓、厚朴，或治中汤方见寒门加缩砂。《入门》。○协寒自利，不渴，曰鸭溏，亦曰鹜溏，所下清白如鸭屎状也。《入门》。○寒泄，一名鹜溏，大便如水，宜附子温中汤，或平胃散方见五脏合理中汤。《入门》。○寒泄，宜四柱散、六柱散。○寒泄，须早晚服药，盖平朝服暖药，到夜药力已尽，无以敌一夜阴气，所以无效，故临卧再服可也。《丹心》。

附子温中汤 治中寒腹痛，泄泻，水谷不化。附子炮、干姜炮各一钱半，人参、白术、白茯苓、白芍药、甘草炙各一钱，厚朴、草豆蔻煨、陈皮各六分。上锉，作一贴，水煎，空心服。《纲目》。

四柱散 治元脏虚冷，脐腹冷痛，大便滑泄，耳鸣头晕。木香、白茯苓、人参、附子炮各一钱二分半。上锉，作一贴，入姜三片，枣二枚，盐少许，水煎，空心温服。《局方》。

六柱散 治元脏虚冷，脐腹痛，泄泻不止。四柱散本方，加诃子、肉豆蔻等分，锉，水煎服。《三因》。

暑泄

烦渴尿赤，暴泻如水，宜薷苓汤加白芍药、车前子，或桂苓甘露饮。《入门》。○夏月暴泻如水，面垢脉虚，烦渴自汗。香薷散方见暑门合异功散方见五脏，加白芍药、车前子，入陈米炒百粒，乌梅一个，灯心一团同煎服。《回春》。○暑泄宜曲术元、清六丸、通苓散、益元散、六和汤、清暑益气汤。三方并见暑门。

薷苓汤 治夏月泄泻，欲成痢。泽泻一钱二分，猪苓、赤茯苓、白术、香薷、黄连姜汁炒、白扁豆、厚朴制各一钱，甘草三分。上锉，作一贴，水煎服。《集略》。

桂苓甘露饮 治伤暑烦渴泄泻，或霍乱吐泻。滑石二两，赤茯苓、泽泻、石膏、寒水石、甘草各一两，白术、肉桂、猪苓各五钱。上为细末，每二钱，热汤、冷水任下，入蜜少许尤好，姜汤尤妙。《丹心》。

曲术元 治伤暑暴泻。神曲炒、苍术制各等分。上为末，面糊和丸梧子大，空心，米饮下三五十丸。《局方》。

清六丸 治湿热泄泻。益元散方见暑门三两，加红曲半两炒。上为末，陈米饭和丸梧子大，空心，白汤下五七十丸。《丹心》。

通苓散 治暑湿泄泻，分水谷，解烦热。泽泻、白术、猪苓、赤茯苓、木通、茵陈、瞿麦、车前子各一钱。上锉，作一贴，入灯心一团，麦门冬十粒同煎服。《得效》。

火泄

即热泄也，口干喜冷，痛一阵泻一阵，其来暴速稠粘，宜黄连香薷散方见暑门合四苓散，加白芍药、栀子炒。《入门》。○腹中痛，痛一阵泻一阵，所下如汤，后重如滞，泻下赤色，小便赤涩，烦渴脉数，宜万病四苓散。《回春》。○腹痛泻水肠鸣，痛一阵泻一阵者，是火，四苓散加木通、滑石、黄芩、栀子。《丹心》。

万病四苓散 治热泻。赤茯苓、白术、猪苓、泽泻、苍术炒、山药、白芍药炒、栀子炒、陈皮各一钱，甘草炙五分。上锉，作一贴，入乌梅一个，灯心一团，同煎服。《回春》。

四苓散 即五苓散去肉桂一味也。方见寒门。

虚泄

困倦无力，遇饮食即泻，或腹不痛，四

君子汤方见气门加木香、缩砂、莲肉、陈糯米为末。砂糖汤调下，空心。《入门》。○饮食入胃即下注，或完谷不化者，是虚泄，宜升阳除湿汤。《丹心》。○饮食入胃即泻，水谷不化，脉微弱，宜参苓莲术散。《回春》。○气虚泄泻，四君子汤倍白术，加黄芪、升麻、柴胡、防风以提之而愈。《正传》。○虚泄，养元散、加味四君子汤皆佳。《得效》。

升阳除湿汤　治气虚泄泻，不思饮食，困弱无力。苍术一钱半，升麻、柴胡、羌活、防风、神曲、泽泻、猪苓各七分，陈皮、麦芽炒、甘草炙各五分。上锉，作一贴，空心，水煎服。东垣。

参苓莲术散　治气虚泄泻。人参、白术、白茯苓、山药、莲子、陈皮各一钱，缩砂、藿香、诃子、肉豆蔻、干姜炮、甘草炙各五分。上锉，作一贴，入乌梅一个，灯心一团，水煎服。《回春》。

养元散　治泄泻少食。糯米一升，水浸一宿，滤干，慢火炒极热，为细末，入山药末一两，胡椒末少许，和匀。每日侵晨用半盏，再入砂糖二匙，滚汤调服，其味极佳，大有滋补，或加莲肉、芡仁末，尤好。《医鉴》。

加味四君子汤　治气虚泄泻。四君子汤加肉豆蔻煨、诃子炮各一钱。上锉，作一贴，入姜三片，枣二枚，空心，水煎服。《得效》。

滑泄

滑泄不禁，泻久不止，大孔如竹筒，直出无禁，气陷下者，补中益气汤方见内伤加白芍药、诃子、肉豆蔻。《入门》。○日夜无度，肠胃虚滑不禁，脉沉细，宜八柱散。《回春》。○滑泄，宜固肠丸方见下、禹余粮丸、木香散、实肠散。○大肠滑泄，小便精出者，宜万全丸。《入门》。

八柱散　治滑泄不禁。人参、白术、肉豆蔻煨、干姜炒、诃子炮、附子炮、罂粟壳蜜炒、甘草炙各一钱。上锉，作一贴，姜二片，乌梅一个，灯心一团，空心，水煎服。《回春》。

禹余粮丸　治虚寒滑泄不禁。禹余粮煅、赤石脂煅、龙骨、荜拨、诃子炮、干姜炮、肉豆蔻煨、附子炮各等分。上为末，醋糊和丸梧子大，空心，米饮下七十丸。《丹心》。

木香散　治脏寒滑泄，米谷不化，上热下冷，口疮瘦瘁。木香、破故纸炒各一两，良姜、缩砂、厚朴各七钱半，赤芍药、陈皮、肉桂、白术各五钱，吴茱萸、胡椒各二钱半，肉豆蔻煨四个，槟榔一个。上为末，每三钱，猪肝四两批开，重重糁药，浆水一碗，入醋少许，盖覆煮熟，入盐、葱白三茎、生姜弹子大同煮，水欲尽，空心作一服，冷食之，初微溏不妨。经年滑泄与冷痢，只一服效。渴则饮粥汤。《得效》。

实肠散　治虚冷泄泻。厚朴姜制一钱半，肉豆蔻煨、诃子炮、缩砂研、陈皮、苍术、赤茯苓各一钱，木香、甘草各五分。上锉，作一贴，入姜三片，枣二枚，水煎服。《直指》。

万全丸　治久痢及泄泻，寒滑不禁。赤石脂、干姜炮各一两，胡椒五钱。上为末，醋糊和丸梧子大，空心，米饮下五七丸。《入门》。

飧泄

飧泄者，米谷不化而泄出也。《纲目》。○夕食谓之飧，以食之难化者，尤重于夕，故食不化泄出者，谓之飧泄。《圣济》。○《内经》曰：清气在下，则生飧泄。注曰：清气，阳气也。阳为热，热气在下则谷不化，故为飧泄也。○又曰：久风入中，则为肠风、飧泄。夫脾胃冲和之气，以化为事，今清气下降，或风邪久而干胃，是木贼土也。故冲和之气不能化，而令物完出，谓之飧泄。或饮食太过，肠胃受伤，亦致米谷不化，俗呼为水谷痢也。加减木香散主之。《卫生》。○飧泄之证，夺食则一日可止。夫夺食之理，为胃弱不能克化，食则为泄，如食不下，何以作泄？更当以药，如养元散、八仙糕之类，滋养元气，候泄渐止，少与食，胃胜则安矣。东垣。〇飧泄，宜防风芍药汤、苍术防风汤。〇一人病飧泄，腹中雷鸣泄注，米谷不化，小便涩滞。以桂枝麻黄汤方见寒门加姜枣煎，大剂连进三服，汗出终日而即愈。子和。

加减木香散 治飧泄、水谷痢。木香、良姜、升麻、槟榔、人参、白术各二钱半，神曲炒二钱，肉豆蔻煨、吴茱萸汤洗、干姜炮、陈皮、缩砂各五分。上粗末，每五钱，空心，水煎服之。〇亦治肠风飧泄。《纲目》。

八仙糕 治脾胃虚损，泄泻不止，最益老人小儿。枳实麸炒、白术土炒、山药各四两，山楂肉三两，白茯苓、陈皮炒、莲肉各二两，人参一两。上为末，粳米五升，糯米一升半，打粉蜜三斤，入药末和匀，入甑蒸熟焙干，取食之，以汤漱口送下。《回春》。

防风芍药汤 治飧泄，身热脉弦，腹痛而渴。防风、白芍药各二钱，黄芩一钱。上锉，水煎服。东垣。

苍术防风汤 治久风为飧泄，不饮水而谷完出。苍术六钱，麻黄二钱，防风一钱。上锉，作一贴，入姜七片，水煎服。东垣。

痰泄

或泻或不泻，或多或少，二陈汤方见痰门加干葛、白术、神曲。实者海青丸，虚者六君子汤。方见痰饮。《入门》。〇痰泄脉沉滑，宜万病二陈汤。《回春》。

海青丸 治痰积泄泻。海粉一两，青黛三钱，黄芩二钱，神曲五钱。上为末，别以神曲作糊和丸梧子大，空心，白汤下二三十丸。《入门》。

万病二陈汤 治痰湿泄泻。半夏、陈皮、赤茯苓、白术、苍术、山药各一钱，缩砂、厚朴、木通、车前子炒、甘草炙各五分。上锉，作一贴，入姜三片，乌梅一个，

灯心一团，水煎服。《回春》。

食积泄

泄而腹痛甚，泻后痛减，臭如抱坏鸡子，噫气作酸，平胃散方见五脏加香附、缩砂、草果、山楂子、麦芽煎服。《入门》。〇腹痛甚而泻，泻后痛减，脉弦而滑，宜香砂平胃散方见内伤去枳实，加白术、白茯苓。《回春》。〇伤食积而泄，粪白可验。《得效》。〇凡积滞泄泻，腹必耕痛方泄者是也，或肚腹满，按之坚者，亦是也，宜用神曲、麦芽、山楂之类以消之。《丹心》。〇有停饮食数日乃泻，名曰溓泄。宜枳术丸。方见内伤。

酒泄

饮食过伤，遂成酒泄，骨立不能食，但饮一二杯，经年不愈，宜香茸丸。《得效》。〇患酒泄，饮酒后特甚，平胃散加丁香、缩砂、干葛、麦芽、神曲为末，空心，米饮调下二钱，立愈。《得效》。〇伤酒，晨起必泄，宜理中汤加生姜、干葛煎水，酒蒸黄连丸方见血门，空心吞下二钱为妙。《丹心》。

香茸丸 治酒泄。乳香三钱，鹿茸燎去毛酥炙黄五钱，肉豆蔻一两，每个切作两片，入乳香在内，面裹煨。麝香二钱另研。上为末，陈米饭和丸梧子大，米饮下五十丸。《入门》。

脾泄

脾泄者，肢体重着，中脘有妨，面色萎黄，腹肚微满，宜用苍白术、厚朴、木香、干姜生、肉豆蔻辈。《直指》。〇脾泄者，食后倒饱，泻去即宽，脉细，宜香砂六君子汤。《回春》。〇脾泄多老人肾虚，谓之水土同化，宜吴茱萸汤。《得效》。〇脾泄久，传肾为肠澼，经年不愈者，宜调中健脾丸。《入门》。〇脾泄已久，大肠不禁，此脾气已脱，宜急涩之，用赤石脂、肉豆蔻、干姜之类。《丹心》。〇脾泄宜服固中丸。《纲目》。

〇老人奉养太过，饮食伤脾，常常泄泻，亦是脾泄，宜用山楂曲术丸。《入门》。

香砂六君子汤 治脾泄。香附子、缩砂研、厚朴、陈皮、人参、白术、白芍药炒、苍术炒、山药炒各一钱，甘草炙五分。上锉，作一贴，入姜三片，乌梅一个，水煎服。《回春》。

吴茱萸汤 治脾泄。吴茱萸拣净，每五钱，白水煮，去滓，入盐小许，通口服。盖茱萸能暖膀胱，水道既清，大肠自固，余药虽热，不能分解清浊也。《得效》。

调中健脾丸 治脾肾气虚，早晚溏泄。白术、破故纸炒、诃子炮、肉豆蔻煨各一两，赤茯苓、陈皮各八钱，黄连以吴茱萸煎水炒过七钱，神曲六钱，木香、厚朴、茴香炒、缩砂、山药、莲子各五钱。上为末，粥丸梧子大，空心，以莲子煎汤下七十丸。《入门》。

固中丸 治脾久泄。苍术、肉豆蔻煨各一两。上为末，粥丸梧子大，空心，米饮下五七十丸。〇若加破故纸炒一两，名曰固下丸，治肾久泄。《纲目》。

山楂曲术丸 治老人奉养太过，饮食伤脾，常常泄泻。白术炒二两，神曲炒、山楂肉炒各一两半，黄芩炒、白芍药酒炒、半夏姜制各五钱。上为末，以青荷叶裹烧饭和丸梧子大，白汤下五十丸。《丹心》。

肾泄

一名晨泄，一名瀼泄，每五更溏泄一次，此肾虚感阴气而然，宜五味子散。《本事》。〇每日五更初洞泄，服他药无效，此名脾肾泄，宜二神丸、四神丸。《入门》。〇老人脾肾虚泄，宜猪脏丸。《入门》。〇肾虚色欲所伤，多足冷，久则肉削，五鼓脐下绞痛，或只微响，溏泄一次，宜二神丸、四神丸、五味子散。《入门》。〇肾泄者，腹痛无定处，似痢，骨弱面黧，脚下时冷，尺脉虚弱者是也。当以破故纸、生干姜、肉桂、木香、当归主之。《直指》。〇脾肾虚晨泄，宜

三神丸、调中健脾丸、六神汤、香姜散、木香散。

五味子散 治肾泄，每于五更天明，洞泄一次，谓之晨泄。五味子二两，吴茱萸五钱。上并炒香为细末，每二钱，空心，米饮调下。《本事》。

二神丸 治脾肾虚泄。破故纸炒四两，肉豆蔻生二两。上为末，肥枣四十九枚，生姜四两切片，同煮烂，去姜取枣肉，入药末和匀，丸如梧子大，空心，盐汤下三五十丸。《本事》。〇一方豆蔻煨。

四神丸 治脾肾虚泄痢，又治晨泄经年者。破故纸酒浸炒四两，肉豆蔻煨、五味子炒各二两，吴茱萸汤泡炒一两。上为末，生姜切八两，大枣百枚同煮烂，去姜取枣和丸梧子大，服如上法。《回春》。

猪脏丸 治老人脾肾虚泄泻。吴茱萸不以多少，盐水浸透，獖猪脏头一截，去脂膜洗净，入茱萸于脏中，两头扎定，蒸烂捣千杵，丸如梧子大，米饮下五十丸。暖膀胱，固大肠，进饮食，清水道。《入门》。

三神丸 治脾肾虚泄泻，即二神丸一料，加木香一两。剂法、服法同本方。《瑞竹》。〇孙真人云：补肾不若补脾。许学士云：补脾不若补肾。盖肾气怯弱，则真阳衰虚，不能上蒸脾土，脾胃虚寒则迟于运化，饮食不进，或虚胀、或呕吐．或泄泻，譬如釜鼎之中盛诸米谷，若无火力，虽终日不熟，其何能化乎？用破故纸则补肾，用肉豆蔻则补脾，二药虽兼补脾肾，但无斡旋，若加木香以顺其气，使之斡旋，空虚仓廪，仓廪空虚则受物，累用见效。《本草》。

六神汤 治脾肾俱虚泄泻。肉豆蔻煨、破故纸炒、白术、白茯苓各一钱半，木香、甘草炙各七分。上锉，作一贴，入姜三片，枣二枚，空心，水煎服。《直指》。〇《得效方》名木香散。

香姜散 治晨泄。生姜四两切如豆大，黄连二两锉。上同淹一宿，慢火炒姜紫色，去姜不用，将黄连为末，每二钱，茶清调

服，一剂而愈。若欲速效，一料分作四服。《得效》。

木香散 治脾肾泄。肉豆蔻、破故纸、白术、白茯苓各一钱半，木香、甘草各七分。上锉，作一贴，入姜三枣二，水煎服。《得效》。

暴泄

太阳传太阴，下痢，为鹜溏，大肠不能禁固，卒然而下，大便如水，其中有小结粪硬物，欲起而又下，欲了而不了，小便多清，此寒也，宜温之，理中汤方见寒门、浆水散。易老。○有暴下无声，身冷自汗小便清利，大便不禁，气难布息，脉微呕吐，此为寒泄，急以重药温之，宜浆水散。易老。○暴泄，宜浆水散、朝真丹。

浆水散 治暴泄，一身冷汗，脉沉弱，气少不能语，甚者加吐，此为紧病。半夏制二两，干姜炮、肉桂、附子炮、甘草炙各五钱，良姜二钱半。上为粗末，每服五钱，水二盏，煎至一盏，空心热服。易老。

朝真丹 治寒盛泄泻不止，肠鸣腹痛，手足厥冷，脉微弱。硫黄生研三两，白矾煅七钱半。上为末，水浸蒸饼和丸梧子大，朱砂三钱为衣，米饮下三十丸。《局方》。

久泄

厥阴经动，下痢不止，其脉沉迟，手足厥逆，涕唾脓血，此证难治。法曰风邪缩于内，宜散之，用桂枝麻黄汤方见寒门汗之。易老。○凡久泻之由，多因真阴虚损，元气下陷，遂成久泄，若非补中益气汤方见内伤、四神丸滋其本源，则后必胸痞腹胀，小便淋涩，多致不起。《回春》。○久泄是风邪内缩，宜发其汗，此证系风邪缩于内，宜麻黄升麻汤以发之，散邪于四肢，布于经络，外无其邪则脏气安矣。丹溪。○虚滑久不愈，多传变为痢，宜厚朴枳实汤。《保命》。○久泄不止，用破故纸、肉豆蔻、山药则止。《丹心》。○久泄洞泄属于肝经，木克土

而成，亦是肠澼。澼者，肠中有积水也。子和。○久泄，宜参术健脾丸、除湿健脾汤、温脾散、诃子散。○饮食不节，起居不时，损其胃气则上升，精微之气反下降，泄久则太阴传少阴而为肠澼。东垣。

麻黄升麻汤 治风邪内缩，久泄不止，宜以此发之。方见血门。

厚朴枳实汤 虚滑久不愈，多传变为痢。太阴传少阴，是为鬼贼，宜以此防其传变。厚朴姜制、诃子皮半生半熟、枳实麸炒各二钱，木香一钱，大黄六分，黄连、甘草炙各四分。上锉，作一贴，煎服。《保命》。

参术健脾丸 治久年泄泻，脐腹冷痛，以此温补脾肾。苍术八两，二两盐水浸，二两米泔浸，二两醋浸，二两葱白炒；人参、白术、白茯苓、山药炒、破故纸酒炒、枸杞子、菟丝子酒制、莲肉各二两。川楝肉、五味子、牛膝各一两半；川椒炒、茴香盐炒、陈皮、木香、远志各五钱。上为末，酒糊和丸梧子大，空心，盐汤下百丸。《回春》。

除湿健脾汤 治久泻，色苍而齿疏，倦怠食减。白术一钱半，苍术炒、白茯苓、白芍药炒各一钱，当归、陈皮各八分，猪苓、泽泻各七分，厚朴、防风各六分，升麻、柴胡各五分，甘草四分。上锉，作一贴，入姜三片，枣二枚，空心，水煎服。《回春》。

温脾散 治久泻，米谷不化，水谷入口，即时直下，下元虚冷滑脱。黄芪蜜炒、人参、白术土炒、白茯苓、山药炒、干姜炮、诃子炮、肉豆蔻煨、罂粟壳蜜炒、草果、丁香、肉桂、附子炮、黄连姜汁炒、缩砂、陈皮、厚朴、甘草各五分。上锉，作一贴，入姜三片，枣二枚，水煎服。《回春》。

诃子散 治久泄不止。诃子皮一两半生半熟，木香五钱，黄连三钱，甘草二钱。上为末，每取二钱，以白术、白芍药煎汤调下。《保命》。

泄泻宜用升阳之药

暑月霖雨，时人多病泄泻，乃湿多成五

泄故也。《内经》曰：在下者，引而竭之。又曰：治湿不利小便，非其治也。法当以淡渗之剂利之，然客邪寒湿之胜，自外入里而甚暴，若用利小便之药，则是降之又降，复益其阴，而重竭其阳也，兹以升阳之药是为宜耳。羌活、独活、升麻各一钱半，防风、甘草炙各一钱。上锉，水煎服，即愈。大法曰：寒湿之胜，助风以平之。又曰：下者举之，正谓此也。东垣。

泻与痢不同

泄泻之证，水谷或化，或不化并无努责，惟觉困倦，若滞下则不然，或脓或血，或脓血相杂，或肠垢，或无糟粕，或糟粕相杂，虽有痛不痛之异，而皆里急后重，逼迫恼人，赤白交下为异。《丹心》。

久泄成痢

太阴经受湿，而为水泄、虚滑，身重微满，不知谷味，久则传变而为脓血痢。《机要》。○夫痢者，皆由荣卫不和，肠胃虚弱，冷热之气乘虚客于肠胃之间，泄而为痢也。《类聚》。○饮食不节，起居不时，损其胃气，则上乘精微之气反下降，是为飧泄，久则太阴传少阴而为肠澼。东垣。

痢疾诸证

滞下之证，《内经》所载有血溢、血泄、血便注下。古方则有清脓血及泄下，近世并呼为痢疾，其实一也。《三因》。○痢有赤痢、白痢、赤白痢、水谷痢、脓血痢、噤口痢、休息痢、风痢、寒痢、湿痢、热痢、气痢、虚痢、滑痢、积痢、久痢、疫痢、蛊疰痢、五色痢。

赤痢

赤痢自小肠来，湿热为本。《丹心》。○赤痢即血痢也。○下痢赤积身热，益元散方见暑门加木通、芍药炒、陈皮、白术煎汤，吞下保和丸。方见积门。○赤痢，宜导赤地榆汤、加减平胃散、地榆散、固肠丸、清六丸。方见上。

导赤地榆汤 治赤痢及血痢。地榆、当归身酒洗各一钱半，赤芍药炒、黄连酒炒、黄芩酒炒、槐花炒各一钱，阿胶珠、荆芥穗各八分，甘草炙五分。上锉，作一贴，空心，水煎服。《集略》。

加减平胃散 治血痢赤痢。夫脾胃虚，则血不流于四肢，却入于胃而为血痢。白术、厚朴、陈皮各一钱二分，桃仁、人参、黄连、阿胶珠、赤茯苓各七分，甘草九分，木香、槟榔各五分。上锉，作一贴，入姜三片，枣二枚，空心，水煎服。易老。

地榆散 治血痢赤痢。地榆、赤芍药、黄连、青皮各等分。上为末，每三钱，空心，以淡米饮调下。《丹心》。

固肠丸 治血痢赤痢，去肠胃陈积之后，用此以燥下湿。樗根白皮，焙干为末，粥丸梧子大，空心米饮下二三十丸。此药性凉而燥，须炒用。丹溪。○一方：樗根白皮四两，滑石二两，为末粥丸。丹溪。

白痢

白痢属气，自大肠来，湿热为本。《丹心》。○痢为湿热，甚于肠胃，怫郁而成，其病皆热证也，俗以痢白为寒，误也。如热生疮疥而出白脓，可以白为寒乎？若以白为寒，赤为热，则兼赤白者，乃寒热俱甚于肠胃之间而为病乎？况下迫窘痛，小便赤涩而痢白者，亦多有之，为热明矣。河间。○凡泄痢无已，变作白脓，点滴而下，为之温脾不愈，法当温肾。盖肾主骨髓，白脓者，骨髓之异名也。其证面色微黑，骨力羸弱，的见肾虚，当用破故纸、当归、木香、干姜、肉桂之属。《直指》。○白痢宜益元散方见暑门、温六丸、水煮木香元、泻白安胃饮。

温六丸 治白痢。益元散一剂，加干姜一两。上为末，饭丸梧子大，白汤下五七十丸。《丹心》。

水煮木香元 治白痢及淡红痢。干姜二两，罂粟壳一两，诃子肉三钱，当归、白芍药各二钱半，木香、青皮、陈皮、甘草各一钱半。上为末，蜜丸弹子大，熟水化下一丸。《得效》。

泻白安胃饮 治白痢。苍术炒、白芍药酒炒、莲肉各一钱，白术七分半，人参、陈皮、白茯苓、黄芪蜜炒、当归酒洗各五分，木香、干姜炮、甘草炙各三分。上锉，作一贴，空心，水煎服。《集略》。

赤白痢

冷热不调，赤白各半，宜姜墨丸。乍溏乍涩，似痢非痢，宜茱连丸。《入门》。○或赤或白，冷热不调，宜小驻车元。《入门》。○赤白痢，宜黄连阿胶元、固肠汤、真人养脏汤、茱连丸。

姜墨丸 治赤白痢，及蛊疰痢。干姜炒、松烟墨煅。上等分为末，醋煮面糊和丸梧子大，空心，米饮下三五十丸，日三服。《入门》。

茱连丸 治赤白痢。吴茱萸、黄连各二两。上以好酒同浸三日，乃各拣取，焙干为末，醋糊和丸梧子大，赤痢则黄连丸三十粒，以甘草汤吞下；白痢则茱萸丸三十粒，以干姜汤吞下；赤白痢则各取三十粒，以甘草、干姜汤下。《丹心》。○一名黄连丸。

小驻车元 治赤白痢。黄连三两，阿胶珠一两半，当归一两，干姜五钱。上为末，醋糊和丸梧子大，空心，米饮下三五十丸。《入门》。

黄连阿胶元 治赤白痢及热痢。黄连三两，赤茯苓二两。上为末，水调阿胶炒末一两和丸梧子大，空心，米饮下三五十丸。《局方》。

固肠汤 治赤白痢。罂粟壳醋炒二钱，白芍药一钱半，当归、甘草炙各七分半，陈皮、诃子、干姜各五分，人参、木香各三分。上锉，作一贴，空心，水煎服。《丹心》。

真人养脏汤 治赤白痢及诸痢。罂粟壳

一钱，甘草九分，白芍药八分，木香七分，诃子六分，肉桂、人参、当归、白术、肉豆蔻各三分。上锉，作一贴，空心，水煎温服。《入门》。

水谷痢

脾胃气虚，则不能消化水谷，糟粕不聚，变而为水谷痢。《神巧》。○飧泄，亦曰水谷痢，宜参看。

脓血痢

如烦躁，或先便脓后见血，非黄连不止，此上部血也。○如恶寒脉沉，或腰痛脐下痛，非黄芩不除，此中部血也。○如恶寒脉沉，先见血后便脓，非地榆不除，此下部血也。易老。○脓血稠黏，里急后重，皆属于火。《内经》曰：溲涩而便脓血，知气行而血止也。盖溲涩而便脓血者，言病因也；气行而血止者，言治法也。故曰：行血则便脓自愈，调气则后重自除，芍药汤主之。易老。○溲涩而便脓血，宜大黄汤下之，是谓重剂；黄芩芍药汤和之，是谓轻剂。易老。○脓血稠黏，皆属于火。夫太阴湿主泻，少阴主痢，是先泄亡津液，而火就燥，肾恶燥，居下焦血分，其受邪者，故便脓血。所谓泻属脾，而痢属肾也。《纲目》。○热积紫黑色者，瘀血也。腹痛后重异常，桃仁承气汤方见寒门下之。要知诸痢，皆血瘀，惟黑为瘀甚耳。《入门》。○脓血痢，宜桃花汤方见寒门、导气汤、黄连阿胶汤、导滞汤、地榆散、解毒金花散、芍药柏皮丸、赤石脂丸、人参散。

芍药汤 治痢，溲涩而便脓血，令行血则便脓自愈，调气则后重自除，此药是也。白芍药二钱，黄连、条芩、当归尾各一钱，大黄七分，木香、槟榔、桂心、甘草各五分。上锉，作一贴，水煎服。易老。

大黄汤 治热痢，脓血稠粘，里急后重，日夜无度。大黄一两，锉，好酒二盏浸半日，煎至一盏半，去渣分二次顿服，以利为

度。又服芍药汤以和之，此涤荡邪热之剂也。酒煎者，欲上至头顶，外彻皮毛也。易老。

黄芩芍药汤 治下痢脓血，身热腹痛脉洪数。黄芩、白芍药各二钱，甘草一钱。上锉，作一贴，水煎服，腹痛甚加桂心三分。《丹心》。○一名黄芩汤。

导气汤 治下痢脓血，里急后重。当归二钱半，大黄、黄芩、白芍药各一钱，黄连、木香、槟榔各五分。上锉，作一贴，水煎服。东垣。

黄连阿胶汤 治热毒，下痢脓血，或如烂肉汁。黄连、阿胶珠、黄柏、栀子各一钱二分半。上锉，作一贴，水煎服。海藏。

导滞汤 治下痢脓血，里急后重，腹痛作渴，日夜无度。白芍药二钱，当归、黄芩、黄连各一钱，大黄七分，桂心、木香、槟榔、甘草各三分。上锉，作一贴，空心，水煎服。《入门》。

地榆散 治热毒，下痢脓血。地榆、犀角、黄连炒、葛根、黄芩各一钱，栀子五分。上锉，作一贴，入薤白五茎同煎服。《活人》。

解毒金花散 治热毒脓血痢。黄连、黄柏各二钱，白术、黄芩、赤茯苓、赤芍药各一钱。上锉，作一贴，水煎服。《丹心》。

芍药柏皮丸 治湿热恶痢，下脓血。白芍药、黄柏皮各一两，当归、黄连各五钱。上为末，水丸小豆大，温水下三四十丸。子和。

赤石脂丸 治下痢脓血，腹痛。赤石脂、干姜各一两，黄连、当归各二两。上为末，蜜丸梧子大，米饮下三五十丸，空心。《入门》。

人参散 治酒毒，挟热下痢脓血，腹痛久不差，百药无效。樗根白皮、人参各一两。上为末，每二钱，空心，米饮调下，忌酒、面、鸡、猪、鱼、果菜等物。《本事》。

噤口痢

痢疾不纳饮食者，俗谓之噤口痢。如头

疼心烦，手足温热，此乃毒气上冲心肺，败毒散方见寒门五钱，加莲肉一钱，陈米百粒，姜三枣二煎服。如过饮苦涩凉药，以致闻食先呕，山药锉如小豆，银石器一半炒、一半生用，为末，米饮调下即效。《纲目》。○噤口痢，胃口热甚故也，宜参连汤、罨脐法。人不知此，多用温热药及甘味，此以火济火，以滞益滞也。《丹心》。○下痢，噤口不食，亦由脾虚，宜以参苓白术散方见内伤去山药，加石菖蒲为末，粳米饮调下二钱。或人参、赤茯苓、石莲子，入些菖蒲煎服，胸次一开，自然思食。《直指》。○凡治痢早用罂粟壳，则令毒气闭塞心络，令噤口不食，宜以御米煮稀粥，温啜解之。《类聚》。○噤口痢，宜仓廪汤、开噤汤、石莲散、解噤丸、纳脐膏。

参连汤 治噤口痢，胃口热甚。黄连三钱，人参、石莲肉各二钱。上锉，作一贴，水煎取浓汁，细细呷之。如吐再吃，但得一呷，下咽便开，仍用罨脐法。《回春》。

罨脐法 引热令下行。田螺二个，入麝香少许，捣烂罨脐中，以帛包定。《丹心》。

仓廪汤 治噤口痢，心烦，手足热，头痛，此乃毒气上冲心肺，所以呕而不食。人参败毒散方见寒门加黄连一钱，石莲肉七枚，陈仓米三百粒，入姜三片，枣二枚，同煎服。《医鉴》。○亦治热痢。

开噤汤 治噤口痢。砂糖七钱，细茶五钱，缩砂研一钱，生姜五片。上锉，作一贴，水煎，露一宿，次早面北温服。○外用木鳖子去壳三钱，麝香二分，共捣罨脐中，即思食。《回春》。

石莲散 治噤口痢。石莲子，捶去壳留心，并肉研为末，每二钱，陈米饮调下。此疾由毒气上冲心肺，借此以通心气，便觉思食，仍以东壁土炒橘皮为末，入姜枣略煎服佐之。《纲目》。

解噤丸 治噤口痢。黄连八两锉，生姜四两切。同炒令焦，去姜只取黄连为末，陈米饭和丸梧子大，每服七八十丸。赤痢，陈米饮下；白痢，橘皮汤下；赤白痢，陈米、橘皮汤下。《丹心》。

纳脐膏 治噤口痢危重者，用之立愈。王瓜藤连茎叶，经霜者，晒干烧灰，香油调纳脐中，即效。《医鉴》。

休息痢

凡痢乍发乍止者，名休息痢。《类聚》。〇休息痢，经年不差，以致气血虚而不敛，八物汤方见虚劳加陈皮、阿胶珠、黄连、黄芩各少许。脾胃虚者，补中益气汤、参苓白术散。并见内伤。《入门》。〇休息痢，宜加味养脏汤、三根饮、诃黎勒丸、神效丸。

加味养脏汤 治休息痢。真人养脏汤方见上加附子、青皮、乌药、茯苓。上锉，姜三片，枣二枚，煎服。《得效》。

三根饮 治休息久痢如神。五倍木根、苍耳草根、臭樗木根刮取白皮各等分。上锉，每服七钱，入生姜三片，大枣二枚，黑豆三十六粒，糯米四十九粒。空心，同煎服。《正传》。

诃黎勒丸 治休息痢，百药不效。樗根白皮二两，诃子肉五钱，母丁香三十粒。上为末，醋糊和丸梧子大，陈米饮入醋少许，吞下五十丸，日三。《本事》。

神效丸 治休息痢，脓血不止，疼痛困弱。当归、乌梅肉、黄连、阿胶珠各等分。上为末，蜜丸梧子大，空心，厚朴汤下三五十丸。病甚者蜡丸。《入门》。

风痢

风痢恶风，鼻塞身重，色青或纯下清水，宜苍术防风汤。方见上。《入门》。〇风痢所下，似痢非痢，似血非血。宜仓廪汤。方见上。《得效》。〇风痢，宜胃风汤方见上、露宿汤。

露宿汤 治风痢，纯下清血。杏仁去皮尖七个，苦木疮一掌大即樗根白皮，乌梅一个，草果一个，酸石榴皮半个，青皮二个，甘草一寸。上锉，作一贴，入姜三片煎，露

星一宿，次早空心服。《得效》。

寒痢

寒痢白如鸭溏，肠鸣，痛坠不甚，宜理中汤方见寒门加诃子、肉豆蔻。日久者，黄连补肠汤。《入门》。〇寒痢，宜赤石脂散。

黄连补肠汤 治大肠虚冷，痢下青白。黄连四钱，赤茯苓、川芎各三钱，酸石榴皮五片，地榆五钱，伏龙肝二钱。上锉，八钱作一贴，空心，水煎服。《入门》。

赤石脂散 治冷痢赤白、肠滑。肉豆蔻煨一两，缩砂五钱，赤石脂、甘草炙各二钱半。上为末，每二钱，粟米饮调下。《得效》。

湿痢

湿痢，腹胀身重，下如黑豆汁，或赤黑浑浊，此危证也，宜当归和血散方见后阴、加味除湿汤、戊己丸。《入门》。〇下痢如豆汁者，湿也。盖脾胃为水谷之海，常兼四脏，故有五色之相杂，当先通利，此迎而夺之之义也。《丹心》。

加味除湿汤 治伤湿下痢，如黑豆汁。半夏、厚朴、苍术各一钱二分，藿香、陈皮、赤茯苓各七分，木香、桂皮、甘草各五分。上锉，作一贴，姜三片，枣二枚，空心，水煎服。《丹心》。

戊己丸 治湿痢。黄连、吴茱萸、白芍药各等分。上为末，面糊和丸梧子大，空心，米饮下五七十丸。《局方》。

热痢

热痢与暑痢同。〇大凡痢疾，多因伏暑而得，但背寒面垢，或面如涂油，齿干烦冤，燥渴引饮，皆暑证也，不宜轻用附子等热药，宜酒蒸黄连丸。方见血门。《得效》。〇其冷热蕴积肠胃间，滑泄垢腻者名肠垢，即热痢也。《类聚》。〇偏热纯赤，见暑证轻者黄芩芍药汤，重者导滞汤。日久者黄连阿胶汤。《入门》。〇挟热下痢者，身热口渴，

小便涩少，大便急痛，所下黄赤色。《入门》。○热痢，黄芩芍药汤最妙。《入门》。○下痢壮热，须用仓廪汤。《直指》。○下痢欲饮水，有热故。宜白头翁汤。方见寒门。仲景。○热痢，宜乌梅丸、宁胃散加当归。方见下。

乌梅丸 治热痢，腹痛下纯血。黄连一两半，乌梅肉、当归、枳壳各一两。上末，醋糊和丸，米饮下七十丸，空心。《丹心》。

宁胃散 治赤白热痢。白芍药二钱，黄芩、黄连、木香、枳壳各一钱半，陈皮一钱，甘草炙五分。上锉，作一贴，水煎服。一名芩连芍药汤。《必用》。

气痢

气痢，状如蟹渤，拘急独甚，宜茱连丸方见上、气痢丸、牛乳汤。

气痢丸 治气痢，状如蟹渤。诃子皮、橘皮、厚朴各一两。上为末，蜜丸梧子大，空心，米饮下三十丸。《入门》。

牛乳汤 治气痢。荜拨二钱锉，牛乳半升。上同煎减半，空心服。《得效》。○唐太宗苦气痢，百方不差，有卫士进此方，服之即愈。《医说》。

虚痢

气弱困倦，谷食难化，腹微痛，或大痛，并无努责。《入门》。○滑痢与虚痢同，虚滑不禁，甚则气血俱脱。血虚，四物汤加人参、白术、地榆、樗白皮；气虚，真人养脏汤。《入门》。○气虚，色白如鼻涕冻胶，理中汤加木香、肉桂、厚朴、赤茯苓。《入门》。○如力倦，自觉气少恶食，此为挟虚证，宜用补气血之药，虚回而痢自止。《丹心》。○痢疾日久，气血虚弱，宜用八物汤方见虚劳、补中益气汤。方见内伤。《回春》。○痢稍久者，不可下，胃虚故也，调中理气汤、加味香连丸，择用之。《医鉴》。

○久痢五虚证，危困者，宜大断下丸。五虚者，脉细、皮寒、气少、泄利前后、饮食不入，是也。如浆粥入胃，泄注止，则虚者活矣。《得效》。○虚寒痢脱肛，宜诃子皮散。东垣。

调中理气汤 治虚痢，气弱困倦。白术、枳壳、白芍药、槟榔各一钱，苍术、陈皮各八分，厚朴七分，木香五分。上锉，作一贴，水煎服。此治痢调理之剂也。《医鉴》。

加味香连丸 治虚痢及久痢，一切诸痢。黄连四两以吴茱萸煎水浸炒，木香一两，哑芙蓉①二钱。上为末，陈米糊和丸绿豆大，每二三十丸，以莲肉煎汤吞下，被盖就睡，奏效神矣。《入门》。

大断下丸 治久痢滑数，消瘦困弱。龙骨、附子炮、白矾枯、肉豆蔻煨、牡蛎煅、诃子皮、酸石榴皮各一两，良姜、干姜、赤石脂各七钱半，细辛三钱七分半。上为末，醋糊和丸梧子大，粟米饮下三十丸。《入门》。

诃子皮散 治虚寒，赤白痢脱肛。御米壳蜜炒、橘皮各五分，干姜炮六分，诃子皮七分。上为末，作一贴，水煎，空心和渣服。东垣。

积痢

积痢，色黄，或如鱼脑浆，腹胀痛，恶食。《入门》。○无积不成痢。《直指》。○痢出于积滞。积，物积也；滞，气滞也。物积欲出，气滞而不与之出，所以下坠里急，乍起乍止，日夜凡百余度。人有此证，不论色之赤白，脉之大小，一皆以通利行之。《直指》。○饮食伤饱者，注下酸臭。诸有积者，以肚热缠痛推之。《直指》。○伤积滞则粪白有效。《得效》。○食积痢，宜保和丸方见积门、感应元、苏感元、生熟饮子。

---

①哑芙蓉为鸦片。

感应元　治积痢久痢，赤白脓血相杂。肉豆蔻煨、白姜炮、百草霜各二两，木香一两半，荜澄茄、三棱炮、丁香各一两，巴豆百粒去皮心膜、去油为霜，杏仁百粒去皮尖双仁麸炒另研酒煮，蜡四两，清油一两。上七味为细末，入巴豆、杏仁末，先将油煎蜡令熔化，拌和药末成剂。每一两，分作十锭，每一锭，米饮调服，或作丸绿豆大，白汤吞下十九。《得效》。

苏感元　治积痢，腹内紧痛。麝香苏合元方见气门四分、感应元六分，研匀，丸绿豆大，米饮下三十丸。《得效》。

生熟饮子　治大人诸痢，及小儿虚积痢，日夜无度。罂粟壳大者四个去瓤蒂半炙半生，陈皮二片半生半炒，甘草二寸半生半炙，乌梅二个半生半煨，大枣二枚半生半煨，生姜二块半生半煨，木香一钱作两片半生半煨，诃子大者二个半生半煨，黑豆六十粒半生半炒，黄芪二寸半生半炙，白术二块半生半煨，当归二寸半生半煨。上锉，和匀，每服五钱。水一盏半，同入瓷瓶内煮至半，去滓，温服。小儿服一二合。此方，分生熟、均冷热，冷热既散，肠胃既厚，则水谷自分，何患泻痢哉。省翁。

久痢

痢已减十之七八，秽积已尽，糟粕未实，当以炒芍药、炒白术、炙甘草、陈皮、茯苓煎汤，下固肠丸三十粒。然此丸性燥，若滞气未尽，不可处用。《丹心》。○久痢体虚气弱，滑泄不止，当以诃子、肉豆蔻、白矾、半夏等药涩之，甚者添牡蛎，须以陈皮为佐，恐太涩亦能作疼也。《丹心》。○久痢不止，服理中汤益甚，此痢在下焦，赤石脂禹余粮汤主之方见寒门。理中者，理中焦，用此以固其下焦故也。仲景。○久痢，宜大断下元、万全丸二方见上、真人养脏汤、木香散、实肠散、加减益气汤、樗白皮散。

木香散　治久痢及血痢。甘草炙一两，木香、黄连各五钱同炒，罂粟壳、生姜各五钱同炒。上为末，入麝香少许，空心，米饮调下二钱。《本事》。

加减益气汤　治久痢疲弱甚，不能起床。白术、白芍药、陈皮各一钱，当归七分，黄芪、人参、泽泻、缩砂、地榆各五分，升麻、木香、白豆蔻、御米壳醋炒、甘草炙各三分。上锉，作一贴，空心，水煎服。《医鉴》。

樗白皮散　治久痢，诸药不效。樗根白皮一握，粳米一合，葱白一握，甘草一寸，豉二合。上水一升煮取半升，顿服。《得效》。

实肠散　治久痢，不分赤白，用此药换出黄粪来。山药炒一两，炒黄米一合。上为末，用砂糖调热汤，和匀药末适稀稠，渐渐服，后用清米汤漱口，最效。《回春》。

疫痢

一方一家之内，上下传染，长幼相似，是疫毒痢也，当察运气之相胜以治之。《良方》。○一方长幼相似，名曰疫痢，人参败毒散方见寒门加陈皮、白芍药煎服，或姜茶汤以防之。《入门》。

姜茶汤　治痢疾腹痛。老生姜、春茶叶等分，同煎。《医鉴》。○姜能助阳，茶能助阴。况暑毒、酒食毒，皆能解之。不问赤白冷热，疫痢腹痛，通用之。《直指》。○热痢留姜皮，冷痢去姜皮。《本草》。

蛊疰痢

久痢不已，毒气蚀于脏腑，下血如鸡肝，杂脓瘀者，名曰蛊疰痢。《类聚》。○蛊疰痢，下黑血如鸡肝，发渴、五内切痛。此因服五石汤丸所致，其血自百脉经络而来，以茜根丸救之。《入门》。○蛊疰痢，宜羚羊角元、姜墨丸。方见上。

茜根丸　治蛊疰痢。茜根、犀角、升麻、地榆、当归、黄连、枳壳、白芍药各等分。上为末，醋糊和丸梧子大，米饮下五七十丸。《济生》。

羚羊角元 治蛊疰痢。黄连二两，黄柏、羚羊角镑各一两半，白茯苓一两。上为末，蜜丸梧子大，茶清下五七十丸。《得效》。

五色痢

痢疾五色俱下，乃脾胃食积，及四气相并，以茱连丸救之。《入门》。〇脾胃为水谷之海，无物不受，常兼四脏。故痢有五色之相杂，当先通利。《丹心》。〇湿毒甚盛，下痢腹痛，大便如脓血，或如烂肉汁，宜地榆散、黄连阿胶汤。二方见上。《活人》。〇五色痢，宜服秘方养脏汤、丝瓜散、神效参香散。

秘方养脏汤 治五色痢。罂粟壳蜜炒一钱半，陈皮、枳壳、黄连、木香、乌梅、厚朴、杏仁、甘草炙各七分。上锉，作一贴，入黑豆三十粒，大枣二枚煎服，立效。《得效》。

丝瓜散 治五色痢，及酒痢便血腹痛。干丝瓜一枚，连皮烧灰为末，酒调二钱，空心服。《经验》。

神效参香散 治下痢五色，及噤口、疰蛊、时疫诸痢。陈皮、罂粟壳各一两二钱，肉豆蔻、赤茯苓各四钱，白扁豆、人参、木香各二钱。上为末，每三钱。空心，米饮调下。《正传》。

八痢危证

一曰热赤，二曰冷白，三曰冷热相加赤白，四曰食积酸臭，五曰惊青，六曰脾虚不化，七曰时行有血，八曰疳，即瀼泻。《类聚》。〇一曰冷痢白积，二曰热痢赤积，三曰冷热不调，积下赤白，四曰疳痢黄白积，或见五色，五曰惊痢青积不臭，六曰休息痢，粪黑如鱼肠，七曰脓痢，腹胀便臭肛痛，八曰蛊疰痢，下紫黑血如猪肝。《入门》。〇通用小驻车丸、真人养脏汤。二方见上。《入门》。

痢疾腹痛

下痢腹痛者，肺经之气郁在大肠之间，实者下之，虚者以苦梗发之。《丹心》。〇下痢腹痛，不可用参芪。《丹心》。〇凡痢腹痛，以白芍药、甘草为君，当归、白术为佐。恶寒者加桂，恶热者加黄柏。《丹心》。〇或食粥及肉稍多作痛，宜以白术、陈皮煎汤服之，且宜夺食，夺食者减其粥食，绝其肉味也。《丹心》。〇下痢脓血，腹痛不止，调胃承气汤加姜枣煎服方见寒门。泻讫，以五苓散煎水，益元散调下。〇痢疾腹痛，宜香连丸、姜茶汤方见上、神效越桃散。

香连丸 治赤白脓血，下痢腹痛，及一切诸痢。黄连一两，吴茱萸五钱，水浸一宿，同炒去茱萸，木香二钱半。上为末，醋糊和丸梧子大，空心，米饮下二三十丸。《直指》。

神效越桃散 治下痢，腹中满痛不可忍。此名阴阳反错，不和之甚。大栀子仁、良姜各三钱。上为末，米饮调下二三钱。《纲目》。

痢疾里急后重

里急，窘迫急痛是也。后重者，大肠坠重而下也。其证不一，有因火热者，谓火性急速而能燥物是也；有因气滞者，此大肠之气壅而不宣通也；有因积滞壅盛者，是有物结坠也；有气虚者，此大肠气降而不能升也；有血虚者，所谓虚坐努责是也。治法：火热者清之，气滞者调之，积滞者去之，气虚者升之，血虚者补之。《玉机》。〇后重者，本因邪压大肠而坠下，故大肠不能升上而重，用大黄、槟榔辈泻其所压之邪。今邪既泻，而其重因在者，知大肠虚滑不能自收而重，用御米壳等涩剂固其滑，收其气，亦愈也。《丹心》。〇下坠异常，积中有紫黑血，而又痛甚，此为死血，用桃仁泥、滑石行之。《丹心》。〇后重窘迫当和气，宜木香槟榔。易老。〇自古治里急后重，但用木香、槟榔调气，及大黄下积，至丹溪始用桃仁、滑石活死血，其效如鼓应桴。《纲目》。〇气行血和积少，但虚坐努责，此为亡血证，倍用当归身尾，却以生地黄、生芍药、生桃仁佐之，陈皮和之，血生自安。血虚则里急，故用当归身。《丹心》。〇里急者，腹中不宽快也；虚坐而大便不行者，血虚也；后重者，虚气坠下也。《回春》。

痢疾大孔痛

下痢大孔痛，因热流于下，用木香、槟榔、芩连，加炒干姜煎服。《纲目》。〇下痢大孔痛，宜温暖之。仲景。〇下痢大孔痛，一日温之，一日清之。如久病身冷，脉沉小，宜温之；如暴病身热，脉浮洪，宜清之。《丹心》。〇作痛，热流于下也。《医鉴》。〇下痢大便不禁，大孔开如空洞，用葱椒末烂捣，塞谷道中，并服酸涩固肠之剂，如御米壳、诃子皮之类收之。《纲目》。〇下痢大孔痛，此大虚也，瓦片圆如铜钱大，烧红投童尿中，急取令干，纸裹安痛处。以人参、当归、陈皮浓煎饮之。《纲目》。〇又炙枳实熨之，炒盐熨之。又热艾、黄蜡、诃子烧烟熏之，炒。《纲目》。

痢疾宜下

痢初得一二日间，元气未虚，必推荡之，此通因通用之法，用大承气汤或调胃承气汤，下后看气血调理。五日后不可下，脾胃虚故也。《丹心》。〇此亦大概言之，气血弱者，虽一二日不可下；实者，十余日后亦可下之。《正传》。〇下痢腹满为实，当下之。《脉经》。〇下痢，脉反滑者，当有所去，下之乃愈。仲景。〇下痢已差，至其年月日时复发者，以病不尽故也。当下之，宜大承气汤。仲景。〇仲景治痢，可下者悉用承气等汤，加减下之。大黄之寒，其性善走；佐以厚朴之温，善行滞气；缓以甘草之甘；饮以汤液，灌涤肠胃，滋润轻快，积行即止。《局方》例以热药为主，涩药为佐，用于下痢清白者犹可。其里急后重，经所谓下迫者，皆属火热所为，加以涩热，非杀之而何。丹溪。

治痢要诀

行血则便脓自愈，调气则后重自除。河间。〇下痢治法：曰后重者宜下，木香、槟榔，又木香槟榔丸。方见气门。〇腹痛者宜和，芍药、陈皮，又芍药甘草汤。方见腹门。〇身重者除湿，茯苓、泽泻，又五苓散。方见寒门。〇脉弦者去风，秦艽、防风，又败毒散。方见寒门。〇脓血稠黏者，以重药竭之，大黄、芒硝，又大黄汤。〇身冷自汗者，以热药温之，附子、干姜，又浆水散。〇风邪内缩者宜汗之，麻黄、白芷、干葛，又麻黄升麻汤。方见血门。〇鹜溏为痢者宜温之，肉桂、木香，又水煮木香丸。已上易老。〇又曰：在表者发之，在里者下之，在上者涌之，在下者竭之，身表热者内疏之，小便涩者分利之。易老。〇又曰：盛者和之，去者送之，过者止之。易老。〇治痢药法：色黑大黄，色紫地榆，色红黄芩，色淡生姜，色白肉桂，色黄山楂，水泄粟壳，痛甚木香、栀子。《入门》。〇凡痢之初，宜立效散，一服即愈，或木香导气汤以撤其毒，皆良法也。《医鉴》。〇治痢者，必用寒以胜热，苦以燥湿，微加辛热佐之，以为发散开通之用，固无不效矣。河间。〇痢疾宜以阿胶珠、当归、青皮、赤茯苓、黄连作剂，入乌梅、浓蜜同煎，最能荡涤恶秽，积滞即去，则遍数自疏矣。《直指》。〇大要，以散风邪、行滞气，开胃脘为先，不可处用豆蔻、诃子、白术辈，以补住邪气。及粟壳、龙骨、牡蛎辈，以闭涩肠胃，必为日久淹延之疾。待其腹痛后重皆除，然后乃用断下之药。

立效散 治赤白脓血痢，腹痛，里急后重，一服立止。黄连四两，以吴茱萸二两水拌同炒，去茱萸；枳壳麸炒二两。上为末，每三钱，空心，黄酒送下。此治热积、气滞之痢，黄连清热，枳壳破气。《医鉴》。

木香导气汤 治痢初起腹痛，里急后重，赤白相杂，发热噤口。大黄一钱半，白芍药、朴硝、黄连各一钱二分，厚朴、槟榔各一钱，当归尾、赤茯苓各八分。上锉，作一贴，水煎服。《医鉴》。

痢疾通治药

痢疾诸证，脐腹疞痛，或下鲜血，或下瘀血，或下紫黑血，或下白脓，或赤白相杂，或如黑豆汁，或如鱼脑，或如茅屋漏水，皆里急后重，频欲登厕，日夜无度。通用水煮木香膏、六神丸、香连丸方见上、加味香连丸、白术安胃散、百中散、和中饮、易简断下汤、宁胃散方见上、救命延年丸。〇疟后痢，黄连木香汤。

水煮木香膏 治一切诸痢。罂粟壳蜜炒三两，缩砂、肉豆蔻煨、乳香各七钱半，木香、丁香、诃子、藿香、当归、黄连、厚朴、陈皮、青皮、白芍药、甘草炙各五钱，枳实、干姜炮各二钱半。上为末，蜜丸弹子大，水一盏，枣一枚，同煎至七分，去枣和滓服。《袖珍》。

六神丸 治诸痢要药。黄连、木香、枳壳、赤茯苓、神曲炒、麦芽炒各等分。上为末，神曲糊和丸梧子大，每五七十丸。赤痢甘草汤下，白痢干姜汤下，赤白痢干姜、甘草汤下。《入门》。

加味香连丸 治诸痢之总司也。黄连炒二两，吴茱萸泡炒一两，木香一钱，白豆蔻煨一钱半，加乳香、没药各一钱。上为末，乌梅水浸取肉和丸梧子大，每三十丸，服如上法。《医鉴》。

白术安胃散 治一切泻痢，无问脓血。罂粟壳蜜炒二钱，赤茯苓、白术、车前子各一钱，五味子、乌梅肉各五分。上锉，作一贴，水煎服。《丹心》。

百中散 治一切痢，无问赤白，二三服便愈。罂粟壳蜜炒赤色、厚朴姜制各二两半。上为末，每二三钱，空心，米饮调下。忌生冷毒物。《得效》。

和中饮 治痢，无问赤白久近，无不效。但发热噤口者，不可服。罂粟壳醋炒一钱半，陈皮、白术、赤茯苓、赤芍药各一钱，陈仓米二钱，草果仁七分，甘草三分，砂糖三钱，乌梅一个。上锉，作一贴，姜三片，枣二枚，水煎服。《正传》。

《易简》断下汤 治一切痢，尤治虚滑痢。罂粟壳十四枚，去筋膜蒂萼，锉，醋淹炒捣为粗末；白术、赤茯苓各一钱，甘草炙五分，草果一个连皮锉。上作一贴，水一碗，姜七片，枣梅各七个，煎至一盏，分二服。海藏。

黄连木香汤 治疟后痢疾。白芍药炒二钱，白术一钱半，黄连炒、木香、缩砂研、黄芩炒、陈皮、当归酒洗各一钱，甘草五分。上锉，作一贴，姜三片，水煎服。《医鉴》。

救命延年丸 治男女一切重痢。黄连、干姜、当归、阿胶珠各等分。上三味为末，以醋煮阿胶令消化和丸梧子大，每三五十丸，米饮吞下，甚妙。《本事》。

泄痢易治难治辨

太阴脾经受湿而为水泄，久则传变而为脓血痢，是脾传肾，谓之贼邪，故难愈。若先痢而后泻，是肾传脾，谓之微邪，故易愈。易老。〇飧泄，脉大，手足寒，难已；脉小，手足温，易已。《脉经》。〇下痢，有微热而渴，脉弱者自愈。〇下痢，脉数，有微热，汗出，令自愈。《脉经》。〇下痢，脉大者为未止。《脉经》。〇下痢，手足温，易治；手足寒，难治。《直指》。〇下痢，呕哕发呃，烦躁身热者，难治。《医鉴》。

泄痢吉凶证

下痢如鱼脑髓者，半生半死。〇身热脉大者，半生半死。〇下痢如尘腐色者，死。〇下纯血者，死。〇下如茅屋漏水者，死。〇大孔开如竹筒者，死。〇唇如朱红者，死。已上丹溪。〇《内经》曰：肠澼便血，身热则死，身寒则生。〇《内经》云：身热则死，寒则生。此是大概言之，必兼证详之方可，岂无热生而寒死者乎？《丹心》。○下痢，手足厥冷无脉者，灸之，灸之不温，若脉不还反微喘者，死。《丹心》。○下痢，脉绝、手足厥冷，晬时脉还，手足温者，生；脉不还者，死。仲景。○腹鸣而满，四肢清而泄，其脉大，是逆也，不过十五日死。《灵枢》。○腹大而胀、四末清，脱形，泄甚、是逆也，不及一时死。《灵枢》。○下痢之证，身凉，能食，小便通，易安；若体热多汗渴甚，小便不利，或手足厥冷，灸之不温，兼微喘不食者，死。《得效》。○凡下痢，谵语直视及厥躁不得眠，汗不止、无脉，及自利不禁，身热脉实者，皆死。《入门》。○泄泻久不止，手足寒，脉虚脱，烦躁发呃，气短，目直视，昏冒不识人，皆死证也。《回春》。○痢不治证：○脉大。○身热。○鸭屎。○发渴。○咳逆。○五色。○噤口。○红水。○唇红。○手足冷。○气喘。○痢后烦渴欲饮，为心绝。○小便绝不通，为胃绝。○下痢小便不通，或绝无者，此毒气并归一脏，胃干者，死。《类聚》。○小儿之痢，重伤胃气，全不饮食，名曰噤口。肛门宽大，深黑可畏，腹肚疼痛，里急后重，鲜血点滴，名曰刮肠。日夜频并，饮食直过，名曰滑肠。皆为恶候。省翁。○小儿痢，谷道不闭，黄汁长流者，不治。《得效》。○病人卧，遗屎不觉者，死。扁鹊。

饭后随即大便

饭后随即大便者，盖脾肾交济，所以有水谷之分，脾气虽强，而肾气不足，故饮食下咽而六腑为之飧泄也。治法，取二神丸，空心，盐汤送下，使脾肾之气交通，则水谷自然克化，此所谓妙合而凝者也。《直指》。

大便秘结

肾主五液，津液润则大便如常，若饥饱劳役，或食辛热，火邪伏于血中，耗散真阴，津液亏少，故大便结燥。又有年老气虚，津液不足而结者。经曰：肾恶燥，急食

辛以润之者是也。东垣。○脉有阳结阴结者，何以别之？曰：脉浮而数，能食不大便，此为实，名曰阳结也，期十七日当剧；脉沉而迟，不能食，身体重，大便反硬，名曰阴结，期十四日当剧。仲景。○有热燥、风燥、阳结、阴结。经曰：结者散之。治法：阳结者散之，阴结者温之；阳结宜大黄牵牛散，阴结宜半硫丸。东垣。○燥结者，大便秘涩不通也。燥属少阴津液不足，以辛润之；结属太阴有燥粪，以苦泄之。《入门》。○脏腑之秘，不可一概论，有实秘、有虚秘。实秘者，物也；虚秘者，气也。胃实而秘者，能饮食，小便赤，脾约丸方见下、七宣丸主之；胃虚而秘者，不能饮食，小便清利，厚朴汤主之。易老。○秘结之证，有虚有实。实则宜荡涤肠胃，开结软坚，如大黄、芒硝、枳实、厚朴、承气汤之类是也方见寒门；虚则宜滋养阴血，润燥散结，如当归、地黄、桃仁、麻仁、条芩、润燥汤之类是也。《丹心》。○桃、杏仁俱治大便秘，当以气血分之。昼则便难行，阳气也，宜用杏仁；夜则便难行，阴血也，当用桃仁。老人、虚人大便燥秘，脉浮在气，杏仁、陈皮；脉沉在血，桃仁、陈皮。所以俱用陈皮者，以手阳明与手太阴俱为表里也。海藏。○血燥以桃仁、酒大黄通之，气燥以杏仁、枳实通之，风燥以麻子仁加大黄利之，气涩而不通者以郁李仁、皂角仁润之。东垣。○风燥宜疏风润肠丸、皂角元、活血润燥丸。○血燥，宜润肠丸、润麻丸、苏沉丸、五仁丸、小麻仁丸、通幽汤、和血润肠汤、当归润燥汤。○气滞，参仁丸、搜风润肠丸、三和汤、四磨汤、六磨汤。○妇人秘结，宜通神散、大麻仁丸。

大黄牵牛散 治相火游走脏腑，大便秘结。大黄一两，黑牵牛子头末五钱。上为末，每三钱，手足冷者酒调下，手足热者蜜汤调下。《保命》。

半硫丸 治老人痰结，大便秘涩。半夏姜制为末，硫黄研极细以柳木捶杀过。上等

分，姜汁浸，蒸饼和丸梧子大，温酒或姜汤下五七十丸。《局方》。

七宣丸 治热留肠胃，大便秘结。大黄一两，木香、槟榔、诃子皮各五钱，桃仁十二个。上为末，蜜丸梧子大，温水下五十丸。东垣。

厚朴汤 治大便虚秘。白术二钱，厚朴一钱三分，陈皮、甘草各一钱，半夏曲九分，枳实八分。上锉，作一贴，入姜三片，枣二枚，水煎服。易老。

当归润燥汤 一名润燥汤。治血燥，大便秘涩。当归、大黄、熟地黄、桃仁、麻仁、生甘草各一钱，生地黄、升麻各七分，红花二分。上锉，先取七味作一贴，煎将至半，乃入桃仁，麻仁，煎至半，空心服。《丹心》。

疏风润肠丸 治风热郁滞，大便闭涩。干燥须润燥和血疏风，则自然通矣。麻子仁二两半，桃仁二两，皂角烧存性一两三钱，大黄、羌活各一两，防风、当归各三钱。上为末，蜜丸梧子大，白汤下五七十丸。东垣。

皂角元 专治风人，大便秘涩。羌活、防风、猪牙皂角、枳壳、桑白皮、槟榔、杏仁、麻仁、白芷、陈皮各等分。上为末，蜜丸梧子大，温汤下三五十丸。有热加大黄。《得效》。

活血润燥丸 治风秘血秘，大便常常燥结。此与上润肠丸同，但皂角用仁。东垣。

润肠丸 治大便秘涩。杏仁、枳壳、麻仁、陈皮各五钱，阿胶珠、防风各二钱半。上为末，蜜丸梧子大，每五十丸，老人苏子汤下，壮者荆芥汤下。《直指》。

润麻丸 治血燥大便不通，能润之。麻仁、桃仁、生地黄、当归、枳壳各一两。上为末，蜜丸梧子大，白汤下五十丸。《丹心》。〇《正传》名润体丸。

苁沉丸 一名苁蓉润肠丸。治亡津液，大便常秘结。肉苁蓉二两，沉香一两。上为末，用麻仁汁打糊和丸梧子大，每七十丸，空心，米饮吞下。《入门》。

五仁丸 一名滋肠五仁丸。治津液枯竭，大便秘结。妇人产后便秘尤宜。橘红四两另为末，桃仁、杏仁各一两，柏子仁五钱，郁李仁炒二钱，松子仁一钱二分半。上各另研为末，蜜丸梧子大，空心，米饮下五七十丸。《得效》。

小麻仁丸 治血燥，大便秘结。此方与上润麻丸同。《入门》。

通幽汤 治幽门不通，大便难，宜以辛润之。升麻、桃仁泥、当归身各一钱半，生地黄、熟地黄各七分，炙甘草、红花各三分。上锉，作一贴，水煎去滓，调槟榔细末半钱服。东垣。

和血润肠汤 治大便燥结不通。升麻、桃仁、麻仁各一钱半，大黄、熟地黄、当归梢各七分，生地黄、生甘草各五分，红花三分。上锉，作一贴，水煎服。东垣。

参仁丸 治气壅大便秘。麻子仁、大黄各三两，当归身一两，人参七钱半。上为末，蜜丸梧子大，空心，熟水下三十丸。《入门》。

搜风润肠丸 治三焦不和，气不升降，胸腹痞满，大便秘涩。郁李仁一两，木香、槟榔、青皮、陈皮、沉香、萝卜子炒、槐角、枳壳、枳实、三棱煨、大黄各五钱。上为末，蜜丸梧子大，空心，米饮下五七十丸。《丹心》。

三和汤 治气滞，大便秘涩。即气门三和散也。

四磨汤 治气滞，大便秘涩。大槟榔、沉香、木香、乌药。上四味等分，各浓磨水，取七分盏，煎三五沸，微温服，空心。《得效》。

六磨汤 治大便秘涩有热者。四磨汤加大黄、枳壳，如上法，浓磨汁服。《得效》。

通神散 治妇人大便不通。大黄、芒硝、桃仁、郁李仁各一两，木香五钱。上为末，每二钱，米饮调下。《丹心》。

大麻仁丸 治妇人风秘。木香、槟榔、枳壳各一两，麻仁、大黄炒各三钱。上为末，蜜丸梧子大，空心，白汤下三五十丸。《丹心》。

老人秘结

老人脏腑秘涩，不可用大黄，缘老人津液少，所以秘涩，若服大黄以泻之，津液皆去，定须再秘甚于前，只可服滋润大肠之药，更用槐花煎汤，淋洗肛门，亦效。《得效》。〇老人秘结，宜疏风顺气元、小皂角元、二仁元、橘杏丸、黄芪汤、胶蜜汤、苏麻粥、三仁粥。〇常食乳酪、血𪓹、脂麻汁为妙。

疏风顺气元 治肠胃积热，二便燥涩。诸风秘、气秘皆治之，老人秘结尤宜。大黄酒蒸晒七次五两，车前子炒二两半，郁李仁、槟榔、麻子仁微炒、菟丝子酒制、牛膝酒洗、山药、山茱萸各二两，枳壳、防风、独活各一两。上为末，蜜丸梧子大，每五七十丸，空心，茶酒米饮任下。〇此药专治大便秘涩，真良方也，久服精神康健，百病不生，尤宜老人。《得效》。

小皂角元 治风秘，尊年人宜服。皂角炙、枳壳各等分。上为末，蜜丸梧子大，米饮下七十丸。《得效》。

二仁元 治老人虚人风秘。杏仁、麻仁、枳壳、诃子肉各等分。上为末，蜜丸梧子大，温水下五十丸。《得效》。

橘杏丸 治老人虚人气秘，服之大便自无涩滞。橘皮、杏仁各等分。上为末，蜜丸梧子大，米饮下七十丸。〇此治昼便难，若夜便难，去杏仁用桃仁。《济生》。

黄芪汤 治老人大便秘涩。黄芪、陈皮去白各五钱。上为末，另取麻子仁汁一盏，于银石器煎，候有乳起，即入白蜜一大匙，再煎令沸，调前药末三钱，空心服之，不过两服效，常服即无秘涩之患。《得效》。

胶蜜汤 治老人虚人大便秘涩。连根大葱白三茎，新水一盏，煎葱烂熟去之，入明阿胶珠二钱，蜜二匙，搅令熔化，空心服。《直指》。

苏麻粥 顺气，滑大便，治老人虚人风秘血秘，大便艰涩。妇人产后便秘，皆宜服之。苏子、麻子不拘多少，等分同捣烂，和水滤取汁，粳米末少许，同煮作粥食之，久服尤佳。《本事》。〇一老妇，忽而腹痛头痛，恶心不食，正是老人风秘，脏腑壅滞，气聚胸中，则腹胀恶心不欲食，上至于巅则头痛神不清。服此粥两啜而气泄，下结粪十余枚，脏腑流畅，诸疾自去矣。《本事》。

三仁粥 治大便秘结，老人虚人皆可服。桃仁、海松子仁各一合，郁李仁一钱。上同捣烂，和水滤取汁，入碎粳米少许，煮粥，空心服。《俗方》。

脾约证

伤寒阳明病，自汗出，小便数，则津液内竭，大便必难，其脾为约，脾约丸主之。方见下。仲景。〇成无己曰：胃强脾弱，约束津液之不四布，但输膀胱，故小便数而大便难。制脾约丸，以下脾之结燥。丹溪曰：既云脾弱，脾弱则土亏，肺金受火之克。肺耗则津竭，脾失转输之令，肺失传送之职，宜大便秘而难，小便数而无藏蓄也。理宜滋养阴血，使阳火不炽，则肺金行清化，脾土清健而运行津液，则肠润而自通矣。今此丸，用之于热而气实，与西北人壮实者，无有不安；若用于东南人，与热虽盛而气血不实者，将见脾愈弱，而肠愈燥矣。须知在西北，以开结为主，在东南，以润燥为功。丹溪。

脾约丸 一名麻仁丸，治小便数，大便难，名为脾约证。大黄蒸四两，枳实、厚朴、赤芍药各二两，麻子仁一半，杏仁一两二钱半。上为末，蜜丸梧子大，空心，温汤下五十丸。《局方》。

大便不通

大便秘结者，常常干燥而艰难放下也。不通者，累日不得通，闭塞胀满也。〇热邪入里，则胃有燥粪，三焦伏热，则津液中干，此大肠之挟热然也。虚人脏冷而血脉枯，老人肠寒而气道涩，此大肠之挟冷然也。腹胀痛闷，胸痞欲呕，此宿食留滞也。肠胃受风。涸燥秘涩，此风气燔灼也。若气不下降，而谷道难，噫逆泛满，必有其证矣。热者三黄汤方见火门，冷者半硫丸，宿食宜脾积元，风秘宜麻仁丸即脾约丸，气不下降则桔梗枳壳汤方见胸门。大肠与肺为表里，大肠者，诸气之道路关焉，孰知流行肺气，为治法之枢纽乎。《直指》。○久病腹中有实热，大便不通，润肠丸微利之，不可用峻利之药。《正传》。○大便闭，服承气汤之类。不通者，四物汤方见血门加槟榔、枳壳、桃仁、红花。《医鉴》。○古方通大便，皆用降气之剂，盖肺气不降，则大便难于传送，用杏仁、枳壳、沉香、诃子等是也。老人、虚人、风人，津液少而秘者，宜以药滑之，用麻仁、脂麻、阿胶等是也。若妄以峻剂逐之，则津液走，气血耗，虽暂通而即复秘，或更生他病矣。《丹心》。○大便不通，宜灵宝丹、苏感元方见上、润肠汤、大黄饮子。老人虚人，宜润肠丸、润肠汤。妇人，宜通神散方见上、调导饮。○外治宜宣积丸、提盆散。

脾积元 治饮食停积，腹胀吞酸，大便秘结。蓬术一两半，三棱一两，青皮五钱，良姜以醋煮切片焙、干木香、百草霜、巴豆霜各二钱半。上为末，面糊和丸麻子大，橘皮汤下五七十丸。《得效》。

灵宝丹 治大便不通，推下积滞。木香、沉香、乳香各半钱，巴豆去皮心油二钱。上为末，大枣三枚蒸，取肉和匀，捣作丸，如绿豆大，每服一丸，凉水送下。如欲利三行，先吃凉水三口，然后用凉水送下。如欲五行六行，依数吃水。臞仙。

润肠汤 治大便秘涩久不通。麻子仁一盏半，细研，水浸滤去皮，取汁；脂麻半盏，细研，水浸绞取汁；桃仁一两，研为泥；荆芥穗一两，捣为末。上和合，入盐少

许同煎，代茶饮之，以大便通利为度。《丹心》。

大黄饮子 治热燥，大便不通。生地黄二钱，大黄煨、杏仁、栀子、升麻、枳壳各一钱，人参、黄芩、甘草各五分。上锉，作一贴，入姜五片，豉二十一粒，乌梅一个，同煎服。《直指》。

润肠丸 治老人血少，肠胃干燥，大便闭结，甚至七八日难下，色如猪粪，少如羊粪者。当归、生地黄、枳壳、桃仁、麻仁各等分。上为末，蜜丸梧子大，空心，米饮下四五十丸。《医鉴》。

润肠汤 治老人虚人大便闭结。蜂蜜一两，香油五钱，朴硝一撮。上合水一钟，煎数沸，温服。《医鉴》。

调导饮 治妇人产前后大便不通。当归、川芎、防风、枳壳各一钱二分半，甘草三分。上锉，作一贴，入姜三片，枣二枚，空心，水煎服。《直指》。

宣积丸 治大便闭塞。巴豆去壳，干姜、韭子、良姜、硫黄、甘遂、白槟榔等分。上为末，饭丸如鸡子黄大，早朝先以椒汤洗手，麻油涂手掌，握药一粒，移时便泻，欲止则以冷水洗手。《本事》。

提盆散 治大便不通。草乌为极细末，葱白一枚，切去根，其头上有汁，湿蘸草乌末，纳肛门中，即通。○即霹雳箭，能治小便不通。《丹心》。

大小便不通

凡大小便不通，《内经》谓之三焦约。约者，不行也。又曰：大小便不通者，阴阳关格，乃三焦约之病也。《病源》。○三焦约，大小便不通，宜枳壳丸方见五脏、推气丸。○大小便不通，宜三一承气汤、车狗散、铁脚丸、颠倒散、倒换散、蛴螬散、甘遂散、贴脐膏。○外治宜回生神膏、丁香散、掩脐法、导便法。

推气丸 治气不升降，大便秘涩，小便赤黄。黑牵牛头末、大黄、槟榔、枳实、陈

皮、黄芩各等分。上为末，姜汁煮糊和丸梧子大，淡姜汤下三五十丸。《得效》。

三一承气汤 治伤寒及杂病热盛，大小便不通，胸腹满痛。方见寒门。〇芒硝，以大黄引之，直入大肠，润燥软坚泻热。以在下言之，便尿俱阴。以前后言之，则前气后血。以肾言之，总主大小便难。夫尿涩便秘，俱为水少。经曰：热淫于内，治以咸寒，佐以苦。故用芒硝、大黄，相须为使也。东垣。

车狗散 治大小便久不通，烦满欲死。推车客七个，土狗七个。如男子病，推车用头，土狗用身；女子病，土狗用头，推车用身。上二物，新瓦上焙干为末，以虎目树皮向东南者，浓煎汤调服，即通如神。《本事》。〇推车，即蜣螂也。土狗，即蝼蛄也。虎目树，一云樗木，一云虎杖，恐樗木为正。

甘遂散 治大小便不通。赤皮甘遂二两，炼蜜二合，和匀，每一两分四服，日进一服，蜜水调下。《得效》。

铁脚丸 治大小便不通。大皂角，烧存性为末，酒面糊和丸梧子大，酒下三十丸。《回春》。

颠倒散 治大小便不通，或小便不通，或大便不通，皆治之。大黄、滑石、皂角各三钱。如小便不通，滑石加三钱；如大便不通，大黄加三钱；如大小便俱不通，大黄、滑石各加三钱。上为末，每取三钱，空心，温酒调下。《医鉴》。

贴脐膏 治大小便不通。甘遂为末，面调作糊，贴脐中及脐下硬处。别煎甘草汤服之，以通为度。《类聚》。

倒换散 治大小便不通，如大便不通，大黄一两，杏仁三钱；如小便不通，大黄三钱，杏仁一两。上锉，分二贴，水煎服。《类聚》。

蜣螂散 一名二妙散，治大小便不通。六七月间，寻牛马粪中蜣螂，不以多小，用线串起，阴干收贮，用时取一个，要全者，

放净砖上，四面以灰火烘干，以刀从腰切断。如大便闭用上半截，小便闭用下半截，二便俱闭全用，为细末，新汲水调服，即通。《回春》。

回生神膏 治阴证，大小便不通数日，危急者用之，非急勿用。牡蛎陈粉、干姜炮各一两。上为细末，男病，用女人唾调，手内擦热，紧掩二卵上，得汗出愈；女病，用男子唾调，手内擦热，紧掩二乳上，得汗出愈。盖卵与乳乃男女之根蒂，坎离之分属也。海藏。

丁香散 治大小便不通如神。苦丁香五钱，川乌炮、草乌炮、白芷、猪牙皂角炮、细辛各三钱，胡椒一钱，麝香少许。上为细末，用竹筒将药吹入肛门内即通。《回春》。

罨脐法

治大小便不通，以白矾末一匙，安脐中，冷水滴之，令冷透腹内即通。《丹心》。〇治大小便不通，连根葱一二茎，带土生姜一块，淡豆豉二十一粒，盐一匙，同研作饼，烘热掩脐中，以帛系定，良久气透自通，不通再换一饼。丹溪。〇治大便闭结至极，昏不省人。生大田螺一二枚，盐一匙，和壳生捣，置病人脐下一寸三分，用帛包系，即大通。《得效》。〇又方：田螺连壳捣烂，入麝少许，贴脐中以手揉按，立通。《入门》。〇治大小便不通，巴豆肉、杏仁、皂角。上为末，作饼掩脐上，火炙，自通。《纲目》。〇蜗牛膏，治大小便不通。蜗牛三枚，连壳捣为泥，加麝香少许，贴脐中，以手揉按之，立通。无蜗牛，则用田螺，历试殊效。《回春》。

导便法

诸大便不通，老人虚人不可用药者，用蜜熬，入皂角末少许，捻作锭子，纳肛门，即通。《丹心》。〇蜜煎导法：取蜜七合，微火煎如饴，捻作锭如枣核样，纳谷道中，用手按住，欲大便时，去之。仲景。〇治大便

不通，取大猪胆一个，泻汁，和醋少许，灌入谷道中，须臾大便自通。仲景。○蜜兑法：治大便不通，蜜三合，入猪胆汁两枚，煎如饴，候凝，捻作小指头大，沉冷水中，取纳肛门，立通。一方：入皂角末和匀作锭，尤好。入薄荷末亦佳。《得效》。○熏方：治大便不通，皂角用碗烧，置桶内，熏下部，自通。《得效》。○蜜导法：火炼蜜稠厚黄色，倾入冷水中，急拈如指大，随用皂角末、麝香共为衣，将油涂抹大肠内，纳入谷道，大便即通。《回春》。○猪胆汁导法：猪胆一个，倾去汁少许，入醋在内，用竹管相接，套入谷道中，以手指拈之，令胆汁直射入内，少时即通。《回春》。○香油导法：用竹管蘸葱汁，深入大肠内，以香油一半、温水一半，同入猪尿脬内，拈入竹管，将病人倒放，脚向上，半时立通。《回春》。○大便不通多日，百方不效，令人口含香油，以小竹筒一个，套入肛门，吹油入肛内，病者自觉其油如蚯蚓渐渐上行，片时下黑粪而安。《正传》。○俗方：以清酱、香油相和，灌肛内即通，或以生桔梗浸油酱，插入肛内，亦通。○蜜导，非皂角则不通。《入门》。

单方

凡七十种。

硫黄 治冷泻暴泻，所下如水。硫黄、滑石等分为末，温水调下三钱，立止。《得效》。

焰硝 治关格，大小便不通。蜜一钟，硝二钱，白汤一钟。空心，调服即通。《回春》。

好黄土 治泄痢赤白，腹痛下血。好黄土，水煮三五沸，去滓，暖服一二升。《本草》。

百草霜 治暴泻痢。取细末二钱，米饮调下。《本草》。○久泻不止，百草霜末，粥丸，白汤吞下。《纲目》。

苍术 治伤湿泄泻，或合茯苓，或合芍药，每五钱，水煎服之。若伤风泄泻，合防风，水煎服之。《汤液》。

白术 治一切泄泻，煎服、末服、丸服并佳。或合白芍药、白茯苓同煎服，止泄尤佳。《汤液》。

车前草 治热泄。取茎叶捣取汁一盏，入蜜一合，温分二服。《本草》。

车前子 治一切泄泻。炒为末，空心，取二钱，米饮调下最妙，或水煎服亦良。《得效》。

木香 治诸泄泻痢疾皆佳。煎服、末服并良，或合黄连为丸，治赤白诸痢甚佳。《本草》。

白芍药 治泄泻痢疾。煎服、末服、丸服皆佳。酸收甘缓，下痢必用之药也。《汤液》。

黄连 治赤白痢腹痛，或下脓血。黄连三钱，酒煮服，或为末，鸡子白和丸服，并佳。黄连治痢，盖以苦燥之义，若热痢、血痢则佳，冷痢则不可用。《本草》。

干姜 主冷泄冷痢。煎服、末服并佳。若血痢则烧存性为末，每一钱，米饮调下。《本草》。

土瓜根 治大便不通。捣取汁，以竹管吹入肛内，即通。《纲目》。

马蔺子 治水痢。熬黄为末，同白面等分，米饮下二钱。《本草》。

萱草根 治大便不通。取一握，同生姜捣取汁，服之立通。《纲目》。

黄芩 主肠澼赤白痢，腹痛身热。与芍药同用，煎服、丸服、末服并佳。《汤液》。

艾叶 主赤白痢及脓血痢。醋煎，空心服之。《本草》。

地榆 治痢。性沉寒，入下焦，赤白痢及脓血痢，水煎，空心服三合。如水泻及白痢，不可用。《本草》。

肉豆蔻 主泄泻。如暴水泄不止，取三个，面裹煨为末，作一服，米饮调下神效。若冷痢腹痛，不能食，取末一钱，米饮下。《纲目》。

缩砂 治冷泄及休息痢。取末一钱，空心，米饮调下。《丹心》。

大黄 通利大小便，又治热痢下脓血。欲通大便，水煎服。热痢，酒煎服之。《纲目》。

黑牵牛子 通利大小便。如大便不通，半生半炒为末，每二钱，姜汤调下，如未通，再以热茶清调下。〇风秘结涩，微炒为末，一两麸炒，桃仁末五钱，蜜丸梧子大，温水下三十丸。《本草》。

萹蓄 主大小便不通。开紫花，水边生者为佳。采根，捣取汁一盏服之，得通即止。《纲目》。

榆白皮 主大小便不通。水煎，空心服。《本草》。

槟榔 通利大、小便，又治大便不通。取细末二钱，空心，蜜水下。《纲目》。

五倍子 治肠虚泄泻。取为末，以白汤调二钱服，立止。《本草》。

诃子皮 主泄泻及赤白诸痢。诃子三个，两枚炮，一枚生用，同为末，温水和服。〇气痢久痢，煨取皮为末，二钱，和米饮顿服。《本草》。

樗根白皮 主赤白痢及久痢肠滑不禁。取皮一握，陈米一合，葱白三茎，甘草三寸，豉二合，水煎，空心顿服。血痢尤神效。为末，作丸，名固肠丸。《本草》。

橡实 涩肠止泄泻。作细末，和米饮常服。《本草》。

槿花 主赤白痢。作末，和米饮服，或和面作煎饼食之。《本草》。

蜜 治痢为最。蜜与姜汁各一合，温水和，顿服。《本草》。

蜡 主下痢脓血。黄蜡不拘多少，用银箆挑于香油灯火上烧熏，落下水碗内，如此七次，为丸萝卜子大，每三十丸。白痢，甘草汤下；赤痢，乌梅汤下。《纲目》。

牡蛎粉 止大小便，治遗尿不觉。牡蛎粉、白矾枯等分为末，酒服二钱，日三。亦治遗尿。《纲目》。

鳖 治痢后脱肛。〇一人患痢月余，糟粕不实，昼夜五六次，又脱肛。取鳖一个，治如食法，用生姜、米糟作羹，入砂糖一小块，不用盐酱熟煮，吃一二碗，三日而愈。盖鳖乃介虫，属金，而补肺与大肠，故有效焉。《正传》。

鲋鱼脍 主久赤白痢，肠澼。和醋酱蒜齑食之。《本草》。〇血痢及噤口痢。鱼肚酿白矾，烧灰为末，米饮调下，或入白矾蒸熟，和盐醋吃，即效。《得效》。

露蜂房 疗赤白痢，亦治大小便不通。取房蒂为末，温酒调一钱，服之即效。一名紫金砂。《类聚》。

粪蛆 治噤口痢甚效。即蛆焙为末，清米饮调下一钱。《正传》。

莲子肉 止痢，又治噤口痢。去皮留心，为末，米饮下二钱。《百一方》。

乌梅 涩肠止痢。〇血痢，白梅肉一个，合腊茶，加醋汤沃服之，一啜而差。〇赤痢及久痢，乌梅水煎，和蜜服。〇休息痢，合建茶、干姜为丸，服之大验。《本草》。

桃花 利大小便。花落时，拾取阴干，为末，水调服。或作煎饼吃，治大小便不通，即效。《子和方》。

桃叶 主大小便不通。捣取汁，服半升，即通。《本草》。

桃仁 治大便血结、血秘、血燥秘涩不通。研取汁，作粥服之。《汤液》。

酸石榴壳 止赤白痢。烧赤为末，米饮下二钱，亦治暴泻不止。〇冷热不调，或下赤白青黄者。石榴五枚，合壳杵，绞取汁，每取一合，数服即断。或取壳为末，饭丸服，亦得。《本草》。

大麻仁 治大小便不通，及风秘、热秘、血秘。研取汁，作粥食之，或与苏子取汁，作粥，名苏麻粥。《本草》。

生脂麻油 治热秘，大便不通。每服一合，取利为度。《本草》。

赤小豆 止泄痢，作粥食之。〇赤白痢，作粥，和蜡一两，顿服差。《本草》。

糯米 止泄泻，半生半炒煮粥食，甚效。《医鉴》。

神曲 止泄痢。熬为末，粟米饮调下二钱，日三。《本草》。○暑时暴泄。神曲炒、苍术制，等分为末，面糊和丸梧子大，米饮下三十丸，名曲术丸。《纲目》。

罂粟壳 主一切痢，若日久腹中无痛，当涩肠则去瓤蒂，醋炒为末，米饮调一钱服。《直指》。○此物治痢如神，但用早则性紧涩，多令人呕逆，或成噤口痢。《纲目》。○久痢虚滑，一日百行，取壳，姜汁浸一宿，炒干为末，每二钱，米饮调下，即效，名百中散。《入门》。

冬葵子 治大小便不通，腹满欲死。取二升，水四升煮取一升，入猪脂一合，调服即通。《本草》。

鸡肠草 主小儿赤白痢。取汁一合，和蜜服之，良。《本草》。

荠菜 主赤白痢。取根叶烧灰为末，和米饮服，极效。《本草》。

葱白 治大小肠不通。取白，捣烂和醋封小腹上，即效。○赤白痢，葱白一握，细切，和米煮粥食之。《本草》。

韭菜 治诸痢。如赤痢，韭汁和酒温服一盏。如水谷痢，作羹粥或炸炒，任食之。白痢，则煮食之。《本草》。

薤白 止久痢冷泻，常煮食之。○赤白痢，取白和米作粥食之。《本草》。

独头蒜 治大便不通。取一枚，煨熟去皮，绵裹纳下部，冷则易，即通。《本草》。

马齿苋 利大小便。和米糁五味作羹食之。○赤白痢，捣取汁三合，和鸡子白一枚，和匀温服，再服即愈。或取苋煮熟，入盐酱姜醋拌匀食之。○小儿血痢，取汁一合，和蜜一匙服。《本草》。

白萝卜 治久痢。取汁一钟，蜜一钟，煎匀温服，立止。《回春》。

乱发 主大小便不通。烧为灰，取一钱，调温水，一日三服。○赤白痢，服如上

法，或作丸服。《本草》。

黄雌鸡 治赤白久痢。取一只，治如食法，作羹，常食之。○肠滑下痢，取一只，治如食法，火炙盐醋刷之，又炙令燥，空腹食之，名炙鸡散。《本草》。

鸡子 治久赤白痢。醋煮熟，空心食之，或取一个打破，用蜡一钱，熔化拌匀，炒食之。又取黄和胡粉，烧成末，酒服一钱。《本草》。

乌骨鸡 治小儿噤口痢。取一只，治如食法，煮取清汁，频与服之。痢止胃开。省翁。

家鸭 止痢。治如食法，煮烂饮汁，食肉，或作羹食之。《本草》。

雉 主久痢肠滑，不下食。治如食法，着橘椒葱盐酱调和，作馄饨食之。《本草》。

牛肝 治痢。醋煮食之。《本草》。

牛角䚡 主赤白痢及冷痢泻血。烧存性为末，温酒或米饮调下二钱，或蜜和作丸服之。《本草》。

黄雄狗头骨 主久痢、劳痢、休息痢。取脑骨炙黄为末，米饮调二钱服，或蜜和作丸服之。《本草》。

狗肝 治下痢，脐腹痛。狗肝一具，细切，米一升和煮粥，着葱椒盐酱吃之。《本草》。

猪肝 主冷泄、湿泄、滑泄。取肝薄切，温涂煨诃子皮末，微火炙尽末五钱，空心，细嚼米饮送下。《本草》。○暴泄湿泄，猪肝浆水煮熟食之。《得效》。○气虚下痢瘦乏，猪肝一个切片，入醋一升煮干，空心食甚妙。《入门》。

猪胆 治大便不通。详见导便法。

针灸法

大渴饮水，多为滑泄，水入即泄，泄而复饮，此无药，当灸大椎三五壮。易老。○泄泻三五年不愈，灸百会五七壮即愈。《医鉴》。○久泄痢，灸天枢、气海，大能止泄。丹溪。○泄痢不止，灸神阙七壮一云三七

壮、关元三十壮。《得效》。〇溏泄，灸脐中为第一，三阴交次之。《资生》。〇泄痢，灸脾俞随年壮，脐中二十壮，关元百壮，三报二七壮。《得效》。〇飧泄，取阴陵泉、然谷、巨虚上廉、太冲。《纲目》。〇泄泻如水，手足冷，脉欲绝，脐腹痛，渐渐短气，灸气海百壮。《得效》。〇下痢腹痛，便脓血，取丹田、复溜、小肠俞、天枢、腹哀。东垣。〇冷痢，关元、穷谷各灸五十壮。东垣。〇里急后重，取合谷、外关。东垣。〇痢不止，取合谷、三里、阴陵泉、中脘、关元、天枢、神阙、中极。《纲目》。〇诸下痢，皆可灸大都五壮，商丘、阴陵泉各三壮。《纲目》。〇大便秘涩，取照海针入五分，补三呼、泻六吸，立通、支沟针半寸、泻三吸、太白泻之。《纲目》。〇大便不通，取三间、承山、太白、大钟、三里、涌泉、昆仑、照海、章门、气海。《纲目》。〇大小便不通，取大都、环岗、水道。《纲目》。〇关格，吐逆而小便不通，先灸气海、天枢各三七壮，吐止，然后用益元散以利小便。《正传》。〇妇人产后腹胀，大小便不通，取气海、足三里、关元、三阴交、阴谷。《纲目》。

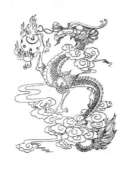

外形篇卷之一

御医忠勤贞亮扈　圣功臣崇禄大夫阳平君臣许浚奉　教撰

 头

头为天谷以藏神

谷者，天谷也。神者，一身之元神也。天之谷，含造化，容虚空；地之谷，容万物，载山川。人与天地同所禀，亦有谷焉，其谷藏真一宅元神，是以头有九宫，上应九天，中间一宫谓之泥丸，又曰黄庭，又名昆仑，又谓天谷，其名颇多，乃元神所住之宫。其空如谷，而神居之，故谓之谷神，神存则生，神去则死，日则接于物，夜则接于梦，神不能安其居也。《黄帝内经》曰：天谷元神，守之自真。言人身中，上有天谷、泥丸，藏神之府也；中有应谷、绛宫，藏气之府也；下有虚谷、关元，藏精之府也。天谷，元宫也，乃元神之室，灵性之所存，是神之要也。《正理》。

头有九宫

头有九宫，脑有九瓣，一曰双丹宫，二曰明堂宫，三曰泥丸宫，四曰流珠宫，五曰大帝宫，六曰天庭宫，七曰极真宫，八曰玄丹宫，九曰太皇宫，各有神以主之，谓之元首，九宫真人也。《黄庭》。○问：泥丸宫正在何处？答曰：头有九宫，中曰泥丸，九宫罗列七窍，应透泥丸之宫，魂魄之穴也。《正理》。

脑为髓海

脑为髓之海，髓海有余则轻劲多力，不足则脑转耳鸣，胫痠眩冒，目无所见。《灵枢》。○脑者髓之海，诸髓皆属于脑，故上至脑、下至尾骶，皆精髓升降之道路也。《入门》。○髓者骨之充也，髓伤则脑髓消烁，体解㑊然不去也。注曰：不去者，不能行去也。《内经》。○脑者，头之盖骨也，百会穴分是也。

头部度数

头之大骨，围二尺六寸。○发所覆者，颅至项二尺二寸，发以下至颐长一尺。○耳后当完骨者，广九寸。耳前当耳门者，广一尺三寸。《灵枢》。

头病外候

头者，精明之府，头倾视深，精神将夺矣。《内经》。○伤寒头重不能举有二证：太阳病深，头重不能举；阴阳易病，亦头重不能举，皆危证也。《入门》。○伤寒阳脉不和，则头为之摇，有心脏绝者，亦摇头。痓病风盛则摇头，皆凶证也。《入门》。○有里痛而摇头者，亦重证也。《入门》。

脉法

病若头痛目痛，脉急短涩者，死。《纲目》。○头痛，浮滑易除，短涩不愈。《得效》。○头痛短涩应须死，浮滑风痰必易除。《脉诀》。○阳脉弦者，头痛无疑。《脉诀》。○肝脉溢大必眩晕，宜预防之。《入门》。○寸口脉中短者，头痛也。《正传》。○寸口紧急，或浮或短或弦，皆主头痛。《医鉴》。○头痛阳弦，浮风紧寒，风热洪数，湿细而坚。气虚头痛，虽弦必涩。痰厥则滑，肾厥坚实。《脉诀》。○风寒暑湿，气郁生涎，下虚上实，皆晕而眩。风浮寒紧，湿细暑虚，涎弦而滑，虚脉则无。《脉诀》。○肾厥头痛，其脉举之则弦，按之则坚。《丹心》。○头痛，左手脉数，热也；脉涩，有死血也。右手脉实，有痰积也，脉大是久病。《丹心》。

头风证

头风之证，素有痰饮，或栉沐取凉，或久卧当风，以致贼风入脑入项，自颈以上，耳目口鼻眉棱之间，有麻痹不仁之处，或头重，或头晕，或头皮顽厚，不自觉知，或口舌不仁，不知食味，或耳聋，或目痛，或眉棱上下掣痛，或鼻中闻香极香，闻臭极臭，或只呵欠而作眩冒之状。热者消风散，冷者追风散，通用川芎茶调散方见下、祛风通气散。方见风门。《入门》。○头风发时，闷痛，必欲绵帕包裹者，热郁也，二陈汤方见痰饮加酒芩、荆芥、川芎、薄荷、石膏、细辛，或消风百解散。方见寒门。《入门》。○头风宜白芷散、天香散、加减芎辛汤、菊花茶调散。○妇人头风，宜养血祛风汤。

消风散 治诸风上攻，头目昏眩，鼻塞耳鸣，皮肤麻痒，及妇人血风，头皮肿痒。荆芥、甘草各一钱，人参、茯苓、白僵蚕、川芎、防风、藿香、蝉壳、羌活各五分，陈皮、厚朴各三分。上锉，作一贴，入细茶一撮同煎服，或为末，每二钱，以茶清或温酒调下。《入门》。

追风散 治偏正头风，及面上游风，状如虫行。川乌炮、石膏煅、白僵蚕炒、川芎、防风、荆芥、甘草各五钱，南星炮、白附子炮、羌活、天麻、全蝎、地龙、白芷各二钱半，草乌炮、没药、乳香、雄黄各一钱二分半。上为末，每半钱，临卧茶清或温酒调下。《直指》。

白芷散 治头面诸风及风眩。白芷，以萝卜汁浸晒，为末，每二钱，沸汤调下，食后。《入门》。

天香散 治久近头风，发则顽痹麻痒，不胜爬搔，或生瘟瘤，停痰呕吐，饮食不入，两服可断根。南星、半夏并汤洗七次，川乌生、白芷各一钱。上锉，作一贴，水煎，入姜汁半盏调服。头上块子，针之效。《丹心》。

加减芎辛汤 治头风或攻目。川芎、细辛、白芷、石膏、藁本、皂角、羌活、防风、荆芥、桔梗、蔓荆子、甘菊、薄荷、甘草各五分。上锉，作一贴，水煎服。《医鉴》。

菊花茶调散 治头风鼻塞，或偏正头痛。甘菊、川芎、荆芥、羌活、白芷、甘草各一两，防风七钱半，细辛五钱，蝉壳、白僵蚕、薄荷各二钱半。上为细末，每取二钱，茶清调下，食后。《丹心》。

养血祛风汤 治妇人头风，十居其半，每发必掉眩，如立舟车之上，盖因肝虚风袭故也。当归、川芎、生干地黄、防风、荆芥、羌活、细辛、藁本、石膏、蔓荆子、半夏、旋覆花、甘草各五分。上锉，作一贴，入姜三片，枣二枚，水煎服。《医鉴》。

眩晕

上虚则眩。又曰：上气不足，目为之眩。此言虚而眩晕。○脏腑筋骨血气之精，与脉并为目系，上属于脑，后出于项中。故邪中于项，因逢其身之虚，其入深则随眼系以入于脑，入于脑则脑转，脑转则引目系急，目系急则目眩以转矣。此言风入而眩晕。《灵枢》。○《内经》曰：头痛癫疾，下虚上实，过在足少阴、巨阳，甚则入肾。○徇蒙招尤，目眩耳聋，下实上虚，过在足少阳、厥阴，甚则入肝。○下虚者，肾虚也，肾虚则头痛。上虚者，肝虚也，肝虚则头晕。徇蒙者，如以物蒙其首，招摇不定，目眩耳聋，皆晕之状也。肝厥头晕，肾厥巅痛，不同如此。《纲目》。○《内经》曰：诸风掉眩，皆属于肝。河间曰：掉，摇也。眩，昏乱旋运也，风主动故也。所谓风气动，而头目眩运者，由风木旺，必是金衰不能制木，而木复生火，风火皆属阳，多为兼化，阳主乎动，两动相搏，则头目为之眩晕而旋转矣。火本动也，焰得风则自旋转，人或乘舟车及作环舞而眩晕者，其动不止，而左右纤曲，故经曰曲直动摇，风之用也。眩晕而呕吐者，风热甚故也。○眩晕或云眩冒，眩言其黑，晕言其转，冒言其昏，其义一也。《入门》。○眩晕者，中风之渐也。肥白人，四君子汤方见气门倍蜜炙黄芪，加半夏、陈皮，少加川芎、荆芥以清头目；黑瘦人，二陈汤方见痰饮合四物汤方见血门，加片芩、薄荷，入竹沥、姜汁、童便服。《正传》。○眩晕，皆称为上盛下虚，盖虚者气与血也，实者痰涎风火也。《医鉴》。○眩晕者，痰因火动也，盖无痰不能作眩，虽因风者，亦必有痰。《丹心》。○痰在上，火在下，火炎上而动其痰，二陈汤加酒芩、栀子、黄连、苍术、羌活。《丹心》。○眩晕，有风，有热，有痰，有气，有虚，有湿。

风晕

伤风眩晕，恶风自汗，或素有头风而发作，宜川芎散、芎劳散。

川芎散 治风证眩晕。山茱萸肉一两，山药、甘菊、人参、川芎、茯神各五钱。上为末，每二钱，酒调下。《本事》。

芎劳散 治头风眩晕，兼治肝虚而晕，尤宜妇人。川芎一钱，当归七分半，羌活、

旋覆花、蔓荆子、细辛、石膏、藁本、荆芥穗、半夏曲、熟地黄、防风、甘草各五分。上锉，作一贴，姜三片，煎服。《本事》。与上养血祛风汤同而分数异。

热晕

火热上攻，烦渴引饮，或暑月热盛，宜大黄散、荆黄汤。

大黄散 治眩晕不可当，此火炎上也。大黄酒浸炒三次，为细末，茶清调下一钱至二钱。《丹心》。

荆黄汤 治风热眩晕。大黄酒炒、荆芥穗、防风各二钱。上锉，水煎服，以利为度。《丹心》。

痰晕

痰盛呕吐，头重不举。○眩而悸是饮，宜半夏茯苓汤即茯苓半夏汤，方见痰饮、泽泻汤。○痰晕，宜白附子丸、天麻半夏汤、人参前胡汤、清晕化痰汤。

泽泻汤 治心下有支饮，其人苦眩冒。泽泻二两半，白术一两半。上锉，水二升煎取一升，分二服。仲景。

白附子丸 治风痰眩晕，或头痛。白附子炮、天南星炮、半夏姜制、旋覆花、甘菊、天麻、川芎、橘红、白僵蚕炒、干姜各一两，全蝎炒五钱。上为末，生姜半斤取汁，打糊和丸梧子大，荆芥汤下五十丸。《丹心》。

天麻半夏汤 治风痰眩晕欲吐。天麻、半夏制各一钱，橘皮、柴胡各七分，黄芩酒炒、白茯苓、前胡、甘草炙各五分，黄连三分。上锉，作一贴，入姜三片，水煎服。《纲目》。

人参前胡汤 治风痰头晕目眩。半夏曲一钱，紫苏叶、枳壳、赤茯苓、南星炮、前胡、橘红、甘草炙各八分，木香、人参各三分。上锉，作一贴，入姜五片，水煎服。《丹心》。

清晕化痰汤 治风火痰眩晕。陈皮、半夏制、白茯苓各一钱，枳实、白术各七分，

川芎、黄芩、白芷、羌活、人参、南星炮、防风各五分，细辛、黄连、甘草各三分。上锉，作一贴，入姜三片，水煎服，或为末，姜汁打面糊和丸服之，亦佳。《医鉴》。

气晕

七情过伤，气郁生涎，痰涎迷塞心窍而眩晕，眉棱骨痛，眼不可开，宜玉液汤、补虚饮。

玉液汤 治气郁生涎，眩晕怔悸，眉棱骨痛。半夏姜制四钱，姜十片，同水煎，入沉香磨水一呷服。《入门》。

补虚饮 治气郁涎盛，面热忪悸，及风虚眩晕。人参、麦门冬、山药各一钱，白茯苓、茯神各八分，半夏制、黄芪各七分，前胡、熟地黄各五分，枳壳、远志姜制、甘草炙各三分。上锉，入姜五片，秫米一撮，水煎温服。《入门》。

虚晕

内伤气虚而晕，宜补中益气汤方见内伤。失血过多而晕，宜芎归汤。方见妇人。○虚晕，宜香橘饮、滋阴健脾汤。○老人每早起眩晕，须臾自定，此是阳虚，宜黑锡丹方见《入门》。肾虚气不归元，宜十全大补汤。方见虚劳。

香橘饮 治气虚眩晕。半夏制二钱，陈皮、白茯苓、白术各一钱，木香、丁香、缩砂研、甘草炙各五分。上锉，作一贴，入姜五片，水煎服。《丹心》。

滋阴健脾汤 治临事不宁，眩晕嘈杂，此心脾虚怯也。此治气血虚损，有痰饮作眩晕之仙剂。白术一钱半，陈皮盐水洗去白、半夏制、白茯苓各一钱，当归、白芍药、生干地黄各七分，人参、白茯神、麦门冬、远志制各五分，川芎、甘草各三分。上锉，作一贴，入姜三片，枣二枚，水煎服。《回春》。

湿晕

冒雨伤湿，鼻塞声重而晕，宜芎术汤。

芎术汤 治冒雨中湿，头重鼻塞眩晕。川芎、白术、半夏姜制各二钱，甘草炙五分。上锉，作一贴，入姜七片，水煎服。《入门》。

头目不清利

此由风湿热痰涎，郁于精明之府，故头目不为清爽，宜川芎丸、防风散、川芎散、沃雪汤、清神养荣汤。

川芎丸 清头目，止旋晕，消风化痰。桔梗五两，川芎、薄荷各三两二钱半，细辛、防风、甘草各一两二钱半。上为末，蜜和，每一两半作五丸，每一丸，茶清嚼下。《丹心》。

防风散 治头目不清，去风明目。防风、川芎、白芷、甘菊、甘草各一两。上为末，每二钱，茶清调下。《丹心》。

清神养荣汤 清头目，聪耳窍，助精神。麦门冬、当归各一钱二分，川芎一钱，白芷七分，薄荷、甘菊、羌活、栀子各五分，甘草四分，升麻二分。上锉，作一贴，姜三，茶一撮，煎服。《集略》。

沃雪汤 治头目昏眩，精神不爽，咽干鼻塞。薄荷叶三两，甘草一两四钱，荆芥穗、白盐各一两二钱，天花粉二钱七分，缩砂一钱。上末，每一钱，汤点服。《类聚》。

川芎散 治头目不清利。酒炒黄连、酒炒片芩各一两，生干地黄、甘草炙各七钱半，羌活、防风、藁本、升麻、生甘草各五钱，柴胡三钱半，川芎二钱半。上为末，每二钱，食后，茶清调下。《正传》。

正头痛

凡手之三阳，从手走头；足之三阳，从头走足，是手与足六阳之脉，俱上于头面也。《灵枢》。○三阳有头痛，三阴无头痛，惟厥阴脉与督脉会于巅，故有头痛，少阴亦有头痛，但稀少耳。《活人》。○头痛多主于痰，痛甚者火多也，有可吐者，亦有可下者，诸经气滞亦作头痛。《丹心》。○头痛连眼痛，此风痰上攻，须用白芷开之。《丹心》。〇头痛通治，宜川芎茶调散、一字轻金散、如圣饼子、七生丸。〇头痛须用川芎，如不愈，各加引经药，太阳羌活，阳明白芷，少阳柴胡，太阴苍术，少阴细辛，厥阴吴茱萸。《丹心》。〇头痛有正头痛、偏头痛、风寒头痛、湿热头痛、厥逆头痛、痰厥头痛、热厥头痛、湿厥头痛、气厥头痛、真头痛、醉后头痛。〇妇人头痛，宜养血祛风汤方见上、四神散。〇又脑风证、首风证，别见于下。〇炭气熏人，亦作头痛。治法见萝卜条下。足太阳之脉，上额交巅，直入络脑，别下项。其病冲头痛，目似脱，项似拔，即正头痛也。《灵枢》。

川芎茶调散 治偏正头痛，及头风鼻塞声重。薄荷二两，川芎、荆芥穗各一两，羌活、白芷、甘草各五钱，防风、细辛各二钱半。上为末，每二钱，茶清调下，食后。或锉取七钱，作一贴，入茶少许，煎服亦佳。〇偏头痛，取细末，以葱涎调贴两太阳穴，特效。《得效》。

一字轻金散 治偏正头风痛，夹脑风，眉棱骨痛，牵引两眼抽掣疼痛进出，或生翳膜，视物不明。川芎、白芷、藿香、荆芥、旋覆花、石膏、防风各五钱，南星、川乌生各二钱半，草乌一钱半。上锉，日晒捣为末，每一字，茶清调下，神效。《得效》。

如圣饼子 治风寒伏留阳经，气厥痰厥，一切头痛。南星、干姜、川芎、川乌、甘草各一两，防风、半夏制、天麻、细辛各五钱。上为末，姜汁面糊和丸，芡实大，捏作饼子，每五饼，细嚼，茶清温酒任下。《丹心》。

七生丸 治男女八般头风及一切头痛，痰厥肾厥，伤寒伤风头痛并治。川芎、川乌、草乌、南星、半夏二味冷水洗去滑、白芷、石膏俱生用各等分，加细辛、全蝎各减半。上细末，研取韭菜自然汁和丸梧子大，嚼生葱、茶清送下七丸或九丸。《回春》。

四神散 治妇人血风眩晕头痛。甘菊、当归、旋覆花、荆芥穗各等分。上为末，每二钱，葱白三寸，茶末一钱，煎水调下。《良方》。

偏头痛

偏头痛者，头半边痛者是也。《丹心》。〇如头半寒痛者，偏头痛也。《丹心》。〇偏头痛在右，属痰属热，痰用苍术、半夏，热用酒制片芩；在左，属风属血，虚风用荆芥、薄荷，血用芎、归、芍药、酒黄柏。《丹心》。〇偏头痛在右，二陈汤加川芎、白芷、防风、荆芥、薄荷、升麻；在左，二陈汤合四物汤，加防风、荆芥、薄荷、细辛、蔓荆子、柴胡、酒芩。《正传》。〇头风之甚者，久则目昏。偏头痛者，属少阳相火，久则目束小，大便秘涩，皆宜出血而大下之。子和。〇偏头痛年久，大便燥目赤眩晕者，此肺乘肝，气郁血壅而然。宜大承气汤方见寒门下之，外用大黄、芒硝为末，井底泥调贴两太阳穴，乃愈。《入门》。〇偏头痛，宜川芎茶调散、一字轻金散、川芎散、芎犀元、嗅鼻法。《入门》。〇足少阳之脉，起目锐眦上抵头角。其病头角额痛，此偏头痛也。《灵枢》。

川芎散 治偏头痛神效。甘菊、石膏、川芎、白僵蚕生各六钱。上细末，每三钱，茶清调下。《纲目》。

芎犀元 治偏头痛。川芎、石膏各一两，人参、赤茯苓、细辛、甘草各五钱，麦门冬七钱半，阿胶珠四钱，栀子仁、龙脑、犀角各二钱半，朱砂五钱半为衣。上为末，炼蜜和丸芡实大，朱砂为衣，每服一丸至二丸，细嚼，茶清、温酒任下。《得效》。〇偏头一边痛，鼻塞不闻香臭，服此药数次，嚏出一铤稠脓，即愈。《得效》。

风寒头痛

风寒伤上，邪从外入，客于经络，令人振寒头痛，或风寒之邪，伏留阳经，为偏正头痛。宜三五七散、芎辛汤、芎芷香苏散方

172

见寒门、如圣饼子。东垣。

三五七散 治风寒入脑，头痛目眩。防风二两，山茱萸、干姜炮、赤茯苓各一两半，附子炮、细辛各七钱半。上为末，每二钱，温酒调下，或锉七钱，入姜三片、枣二枚，水煎服。《局方》。

芎辛汤 治风寒湿在脑，头痛眩晕呕吐。川芎三钱，细辛、白术各一钱半，甘草一钱。上锉，作一贴，入生姜五片，茶芽少许，水煎服。《济生》。

湿热头痛

心烦头痛者，病在膈中，乃湿热头痛也，宜清空膏、小清空膏。又用吐法。方见下。

清空膏 治风湿热偏正头痛。黄芩三两内半生半酒炒，甘草炙一两半，防风、羌活、黄连酒炒各一两，柴胡七钱，川芎五钱。上为末，每二钱，茶清调成膏，临卧抹口内，少用白汤送下。〇此膏，治诸般头痛皆效，惟血虚头痛，从鱼尾相连痛者，不治。东垣。

小清空膏 治同上。片芩细切，酒拌晒干，为末，茶清调下二钱，酒亦可。《丹心》。

厥逆头痛

当有所犯大寒，内至骨髓，髓者以脑为主，脑逆故令头痛，齿亦痛，乃厥逆头痛也，宜羌活附子汤。〇厥者逆也，邪气逆上阳经而作痛，甚则发厥，头痛齿亦痛，宜白附子散。〇厥头痛，即肾厥，巅顶痛不可忍，宜玉真丸。《本事》。

羌活附子汤 治大寒犯脑，令人脑痛，齿亦痛，名曰脑风。麻黄、附子、防风、白芷、白僵蚕炒各一钱，黄柏、羌活、苍术各七分，黄芪、升麻、甘草炙各五分。上锉，作一贴，食后，水煎服。东垣。

白附子散 治风寒入脑，令脑逆，头痛齿亦痛，或牵引两眼，遂至失明。白附子一

两，麻黄不去节、川乌、南星各五钱，全蝎五个，干姜、朱砂、麝香各二钱半。上为末，温酒调五分服，服讫，去枕卧少时。《得效》。〇头痛连齿，时发时止，连年不已，此由风寒留于骨髓，髓者以脑为主，脑逆故头痛，齿亦痛，宜服白附子散，灸曲鬓穴。《资生》。

玉真丸 《内经》曰：头痛癫疾，下虚上实，过在足少阴、巨阳，甚则入肾。许学士曰：肾厥头痛也，此药主之。硫黄二两，石膏煅、半夏制、硝石各一两。上为末，姜汁糊和丸梧子大，阴干，每二三十丸，姜汤或米饮下。《纲目》。〇头痛，筋挛，骨重，少气，哕噫，腹满，时惊不嗜卧，咳嗽烦冤，其脉举之则弦，按之石坚，由肾气不足而内着，其气逆而上行，谓之肾厥，宜服此药，更灸关元百壮。《资生》。

痰厥头痛

头痛每发时，两颊青黄，眩运，目不欲开，懒于言语，身体沉重，兀兀欲吐，此厥阴、太阴合病，名曰痰厥头痛，宜服局方玉壶丸，及半夏白术天麻汤。东垣。〇痰厥头痛，宜上清白附子丸、定风饼子、芎辛导痰汤。《得效》。〇湿痰发则痛密无间，宜三生丸，或二陈汤加南星、苍术、川芎、细辛。《入门》。

玉壶丸 治痰厥头痛眩晕。白面三两，半夏生、南星生各一两，天麻、白术各五钱，雄黄水飞三钱半。上为末，姜汁和丸梧子大，每三十丸，水一盏先煎沸，下药煮至五七沸，候药浮，漉出放温，别以生姜汤吞下，食后。《局方》、《入门》。

半夏白术天麻汤 治脾胃虚弱，痰厥头痛。其证头苦痛如裂，身重如山，四肢厥冷，呕吐眩晕，目不敢开，如在风云中。半夏制、陈皮、麦芽炒各一钱半，白术、神曲炒各一钱，苍术、人参、黄芪、天麻、白茯苓、泽泻各五分，干姜三分，黄柏酒洗二分。上锉，作一贴，姜五片，水煎服。东

垣。○头痛苦甚，谓之足太阴痰厥头痛，非半夏不能疗，眼黑头旋，风虚内作，非天麻不能除；黄芪甘温泻火，补元气，实表虚，止自汗；人参甘温泻火，补中益气；二术俱苦甘温，除湿补中益气；泽泻、茯苓利小便导湿；橘皮苦温，益气调中；神曲消食，荡胃中滞气；大麦蘖宽中助胃气；干姜辛热，以涤中寒；黄柏大苦寒，酒洗，以疗冬天小火在泉发燥也。东垣。

上清白附子丸 治风痰盛，头痛目眩，旋晕欲倒，呕哕恶心，神思昏愦，常服除风化痰，清利头目。白附子炮、半夏制、川芎、甘菊、南星炮、白僵蚕炒、陈皮去白、旋覆花、天麻各一两，全蝎炒半两。上为末，姜汁浸，蒸饼和丸梧子大，姜汤下三十丸。《得效》。

定风饼子 治痰厥头痛，呕吐眩晕。川乌、川芎、南星、半夏、干姜、天麻、白茯苓、白附子、甘草各等分生用。上为末，姜汁糊和丸芡实大，捏作饼子，朱砂为衣，每一饼细嚼，姜汤下。《得效》。

芎辛导痰汤 治痰厥头痛。半夏制二钱，川芎、细辛、南星炮、陈皮、赤茯苓各一钱，枳壳、甘草各五分。上锉，作一贴，姜七片，水煎服。《奇效》。

三生丸 治痰厥头痛。半夏、白附子、天南星各等分。上为末，姜汁浸，蒸饼和丸绿豆大，食后姜汤下四五十丸。《得效》。

气厥头痛

气血虚，而邪气逆上为头痛。○头痛耳鸣，九窍不利，两太阳穴痛甚，乃气虚头痛也。宜顺气和中汤、黄芪益气汤。○血虚头痛，自鱼尾上攻而为痛，宜当归补血汤、加味四物汤。眉尖后近发际，曰鱼尾。○气血俱虚头痛，宜加味调中益气汤、安神汤。○大病后气虚头痛，四柱散方见大便加茶一撮，煎服。○如气上不下，厥而为痛，宜芎乌散。《入门》。

顺气和中汤 治气虚头痛，宜升补阳气。黄芪蜜炒一钱半，人参一钱，白术、当归、芍药、陈皮各五分，升麻、柴胡各三分，蔓荆子、川芎、细辛各二分。上锉，作一贴，水煎服。《纲目》。

黄芪益气汤 治气虚头痛。黄芪蜜炒一钱，人参、白术、半夏制、陈皮各七分，当归酒洗、川芎、藁本、甘草各五分，黄柏酒炒、升麻、细辛各五分。上锉，作一贴，入姜三片，枣二枚，水煎服。《回春》。

当归补血汤 治血虚头痛。生干地黄酒炒、白芍药、川芎、当归、片芩酒炒各二钱，防风、柴胡、蔓荆子各五分，荆芥、藁本各四分。上锉，作一贴，水煎服。《医鉴》。

加味四物汤 治血虚阴火上冲头痛。当归、川芎、生干地黄酒炒、黄柏酒炒、知母酒炒、黄芩酒炒、黄连酒炒、蔓荆子、栀子炒各七分。上锉，作一贴，水煎服。《回春》。

加味调中益气汤 治气血俱虚头痛，其效如神。黄芪蜜炒一钱，人参、苍术、甘草各七分，陈皮、当归、川芎各五分，木香、升麻、柴胡、细辛、蔓荆子各三分。上锉，作一贴，水煎服。东垣。

安神汤 治气血虚而有火头痛，头旋眼黑。黄芪一钱半，羌活、黄柏酒浸各一钱，柴胡、升麻、生地黄、知母并酒浸各五分，防风二分半，生甘草、炙甘草各二分。上锉，水煎数沸，入川芎、蔓荆子各三分，再煎至半，食后温服。东垣。

芎乌散 川芎、乌药各等分。上为末，每二钱，以烧秤锤淬酒调服，亦治产后头痛。《入门》。

热厥头痛

治头痛烦热。虽冬天大寒，犹喜风寒，其痛暂止略来。暖处，或见烟火，则其痛复作，宜清上泻火汤、防风散。东垣。

清上泻火汤 治热厥头痛。柴胡一钱，羌活八分，酒黄芩、酒知母各七分，酒黄柏、炙甘草、黄芪各五分，生地黄、酒黄连、藁本各四分，升麻、防风各三分半，蔓荆子、当归身、苍术、细辛各三分，荆芥穗、川芎、生甘草各二分，酒红花一分。上锉，作一贴，水煎服。东垣。

防风散 治积热上冲，头痛如火。羌活、防风、当归、大黄、川芎、栀子、薄荷各一钱，蝉壳、甘草各五分。上锉，作一贴，入灯心二十茎，苦竹叶十片，水煎服。《得效》。

湿厥头痛

冒雨伤湿，头重眩痛，遇阴雨则甚，宜芎辛汤方见上、芎术除眩汤。《入门》。

芎术除眩汤 治感寒湿眩晕，头极痛。川芎二钱，白术、附子生各一钱，桂皮、甘草各五分。上锉，作一贴，入姜七片，枣二枚，水煎服。《入门》。

真头痛

详见下不治类。

醉后头痛

详见内伤门。

头痛当分六经

凡头痛皆以风药治之者，高巅之上，惟风可到，故总其大体而言之也，然亦有三阳三阴之异焉。○太阳头痛，恶风寒，脉浮紧，宜羌活、独活、麻黄、川芎之类。○少阳头痛，往来寒热，脉弦而细，宜柴胡、黄芩之类。○阳明头痛，自汗发热，脉缓长实，宜干葛、升麻、石膏、白芷之类。○太阴头痛，必有痰，身重，脉沉缓，宜苍术、半夏、南星之类。○少阴头痛，三阴三阳经不流行，足寒气逆为寒厥，其脉沉细，宜麻黄附子细辛汤。方见寒门。○厥阴头痛，或吐痰沫厥冷，其脉浮缓，吴茱萸汤。方见寒门。○三阳合病为头痛，宜三阳汤。东垣。○三阳热郁头痛，不敢见日光，置冰于顶

上，宜汗、吐、下三法并行乃愈。子和。

三阳汤 治三阳合病为头痛。羌活、防风、石膏、白芷、柴胡、川芎各一钱，荆芥、升麻、葛根、芍药、细辛各五分。上锉，作一贴，入连根葱白三茎，水煎服。海藏。

脑风证

风气循风府穴名而上，则为脑风。《内经》。○其证项背怯寒，脑户穴名极冷，神圣散、太阳丹。河间。

神圣散 治脑风。麻黄、细辛、葛根半生半炒、藿香叶各等分。上为末，每取二钱，荆芥、薄荷酒调下。河间。

太阳丹 脑寒之病，皆因邪攻于上焦，令人头痛，昼夜不宁，此药主之。石膏二两，川芎、川乌炮、白芷、甘草各一两，龙脑二钱。上为末，炼蜜同面糊和匀，每一两作十八丸，黄丹为衣，每取二三丸，食后以葱、茶煎汤，嚼下。《得效》。

首风证

新沐中风，则为首风。其证头面多汗恶风，当先风一日则病甚，头痛不可出内，至其风日则病少愈。《内经》。○大川芎丸主之。河间。○沐浴后眩晕头痛，宜白芷丸。《入门》。

大川芎丸 治首风。川芎四两，天麻一两。上为末蜜和，一两作十丸，每一丸细嚼，茶酒送下。河间。

白芷丸 治沐浴后眩晕头痛，或头风眩痛，服之令人目明。凡暴寒乍暖，神思不清，头目昏晕，并宜服之。新白芷不拘多少锉，以萝卜汁浸，晒干为末，蜜丸弹子大，每一丸细嚼，以茶清或荆芥汤下。《本事》。○一名都梁元。

眉棱骨痛

眉心并眉梁骨痛者，痰也，二陈汤方见痰饮煎水，吞下青州白元子。方见风门。

《得效》。○眉棱骨痛，连目不可开，昼静夜剧，或因湿痰眉眶骨痛、身重者，宜芎辛导痰汤方见上加川乌、白术。《入门》。○眉棱骨痛，宜选奇汤、上清散。○眉眶痛，属风热与痰，白芷、酒片芩等分为末，茶清调下二钱，温酒亦可。《丹心》。○眉轮骨痛痰火也，眉眶痛亦痰火之征也。《回春》。○因风寒，眉骨痛，川乌、草乌各一钱，童尿俱浸二宿炒，用细辛、羌活、酒片芩、甘草炙各半钱，同为末，分二贴，茶清调下，食后。《正传》。

选奇汤 治眉棱骨痛不可忍。羌活、防风、半夏制各二钱，酒片芩一钱半，甘草一钱。上锉，作一贴，入姜三片，水煎服。《回春》。

上清散 治风头痛，眉骨眼眶俱痛不可忍。川芎、郁金、芍药、荆芥、薄荷、芒硝各二钱半，乳香、没药各五分，龙脑二分半。上为末，每取一字，鼻内㗜之。《丹心》。

头痛不治难治证

真头痛者，头痛甚，脑尽痛，手足寒至节，死不治。《灵枢》。○真头痛者，其痛上穿风府，陷入泥丸宫，不可以药愈，朝发夕死，夕发朝死。盖头中，人之根，根气先绝也。《得效》。○头连脑痛甚，手足俱寒者，不治。《得效》。○头沉痛入泥丸，手足冷，爪甲青者，谓之真头痛。其连齿痛甚者，属少阴厥证，俱不治。《入门》。○诊头痛目痛久，视无所见者，死。《纲目》。○头目痛，卒视无所见者，亦死。《医鉴》。○泄泻多而眩晕，时时自冒者，难治。《回春》。○凡眩晕，言乱汗多下利，时时自冒者，虚极难治。《入门》。

风头旋

风头旋者，别无疾痛，不自觉知，常常头自摇者是也。○肝风盛则摇头。《纲目》。○治法同头风。○有一子，患七年摇头，三年下血，百方无效。予思之，乃肝血液盛，外有风热乘之，肝属木，木盛而脾土为木所克，脾与肺是子母，俱为肝所胜，而血遂渍于大便，故便血不止。遂处一方，但损肝祛风而益脾，只数服而愈，后十余日血止，而下白脓，遂得以安。○防风三两，瓜蒌根、黄芪蜜炒、羌活、白芍药各五钱，犀角屑、甘草各二钱半，蛇蜕炙、赤钩藤钩子、麻黄各一钱。上为末，枣肉和丸梧子大，食后，薄荷汤下五七十丸。只二服，头摇即止，便血随愈。《纲目》。

脑缝开裂

人大热，发头热者，令脑缝裂开。取黑虱三五百枚，捣碎附之。《本草》。

头生白屑

头生白屑，肺之证也。肺主皮毛，故因风热而头皮燥痒，生白屑，消风散主之。方见上。《纲目》。○头风生白屑，极燥痒。藜芦为末，先洗头，候欲干时，取末糁之，令入发至皮方得，紧缚两日夜，即不燥痒，如不效，再用之。先以藜芦煎汤沐头，然后糁药，尤妙。《入门》。○又方白芷、零陵香为末糁头，候三五日，篦去白屑，附二三次效。《纲目》。○头风白屑。瓦松曝干烧灰，淋汁，热洗头六七度，差。《本草》。○熊脑髓，作油摩头，可去白屑。《本草》。

嗅鼻法

治风涎，偏正头痛。荜拨末三钱，以猪胆汁拌，再入胆内，候干，入川芎、白芷、藁本、青黛、玄胡索各二钱。为末，水和丸如芡实大。令病人卧，用一丸水化，灌入鼻中，觉药味至喉少酸，令病人坐之，口咬铜钱一个，当涎出盈盆，即愈，名一粒金。《入门》、《正传》○偏正头痛。硝石末少许，吹入鼻中，立愈。左痛吹右，右痛吹左，立愈。雷公云：脑痛欲亡，鼻投硝末者是也。《本草》。○偏头痛绝妙。荜拨为末，令患者口中含温水，如左边疼，左鼻吸一字，右边疼，右鼻吸一字。又，粥清调半钱服。《本草》。○卒头痛。皂角末，吹少许入鼻中，令嚏则止。《本草》。○偏头痛，取生萝卜汁一蚬壳，仰卧注鼻中，左痛注左，右痛注右，左右痛俱注之，神效。数十年患，皆一二注而愈。《本草》。○嗅鼻，又用不卧散、上清散方见上、六圣散。

不卧散 治头痛不可忍。玄胡索七枚，青黛二钱，猪牙皂角二两。上为末，用水调成小饼子，如杏仁大，令病人仰卧，以水化开，以竹管送入，男左女右，鼻中觉药味至喉少酸，令病人坐，口咬铜钱一个，涎出盈盆，即愈。《丹心》。○子和方：一名青黛散，皂角用二片。

六圣散 诸头痛总治之药也。治头风牙痛赤眼，脑泻耳鸣，偏正头风头疼，鼻塞声重。乳香、没药、川芎、雄黄、白芷各二钱，芒硝五钱。上为末，令病人仰卧，口含凉水，取药少许嗅人鼻内，即效。《回春》。

吐法

风头痛，若不吐涎，久则瞽目而不治，瓜蒂散方见吐门吐之，三吐而差。《保命》。○头风后有眼疾，眼有半明可救者，防风散吐之。方未详。《保命》。○头风眩晕，可用独圣散即瓜蒂散吐之，吐讫可用清上降火之剂，防风通圣散方见风门加半夏、南星。子和。○痰涎头痛难当，胸膈烦闷欲吐，瓜蒂散吐之。《入门》。○湿家头痛，鼻塞声重，令病人先嚺水一口，将瓜蒂散末一字，嗅鼻内，出黄水为度。《入门》。○卒头痛如破，非冷非风，是胸膈有痰，厥气上冲所致，名为厥头痛，吐之即差。单煮茗饮一二升，须臾吐，吐毕又饮，如此数过，须吐痰汁尽乃止，不损人，待渴即差。《本草》。

下法

三阳热郁头痛，不敢见日光，置冰顶上，宜汗吐下。子和。○头风之甚者，久则目昏。偏头痛久，则目束小，大便秘涩，皆宜大承气汤方见寒门下之。子和。○脉动作头重痛，热气潮者，属胃，宜调胃承气汤方见寒门下之，即愈。《纲目》。

单方

凡二十六种。

硝石 治偏正头痛。取硝末少许，吹入鼻中，左痛吹右，右痛吹左，即愈。焰硝同。《本草》。

石膏 治热厥头痛、阳明头痛为主药，白虎汤方见寒门是也。《本草》。○治阳明头痛大效。石膏、川芎、白芷等分为末，每三钱，茶清调下，名石膏散。《纲目》。

甘菊 治风眩头痛。取花为末，酒调服一钱，日再。或多取酿酒，或浸酒服之。酒法见杂方，○又取嫩茎叶作羹，作菜食亦良。白菊尤佳。《本草》。

羌活 治贼风头痛眩晕，乃太阳头痛主药也，又主风毒，头连齿痛。锉，煎服之。《本草》。

细辛 主风头痛脑动，治头面风不可缺也。《本草》。○治足少阴肾经苦头痛，煎服、末服皆佳。《纲目》。

芎藭 主风邪入脑头痛，治头面风不可缺也。《本草》。○治偏正头痛，常服除根。川芎二两，香附子四两，为末，每二钱，茶清调下，名点头散。《得效》。○治热厥头痛，川芎、石膏等分锉，水煎服，名川芎石膏汤。《纲目》。○川芎，治厥阴经头痛在脑。《纲目》。○偏头痛。细锉，酒浸服之，或煎服，或末服，并佳。《本草》。

防风 主大风头眩痛，又主头面去来风。煎服、末服皆佳。《本草》。○治上部风邪之仙药也。《汤液》。

决明子 治头风，明目。作枕枕之，胜绿豆。《本草》。○偏头痛。作末，水调，贴太阳穴甚妙。《本草》。

苍耳 主风头寒痛。○妇人血风攻脑，忽晕倒。取嫩心，阴干为末，酒服二钱，名喝起散。《本草》。○此药多达脑盖，善通顶门。末服、煎服皆佳。《本草》。

葛根 主伤寒中风头痛，煎服之。《本草》。○阳明经头痛药也。《汤液》。

当归 治血虚头痛。细锉，酒煎服之。《本草》。

麻黄 主风寒头痛。去节，煎服。《本草》。

白芷 主热风头痛，又主风眩。作丸服，名都梁丸。《本事》。○治阳明头痛在额。煎服、末服亦佳。《汤液》。

藁本 主风头痛，去头风。《本草》。○治巅顶痛，脑齿痛，引诸药至顶上。煎服、末服并佳。《丹心》。

半夏 主头眩。《本草》。○足太阴痰厥头痛，非此不除，煎服之。东垣。

蔓荆子 主风头痛脑鸣。煎服之。《本草》。○太阳经头痛之药，散风邪，除头昏目暗。《丹心》。

山茱萸 主头风脑骨痛，又治肝虚眩晕，乃肝脏药也。煎服之。《本草》。

皂荚 除头风头痛。作末吹鼻中，又可为沐药。《本草》。

茶 腊茶也，能清利头目。煎汤常饮之。茗叶同功。《本草》。

荆芥 主头旋目眩，又治头风为要药。煎服、末服皆佳。《本草》。○治头风。荆芥穗、石膏煅等分为末，每二钱，以姜、葱煎水调下，名荆芥散。《纲目》。

葱白 连须者，治伤寒头痛。煎服出汗即效，太阳经药也。《本草》。

绿豆 治头风头痛。作枕枕之，佳。《本草》。

萝卜 治偏头痛。取汁，嗅鼻中。详见嗅鼻条。○炭烟熏人致头痛。生萝卜取汁饮之，无则萝卜子研烂，取汁服，亦佳。《得效》。

薄荷 治头风，又治风热头痛，为清上要切之药。煎服、末服并佳。《本草》。

黄牛脑髓 治偏正头痛。取髓一个，入白芷、川芎末各三钱，同入瓷器内，加酒煮熟，乘热服之，尽量一醉，醒后其疾如失。《入门》。

鸱头 主头风眩颠倒。烧灰，酒调服。《本草》。

针灸法

眩晕，取神庭、上星、囟会、前顶、后顶、脑空、风池、阳谷、大都、至阴、金门、申脉、足三里。《纲目》。○眩晕怕寒，春夏常着棉帽，暂去即发。取百会、上星、风池、丰隆。《纲目》。○偏正头痛，取丝竹空、风池、合谷、中脘、解溪、足三里。《纲目》。○正头痛，取百会、上星、神庭、太阳、合谷。《纲目》。○肾厥头痛，灸关元百壮。《资生》。○厥逆头痛，齿亦痛，灸曲鬓七壮。《资生》。○痰厥头痛，取丰隆。《纲目》。○头风头痛，针百会立愈。又灸囟会、前顶、上星、百会。《丹心》。○脑痛、脑旋、脑泻、脑热、脑冷，皆灸囟会。《资生》。○眉棱骨痛，取攒竹、合谷、神庭、头维、解溪。《纲目》。○醉后头痛，取印堂、攒竹、足三里、风门、膻中。《纲目》。○一老妇，久患头痛，因视其手足，有血络皆紫黑，遂用针刺，出血如墨汁，后刺受病之经，得全愈。《纲目》。○偏头痛及正头痛，取阿是穴，针之即愈。

面

明堂部位

自鼻直上发际，曰天中；天中之下曰天庭，即额也；天庭之下曰司空；司空之下曰印堂，在两眉中；印堂之下曰山根，即两眼之间；山根之下曰鼻准，即明堂也，鼻准之下曰人中；人中之下曰承浆穴名；承浆之下曰地阁，即颏也；两额角曰方广，亦曰太阳穴。○天中与天庭，司空及印堂，额角方广处，有病定存亡，此是命门地，医人鲜较量。○天中、天庭、司空、印堂、额角、方广，皆命门部位，以占吉凶也。《入门》。○五色独决于明堂，明堂者鼻也。明堂之色，青黑为痛，黄赤为热，白为寒。《灵枢》。○切脉动静，而视精明，察五色，观五脏有余不足，六腑强弱，形之盛衰，以此参伍，决死生之分。注曰：精明，穴名，在明堂左右两目内眦也。《内经》。○明堂占法，详审病门。

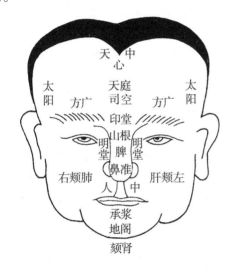

明堂部位

额为天庭，属心。颏为地阁，属肾。鼻居面中，属脾。左颊属肝。右颊属肺。此五脏部位也，察其色，以辨其病。

面为诸阳之会

《灵枢》曰：手之三阳，从手走至头。○手太阳之脉，从缺盆贯颈上颊，至目锐眦。手少阳之脉，从缺盆上耳上角，以屈下颊至颐。手阳明之脉，从缺盆上颈贯颊，交人中，上挟鼻孔，此从下而上于面也。《铜人》。○《灵枢》曰：足之三阳，从头走至足。○足太阳之脉，起于目内眦，上额，交巅上。足少阳之脉，起于目锐眦上抵头角。足阳明之脉，起于鼻，交颏中，此从面而走

至足也。《铜人》。○此手足六阳之脉，俱会于面也。

人面耐寒

黄帝问曰：首面与身形也，属骨连筋，同血合于气耳。天寒则裂地凌冰，其卒寒，或手足解惰，然而其面不衣何也？岐伯答曰：人之十二经脉，三百六十五络，其血气皆上于面而走空窍。其精阳气，上走于目而为睛；其别气，走于耳而为听；其宗气，上出于鼻而为臭；其浊气，出于胃走唇舌而为味。其气之津液皆上熏于面，而皮又厚，其肉坚，故大热甚寒，不能胜之也。《灵枢》。○人面独能耐寒者何也？盖人头者，诸阳之会也。诸阴脉皆至颈项中而还，独诸阳脉皆上至头，故令面耐寒也。《难经》。

面病专属胃

手足六阳之经，虽皆上至头，而足阳明胃之脉，起于鼻，交颏中，入齿挟口环唇，倚颊车，上耳前，过客主人穴名，维络于面上，故面病专属于胃。其或风热乘之，则令人面肿，或面鼻色紫，或风刺瘾疹，或面热，或面寒，随其经证而治之。《医鉴》。

面部度数

两颧之间相去七寸。《灵枢》。

面热

面热者足阳明病。《灵枢》。○面赤如醉者，胃热上熏也。仲景。○面热因郁热。《丹心》。○面热者，胃病也。东垣。○饮食不节则胃病，胃病则气短，精神少而生大热，有时显火上行，蚀燎其面。东垣。○一人患面热，脉洪大而有力，此乃阳明经多血多气，因膏粱积热而致。先以调胃承气汤方见寒门七钱，加黄连三钱，犀角一钱，疏下三两行，次以升麻黄连汤治之而愈。《医鉴》。

升麻黄连汤 治面热。升麻、干葛各一

钱，白芷七分，白芍药、甘草各五分，黄连酒炒四分，犀角屑、川芎、荆芥穗、薄荷各三分。上锉，先用水半盏浸川芎、荆芥、薄荷，外都作一贴，水二盏煎至一盏，入浸三味，再煎至七分去滓。食后温服。忌酒、面、五辛。《宝鉴》。

面寒

面寒者，胃虚也。《丹心》。○胃中有寒湿，则面不能耐寒，先以附子理中汤方见寒门，次用升麻附子汤。《入门》。○一老尼患面寒，不敢当风行，诸治不效。此人年高，素食茶果，阳明之气不能上荣故也，先以附子理中汤温其中气，次用升麻附子汤治之而愈。《入门》。

升麻附子汤 治面寒。升麻、附子炮、葛根、白芷、黄芪蜜炒各七分，人参、草豆蔻、甘草炙各五分，益智仁三分。上锉，作一贴，入连须葱白三茎，同煎服，食前。《入门》。○升麻葛根汤，乃阳明经主药也，加黄连、犀角、白芷、川芎、荆芥、薄荷以治面热；加附子、白芷、黄芪、人参、草豆蔻、益智仁以治面寒。盖面热面寒皆本于胃故也。《入门》。

面见五色

肝外证：面青，善怒。心外证：面赤，善笑。脾外证：面黄，善噫。肺外证：面白，善嚏。肾外证：面黑，善恐欠。《难经》。○足厥阴之脉病，面尘脱色；足少阳之脉病，面微尘；手厥阴之脉病，面赤；足少阴之脉病，面黑如炭色；足阳明之脉病，颜黑。《灵枢》。○太阳病终者面色白，绝汗出；少阴病终者，面黑齿长而垢；太阴病终者，面黑皮毛焦。《灵枢》。○寸口脉微而涩，微者卫气衰，涩者荣血不足；卫气衰则面色黄，荣血不足则面色青。又曰：阴阳俱虚则面色青白。仲景。○面唇紫黑，宜升麻白芷汤。《医鉴》。○一妇人，因忧思，饮食失节，得面色鲎黑不泽，环唇尤甚，心悬如

饥。此心肺之阳气虚，不能行荣卫，而光泽于外，肝肾阴气上溢于阳中，故黑色显于面，又脾之华在唇，今水来侮土，故黑色见于唇，以冲和顺气汤助阳明生发之气，数服而愈。《宝鉴》。○一人忽黑色满面。孙兆诊之曰：非病也，此为臭气所熏，秽气畜于面部不散，故有此色。问曰：汝一月前，闻甚一阵非常臭，不能辟耶。曰：一日登溷，其厕臭不可闻，良久下厕，明日遂有此疾。孙曰：去至臭无过至香，可用沉、檀各一两，碎焚炉中，安帐中以熏被，盖定勿令香散，可端坐香边，瞑目静坐，候香气散，方可出帐。其人依言闻香，黑色渐变，旬日如旧。盖肾臭腐，脾臭香，脾能克肾，故如是。孙兆。

冲和顺气汤 葛根一钱半，升麻、白芷、防风各一钱，黄芪八分，人参七分，甘草四分，白芍药、苍术各三分。上锉，作一贴，入姜三片，枣二枚，水煎服，早饭后，午饭前。《宝鉴》○《医鉴》升麻白芷汤同。

面戴阳证

诸病面赤，虽伏火热，禁不得攻里，为阳气怫郁，邪气在经，宜发表以去之。经曰：火郁则发之，是也。疮疡亦然。东垣。○面戴阳者，浮火所冲也。又曰：面戴阳者，面虽赤而不红活，乃下虚也，医者不察，误用凉药，则气消而成大病矣。《入门》。○面赤色者，阳气怫郁在表，当解之，发汗即愈。仲景。○伤寒少阴证，面戴阳者，下虚故也，宜通脉四逆汤方见寒门，加葱白九茎煎服。仲景。○面赤色，为阳气怫郁在表，故用葱白以通阳气也。《纲目》。

胃风证

胃风为面肿。《入门》。○面肿曰风。《内经》。○初饮食讫，乘风凉而致。其证饮食不下，形瘦腹大，恶风，头多汗，膈塞不通，脉右关弦而缓带浮。东垣。○虚风麻

木，牙开紧急，目内蠕动，胃中有风，独面肿，宜升麻胃风汤。东垣。○一人患鼻额角痛，或麻痹不仁，唇口颊车发际连牙肿痛，口不得开，额与颊车常如糊绷，手触则痛。此阳明经络，受风热毒气而然，宜犀角升麻汤。《本事》。

升麻胃风汤 治胃风面肿。升麻二钱，白芷一钱二分，当归、葛根、苍术各一钱，甘草一钱半，麻黄不去节五分，柴胡、藁本、羌活、黄柏、草豆蔻各三分，蔓荆子二分。上锉，作一贴，入姜三片，枣二枚，水煎服，食后。东垣。

犀角升麻汤 治阳明胃经风热毒。犀角一钱半，升麻、羌活、防风各一钱，川芎、白附子、白芷、黄芩、甘草各五分，或锉，作一贴，水煎，食后，临卧，各一服。《本事》。

肾风证

黄帝曰：有病肾风者，面胕庞然壅，害于言，可刺否？岐伯曰：虚不当刺，不当刺而刺，后五日其气必至，至必少气时热，时热从胸背上至头，汗出手热，口干苦渴，小便黄，目下肿，腹中鸣，身重难以行。注曰：庞然，肿起貌。壅，谓目下壅，如卧蚕形也。《内经》。○面庞然浮肿疼痛、其色炱黑，多汗恶风者，属肾风证。治法缺。《三因》。

搭腮肿

腮肿，亦名疰腮，因风热，或膏粱积热而作，宜升麻黄连汤，或升麻胃风汤，或荆防败毒散方见寒门。肿久不消，欲作脓，宜托里消毒散方见痈疽。腮颊、齿牙、唇口俱肿，出血者，宜清胃散方见牙齿加石膏。《入门》。○搭腮肿，宜加味消毒饮。《医林》。○腮肿，赤小豆为末，鸡子清调贴之，醋调贴之亦效。《纲目》。○又方：石灰炒热，地下窖，如此七次，醋调附立消。《医鉴》。○又方细辛、草乌等分为末，入蚌粉、猪脂调附肿处，口含白梅置腮边，良久肿退出涎，患消矣。《丹心》。○小儿毒气攻腮，赤肿可畏。皂角二两，南星生二钱，糯米一合。上为末，姜汁调涂，立效。《本事》。

加味消毒饮 治搭腮肿。荆芥、防风、恶实、甘草、连翘、羌活各一钱。上锉，作一贴，水煎服。《医林》。○《医鉴》一名驱风解毒散。○一人头项偏肿，连一目，若半壶，其脉洪大。戴人曰：《内经》云：面肿者风，此风乘阳明经也，气血俱多，风肿宜汗，先与通圣散去硝、黄，入姜、葱、豉同煎服，微汗。以草茎刺鼻中出血，其肿立消。子和。

面上杂病

风刺、粉刺、肝黯、痤痱、酒皶、肺风疮瘟疮详见鼻门，皆面上之病。《入门》。○风客皮肤，痰渍脏腑，则面生黯黯。脾、肺风湿搏热则生疮，红紫或肿，升麻胃风汤方见上加减用之。《入门》。○面生热毒、疮疖、瘟痱，宜柏连散、硫黄膏、白附子散、清上防风汤。○面生一切风刺、粉刺、雀卵斑、黯黯、黡子，宜玉容散、连翘散、红玉散、玉容西施散、皇帝涂容金面方，玉容膏。○灭面上瘢痕方，衣中白鱼三七枚，白石脂三钱半，鹰粪白七钱半，白附子二钱半，白僵蚕五钱。上为末，猪脂调和，每夜涂瘢上，朝洗之。《类聚》。

柏连散 治面上热毒恶疮。黄柏炙、黄连、胡粉炒各等分。上为细末，猪脂调匀，频涂疮上。《得效》。

硫黄膏 治面上生疮，或鼻脸赤紫，及风刺粉刺，诸药不效。生硫黄、白芷、瓜蒌根、腻粉各半钱，全蝎三个，蝉壳五枚，芫青七去翅足。上为末，另以香油、黄蜡和合如面油法，火上熔熬取下，乃入药末在内和匀，每用少许，临卧洗面后涂面上。勿近眼，数日赤自消。风刺粉刺，一夕见效。《得效》。

白附子散 治面上热疮或斑点。白附子、密陀僧、白茯苓、白芷、官粉各等分。上为末,萝卜煎汤洗面后,羊乳调成膏,附患处,明早洗去,无羊乳则代人乳。《医鉴》。

清上防风汤 清上焦火,治头面生疮,疖风热毒。防风一钱,连翘、白芷、桔梗各八分,酒炒片芩,川芎各七分,荆芥、栀子、黄连酒炒、枳壳、薄荷各五分,甘草三分。上锉,作一贴,水煎,入竹沥五匙服。《医鉴》。

玉容散 治面上黣黯,或生小疮,或生痤痱粉刺之类,并皮肤瘙痒,能去垢腻。皂角一斤,升麻二两六钱半,楮实子一两六钱半,白芷、白及、天花粉、绿豆粉各三钱三分半,甘松、缩砂、白丁香各一钱六分半,糯米三合半。上为末,和匀,常用洗面。一方:加樟脑二钱。《医鉴》。

连翘散 治面生谷嘴疮,俗名粉刺。连翘、川芎、白芷、片芩、黄连、沙参、荆芥、桑白皮、栀子、贝母、甘草各七分。上锉,作一贴,水煎,食后服。○一名清肺散。《回春》。

红玉散 治面上一切酒刺、风刺、黑黵斑子。白芷、藿香、牙皂各二钱,甘松、三乃子、木泽、白丁香、细辛、杏仁、密陀僧各一钱,天花粉、白茯苓各一钱半,樟脑五分,白及三分。上为末,临卧用津唾调,或乳汁调敷面上,明早温水洗去,其面如玉。木泽未详。○《医鉴》。

玉容西施散 治同上。绿豆粉二两,白芷、白及、白蔹、白僵蚕、白附子、天花粉各一两,甘松、三乃子、茅香各五钱,零陵香、防风、藁本各二钱,肥皂角二锭。上为细末,每洗面时用之,面色如玉。《医林》。

皇帝涂容金面方 朱砂二钱,干胭脂一钱,官粉三钱,乌梅肉五个,小脑五钱,川芎少许。上为细末,临睡时,津唾调搽面上,天明温水洗面,美如童颜,乃神仙妙用之法。《医鉴》。

玉容膏 治面上燥疮及斑黵诸刺。方见杂方。

又方 治粉刺。枯白矾一两,生硫黄、白附子各二钱。上为末,津唾调搽,临卧上药,明早洗去。《医鉴》。○治粉刺及鼻齄。雄黄、铅粉各一钱,硫黄五分。上为末,临卧乳汁调涂,明早温水洗去。《回春》。

按摩法

热摩手心,频拭额上,谓之修天庭,连发际二三七遍,面上自然光泽。所谓手宜在面是也。《养性书》。

面部凶证

病人面无光,齿龈黑者死。扁鹊。○面肿色苍黑者,死。扁鹊。○病人荣卫竭绝,面浮肿者,死。扁鹊。○病人面肿,色苍黑者,死。扁鹊。○面黑唇青者死,面青唇黑者亦死。华佗。○病人黑色出于天中、天庭者,死。华佗。○人有病,面上忽见红点者,多死。《丹心》。

单方

凡三十五种,有绿云散。

盐汤 治面上五色疮。温盐汤,绵浸,拓疮,日五六度,自差。《本草》。

白矾 治粉刺。白矾末,酒调涂之。《得效》。○面生紫赤刺瘾疹。白矾、硫黄等分,黄丹少许,为末,津唾调附。《入门》。

密陀僧 治面上黣黯斑点,细研为末,人乳调涂,每夜用之,亦令面生光华,又治面鼻赤疱。《本草》。

石灰 去面上黑子、息肉及粉刺。○去黵子方:石灰末,水调如稠粥,插糯米粒,经宿,米如水精,先以针尖微动黵子,置糯米于其上,经半日,黵汁自出,剔去药,勿着水。《本草》。

浆水 酸者白人肤体如缯帛,去黣黯、黑子。以暖浆水洗面,以布揩黑子令痛,水研白檀,取汁涂之。《本草》。○即粟米粥取清,留置味酸者也。

朱砂 好颜色。水飞为末,井华水,点少许服之。《本草》。

藜灰 去面上黑痣、靥子，取灰和水熬，以点之。《本草》。

菟丝子苗 去面䵟及粉刺、斑点。捣苗取汁，常涂之。《本草》。

益母草 入面药，令光泽。五月五日采根叶，曝干捣末，水和作团，如鸡子大。大火烧一炊久，经一伏时取出，瓷器中再研，筛收之，使如澡豆法，能去风粉刺，令面悦泽。《本草》。

瓜蒌根 悦泽人面，疗手面皴。作粉，常涂之妙。《本草》。

白芷 去䵟皰疵瘢，润泽颜色。可作面脂常用。《本草》。

生姜汁 治指爪破面。取汁调轻粉傅之，更无瘢痕。《得效》。

藁本 去䵟皰、酒齇、粉刺，润泽颜色。可作沐药、面脂。《本草》。

土瓜根 去面上痞瘰子，为细末，浆水和匀。入夜，浆水洗面，附药，朝复洗之，仍得光润皮急，百日光华射人。《本草》。

白附子 主面上百病，去䵟黯瘢疵。可入面脂，或作澡豆用。《本草》。

白茯苓 去䵟黯及产妇黑皰如雀卵色。为细末，蜜和，常常涂面良。《本草》。

桑柴灰 能灭痣疵、黑子。与藜灰淋取汁熬，点之佳。《本草》。

桑叶 治面上肺毒疮，如大风疮。取叶净洗，蒸熟日干为末，水调二钱服，日三，名绿云散。《本草》。

蜜 常服，面如花色，久服之佳。《本草》。

真珠 除䵟黯斑点，令面润泽，好颜色。研为粉，和乳汁，常涂之。《本草》。

白僵蚕 灭䵟黯瘢痕，令面色好。为末，常涂之，又与衣鱼、鹰屎白等分为末，和乳汁，涂瘢痕，便灭。《本草》。

覆盆子 令人好颜色。久食之佳。蓬

蔂①同功。《本草》。

乌梅肉 去黑点黑痣，蚀恶肉。和诸药以点之。《本草》。○面生雀子斑。取梅肉、樱桃枝、猪牙皂角、紫背浮萍等分为末，如常法洗面，其斑自去。《入门》。○白梅同功。

栗皮 栗上薄皮，名扶，捣为末，和蜜涂面，令皮肉急缩，可展老人面皱。《本草》。

桃花 好颜色，悦泽人面。可酒渍饮之。○面上疮出黄水，桃花为末，水服一钱，日三。《本草》。

杏仁 去面䵟。捣为末，和鸡子白，夜卧涂面，明早温酒洗之。○伤风面肿，杏仁烂捣，附之。《本草》。

蔓菁子 取油入面脂用，去黑䵟。又细研入面脂，常用极去面皱。《本草》。

冬瓜仁 令面光泽，好颜色，去黑癍、黑䵟。可作面脂常用。○取仁三五升，去皮捣为末，蜜丸，空心服三十丸，久服令白净如玉。《本草》。

葱白 主伤风面目浮肿。煎汤饮之，洗之。《本草》。

鸬鹚屎 去面上䵟黯、靥痣、瘢疵、疱皯、雀卵斑。取屎白，猪脂调涂。《本草》。

熊脂 主面上䵟黯、黑斑。悦泽人面，可涂之，兼食之。《本草》。

羖羊胆 主面多䵟黯如雀卵色。取胆，和酒煮沸以涂拭之，日三，即差。《本草》。

大猪蹄 令老人面光泽。猪蹄一具，理如食法，煮浆如胶，夜以涂面，晓以浆水洗，即面皮急矣。《本草》。

鹿角 炙为末，酒服二钱，日二。久服面色如花。○以浆水浓磨如泥，涂面令不皱，兼去疮疱，光华可爱。○年少气盛，面生疱疮。麋鹿脂，涂之即差。《本草》。

一方 被打，头面青肿。羊肉、牛肉或猪肉，炙令热，贴肿上即愈。《本草》。

---

① 蓬蔂（Lěi），药名，即覆盆。

眼

眼为脏腑之精

五脏六腑之精气，皆上注于目而为之精。精之窠为眼，骨之精为瞳子，筋之精为黑眼，血之精为络，其窠气之精为白眼，肌肉之精为约束，裹撷筋骨血气之精，而与脉系上属于脑，后出于项中。故邪中于项，因逢其身之虚，其入深，则随眼系以入于脑，入于脑则脑转，脑转则引目系急，目系急则目眩以转矣即因风眩晕也。邪中其精，其精所中不相比也则精散，精散则视歧，视歧见两物也视一物为两也。目者，五脏六腑之精也，荣卫魂魄之所常营也，神气之所生也。故神劳则魂魄散，志意乱，是故瞳子黑眼法于阴，白眼赤脉法于阳也。故阴阳合传而为精明也。目者心之使也，心者神之舍也，故神精乱而不转。卒然见非常之处，精神魂魄散不相得，故曰惑也。《灵枢》。○是以五脏六腑、十二经脉、三百六十五络，其血气皆受于脾土，上贯于目而为明。故脾虚，则五脏之精气皆失所，使不能归明于目矣。《纲目》。

气轮　病因凌寒冒暑，受饮寒浆，肌体虚疏，寒邪入内。其候或痛或昏，传在白睛，筋多肿赤，视日如隔雾，看物似生烟，日久不治，变成白膜，黑暗难开。《得效》。

风轮　病因喜怒不常，作劳用心，尽视远物，夜读细书。其候眦头尤涩，睛内偏疼，视物不明，胞弦紧急，宜去风药。《得效》。

肉轮　病因多食热物，好吃五辛，远道奔驰，食饱耽眠，风积痰壅。其候眼胞赤肿，昏蒙多泪，倒睫涩痛，瘀血侵睛，宜疏醒脾药。《得效》。

血轮　病因七情烦劳，内动于心，外攻于目。其候赤筋缠眦，白膜侵睛，胞肿难开，昏涩，日久不治，失明愈深，宜洗心凉血药。《得效》。

水轮　病因劳役过度，嗜欲无厌，又伤七情，加之多餐酒面，好啖咸辛，因动肾经，通于黑水。其候冷泪镇流于脸上，飞蝇相趁于睛前，积聚风虚，或涩或痒，结成翳障，常多昏暗，宜用补肾药。《得效》。

五轮之图

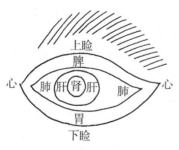

五轮之图

白睛属肺　　气之精为气轮得效
黑睛属肝　　筋之精为风轮得效
上下睑属脾　肉之精为肉轮得效
大小眦属心　血之精为血轮得效
瞳人属肾　　骨之精为水轮得效

八廓之图

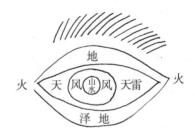

八廓之图

天廓　肺大肠　传道得效
地廓　脾与胃　水谷得效
火廓　心命门　抱阳得效
水廓　肾　　　会阴得效
风廓　肝　　　养化得效
雷廓　小肠　　关泉得效

山廓　胆　　　清净得效
泽廓　膀胱　　津液得效

天廓　病因：云中射雁，月下看书，多食腥膻，侵冒寒暑。其候：视物生烟，眦疼难开，不能辨认。《得效》。

地廓　病因：湿渍头上，冷灌睛眸。其候：眼弦紧急，瘀血生疮。《得效》。

火廓　病因：心神恐怖，赤脉侵眦，血灌瞳人。其候：睑头红肿，睛内偏疼，热泪如倾。《得效》。

水廓　病因：努力争斗，击棒开弓，骤骑强力生病。其候：常多昏暗，睛眩泪多。《得效》。

风廓　病因：枕边窗穴，有风不能遮闭，坐卧当之，脑中风邪。其候：黑睛多痒，两睑常烂，或昏多泪。《得效》。

雷廓　病因：失枕睡卧，酒后行房，血脉满溢，风邪内聚。其候：眦头赤肿，睑内生疮，倒睫拳毛，遮睛努肉。《得效》。

山廓　病因：撞刺磕损，致令肉生两睑，翳闭双睛。若不早治，永沉昏暗，瘀血侵睛。《得效》。

泽廓　病因：春不宣解、冬聚阳毒。多餐热物，致令脑脂凝聚，血泪攻潮，有如雾笼飞蜂，黑花常见。《得效》。

眼睛属五脏

首尾赤眦属心，满眼白睛属肺，其乌睛圆大属肝，其上下肉胞属脾，而中间黑瞳一点如漆者，肾实主之。《直指》。○白睛属肺，名曰气轮。赤者属心，行血脉也。再于黑睛上分，晕微青者属肝也，次黑者属肾也，中间一点瞳人属胆也。《入门》。

眼有内外眦

目眦外决于面者，为锐眦。在内近鼻者，为内眦。上为外眦，下为内眦。《灵枢》。○足太阳为目上纲，足阳明为目下纲。《灵枢》。○眦谓四际，睑睫之本也。《内经·注》○目之内眦，太阳经之所起，血多气

少。目之锐眦，少阳经也，血少气多。目之上纲，太阳经也，亦血多气少。目之下纲，阳明经也，血气俱多。此三经俱会于目，惟足厥阴经连于目系而已。故血太过者，太阳阳明之实也。血不及者，厥阴之虚也。故出血者，宜太阳阳明，盖此二经血多故也。少阳一经，不宜出血，血少故也。刺太阳阳明出血，则目愈明，刺少阳出血，则目愈昏矣。子和。

诸脉属目

心合脉，诸脉者皆属于目。《内经》。○五脏六腑精华皆禀于脾，注于目，故理脾胃，则气上升而神清也。肝之系虽总于目，而照彻光彩实肾精心神所主，故补精安神者，乃治眼之本也。《入门》。○因心事烦冗，饮食失节，劳役过度，故脾胃虚弱。心火太盛，则百脉沸腾，血脉逆行，邪害孔窍，所谓天明则日月不明是也。脾者，诸阴之首也。目者，血脉之宗也。故脾虚则五脏之精气皆失所司，不能归明于目矣。心者，君火也，主人之神，宜静而安，相火代行其令。相火者，包络也，主百脉皆荣于目，既劳役运动损其血脉，故诸病生焉。医者不理脾胃及养血安神，是治标不治本，不明此理也。东垣。

脉法

左寸脉洪数，心火炎也。关脉弦而洪，肝火盛也。右寸关俱弦而洪，肝木挟相火之势，侮肺金而乘脾土也。《医鉴》。○眼本火病，心肝数洪，右寸关见，相火上冲。《回春》。○眼见黑花者，从肾虚而起。诊左手尺脉，当沉而数者是也。《类聚》。

目者肝之窍

肝在窍为目。《内经》。○东方青色，入通于肝，开窍于目，藏精于肝。《内经》。○人卧则血归于肝，肝受血而能视。《内经》。○肝气通于目，肝和则能辨五色。《难经》。

○肝虚，则目䁾䀮无所见。《内经》。○目瞑者，肝气不治也。海藏。○目者，肝之外候。肝取木，肾取水，水能生木，子母相合，故肝肾之气充，则精彩光明；肝肾之气乏，则昏蒙晕眩。心者神之舍，又所以为肝肾之副焉。盖心主血，肝藏血，血能生热，凡热冲发于眼，皆当清心凉肝。《直指》。○肝藏血，热则目赤肿，虚则眼前生花详见眼花，赤肿宜地黄粥。《入门》。

地黄粥 治睡后目赤肿，须臾渐白，良久则无，此血热非肝病也。盖人卧则血归于肝。因血热到肝，故睡起而目赤。良久无事者，血复散于四肢。宜食此粥，以凉肝血。生地黄不拘多少，捣取自然汁，浸粳米半升，渗透，晒极干，再浸再晒三次。每用瓷器煎汤一升，令沸，入前米一合，熬作稀粥，食远，吃之即睡，立效。《入门》。

眼病无寒

历考眼科之病，无寒而有虚与热，岂寒涩血而不上攻欤！《入门》。

眼无火不病

目不因火则不病。何以言之？白轮变赤，火乘肺也；肉轮赤肿，火乘脾也；黑水神光被翳，火乘肝与肾也；赤脉贯目，火自甚也，能治火者，一句了。故《内经》曰：热胜则肿。凡目暴赤肿起，羞明隐涩，泪出不止，暴寒目瞒，皆火热之所为也。治火之法，在药则咸寒、吐之、下之，在针则神庭、上星、囟会、前顶、百会。血之翳者可使立退，痛者可使立已，昧者可使立明，肿者可使立消矣。子和。○大凡眼之为患，多生于热，治法以清心凉肝，调血顺气为先。《直指》。

眼病所因

生食五辛。○接热饮食。○刺头出血多。○极目远视。○夜读细书。○久处烟火。○博弈不休。○夜间读书。○饮酒不已。○热餐面食。○抄写多年。○雕镂细作。○泣泪过多。○房室不节。○数向日月轮看。○月下读书。○夜视星月。○极目瞻视山川草木，皆丧明之由也。○又有驰骋畋猎。○冒涉风霜。○迎风逐兽，日夜不息，皆伤目之由也。《千金》。○眼病，属风热与血少，神劳，肾虚。丹溪。

内障

内障者，肝病也。《回春》。○内障在睛里昏暗，与不患之眼相似，惟瞳人里有隐隐青白者，无隐隐青白者亦有之。《纲目》。○内障先患一眼，次为两目俱损者，皆有翳在黑睛内遮瞳子而然。夫通黑睛之脉者，目系也，目系属足厥阴、足太阳、手少阴三经，三经虚则邪从目系入黑睛内为翳。以针言之，则当取三经之俞穴，如天柱、风府、大冲、通里等穴是也。《纲目》。○内障者，不疼不痛，无泪无眵，细观如薄雾之形，久视如轻烟之状，飞蝇散乱，悬蟢虚空，日渐月增，脑脂下结于乌轮，翳障渐生于黑水。《类聚》。○内障昏蒙，外无翳膜，因脑脂下凝，乌珠转白，或如金色，或绿豆色，或如云烟，或见五色，治比外障更难。如脑脂凝结，瞳人反背者，不治。《入门》。○属血少、神劳、肾虚也。宜养血、补水、安神以调之。《丹心》。○凡昏弱不欲视物，内障见黑花，瞳子散大，皆里病也。《丹心》。○内伤色欲，肾精虚者，宜益阴肾气丸；肝血虚者，养肝丸、生熟地黄丸；肝肾俱虚者，宜驻景元、加减驻景元、明目壮水丸。《入门》。○血少、神劳、肾虚，宜滋阴地黄丸、滋肾明目汤。○内障，宜补肝散、坠翳丸、羊肝元、《本事方》羊肝元、补肾丸、杞苓丸、五退散、密蒙花散、冲和养胃汤、当归汤、还睛丸方见通治、拨云退翳还睛丸。○内障有圆翳、冰翳、滑翳、涩翳、散翳、横开翳、浮翳、沉翳、偃月翳、枣花翳、黄心翳、黑花翳、胎患、五风变、雷头风、惊振、绿风、乌风、黑风、青风、肝虚雀目、高风雀目、肝虚目暗，共二十三。《得效》。

益阴肾气丸 经曰：壮水之主，以镇阳光，滋阴是也。熟地黄二两，生干地黄酒焙、山茱萸各一两，五味子、山药、牡丹皮、柴胡、当归尾酒洗各五钱，茯神、泽泻各二钱半。上为末，蜜丸梧子大，朱砂为衣，空心，盐汤下五七十丸。《正传》。○一方无朱砂。○一名滋阴肾气丸。

养肝丸 治肝脏不足，眼目昏花，或生眵泪，妇人血虚目疾。当归、川芎、白芍药、熟地黄各一两，防风、楮实子炒、车前子酒炒、蕤仁汤浸去皮各五钱。上为末，蜜丸梧子大，白汤下七十丸，食远时。《医鉴》。

生熟地黄丸 治血虚眼昏。生干地黄、熟地黄、玄参、石膏各一两。上为末，蜜丸梧子大，空心，茶清下五七十丸。《入门》。

驻景元 治肝肾俱虚，多见黑花，视物昏暗。或生翳障。菟丝子酒制五两，车前子炒、熟地黄各三两。上为末，蜜丸梧子大，空心，温酒下五七十丸。《局方》。○一方，加枸杞子一两半，尤佳。

加减驻景元 治肝肾俱虚，两眼昏暗。菟丝子八两，枸杞子、五味子、车前子、楮实子、川椒炒各一两，熟地黄、当归身各五钱。上为末，蜜丸梧子大，空心，温酒或盐汤下五七十丸。《简易》。

明目壮水丸 治肝肾不足，眼目昏暗，常见黑花，多下冷泪，此壮水之主，以镇阳光，补肾养肝，生血明目。黄柏、知母并乳汁拌晒干炒各二两半，熟地黄、生干地黄酒洗、天门冬、麦门冬、山茱萸酒蒸、甘菊各二两，枸杞子酒洗一两六钱，牛膝酒洗一两三钱，人参、当归酒洗、五味子、菟丝子、白茯神、山药、柏子仁炒、泽泻、牡丹皮酒洗各一两，白豆蔻三钱。上为末，蜜丸梧子大，空心，盐汤下百丸。《医鉴》。

滋阴地黄丸 治血少、神劳、肾虚，眼目昏暗，瞳子散大，视物昏花，法当养血凉血，散火除风热。地黄一两，柴胡八钱，生干地黄酒焙七钱半，当归身酒洗、黄芩各五钱，天门冬、地骨皮、五味子、黄连各三钱，人参、枳壳、甘草炙各二钱。上为末，蜜丸绿豆大，每百丸，茶清送下。《丹心》。○一名熟地黄丸。凡眼视渐昏，乍明乍暗，此失血之验也，宜服此。与定志丸方见神门兼服，尤佳。《保命》。

滋肾明目汤 治血少、神劳、肾虚眼病。当归、川芎、白芍药、生地黄、熟地黄各一钱，人参、桔梗、栀子、黄连、白芷、蔓荆子、甘菊、甘草各五分。上锉，作一贴，入细茶一撮、灯心一团，水煎，食后服。《回春》。

补肝散 治肝风内障，不痛不痒，眼见五花，或一物二形。羚羊角、防风各一两，人参、赤茯苓各七钱半，羌活、车前子，细辛、玄参、黄芩炒各三钱半。上为末，每二钱，米饮调下，食后。○羚羊角，行厥阴经；玄参、细辛，行少阴经；羌活、防风、车前子，行太阳经。如筋脉枯涩，加夏枯草，尝试有验。《纲目》。

坠翳丸 治内障有翳。青羊胆、青鱼胆、鲤鱼胆各七个，熊胆二钱半，牛胆五钱，麝香三分，石决明水飞末一两。上末，面糊和丸梧子大，空心，茶清下十丸。无青鱼胆，则獭胆三枚代之，无则代猪胆一。《纲目》。

羊肝元 治眼目诸疾，及障翳青盲。黄连另为末，白羊子肝一具去膜，砂盆内同研细，众手作丸如梧子大，空心，温水下三十丸，连作五剂差。青羊肝尤佳。○有一官，活出一死囚，其囚数年病死。官人得内障甚苦，独坐忧叹，闻阶除窸窣声，问为谁？曰：我昔所活囚也，今公得疾，故感而来告，遂传此方。服之果愈。《局方》。

《本事方》羊肝元 治内障青盲。白羖羊肝，只用子肝一叶，薄切，新瓦上焙熟；地黄一两半，菟丝子、决明子、车前子、地肤子、五味子、枸杞子、茺蔚子、苦葶苈子、青葙子、蕤仁、麦门冬、泽泻、防风、黄芩、白茯苓、桂心、杏仁、细辛各一两。上为末，蜜丸梧子大，温水下三五十丸，日三服。〇一人患内障失明，得服此药，一夕灯下语家人曰：适偶有所见，如隔门隙见火者，及朝视之，眼中翳膜俱裂如线，遂得差。为末，茶清点服二钱，亦验。《纲目》。

补肾丸 治肾虚目昏，渐生内障。磁石火煅醋淬七次研水飞、菟丝子酒制各二两，熟地黄、肉苁蓉酒浸焙、石斛、五味子、枸杞子、楮实子、覆盆子酒浸、车前子酒蒸各一两，沉香、青盐各五钱。上为末，蜜丸梧子大，空心，盐汤下七十丸。《济生》。

杞苓丸 治肾虚，眼目昏暗，渐成内障。茯苓四两半赤半白，枸杞子酒浸二两，菟丝子酒制、当归各一两，青盐五钱。上为末，蜜丸梧子大，空心，温水下五七十丸。《丹心》。

五退散 治内障。蝉蜕、蛇蜕、蚕蜕、乌鸡卵壳、男子发各等分。上烧存性为末，猪肝煎汤调下一钱。《入门》。

密蒙花散 治十六般内障，多年昏暗。密蒙花二两，羚羊角、蛴螬即桑蠹也、人参、覆盆子、地肤子、枸杞子、甘草各一两，茺蔚子、蒺藜子、甘菊、槐花各五钱。上为末，每二钱，米饮调下。《得效》。

冲和养胃汤 治内障眼，得之脾胃虚弱，心火与三焦俱盛，上为此疾。黄芪、羌活各一钱，人参、白术、升麻、干葛、当归、甘草炙各七分，柴胡、白芍药各五分，防风、白茯苓各三分，五味子二分，干姜一分。上锉，作一贴，水煎至半，入黄芩、黄连各五分，再煎数沸，去滓温服，食远。东垣。

当归汤 补肝肾，益瞳子光明。柴胡二钱，生地黄一钱半，当归、白芍药各一钱，黄芩、黄连并酒浸各七分半，甘草炙五分。上锉，作一贴，水煎，空心服。《医鉴》。

拨云退翳还睛丸 治内障，常服则终身眼不昏花。黑脂麻五两，密蒙花、木贼、白蒺藜、蝉蜕、青盐各一两，薄荷、白芷、防风、川芎、知母、荆芥穗、枸杞子、白芍药、生甘草各五钱，甘菊六钱，当归酒洗三钱。上为末，蜜丸弹子大，每细嚼一丸，茶清下，食后。《回春》。

圆翳

在黑珠上一点圆，日中见之差小，阴处见之即大，视物不明，转见黑花。此由肝肾俱虚而得。宜补肝散、补肾元。《得效》。

冰翳

如冰冻坚实，旁观自透于瞳人内，阴处及日中看之，其形一同，疼而泪出。此肝胆病，宜通肝散。《得效》。

滑翳

有如水银珠子，但微含黄色，不疼不痛，无泪遮绕瞳人。《得效》。

涩翳

微如赤色，或聚或开，两旁微光，瞳人上如凝脂色，时复涩痛，无泪出。《得效》。

散翳

形如鳞点，或睑下生粟，日夜痛楚，瞳人最疼，常下热泪。此三证，皆肝肺相传，宜八味还睛散。《得效》。

散翳

上横如剑脊，下面微微甚薄，不赤不痛，此病稀少。《得效》。

浮翳

上如冰光，白色环绕瞳人，生自小眦头，至黑珠上，不痛不痒，无血色相潮。《得效》。

沉翳

白点藏在黑水下，向目细视，方见其白，眼睛疼痛，昼轻夜重，间或出泪，宜空青元。《得效》。

偃月翳

膜如凝脂，一边厚一边薄，如缺月，其色光白，无瑕疵。前四证并皆难治。《得效》。

枣花翳

周回如锯齿，四五枚相合，赤色，刺痛如针，视物如烟，昼则痛楚，多泪昏暗。《得效》。

黄心翳

四边皆白，但中心一点黄，团在黑珠上，时下涩泪。此两证，肝肺风热，宜还睛散、坠翳丸。《得效》。

黑花翳

其状青色，大小眦头涩痛，频频下泪，口苦。盖胆受风寒，宜凉胆元。《得效》。

胎患

初生，观物转睛不快，至四五岁，瞳人洁白，昏蒙不见，延至年高，无药可治，由胎中受热致损也。《得效》。

五风变

五色变为内障，头痛甚，却无泪，日中如坐暗室，常自忧叹，此毒风脑热所致。《得效》。

雷头风

此热毒之气，冲入眼睛中，牵引瞳人，或微或大或小，黑暗全不见物。《得效》。

惊振

因病目，再被撞打，变成内障，日夜疼痛，不能视三光。前四证，俱不可治，不过服还睛散。《得效》。

绿风

初患头旋，两额角相牵瞳人，连鼻颊皆痛，或时红白花起。肝受热则先左，肺受热则先右，肝肺同病则齐发。先服羚羊角散、羚羊角丸，后服还睛散。《得效》。

乌风

眼虽痒痛，而头不旋，但渐渐昏暗，如物遮定，全无翳障，或时生花。此肝有实热，宜泻肝散。《得效》。

黑风

此与绿风相似，但时时黑花起，乃肾受风邪，热攻于眼，宜凉肾。《得效》。

青风

此眼不痛不痒，瞳人俨然如不患者，但微有头旋及生花，转加昏蒙。前二证，宜服还睛散。《得效》。

肝虚雀目

雀目者，日落即不见物也。《得效》。○因肝虚血少，时时花起，或时头疼，年深则双目盲，小儿因疳得之，宜蛤粉丸。《得效》。○小儿肝疳雀目，宜风疳丸。《入门》。○昼明晚暗，谓之雀目。言如鸟雀之瞑，便无所见也。《类聚》。○雀目，宜雀盲散。《直指》。○雀头取血，点眼中，即效。羊肝，淡煮食之亦佳。《本草》。○治鸡盲雀目，用鲜地黄炒猪肝食之。《种杏》。○牛肝作脍食之，妙。《俗方》。

高风雀目

与前证虽同，但才至黄昏便不见物，经年瞳子如金色，名曰黄风，不治。《得效》。○雀目之证，暮则不见物，至晓复明何也？曰：肝虚也。经曰：目得血而能视。肝既无血，则目瞀而不明矣。其暮暗而晓复明者何也？曰：木生于亥，而旺于卯，绝于申，至于西戌之时，木气衰甚，故瞑；至于卯之分，木气精盛，而目复明矣。曰：雀目终变为黄胀而死何也？曰：木绝于申，乃水土长生之地，木衰而土盛，故变为黄胀，宜平胃散方见内伤以平土气，四物汤方见血门以补肝虚。《正传》。○高风雀目，宜还睛丸。《类聚》。

肝虚目暗

远视不明，眼前花子频起，眦目赤痛，有时看一成二，宜补肝散《得效》。○与眼暗参看。

补肝散 治圆翳在黑珠上，昏花。柴胡一钱半，白芍药一钱，熟地黄、白茯苓、甘菊、细辛、甘草各七分，柏子仁、防风各五分。上锉，作一贴，水煎服。《得效》。

补肾元 治同上。肉苁蓉、枸杞子各一两，巴戟、山药、破故纸炒、茴香、牡丹皮各五钱，青盐二钱半。上为末，蜜丸梧子大，空心，盐汤下三五十丸。《得效》。

通肝散 治冰翳。山栀子、白蒺藜、枳壳、荆芥、甘草各五钱、车前子、鼠黏子炒各二钱半。上为末，每二钱，苦竹叶煎汤调下。《得效》。

八味还睛散 治内障，诸般障翳昏花。草决明一两，白蒺藜、防风、木贼、栀子仁、甘草各五钱，蝉壳、青葙子微炒各二钱半。上为末，每二钱，麦门冬汤调下，菊花汤亦可。《得效》。

空青元 治沉翳，细看方见，其病最深。防风、生干地黄、知母各二两，五味子、车前子、石决明、细辛各一两，空青二钱。上为末，蜜丸梧子大，每十丸，茶清下，空心。《得效》。

凉胆元 治黑花翳，乃胆受风寒而作。防风、芦荟各一两，黄连、黄芩、荆芥穗、草龙胆各五钱，地肤子、黄柏各二钱半。上为末，蜜丸梧子大，空心，薄荷汤下三十丸。《得效》。

羚羊角散 治绿风内障昏花。甘菊、防风、川芎、羌活、车前子、川乌、细辛各五钱，半夏曲、羚羊角、薄荷各二钱半。上为末，每二钱，生姜、荆芥煎汤调下，或锉，取七钱，姜三片煎服。《得效》。

羚羊角丸 治绿风内障。羚羊角屑一两，石决明、草决明、车前子、犀角屑各七钱半，独活、防风、蔓荆子、甘菊、蓝实、栀子、甘草各五钱。上为末，蜜丸梧子大，温水下三十丸。《类聚》。

泻肝散 治乌风昏暗。大黄、甘草各五钱，郁李仁、荆芥穗各二钱半。上锉，分二贴，空心，水煎服。《得效》。

蛤粉丸 治雀目。蛤粉、黄蜡等分，熔蜡搜粉为丸如枣大；猪肝一片二两许，批开裹药一丸，麻线缠，水一碗煮熟，取出乘热熏眼，至温吃肝，以愈为度。《纲目》。

风疳丸 治小儿肝疳雀目。青黛、黄连、天麻、五灵脂、夜明砂、川芎、芦荟各二钱，草龙胆、防风、蝉壳各一钱半，全蝎二枚，干蟾头三钱。上为末，猪胆汁浸糕和丸麻子大，薄荷汤下十丸。《入门》。

雀盲散 治雀目夜不见物。雄猪肝竹刀批开，纳夜明砂扎缚，煮米泔中，至七分熟，取肝细嚼，以汁送下。《直指》。○治雀目。獖猪肝煮熟，和夜明砂作丸服。《入门》。

还睛丸 治高风雀目，渐成内障。石决明煅研水飞、覆盆子、茺蔚子各二两，槐实炒、人参、细辛、防风、白茯苓、甘菊、柏子仁、川芎各一两。上为末，蜜丸梧子大，温水下三十丸。《类聚》。

外障

外障者，肺病也。《回春》。○在睛外遮暗。《纲目》。○《灵枢》曰：诊目痛，赤脉从上下者，太阳病；从下上者，阳明病；从外走内者，少阳病。○凡赤脉翳，初从上而下，属太阳，主表，必眉棱骨痛，或脑项痛，或半边头肿痛，治法宜温之散之，温则腊茶饮，散则夏枯草散、选奇汤方见头部之类。〇赤脉翳初从下而上者，或从内眦出外者，皆属阳明，主里，故其证多热，或便实，治法宜下之寒之，下则明目流气饮、钱氏泻青丸方见五脏、《局方》温白元方见积聚加黄连、黄柏之类，累用有验。寒则一味黄连、羊肝元之类。〇赤脉翳，初从外眦入内者，为少阳，主半表半里，治法宜和解之，神仙退云丸之类。《纲目》。〇外障有肝脏积热、混睛、努肉攀睛、两睑粘睛、膜入水轮、钉翳根深、黑翳如珠、花翳白陷、水瑕深翳、玉翳浮满、顺逆生翳、鸡冠蚬肉、睑生风粟、胞肉胶凝、漏睛脓出、蟹睛疼痛、突起睛高、风起喎偏、倒睫拳毛、风牵睑出、神祟疼痛、旋螺尖起、鹘眼凝睛、辘轳转关、被物撞打、撞刺生翳、血灌瞳人、眯目飞尘飞丝、天行赤目、暴赤眼后生翳、胎风赤烂、风赤疮疾、冲风泪出、暴风客热、睑硬睛痛、痛如针刺、痒极难任、瞳人干缺、黄膜上冲、赤膜下垂、小眦赤脉、偷针、小儿通睛、小儿胎中生赘、小儿青盲。《得效》。

肝脏积热

眼先患赤肿疼痛，怕日羞明，泪涩难开，忽生翳膜，初患一目不见，以致两目齐患。此肝脏积热，宜石决明散。《得效》。〇风眼肿则软，热眼肿则硬。《直指》。〇眼赤而痛者，肝实热也。《回春》。〇眼赤肿而足寒者，必以温汤频洗其足，甚妙。《纲目》。〇肝脏风热，宜拨云散、局方密蒙花散、蝉花散、洗肝明目汤、散热饮子。〇肝脏积热，宜洗肝散方见五脏、泻肝散方见上、泻青丸方见五脏、柴胡汤、四物龙胆汤、洗以汤泡散。方见下。

混睛

白睛先赤，后痒痛泪下，闭涩难开，年深则睛变成碧色，满目如凝脂，赤脉横贯，宜地黄散。《得效》。

努肉攀睛

或眼先赤烂多年，肝经为风热所冲而成，或用力作劳而得，或痒或痛，自两眦头努出筋膜，心气不宁，忧虑不已，遂乃攀睛，宜二黄散、定心元。《得效》。〇两眦呈露生努肉者，心热血旺也。《直指》。〇攀睛努肉者，心热也。〇大眦赤、红肉堆起者，心经实热也；小眦赤，红丝血胀者，心经虚热也。《回春》。〇努肉，宜速效散。《医鉴》。〇洗努肉侵睛，当归尾，荆芥穗、黄连、防风、薄荷、朴硝、硼砂等分锉，煎汤温洗。《入门》。〇梨汁浸黄连。又初男乳和雄雀屎，点之皆效。详见单方。

两睑黏睛

此乃烂弦风也。双目赤烂，或痒或痛，经年不愈。《得效》。〇目眶赤烂岁久，俗呼为赤瞎是也，当以三棱针刺目眶外，以泻湿热，即愈。东垣。〇烂弦风者，风沿眼系上，膈有积热，自饮食中挟怒气而成，积而久也，眼沿因脓溃而肿，其中生细小虫丝，遂年久不愈，而多痒者是也，用还睛紫金丹，以银钗股点之。若痒者，又当去虫以绝根本。又与防风通圣散去硝黄方见风门，为细末，酒拌晒干，依法服之。禁诸厚味。《纲目》。〇点以炉甘石散，洗以驱风散、广大重明汤。〇去虫宜圣草散。〇小儿初生，双目红而眶边赤烂，至三四岁不愈，宜消风散方见头部，以桑白皮煎汤调下。《入门》。

膜入水轮

此因黑珠上生疮稍安，其痕不没，浸入水轮，虽光未绝，终亦难治。《得效》。

钉翳根深

心肝留热，致使眼疼痛生翳膜，经久其色如银钉，入黑睛，不可治。《得效》。〇睛上生翳如银钉子头，故谓之钉翳。宜石决明散点之。《类聚》。

黑翳如珠

此起在黑水上，如小黑豆，疼痛泪出，不可用点药，乃肾虚受风热而得，宜先服羚羊角散，后服补肾元。《得效》。

花翳白陷

白翳旋绕瞳人，点点如花白鳞砌者，此因肝肺伏藏积热，宜点磨翳膏，后服羚羊角散。《得效》。○花翳者，睛上忽生白翳，如枣花之砌，鱼鳞相似，宜点龙脑散。《类聚》。

水瑕深翳

黑水内横深瑕盘，青色沉沉深入，痛楚无时，此五脏俱受热，宜服清凉散。《得效》。

玉翳浮满

黑珠上，浮玉色，不疼痛，翳根不红，不宜针割，但服还睛散，点磨翳膏，即愈。《得效》。

顺逆生翳

凡翳自下生上者为顺，自上而生下者为逆；顺则易安，逆则难治，宜服车前散，点磨翳膏。《得效》。

鸡冠蚬肉

翳生睑内，如鸡冠、蚬肉，或青或黑，须翻出看之，阻碍痛楚，怕日羞明。盖脾经先受热，后有所传，宜服石决明散。《得效》。○睑内生如鸡冠、蚬肉，乃脾风热也，须翻出看之，用观音草即草龙胆每日轻轻刮去毫厘，血出，用银匙挑洗风毒药水按止之，刮后不时将药水点入，则不复肿。《入门》。

睑生风粟

两睑上下，初生如粟米大，渐大如米粒，或赤或白，不甚疼痛，此肝壅瘀血所成，宜服消毒饮。《得效》。○睑生风粟者，眼痛状如眯，名曰粟眼，其眼睑皮肉上下，有肉如粟粒，泪出碜痛，可翻眼皮起，以针拨之，兼服汤散宣其风热。《类聚》。○眼上下胞，或自唇间如疥点者，热在脾，宜加味荆黄汤。《入门》。

胞肉胶凝

眼胞皮肉，有似胶凝，肿高如桃李，时出热泪，乃风毒所注，宜服消风散方见头部，点花草膏。《得效》。○上下胞肿如桃者，脾热也。《回春》。○热气蓄聚而伤饱，所以胞合。《直指》。○宜羚羊角散，洗眼汤。

漏睛脓出

眦头结聚生疮，流出脓汁，无翳障，不疼痛。因心气不宁，并风热在睑中，宜白薇元。《得效》。○风热客于睑眦之间，令眦内结聚，津液乘之故成，脓出不止，俗呼为漏睛。或眼因患疮，出脓血后，大眦头常出脓涎，亦名漏睛。若不早治，日久则眼生黑点，侵损于目，即难治，宜黄芪散及点药。《类聚》。

蟹睛疼痛

如大豆子，出黑珠上，疼痛不可忍。又名损翳，宜石决明散。《得效》。○肝有积热，上冲于目，令目痛甚，当黑睛上生黑珠子，如蟹之目，以为名。或有如豆者，名曰损翳，极难治，宜服羚羊角散及点药。《类聚》。

突起睛高

风毒流注五脏，不能消散，忽然突起痒痛，乃热极所致，宜泻肝散。方见上。《得效》。○风热痰饮渍于脏腑，蕴积生热，热冲于目，故令眼珠子突出，是名睛胀，宜服凉药，泻肝丸。瞳人胀起者，水轮胀也。

《类聚》。〇乌轮突起，里热刺痛，谓之热眼。《直指》。〇井水灌眼中。详见下。〇黑睛胀，宜龙胆散。白睛胀，宜清肺散。

风起㖞偏

偏风牵引，双目㖞斜，泪出频频，却无翳膜，不痒不痛，宜消风散方见头部，荆芥汤调下，或蝉花无比散。《得效》。〇眼偏视者，风邪攻肝，牵引瞳人，故令偏视，宜服槐子丸。《类聚》。

倒睫拳毛

泪出涓涓，翳膜渐生，眼皮渐急，睫倒难开，瞳人如刺样痛。此脾受风热，先服泻肝散方见上，后服五退散《得效》、神效明目汤、明目细辛汤。东垣。〇倒睫拳毛，即眼睫毛倒入眼中央是也。《纲目》。〇眼楞紧急缩少者，倒睫拳毛之渐也，盖阳虚则眼楞紧急，阴虚则瞳子散大。《纲目》。〇倒睫拳毛，由目紧急皮缩之所致也，盖内伏热攻阴气外行，当去其内热并火邪，使眼皮缓则毛立出，翳自退。用手法攀出内睑向外，刺以三棱针，出热血，以左爪甲迎住针锋，立愈。《纲目》。〇治法：无名异石药也为末，糁卷在纸中作捻子，点火吹杀，以烟熏之，其毛自起。又摘去拳毛，用虮子血点入眼内，数次即愈。《纲目》。〇又法：木鳖子一个，去壳捣烂，绵裹塞鼻中，左目塞右，右目塞左，一二夜，其睫自正。《正传》。

风牵睑出

上下睑俱赤，或翻出一睑在外，此脾受风毒，宜五退散。若年深，睑内俱赤，则不治。《得效》。

神祟疼痛

旧无根因，忽然疼痛，或如针刺，或如火炙，两太阳穴掣痛，早轻晚重，先宜求福，却服石决明散。《得效》。〇犯土，伤眼痛，点三光膏。《医鉴》。

旋螺尖起

目痛生翳膜，尖起而赤，似旋螺。先服通肝散，次服石决明散。《得效》。

鹘眼凝睛

轮硬而不能转侧，此为鹘眼凝睛，不可治。《得效》。

辘轳转关

睛藏上下睑，不能归中，所以言之为辘轳也，亦难治，且服天门冬饮子及泻肝散。《得效》。〇风寒入贯瞳人，攻于眼带，则瞳人牵曳向下，名曰坠睛眼，亦辘轳转关之类。若日数渐多，即拽破瞳人，两眼俱陷，则不见物，宜服犀角散。《类聚》。

被物撞打

目被撞打，疼痛无时，瞳人被惊，昏暗蒙蒙，眼眶停留瘀血，宜贴地黄膏，次服石决明散。《得效》。〇眼被物撞打着，睛出眼带未断，即推入睑中，勿惊触，于四畔以生地黄细捣，厚敷之，兼服生地黄散。若有瘀血以针刺出，且用点药。如眼带断睛损，即不可治。《类聚》。

撞刺生翳

因撞刺生翳疼痛，或兼风热，转加痛楚，昏暗不见，宜先服经效散，次服石决明散。《得效》。

血灌瞳人

瞳人为血灌注，痛如锥刺，皆无翳膜，视物不明，由肝气闭，血无所归而得，宜引血归肝，宜服通血元、车前散。《得效》。〇又恐生花，再服还睛散。《入门》。〇若生翳障，生地黄汁和大黄末成膏，帛铺二寸许，罨眼上，久则易之。《得效》。

眯目飞尘飞丝

尘埃入目，粘睛不脱，或被飞丝所侵，或被砂石所苦，疼痛隐涩，揩碎不开，宜用瞿麦散。《得效》。○飞丝落眼，碜痛不开，好墨浓磨，新笔蘸入目中闭，少时开看，其丝自成块，着在眼睛上，却以绵轻轻惹下即愈，未尽再点。《纲目》。○飞丝入眼。大麻子一合杵碎，并水一碗浸搅，却将舌浸水中，涎沫自出，神效。一方茄子叶，杵碎如麻子法，尤妙。《纲目》。○飞丝入目，刮取人指甲上细屑，以箸头点津唾，蘸爪屑入眼中，其丝自聚，拨去。又，取人头垢点人眼中，丝即出。《纲目》。○诸物眯目，牛筋捶擘如丝，着睛上轻按之自出。又以新笔蘸缴出之。又好墨磨汁点眼中，立出。《纲目》。

天行赤目

目忽赤肿，晨昏痛涩，长幼相似，此天行时疾，宜服泻肝散，洗以五行汤。《得效》。○宜服石决明散、救苦汤，以洗眼汤洗之，以五黄膏、地黄膏贴之，效。《丹心》。

赤眼后生翳

此证轻则无妨，重则疼痛，而白睛红花，乃生翳膜。此由五脏积热，宜贴地黄膏，次服泻肝散。《得效》。○暴赤后，热流肺经，轻则朦胧而已，重则生云膜，如黄膜从下生，而上冲黑睛者，可治。如赤膜从上生，下遮覆黑睛，名曰垂帘膜难治。《入门》。○宜服观音梦授丸。

胎风赤烂

小儿初生，便有此证，至三四岁，双目红而弦边赤烂，时复痒痛，先服消风散方见头部，以汤泡散洗之，以龙脑膏点之。《得效》。

风赤疮疾

眼两睑似朱砂涂而生疮，黑睛端然无所染。此因脾脏风热，久不治则生翳膜，宜服五退散，洗以汤泡散。《得效》。

冲风泪出

至冬月尤甚，此因肺虚，遇风冷而发，宜白僵蚕散。《得效》。○冲风泪出，俗言作冷泪者非也，风冲于内，火发于外，风热相搏，由是泪出，宜服当归饮子方未详，外以贝母，大而白腻者一枚，加胡椒七粒，不犯铜铁，研为细末，临卧点眼妙。子和。○眵泪热而交流，两睑赤者，属肝热之甚，食后吞当归龙荟丸方见五脏。肝虚客热，迎风冷泪者，归葵汤、木贼散。《入门》。○眼出冷泪，虚则四物汤加木贼、防风、甘菊、白芷；实则用苍术散。《类聚》。

暴风客热

眼为暴风热所攻，白睛起障覆黑珠，睑肿痒痛，宜服泻肝散、清肺散。《得效》。

睑硬睛痛

睑中红赤而坚硬，眼睛疼痛而泪出怕日羞明，宜通肝散。若有翳障，点春雪膏。《得效》。

痛如针刺

睛忽然疼痛如针刺，双目根紧急，坐卧不安，此热毒在心，宜先服洗心散方见火门，次服还睛散。《得效》。

痒极难任

眼痒极甚，瞳子连眦头皆痒，不能收睑。此因胆受风热得之，宜服驱风一字散。《得效》。

瞳人干缺

眼睛干涩，全无泪液，始则疼痛，后来稍定，或白或黑，不见物。此证不可治。《得效》。

黄膜上冲

黑睛从下生黄膜，上冲疼痛，甚至闭涩难开。此脾受风食毒而作，宜服犀角饮。《得效》。

赤膜下垂

眼中有膜，自上垂下遮黑睛，名垂帘膜。望风泪出，怕日羞明。此客邪上冲，用百点膏点之，次服通肝散。《得效》。

小眦赤脉

小眦中生赤脉，渐渐冲眼，急宜早治。此三焦积热，宜服犀角饮。忌热毒物及房事。《得效》。

小儿通睛

婴儿双眼睛通者，欲观东边则见西边，若振掉头脑则睛方转。此肝受惊风，宜服牛黄丸。《入门》。

小儿胎中生赘

眼睑中生赘子，初生如麻子大，日渐如豆，悬垂睑内。此脾经风热所攻，宜服五退散加减。《得效》。

小儿青盲

胎中受风，五脏不和，呕吐黄汁，两眼一同，视物不明，无治法。《得效》。○青盲者，瞳子黑白分明，直物而不见者也。《回春》。

偷针

目眦疡，俗谓之偷针。《纲目》。○眼眦生小疮，细红点如疮，以针刺破即差，故名为偷针，宜解太阳经之结热也。《医鉴》。○脾间积热，兼宿食不消则生偷针。秦皮锉，和砂糖煎水，调大黄末一钱服，利之即消。《直指》。○治偷针。生南星、生地黄同研成膏，贴两太阳穴，肿自消。《纲目》。○拔去睫毛，即自消。《俗方》。

腊茶饮 治赤脉翳，从上而下，此属太阳，宜温散之。芽茶、附子、白芷各一钱，细辛、川芎、防风、羌活、荆芥各半钱。上锉，作一贴，入盐一撮，水煎服。《纲目》。

夏枯草散 治肝虚，目睛痛，冷泪不止，怕日羞明。方见下。

明目流气饮 治肝经不足，风热上攻，视物昏暗，常见黑花，多泪隐涩，或生翳障。苍术一两，草决明七钱半，大黄、川芎、细辛、恶实、甘菊、防风、白蒺藜、荆芥穗、蔓荆子、玄参、木贼、黄芩、栀子、甘草各五钱。上为末，每二钱，临卧冷酒或蜜水调下。《入门》。

神仙退云丸 一名拨云退翳丸，治一切翳膜，内外障，昏无睛者，服之累效，真妙方也。当归酒洗一两半，川芎、木贼去节童便浸焙、密蒙花、荆芥穗、地骨皮、白蒺藜、甘菊、羌活各一两，川椒炒七钱半，瓜蒌根、枳实、蔓荆子、薄荷、草决明炒，甘草炙各五钱，蛇蜕、蝉蜕、黄连各三钱。上为末，蜜和，每一两作十丸，茶清或汤饮化下一丸。《正传》。

石决明散 治肝热，眼赤肿痛，忽生翳膜，或脾热，睑内如鸡冠、蚬肉，或蟹睛疼痛，或旋螺尖起。石决明、草决明各一两，羌活、栀子、木贼、青葙子、赤芍药各五钱，大黄、荆芥各二钱半。上为末，每二钱，麦门冬汤调下。《入门》。○一名大决明散。

拨云散 治风毒上攻，眼目昏暗，翳膜遮睛，痒痛多泪。柴胡二两，羌活，防风、甘草各一两。上为末，每二钱，以薄荷汤或茶清调下，或锉取五钱，水煎服亦效。《入门》。

《局方》密蒙花散 治风眼，昏暗多泪，并暴赤肿。密蒙花、白蒺藜、炒羌活、木贼、甘菊、石决明各等分。上为末，每一钱，茶清调下。《局方》。

蝉花散 治肝经蕴热，毒气上攻，眼目赤肿，生翳多泪。草龙胆、甘菊、密蒙花、蔓荆子、荆芥穗、川芎、蝉壳、青葙子、草决明、栀子、防风、木贼、白蒺藜、甘草各等分。上为末，每二钱，茶清或荆芥汤调下。《入门》。

洗肝明目汤 治一切风热，眼目赤肿疼痛。当归尾、川芎、赤芍药、生地黄、黄连、黄芩、栀子、石膏、连翘、防风、荆芥、薄荷、羌活、蔓荆子、甘菊、白蒺藜、草决明、桔梗、甘草各五分。上锉，水煎，食后服。《回春》。

散热饮子 治眼暴赤肿疼痛。防风、羌活、黄芩、黄连各等分。上锉五钱，水煎服。易老。

柴胡汤 治肝火盛，目赤肿痛。柴胡、赤芍药、川芎、当归、青皮、草龙胆、栀子、连翘各一钱，甘草五分。上锉，作一贴，水煎，食后服。《回春》。

四物龙胆汤 治目赤肿痛，暴作云翳。川芎、当归、赤芍药、生干地黄各一钱三分，羌活、防风各八分，草龙胆、防己各六分。上锉，作一贴，水煎服。海藏。

羚羊角散 治两睑肿硬如桃李，开目不得。羚羊角屑、防风、羌活、人参、赤茯苓、升麻、大黄、车前子、玄参、黄芩各七分，栀子、细辛各三分。上锉，作一贴，水煎服。《类聚》。

羚羊角散 治蟹睛疼痛。羚羊角屑、黄连、赤芍药、芦根、木通、旋覆花、桑白皮各一钱，大黄七分，甘草三分。上锉，作一贴，入竹叶七片，水煎，食后服。《类聚》。

地黄散 治混睛。生地黄一两，赤芍药、当归、甘草各五钱。上锉五钱，水煎服。《得效》。

二黄散 治努肉攀睛。大黄、黄芩、防风、薄荷各一钱二分半。上锉，蜜少许，同煎服。《得效》。

定心元 治同上。麦门冬一两，石菖蒲、枸杞子、甘菊各五钱，远志二钱半。上为末，蜜丸梧子大，熟水下三十丸。《得效》。

速效散 治努肉红丝，红白翳障，及白珠上有死血红筋，或上睑胞肿如桃，日夜疼痛昏暗。黄连、黄芩、黄柏、栀子、连翘、薄荷、荆芥、柴胡、当归、生地黄、地骨皮、天花粉、蔓荆子、甘菊、恶实、白蒺藜、草决明、石决明、枳壳、甘草各五分。上锉，作一贴，水煎，食后服。《医鉴》。

炉甘石散 治烂弦风。炉甘石不以多少，先用童便煅淬七次，次以黄连煎汤煅淬七次，又以雀舌茶清煅淬七次，三汁合置一处，再煅三次，放冷研细，入脑麝各少许，点眼弦神妙。《纲目》。○又方：绿色炉甘石，煅淬童尿凡三次，出火毒一日夜，研细，夹黄连末，用童尿浸取清汁，点眼胞。《直指》。

圣草散 治烂弦风，虫痒。覆盆子叶，捣取汁，以皂纱蒙眼上，将笔蘸药汁画两眸于纱上，然后以汁滴之，当有虫出。《得效》。○又法：取覆盆子软叶，入初男儿乳汁，研匀和丸，置眦头上，引虫自出。《直指》。

清凉散 治水瑕深翳，青色。蔓荆子、荆芥穗、苦竹叶、甘草各一钱半，栀子七分半。上锉，作一贴，入薄荷七叶，水煎服。《得效》。

车前散 治肝经热毒，逆顺生翳，血灌瞳人，羞明多泪。密蒙花、甘菊、白蒺藜、羌活、草决明、车前子、黄芩、草龙胆、甘草各等分。上为末，每二钱，米饮调下。《得效》。

消毒饮 治睑生风粟。大黄煨、荆芥穗各二钱，恶实、甘草各一钱。上锉，水煎服。《得效》。○一名加味荆黄汤。《入门》。

白薇元 治漏睛脓出。白薇五钱，防风、羌活、白蒺藜、炒石榴皮各二钱半。上为末，米粉糊和丸梧子大，白汤下三十丸。《得效》。

黄芪散 治漏睛脓出。黄芪、防风、子芩、大黄煨各一钱，地骨皮、远志、人参、赤茯苓、漏芦各五分。上锉，作一贴，水煎，食后服，朝夕。《类聚》。

龙胆散 治肝热，乌睛浮肿，赤晕昏疼。草龙胆、栀子仁各二钱，防风、川芎、玄参、荆芥、茵陈、甘菊、楮实子、甘草各一钱。上为末，每二钱，食后，茶清调下。《直指》。

清肺散 治肺热上攻，白睛肿胀，日夜疼痛。桑白皮、片芩、甘菊、枳壳、防风、荆芥、柴胡、升麻、赤芍药、当归尾、玄参、苦参、白蒺藜、木贼、旋覆花、甜葶苈子、甘草各五分。上锉，作一贴，水煎，食后服。《医鉴》。

蝉花无比散 治风眼气眼，昏泪痒翳，或头风牵引，眼小胞烂。苍术童尿浸二宿切晒干、白芍药各一两，白蒺藜炒八钱，白茯苓四钱，石决明制、当归、防风、羌活各三钱，蝉壳、甘草各二钱，蛇蜕、皂角水洗焙、荆芥、细辛各一钱。上为末，每二钱，茶清或米泔调下，食后。《得效》。

槐子丸 治风邪牵引瞳人，令眼偏视。槐实二两，覆盆子、酸枣仁炒、柏子仁、车前子、蔓荆子、茺蔚子、鼠黏子炒、白蒺藜炒各一两。上为末，蜜丸，梧子大，酒下三十丸。《类聚》。

五退散 治脾受风毒，倒睫拳毛刺痛。穿山甲炒、川乌炮、甘草炙各五钱，蝉蜕、蚕蜕、蛇蜕醋煮、猪蹄退炒、荆芥穗各二钱半。上为末，每二钱，盐汤调下，食后。《入门》。

神效明目汤 治眼楞紧急，致倒睫拳毛，上下睑皆赤烂，睛痛流泪，隐涩难开。甘草二钱，葛根一钱半，防风一钱，蔓荆子五分，细辛二分。上锉，作一贴，水煎，食后服。东垣。

明目细辛汤 治同上。羌活、麻黄根各一钱半，防风一钱，荆芥七分，藁本、白茯苓、当归梢各五分，生地黄、蔓荆子、川芎各三分，桃仁五个，川椒四个，细辛、红花各二分。上锉，作一贴，水煎服。东垣。

天门冬饮子 治眼睛不能归中，名曰辘轳转关。天门冬、茺蔚子、知母各一钱，人参、赤茯苓、羌活各七分，五味子、防风各五分。上锉，作一贴，水煎，食后服。《入门》。

犀角散 治坠睛失明。车前子、枸杞子各一两，槐子、五味子、青葙子、牛蒡子炒、茺蔚子、胡黄连各七钱半，犀角屑、羚羊角屑各五钱，兔肝一具微炙。上为末，每二钱，食后，以槐子煎汤调下。《类聚》。

地黄膏 治眼被物撞打，肿痛昏暗。生地黄一合取汁，黄连一两，黄柏、寒水石各五钱。上三味为末，和地黄汁成饼，以纸摊贴眼上。非但撞打，凡风热、赤目、热泪出，皆可用。《得效》。

生地黄散 治眼被撞打肿痛。生干地黄、川芎、羚羊角、大黄、赤芍药、枳壳、木香各一钱。上锉，作一贴，水煎，食后服。《类聚》。

轻效散 治眼被撞刺，生翳昏痛，不见物。柴胡二钱，大黄、当归、赤芍药、犀角各一钱，甘草五分。上锉，作一贴，水煎，食后服。《入门》。

通血丸 治血灌瞳人刺痛，无障翳。川芎、当归尾、防风、荆芥各一两，生干地黄、赤芍药、甘草各五钱。上为末，蜜丸弹子大，每一丸，以薄荷、荆芥汤嚼下，食后。《入门》。

瞿麦散 治尘砂眯目磣痛。瞿麦炒黄色为末，鹅涎调和，逐时涂眦头，即开而愈。《得效》。

救苦汤 治眼暴赤肿，苦痛不可忍。苍术、草龙胆各一钱四分，当归、甘草各一钱，川芎六分，生地黄、黄柏、黄芩、知母各五分，羌活、升麻、柴胡、防风、藁本、黄连各三分，桔梗、连翘、细辛、红花各二分。上锉，作一贴，水煎，食后服。《正传》。

五黄膏 治目赤肿痛。黄柏一两，黄连、黄芩、黄丹、大黄各五钱。上为末，每一钱，蜜水调成膏，摊绯绢上，随左右贴太阳穴，干则以温水润之。《御药》。

观音梦授丸 治内障，因病赤眼，或食咸物而得者。夜明砂、当归、蝉蜕、木贼各三两。上为末，白羖羊肝四两煮烂，捣如膏和丸梧子大，空心，熟水下五十丸。百日如故。《得效》。

白僵蚕散 治肺虚，遇风冷泪出，冬月尤甚。黄桑叶一两，木贼、旋覆花、白僵蚕、荆芥穗、甘草各三钱，细辛五钱。上锉，取七钱，水煎，食后服，或为末，取二钱，荆芥汤调下。《入门》。

归葵汤 治视物昏花，流泪隐涩，目中溜火，恶日与火光。升麻一钱，黄芪、酒芩、防风、羌活各七分，蔓荆子、连翘、生地黄、当归、人参、红葵花、生甘草各五分，柴胡三分。上锉，作一贴，水煎，食后温服。《入门》。

木贼散 治眼多冷泪。木贼、木耳烧存性，等分为末，每二钱，热米泔调下。《入门》。

苍术散 治肝脏风热盛，眼出冷泪不止。苍术、木贼、白蒺藜、防风、羌活、川芎、甘草各等分。上为末，每二钱，温米泔调下，食后。《医鉴》。

驱风一字散 治眼痒极甚。川芎、荆芥、川乌炮各五钱，羌活、防风各二钱半。上为末，每二钱，薄荷汤调下，食后。《得效》。

犀角散 治黄膜上冲，睛痛闭涩。犀角镑屑二钱，羌活、黄芩、车前子各一钱，白附子、麦门冬各五分。上锉，作一贴，水煎，食后服。《得效》。

牛黄丸 治小儿通睛。犀角屑二钱，牛黄一钱，金箔、银箔各五片，甘草二钱半。上为末，蜜丸绿豆大，每七丸，薄荷汤吞下。《入门》。

翳膜

翳膜者，风热重则有之，或癍痘后亦生翳。此肝气盛而发在表也，宜发散而去之，若反疏利，则邪气内蓄，为翳益深。邪气未定，谓之热翳而浮；邪气已定，谓之冰翳而沉；邪气牢而深者，谓之陷翳。当用焮发之物，使其邪气再动，翳膜乃浮，佐之以退翳之药，而能自去也。病久者不能速效，宜以岁月除之。《纲目》。○凡翳起于肺家，受热轻则朦胧，重则生翳。虽翳自热生，然治法先退翳，而后退热者，谓热极生翳，若先去赤热，则血为之水，而翳不能去矣。《直指》。○翳膜轻重，详见内障。○黑睛有翳，皆用知母、黄柏，宜益本滋肾丸、明目地黄丸。《丹心》。○劳欲过度，或凉药过多，以致九窍不利，青白翳见大眦，乃阳气衰少也，宜补阳汤、连柏益阴丸、菊睛元。经曰：益火之源，以消阴翳是也。东垣。○新翳所生，宜表散，羌活退翳汤；血虚有热，宜神仙退云丸；若冰翳久不去，宜羚羊角散；欲焮发陷翳，亦羚羊角散，兼服神仙退云丸。《纲目》。○因眼病渐生翳膜，宜决明元、蝉花散、菊花散、地黄散。○翳膜通用拨云退翳丸、《正传》羊肝元、五秀重明丸、退云散、磨光散、道人开障散、补肝散、决明散、拨云汤，兼用点药。○肤翳者，眼睛上有物，如蝇翅者是也。乌贼鱼骨、龙脑各一钱，为细末，日点三四度，妙。《类聚》。

益本滋肾丸 治黑睛生翳膜，或阴虚睛散大。黄柏、知母并酒洗炒各等分。上为末，滴水和丸梧子大，空心，盐汤下五七十丸。东垣。

明目地黄丸 生精补血，补肾益肝，退翳膜遮睛，除羞涩多泪，并暴赤热眼。生干地黄酒洗、熟地黄各四两，牛膝酒洗、白蒺藜炒各三两，知母盐水炒、黄柏酒炒、菟丝子酒制、独活、枸杞子各二两。上为末，蜜丸梧子大，空心，盐汤下百丸。《回春》。

补阳汤 治膀胱肝肾经郁遏，不通于目，青白翳见大眦。柴胡一钱半，羌活、独活、人参、甘草、熟地黄、白术、黄芪各五分，泽泻、陈皮、防风、白芍药、生地黄、白茯苓、知母、当归各三分，肉桂一分。上锉，作一贴，空心，水煎服。清晨服补阳汤，临卧服连柏益阴丸。东垣。

连柏益阴丸 治同上。草决明、条芩、黄连酒炒、黄柏、知母并盐酒炒各一两，羌活、独活、五味子、当归、防风、甘草各五钱，石决明煅三钱。上为末，蜜丸绿豆大，茶清下百丸。多服补阳汤，少服此丸。东垣。

菊睛元 治右肾及肝肾不足，眼见黑花，昏暗生青白翳。甘菊四两，枸杞子三两，熟地黄、肉苁蓉各二两，巴戟一两。上为末，蜜丸梧子大，空心温酒或盐汤吞下五七十丸。《直指》。

羌活退翳汤 治太阳寒水，翳膜遮睛不见物。羌活一钱半，防风一钱，荆芥、薄荷、藁本各七分，酒知母五分，酒黄柏四分，川芎、当归身各三分，麻黄、酒生地黄各二分，川椒、细辛各一分。上锉，作一贴，水煎，服食后。东垣。

羚羊角散 治冰翳久不去。羚羊角屑、升麻、细辛各二两，甘草一两。上为末，一半蜜丸梧子大；一半为散。每取一钱，以米泔水煎，以此吞下五十丸。《保命》。

决明元 治热眼病后，毒气攻目，生翳膜遮障。麦门冬、当归、车前子各二两，青葙子、防风、枳壳各一两，茺蔚子、细辛、枸杞子、泽泻、生干地黄、石决明、黄连各五钱。上为末，蜜丸梧子大，空心，以麦门冬汤吞下五七十丸。《得效》。

蝉花散 治风眼热眼，昏涩肿痛，渐生翳膜。蝉壳、甘菊、川芎、防风、羌活、栀子、白蒺藜炒、草决明炒、荆芥穗、蔓荆子、谷精草、密蒙花、木贼去节童便浸晒、苍术、甘草炙各等分。上末，每二钱，茶清调下。《直指》。

地黄散 治心肝壅热，目赤肿痛，生赤翳或白膜遮睛，四边散漫者易治，若暴遮黑睛，多致失明。熟地黄、当归各五钱，生干地黄、木通、甘草各三钱，黄连、大黄、防

风、羌活、犀角屑、蝉壳、木贼、谷精草、玄参、白蒺藜各二钱。上为末，每二钱，煎羊肝汤下，食后，日三。亦治小儿疮疹，余毒入眼生翳。海藏。

菊花散 治肝受风毒，眼目赤肿，多泪磣痛，渐生翳膜。甘菊四两，蝉壳、木贼、羌活、白蒺藜各三两，荆芥、甘草各二两。上为末，每二钱，茶清调下。《入门》。

拨云退翳丸 消翳膜。甘菊、川椒、木贼、白蒺藜、密蒙花、蛇蜕、蝉蜕、川芎、蔓荆子、荆芥穗、石燕子煅、黄连、薄荷、瓜蒌根、枳实、羌活、当归、地骨皮、甘草各等分。上为末，蜜丸弹子大，每一丸，茶清嚼下。《医林》。

正传羊肝元 治翳障青盲。黄连一两，甘菊、防风、薄荷、荆芥、羌活、当归、川芎各三钱。上为末，白羊肝一具，蒸熟同捣作丸，服。《正传》。

五秀重明丸 治翳膜遮睛，隐涩昏花。甘菊花开头五百个，荆芥五百穗，木贼去节五百节，楮实五百枚，川椒开口者五百粒。上为末，蜜丸弹子大，每取一丸，茶清嚼下。《纲目》。

退云散 治外障翳膜覆瞳子。当归、生干地黄、谷精草、白菊、木贼、羌活、石决明煅、大黄酒炒、蔓荆子、白芷、黄柏、连翘、草龙胆各一钱，蝉蜕七个。上锉，作一贴，水煎，食远温服。《回春》。

磨光散 治风眼，消翳障。白蒺藜炒、防风、羌活、石决明煅、甘菊、草决明、蝉壳、蛇蜕、川芎、甘草盐水炙各五钱。上为末，每二钱，麦门冬汤调下，食后。《直指》。

道人开障散 治诸障翳。蛇蜕洗焙、蝉蜕、黄连各五钱，甘草生二钱，绿豆皮一两。上为粗末，每二钱，水煎服，食后。《直指》。

补肝散 治肝肾虚，黑珠上生翳。柴胡一钱八分，白芍药一钱三分，熟地黄、白茯苓、甘菊、细辛各九分，柏子仁、防风、甘

草各五分。上锉，作一贴，水煎，空心服。《入门》。

决明散 治风热毒气上攻，两目肿痛，或生翳膜，或赤脉努肉，涩痒昏花，渐成内障。石决明、草决明、黄芩、甘菊、木贼、石膏、赤芍药、川芎、羌活、蔓荆子、甘草各七分。上锉，作一贴，入生姜五片，水煎服。《得效》。

拨云汤 治眼生黑白翳，隐涩难开，无疼痛，乃足太阳膀胱为命门相火煎熬，逆行作寒水翳。羌活、防风、黄柏各一钱，荆芥、藁本、升麻、当归、知母、生甘草各七分，柴胡五分，川芎、黄芪、葛根、细辛、生姜各三分。上锉，作一贴，水煎，食后服。东垣。

眼花

眼见黑花，乃肝肾俱虚也。《局方》。○上虚属肝虚，必头晕目眩耳聋；下虚属肾虚，必眼花睛痛耳鸣。《入门》。○昏花者伤气；昏暗者伤血。热证亦有羞明怕日，但内虚者全不敢近阳光。《入门》。○黑花者肾虚也，五色花为肾虚客热也，青花胆虚也，红花火盛也。散杏者瞳人散大，视物杳冥也。《入门》。○阳主散，阳虚则眼楞急而为倒睫拳毛；阴主敛，阴虚不敛则瞳子散大而为目昏眼花。东垣。○或见飞蝇散乱，悬螬虚空，皆内障肾虚之证也。《类聚》。○肾主骨，骨之精为瞳子，瞳子散大者，因肾水虚骨枯，而心包络之火得以乘之也。治法宜苦、宜酸、宜凉，大忌辛热之物，除风热凉血益血，以收耗散之气，滋阴地黄丸最妙。方见上。《东垣》。○眼花宜服熟地黄丸、三花五子丸、还睛丸、椒目丸、驻景元方见上、补肾丸方见上、《医鉴》还睛丸方见下、益本滋肾丸方见上、明目壮水丸方见上，点服五胆膏。

熟地黄丸 治肾虚，眼见黑花。熟地黄、石斛、菟丝子酒制、防风、黄芪、车前子、茺蔚子、覆盆子、肉苁蓉酒浸、磁石煅

制、地肤子各一两，兔肝一具炙干。上为末，蜜丸梧子大，空心，盐酒下五七十丸。《类聚》。

三花五子丸 治眼见黑花飞蝇，或生翳障。密蒙花、旋覆花、甘菊花、决明子、枸杞子、菟丝子酒制、鼠黏子、地肤子、石决明煅、甘草各等分。上捣为末，蜜丸梧子大，食后，麦门冬汤下五十丸。《医林》。

还睛丸 治眼见五色花。细辛、五味子各二两半，人参、桔梗、黄芩、熟地黄、防风、知母、茺蔚子、车前子各二两，玄参五钱。上为末，蜜丸梧子大，空心，茶清下三五十丸。《入门》。

椒目丸 治久年眼生黑花昏暗。苍术二两，椒目炒一两。上为末，醋糊和丸梧子大，茶清下五十丸。《入门》。

五胆膏 治眼昏，常见黑花，欲成内障。青羊胆一枚，黄牛胆汁一合，熊胆二钱半，鲤鱼胆七钱半，乌鸡胆五枚，牛黄五钱。上为末，先将诸胆相和，次入牛黄末搅匀，银石器内慢火熬成膏。食后，温酒调下半钱，仍将少许点眼中。《类聚》。

眼疼

目疼有二：一谓目眦白眼疼；二谓目珠黑眼疼也。目眦白眼疼属阳，故昼则疼甚，点苦寒药则效。经所谓白眼赤脉法于阳故也；目珠黑眼疼属阴，故夜则疼甚，点苦寒药则反剧，经所谓瞳子黑眼法于阴故也。《纲目》。○一人目珠疼，连眉棱额角皆痛，遇夜则甚，点苦寒药则反甚，诸药不效，灸厥阴、少阳则痛止，半月复作，遂以夏枯草散，茶清调下。初服疼减大半，四五日良愈。后试亦验。《纲目》。○目赤而痛者，肝实热也。《回春》。○睛疼难忍，当归、防风、细辛、薄荷等分为末，每二钱，麦门冬汤调下，日三。《本事》。○黑睛疼，知母、黄柏泻肾火，当归养阴水。《丹心》。○目赤痛，脉实大，便秘者，以泻青丸方见五脏、洗肝散方见五脏，微利之即愈，或救苦汤。

《入门》。○汤火伤眼肿痛，不可用冷药点之，以五行汤温洗，地黄膏敷之。方见上。《入门》。○若读书、针刺过度而眼痛，名曰肝劳，但须闭目调护。《入门》。

夏枯草散　一名补肝散，治肝虚目睛疼，冷泪，不怕日羞明。夏枯草二两，香附子一两，甘草五钱。上为细末，每二钱，食后，茶清调下。夏枯草，治黑睛疼，至夜甚者，最效。盖黑珠连目系，属厥阴之经，此物有补养厥阴血脉之功，故其效如神。《本事》。

救苦汤　治眼暴赤肿，苦痛不可忍。方见上。

眼昏

五脏精明聚于目，目精全则目明。《得效》。○夫精明者，所以视万物、别白黑，审长短。以长为短，以白为黑，如是则精衰矣。《内经》。○足少阴之脉病，目䀮䀮无所见。《灵枢》。○肝虚则目䀮䀮无所见。《内经》。○《灵枢》曰：气脱者，目不明。《难经》曰：脱阴者目盲。夫阴阳合傅而为精明，气血不足则目昏。○视物不明，见黑花者，肾气弱也。《保命》。○目昧不明，热也。然玄府者，无物不有，人之脏腑皮毛肌肉筋膜骨髓爪牙，尽皆有之，乃气出入升降之道路门户也，有所闭塞不能为用者，悉由热气怫郁，玄府闭密，而致气液血脉荣卫精神不能升降出入故也，各随郁结微甚，而为病之轻重。故知热郁于目，则无所见也，或目昏而见黑花者，由热气甚而发之于目也。河间。○目昏者热甚也，伤寒热极则目盲不识人，目微昏者，至近则转难辨物，或如隔帘视，或视如蝇翅，或见黑花，皆目之玄府闭密，而荣卫精神不能升降故也。《入门》。○凡人目暴不见物，皆是气脱，用人参膏方见气门以补之，血药以行之。《丹心》。○久病昏暗者，肾脏真阴之虚也。《回春》。○眼昏，宜驻景元、加减驻景元方并见上、滋阴地黄元方见上、加味磁朱丸、四物五子元、

蔓菁子丸、还睛丸。方见下。○伤寒热病后，目昏或生翳膜，宜服石决明散方见上，点春雪膏。方见上。○妇人眼昏，宜服抑青明目汤。

加味磁朱丸　治眼昏，久服能明目，百岁可读细书。磁石煅醋淬七次，细末水飞二两，朱砂研水飞一两，沉香五钱。上为末，神曲末二两作糊，和丸如梧子大，盐汤或米饮下三五十丸，空心。磁石法水入肾，朱砂法火入心，沉香升降水火。《直指》。○一名神曲丸。一方，加夜明砂一两。

四物五子元　治眼昏。当归、川芎、熟地黄、白芍药、枸杞子、覆盆子、地肤子、菟丝子、车前子各等分。上捣作末，蜜丸梧子大，空心盐汤下五七十丸。

蔓菁子丸　治眼昏。蔓菁子、五味子、枸杞子、地肤子、青葙子、决明子、楮实子、茺蔚子、菟丝子各一两。上为末，蜜丸梧子大，空心酒下五七十丸。《集成》。

抑青明目汤　治妇人怒气伤肝，眼目昏暗，如云雾中。当归、白芍药、生干地黄、白术、赤茯苓、陈皮、半夏、草龙胆、柴胡、黄连、栀子、牡丹皮、白豆蔻、甘草各七分。上锉，作一贴，入姜三枣二，水煎服。《医鉴》。

老人眼昏

人年老而目昏者，血气衰而肝叶薄，胆汁减而目乃昏矣。《脉诀》。○童子，水在上，故视明了；老人，火在上，故视昏睡。《入门》。○老人眼昏，宜还睛丸方见通治、夜光育神丸、明眼地黄丸、滋阴地黄丸方见上、吕仙翁方。劳伤昏暗，宜益气聪明汤。

夜光育神丸　治老人眼昏。熟地黄、生干地黄、远志、牛膝、菟丝子、枸杞子、甘菊、枳壳、地骨皮、当归各等分。上为末，蜜丸梧子大，空心酒下五七十丸。《养老》。

明眼地黄元　治老人冷泪昏花。熟地黄、生干地黄各四两，石斛、甘菊、防风、枳壳各一两，牛膝七钱半，杏仁五钱。上为

末，蜜丸梧子大，空心温酒或盐汤下五七十丸。《得效》。

吕仙翁方 治老人内障昏暗。熟地黄、川椒微炒、甘菊各等分为末，蜜丸梧子大，空心盐汤下五七十丸。○昔有老人，常供云水，遇一道人，款延数日，临别见老人目昏多泪，因寄此方，服之神效。《医说》。

益气聪明汤 治老人劳伤虚损，耳鸣眼昏，久服无内障昏暗、耳鸣耳聋之证，又令精神爽快，饮食倍增，耳目聪明。甘草炙一钱二分，人参、黄芪各一钱，升麻、葛根各六分，蔓荆子三分，白芍药、黄柏酒炒各二分。上锉，作一贴，水煎朝夕服，得睡更妙。《丹心》。

不能远视不能近视

能远视不能近视者，阳气有余，阴气不足也，乃血虚气盛。气盛者，火有余也。能近视不能远视者，阳气不足，阴气有余，乃气虚血盛也。血盛者，阴火有余也；气虚者，元气衰弱也。此老人桑榆之象也。东垣。○目能远视，责其有火；不能近视，责其无水，法当补肾，宜服地芝丸，或六味地黄丸方见虚劳加牡蛎。海藏。○目能近视，责其有水；不能远视，责其无火，法当补心，宜定志丸方见神门加茯苓。海藏。○不能近视，晨服地黄元；不能远视，卧服定志丸。东垣。

地芝丸 治能远视不能近视。熟地黄、天门冬各四两，枳壳、甘菊各二两。上为末，蜜丸梧子大，空心，茶清下百丸。东垣。

目不得开合

足太阳之筋为目上纲，足阳明之筋为目下纲。热则筋纵目不开。《纲目》。○眼不得开，羞明怕日，乃风热牵闭所致。芎芷香苏散方见寒门加前胡、连须葱白三茎，煎服。《得效》。○一乳妇因大恐，目张不得瞑，公煮郁李仁酒，饮之使醉则愈。所以然者，目

系肝胆，恐则气结，胆横不下，惟郁李仁去结，随酒入胆，结去胆下，则目能瞑矣。《入门》。○上气不足，目为之瞑。《灵枢》。

眼生眵粪

凡眼有血红，或有红丝，及生粪，此是热眼，宜服经效散。方见上。《得效》。○眵多结硬者，肺实也；眵稀不结者，肺虚也。《回春》。○凡眼疾痛不生粪，此元气惫，肾经虚，夜间小便二三次，耗伤阳气，致生内障，或脑脂流下，或瞳人开大，此皆肾惫，黑水散也，宜服八味丸方见虚劳，或十全大补汤加枸杞子、甘菊。方见虚劳。《得效方》。

视一物为两

有人视一物为两，医作肝气盛，服泻肝药不验。予记《灵枢》云：目之系上属于脑，后出于项中。邪中其精，精散则视歧，故见两物。令服驱风入脑药得愈，宜驱风一字散方见上、保肝散。《本事》。○昏暗不能远视，看一成二成三，属肝肾虚，宜肾气丸方见虚劳、地芝丸。方见上。《入门》。

保肝散 治风邪入脑，看一成二，欲成内障。川芎、当归、地骨皮、苍术、白术、密蒙花、羌活、天麻、薄荷、柴胡、藁本、石膏、木贼、连翘、细辛、桔梗、防风、荆芥、甘草各五分，栀子、白芷各三分。上锉，水煎服，食后。《回春》。

读书损目

《内经》曰：目得血而能视，然久视伤血，亦能损目。《纲目》。○久视伤血，血主肝，故勤书则伤肝，肝伤则自生风热，热气上腾致目昏，不可专服补药，宜服益血镇肝明目药自愈，宜服地黄元。《纲目》。○读书之苦，伤肝损目。晋范宁目疾，就张湛求方。湛戏曰：损读书一，减思虑二，专内视三，简外观四，宜起晚五，宜早眠六。凡六物，熬以神火，下以气筛，蕴于胸中七日，

然后纳诸方寸，修之一年。近能数其目睫，远视尺棰之余，长服不已，洞见墙壁之外矣。虽是朝戏，亦奇之也。《本事》。○古人云：读书之苦，伤肝损目，诚然。其读书博弈等过度患目者，名曰肝劳，若欲治之，非三年闭目不视，则不可得差。徒自泻肝及诸治，终是无效。《资生》。○读书、针刺过度而眼痛，名曰肝劳，但须闭目调护。《入门》。

地黄元 经云：久视伤血。血主肝，故伤肝而目昏，肝伤则自生风热，当益血镇肝而目自明。熟地黄一两半，黄连、决明子各一两，防风、甘菊、羌活、桂心、朱砂水飞、没药各五钱。上为末，蜜丸梧子大，空心，熟水下五七十丸。《得效》。

哭泣丧明

黄帝问曰：人之哀而涕泣者，何气使然？岐伯对曰：心者，五脏六腑之主也。目者，宗脉之所聚也，上液之道也。口鼻者，气之门户也。故悲哀愁忧则心动，心动则五脏六腑皆摇，摇则宗脉感，宗脉感则液道开，液道开故涕泣出焉。液者，所以灌精濡空窍者也，故上液之道开，则泣不止，泣不止则液竭，液竭则精不灌，精不灌则目无所见矣，命曰夺精。《灵枢》。

眼病当分表里虚实

眼之为病，在腑则为表，当除风散热；在脏则为里，当养血安神。《保命》。○如暴失明昏涩、翳膜眵泪，皆表也，宜表散以去之。如昏暗不欲视物，内障见黑花瞳散，皆里也，宜养血补水安神以调之。《入门》。○圣人虽言目得血而能视，然血亦有太过不及也，太过则目壅塞而发痛，不及则目耗竭而失明，故年少之人多太过，年老之人多不及，不可不察也。子和。○眼疾所因，不过虚实二者而已，虚者眼目昏，肾经真水之微也；实者眼目肿痛，肝经风热之甚也。实则散其风热，虚则滋其真阴，虚实相因则散热

滋阴兼之，此内治之法也。至于日久，热壅血凝，而为攀睛瘀肉、翳膜赤烂之类，不假点洗外治之法，则何由而得痊乎。《丹心》。

眼病易治难治辨

外障易治，内障难治。○暴发者为表易治，久病者为里难治。《保命》。○真珠翳，状如碎米者易散；梅花翳，状如梅花叶者难消。《直指》。○瞳人干缺，痛涩无泪者，或白翳藏在黑水下，向日细视方见者；或两眼相传，疼痛昼轻夜重者；或内障五色相间，头痛无泪，日中如坐暗室者；或雷头风热毒气冲入睛中，或微或大，昏暗不见者，皆不治。《入门》。

眼中生火

惟阴阳易病，及妇人临产时有之。《入门》。

眼病禁忌

酒色七情，最宜痛断。○凡眼疾，忌鸡、鱼、酒、面、糯米、咸、酸、热、油、诸般毒物。眼乃一身之主，不能忌口，药亦无功，自陷此身也。每日白煮精猪肉咽饭，或山药、萝卜、菜果皆可啖。《得效》。

眼病调养

养目力者常瞑。《养生》。○读书博弈过度，患目名曰肝劳，非三年闭目，不可治。《资生》。○古人治肝劳，有养之之法。彭真人患目疾，不计昼夜，瞪目注视，闭之少顷，依法再行，积功而视秋毫。徐真人亦患目疾，暗室正坐，运睛旋还八十一数，闭目集神，再运，不数年，而神光自现，状如金轮，永除昏暗。施真人歌曰：运睛除目暗，皆养之之法也。《资生》。○热摩手心熨两眼，每二七遍，使人眼目自无障翳，明目去风，无出于此。《养性》。○常以手按两眉后小空中三九过，又以手心及指，摩两目下颧上，以手提耳四十过，摩令微热，辄以手逆

乘额三九过，从眉中上行入发际，以口咽唾无数。如此常行，目即清明，一年，可夜读书。《养性》。○五色皆损目，惟皂糊屏风，可养目力。《延寿》。

目视凶证

病人目直视者死。扁鹊。○瞳子高者，太阳不足；戴眼者，太阳已绝。此决死生之要。不可不察也。《内经》。○太阳之脉，其终也戴眼。又曰：足太阳气绝者，死必戴眼。《内经》。○目内陷者死。太阳之脉，起于目内眦，目内陷者，太阳绝也，故死。《内经》。○眼胞忽陷，定知亡。《脉诀》。○戴眼者，目直视，不能转动也。《纲目》。○脏腑精华，皆上注于目，目直视者，反目倒窜，眼精上腾，乃死证也。《入门》。○足少阳终者，百节皆纵，目睘绝系。注曰：目系绝，故目不转而直视。睘谓直视如惊貌。睘音琼。《内经》。○直视者，视物而目睛不转动者是也。若目睛动者，非直视也。伤寒直视者，邪气壅盛，脏腑之气不上荣于目，则为之直视，多难治。衄家不可发汗，发汗则目直视，不能瞬，不能眠，犹未甚也。逮狂言反目直视，与直视摇头，皆脏腑气夺绝也，即死。《纲目》。

点眼药

凡点洗之法，若暴赤肿，血壅气滞者，一时连点三五次。如气血稍虚者，宜服药以塞其源，药水洗之。生有云膜，方可用点，若无翳膜，但可洗之，却忌过用凉药及冷水洗涤。至如针刀火烙，古人忌用。如金篦刮拨，另是一家传授，不可妄施。《入门》。○点药有：磨翳膏、春雪膏、百点膏、还睛紫金丹、点翳膏、三光膏、龙脑膏、蕤仁膏、明镜膏、二百味花草膏、五胆膏、枫膏、石决明散、龙脑散、点烂弦风药、点漏睛脓出药、点蟹眼疼痛药、点撞打伤眼药、点眼生肉翳药。

磨翳膏 消翳膜。蕤仁口含去皮壳一两，片脑三钱，空青二钱。上合于乳钵内，研极细，盛盒内，旋取少许，点眼中。《纲目》。

春雪膏 治目赤肿痛，泪出眦烂。蕤仁去壳皮研压去油二两，龙脑二钱半，生蜜六钱。上研匀，以铜箸蘸少许点之。治烂弦风，岁久连眶赤烂者，最效。《局方》。

春雪膏 治眼目赤肿，生翳障。硼砂三钱，龙脑一钱，朴硝五钱。上合研极细，每用少许，点口中津液，沾入眼中，闭霎时，方开眼，泪出效。《得效》。

还睛紫金丹 治烂弦风。白蜜二两，炉甘石一两火煅十次淬，水中浸半日，黄丹水飞六钱，乌贼鱼骨一钱，硇砂细研水飞入瓷器中，重汤煮令自干，麝香各五分，白丁香二分半，轻粉一分。上将蜜于砂石器内，慢火熬去沫，下甘石末，次下黄丹，以柳枝搅，次下余药，以不粘手为度，作丸如芡实大，每一丸，温水化开，常点之。东垣。

百点膏 治翳膜。黄连二钱锉，水一碗煎至半，入防风八分，当归身、甘草各六分，蕤仁泥三分。上锉，同熬，滴水中不散，绞去滓，入炼蜜少许，再熬少时。令静心点之，日五七次，临卧点尤疾效。有人病翳六年，以至瞳人覆云气之状，用此药而得效。东垣。

点翳膏 治翳膜。朱砂水飞二钱，硼砂一钱半，蕤仁二十一粒为泥，真珠烂、石膏各半钱，熊胆二分半，麝香一分。上为细末，用好蜜研和，于铫内蒸得粘，瓷器收贮，用秦皮煎汤调少许，以铜箸蘸点眦头，泪出为效。《直指》。

三光膏 治犯土伤眼。朱砂、雄黄、硼砂各等分。上细末，乳汁调涂，盛碗内，覆地上，以艾叶烧烟熏之，至黄色为度，带碗收贮。用时以香油少许调匀，点眼角。《医鉴》。

龙脑膏 治小儿胎风赤烂。龙脑一钱，蕤仁泥二钱半，杏仁七个为泥。上入人乳研为膏，点之。《医林》。

蕤仁膏　去翳障如神。蕤仁泥一两，硼砂一钱二分，龙脑五分，熊胆三钱。上为末，入生蜜四两调匀，盛瓷罐，取少许点之。《入门》。

明镜膏　治眼目昏花，努肉云翳肿痛，神效。黄丹水飞一两，官粉、乳香、硇砂各五分，硼砂、铜绿各三分，没药二分。上为末，炼蜜入水些少，调药令匀，烧艾叶熏之。以香油少许调匀点眼，此神方也。《医鉴》。

二百味花草膏　治火眼及烂弦风，痒痛流泪。羖羊胆一枚，以蜜满灌，入朱砂末少许，挂起阴干，每取一粒，水和点眼。以蜜采百花，羊食百草，故以为名也。《入门》。

五胆膏　治眼昏，常见黑花，欲成内障。方见上。

枫膏　治烂弦赤肿流泪。枫叶多取浓煎汁，去滓熬成膏，取以点眼。又，枫叶细切，和烧酒蒸，绞取汁，点眼亦效。《俗方》。

石决明散　治眼生丁翳，根脚极厚，久不差。石决明、真珠、琥珀各七钱半，乌贼鱼骨五钱，龙脑一钱。上为细末，以铜箸蘸取大豆许点眼，日三。《类聚》。

龙脑散　治花翳。龙脑一钱，朴硝五钱。上研如粉，以铜箸点眼中。《类聚》。

点烂弦风药　薄荷、荆芥、细辛为末，以火烧之，以碗涂蜜少许于内，覆烟上取煤，点眼奇效。《入门》。

点漏睛脓出药　雄黄、石决明、马牙硝各一两，青盐五钱，蜜三合，青羊胆三个。上为细末，浸蜜胆汁中，两伏时，盛瓷器，日点三四次。《类聚》。

点蟹眼疼痛药　猿猪胆如枣大，杏仁七个为泥，朴硝一钱，龙脑二钱。上末，取少许点之。《类聚》。

点撞打伤眼药　羊胆二个，鸡胆三个，鲤鱼胆二个。上摘破，合匀，频点之。《类聚》。

点眼生肉翳药　治目中生息肉，翳满目，闭瞳子，及生珠管。贝齿七个烧为末，真珠等分。上细研如粉，点翳肉上，五度差。《千金》。

洗眼药

洗眼宜汤泡散、洗眼汤、驱风散、广大重明汤、五行汤、秦皮散。

汤泡散　治风毒，赤眼肿痛，花翳多泪。黄连、赤芍药、当归各一钱。上锉，水煎乘热熏洗，冷则再温洗，频洗最佳。雪水煎之尤妙。凡眼目之病，皆以血脉凝滞使然，故行血药合黄连治之，血得热即行，故乘热洗之，神效。《局方》。○一方：当归、赤芍药、黄连、防风、杏仁各五钱，薄荷三钱，铜绿二钱。上锉，取三钱，水煎沸，乘热先熏后洗，冷则再温洗之。亦名汤泡散。《得效》。

洗眼汤　治暴赤眼。赤芍药、防风各五分，当归、黄连各一钱，杏仁四个。上锉，水半钟，入人乳少许，蒸过澄清，乘温点洗，日四五次。《丹心》。

驱风散　治烂弦风，浮翳，努肉攀睛，涩痒眵泪。草龙胆、防风各五钱，铜绿三钱，五倍子二钱，竹叶一握。上为粗末，每一钱，热汤二合泡，澄清洗即效。《得效》。

广大重明汤　治两睑赤烂肿痛，爬痒生疮，隐涩难开。草龙胆、甘草生不锉、防风、细辛各一钱。上锉，水一大碗半，先煎龙胆至一半，乃入三味煎至小半碗，去渣带热洗，一日五七次。东垣。

五行汤　洗暴赤眼，及时行眼疾肿痛。黄柏一味为末，以湿纸包裹，黄泥固济。火煨，候干取出。每用一弹子大，绵包，浸一盏水内，饭上蒸熟，乘热熏洗，极妙。此方有金木水火土制过，故名为五行汤。《入门》。

秦皮散　治两目赤肿，疼痛流泪，生青白翳。秦皮、黄连、滑石各一钱。上粗末，煎汤温洗，日三次。《局方》。

通治眼病药

脾家受热则眼胞赤肿，神劳则眼睛痛，心热则血灌瞳人，伤风则泪出，虚烦则眼昏，劳力则眦赤，其生疮乃风热侵肺，黄乃酒伤于脾，最宜活变。《入门》。○先贤治目昏见花，如羊肝丸，用羊肝引黄连等药入肝，解肝中诸郁，肝郁解则目之玄府通利而明矣。故黄连之类，解热郁也；椒目之类，解湿郁也；茺蔚子之类，解气郁也；芎归之类，解血郁也；木贼之类，解积郁也；羌活之类，解经郁也；磁石之类，解头目郁坠邪气，使下行也。蔓菁子下气通中，理亦同也。凡气血郁则目昏，河间之言，信不诬矣。《纲目》。○内外障诸证，通治宜还睛丸、神仙退云丸方见上、拨云退翳还睛丸方见上、固本还睛丸、大明复光散、石膏羌活散、速效散方见上、石决明散方见上、加减拨云散、通圣散加减法。○凡补肾治眼之药，必须于五更初，肾气开，未言语前服之，乃效。《直指》。

还睛丸 治远近一切目疾，内外翳膜，攀睛努肉，烂弦风眼，及年老虚弱，目昏多眵，迎风冷泪，视物昏花，久成内障。此药最能降火升水，可宜久服，夜能读细字。天门冬、麦门冬、生干地黄、熟地黄各三两，知母酒炒二两，人参、地骨皮、肉苁蓉酒浸、牛膝、杜仲酒炒、石斛、杏仁各一两半，当归酒洗、白茯苓、山药蒸、菟丝子酒制、黄柏酒炒、枳壳、甘菊酒洗、青葙子、草决明、白蒺藜、羚羊角屑各一两，防风、犀角各八钱，川芎、五味子、黄连、甘草炙各七钱。上为末，蜜丸梧子大，空心盐汤下百丸。《医鉴》。

固本还睛丸 治一切目疾，内外翳膜遮睛，风眼烂弦，及老弱人目眵多糊，迎风冷泪，视物昏花等证。天门冬酒浸捣如泥、麦门冬、生干地黄酒浸、熟地黄各三两，人参、白茯苓、山药、枸杞子各一两半，牛膝酒洗、石斛酒洗、草决明微炒、杏仁、甘

菊、菟丝子酒制，枳壳各一两，羚羊角屑、犀角屑、防风、青葙子各八钱，五味子、甘草、黄连、白蒺藜、川芎各七钱。上末，蜜丸梧子大，空心盐汤下五七十丸。《正传》。

大明复光散 治一切眼疾，内外障翳。当归尾酒洗、生干地黄酒浸、黄柏酒炒、黄连酒炒、黄芩酒炒、柴胡、白茯苓、枳壳、羌活、防风、荆芥、石膏、甘菊、蝉蜕、车前子炒、密蒙花、白蒺藜炒、木贼、青葙子炒、石决明煅、羚羊角屑、甘草各五分。上锉，作一贴，水煎，食后温服。《医鉴》。

石膏羌活散 治远近内外翳障，风热昏暗，烂弦赤眼，倒睫拳毛，一切目疾。石膏清翳坠疼、羌活脑热头风、黄芩洗心退热、藁本头风头疼、密蒙花羞明怕日、木贼退翳障、白芷清利头目、萝卜子起倒睫、细辛疏风、麻仁起拳毛、川芎治头风、苍术开郁行气、甘菊明目去风、荆芥目中生疮、甘草解毒各等分。上为末，每二钱，蜜汤调下，或第二洗泔水调下。《入门》。

加减拨云散 治诸般眼病。羌活二两二钱半，甘菊一两九钱，木贼、白蒺藜各一两一钱半，防风、柴胡、苍术、枳壳、川芎、甘草各一两一钱，荆芥、薄荷各一两，蝉壳七钱半，石决明煅制、密蒙花各四钱。上为末，每二钱，薄荷汤调下，食后。《医林》。

通圣散加减法 治眼目赤肿，风热烂弦，内外障翳，羞明怕日，倒睫出泪，两睑赤烂，红筋瘀血等证。通圣散方见风门去硝黄，加甘菊、细辛、羌活、独活、白蒺藜、木贼、蔓荆子、草决明、玄参、蝉蜕。《回春》。

单方

凡五十种，有白龙散、立消散、盐术散。

马牙硝 去眼赤肿生翳障，涩泪痛。为末，点眼良。《本草》。○白龙散，明目退翳。马牙硝，厚纸裹在怀内着肉，养一百二十日，取研如粉，入龙脑少许，取两米许，

点目中，治眼昏生翳。瞳人不破者，并医得。《本草》。

空青 空青法木，故色青而入肝，主青盲，明目去翳膜，瞳人破者，再得见物。其壳，入磨翳膏，神效。《本草》。

盐 煎汤乘温洗眼，去昏赤。盖盐能散血故也。《直指》。○立消散，治浮翳、粟翳、雾膜遮睛。雪白盐，研极细，以灯心草蘸盐，轻轻点翳上，屡效。《直指》。○早起以盐汤漱齿，吐以洗眼，最能明目固齿。《本草》。

青盐 明目。煎汤洗眼，良。《本草》。○目涩，以盐精揩目而愈。盐精尚尔，况青盐乎。煎汤洗，入药服，并佳。《资生》。

白矾 治目翳及努肉。取明矾，黍米大，纳眼中，泪出拭之，日久自消。《本草》。

铜青 即铜绿也。明目，去肤赤息肉，又治烂弦风。白矾煅一两，铜青三钱，同研细。每取半钱，以热汤一合，泡澄，温洗眼。初必涩，但闭目坐，待涩止，自然眼开，有效，一日洗四五次。《得效》。

井华水 洗目赤，去肤翳。○眼睛无故肿胀，突出一二寸，以井华水灌渍眼中，频为之，睛自入。新汲水亦可。仍以麦门冬、桑白皮、栀子仁，水煎服。《本草》。

硼砂 治努肉瘀突。硼砂一钱，龙脑半分，为末，以灯心草，蘸点肉上，日三。《入门》。

炉甘石 治风眼，流泪不止。炉甘石、乌贼鱼骨等分，入龙脑少许，为细末，点眼中，其泪即止。《入门》。

石菖蒲 治飞丝入眼肿痛。以菖蒲捶破，如入左目，塞右鼻中；如入右目，塞左鼻中，即效。《得效》。

甘菊 去翳膜，明目养目血，治内障，止风泪。末服、煎服，并佳。《本草》。

苍术 治内外障。苍术四两锉，青盐一两同炒黄去盐，木贼二两童便制，同为末，每一钱，温米泔调下，日二三，最验。名盐术散。《直指》。○治雀目。苍术末三钱，猪肝二两批开，掺药，麻线缚定，粟米一合，水一碗，煮熟取以熏眼，后吃之，大效。《纲目》。

草龙胆 治两目赤肿睛胀，生翳膜，瘀肉高起，痛不可忍，眼疾必用之药。丸服、煎服皆佳。《汤液》。

细辛 明目。得草决明、鲤鱼胆、青羊肝，共疗目痛。《本草》。

黄连 明目，主青盲障翳，热气目痛，眦烂泪出。煎服、末服并佳。○黄连浸乳汁点眼，治目中百病。○眦伤泪出，黄连煎汁，渍绵频拭眼，妙。《本草》。

决明子 主青盲及目中淫肤云翳，赤白膜肿痛泪出，除肝家热。每朝取一匙，挼令净，空心吞之，百日，夜见物。○久年失明，决明子二升捣末，每二钱，食后米饮调下，妙。○决明叶，作菜常食，最明目。《本草》。○治雀目。决明子一两，地肤子五钱，为末，粥丸服之，差。《千金》。

青葙子 治肝脏热毒冲眼，生赤障翳青盲及肿，又治内障。炒为末，每一钱，米饮调下。《本草》。

木贼 益肝胆，明目治目疾，退翳膜。童便浸一宿，晒干去节，为末，点服或煎服并佳。《本草》。

夏枯草 治目睛痛，至夜则甚。夏枯草五钱，香附子一两，为末，每一钱，茶清调下。《本草》。○此草，三四月开花，遇夏至阴生则枯，禀纯阳之气，有补养厥阴血脉之功，故治黑睛疼如神者，以阳治阴故也。《纲目》。

槐实 明目去昏暗。十月上巳日，采槐角纳缸中，渍牛胆汁，封口，经百日取出，初服一枚，空心吞下，再服二枚，三日三枚，十日服十枚。还从一枚始，久服良。《本草》。

楮实子 治肝热生翳，亦治气翳细点，又治攀睛翳膜。研为细末，蜜汤调下一钱，食后。《直指》。

黄柏　治目热赤痛多泪，洗肝明目。煎汤洗眼甚效。《本草》。○柏皮拌乳汁煨，绞取汁，点眼痛甚妙。《纲目》。

桑枝煎汤　治青盲，令视物如鹰鹃。正月八日、二月八日、三月六日、四月六日、五月五日、六月二日、七月七日、八月二十五日、九月十二日、十月十二日、十一月二十六日、十二月晦日，每遇上件神日，用桑柴灰一合，以沸汤沃之瓷器中，令澄清，稍温洗之，如冷再温洗，神效。《本草》。○迎风冷泪。冬桑不凋叶，铜器煎汤，温洗眼。《纲目》。

竹沥　治目赤眦痛不得开，或生翳障。竹沥浸黄连一宿，取汁点眼。《本草》。

秦皮　主目中青翳白膜，去两目赤肿痛，泪不止。秦皮一升，水煎澄清，冷洗极效，益睛明目。○赤眼及睛上疮，或生翳晕。秦皮一两，水一升浸之看碧色出，以绵缠子，仰卧点眼中，微疼不妨，良久沥去热汁，更点新者，每日十度，不过两日差。《本草》。

五倍子　治风毒上攻，眼肿痒痛，两睑赤烂，浮翳瘀肉侵睛。五倍子一两，蔓荆子一两半，为末，每二钱，水二盏，铜石器煎至一盏，澄热淋洗目二三，大能明目，去涩痒。《本草》。

石决明　主青盲障翳。取壳，水渍洗眼，明目。火煅研，水飞，点眼，磨去翳膜。○肉则鳆鱼啖之明目。《本草》。

鲤鱼胆　主目热赤痛，青盲翳障，点眼最良。○雀目，胆及脑点之，燥痛即明。《本草》。

蛴螬　主目中淫肤，青翳白膜，又去翳障，疗青盲。取汁滴目中。又焙干作末服。盛彦母，食之眼复明，虽是孝感，亦物性宜然。○稻麦芒入眼不出，以新布覆目上，取蛴螬从布上摩之，其芒出着布上，良。《本草》。

乌贼鱼骨　主目中浮翳及赤白翳。研水飞，和蜜点之，入少龙脑尤佳。《本草》。

夜明砂　蝙蝠屎也。治内外障，明目去

昏花。淘洗焙为末，或丸服、或散服，良。《本草》。

田螺汁　主肝热目赤肿痛。大田螺水养去泥，擘去，掩入黄连末一钱，麝香少许在内，抑置地上，露一宿，次日以鸡羽蘸螺中汁，刷病眼上，即差。《纲目》。

蜣螂　沙尘入眼不可出。取蜣螂一枚，手持其背，于眼上影之，沙尘自出。《本草》。

梨汁　卒患赤目，生努肉。好梨一个捣绞汁，黄连三枝锉，绵裹浸之，候色黄，取以点目中。《纲目》。

大麦汁　麦芒入目不出。煮大麦取汁，洗之即出。《本草》。

蔓菁子　主青盲，能明目洞视，但瞳子不坏者，十得九愈。取子六升蒸之，以釜中热汤淋之，曝干又淋，如是三遍，乃捣为末，食后酒服二钱，日再。○蔓菁子三升，醋三升，煮熟，日干，捣末，井华水服一二钱，日三次。服尽，夜能视物。《本草》。

荠菜子　一名蒫蓂子，主青盲不见物，明目去翳障。捣为末，散服、丸服皆佳。○根疗目疼，作羹常食，作菹亦佳。○暴赤眼痛碜，取荠菜根汁，点目中，差。《本草》。

首生男子乳　疗目赤痛多泪，点之佳。○乳汁治目之功多，何也？人心生血，肝藏血，肝受血则能视。盖水入于经，其血乃成。又曰：上为乳汁，下为月水，故知乳汁则血也，用以点目，岂不宜哉。《本草》。

人尿　主明目，去赤肿昏翳。童子尿服之、洗之佳。《本草》。○余平生有赤眼之患，用之如神。凡眼目赤涩，自己小便，张目尿出，用一指接抹眼中，三四次便毕，闭目少顷，即效。此真气逼去邪热也。《纲目》。

蝉壳　去目昏障翳。去翅足，末服、煎服，皆佳。《本草》。

蛇蜕　主明目，去障翳。醋浸炙干，末服、丸服并佳。○蛇蜕时从口翻出，眼睛亦退去翳膜，取此意也。《本草》。

乌雄鸡胆汁 疗眼目昏暗。卧时，常常点之，妙。《本草》。

雄雀屎 主目中生努肉，赤脉贯瞳子，及肤翳赤白膜。取屎和首生男乳点之即消，神效。《本草》。〇去白膜。雄雀屎、龙脑各少许，乳汁研匀，点之。《类聚》。〇小儿雀目，取雀头血频点之。《本草》。

熊胆 治目疾赤烂，生翳多泪。取真熊胆，水研，常点神效。《资生》。

牛肝 明目。作脍食之，煮食亦可。小儿雀目，生食之。〇乌牛胆明目，可点之。《本草》。

青羊肝 主青盲，能明目，去昏暗。〇杀羊肝一具薄切，铺瓦上焙干，草决明半升，蓼子一合，并炒香，同捣为末，蜜浆下一钱，食后，日三，加至二钱，不过二剂，目极明，夜见细字。《本草》。〇目赤暗痛。羊肝薄切，以五味和食之，神效。《本草》。〇热病后失明。羊肝薄切，敷贴眼上。又生食之，尤妙。《本草》。〇青羊胆，主青盲明目，点眼中去赤障白膜风泪。〇热病后失明，羊胆汁点之，妙。《本草》。〇眼目诸疾。羊胆一枚，入蜜一钱，线扎封口，锅内煮熟，候冷点眼，效。《得效》。〇目疾。青羊肝最佳，黑羊白羊次之。《丹心》。

犬胆 明目，去眼中脓水。六月上伏日采胆，以酒调服。〇眼痒赤涩，取胆汁点之。《本草》。

猪肝 明目，又治肝热目赤碜痛。猪肝一具薄切，以五味酱醋食之。《本草》。〇雀目。猪肝，米泔煮熟，熏病眼，因食之。《本草》。〇疗青盲。猪胆一枚，微火煎之，丸如黍米，纳眼中良。《本草》。〇治外障翳。猪胆一枚，银石器煎成膏，入龙脑少许点眼中，仍取猪胆白皮，曝干捻作绳，钗股大，烧一头作灰，冷点翳上三五度，差。《得效》。

獭胆 主眼生障翳黑花，飞蝇上下，视物不明。取汁，点目中，亦入点眼药中用，良。《本草》。

兔肝 明目，治昏暗。和草决明作丸服之。〇热毒上冲眼昏，取肝生食之，如服羊肝法。〇眼昏眼疼，取生肝绞汁，入人乳相和，点目中良。《本草》。

针灸法

眼睛痛，取风府、风池、通里、合谷、申脉、照海、大敦、窍阴、至阴。《纲目》。〇目赤肿翳，羞明隐涩，取上星、百会、攒竹、丝竹空、睛明、瞳子髎、太阳、合谷。以又草茎刺鼻孔，出血数升，即愈。子和。〇眼暴赤肿痛，取神庭、上星、囟会、前顶、百会，出血即愈。又取光明、地五会。《纲目》。〇诸障翳，取睛明、四白、太阳、百会、商阳、厉兑、光明，各出血。合谷、三里、命门、肝俞、光明，各灸之。《纲目》。〇内障，取足厥阴、足少阴、阳跷。《纲目》。〇去翳法，以鹅翎切之近黑睛，及当白睛，㓼之，膜自聚上，以针钩挽之，割去即明见物，以绵着眼断血，三日差。《千金》。〇努肉攀睛，取睛明、风池、期门、太阳，出血。《纲目》。〇烂弦风，取大骨空，灸九壮，以口吹火灭。小骨空，灸七壮，亦吹火灭。又以三棱针刺眶外出血，即愈。《纲目》。〇迎风冷泪，眵矇黑花，取大骨空、小骨空灸之，吹火灭。又取临泣、合谷。《纲目》。〇青盲，灸巨髎。又取肝俞、命门、商阳。《得效》。〇目昏暗，灸三里，针承泣，又取肝俞、瞳子髎。《纲目》。〇雀目，取神庭、上星、前顶、百会、睛明，出血即愈。又取肝俞、照海。《纲目》。〇暴盲不见物，针攒竹，及顶前五穴，又刺鼻中，大出血，立明。子和。〇眼肿痛，睛欲出，须八关火刺，手十指间出血，即愈。易老。〇眼戴上，不能视，灸脊第二椎骨、第五椎骨上各七壮，一齐下火，立愈。《宝鉴》。

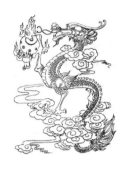

外形篇卷之二

御医忠勤贞亮扈 圣功臣崇禄大夫阳平君臣许浚奉 教撰

 耳

耳目受阳气以聪明

人之耳目，尤月之质，必受日光所加始能明，耳目亦必须阳气所加，始能聪明。是故耳目之阴血虚，则阳气之加无以受之，而视听之聪明失；耳目之阳气虚，则阴血不能自施，而聪明亦失，然则耳目之聪明，必须血气相须始能视听也。《纲目》。

耳者肾之窍

《内经》曰：肾主耳。又曰：肾在窍为耳。〇肾气通于耳，肾和则耳能闻五音矣。《难经》。〇《内经》曰：肾藏精。《灵枢》曰：精脱者，耳聋。夫肾为足少阴之经，乃藏精而气通于耳。耳者宗脉之所聚也。若精气调和则肾脏强盛，耳闻五音，若劳伤气血，兼受风邪，损于肾脏而精脱者，则耳聋无闻也。《宝鉴》。

脉法

病耳聋，脉大者生，沉细者难治。《脉经》。〇左寸洪数，心火上炎；两尺洪数，相火上炎，其人必遗精梦泄，两耳或鸣或聋。《正传》。〇肾脉浮而盛为风，洪而实为热，细而涩为虚。《医鉴》。〇耳病肾虚迟濡。其脉浮大为风，洪动火贼，沉涩气凝，数实热塞。久病聋者，专于肾责。暴病浮洪，两尺相同。或两尺数，阴火上冲。《回春》。

耳鸣

黄帝曰：人之耳中鸣者，何气使然？岐伯曰：耳者宗脉之所聚也，故胃中空则宗脉虚，宗脉虚则下流，脉有所竭故耳鸣。《灵枢》。〇上气不足，耳为之苦鸣。〇髓海不足，则脑转耳鸣。《灵枢》。〇《内经》曰：一阳独啸，少阳厥也。注曰：啸，谓耳中鸣，如啸声也。一阳，胆与三焦也。胆及三焦脉皆入耳，故气逆上则耳中鸣。〇耳鸣乃是聋之渐，惟气闭者，多不鸣便聋。《入门》。〇凡人嗜欲无节，劳役过度，或中年之后，大病之余，肾水枯涸，阴火上炎，故耳痒耳鸣，无日而不作，或如蝉噪之声，或如钟鼓之声，早而不治，渐至聋聩，良可叹哉。《正传》。〇虚鸣者，耳触风邪，与气相击，其声嘈嘈，宜芎芷散。或肾气不足，宗脉虚，风邪入耳为鸣，先用五苓散方见寒门加枳壳、橘皮、紫苏、生姜同煎，吞青木香元方见前阴，散邪疏风下气，续与芎归饮和养。《直指》。〇风热、酒热耳鸣，用通圣散方见风门加枳壳、柴胡、南星、桔梗、青皮、荆芥酒炒制，煎服。《丹心》。〇痰火上升，两耳蝉鸣，渐欲聋，宜加减龙荟丸、针砂酒、通明利气汤、复聪汤。《医鉴》。○耳鸣皆是肾精不足，阴虚火动也，痰火者鸣甚，肾虚者微鸣，宜补肾丸、黄芪丸、大补丸、滋肾通气汤，或六味地黄丸方见虚劳，以全蝎四十九枚，炒黄为末，每二钱，温酒调和，吞下百丸。《得效》。○耳内哄哄然，是阴虚也。《丹心》。

芎芷散 治风入耳虚鸣。川芎一钱半，白芷、苍术、陈皮、细辛、石菖蒲、厚朴、半夏、木通、紫苏叶、辣桂、甘草各七分。上锉，作一贴，入姜三片，连须葱白二茎，煎服。《入门》。

芎归饮 治风邪入耳虚鸣。川芎、当归、细辛各一钱，辣桂、石菖蒲、白芷各七分。上锉，作一贴，入姜三片，枣二枚，紫苏七叶，水煎，食后服。《直指》。

加减龙荟丸 治痰火上升耳鸣。草龙胆酒洗、当归酒洗、栀子炒、黄芩、青皮各一两。大黄酒蒸、青黛、柴胡各五钱，芦荟、牛胆、南星各三钱，木香二钱半，麝香五分。上为末，神曲糊和丸绿豆大，姜汤下二十丸，日三服。七日后，用针砂酒，以通其气。《医鉴》。

针砂酒 针砂一两，穿山甲末一钱，拌针砂养一昼夜，拣出山甲，将针砂以酒一碗浸三四日，噙酒口内，外用磁石一块绵裹塞耳。忌怒，戒色。《医鉴》。

通明利气汤 治虚火痰气郁于耳中，或闭或鸣，痰火炽盛，痞满烦躁。贝母一钱二分，陈皮一钱，黄连、黄芩并酒浸猪胆汁拌炒，黄柏酒炒、栀子炒、玄参酒洗各七分，苍术盐水炒、白术、香附子便炒、生干地黄姜汁炒、槟榔各五分，川芎四分，木香二分半，甘草二分。上锉，作一贴，入姜三片，水煎，入竹沥五匙服。《医鉴》。

复聪汤 治痰火上攻，耳鸣耳聋。半夏、赤茯苓、陈皮、甘草、萹蓄、木通、瞿麦、黄柏盐炒各一钱。上锉，作一贴，入姜三片，水煎服。《丹心》。

补肾丸 治阴虚火动耳鸣。熟地黄、菟丝子酒制各八两，当归身三两半，肉苁蓉五两，山茱萸二两半，黄柏、知母并酒炒各一两，破故纸酒炒五钱。上为末，酒糊和丸梧子大，空心，盐汤下五七十丸。《丹心》。

黄芪丸 治肾虚耳鸣，夜间睡着如打战鼓。黄芪一两，白蒺藜炒、羌活各五钱，大附子一个炮，羖羊肾一对焙干。上为末，酒糊和丸梧子大，空心，煨葱、盐汤下三五十丸。《宝鉴》。

大补丸 治耳鸣欲聋。黄柏八两锉，人乳拌匀晒干，再用盐水炒褐色。上捣为末，水丸梧子大，空心，盐汤下百丸。○一名独胜丸。《医鉴》。

滋肾通耳汤 治肾虚耳鸣欲聋。当归、川芎、白芍药、生干地黄酒炒各一钱，知母、黄柏并酒炒，黄芩酒炒，柴胡、白芷、香附子各七分。上锉，作一贴，空心，水煎温服。《回春》。

耳聋

耳聋皆属于热，然有左耳聋者，有右耳聋者，有左右耳俱聋者，不可不分。夫左耳聋者，足少阳火也，忿怒之人多有之，龙荟丸主之方见上。上耳聋者，足太阳之火也，色欲之人多有之，六味地黄丸主之方见虚劳。左右俱聋者，足阳明之火也，醇酒厚味之人多有之，通圣散方见风门、滚痰丸方见痰饮主之。总三者而言之，则忿怒致耳聋者为多，厥阴、少阳火多故也。《丹心》。○肾，水窍耳而能闻声者，水生于金也。肺主气，一身之气贯于耳，故能听声。凡治诸聋，必先调气开郁，间用磁石羊肾丸以开关窍。盖聋皆痰火郁结，非磁石镇坠，乌、桂、椒、辛、菖蒲辛散流通，则老痰郁火何由而开。愈后以通圣散和之可也。《入门》。○左耳聋，妇人多有之，以其多忿怒故也。右耳聋，男子多有之，以其多色欲故也。左右俱聋，膏粱之家多有之，以其多肥甘故也。《医鉴》。○新聋多热，久聋多虚。《入门》。○耳聋有风聋、湿聋、虚聋、劳聋、厥聋、卒聋。○左耳聋，宜龙胆汤；右耳聋，宜滋阴地黄汤；左右耳俱聋，宜酒制通圣散、清聪化痰丸。《回春》。

磁石羊肾丸 治诸般耳聋，补虚开窍行郁，散风去湿。磁石三两煅再用葱白、木通各三两锉，同水煮一伏时，取石研水飞二两，川芎、白术、川椒、枣肉、防风、白茯苓、细辛、山药、远志、川乌、木香、当归、鹿茸、菟丝子、黄芪各一两，肉桂六钱半，熟地黄二两，石菖蒲一两半。上为末，羊肾两对，酒煮烂，和酒糊和丸梧子大，空心，温酒或盐汤下五十丸。《入门》。

龙胆汤 治忿怒动胆火，致左耳聋。黄连、黄芩、栀子、当归、陈皮、牛胆南星各一钱，草龙胆、香附子各八分，玄参七分，青黛、木香各五分，干姜炒黑三分。上锉，作一贴，入姜三片，水煎，入玄明粉三分服。《回春》。

滋阴地黄汤 治色欲动相火，致右耳聋。熟地黄一钱半，山药、山茱萸、当归、川芎、白芍药各八分，牡丹皮、泽泻、白茯苓、石菖蒲、远志、知母、黄柏并盐酒炒各六分。上锉，作一贴，水煎服，空心。亦治大病后耳聋。《回春》。

清聪化痰丸 治饮食厚味，挟怒气以动肝胃之火，致耳聋耳鸣、壅闭不闻声音。橘红去白盐水洗，赤茯苓、蔓荆子各一两，片芩酒炒八钱，黄连酒炒、白芍药酒浸煨、生地黄酒洗、柴胡、半夏姜制各七钱，人参六钱，青皮醋炒五钱，生甘草四钱。上为末，葱汤浸蒸饼和丸绿豆大，茶清下百丸。《回春》。

风聋

风聋者，风邪入耳，必耳中痒，或头痛，风热郁者，宜酒制通圣散。《入门》。○耳聋皆属于热，少阳、厥阴热多，宜开痰散风热，通圣散方见风门倍入酒煨大黄，再用酒炒三次，后入诸药，通用酒炒，水煎，食后服。《丹心》。○风虚耳聋，宜桂香散

《入门》。

桂香散 治风虚耳聋。南星炮、白芷各一钱，辣桂、川芎、当归、细辛、菖蒲、木香、木通、白蒺藜、麻黄、甘草各七分。上锉，作一贴，入紫苏七叶，姜三片，葱白二茎，水煎服。《入门》。

湿聋

湿聋者，因雨水入耳浸渍，必耳内肿痛，凉膈散方见火门倍入酒炒大黄。又，黄芩酒浸炒，加羌活、防风、荆芥，水煎服，或五苓散方见寒门加陈皮、枳壳、紫苏、生姜煎服。○黄龙散，入龙脑少许，吹入耳中，妙。《入门》。

黄龙散 治沐浴，水入耳中，成脓耳，亦治小儿聤耳。枯白矾、龙骨煅、黄丹水飞、胭脂烧灰、海螵蛸煅各一钱，麝香少许。上为末，先以纸拈拭干脓水，乃以绵拈蘸药入耳，日日易之。《回春》。

虚聋

因久泻或大病后风邪乘虚入耳，与气相搏，嘈嘈而鸣，或时眼见黑花，宜四物汤方见血门加知母、黄柏并盐酒炒、菖蒲、远志水煎服，或肾气丸方见虚劳加磁石、破故纸、菟丝子、黄柏，空心，盐汤吞下。○若劳役脱气者，补中益气汤方见内伤加菖蒲、白茯苓、黄柏、知母并盐水炒，煎服。《入门》。

劳聋

经曰：精脱者，耳聋。其候，颊颧色黑，耳轮焦枯，受尘垢者是也。因房劳脱精者，人参养荣汤方见虚劳加知母、黄柏并盐水炒，煎服，或补骨脂丸、益肾散。《入门》。○肾虚耳聋，宜六味地黄丸方见虚劳加远志、菖蒲、黄柏、知母并盐水炒，亦治阴虚火动而聋。《回春》。○肾虚耳聋，宜烧肾散。肾虚久聋，宜姜蝎散开之。《三因》。

补骨脂丸 治劳损耳聋。磁石煅淬一两

二钱半，熟地黄、当归、川芎、肉桂、菟丝子、川椒、破故纸、白蒺藜、葫芦巴、杜仲、白芷、菖蒲各二钱。上为末，蜜丸梧子大，空心，葱白汤下五十丸。《入门》。

益肾散 治肾虚耳聋。磁石煅淬、巴戟、川椒各一两，石菖蒲、沉香各五钱。上为末，以猪肾一枚细切，和以葱盐并药末，用湿纸十重，裹煨令熟，空心细嚼，以酒下。《直指》。

烧肾散 治肾虚耳聋。磁石火煅醋淬七次、附子炮、川椒炒、巴戟各一两。上为末，用猪肾一枚细切，葱白、韭白各一钱，入药末一钱，盐一匙和匀，湿纸裹煨熟取出，空心细嚼，温酒送下，十日见效。《保命》。

姜蝎散 治耳聋，因肾虚所致，十年内者一服愈。全蝎四十九个去梢洗焙去风热，生姜切片如蝎大四十九片开痰。上二味，银石器内炒干为细末，向夕勿食，夜卧酒调作一服，至二更以来，徐徐尽量饮。五更，耳中闻百十攒笙响，自此闻声。《三因》。

厥聋

暴厥而聋，偏塞闭不通，内气暴薄也。《内经》。○五脏六腑十二经脉，有络于耳者，其阴阳经气有相并时，并则脏气逆，名之曰厥。厥气相薄，入于耳之脉则令聋，名曰厥聋。气逆耳聋有三，肝与手太阳、少阳也。经云：肝气逆则头痛耳聋是也。手太阳气厥而聋者，其候耳内气满热壅。手少阳气厥而聋者，其候耳内浑浑焞焞，一云浑浑焴焴，皆宜四物汤吞下龙荟丸，或烧肾散以通之。《宝鉴》。○因脏气厥逆入耳痞塞不通，必兼眩晕，宜当归龙荟丸方见五脏，兼用塞耳丹塞耳。《入门》。○热气闭塞者，耳不鸣。《丹心》。

卒聋

卒聋者，肾气虚，风邪搏于经络，入于耳中，正气与邪气相薄，故令卒聋，宜芎芷散方见上、消神散。方见下《纲目》。○暴聋，皆是厥逆之气。经云：少阳之厥暴聋是也。《纲目》。○暴聋，宜蒲黄膏、龙脑膏塞耳。方见下。○甘遂为末作丸，塞耳内，服甘草煎汤，令两人各制用，不可一处安顿。又巴豆二十粒为泥，松香五钱，入葱汁捣作丸，绵裹塞耳中。《入门》。

耳重听

耳重听，宜清神散、聪耳汤、地黄汤。

清神散 治风气壅耳，常重听，头目不清。白僵蚕、甘菊各一两，羌活、荆芥、木通、川芎、香附子、防风各五钱，石菖蒲、甘草各二钱半。上为末，每二钱，食后，茶清调下，或锉，水煎服亦可。《入门》。

聪耳汤 治耳重听不清。黄柏酒炒一钱，当归酒洗、白芍药酒炒、生地黄酒洗、川芎、知母酒炒、陈皮、乌药、白芷、防风、羌活酒洗、独活酒洗、薄荷、蔓荆子、藁本酒洗各五分，细辛三分。上锉，作一贴，水煎，食后服，服后低头睡一时。《医鉴》。

地黄汤 治肾经热，右耳听事不真，每心中怫意，则转觉重，虚鸣疼痛。磁石煅淬为末二两，生干地黄酒洗一两半，枳壳、羌活、桑白皮、防风、黄芩、木通各一两，甘草五钱。上粗末，每四钱，水煎，日二服。《本草》。

聍耳

耳者，宗脉之所聚，肾气之所通，足少阴之经也。若劳伤气血，热气乘虚入于其经，热气聚则生脓塞耳，谓之聍耳。《纲目》。○人耳中有津液，若风热搏之，津液结硬成核：塞耳，亦令暴聋，谓之聍耳。热气乘虚随脉入耳，热聚不散，脓汁出焉，谓之脓耳。《直指》。○耳中津液结核，塞耳暴聋而为聍耳，宜服柴胡聪耳汤，外用猪脂、地龙、锅底煤等分，葱汁和丸枣核大，绵裹入耳，令润挑去。《丹心》。

柴胡聪耳汤 治聘耳，耳中干结，耳鸣而聋。连翘三钱，柴胡二钱，人参、当归、甘草各一钱。上锉，作一贴，入姜三片，水二盏，煎至一盏去滓，入水蛭末五分，虻虫三枚末，麝香一分，再一沸，食远服。东垣。

耳痛成脓耳

风邪乘少阴之经入于耳内，热气聚则痛而生脓，或风热上壅，肿痛日久脓汁流出，皆谓之脓耳，脓不去则塞耳成聋。《入门》。○耳内作痛，宜鼠黏子汤、蔓荆子散、犀角饮子、荆芥连翘汤、东垣鼠黏子汤。○去脓汁，宜红绵散、抵圣散、黄龙散方见上、明矾散、吹耳散。○耳痛以白龙散塞耳。○耳热出汗。滑石、石膏、天花粉、防风各一钱，龙脑一分。上为细末，糁耳中，即止。《纲目》。

鼠黏子汤 治耳内生肿，红如樱桃，极痛。连翘、片芩酒炒、玄参、桔梗、栀子酒炒、鼠黏子炒、草龙胆酒炒、板蓝根即靛子、生甘草各一钱。上锉，作一贴，水煎，食后服，随饮酒一二盏。《医鉴》。

蔓荆子散 治肾经有风热，耳中热痛出脓汁，或鸣或聋。蔓荆子、赤茯苓、甘菊、前胡、生地黄、麦门冬、桑白皮、赤芍药、木通、升麻、甘草各七分。上锉，作一贴，入姜三片，枣二枚，水煎，食后服。《正传》。

犀角饮子 治风热耳聋，肿痛及出脓水。犀角屑、木通、石菖蒲、玄参、赤芍药、赤小豆、甘菊各一钱，甘草五分。上锉，作一贴，入姜五片，水煎服。《济生》。

荆芥连翘汤 治两耳肿痛由肾经有风热。荆芥、连翘、防风、当归、川芎、白芍药、柴胡、枳壳、黄芩、栀子、白芷、桔梗各七分，甘草五分。上锉，作一贴，水煎食后温服。《回春》。

东垣鼠黏子汤 治耳内痛生疮。桔梗一钱半，黄芪、柴胡各七分，鼠黏子、连翘、生干地黄酒炒、当归尾、黄芩、生甘草、炙甘草各五分，昆布、苏木、黄连、蒲黄、草龙胆各三分，桃仁三个，红花一分。上锉，作一贴，水煎，食后服。东垣。

红绵散 治脓耳。枯白矾、海螵蛸各一钱，干胭脂五分，麝香一字。上研匀，先以绵缠子拭去耳中脓水尽，却以纸拈蘸药，糁入耳中，即干。《丹心》。

抵圣散 治耳中脓出，经年不愈。乌贼骨三钱，乳香二钱，枯白矾、干胭脂、轻粉各一钱，麝香五分。上细末，或糁入，或纤入耳中。东垣。

明矾散 治肾经有热，上冲于耳，使津液凝滞，为稠脓清汁。亦有沐浴水入耳，停滞为脓，但不疼，若不差，变成脓。枯白矾、龙骨各三钱，黄丹二钱，干胭脂一钱，麝香少许。上为末，先去脓水，次吹药入。《丹心》。

吹耳散 治肾经风热，耳内出脓汁。干胭脂、海螵蛸、枯白矾、龙骨、赤石脂、密陀僧煅、胆矾、青黛、硼砂、黄连各一钱，龙脑二分，麝香一分。上为细末，先去脓水，次吹药入。《回春》。

白龙散 治耳中卒然大痛。寒水石煅四两，乌贼鱼骨、滑石各一两，硼砂三钱，轻粉一钱。上为末，香油调如糊，以纸拈蘸入耳中，痛立止。东垣。

耳痒

有人患耳痒，一日一作可畏，直挑剔出血，稍愈，明日复然。此乃肾脏虚，致浮毒上攻，未易以常法治也，宜服《局方》透冰丹方见风门。忌酒、面、鸡、猪、辛热之物，能尽一月为佳，不然无效。《得效》。○宜服玄参贝母汤。

玄参贝母汤 治耳热出汁作痒，乃痰火也。防风、贝母、天花粉、黄柏盐水炒、白茯苓、玄参、白芷、蔓荆子、天麻、半夏制各一钱，甘草五分。上锉，作一贴，入姜三片，水煎，食后服。《医鉴》。

透关通气药

邪气闭塞为聋聩，当用透关通气之药，宜塞耳丹、通神散、针砂酒方见上、蒲黄膏、龙脑膏、甘遂散、透耳筒、透铁关法。

塞耳丹 治气壅塞，聋聩。石菖蒲一寸，巴豆肉一粒，全蝎一个。为末，葱涎和，如枣核大，绵裹塞耳。《得效》。

通神散 大治耳聋。全蝎全者一个，土狗二枚，地龙二条，雄黄、白矾半生半煅各半钱，麝香二分半。上为末，葱白蘸药入耳，闭气面壁坐一时，三日一用。《直指》。

蒲黄膏 治耳卒聋。细辛、蒲黄各五钱，杏仁、神曲各七钱半。上为末，杏仁膏和捻如枣核大，绵裹塞耳，日一易。《宝鉴》。

龙脑膏 治同上。龙脑一分，椒目五钱，杏仁泥二钱半。上为末，和捻枣核大，绵裹塞耳，日二易。《宝鉴》。

甘遂散 治耳聋。甘遂末，葱汁和丸，绵裹塞耳中，口含甘草汤。两药须各两处修制，妙。《入门》。

透耳筒 治肾气虚耳鸣，如风水声，或如钟磬响，或卒暴聋。椒目、巴豆肉、石菖蒲、松脂各半钱，为末，以蜡熔化和匀，作筒子样，绵裹纳耳中，日一易，神效。《得效》。

透铁关法 治耳聋。好活磁石二块，锉如枣核大，搽麝香少许于磁石尖上，塞两耳窍中，口内衔生铁一块，候一时，两耳气透，飒飒有声为度。勤用三五次，即愈。《医鉴》。

修养法

以手摩耳轮，不拘遍数，所谓修其城郭，以补肾气，以防聋聩也。《养性》。○养耳力者，常饱。《养性》。

不治证

久聋，肾虚气虚绝不闻者，难治。《入门》。

诸虫入耳

诸虫入耳不出，将两刀于耳门上相磨敲作声，虫闻自出。又将镜子敲之，亦出。《本草》。○取车钅工脂涂耳孔，虫自出。《本草》。○蓝青汁，滴入耳中，虫自死出。《得效》。○川椒末，醋浸良久，取汁灌耳中，虫自出。《本草》。○诸虫及虱入耳，白胶香烧烟，熏入耳，耳内暖，虫自出。《纲目》。○虫入耳痛者，鳗鲡鱼膏，涂入耳中。《本草》。○诸虫入耳，桃叶熟按塞耳中，即出。《本草》。○恶虫入耳，桃叶作枕枕之，虫自鼻出。《得效》。○飞虫入耳，好醋滴入耳内，虫必死而出。《纲目》。○飞蛾入耳，酱汁灌耳中，即出。又，击铜器于耳旁亦出。《本草》。○百虫入耳，韭汁、葱汁、姜汁、麻油、鸡冠热血，随所得灌耳中，即出。《本草》。○驴乳、牛乳灌入耳，亦即出。《丹心》。○蜈蚣入耳，生姜汁或韭汁灌耳中，即出。《得效》。○又猪脂肉，炙令香，掩耳，蜈蚣自出。《本草》。○蚰蜒入耳，半夏生为末，麻油调涂耳门外，虫闻香即出。《纲目》。○活地龙一条，纳葱叶中化水，滴耳中，蚰蜒化为水。《本草》。○鼠妇虫，研如泥，摊纸上，拈作条，纳耳中自出。又，蜗牛滴水研烂，滴汁耳中亦出。《纲目》。○脂麻油作煎饼枕卧，须臾出。《本草》。○小蒜汁，滴入耳，即出。诸虫皆同。《本草》。○牛酪或驴乳灌耳中，当消成水。《本草》。○蚁子入耳，穿山甲烧末，水调灌之，即出。《本草》。○猪脂，或牛脂，或肉炙令香，安耳孔，虫自出。《本草》。○耳中有物不可出，用弓弦或麻绳，打令头散，涂好胶，粘着其物，徐徐引出妙。《本草》。○取葱管，合于耳门内，极力吸之，即出。《本草》。○一切虫物入耳不出，以竹管入耳内，用口气尽力吸出最妙。《丹心》。

单方

凡二十种。

白矾 治脓水出耳中。煅为末，入麝香少许，绵裹塞耳中。《本草》。

盐 治耳卒痛。盐三五升，蒸热，裹以青布枕之，冷复易，立效。《纲目》。

磁石 治久聋。取紧磁石如豆大，穿山甲烧为末二分半。上新绵裹了，塞耳中，口中含小生铁，觉耳内如风雨声，即愈。《纲目》。〇又，磁石生研细，绵裹纳聋耳中，别用针砂末，纳不聋耳中，自然通听。《直指》。

菖蒲 治耳聋。石菖蒲一寸，巴豆肉一粒，合捣作丸，绵裹塞耳，日一易。〇耳痛。取自然汁灌耳，神效。《本草》。

生地黄 治耳鸣耳聋。生地黄，灰火煨，绵裹塞耳，数易之，以差为度。《本草》。

薄荷 治水入耳。取汁点入，立效。《经验》。

蓖麻子 治耳聋耳鸣。蓖麻子去皮四十九粒，大枣肉十个，入人乳和捣令匀，每取作枣核大，绵裹塞耳中，觉热为度，一日一易，名枣子锭。《得效》。

甘遂 治久聋。甘遂半寸，绵裹塞耳内，甘草半寸，嚼口中即通。《纲目》。〇又，甘遂末吹入左耳，甘草末吹入右耳，亦效。须两人各处修制，乃效。《丹心》。

巴豆 治耳聋久聋耳痛。巴豆肉一两，松脂三两，同捣匀作枣核大，绵裹塞耳，日一易。《本草》。〇巴豆一粒，去皮蜡裹，针刺一孔令透，塞耳中。《本草》。〇巴豆肉十四个，研烂，鹅脂半两，熔化作丸，绵裹塞耳中。《丹心》。

龟尿 治久聋。取得尿，盛青葱管中，滴入耳中。取尿法：以明镜照龟，龟淫发放尿。又艾灸其尻亦放。《丹心》。

鲤鱼胆 治耳聋。取汁滴入耳中。《本草》。〇取鲤脑髓，绵裹塞耳，亦治聋。《直指》。〇治暴聋。鲤鱼脑髓二两，粳米三合，

和盐酱煮粥食。《入门》。

鼠胆 治久聋。取胆汁，令病人侧卧，沥汁入耳令尽，须臾胆汁从下耳出，初灌益聋，半日乃差，能治三十年老聋。但鼠胆难得，鼠才死，胆便消矣。或云：月初三日前有之。《入门》。〇鼠脑髓，绵裹塞耳，亦治聋。《直指》。

蛇膏 治耳聋。取蛇膏塞耳中，神效。《千金》。〇耳内忽大痛，如有虫在内奔走，或血水流出，痛不可忍。蛇蜕皮，烧存性为末，吹入耳中，立愈。《正传》。

蚯蚓汁 治耳聋。取地龙，纳葱叶中，化水点之。《本草》。

杏仁 治耳痛，出脓水。熬赤为末，葱涎和丸，绵裹入耳中，日三易。《本草》。

芥子 治耳聋。捣为末，人乳汁和丸，绵裹塞耳，日两易。《本草》。

鸡抱卵壳 治耳内有脓，痛不可忍。取卵壳皮，炒黄为末，香油调灌耳内，痛即止。《种杏》。

雄猫尿 治耳聋。取尿滴入耳中，左滴左，右滴右。如猫不放尿，取生姜擦其齿，即放尿。《纲目》。

麝香 治气闭耳聋。真麝香为末，以葱管吹入耳内，后将葱塞耳内，耳自明。《回春》。

驴生脂 治积年耳聋。取脂和生椒熟捣，绵裹塞耳，妙不可言。《本草》。

针灸法

耳鸣，取液门、耳门、中渚、上关、完骨、临泣、阳谷、前谷、后溪、阳溪、偏历、合谷、大陵、太溪、金门。〇耳聋，取中渚、外关、和髎、听会、听宫、合谷、商阳、中冲。〇暴聋，取天牖、四渎。〇灸耳暴聋，苍术长七分，一头切平，一头削尖，将尖头插耳中，于平头上灸七壮，重者二七壮，觉耳内热即效。《纲目》。

鼻

鼻曰神庐

《黄庭经》曰：神庐之中当修治，呼吸庐间入丹田。神庐者鼻也，乃神气出入之门也。《类聚》。

鼻为玄牝之门户

《老子》曰：谷神不死，是谓玄牝，玄牝之门，为天地根，绵绵若存，用之不勤，何谓玄牝之门？答曰：鼻通天气曰玄门，口通地气曰牝户，口鼻乃玄牝之门户也。《正理》。

鼻为肺之窍

《内经》曰：西方白色，入通于肺，开窍于鼻。〇肺在窍为鼻。《正理》。〇五气入鼻，藏于心肺，心肺有病，而鼻为之不利也。《正理》。〇《难经》曰：肺气通于鼻，肺和则鼻能知香臭矣。

脉法

左寸脉浮缓，为伤风鼻塞流涕；右寸脉浮洪而数，为鼻衄鼻齆。《正传》。

鼻渊

《内经》曰：胆移热于脑，则辛頞鼻渊，鼻渊者，浊涕下不止也，传为衄蔑瞑目。注曰：胆液下注为浊涕，下不已如水泉，故曰鼻渊也。久而不已，必成衄血，失血多，故目视瞑暗也。〇鼻渊者，外寒束内热之证也。《正传》。〇鼻流浊涕者，属风热也。《回春》。〇鼻渊，宜黄连通圣散、防风汤、苍耳散、荆芥连翘汤。〇一人鼻流浊涕有秽气，脉弦小，右寸滑，左寸涩，先灸上星、三里、合谷，次以酒芩二两，苍术、半夏各一两，辛夷、细辛、川芎、白芷、石膏、人参、葛根各五钱。上锉，分七贴，服之全

愈。丹溪。〇鼻中常流臭黄水，甚者脑亦痛，俗名控脑砂，有虫蚀脑中，用丝瓜藤近根三五尺许，烧存性，为末，酒调服，即愈。《正传》。

黄连通圣散　治鼻渊证，即风门防风通圣散加酒炒黄连、薄荷叶，煎服。《医鉴》。

防风汤　治鼻渊，浊涕下不止。防风二两酒炒，片芩、人参、川芎、麦门冬、甘草炙各一两。上细末，每二钱，沸汤点服，食后，日三。或锉，取七钱，水煎服亦可。河间。

苍耳散　治鼻渊。白芷一两，辛夷五钱，苍耳子炒二钱半，薄荷一钱。上末，每二钱，葱、茶清调下，食后。《三因》。

荆芥连翘汤　治鼻渊。荆芥、柴胡、川芎、当归、生地黄、赤芍药、白芷、防风、薄荷、栀子、黄芩、桔梗、连翘各五分，甘草三分。上锉，作一贴，水煎服。《回春》。

鼻鼽

鼽者，鼻流清涕也。《入门》。〇鼻中水出曰鼽。《内经》。〇伤风，则决然鼻流清涕。《纲目》。〇鼻流清涕者，属肺寒也。《回春》。〇鼻流清涕，宜川椒散。〇鼻鼽，二陈汤方见痰饮加川芎、当归、细辛、白芷、防风、羌活、桔梗、薄荷、生姜煎服，外以细辛膏塞鼻中。《入门》。〇老人鼻鼽不止，用独头蒜四五个，捣烂贴脚底心，用纸贴之，鼽自止。《种杏》。

川椒散　治鼻鼽。红椒炒、诃子肉、白姜生、桂心、川芎、细辛、白术各等分。上为末，每二钱，温酒调下。《得效》。

细辛膏　治鼻塞脑冷，清涕不止。细辛、川椒、干姜、川芎、吴茱萸、附子各七钱半，皂角屑五钱，桂心一两，猪油六两。上煎猪油成膏，先一宿以苦酒浸前药，取入油煎附子黄色止，以绵裹塞鼻孔中。《入

门》。

鼻衄

详见血门。

鼻塞

鼻塞皆属肺。《纲目》。○寒伤皮毛，则鼻塞不利，火郁清道，则香臭不知。新者，偶感风寒，鼻塞声重，流涕喷嚏，宜羌活冲和汤、参苏饮并见寒门。久则略感风寒，鼻塞便发，宜清金降火凉膈散方见火门，加川芎、荆芥、白芷。《入门》。○鼻塞甚者，御寒汤、荜澄茄丸。不知香臭者，丽泽通气汤。内有硬物者，宜南星饮，外用荜拨饼贴囟门，且以菖蒲、皂角末绵裹塞鼻。《入门》。○鼻𪖏者，肺为风冷所伤，津液冷滞，鼻气不宣，香臭不知，宜芎𪖏散。《直指》。○鼻塞不闻香臭，宜温肺汤、温卫汤、通窍汤、菖蒲散、又一方。

御寒汤 治感寒鼻塞。黄芪一钱，苍术七分，陈皮、人参、升麻各五分，防风、白芷、佛耳草、款冬花、甘草各三分，黄连、黄柏、羌活各二分。上锉，作一贴，水煎服。东垣。

荜澄茄丸 治鼻塞不通。薄荷叶三钱，荆芥穗一钱半，荜澄茄五分。上末，蜜丸樱桃大，常含化。《纲目》。

丽泽通气汤 治鼻不闻香臭，此肺经有风热也。黄芪一钱，苍术、羌活、独活、防风、升麻、葛根各七分，甘草炙五分，麻黄、川椒、白芷各三分。上锉，作一贴，入姜三片，枣二枚，葱白三寸，水煎服。河间。

南星饮 治风邪入脑，宿冷不消，鼻内结硬物窒塞，脑气不宣，遂流髓涕。大白天南星切片，沸汤泡两次焙干，每服二钱，入大枣七枚、甘草少许同煎，食后服。三四服后，其硬物自出，脑气流转，髓涕自收，仍以荜拨饼贴囟门，熨斗火熨之，令热透。《得效》。

荜拨饼 治鼻塞流浊涕。荜拨、香附子、大蒜，同捣作饼，纱衬贴囟门上，以熨斗火熨之。《入门》。

芎𪖏散 治鼻塞为𪖏。芎𪖏、槟榔、麻黄、肉桂、防己、木通、细辛、白芷、菖蒲各七分，木香、川椒、甘草各三分半。上锉，作一贴，入姜三片，紫苏叶五片，水煎服。《直指》。

温肺汤 治鼻不闻香臭。麻黄二钱，黄芪、升麻各一钱半，防风、葛根、羌活、甘草炙各一钱，丁香二分。上粗末，水二盏，葱白三根，同煎至一盏，食后温服。东垣。

温卫汤 治鼻不闻香臭，目中溜火，阴冷足痿。当归身一钱半，黄芪、苍术、升麻、知母、柴胡、羌活各一钱，人参、防风、白芷、黄柏、泽泻、甘草各五分，陈皮、青皮、黄连、木香各三分。上锉，作一贴，水煎服。东垣。

通窍汤 治感风寒鼻塞声重流涕，不闻香臭。防风、羌活、藁本、升麻、干葛、川芎、苍术各一钱，白芷五分，麻黄、川椒、细辛、甘草各三分。上锉，作一贴，姜三片，葱白二茎，水煎服。《医鉴》。

菖蒲散 治鼻塞不通，不得息。菖蒲、皂角等分，捣为末，每用一钱，绵裹塞鼻，仰卧少时。《纲目》。

鼻不闻香臭方 薄荷三钱，细辛、白芷、防风、羌活、当归、川芎、半夏、桔梗、陈皮、赤茯苓各一钱。上锉，作一贴，水煎服。《回春》。

鼻痔

轻为鼻疮，重为鼻痔，皆肺热也。《入门》。○鼻痔者，肺气热极，日久凝浊，结成息肉如枣大，滞塞鼻窍，甚者亦名鼻齆，防风通圣散方见风门加三棱、海藻末调服，外用辛夷膏塞鼻，即愈。《入门》。○息肉因胃中有食积，热痰流注，宜以南星、半夏、苍术、神曲、细辛、白芷、甘草、酒炒芩连煎服，外用瓜矾散、自愈。《纲目》。○鼻中赘肉，臭不可近，痛不可摇。以白矾末加硇砂少许，吹其上，顷之化水而消，与胜湿汤方见湿门、泻白散方见五脏。此厚味壅滞，湿热蒸于肺门，如雨霁之地，突生芝菌也。《医鉴》。〇鼻痔，宜瓜丁散、白黄散、羊肺散。

辛夷膏 治鼻中息肉，窒塞疼痛。辛夷二两，细辛、木通、木香、白芷、杏仁各五钱。上以羊髓、猪脂二两和药，于石器内慢火熬成膏，取赤黄色，放冷，入龙脑、麝香各一钱为丸，绵裹塞鼻中，数日脱落即愈。《御院》。〇小儿鼻流清涕，取此贴囟门上，又涂鼻中。《丹心》。

瓜矾散 去鼻痔。瓜蒂四钱，甘遂一钱，枯白矾、螺壳灰、草乌尖各五分。上为末，麻油调作丸，如鼻孔大，每日一次，以药纳鼻内，令达痔肉上，其痔化为水，肉皆烂下，即愈。《入门》。

瓜丁散 治齆臭有息肉，不闻香臭。鼻中息肉，俗谓之鼻痔。瓜蒂、细辛等分为末，绵裹如豆许，塞鼻中，即化黄水，点滴至尽，不三四日，遂愈。一名细辛散。《得效》。

白黄散 治鼻齆息肉鼻痔。白矾、雄黄、细辛、瓜蒂等分为末，以雄犬胆汁和丸，绵裹塞鼻中。《丹心》。

羊肺散 治肺壅生息肉，不闻香臭。羊肺一具，白术四两，肉苁蓉、木通、干姜、川芎各一两。上五味为细末，以水量打稀糊，灌肺中煮熟，焙干为细末，食后，米饮下二钱。《三因》。

鼻疮

鼻中生疮，乃肺热也，宜黄芩汤、洗肺散。《回春》。〇鼻疮，宜泻白散加酒炒片芩、栀子、桔梗、薄荷。方见五脏。〇鼻疮，杏仁油，和盐涂之。《入门》。〇鼻疮，黄柏、苦参、槟榔等分为末，猪脂调和。或青黛、槐花、杏仁，研敷鼻中。《得效》。〇大风疮、天疱疮，皆鼻中生疮，鼻梁塌坏。

并见本门。

黄芩汤 治肺火盛，鼻孔干燥，或生疮肿痛。片芩酒炒、栀子连皮酒炒、桔梗、赤芍药、桑白皮、麦门冬、荆芥穗、薄荷、连翘各一钱，甘草三分。上锉，作一贴，水煎，食后服。《回春》。

洗肺散 治鼻中生疮。片芩酒炒二钱，五味子、天门冬、麦门冬、半夏、杏仁各一钱，甘草五分。上锉，作一贴，入姜五片，水煎，食后服。《回春》。

鼻痛

鼻痛者，因风邪与正气相搏，鼻道不通，故为痛，宜人参顺气散、通气驱风汤并见风门。如痰火冲肺，鼻膈隐痛，二陈汤方见痰饮加片芩、栀子、桔梗、麦门冬煎服。《入门》。

鼻齇

鼻齇者，鼻之准头红也，甚则紫黑，酒客多有之。因血热入肺，郁久则血凝浊而色赤，或有不饮酒而红者，名曰肺风疮，亦是血热入肺，俱宜清血四物汤，兼服栀子仁丸，外用硫黄散。《入门》。〇肺之为脏，其位高，其体脆，性恶寒，又恶热，是故好饮热酒者，始则伤于肺脏，郁热久则见于外而为鼻齇。准赤之候，得热则红，得寒则黑。《正传》。〇酒齇鼻，乃热血入肺。《正传》。〇酒齇鼻及肺风疮，以白龙丸逐日洗面，常服龙虎丹，半月莹洁。《直指》。〇酒齇，宜凌霄花散、参归丸。〇肺风疮，宜肺风丸、升麻汤、清肺饮子，一方。

清血四物汤 治酒齇。川芎、当归、赤芍药、生地黄、片芩酒炒、红花酒焙、赤茯苓、陈皮各一钱，生甘草五分。上锉，作一贴，入姜二片，煎水，调五灵脂末一钱，食后服。《回春》。

栀子仁丸 治酒齇。老山栀子仁为末，黄蜡等分熔化和丸弹子大，茶清嚼下。忌热物半月，效。《得效》。

硫黄散 治鼻齄。生硫黄五钱，杏仁二钱半，轻粉一钱。上为末，酒调，临卧涂之，明早洗去。《回春》。

白龙丸 治酒齄，满面紫黑。川芎、藁本、细辛、白芷、甘草各等分。上末四两，入煅石膏末一斤，水丸弹子大，逐日用此药洗面，如澡豆法，或夕涂，晨洗之。《丹心》。

凌霄花散 治酒齄鼻，不三次，可去根。凌霄花、山栀子等分为末，每二钱，食后，茶清调下。《得效》。

参归丸 治酒齄，乃血热入肺。苦参四两，当归二两。上末，酒糊和丸梧子大，热茶清下七八十丸。《医鉴》。

肺风丸 治面鼻风瘟及齄疱。细辛、旋覆花、羌活各二两，晚蚕蛾炙、苦参各一钱。上末，软饭和丸梧子大，食后，茶清下五七十丸。东垣。

升麻汤 治肺风疮。陈皮、甘草各一钱，苍术、干葛、桔梗、升麻各七分，赤芍药、大黄酒蒸各五分，半夏、赤茯苓、白芷、当归各三分，枳壳、干姜各二分。上锉，作一贴，入姜三片，灯心一撮，同煎服。《丹心》。

清肺饮子 治鼻红，肺风疮。薄荷一两，山茶花、胡麻仁、片芩酒炒、栀子、葛花、苦参、甘草各七钱，连翘、荆芥、芍药、防风各三钱。上为末，每二钱，茶清调服，后用搽药。《医鉴》。

搽鼻去红方 白矾、水银、京墨各一钱，杏仁四十九个，轻粉七分，白杨叶七个，大风子四十九个，五味子四十九粒，核桃七个。上为末，鸡子清调搽患处。《医鉴》。

面鼻紫黑

面为阳中之阳，鼻居面之中，一身之血运到面鼻，皆为至清至精之血。多酒之人，酒气熏蒸，面鼻得酒，血为极热，热血得寒，污浊凝涩而不行，故色为紫黑，宜化滞血，生新血，服清血四物汤方见上。气弱者加酒黄芪。《正传》。

鼻涕

详见津液门。

鼻嚏

详见言语门。

鼻色占病

《灵枢》曰：鼻头色青为痛，色黑为劳，色赤为风，色黄者便难也，色鲜明者有留饮也。○鼻色青，腹中痛，苦冷者死。《正传》。○鼻头微白者亡血也。赤者血热也，酒客多有之。《三因》。

修养法

常以手中指，于鼻梁两边揩二三十遍，令表里俱热，所谓灌溉中岳，以润于肺也。《养性》。○常去鼻中毛，谓神气出入之门户也。《养性》。

单方

凡十五种。

白盐 治酒齄。和津唾常擦之为妙。《得效》。

白矾 治鼻中息肉。取枯矾末，和猪脂，绵裹塞鼻中，甚妙。《本草》。

硫黄 治鼻红如神。硫黄化开，入烧酒内淬三次，为末，茄汁调敷，三次即效。《种杏》。

雄黄 疗鼻中息肉。取枣核大塞鼻中，息肉自落。《本草》。

轻粉 治酒齄。轻粉、硫黄为末，和津唾擦之。又轻粉、硫黄、乳香、细辛为末，唾调敷之。《纲目》。

细辛 除劳臭息肉。与瓜蒂同用，为瓜丁散。有人患息肉，垂出外，用此即消尽。《纲目》。

芎藭 治鼻多涕。或煎，或末服，并

佳。《本草》。

干姜 治鼻塞。为末，蜜和丸，塞鼻中。《本草》。

辛夷 通鼻塞。为末，葱、茶清点服一钱。又绵裹塞鼻中。《本草》。

皂角 治鼻塞。炙为末，取少许，吹入鼻中。又，食物入鼻不出，以末吹鼻，取嚏即出。《本草》。

百草霜 治久患鼻疮，脓极臭。细研为末，以冷水调下二钱。《纲目》。

瓜蒂 去鼻中息肉。为末，绵裹塞之。或和羊脂，或和细辛，皆佳。《本草》。

胡荽 治息肉。捣烂塞鼻，息肉自落。《丹心》。

犬胆 主鼻齆及鼻中息肉。取瓜蒂、细辛末，和胆汁塞鼻，即效。《本草》。

狗头骨灰 和硇砂少许，搐鼻中，息肉自化。《丹心》。○歌曰：狗头灰一钱，丁香半钱上，细研吹鼻中，息肉化为水。《类聚》。

针灸法

鼻流清涕浊涕，灸上星二七壮，又取人中、风府。不愈，又取百会、风池、风门、大椎。《纲目》。○鼻塞不闻香臭，取迎香、上星、合谷。不愈，灸人中、风府、百劳、前谷。《纲目》。○鼻流臭秽，取上星、曲差、合谷、人中、迎香。《纲目》。○鼻中息肉，取风池、风门、风府、人中、和髎。东垣。○鼻涕多，宜灸囟会、前顶、迎香。《资生》。

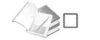

口曰玉池

《黄庭经》曰：玉池清水灌灵根。注曰：玉池者，口也。清水者，津液也。灵根者，舌也。

舌属心

《内经》曰：心在窍为舌。又曰：心气通于舌，心和则舌能知五味矣。○舌者心之苗也。《入门》。○舌为心之官，主尝五味，以布五脏焉。心之本脉系于舌根，脾之络脉系于舌旁，肝脉循阴器络于舌本，肾之津液出于舌端，分布五脏，心实主之。三经为四气所中，则舌卷不能言。七情气郁，则舌肿不能语。至如心热则舌破生疮，肝壅则出血如涌，脾闭则白胎如雪，此舌之为病也。《得效》。

口唇属脾

《内经》曰：中央黄色，入通于脾，开窍于口，故病在舌本。又曰：脾主口。又曰：脾在窍为口。○《难经》曰：脾气通于口，脾和则能知五味矣。○心主舌，脾主唇口，心脾二气恒相通也。《入门》。○唇属脾，风则瞤动，寒则掀缩，热则干裂，血虚则无色，气郁则疮肿。唇有病，则随证以治脾可也。《入门》。○六腑之华在唇四白。《内经》。

脉法

左寸洪数，心热口苦，右寸浮数，肺热口辛。左关弦数，胆虚口苦；洪实则肝热口酸。右关沉实，脾热口甘；洪数则口疮或为重舌木舌。《脉诀》。○口舌生疮，脉洪疾速。若见脉虚，中气不足。《回春》。

口舌主五味

心气通于舌，能知五味。脾气通于口，亦能知五谷之味。○口之味，热胜则苦，寒胜则咸，宿食则酸，烦躁则涩，虚则淡，疸则甘，劳郁则口臭，凝滞则生疮。口之津液通乎五脏，脏气偏胜则味应乎口。《得效》。

○伤胃阳虚，则口中无味；伤肾阴虚，则口中有味。《入门》。○龙脑鸡苏元，治胃热口臭，肺热喉腥，脾热口甜、胆热口苦、肝热口酸，及胸中郁热等证。方见血门。

口酸

肝热则口酸，木乘脾，口亦酸，小柴胡汤方见寒门加草龙胆、青皮，甚者，宜当归龙荟丸。方见五脏。《入门》。

口苦

心热则口苦，或生疮，宜凉膈散方见火门、泻心汤方见五脏。肝移热于胆，则口亦苦，宜小柴胡汤加麦门冬、酸枣仁、地骨皮、远志。《丹心》。○《内经》曰：有病口苦者，名曰胆瘅。此人数谋虑不决，故胆虚，气上溢，而口为之苦。○又曰：肝气热则胆泄口苦，筋膜干。释曰：肝主谋虑，胆主决断，盛汁三合，胆或不决，为之急怒，则气上逆，胆汁上溢，故口苦，宜龙胆泻肝汤主之。《纲目》。○口苦，宜益胆汤。《正传》。

口甘

脾热则口甘或臭，宜泻黄散方见五脏、三黄汤。《入门》。○《内经》曰：有病口甘者，病名为何？此五气之溢，名曰脾瘅。瘅者，热也。○胃热则口甘，胃虚则口淡。《入门》。

口辛

肺热则口辛，宜甘桔汤方见咽喉、泻白散。方见五脏。○肺热喉腥，宜服加减泻白散。

口咸

肾热则口咸，宜滋肾丸方见小便、滋阴大补丸方见虚劳。《入门》。

龙胆泻肝汤 治口苦。柴胡一钱，黄芩七分，生甘草、人参、天门冬、黄连、草龙胆、山栀仁、麦门冬、知母各五分，五味子七粒。上锉，作一贴，水煎，空心服。忌辛热物。《纲目》。

益胆汤 治谋虑不决，胆虚，气上溢口苦。黄芩、人参、甘草各一钱，远志七分，官桂五分，苦参、茯神各三分。上锉，作一贴，水煎服。河间。

三黄汤 治脾热口甘。黄连、黄芩、栀子、石膏、芍药、桔梗、陈皮、茯苓各八分，白术、甘草各三分。上锉，作一贴，入乌梅一个，水煎服。《回春》。

加减泻白散 治肺热喉腥。桑白皮二钱，桔梗一钱半，地骨皮、甘草炙各一钱，黄芩、麦门冬各五分，五味子十五粒，知母七分。上锉，作一贴，水煎服，日二。忌酒、面、辛热之物。○一人膏粱喜饮，因心过度，肺气有伤，以致气出腥臭，唾稠粘，口苦舌干，服此而愈。《宝鉴》。

口臭

口臭者，胃热也。○虚火郁热，蕴于胸中，乃作口臭，宜芎芷膏。《入门》。○口臭一证，乃热气蕴积胸膈之间，挟热而冲发于口也。《直指》。○心劳味厚，气出腥臭，宜加减泻白散。方见上。○多食肉人，口臭不可近，宜神功丸。方见牙齿。○胃热口臭，宜龙脑鸡苏元方见血门、加减甘露饮、升麻黄连丸。吐脓血如肺痈状，口臭，他方不应，宜消风散方见诸疮，入男子发灰，清米饮调下，两服可除。《丹心》。○一人病口臭如登厕，虽亲戚莫肯与对语。戴人曰：肺金本主腥，金为火所乘，火主臭，应便如是也，久则成腐，腐者肾也，此亢极则反兼水化也。病在上宜涌之，以茶调散方见吐门吐之，去其七分，夜以舟车丸方见下门下五七行，比朝而臭断。子和。

芎芷膏 治口气热臭。川芎、白芷等分为末，蜜丸芡实大，每一丸，临卧嚼和。《得效》。

加减甘露饮 治胃热口臭，口疮牙宣。

熟地黄、生地黄、天门冬、黄芩、枇杷叶、茵陈、枳壳、石斛、甘草各一两，犀角三钱。上为末，每二钱，水煎服。此方有犀角一味，甚有道理，有奇效。《本草》。

升麻黄连丸 治口臭秽恶，人不得近。黄芩酒洗二两，黄连一两，生姜取汁、莲花、青皮、升麻各五钱，生甘草三钱，白檀香二钱。上为末，蒸饼和丸弹子大，每一丸，细嚼，白汤下。《正传》。

口糜

口糜者，口疮糜烂也。《入门》。○《内经》曰：膀胱移热于小肠，隔肠不便，上为口糜，宜移热汤、柴胡地骨皮汤。脏腑积热，口舌生疮，宜《局方》凉膈散方见火门，《回春》凉膈散亦可。○口舌生疮，宜玉芝饮子、升麻散，兼用龙石散，或碧雪糁之，硼砂元含化。久年口疮，宜黑参丸。《入门》。○口疮赤者心热，宜乳香散，及天花粉末糁之。白者肺热，宜没药散、青金散，及黄柏、荜拨为末糁之，良久以水漱口。《入门》。○口舌疮，糁药见下，可择而用之。

移热汤 治口糜，心胃壅热，口疮糜烂。导赤散方见五脏合四苓散方见大便各等分，煎服。《内经》曰：膀胱移热于小肠，上为口糜。好饮酒人，多有此疾。《纲目》。

柴胡地骨皮汤 治膀胱移热小肠，上为口糜。柴胡、地骨皮各二钱半。上锉，作一贴，煎服。河间。

《回春》凉膈散 治三焦火盛，口舌生疮。连翘一钱二分，黄芩、栀子、桔梗、黄连、薄荷、当归、生地黄、枳壳、赤芍药、甘草各七分。上锉，作一贴，水煎服。《回春》。

玉芝饮子 治膈热，口舌生疮，咽喉肿痛。甘草炙二两，藿香叶、石膏煅、栀子仁各一两。上为末，每一钱，新水调下。东垣。

升麻散 治心脾有热，口舌生疮破裂。

升麻、玄参、川芎、生地黄、麦门冬各一钱，大黄、黄连、黄芩、甘草各五分。上锉，作一贴，入姜三片，枣二枚，水煎服。《直指》。

硼砂元 治口舌生疮口臭。寒水石二两半，硼砂五钱，马牙硝一钱，龙脑、麝香各五分。上为末，以甘草五钱，浸汁熬膏，搜和作丸芡实大，含咽津下，或取末掺之。《直指》。

黑参丸 治口舌生疮、连年不愈。玄参、天门冬、麦门冬。上等分为末，蜜丸弹子大，每噙化一丸。《丹心》。

虚火口疮 口疮服凉药不愈者，此中焦气不足，虚火泛上，先用理中汤方见寒门，甚者加附子。《丹心》。○阴虚者，四物汤方见血门加知母、黄柏。虚火泛上，甘草、干姜为末，细嚼噙之。《入门》。

唇肿唇疮

宜泻胃汤、薏苡仁汤、芍药汤。○唇舌焦燥，口破生疮，盖心脾受热所致也。水浸黄连，重汤挑而饮之。若大渴，少饮竹叶石膏汤。方见寒门。《直指》。○唇疮久不差，八月蓝叶，捣取汁洗，不过三日差。《丹心》。○又白荷花瓣贴之，神效。如开裂出血者，即止。《丹心》。

泻胃汤 治胃实热，唇口干裂，烦渴便秘。大黄二钱半，葛根一钱，桔梗、枳壳、前胡、杏仁各五分。上锉，作一贴，入生姜三片，水煎服。《入门》。

薏苡仁汤 治风肿在脾，唇口瞤动。薏苡仁、防己、赤小豆炒、甘草炙各一钱半。上锉，水煎服。《得效》。

芍药汤 治脾火盛，口唇生疮，或多食易饥。赤芍药、栀子、黄连、石膏、连翘、薄荷各一钱，甘草五分。上锉，作一贴，水煎服。《回春》。

茧唇

口唇紧小，不能开合，饮食不得，不急

治则死，此亦奇病，名曰茧唇，又曰紧唇，亦曰渖唇。实者，泻黄散方见五脏、泻黄饮子。肿者，薏苡仁汤方见上，兼用黄柏散、白灰散傅之。《济生》。〇外用青皮烧灰，猪脂调搽，仍将青皮灰末，每一钱，酒调服之。《入门》。〇乱发、露蜂房、六畜毛烧灰，猪脂调搽。《得效》。〇又蛇蜕皮，或蛴螬，烧为灰，猪脂调傅。《得效》。

泻黄饮子　治风热蕴于脾经，唇燥渖裂无色。升麻、白芷、枳壳、黄芩、防风、半夏、石斛各一钱，甘草五分。上锉，作一贴，入姜五片，煎服。《济生》。

黄柏散　治唇茧。黄柏二两，以五倍子、密陀僧各二钱，甘草二分，为末，水调，涂黄柏上炙干，再涂再炙，药尽为度，然后将柏作薄片，临卧贴茧唇上，天明即愈。《入门》。

白灰散　治紧唇。白布作灯炷，如指大，安斧刃上，燃炷令汗出，拭取敷唇上，日二三度。故青布亦佳，猪脂调敷尤佳。《得效》。

舌肿

舌肿满口，气不得吐者，名曰木舌。《入门》。〇木舌，心脾热壅也。《入门》。〇木舌者，舌肿粗大，渐渐肿硬满口，不急治，即塞杀人也。《纲目》。〇木舌者，舌肿硬，不和软也，百草霜、芒硝、滑石为末，酒调傅之。《丹心》。〇木舌治法：用紫雪二钱方见火门，竹沥和匀，频抹口中自消。《纲目》。〇诸般舌肿胀。取龙脑破毒散方见咽喉半钱，以指蘸药擦舌上下，咽津下。《丹心》。〇一老人舌根肿起，渐至满口，势甚凶。戴人曰：血实者宜决之，以铍针日砭八九次，出血约二三盏，渐觉肿消痛减。夫舌者，心之外候，心主血，故血出而愈。子和。〇舌肿，宜黄连汤、清热如圣散、琥珀犀角膏、霜盐散。

黄连汤　治心火，舌上生疮，或舌上肿燥裂，或舌尖出血，或舌硬。黄连酒炒、栀子炒、生地黄酒洗、麦门冬、当归酒洗、赤芍药各一钱，犀角、薄荷、甘草各五分。上锉，作一贴，水煎，食后服。《回春》。

清热如圣散　治舌下肿如核大，破出黄痰后复发者。连翘一钱半，恶实、黄连各一钱，天花粉、栀子仁各七分，枳壳、柴胡、荆芥、薄荷各五分，甘草三分。上锉，作一贴，入灯心一团，水煎，稍冷服。《回春》。

琥珀犀角膏　治咽喉口舌生疮菌，其效如神。酸枣仁、茯神、人参各二钱，犀角、琥珀、朱砂各一钱，龙脑一字。上细末，蜜丸弹子大，每一丸，以麦门冬煎汤化服，一日用三五丸。《入门》。

霜盐散　治舌忽肿大。百草霜、青盐等分为末，井水调涂舌上。无青盐，则白盐亦可。《入门》。

重舌

附舌根而重生小舌，谓之重舌。针刺去恶血即愈。《入门》。〇舌根下生，形如舌而小．谓之重舌，其着颊里及上腭如此者，名曰重腭；其着齿龈上如此者，名曰重龈，皆刺之去血可也。《纲目》。〇重舌者，心脾热盛也，宜青黛散。《入门》。〇舌肿满口不能声，饮食不通，名曰重舌，蒲黄频掺患处，调竹沥尤妙。黄连煎汤频呷之，以泻心火。《入门》。〇黄柏末，以竹沥调涂。又，百草霜、焰硝、滑石末，酒调傅之。《入门》。〇重舌，用如圣胜金锭方见咽喉以开关窍。《得效》。〇重舌，紫雪方见火门和竹沥涂之，咽其汁。《纲目》。

青黛散　治重舌。黄连、黄柏各三钱，青黛、马牙硝、朱砂各六分，雄黄、牛黄、硼砂各三分，龙脑一分。上为末，先以薄荷汁拭口中，以药末掺之。咽疮肿亦佳。《入门》。

重舌擦法　重舌极证，用指去爪，先于舌下筋上，擦至根，渐深深擦入，如此三次。又用指蘸水，取项后咽窦小坑中筋，自上赶下，至小屈，深深擦入，亦三次。小儿若饮乳胜前，则病去矣。《得效》。

木舌

与舌肿同治。

舌衄

详见血门。

舌长舌短

舌吐不收，名曰阳强。舌缩不能言，名曰阴强。《医鉴》。○伤寒热病后，犯房得病，名曰阴阳易，舌出数寸而死。仲景。○伤寒热病后，舌出寸余，累日不收，以片脑为末糁舌上，应手而缩，须用五钱方愈。《医说》。○一妇因产子，舌出不能收，周真见之，以朱砂傅其舌，令作产子状，以两女扶掖之，乃于壁外置瓦盆，堕地作声，声闻而舌收矣。《入门》。○足厥阴气绝，则舌卷而短，厥阴者肝也，肝主筋，聚于阴器而络于舌本，故肝绝则舌卷卵缩。《灵枢》。○舌者，心之官，心病者，舌卷而短。《灵枢》。

舌上生胎

舌者，心之官，法应南方火，本红而泽。伤寒邪气在表者，舌即无胎，及邪气传里，津液结搏，则舌上生胎矣。《明理》。○舌上胎滑者，以丹田有热，胸中有寒，邪气初传入里也。仲景。○寒变为热，则舌上之胎不滑而涩，是热耗津液，而滑者已干也。若热聚于胃，则为之舌黄。《金匮》曰：舌黄者，下之黄自去，若舌上黑色者，又为热之极也。《灵枢》曰：热病口干舌黑者死。心开窍于舌，黑为肾色，水火相刑故知必死。《明理》。○肾虚有火，是为无根虚火，舌色淡黑一二点，用补肾降火之药。《入门》。○舌胎用擦舌法。○凡舌黑，俱系危证，惟冷而滑如淡墨然者，乃无根之火也。《入门》。

擦舌法 舌胎白而滑，生姜蘸蜜擦之，或以生姜、蜜水洗之。若舌胎黄赤燥涩者，

取新青布裹指，蘸冷水频频擦之，轻者易脱，重者难脱，必须大下之，津液还而胎自退矣。《入门》。

舌生芒刺

舌生芒刺，结热甚也。《入门》。○舌生红粟，紫雪方见火门和竹沥涂之。《入门》。○劳心，舌生疮菌，宜琥珀犀角膏。方见上。○脾热，舌胎干涩如雪，宜薄荷蜜、冰檗丸。《入门》。○舌燥涩如杨梅刺者，生姜切厚片蘸蜜，于舌上揩之，其刺立消，神效。东垣。

薄荷蜜 治舌上生疮，或白胎干涩如雪，语话不真。薄荷自然汁，与白蜜等分调匀，傅之良，先以生姜厚片蘸蜜水，揩洗后敷药。《三因》。○生姜蜜水揩洗后，用朱砂、雄黄、硼砂、脑麝各少许为末傅亦良。《得效》。

冰檗丸 治口舌生疮粟。黄柏、薄荷、硼砂各等分，龙脑减半。上为末，蜜丸弹子大，嚼化。《入门》。

口舌寸数

唇至齿长九分，口广二寸半；齿以后至会厌深三寸半，大容五合。舌重十两，长七寸，广二寸半。《灵枢》。

失欠脱颔

凡欠伸，颊车蹉跌，但开不能合。以酒饮令大醉，睡中吹皂角末，搐其鼻令嚏，即自正。《三因》。○因欠，辅车蹉，不得张口。一人以两手牵其颐，以渐推之，则复入矣。当疾出其指，恐咬伤。《得效》。○辅车开不可合，南星为末，姜汁调敷，以帛缚合，一宿而愈。去风也。《得效》。○颔骨脱令患人坐定，用手揉睑百十遍，将患人口张开，用两大拇指入患人口内，拿定牙，外用两手指将下颔往上兜即入口正矣。《医林》。○治人呵欠，口不能开，及卒然牙关紧急，水不能入，以致不救，即取盐梅二个，取肉擦牙，

即当口开。若不能合,再用盐梅肉擦两牙。注:候开合当止,却服治风药。《十三方》。

自啮舌头

《灵枢》曰:帝问,人之自啮舌者,何气使然?岐伯曰:此厥逆走上,脉气皆至也,少阴气至则啮舌,少阳气至则啮颊,阳明气至则啮唇。○神圣复气汤方见胸部治咬颊、咬唇、咬舌、舌根强硬,如神。东垣。

口流涎

详见津液门。

口噤不开

详见风门。

视唇舌占病

脾肺病久则虚而唇白,脾者肺之母,母子皆虚,不能相营,故名曰怯。脾主唇,唇白而光泽者吉,白如枯骨者死。钱乙。○血气虚怯,为冷所乘,则唇青。又额黑唇青,为寒。钱乙。○足太阴气绝,则唇反。唇反者死。唇者,肉之本,唇反者,肉先死也。《灵枢》。○舌卷而短,若唇青卵缩者,必死,肝绝故也。《纲目》。○伤寒热病,口如鱼口,不能复闭,而气出多不反者死。扁鹊。○病人口张者,三日死。扁鹊。○病人唇反,人中满者死。扁鹊。○舌本烂,热不止者逆。《得效》。○唇口俱肿赤者,是热极也。唇口俱青黑者,寒极也。《回春》。

小儿口舌病

小儿口疮难用药,以大南星,取中心龙眼大,为末醋调,涂儿脚心,甚妙。《纲目》。○白矾或吴茱萸为末,醋调涂脚心,亦效。《纲目》。○小儿口疮,黄柏、青黛等分,片脑少许为末,竹沥调敷之。《入门》。○乳母宜服泻心汤方见五脏、凉膈散方见火门。○小儿口疮,薄荷汁拭口内,西瓜水徐徐饮之。《入门》。○巴豆肉一粒捣烂,黄丹

少许,和捏作饼,外用纸护贴眉心,半刻许去之,立效。《丹心》。○重舌木舌依上法治之。○小儿弄舌者,脾脏有微热,令舌络微紧,故时时舒舌出也。泻黄散方见五脏徐徐服之。若大病后弄舌者凶。钱乙。

口舌疮糁敷药

宜赴宴散、兼金散、黄白散、绿袍散、碧雪、换金散、龙石散、乳香散、没药散、青金散。

赴宴散 治口疮。五倍子一两,黄柏蜜炙、紫色滑石各五钱。上为末,每取半钱,糁口内,奇效。《澹疗》。○又方:治赤白口疮。黄柏、青黛、密陀僧等分为末,糁之。《丹心》。○又方:治口疮糜痛。黄连、黄柏、黄芩、栀子、细辛、干姜各等分为末,先以米泔漱口,后糁之。《回春》。○又方:细辛、黄柏炒等分为末,糁口内,吐涎即差。《丹心》。

兼金散 治热毒生口舌疮。黄连、细辛等分为末,先以布巾蘸水拭净患处,乃糁药,吐涎即愈。《三因》。

黄白散 治口疮,并口中疳疮,如神。黄柏、孩儿茶、枯白矾各等分为末,先以冷米汤漱口,乃糁之。《回春》。

绿袍散 治口疮。黄柏蜜炙一两,青黛三钱,片脑二分。上为末,糁患处,吐出涎即愈。《医鉴》。

碧雪 治口舌生疮,舌强腮肿喉闭。蒲黄、青黛、硼砂、焰硝、甘草各等分为末,以手指糁于口中,咽津下。《得效》。

换金散 治毒热口疮。干姜、黄连等分为末,糁疮上,初若不堪,应手即愈。《得效》。

龙石散 治口舌生疮,咽嗌肿塞。寒水石三两,朱砂二钱半,片脑二分。上为末,糁患处,日三五次。

乳香散 治赤口疮。乳香、没药各一钱,白矾半钱,铜绿少许。上为末,糁之。《纲目》。

没药散 治白口疮。乳香、没药、雄黄

各一钱，轻粉半钱，巴豆霜少许。上为末，糁之。《纲目》。

青金散 治白口疮急恶，状如木耳。五倍子、青黛各四钱为末，油调，贴疮上。喉中疮烂，以竹管吹入，有涎吐之。《丹心》。

口舌疮外治法

宜茱萸散、如圣散、濯足法、化毒法。

茱萸散 治口疮及咽痛。吴茱萸、地龙等分为末。米醋入生曲调涂足心，神效。《得效》。〇或只用茱萸为末，水调敷足心，亦愈。《得效》。〇治满口生疮，草乌、南星各一个，生姜一块为末，每二钱，醋调，临卧时贴手足心，便愈。《本事》。

如圣散 治小儿口疮，不能吮乳。巴豆一粒或二粒，去皮研烂，不去油，入朱砂、黄丹各少许，付纸上，剃开儿囟上发，贴在囟上，如四边起粟米泡，便用温水洗去药，更用菖蒲水洗之便安，如神。《简易》。

濯足法 治下虚上壅，口舌生疮。白矾二三两为末，用热汤化，以浸足半日即效。《丹心》。

化毒法 凡口疮无问新久，夜卧，将自己两丸[1]，以手左右交揉三五十遍，睡觉行之，三五度便差。东垣。

酒客喉舌生疮

详见内伤。

诸虫入口

详见救急。

补舌断方

治大人小儿偶含刀在口，割断舌头，已垂落而未断。用鸡子白软皮袋了舌头，用破血丹蜜调涂舌根断血，却以蜜调蜡，稀稠得所，敷在鸡子皮上。盖性软能透药性故也。常勤添敷，三日舌接住，方去鸡子皮，只用

蜜蜡勤敷，七日全安。《医林》。〇自行被跌仆穿断舌心，血出不止，以鹅翎蘸米醋频刷断处，其血即止，仍用蒲黄、杏仁、硼砂少许为末，蜜调成膏，噙化而安。《入门》。〇治舌头被人咬去，取诸疮门，治下疳疮药，先以乳香、没药煎水，噙口中止痛，后抹上药，即长全，有效。即黑铅、水银、寒水石、轻粉、硼砂五味方也。《回春》。〇补唇舌方：用鲜蟹烧灰，每二钱，同乳香、没药各二钱半，涂之即生肉。如多去唇舌，用川乌、草乌为末，摊纸一条，以凉水调和贴之，即不觉疼，可用刀取。如流血，以陈石灰涂之即止。愈后舌硬，用白鸡冠血点之，即软。《医鉴》。

破血丹 天花粉三两，赤芍药二两，姜黄、白芷各一两。上为末，每用少许，干糁或蜜调涂之。《医林》。

单方

凡三十二种。

白矾 治口疮。热水半碗，入白矾一撮，待温漱口，数次愈。《种杏》。〇生白矾，为末敷之，亦效。《丹心》。

胆矾 治口疮。取矾火煅为末，敷疮上，吐涎便差。《本草》。〇胆矾一块，百沸汤泡开，含漱即差。《纲目》。

百草霜 舌卒肿，如猪胞状满口，不治即死。以霜细研，醋调涂之，立差。《丹心》。〇治舌忽然肿。破釜底墨，研细醋调，涂舌上下，脱去更付，入盐尤佳。先针决出血，敷药，尤妙。《纲目》。

井华水 治口臭。正朝取水全口，吐置厕下，数度即差。《本草》。

硼砂 治舌肿胀出口。硼砂为末，生姜片蘸药揩肿处，即退。《纲目》。〇口疮，硼砂、焰硝含口中，以南星为末，醋调贴足心，神效。《正传》。

---

①指睾丸

马牙硝　治重舌。取硝为末，敷舌下，日三。《本草》。

升麻　治口疮及口气疳䘌。浓煎汤，入盐，频频含漱。《本草》。

细辛　治口臭及䘌齿肿痛。煮取浓汁，热含冷吐，即差。《本草》。

黄连　治口舌生疮，以好酒煮黄连取汁，呷下立愈。《丹心》。

蒲黄　治重舌及舌生疮，微炒糁之即差。《本草》。○舌肿大满口，真蒲黄频糁舌上，且呷黄连汤，泻心火。《正传》。

益智　治心气不足口臭。益智去壳，加甘草为末，干咽下，或沸汤点服。《得效》。

茴香　除口气臭。取苗茎煮作羹饮，及生食，并得。《本草》。

射干　疗老血在心脾间，咳唾言语气臭，取根煮汤饮之。《本草》。

香薷　治口臭甚捷，丁香不及焉。煮取汁，或饮或漱为妙。《丹心》。

五倍子　治口疮。为末糁之，便可饮食。《本草》。○口疮糜痛。五倍子一两，蜜炙黄柏、滑石各五钱，铜绿二钱，麝香二分半，为末糁之，极效。《正传》。○治紧唇，五倍子、诃子肉等分为末，敷贴唇上，立效。《丹心》。

蔷薇根　治口舌生疮烂久不差。浓煎汁，稍稍含漱，温含冷吐，即效。冬取根，夏取茎叶用。《本草》。

白杨树枝　治口疮。取枝，浆水煎，和盐含漱。《本草》。

槟榔　治吻生疮白烂者。烧灰，入轻粉少许，干糁之。《得效》。

黄柏　治口疮如神。蜜炒，为细末涂之。《汤液》。○黄柏醋渍，含之亦愈。《本草》。○心脾热，舌颊生疮。蜜炙黄柏与青黛为末，糁之差。《本草》。

苦竹叶及沥　治口疮。煎叶汤漱口，取沥涂之。《本草》。

蜜　疗唇口疮，常含之。《本草》。

蝼蛄　治口疮。以好墨研蝼蛄细，敷之立效。盖蝼蛄走小肠、膀胱，其效甚速。《纲目》。

蛇蜕　治紧唇及重腭重龈。烧为末，先拭后敷。《本草》。

白梅　治口臭。常含之，可以香口。《本草》。

柚子　治饮酒人口臭。可啖之，又煎汤饮。《本草》。

甜瓜　主口臭。甜瓜子作末，蜜丸樱桃大，每朝净漱，含化一丸。○口疮，咽瓜中汁。《本草》。

西瓜　治口疮。取瓜中浆，徐徐饮之，冬月则取皮，烧灰噙之。《丹心》。

人乳汁　老人患口疮不能食，饮人热乳，甚良。《本草》。

乱发灰　治口臭不可近。乱发灰一钱，井花水调下，空心。《医说》。○舌肿，乱发灰水调下。《纲目》。

羊乳　主小儿口疮烂。取乳常常含咽。又治舌肿，吮之差。《本草》。

蓖麻子　治舌肿胀出口，取油蘸纸拈，烧烟熏之，即愈。《纲目》。

紫苏叶　治飞丝入口，舌间生泡。取叶细嚼，白汤送下，立效。《丹心》。

针灸法

口疮，取承浆、合谷、人中、长强。又取金津、玉液各出血。《纲目》。○又取委中，泻后溪，此二穴，乃心火肾水二经之表。《纲目》。○胆俞、小肠俞各灸七壮。又刺太冲、劳宫。东垣。○舌肿难言，取廉泉、金津、玉液，各以三棱出血。又取天突、少商、然谷、风府。《纲目》。○舌卷，取液门、二间。《纲目》。○舌纵涎下，取阴谷。《纲目》。○舌急，取哑门。舌缓，取风府。《资生》。○凡舌肿胀甚，先刺舌尖或舌上，或舌旁出血，惟舌下廉泉穴，禁针。《回春》。○紧唇不能开合，灸手虎口，男左女右。又灸承浆三壮。《得效》。○凡舌肿，舌下必有噤虫，状如蝼蛄、卧蚕，有头有尾，头少白，可烧铁烙，烙头上即消。《三因》。○舌肿如猪胞，以针刺舌下两旁大脉，血出即消，切勿刺中央脉，血不止则死。若误刺，以铜箸火烧烙之，或醋调百草霜涂之，须臾自消。此患，人多不识，失治则死。《得效》。

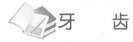 牙 齿

齿者骨之余

齿者骨之余，肾主营养呼吸之门户也。《得效》。○齿者，骨之所终，髓之所养，肾实主之，故经云：肾衰则齿豁，精盛则齿坚，虚热则齿动。《直指》。○牙齿骨属，肾之标也。《入门》。

上下龈属手足阳明

牙齿是手足阳明脉之所过。上龈隶于坤土，乃足阳明胃之所贯络也，止而不动；下龈嚼物，动而不休，手阳明大肠之脉所贯络也。东垣。

齿病恶寒恶热

《灵枢》曰：胃恶热而喜清冷，大肠恶清冷而喜热。○足阳明胃络脉，入齿上缝，其病喜寒饮而恶热饮；手阳明大肠络脉，入齿下缝，其病喜热饮而恶寒饮。《入门》。○热牙痛怕冷水，冷牙疼怕热水，不怕冷热乃风牙痛。《入门》。○胃有实热，上齿痛尤甚，宜凉膈散方见火门。大黄酒蒸为君，加知母、石膏、升麻为佐，煎水，频频含咽即愈。东垣。○上片牙痛，亦属足少阴肾经虚热，宜细辛汤；下片牙痛，属手阳明虚热有风，宜白芷汤。《医鉴》。○微恶寒饮，大恶热饮，宜立效散。东垣。

细辛汤 细辛一钱半，蔓荆子、鼠黏子各一钱，升麻、黄连、防己各七分，黄柏、知母并酒炒各五分，薄荷三分，荜拨一分。上锉，作一贴，水煎服。《医鉴》。

白芷汤 防风、荆芥、连翘、白芷、薄荷、赤芍药、石膏各一钱。上锉，作一贴，水煎服。《医鉴》。

立效散 治牙齿痛不可忍，微恶寒饮，大恶热饮。草龙胆酒洗三钱，防风一钱，升麻七分，甘草炙五分，细辛三分。上锉，作一贴，水煎去滓，以匙抄在口中漐痛处，少顷即止。如多恶热饮，加龙胆一钱。东垣。

牙齿盛衰

《内经》曰：女子七岁，肾气盛，齿更发长。三七，肾气平均，故真牙生而长极。丈夫八岁，肾气实，发长齿更。三八，肾气平均，故真牙生而长极。五八，肾气衰，发堕齿枯。八八，则齿发去。去，谓落也。○儿生八月，板齿始生。真牙，谓牙床穷处，最后生者也。《类聚》。

牙齿异名

口前两大齿谓之板齿，其两旁长者谓之牙，通谓之齿，其牙齿之根谓之龈，亦曰牙床。《类聚》。

脉法

右关脉洪数，或弦而洪，肠胃中有风热，牙痛。尺脉洪大而虚者，肾虚，主齿动疏豁，相火上炎而痛。《医鉴》。○齿痛肾虚，尺濡而大。火炎尺洪。疏摇豁坏。右寸关数，或洪而弦，此属肠胃，风热多涎。《回春》。

牙齿痛有七

牙齿之痛，因胃中湿热上出于牙龈之间，适被风寒或饮冷所郁，则湿热不得外达，故作痛也。寒是标，故外用辛温擦漱之药；热是本，故内服辛凉散热之剂。《丹心》。○通用，擦牙方、谢傅笑去散。方见下。○手阳明之支脉入齿，壅则齿浮，虚则

宣露，挟风则上攻头面，疳䘌则变成龋脱。《直指》。○齿病，有开口呷风则痛甚者，胃中有风邪也；有开口则臭秽不可近者，肠胃中有积热也；有齿根肿而痛者，胃热也；有痛而动摇者，肾元虚也；有孔而痛者，虫蚀也。《医鉴》。○呷风痛甚、开口臭秽，俱宜当归连翘饮。《回春》。○寒者坚牢而痛，热甚则齿动，齿龈袒脱，作痛不已。东垣。○得清凉痛甚者为寒，口吸凉风痛止者为热。《纲目》。○齿痛有风热、风冷、热痛、寒痛、毒痰、瘀血、虫蚀。

风热痛

风热者，外风与内热相搏，齿龈肿痛，脓汁臭秽，宜犀角升麻汤方见面门，兼以荆芥汤含漱。《入门》。

风冷痛

风冷者，齿龈不肿不蛀，日渐动摇，宜温风散，兼以开笑散含漱。《入门》。

热痛

热痛者，肠胃积热，齿龈肿烂，口气臭秽，宜凉膈散方见火门加知母、石膏、升麻为佐，酒蒸大黄为君，嚼咽即愈。东垣。○如湿热被风冷郁而作痛，宜当归龙胆散。《入门》。○久年齿痛，黑烂脱落，必吸凉稍止，乃膏粱湿热之火，调胃承气汤方见寒门加黄连下之。《入门》。○胃热齿痛，喜冷恶热，宜清胃散、泻胃汤、滋阴清胃丸。○一妇人齿痛极苦，须骑马外行，吸凉风则痛止，至家则痛复作。此阳明湿热之盛，调胃承气汤加黄连下三五行，外用皶鬼散擦牙，即愈。东垣。○酒客牙疼，以冷水频含漱。《入门》。

寒痛

客寒犯脑，头连齿痛，宜羌活附子汤方见头部、蝎梢散、细辛散。○冷证齿痛，宜香椒散。方见下。○寒热皆痛者，为寒热痛，宜当归龙胆散。东垣。○此证与厥逆头痛同，当参看。

毒痰痛

热则生痰，毒气上攻，灌注经络，最能发痛，外证痰盛咳唾。《直指》。○宜二陈汤方见痰饮，加细辛、枳壳、生姜、大枣、乌梅煎服。仍以姜黄、荜拨等分煎汤，候温以舌浸汤内，涎自流出，效。《直指》。

瘀血痛

风热挟攻龈间，令血出，瘀滞不消，掣痛钻刺，宜犀角地黄汤方见血门，或加减甘露饮方见口门加升麻。《入门》。○取五灵脂，醋煎汁含咽，即效。《得效》。○齿痛龋，数年不愈，当作阳明畜血治之，桃仁承气汤方见寒门细末，蜜丸梧子大，服之。好饮过多者，多得此疾，屡服有效。海藏。

虫蚀痛

凡人饮食不能洁齿，腐臭之气淹渍日久，齿龈有孔，虫蚀其间，蚀一齿尽，又度其余，至如疳䘌，皆其种类，必杀虫而后痛止。《直指》。○齿病变成骨槽风，出血骨露者，宜玉池散。《入门》。○龋者，齿蠹也，谓齿虫蚀而痛也。《本事》。○虫痛，宜一笑散、椒盐散、蜂窝散、定痛散。○兼取牙虫法。

当归连翘饮 治齿痛，呷风痛甚，开口臭秽。当归、生地黄、川芎、连翘、防风、荆芥、白芷、羌活、黄芩、栀子、枳壳、甘草各七分，细辛三分。上锉，作一贴，水煎服，不拘时。《回春》。

温风散 治风冷齿痛。当归、川芎、细辛、白芷、荜拨、藁本、露蜂房各一钱。上锉，水煎服，仍含漱吐之。《入门》。

清胃散 治胃热上下齿痛不可忍，牵引头脑，满面发热，其痛喜冷恶热。升麻二钱，牡丹皮一钱半，当归、生地黄、黄连各一钱。上锉，作一贴，水煎，微冷服。东垣。

泻胃汤 治牙痛如神，此胃热也。当归、川芎、赤芍药、生地黄、黄连、牡丹皮、栀子、防风、荆芥、薄荷、甘草各一钱。上锉，作一贴，水煎服。《回春》。

滋阴清胃丸 治阳明经血热，上下牙床肿痛，红烂肉缩，齿根露者。石膏煅醋淬二两、当归酒洗、生地黄酒洗、栀子盐水炒、牡丹皮各一两，黄连酒炒、知母、葛根、防风各七钱，升麻、白芷各五钱，生甘草节四钱。上为末，蒸饼和丸绿豆大，米饮下百丸。《回春》。

定痛散 治虫牙痛甚。当归、生地黄、细辛、干姜、白芷、连翘、苦参、黄连、川椒、桔梗、乌梅、甘草各一钱。上锉，作一贴，水煎，噙漱后咽下。《回春》。

牙齿动摇

齿龈宣露动摇者，肾元虚也，宜八味丸方见虚劳，滋阴补肾。《入门》。○牙齿宣露、动摇，宜白牙散、香盐散漱擦。方见入门。○齿根动摇，宜服还少丹方见前阴、独活散。○固齿，羊胫骨灰二钱，当归、白芷、猪牙皂角、青盐各一钱，为末，擦牙上。《得效》。

独活散 治阳明风热攻注，齿龈宣露动痛。独活、羌活、川芎、防风各一钱六分，生地黄、荆芥、薄荷各一钱，细辛七分。上锉，作一贴，水煎服。《丹心》。

牙齿脱落

牙床肿痛动摇，黑烂脱落，宜清胃汤、神功丸、羌活散，兼用固齿散，玉池散。三方见下。

清胃汤 治牙床肿痛动摇，黑烂脱落，皆属手足阳明二经。石膏末二匙，栀子炒、连翘、牡丹皮、条芩各一钱，生地黄酒洗、黄连炒各八分，升麻、白芍药煨、桔梗各七分，藿香五分，甘草三分。上锉，作一贴，水煎，食远服。《回春》。

神功丸 治多食肉人，口臭不可近，牙齿疳蚀脱落。升麻一钱半、兰香叶、当归

身、藿香、木香各一钱，黄连、缩砂各五分，生地黄酒洗、甘草生各三分。上为末，蒸饼和丸绿豆大，白汤下一百丸。东垣。

羌活散 治风寒湿犯脑痛，牙齿龈动摇袒脱。柴胡五钱，麻黄、防风各三钱，羊胫骨灰二钱，羌活一钱半，草豆蔻一钱，当归身六分，苍术、升麻各五分，藁本、白芷、桂枝各三分，细辛少许。上为末，温水漱口，净擦之，其痛立止。东垣。

塞耳鼻止牙痛方

宜用雄黄定痛膏、杀虫丸、塞耳药、哭来笑去散、治牙疼方。

雄黄定痛膏 治牙痛。大蒜二枚，细辛、焰硝各三钱，雄黄一钱，猪牙皂角四锭。上为末，蒜膏捣为丸梧子大，每一丸，将绵子裹药，左边牙疼放在左耳中，右边塞右耳，良久痛止，神效。《纲目》。

杀虫丸 治虫牙痛。好砒霜不拘多少，量加黄丹少许，以黄蜡熔成一块，旋用旋丸，如黄豆大，用白绵包裹留尾。如右牙疼则塞右耳，左牙疼则塞左耳，两边疼则塞两耳。必深入耳孔，一夜其虫即死，永不复疼矣。《医鉴》。

塞耳药 治牙疼。取壁钱，包胡椒末，如左边痛塞右耳，右痛塞左耳，手掩枕之，侧卧少顷，额上微汗即愈。《医鉴》。

哭来笑去散 治牙齿痛神效。雄黄、乳香、胡椒、麝香、荜拨、良姜、细辛。上等分为末，每用少许，吹男左女右鼻中，立止。如牙痛脸肿，用纸卷药末在内作条，蘸香油点着，燎牙痛处，条烧尽，痛即止。《医鉴》。

治牙疼方 雄黄、没药各一钱，细辛半钱。上为末，若左边痛，用少许搐入左鼻，又吹入右耳；若右边疼，搐右鼻，又吹入左耳。《得效》。

出牙虫杀虫法

治蛀牙。小瓦片上置油拌韭子，烧烟阁

在水碗上，恰用漏斗覆之，以蛀牙受漏斗口中烟，其牙内虫如针者，皆落水碗中，累效。《纲目》。〇治虫牙痛。韭菜头连根，洗净搋烂，同人家櫢板上泥和匀，搽痛处腮上，用纸贴之一时顷取出，细细虫在泥上出，可以绝根。《得效》。〇治积年虫齿。雀麦草，以苦瓠叶三十枚，洗露一宿，平朝取草，屈长二寸，广一寸，厚五分，以瓠叶裹缚作裹子，取醋浸之，至日中取两裹，炮令极热贴口内齿外熨之，冷则易。取铜器盛水，解裹洗之，得虫多至三四十，少则一二十枚，老者黄赤色，少者白色。《千金》。〇又方：莨菪子三合，盛瓶内，将青铜钱七文烧令赤，投瓶中，候莨菪子作声，有烟出，以笔管引烟气熏于痛齿，虫出痛即止。无莨菪则用葱子、韭子，亦可出虫。《千金》。

韭子丸 治虫牙痛。韭子、全蝎各一两，乳香、雄黄各二钱半。上为末，熔黄蜡和丸弹子大，瓷瓶内烧一丸，以纸盖口，以笔管引烟熏牙孔，其虫尽出，将药瓶安于水中，其虫扑在水中。《千金》。

一笑散 治虫牙疼不可忍，神效。川椒为末，巴豆一粒，研成膏，和饭作丸，绵裹安于蛀孔内，即愈。臞仙。

牙齿疳䘌疮

宜血蝎散、神功丸方见上、麝香散、玉池散方见下，治牙疳药。〇天疱疮后牙疳。详见疮类。

血竭散 治牙疳恶疮久不差。蒲黄二钱，龙骨、枯白矾各一钱，寒水石煅四钱，血竭五分。上为末，取少许糁疮上，以纸封贴。《丹心》。

麝香散 治疳䘌，牙龈臭烂出脓水。枯白矾、青黛、胡黄连、芦荟各二钱半，虾蟆灰半钱，麝香二分半。上为末，每半钱，糁敷患处，加胡桐泪二钱半，尤妙。《直指》。

治牙疳药 信砒、青黛、轻粉各一钱，麝香五分。上为末，香油摊纸上，用木槌捶实收起，临卧以浆水漱净，可疮口大小，以

药纸封之，至晓去药纸，漱净勿咽，三次必效。东垣。

齿黄黑

牙齿黄黑不莹净。石膏细末、砂锅细末各一两，零陵、白芷、青盐、升麻各二钱半，细辛一钱，麝香半钱。上为细末，每早晨取少许擦齿上，温水漱口吐出，名白牙药。《丹心》。

消齿壅法

龈间努肉渐长，此乃齿壅。取生地黄汁一钟，皂角数片，火上炙热，淬地黄汁内，再炙又淬，以汁尽为度，晒为末，傅之即缩。《入门》。〇一妇人，平日好食动风物，尤嗜蟹，一日齿间壅出肉，渐大不能开口。有一道人传此方，即愈。或朴硝为末敷之，亦消。《集验》。

牙齿渐长

牙齿逐日渐长，开口难为饮食，盖髓液溢所致，只服白术末和水服，及煮水灌漱，自愈。《得效》。

斗齿

牙齿被伤打欲落。点椒五钱，天灵盖、红内消、白芷各二钱。上为末，齿动糁上即安。或已落，有血丝未断者，亦可糁药齿龈间斗之。《入门》。〇治打伤摇动牙齿，蒺藜根烧灰，贴动牙即牢。名蒺藜散。《瑞竹》。

齿衄

详见血门。

龂齿

凡人睡中，上下齿相磨切有声，谓之龂齿，亦曰嘎齿，亦曰咬齿。治法：取患人卧席下尘一捻，纳口中，勿令知，即差。《类聚》。〇伤寒热病咬齿，及小儿咬牙，并见各门。

去痛齿不犯手方

取疼牙落不犯手。川椒、细辛各一两，草乌、荜拨各五钱。上为细末，每少许，揩痛齿自落。《本事》。○取蛀牙法：硼砂、朱砂各一钱，硇砂二钱，川乌尖七个，附子尖十四个，蟾酥七个，信砒二钱。上五月五日合为末，取少许揩牙上，牙落后，以防风、荆芥、甘草煎汤，漱吐。《本事》。○落牙方：马肉锉十两，信砒、巴豆肉各五钱为末。上拌匀，用石器盛，候出虫，焙干研末，于牙疼处出些血，点上随落妙。《纲目》。○取牙法：龙肝，乃墓中陈石灰也，雁胆一个，收龙肝纳胆内，阴干为末。用时，宜些少点牙根上，即落。切忌坠入口中。《种杏》。

落齿重生方

雷公曰：长齿生牙，赖雄鼠之骨末。牙齿若折，年多不生，取雄鼠脊骨作末，揩折处，齿立生如故。《本草》。○牙落重生方：雄鼠一部，取骨法：取鼠剥去皮，用硇砂擦上，三日内烂化尽，取骨，瓦上焙干，用香附子一两，白芷、川芎、桑白皮、地骨皮、蒲公英、川椒、旱莲草、青盐、川槿皮各三钱。上为细末，擦百日，其牙复生，良验。《医鉴》。○又方：取未开眼嫩老鼠三四个，外用白及、白芷、青盐、细辛、当归、熟地黄各五钱，先将五味研为末，入地黄捣烂如泥，和匀作一饼，包老鼠在内，外用湿纸包裹，文武火烧尽，烟绝取出，研为末，擦上即生牙。《医鉴》。○又方：雄鸡粪雌鸡粪各十四颗。上焙干，研末，入麝香少许，先于齿不生处，以针刺令血出，掺药，老人二十日，少者十日，当出。不拘伤损及自落者，皆生。《千金》。○乌鸡雄雌粪，各畜收之，旧麻鞋底，三物烧存性，为末，入麝掺之，一月生齿，名雄雌散。《千金》。

食酸齿齼

人多食酸则齿软，谓其水生木，水气弱木气盛，故如是。《本草》。○齿齼，细嚼胡桃肉解之。《本草》。

齿病涂擦方

齿痛，宜谢傅笑去散、香椒散、皴鬼散、蝎梢散、细辛散、当归龙胆散、擦牙方、擦牙止痛方，肾虚胃热牙疼方，固齿散。

谢传笑去散 治牙齿痛。乳香、没药、雄黄、胡椒、两头尖、乌药上等分为末，擦患处，吐涎即愈。《入门》。

固齿散 大鼠一个去肉取骨，川椒炒、乳香各二两，香附子炒、白蒺藜炒、青盐各一两。上为末，每日擦牙，永无齿病。《回春》。

香椒散 治冷证齿痛。香附子、川椒、破故纸各二钱，荜拨一钱。上为末，入炒盐二钱，擦牙上。《得效》。

皴鬼散 治胃热齿痛。黄连、胡桐泪、荆芥穗、薄荷、升麻、羊胫骨灰等分，麝香少许，为末擦之，神妙。东垣。

蝎梢散 治大寒犯脑牙痛。羊胫骨灰二钱半，麻黄一钱半，草豆蔻皮一钱，羌活五分，桂枝、升麻、防风、藁本、黄芪各三分，白芷、当归身、柴胡各二分，全蝎梢少许。上为末，擦牙上。东垣。

细辛散 治大寒犯脑，头连齿痛。麻黄三钱，桂枝、羊胫骨灰各二钱半，羌活、草豆蔻各一钱半，当归四分，藁本、苍术各三分，防风、柴胡、升麻、白芷各二分，细辛一分。上为末，先以温水漱口，以药擦之。东垣。

当归龙胆散 治寒热齿痛。升麻、麻黄、草龙胆、黄连、草豆蔻各一钱，生地黄、白芷、当归梢、羊胫骨灰各五分。上为末，擦之。东垣。

擦牙方 凡牙齿痛，必用胡椒，荜拨能散其中浮热，监以升麻、寒水石，佐以辛凉，薄荷、荆芥、细辛之类。牙痛用清凉药便痛甚者，宜从治之。荜拨、细辛、川椒、荆芥、薄荷、樟脑、青盐为末，擦之。《丹心》。〇又方：荆芥、薄荷、细辛、胡桐泪等分，麝香少许，为末擦牙，热加马牙硝，冷加川椒。《入门》。

擦牙止痛方 黄蛋蜂窠一个，以川椒填满其窍，更以白盐一钱封口，烧存性，入白芷、羊胫骨灰各一钱，同研为末，先以茶清漱口，乃擦之。有孔，则以药塞其孔，立愈。《正传》。

肾虚胃热牙疼方 羊胫骨灰四两，石膏五两，升麻、生地黄各五钱，黄连一钱，胡桐泪三钱，龙胆草半钱。上为末，擦牙，以水漱去。《入门》。

齿病含漱方

宜用玉池散、荆芥汤、开笑散、椒盐散、蜂窝散、牙疼噙漱药。

玉池散 治风虫牙痛，动摇溃烂，或变成骨槽风，出脓血骨露。地骨皮、白芷、细辛、防风、升麻、川芎、当归、槐花、藁本、甘草各一钱。上锉，作一贴，入生姜三片，黑豆百粒煎，热漱冷吐。《丹心》。

荆芥汤 治风热齿痛。荆芥、薄荷、升麻、细辛各三钱。上为末，每二钱，沸汤点含，漱吐之。《直指》。

开笑散 治风冷齿痛。白芷、细辛、良姜、荜拨、川椒、香附子、露蜂房各等分。上为末，每三钱，水煎含漱，或擦之。《直指》。

椒盐散 治虫牙痛。川椒、白盐、露蜂房各一钱。上锉，入葱白三茎，煎水，热漱冷吐。《直指》。

蜂窝散 治风牙虫牙，痛不可忍。露蜂房、白蒺藜、川椒、艾叶、葱根、荆芥、细辛、白芷各一钱。上锉，水醋同煎，热漱冷吐。《回春》。

牙疼噙漱药 蜂房一个，每一孔内纳胡椒、川椒各一粒，用碗盛之，入水令满，加黄柏如指大三片于内，以碟盖住，用纸封固，重汤煮一炷香尽，取出候温，噙漱良久吐之。《医鉴》。

修养固齿法

百物养生，莫先口齿，不漱不洗，损蠹之媒。凡暑毒酒毒，常伏于口齿之间，莫若时时洗漱之为愈也。晨兴洗毕，灌漱一口，吐出掌中，就掌涤眼，自觉光明，终身行之，可为妙法。《直指》。〇齿宜朝暮叩以会神。一云：以集身神，若卒遇凶恶，当叩左齿三十六，名曰打天钟。若辟邪秽，叩右齿，名曰捶天磬。若存念至真，叩中央齿，名曰鸣天鼓。《养性》。〇凡人患齿不能食果菜者，皆齿露也，为盐汤，含漱叩齿，神效。《类聚》。〇每晨起，以一捻盐纳口中，以温水含揩齿及叩齿百遍，为之不绝，不过五日齿即牢密。《千金》。〇凡饮食讫，辄以浓茶漱口，烦腻既去，而脾胃不知。凡肉之在齿，得茶漱涤，不觉脱去而不烦挑剔也。盖齿性便苦，缘此渐坚牢，而齿蠹且自去矣。《延寿》。〇食毕漱口数过，齿不蛀。养生家晨兴叩齿，永无齿疾。《延寿》。〇附齿有黄黑色物，似烂骨之状者，名为齿床。治齿者，先看有此物，即用疳刀掠去之，否则齿不着龈也。《千金》。〇一人中年得风疾，上下齿常磨切相叩，甚有声响，缘此得寿一百二十岁。《抱朴》。

齿病禁忌

齿病勿食油及干枣。《千金》。〇患齿者，忌脂麻油、干枣及桂心，若犯之，即重发。《千金》。〇凡人好患齿病，多由月蚀夜饮食之所致也，所以，日月蚀未平时，特忌饮食。《千金》。

视齿色占病

病人唇肿齿焦者死，脾肾绝也。扁鹊。〇病人齿忽变黑者，十三日死，少阴绝也。扁鹊。〇病人阴阳俱竭，其齿如熟小豆者死。扁鹊。

单方

凡二十七种，有如神散。

白矾　治牙齿肿痛。枯白矾、露蜂房等分为末，每二钱，水煎，热漱痛处，冷吐之。《本草》。

雄黄　杀齿虫。取为末，和枣肉作丸，塞蛀孔。《本草》。

胆矾　治虫牙痛。〇齿痛落尽，胆矾末和人乳汁擦病齿上及孔中，日三，痛止齿复生，百日如故。《本草》。

白盐　治齿根宣露动摇。以盐末擦之，热汤含漱百遍，不过五日，齿即牢固。《本草》。〇齿衄，盐汤漱，即止。《本草》。〇百荷、盐末擦牙，固齿尤良。

青盐　入肾入骨，能固齿，擦龈并佳。《得效》。〇治一切牙疼。青盐二两，白盐四两，用川椒四两，煎汁拌炒二盐，为末擦牙上，仍用温水含漱，吐之洗眼，尤妙。《入门》。

升麻　治口齿风䘌肿痛，牙根浮烂出脓血。煎汤服之，仍频含漱。《本草》。

白蒺藜　治风牙痛及疳蚀。为末二钱，入盐一匙，水煎，带热含漱，大能止痛固齿。《入门》。

骨碎补　治牙齿痛，动摇血出。取二两锉，炒令黑色，为末，盥漱后揩齿根，良久吐之。《纲目》。〇骨碎补，铜刀切片，铜锅炒，以槐枝搅至微黑色，住火停冷，又炒至老黑色，研为末，无时擦牙，极能坚骨固齿，痛不复作。如牙动摇将落，频频用之立住，再下复动摇。《医鉴》。

细辛　治风冷齿痛，又治蛀牙痛。细辛、白芷煎汤含漱。《纲目》。

苦参　治龋齿痛。煎汤，日漱三升，五六日愈。仍灸列缺穴。《汉史》。

天仙子　即莨菪子也。主齿痛出虫。《本草》。〇虫牙痛，当孔咬之，虫出。《本草》。〇虫牙痛。天仙子烧烟，以竹筒抵牙，引烟熏之，其虫即死，永差。《纲目》。

巴豆　治牙疼。巴豆一粒，煨熟去壳，大蒜一瓣，剜其中安巴豆，合定绵裹，随患处塞左右耳中。《本草》。〇虫牙痛。巴豆肉一粒，川椒末一钱。上末，饭丸麻子大，绵裹塞孔中。《直指》。〇治虫牙痛。巴豆肉一枚，香油灯上烧过，填入孔中。《纲目》。

胡桐泪　治风疳䘌齿牙疼痛，骨槽风劳。为末，擦之。《本草》。〇治口齿为最要之物。《本草》。〇寒牙痛勿用。《纲目》。

川椒　坚齿发，除齿痛。《本草》。〇齿痛，醋煎，含漱吐之。《本草》。〇凡齿痛，惟藉川椒麻痹，热痛勿用。《直指》。〇牙齿痛。川椒、露蜂房等分为末，每二钱，入盐一匙，水煎，含漱吐之。名如神散。《局方》。

郁李根　治齿痛，坚齿。《本草》。〇齿龋肿痛，郁李根白皮切，水煮浓汁含漱，冷即易，吐出虫愈。《类聚》。

白杨树皮　治牙痛。醋煎，含漱吐之。《本草》。〇齿痛，白杨树皮或叶煎汤，含漱吐之。《类聚》。

露蜂房　治牙齿痛，煎汤含漱。《本草》。〇虫痛有孔，蜂房、细辛，煎汤含漱。《本草》。

啄木鸟　断木愈龋。《淮南》。〇蛀牙有孔痛，啄木鸟舌尖，绵裹，当痛处咬之，立差。《本草》。〇牙齿疳䘌，啄木鸟烧为末，纳孔中，不过三度差。《本草》。

蟾酥　主虫牙痛。取少许，入孔中，涎出吐之，勿咽。《本草》。〇牙齿痛，蟾酥用银珠掺和为丸，如萝卜子大，搽上患处便不疼，至三丸，吐浓涎数口，便愈。《纲目》。

蜘蛛　治牙疳臭。蜘蛛壳为末，入胭脂、麝香敷之。《直指》。〇又，大蜘蛛烧为末，入麝香敷之。《直指》。

杏仁　牙龈痛。杏仁百枚，盐一钱，水一升，煮令沫出，含漱吐之，三度差。《本草》。〇杏仁烧研如泥，绵裹纳䘌齿孔中，能杀虫。《本草》。〇风虫牙痛。针刺杏仁，清油灯上烟熏，乘热搭病齿上，连用七个，永绝不痛。《得效》。

丝瓜　蛀牙痛。先以温米醋含漱，出虫，又以丝瓜烧存性，为末擦之。《纲目》。

○风虫牙痛。霜杀老丝瓜烧存性为末，擦痛处立止。《得效》。

雄雀屎 主龋齿。取屎，绵裹塞孔内，日一易。《本草》。

鹿茸 能生齿固齿，令不老。末服、丸服，皆佳。《本草》。

羊胫骨灰 能坚齿，治肾虚齿摇动。常擦之妙。《入门》。○牙齿疏豁须用之。《丹心》。

牛齿 固牙齿。取杀牛齿三十枚，火煅为末，取二钱，水煎，热漱冷吐，且以末擦之，摇动者皆坚牢。《本草》。

马夜眼 治风虫牙痛。马夜眼以刀刮起如米大，扱孔中，或咬在痛处，沥出涎勿咽，即差，断根。《得效》。

针灸法

《灵枢》曰：齿痛不恶清饮，取足阳明，上齿痛亦如之。齿痛恶清饮，取手阳明，下齿痛亦如之。○手阳明有入口遍齿者，名曰大迎，下齿龋取之。足太阳有入口遍齿者，名曰角孙，上齿龋取之。《得效》。○手阳明之别，名曰偏历，主齿寒痛，宜取此。《内经》。○牙痛牙槽，取太溪灸之，治上牙齿痛，二间灸之；治下牙痛，委中针之。又足内踝两尖灸之，治上牙痛。龙玄在列缺上青脉中，灸之治下牙痛。承浆、风府、合谷、内庭，治上牙痛。《纲目》。○齿痛，灸列缺七壮，永不疼。又灸肩髃七壮，又灸耳垂下牙尽骨上三壮。《得效》。○齿痛，以线量手中指至掌后横纹，折为四分，去三分，将一分，于横纹后臂中，灸三壮随左右。《得效》。○牙疼，屈手大指本节后陷中，灸三壮，初灸觉牙疼，再灸觉牙有声，三灸疼止，永不复作。恐是阳溪穴也，左疼灸右，右疼灸左。《资生》。○牙疼百药不效，灸两耳当三壮立止。《回春》。○口齿蚀生疮，灸承浆。《正传》。

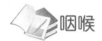咽喉

咽与喉各异

《灵枢》曰：咽喉者，水谷之道也。喉咙者，气之所以上下者也。会厌者，音声之户也。悬雍者，音声之关也。○《内经》曰：喉主天气，咽主地气。又曰：地气通于嗌。注曰：嗌谓咽喉，下接连胸中，肺两叶之间也。嗌即咽之低处也，咽即嗌之高处也。喉者候也，咽者咽也。咽接三脘以通胃，故以之咽物。喉通五脏以系肺，故以候气。气喉、谷咽，皎然明白。《得效》。○咽者胃之系，喉者肺气之所通。咽以咽物，喉以候气，理一而分殊也。《直指》。○咽者，咽物之门户也。《纲目》。

咽喉会厌与舌其用不同

咽与喉、会厌与舌，此四者同在一门，而其用各异。喉以纳气，故喉气通于天；咽以纳食，故咽气通于地。会厌管乎其上，以司开合，掩其喉则其食下，不掩之则其喉错，必舌抵上腭，则会厌能开其喉矣。四者交相为用，缺一则饮食废而死矣。子和。

咽喉度数

《灵枢》曰：咽门重十两，广二寸半，至胃长一尺六寸。○喉咙重十二两，广二寸，长一尺二寸。子和。○《仙经》曰：绛宫重楼十二级，人之喉咙管有十二节。《养性》。

脉法

两寸脉浮洪而溢者，喉痹也。脉微而伏者死。《正传》。○咽喉之脉，两寸洪溢，上盛下虚，脉忌微伏。《回春》。

咽喉之病皆属火

《内经》曰：一阴一阳结，谓之喉痹痹

与闭同。注曰：一阴谓心主之脉，一阳谓三焦之脉也。三焦、心主脉并络喉，气热内结，故为喉痹，〇一阴，肝与心包。一阳，胆与三焦。四经皆有相火，火者痰之本，痰者火之标也。《入门》。〇少阴君火、少阳相火，二脉并络咽喉。君火势缓，则热结而为疼为肿；相火势速，则肿甚不仁而为痹，痹甚不通，而痰塞以死矣。《入门》。〇咽喉之疾，皆属火热。虽有数种之名，轻重之异，乃火之微甚故也。微而轻者，可以缓治；甚而急者，惟用砭刺出血，最为上策。《正传》。

咽喉病名

咽喉之病，有单乳蛾、双乳蛾、单喉闭、双喉闭、缠喉风、急喉痹、悬雍垂、梅核气、尸咽、谷贼、骨鲠、咽痛、咽疮。〇咽喉、悬雍，关要所系，病不急疗，皆能杀人。《直指》。〇咽喉病十八种，皆后世强名，故不录。

单乳蛾双乳蛾喉痹

会厌之两旁肿者，俗谓之双乳蛾，易治。会厌之一边肿者，俗谓之单乳蛾，难治，古方通谓之喉痹，皆相火之所冲逆耳。《正传》。〇皆因热气上行，搏于喉之两旁，近外肿作，以其形似乳蛾，一为单，二为双。《医鉴》。〇单蛾风者，其形圆，如小箸头大，生于咽喉关上，或左或右，关下难治。双蛾风者有两枚，在喉关两边，亦圆如小箸头大，关下难治。《得效》。〇其乳蛾之差小者，名曰喉闭。《医鉴》。〇喉痹多是痰热。《丹心》。〇缠喉风、喉闭之证，皆由膈间素有痰涎，或因酒色、七情不节而作，火动痰上，壅塞咽喉，所以内外肿痛，水浆不入，可谓危且急矣。《丹心》。〇喉痹者，谓喉中呼吸不通，言语不出，而天气闭塞也。《纲目》。〇宜用如圣胜金锭、解毒雄黄元、牛黄凉膈元、七宝散、胆矾散、鸡内金散、备急丹、龙脑膏、青龙胆、吹喉散。实火宜

清凉散，虚火加味四物汤。

如圣胜金锭 治咽喉急闭，并单蛾、双蛾、结喉、重舌、木舌等证。硫黄、川芎、腊茶、薄荷、川乌、硝石、生地黄各等分为末，生葱汁和匀，一两分作十锭，每取一锭，先以凉水灌漱，次嚼薄荷五七叶，却用药同嚼，以井水咽下，甚者连进三服。《局方》。

解毒雄黄元 治喉闭口噤，水浆不下，危急者。雄黄水飞、郁金各二钱半，巴豆十四粒去皮油。上为末，醋面糊和丸绿豆大，茶清下七丸。如口噤，则以醋磨化，搐入鼻中．须臾吐利顽痰，即醒。《局方》。

牛黄凉膈元 治咽喉肿痛，口舌生疮，颔颊赤肿，热痰壅塞。马牙硝、寒水石煅、石膏煅各二两，甘草爁一两，牛胆南星七钱半，紫石英煅水飞五钱，牛黄、龙脑、麝香各二钱半。上为末，蜜和，两作三十丸，每一丸，薄荷汤嚼下。《局方》。

七宝散 治喉闭及单双蛾。猪牙皂角一锭，全蝎十个去毒，硼砂、雄黄、白矾、胆矾各一钱。上为细末，每取一字，吹入喉中即愈。《丹心》。

胆矾散 治咽喉痹肿塞。胆矾半钱，全蝎二个。上为末，以鸡羽蘸药入喉中，须臾破开声出，次用生荷叶研细，井水调下，吐出毒涎即愈，未吐再服。《直指》。

鸡内金散 治喉闭、单双蛾。腊月鸡肫胵里黄皮，阴干，细末一钱，绿豆粉三钱。上生蜜和，作三丸，噙化，神效。《必用》。

备急丹 治咽喉闭。青黛、芒硝、白僵蚕各一两，甘草四两。上为末，腊月牛胆有黄者，盛药荫四十九日，为末，吹入喉中，神效。《纲目》。

龙脑膏 治喉痹肿痛。薄荷叶一斤，甘草三两，防风、川芎、桔梗各二两，焰硝一两，白豆蔻三十粒，缩砂五粒，片脑一钱。上为末，蜜丸弹子大，噙化咽下。《别方》。

青龙胆 治咽喉闭塞肿痛，并单双蛾神效。胆矾盛于青鱼胆内，阴干为末，吹入

喉中立效。无青鱼，则蠡鱼胆代之，腊月者甚佳。《活人》。

吹喉散 治咽喉肿闭塞。胆矾五钱，无胆矾则代以绿矾，入青鱼胆内风干，无青鱼则代蠡鱼胆，巴豆七个去壳，焰硝二钱半另研，铜青一钱，轻粉五分，青黛一字。上将胆矾同巴豆，于铜铫内飞过，去巴豆，合焰硝等四味，并入麝香少许。每用一字，吹入喉中，吐出痰血，立愈。《纲目》。

清凉散 治实火，咽喉肿痛。桔梗一钱半，栀子、连翘、黄芩、防风、枳壳、黄连、当归、生地黄、甘草各七分，薄荷、白芷各三分。上锉，作一贴，灯心一团、细茶一撮，水煎服。《回春》。

加味四物汤 治虚火喉痹、喉痛、喉疮最能降火。桔梗，甘草各一钱半，熟地黄、白芍药各七分，当归、川芎、黄柏蜜水炒、知母、天花粉各五分。上锉，作一贴，水煎，入竹沥一钟服。《回春》。

急喉痹

《灵枢》曰：痈发咽嗌，名曰猛疽。此疾治迟则咽塞，咽塞则气不通，气不通则半日死。○喉闭而暴发暴死者，名曰走马喉痹。《医鉴》。○夫喉之为会厌者，经谓之吸门是也，以其司呼吸，主升降，为人身紧关之橐龠门户也。若夫卒然肿痛，水浆不入，言语不通，死在须臾，诚可惊骇。《正传》。○宜速用针法、吐法以救之，药不得下，当以曲竹管灌药入喉为妙。《类聚》。○急喉闭，其声如鼾，有如痰在喉响者，此为肺绝之候，宜用人参膏救之，用姜汁、竹沥放开，频频服之。如未得参膏，先煎独参汤救之，早者十全七八，次则十全四五，迟则十不全一也。《纲目》。○孙兆治潘元从急喉，以药半钱，吹入喉中，少顷吐出脓血，立愈。潘谢曰：大急之患，非明公不能救，非药不能疗。赠金百两，愿求其方。孙曰：猪牙皂角、白矾、黄连等分，瓦上焙为末耳。既授以方，不受所赠。《回春》。牙关紧者须开关，用一字散、二仙散。毒结，宜如圣胜金锭，解毒雄黄元方并见上、龙脑破毒散、夺命散、玉钥匙、金锁匙、巴豆烟。○挫喉气不通，冷水徐灌之。《山居》。

龙脑破毒散 治急慢喉闭，肿塞不通。芒硝四两，青黛，白僵蚕、甘草各八钱，蒲黄五钱，马勃三钱，龙脑、麝香各一钱。上为末，每一钱，井水调膏，细咽即破，出血便愈。如不是喉痹自然消散也。无芒硝代以焰硝。《御院》。

一字散 治急喉、缠喉风，咽喉堵塞，水谷不下，牙关紧急，不省人事。猪牙皂角七钱，雄黄二钱，生白矾、藜芦各一钱，蝎梢七枚。上为末，每一字，吹入鼻，吐痰。《入门》。

二仙散 治急喉闭及缠喉风危急。胆矾一钱，白僵蚕二钱。上为末，吹少许入喉中。《入门》。

夺命散 治急喉闭。枯白矾、白僵蚕炒、硼砂、皂角各等分。上为末，吹少许入喉中，痰出即差。《丹心》。

玉钥匙 治急喉闭及缠喉风。焰硝七钱半，硼砂二钱半，白僵蚕一钱二分半，龙脑一字。上为末，以竹管吹半钱入喉中，神效。《直指》。

金锁匙 治急喉闭、缠喉风。朱砂三分二厘，枯白矾、胆矾各一分六厘，硼砂一分二厘，熊胆、焰硝、片脑、麝香各一分。上为末，吹半钱入喉中。《医鉴》。

巴豆烟 治喉闭危急，宜开关。巴豆肉以纸压取油，用纸作捻子，点灯吹灭，以烟熏鼻中，一时口鼻流涎，牙关自开。《经验》。○又方：巴豆肉绵裹，随左右塞鼻中，左右俱患，则左右俱塞，立通。《入门》。○巴豆乃斩关夺门之将，热则流通之理，以热攻热，不妨碍也。《丹心》。

缠喉风

热结咽喉，肿绕于外，且麻且痒，肿而大者，名曰缠喉风。《医鉴》。○缠喉风，自耳边过颐下，赤色者是也。大概内外皆肿者，为缠喉风。《得效》。〇缠喉风之证，先两日，胸满气紧，出气短促，忽然咽喉肿痛，手足厥冷，气闭不通，顷刻不治。《丹心》。〇缠喉风属痰热，其咽喉里外皆肿者是也。《丹心》。〇宜用解毒雄黄元、如圣胜金锭、龙脑破毒散、一字散、二仙散、玉钥匙、巴豆烟七方皆见上、雄黄散、佛手散、白矾散、冰梅丸方见下，兼用针法、吐法，乃效。

雄黄散 治缠喉风危急。巴豆七粒三生四熟，生者去壳生研，熟者去壳灯上烧存性研。干桑黄茹二片，雄黄一块细研，郁金一枚研。上再研细，每服半字，茶清少许调下。如口噤咽塞，以竹管吹入喉中，须臾吐利即安矣。《得效》。

佛手散 治缠喉风神效。芒硝一两，白僵蚕五钱，甘草二钱半，青黛一钱。上为末，取少许，掺喉中。如闭甚，以竹管吹入。《类聚》。

白矾散 治缠喉风及急喉闭。白矾三钱，巴豆三个去壳分作六片。上铫器同炒，候矾枯，去豆取矾为末，水调灌下，或吹入喉中，或乌鸡子清调，灌入喉中。《类聚》。

悬雍垂

悬雍生于上腭，虽不关于咽喉，所以暴肿者，抑亦热气使然也。《直指》。〇悬雍谓之帝钟，悬雍肿而垂下，有长数寸者，谓之帝钟风，宜用盐矾散，不可针破，针则杀人。《得效》。〇悬雍者，音声之关。若脏腑伏热上冲咽喉，则悬雍或长而肿也，宜吹喉散、玄参散、硼砂散。《类聚》。〇肾伤寒咽痛，及帝钟肿者，忌针，以蛇床子，于瓶中烧烟，令病人吸入喉中，立愈。《入门》。

盐矾散 治悬雍垂长，咽喉妨闷。盐花、白矾枯。上为末，以箸头蘸药，涂其上即差。《本草》。

吹喉散 治悬雍下垂肿痛，及一切咽喉疾。胆矾、白矾、焰硝、片脑、山豆根、辰砂、鸡内金焙。上为极细末，以竹管吹少许入喉中，即效。《回春》。

玄参散 治悬雍肿痛垂长。玄参一两，升麻、射干、大黄酒洗各五钱，甘草炙二钱半。上锉，五钱，水煎，微温，时时含咽。《类聚》。

硼砂散 治同上。硼砂、马牙硝、滑石、寒水石各五钱，龙脑、白矾各三钱。上细末，新水调半钱服。《类聚》。

梅核气

七情气郁，结成痰涎，随气积聚，坚大如块，在心腹间、或塞咽喉，如梅核粉絮样，咯不出咽不下，每发欲绝，逆害饮食，宜四七汤。得效。方见气门。〇男女或有胸喉间梅核作恙者，触事勿怒，饮食勿冷。《直指》。〇梅核气者，窒碍于咽喉之间，咯不出咽不下，如梅核之状是也。始因喜怒太过，积热蕴隆乃成，厉痰郁结，致斯疾耳，宜加味四七汤、加味二陈汤。《医鉴》。

加味四七汤 治梅核气，妙不可述。紫苏叶、半夏、厚朴、赤茯苓、陈皮、枳实、南星、缩砂、神曲各一钱，青皮七分，白豆蔻六分，槟榔、益智仁各三分。上锉，作一贴，姜五片，水煎服。《医鉴》。

加味二陈汤 治同上。二陈汤加枳壳、桔梗、黄芩、栀子、苏子、白豆蔻各七分。上锉，作一贴，入姜三片，水煎服。《医鉴》。

尸咽

尸咽者，阴阳不和，脾肺壅盛，风热毒气不能宣通，故令尸虫发动，上蚀于喉，或痒或疼，如䘌之候也。《直指》。〇与伤寒狐惑同，当参考。

谷贼

谷贼者，谷芒强涩，藏于米而误食之，滞于咽门，不能传化，故风热并聚，与血气搏遂令肿刺也，不急治，亦能杀人。《直指》。〇误吞稻麦芒，在咽间不下，急取鹅口中涎，灌之即下，盖鹅涎能化谷也。《纲目》。

治谷贼方 琥珀、松脂各五钱，硇砂二钱半，乳香一钱二分半。上为末，熔黄蜡和丸芡实大，常含化咽津。《类聚》。〇又方：马牙硝研细绵裹半钱，含化咽津，以差为度。又针刺痛处，出黑血，盐汤漱口。《类聚》。

咽喉痛

咽痛云嗌痛者，谓咽喉不能纳唾与食，而地气闭塞也。云喉痹咽嗌痛者，谓咽喉俱病，天地之气并闭塞也。盖病喉痹者，必兼咽嗌痛。病咽嗌痛者，不能兼喉痹也。《纲目》。〇咽痛者，风邪客于喉间，气郁而热，故为咽痛。《直指》。〇咽喉干枯，常如毛刺，吞咽有碍者，风燥也，荆防败毒散方见寒门加薄荷、黄芩，半夏，倍桔梗，入生姜煎服。《入门》。〇咽喉痛，硼砂或和胆矾、白僵蚕、白梅肉和噙，又必用荆芥、玄参。《丹心》。〇咽喉痛，宜上清元、加减薄荷煎元、龙脑膏方见上、荆黄汤、《必用方》甘桔汤、金消丸、清火补阴汤、绛雪散。

上清元 治咽喉肿痛，口舌生疮，能爽神。薄荷叶一斤，缩砂四两，甘草二两，防风、黄芩、桔梗各一两。上为末，蜜和，两作二十丸，每一丸，常含化咽之。《得效》。

加减薄荷煎元 治风热咽喉肿痛。薄荷叶八两，防风、川芎、白豆蔻各一两，缩砂、甘草各五钱，龙脑五分，桔梗二两。上为末，蜜和，两作三十丸，每一丸，常含化，咽之。《御药》。

荆黄汤 治风热结滞，咽喉肿痛，大便秘涩。荆芥四钱，大黄一钱。上锉，水煎，空心服。《入门》。

《必用方》甘桔汤 治风热咽喉，肿痛，或喉痹神效。桔梗二钱，甘草、荆芥、防风、黄芩、薄荷各一钱。上锉，作一贴，水煎，徐徐服，加玄参一钱尤妙。《必用》。

金消丸 治咽喉肿痛。黄柏、荆芥、射干、黄芩各等分。上为末，蜜丸樱桃大，每一丸，含化。《简易》。

清火补阴汤 治虚火上升，喉痛喉闭，或生疮。玄参二钱，白芍药，熟地黄各一钱，当归、川芎、黄柏童便炒、知母生、天花粉、甘草各七分。上锉，作一贴，水煎，入竹沥三匙，温服。《医鉴》。〇喉干燥痛，四物汤方见血门加桔梗、荆芥、黄柏、知母煎服，立已。《正传》。

绛雪散 治咽喉热痛肿塞。寒水石煅五钱，硼砂、马牙硝、朱砂各一钱，龙脑半钱。上为细末，每一字，掺入口中，咽津。《直指》。

伤寒咽痛

伤寒阳毒阴毒皆有咽痛，详见本门。仲景。〇伏气之病，谓非时暴寒中人，伏于少阴经，始不觉，旬月乃发，先发咽痛，次必下利，脉微弱。古方谓之肾伤寒，宜用半夏桂甘汤。《活人》。〇少阴客寒咽痛，宜甘桔汤、桔梗汤、荆芥汤。方见下。

半夏桂甘汤 治肾伤寒咽痛。半夏姜制、桂枝、甘草各二钱。上锉，作一贴，入姜五片同煎，候冷，徐徐呷之。《活人》。

甘桔汤 治少阴客寒咽痛。桔梗三两，甘草一两。上锉五钱，水煎，徐徐服之。加鼠黏子、竹茹各一钱，治咽痛尤妙。海藏。

桔梗汤 治同上。桔梗一两，甘草二两。上锉五钱，水煎，如上法服之。海藏。〇二味等分，名如圣汤。《直指》。

咽喉疮

咽疮者，胃脘实热，熏炙上焦，发为白头赤根，宜发声散。《直指》。〇咽喉生疮痛，多属虚火游行无制，客于咽喉，宜用人参、荆芥、蜜炙黄柏。《纲目》。〇咽喉生疮，勿用生姜，辛辣反甚故也。《纲目》。〇杨梅天疱疮，服轻粉，毒气流注，多作咽疮溃烂。详见诸疮门。〇咽喉疮，宜用利膈汤、牛蒡子汤、清火补阴汤、加味四物汤方见上、通隘散方见下、佛手散、发声散、治喉痹生疮方。

利膈汤 治咽喉生疮。薄荷、荆芥、防风、桔梗、人参、鼠黏子炒、甘草各一两。上为末，每二钱，沸汤点服。咽痛加白僵蚕。《本事》。

牛蒡子汤 治咽喉肿痛，牙关紧急，或生疮痛，或愈后复攻胸胁，气促身热，不能坐卧。牛蒡子二钱，玄参、犀角、升麻、黄芩、木通、桔梗、甘草各一钱。上锉，水煎，食后服。《入门》。

佛手散 治风热咽喉肿痛生疮。薄荷叶二两，芒硝一两，甘草七钱，桔梗、蒲黄各五钱，青黛二钱。上为末，取少许，干掺或以竹管吹入喉中。《丹心》。

发声散 治咽痛生疮妨闷。黄瓜蒌大者一个，桔梗七钱半，白僵蚕炒五钱，甘草炒二钱。上为末，每取少许，干掺。如咽喉肿痛，左右有红，或一边红紫长大，此药加朴硝一钱和匀掺之。如喉中有小白头疮，前药入白矾末半钱和掺。《纲目》。

治喉痹生疮方 喉痹、乳蛾肿痛，生疮溃烂，水浆不入，死在须臾。用巴豆肉、细辛等分为末，用纸卷药在中，两头拈紧，从中剪断，塞入两鼻中一时，头顶冰凉，咽喉即开。《种杏》。

喉痹失音

咽喉生疮，令闭声不出者，秘传降气汤方见气门去陈皮，加黄芩服之。曾服凉药自利，声音有坏者，亦用秘传降气汤救之。《入门》。○咽痹失音，宜用通隘散、增损如圣汤、荆芥汤、通关饮、桔梗汤、神效散。○喉闭生疮失声音，服紫雪神效。方见火门。

通隘散 治喉痛生疮声哑。白硼砂二钱，孩儿茶、青黛、滑石、寒水石各一钱，蒲黄、马牙硝、枯白矾各六分，黄连、黄柏各五分，片脑二分。上细末，炼化白砂糖和

丸芡实大，卧时舌压一丸，自化入喉，神效。一方：以苇筒吹少许入喉中，亦神效。《医鉴》。

增损如圣汤 治咽喉肿痛妨闷，语声不出。桔梗二两，甘草炙一两半，枳壳、防风各五钱。上末三钱，煎水，入酥如枣许，搅服。《纲目》。

荆芥汤 治咽喉肿痛，语声不出，咽之甚妙。桔梗二两，甘草一两，荆芥穗五钱。上为粗末，每取四钱，入姜三片，水煎，呷服。《三因》。

通关饮 治喉痹肿痛，不能言语，此从治之法，无不愈。桔梗二钱，甘草炙一钱半，人参、白术、赤茯苓各一钱，防风七分，荆芥、薄荷、干姜炮各五分。上锉，作一贴，水煎服。《正传》。

桔梗汤 治咽喉肿痛，声破难语。桔梗、甘草各一钱半，当归、马勃各一钱，麻黄五分，白僵蚕、黄芩各三分，桂枝少许。上锉，作一贴，水煎服。东垣。

神效散 治喉痹，语声不出。荆芥穗、蓖麻肉等分为末，蜜丸皂子大，绵裹含化。○又方：猪牙皂角和霜梅为末，噙之。《三因》。

天行喉痹

时行咽痛，宜用普济消毒饮子。方见瘟疫。○喉痹，一乡皆相似者，属天行运气之邪。大忌酸药点之、寒药下之，郁其邪于内，不得出也。《纲目》。○天行喉痹，取鸭嘴、胆矾末半钱，吹入喉中，吐痰立愈。如无胆矾，以透明绿矾代之。《正传》。

咽喉急闭宜针

咽喉急闭，皆属相火，惟砭刺出血最为上策。《正传》。○喉痹，因恶血不散故也。凡治此疾暴者，必先发散，发散不愈，次取痰，取痰不愈，次去污血，宜针之。《纲目》。○凡喉闭急证，速用针刺出血，并豁吐痰涎为要，若迟缓不救则死。《回春》。○

火郁则发之。砭刺出血，即汗之之义也，血出多则愈。有针疮者，姜汁调熟水时时呷之。凡关上血泡，最宜针，关下不见者，令病人含水一口，用芦管尖刺鼻孔出血，妙。《入门》。〇一妇人患喉生蛾，不肯针。范九思云：我有一药，须新笔点之。乃藏针在笔头内，刺血出，即愈。《入门》。〇咽喉肿痛，惟肾伤寒及帝钟风者忌针。《入门》。

咽喉急闭宜吐

凡喉痹，勿论大人小儿，非吐不可。如胆矾、石绿之类为末，薄荷汁入醋同调，以鸡翎蘸药，送入喉内，徐徐引痰吐出为佳。汤氏。〇喉痹多属痰，宜用吐法。《丹心》。〇宜用吹喉散、引痰真捷法、去涎方，或用好醋噙漱吐痰亦妙。

吹喉散 治喉闭肿痛。绿矾五钱入青鱼胆内风干，巴豆七个去壳，朴硝二钱半，另研铜青一钱，轻粉五分，青黛少许。上将胆矾同巴豆于铜铫内飞过，去巴豆，合朴硝等四味，再入麝香少许，每用一字，吹入喉中，吐出痰血，立愈。《正传》。

引痰真捷法 治喉痹。冬月青鱼胆用白矾入内，临用加百草霜、炒盐少许醋调，以鸭毛蘸药引吐，痰出。如无鱼胆，用白矾半两，巴豆肉十枚同枯过，去巴豆用矾，如上法吐痰，神效。吐后用金锁匙方见上吹之，常服《必用方》甘桔汤，最妙。方见上。《入门》。

去涎方 治喉痹。猪牙皂角五钱，胆矾一钱半，青黛五分。上为末，醋糊和丸樱桃大。每一丸，以熟绢裹在箸头上，用好醋润透，将药点在喉疮上，咬着箸其涎如水即解，后服防风通圣散。方见风门。《丹心》。

咽喉闭通治

火性急速，故病发则暴悍，或针或吐，以宣其毒，此急则治标之法也，必须兼以《内经》从治之法，以桔梗、甘草、玄参、升麻、防风、羌活、荆芥、人参、白术、茯

苓之类，少加干姜、附子为向导，徐徐频与，不可顿服。此为治之大法也。切不可骤用寒凉之药，殊不知上热未除，中寒复生，至于发喘发胀，皆为不治之证。《正传》。〇喉痛必用荆芥，阴虚火炎必用玄参。《丹心》。〇咽喉肿痛诸证，皆用清凉散方见上加减用之。《回春》。〇通用冰梅丸、龙脑川芎元、清咽利膈散、《必用方》甘桔汤方见上、龙脑破毒散方见上、金锁匙方见上、琥珀犀角膏。方见口舌。

冰梅丸 治十八种喉痹俱效，又治喉风肿痛，如神。大南星三十五个、大半夏、白矾、白盐、防风、朴硝各四两，桔梗二两，甘草一两，拣七分熟大梅实一百个，先将硝、盐水浸一伏时，然后将各药碾碎，入水拌匀，方将梅实置于水中，其水淹过梅子三指为度，浸七日，取出晒干，又入水中浸透晒干，俟药水干为度，方将梅子入瓷罐封密，如霜衣白，愈佳。用时绵裹噙在口中，徐徐咽汁下，痰出即愈。《回春》。〇《入门》有皂角四两，无甘草。

龙脑川芎丸 治咽喉诸病，通利七窍，爽气清神，除热消痰，消风化滞。薄荷叶五两三钱，桔梗一两半，川芎、防风、甘草各一两，白豆蔻五钱，片脑三钱，缩砂仁二钱。上为末，蜜和，每两作二十丸，每一丸，细嚼，茶清下，噙化亦可。《御院》。〇此与加减薄荷煎元同，而分两异。

清咽利膈散 通治乳蛾、喉闭等证。桔梗、连翘各一钱，大黄、芒硝、恶实、荆芥各七分，片芩、栀子、薄荷、防风、玄参、黄连、金银花、甘草各五分，其大黄、芩、连、栀子并酒炒。上锉，作一贴，水煎温服，食后。《医鉴》。

咽喉不治证

凡咽喉闭，毒气归心，胸前肿满，气烦促，下部洞泄不止者，死。《得效》。〇凡喉痹初发，胸膈气促，咽喉肿痛，手足厥冷，气闭不通，即死。《入门》。〇凡咽喉痹，不

可纯用凉药、草药，目前取效。上热未除，中寒复起，毒气乘入，腹胸前高肿，上喘下泄，手足爪甲青紫，七日后全不食，口如鱼口者，死。《入门》。

鱼骨鲠

凡骨鲠在咽不下，用玉屑无忧散。《三因》。○凡治鲠之法，皆以类推，如鸬鹚治鱼鲠，磁石治针哽，发灰治发哽，狸虎骨治骨哽，各从其类也。《三因》。○诸鱼胆皆下骨鲠。鳜鱼、鳖鱼、鲫鱼胆，皆可用，腊月收者尤佳。取一皂子许，温酒化，呷之，若得吐便出，未吐更饮温酒，但以吐为妙，未出更服。《本草》。○南硼砂，噙化，其骨脱然而失。《得效》。○贯众浓煎一杯半，分三服连进，片时一咯而骨出。《得效》。○缩砂、甘草末，绵裹含咽，即吐出。《丹心》。○野苎根，洗净烂捣如泥，取樱桃大，如鸡骨以鸡羹化下，如鱼骨以鱼羹化下，立出。《丹心》。○鱼骨横喉中，鲤鱼鳞皮烧作屑，和水服即出。《本草》。○鱼骨在肚中刺痛，煎吴茱萸汁一盏饮之，骨软而出。《纲目》。○萱草根汁，饮之即下。《纲目》。○海獭皮煮汁饮，水獭亦可。又鸬鹚或鱼狗鸟，烧灰和饮服，即下。《本草》。○凤仙花子，水研取汁，以匙送入咽，呷下勿犯齿，无子用根。《医鉴》。○皂角末吹鼻，得嚏即出。《类聚》。

兽骨鲠

在咽不下，象牙磨水咽下，梳笃皆可用。《得效》。○桑木上虫，屑米醋煎，灌漱自下。《得效》。○将狗倒吊起，涎出盛碗，徐徐咽下，其骨化为水，如神。以狗善食诸骨也。《回春》。○诸肉骨鲠，鸡足一对烧灰，水调服。《类聚》。○兽骨鲠，虎骨为末，水调服。狸骨亦可，煮汁服亦佳。《本草》。○鸡骨、鱼骨鲠，白梅肉捶成大丸子，绵裹，用线穿在内，冷药送下，扯住线头在手，一呕即出。《回春》。

玉屑无忧散 治诸骨鲠不下，及缠喉风。寒水石煅、硼砂各三钱，玄参、贯众、滑石、缩砂、山豆根、黄连、甘草、赤茯苓、荆芥穗各五钱。上为末，每一钱，抄入口，以新水咽下。《得效》。

引鲠法 鲠在咽不下，聚牛筋或鹿筋，渍之，索紧，令大如弹丸，持筋端吞之，候至鲠处，徐徐引之，鲠着筋即出。《本草》。○又法：棉絮一小块，以蜜煮，用如上法即出。《得效》。○嚼薤白令柔，以绳系中，吞薤到鲠处引之，鲠即随出。《本草》。○一方：用韭白如上法，以茶咽下，引之亦出。《医鉴》。○弓弦，捶令头散，吞引之亦出。《俗方》。

咒法 治诸鲠不下，以净器盛新汲水一盏，捧之面东。默念云：谨请太上东流顺水，急急如南方火帝律令，敕。一气念七遍，即吹一口气入水中，如此七次，以水与患人饮，立下。或云：用此咒水，可以食针并竹刺。《医鉴》。

禳法 治鲠不下，另取鱼骨一根，插于患人头发内，不必言，须臾即下。《种杏》。

误吞诸物

误吞金银物在腹中，取水银服之，令消烊出也。《纲目》。○金见水银则如泥，故吞金银物者服半两即消出。《本草》。○误吞金银及铜钱，缩砂浓煎汤饮之，其铜自下。又，荸荠研烂服之，其铜自化。又，坚炭为末，米饮调服，从大便泻出如乌梅状。《入门》。○误吞铜钱、铁物，荸荠恣食，须臾自化去。试将一钱并荸荠四五枚同嚼，其钱立碎。《类聚》。○多食胡桃，其铜自烂。《回春》。○胡粉一两，水调分再服，亦出。《本草》。○误吞钱，服炼蜜二升即出。又，饴糖一斤，渐渐尽食之，便出。误吞环及钗者，服之亦出。《本草》。○误吞银钗簪或竹木，不得出，多食白糖至数斤，当裹物自出。《类聚》。○小儿吞钱不出，煮葵汁冷饮即出，根叶子同功。《本草》。○误吞钗，薤白暴令萎黄，煮熟勿切，食一大束，钗即随出。《本草》。〇误吞针，磁石如枣核大，磨令光，钻作窍，丝穿令含，针自出。《本草》。〇又方：用蚕豆煮熟，同韭菜吃之，针与菜从大便而出。一方用豌豆。《入门》。〇误吞竹木，抢喉不下，故锯烧赤淬酒中，热饮之。一法：铁斧磨水，灌下亦效。《本草》。〇误吞钉并箭镞、针钱等物，多食猪羊肉肥脂，必自裹出。《本草》。〇误吞铜铁等物，多食肥猪肉、葵菜自出。《类聚》。〇误吞钩连线者，莫引之，急以珠珰或琥珀珠、水晶珠、薏苡子辈，贯着线，推至钩处，引之自出。《类聚》。〇误吞桃李，哽喉不下，狗头煮汤，摩头上差。《本草》。〇误吞发绕喉不出，乱发灰，水调一钱服。又，旧木油梳，烧为末，酒调服。《本草》。

误吞诸虫

误吞蜈蚣在喉闷甚，急取生猪血，令病人吃，须臾以清油灌口中，其蜈蚣滚在血中，即吐出，继以雄黄末水调服，解其毒。《纲目》。〇误吞水蛭入腹，久必生育，食人肝血，腹痛不可忍，面目黄瘦，能令人死。用田中干泥一小块，小死鱼三四个，将猪脂熔匀，用巴豆十枚，去皮研烂，入泥内为丸绿豆大。用田中冷水吞下十丸，须臾大小水蛭皆下，却以四物汤方见血门加黄芪煎服调补。《入门》。〇水蛭入腹，浓茶多服自下。《种杏》。〇误吞水蛭，宜食蜜，即化为水。又，田中泥作丸，樱桃大，白水和下一丸，蛭即下。《回春》。

单方

凡二十八种，有圣烟筒、吹喉散。

白矾 治咽喉闭。明白矾末一钱，巴豆肉一粒，同熬干，取矾为末，吹入喉中，涎出自愈。《直指》。〇缠喉风，白矾末半钱，乌鸡子清一个，调匀灌入喉中，立效如神。《纲目》。

朴硝 治喉痹神验。含口中，细细咽汁，立差。马牙硝、焰硝同功。《本草》。〇咽中疮肿。朴硝一钱，蓖麻子去皮一粒，同研，新水和服，即效。《纲目》。

硼砂 治咽喉痹最为要切，含化咽津。《本草》。〇治谷贼，硼砂、马牙硝等分为末，绵裹半钱，含咽汁。《直指》。

升麻 治咽喉痹痛。锉，煎取汁，含之。《本草》。

马蔺根 治喉闭垂死。取根，捣绞取汁，稍稍咽之，口噤者灌下。叶及子同功，子则取四十九枚为末，水调服。叶则取二两，水煎服。《本草》。

牛蒡子 治喉痹。取子一合半生半炒为末，热酒调下一钱。又，牛蒡子六分，马蔺子八分，为末，暖水调一钱服，立差。《本草》。

桔梗 疗咽喉痛及喉痹。桔梗、甘草等分，水煎，细呷之。〇喉痹深肿连颊，吐气数者，名马喉痹。取二两锉，水三升煎至一升，分三服。《本草》。

射干 主喉闭，水浆不入。采根捣取汁，细呷之，治喉痹最捷。或酽醋同研，取汁噙，引出涎，更妙。《丹心》。

蓖麻子 治喉痹及咽肿生疮。取子去皮一个，朴硝一钱，新水同研服，连进即效。《丹心》。〇又法：蓖麻子，取肉捶碎，纸卷作筒，烧烟吸之，治喉痹，名圣烟筒。《正传》。

马勃 治喉闭咽痛。以蜜揉拌，小以水调呷。《本草》。〇又同白矾等分为末，以鹅翎管吹入喉中，吐痰妙。《纲目》。

皂荚 治急喉闭，捶碎去皮子，接水一盏，灌下，或吐或不吐，即安。《得效》。

鳢鱼胆 治急喉闭。取少许，点患处，药至即差。病深则水调灌之。腊月收者佳。《本草》。

壁钱 治喉痹、双乳蛾。壁钱窝一个，取患者脑后发，拔一根缠定钱窝，灯上以银簪挑而烧之，存性为末，吹入患处，立消。《回春》。〇又，壁钱烧存性，白矾枯、发灰等分为末，吹入喉中，治喉闭，名吹喉散。《医鉴》。

蛴螬 治喉痹。取汁，点在喉中，即喉开。《本草》。

蛇蜕 治喉闭。烧为末，吹入喉中。○治缠喉风，气不通。蛇蜕炙黄，当归等分为末，酒服一钱愈。《本草》。

蚯蚓 治喉闭，取汁吞之，咽喉即开。《本草》。

白僵蚕 治急喉闭。为细末，姜汁调，灌下立愈。《本草》。○又，僵蚕炒、白矾生，等分为末，白梅肉和丸皂子大，绵裹含化咽汁，差。《直指》。

蝼蛄 治咽喉哽噎，又治诸物鲠不下，取脑吞之。《本草》。

石蟹 治咽喉肿塞。捣绞取汁，灌之即开。《本草》。

雄雀粪 治咽喉闭塞、口噤。取粪细研，温水调灌半钱。《本草》。

鸡子 开咽喉，又治咽喉塞。生鸡卵一枚，去黄留白，着米醋，糖火沸起，就热饮醋尽，一二次即差。《纲目》。

瓠花上飞蛾 治咽喉肿痛闭塞。烧为末，吹入喉中，神效。《俗方》。

梨汁 治喉痹热痛。上好消梨，杵取汁，频饮之，多服为良。《正传》。

萝卜汁 治喉痹水谷不下。取汁，徐徐咽之，即愈。《纲目》。

饴糖 治鱼骨鲠不下。作丸如鸡子黄大，吞之。若不下，大作丸嚼下之为妙。《本草》。

米醋 敛咽疮，治喉痹。用好醋噙漱，吐痰为妙。《回春》。

大麦面 治缠喉风，食不能下。取面作稀粥，令咽之，既滑腻容易下咽，以助胃气。《本草》。

脂麻 治谷贼。炒为末，汤点服之。《直指》。

针灸法

喉闭，少商、合谷、尺泽，皆针之。《丹心》。○喉痹，因恶血不散故也，砭出恶血，最为上策。《纲目》。○咽喉肿痹，针风府，主咽喉诸病，及毒气归心等项恶证，无不效。又针少商，咽喉肿痛皆治之。又针合谷，又针上星，治颊肿、缠喉风等证。又针足三里。《得效》。○喉痹刺手少阴，即神门穴。《纲目》。○喉闭，刺手、足少阳井，即关冲、窍阴。东垣。○喉痹乳蛾，取少商、照海、大冲。东垣。○咽喉闭塞，取照海。《灵枢》。○牙关不开，取阳灵穴出血，即愈。《得效》。○喉痹，取丰隆、涌泉、关冲、少商、隐白、少冲。《纲目》。○累年喉痹，男左女右，手大指甲第一节，灸二三小壮。《丹心》。○根脚咽喉常发者，耳垂珠下半寸，近腮骨，灸七壮，二七尤妙。《得效》。○是阳明之别，名曰丰隆，其病气逆，则喉痹卒喑，宜取之。《灵枢》。

 颈　项

颈项寸数

结喉以下至缺盆中，长四寸。项发以下至背骨，长二寸半。《灵枢》。

颈项部位

前曰颈，后曰项。○缺盆之中，任脉也，名曰天突。一次任脉侧之动脉，足阳明也，名曰人迎。二次手阳明之脉，名曰扶突。三次手太阳之脉，名曰天窗。四次足少阳之脉，名曰天容。五次手少阳之脉，名曰天牖。六次足太阳之脉，名曰天柱。七次项中央督脉，名曰风府。《灵枢》。

项强

诸痉项强，皆属于湿。《内经》。○项

强，卒口噤，背反张为痓。仲景。○颈项乃足太阳膀胱之经，足少阴肾经与膀胱经为表里，故太阳感风湿，为颈项强痛，身腰反张，为痓。《本事》。○项强，宜木瓜煎、椒附散、回首散、羌活胜湿汤。○一人项强，不能回顾，动则微痛，脉弦数实，作痰热客太阳经治，用二陈汤方见痰饮加酒芩、羌活、红花，二服愈。《丹心》。○伤寒项强，结胸项强，痓病亦项强。并见本门。

木瓜煎 治筋急，项不得转侧。木瓜两个取盖去瓤。没药五钱，乳香二钱半并研。上二味，入木瓜中，用盖盖了，竹签签定，饭上蒸三四次，研烂成膏，每服三五匙，地黄酒化下。酒法：地黄汁半盏，好酒二盏相和用，温服。○有人患此证，自午后发，至黄昏时定。予曰：此患必从足起，盖足太阳之筋，自足至项。筋者肝之合也，自离至兑，阴旺阳弱之时。故《灵宝毕法》云：离至乾，肾气绝，而肝气弱，肝肾二脏受阴气，故发于是时。授此方，三服而愈。《本事》。

椒附散 治肾气上攻项背，不能转移。大附子一个，炮去皮脐，末之。上末每二钱，好川椒二十粒，白面填满，水一盏半，姜七片，煎至七分去椒入盐，空心温服。○一人患项筋痛，连背胛，不可转移，服诸风药皆不效。予忆《千金髓》有肾气攻背强一证，与此方，一服差。盖肾气自腰挟脊，上至曹溪穴，然后入泥丸宫。曹溪一穴，非精于搬运者不能透，今逆行至此，不得通，用椒以引，归经则安矣。气上逆，椒下达，故服之即愈。《本事》。

回首散 治头项强急筋急，或挫枕，转项不得者。乌药顺气散方见风门加羌活、独活、木瓜水煎服。《医鉴》。

羌活胜湿汤 治太阳经中寒湿项强，或似拔不得回顾。羌活、独活各二钱，藁本、防风、甘草各一钱，川芎、蔓荆子各五分。上锉，作一贴，水煎服。东垣。

项软

项软者，天柱骨倒也，宜用健骨散、生筋散方并见小儿。小儿久患疳疾，体虚不食，及诸病后天柱骨倒，医者不识，谓之五软。《纲目》。○小儿因风，颈起软，头不得正，或去前，或去后，宜用天柱元、五加皮散。风热项软，合用凉肝元。方见小儿。《得效》。

天柱元 治项软。蛇含石一大块火煅醋淬七次，郁金末少许。上研细，入麝香少许，饭丸芡实大，每一丸，荆芥汤，入姜汁二三点化下。《得效》。

五加皮散 治同上。取皮为末，酒调傅项骨上，干则易湿者。《得效》。

风府宜护

风府，穴名也，在脑后。○《内经》曰：巨阳者，诸阳之属也，其脉连于风府，故为诸阳主气也。然则固伤寒之所自起也，北人皆以毛裹之，南人怯弱者，亦以帛护其项，俗谓三角是也。凡怯弱者，须护其项后可也。《资生》。

单方

凡四种。

黑豆 治头项强，不得顾视。豆蒸熟纳袋中，枕之。《本草》。

桃叶 治风，项强不得回顾。生桃叶，蒸热入袋，着项上熨之。《本草》。

活鼠 项强，身中急者。取活鼠破腹去五脏，就热傅之，即差。《本草》。

蓖麻叶 治风湿项强，常傅之为妙。《俗方》。

针灸法

项强，取承浆、风府。《纲目》。○颈项痛强，取通天、百会、风池、完骨、哑门、大杼。《甲乙》。○颈项痛，取后溪。《纲目》。○颈肿，取足阳明、手阳明两经。《纲目》。

背

背脊骨节有数

膂骨以下至尾骶二十一节，长三尺。《灵枢》。○上七椎，每椎一寸四分一厘，共九寸八分七厘。中七椎，每椎一寸六分一厘，共一尺一寸二分七厘。下七椎，每椎一寸二分六厘，共八寸八分二厘。《神应》。○二十一椎长三尺，校之则上七椎共九寸八分七厘，中七椎、下七椎共二尺一分三厘，合为三尺。《资生》。

背有三关

问背后三关？答曰：脑后曰玉枕关，夹脊曰辘轳关，水火之际曰尾闾关，乃精气升降之道路也。《正理》。○人之脊骨二十四节，节之末名曰尾闾穴，又名龙虎穴，又名曹溪路，又名三岔路，又名河车路，又名朝天岭，又名上天梯。○尾闾穴之骨，头圆如潼金，上有九窍，内外相连，即泥丸宫也。○脊骨两旁，三条径路，上冲直至顶门泥丸宫，下降复至丹田，复连至尾闾穴。○尾闾穴乃下关也，从下至上十八节乃中关也，泥丸宫为上关，此三关也。《正理》。

脉法

《灵枢》曰：肾脉缓甚，为折脊。○《内经》曰：寸口脉中手促上击者，曰肩背痛。○脉大者，心下有留饮，其人背寒冷。仲景。○凡背恶寒甚者，脉浮大而无力，是阳虚也。《丹心》。

背为胸府

背者，胸中之府，背曲肩随，胸将坏矣。《内经》。元本胸作府，误也。

背寒

内伏寒痰，则寒从背起，冷如掌大。《直指》。○背恶寒，是痰饮。仲景云：心下有留饮，其人背恶寒，冷如冰，茯苓丸方见痰饮主之。《纲目》。○背心常一片冰冷者，痰饮也，导痰汤方见痰饮合苏子降气汤方见气门服之。《入门》。○凡人每日背上一条如线而寒起者，痰也，宜吐下之。《丹心》。○背寒有阴有阳。伤寒少阴证背恶寒者，口中和；阳明证背恶寒者，口中干燥。此寒热之辨也。《入门》。○背寒，宜贴御寒膏。《医鉴》。

御寒膏 治体虚人，背上恶寒，或夏月怕脱衣，及妇人产后被风冷，手足冷痛至骨，又治腰痛。生姜半斤取自然汁，入明胶三两，乳香、没药各一钱半，铜杓内煎化，移在滚汤内顿，以柳条搅至成膏，又入川椒末少许，再搅匀，用皮纸摊贴患处，用鞋底烘热熨之，候五七日脱下，或起小疮不妨。《医鉴》。

背热

背热属肺，肺居上焦，故热应于背。《入门》。

背痛

肩背痛，属肺分野。《内经》曰：西风生于秋，病在肺，俞在肩背。故秋气者，病在肩背。又曰：秋脉太过，则令人逆气、背痛愠愠然。《纲目》。○肺病者，喘咳逆气，肩背痛汗出。又曰：邪在肾，则病肩背颈项痛。《灵枢》。○肩背痛，宜用通气防风汤。脊痛项强，腰似折，项似拔，宜羌活胜湿汤。方见颈项。○背心一点痛，宜三合汤。《医鉴》。○脊骨胂眼痛，宜苍术复煎汤。《丹心》。○臀尖痛者，阴虚而膀胱有火也，四物汤方见血门加知母、黄柏及桂少许。有痰，合二陈汤方见痰饮加泽泻、前胡、木香为引。痛甚加乳香、没药。《入门》。○背疼乃作劳所致，技艺之人与士女刻苦者，多有此患，色劳者亦患之，惟灸膏肓穴为妙。《资生》。〇一男子患背胛缝有一线痛起，上肩跨至胸前侧胁而止，其痛昼夜不歇。诊其脉弦而数，重取豁大，左大于右。予意背胛小肠经也，胸胁胆经也，此必思虑伤心，心脏未病而小肠腑先病，故痛从肩胛起，及虑不能决，乃归之胆，故痛至胸胁而止，乃小肠火乘胆木，子来乘母，是为实邪。询之，果因谋事不成而病。用人参四分，木通二分，煎汤吞龙荟丸方见五脏，数服而愈。丹溪。

通气防风汤 治太阳经中寒湿肩背痛，不可回顾。又云：肩背痛乃风热乘肺，肺气郁甚也。黄芪、升麻、柴胡各一钱，防风、羌活、陈皮、人参、甘草各五分，青皮三分、白豆蔻、黄柏各二分。上锉，煎服。东垣。

三合汤 治背心一点痛。乌药顺气散方见风门合二陈汤方见痰门、香苏散方见寒门加羌活、苍术，水煎服。《医鉴》。

苍术复煎汤 治寒湿相合脑痛、脊骨胛眼痛、膝膑痛。苍术四两、水二碗煎至一碗去滓，入羌活、升麻、泽泻、柴胡、藁本、白术各五分，黄柏三分，红花少许。上锉，入苍术汤内再煎至半，去滓服。《丹心》。

脊强

督脉之别，名曰长强。其病，实则脊强。《灵枢》。〇足太阳之脉，病腰脊强痛。〇膀胱肾间冷气，攻冲背膂，腰脊强，俯仰不利，宜乌沉汤。方见气门。〇脊痛项强背痛，不可回顾，此足太阳、手太阳经中湿气郁不行也，宜羌活胜湿汤。方见颈项。

背伛偻

中湿，背伛偻，足挛成废。甘遂一钱为末，入猪腰子内煨食之，上吐下泻即愈。《入门》。〇一人背伛偻足挛，脉沉弦而细，以煨肾散与之，上吐下泻，凡三服乃愈。方见三法。《丹心》。〇腰脊间骨节突出，亦是中湿。《内经》曰：湿热不攘，大筋缓短，小筋弛长，缓短为拘，弛长为痿。注曰：大筋受热则缩而短，小筋得湿则引而长，是故背伛偻而骨节突出也。依上法治之。《纲目》。〇老人伛偻，乃精髓不足，而督脉虚也，宜用补肾益精髓之剂。《类聚》。

龟背

详见小儿门。

单方

凡四种。

羌活 治风湿，脊痛项强，不可回顾。锉，水煎服之。《汤液》。

独活 治中湿，颈项难舒。锉，酒水煎服。《本草》。

乌药 治膀胱肾间冷气攻冲背膂。锉，水煎服，或末服之。《汤液》。

膃肭脐 主治背膊劳闷，或痛。酒炙，末服，或丸服。《本草》。

针灸法

脊膂强痛，取人中。《纲目》。〇肩背疼，取手三里。《纲目》。〇背痛连胛，取五枢、昆仑、悬钟、肩井及胛缝穴。在背端骨下，直腋缝尖及臂，取二寸半，泻六吸。《纲目》。〇背疼乃作劳所致，惟膏肓为要穴。或背上先疼，遂牵引肩上而疼者，及膏肓为患，当灸膏肓俞及肩井可愈。《资生》。

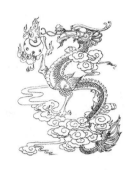

外形篇卷之三

御医忠勤贞亮扈　圣功臣崇禄大夫阳平君臣许浚奉　教撰

 胸

胸膈之名有义

夫人之胸者，呼吸之所经，饮食之所过。一或失节，则疾病邪气交至于胸中，乃有凶之兆，故谓之胸也。《入门》。○膈膜在心肺之下，与背脊胸腹周回相着，如幕不漏。盖膈者隔也，遮隔浊气不使上熏于心肺，故谓之膈也。《入门》。

胸膈度数

胸围四尺五寸，缺盆以下至髑骺长九寸。《灵枢》。○咽以下膈以上，通谓之胸。《入门》。

胸膈部位

膈者，心肺之分野也。《纲目》。○胸腹者，脏腑之郭也。膻中者，心主之宫城也。《灵枢》。○咽之下，胃脘也。贯膈与肺系相并，在肺系之后，其上即咽门也。胃脘之下，即胃之上口也，谓之贲门。其膈膜相贴之间，亦漫脂相包也。《入门》。○胃脘一作管贯膈，与心肺相通，膈膜相缀也。《入门》。○心包络，在心下，横膈膜之上，竖斜膈膜之下，与横膜相粘。黄脂漫包者心也，漫脂之外，细筋膜如丝，与心肺相连，此包络也。《入门》。

脏腑经脉皆贯膈

手太阴之脉，上膈属肺。○手阳明之脉，下膈属大肠。○足阳明之脉，下膈属胃络脾。○足太阴之脉，上膈挟咽；其支者，别上膈，注心中。○手少阴之脉，下膈，络小肠。○手太阳之脉，下膈，属小肠。○足少阴之脉，上贯肝膈。○手厥阴之脉，下膈，历络三焦。○手少阳之脉，下膈，遍属三焦。○足少阳之脉，贯膈络肝属胆。○足厥阴之脉，上贯膈，布胁肋。○已上十一经，皆贯膈，惟足太阳，循下于背，故不贯膈。

脉法

脉阳微阴弦，则胸痹而痛，阳微故知在上焦，阴弦故知胸痹心痛。仲景。○胸痹痛，寸口脉沉而迟，关上小紧而数。仲景。○心腹痛，宜见沉细，不宜见浮大。《得效》。○心腹痛，脉宜沉细，忌浮大弦长。《医鉴》。○心腹痛，脉沉细宜，浮大弦长命必殂。《脉诀》。○沉弦细动，皆是痛证。心痛在寸，腹痛在关，下部在尺，脉象显然。《脉诀》。○胸痞脉滑，为有痰结，弦伏亦痞，涩则气劣。《脉诀》。○心痛左手脉数，热多也。脉涩，有死血也。右手脉紧实，是痰积也。脉大，必是久病也。两手脉坚实，不大便，可下之。痛甚者，脉必伏。丹溪。〇瘀病，右关脉多弦，弦而迟者，必心下坚。《正传》。〇心脉微急为痛，微大为心痹，引背痛短而数，或涩者心痛。《正传》。

心痛与胃脘痛病因不同

心之包络与胃口相应，往往脾痛连心，或阳虚阴厥，亦令心下急痛。《直指》。〇真心痛即死不治。其久心痛者，是心之支别络为风邪冷热所乘痛，故成疹不死，发作有时，经久不得差也。《得效》。〇胃之上口名曰贲门，贲门与心相连，故经所谓胃脘当心而痛。今俗呼为心痛者，误也。夫九种心痛，详其所由，皆在胃脘，而实不在于心也。《正传》。〇胃脘当心而痛，脾脏连心痛，《局方》皆云心痛，盖心痛少，而脾胃痛居多。心痛因伤思虑，脾胃痛因伤饮食或痰饮故也。《入门》。〇心病者，胸中痛。《内经》。〇诸经心痛引背，多属风冷。诸腑心痛，难以俯仰，呕泻，多属热。《入门》。

心痛有九种

一曰虫，二曰疰，三曰风，四曰悸，五曰食，六曰饮，七曰冷，八曰热，九曰去来。下通用手拈散、九痛元、通灵散、拈痛元、神圣代针散。方见前阴。

手拈散 治九种心痛，及心脾痛极验。诗曰：草果玄胡索，灵脂并没药，酒调三二钱，一似手拈却。《纲目》。

九痛元 治九种心痛，及积冷心胸痛。炮附子三两，吴茱萸、人参、干姜炮、巴豆去皮油各一两，狼毒五钱。上为末，蜜丸梧子大，温酒下三五丸。《局方》。

通灵散 治九种心痛。蒲黄、五灵脂各一两，木通、赤芍药各五钱。上锉五钱，水煎，入盐少许服。《入门》。

拈痛元 治九种心痛。干姜生七钱半，五灵脂、木香、当归、蓬术各五钱。上末，蜜丸梧子大，陈皮煎汤下二三十丸。《直指》。

虫心痛

胃脘痛，痛定便能食，时作时止者，是虫痛也。《丹心》。〇心痛，吐水者虫痛，不吐水冷心痛。《纲目》。〇虫痛之证，心腹痛上下攻刺，呕哕涎沫，或吐清水，面色青黄，宜化虫丸、化虫散、妙应丸。三方并见虫门。〇虫痛，二陈汤方见痰饮加苦楝根煎服。《医鉴》。〇虫痛，小儿多有之，当与虫部参考治之。

疰心痛

卒感恶忤尸疰，神昏卒倒，口噤不省，宜苏合香元。方见气门。〇备急丸。方见救急。〇与中恶同治。《入门》。

风心痛

因伤风冷，或肝邪乘心，两胁引痛，宜麻黄桂枝汤，或分心气饮。方见气门。《入门》。

悸心痛

因七情怔忡惊悸，以致心痛，宜四七汤方见气门、加味四七汤方见神门、七气汤、正气天香汤。方并见气门。《入门》。〇心伤者，劳役则头面赤而下重，心中痛而自烦发热，脐上跳，其脉弦，宜辰砂妙香散。方见神门。《入门》。

食心痛

因食生冷，或食物过多，以致心痛，宜香苏散方见寒门、平胃散方见五脏、香砂养胃汤方。方见内伤。《入门》。

饮心痛

伤水饮，聚痰涎，心痛如刺，宜芎夏汤方见痰饮、五苓散方见寒门。水饮流注，胸胁痛，三花神佑丸。方见下门。《入门》。

冷心痛

寒气客于背俞之脉，则血脉涩，血脉涩则血虚，血虚则痛，其俞注于心，故相引而痛。《内经》。〇形寒饮冷，当风取凉，或肾邪乘心，痛则心悬若饥，泄利下重，宜五积散。《入门》。〇寒冷心痛，宜扶阳助胃汤、桂枝四七汤、鸡舌香散、神效散、却痛散、草豆蔻丸、温胃汤、抽刀散、二姜丸。

扶阳助胃汤 治胃脘当心而痛。经曰：寒气客于肠胃之间，则卒然痛，得热则已。此药主之。附子炮二钱，干姜炮一钱半，草豆蔻、益智仁、白芍药酒炒、人参、甘草炙、官桂各一钱，吴茱萸、白术、陈皮各五分。上锉，作一贴，姜三片，枣二枚，水煎服。《丹心》。

桂枝四七汤 治寒邪客搏心痛。桂枝、半夏各二钱，白芍药酒炒一钱半，白茯苓、厚朴、枳壳各七分，人参、紫苏叶、甘草炙各五分。上锉，作一贴，入姜三片，枣二枚，水煎服。《直指》。

鸡舌香散 治心腹冷痛。丁香百枚，白芍药酒炒二两，良姜一两，甘草炙五钱。上为末，每取二钱，陈米饮调下。《得效》。

神效散 治一切心脾疼，遇冷便作，引入背膂，痛不可忍，服之绝根。木香、青皮、陈皮、麦芽、枳壳、三棱、蓬术、神曲、白芍药、白芷、肉桂、玄胡索、破故纸、三草各七分，荜澄茄、丁香各三分。上锉，作一贴，入姜五片，枣二枚，水煎服。《得效》。

却痛散 治心气冷痛不可忍。川乌炮一钱半，当归、肉桂、石菖蒲、木香、胡椒各一钱，五灵脂、蒲黄炒各五分。上锉，作一贴，入盐醋各少许，水煎服。《入门》。

草豆蔻丸 治秋冬伤寒冷物，胃脘当心而痛。枳实二两，草豆蔻煨、白术各一两，麦芽炒、神曲炒、半夏制各五钱，干生姜、青皮、陈皮各二钱，炒盐五分。上末，蒸饼和丸绿豆大，白汤下五七十丸。东垣。

温胃汤 治服寒药多，胃脘痛。陈皮、黄芪各七钱，益智仁六钱，白豆蔻、姜黄、干姜、泽泻各三钱，缩砂、厚朴、人参、甘草各二钱。上为末，每三钱，入姜三片，水煎服。东垣。〇一名益胃散。《入门》。

抽刀散 治急心冷痛。斑猫七个，胡椒四十九粒。上同炒，令猫焦碎去之，取椒为末，热酒调下。《丹心》。

二姜丸 大治心脾冷痛。炮干姜、良姜等分为末，面糊和丸梧子大，橘皮汤吞下二三十丸。《纲目》。

热心痛

积热攻心，暑毒入心，面目赤黄，身热烦躁，掌中热，大便坚。宜连附六一汤、金铃子散、莎芎散、栀姜饮。甚者，大承气汤方见寒门下之。《入门》。〇实热心痛，小柴胡汤方见寒门去人参、甘草，加枳壳、栀子仁、赤芍药各一钱，水煎服。《医鉴》。

连附六一汤 治热郁胃脘痛甚。黄连六钱，附子一钱。上锉，作一贴，入姜三枣二，水煎热服。《入门》。

金铃子散 治热厥心痛。金铃子、玄胡索各一两。上为末，每二钱，酒调下，痛止，与枳术丸方见内伤，去其余邪。《保命》。〇一名玄金散。《入门》。

莎芎散 治曾服热药热物，致胃脘痛，久成瘤疹。香附子、川芎各五钱，黄连、栀子各二钱半，木香、干姜各一钱半，槟榔、酒黄芩、芒硝各一钱。上为末，每二钱，热姜汤调，痛时服。《入门》。

栀姜饮 治胃热作痛。山栀仁十五枚炒焦，水一盏煎至六分，入生姜汁三匙，再煎热服。或入川芎一钱，尤妙。《入门》。

去来痛

心痛或作或止，久而不愈也。〇心包络为风邪冷热所乘痛、故成疹不死，发作有时，经久不得差，神仙九气汤方见气门吞下九痛元方见上，一服即止。《得效》。〇心胃久痛，宜用莎芎散方见上、妙应丸方见虫门、丁香脾积元方见腹部。

心痛亦有六

一曰脾心痛，二曰胃心痛，三曰肾心痛，四曰积心痛，五曰厥心痛，六曰真心痛。《类聚》。

脾心痛

（脾心痛）者，心下急痛也。○心痛甚，而至于胁下，如刀劙之痛者，已连及于脾脏矣。古方名为脾痛者是也。《正传》。○如以锥针刺其心，心痛甚者，脾心痛也。《灵枢》。○宜用诃子散、手拈散方见上、复元通气散。方见气门。

诃子散 治心脾冷痛，不可忍，一服见效。诃子炮、厚朴、干姜炮、草果、陈皮、良姜炒、茯苓、神曲炒、麦芽炒、甘草炙各等分。上锉末，每三钱，水一盏，入盐一捻，候痛时煎服。《得效》。

胃心痛

（胃心痛）者，腹胀而心痛，胃脘当心而痛。《内经》曰：木郁之发，民病胃脘当心而痛，上支两胁，膈咽不通。又，厥阴之胜，胃脘当心而痛。《纲目》。○盖木气被郁，发则太过，故民病有土败木贼之候也。夫胃为脾之腑，阳先于阴，故脏未病而腑先病也。《正传》。○宜用草豆蔻丸方见上、加味枳术丸、清热解郁汤、清郁散。

加味枳术丸 治清痰、食积、酒积、茶积、肉积在胃脘，当心而痛，及痞满恶心，嘈杂噫气，吞酸呕吐，脾疼等证。白术三两，枳实、苍术、猪苓、麦芽炒、神曲炒、半夏各一两，泽泻、赤茯苓、川芎、黄连、东壁土同炒、白螺蛳壳煅各七钱，缩砂、草豆蔻、黄芩东壁土炒、青皮、萝卜子炒、干生姜各五钱，陈皮去白、便香附、瓜蒌仁、厚朴、槟榔各三钱，木香、甘草各二钱。上为末，青荷叶泡汤，浸粳米粉，作糊和丸梧

子大，清米饮下百丸。《正传》。

清热解郁汤 治心痛，即胃脘痛，一服立止。山栀子炒黑一钱半，枳壳、川芎、香附子各一钱，黄连炒、苍术各七分，陈皮、干姜炒黑、甘草炙各五分。上锉，作一贴，姜三片，水煎服，戒饮食半日。《医鉴》。

清郁散 治胃中有伏火，膈上有稠痰，胃口作痛，及呕吐酸水，恶心烦闷。半夏、陈皮、白茯苓、苍术、便香附、神曲、黄连姜汁炒、栀子姜汁炒各一钱，川芎六分，干姜炒黑五分，甘草炙二分。上锉，作一贴，入姜三片，水煎服。《医鉴》。

肾心痛

心痛与背相控，善瘛，如从后触其心，伛偻者，肾心痛也。《灵枢》。○下重而苦泄寒中，名肾心痛。《类聚》。○肾传之心，病筋脉相引，心下急痛，病名曰瘛。《内经》。○肾之积名曰奔豚，自脐下上冲心，痛最甚，五苓散方见寒门去白术，倍肉桂服之。《入门》。○宜用神保元、乌沉汤方并见气门、蟠葱散方见前阴、神圣复气汤。

神圣复气汤 治肾元与膀胱经中阳气不足，致胸胁脐腹牵引冷痛，大恶风寒，或上热如火，下寒如冰等证。预先一日，用黄柏、黄连、生地黄并酒洗、枳壳各三分，另用新水浸，又取细辛、川芎、蔓荆子碎各二分，另用新水浸，别取羌活、柴胡各一钱，藁本、甘草各八分。半夏、升麻各七分，当归六分，防风、人参、郁李仁各五分，干姜炮、附子炮各三分，白葵花三朵去心碎。上锉，作一贴，水五大盏，同煎至二盏，入黄芪、草豆蔻煨各一钱，橘红五分，同煎至一盏，乃入前浸两药，再煎至一大盏，去渣热服，空心。东垣。

积心痛

饮食积聚，遇食还发，名曰积心痛。《类聚》。○凡人饮食后，忽然晕倒，口噤不言，目不识人，四肢不举。多因饮食过度，

气道窒塞，或着气恼而然，急用姜盐汤多灌，探吐之，后服平胃散方见内伤、六君子汤方见痰饮。○食积心痛，宜用行气香苏散、煮黄丸方见下、草豆蔻丸方见上、加味枳术丸。方见上。

行气香苏散 治内伤生冷，外感风寒，又触七情恼怒，饮食填滞，胸腹胀痛。紫苏叶、陈皮、苍术、香附子、乌药、川芎、羌活、枳壳、麻黄、甘草各一钱。上锉，作一贴，姜三片，水煎，不拘时温服。《回春》。

厥心痛

（厥心痛）者，因内外邪犯心之包络，或他脏之邪犯心之支脉。谓之厥者，诸痛皆少阴、厥阴气逆上冲，又痛极则发厥也。《入门》。○厥心痛者，他脏病于之而痛也。邪在心，则亦心痛。《纲目》。○寒厥心痛者，手足厥逆而通身冷汗出，尿清不渴，气微力弱，急以术附汤方见寒门温之。热厥心痛者，身热足冷，痛甚烦躁，其脉洪大，可与金铃子散。方见上。《保命》。○乍间乍甚，成疹久不死，名曰厥心痛。《类聚》。

真心痛

心痛，手足青至节，名曰真心痛。《类聚》。○真心痛者，手足青至节，心痛甚，朝发夕死，夕发朝死。《灵枢》。○真心痛者，大寒触犯心君，或污血冲心，手足青过节者，朝发夕死，夕发朝死。《正传》。○心为诸脏之主，不可伤，伤之而痛者，为真心痛，手足青至节，朝发夕死，夕发朝死，不假复治。《得效》。○真心痛者，因内外邪犯心君，一日即死，无治法。《入门》。

心腹并痛

心腹并痛，宜二炒香良散、二胡散、厚朴汤、桂灵散、鸡舌香散方见上、蟠葱散方见前阴、五积散方见寒门、备急丸方见救急、苏合香元方见气门。

二炒香良散 治心腹痛。香附子、良姜

等分，各炒为末，入盐少许，每二钱，米饮调下，若同炒则无效。《入门》。

二胡散 治心腹痛。玄胡索、胡椒等分为末，每二钱，温酒调下。《入门》。

厚朴汤 治虚寒心腹满痛。厚朴、陈皮各二钱，赤茯苓、干姜炮、甘草炙各一钱。上锉，水煎服之。东垣。

桂灵散 治心腹大痛危急者。桂心、五灵脂、良姜炒、厚朴制各等分。上细末，热醋汤服一钱，立止。《丹心》。

七情作心痛食积痰饮
瘀血皆作胃脘痛

七情心痛

七情者，喜、怒、忧、思、悲、惊、恐。盖喜则气散，怒则气上，忧则气沉，思则气结，悲则气消，惊则气乱，恐则气下。六情皆令心气郁结，所以作痛，惟喜则气散，所以散六情之郁，能止痛也。○息城司侯闻父死于贼，乃大悲哭，哭罢便觉心痛，日增不已，月余成块状，如覆杯，大痛不堪，百药无效。戴人至，学巫者，杂以狂言，以谑病者，至是大笑，不忍回面，向壁数日，心中结硬皆散。戴人曰：忧则气结，喜则气散。又云：喜胜悲。《内经》自有此法。《入门》。○宜用加味四七汤方见神门、分心气饮方见气门。

食积胃脘痛

饮食过多，以致积滞成胃脘痛，先用吐法，次用香苏散方见寒门，入生姜、葱白、乌梅煎服。《得效》。○或平胃散方见内伤加神曲、麦芽、山楂肉。《入门》。○宜用加味二陈汤方见痰饮、加味枳术丸方见上。

痰饮胃脘痛

胃中若有流饮清痰作痛，腹中漉漉有声，及手足寒痛，或腰膝背胁抽掣作痛，宜

用小胃丹、控涎丹方并见痰饮、三花神佑丸方见下门、芎夏汤方见痰饮、加味二陈汤方见内伤、加味枳术丸。方见上。○一方：治痰饮胃脘痛。白螺蛳壳火煅、南星炮、滑石、栀子炒、便香附子、苍术各一两，枳壳、青皮、木香、半夏、缩砂各五钱。上为末，姜汁浸蒸饼和丸绿豆大，每五七十丸，姜汤下。春加川芎，夏黄连，冬吴茱萸。《丹心》。○一名白螺壳丸。《入门》。

瘀血胃脘痛

心痛脉涩者，有死血也。又云：作时饮汤水下，作吃者，有死血。桃仁承气汤方见寒门下之。《丹心》。○如平日喜食热物，以致死血留于胃口作痛者，桃仁承气汤下之。轻者韭汁、桔梗开之。《丹心》。○饮汤水，咽下作馆，乃素食热物，血死胃脘，桃仁承气汤下之。《入门》。○妇人瘀血入心脾痛甚者，五积散方见寒门加三棱、蓬术、桃仁、红花。《入门》。○宜用失笑散方见妇人、神仙沉麝元方见气门、玄胡索丸、胜金散。

玄胡索丸 治死血作心痛。玄胡索一两半，桂心、红花、滑石、红曲各五钱，桃仁三十枚。上为末，汤浸蒸饼和丸梧子大，醋汤下五七十丸。《入门》。

胜金散 治瘀血心痛。桂枝、玄胡索、五灵脂、当归各等分。上为末，每三钱，酒水各半煎服。《直指》。

心胃痛当分虚实

按之痛止者为虚，二陈汤方见痰饮加炒干姜和之。《丹心》。○虚痛宜归脾汤方见神门、加味小建中汤、参术散。○按之痛反甚者为实，宜大柴胡汤方见寒门下之。仲景。○实者，宜栀萸丸、煮黄丸。

加味小建中汤 治心腹痛不可忍，按轻却痛，按重则愈，皆虚寒证。白芍药酒炒三钱，桂心一钱半，甘草炙、远志姜汁炒各一钱。上锉，作一贴，姜五片，枣二枚，水煎服。《得效》。

参术散 治虚弱人心脾痛。人参、白术、干姜炮、白豆蔻、缩砂、丁香、橘皮、甘草炒各一钱。上锉，作一贴，姜三片，水煎服。入炒过真蚌粉一钱并服，尤效。《得效》。

栀萸丸 治气实心痛，按之尤痛。山栀仁炒焦一两半，吴茱萸、香附子各二钱半。上为末，蒸饼和丸如川椒大，以生姜、生地黄煎汤，下二三十丸。《入门》。

煮黄丸 治大实心痛，因怒后饮食，卒痛注闷，心胸高起，手不可近，便闭者，可下之。雄黄水飞一两，巴豆肉五钱，白面二两。上研匀，水丸梧子大，取十二丸，用浆水煮熟，漉入冷浆内沉冷，每一时，冷浆水下一丸，一日尽用十二丸。得利即止，宜服藁苍汤，以去余邪。《入门》。

藁苍汤 服煮黄丸后，服此断根。藁本五钱，苍术一两。上锉，每五钱，水煎服。《入门》。

心胃痛治法

凡心胃痛，须分新久，若明知身受寒气，口吃寒物而得者，于初得之时，当与温散，或温利之。温散，谓麻黄桂枝汤、桂枝四七汤方见上。温利，谓九痛元、煮黄丸方并见上。得之稍久，则成郁郁，久则蒸热，热久必生火，若行温散温利，宁不助火添病耶。由是，方中多以山栀为热药之向导，则邪易伏，病易退，正气复而病安矣。《丹心》。○寒冷自外而入，初则是寒，郁久则变热，始终俱是热也，宜分寒、热、血、虫四条，寒则温之，热则清之，血则散之，虫则杀之。庶乎不惑也。《丹心》。

麻黄桂枝汤 治外因寒冷，心痛恶寒，发热内攻，五脏拘急，不得转侧。麻黄、桂枝、芍药、细辛、干姜、甘草各一钱，香附子、半夏各七分。上锉，作一贴，姜五片，水煎服。《三因》。

诸痛不可用补气药

痛甚则脉必伏，多用温药，附子之类，

不可用参术，盖诸痛不可补气故也。《丹心》。○诸痛不可用补气药，气旺不通，而痛愈甚矣。《医鉴》。

心胃痛劫药

止痛劫药，用仓卒散、连附六一汤方见上、抽刀散方见上、愈痛散、栀姜饮方见上、神灵丹、治心头疼方。○心痛用山栀，并劫药止之。又复发，前药必不效，可加玄明粉一钱，即止。《丹心》。

仓卒散 治气自腰腹间，挛急疼痛，不可屈伸，痛不可忍，自汗如洗，手足冰冷，垂死者。山栀子四十九枚连皮烧半过，大附子一个炮去皮脐。上粗末，每三钱，水一盏，酒半盏，煎至七分，入盐少许服。《得效》。○加川芎一钱尤妙。《医鉴》。○一名栀附汤，治疝。《入门》。

愈痛散 治急心痛胃疼。五灵脂、玄胡索炒、蓬术煨、当归、良姜炒各等分。上为末，每二钱，热醋汤调服。《丹心》。

神灵丹 专治急心痛立效。五灵脂、蒲黄炒各一两，良姜五钱，以斑猫二十个同炒焦去猫，防己五钱。上细末，醋糊和丸如皂角子大，每一丸，艾醋汤调下，或为末，酒下二钱亦可。《活心》。

治心头疼方 歌曰：三个乌梅三个枣，七个杏仁一处捣，麝香一粒用酒煎，永不心疼直到老。○乌梅三个，大枣三个俱去核，杏仁泡去皮尖，麝香如小豆一粒。上共捣为泥，黄酒一钟，同煎两沸，温服，正疼时服之。妇人尤神效，当时即止。《必用》。

心胃痛宜吐

凡心痛，皆痰粘，通用二陈汤方见痰饮，随证加减。《入门》。○凡痛，攻走腰背，发厥呕吐，诸药不效，二陈汤加苍术、川芎、栀子煎服，探吐积痰碗许，乃愈。《入门》。○多饮盐汤，以鹅翎探吐痰积，痛即止。《医鉴》。○饮食过伤，必胸痛甚，不省人事，多饮姜盐汤探吐之，即止痛。《杂

著》。○食积痰，心胃痛甚，以瓜蒂散方见吐门吐之。又萝卜子五合，油炒擂碎，和浆水滤汁，入油与蜜各少许，旋旋温服，吐之。《丹心》。

心胃痛宜下

心脾痛，大小便不通者，此是痰隔中焦，气聚下焦也。《丹心》。○心痛，脉坚实不大便者，下之，宜大柴胡汤方见寒门。胃脘有湿而痛，小胃丹方见痰饮下之。《丹心》。○通则不痛，不通则痛。又云：诸实为痛，痛随利减。凡心胃痛甚，须用下药利之，是为捷法。东垣。○大凡心腹痛，呕吐，大便不通者，欲利其大便。诸药皆吐，惟苏感元，姜汁泡汤吞下最妙。麝香苏合元方见气门四分，感应元方见大便六分，研和作丸绿豆大，下二三十丸。《直指》。○宜用九痛元、煮黄丸方并见上、神保元方见气门。

饮食禁忌

心痛，虽日数多不吃饭，不死。若痛止便吃物，即还痛，必须三五服药，方可吃物。《丹心》。○凡心痛，数日不食，无妨。痛止恣食，即复发。《入门》。○病安之后，若纵恣口味，病必复作，勿归咎于医也。《丹心》。

龟胸

详见小儿门。

胸痞

胸满而不痛者为痞，满而痛者为结胸。痞闷比之结胸为轻，始末用药俱同，但有轻重之殊耳。《入门》。○痞者，心下满而不痛是也。太阴湿土主壅塞，乃土来心下，而为痞也。作寒下之早，亦为痞。乃寒伤荣血，心主血，邪入于本，故为心下痞，仲景泻心汤数方，皆用黄连泻心下之土邪，其效如响应桴。东垣。○酒积杂病，下之过亦作痞。

盖胸中之气，因虚而下陷于心之分野，故致心下痞。宜升胃气，以血药兼之。若全用气药导之，则气愈下降，必变为中满鼓胀矣。东垣。○痞满与胀满不同，胀满内胀而外亦形，痞则内觉痞闷而外无胀急之形也。盖由阴伏阳蓄，气血不运而成，位于心下之中，填满痞塞，皆土邪之所为耳。《丹心》。○《内经》曰：太阴所至，为积饮痞隔。○痞者否也，如易所谓天地不交之否。内柔外刚，万物不通之义也。物不可以终否，故痞久则成胀满而莫能疗焉。《正传》。○痞者，胸膈饱闷而不舒畅也。《医鉴》。○寒痞，枳实理中元。热痞，加减陷胸汤。痰痞，柴梗半夏汤。痞痛，瓜蒌实丸。久痞，黄连消痞丸。食已心下痞，平补枳术丸。虚痞，枳实消痞丸。饮食不消痞，橘皮枳术丸方见内伤，或二陈汤方见痰饮加山楂、神曲、麦芽。阴伏阳蓄为痞，香砂养胃汤、加味枳术丸。方见上。○通用桔梗枳壳汤、解郁和中汤、二陈汤加减。

枳实理中元 治寒实痞满。枳实麸炒、人参、白术、白茯苓、干姜炮、甘草炙各等分。上为末，蜜和一两作四丸，热汤化下。《得效》。○伤寒结胸，心胸痞痛，手不得近，气欲绝，陷胸汤丸皆不效，用此如神。《纲目》。

加味陷胸汤 治热痞，胸膈满痛。桔梗、枳壳各一钱五分，半夏、黄芩、黄连、瓜蒌仁、麦门冬各一钱。上锉，作一贴，姜五片，水煎服。《医林》。

柴梗半夏汤 治痰热盛，胸痞胁痛。柴胡二钱，瓜蒌仁、半夏、黄芩、枳壳、桔梗各一钱，青皮、杏仁各八分，甘草四分。上锉，作一贴，姜三片，水煎服。《入门》。

瓜蒌实丸 治胸痞痛彻背，喘急妨闷。瓜蒌仁、枳壳、半夏制、桔梗各一两。上为末，姜汁糊和丸梧子大，姜汤下五七十丸。《济生》。○瓜蒌仁润肺降痰，枳壳破滞气，半夏燥湿，桔梗开膈载药，可谓善治痞闷喘急矣。然痰因火动，加黄连尤妙。《丹心》。

黄连消痞丸 治心下痞，久不愈。黄芩、黄连炒各六钱，枳实麸炒五钱，半夏制四钱，姜黄、白术、泽泻各三钱，人参、陈皮、厚朴各二钱，猪苓一钱半，缩砂、干姜、神曲、甘草各一钱。上为末，蒸饼和丸梧子大，白汤下百丸。《丹心》。○一名大消痞丸。

平补枳术丸 治食已心下痞，去痰健脾调中。白术三两，白芍药一两半，陈皮、枳实、黄连各一两，人参、木香各五钱。上为末，荷叶浓煎汤煮糊，和丸梧子大，米饮下百丸。《入门》。○白术补脾气为君，白芍药补脾血为臣，陈皮、枳实消痞，黄连清热以为佐，人参补气，木香调气以为使。如此则平补气血，均去痰火，兼通气道，则病邪日消而脾胃日壮矣。《丹心》。

枳实消痞丸 治心下虚痞，恶食懒倦，右关脉弦。枳实、黄连各五钱，厚朴四钱，半夏曲、人参、白术各三钱，干生姜、白茯苓、麦芽、甘草各二钱。上为末，蒸饼和丸梧子大，白汤下百丸，空心。《入门》。○一名失笑丸。东垣。

香砂养胃汤 治阴伏阳蓄而为痞满，能调养脾胃，升降阴阳，成天地交之泰。白术、陈皮、半夏、白茯苓各一钱，香附子、缩砂、木香、枳实、藿香、厚朴、白豆蔻各七分，甘草三分。上锉，作一贴，姜三片，枣二枚，水煎服。加味枳术丸同功。《回春》。

桔梗枳壳汤 治痞气，胸满不利，烦闷欲死，不论寒热通用。又伤寒结胸，胸满欲死，服之神效。桔梗、枳壳各二钱，甘草一钱。上锉，作一贴，姜五片，煎服。《直指》。○一名枳梗汤。《入门》。

解郁和中汤 治痞满内热，夜不安卧，卧则愈闷。陈皮去白一钱二分，便香附、赤茯苓、枳壳、栀子炒各一钱，半夏、前胡各七分，黄连姜汁炒、神曲炒、厚朴、青皮、苏子炒各五分，甘草四分。上锉，作一贴，姜五片，水煎服。《回春》。

痞有寒热

寒痞，不渴脉迟，宜辛甘散之，枳实理中丸之类方见上。热痞，烦渴脉数，宜苦寒泄之，黄连消痞丸、加味陷胸汤之类。方并见上。《纲目》。

痞有虚实

痞有虚实之殊，实痞大便闭，厚朴枳实汤方见大便主之；虚痞大便利，芍药陈皮汤主之。东垣。○痞有虚有实，大便易而利者为虚，大便难而闭者为实。《入门》。

痞宜吐下

饮食过伤，心胸痞闷，几几欲吐者，宜吐之。东垣。○饮食伤脾，痞满轻者，黄连消痞丸方见上、橘皮枳术丸方见内伤。甚者，微下之吐之，下者枳实导滞丸加槟榔、木香方见内伤，煮黄丸方见上；吐者二陈汤方见痰饮、瓜蒂散方见吐门。《丹心》。

痞证治法

心下痞，须用枳实炒黄连。○如禀实气实而痞，宜枳实、黄连、青皮、陈皮、枳壳。○如禀弱气弱，饮食不化而痞，宜白术、山楂、神曲、麦芽、陈皮。○如肥人心下痞，乃湿痰，宜苍术、半夏、缩砂、茯苓、滑石。○如瘦人心下痞，乃郁热，宜枳实、黄连、葛根、升麻。○如感寒，食不化，心下痞，宜藿香、草豆蔻、缩砂、吴茱萸。○痞挟血成窠囊，宜桃仁、红花、香附、大黄。《丹心》。○王道消补，不轻吐下，故古人治痞，用黄连、黄芩、枳实之苦以泄之，厚朴、生姜、半夏之辛以散之，人参、白术之甘温以补之，猪苓、茯苓、泽泻之淡以渗之。大概与湿同治，使上下分消，其湿可也。《正传》。○伤寒本无痞，应发汗，医反下之，遂成痞，枳实理中丸方见上最良。审知是痞，先用桔梗枳壳汤尤妙，枳、桔能行气故也。《活人》。○盖痞自血中来，治痞独益脾

土，以血药治之，其法无以加矣。海藏。

盦痞气法

萝卜子三合，生姜二两，葱白七茎，橘叶一握，白面半合，共捣匀，炒令温，盦痞满之处，外用绢帛缚之，候半日许，胸中烦热即解去，复以热手揉之，不拘寒热虚实用之。无橘叶，代椒叶。《入门》。

熨痞气法

治心胸痞，及一切胸膈寒结、热结、水结、食结、痰结、痞结皆治之。生姜一斤，捣取汁另贮，只取渣炒热，帛包熨心胸胁下，其痛豁然而愈。若姜冷，再拌汁炒，再熨之。若热结，不用炒。《入门》。

结胸

伤寒病发于阳而反下之，热入，因作结胸。病发于阴而反下之，因作痞。所以成结胸者，以下之太早故也。仲景。○结胸之证，当心紧痛而烦，水浆不入，但能仰而不能俯，项强如柔痉状。《入门》。○心下满而硬痛为结胸，满而不痛为痞，半夏泻心汤方见寒门主之。仲景。○有大结胸、小结胸、寒实结胸、热实结胸、水结胸、血结胸、阴阳毒结胸，又有支结证。○桔梗枳壳汤，治结胸痞气通用。《入门》。

大结胸

大结胸者不按而痛，胸连脐腹痛硬，手不可近，不大便，日晡潮热，宜大陷胸汤、大陷胸丸方并见寒门、穿结散。○大结胸者，心下满而硬痛，手不可按。仲景。

穿结散 治大实大满，心胸高起，气塞不通为结。蟾酥、麝香、轻粉、巴豆肉各少许。上研细，人乳汁和丸，黍米大，姜汤下二三丸。《纲目》。

小结胸

小结胸者按之方痛，只心下硬，宜小陷

胸汤。方见寒门。○小结胸者，正在心下，按之则痛。仲景。

寒实结胸

寒实结胸者身不热，口不渴，只心中胀硬而痛，无热证，宜枳实理中丸方见上，甚者三物白散。方见寒门。《入门》。

热实结胸

热实结胸者心下满硬，懊憹烦躁而渴，加味陷胸汤方见上、柴陷汤。《入门》。

柴陷汤 治热实结胸及水结、痰结。半夏三钱，瓜蒌仁、柴胡各二钱，黄芩、黄连各一钱，人参七分，甘草五分。上锉，作一贴，姜五片，枣二枚，水煎服。即小柴胡汤合小陷胸汤也。《入门》。

水结胸

伤寒结胸，无大热者，此为水结在胸胁，但头微汗出。仲景。○伤寒饮水过多，水停心下。为水结胸。但头汗出，身无大热，心下满，揉之汩汩有声，谓之水结胸，宜赤茯苓汤，甚者大陷胸汤。方见寒门。《入门》。○凡水结胸胁间，头必有汗。《纲目》。○一人忽患微热，心下满，头有汗。众医以为湿病，或以为食积。孙兆曰：水结胸，用半夏茯苓汤，遂差。众问其故。答曰：头有汗，心下满，非湿病，乃水结胸胁也。水既去，其病当愈，若湿气，心下满，自当遍身汗。若食积，头岂有汗乎，故知之。《纲目》。○水结，宜枳术汤。

半夏茯苓汤 治水停心下，为水结胸，痞满头汗。半夏、赤茯苓各二钱，陈皮、人参、川芎、白术各一钱。上锉，作一贴，入姜五片，水煎服。○一名赤茯苓汤。《纲目》。

枳术汤 治心下坚，大如碗，边如旋盘，名为气分，乃饮水所结也。白术四钱，枳实一钱。上锉，煎服。《千金》。

血结胸

妇人伤寒血结胸，痛不可忍，宜服海蛤散、玄胡索散。《入门》。

海蛤散 治血结胸，痛不可忍，手不可近。海蛤粉、滑石、甘草各一两，芒硝五钱。上为末，每二钱，鸡子清调下。服此则小肠利而膻中血自散矣，盖小肠壅则膻中血不流行，小肠通利，则膻中血散而痛自止矣。《得效》。○鸡子一作鸭子。《入门》。

玄胡索散 治妇人血结胸，心腹作痛，连腰胁背膂，上下攻刺，甚作搐搦。玄胡索炒、当归、蒲黄炒、赤芍药、官桂各一钱，姜黄、木香、乳香、没药各七分，甘草炙五分。上锉，作一贴，入姜七片，水煎服。《得效》。

阴阳毒结胸

伤寒，阴阳二毒伏逆，变为结胸，有自利者，有不得利者，依结胸灸脐法以利之。阳毒内服活龙，阴毒内服破结丹，得泄，则阴阳升降，荣卫流行，自然大汗而解矣。若心下已结，延至五日间，断不可治。《入门》。

活龙散 治阳毒结胸药下不通，或稍通而复再结者。活地龙四条大者去土研烂，入姜汁、薄荷汁、蜜各一匙，新汲水调和，徐徐灌尽。若热炽，加片脑少许。《入门》。○治阳证结胸，死无可药者。活蚯蚓十二条擂烂，蜜半盏，水半碗，和灌之。《得效》。○服后稳睡一场，即揉心下片时，再令睡，有汗即愈。《医鉴》。

破结丹 治阴阳毒伏逆，变为结胸，五六日大便结，攻之不可，达之不及，此主之。辰砂、青礞石、葶苈子、肉豆蔻、木香、桂心、附子、巴豆、黑丑头末各五钱，轻粉半分，麝香五分，金箔五片。上为末，用米醋半盏，入辰砂、附子、黑丑三味，熬成膏，次入余药，和丸皂角子大，轻粉为衣，每二丸，蜜汤下。《入门》。

支结

伤寒，心下妨闷，不满不硬者，谓之支结，宜桂枝人参汤。○伤寒未经下而胸膈气塞满闷者，非痞亦非结胸也，柴梗汤、柴陈汤。胃虚者，半夏泻心汤。方见寒门。入门。

桂枝人参汤 治支结。桂枝、甘草各二钱，人参、白术、干姜各一钱。上锉，作一贴，水煎服。《入门》。

柴梗汤 治胸膈满闷痞痛。柴胡二钱，黄芩、半夏、枳壳、桔梗各一钱，人参七分，甘草五分。上锉，作一贴，姜五片、枣二枚，水煎服。《入门》。

柴陈汤 治痰热胸痞满。柴胡二钱，黄芩、半夏、赤茯苓、陈皮各一钱，人参七分，甘草五分。上锉，作一贴，如上法煎服。《入门》。

盦结胸法

用初出壳黄毛鸡子一只，生姜四两，共捣烂，炒微温，摊在胸前结实之处，外以绢帛缚之，候半日许，觉腹中热燥，解去，更以热手揉之。《入门》。

熨结胸法

治阴证结胸，手足厥逆。大葱白十茎，生姜一两，捣烂作饼，炙热贴脐中，以熨斗火熨饼上，待热气入内，觉响即住，复用枳实理中丸之类。方见上。《入门》。

结胸不治证

结胸脉浮大者，不可下，下之即死。仲景。○结胸证悉具，烦躁者死。仲景。○结胸见阴脉阴证，及喘急饱逆者，亦死。《入门》。

单方

凡三十八种。

伏龙肝 治卒心痛。取为末，温水调服二钱，若冷则酒调服。《本草》。

白矾 治心痛。取细末一钱，茶清调下。《纲目》。○又方：矾末二钱，醋半盏，煮化温服即止，去热涩之功也。《丹心》。

百草霜 治心痛。取细末二钱，以热童尿调服，即愈。《丹心》。

盐 治胃脘痛，卒急无药，以盐置刀头，烧红淬入水中，乘热饮之，吐痰即愈。《正传》。

木香 治九种心痛，为末，和酒服。○木香专泄决胸腹间滞塞冷气，得橘皮、肉豆蔻、生姜相佐，绝佳。《本草》。

生地黄 治一切心痛，无问新久。捣绞取汁，搜面作馎饦，或作冷淘食之，良久当利出虫，长一尺许，不复患矣。后有二人患心痛垂绝，皆服此得虫出，遂愈。《本草》。

干姜 主卒心痛。为末，米饮调二钱服。《本草》。

生姜 和半夏煎服，主心下急痛。○又，生姜汁和杏仁作煎服，下气结心胸痞神效。

黄连 治卒心痛。锉，水煎服，日三。○黄连，治心下痞满必用药也。仲景治九种心下痞，五等泻心汤，皆用之。○黄连泻心下土邪，故治痞最效。《汤液》。

瓜蒌实 治胸痞痛，不得卧，心痛彻背。黄瓜蒌大者一枚，薤白三两，半夏制四两，并锉，白酒七升煮取二升，分再服。《纲目》。○治胸痛及痰嗽。瓜蒌子连皮炒，细研，面糊和丸梧子大，米饮吞下五十丸。《本草》。

草豆蔻 主心腹冷痛。草豆蔻仁及栀子炒为末，姜汁糊和丸服之，或单煮服之，亦佳。《丹心》。○此药性温，能散滞气，若胃脘因寒作痛，用之如鼓应桴。湿痰作痛，服之亦效，但热痛不可用也。《正传》。

陈艾叶 治卒心痛。取熟艾，浓煎服之，即差。《本草》。

玄胡索 止心痛。为末，酒调服。雷公云：心痛欲死，速觅玄胡。即此也。《本草》。○又治血刺心痛。瓦上炒为末，每二钱，温酒调下即愈。《得效》。

白附子 主心痛。炮为末，每二钱，温水调服即差。《本草》。

半夏 消胸痞去痰，又治心下急痛坚痞。半夏研为末，香油炒熟，姜汁浸蒸饼和丸，姜汤下三五十丸。亦治喘而心痛。《纲目》。

牛胆南星 治结胸久不差，狂言，大小便不通。取牛胆南星末二钱，人参汤调服，少顷更以热人参汤投之，便尿下黄黑物，是效。《得效》。

干漆 治九种心痛，及瘀血心痛。干漆炒烟尽为末，醋糊和丸梧子大，热酒或醋汤下五七丸。《本草》。

栀子 胃口热痛，非栀子不可，须以姜汁佐之，川芎开之。○心痛，取大栀子十五枚，去皮炒，浓煎汤一小盏，入姜汁令辣，加川芎末一钱，再煎服即效。○又方：栀子仁炒为末，姜汁糊和丸，服之亦效。《丹心》。

枳实 治心下痞。洁古用此去脾经积血，故能去心下痞。脾无积血，则心下不痞矣。○枳实能去脾间瘀血，瘀血去而痞自消。○非枳实不能除痞。东垣。○胸痞痛，麸炒为末，米饮下二钱，水煎服亦可。《本草》。

茶 久心痛不可忍，茶煎水，和醋服之，甚良。《本草》。

胡椒 止心腹冷痛，酒煮取汁服之。○又，取四十九粒，乳香一钱，为末，男用姜汤下，女用当归汤下。《丹心》。

川椒 治心胸冷痛，酒煮取汁饮之。○苦热，食冰雪冷物过多，积冷心脾疼，半岁不愈。川椒三十粒，浸浆水中，经一宿漉出，还以浆水吞下，其病即脱，更不复作。《得效》。

蛤粉 治心气不可忍。蛤粉炒，白汤调服。《丹心》。○蛤粉，和香附末、姜汁调服，治痰心痛，甚效。《丹心》。○热心痛，蛤粉、百草霜为末，茶清或冷水调下。《丹心》。

田螺壳 治卒心痛。田螺烂壳，烧为末，热酒调下一钱半，即愈。《纲目》。○亦治湿痰胃脘痛，服之立止。《正传》。

鳗鲡鱼 治诸虫心痛，多吐涎。取鱼，淡炙令熟食，三五度差。《本草》。

乌贼鱼墨 妇人崩漏而心痛甚，名曰杀血心痛。乌贼墨炒为末，醋汤调服。亦治小产后，下血过多心痛。《入门》。

蜜 治卒心痛。蜜与姜汁各一合，水和顿服，即止。《本草》。

桃仁 止心痛。取七枚，去皮尖，熟研，水一合和，顿服良。亦治三十年久痛。《本草》。

桃奴 治心痛及疰痛。桃奴为末，每二钱，温酒下，空心。名曰蟠桃酒。《医鉴》。

桃枝 治卒心痛。取枝一握切，酒一升煎取半升，顿服，大效。《本草》。

芥子 治心痛。酒、醋研，取汁服之。《本草》。

脂麻油 治心痛，无问冷热。生香油一合，服之。○又治蛔心痛，饮之良。○一人患腰痛牵心，发则气绝。徐文伯视之曰：发瘕也。以油灌之，吐一物如蛇，无目，悬之滴尽，惟一发。《本草》。

葱白 治心腹痛，又治急心疼，牙噤欲死。老葱白三五根，捣为膏，斡开口，将膏送入咽喉，以香油四两灌下，但得葱下喉，其人必苏，腹中虫积化为黄水，微利即愈，永除根。《纲目》。

蒜 血气心痛。生蒜捣取汁，饮一盏即差。○久心痛不可忍，小蒜醋煮，顿服取饱，不着盐，随手神效。《本草》。

韭汁 治胸痞，心中急痛，或痛彻背上欲死。捣取汁灌服之，即吐胸中恶血而愈。《本草》。○食郁久则胃脘有瘀血作痛。韭汁一盏，先嚼桃仁十数枚，以汁送下。《正传》。○韭汁，能去胸中恶血滞气。《纲目》。

鸡卵 治心痛。取一枚打开，好醋二合和，搅暖顿服，即差。《本草》。

麝香　主鬼疰心痛。取大豆许，温水研服之。《本草》。

熊胆　治虫心痛。取大豆许，和水服，大效。《本草》。

针灸法

九种心痛，取间使、灵道、公孙、太冲、足三里、阴陵泉。《纲目》。○卒心痛，取然谷、上脘、气海、涌泉、间使、支沟、足三里、大敦、独阴。《纲目》。○胃脘痛，取足三里。《灵枢》。○病在膺，必灸刺魂门。《资生》。○阴维为病，苦心痛，取内关。《难经》。○手心主之病，实则心痛，取内关。《纲目》。○心痛引背，取京骨、昆仑，不已取然谷、委阳。《灵枢》。○心脾痛，取巨阙、上脘、中脘。《纲目》。○厥心痛，即肾心痛也，先取京骨、昆仑，不已取

然谷、大都、太白、太溪、行间、太冲、鱼际、太渊。《灵枢》。○虫心痛，灸上脘、中脘、阴都。《得效》。○血心痛，取期门。《纲目》。○伤寒结胸，先使人心蔽骨下正痛处左畔揉之，以毫针刺左畔支沟穴，次刺左间使，名曰双关刺，次刺左行间，左一壁结胸立效。右畔，依上法刺之，慢慢呼吸停针，即时愈。《纲目》。○心胸痞，涌泉、太溪、中冲、大陵、隐白、太白、少冲、神门。《纲目》。○结胸身黄，取涌泉。《纲目》。○结胸灸法：巴豆十粒去皮研细，黄连末一钱。上以津唾和成饼填脐中，以艾灸其上，腹中有声，其病去矣。不拘壮数，病去为度，灸了，温汤浸手帕拭之，恐生疮。《纲目》。○一切心腹胸胁腰背苦痛。川椒为细末，醋和为饼，贴痛处，用熟艾铺饼上，发火烧艾，痛即止。《医鉴》。

乳间度数

两乳之间，广九寸半。《灵枢》。

男女乳肾为根本

男子以肾为重，妇人以乳为重，上下不同，而性命之根一也。《直指》。○女人属阴，阴极则必自下而上冲，故乳房大而阴户缩也；男子属阳，阳极则必自上而下降，故阴茎垂而乳头缩也。《入门》。

产后乳汁不行有二

乳汁不行有二种：有气血盛而壅闭不行者，有气血弱而枯涸不行者，虚当补之，实当疏之，疏用通草、漏芦、土瓜辈，补用钟乳粉、猪蹄、鲫鱼之类。《三因》。○累经产而无乳者，亡津液故也，须服滋益之药以动之。虽有乳却又不甚多者，须服通经之药以动之，仍以羹臛引之。盖妇人之乳，资于冲脉，与胃经通故也。大抵妇人素有疾在冲任

经者，乳汁少而色黄，所生之儿怯弱多病。《良方》。○气血虚弱乳汁少者，钟乳粉二钱，漏芦浓煎汤调服。或猪悬蹄一只，通草五两，煮汁服。或鲫鱼、木通煮汁服，亦好。《入门》。

下乳汁

气滞乳少者，宜漏芦散。气塞乳少者，宜涌泉散。《入门》。○益元散方见暑门，以冷姜汤或井水调，日三服，下乳汁最妙。《入门》。○下乳汁，宜猪蹄汤方见上、通乳汤、通草汤、立效方、钟乳散即上乳粉服法也。

漏芦散　治乳汁壅塞不行，乳内胀痛，欲作痈肿，服此自消。漏芦二钱半，蛇蜕一条烧，瓜蒌一个。上为末，酒调二钱，服无时，仍食热羹汤助之。若乳多急痛，以温帛熨之。《良方》。

涌泉散　治乳汁绝少或不行，胀痛。瞿麦穗、麦门冬、穿山甲炮黄、龙骨、王不留

行各等分。上为末，先吃猪蹄羹，后取药一钱，热酒调下，仍用木梳于左右乳上，各梳二三十下，日三次。《纲目》。

通乳汤 治气血不足，乳汁涩少。猪蹄四只，通草、川芎各一两，穿山甲十四片炮黄，甘草一钱。上锉，以水五斤煎至半，取汁分三服，更以温葱汤频洗乳房。《医鉴》。

通草汤 治乳汁不通。桔梗二钱，瞿麦、柴胡、天花粉各一钱，通草七分，木通、青皮、白芷、赤芍药、连翘、甘草各五分。上锉，作一贴，水煎细饮，更摩乳房。《医鉴》。

立效方 治乳汁不行。莴苣子、糯米各一合，细研，水一碗搅匀，入甘草末一字煎，频频呷服，妙。《丹心》。

产前乳出

产前乳汁自出者，谓之乳泣，生子多不育。产后乳汁自出，盖是身虚，宜服补药以止之。《良方》。

无儿则当消乳

无子饮乳，乳房胀痛，要消乳。麦芽二两炒为末，分作四贴，每用白汤调下。《正传》。○一方：要消乳，麦芽末、四物汤煎水调服，即止。《入门》。○产后乳膨，麦芽末，饮调服之，自消。《丹心》。

吹乳妒乳

乳房，阳明所经。乳头，厥阴所属。乳子之母，不知调养，忿怒所逆，郁闷所遏，厚味所养，以致厥阴之血不行，故窍闭而汁不通。阳明之血沸腾，故热甚而化脓。亦有所乳之子，膈有滞痰，口气焖热，含乳而睡，热气所吹，遂成结核，谓之吹乳。于初起时，便须忍痛揉令稍软，吮令汁透，自可消散，失此不治，必成痈疖。《丹心》。○婴儿未能吮乳，或为儿口气所吹，或断乳之时捻出不尽，皆令乳汁停蓄其间，与血气搏，始而肿痛，继而结硬，至于手不能近，则谓

之妒乳。《直指》。○吹乳，一曰吹奶。产前乳房结核，名为内吹奶；产后结核，名为外吹奶，并宜芷贝散。《入门》。○产后宜勤挤乳汁，不宜令乳汁蓄积，蓄积不去，便结恶汁于内，引热温壮，结坚掣痛，大渴引饮，乳肿急痛，手不得近，以成妒乳，非痈也，急灸两手鱼际二七壮，断痛脉也。不复恶手近乳，汁亦自出，便可手助捔之，则乳汁大出皆如脓状，内服连翘汤即五香连翘汤，方见痈疽门，外以赤小豆末涂之，便差。《资生》。○宜橘皮散、胜金丹、皂蛤散、立效散、白丁散。

橘皮散 治吹奶妒乳及乳痈。未结即散，已结即溃，痛者即不痛，神效。陈皮去白，面炒为细末、麝香研，酒调二钱服之，一服即效。《云岐》。

胜金丹 治吹乳神效。百齿霜，即木梳上发垢，不拘多少，以无根水为丸如梧子大，黄丹为衣，每服三丸，以倒流水送下。食后，令病左乳者左卧，右乳者右卧，于温处，汗出即愈。《纲目》。○两水详见水部。

皂蛤散 治吹奶妒乳。皂角灰、蛤粉各等分，乳香少许为末。每二钱，热酒调下。《得效》。○歌曰：妇人吹奶意如何，皂角烧灰蛤粉和，热酒一杯调八字，双手揉散笑呵呵。《云岐》。

立效散 治吹奶立效。生姜去皮一两，大黄、甘草各五钱，黄瓜蒌一个。上同捣，作一块，水半碗煎至七分，滤去滓，入乳香、没药末各一钱，调和通作一服。东垣。

白丁散 治吹奶。初觉服此，即能下乳汁，通血脉，令自消。白丁香直者为末，每二钱，温酒调下。《医鉴》。

熨法 治吹乳妒乳。连根葱白，捣烂铺患处，上用瓦罐盛灰火盖葱上一时，蒸热出汗，即愈。《医鉴》。

乳痈

多因厚味，湿热之痰，停蓄膈间，与滞乳相搏而成，亦有儿口气吹嘘而成，又有怒

气激滞而生。煅石膏、烧桦皮、瓜蒌子、甘草节、青皮，皆神效药也。妇人此病，若早治之，便可立消。月经行时，悉是轻病，五六十后，无月经时，不可作轻易看也。《丹心》。○核久内胀作痛，外肿坚硬，手不可近，或寒热头痛，谓之乳痈。未溃者，神效瓜蒌散、内托升麻汤。已溃者，内托十宣散方见痈疽、八物汤方见虚劳。○妇人乳痈，四十以下，血气周流，患此可疗，年事既高，血气耗涩，患此难瘳。恶寒发热，烦躁大渴，是其候也，甚则呕吐无已，盖毒气上冲所致也。生姜甘桔汤方见痈疽，最为咽间要药。乳粉托里散方见痈疽，最能返出毒气。二香散方见痈疽加瓜蒌根，止呕止渴，两得其便。更佐万金一醉膏，能事毕矣。《直指》。○初起便宜隔蒜灸法方见针灸，切忌针刀。能饮者，万金一醉膏加芎归各一两，两服即效。不饮酒者，瓜蒌散。《入门》。○妇人两乳间出黑头疮，疮顶陷下作黑眼子，其脉弦洪，按之细小，宜服内托升麻汤。《正传》。○乳痈作痛，乃血气凝滞不散也，宜加味芷贝散。《回春》。○乳痈已溃未溃，通用丹参膏。

神效瓜蒌散 治乳痈及奶岩神效。黄瓜蒌大者一个去皮焙为末，子多者有力，甘草生、当归酒浸焙各五钱，乳香、没药并另研各二钱半。上为末，好酒三升，于银石器内慢火熬至一升半，去滓分作三服，食后良久服之。如奶岩服此，可杜绝病根，如毒气已成，能化脓为黄水；毒未成，则即于大小便中通利，病甚则再合服，以差为度。《精要》。○一方酒水各半煎服。《入门》。

内托升麻汤 治乳痈未溃，及两乳间黑陷恶疮。升麻、干葛、连翘各一钱半，黄芪、当归、甘草炙各一钱，恶实五分，肉桂三分，黄柏二分。上锉，作一贴，水二盏，酒一盏同煎服。东垣。○一名升麻托里汤。

万金一醉膏 治乳痈初起神效。黄瓜蒌一个去皮研烂，甘草五钱，没药二钱半。上粗末，好酒二碗煎至一碗，分二服，重者再

服，以差为度。或加当归、白芷、乳香，亦妙。如要宣毒，加皂角刺。《直指》。

瓜蒌散 治乳痈，未溃速散，已溃速敛。石膏二钱，青皮、瓜蒌仁各一钱，没药、甘草节、当归尾、皂角刺、金银花、青橘叶各五分。上锉，作一贴，酒水各半煎服。《入门》。

加味芷贝散 治乳痈，肿硬作痛。白芷、贝母、天花粉、金银花、皂角刺、穿山甲土炒、当归尾、瓜蒌仁、甘草节各一钱。上锉，作一贴，酒水各半煎服。《回春》。

丹参膏 治乳痈结核刺痛，及溃后不敛。丹参、赤芍药、白芷各等分锉，酒淹二宿，入猪脂半斤，煎令白芷焦黄，则膏成矣。去滓，入黄蜡一两，搅匀候凝，每取少许，涂之。《入门》。

乳痈治法

以青皮疏厥阴之滞，石膏清阳明之热，生甘草节行污浊之血，瓜蒌子消肿导毒，或加没药、青橘叶、皂角刺、金银花、当归头，或汤或散，随意加减，须以少酒佐之。若加艾火两三壮于肿处，其效尤捷。若妄用针刀，必致危困。《丹心》。○乳痈未溃，以青皮、瓜蒌、橘叶、连翘、川芎、桃仁、皂角刺、甘草节。上锉，水煎入酒服。已溃，以人参、黄芪、川芎、当归、白芍药、青皮、连翘、瓜蒌仁、甘草节，煎服。《丹心》。

结核久成奶岩

妇人忧怒抑郁，时日积累，脾气消沮，肝气横逆，遂成隐核，如鳖棋子，不痛不痒，十数年后，方为疮陷，名曰奶岩，以其疮形嵌凹，似岩穴也，不可治矣。若于始作，便能消释病根，使心清神安，然后施之治法，亦有可安之理。《丹心》。○妇人积伤忧怒，乳房结核，不痛不痒，五七年后，外肿紫黑，内渐溃烂，名曰乳岩，滴尽气血方死，急用十六味流气饮，及单煮青皮汤。虚者只用清肝解郁汤，清心静养，庶可苟延岁

月。《入门》。○奶岩，初宜多服疏气行血之药，须情思如意则可愈。此疾多生于忧郁积忿中年妇人，未破者尚可治，成疮者终不可治。《正传》。○乳房结核，宜芷贝散、橘叶散。○一妇年六十，性急多妒，忽左乳结一核，大如棋子不痛，即以人参汤调青皮、甘草末，入姜汁细细呷，一日夜五六次，至六七日消矣。《丹心》。○一妇性躁，难于后姑，乳生隐核，以单煮青皮汤，间以加减四物汤加行经络之剂，治两月而安。此皆奶岩始起之证，故易愈。《丹心》。

十六味流气饮 治奶岩。紫苏叶一钱半，人参、黄芪、当归各一钱，川芎、肉桂、厚朴、白芷、防风、乌药、槟榔、白芍药、枳壳、木香、甘草各五分，桔梗三分。上锉，作一贴，青皮一钱，水煎服。《正传》。

单煮青皮汤 治妇人百不如意，久积忧郁，乳房结核。青皮四钱锉，水煎，日三服。《正传》。

清肝解郁汤 治肝脏郁火伤血，乳房结核，凡肝胆不和之证，皆治之。当归、白术各一钱，贝母、赤茯苓、白芍药、熟地黄、山栀子各七分，人参、柴胡、牡丹皮、陈皮、川芎、甘草各五分。上锉，水煎服。《入门》。

芷贝散 治乳房结核。白芷、贝母等分为末，每一钱，酒调频服。○结核以此为主，加芎、归、升、柴。《入门》。

橘叶散 治乳房结核及乳痈。皂角刺略炒一钱半，瓜蒌仁一钱，青皮、石膏、甘草节、当归头、金银花、没药、蒲公英各五分。上锉，作一贴，加青橘叶一小握，酒一盏半，煎至一盏，食后，临卧服。《正传》。

一方 奶岩初起，急用葱白寸许、半夏大一枚，捣烂为丸芡实大，绵裹。如患左乳塞右鼻，患右乳塞左鼻，二宿而消。《入门》。

乳痈年高不治

凡乳痈结核，四十已下可治，五十已上不可治，治之则死，不治则自得终其天年。

《得效》。○《千金》曰：女人患乳痈，四十以下，治之多愈，四十以上，治之多死，不治则自终其天年。予有亲妇，年七十生乳痈，令外科用针刀治之，时虽暂快，未几而殂，方知《千金》之说信也，历试皆然。《资生》。

奶头破裂

奶头裂，取秋后冷露茄子花裂开者，阴干烧灰，水调敷。未秋时开花，亦可用。《得效》。○乳头裂破，或小儿吹乳，血干自裂开，多痛。丁香为末，敷裂处。如燥，津唾调敷。《正传》。○乳栗破，小有生者，必大补。人参、白术、黄芪、当归、川芎、连翘、白芍药、甘草各一钱。上锉，作一贴，水煎服。《丹心》。

乳悬证

产后瘀血上攻，忽两乳伸长，细小如肠，直过小腹，痛不可忍，名曰乳悬，危证也。川芎、当归各一斤，浓煎汤不时温服，再用二斤，逐旋烧烟，安在病人面前桌子下，令病人曲身低头，将口鼻及病乳常吸烟气。未甚缩，再用一料，犹不复旧，则用如圣膏贴顶上。方见妇人。《入门》。

男女乳疾不同

男子乳疾与妇人微异者，女损肝胃，男损肝肾。盖怒火、房劳过度，以致肝燥肾虚，亦能结核，或令肿痛，宜十六味流气饮、清肝解郁汤。方并见上。《入门》。

单方

凡二十种。

石膏 下乳汁。取二两，水煎服，日三。《本草》。○乳痈初发，煅为细末，取三钱，温酒调下。《直指》。

山药 生者治吹乳肿痛。捣烂敷上即消，速去之，恐肉腐。《医鉴》。

益母草 治妒乳欲成痈。生捣烂，敷之即差，干则为末，水调敷之。《本草》。

蒲黄草 治妒乳及乳痈肿痛，取生根，捣敷肿上，日二易，食之亦良。取叶煎服亦好。《本草》。

麦门冬 下乳汁。去心为末，每二钱，酒磨犀角约一钱，同调服，不过二服便下。《得效》。

黄瓜蒌 治乳痈肿痛。取一二个，连皮子锉碎，好酒二升煮取一升，时时温服，酒尽又煮服，即愈。○子亦下乳汁，炒为末，酒调下一钱。○根亦下乳汁，捣为末，水调下一钱。《本草》。

通草 下乳汁。锉一两，水煎服之。《本草》。

王瓜根 下乳汁。捣为末，酒服一钱，日三。《本草》。

蒲公英 治妒乳及乳痈肿痛。洗净捣烂，同忍冬藤煎浓汤，入酒少许，服罢随手欲睡，是其功也，睡觉即安。《丹心》。○又采取，水煮汁饮之。又烂捣，敷患处立消。《入门》。

青桑叶 治乳硬作痛。取嫩叶，生捣细，调米饮贴病处。《得效》。

青皮 治吹乳，不痒不痛，肿硬如石。焙为末，酒调服二钱。神验。《本草》。

赤小豆 下乳汁，水煮取汁，饮之即下。《本草》。○治妒乳乳痈。研烂，和酒去滓温服，以滓敷患处即效。《得效》。

蔓菁 治乳痈痛寒热。取根叶洗净，入盐捣敷，热即换，三五度即差。《本草》。

螃蟹 治吹乳神效。螃蟹去足用盖，烧存性为末，每二钱，黄酒调下。《医鉴》。

蜘蛛 治吹乳及乳痈。蜘蛛三，红枣三，枣去核，每入蛛一个夹于内，炒熟口嚼吃，以烧酒送下立效。《医鉴》。

鹿角 治妒乳。石上磨取白汁涂之，干则又涂，并令人唨却黄水，即消。《本草》。

牛鼻 治乳无汁，作羹，空心食之，三两日有汁下，无限。《本草》。

猪四蹄 行妇人乳脉。《本草》。○产妇气血衰少，绝无乳汁。猪蹄四只，通草四两，水一斗同煮，得四五升，取汁连饮，饮了用梳头木梳，于乳上梳下，即效。《丹心》。

野猪脂 治乳无汁。取一匙，和一盏温酒服，日三，乳即下，且多乳汁，可供五儿。《本草》。

猫儿毛 治乳劳痈烂见心者。取腹下毛，烧存性为末，入轻粉少许，清油调涂。《入门》。

针灸法

妒乳，取太渊。○乳痈，取膺窗、乳中、乳根、巨虚下廉、太冲、复溜。○乳痈，诸药不能止痛，足三里穴，针入五分，痛立止。《纲目》。

腹围度数

髑骭以下至天枢，长八寸。天枢二穴，正当脐两旁各二寸。天枢以下至横骨，长六寸半。横骨长六寸半。《灵枢》。

腹有大小

脐之上曰大腹，脐之下曰小腹。○小腹谓脐下两旁，髎骨内也。《内经·注》。○脾

胃主中州，大腹、小腹是其候也。《类聚》。

腹痛有部分

大腹属太阴，脐腹属少阴，小腹属厥阴。《入门》。○腹痛有部分。中脘痛，太阴也，理中汤方见寒门、加味小建中汤、草豆蔻丸方见胸部之类主之。脐腹痛，少阴也，四逆汤、姜附汤，或五积散三方并见寒门加吴茱萸主之。小腹痛，厥阴也，当归四逆汤

方见寒门加吴茱萸主之。东垣。〇大腹痛多食积、外邪，脐腹痛多积热、痰火，小腹痛多瘀血及痰与尿涩。《入门》。〇从心下至小腹皆硬满而痛者，是邪实也，须以大陷胸汤方见寒门下之。若小腹硬满而痛，小便利，则是蓄血之证。小便不利，则尿涩之证也。《正传》。

脉法

尺脉弦则腹痛。《医鉴》。〇脉细小紧急，腹中刺痛。〇阴弦则腹痛。〇弦急，小腹痛。〇尺脉紧，脐下痛。〇尺脉伏或实，小腹痛。《脉经》。〇心腹痛不得息，脉细小迟者生，坚大疾者死。〇腹痛，脉反浮大而长者死。《脉经》。〇心腹痛脉沉细宜，浮大弦长命必殂。《脉诀》。

腹痛有六

有寒、有热、有死血、有食积、有痰饮、有虫。〇气，血、痰水、食积、风冷诸证之痛，每每停聚而不散，惟虫痛则乍作乍止，来去无定，又有呕吐清沫之为可验焉。《直指》。

寒腹痛

寒气客于脉外则脉寒，脉寒则缩蜷，缩蜷则脉绌急，绌急则外引小络，故卒然而痛。因重中于寒，则痛久矣。《内经》。〇寒气客于背俞，其俞注于心，故相引而痛。《内经》。〇寒气客于厥阴之脉，则血涩脉急，故胁肋与小腹相引痛矣。《内经》。〇寒气客于五脏，厥逆上泄，阴气竭，阳气未入，故卒然痛死不知人，气复反则生矣。《内经》。〇绵绵痛而无增减者，寒痛也。《丹心》。〇寒痛，宜厚朴温中汤、桂香散、温胃汤方见胸部、沉香磨脾散、酒煮当归丸方见胞门、代灸涂脐膏方见脐部、玉抱肚。〇冒寒卒痛，五积散方见寒门加吴茱萸、葱白。《入门》。

厚朴温中汤　治客寒犯胃，心腹虚冷胀痛。干姜炮二钱，厚朴、陈皮各一钱半，赤茯苓、草豆蔻煨各七分，木香、甘草炙各五分。上锉，作一贴，入姜三片，枣二枚，水煎服。〇戊火已衰，不能运化，又加客寒聚为满痛，散以辛热，佐以苦甘，气温胃和，痛自止矣。东垣。

桂香散　治脾脏久冷腹痛。草豆蔻煨、良姜炒、白术、缩砂、甘草炙、生姜煨切、厚朴姜制、大枣肉各一两，青皮炒、诃子肉各五钱，肉桂二钱半。上锉，水一碗同煮令干，杵作团，研为粗末，每三钱，沸汤入盐少许点服，空心。腹痛最难得药，此特工止痛，理不可知。《得效》。

沉香磨脾散　治脾胃虚寒，腹中胀痛。藿香一钱，丁香、白檀、木香、白豆蔻、缩砂、半夏曲、辣桂、乌药各七分，甘草炙五分，人参、沉香各三分。上锉，作一贴，入姜三片，枣二枚，水煎服。《直指》。

玉抱肚法　治心腹冷痛。针砂四两，炒似烟出，入白矾五钱，硇砂、粉霜各半钱。上新水拌匀微湿，裹以皮纸，贴安怀中，候热发置脐中，或气海关元，大补元气。置于他冷处，亦汗出立差。此药燥则不热，再以新水拌再热，可用十余次，如药力尽，却晒干再入矾末，则如旧。或只用针砂、白矾亦效。《资生》。

热腹痛

热气留于小肠，小肠中痛，瘅热焦渴，则坚干不得出，故痛而闭不通矣。《内经》。〇时痛时止者，热也。《丹心》。〇腹中常觉有热，而暴痛暴止，此为积热，宜调胃承气汤方见寒门下之。《正传》。〇积热腹痛，时作时止，痛处亦热，手不可近，便闭喜冷，宜调胃承气汤、四顺清凉饮。方见火门。《入门》。〇热痛，宜黄芩芍药汤。方见大便。

死血腹痛

瘀血腹痛有常处，或跌扑伤损，或妇人

经来、产后恶瘀未尽下而凝。四物汤方见血门去地黄，加桃仁、大黄、红花。《入门》。○其痛有常处而不移动者，是死血也。《丹心》。○如打扑坠堕而腹痛，乃是瘀血，宜桃仁承气汤方见寒门加当归、苏木、红花，入童便并酒煎服下之。《丹心》。○血痛，宜失笑散方见妇人、消瘀饮、万灵散。

消瘀饮 治瘀血腹痛。当归、赤芍药、生干地黄、桃仁、红花、苏木、大黄各一钱，甘草五分。上锉，作一贴，水煎去滓，入芒硝一钱，温服。《医鉴》。

万灵散 治妇人小腹痛，小便淋涩，是血也、气也、热也，或大小产后，遗经败血所致。当归一两，干地黄六钱，桂心、蓬术各五钱，木香三钱。上为末，每二钱，空心，热酒下二钱。《类聚》。

食积腹痛

脉弦者，食积痛，宜温散之。《丹心》。○在上者，多属食，食能作痛，宜温散之，如干姜炒、苍术、川芎、白芷、香附、姜汁之类。不可妄用峻利药攻下，盖食得寒则凝，得热则化，更兼行气、快气药助之，无不愈者。《丹心》。○痛甚欲大便，利后痛减者，是食积也。《丹心》。○食积痛，平胃散方见内伤加山楂、神曲、麦芽、缩砂、青皮，或加味二陈汤方见痰饮调之，木香槟榔丸或利气丸下之。《入门》。○食物填塞心胸作痛，宜吐之，用瓜蒂散方见吐门、姜盐汤。《入门》。○食积腹痛，宜服丁香脾积丸。《丹心》。

木香槟榔丸 治食积、气滞腹痛。麦芽七钱，枳实六钱，白术、青皮、陈皮各五钱，厚朴四钱，木香、槟榔各三钱。上为末，蒸饼和丸梧子大，温水下五七十丸。《正传》。

利气丸 治食积酒毒，并一切气滞，大小便秘涩。大黄生、黑牵牛头末各二两，香附子炒一两三钱，黄柏一两，木香、槟榔、枳壳、青皮、陈皮、蓬术、黄连各三钱。上为末，水丸梧子大，淡姜汤吞下百丸。《医鉴》。

丁香脾积丸 治食积、气滞，胸满腹痛。三棱、蓬术各七钱，青皮三钱半，良姜醋煮、丁香、木香、巴豆霜各一钱七分，皂荚一片烧灰，百草霜一匙。上为末，糊丸麻子大，白汤下二三十丸。东垣。

痰饮腹痛

凡腹痛脉滑者是痰，宜导痰解郁。《丹心》。○清痰多作腹痛，川芎、苍术、香附、白芷为末，姜汁和汤点服。《丹心》。○痰痛者，必小便不利。又云：痛则小便不利者，痰也。《丹心》。○湿痰阻滞气道而作痛，宜芎术散。清痰作痛，胸腹有声，宜控涎丹。方见痰饮。《入门》。○或曰：痰岂能作痛？殊不知气郁则痰聚，痰聚则碍气道，不得运行，故作痛，宜芎夏汤方见痰饮、四合汤。

芎术散 治痰积腹痛，川芎、苍术、香附、白芷各等分。上为末，姜汁磨木香，点热汤调下二钱。《入门》。

四合汤 治痰积、气滞腹痛。陈皮、半夏各一钱半，厚朴、枳壳、赤茯苓、紫苏叶、香附子、郁金各七分，甘草五分。上锉，作一贴，姜五片，水煎服。《医鉴》。

虫腹痛

详见虫门。

腹痛有虚实

凡腹痛，按之痛者为实，按之不痛为虚。《医鉴》。○腹痛按之痛，重按却不痛者，此是气痛，乃虚寒证也。若重按愈痛而坚者，有积也。《资生》。○腹痛时有积者，按之痛愈甚，无积者按之不痛。易老。○凡腹痛大便利，或用手重按之不痛者，为虚为寒，宜加味小建中汤方见胸部、加桂理中汤方见寒门之类。其或大便坚，或用手按之痛甚，手不可近者，为实为热。宜大柴胡汤、调胃承气汤并见寒门之类。

《入门》。○肾虚则胸中痛，大腹小腹痛，清厥，意不乐。《内经》。○寒气客于经脉之中，与炅气相薄则脉满，满则痛而不可按也。《内经》。○寒气客于侠脊之脉，则深按之不能及，故按之无益也。《内经》。○壮实与初病宜下，宜备急丸方见救急之类。虚弱与久病宜和，宜建中汤方见虚劳之类。《入门》。

积冷腹痛

有一田夫，醉饱露宿，一枕天明，自此脾疼攻刺，百药罔功，淹淹数载。后遇至人，授以和剂抽刀散，温酒调下，数服顿愈。则知风露之根入胃，良姜、菖蒲为能散其邪，巴、猫借气为能伐其根也，故有如是之验焉。《直指》。

和剂抽刀散 治积冷腹痛。白姜五两，入巴豆肉二钱二分半同炒黑去巴豆，良姜五两，入斑猫二十五个，同炒黑去斑猫，石菖蒲五两不炒，糯米六两炒黄。上为末，每二钱，温酒调下。《直指》。

腹痛呕泄

寒气客于肠胃，厥逆上出，故痛而呕也。《内经》。○寒气客于小肠，小肠不得成聚，故后泄腹痛矣。《内经》。○太阴传少阴，腹痛甚者，当变下利不止。东垣。○腹痛作呕，欲利大便，诸药皆吐，惟苏感元方见大便用姜汤吞下最妙。《直指》。○腹痛呕泄，宜理中汤、治中汤。方见寒门。○上热下寒，腹痛呕吐，宜黄连汤。《入门》。

黄连汤 腹痛欲呕吐者，上热下寒也。以阳不得降，而胸热欲呕；阴不得升，而下寒腹痛，是升降失常也。黄连二钱，人参一钱半，半夏一钱二分，干姜、桂枝各一钱，甘草五分。上锉，作一贴，入姜三片，枣二枚，水煎服。河间。

腹中窄狭

乃湿痰浊气攻于心脾，二脏升降失常，以致自觉腹中窄狭。○肥人乃湿痰流灌脏腑，宜二陈汤加苍术、香附。○瘦人乃湿热熏蒸脏腑，宜二陈汤加黄连、苍术。○神昏性躁，心神不敛者，二陈汤加远志、麦门冬、酸枣仁。血气虚者，宜以六君子汤方见痰饮加芎归养血流湿，自然平复。《入门》。○腹中窄狭须用苍术。《丹心》。

腹皮麻痹或痛

腹皮麻痹不仁，多煮葱白吃之自愈。《纲目》。○肚皮痛者，由肾虚不能行水，加之酒面无度，酒与水交聚于腹中，而面毒复缠滞其气，是以水渗于肚皮而作痛矣。以钱氏宣风散方见小儿，用蜜水煎，咽下神保元方见气门，俟其大便流利，后以青木香元方见前阴一分，安肾元方见虚劳倍之，用二陈汤煎水，空心咽下。脾肾气复，自然向安。《直指》。

腹中鸣

腹中鸣者，病本于胃也。《内经》。○脾气虚，则腹满肠鸣。《内经》。○中气不足，肠为之苦鸣。《灵枢》。○腹中水鸣，乃火击动其水也。二陈汤方见痰饮加芩、连、栀子。《丹心》。○肠鸣者，火欲升，水欲降，相击而鸣。《丹心》。○亦有脏寒有水而鸣者，宜五积散方见寒门，或理中汤方见寒门加吴茱萸、赤茯苓。《丹心》。

涌水证

《内经》曰：肺移寒于肾为涌水，涌水者按之腹不坚，水气客于大肠，疾行则鸣，濯濯如囊裹浆水之病也，宜葶苈丸。《宣明》。

葶苈丸 治涌水病。葶苈子隔纸炒、泽泻、椒目、桑白皮、杏仁、猪苓各五钱。上为末，蜜丸梧子大，葱白汤下三五十丸。河间。

腹痛诸证

疝气腹痛，痢疾腹痛，积聚腹痛，霍乱腹痛，肠痈腹痛，并见诸门。《入门》。

腹痛宜通利

凡腹痛，大抵宜通，塞则为痛。凡痛甚须通利脏腑乃愈。随冷热，用巴豆、大黄、牵牛最为要法。《得效》。○初得时，元气未虚，必推荡之，此通因通用之法也。《丹心》。○实痛，宜辛寒推荡。经曰：通因通用。又曰：通随利减。是也。《入门》。○宜用备急丸方见救急、利气丸方见上。

腹痛通治

凡腹痛，必用温散，此是郁结不行，阻气不运，故痛也。《丹心》。○凡腹痛多属血涩，通用芍药甘草汤。治四时腹痛，脉弦伤气，加黄芩。脉洪伤金，倍芍药。脉缓伤水，加桂枝。脉涩伤血，加当归。脉迟伤火，加干姜。脐下痛，加熟地黄。《入门》。○杂病腹痛，通用四物苦楝汤、酒煮当归丸方见胞门、开郁导气汤。

芍药甘草汤 白芍药四钱，甘草炙二钱。上锉，作一贴，水煎服。○稼穑作甘，甘者己也。曲直作酸，酸者甲也。甲己化土，此仲景妙法也。酸以收之，甘以缓之。东垣。

四物苦楝汤 通治腹痛，亦治脐下冷痛。四物汤方见血门加玄胡索、苦楝子各一钱。上水煎服。《丹心》。

开郁导气汤 治诸般腹痛，一服立止。苍术、香附便炒、白芷、川芎、赤茯苓、滑石、栀子炒、神曲炒各一钱，干姜炮、陈皮各五分，甘草炙三分。上锉，作一贴，水煎服。《医鉴》。

腹痛凶证

太阴连小腹痛甚，自利不止者，难治。《入门》。○鼻头色青腹中痛，舌冷者死。《灵枢》。○脐下忽大痛，人中黑色者，多死。《丹心》。

单方

凡十四种。

盐 腹胀痛，痞闷欲死，极咸盐汤顿服一二碗，吐下即定。《本草》。

灶中热灰 治心腹冷痛，和醋熨之，冷则易。《本草》。

磁石 铁气入腹作痛，以磁石杵为末，铺簟席睡其上，再以磁石煎汤，调小调气散服之，效。

芍药 治腹中疞痛，以此为君，甘草为佐，煎服之。○能治血虚腹痛，气分诸痛不宜用也。《丹心》。

干姜 治脾冷腹痛呕吐。炒姜三钱，甘草炙半钱。上锉，枣一枚同煎服，或为末，和饮服。《直指》。

艾叶 心腹恶气作痛。捣取汁，饮之，干则浓煎服之。《本草》。

桔梗 主腹中满痛。锉，取浓煎，服之。《本草》。

丁香 止腹中冷痛。锉，取水煎服，或为末，点汤服。《本草》。

吴茱萸 主腹痛不可忍。水煎服之。《本草》。

厚朴 主腹痛，胀满雷鸣。姜制，水煎服，或为末，姜汤点服。《本草》。

桂皮 治腹内冷痛，不可忍。煎服、末服并良。秋冬腹痛，非桂不能止。《汤液》。

川椒 主腹内冷痛。取四十九粒，浆水浸一宿，令口合，空心，以井水吞下。《本草》。

葱白 主腹冷痛。浓煎汤饮之，又细切，和盐炒热，熨之良。《俗方》。

狗肉 治脾胃冷弱，腹中刺痛。肥狗肉半斤，以椒、姜、盐、酱煮粥吃，良。《本草》。

针灸法

腹痛，取内关、支沟、照海、巨阙、足三里。《纲目》。○脐腹痛，取阴陵泉、大冲、足三里、支沟、中脘、关元、天枢、公孙、三阴交、阴谷。○腹中切痛，取公孙。《灵枢》。○脐中痛，溏泄，灸神阙即效。○积痛，取气海、中脘、隐白。《纲目》。○脐腹痛甚，灸独阴，神效。《得效》。

脐

脐居一身之中

脐者齐也，言其上下齐也。身之半，正谓脐中也，当伸臂指天，舒足至地，以绳量之，则中正当脐。天枢之穴，正当脐两旁各二寸，是为身半也。《内经》。

脐下有丹田

下丹田在脐下三寸，方圆四寸，着于脊梁两肾之间。左青、右白、上赤、下黑、中央黄色，名曰大海，贮其精血。《正理》。〇十二经脉，皆系于生气之源。所谓生气之源者，谓肾间动气，即下丹田也。此五脏六腑之本，十二经脉之根，呼吸之门，三焦之源也。《难经》。

炼脐延寿

宜长生延寿丹、小接命熏脐秘方、接命丹，灸脐得延年。

长生延寿丹　夫人之脐也，受生之初，父精母血相受凝结以成。胞胎在母腹中，母呼儿呼，母吸儿吸，是一身脐带，如花果在枝而通蒂也。既生之后，从口呼吸，脐门自闭。既长之后，外耗精神，内伤生冷，真气不得条畅，所以蒸脐固蒂，如水灌土培，草木自茂壮也。人常依法熏蒸，则荣卫调和，安魂定魄，寒暑不侵，身体轻健，其中有神妙也。人参、附子、胡椒各七钱，夜明砂、没药、虎骨、蛇骨、龙骨、五灵脂、白附子、朱砂、麝香各五钱，青盐、茴香各四钱，丁香、雄黄、乳香、木香各三钱。上为末，另用白面作条，圈于脐上，将前药一料分为三分，内取一分，先填麝香末五分入脐孔内，乃将一分药入面圈内，按药令紧，中插数孔，外用槐皮一片盖于药上，以艾火灸之无时，损则易壮。其热气透身，患人必倦沉如醉。灸至五六十壮，遍身大汗，苟不汗

则病未除，再于三五日后又灸，至汗出为度。慎风寒、戒生冷油腻，保养一月，百病皆除，益寿延年。妇人腹冷无子，尤宜此灸，去麝香，加小脑一钱。《入门》。

小接命熏脐秘方　夫人赖精血而成形，其在胞胎，惟有脐带与母气相通，随母呼吸。十月脱胎，渐长成人，七情六欲，内外交侵，丧失真元，殒躯丧命，良可惜也。余哀闷世人，特传良方，壮固根蒂，保护形躯，熏蒸本源，除却百病，其效如神。每年中秋日，熏蒸一次，却病延年。乳香、没药、猥鼠粪、青盐、两头尖、续断各二钱，麝香一分。上为末，令人食饱仰卧，用荞麦面水和，捏一团，径过寸余，脐大则径二寸。内入药末，安脐上，用槐皮一片覆圈药之上，以豆许艾壮灸之，百脉和畅，冷汗如雨，不可令痛，痛则反泄真气。灸至行年岁数而止，无病者连日灸之，有病则三日一次，灸至腹内作声作痛，大便有涎沫等物出为止。只服米汤，兼食白肉、黄酒以助药力。若患风气，有郁热在腠理者，加女子红铅拌药，则汗易出，而疾随愈矣。《回春》。

接命丹　养丹田，助两肾，添精补髓，返老还童，却病延年。大附子一枚，切作八片，以布包定，用甘草、甘遂各二两，捶碎，烧酒二斤，共浸半日，文武火煮，酒干为度，取起附子，去草，遂加麝香三分，捶千余下，分作二丸，阴干。纳一丸于脐中，七日一换，一丸则放盒内养之。《入门》。

灸脐得延年　详见身形。

脐宜温暖

宜用代灸涂脐膏、温脐种子方、温脐兜肚方、封脐艾。

代灸涂脐膏　治下元虚寒，脐腹冷痛。大附子、马蔺子、蛇床子、木香、肉桂、吴

茱萸各等分。上为末，入白面、姜汁调成膏，作片贴脐上，以帛包系。《医林》。

温脐种子方 五灵脂、白芷、青盐各二钱，麝香一分。上为末，用荞麦粉，水和成条，圈安于脐上，以前药末实于脐中，用艾灸之，妇人尤宜，但觉脐中温暖即止，过数日再灸，太过则生热也。《入门》。

温脐兜肚方 专主痃积，遗精白浊，妇人赤白带下，经脉不调，久不受孕。白檀、羚羊角各一两，零陵香、沉香、白芷、马兜铃、木鳖子、甘松、升麻、血竭各五钱，丁香皮七钱，麝香九分。上为末，分作三分，每用一分，以熟艾、絮绵装白绫兜肚内。初服者，每三日后一解，至第五日又服，一月后常服之。《入门》。

封脐艾 治脐腹冷痛，或泄泻。陈艾叶、蛇床子各一两，木鳖子二个，带壳生用。上为末，和匀，用绵包裹安在脐上，以纸圈围定，以熨斗火熨之为妙。《医林》。

脐筑证

脐筑湫痛，命将难痊。湫者，深也。盖脐为生气之源，筑痛者，生气已绝也。仲景。○脐下筑者，肾气动也，理中汤方见寒门去术，加桂一两。肾恶燥，故去术，恐作奔豚，故加桂皮。若悸者，加茯苓一两。海藏。○白术闭气，故去之。桂泻奔豚，茯苓伐肾邪，故加之。《入门》。○脐下发痛者，肾经也，非熟地黄不能除。《汤液》。

脐凶证

病人脐肿反出者死，脐反出，此为脾先死。扁鹊。○水肿脐突出者死。《丹心》。○凡人脓从脐中出者，肚痛也。《集要》。○肠痈为病，绕脐生疮，或脓从脐出。东垣。

小儿脐疮

详见小儿门。

腰

腰围度数

腰围四尺二寸。《灵枢》。○腰脊者，身之大关节也。《灵枢》。

腰为肾府

腰者，肾之府，转摇不能，肾将惫矣。《内经》。○腰者，肾之外候，一身所恃以转移、开阖者也。然诸经贯于肾，络于腰脊，虽外感内伤种种不同，必肾虚而后邪能凑之，故不可纯用凉药，亦不可纯用参芪补气也。《入门》。

脉法

按之至骨，脉气少者，腰脊痛而身有痹也。《内经》。○尺脉沉，腰背痛。○腰痛之脉皆沉弦，沉弦而紧者为寒，沉弦而浮者为风，沉弦而濡细者为湿，沉弦而实者为挫闪。《脉经》。○腰痛脉必沉而弦，沉为滞，弦为虚，涩是瘀血，缓者是湿，滑者伏者是痰，大者是肾虚也。《丹心》。

腰痛有十

有肾虚，有痰饮，有食积，有挫闪，有瘀血，有风，有寒，有湿，有湿热，有气，凡十种。

肾虚腰痛

脉大者，肾虚腰痛也。《丹心》。○肾虚者，疼之不已者是也。《丹心》。○房欲伤肾，精血不足养筋，阴虚悠悠痛，不能举者，六味地黄元，或八味元方并见虚劳加鹿茸、当归、木瓜、续断。东垣。○肾虚腰痛，宜青娥元、加味青娥元、壮本丹、局方安肾丸、补髓丹。○阳虚腰软，不能运用，宜九味安肾丸、百倍丸、杜仲丸、补肾汤。

○腰软者，肝肾伏热，治用黄柏、防己。《医鉴》。

青娥元 治肾虚腰痛。杜仲姜汁炒、破故纸炒各四两，胡桃肉三十个。上为末，生姜二两半取汁，入炼蜜，和丸梧子大，空心，温酒或盐汤吞下百丸。《丹心》。

加味青娥元 治肾腰或风寒、血气相搏为痛。破故纸六两，脂麻同炒变色去脂麻，杜仲六两，姜汁浸炒，胡桃肉、沉香、乳香、没药各三两。上为末，以肉苁蓉六两酒浸成膏，和药捣千杵，丸如梧子大，温酒或盐汤下五七十丸。《医鉴》。

壮本丹 治肾虚腰痛甚妙。杜仲酒炒、破故纸盐水炒、茴香炒各一两，肉苁蓉酒洗、巴戟酒浸、青盐各五钱。上为末，将猪腰子分开，入药在内，缝住，纸包煨熟，每一个作一服，以黄酒送下。《医鉴》。

《局方》安肾元 治肾虚腰痛，下元虚冷，小便滑数。桃仁、白蒺藜、巴戟、肉苁蓉、山药、破故纸、白茯苓、石斛、草薢、白术各二两四钱，川乌炮、肉桂各一两三钱。上为末，蜜丸梧子，空心，酒下五七十丸。《入门》。

补髓丹 治肾虚腰痛。破故纸五两，以脂麻二两半同炒去脂麻，杜仲姜汁炒五两，鹿茸一两，没药五钱。上为末，胡桃肉十五个，软膏入面少许，酒煮为糊，作丸梧子大，空心，盐汤下百丸。东垣。

九味安肾丸 治肾虚腰痛，目眩耳聋，面黑羸瘦。葫芦巴、破故纸炒、川楝肉、茴香、续断各一两半，桃仁、杏仁、山药、白茯苓各一两。上为末，蜜丸梧子大，空心，盐汤下五七十九。《三因》。

百倍丸 治肾虚腰腿痛，及折伤挫闪，有百倍之功。破故纸炒、牛膝酒洗、龟板酥炙各一两，肉苁蓉、虎骨各五钱，木鳖子、乳香、没药、自然铜火煅醋淬九次各二钱。上末，蜜丸梧子大，温酒或盐汤下三五十丸。《入门》。

杜仲丸 治肾虚腰痛，动止软弱，脉大虚，疼不已。杜仲姜汁炒、龟板酥炙、黄柏、知母并盐水炒、枸杞子、五倍子、当归、白芍药、黄芪、破故纸炒各一两。上为末，炼蜜，入猪脊髓和丸梧子大，空心，盐汤吞下八十丸或百丸。《入门》。

补肾汤 治肾虚腰痛。破故纸炒、茴香盐酒炒、玄胡索、牛膝酒洗、当归酒洗、杜仲酒炒、黄柏、知母并盐酒炒各一钱。上锉，作一贴，姜三片，水煎，空心服。《医鉴》。

痰饮腰痛

脉滑者伏者，是痰饮痛也。《丹心》。○痰饮流注经络，腰背疼痛。二陈汤或芎夏汤并见痰饮加南星、苍术、黄柏，或用控涎丹方见痰饮。○痰饮腰痛，宜南星、半夏，加快气药佐之。《丹心》。

食积腰痛

因醉饱入房，湿热乘虚入肾，腰痛难以俯仰。四物汤方见血门合二陈汤方见痰饮，加麦芽、神曲、葛花、缩砂、杜仲、黄柏、官桂、枳壳、桔梗煎服。痛甚者，宜速效散。《入门》。

速效散 治腰痛不可忍。川楝肉，以巴豆肉五粒同炒赤，去巴豆、茴香盐炒、破故纸炒各一两。上为末，每一钱，空心，以热酒调下。《入门》。

挫闪腰痛

举重劳伤，或挫闪坠落以作痛，亦谓之瘀腰痛。宜独活汤、乳香趁痛散、如神汤、舒筋散、立安散、神曲酒。

独活汤 治劳役腰痛如折。当归、连翘各一钱半，羌活、独活、防风、泽泻、肉桂各一钱，防己、黄柏、大黄、甘草各五分，桃仁留尖九粒。上锉，作一贴，酒水各半煎，空心服。东垣。

乳香趁痛散 治挫闪打堕腰痛。骨碎补炒、苍耳子炒、自然铜火煅醋淬、白芷、桂皮、防风、当归、赤芍药、血竭、没药、白附子各三钱，虎胫骨酒炙、龟板酒炙各二钱，牛膝、天麻、槟榔、五加皮、羌活各一钱，加全蝎一钱。上为末，每二钱，温酒调下。东垣。

如神汤 治挫闪腰痛。玄胡索、当归、桂心、杜仲姜汁炒各等分。上为末，每二钱，温酒调下。云岐。

舒筋散 治挫闪血沥腰痛。玄胡索、当归、桂心等分为末，每二钱，温酒调下，空心，或加牛膝、桃仁、续断亦效。《得效》。

立安散 治挫闪气滞腰痛。白牵牛头末半生半炒二钱，当归、肉桂、玄胡索炒、杜仲姜汁炒、茴香炒各一钱，木香半钱。上为末，空心，以温酒调下二匙。《医鉴》。

神曲酒 治挫闪腰痛。神曲一块约如拳大，烧令通赤，好酒二大盏，淬酒中，便饮之令尽，仰卧少顷即安。或以此酒吞青娥元，尤妙。《得效》。

瘀血腰痛

跌扑坠堕以致血瘀腰痛。《入门》。〇昼轻夜重者，是瘀血痛也。《丹心》。〇血沥则腰痛，转侧如锥之所刺。《直指》。〇瘀血腰痛，宜破血散疼汤、川芎肉桂汤、地龙散，实者桃仁承气汤方见寒门，久者五积散方见寒门去麻黄，加桃仁、红花、木香、槟榔、茴香炒，或四物汤方见血门加桃仁、苏木、酒红花。〇腰连胁痛者，复元通气散方见气门加木香服之。《入门》。

破血散疼汤 治堕落损伤，跌其腰脊，恶血留于胁下，痛楚不能转侧。水蛭三钱炒令烟尽另细研，连翘、当归、柴胡各二钱，苏木一钱半，羌活、防风、桂心各一钱，麝香五分另研。上锉，分二贴，每服，酒二盏、水一盏，煎至一盏，去滓。调水蛭、麝香末，空心服，两服即愈。东垣。

川芎肉桂汤 治瘀血在足太阳、足少阴、足少阳三经，以作腰痛。羌活一钱半，肉桂、川芎、柴胡、当归梢、苍术、甘草炙各一钱，神曲、独活各五分，酒防己、防风

各三分，桃仁五个。上锉，作一贴，酒三盏，煎至一盏，空心服。东垣。

地龙散 治瘀血在太阳经，令腰脊痛。羌活二钱，独活、黄柏盐酒炒、甘草各一钱，苏木六分，麻黄五分，地龙、中桂各四分，当归梢二分，桃仁六个。上锉，作一贴，水煎服。东垣。

风腰痛

风伤肾而腰痛者，或左或右，痛无常所，引两足强急。五积散方见寒门加防风、全蝎，或乌药顺气散方见风门加五加皮。痛势甚者，加味龙虎散。《入门》。〇风热腰痛，败毒散方见寒门加续断、天麻、木瓜、薄荷。《得效》。

加味龙虎散 治风寒腰痛，筋骨拳挛。苍术一两，全蝎五钱，草乌、附子并炮制各二钱，天麻三钱。上为末，每一钱，空心，豆淋酒调下。《得效》。

寒腰痛

寒伤肾经腰痛，不能转侧，见热则减，遇寒则发，脉沉弦急。五积散加吴茱萸、杜仲、桃仁。痛甚加黑丑头末一钱调服。《入门》。〇痛甚，服加味龙虎散。《入门》。〇代灸膏，贴腰眼穴。方见寒门。

湿腰痛

久处卑湿，雨露浸淫，腰重痛如石，冷如冰。五积散加桃仁、吴茱萸，最效。《得效》。〇湿腰痛，宜术附汤、通经散。〇川芎肉桂汤方见上治露宿寒湿之地，腰痛不能转侧。《医鉴》。〇肾着证，同参治之。

术附汤 治湿伤肾经，腰痛冷重。白术、附子炮各二钱，杜仲炒一钱。上锉，作一贴，姜三片，水煎服。《济生》。

通经散 治腰痛，下水湿。陈皮、当归、甘遂各等分。上为末，每三钱，临卧，温酒调下。子和。

又方 坐卧湿地，湿入肾经，外肾肿，

腰背曲，痛楚甚。用五苓散煎水方见寒门，入胚子少许，吞下青木香元方见前阴三五十粒。数服，脏腑微动，肿消腰直，其痛立止。《得效》。

湿热腰痛

平日膏粱厚味之人，腰痛皆是湿热阴虚。《纲目》。○湿热腰痛者，遇天阴或久坐而发者是也。《丹心》。○脉缓或沉，是湿腰痛。《丹心》。○湿热腰痛。实者二炒苍柏散方见足部，虚者七味苍柏散，或当归拈痛汤方见足部。如诸药不效，用三花神佑丸方见下门，或煨肾散下之。《入门》。

七味苍柏散　苍术、黄柏、杜仲、破故纸、川芎、当归、白术各一钱。上锉，作一贴，空心，水煎服。《入门》。

煨肾散　治水湿停蓄作腰痛。甘遂末三钱，猪腰子细批破，着少盐椒淹透，掺药在内，以荷叶包裹慢火煨熟，空心细嚼，温酒送下。无荷叶，则用湿纸。子和。

气腰痛

凡人失志，则心血不旺，不养筋脉，气滞腰痛，不能久立远行。七气汤方见气门倍加茯苓，加沉香、乳香各少许，煎服。《入门》。○忧思伤脾则腰痛，忿怒伤肝亦作腰痛，俱宜沉香降气汤方见气门合调气散，入姜三片，枣二枚，煎服。《直指》。

调气散　治诸气。藿香、甘草各八钱，缩砂四钱，白豆蔻、丁香、白檀、木香各二钱。上末，每二钱，盐汤点服，不拘时。《丹心》。

肾着证

病人身体重，腰中冷如坐水，形如水状，反不渴，小便自利，饮食如故，腰以下冷痛，腰重如带五千钱，肾着汤主之。仲景。○大抵与湿同治。

肾着汤　白术二钱半，干姜炮、赤茯苓各一钱半，甘草炙五分。上锉，作一贴，水煎

服。○流湿兼用温暖之药以散之。《丹心》。

腰痛通治

六气皆能为痛，大抵寒湿多而风热少。又有房室劳伤，肾虚腰痛者居多，是阳气虚弱不能运动故也。《入门》。○久腰痛，必用官桂以开之，腹胁痛皆然。《丹心》。○诸腰痛，不可用补气药，亦不宜峻用寒凉药。《丹心》。○补肾汤，治一切腰痛。方见上。

腰痛凶证

腰痛，面上忽见红点，人中黑者死。《入门》。

导引法

理腰背痛。病人正东坐，收手抱心，一人于前据蹑其两膝，一人后捧其头，徐牵令偃卧，头到地，三起三卧，便差。《得效》。

单方

凡二十二种。有固阳丹、煨肾丸

磁石　补肾治腰痛。火煅醋淬九次，为末水飞，作丸服，或入补肾药，皆佳。《本草》。○肾虚腰不利，宜用。《本草》。

菟丝子　治腰痛膝冷。酒煮，作末，温酒下二钱。○又菟丝子、牛膝各一两，酒浸五日，曝干为末，酒糊丸服。○又菟丝子末二两，杜仲蜜炙末一两，山药末酒煮为糊作丸，酒下五七十丸，名固阳丹。《本草》。

牛膝　除腰脊痛。煮汁饮，或酒浸服并良。又，取嫩叶和米、酱，空心，作粥服。《本草》。

石斛　治腰痛脚弱。煮服、末服、浸酒服，皆佳。《本草》。

蒺藜子　治腰脊痛。为末蜜丸服，或作末酒和服，并佳。《本草》。

肉苁蓉　主腰痛。作丸服之。《本草》。

续断　主腰痛。煮服、末服并佳。《本草》。

萆薢　主腰腰痛，酒浸服之。○又，萆薢三两，杜仲一两，捣为末，空心酒服二

钱，禁食牛肉。《本草》。

威灵仙 治腰痛。生为末，酒调二钱服。《丹心》。○又方：细末二钱，猪腰子一只，批药在内，湿纸裹煨熟，早晨细嚼，热酒下。《纲目》。○又，酒浸为末，面糊和丸梧子大，酒下八十丸至百丸。大便下青脓，是效也。《本草》。

牵牛子 治腰痛，下冷脓。○半生半炒取头末一两，入硫黄一分同研，分三服，每一服，白面一匙，水和，捏作棋子，五更初以水一盏煮熟，连汤送下，只一服痛止。《纲目》。

破故纸 治腰痛神妙。炒为末，酒下二钱。《本草》。

五加皮 治腰脊痛，及髀腰痛。细锉，酒浸服之。《本草》。

杜仲 治腰脊痛，及髀腰痛，又治肾劳腰脊挛。《本草》。○姜汁炒为末，空心，酒下一钱。○又一两，炒去丝，浸二升酒中，每服三合，日三服。《纲目》。

橘核 治腰痛。微炒去壳为末，空心，酒下二钱良。《本草》。

胡桃 治虚损腰痛。取肉和杜仲、茴香，浸酒，空心服。《入门》。

茨仁 主腰脊痛。为末，煮粥，空心服。《入门》。

胡麻 治腰痛。熬令香，为末，以酒饮、蜜汤、姜汤调下三钱，日三服，即永差。《本草》。

鹿茸 主腰脊痛。酥炙紫色去毛，为末，每日空心，温酒下一钱。《本草》。

鹿角 除腰脊痛。熬黄为末，温酒一杯，调一钱，日二服。《本草》。

羊脊骨 治腰痛，转摇不得。脊骨一具，捶碎，烂煮，和五味食之，因饮酒少许。《本草》。

黄狗肉 暖腰膝止痛。取净肉，和五味煮熟，空心食之。《本草》。

猪肾 治肾虚腰痛。取腰子一枚，薄批，以椒、盐末淹过，糁杜仲末三钱在内，包以荷叶，或湿纸慢火煨熟，以酒嚼下，名曰煨肾丸。《入门》。○又方：童便二盏，好酒一盏，腰子一对，盛瓷缸，黄泥封口，日晚以慢火养熟，至中夜待五更初，以火温之，发瓶饮酒，食腰子，此以血养血，绝胜金石、草木之药。《入门》。

针灸法

腰痛，灸肾俞三七壮，即差。《纲目》。○腰曲不能伸，针委中出血，立愈。《丹心》。○腰背痛，以针决膝腰勾画中青赤络脉，出血便差。《得效》。腰痛不得俯仰，令患人正立，以竹拄地，度至脐，断竹乃以度背脊，灸竹上头尽处，随年壮，灸讫藏竹，勿令人知。《资生》。○神仙灸法：治腰痛。灸曲瞅两文头左右脚四处，各三壮，每灸一脚，二火齐下，艾炷才烧至肉，初觉痛，便用二人两边齐吹，至火灭，午时着灸，至人定已来，脏腑自动一二行，或转动如雷声，其疾立愈。此法神效。《纲目》。○肾虚腰痛，取肾俞、人中、委中、肩井。《纲目》。○挫闪腰痛，取尺泽，勿灸委中、人中、阳陵泉、束骨、昆仑、下髎、气海。《纲目》。○腰痛，昆仑、委中出血。又取肾俞、中膂俞、腰俞。《纲目》。○腰强痛，命门、昆仑、志室、行间、复溜。《纲目》。

胁腋度数

腋以下至季胁，长一尺二寸。季胁以下至髀枢，长六寸。《灵枢》。

胁腋属肝胆

肝胆之脉，布胁肋。肋者，胁骨也。《铜人》。○肝有邪，其气流于两胁。《灵枢》。○胁痛者，厥阴肝经为病也。《医鉴》。○肩下曰腋，腋下曰胁,胁之下曰季胁。《纲目》。

脉法

寸口脉弦者,即胁下拘急而痛,其人啬啬恶寒也。仲景。○脉双弦者,肝气有余,两胁作痛。《正传》。○肝脉沉之而急,浮之亦然,若胁下痛,有气支满,引小腹而痛,时小便难,苦目眩头痛,腰背痛,得之少时有所坠堕。《正传》。○肝脉搏坚而长,色不青,当病堕若搏,因血在胁下,令人喘逆。《内经》。○肝脉软而散,其色泽者,当病溢饮。溢饮者,渴暴多饮,而溢入肌皮肠胃之外也。《内经》。○气郁胸胁痛,看其沉涩,当作郁治也。《丹心》。

胁痛有五

胁痛者,肝火盛,木气实也。《医鉴》。○肝苦急,是其气有余,急食辛以散之,宜用川芎、苍术、青皮。《丹心》。○肝火盛,两胁痛,不得伸舒,先以琥珀膏方见积聚贴痛处,却以生姜汤吞下蜜丸当归龙荟丸方见五脏最妙。此药蜜丸,乃治胁痛。《丹心》。○龙荟丸亦治饮食大饱,劳力行房胁痛,乃泻肝火之要药也。《丹心》。○凡胁痛,皆肝木有余,小柴胡汤方见寒门加青皮、川芎、芍药、草龙胆。甚者,入青黛、麝香调服。《正传》。○凡胁痛,有气郁,有死血,有痰饮,有食积,有风寒。○肝热郁,则胁必痛。《入门》。

气郁胁痛

大怒气逆,及谋虑不决,皆令肝火动甚,胁痛难忍,宜当归龙荟丸,轻者小柴胡汤加黄连、牡蛎、枳壳。《入门》。○性急多怒之人,时常腹胁作痛,小柴胡汤加川芎、芍药、青皮,吞下龙荟丸,甚捷。《正传》。○气郁胁痛,宜枳壳煮散、沉香降气散、枳壳散、桂枝汤、复元通气散方见气门、木通散、神保元、小龙荟丸。

枳壳煮散 治悲哀伤肝两胁痛,又治七情伤肝,两腋两胁牵痛。枳壳二钱,细辛、桔梗、防风、川芎各一钱,葛根七分,甘草五分。上锉,作一贴,入姜三片,枣二枚,水煎服。《本事》。

沉香降气散 治气滞,胁肋刺痛,胸膈痞塞。姜黄、陈皮、甘草各一钱,三棱、蓬术并煨、益智、厚朴各七分,白术、紫苏叶、香附子、神曲、麦芽、乌药各五分,人参、诃子、大腹皮各二分半。上锉,作一贴,煎服。《丹心》。

枳壳散 治胁痛,如有物刺之,乃气实也。枳壳一两二钱半,甘草炙三钱七分半。上为末,每服二钱,以浓煎葱白汤调下。《得效》。

桂枝汤 治惊伤肝,胁骨里疼痛。枳壳小者一两,桂枝五钱。上末,每二钱,姜枣汤调下。《本事》。

木通散 治胁肋苦痛。木通、青皮、川楝子各六钱半,以巴豆肉二钱半同炒黄去巴豆,萝卜子炒、茴香炒各五钱,蓬术、木香、滑石各二钱半。上为末,浓煎葱白汤,调三钱服,即愈。《得效》。

神保元 诸气,惟膀胱气,胁下痛,最难治,独此药能去之。有人病项筋痛,医治久不差,乃流入背膂,久之又注右胁,牵痛甚苦。服此药,一投而差。方见气门。《局方》。

小龙荟丸 治肝火盛胁痛。当归、草龙胆、栀子、黄连、川芎、大黄各五钱,芦荟三钱,木香一钱。上为末,入麝香少许,粥丸绿豆大,姜汤下五七十丸。仍以琥珀膏贴痛处。《丹心》。

死血胁痛

因恶血停留于肝,居于胁下而痛,按之则痛益甚。《丹心》。○瘀血必归肝经,胁夜痛,或午后发者,小柴胡汤合四物汤加桃仁、红花、乳香、没药。大便坚黑者,桃仁承气汤方见寒门下之。《入门》。○胁痛有死血,用桃仁、红花、川芎之类。若跌扑胁痛者,亦为污血流归胁下而痛,宜复元活血汤方见诸伤之类。《丹心》。

痰饮胁痛

痰饮流注于厥阴之经，亦能使胁下痛，病则咳嗽气急，引胁痛。《丹心》。○咳嗽引胁痛，为悬饮，宜十枣汤。方见寒门。仲景。○咳引胁痛，宜疏肝气，用青皮、枳壳、香附、白芥子之类。《丹心》。○痰注胁痛，宜控涎丹方见痰饮以加南星、川芎、苍术、二陈汤煎水吞下。《丹心》。○两胁走痛，可用控涎丹。《丹心》。○痰注胁痛，漉漉有声，芎夏汤方见痰饮最妙。《直指》。○痰胁痛，宜调中顺气丸。

调中顺气丸 治气滞，饮积胁下，虚满刺痛。半夏姜制、大腹子各一两，木香、白豆蔻、陈皮、青皮、三棱各五钱，缩砂、槟榔、沉香各二钱半。上为末，粥丸梧子大，陈皮汤下五七十丸。《丹心》。

食积胁痛

食积，胁下如杠，梗起一条作痛，神保元方见气门，以枳实煎汤吞下。《入门》。○发寒热胁痛，似有积块，必是饮食太饱，劳力所致，须用当归龙荟丸治之。《正传》。

风寒胁痛

外感胁痛寒热者，小柴胡汤方见寒门加枳壳、桔梗。《入门》。○外感胁痛，宜芎葛汤、芍药散。

芎葛汤 治风寒胁痛。川芎、干葛、桂枝、细辛、枳壳、人参、芍药、麻黄、防风各一钱，甘草五分。上锉，作一贴，入姜三片，水煎服。《本事》。

芍药散 治妇人冷证胁痛，诸药不效。香附子四两，以醋二升、盐一两同煮干为度，肉桂、玄胡索炒、白芍药酒炒各一两。上为末，每二钱，沸汤调下。《得效》。

干胁痛

虚甚成损，胁下常一点痛不止者，名曰干胁痛，甚危，宜以八物汤方见虚劳加木香、青皮、桂心。有火去桂，加山栀仁，或吴茱萸水炒黄连。《入门》。

胁痛有虚实

肝气实胁痛者，手足烦躁不得安卧，小柴胡汤加川芎、当归、白芍药、苍术、青皮、草龙胆。《入门》。○肝气虚胁痛者，悠悠不止，耳目晾晾，善恐，如人将捕，四物汤加柴胡、青皮。《入门》。○两胁下痛引小腹，善怒，是肝气实也，当归龙荟丸，以姜汁吞下。《入门》。○气弱之人胁下痛，脉弦细，多从劳役、怒气得之，八物汤方见虚劳加木香、青皮、桂心煎服，或用枳实散。

枳实散 治男子肝气不足，两胁痛。枳实一两，白芍药炒、雀脑芎、人参各五钱。上为细末，每二钱，以姜枣汤调下，酒亦可。《本事》。

胁痛分左右

左胁痛，先以琥珀膏贴痛处方见积聚，却以当归龙荟丸，热姜汁吞下。《入门》。○左胁痛，宜枳芎散，或小柴胡汤加川芎、青皮、草龙胆。《正传》。○右胁痛，宜推气散或枳壳散方见上，以生姜、青皮、葱白煎汤调下，或用神保元。《得效》。

枳芎散 治左胁肋刺痛。枳实、川芎各五钱，甘草二钱半。上为末，每二钱，姜枣汤调下。《入门》。

推气散 治右胁痛。枳壳、桂心、姜黄各五钱，甘草二钱半。上为末，每二钱半，姜枣汤或酒调下。《入门》。

肾邪上薄为胁痛

一人患胁痛，众以为痛。阳脉弦，阴脉涩，投诸香、姜桂之属益甚。项昕见之曰：弦者痛也，涩者肾邪有余也，肾上薄于胁不能下，且肾恶燥，今服燥药过多，非得利不愈，先用神保元下黑溲，痛止。更服神芎丸，或疑其太过。昕曰：向用神保元者，以肾邪透膜，非全蝎不能引导，然巴豆性热，非得硝黄荡涤，后遇热必再作。乃大泄数次，病遂愈。《入门》。

息积证

详见积聚门。

肥气证

详见积聚门。

腋臭

一曰腋气，亦曰狐臭。五更时取精猪肉二大片，以甘遂末一两拌之，挟腋下，至天明，以甘草一两煎汤饮之，良久泻出秽物。须在荒野之外，恐秽气传人也。依法三五次即愈。其他密陀僧、胡粉之类，皆塞窍以治其末耳。《回春》。○患此疾者，耳内有油湿是也。大田螺一个，水中养之，候靥开，以巴豆肉一粒，针挑放在螺内，仰顿盏内，夏月一宿，冬则五七宿，自然成水，取搭腋下，绝根。《丹心》。○一方：先用胭脂涂腋下，其出狐臭之处黄色，就将前巴豆田螺，去靥掩于狐臭之上，绢帛勒紧，其狐臭从大便出，则绝根矣。《丹心》。○大蜘蛛一个，盐泥作一窠，包裹蜘蛛，煅红放冷，取蜘蛛研细，入轻粉一字，醋调成膏，夕付腋下，明日登厕，必泻下黑汁臭秽，于僻处埋之。《三因》。○以自己小便洗一次，米泔洗二次，生姜自然汁每日擦十次，一月之后可以断矣。《回春》。

漏腋

凡人腋下、手掌、足心、阴下、股里，常如汗湿污衣，宜用六物散。

六物散　治漏腋。干枸杞根、干蔷薇根、甘草各二两，胡粉、商陆根、滑石各一两。上为末，以苦酒少许和涂，当微汗出，易衣更涂，不过三着便愈。《得效》。

单方

凡七种。

青皮　凡胁痛用青皮，必须醋炒用，煎服、末服并佳。《医鉴》。○青皮乃肝胆二经之药，人多怒，胁下有郁积，固宜用此以解之，若二经气血不足，则当先补血，少用青皮可也。《丹心》。

枳实　主胁风痛。煎服、末服并佳。《本草》。

枳壳　主两胁痛。煎服、末服并佳。《本草》。

旋覆花　治痰饮结聚，两胁胀痛。水煎服之。《本草》。

防风　治风胁痛。水煎服之。《本草》。

蛴螬　治瘀血在胁下坚痛。焙为末，和酒服。《本草》。

生姜　治狐臭。取汁常涂腋下，可绝根。《本草》。

针灸法

胁痛，取悬钟、窍阴、外关、三里、支沟、章门、中封、阳陵泉、行间、期门、阴陵泉。《纲目》。○胁并胸痛不可忍，取期门、章门、行间、丘墟、涌泉、支沟、胆俞。《纲目》。○胸胁胀痛，取公孙、三里、太冲、三阴交。《纲目》。○腰胁痛，取环跳、至阴、太白、阳辅。《纲目》。○胁肋痛，取支沟、外关、曲池。《纲目》。○两胁痛，取窍阴、大敦、行间。《内经》。

皮有部分

凡十二经络者，皮之部也。视其部中浮络，其色多青则痛，多黑则痹，黄赤则为热，多白则寒，五色皆见则寒热也。络盛则入客于经，阳主外，阴主内。《内经》。○皮者，脉之部也，十二经皆有部分，不与而生大病也。不与者，不与他脉同色也。《内经》。

皮毛属肺

《内经》曰：肺之合皮也，其荣毛也。又云：肺主皮毛。又云：在脏为肺，在体为皮毛。○邪在肺，则病皮肤痛。《灵枢》。○皮肤亦曰腠理。津液渗泄之所曰腠，文理缝会之中曰理。《内经》。○腠理亦曰玄府。玄府者，汗孔也。汗液色玄，从空而出，以汗聚于里，故谓之玄府。府，聚也。《内经》。

风寒之邪先入皮毛

百病之始生也，必先于皮毛，邪中之则腠理开，开则入客于络脉，留而不去，传入于经，留而不去，传入于腑，廪于肠胃。邪之始入于皮也，泝然起毫毛，开腠理。其入于络也，则络脉盛色变。其入客于经也，则感虚乃陷下。其留于筋骨之间，寒多则筋挛骨痛，热多则筋弛骨消，肉烁䐃破，毛直而败。《内经》。

脉法

脉浮而大，浮为风虚，大为气强，风气相搏，以成瘾疹，身体为痒。痒者名泄风，久久为痂癞。仲景。○斑疹之脉，阳浮而数，阴实而大。火盛而表，故阳脉浮数；下焦实热，故阴脉实大。《正传》。○脉多沉伏，或细而散，或绝无。《正传》。○滑伯仁曰：脉者，血之波澜。发癍者，血散于皮肤，故脉伏。《正传》。○脉浮而濡属气虚。关前得之，麻在上体；关后得之，麻在下体。《正传》。○脉浮而缓属湿，为麻痹。脉紧而浮属寒，为痛痹。脉涩而芤属死血，为木，不知痛痒。《正传》。

痒痛

痒痛生于皮毛。○《内经》曰：诸痒为虚，血不荣肌腠，所以痒也。当以滋补药以养阴血，血和肌润，痒自不作。《丹心》。○痒得爬而解者。爬为火化，微则亦能痒，甚则痒去者，谓令皮肤辛辣而属金化，辛能散

火，故金化见则火化解矣。河间。○人近火气者，微热则痒，热甚则痛，附近则灼而为疮，皆火之用也。痒者美疾也。故火旺于夏而万物蕃美也。或云痛为实，痒为虚，非谓虚为寒也，正谓热之微甚也。河间。○诸痛皆属于火。《内经》。○皮肤痛属心实。《内经》曰：夏脉者心也，夏脉太过则病身热肤痛，为浸淫。《纲目》。○身上虚痒，四物汤加黄芩煎水，调浮萍末服之。《丹心》。○身痒如虫行，此血虚也，大料四物汤服之，兼用澡洗药。《丹心》。○饮酒后，遍身痒如风疮，搔至血出，宜服蝉蜕散。《入门》。

澡洗药 治风燥身痒。威灵仙、零陵香、茅香各半斤，干荷叶、藁本、藿香、白芷、甘松各四两。上锉四两，水三桶熬数沸，于房内沐浴，避风。《丹心》。

蝉蜕散 治酒后身痒。蝉壳、薄荷各等分。上为末，每二钱，酒水调服，一名蝉退散。《得效》。

癍疹

有色点而无颗粒者曰癍，浮小而有颗粒者曰疹，随出即没而又出。《丹心》。○发癍者，因胃热助手少阴火，入于手太阴肺也。红点如斑，生于皮毛之间，白虎汤、泻心汤、调胃承气汤三方并见寒门选用之。《丹心》。○伤寒发癍，谓之阳毒；春温发癍，谓之温毒；夏热发癍，谓之热毒；时行发癍，谓之时毒，名虽不同，同归于热，皆心火入肺，故红点见于皮毛之间，轻如疹子蚊迹，只在手足，先红后黄，重如锦纹，发在胸腹，先红后赤，切忌发汗，重令开泄，甚则皮肤斑烂。《入门》。○阳毒发癍，宜人参白虎汤、三黄石膏汤并见寒门、消癍青黛饮。○温毒发癍，宜黑膏、葛根橘皮汤、玄参升麻汤。○热毒发癍、时行发癍，宜化癍汤、猪胆鸡子汤、犀角玄参汤。癍盛破烂者，用芒硝猪胆汁法。《入门》。○冬月温暖，人受不正之气，至春，冬温始发，肌中斑烂如锦纹而咳，心闷但呕清水，宜用黑

膏。《活人》。○斑斑如锦纹，色红赤者，胃热也。紫黑者，胃烂也。海藏。○孕妇伤寒发癍，宜栀子大青汤。《入门》。○癍色紫黑，咽喉闭痛，谵语烦躁，宜用紫雪。方见火门。《入门》。

消癍青黛饮 治阳毒、热毒发癍如锦纹。黄连、石膏、知母、柴胡、玄参、生地黄、栀子、犀角、青黛各一钱，人参、甘草各五分。上锉，作一贴，姜一片，枣二枚煎，入苦酒一匙服。《入门》。

黑膏 治温毒发癍。生地黄二两六钱半，好豉一两六钱半，猪膏十两。上合煎，令三分减一绞去滓，入雄黄、麝香各一分为末，和匀再煎，分三服，白汤化下，其毒从皮中出，即愈。《入门》。

葛根橘皮汤 治冬温发癍。葛根、橘皮、杏仁、知母、黄芩、麻黄、甘草各一钱。上锉，作一贴，煎服。《元戎》。

玄参升麻汤 治伤寒发癍，烦躁谵语，咽喉闭痛。玄参、升麻、甘草各三钱。上锉，作一贴，煎服。《入门》。

化癍汤 治阳毒、温毒、热毒发癍。即人参白虎汤也。方见寒门。

猪胆鸡子汤 治热毒、时毒发癍。猪胆二合，苦酒三合，鸡子生一个。上煎三沸，强人尽服，弱人煎五六沸服之。《活人》。

犀角玄参汤 治发癍。犀角镑一钱，升麻二钱，黄芩一钱半，香附子、玄参各一钱，人参五分，甘草三分。上锉，作一贴，加大青一钱，水煎服。《回春》。

栀子大青汤 治孕妇伤寒发癍变黑。栀子、大青、黄芩各一钱半，升麻一钱，杏仁八分。上锉，作一贴，入葱白三茎，水煎服。《入门》。

芒硝猪胆汁法 治癍疮紫黑臭烂。上相和，鸡翎蘸涂之。《入门》。

阴证发癍

阴证发癍，出胸背及手足，亦稀少而微红。若作热，投之凉药，大误矣，此无根失守之火聚于胸中，上独熏肺，传于皮肤而为斑点，但如蚊蚋、蚤虱咬，形状而非锦纹也，宜用调中汤、升麻鳖甲汤之类，其癍自退。《活人》。

调中汤 治内伤外感为阴证发癍。苍术一钱半，陈皮一钱，缩砂、藿香、白芍药、桔梗、半夏、白芷、羌活、枳壳、甘草各七分，川芎五分，麻黄、桂枝各三分。上锉，作一贴，姜三片，水煎服。《丹心》。

升麻鳖甲汤 治阴毒发阴癍。升麻二钱，当归、甘草各一钱二分，鳖甲炙一钱，雄黄末四分，川椒二十粒。上锉，作一贴，水煎服。《正传》。

内伤发癍

内伤发癍，乃胃气极虚，一身之火游行于外所致，宜补以降之。《丹心》。○内伤发癍，亦或痰热所致，火则补以降之，痰热则微汗以散之，切不可下。《丹心》。○内伤发癍，轻如蚊迹疹子者，多在手足，初起无头痛身热，宜调中益气汤方见内伤、黄芪建中汤。方见虚劳。《入门》。

发癍候

凡汗下不解，足冷耳聋，烦闷呕咳，便是发癍之候，宜化癍消癍之药以防之。《入门》。○癍欲出未出之际，且与升麻葛根汤方见寒门先透其毒。《回春》。

癍疹吉凶证

赤癍出五死一生，黑癍出十死一生，皆用化癍汤，兼与紫雪。方见火门。《纲目》。○凡癍疹，赤色身暖，自胸腹散四肢者吉；黑色身凉，自四肢入胸腹者死。《入门》。○阳毒发癍，红润稀疏，起发五六日自愈，若阴脉见，而黑癍稠密成片，身凉，六七日死。《入门》。○先红后黯，如果实者亦死。《入门》。○发癍，大便自利者不治。发癍，先赤后黯，面色黧晦不治。《得效》。○发赤癍者，半生半死。发黑癍者，九死一生。

《正传》。〇发癍红赤为胃热，若紫不赤为热甚，紫黑为胃烂，故赤癍为轻，黑癍为重，大抵鲜红明朗者吉，紫黑者难治，杂黑斑烂者死。《回春》。〇凡丹毒，先从四肢起，而后入腹者死。《正传》。〇丹毒满身遍黑，入腹入阴难治。《得效》。

瘾疹

瘾疹多属脾，隐隐然在皮肤之间，故言瘾疹也，发则多痒，或不仁者是也，兼风、热、湿之殊。色红者，兼火化也。《丹心》。〇疹者红靥隐隐，皮肤表分但作瘙痒，全无肿痛，名曰瘾疹。当春而发最重，即温毒也，宜升麻葛根汤方见寒门加牛蒡子、荆芥、防风。《入门》。〇疹有赤白，赤疹属阳，遇清凉而消；白疹属阴，遇温暖而灭。《正传》。〇赤疹宜胡麻散、白疹宜消风散。方见头部。《入门》。〇生瘾疹，或赤或白，防风通圣散方见风门去芒硝，加豆豉、葱白，倍麻黄，煎服出汗。臞仙。〇遍身白疹，瘙痒不止，天阴日冷则重，天清日暖则轻，此由寒邪伏于肌肤，凝滞而成，宜服枳实酒，更用枳实煎水洗患处，兼服乌药顺气散。方见风门。《得效》。〇瘾疹若吃醋，则风疹蚀人。《直指》。〇患风疹者，必多眼暗，但攻其风则暗自去。《入门》。〇瘾疹，宜用桦皮散、清肌散、加味羌活散、犀角消毒饮。作疮，宜加味乌荆元。

胡麻散 治风热瘾疹，遍身瘙痒，或成疮疥，及紫白癜风。胡麻子二两半，苦参、荆芥穗、何首乌各一两，威灵仙炒、防风、石菖蒲、恶实炒、甘菊、蔓荆子、白蒺藜炒、甘草各七钱半。上末，每二钱，薄荷汤下。《得效》。

枳实酒 治遍身白疹瘙痒。枳实不拘多少麸炒黄，切片，每三钱，温酒一盏，浸一时去枳实饮酒。《得效》。

桦皮散 治肺脏风，遍身瘾疹，瘙痒成疮，或作疥。桦皮烧存性、枳壳麸炒各二两，杏仁、荆介穗各一两，甘草炙二钱半。

上为末，每二钱，温酒调下，日二。《局方》。

清肌散 治瘾疹，或赤或白，瘙痒。荆防败毒散方见寒门加天麻、薄荷、蝉壳，入生姜三片，水煎服。《得效》。

加味羌活散 治瘾疹瘙痒。羌活、前胡各一钱二分，人参、桔梗、枳壳、川芎、天麻、赤茯苓、甘草各七分，蝉壳、薄荷各五分。上锉，作一贴，入姜三片，水煎服。《得效》。

加味乌荆元 治瘾疹上攻头面，赤肿瘙痒，皮脱落作疮，浸淫走注，有似虫行。川乌汤洗三五次焙、荆芥穗各四两，薄荷二两半，当归洗浸三日焙干八两。上末，醋煮米粉糊和丸梧子大，温酒下五七十丸。《得效》。

瘭痤痱

《内经》曰：劳汗当风，寒薄为瘭，郁乃痤。此劳汗出于玄府，脂液所凝，防风通圣散去芒硝，倍加芍药、当归，发散玄府之风，调其荣卫。俗云风刺。《纲目》。〇《内经》曰：汗出见湿，乃生痤痱。痤者，小疖也，大如酸枣，或如豆，色赤而内有脓血也。《纲目》。〇暑月汗渍，肌生红粟，谓之痱子。烂破成疮，谓之痱疮，宜用玉女英。《奇效》。〇痤痱疮，青蒿煎汤洗之。《入门》。〇痱子痒痛，井水挼青蒿汁，调蛤粉敷之。《得效》。〇腊雪水，洗痱疮妙。和蚌粉敷之，尤妙。《入门》。〇枣叶捣汁，揩热痱疮良。《本草》。〇粟米浸累日，令败，研澄取之，去痱疮甚佳，名曰英粉。《本草》。〇痱疮，宜用玉粉散。

玉女英 治痱疮痒痛。滑石、绿豆粉等分为末，以绵缠子蘸扑之，或加黄柏、枣叶各五钱，片脑少许，尤妙。一方用粟米粉。《入门》。

玉粉散 治热汗浸渍成疮，肿痒熝痛。蛤粉四两七钱半，滑石四两二钱半，寒水石煅、粟米粉各一两，定粉五钱，石膏、白石脂、龙骨各二钱半。上为末，干糁患处。《丹心》。

丹毒

丹毒者，人身忽然变赤，如涂丹之状，俗云赤瘤，或有因疮而误触四畔焮赤，谓之疮瘤，皆游走不定，状如云气者是也。小儿得之最忌，百日之内，谓之胎瘤，最为难治。东垣。○丹疹皆是恶毒热血蕴蓄于命门，遇君相二火合起则发也。如遇热时，以通圣辛凉之剂解之，寒时以葛根、升麻辛温之剂解之。凡丹从四肢起入腹者死。《丹心》。○小儿丹毒及胎丹，并详见小儿门。○丹毒，宜蓝叶散、拔毒散、犀角消毒饮。

蓝叶散 治丹毒。蓝叶、干葛、升麻、生地黄、赤芍药、川芎、杏仁、知母、柴胡、白芷、甘草生各一钱，石膏、栀子各五分。上锉，作一贴，水煎服。《直指》。

拔毒散 治丹毒游走不定。寒水石、生石膏各二两，黄柏、甘草各五钱。上为末，新水调，鸡羽刷上，或摊纸花贴之。东垣。

犀角消毒饮 治丹毒及瘢疹瘾疹。鼠黏子四钱，荆芥、防风各二钱，甘草一钱，犀角一钱半另水磨取汁。上锉，作一贴，水煎，调犀角汁服之。《丹心》。

麻木

《灵枢》曰：卫气不行则为麻木。○《灵枢》曰：开目则阳道行，阳气遍布周身，闭目则阳道闭而不行，如昼夜之分，知其阳衰而阴旺也。久坐而起，亦有麻木，知其气不行也，当补其肺中之气，则麻木自去矣。东垣。○如肌肉麻，必待泻荣气而愈。《纲目》。○诸痹之中，着痹即麻木不仁也。《纲目》。○河间曰：着痹者，留着不去，四肢麻木拘挛也。《内经》曰：病久入深，荣卫之行涩，经络时疏，故不痛，皮肤不荣，故为不仁。夫所谓不仁者，或周身，或四肢，唧唧然麻木，不知痛痒，如绳扎缚初解之状，古方名为麻痹者是也。《正传》。○麻是

气虚，木是湿痰死血，然则曰麻、曰木，以不仁中而分为二也。《丹心》。○手十指麻，是胃中有湿痰死血，痰用二陈汤方见痰饮加苍白术、桃仁、红花，少加附子行经；血用四物汤方见血门加苍白术、陈皮、茯苓、羌活、苏木、红花。《医鉴》。○手足麻因湿者，香苏散方见寒门加苍术、麻黄、桂枝、羌活、白芷、木瓜。《医鉴》。○手足麻木，四物汤合二陈汤加桃仁、红花、白芥子、竹沥、姜汁以行经。《医鉴》。○浑身麻是气虚也，补中益气汤方见内伤加木香、乌药、香附、青皮、防风、川芎，少加桂枝行经。《医鉴》。○麻木，宜人参益气汤、神效黄芪汤、冲和补气汤、双和汤、开结舒经汤、麻骨方。

人参益气汤 治夏月湿热，两手麻木，困怠。黄芪二钱，人参、生甘草各一钱半，白芍药七分，柴胡六分，升麻炙、甘草各五分，五味子三十粒。上锉，作一贴，水煎服，日二。于麻处，频按摩屈伸之。东垣。

神效黄芪汤 治浑身麻木。黄芪二钱，白芍药、炙甘草各一钱半，人参一钱，陈皮七分，蔓荆子五分。上锉，作一贴，水煎服。东垣。

冲和补气汤 治合目则麻作，开目则不麻，四肢痿厥，目昏头眩。黄芪二钱，苍术、陈皮各一钱半，人参、白术、白芍药、泽泻、猪苓各一钱，羌活七分，升麻、甘草各五分，独活、当归、黄柏各三分，柴胡、神曲、木香、草豆蔻、麻黄、黄连各二分。上锉，分作二贴，水煎服之。东垣。

双合汤 治湿痰死血作麻木。当归、川芎、白芍药、生干地黄、陈皮、半夏、白茯苓、白芥子各一钱，桃仁八分，酒红花、甘草各三分。上锉，作一贴，水煎，入竹沥、姜汁调服。《医鉴》。

开结舒经汤 治妇人七情六郁，气滞经络，手足麻痹。紫苏叶、陈皮、香附子、乌药、川芎、苍术、羌活、南星、半夏、当归各八分，桂枝、甘草各四分。上锉，作一

贴，姜三片煎，入竹沥、姜汁调服。《医鉴》。

麻骨方 有自头麻至心窝而死者，或自足心麻至膝盖而死者。人粪烧灰，用豆腐浆调饮，即止。〇又方：用楝子烧灰为末，每服三五钱，黄酒调下，即止。《回春》。

索泽证

《内经》曰：三阳为病发寒热，其传为索泽。王注云：索，尽也。精血枯涸，故皮肤润泽之气皆尽也。〇足少阳之脉病，体无膏泽。《灵枢》。〇虚损之疾，一损损于肺，皮聚而毛落，宜四君子汤方见气门。心肺俱虚，则宜八物汤。方见虚劳。《纲目》。〇皮肤索泽，即仲景所谓皮肤甲错。盖皮肤涩而不滑泽者是也。《纲目》。〇肺者，行气温于皮毛者也，气不营则皮毛焦，皮毛焦则津液去，津液去则皮节伤，津液即去，则爪枯毛折而死。《纲目》。〇五劳虚极羸瘦，内有干血，则皮肤甲错。仲景。

癜风疬疡风白驳[1]

凡人身体皮肉变色，赤者谓之紫癜，白者谓之白癜，或谓之疬疡风。白驳者，浸淫渐长，色白似癣，但无疮也。皆因风搏皮肤，血气不和所生，宜胡麻散方见上、苍耳散、追风丸、三黄散、加减何首乌散、如圣膏。

苍耳散 治紫白癜风，及疬疥斑驳，甲错汁出。五月五日采苍耳叶，日干为末，酒服二钱，日二。满百日，病当出，皮起落痂，肌如凝脂，或蜜丸梧子大，酒下三五十丸，亦佳。《本草》。

追风丸 治白癜风。何首乌、荆芥穗、苦参、苍术各四两。上为末，肥皂角二斤，去皮弦子，瓷器水煮熬为膏，和丸梧子大，空心，酒茶任下三五十丸。《丹心》。

三黄散 治白癜风。雄黄、硫黄各五

钱，黄丹、天南星、白矾枯、密陀僧各三钱。上为末，先以姜汁擦患处，姜片蘸药末，擦后渐黑，次日再擦，黑散则无矣。《医鉴》。

治紫癜风方 官粉五钱，硫黄三钱。上为末，鸡子清调擦。《医鉴》。

加减何首乌散 治紫白癜风及疬疡风、白驳、瘾疹、疥癣等疾。何首乌、蔓荆子、石菖蒲、荆芥穗、苦参、威灵仙、甘菊、枸杞子各等分。上为末，每三钱，蜜、茶调下。《纲目》。

如圣膏 歌曰：紫癜白癜两般风，附子硫黄最有功，姜汁调匀茄蒂蘸，擦来两度更无踪。〇上附子、硫黄等分为末，以茄蒂蘸醋，点药末擦之。紫癜用紫茄，白癜用白茄。《得效》。〇丹溪方用白附子。

治赤白汗斑方 雄黄、硫黄、全蝎、白僵蚕、白附子、密陀僧各五钱，麝香二分。上为末，以生姜片蘸擦，日三四，五日除根。《医鉴》。

黑痣靥子

黑痣者，黑子也，是风邪变生也。《类聚》。〇色黑而大，曰靥。〇宜用炉灰膏、取痣饼、去黑靥方。

炉灰膏 点黑痣即去，最妙。用响糖炉内灰一升半，风化石灰一升炒红，以竹箕盛贮，用滚汤三碗，慢慢淋自然汁一碗，锅盛慢火熬如稀糊，先下巴豆末，次下蟾酥各二钱，白丁香末五分，炒石灰末一钱，搅匀，再熬如干面糊取起，俟冷瓷罐盛贮，勿令泄气。每用时，以簪头挑少许，放指甲上研，呵口气调匀如泥，将患处用针拨开，以药点之，即效。《入门》。

取痣饼药 糯米百粒，石灰拇指大，巴豆三粒去壳研。上为末，入瓷瓶同窨三日，以竹签挑粟许点上，自然蚀落。《纲目》。

----
[1]疑为"驳"字之误。

去黑黡子方

石灰水调一盏如稀糊，糯米全者，半置灰中，半出灰外，经宿则其米变如水精，先以针微拨黡子，置少米于其上，经半日许，黡汁自出，剔去其药，不得着水，二三日愈。《纲目》。

单方

凡三十二种。

盐汤 治一切风痒。盐一斗，水一石，煎减半，温浴三次。○浴痒无如盐，浓煎汤浴身，最妙。《纲目》。○海水浴，尤妙。《俗方》。

赤土 治风疹瘙痒不可忍。为末，冷水调服二钱。又，蜜水调涂。《本草》。

石灰 治白癜、疬疡风。以石灰汁温洗之。○卒发瘾疹，石灰和醋浆水涂之，随手即减。《本草》。

半天河水 治白驳。取水洗之，捣桂屑和唾敷驳上，日再。《本草》。

芒硝 主一切疹。水煮涂之。焰硝亦可。《本草》。

硫黄 治紫白癜风。硫黄一两，醋煮一日，海螵蛸二个，并为末，浴后以生姜蘸药熟擦，数度绝根。《得效》。

茺蔚茎叶 主瘾疹痒。浓煎汤浴之。《本草》。

蓝叶汁 主风疹及丹毒。饮之、涂之，并佳。《本草》。

蒺藜子 主风痒及白癜风。煮汤服之，兼浴之。《本草》。

景天 主瘾疹恶痒。捣取汁，敷涂之。《本草》。

茵陈 主遍身风痒生疮疥。煮浓汁洗之。《本草》。

苍耳 主妇人风瘙瘾疹，身痒不止，取花、叶、子等分为末，豆淋酒调下二钱。《本草》。

苦参 主遍身风热细疹，痒痛不可忍。

苦参末一两，皂角二两，水一升，揉滤取汁，银石器熬膏，和丸梧子大，食后温水下三五十丸，次日便愈。《本草》。

牛蒡子 主皮肤风热，遍身生瘾疹瘙痒。牛蒡子、浮萍等分为末，以薄荷汤调下二钱，日二服。《本草》。

萝摩草 主白癜风。取茎中白汁，付上，揩令破，三度差。《本草》。

夏枯草 主紫白癜风。浓煎汤，日洗数次。《丹心》。

芭蕉油 治游风、风疹、丹毒。取油涂之。《本草》。

蒴藋 治风瘙、瘾疹、身痒。浓煎汤浴之，即差。《本草》。

羊蹄根 治疬疡风。取根于生铁上以好醋磨，旋旋刮取涂之，更入硫黄末少许，尤妙。《本草》。

凌霄花 治遍身风痒瘾疹。为细末，酒下一钱，立止。《丹心》。

柳木中虫屑 主风瘙痒瘾疹。取屑煮汤浴之，大效。《本草》。

桦皮 主肺风毒身痒。煮汤服之。《本草》。

露蜂房 治风气瘙痒不止。蜂房炙过、蝉蜕等分为末，酒调一钱服，日二三。《本草》。

蛴螬 治赤白游疹。以生布擦疹令破，取蛴螬汁涂之。《本草》。

鳗鲡鱼 主风瘙痒及白驳、疬疡风。烧炙，长食之，又火炙取油涂之。《本草》。

蛇蜕 主白癜白驳，疬疡风。烧末，醋调敷之，或煎汁涂之。《本草》。

蜣螂 主疬疡风。取路中死蜣螂杵烂，常揩令热，封之。《本草》。

白花蛇 治暴风瘙痒，及身生白癜、疬疡风、斑点。取肉为末，酒服一二钱，乌蛇尤妙。《本草》。

丹雄鸡冠血 治白癜风、疬疡风。取血涂之。《本草》。

鹁鸽 治风瘙及白癜、疬疡风。可炙食之。《本草》。

牛酪 主丹瘾疹。取酪和盐熟煮以摩之，即消。《本草》。

鸡卵 治紫白癜风。取生卵一枚，用醋浸一宿，以针刺小穿滴清，烊为汁，入砒霜并绿豆末少许和匀，用石擦破，青布蘸药擦之。《得效》。

灸法

癜风及疬疡风，灸左右手中指节宛宛中，灸三五壮。凡赘疣、诸痣皆效。《入门》。

 肉

肉属脾胃

《内经》曰：脾主肉。又曰：脾在体为肉。〇邪在脾胃，则病肌肉痛是也。《入门》。〇人之肉如地之土，岂可人而无肉，故肉消尽则死矣。东垣。

肉有溪谷

黄帝曰：愿闻溪谷之会也。岐伯曰：肉之大会为谷，肉之小会为溪。肉分之间，溪谷之会，以行荣卫，以会大气。《内经》。

䐃为肉标

䐃者，肉之标也。䐃谓肘膝后肉如块者。《内经》。〇五脏伤损，䐃破肉脱，皆为不治之证也。《内经》。

肉主肥瘦

脾虚则肌肉削。东垣。〇肥而泽者，血气有余；肥而不泽者，气有余血不足；瘦而无泽者，血气俱不足。《灵枢》。〇血实气虚则肥，气实血虚则瘦，所以肥耐寒而不耐热，瘦耐热而不耐寒者，由寒则伤血、热则伤气，损其不足则阴阳愈偏，故不耐也。损其有余者，方得平调，故耐之矣。河间。〇人之言曰：血气未动者，瘠甚而不害。血气既竭者，虽肥而死矣。则身之羸瘦，若未足为人之害者，殊不知人之羸瘦，必其饮食不进，饮食不进则无以生荣卫，荣卫无以生则气血因之以衰，终于必亡而已。《资生》。〇羸瘦固瘵疾，若素来清臞者，非有疾也。惟

病后瘦甚，久不复常，谓之形脱。与夫平昔充肥，忽而羸瘦，饮食减少，此为五劳六极之疾，宜服滋补药，兼灸劳法。《资生》。

食㑊证

《内经》曰：大肠移热于胃，善食而瘦，又谓之食㑊。胃移热于胆，亦曰食㑊。注云：食㑊者，谓饮食移易而过，不生肌肤，亦易饥也，宜服参苓元。河间。

参苓元 治胃中结热，消谷善食，不生肌肉，此名食㑊。人参、石菖蒲、远志、赤茯苓、地骨皮、牛膝酒浸各一两。上为末，蜜丸梧子大，米饮下三五十丸，不拘时。河间。

肉苛证

黄帝曰：人之肉苛者，虽近于衣絮，犹尚苛也，是谓何疾？岐伯曰：荣气虚，卫气实也，荣气虚则不仁，卫气虚则不用，荣卫俱虚，则不仁且不用，肉如故也，人身与志不相有，曰死。《内经》。〇宜前胡散。

前胡散 治肉苛证。苛者，瘤重也。前胡、白芷、细辛、官桂、白术、川芎各三两，吴茱萸、附子炮、当归各二两，川椒三钱。上锉，捣以荼，酒三升拌匀，同窨一宿，以猪脂五斤，入药微煎，候白芷黄色，去滓熬成膏。病在处摩之，以热为度。河间。

肉痿证

详见足部。

妇人瘦瘁

宜服谷灵丸。歌曰：气不充时血不荣，肌肉不长瘦其身，谷灵丸子服两月，颊红肥大长精神。

谷灵丸 黄芪、人参、牛膝、当归各一两，附子炮一个，熟地黄、白茯苓各五钱，杜仲、苍术、白术、肉桂、枸杞子各三钱。上为末，酒糊和丸梧子大，人参汤下百丸。济阴。

肉脱不治证

形肉已脱，九候虽调犹死。《内经》。〇皮肤着者死。《内经》。〇脱肉，身不去者死。注曰：谷气外衰，则肉如脱尽，天真内竭，故身不能行。去，谓行去也。《内经》。〇形瘦脉大，胸中多气者，死。《内经》。〇虚劳，肉脱甚者，难治。《丹心》。

肉绝候

肉绝六日死，何以知之？耳聋，舌背肿，尿血，大便赤泄是也。《脉经》。

赘肉

亦曰努肉。〇诸疮中努肉如蛇，出数寸，用硫黄细研，于肉上薄涂之，即便缩。《本草》。〇疮凸出寸许，如小豆或大如梅，取花脚蜘蛛丝以缠其根，则渐干而自脱落。《纲目》。〇赘疣，以蜘蛛网丝缠之，自落。《本草》。〇赘肉、息肉，取初生小儿脐中屎，涂之即蚀尽。《本草》。〇诸疮凸出，乌梅肉捣烂作饼，贴肉上立尽，极妙。《本草》。〇白梅肉同功，贴赘肉、努肉并佳。《本草》。

疣目

亦曰瘊子。是人手足，忽生如豆，或如结筋，或五个，或十个，相连而生，皆由风邪搏于肌肉而变生也。《类聚》。〇多患于手足背及指间，拔之则丝长三四寸许。《入门》。〇蓎藋赤子，按使坏于疣目上，涂之即差。《本草》。〇苦菜，折之有白汁出，常点瘊子自落。《本草》。〇取活螳螂，放于疣上，令蚀啖，肉平为度。《医林》。〇七月七日，取大豆一合，拭疣目上三遍，自手种豆于南屋东头第二溜中，豆生四叶，以汤沃杀，即疣落。《类聚》。〇蜘蛛网丝，缠之自落。《本草》。〇乌鸡胆汁，日三涂之，妙。《本草》。〇牛口中涎，数涂自落。《资生》。〇杏仁，烧研涂之。《资生》。

单方

凡二十四种。

干地黄 长肌肉肥健。作丸服，酿酒久服尤佳。《本草》。

薯蓣 长肌肉，补虚劳羸瘦，能肥人。生者磨如泥，和酪作粥服，甚佳。《本草》。

何首乌 治积年劳瘦，能肥人。末服、丸服并佳。《本草》。

五加皮 疗虚羸，能肥人。酿酒服或煎服，并佳。《本草》。

海松子 主虚羸，令肥健人。作粥常服，甚佳。《本草》。

鲋鱼 主虚羸，能肥人。作羹食、蒸食，皆佳。《本草》。

鳖 主劳瘦，能肥人。取肉作羹常食。又取甲、炙为末，酒服一钱。《本草》。

芋 充肌肤，令人肥白。作羹常食甚佳。《本草》。

胡麻 长肌肉，肥健人。蒸曝久服，妙。《本草》。

大豆黄末 补劳瘦，肥健人。炼猪膏和丸服之，又雁脂和丸服亦可。《本草》。

大麦 滑肌肤，令人肥健。作饭、作粥，久服佳。《本草》。

蔓菁子 令人肥健。蒸晒作末，酒饮任下二三钱。其根，作羹常食佳。《本草》。

韭薤 俱能肥健人。作菹常食，并佳。《本草》。

人乳汁 治瘦瘁，令人肥白悦泽。可久服之。《本草》。

人胞 即胎衣也。主血气羸瘦，能肥人。蒸熟和五味食之，或合滋补药作丸久服，尤佳。《本草》。

牛乳 补虚羸，肥健人。作粥常食佳。《本草》。

黄雌鸡 治羸瘦着床，能肥人。煮烂作羹服，甚良。《本草》。

羊肉 治瘦病，能肥健人。或煮或烧，常食佳。《本草》。

黑牛髓 治瘦病，能肥人。和地黄汁、白蜜等分，作煎服之佳。《本草》。

茶 久服去人脂，令人瘦。太肥者可服。《本草》。

赤小豆 能瘦人，久服令人黑瘦枯燥。肥盛者可服。《本草》。

冬瓜 太肥，欲得瘦轻健则可长食，作羹、作菹佳。欲肥则勿食。《本草》。

桑枝茶 逐湿，令人瘦。过肥者，宜久服之。《本草》。

昆布 下气，久服瘦人，作臛作菜，常食佳。《本草》。

灸法

疣目，支正，灸之即差。《纲目》。○凡赘疣诸痣，当其上灸三五壮即差。《纲目》。

脉

脉者血气之先

河间云：脉者，血气之先。斯论得之矣。人身之脉，血气之所为，而不知所以周流不息者，正乾道乾乾之意，亦犹理之寓乎气，所以为血气之先。先之一字，厥有旨焉。《纲目》。○脉者，先天一气，先天之灵，非心清气定者不能察识。医者平时对先天图静坐调息，观气往来，庶可默合。《入门》。○噫，折一臂，瞽一目而不夭，脉少有变则病患随之，可不慎哉。《入门》。

脉字有义

荣行脉中，卫行脉外。脉者，所以主宰荣卫而不可须臾失也。从月从永，谓得此可永岁月也。古脉字从血从瓜，所以使气血各依分派而行经络也。《入门》。○脉者幕也，如幕外之人而欲知幕内之事也。《丹心》。

诊脉有法

诊法常以平旦，阴气未动，阳气未散，饮食未进，经脉未盛，络脉调匀，气血未乱，故乃可诊有过之脉。切脉动静，而视精明，察五色，观五脏有余不足，六腑强弱，形之盛衰，以此参伍，决死生之分。《内经》。○诊法有七：一者静其心，存其神也；二者忘外意，无私虑也；三者匀呼吸，定其气也；四者轻指于皮肤之间，控其腑脉也；五者微重指于肌肉之间，取其胃气也；六者沉指于筋骨之上，取其脏脉也；七者察病人脉息往来也。《入门》。○上古诊法有三：一者十二经动脉分三部候其脏腑；二者以气口、人迎决内外病因；三者独取寸口以决五脏六腑之生死吉凶也。《入门》。○清高贵客，脉证两凭。劳苦粗人，多凭外证。伤寒阴阳证，多从脉断。《入门》。

下指法

凡初下指，先以中指揣按得关脉，掌后高骨谓之关也。乃齐下前后二指，是为三部脉，前指寸口也，后指尺部也。若人臂长则疏下指，臂短则密下指。先诊寸口，浮按消息之，次中按消息之，次重按消息之，次上竟消息之，次下竟消息之，次推指外消息之，次推指内消息之。《纲目》。○脉有三部，分为寸、关、尺，每部各浮、中、沉三诊，合为九候。浮以诊其腑，见六腑之盛衰。沉以诊其脏，见五脏死生盈虚。中则诊其胃气，盖胃为水谷之海，气血之源，有胃气则生，无胃气则死故也。《得效》。

十二经脉

详见针灸。

十五络脉

详见针灸。

奇经八脉

详见针灸。

脉动有准

人一呼脉再动，一吸脉亦再动，呼吸定息脉五动，闰以太息，命曰平人。平人者，不病也。常以不病调病人，医不病，故为病人平息以调之为法。人一呼脉一动，一吸脉一动，曰少气。人一呼脉三动，一吸脉三动而躁，尺热曰病温，尺不热脉滑曰风，脉涩曰痹。《内经》。○一息四至号平和，更加一至大无疴，三迟二败冷危困，六数七极热生多，八脱九死十归墓，十一十二绝魂瘥，三至为迟一二败，两息一至死非怪。《脉诀》。○凡人病脉亦当病，方为相应，如强健人脉病，病人却有强健脉，长人脉短，短人脉长，肥人脉瘦，小人脉大，皆相反也。《脉诀》。

寸口者脉之大要会

人一呼脉行三寸，一吸脉行三寸，呼吸定息，脉行六寸。人一日一夜，凡一万三千五百息，脉行五十度周于身，漏水下百刻，荣卫行阳二十五度，行阴亦二十五度，为一周也，故五十度复会于手太阴，即寸口也。《入门》。○五味入口藏于胃，以养五脏气，气口亦太阴也，是以五脏六腑之气味皆出于胃，变见于气口。气口一名寸口也。故独取寸口，以决人之生死吉凶也。《内经》。

六部脉图

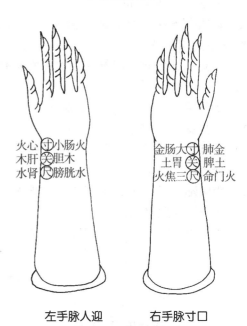

左手脉人迎　　　右手脉寸口

六脉阴阳错综

左尺水生左关木，左关木生左寸火，左寸火接右尺火，右尺火生右关上，右关土生右寸金，右寸金生左尺水。生生之意不绝，有子母之亲也。《入门》。○左寸火克右寸金，左关木克右关上，左尺水克右尺火。左刚右柔，有夫妇之别也。《入门》。○左手属阳，右手属阴，左寸君火以尊而在上，右尺相火以卑而在下，有君臣之道也。《入门》。

人迎气口脉

左手关前曰人迎，右手关前曰气口，两关之后一分即曰神门，故《脉法》赞曰：肝心出左，脾肺出右，肾与命门，俱出尺部，魂魄谷神，皆见寸口。东垣。○关前一分人命之主，左为人迎，右为气口，神门决断，两在关后，故曰人迎紧盛伤于寒，气口紧盛伤于食，此两脉有内伤外感之辨也。《脉赞》。

寸、关、尺合一寸九分

寸脉六分，关脉六分，其上三分入于寸

内，是阳得寸内九分，阳数九也；尺内七分，关下三分入于尺内，是阴得尺内一寸，阴数十也。终始一寸九分者，此也。《医鉴》。

二十七脉

浮、芤、滑、实、弦、紧、洪为七表脉。微、沉、缓、涩、迟、伏、濡、弱为八里脉。长、短、虚、促、结、代、牢、动、细为九道脉。又有数脉、大脉、散脉，合为二十七脉也。《入门》。

浮 阳脉也，按之不足，举之有余，脉在肉上行也，瞥瞥如羹上肥。又曰：泛泛浮浮如水漂木。〇浮为风为虚，浮而有力为风，无力为虚。又曰：浮者风虚，运动之候。《入门》。

芤 阳脉也，浮大而软，按之中空旁实，如按葱叶。芤者，葱叶也。〇芤者失血之候，为吐衄、便尿等血。《入门》。

滑 阳脉也，按之累累如珠，往来疾速。又曰：往来流利，应指圆滑如珠。〇滑为多痰，滑者血实气壅之候。滑而不断绝者，经不闭也；其有断绝者，经闭也，盖滑主月经闭也。《入门》。

实 阳脉也。举按皆有力，隐指幅幅然，浮中沉皆有力曰实。又曰：健而有力。〇实者，三焦气满之候。又曰：实为热为吐。《入门》。

弦 阳脉也。劲直以长，如弦。又曰：举之无有，按之如弓弦状。〇弦者，气血收敛不舒之候。又曰：弦脉为劳，为寒热疟，为拘急痛，偏弦为饮。《入门》。〇最难调治者，弦脉也。弦为肝脉，肝木克脾土，五脏俱伤故也。《丹心》。

紧 阳脉也。数而有力为紧。又曰：举按急数，指下如牵绳转索之状，紧如切绳状，诚得之。〇紧者，风寒激搏，伏于阳脉络之候。又曰：弦紧为伤寒。又曰：人迎紧盛伤于寒，气口紧盛伤于食。《丹心》。

洪 阳脉也，指下洪大有力，如洪水波浪，即钩脉也。极大满指曰洪，即大脉也。

〇洪者，荣卫大热，血气燔灼之候。又曰：洪为热为胀。《丹心》。

微 阴脉也。若有若无，极细而软，无浮沉之别曰微。微如细丝，时或欲绝。〇微者，血气俱虚之候。《丹心》。

沉 阴脉也。轻手不见，重手乃得曰沉。沉若烂绵，寻之至骨。〇沉者，阴气厥逆，阳气不舒之候。《丹心》。

缓 阴脉也，一息四至，往来和缓，少快于迟。又曰：举按大而慢。〇缓者，卫气有余，荣气不足之候。《丹心》。

涩 阴脉也，细而迟，往来难且散，或一止复来。又曰：往来涩滞，如雨沾沙，如轻刀刮竹状。潘与涩同。〇涩者气多血少之候。又曰：涩为精竭血枯。《丹心》。

迟 阴脉也。一息三至，去来极迟，随浮沉而见曰迟。〇迟者，阴盛阳虚之候，迟为虚寒。《丹心》。

伏 阴脉也，伏者脉行筋下也，轻手取之绝不可见，重手取亦不得，必推开筋，附着于骨乃得见也。又曰：沉至极曰伏，伏潜于骨，重按乃得。〇伏者阴阳潜伏，关格闭塞之候。又曰：伏为积聚、停痰、蓄水。《丹心》。

濡 阴脉也。即软脉也，极软而浮细，轻手乃得，不任寻按曰濡，软而无力也。〇濡者，血气俱不足之候。又曰：为亡血，为自汗。《丹心》。

弱 阴脉也，极软而沉细，按之如欲绝，沉而无力。〇弱乃六极之脉，老人则为顺，少壮则为逆。脉弱者无阳，又主客风面肿。《丹心》。

长 阳脉也，按之洪大而长，出于本位，三关通度。〇气血具有余也，长为阳毒，主三焦热，及浑身壮热。又曰：长而缓者胃脉也，百病皆愈，盖长则气治也。《丹心》。

短 阴脉也，两头无，中间有，不及本位曰短。〇为心腹痛、为宿食、为气郁。又曰：诸病脉短，皆难治，盖短则气病，无胃气故也。《丹心》。

虚 阴脉也，迟大而软，轻举指下豁然而空。又曰：寻之不足，举之有余。○虚者，血气俱虚之候。又曰：虚为伤暑之脉。《丹心》。

促 阳脉也，来去数，时一止复来。又曰：寻之极数。○促为怒厥热极，老人及久病得之非福。《丹心》。

结 阴脉也，往来迟缓，时一止复来。又曰：指下聚而却还曰结。○结为阴盛，为积聚。《丹心》。

代 阴脉也。动而中止，不能自还，因而复动，由是复止，寻之良久，乃复强起，曰代。又曰：动中一止，停久乃还。代者，更代也。止歇有定数，未比促结，止而不定。○代者脏气绝，危亡之脉也。代为脾元气衰。《丹心》。

牢 牢即革脉也，阳脉也。沉而有力，动而不移曰牢，牢比弦紧，转坚而劲。○寒虚相搏则革，妇人则半产崩漏，男子则亡血失精。《丹心》。

动 阴脉也。数脉见于关上，上下无头尾，大如豆，厥厥然动摇，名曰动。又曰：不往不来，不离其处，多于关部见之。动者，阴阳气相搏耳，阴阳和则脉不动也。○阴阳相搏名曰动，阳动则阳虚，故汗出，阴动则阴虚，故发热。又曰：动为惊为痛，为血痢，为崩漏。《丹心》。

细 阴脉也，较微脉差大耳，细如一线，小而有力。又曰：细细如丝，来往极微。○细为精血不足，胫痠髓冷。又曰：细为气少。《丹心》。

数 阳脉也，一息六至，去来促急。又曰：过平脉两至曰数。○数为心烦，数而有力为热，无力为疮。《丹心》。

大 阳脉也。大即洪之别名也。○大为病进，为血虚。《丹心》。

散 阳脉也，举之则似浮，而散大无力，按之则满指，散而不聚，来去不明，漫无根柢。○涣漫不收，其脉为散，散乃将死之脉，散而不聚，命亦危矣。《丹心》。

相类脉

浮与芤相类浮则不断，芤则中断，弦与紧相类弦如弓弦，紧如转索，滑与数相类滑往来流利，数一息六至，牢与实相类牢沉而有力，实浮而有力，沉与伏相类沉重手乃得，伏着滑乃得，微与涩相类，微脉如毛，涩则细迟，软与弱相类软则浮细，弱则沉细，缓与迟相类缓脉少快，迟则尤缓。又曰：浮似虚轻手为浮，无力为虚，滑似动滑度三关，动只在一处。《三因》。

相反脉

浮与沉相反浮主表，沉主里，迟与数相反迟主寒，数主热，虚与实相反虚主不足，实主有余，洪与细相反洪主血气多，细主血气少，滑与涩相反滑主血实，涩主气实，缓与紧相反缓主热，紧主寒，结与促相反结主阴盛，促主阳盛，强革与濡弱相反强革主虚寒，濡弱主虚热。《三因》。

五脏脉

《内经》曰：五脉应象，肝脉弦，心脉钩一作洪、脾脉代一作缓，肺脉毛一作涩，肾脉石一作沉。○心之平脉浮大而数，肝之平脉弦细而长，肾之平脉沉濡而滑，肺之平脉浮短而涩，脾之平脉和缓而大。《入门》。

六腑脉

小肠脉微洪，大肠脉微涩，膀胱脉微沉，胆脉微弦急，胃脉微缓。此乃腑与脏合气，同气相求，斯有得其近似者矣。《直指》。

四时脉

春肝脉来，软弱轻虚而滑，端直以长，故曰弦。夏心脉来，来盛去衰，故曰钩一作洪。秋肺脉来，轻虚而浮，来急去散，故曰浮一作涩。冬肾脉来，来沉以搏，故曰营一作石。四季脾脉来，和缓而大。《内经》。○

肝弦、心洪、肺涩、肾沉、脾缓者，本脏脉也，然春微弦，夏微洪，秋微毛，冬微石，俱带和缓，是有胃气，无病也。《入门》。

寸、关、尺所主

脉有三部，即寸、关、尺也。一部有浮、中、沉三诊，是为九候也。上部法天，主胸以上至头之有疾；中部法人，主膈下至脐之上有疾；下部法地，主脐以下至足之有疾。《难经》。

人身九候脉

黄帝曰：何谓三部？岐伯曰：有下部，有中部，有上部，部各有三候，三候者，有天、有地、有人也。上部天，两额之动脉，以候头角之气；上部地，两颊之动脉，以候口齿之气；上部人，耳前之动脉，以候耳目之气。○中部天，手太阴也太渊穴，以候肺；中部地，手阳明也合谷穴，以候胸中之气；中部人，手少阴也神门穴，以候心。○下部天，足厥阴也太冲穴，冲以候肝；下部地，足少阴也太溪穴，以候肾；下部人，足太阴也冲阳穴，以候脾胃之气。○察九候独小者病，独大者病，独疾者病，独迟者病，独热者病，独寒者病，独陷下者病。○九候之相应也，上下若一，不得相失，一候后则病，二候后则病甚，三候后则病危。所谓后者，应不俱也。三部九候皆相失者死，上下左右相失不可数者死。《内经》。

脉病药饵

止代脉见，宜服炙甘草汤、人参黄芪汤。脉虚软，宜服茯神汤、补气汤。

炙甘草汤 治伤寒脉结代，心动悸，凡见代脉，即宜服之。甘草炙二钱，生干地黄酒炒、桂枝、麻仁、麦门冬各一钱半，人参、阿胶珠各一钱。上锉，作一贴，入姜五片，大枣三枚，水二分，酒一分，同煎至半，去滓入阿胶，再一沸，温服，日三。《纲目》。○一名复脉汤。脉结代者，血气虚

弱不能相续也。心动悸者，真气虚也。成无己云：补可去弱。人参、大枣之甘，以补不足之气；桂枝、生姜之辛，以益正气。五脏痿弱，荣卫涸流，湿剂所以润之，故用麻仁、阿胶、麦门冬、地黄之甘，润经益血，复脉通心是也。东垣。

人参黄芪汤 滋养血气，调和荣卫，和顺三焦，通行血脉，治杂病脉代。陈皮二钱，黄芪、白芍药、桔梗、天门冬、半夏、当归各一钱，人参、白茯苓、熟地黄、地骨皮、甘草各五分。上锉，作一贴，姜七片，煎服。《脉诀》。

茯神汤 治六脉虚软，咳则心痛，喉中吥吥如哽状。茯神、人参、远志、通草、麦门冬、黄芪、桔梗各七分，五味子、甘草各三分。上锉，作一贴，姜二片，水煎服。《济生》。

补气汤 治气虚脉浮软，怔忡无时。黄芪二钱，人参、麦门冬、桔梗、甘草各一钱。上锉，姜三片，煎服。《正传》。

单方

凡十四种。

干地黄 通血脉，补血脉，或丸服，或酿酒，久服尤佳。《本草》。

甘草 治脉结代，心动悸，甘草炙二两锉，水三升煎至半，分三服。《本草》。

牛膝 助十二经脉。煎服之，或酿酒服尤佳。《本草》。

通草 通利九窍血脉，且通诸经脉壅不通之气。煎汤饮之。《本草》。

燕覆子 通十二经脉。可常食之。《本草》。

防己 通行十二经脉。水煎服之。《汤液》。

何首乌 气雄壮，通十二经络。末服、丸服并佳。《入门》。

大枣 助十二经脉。煎汤常饮佳。味甘，补经不足，以缓阴血，血缓脉生，故能助十二经脉。《汤液》。

莲子 利益十二经脉血气。煎汤常饮，

或为末煮粥常服尤佳。《本草》。

酒 通血脉，为百药之先。温服微醺为妙。《本草》。

绿豆 行十二经脉。水煎服，或煮粥服之。《本草》。

苦苣 调十二经脉。可常食之。《本草》。

黄狗肉 补血脉，和五味。煮烂，空腹食之。《本草》。

石膏 善能去脉数。病退而脉数不退，可煎汤服之。东垣。

针灸法

伤寒六脉俱无，取复溜补之，大回六脉、合谷、中极、支沟、巨阙、气冲，灸七壮。《纲目》。○又，气海多灸之。海藏。○干呕不止，四肢厥冷，脉绝。灸间使三十壮，此回生起死之法也。《得效》。

筋属肝

《内经》曰：肝主筋。○又曰：肝主身之筋膜。《得效》。○肝在体为筋，筋者肝之合也。○又曰：肝病，惊骇筋挛。《得效》。

宗筋

《内经》曰：主束骨而利机关也。注曰：宗筋，谓阴毛中，横骨上下之竖筋也。上络胸腹，下贯髋尻，又经于背腹上头项，故云宗筋也。

十二经皆有筋

足太阳之筋 起于足小指上，结于踝，斜上结于膝；其别者，结于腨，上腘中，结于臀，上挟脊上项；其支者，入结舌本；其直者，结于枕骨，上头下颜，结于鼻；其支者，为目上纲，下结于頄。○其病小指支，跟肿痛，腘挛，脊反折，项筋急，肩不举。治在燔针劫刺，以知为数，以痛为愈。《灵枢》。

足少阳之筋 起于小指次指，上结外踝，结于膝；其支者，上走髀，前者结于伏兔，后者结于尻；其直者，上走腋，系于膺乳；其直者，上出腋，贯缺盆，上额角，交巅上，下走颌，结于頄。○其病小指次指转筋，膝不可屈伸，腘筋急，上引缺盆。针法同上。《灵枢》。

足阳明之筋 起于中二指，结于跗，上加辅骨，上结于膝，上髀枢，上胁属脊；其直者，循伏兔上结于髀，聚于阴器，上腹而布，至缺盆，上颈挟口，合于頄下，结于鼻上，合于太阳，太阳为目上纲，阳明为目下纲。○其病足中指转筋，髀肿，癫疝，腹筋急，引缺盆，口僻，目不合。针法同上。《灵枢》。

足太阴之筋 起于大指之端，上结于内踝；其直者，络于膝，循阴股，结于髀，聚于阴器，上腹，结于脐，循腹里，散于胸中，着于脊。○其病足大指转筋，膝引髀而痛，阴器纽痛引脐，脊痛。针法同上。《灵枢》。

足少阴之筋 起于小指之下，斜走内踝之下，结于踵，上于内辅之下，循阴股，结于阴器，循脊内上至项，结于枕骨，与足太阳之筋合。○其病足下转筋，所过而结者皆痛，在外者不能俯，在内者不能仰。针法同上。《灵枢》。

足厥阴之筋 起于大指之上，结于内踝，上循胫，上结内辅之下，上循阴股，结于阴器，络诸筋。○其病足大指、内踝，所过而结者皆痛，阴器不用，伤于内则不起，伤于寒则阴缩入，伤于热则纵挺不收。针法同上。《灵枢》。

手太阳之筋 起于小指之上，结于腕，上循臂，结于肘，入结于腋下；其支者，上绕肩胛，循颈结于耳后完骨；其支者，入耳中，直者出耳上，属目外眦。〇其病手小指、肘内、腋下痛，绕肩胛引颈而痛，耳鸣，目瞑。针法同上。《灵枢》。

手少阳之筋 起于小指次指之端，结于腕，上循臂；结于肘，上肩走颈；其支者，入系舌本；其支者，上曲牙，循耳前，属目外眦。〇其病当所过者即支转筋，舌卷。针法同上。《灵枢》。

手阳明之筋 起于大指次指之端，结于腕，循臂结于肘，上臑，结于髃；其支者，绕肩胛，挟脊；其直者，从肩髃，上颈；其支者，上颊，结于頄。〇其病当所过者支痛转筋，肩不举，颈不可顾。针法同上。《灵枢》。

手太阴之筋 起于大指之上，结于鱼，上循臂，结肘中，上臑入腋下，出缺盆，结髃上，下结胸里，散贯贲下，抵季胁。〇其病当所过者支转筋，甚成息贲。针法同上。《灵枢》。

手心主之筋 起于中指，结于肘，上臂阴，结腋下，挟胁；其支者，入腋散胸中，结于臂。〇其病当所过者支转筋，胸痛息贲。针法同上。《灵枢》。

手少阴之筋 起于小指之内，上结肘，入腋，挟乳里，结于胸中，下系于脐。〇其病内急，心承伏梁，下为肘纲。其病当所过者支转筋，筋痛。针法同上。其成伏梁唾血脓者，死不治。《灵枢》。

膝为筋府

《内经》曰：膝者筋之府，屈伸不能，行则偻俯，筋将惫矣。〇诸筋者，皆属于节。《灵枢》。

筋急筋缓

《内经》曰：湿热不攘，大筋软短，小筋弛长，软短为拘，弛长为痿。注曰：大筋受热则缩而短，小筋得湿则引而长，缩短故拘挛而不伸，引长故痿弱而无力。〇《灵枢》曰：筋之病，寒则反折筋急，热则筋弛

纵不收，阴痿不用。寒急用燔针，热弛无用燔针。〇脉不荣则筋急。仲景云：血虚则筋急。此皆血脉不荣于筋而成挛，故丹溪治挛，用四物汤方见血门加减。《本事方》治筋急，用养血地黄元，盖本乎此也。《纲目》。〇寒则筋急，热则筋缩，急因于坚强，缩因于短促。若受湿则弛，弛因于宽而长。盖受寒使人筋急，受热使人筋挛，若但热而不曾受寒，亦使人筋缓，若受湿则又引长无力也。《得效》。〇酒煮木瓜粥，裹筋急痛处佳。《纲目》。〇金丝膏，主风湿筋寒诸病，可外贴之。方见《丹心》。

酒煮木瓜粥 治脚膝筋急痛。大木瓜，酒水相和，煮令烂，研作膏。热裹痛处，冷即易，一宿三五度，便差。《本草》。

筋痿

《内经》曰：肝气热，则胆泄口苦，筋膜干，筋膜干则筋急而挛，发为筋痿。思想无穷，所愿不得，意淫于外，入房太甚，宗筋弛纵，发为筋痿，及为白淫。故《下经》曰：筋痿者，生于肝，使内也。〇肝气热为筋痿，则筋急而挛。《本草》。

筋瘛

《内经》曰：筋脉相引而急，病名曰瘛，亦曰瘛疭，俗谓之搐是也。《纲目》。〇筋挛皆属肝。《纲目》。〇热气燥烁于筋，则挛瘛而痛。河间。〇诸热瞀瘛，皆属于火，热胜风搏，并于经络，风火相乘，是以瞀瘛生矣，治宜祛风涤热之剂，折其火热，则立愈。河间。

筋惕肉瞤

详见寒门。

转筋

转筋属血热。《丹心》。〇有筋转于足大指，转上至大腿近腰结了。此因奉养厚，饮酒感风寒而作。四物汤方见血门加酒芩、红

花、苍术、南星。《丹心》。○霍乱后转筋，详见霍乱。

筋伤证

《内经》曰：久行伤筋。○有伤于筋，纵，其若不容。《内经》。○形苦志乐，病生于筋，治之以熨引。《内经》。

筋病外证

《灵枢》曰：目色青黄赤白黑者，病在筋。

筋绝证

《灵枢》曰：筋绝九日死，何以知之？手足爪甲青，呼骂不休。

舒筋法

治破伤后，筋挛缩不能伸，他病筋缩亦可。用大竹管长尺余，两头钻一窍，系以绳挂于腰间，一坐贴，举足搓滚之，勿计工程，久当有效。《得效》。○有人坠马折胫，脚筋挛缩，不能行步，遇一道人教以此法，数日便愈如常。医说

单方

凡十五种。

温泉 主诸风寒。筋骨挛缩者，可浴之。湿多者不可。《本草》。

薏苡仁 主热风，筋脉挛急，又主筋急拘挛。煮粥常服。《本草》。

独活 治筋骨拳挛。煮汤服之。《本草》。

淫羊藿 治筋骨挛急。煮汤饮之，又可酿酒服之。《本草》。

松节 治筋痛挛急。锉取一两，入乳香一钱，银石器同炒，令焦为末，木瓜酒下二钱。凡筋病皆治之。《本草》。

何首乌 长筋力。或丸、或散、或浸酒久服，佳。《本草》。

五加皮 坚筋骨，或煮服，或酿酒服。《本草》。

酸枣仁 主筋骨风挛痛。作末和酒服，或煮粥服。《本草》。

杜仲 能使筋骨强，或煮服，或丸服，并佳。《本草》。

木瓜 入肝故益筋，能强筋骨，凡筋病皆治之。煮服、丸服，皆佳。《本草》。

覆盆子 益力，又云倍力。末服、丸服皆佳。《本草》。

荆芥 治手足筋急。煮汤饮。嫩者作蔬食，亦可。《本草》。

鹿髓 主筋急痛。以温酒和服。《本草》。

羚羊角 主风病筋挛。镑取屑，煮汤服。《本草》。

诸筋 食之令人多筋力。六畜及獐鹿之筋，皆可食。《本草》。

针灸法

筋挛骨痛，补魂门。《纲目》。○膝曲筋急不能舒，取曲泉。《纲目》。○筋急不能行，内踝筋急，灸内踝四十壮。外踝筋急，灸外踝三十壮，立愈。《千金》。○膝筋挛急不开，两膝内外曲交尖，各灸二七壮，即委阳穴。《纲目》。○筋转而痛，泻承山，或灸二七壮。《纲目》。○肝热生筋痿，补行间，泻大冲。《纲目》。○筋挛阴缩痛，灸中封五十壮。《资生》。○筋会阳陵泉，筋病治此。《难经》。

骨

骨属肾

《内经》曰：肾主骨。又曰：肾之合骨也。○少阴者，冬脉也，伏行而濡骨髓者也。《内经》。

骨为髓府

《内经》曰：骨者，髓之府，不能久立，行则振掉，骨将惫矣。○髓者，骨之充也。《内经》。○骨为髓之藏，髓者饮食五味之实秀也，髓虚则骨虚，势所必至矣。《直指》。

脊骨有数

《灵枢》曰：膂骨以下至尾骶二十一椎，长三尺。○脊节谓之椎，脊穷谓之骶。《内经》。○脊骨乃一身之大骨也。《内经》。

颧为骨本

《灵枢》曰：颧骨者，骨之本也。颧大则骨大，颧小则骨小。

骨寒

黄帝曰：人有身寒，汤火不能热，厚衣不能温，然不冻栗，是为何病？岐伯对曰：是人者，素肾气胜，以水为事，太阳气衰，肾脂枯不长，一水不能胜两火。肾者水也，而生于骨，肾不生则髓不能满，故寒甚至骨也。所以不能冻栗者，肝一阳也，心二阳也，肾孤脏也，一水不能胜二火，故不能冻栗，病名曰骨痹，是人当挛节也。《内经》。

骨热

骨热者，髓涸，齿干，乃为骨热病也。《内经》。○口前板齿干燥者，骨热病也。易老。○其或骨间有热，以至四肢缓弱不举，此则骨痿，欲斯疾之有瘳也，艰哉。《直指》。○当与骨蒸门参看。

骨痿

肾气热则腰脊不举，骨枯而髓减，发为骨痿。有所远行劳倦，逢大热而渴，渴则阳气内伐，内伐则热舍于肾，肾者水脏也，今水不胜火，则骨枯而髓虚，故足不任身，发为骨痿。《下经》曰：骨痿者，生于大热也。《内经》。

骨痛

凡人一身，风淫湿滞，血刺痰攻，皆能作痛。至于骨之疲疼，或寒或热，入里彻骨，则倍蓰千万，大不侔焉。病入于骨，此劳极损伤之不可救药者也。《直指》。○扁鹊曰：疾在腠理，汤熨之所及也；在血脉，针石之所及也。在肠胃，酒醴之所及也；其在骨髓，虽司命无奈之何矣。夫病在骨髓，扁鹊以为难，则骨髓有病，病亦惫矣。《资生》。○痛风骨髓痛，虎骨散方主之方见风门。湿热筋骨痛，二妙散主之。方见风门。

骨伤证

《内经》曰：久立伤骨。又曰：多食甘，则骨痛而发落。

骨病外证

《灵枢》曰：耳焦枯，受尘垢者，病在骨。

骨绝证

病人骨绝者，齿黄落，十日死。《脉经》。

单方

凡十四种。

磁石 强骨气。醋淬九次，水飞为末，盐汤调下。《本草》。

地黄 填骨髓，主属骨。或丸、或煎、或酿酒服，并佳。《本草》。

牛膝 填骨髓。或煎、或丸、或酿酒服，皆佳。《本草》。

石斛 治骨中久冷虚损。丸服、煎服，皆佳，久服永无骨痛。《本草》。

五味子 壮筋骨。作丸久服，佳。《本草》。

知母 主骨热劳。或丸服，或煎服，佳。《本草》。

补骨脂 主骨髓伤败，或丸服，或末服，并佳。《本草》。

地骨皮 去骨热。煮汤常服，佳。《本草》。

鳖甲 除骨节间劳热。取甲炙黄为末，酒下一钱，其肉作羹食之佳。《本草》。

川椒 逐骨节寒湿痹痛。煮服、丸服，并佳。又有服法，见寒门。《本草》。

海松子 主骨节风。可作粥常服。《本草》。

鹿茸 壮筋骨。炙为末，和酒服。《本草》。

牛髓 填骨髓。以酒和服良。《本草》。

黄狗肉 填骨髓。烂煮食之。《本草》。

针灸法

骨会大杼，骨病治此，宜灸之。《难经》。〇筋挛骨痛，补魂门。《纲目》。〇脊膂强痛，针人中。《纲目》。

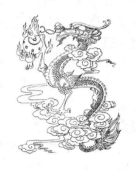

外形篇卷之四

御医忠勤贞亮扈　圣功臣崇禄大夫阳平君臣许浚奉　教撰

 手

手部度数

肩至肘长一尺七寸，肘至腕长一尺二寸半，腕至中指本节长四寸，本节至其末长四寸半。《灵枢》。

手领肩臑肘臂腕

项旁缺盆之上曰肩。○肩下臂上通名曰臑。○臑下臂上接处曰肘。肘即臂节也。○肘下掌上名曰臂，臂有二骨。○臂下掌上节处曰腕，又曰掌后曰腕。《铜人》。○肢胫者人之管，以趋上者也。《灵枢》。

手五指有名

一曰大指，二曰盐指，三曰长指，四曰无名指，五曰小指。《铜人》。

四肢为诸阳之本

《内经》曰：四肢者，诸阳之本也，阳盛则四肢实。又曰：诸阳受气于四肢也。

手掌以候胃

《灵枢》曰：掌中热者腹中热，掌中寒者腹中寒。○鱼上白肉有青血脉者，胃中有寒。《灵枢》。○胃中寒则手鱼际之络多青，胃中有热则鱼际之络赤，其暴黑者久留痹

也，其有赤、有黑、有青者，寒热气也。《灵枢》。○大指本节后白肉际名曰鱼，以其形似鱼也，有穴名鱼际。《灵枢》。○伤寒手心热者，邪在里也；手背热者，邪在表也。手足温者，阳证也；手足冷者，阴证也。《回春》。

四肢热

黄帝曰：人有四肢热，逢风寒如炙如火者，何也？岐伯曰：是人者，阴气虚阳气盛，四肢者阳也，两阳相得而阴气虚少，少水不能灭盛火，而阳独治，独治者不能生长也，独胜而止耳。逢风而如炙如火者，是人当肉烁也。《内经》。

四肢不用

黄帝曰：脾病而四肢不用何也？岐伯对曰：四肢皆禀气于胃，而不得至经，必因于脾，乃得禀也。今脾病不能为胃行其津液，四肢不得禀水谷气，气日以衰，脉道不利，筋骨肌肉皆无气以生，故不用焉。《内经》。○四肢解堕者，脾精之不行也。《内经》。○帝曰：人之䐃者，何气使然？岐伯曰：胃不实则诸脉虚，诸脉虚则筋脉解堕，筋脉解堕则行阴用力，气不能复，故为䐃。䐃谓手足䐃曳也。《灵枢》。○帝曰：脾与胃以膜相

连，而能为之行其津液何也？岐伯曰：足太阴者脾也，为之行气于三阴。阳明者胃也，亦为之行气于三阳，脏腑各因其经而受气于阳明，故为胃行其津液也。《内经》。○脾实则四肢不举。《内经》曰：脾太过则令人四肢不举是也。此谓膏粱之疾，其治宜泻，三化汤方见风门、调胃承气汤方见寒门选而用之。若脾虚则四肢不用，盖脾病不能与胃行其津液，其治宜补，十全大补汤方见虚劳去邪留正。《保命》。

肩臂病因

《灵枢》曰：肺心有邪，其气流于两肘。○手屈而不伸者，其病在筋。伸而不屈者，其病在骨；在骨守骨，在筋守筋。《灵枢》。○酒家之癖，多为项肿臂痛。盖热在上焦不能清利，故酝酿日久，生痰涎，聚饮气，流走于项臂之间，不肿则痛耳。《直指》。○臂为风、寒、湿所搏，或睡后手在被外，为寒邪所袭，遂令臂痛。或乳妇以臂枕儿，伤于风寒，亦致臂痛。寒痛宜五积散方见寒门，风痛宜乌药顺气散，湿痛宜蠲痹汤并见风门加苍术、酒防己。《医鉴》。○气血凝滞臂痛，宜姜黄散、舒经汤。○风湿臂痛，宜活络汤。○七情臂痛，宜白芥子散。○臂胛痛，宜五灵脂散。○折伤后手足痛，宜应痛元。

姜黄散 治臂痛非风非痰，盖气血滞也。姜黄三钱，白术一钱半，羌活、甘草各二分半。上锉，作一贴，水煎服之。《纲目》。

舒经汤 治气血凝滞于经络，臂痛不举。姜黄二钱，当归、海桐皮、白术、赤芍药各一钱，羌活、甘草各五分。上锉，作一贴，姜三片同煎，入沉香磨汁少许服之。《正传》。○一名通气饮子。有人常患左臂痛不能举，或以为风，以为痰，以为湿，诸药针灸皆不效。得此方而愈，盖气血凝滞，经络不行所致。《澹寮》。

活络汤 治风湿臂痛。羌活、独活、川芎、当归、甘草各一钱，白术二钱。上锉，作一贴，姜五片，煎服。《得效》。

白芥子散 治七情郁结，荣卫凝滞，肩臂背胛牵引作痛，时发时止。白芥子、木鳖子各一两，没药、木香、桂心各二钱半。上为末，每取一钱，温酒调下。《得效》。

五灵脂散 治风、寒、湿气血壅滞，臂胛疼痛。五灵脂、荆芥穗、防风、羌活、独活、穿山甲、骨碎补、草乌制、甘草节各五钱，麝香半钱。上为末，每二钱，温酒调，临睡服。《得效》。

应痛元 治折伤后为风、寒、湿所侵，手足疼痛。生苍术、破故纸半生半炒、骨碎补、穿山甲桑灰炒为珠、生草乌各二两，茴香一两半。上将草乌锉如麦大，同连皮生姜四两擂烂，淹两宿焙干，同前药为末，酒糊和丸梧子大，温酒下五十丸，少麻无妨。《得效》。

痰饮多为臂痛

凡人忽患胸背手脚腰胯隐痛不可忍，连筋骨牵引钓痛，坐卧不宁，时时走易不定，意谓是风证，或疑是痈疽，皆非也。此乃痰涎伏在心膈上下，变为此疾。《集要》。○治臂痛不能举，或左右时复转移，由伏痰在中脘停滞，脾气不得流行，上与气搏。四肢属脾，滞而气不升，故上行散攻臂，其脉沉细者是也。气实者控涎丹方见痰门最效，宜用半硝丸、消痰茯苓丸。《入门》。○痰饮臂痛，宜加减茯苓丸、芎活汤、半夏芩术汤。○臂痛或麻木或战掉皆痰饮所作，二陈汤方见痰门吞下青州白元子。方见痰门。

半硝丸 治痰饮流注疼痛。半夏二两，风化硝一两。上为末，姜汁糊和丸梧子大，姜汤下五十丸。《入门》。

消痰茯苓丸 治痰饮流注，臂痛不能举，时复转移，脉沉细。半夏二两，赤茯苓一两，枳壳五钱，朴硝二钱半。上为末，姜汁糊和丸梧子大，姜汤下三五十丸。无朴硝则以焰硝代之。○有人为痰饮所苦，两手战掉，痛不能举，服此即愈。《得效》。

加减茯苓丸 治湿痰壅滞，经络不通，两臂作痛，不能梳洗。半夏三两，以白矾、皂角、生姜各一两煎汤，浸七日取用，陈皮盐水炒、白芍药酒炒、黄芪盐水炒各二两，白茯苓一两半，朴硝一两三钱，海桐皮酒洗、姜黄、木瓜各一两，薄桂、甘草各五钱。上为末，姜汁竹沥糊和丸梧子大，白汤下百丸。《医鉴》。

芎活汤 治水饮停注经络，发为臂痛。川芎、半夏、赤茯苓、独活、陈皮、枳壳各一钱，白术、甘草各五分。上锉，作一贴，姜五片，水煎服。《得效》。

半夏芩术汤 治痰饮臂痛不能举。半夏、苍术各一钱半，片芩酒炒、白术、南星炮、香附子各七分，陈皮、赤茯苓各五分，威灵仙、甘草各三分。上锉，作一贴，姜五片，水煎服。《正传》。

臂痛有六道经络

当以两手伸直，其臂贴身垂下，大指居前，小指居后而定之，则其臂臑之前廉痛，属阳明经，后廉痛属太阳经，外廉痛属少阳经，内廉痛属厥阴经，内前廉痛属太阴经，内后廉痛属少阴经。视其何经而用针药治之也。东垣。

风淫末疾

详见风门。

结阳证

详见浮肿。

十指麻木

详见皮部。

肩臂骨脱臼

两肩头冷疼，尤不可忍，屡见将中风人，臂骨脱臼，不与肩相连接，多有治不愈者。要之，才觉肩上冷疼，必先灸肩髃等

穴，毋使至于此极可也。《资生》。○留饮之证，四肢历节痛，气短脉沉，久则令人骨节蹉跌，宜导痰汤方见痰门加减用之。《入门》。

手循衣撮空摸床

伤寒热病之极，手循衣撮空摸床者，凶。产后血脱亦有此证。《纲目》。○病人手寻衣领及乱捻物者，肝热也。手捐眉目鼻面者，肺热也。《纲目》。○伤寒热病，寻衣撮空，许学士说作肝热、风淫末疾，此论虽然莫若断之为肺热，似为愈矣，其人必谵言妄语。经曰：肺邪入心为谵语，兼上焦有疾，肺必主之。手经者，上焦也，此肺之体，肝之用，肝主血，血者阴物也，阴不能自动，盖肺主气，为气所鼓舞，故静者得动。一者说肝之用，一者说肺之体，此天地互为体用也。东垣。

心虚手振

心虚手振，详见神门。酒客手振，见内伤。

手爪占病

《内经》曰：肝之合筋也，其荣爪也。○肝热者，色苍而爪枯。《内经》。○病人爪甲白者，不治。○病人爪甲青者，死。○病人手足爪甲下肉黑者，八日死。○病人手掌肿无文者，死。扁鹊

代指

代指者，指头先肿，焮热掣痛，然后于爪甲边结脓溃破，甚者爪甲俱脱。《入门》。○代指亦谓之天蛇头疮。《纲目》。○天蛇头疮，开口肿痛，以雄黄入鸡子内，以患指浸其中一宿，次早更以蜈蚣烧烟，熏病指一二次即消。《入门》。○治代指，蒲公英与苍耳草，等分为末，好醋浓煎浸洗即愈。《丹心》。○蒲公英捣细，水和去滓服之，滓罨患处，累效。《丹心》。○手指忽肿痛，名为

代指。焰硝煎汤淋渍之。又取乌梅核中仁，为末醋调成膏，入指渍之，自愈。《本草》。〇又，猪脂和蚯蚓捣烂敷之。又，田螺生捣碎敷之。《本草》。〇生鸡卵，开一孔，将指浸之，三个即愈。《纲目》。〇手足触木恶刺，及狐尿刺，肿痛。蒲公英，摘取白汁，多涂立差。《入门》。

手足皲裂

冬月，手足皲裂作痛。宜用黄蜡膏、腊享膏方见杂方。〇手足皲裂，取生姜汁、红糟、白盐、腊猪脂，同研烂，炒热，擦入皲内，一时虽痛，少顷即安。《纲目》。冬月冒涉凌冻，面目手足皲裂，血出作痛。猪脑髓，着热酒中以洗之，差。《本草》。〇又，兔脑髓生涂之，雀脑髓亦可。《本草》。〇又，百沸汤洗后，油发灰敷之，即安。白及末，水调涂之，亦效。《丹心》。

黄蜡膏 治冬月手足皲裂作痛。清油五钱，慢火煎沸，入黄蜡一块再煎，候溶入胡粉、五倍子末各少许，熬令紫色为度。先以热汤洗患处，火上烘干，用药敷上以纸贴之，其痛立止。入水亦不落。《得效》。

单方

凡十四种。

羌活 治肢节痛，煎汤服之。东垣。

防风 治四肢拘挛，煎汤服，或丸服。《本草》。

细辛 治手足拘急，或煎服，或末服，皆佳。《本草》。

苍耳子 主四肢拘挛痛，取三两，炒捣末，水一升半煎至半，去滓呷服。《本草》。

天麻 主四肢拘挛，水煎服，或蒸熟食，或生食，并佳。《本草》。

淫羊藿 治四肢不仁，水煎服，或浸酒服，并佳。《本草》。

地肤草 主手足烦疼，水煮服，日三。《本草》。

桑枝茶 疗臂痛，可常饮之。有人疗两臂痛，百药不效，服此即愈。《纲目》。

五倍子 治手足皲裂，捣为末，调牛脑髓填封，即愈。《得效》。

松脂 疗代指、入蜡熔化，候温以笼指头，即差。《本草》。

酱清 治手指掣痛。和蜜，温渍之，即愈。《本草》。

鹿髓脂 主四肢不随，和酒服之，佳。《本草》。

马粪 治毒热攻手足，肿痛欲脱。水煮马粪，取汁温渍之。《本草》。

虎骨酒 治臂胫痛，不计深浅，皆效。虎胫骨熬黄捣末二两，羚羊角屑一两，白芍药锉二两。上以好酒五升浸之，春夏七日，秋冬倍之。每日空腹饮一杯。冬月欲速服，银器盛，置炉中三两日，即可服。《本草》。

针灸法

《灵枢》曰：手阳明之脉病，肩前臑痛，大指次指痛不用。〇手太阳之脉病，肩似拔，臑似折。〇手少阳之脉病，肩臑肘臂外皆痛，小指次指不用。〇手厥阴之脉病，手心热，肘臂挛急，腋肿。〇手太阴之脉病，臑臂内前廉痛厥，掌中热。〇手少阴之脉病，臑臂内后廉痛厥、掌中热痛，随其经针灸之。〇肩髃系两手之安否。《资生》。〇五指拘挛，取三间、前谷。《纲目》。〇五指皆痛，取阳池、外关、合谷。《纲目》。〇两手挛急、偏枯，取大陵。《纲目》。〇肘挛筋急，取尺泽。《纲目》。〇肩不可动，臂不可举，取肩髃、巨骨、清冷渊、关冲。东垣。〇臂膊痛，麻痹，取肩髃、手三里、外关、肩井、曲池、手上廉、合谷。《纲目》。〇肘痛不可屈伸，取天井、尺泽。《纲目》。〇肘臂腕痛，取前谷、液门、中渚。《纲目》。〇臂痠挛，取肘髎、窍阴、尺泽、前谷、后溪。《纲目》。〇腕痛，取阳溪、曲池、腕骨。《纲目》。〇两胂痛，取肩井、支沟。《纲目》。

足

足部度数

《灵枢》曰：横骨上廉以下，至内辅之上廉，长一尺八寸。内辅之上廉以下，至下廉，长三寸半。内辅下廉下至内踝，长一尺三寸。内踝以下至地，长三寸。膝腘以下至跗属，长一尺六寸。跗属以下至地，长三寸。○髀枢以下至膝中，长一尺九寸。膝以下至外踝，长一尺六寸。外踝以下至京骨，长三寸。京骨以下至地，长一寸。○两髀之间，广六寸半。足长一尺二寸，广四寸半。《灵枢》。

足领髀股膝膑腨胫腕

膝上曰髀，膝上骨曰髀骨，髀骨与髋骨接处曰髀枢穴名也。髀内曰股，髀外曰腿，腿下胫上接处曰膝，膝之盖骨曰膑，膝下曰胫，一名曰骭，膝下之骨曰骱骨，骱骨之外骨曰辅骨，胫之后鱼腹曰腨，一云足肚曰腨，胫下跗上接处曰腕，腕骨曰踝。《铜人》。○足通谓之脚，脚者却也，以其坐时却在后也。《回春》。

脉法

脚气之脉，其状有四，浮弦为风，濡弱湿气，迟涩因寒，洪数热郁。《脉诀》。○微滑者虚，牢坚者实。《正传》。○脚气之脉，浮为风，紧为寒，缓细为湿，洪数为热。又曰：沉而弦者为风，沉而紧者为寒，沉细为湿，沉数为热。《三因》。○脾脉缓甚为痿厥。《内经》。○尺脉虚弱，缓涩而紧，病为足痛，或是痿病。《脉诀》。○痿脉多浮而大。子和。○诊人痿躄，其脉虚者生，紧急疾者死。《脉经》。

厥有寒热

王太仆云：厥者，气逆上也，世谬传为脚气。《内经》曰：寒厥者，手足寒也。热厥者，手足热也。盖阳衰于下则为寒厥，阴衰于下则为热厥，阴阳之气不相接续则为厥。《纲目》。○厥证，多以不胜乘其所胜。如肾移寒于脾，则为寒厥。心移热于肾，则为热厥。《入门》。○厥论寒热，皆由肾之精气内竭而成也。《纲目》。

寒厥 黄帝曰：寒厥之为寒也，必从五指而上于膝者，何也？岐伯对曰：阴气起于五指之里，集于膝下，而聚于膝上，故阴气胜，则从五指至膝上寒，其寒也不从外，皆从内也。《内经》。○帝曰：寒厥何为而然也？岐伯曰：前阴者，宗筋之所聚，太阴阳明之所合也。春夏则阳气多而阴气少，秋冬则阴气盛而阳气衰。此人者，以秋冬夺于所用，下气上争不能复，精气溢下，邪气因从而上之也；气因于中，阳气衰，不能渗营其经络，阳气日损，阴气独作，故手足为之寒也。《内经》。○《内经》曰：肾虚则清厥，意不乐。又曰：下虚则厥。○寒厥脉沉，数实为热。东垣治一人，脚膝尻臀皆冷，脉沉数有力，用滋肾丸方见小便，再服而愈。又治一人，上热下寒，用既济解毒汤，良愈。则寒厥用药，不可不审。《纲目》。○寒厥，宜十全大补汤方见虚劳加附子，或当归四逆汤。方见寒门。入门

热厥 黄帝曰：热厥之为热也，必起于足下者，何也？岐伯曰：阳气起于足五指之表，阴脉者集于足下而聚于足心，故阳气胜则足下热也。《内经》。○帝曰：热厥何如而然也？岐伯曰：酒入于胃，则络脉满而经脉虚；脾主为胃行其津液者也。阴气虚则阳气入，阳气入则胃不和，胃不和则精气竭，精气竭则不营其四肢也。此人必数醉若饱以入房，气聚于脾中不得散，酒气与谷气相搏，热盛于中，故热遍于身，内热而尿赤也。夫酒气盛而剽悍，肾气日衰，阳气独胜，故手

足为之热也。《内经》。○热厥，宜升阳散火汤、火郁汤。方并见火门。○厥论寒热，皆由肾之精气内竭而成也。《纲目》。

脚气异名

脚气，古谓之缓风，又谓之厥者，是古今之异名也。有干湿之分，其脚肿者名湿脚气，不肿者名干脚气，渐而至于足胫肿大如瓜瓠者有之。《医鉴》。

脚气病因

脚气之疾，实水湿之所为也。其为病，有证无名。脚气之称，自苏敬始。关中河朔无有也，惟南方地下水寒，其清湿之气中于人，必自足始，故经曰清湿袭虚，则病起于下是也。《纲目》。○南方者，其地下水土弱，雾露之所聚也，江东岭南，春夏之交，山林蒸郁，风湿毒气为甚，足或感之，遂成瘴毒脚气。东垣。○水性润下，气不能响，故下疰于足胫，积久而作肿痛，此饮食下流之所致也。《内经》曰：太阴之胜，火气内郁，流散于外，足胫胕肿，饮发于中，胕肿于下，加之房事不节，阴盛阳虚，遂成痼疾。孙真人云：古人少有此疾，自永嘉南渡，衣冠士人多有之。亦此意也。东垣。○凡脚气之病，始起甚微，多不令人识也，食饮嬉戏，气力如故，惟卒起，脚屈伸不能为异耳。《千金》。○《内经》曰：伤于湿者，下先受之。盖足居于下，而多受其湿，湿郁生热，湿热相搏其病乃作。东南卑湿之地，比比皆是；西北高燥之地，鲜有之。古方名为缓风，宋元以来呼为脚气，唯有外感内伤之殊，其湿热之患则一也。《正传》。

脚气病证

《灵枢》曰：脾有邪，其气流于两股一作髀。肾有邪，其气流于两跖。○跖跛，寒风湿之病也。《内经》。○脚气外证，全类伤寒，但初起脚膝软弱，顽痹、转筋、赤肿为异耳。《入门》。○脚气为病，虽起于足，实

周乎身，或壮热头痛，或百节拘挛，或十指走注，或转筋急痛，或小腹不仁，以至胸满喘息，烦闷怔忪，昏愦羞明，腹痛下利，呕哕痰涎，恶闻食气，大便小便多是秘涩，自腿至膝，自胫及踝，屈弱顽痹，挛急痠疼，或燥不燥，或肿不肿，皆其候也。其传足六经，外证与伤寒颇类，但卒然脚痛为异耳。《直指》。○人黑瘦者易治，肥大肉厚赤白者难愈；黑人耐风湿，赤白者不耐风湿；瘦人肉硬，肥人肉软，肉软则受病难愈。《千金》。

脚气治法

脚气是为壅疾，治以宣通之剂，使气不能成壅，壅既成而盛者，砭恶血而去其重势。经曰：蓄则肿热，砭射之后，以药治之。《纲目》。○脚气之疾，自古皆尚疏下，为疾壅故也。然不可太过，太过则损伤脾胃；又不可不及，不及则使壅气不能消散。东垣。○脚气之疾，皆由气实而死，终无一人以服药致虚而殂，故其病皆不得大补，亦不可大泻，纵甚虚羸，亦须微微通泄，亦宜时取汗也。《千金》。○治法大要，疏导大便，使毒气得泄而后愈。其补汤、淋洗，皆医家之大戒也。《直指》。○脚痛患在风湿，风则用乌药顺气散方见风门，湿则不换金正气散方见寒门加赤茯苓、生干姜。《直指》。○治法用苍术、白术以治湿，黄芩、黄柏、知母以治热，当归、芍药、地黄以调血，木瓜、槟榔以调气，羌活、独活以利关节而散风湿，兼用木通、防己、牛膝，引诸药下行，此为治之大法，清热泻湿汤亦可。《医鉴》。○湿热在三阳，则宜神秘左经汤；在太阳，则宜麻黄左经汤；在少阳，则宜半夏左经汤；在阳明，则宜大黄左经汤或加味败毒散，通宜槟苏散。《入门》。○湿热在三阴，则宜羌活导滞汤、除湿丹方见《入门》、三花神佑丸方见下门、搜风丸、枳实大黄汤、开结导引丸、当归拈痛汤。《入门》。○气血虚者，宜独活寄生汤、羌活续断汤。

《入门》。○寒湿盛，则宜胜骏丸、捉虎丹。○病久者，宜卷柏散；热甚者，宜二炒苍柏散、加味苍柏散；肿甚，宜胜湿饼子、桑白皮散。

清热泻湿汤 治湿热脚气肿痛诸证。苍术、黄柏盐酒炒各一钱，紫苏叶、赤芍药、木瓜、泽泻、木通、防己、槟榔、枳壳、香附子、羌活、甘草各七分。上锉，作一贴，水煎服。痛加木香，肿加大腹皮，热加黄连、大黄。《正传》。

神秘左经汤 治风、寒、暑、湿流注足三阳经，脚膝拘挛肿痛。麻黄、桂心、黄芩、枳壳、柴胡、赤茯苓、半夏、羌活、防风、厚朴、白姜、小草、防己、麦门冬、干葛、细辛、甘草各五分。上锉，作一贴，姜三枣二，煎服。《得效》。

麻黄左经汤 治四气流注足太阳经，腰脚挛痹重痛，增寒发热，无汗恶寒，或自汗，头疼眩晕。羌活一钱，麻黄、干葛、白术、细辛、赤茯苓、防己、桂心、防风、甘草各七分。上锉，作一贴，煎法同上。《三因》。

半夏左经汤 治足少阳经为四气流注，发热肿痛，腰脚引痛。柴胡一钱半，干葛、半夏、赤茯苓、白术、细辛、麦门冬、桂心、防风、白姜、黄芩、小草、甘草各五分。上锉，作一贴，煎法同上。《三因》。

大黄左经汤 治四气流注足阳明经，腰脚赤肿，痛不可行，大小便秘涩。大黄一钱，羌活、茯苓、细辛、前胡、枳壳、厚朴、黄芩、杏仁、甘草各七分。上锉，作一贴，煎法同上。《三因》。

加味败毒散 治三阳经脚气流注，脚踝焮热赤肿，寒热自汗。即人参败毒散方见寒门一两，加大黄、苍术各一钱。上锉，作一贴，入姜三片，薄荷七叶，同煎服。《得效》。

槟苏散 治风湿脚气肿痛拘挛，用此疏通气道。苍术二钱，香附子、紫苏叶、陈皮、木瓜、槟榔、羌活、牛膝各一钱，甘草

五分。上锉，作一贴，入姜三片，葱白三茎，同煎服。《十三方》。

羌活导滞汤 治脚气初发，一身尽痛，或肢节肿痛，便尿阻隔，先以此导之，后用当归拈痛汤除之。大黄酒煨二钱四分，羌活、独活各一钱二分，防己、当归尾各七分，枳实五分。上锉，作一贴，水煎服，微利即止。东垣。

当归拈痛汤 治湿热脚气肿痛。羌活、茵陈酒炒、黄芩酒炒、甘草炙各一钱，知母、泽泻、赤茯苓、猪苓、白术、防己各六分，人参、苦参、升麻、干葛、当归、苍术各四分。上锉，作一贴，水二盏，浸药少时，煎至一盏，空心，临卧各一服。《宝鉴》。○一相公领兵至南方，忽得脚气，遍身微肿，其痛手不可近，足胫尤甚。《内经》云：饮发于中，胕肿于下。又云：诸痛为实，血实宜决之，以三棱针数刺肿上，血突出高二尺余，渐渐如线，其色黑紫，顷时肿消痛减，以当归拈痛汤服之，是夜得睡，明日再服而愈。《宝鉴》。

搜风丸 治脚气肿痛。黑牵牛子生取头末二两，大黄、槟榔、枳实各五钱。上为末，糊丸梧子大，米饮下三五十丸。《丹心》。

枳实大黄汤 治湿热脚气肿痛。大黄酒煨三钱，羌活一钱半，当归一钱，枳实五分。上作一贴，水煎，空心服。《宝鉴》。○廉平章体肥得脚气，微肿皆赤色，足胫肿痛不可忍，手不敢近。投以当归拈痛汤一贴，其痛减半，再服肿痛悉除，又以三棱针刺爪甲端，多出黑血，赤肿全去，数日因食面复痛，再以枳实大黄汤治之。《宝鉴》。

开结导引丸 治脚气因食积流注，心下痞闷。陈皮、白术、泽泻、茯苓、神曲、麦芽、半夏姜制各一两，枳实、青皮、干姜各五钱，巴豆霜一钱半。上为末，蒸饼和丸梧子大，温水下五七十丸。《宝鉴》。○一名开郁导饮丸。《丹心》。

独活寄生汤 治肝肾虚弱，筋挛骨痛，

脚膝偏枯，缓弱冷痹。独活、当归、白芍药、桑寄生各七分，熟地黄、川芎、人参、白茯苓、牛膝、杜仲、秦艽、细辛、防风、肉桂各五分，甘草三分。上锉，作一贴，姜三片，水煎，空心服。《回春》。

羌活续断汤 治脚气，肝肾虚弱，筋挛骨痛。羌活、防风、白芷、细辛、杜仲、牛膝、秦艽、续断、熟地黄、当归、人参、白芍药、赤茯苓、桂心、川芎各五分。上锉，作一贴，姜三片，水煎服。○独活寄生汤，桑寄生无真者，世以他寄生代之，为害不少，故今去寄生代续断，又以羌活代独活，功效殊胜。《辨疑》。

胜骏丸 治脚气拘挛疼痛，行步不随，去一切足弱病。木瓜四两，当归酒浸、天麻酒浸、牛膝酒浸、酸枣仁炒、熟地黄酒浸、防风各二两，全蝎去毒一两，附子一枚炮去皮脐、乳香、没药、羌活、木香、甘草各五钱，麝香二钱。上为末，生地黄二斤，洗净杵烂如泥，好酒四升同煮如膏，和前药捣令坚，每一两作十丸，每取一丸，临睡，细嚼酒下。或丸如梧子，酒下五十丸亦可，服至半月，行步如飞，故名曰胜骏。《三因》。○冬月不用地黄，只炼蜜作丸。《入门》。

捉虎丹 治脚气走注，疼痛不可忍。五灵脂、白胶香、草乌、黑豆同煮去豆、木鳖子、地龙各一两半，乳香、没药、当归各七钱半，麝香、松烟墨煅各二钱半。上为末，糯米糊和丸芡实大，每一丸，空心，温酒化下。赶到脚面，赤肿不散，再服一丸，赶至脚心中，出黑汗，乃除根。《入门》。○一名一粒金丹。《丹心》。

卷柏散 治远年脚气难治，此方特效。卷柏，东向者佳，先以盐水煮半日，即甘冷水煮半日焙干，黑牵牛子头末、甘遂、槟榔。上各为末，不得相杂，每服每件各取一钱，惟槟榔二钱，五更初，浓煎葱白汤调下，至辰巳时，取下恶物如鱼冻。虚人减半服，随吃淡粥，更服汤药，如清热泻湿汤调之。《得效》。

二炒苍柏散 治湿热脚气，令足膝痛，或赤肿，脚骨间作热痛，虽一点，能令步履艰苦，令人痿躄，百用百效。苍术泔浸一日夜盐炒、黄柏酒浸一日夜焦炒，各四两。上锉五钱，水煎服，或水和丸服亦可。《入门》。○一名苍术散。《得效》。○作丸，名二妙丸。

加味苍柏散 治湿热脚气痿躄。苍术一钱，白术八分，知母、黄柏、黄芩各六分，当归、芍药、生地黄各四分，木瓜、槟榔、羌活、独活、木通、防己、牛膝各三分，甘草一分。上锉，作一贴，姜三片，水煎服。《入门》。

胜湿饼子 治远年脚气，足胫肿如瓜瓠者。黑丑二两取头末五钱，白丑二两取头末五钱，甘遂五钱，上为极细末，用荞麦面一两半，调水和药，捏为饼子，如折三钱大，放饭上蒸熟。每一饼，空心，茶清嚼下，以利为度。《正传》。

桑白皮散 治脚气，浮肿尿涩，气急腹满。赤茯苓二钱，木香、防己、大腹子各一钱二分，桑白皮、郁李仁各一钱，苏叶、木通、槟榔、青皮各七分。上锉，作一贴，姜三片，煎服。《活人》。

脚气危证

凡脚气，觉病候有异，即须急治之。稍缓则气上肩息，胸胁逆满。急者死不旋踵，宽者数日必死，不可不急治也。但见心下急，气喘不停，或自汗出，或乍热乍寒，其脉促短而数，呕吐不止者死。《千金》。○上气脉数不得卧者，亦死。《千金》。○脚气之病，其小腹顽痹不仁者，多不肿。小腹顽，后不过三五日，即令人呕吐，名曰脚气入心，死在朝夕。《千金》。○脚气脉浮大而紧驶，此最恶脉也。若细而驶同是恶脉。《千金》。○脚气入心，则恍惚谵妄，呕吐不食，左寸脉乍大乍小，乍有乍无者死，宜杉节汤、三脘散，或三和散方见气门加乌药救之。《纲目》。○入肾则腰脚肿，小便不通，气上喘急，目与额皆黑，左尺脉绝者死，宜八味元去山药救之。盖少阴肾经，脚气入腹，上气喘急，此证最急，以肾乘心，水克火，死不旋踵，此药救之。又四物汤加炒黄柏煎服，外以附子末津唾调敷涌泉穴，以艾灸之引热下行。《丹心》。○脚气入腹，喘急欲死，宜木萸汤、杉节汤、三将军元、乌药平气汤救之。《入门》。

杉节汤 治脚气入腹冲心，危急欲绝，以此救之。杉木节四两，大腹皮一两，槟榔七个，青橘叶四十九片，无则用皮。上锉，作一贴，以顺流水煎服。《正传》。○柳子厚谪南方，得脚气冲心痞绝，胁下有块，大如石，不省人。有人传此方，服之半食顷，大下三次，气通块散而苏。其法童便三升，煮取一升，分二服。《纲目》。

三脘散 治脚气冲心痞闷，便尿涩滞。独活、白术、木瓜、大腹皮、紫苏叶各一钱，槟榔面裹煨粗末、陈皮、沉香、木香、川芎各七分，甘草炙五分。上粗末，每三钱，水煎服，取利为效。《活人》。

木萸汤 治脚气入腹，喘闷欲死。木瓜、槟榔各二钱半，吴茱萸一钱半。上锉，作一贴，水煎服。《入门》。

三将军元 治脚气冲心，大便不通。吴茱萸、木瓜、大黄各等分。上末，米糊和丸梧子大，枳壳汤下五七十丸。《得效》。

乌药平气汤 治脚气上攻，昏眩喘促。乌药一钱，茯神、人参、白术、川芎、当归、木瓜、白芷、五味子、紫苏叶各七分，甘草三分。上锉，作一贴，姜五片，枣二枚，煎服。《三因》。

脚气禁忌法

第一忌嗔，嗔则心烦脚气发。第二禁大语，大语则伤肺，亦发动。又不得露足当风入水、以冷水洗脚。虽夏月，常须着棉裤，至冬寒倍令两胫温暖，得微汗为佳。常令按摩，数劳动关节，令气血通畅，此养生之要，拒风湿之法也。《外台》。○每至丑寅日，割手足甲，割小侵肉，去气。《外台》。○凡饮食之后，宜缓行二三百步，疲倦即止，如此则不能成壅也。东垣。○每朝早饭，任意饱食，午饭少食，晚饭不食弥佳，夜食则血气壅滞，而愈增肿痛矣。《宝鉴》。○凡饮食酒面潼酪，勿使过度，过度则脚气发，欲不可纵，嗜欲多则脚气亦发。东垣。○脚气之病，极忌房室，勿食牛羊鱼肉、葱蒜韭荙菜、酒面酥油、猪鸡鹅鸭，惟食粳粟酱豉姜椒，及生果子，犯禁者病不差。《千金》。○最忌热药蒸泡，恐逼邪入经络也。《入门》。

脚气按摩法

涌泉穴在足心，湿气皆从此入，日夕之间，常以两足赤肉，更次用一手握指，一手摩擦，数目多时，觉足心热，即将脚指略略动转，倦则少歇，或令人擦之亦得，终不若自擦为佳。脚力强健，无痿弱痠痛之疾矣。《养老》。

痿病之因

《内经》曰：肺者，脏之长也，为心之盖也，有所失亡，所求不得，则发肺鸣，鸣则肺热叶焦。故曰：五脏因肺热肺焦，发为痿躄，此之谓也。○阳明者，五脏六腑之海，主润宗筋，宗筋主束骨而利机关也。阳明虚则宗筋纵，带脉不引，故足痿不用也。《内经》。○心气热，为脉痿，则胫纵而不任地。肝气热，为筋痿，则筋急而挛。脾气热，为肉痿，则胃干而渴，肌肉不仁。肾气热，为骨痿，则腰脊不举，骨枯而髓减。《内经》。○痿谓手足痿弱，无力以运动也。由肺金本燥，燥之为病，血衰不能荣养百骸，故手足痿弱不能运动。犹秋金旺则草木萎落，病之象也，痿犹萎也。河间。○痿之作也，皆五月、六月、七月之时，午者少阴君火之位，未者湿土，庚金伏火之地，申者少阳相火之分，故病痿之人，其脉浮大。子和。

东医宝鉴

痿病治法

肺金体燥而居上，主气畏火者也。脾土性湿而居中，主四肢畏木者也。火性炎上，若嗜欲无节则水失所养，火寡于畏而侮所胜，肺得火邪而热矣。木性刚急，肺受热则金失所养，木寡于畏而侮所胜，脾得木邪而伤矣。肺热则不能管摄一身，脾伤则四肢不能为用，而诸痿之病作矣，泻南方则肺金清，而东方不实，何脾伤之有？补北方则心火降，而西方不虚，何肺热之有？故阳明实则宗筋润，能束骨而利机关矣。治痿之法，无出于此。《丹心》。〇东垣取黄柏为君，黄芪等辅佐，以治诸痿，无一定之方。有兼痰积者，有湿多者，有热多者，有湿热相半者，有挟气者，临病制方，其善于治痿者乎。虽然若将理失宜，医所不治。天产作阳，厚味发热，患痿之人，若不淡薄食味，吾知其必不能安全也。《丹心》。〇痿病，切不可作风治，用风药。《丹心》。〇苍术、黄柏，治痿之要药也。《正传》。〇肝肾俱虚，筋骨痿弱，宜加味四斤元、五兽三匮丸、鹿角胶丸、养血壮筋健步丸。〇湿热痿弱，宜神龟滋阴丸、三妙丸、加味二妙丸、加味四物汤、滋血养筋汤。〇长夏湿热成痿，宜健步丸、四制苍柏丸、二炒苍柏散方见上、清燥汤。〇兼湿痰，二陈汤方见痰门加苍术、黄柏、黄芩、白术、竹沥、姜汁。血虚，四物汤加苍、柏。气虚，四君子汤加苍、柏。

加味四斤元 治肝肾俱虚，脚膝痠疼痿弱，或受风寒湿气，以致脚痛。牛膝酒浸一两半，川乌、虎胫骨、肉苁蓉各一两，乳香、没药各五钱，木瓜一个蒸熟。上为末，入木瓜膏和酒糊丸，如梧子，温酒或盐汤下七十丸。《资生》。

五兽三匮丸 治肝肾不足，两脚痿软。鹿茸酥炙、血竭、虎胫骨酥炙、牛膝酒浸、金毛狗脊燎去毛各一两，为末，即五兽也。另用附子一个，去皮，剜去中心，入辰砂细末一两填满，又用木瓜一枚，去皮剜去中

心，入附子于内，以附子末盖口，即三匮也。却以三匮正坐于瓷缸内，重汤蒸至极烂，取出和五兽末，捣丸芡实大，木瓜酒化下。血竭，一名麒麟竭。《澹寮》。

鹿角胶丸 治两足痿软，久卧不起，神效。鹿角胶一斤，鹿角霜、熟地黄各八两，当归身四两，牛膝、白茯苓、菟丝子、人参、白术、杜仲各二两，虎胫骨、龟板并酥炙各一两。上为末，将鹿角胶入酒烊化，和丸梧子大，姜盐汤吞下百丸。《正传》。

养血壮筋健步丸 治气血两虚，两脚痿软，不能行动。熟地黄四两，牛膝酒浸、杜仲姜汁炒、当归酒洗、苍术、黄柏盐水炒各二两，白芍药酒炒一两半，黄芪盐水炒、山药、五味子、破故纸盐水炒、人参、枸杞子、菟丝子、白术炒、虎胫骨、龟板并酥炙各一两，防风六钱，防己酒洗五钱，羌活酒洗三钱。上为末，猪脊髓七条，入炼蜜和丸梧子大，盐汤下百丸。《医鉴》。

神龟滋阴丸 治膏粱之人，湿热伤肾，脚膝痿弱无力。龟板酥炙四两，黄柏、知母并盐水炒各二两，枸杞子、五味子、琐阳各一两，干姜五钱。上为末，酒糊和丸梧子大，盐汤下七十丸。《纲目》。

三妙丸 治湿热下流，两脚麻木痿弱，或如火烙之热。苍术泔浸六两，黄柏酒炒四两，牛膝二两。上为末，面糊和丸梧子大，姜盐汤下五七十丸。《正传》。

加味二妙丸 治两足如火燎，从足跗热起，渐至腰胯，麻痹痿软，皆是湿热为病。苍术泔浸四两，黄柏酒浸二两，牛膝、当归尾酒洗、萆薢、防己、龟板酥炙各一两。上为末，酒面糊和丸梧子大，空心，姜盐汤下百丸。《正传》。

加味四物汤 治湿热，两脚痿软无力。熟地黄二钱，当归身、麦门冬、黄柏、苍术各一钱，白芍药、川芎、杜仲各七分，人参、黄连各五分，知母、牛膝各三分，五味子九粒。上锉，作一贴，水煎，空心服。《正传》。

滋血养筋汤 治气血两虚，两足痿软，不能行动。熟地黄一钱半，白芍药、当归、麦门冬、黄柏酒炒、牛膝酒浸、杜仲酒炒、苍术、薏苡仁各八分，人参、川芎、防风、知母各五分，羌活、甘草各三分，五味子九粒。上锉，作一贴，入姜三枣二，水煎服。《医鉴》。

健步丸 治湿热盛，脚膝无力，不能屈伸，腰腿沉重，行步艰难。防己一两，羌活、柴胡、滑石、瓜蒌根酒洗、甘草炙各五钱，泽泻、防风各三钱，苦参、川乌各一钱，肉桂五分。上为末，酒糊和丸梧子大，以葱白、荆芥煎汤，下七十丸。《丹心》。

四制苍柏丸 治湿热盛，脚膝痿弱，能滋阴降火。黄柏二斤，以乳汁、童便、米泔各浸八两，酥炙八两，浸炙各宜十三次；苍术八两，用川椒、破故纸、五味子、川芎各炒二两，拣去炒药，只取柏、术为末，蜜丸梧子大，早酒、午茶、晚白汤，吞下三五十丸。《入门》。

清燥汤 治长夏湿热盛，两脚痿厥瘫痪。黄芪、白术各一钱半，苍术一钱，陈皮、泽泻各七分，赤茯苓、人参、升麻各五分，生地黄、当归、猪苓、麦门冬、神曲、甘草各三分，黄连、黄柏、柴胡各二分，五味子九粒。上锉，作一贴，水煎服。东垣。

热厥成痿

一人自踝以下常觉热，冬不可加绵于上，常自言曰：我禀质壮，不怕冷。予曰：足三阴虚，宜断欲事，以补养阴血，庶乎可免。彼笑而不答，年近五十，患痿半年而死。《丹心》。〇一相公，两脚痿弱，脐下尻阴皆冷，精滑不固，服鹿茸丸不减。东垣诊其脉沉数而有力。告曰：饮醇酒，食膏粱，滋火于内，逼阴于外，医不知此，投以热剂，反泻其阴而补其阳，真所谓实实虚虚也。遂处以滋肾丸，再服而愈。或问其故，答曰：是病相火炽盛，以乘阴位，故用此大寒之剂，以泻相火而复真阴，阴既复其位，则皮里之寒自消矣。东垣。

鹤膝风 患痢后，脚痛痪弱，不能行履，名曰痢风，或两膝肿大痛，髀胫枯腊，但存皮骨，如鹤膝之节，拘挛蜷卧，不能屈伸，大防风汤主之。《局方》。〇鹤膝风，乃足三阴虚损，风邪乘之，痛者五积散方见寒门加松节。久痢后，或手足肿者，或历节痛者，乃余瘀不散，宜大防风汤，或独活寄生汤方见上。脚细者，苍龟丸。《入门》。〇鹤膝风肿痛，宜经验二防饮。《正传》。〇又，四物汤加人参、黄芪、白术、附子、牛膝、杜仲、防风、羌活、甘草服。《医鉴》。

大防风汤 治鹤膝风。熟地黄一钱半，白术、防风、当归、白芍药、杜仲、黄芪各一钱，附子、川芎、牛膝、羌活、人参、甘草各五分。上锉，作一贴，姜五片，枣二枚，水煎服。祛风顺气、活血脉、壮筋骨。《正传》。

苍龟丸 治痢后脚弱渐细。苍术、龟板、白芍药各二两半，黄柏盐酒炒五钱。上为末，粥丸梧子大，以四物汤加陈皮、甘草煎下五七十丸。《入门》。

《经验》二防饮 治痢后脚痛如刀劙、虎咬之状，膝膑肿大，不能行步，名曰鹤膝风。熟地黄、人参各一钱，白术、黄芪、当归、川芎、白芍药、杜仲、萆薢各七分，防风、防己、羌活、牛膝、甘草各五分，附子童便浸三日炮七分，冬则一钱。上锉，作一贴，姜三枣二，水煎服。《正传》。

脚病凶证

脚气冲心，恍惚气急，脉乍大乍小者，死。《入门》。〇骨痿不能起于床者，死。《入门》。〇病人足趺上肿，膝大如斗者，十日死。扁鹊。

甲疽疮

一名嵌甲。或因割甲伤肌，遂成疮肿，复缘窄靴研损，四边肿焮，黄水出，浸淫相染，五指俱烂，渐渐引上脚跌。绿矾五钱火煅，候冷研为末，先以盐汤洗疮，拭干敷矾末，软帛裹定，一日一易，自然差矣。《本草》。〇一方，枯矾五钱，芦荟一钱半，麝香少许，和用如上法，尤妙。《入门》。〇又方，陈皮浓煎汤，浸良久，甲肉自相离开，轻手煎去肉中爪甲，外用蛇蜕烧灰，雄黄一钱为末干掺，或香油调敷。《入门》。〇脚指间湿烂，或指甲角入肉，便刺作疮，不可着履靴。枯白矾三钱，黄丹五分，为末掺之，食恶肉，生好肉，细细割去甲角，便差。又鹅掌黄皮，烧灰为末掺之。又细茶，嚼烂敷之。《入门》。

肉刺

生指间，碍痛不得着履靴，此因穿窄靴而生。黑虱，多取捣敷之，即根出。《本草》。〇又法，取茛菪根，系裈带上感应，永不痛。《本草》。又法，撑党实，烂捣贴之，即脱去。《俗方》。〇又，大枣去核，敷贴，候烂剔去。《俗方》。

单方

凡二十三种。

牛膝 治脚膝痛，痿弱不可屈伸。煎服、丸服或浸酒服，并佳，腰腿之疾必用药也。《本草》。

石斛 治脚膝疼冷弱。煎服、丸服并佳。《本草》。

薏苡仁 去干湿脚气大验，和郁李仁作粥，常服良。《本草》。

威灵仙 一人足病，不能行数十年，一僧教服此药。为末，每二钱，酒调服，数日，能步履。《本草》。

何首乌 治骨软风，腰膝痛。何首乌一斤，牛膝半斤，黑豆三升，煮取汁，拌蒸三次，共捣成泥，晒干为末，枣肉和丸梧子大，酒下五七十丸。《入门》。

蓖麻叶 主脚气肿痛。取叶，蒸裹，日三易，即差。《本草》。

牵牛子 治脚气肿满。取头末，蜜丸小豆大，每五丸，姜汤下，小便利，即止。《本草》。

松节 主脚弱痹痛。煮取汁酿酒，取清饮之良。《本草》。

五加皮 疗痿躄脚弱。酿酒服，或水煎如茶饮之。《本草》。

桑枝茶 治脚气，久服之佳。《本草》。

川椒 治寒湿脚气。川椒，盛疏布袋中，置微火上，跣足踏椒囊，寒湿散去即效。《入门》。

槟榔 治脚气冲心气急。鸡心槟榔末二钱，以童便、姜汁、温酒各半盏，调服。《本草》。

蠡鱼及鳗鲡鱼 并主脚气。作脍常食。鲫鱼脍亦佳。《本草》。

田螺 主脚气上冲。取螺煮食之，蚬肉亦佳。《本草》。

生栗 治脚气及脚弱无力。袋盛风干，每日，空心食十余枚。《本草》。

木瓜 治脚气及脚气上冲。取一颗，浓煎汤饮之。《本草》。

黑豆 治脚气冲心。取豆，浓煎汁饮之，和甘草煎服，尤佳。《本草》。

赤小豆 甚治脚气水肿。和鲤鱼煮食，甚佳。《本草》。

紫苏 治脚气。取叶煮汤，如茶饮之。又取子二两，研取汁，入粳米、葱、酱、椒、姜煮粥，食之。《本草》。

鹿蹄肉 治脚膝酸痛，不得践地。取蹄四只，治如食法，着五味，煮熟食之。《本草》。

犬肝猪肝 并主脚气上冲。作脍，以姜、醋进之，当泄。若先泄，勿服。《本草》。

乌牛尿 治脚气水肿。取雄牛新尿，饮一升，小便利则渐消。黄牛亦可。《本草》。

人尿 治脚气痛不可忍。取自己尿或童子尿，令暖，盛桶，浸两脚，以物盖覆，勿泄气。《澹寮》。

针灸法

环跳穴，系两足之安否。《资生》。○腿膝挛痛或枯黑，取风市、阳陵泉、曲泉、昆仑。《纲目》。○髀胫痛，急取风市、中渎、阳关、悬钟。《纲目》。○腰脚痛，取委中、昆仑、人中、阴市。《纲目》。○膝痛足蹶，取环跳、悬钟、居髎、委中。《纲目》。○髀痛胫疫，取阳陵泉、绝骨、中封、临泣、足三里、阳辅。《纲目》。○膝内廉痛，取膝关、太冲、中封。《纲目》。○膝外廉痛，取侠溪、阳关、阳陵泉。《纲目》。○足腕痛，取昆仑、太溪、申脉、丘墟、商丘、照海、大冲、解溪。《纲目》。○足五指尽痛，取涌泉、然谷。《纲目》。○脚气一病，最宜针，有热者不可灸。《资生》。○脚气初发，先灸风市，次伏兔，次犊鼻，次三里，次上廉，次下廉，次绝骨。日日报灸，以百壮为率。《资生》。○湿热脚气，红肿生疮，取中封、阳辅、风市、绝骨。《资生》。○脚气，取足十指端，名曰气端，去指奇一分，日灸三壮，神效。《资生》。○膝中痛，针犊鼻。《纲目》。○膝肿，以火针刺三里，其肿如失。又取行间。《资生》。○脚气，速灸风市、三里，以泻毒气。《资生》。○脚弱瘦削，取三里、绝骨。绝骨治脚疾，神效。《资生》。

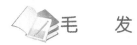

毛发

发属肾

《内经》曰：肾主发。又曰：肾之合骨也，其荣发也。

发者血之余

血盛则发润，血衰则发衰，血热则发黄，血败则发白。《入门》。

十二经毛发多少

《灵枢》曰：美眉者，太阳多血，通髯极须者少阳多血，美须者，阳明多血。○足阳明之上血气盛，则髯美长。血气少则无髯，两吻多画。○足阳明之下血气盛，则下毛美长至胸。血气皆少，则无毛，虽有则稀枯瘁。○足少阳之上血气盛，则通髯美长，血气皆少则无髯。○足少阳之下血气盛，则胫毛美长，血气皆少则胫无毛。○足太阳之上血气盛，则美眉，眉有毫毛毛之长者曰毫，血多气少则恶眉。○手阳明之上血气盛，则髭美，血气皆少则无髭。○手阳明之下血气盛，则腋下毛美。○手少阳之上血气盛，则眉美以长。○手太阳之上血气盛，则颔多须。《灵枢》。

发眉须髯髭各异

在头曰发，发者拔也，拔擢而出也。○在目曰眉，眉者媚也，有娥媚也。○颐下曰须，须者秀也，物成乃秀，人成而须生也。○在颊曰髯，随口动摇，髯髯然也。○口上曰髭，髭者姿也，为姿容之美也。《回春》。

发眉须各有所属

发属心，故上生，禀火气也。眉属肝，故横生，禀木气也。须属肾，故下生，禀水气也。《医说》。○人之发眉须虽皆毛类，而所主五脏各异，故有老而须白，眉发不白者；或发白，而眉须不白者，脏气有所偏故也。男子肾气外行，上为须，下为势，故女子、宦人，无势则亦无须，而眉发无异于男子，则知不属肾也明矣。《医鉴》。

妇人无须

黄帝曰：妇人无须者，无血气乎？岐伯对曰：冲脉任脉皆起于胞中，上循腹里，为经络之海，其浮而外者，循腹右上行，会于咽喉，别而络唇口。血气盛则充肤热肉，血独盛则澹渗皮肤，生毫毛。今妇人之生，有余于气，不足于血，以其数脱血也，冲任之脉不荣口唇，故须不生焉。《灵枢》。

宦官无须

黄帝曰：士人有伤于阴，阴气绝而不起，阴不用，然其须不去何也？宦者独去何也？岐伯对曰：宦者去其宗筋，伤其冲脉，血泻不复，皮肤内结，唇口不荣，故须不生焉。帝曰：其有天宦者，未尝被伤，不脱于血，然其须不生何也？岐伯曰：此天之所不足也，其冲任不盛，宗筋不成，有气无血，唇口不荣，故须不生也。《灵枢》。

须发荣枯

《内经》曰：女子七岁，齿更发长；五七，面始焦，发始堕；六七，面焦，发白。丈夫八岁，齿更发长；五八，发堕齿枯；六八，面焦，发白。〇须发颜面皆督脉所络，阳精盛，注于外则须发荣盛，面体光润。《入门》。〇胆荣在须，肾华在发，精气上升则发润而黑。六八以后，精华不能上升，秋冬令行，金削肺枯，以致须发焦槁如灰白色。养生者，宜预服补精血药以防之，染掠亦非上策。《入门》。〇补养精血，变白发，宜张天师草还丹、延年益寿不老丹方见身形、四物坎离丸、秤金丹、还元秋石丸、神仙乌云丹、却老乌须健阳丹、七仙丹、五老还童丹方见身形、加味苍术膏、一醉不老丹、中山还童酒、乌须酒二方。

张天师草还丹 此药久服则身轻，随风而去，如列子之乘虚，若发白者从根而黑，如未白者永不白。有不信者，将药拌饭与白猫吃，一月即黑。地骨皮、生地黄、石菖蒲、牛膝、远志、菟丝子酒煮。上等分，为细末，蜜丸梧子大，每三五十丸，空心，温酒或盐汤送下。修制忌铁器及妇人、鸡犬见。海藏。

四物坎离丸 善乌须发。熟地黄三两，生地黄一两半，同酒浸捣膏，当归二两，白芍药一两半同酒炒，知母一两，黄柏二两同盐、酒浸炒，侧柏叶、槐子各一两同炒，连翘六钱。上为末，蜜丸梧子大，盛磁盒内，放地上七日，晒干收之，每五六十丸，或温酒或白汤下。《入门》。

秤金丹 又名一秤金，久服须发黑，返老还童。熟地黄二两，地骨皮、莲花蕊、槐角子，俱用酒浸，夏一日、春秋三日、冬六日，取出晒干，薄荷各三两，没石子一两，人参、木香各五钱。上为末，蜜丸芡实大，每一丸，嚼化，温酒送下，日三服。《入门》。

还元秋石丸 治因房室损精，须发早白。秋石一斤，白茯苓一斤，天门冬、麦门冬、生地黄、熟地黄、人参、地骨皮、人乳粉各四两。上为末，蜜丸梧子大，白汤或酒下三五十丸。《入门》。

神仙乌云丹 乌须黑发，返老还童，神效无比。何首乌八两，入砂锅内，黑豆同蒸半日，去豆，用好酒浸七日晒干，如此蒸七次；破故纸四两酒洗，砂锅内炒黄；旱莲汁二两；槐角二两为末；胡桐泪一两为末。上细末，枣肉二斤，胡桃仁半斤，捣为丸梧子大，空心，盐汤下五七十丸，服三月勿辍。《医鉴》。

却老乌须健阳丹 能变白须发令黑。赤何首乌、白何首乌各一斤；牛膝八两，以黑豆汁拌蒸三次；赤茯苓用牛乳五升，白茯苓人乳汁五升，各以文武火煮干，各一斤；菟丝子、破故纸各八两。上为末，蜜丸弹子大，每服一丸，温酒化下，日二次。或生地黄、熟地黄各一斤加入，尤妙。《入门》。

七仙丹 补心肾，驻容颜，黑须发之圣药。何首乌九蒸九晒四两，人参、生干地黄酒洗、熟地黄、麦门冬、天门冬、白茯苓、茴香炒各二两。上为末，蜜丸弹子大，每一丸，细嚼，好酒送下，盐汤亦可。或丸如梧子，每五七十丸，空心，酒下。忌食三白及犯房事。《丹心》。

加味苍术膏 久服，精满气盛，发白变黑，齿落更生。苍术十斤，捣如泥，入大锅内，用水二桶，以文武火煮至十余碗，绢滤取汁，入瓷罐内；以人参、生地黄、熟地黄、黄柏、远志、杜仲、川芎、胡桃肉、川椒、破故纸、当归、姜汁各四两，青盐二两，朱砂一两，旱莲草汁二碗，白蜜二斤。各药为末，入术膏内，封固；大锅水煮，官香二炷为度，取出埋土中七日，每取二三匙，空心，酒汤任下，日二次。养精、养气、养神。《入门》。

一醉不老丹 专养血，乌须黑发。莲花蕊、生地黄、槐角子、五加皮各二两，没石子六个。上以木石臼捣碎，以生绢袋盛药，同好清酒十斤入净坛内，春冬浸一月、秋二十日、夏十日，紧封坛口，浸满日数，任意饮之，以醉为度，须连日服令尽，酒尽而须发白者自黑矣。若不黑，再制服之，神效。《医鉴》。

中山还童酒 歌曰：中山还童酒，人间处处有，善缘得遇者，便是蓬莱叟。○马蔺子一升，埋土三日，取出马蔺根，洗切片，一升用黄米二斗，水煮成煤，陈曲二块为末，酒醭子二碗，并前马蔺子共和一处做酒，待熟，另用马蔺子并根一升，用水煮十沸，入酒内三日。每日，搅匀去渣，随量饮醉，其酒饮尽，须发尽黑，其酒之色如漆之黑。《回春》。

经验乌须酒 能变白为黑，身轻体健，功不可述。每年冬十月壬癸日，面东采摘红肥大枸杞子二升，捣破，同好无灰酒二斗，同盛于瓷器内浸二十一日足，开封，添生地黄汁三升，搅匀，各以纸三层封其口，俱至立春前三十日开瓶，空心，暖饮一杯。至立春后，髭须都黑，勿食三白。《回春》。

乌须酒 能变白发。方见身形。

须发黄落

虚损之疾，一损损于肺，皮聚而毛落，宜八物汤。方见虚劳。《保命》。○脉弦气弱，皮毛枯槁，黄芪建中汤方见虚劳，四物汤亦主之。东垣。○老来发落须长，常也。少壮有发落，或须亦落者，火炎血燥故也，宜服地黄酒，天门冬膏。方并见身形。○发燥者，胆有怒火也，胆合膀胱，上荣毛发，风气盛则焦燥，汁竭则枯也。《入门》。○初生儿胎发，或童男女发，洗净，盐泥固济，火煅为末，空心酒下二三分，或入补药服，尤妙。《入门》。○发黄落，宜滋荣散、三圣膏、菊花散、巫云散、二仙丸、生秃乌云油、金珠绿云油。○一男年少。头发尽脱，用六味地黄丸，不久发生寸许，两月复旧。《回春》。○一妇年少，发尽脱，不留一丝，脉微弦而涩，此由厚味成热，湿痰在膈上，而熏蒸发根之血，渐枯而脱，用防风通圣散，去芒硝，惟大黄三度酒炒，兼以四物汤酒制，合和作小剂煎以服。两月，湿热渐解，停药淡食，调养一年而复旧。《丹心》。

滋荣散 长毛发，发落最宜。生姜焙干、人参各一两。上细末，生姜切片蘸药，发落处擦之，日二次。《瑞竹》。

三圣膏 治髭发脱落，能令再生。附子、蔓荆子、柏子仁各五钱。上为末，乌鸡脂和匀，捣干，置瓦合内封固百日，取出涂落处，三五日即生新发。《纲目》。

菊花散 治须发黄燥，能令黑润。甘菊、蔓荆子、侧柏叶、川芎、白芷、细辛、桑白皮、旱莲根茎花叶各一两。上锉，每二两，浆水三碗煎至二碗，去滓洗须发。《丹心》。

巫云散 治须发黄白不泽。胆矾、五倍子、百药煎、青胡桃皮、酸石榴皮、诃子皮、木瓜皮、猪牙皂角、何首乌、细辛各等分。上为末，蜜和如钱大，常于木炭内培养，勿令离炭。用时，以热酒化开，涂之。《丹心》。

二仙丸 治发脱落神效。侧柏叶焙干八两，当归全身四两。上不犯铁为末，水糊和丸梧子大，酒或盐汤下五七十丸，日再。《医鉴》。

生秃乌云油 能生须发。川椒、白芷、川芎各一两,蔓荆子、零陵香、附子各五钱。上粗末,入绢袋,浸香油一斤中,过二十一日,取油擦头上,即生新发。《类聚》。

金珠绿云油 能生发。蔓荆子、没石子、踯躅花、诃子皮、白芷、沉香、附子、防风、覆盆子、生地黄、零陵香、芒硝、旱莲草、丁香各一钱半,卷柏三钱。上锉,袋盛,浸清油八两中,封过七日,取擦头上,日三。《类聚》。

染白乌须发

宜秘传乌须方、染须方、外染乌云膏、乌须发方、旱莲膏。

秘传乌须方 五倍子不拘多少,捶碎去灰,入砂锅内炒,烟尽为度。以青布巾打湿,扭干布裹脚踏成饼,为末,每用一钱半。○乌黑霜,即炒黄好细面四两,当归尾一两为末,白及末一两,三味搅匀,每用一分半。○红铜末不拘多少,火内烧极红,投入水碗中,取出,再烧再投,取水内自然之末,用水淘净,醋煮数沸至干,随炒黑色,每用一分半。○明白矾末一分半,青盐一分二厘,没石子二厘半,诃子肉二厘半,二味俱用面包,入砂锅内,将桑炭同拌,炒至焦干。上为末,用浓茶调匀,以酒盏盛贮,用铁杓注水,煮如糊。先将皂角水洗净须发,然后涂药,包裹一夜,次早洗去,以胡桃油涂之令润。《医鉴》。

外染乌云膏 五倍子制五钱,铜末制二钱,白矾、白盐各一钱半,没石子二个面炒黄色。上为末,浓茶调,重汤煮见黑色,如上法用,即黑。《种杏》。

染须方 大乌龟一个,饿一二日,将饭与肉、骨、果子、烟火之食饲之,三五月后,夜间以漆盏盛之,用竹片置盏口,令通气,外放灯一盏,盏内热,龟自撒尿,急则只麻油烟熏鼻,亦即尿。先用五倍子末炒醋如胶。若龟尿得一小盏,入五倍醋半盏,入瓷器炒一滚,角罐收贮,以新笔略蘸搽须,

多用面黑。《入门》。

乌须发方 大水蛭二个,放瓷碗中饿一七日,取乌骨雄鸡血,以松烟墨浓磨汁,倾入猪尿胞内,任水蛭吮饱,将针刺蛭流出血汁,涂须发,留根二分,其汁浸渍入肉,须发一年茂黑,且柔软,极妙。《丹心》。

旱莲膏 乌须黑发如神。旱莲草十六斤,六月下半月、七月上半月采取,不许水洗,扭干取汁,对日晒过五日,不住手搅,午时方加真生姜汁、好蜜各一斤相和,如煎晒搅至数日,似稀糖成膏,瓷罐收贮。每日空心,好酒一盏,药一匙,调服。午后又一服,至二十一日,将白者摘去,即生黑者。《医鉴》。

发宜多栉

发是血之余,一日一次梳。《类聚》。○发多梳,则明目去风,故道家晨梳,常以百二十为数。《延寿》。

发占凶证

病人发直如麻者,十五日死。○病人发如干麻,善怒者死。○病人发与眉冲起者,死。扁鹊

单方

凡十八种。

针砂 染白发令黑。取二钱,醋浸七日,取晒干,炒黑,入没石子一个,为末,搽如上法。《本草》。

地黄 干、熟二种,皆黑须发良药。丸服,或酿酒服之,并佳。《本草》。

牛膝 止发白。煎服,或酿酒服之,佳。《本草》。

旱莲草 长须发,令变白为黑。六月采,取汁,入姜汁、蜜,熬为膏,每一匙,酒服。《本草》。

半夏 治眉发落不生。先用生姜擦三次后,半夏生为末,麻油调涂之,即生。《入门》。

竹沥 男女粘发，或因油膏而黏滞者，取竹沥涂之即解，和少盐尤妙。《野语》。

何首乌 黑须发。末服、丸服，或酿酒服，皆佳。《本草》。

芭蕉油 治妇人发落。涂之长发，令黑。《本草》。

槐实 久服，令须发不白。服法，详见身形。《本草》。

黑桑椹 变白发。酿酒服之佳。又取一斤，和蝌蚪一升，瓶盛，封口悬屋东头百日，尽化为黑泥，染白发髭黑如漆。《本草》。

母丁香 以生姜汁研，拔去白须，涂孔中，即生黑发。又，白蜜涂孔中，亦生黑者。《本草》。

胡桃 外青皮，和蝌蚪为泥，染白须令黑。又，胡桃仁取油，涂须发，令黑润有光。《本草》。

胡麻 生取油，涂头生秃发。又乌麻，九蒸九暴为末，枣膏丸服，令白发还黑。又，取叶煎汤沐头，长发。《本草》。

蔓菁子 压取油，涂头，能变蒜发。今人呼斑发为蒜发。《本草》。

熊脂 主头痒生白秃疮。发落常常涂之，令生发且长黑。○发落，熊脑髓作油，涂之。○发黄落，熊脂亦常涂之。《本草》。

白鸽粪 治头上白秃疮。取粪为末，以酸泔洗了，香油调敷。《本草》。

羊粪 治发落。烧灰，淋汁沐头，令易生而黑。又，发须落，粪和雁膏，付三宿即生。《本草》。

猪鬐膏 主发落。取腊月者，火上烊化，涂之即生。发薄不生，亦宜。《本草》。

 前 阴

前阴属宗筋

《内经》曰：前阴者，宗筋之所聚，太阴阳明之所合也。注曰：宗筋挟脐，下合于阴器，太阴脾脉、阳明胃脉皆辅近宗筋，故云合也。宗筋，谓阴毛中横骨上下之竖筋也。《内经》。

前阴诸疾

前阴诸疾，皆由足厥阴与督脉。经曰：足厥阴之脉，入毛中，过阴器，抵小腹，是肝脉所过也。又曰：督脉者，起于小腹以下骨中央，女子入系挺孔，循阴器；男子循茎下至篡，与女子等，是督脉所过也。○足厥阴之脉病，为丈夫㿉疝、狐疝，妇人小腹肿。《灵枢》。○督脉起于下极之俞，并于脊里，上至风府。任脉起于中极之下，以上毛际，循腹里，至咽喉。任脉为病，男子内结七疝，女子带下瘕聚。《灵枢》。○阴肿、阴痿、阴痒、阴挺、阴缩、木肾、阴蚀疮、肾脏风，皆前阴之疾也。

疝病之因

《内经》曰：病在小腹，腹痛不得大小便，病名曰疝，得之寒。○疝者，寒气结聚之所为也。《内经》。○疝者，睾丸连小腹急痛也。睾，阴丸也有痛在睾丸者，有在五枢穴边者，皆足厥阴之经也。或有形，或无形，或有声如蛙，有形如瓜，自《素问》以下，皆以为寒，理固然也。予思之，此病始于湿热在经，郁而至久，又感寒气外束，所以作痛，若只作寒论，恐为未备。人有踢冰涉水，终身不病此者，无热故也。盖大怒则火起于肝，醉饱则火起于胃，房劳则火起于肾，火积之久，母能令子虚，湿气便盛。厥阴属木，系于肝，为将军之官，其性急速，火性又暴为寒所束，宜其痛之太暴也，有以乌头、栀子作汤服之，其效亦敏，然湿热又须分多少而治，湿者肿多，癩病是也。《丹心》。

脉法

《内经》皆以滑脉为疝。《入门》。〇心脉搏滑急为心疝,肺脉沉搏为肺疝,肾脉、肝脉大急沉皆为疝。《内经》。〇肝脉滑甚为癞疝,心脉微滑为心疝,肾肝滑甚为癃癞。《内经》。〇肾脉大甚为阴痿。《纲目》。〇脉急者曰疝瘕,小腹痛。《内经》。〇三阳急为瘕,三阴急为疝。注曰:太阳受寒,血聚为瘕;太阴受寒,气聚为疝。《内经》。〇肾脉小急、肝脉小急、心脉小急不鼓,皆为瘕。注曰:小急为寒甚,不鼓则血不流,故血内凝而为瘕。《内经》。〇疝脉弦急,积聚在里,牢急者生,弱急者死。沉迟浮涩,疝瘕寒痛,痛甚则伏,或细或动。《脉诀》。〇寸口脉弦而紧,弦紧相搏则为寒疝。《正传》。〇妇人少阴脉滑而数者,阴中生疮。少阴脉浮而动,浮则为虚,动则为痛,妇人则阴脱下。《脉经》。〇疝瘕积聚,脉弦急者生,虚弱小者死。《脉经》。

疝专主肝

疝专主肝经,与肾经绝不相干。《丹心》。〇疝痛属足厥阴肝经也,小腹亦肝经也,故疝痛与小腹痛同一治法。《纲目》。〇《局方》多以为小肠气、膀胱气、肾气者,亦自其标本而言,其实主于肝也。盖肝脉环阴器,而上入小肠。又,肝肾皆属于下,与冲任督脉相附。肾与膀胱为脏腑,其气相通运,为外肾系于睾丸。此三经相连相会,然肝主筋,睾丸虽名外肾,非厥阴环而引之则与玉茎无由伸缩,在女子则为篡户阴门也。《灵枢》云:邪在小肠,连睾,系属于肾,贯肝,络肺。心系气盛,厥逆上冲肠胃,熏肝,散于肓,结于脐,惟取厥阴以下之,亦以厥阴为主也。《入门》。

疝病有七

疝名虽七,寒疝即疝之总名也。水疝即癞疝之属,气疝即狐疝之属,血疝即痈疖之属,惟筋疝罕见之,盖下疳疮之属也。《纲目》。〇七疝者,寒疝、水疝、筋疝、血疝、气疝、狐疝、癞疝是也。子和。〇曰疝、曰奔豚、曰小肠气、曰膀胱气,通谓之肾气。《直指》。〇癞有四种,曰肠癞、曰卵癞、曰气癞、曰水癞。《千金》。〇癞疝之中,有木肾者,有偏坠者。《入门》。〇阴癞属肝,系宗筋,胃阳明养之,世多不识,谓之外肾,非也。《三因》。〇又有七疝:一曰厥疝,二曰症疝,三曰寒疝,四曰气疝,五曰盘疝,六曰附疝,七曰狼疝。《圣惠方》。无证。〇戴氏曰:疝本属厥阴一经,俗说小肠、膀胱、肾气者,皆妄言也。《丹心》。

寒疝 寒疝者,囊冷结硬如石、阴茎不举,或控睾丸而痛,得之坐卧湿地,或寒月涉冰,或值雨雪,或坐卧风冷,使内过房,宜以温剂下之,久而无子。子和。

水疝 水疝者,肾囊肿痛、阴汗出,或囊肿状如水晶,或瘙痒出黄水,或小腹按之作水声,得之于饮水、醉酒、使内也。劳汗出,而遇风、寒、湿之气,聚于囊中,故如冰冷,令人为卒疝,宜以逐水之剂下之。子和。

筋疝 筋疝者,阴茎肿胀,或溃而为脓,里急筋缩,或茎中作痛,痛极则痒,或挺纵不收,或出白物如精,随溲而下,得之于房室劳伤,及邪术所使,宜以降心火之剂下之。子和。

血疝 血疝者,状如黄瓜,在小腹两旁、横骨两端约纹中,俗名便痈,得之于重感春夏大燠,劳于使内,气血流溢,渗入脬囊,留而不去,结成痈肿,脓小血多,或值情欲,当泄不泄,亦成此疾,宜以和血之剂下之。子和。

气疝 气疝者,其状上连肾俞,下及阴囊,多得于号哭忿怒,气郁而胀,号哭怒罢即气散者是也。有一治法,以针出气而愈,然针有得失,宜以散气之剂下之。或小儿亦有此疾,俗名偏坠,得之于父已年老,或年少多病,阴痿精怯,强力入房,因而有子,禀胎病也。此证难治,惟筑宾一穴,灸之而愈者。子和。

狐疝 狐疝者，其状如仰瓦，卧则入小腹，行立则出小腹入囊中，如狐昼出穴而尿，夜入穴而不尿，此疝出入往来上下，正与狐同类也，与气疝大同小异，宜以逐气流经之剂下之。子和。○狐疝，卧则入腹，立则出腹，偏入囊中者是也。狐夜伏而昼见，以见疝处厥阴之分，即人之阴篡隐奥之所，昼下而夜上，故以狐名焉。《纲目》。

癫疝 癫疝者，其状阴囊大如升斗，不痒不痛者是也，得之于地气卑湿，故江淮之间多有之，宜以去湿之剂下之。女子阴户凸出，亦是此类。不可温之补之，宜以苦药下之，以苦坚之。《纲目》。○癫疝者，睾囊肿大如升如斗者是也。《纲目》。癫疝肿痛硬如石。妇人阴门挺出，亦称癫病。小儿生来有此者，乃胎中宿疾也。《三因》。○癫有四种，肠癫、卵癫难治，气癫水癫针灸易治。《千金》。○肠癫，即小肠气也，吊外肾，偏坠肿痒。○卵癫，玉茎肿硬，引脐绞痛，甚则阴缩肢冷，囊上生疮。二证出水不止者死。○气癫，素有湿热，因怒激火，昏眩、手搐、面黑、睾丸能左右相过。○水癫，外肾肿大如升如斗，不痛不痒，俗呼膀胱气也。《入门》。○脐下疞痛连腰脊，控睾丸而痛者，谓之小肠气。○小腹牵囊茎痛者，名曰癀。《入门》。

疝病证候

《内经》曰：小腹控睾引腰脊，上冲心，唾出清水，及为哕噫，邪在小肠也。○《灵枢》曰：肾脉生病，从小腹上冲心而痛，不得前后，为冲疝。○小腹痛有三：肝病小腹引胁痛，小肠病小腹引睾丸腰脊痛，膀胱病小腹痛肿，不得小便。《纲目》。○疝之为病，外肾小腹作痛，或攻刺腰胁，或游走背膂，或冷气抢心，或手足厥冷。有壮热恶寒者，有洒淅寒热者，有不得大小便者，有下泄者，有自汗者，有积聚如杯、如臂、如桃李、如盘大，其于阴间则卵有大小而上下不

常，囊有肿胀，痛歇无定，挟冷、触怒则块物上冲心胸，心平气和则块物归入囊中。《直指》。

诸疝治法

疝痛属湿热，痰积流下作病，因寒郁而发也。《丹心》。○疝痛之证，古方用辛温之剂以散之，是治其标也。丹溪以为痰饮、食积、死血流注，归于厥阴肝经，用辛平之药以豁痰消积破血，是治其本也。夫疝痛有定处，是有形之积也，非痰饮与食积死血相聚而何哉，若是无形之气作痛，则走注满腹而流散于遍身矣。方广。○治法大要，以流行疏利为先，毋曰肾虚，得病不敢疏泄，盖肾为邪气所干，若不逐去病根，病何由愈，倘或姑息补住，使大小府秘而不通，邪气入腹冲心，危殆必矣。《直指》。○凡疝痛走注、无形者，属气也。痛有常处而有形，乃湿痰、食积、瘀血也。《入门》。○此疾虽因虚而得，不可以虚骤补。经云：邪之所凑，其气必虚。留而不去，其病即实，故必先涤去所蓄之邪，然后补之，诸药多借巴豆气者，盖为此也。《本事》。○疝有挟虚而发者，其脉不甚沉紧，而豁大无力者是也。其痛亦轻，惟觉重坠牵引耳，当以参、术为君，疏导药佐之。疏导即桃仁、山楂、枳实、栀子、茱萸、川楝、玄胡索、丁香、木香之类是也。《丹心》。○诸疝，以手按之大痛者为实，不痛者为虚。《丹心》。

寒疝药

宜禹功散方见下门、加味五苓散、下青木香元、蟠葱散、当归四逆汤、羊肉汤、乌头桂枝汤、三因葱白散、四神丸。

加味五苓散 治寒疝。本方方见寒门加木香、茴香、川楝子、槟榔、黑丑、破故纸、木通、青皮、三棱、蓬术煎水，吞下青木香元。《医鉴》。

青木香元 治寒疝及膀胱疝气、肿气。黑丑头末三两，破故纸、荜澄茄、槟榔各二

两，青木香一两。上为末，水丸梧子大，空心，盐汤下五十丸。《入门》。○一法，青木香元二百粒，斑猫七个同炒令微香，以瓷器盖之，候冷去猫，每五十丸，茴香酒吞下。盖疝属肝，故借猫以治风。《入门》。

蟠葱散 治脾胃虚冷，心腹攻刺连胸胁、膀胱、小肠、肾气作痛。苍术、甘草各一钱，三棱、蓬术、白茯苓、青皮各七分，缩砂、丁香皮、槟榔各五分，玄胡索、肉桂、干姜各三分。上粗末，作一贴，葱白一茎，煎服。《入门》。

当归四逆汤 治寒疝，脐下冷痛。当归一钱二分，附子、肉桂、茴香各一钱，白芍药、柴胡各九分，玄胡索、川楝子、茯苓各七分，泽泻五分。上锉，作一贴，水煎，空心服。《纲目》。

羊肉汤 治寒疝，脐腹胀痛，手不敢近。羊肉一斤，生姜五两，当归三两。上水八升，煮取三升，每服七合，日三服。○一妇，冬月解产，寒入产门，脐腹胀痛，手不敢近，服此汤，二服即愈。仲景。

乌头桂枝汤 治风寒疝气，入腹刺痛，阴缩，手足逆冷。大川乌一个，用蜜一盏同煎减半，取出细切，肉桂、白芍药各三钱三分，甘草二钱半。上锉，分二贴，入姜三枣二，及前煎蜜半合，同煎服。《入门》。○去乌头代附子，名为蜜附汤。《得效》。

《三因》葱白散 治寒冷气入膀胱作痛。川芎、当归、熟地黄、白芍药、枳壳、厚朴、蓬术、三棱、赤茯苓、肉桂、干姜、人参、川楝肉、神曲、麦芽、青皮、茴香、木香各五分。上锉，作一贴，葱白二茎，盐一匙，煎服。《三因》。

四神丸 治冷疝胀痛。吴茱萸一半酒浸一半醋浸焙干、荜澄茄、青木香各五钱，大香附一两。上为末，糊丸梧子大，盐汤下七八十丸。《丹心》。

水疝药

宜禹功散、三花神佑丸方并见下门、腰子散、秘传茱萸内消元，外用牡矾丹擦之。

腰子散 治水疝肿痛。黑丑、白丑等分并炒，取头末。上末三钱。取猪腰子一部，薄批，入川椒五十粒，茴香百粒，以牵牛末遍掺之，湿纸包裹，以线扎定，煨令香熟，取出，空心，温酒嚼下，取下恶物便愈。《直指》。

秘传茱萸内消元 治疝气及阴癫，偏大或生疮出黄水。吴茱萸半酒半醋浸一宿焙干、山茱萸、马蔺花醋浸焙、川楝肉、肉桂、黑丑头末、茴香盐炒、玄胡索炒、陈皮青皮并去白、海藻洗去咸焙、桃仁炒、白蒺藜炒、木香各五钱。上为末，酒糊和丸梧子大，盐汤或温酒下五七十丸。《直指》。

牡矾丹 治阴囊生疮出水，其痒甚苦，搔之无足，后必自痛。牡蛎粉、黄丹各二两，枯白矾四两，为末，遇夜用手捏药于痒处擦之，连擦三四次，自然平复。《入门》。

筋疝药

宜泻心汤 方见五脏、加减柴苓汤、清心莲子饮方见消渴、龙胆泻肝汤。

龙胆泻肝汤 治肝脏湿热，男子阴挺肿胀，妇人阴挺疮痒，或阴茎湿痒出脓水，此因酒得之。龙胆草、柴胡、泽泻各一钱，木通、车前子、赤茯苓、生地黄、当归并酒拌、山栀仁、黄芩、甘草各五分。上锉，作一贴，水煎，空心服。《入门》。

加减柴苓汤 治诸疝，因湿热肿痛出水。柴胡、泽泻各一钱，半夏、赤茯苓、白术、猪苓、山楂、栀子、荔枝核各七分。上锉，作一贴，水煎服，无荔枝核，则代橘咳。《入门》。

血疝药

宜玉烛散 方见胞门、桃仁承气汤方见寒门、复元通气散方见气门、神圣代针散。

神圣代针散 治血积疝痛，及诸疝刺痛，服之神效。乳香、没药、当归、白芷、川芎、芫青制各一钱。上为末，每服一字，甚者五分，先点好茶一盏，次糁药末在茶上，不得吹搅，立地细细呷之。《正传》。

气疝药

宜荡疝丸、蟠葱散方见上、气疝饮、三茱丸、聚香饮子。

荡疝丸 治气疝。黑丑头末、破故纸炒、茴香炒、川楝子炒各一两，蓬术、木香各四钱，青皮、陈皮各三钱。上为末，酒糊和丸梧子大，空心，酒下五七十丸。《医鉴》。

气疝饮 治气疝。黄连以吴茱萸煎水浸炒二钱，人参、白术各一钱，白芍药、陈皮各七分，甘草三分。上锉，作一贴，姜三片，水煎服。《入门》。

三茱丸 治气疝肿痛。山茱萸、吴茱萸、食茱萸各二两，破故纸炒一两七钱，川楝肉一两、斑猫十四个同炒赤去猫、黑丑头末炒一两，青盐、青皮、茴香炒各三钱。上为末，醋面糊和丸梧子大，先嚼桃仁十五粒，以温酒或盐汤下三五十丸。《丹心》。

聚香饮子 治七情所伤，遂成疝气。乳香、沉香、白檀香、木香、藿香、丁香各八分，玄胡索、姜黄、乌药、桔梗、桂心、甘草各四分。上锉，作一贴，姜三枣二，水煎服。《入门》。

狐疝药

寒湿下注于囊中，名为狐疝，亦属痰病。二陈汤方见痰饮加青皮、香附、苍术。《入门》。○宜服二香丸。又，丁香楝实丸、四妙川楝丸、茴香楝实丸，皆可选用。三方见下。

二香丸 治狐疝，上下出入作痛，或疝痛作则腹内块痛止，疝痛止则腹内块痛复作。木香、香附子各三两，山楂肉二两，三棱、蓬术并醋煮、神曲、姜黄、南星各一两，黄连与吴茱萸同炒、萝卜子、桃仁、栀子仁、橘核炒各五钱。上为末，姜汁浸蒸饼和丸梧子大，白汤下五七十丸。《丹心》。

癞疝药

大抵癞疝属湿多。《纲目》。○癞有四种，一曰肠癞，一名小肠气，宜天台乌药散、救命通心散、去铃丸、加味通心饮、蠲痛元、消疝丸、立效散。○二曰卵癞，即水疝之类，药亦同。○三曰气癞，即气疝，药亦同。○四曰水癞，即膀胱气，宜青木香元方见上、三花神佑丸方见下门、神保元治膀胱气胁下痛最妙方见气门、三白散、四味茴香散、茱萸内消元、杨氏麝香元、金铃散、三疝汤。○癞疝中有偏坠，有木肾，别立条。○癞病通用橘核丸、橘核散。

天台乌药散 治小肠气。川楝子十个、巴豆十四粒同麸炒黑色，去豆麸不用，乌药、木香、茴香炒、良姜、青皮各五钱，槟榔三钱。上细末，每一钱，温酒调下，痛甚炒姜，热酒下。东垣。

救命通心散 治小肠气痛。川乌一两，以青盐一钱，酒一盏浸一宿，去皮尖焙干，川楝子肉一两，以巴豆肉二十一粒同炒黑色去豆，茴香五钱，石燕一对火煅醋淬，土狗五枚，芥子一钱六分。上为末，每三钱，入羊石子内湿纸裹煨熟，夜半时好酒半升入盐，细嚼石子，以酒咽下，不得作声，小便大利，其病即去。《纲目》。

去铃丸 大治小肠疝气。茴香一斤，以生姜一斤取自然汁，浸一宿，约姜汁尽入茴香，然后入青盐二两同炒赤，取出焙燥为末，酒糊丸，梧子大，每三五十丸，温酒米饮任下。此药全实脾胃，且有盐能引入下部，有姜汁专一发散，而无疏导之害，服之累效。《入门》。

加味通心饮 治小肠疝气热痛，小便不通。瞿麦、木通、栀子、黄芩、连翘、枳壳、川楝子、甘草各一钱。上锉，作一贴，灯心二十茎，车前草五叶，同煎服。《得效》。

蠲痛元 治小肠膀胱气痛。玄胡索一两，川楝肉、茴香炒各五钱，白丑头末炒、当归、良姜、青皮、木香、乌药各二钱半，全蝎焙七个。上为末，姜汁浸蒸饼和丸梧子大，烧绵灰调酒，送下三五十丸。《直指》。

消疝丸 治小肠疝气。苍术一斤泔浸切片，葱白一斤切，和盐一两同炒黄去葱，川椒微炒、白茯苓、茴香炒各四两。上为末，酒糊和丸梧子大，空心，温酒下五七十丸。《集略》。

立效散 治小肠气痛。全蝎七个，缩砂三七枚，茴香一钱。上为末，分三贴，热酒调下，空心，即效。《资生》。

茱萸内消丸 治膀胱肾虚，结成寒疝，偏坠引痛，及小肠奔豚、疝癖等证。山茱萸、吴茱萸、川楝子、马蔺花、茴香、青皮、陈皮、山药、肉桂各二两，木香一两。上为末，酒糊和丸梧子大，酒下五十丸。《入门》。

杨氏麝香元 能寻诸处痛，凡膀胱气，胁下痛最难治，此药主之。木香、胡椒各一两，全蝎炒、巴豆霜各四钱，麝香一钱。上为末，蒸饼和丸麻子大，朱砂为衣，熟水下五七丸。《直指》。○神保元同，无麝香。

金铃散 治膀胱小肠气肿痛。大川楝子三十枚，取肉切片，巴豆肉三十粒，作片，同炒色焦，去巴豆。上以茴香炒，与川楝肉等分，并入木香二钱半。上为末，每二钱，水酒各半，煎葱白汤调下，空心。《直指》。

三疝汤 治膀胱气肿痛。车前子二钱四分，茴香一钱六分，葱白一钱二分，沙参八分。上锉，作一贴，水煎服。《集成》。

橘核丸 治四种癀疝，卵核肿胀，偏有大小，或硬如石，或小腹绞痛，甚则囊肿溃烂出黄水。橘核炒、海藻盐酒炒、昆布盐酒炒、海带盐水洗、桃仁麸炒、川楝子炒各一两. 玄胡索炒、厚朴、枳实、桂心、木香、木通各五钱。上为末，酒糊和丸梧子大，温酒或盐汤下六七十丸。《入门》。○久不消，加醋煮硇砂二钱。《得效》。

橘核散 治四种癀疝，久者用橘核丸，新者用橘核散。橘核一钱半，桃仁十五枚，栀子仁一钱，川乌炮、吴茱萸各五分。上各

炒，为粗末，作一贴，水煎服。《丹心》。○橘核单止痛，乌头散寒郁，山栀除湿热，又引乌头速下，不令胃中停留，用之甚捷。《入门》。

三白散 治膀胱气蕴热，阴囊肿胀，大小便不通。白丑头末一两，桑白皮、白术、木通、陈皮各二钱半。上为末，每二钱，姜汤或葱白汤调下。《得效》。

四味茴香散 治囊茎抽痛不可忍，俗名小肠气。乌药酒浸一宿焙、良姜、茴香、青皮各一两。上为末，每二钱，发时热酒调下。《入门》。

阴卵偏坠

阴卵一边肿大，偏坠牵引或痛，古方谓之卵癀，宜金铃子丸、茱萸内消元、马蔺花丸、茴香安肾汤、加减香苓散。○偏左多瘀血怒火，偏右多湿痰食积。《入门》。

金铃子丸 治疝气偏坠，痛不可忍。川楝子肉五两，锉作五分，一用斑猫十个同炒去猫，二用茴香三钱、盐半钱同炒去盐留茴香，三用黑丑三钱同炒去黑丑，四用破故纸三钱同炒留故纸，五用萝卜子一钱同炒，去萝卜子。上为末，酒糊和丸梧子大，温酒下三五十丸。《澹寮》。

茱萸内消元 治阴癀偏大，肾囊肿胀，或生疮疡，时出黄水。川楝肉一两半，大腹皮、五味子、玄胡索、海藻各一两二钱半，桔梗、青皮、山茱萸各一两，木香七钱，茴香、桂心、川乌炮、吴茱萸、食茱萸、桃仁各五钱。上为末，酒糊和丸梧子大，温酒下三五十丸。《得效》。

马蔺花丸 治癀疝偏坠，及妇人阴癀，小儿偏坠，无有不效。即上橘核丸加马蔺花一两，槟榔五钱也。服法亦同。《正传》。

茴香安肾汤 治左边偏坠，丸如鸡鸭子大。人参、白术、白茯苓、茴香、破故纸、槟榔、乌药、便香附、缩砂、荔枝核各八分，黄柏、泽泻各六分，木香、玄胡索各四分，升麻、甘草各二分。上锉，作一贴，煎

服。《医鉴》。

加减香苓散 治偏坠气，初起壮热憎寒，乃发表分利药也，一服而愈。枳壳、陈皮、香附子、苍术、麻黄、猪苓、泽泻、木通、滑石、车前子、三棱、蓬术、川楝子、玄胡索、甘草各七分。上锉，作一贴，入生姜三片，葱白二茎，水煎服。《医鉴》。

木肾

木肾之证，胀大作痛，顽痹结硬，治法当温散温利，以内消之。又有坠堕跌伤，惊气与败血交攻，亦有木强胀痛之证，治法更为之消瘀，宜川楝散。《直指》。〇木肾者，阴茎坚硬，顽痹不痛，乃心火不降，肾水不温，宜四制茱萸丸、四炒川楝丸一方见下。败血攻入者，当消瘀血。《入门》。〇木肾不痛，宜活肾丸。《入门》。〇消渴木肾，一名强中，无治法。详见消渴。

川楝散 治外肾胀大，麻木痛硬，谓之木肾，又治奔豚疝气偏坠。川楝子四十九个。先切七个取肉，以茴香二钱半同炒并留；又切七个，以破故纸二钱半同炒并留；又切七个，以黑丑二钱半同炒并留；又切七个，以盐一钱同炒并留；又切七个，以斑猫十四个同炒去猫；又切七个，以巴豆肉十四个同炒去巴；又切七个，以萝卜子二钱半同炒去萝卜，乃入下药，茴香炒、木香各五钱，辣桂二钱半。上为末，酒面糊和丸梧子大，空心，盐酒下三五十丸。〇瘀血木肾，以前方加玄胡索五钱略炒，剂之以没药末，和温酒吞下。《直指》。

活肾丸 治木肾不痛。苍术盐炒一两，黄柏酒洗、枳实、滑石各七钱，南星炮、半夏制、山楂肉、神曲炒、白芷各五钱，昆布、吴茱萸各三钱。上为末，酒糊和丸，梧子大，盐汤下七十九。一方，无枳实，有枸杞子。《入门》。

奔豚疝气

脐下有动气，名曰肾气，亦曰奔豚。奔豚，肾之积名也。五积中，惟脐下奔豚冲心最急，其人素有肾积，因伤寒之邪，冲突下焦，致其发动，如江豚之奔冲也。大抵真气内虚，水结不散，气与之搏，即发奔豚，虽有发表攻里之证，汗之下之皆不可也，理中汤方见寒门加肉桂及赤茯苓，去白术主之。盖桂能泄奔豚，茯苓能伐肾邪故也。白术助土克水，燥肾闭气，是以去之。《丹心》。〇奔豚气冲心，宜夺命丹、葫芦巴元、一捻金散。

夺命丹 治奔豚疝气，上冲小腹引痛，神效。吴茱萸一斤，内四两酒浸、四两醋浸、四两白汤浸、四两童便浸，并焙干；泽泻二两。上为末，酒面糊和丸梧子大，空心，盐汤下五七十丸。《局方》。〇《入门》一名四制茱萸丸。

葫芦巴元 治奔豚疝气上冲，痛不可忍。茴香炒三两，白丑头末二两，川乌炮、巴戟、吴茱萸各一两半，川楝子、葫芦巴各一两。上为末，酒糊和丸梧子大，空心，酒下二三十丸。《直指》。

一捻金散 治奔豚疝气上冲，及小肠气，脐腹大痛。玄胡索、川楝肉、全蝎炒、茴香炒。上为末，每一钱，热酒调下，神验。《正传》。

阴纵阴缩

《灵枢》曰：茎垂者，身中之机，阴精之候，津液之道也。〇阴纵，谓前阴受热，挺长不收也。阴缩，谓前阴受寒，入腹内也。经曰：足厥阴之筋，伤于内则不起，伤于寒则阴缩入，伤于热则纵挺不收是也。《纲目》。〇阴囊垂缩，有寒有热，夫热在外寒在内，则囊垂，此九夏之气也；寒在外热在内，则囊缩，此三冬之气也。以不病人论之，夏暑大热，囊卵累垂；冬天大寒，急缩收上。盖冬天阳气在内，阴气在外，故寒在外则皮急，皮急则囊缩；夏月阴气在内，阳气在外，故热在外则皮缓，皮缓则囊垂，此癫疝之象。至于伤寒及热病，热入厥阴则囊卵缩者，热伤筋，筋急故也。凡火灼则筋急，亦其类也。《纲目》。○阴缩，在女子则阴户急痛，引小腹疼。《入门》。○男子阴挺肿胀，阴茎诸疾，通用龙胆泻肝汤。方见上。○阴囊缩，详见伤寒门及霍乱门，可参考。○一少年，玉茎挺长，肿而痿，皮塌常润，磨股难行，两胁气逆上，手足倦弱，先以小柴胡汤方见寒门加黄连，大剂行其湿热，少加黄柏降其逆上之气，肿渐收，外以丝瓜汁调五倍子末，敷之而愈。《丹心》。

脱阳证

详见救急。

阴痿

阴痿，皆耗散过度，伤于肝筋所致。经云：足厥阴之经，其病伤于内则不起，是也。《纲目》。○阴痿，乃七伤之疾。虚劳门参考。○阴痿，宜还少丹、五精丸、上丹、膃肭补天丸、固本健阳丹方见妇人、九仙灵应散。

还少丹 治下部脉微细，阴痿不起。熟地黄、枸杞子各一两半，山药、牛膝、远志、山茱萸、巴戟、白茯苓、五味子、石菖蒲、肉苁蓉、楮实子、杜仲、茴香。上为末，蜜和枣肉为丸梧子大，空心，温酒或盐汤下三五十丸。《集略》。○亦有郁火甚，而致痿者。非还少丹所能起，当服黄柏、知母，清火坚肾之药。《节斋》。

五精丸 治肾虚阴痿。秋石、鹿角霜、白茯苓、阳起石、山药各等分。上为末，酒糊和丸梧子大，每服五十丸。常近火气，使干燥，服之无恋膈之患。《丹心》。

上丹 治劳伤虚损，男子绝阳，庶事不兴。五味子八两，蛇床子、菟丝子、百部根、杜仲、白茯苓、防风、巴戟、肉苁蓉、山药、远志、枸杞子、柏子仁各二两。上为末，蜜丸梧子大，空心，温酒或盐汤下五七十丸。《局方》。

膃肭补天丸 治虚损阴痿。胡桃肉三两，白术二两半，白芍药、黄芪、熟地黄、杜仲、牛膝、破故纸、川楝肉、远志各二两，温腽脐、人参、白茯苓、枸杞子、当归、川芎、茴香各一两半，木香、茯神、甘草蜜炙各一两，沉香五钱。上为末，用膃肭制酒，煮面糊和丸如梧子大，空心，温酒或盐汤下五七十丸。《入门》。

九仙灵应散 治男子阴湿阳痿，每逢不举。附子炮、蛇床子、紫梢花、远志、石菖蒲、海螵蛸、丁香、木鳖子各二钱，小脑一钱半。上粗末，每五钱，水三碗煎至一碗半，温洗湿处并阴囊，日二次，留水再温洗，多洗尤好。《回春》。

阴冷

下部阳虚，阴冷如冰，宜八味丸方见五脏、加减内固丸、十补丸、吴茱萸汤、清魂汤、回春散、助阳散。○一僧病疝，冷气上贯齿，下贯肾，紧若绳挽，两睾时肿而冷。戴人诊两手，脉细而弱，断之曰：秋脉也，此因金气在上，下伐肝木，木畏金，抑而不伸，故病如是。肝气盘薄，不能下荣于睾丸，故其寒实非寒也。木受金制传之胃土，胃为阳明，故上贯齿。肝木者心火之母也，母既不伸，子亦屈伏，故下冷而水化乘之。经曰：木郁则达之，土郁则泄之。令涌泄四次，果觉气和，睾丸痒而暖。戴人曰：气已入睾中矣。以茴香、蓬术之药，使服之一月而愈。子和。

加减内固丸 治命门火衰，肾寒阴痿，元阳虚惫。巴戟、肉苁蓉、山茱萸、菟丝子各三两，破故纸二两半，石斛、葫芦巴各二两，茴香一两，附子五钱。上为末，蜜丸梧子大，温酒或盐汤下五七十丸。《入门》。

十补丸 治寒疝阴冷，及小肠膀胱奔豚等证。附子一两，防风一两锉如豆大，盐四两，黑豆一合，同炒附子裂，去诸药，只取附子；葫芦巴、木香、巴戟、川楝肉、肉桂、玄胡索、荜澄茄、茴香炒、破故纸炒各一两。上为末，糯米粉酒打糊和丸梧子大，朱砂为衣，酒下五七十丸。《丹心》。

吴茱萸汤 治厥疝上逆，阴冷囊寒。川乌、细辛各七分半，吴茱萸五分，良姜、当归、干姜、肉桂各二分半。上锉，作一贴，水煎服。《正传》。

清魂汤 治外肾冷，前阴痿，阴囊湿痒。柴胡、酒黄柏、生甘草各一钱，升麻、泽泻各七分半，当归梢、羌活、麻黄根、防己、草龙胆、赤茯苓各五分，红花一分，五味子九粒。上锉，作一贴，水煎服。东垣。

回春散 治阴冷如神。○歌曰：一钱白矾八分丹黄丹也，二分胡椒细细研，焰硝一分共四味，好醋调和手内摊。○又歌曰：男左女右合阴处，浑身是汗湿衣衫，此方用者如神效，不义之人不可传。《医鉴》。

助阳散 治急阴冷。干姜、牡蛎各一两。上为末，以烧酒调稠搽手上，用双手揉外肾，妇人揉两乳。《医鉴》。

阴肿

阴囊肿大，或不痛，即水癞之类。新发者，宜三白散、橘核散。久者，宜橘核丸。三方见上○阴肿，宜五苓散方见寒门合三疝汤方见上，加青皮、槟榔、木通，空心煎服。《入门》。○阴肿偏大或痛，牡蛎煅粉、干姜炮末一两，水调如糊，涂病处，即愈。《本草》。○阴肿，宜用蝉蜕散。○小儿外肾肿大，茎物通明，牡蛎粉、津唾调涂。又，地龙粪、薄荷汁调涂，葱白汁、甘草汁皆可。《本草》。○大人、小儿阴肿硬痛，地龙不去土为末、蚯蚓粪等分，以鸡子清调敷患处，绵巾包裹登时缩上，即洗去，如神。《种杏》。

蝉蜕散 治阴囊忽肿大，多因坐地触风湿，或虫蚁吹着。蝉蜕五钱，水煎，洗肿处，再三次，服五苓散合三疝汤，如上法。《得效》。

囊痈

详见痈疽。

阴囊湿痒

阴囊湿痒，谓之肾脏风。人之精血不足，内为嗜欲所耗，外为风冷所乘，风湿毒气从虚而入，囊下湿痒，或生疮皮脱，下注则两脚生疮癣、或耳鸣眼昏，宜活血驱风散、蒺藜散、四生散、乳香龙骨散、乌头丸、椒粉散。《直指》。

活血驱风散 治肾脏风，囊下湿痒，脚生疮癣。白蒺藜炒、当归、川芎、白芷、细辛、桃仁、半夏、槐实、白芍药、五灵脂、甘草生各六分，苍术、杜仲、桂皮、薏苡仁、天麻、橘红、槟榔、厚朴、枳壳各三分。上锉，作一贴，姜五枣二，水煎入乳香末少许，空心服之。乳香以佐心气，使心肾相交也。《直指》。

蒺藜散 治癞风上攻，耳鸣目眩，下注阴湿疮痒。草乌水浸三日，逐日换水，去皮晒干，白蒺藜炒各五钱；白芷、白附子、生苍术炒、荆芥穗各二钱半。上为末，米糊和丸梧子大，盐酒下三五十丸。《直指》。

四生散 治肾脏风，脚下生疮癣，或两耳鸣痒。白蒺藜、黄芪、独活、白附子各等分。上为末，每二钱，薄荷酒调下。○或以猪腰子批开，入药末二钱，合定裹煨香熟，空心细嚼，以盐酒送下，即差。《局方》。

乳香龙骨散 治外肾湿痒，淫烂如癓。龙骨、石膏生、五倍子各二钱半，白及、乳香、黄丹各一钱二分半，麝香少许。上为末，先以苦参、大腹皮、紫苏叶煎汤，温洗后，掺敷。东垣。

乌龙丸 治肾脏风，下注生疮癣。川乌、草乌各一两，以黑豆半升煮透软，去皮脐，切晒干，入白附子、天麻、地龙各五钱。上为末，酒糊和丸梧子大，空心，盐汤吞下三五十丸。《本事》。

椒粉散 治阴囊湿痒。麻黄根二钱，黑狗脊即贯众也、蛇床子各一钱，川椒、当归梢、猪苓各六分，斑猫四枚，轻粉、红花各少许。上为末，干掺，避风冷。东垣。

疝痛劫药

寒疝入腹刺痛，及小肠膀胱气痛剧，宜栀附汤。〇劫疝痛药，乌头、栀子并切炒，擂细，顺流水入姜汁调服。栀子以降湿热，乌头以破寒郁，皆下焦之药，而乌头为栀子所引，其性急速，不容胃中停留也。《正传》。〇又方，桂枝、山栀炒、川乌细切炒。上为末，姜汁糊和丸，姜汤下三四十丸，大能劫痛。《纲目》。

栀附汤 能劫疝止痛。山栀四十九枚烧半过，大附子一个炮熟。上锉，取二钱，水一盏，酒半盏，煎至七分去滓，入盐一撮，温服。盖川乌治外束之寒，栀子治内郁之热也。《纲目》。〇一名仓卒散。

神圣代针散 治诸疝，极痛不可忍。服之神效。方见上。

诸疝通治

治疝，通用二陈汤，随证加减。《入门》。〇四气七情疝，通用五苓散方见寒门。猪苓、泽泻分阴阳以和心与小肠，白术利腰脐间湿与死血，茯苓利膀胱水，木得桂则枯，故用以伐肝木。《入门》。〇通治宜葫芦巴元方见上，又治小腹有形如卵，上下痛不可忍。〇马蔺花丸方见上、茱萸内消元方见上、复元通气散方见气门。通治宜茴香楝实丸、木香金铃丸、丁香楝实丸、四炒川楝丸、五炒川楝丸、乌附通气汤、十味苍柏散、神消散。

茴香楝实丸 治男子七疝，妇人带下瘕聚，痛不可忍，皆任脉所主，治法同焉。川楝子炒、茴香、山茱萸、吴茱萸、食茱萸、青皮、陈皮、马蔺花、芫花各一两。上为末，醋糊和丸梧子大，温酒下五十丸。《丹心》。

木香金铃丸 治诸般疝气，及外肾肿胀痛，一服立应。乳香、没药、木香、附子炮、茴香盐炒、川楝肉、玄胡索、全蝎炒、人参各等分。上为末，酒糊和丸梧子大，空心，黄酒下百丸。《医鉴》。

丁香楝实丸 治男子七疝，女子瘕聚带下。当归、附子炮、川楝肉、茴香各一两。上锉，好酒三升，煮酒尽为度，焙作细末，每药末一两，入丁香、木香各二钱，全蝎十三个，玄胡索一两。上并为末，与前药拌匀，酒糊和丸梧子大，空心，酒下百丸。凡疝气带下，皆属于风，全蝎治风之圣药，川楝、茴香皆入小肠经，当归、玄胡索和血止痛。疝气带下，皆积寒邪于小肠之间，故以附子佐之，丁香、木香为引导也。有人患疝痛三年，服此三剂，良愈。《纲目》。

四炒川楝丸 治一切疝气肿痛缩小，久服断根。川楝肉一斤作四分：一分用麸一合，斑猫四十九枚同炒；一分用麸一合，巴戟一两同炒；一分麸一合，巴豆四十九枚同炒；一分用盐一两，茴香一合同炒。并以麸黄色为度，拣去同炒药，只取川楝肉，再加木香、破故纸炒各一两，为末，酒糊和丸梧子大，每五十丸，盐汤下，日三服。《入门》。

五炒川楝丸 治诸疝。川楝肉五两。将一两斑猫三个同炒，一两茴香三钱、盐五分同炒，一两破故纸三钱同炒，一两黑丑三钱同炒，一两萝卜子一钱同炒。拣去同炒药，只留茴香、破故纸、川楝肉为末，酒糊和丸梧子大，温酒下五十丸。《入门》。

乌附通气汤 治新久疝病，四气七情疝皆效。乌药、香附子、当归、白芍药、山楂肉、橘皮各一钱，白术七分，赤茯苓、泽泻各五分，猪苓、木香、甘草各五分。上锉，作一贴，水煎，空心服。《入门》。

十味苍柏散 通治湿热疝痛。苍术、黄柏、香附子各一钱，青皮、玄胡索、益智仁、桃仁各七分，茴香炒、附子炮、甘草各五分。上锉，作一贴，空心，水煎服。《入门》。

神消散 治诸般疝气，外肾胀痛。山栀仁盐水炒黑、橘核炒、茴香盐水炒各一两，荔枝核八钱，益智仁炒七钱，槟榔五钱，青皮油炒三钱。上为末，每二钱，烧酒调，空心服，不饮酒盐汤服。《医鉴》。

疝病危证

疝痛之证，或因风寒外袭，或因怒气上冲，小腹作痛，上连胁肋，甚则搐入反张，咬牙战掉，冷汗交流，须臾不救。《丹心》。○疝病虚甚，上为呕吐，下有遗精者危。《入门》。○惟是逆气长嘘，中脘停酸，躁闷扰扰，甚而至于呕吐，最为恶候。盖脾土不济，肾水上乘，必为酸汁，或为痰涎，遂成暴吐，大小二便关格闭涩，而肾汁胃汁皆自其口出也，如此者大抵不救矣。《直指》。

疝病禁忌

凡疝病，非痛断房事与厚味，不可用药。《丹心》。

阴囊病死候

《灵枢》曰：悲哀动中则伤魂，魂伤则阴缩而挛。○伤寒及热病，肝气绝则舌卷，卵上缩而终矣。盖肝者筋之合也，筋者聚于阴器而脉络于舌本，故如是也。《灵枢》。○病人阴囊茎俱肿者死。扁鹊。

导引法

坐舒两脚，以两手捉大拇指，使足上头下极挽五息止，引腹中气遍行身体，去疝瘕病。《类聚》。

阴蚀疮下疳疮

详见诸疮。

妇人阴门诸疾

有阴挺、阴脱、阴肿、阴冷、阴痒、阴疮、交接出血。

阴挺阴脱

癫疝，在妇人则为阴户突出，名曰阴癫，宜马蔺花丸。方见上。《正传》。○阴中突出如菌如鸡冠，四围肿痛，乃肝郁脾虚下陷，先以补中益气汤方见内伤加栀子、茯苓、车前子、青皮，清肝火升脾气，更以归脾汤方见神门加栀子、茯苓、川芎调理，外涂藜芦膏。《入门》。○阴挺出一条尺许，痛坠尿涩，朝服补中益气汤，晚服龙胆泻肝汤方见上，外涂藜芦膏。《入门》。○阴中生一物，渐大，牵引腰腹膨痛，此因多服热药，或犯非理房事。兼意淫不遂，名曰阴挺，洗心散方见火门末，每二钱，生地黄汤调下，仍用黑狗脊、五倍子、白矾、水杨根、鱼腥草未详、黄连各一两为散，分四贴，以有嘴瓦罐煎熟，以罐嘴上贯挺上，先熏后洗，立效。《得效》。○阴挺，宜服一捻金元。○阴挺突出有热，小柴胡汤合四物汤，加龙胆、青皮。《入门》。○阴脱。详见妇人。

一捻金元 治妇人阴挺，诸药不效。玄胡索、茴香、吴茱萸、川楝子、木香各二两。上为末，粳米糊和丸梧子大，空心，木通汤下三五十丸。仍用片脑五分，铁孕粉一钱，水调，刷敷阴挺上。《得效》。

藜芦膏 治诸努肉，如菌突出。藜芦为末，猪脂调和涂之，一日一易，努肉自入。《入门》。

阴肿阴痒阴疮阴冷交接出血

阴肿痛极，便秘欲死，枳橘熨之。四物汤加柴胡、栀子、牡丹皮、龙胆草煎服。《入门》。○阴户肿痛不闭，寒热尿涩，宜加味逍遥散方见妇人加知母、地骨皮、车前子。《入门》。○妇人阴户生疮，乃七情郁火，损伤肝脾，湿热下注也。《入门》。○阴内下疳疮，因月后便行房，致成湛浊，伏流阴道，遂生疳疮，与男子妒精疮略同。黄丹、枯白矾、萹蓄、藁本各一两，硫黄、蛇床子、荆芥各五钱，蛇蜕一条烧灰。上为末，别以荆芥、蛇床子煎汤温洗，拭干，以清油调药末糁之。《得效》。○妇人阴蚀疮，宜用洗溻汤、疳湿散。《得效》。○阴中生䘌蜃疮，虫如小蛆，乃湿热郁滞也，宜服硫鲤丸，外用生艾汁调雄黄末，烧烟熏之，更用雄黄锐散方见寒门纳阴中。《入门》。○阴中生细虫，痒不可忍，蚀入脏腑即死，令人发寒热，先以蛇床子煎汤，洗净拭干，铜绿散掺之。《入门》。○湿痒出水痛者，忧思过伤所致。归脾汤方见神门加柴胡、栀子、牡丹皮、赤芍药煎服，溃烂者宜加味道遥散。《入门》。○妇人阴畔生疮，以凉血饮方见后阴加凌霄花少许煎，空心服。《得效》。○阴冷，宜麝香丸、回春散、助阳散。方见上。○交接出血而作痛，乃房室有伤，由肝火动脾，而不能摄血，宜用归脾汤方见神门、补中益气汤方见内伤，外用熟艾，绵裹入阴中，乱发、青皮烧灰为末，掺之。《入门》。

枳橘熨法 治妇人阴肿如石，痛不可忍，二便不利欲死。橘皮、枳实各四两，炒令香热，以绢袋盛，分两包，遍身从上至下及阴肿处，频频熨之，冷则换温者，直至喉中有枳实气，即效。《入门》。

洗溻汤 疗妇人阴蚀疮。龟甲五两，黄芩、干地黄、当归、芍药各二两，干漆、甘草各一两。上锉，水七升煮取一半，去滓，以绵帛蘸汤，以溻疮处，日二度，溻后拭干，取疳湿散，掺敷疮上。《得效》。

疳湿散 治同上。五月五日虾蟆、木香、硫黄、铁精等分为末，入麝香少许，掺敷患处。《得效》。

硫鲤丸 治阴门内疳疮生虫，下如柿汁，臭秽难近。大鲤鱼一个去头皮，硫黄一两，入鱼肚中，湿纸裹，黄泥固济，火煅烟尽为末，米糊和丸梧子大，空心，温酒下三十丸。《入门》。

铜绿散 治男女阴湿疮、虫蚀疮。五倍子五钱，白矾一钱，乳香、铜绿各五分，轻粉二分半。上为末，先以药水洗，后掺之。《入门》。

麝香丸 治妇人阴中久冷无子，或下白带。蛇床子、龙骨各五钱，吴茱萸、枯白矾、木香各三钱，不灰木、白芷各二钱半，零陵香、藿香各二钱，丁香、小脑各一钱

半，麝香二分半。上为末，蜜和，两作三十丸，每取一丸，绵裹，纳阴中。《丹心》。

单方

凡三十八种。有蜘蛛散、驿马丸。

白矾 治阴生疮。白矾、麻仁等分为末，槐白皮煎汤，洗疮，猪脂调敷。○阴痒，白矾、蛇床子，煎水淋洗。《本草》。

硫黄 治女人阴疮。硫黄为末，日三敷。○疮痒不可忍，硫黄、白矾煎汤洗之。杏仁烧灰，油调涂之。《本草》。

甘烂水 治奔豚殊胜。煎药用之。《本草》。

牛膝 主阴痿。煎服或酿酒服之。○妇人小户嫁痛。牛膝二两，酒煎服之。《本草》。

蛇床子 温阴之主药，煎汤浴男女阴，去风冷益阳事，去阴汗。又为末，和米粉，绵裹纳阴中，即温。《本草》。

地肤子 治跳跃举重，卒得阴癞。地肤子二两半，白术一两半，桂心五钱。上为末，酒下二钱。《千金》。

沙参 治诸疝痛欲死。为末，酒服二钱，或锉一两，煎服亦佳。《本草》。

淫羊藿 主阴痿，此兴阳之剂也。取一斤，酒浸服之或作丸久服，亦佳。《本草》。

海藻 疗疝癞核肿。常食，消男子癞疾，入药服亦佳，海带、昆布同功。《本草》。

茴香 治小肠疝痛，不省人事。茴香盐炒、枳壳各一两，没药五钱，为末，酒下二钱○卒疝痛欲死。茴香茎叶，捣取汁，一合和热酒一合服之。《本草》。

玄胡索 治小肠疝痛。玄胡索盐炒三钱，全蝎一钱，为末，酒下一钱，或与干姜等分，末服，亦佳。《入门》。

狼牙 妇人阴蚀疮，溃烂臭秽。狼牙煎取浓汁，浸洗患处。或绵缠子，蘸汁滴入阴户，日四五次。《得效》。

桂皮 寒疝痛，四肢逆冷。桂心末一钱，热酒调下。○外肾肿痛。桂心末，和酒

涂之。桂能泄奔豚，故效。《本草》。○治偏坠大者。桂心、干姜各一两，为末，绵一两，水三碗同煮，晒干。又浸煮，又晒，水尽为度，用绵包阴丸，汗出，数次便愈，亦治癫疝不痛。《纲目》。

槐白皮 主男子阴疝卵肿，妇人阴门痒痛，及下部湿痒。水煮，取汤淋浴之。《本草》。

黄柏 治下疳疮，及阴茎上疮。黄柏、蛤粉等分，为末，糁之即愈。盖黄柏去热，蛤粉燥湿故也。《丹心》。

楮木叶 治木肾，取雄楮叶，晒干为末，酒糊和丸梧子大，空心，盐酒下三十丸。楮无实者，雄也。《纲目》。

枳实 主妇人阴肿痛。枳实多取，炒令热，布裹熨之，冷即易。《本草》。

川椒 凡肾气痛，须用川椒，水煎服。○阴冷肿痛。生椒，布裹着囊丸，热气通即差。○奔豚气及内外肾牵痛。椒叶，和艾及葱白同研烂，以醋汤拌罨，妙。《本草》。秦椒亦可。

川楝子 治疝气，大小便不通，痛不可忍。川楝子肉四十九个，巴豆肉四十九个。同炒，以楝子黄色为度，去巴豆，只取楝子为末，每二钱，温酒调下。《得效》。

乱发灰 治下疳疮，及阴头疮。先以药水洗，取发灰敷之，干则油调敷，仍以米饮调发灰，空心服。《直指》。

鳖甲 治阴蚀疮，及阴头痛。取甲烧为末，鸡子白调敷之。《本草》。

乌贼鱼骨 主阴蚀疮。为末敷之。○又治小户嫁痛。烧为末，酒服二钱。《本草》。

原蚕蛾 壮阳，起阴痿，令交接不倦。焙为末，酒服一钱，或丸服亦佳。《本草》。

鳗鲡鱼 起阳。取鱼，和五味煮熟，空心食，甚补益。○妇人阴蚀疮痒。取油涂，或烧烟熏。《本草》。

地龙粪 治小儿阴囊肿痛。取粪，甘草汁调敷。薄荷汁尤好。○干地龙为末，葱椒汤洗后，唾调敷。《纲目》。

蜘蛛 主大人小儿癫及狐疝上下作痛。蜘蛛散主之，蜘蛛十四枚熬，肉桂五钱，为末，大人一钱，小儿五分，酒下，空心，或蜜丸服之亦佳。《本草》。

橘核 治膀胱肾气痛。微炒去壳为末，酒调下一钱。《本草》。

覆盆子 主阴痿，能令坚长。作丸久服良。《本草》。

桃叶 主女人阴疮，如虫咬痒痛。生桃叶，烂捣，绵裹纳阴中，日三易。○又桃枝五七枚，打头使散，以绵缠之，蘸涂硫黄末，烧烟熏阴中。○妇人阴肿，小儿癫，杵桃仁敷之。《本草》。

杏仁 治妇人阴蚀疮，痒不可忍。烧研如泥，绵裹纳阴中，能杀虫。《本草》。

葱白 治奔豚疝气痛，浓煎汤饮之。○又，癫疝小腹痛，细切，和盐炒，熨之。《本草》。

雀肉 壮阳强阴。取肉，以蛇床子熬膏，和丸服，谓之驿马丸。○雀卵，和天雄、菟丝子，丸服，令阴强盛。《本草》。

鹿肾 壮阳气。作酒及煮粥服。○鹿头骨髓，和蜜煮服，壮阳，令有子。《本草》。

牡狗阴茎 主阴痿，令强热大，生子。焙干为末，和酒服。○黄狗肉，壮阳道，和五味煮熟，空心食。《本草》。

腽肭脐 主阴痿，助阳气，治疝冷。酥炙为末，空心，酒下一钱，或丸服之。《本草》。

牛外肾 治疝痛。牛阴茎炙干作末，温酒调服。《俗方》。○妇人阴痒痛闷。牛肝或猪肝，炙热纳阴中，虫尽出。《本草》。

貂鼠四足 主卒疝痛。烧为灰，酒调服。○青鼠足、黄狼足，亦同。《俗方》。

弱阳诸物 水银不可近阴，令阴消无气。《本草》。○兔肉弱阳，不可食。《本草》。○蓼菜蕨，俱弱阳，勿食。《本草》。

针灸法

诸疝，取关元，灸三七壮；大敦，灸七壮。《得效》。○大敦主七疝痛。《纲目》。

〇诸疝大法，取大敦、行间、太冲、中封、蠡沟、关门、关元、水道、三阴交、足三里。《纲目》。〇卒疝睾肿暴痛，取蠡沟、大敦、阴市、照海、下巨虚、小肠俞。《纲目》。〇阴缩痛，灸中封。《资生》。〇狐疝，取太冲、商丘、大敦、蠡沟。《纲目》。〇妇人疝瘕痛，与狐疝同，取天井、肘尖、气海、中极。《纲目》。〇膀胱气，取委中、委阳。《纲目》。〇小肠气，灸风市、气海。又灸独阴，取太冲。又，灸脐左右各去一寸半两穴，各七壮立效，名曰外陵穴。《得效》。〇诸疝上冲，气欲绝，灸独阴神效。《得效》。〇癫疝偏坠，取大巨、地机、中极、中封、交信、涌泉。《纲目》。〇又法，以秆量患人口两角，为一折断，如此则三折成三

角如厶样，以一角当脐心，两角在脐之下两旁，尽处是穴。左偏灸右，右偏灸左，左右灸亦无害，灸四十壮，神效。《得效》。〇气冲专主癫。《资生》。〇水癫偏坠，取阑门、三阴交。《纲目》。〇小儿胎疝，卵偏坠，囊缝后十字纹上，灸三壮。春灸夏差，夏灸冬差。《纲目》。〇举重物得癫，灸关元两旁，相去各三寸青脉上，灸七壮即愈。《资生》。〇木肾，大如升不痛，取大敦、三阴交。木肾红肿痛。取然谷、阑门。《纲目》。〇肾脏风湿痒疮，取血郄、三阴交。《纲目》。〇《内经》刺癫疝一节，即《灵枢》所谓铍针取睾囊中水液是也。此法，今人亦多能之，囊大如斗者，中藏秽液必有数升。信知此法出于古也。《纲目》。

后　阴

肛门重数

《灵枢》曰：肛门重十二两，大八寸，径二寸大半，长二尺八寸，受谷九升三合八分合之一。

肛门别名

肛门者，大肠之下截也，一曰广肠，言其广阔于大小肠也，又曰魄门，言大肠为肺之腑，肺藏魄，故曰魄门也。肛者，言其处似车釭形也。《入门》。〇《内经》曰：魄门亦为五脏使，水谷不得久留，主出而不纳，以传送也。《内经》。

痔病之因

小肠有热必痔，大肠有热必便血。仲景。〇《内经》曰：因而饱食，筋脉横解，肠澼为痔。又曰：饮食不节，起居不时者，阴受之，阴受之则入五脏，入五脏则膜满闭塞，下为飧泄，久为肠澼。〇肠澼者，大便下血，即肠风脏毒也。澼者，肠间积水也。《类聚》。〇盖饱食则脾不能运，食积停聚大

肠，脾土一虚，肺金失养，则肝木寡畏，风邪乘虚下流，轻则肠风下血，重则变为痔漏。或醉饱入房，精气脱泄，热毒乘虚下注，或淫极入房，致伤膀胱与肾肝筋脉。盖膀胱筋脉，抵腰络肾，贯臀走肝，环前后二阴，故痔乃筋脉病也。《入门》。〇痔非外邪，乃藏内湿、热、风、燥四气相合而成，其肠头成块者，湿也；肠头坠肿者，湿兼热也；出脓血水者，热胜血也；作大痛者，火热也；痒者，风热也；大便秘者，燥热也；小便涩者，肝脏湿热也。《入门》。

痔者峙也

《内经》曰：肠澼为痔。如大泽中有小山突出为峙。人于九窍中，凡有小肉突出皆曰痔，不特于肛门边者。有鼻痔、眼痔、牙痔等类，其状不一。《三因》。〇汉避吕后讳，号痔疾为野鸡病。《类聚》。

脉法

蟹蚀肛阴，其脉虚小者生，紧急者死。《脉经》。〇凡痔脉，沉小实者易治，浮洪而

软弱者难愈。《正传》。○便血则芤，数则赤黄，实脉癃闭，热在膀胱。《医鉴》。

诸痔名目

方书有五种：一曰牡痔，二曰牝痔，三曰脉痔，四曰肠痔，五曰气痔。又有酒痔、血痔、瘘痔。《三因》。○凡痔毒甚者，大如鸡冠、莲花、核桃。毒浅者，小如松子、牛乳、鸡心、鼠乳、樱桃，虽种种不同，皆三阴虚也。《入门》。○凡痔，因酒、色、风、气、食五事过度，而变成二十四证。歌曰：痔证分三八，凭君仔细看，莫教年月久，见者胆心寒，菱角看形怪，莲花不可观，穿肠并鼠奶，酒色两相干，莫愿翻花怨，蜂窠亦不宽，雌雄同气血，子母及肠盘，玄珠尤可怪，钩肠痛若钻，核桃与流气，见者便心酸，栗子于中大，鸡心在外安，珊瑚形可恶，那更脱肛难，内痔红不出，搭肠里内蟠，垂珠更难治，日久有鸡冠，切莫轻刀火，令君性命残，用功无半月，去病更除根。《医鉴》。○痔之名，曰牛奶，曰鼠奶，曰鸡心，曰鸡冠，曰莲花，曰翻花，曰蜂窠，曰穿肠，曰外痔，曰内痔，为状不一，而其因则同焉。《正传》。○五痔，宜五痔散、神应散、槐角元、神应黑玉丹。

痔有内外

脉痔、肠痔、气痔、血痔、酒痔属内，牡痔、牝痔、瘘痔属外。

脉痔

肠口颗颗发疮且痛且痒，宜槐角元、钓肠丸、神应黑玉丹、神应散、逐瘀汤。《纲目》。

肠痔

肛内结核，寒热往来，登溷脱肛，即下脱肛条同治。《三因》。

气痔

忧恐恚怒，适临乎前，立见肿痛，气散则愈，宜加味香苏散、橘皮汤。《纲目》。

血痔

每遇大便，清血随下而不止。与下肠风、脏毒同治。《纲目》。

酒痔

每遇饮酒辄发，肿痛或下血，宜干葛汤。《纲目》。

牡痔

肛边发露肉珠，状如鼠奶，时时滴渍脓血，宜加味槐角丸、秦艽苍术汤。《纲目》。

牝痔

肛边生疮肿突出，一日数枚，脓溃且散，治药同上。《纲目》。

瘘痔

浸淫湿烂，岁积月累，虫生其间，蚀肠穿穴，与下痔漏同治法。《纲目》。

五痔散 治五痔及诸痔。猪左悬蹄甲治肠痔、鳖甲治牡痔、猬皮治牝痔、露蜂房治脉痔、蛇蜕治气痔。上各烧存性，为末和匀，每二钱，入麝少许，空心，井水调下。《三因》。○一名五灰散，五味各等分。《丹心》。

神应散 治五痔。黄牛角䚡一枚捶碎，蛇脱皮一条，猪牙皂角七个，穿山甲七片，猬皮一两锉。上各细锉，入缸内，黄泥固济，火煅通红，候冷细研为末，临卧时，细嚼胡桃仁一个如糊，用好酒一盏，送下便睡，至五更时，以温酒调下药末三钱，至辰时更进一服，虽久病，不过三服立效。《纲目》。

槐角元 治五痔及诸痔。槐角四两，地榆、黄芩、防风、当归、枳壳各二两。上为末，酒糊和丸梧子大，空心，米饮下五七十丸。《局方》。

神应黑玉丹 治五痔及诸痔。猬皮四两，猪悬蹄二十五只，牛角䚡三两，乱发、败棕各二两，槐角一两半，苦楝根一两二钱半、雷丸、脂麻各一两。上锉碎，盛瓷缸内，火煅存性，为末，入乳香五钱，麝香二钱，和匀，酒糊和丸梧子大，先嚼胡桃肉一枚，以温酒吞下三五十丸，空心，晚食前，三日除根。《得效》。

钓肠丸 治诸痔及久瘘脱肛下脓血。黄瓜蒌、猬皮各一个，胡桃肉七个，俱烧存性，鸡冠花二两半、白附子、天南星、半夏三味并生、枳壳、诃子皮各一两，绿矾、白矾并煅，附子生各五钱。上为末，醋糊和丸梧子大，空心，温酒下三五十丸。《得效》。

逐瘀汤 治诸痔，通利大小便，取下恶物。大黄、桃仁各一钱，川芎、白芷、生干地黄、赤芍药、枳壳、蓬术、五灵脂、阿胶珠、赤茯苓、茯神、木通、生甘草各七分。上锉，作一贴，姜五片，蜜三匙，同煎服。《直指》。

加味香苏散 治气痔。陈皮、枳壳、川芎、槐花各一钱，紫苏茎、槟榔、木香、桃仁、香附、甘草各五分。上锉，作一贴，姜三片，枣二枚，同煎服。《入门》。○一名橘皮汤。《得效》。

干葛汤 治酒痔。干葛、枳壳、半夏、赤茯苓、生地黄、杏仁各一钱，条芩、甘草各五分。上锉，作一贴，黑豆百粒，姜三片，白梅一个，同煎服。《入门》。

加味槐角丸 治诸痔及肠风脏毒通用。槐角、生干地黄各二两，当归、黄芪、黄连、条芩、枳壳、秦艽、防风、连翘、地榆、升麻各一两，阿胶、川芎、白芷各五钱。上为末，酒糊和丸梧子大，温酒或米饮下五七十丸，空心。《丹心》。

秦艽苍术汤 治湿、热、风、燥合而为痔，其肠头成块者湿与热也，作大痛者风也，大便秘结者燥也，此药神效。秦艽、皂角仁烧存性、桃仁泥各一钱，苍术、防风各七分，黄柏酒洗五分，当归梢酒洗、泽泻、槟榔末各三分，大黄二分。上除槟榔、桃仁、皂角仁外，余药锉作一贴，水三盏，煎至一盏二分，去滓，入三味末，再煎至一盏，空

心热服，以美膳压之，一服即愈。东垣。

肠风脏毒

即血痔也。○肠澼者，大便下血，所谓肠风脏毒也。《医鉴》。○如下清血色鲜者，肠风也，血浊而色黯者脏毒也。《本事》。○肠风者，邪气外入，随感随见，所以其色清也。脏毒者，蕴积热毒，久而始见，所以其色浊也。治肠风，以散风行湿；治脏毒，以清热凉血。《丹心》。○肠风下血，必在粪前，是名近血，色清而鲜，宜用败毒散方见寒门。脏毒下血，必在粪后，是名远血，色黯而浊，宜用香连丸方见大便。脏寒下血无痛，宜用姜桂之属。积热下血，纯下鲜血，甚则兼痛，宜用三黄汤丸。方见火门。《医鉴》。○大便下血曰肠风，切勿止涩，究其本末症状，先清其表，后攻其里，其血自止。如脉洪大，四物汤方见血门合黄连解毒汤方见寒门调治。《纲目》。○大便后下血，腹中不痛者，谓之湿毒下血，黄连汤主之。腹中痛者，谓之热毒下血，芍药黄连汤主之。易老。○肠澼者，为水谷与血另作一流，如唧桶涌出也。长夏湿热太甚，正当客气盛而主气弱，故肠澼之病甚也，宜凉血地黄汤、当归和血散、升阳除湿和血汤。东垣。○肠澼下血，宜香壳丸、加味香连丸方见大便、升麻补胃汤、益智和中汤。○肠风，宜香附散、止血散、柏叶汤、断红元。○脏毒，宜解毒汤、槐花散、枳壳散、丝瓜散。○肠风脏毒通用，玉屑丸、剪红元、芎归丸、槐黄丸、槐花散、肠风黑散、槐黄汤、清荣槐花饮。

黄连汤 治大便下血，腹不痛。黄连、当归各二钱，甘草一钱。上锉，作一贴，水煎服。易老。

芍药黄连汤 治大便下血，腹痛。白芍药、黄连、当归各二钱半，甘草炙一钱，大黄五分，桂心二分半。上锉，作一贴，水煎服。易老。

凉血地黄汤 治肠澼射血。知母、黄柏

各一钱半，熟地黄、当归、槐花炒、青皮各七分。上锉，作一贴，水煎服。东垣。

当归和血散 治肠风射血，及湿毒下血。当归、升麻各一钱半，槐花炒、青皮、荆芥、白术、熟地黄各七分，川芎五分。上为末，每二钱，空心，米饮调下。〇一名槐花散。《拔萃》。

升阳除湿和血汤 治肠澼下血作流，其血唧出有力而远射，四散如筛，腹中大痛。白芍药一钱半，黄芪、甘草炙各一钱，陈皮、升麻各七分，生地黄、牡丹皮、生甘草各五分，当归、熟地黄、苍术、秦艽、肉桂各三分。上锉，作一贴，水煎，空心服。东垣。

升阳补胃汤 治肠澼下血，唧出远散如筛，色紫黑，腰腹沉重，名曰湿毒肠澼。白芍药一钱半，升麻、羌活、黄芪各一钱，生地黄、熟地黄、独活、柴胡、防风、牡丹皮、甘草炙各五分，当归、葛根各三分，肉桂二分。上锉，作一贴，水煎服。东垣。

益智和中汤 治肠澼下血，色紫黑，腹痛恶寒，右关脉按之无力，喜热物熨之，内寒明矣。白芍药一钱半，当归、黄芪、升麻、炙甘草各一钱，牡丹皮、柴胡、葛根、益智、半夏各五分，桂枝四分，肉桂、干姜炮各二分。上锉，作一贴，水煎服。东垣。

香壳丸 治因饱食发为肠澼及诸痔瘘。黄连一两，枳壳、厚朴各五钱，当归四钱，荆芥穗、木香、黄柏各三钱，猬皮一个烧灰。上为末，面糊和丸梧子大，温水下五七十丸，日二。《宣明》。〇一名加味连壳丸。《入门》。

香附散 治肠风。香附子炒一两，枳壳七钱半，当归、川芎各五钱，槐花炒、甘草各二钱半。上粗末，每三钱，姜三片，枣二枚，水煎服。《本事》。

止血散 治肠风，在粪前为近，肝肾血也；在粪后为远，心肺血也。胡桃仁、破故纸炒、槐花炒各三两半，皂角刺烧灰二两。上为末，米饮或温酒调下二钱，空心。《御院》。

柏叶汤 治肠风。侧柏叶、当归、生干

地黄、黄连、荆芥穗、枳壳、槐花炒、地榆各一钱，甘草炙五分。上锉，作一贴，姜三片，乌梅一个，同煎服。《回春》。

断红元 治肠风。猬皮烧、黄连炒、秦艽、槐角子各一两，当归、槟榔、皂角仁烧、黄柏、荆芥穗、枳壳各五钱，大黄煨、桃仁泥各三钱。上为末，面糊和丸梧子大，白汤下五十丸。血多，加棕榈、莲房灰，各五钱。《正传》。

解毒汤 治脏毒。黄连、黄芩、黄柏、栀子、连翘、槐花炒各一钱，细辛、甘草各五分。上锉，作一贴，水煎服。一名八宝汤。《回春》。

槐花散 治脏毒。当归、地榆各一钱，槐花炒、枳壳、阿胶珠各八分，生地黄、白芍药、黄芩、升麻各七分，防风、侧柏叶各五分。上锉，作一贴，空心，水煎服。《回春》。

枳壳散 治脏毒。枳壳二两，黄连、白芍药各一两，槐花炒、地榆各五钱，甘草二钱半。上锉，每一两，空心，水煎服。《医鉴》。

丝瓜散 治肠风脏毒，痔漏脱肛。丝瓜根经霜一二次，收采洗净，夜露十余宿，悬当风处阴干。每服三钱，锉散，水煎熟，去滓，滴香油如钱大，空心温服。忌鸡、猪、烧酒，一服即效。《医鉴》。

槐花散 治肠风脏毒。槐花炒、柏叶焙、荆芥、枳壳各等分。上为末，每二钱，空心，米饮调下。《本事》。

肠风黑散 肠风脏毒并治之。荆芥穗二两，猬皮一两半，乱发、槐花、槐角各一两，同入罐内，盐泥固济，烧存性，出火毒，再入甘草炒、枳壳炒各一两。上为末，每二钱，空心，米饮或温酒调下。《得效》。

清荣槐花饮 治肠风脏毒。当归、白芍药、生地黄、槐花炒各一钱，槐角、黄连酒炒、苍术、荆芥各八分，枳壳、条芩酒炒各七分，川芎、防风各六分，升麻、生甘草各四分。上锉，作一贴，水煎服。《回春》。

槐黄汤 治肠风脏毒。槐花炒、生地黄、樗根白皮炒各一钱，防风、当归、白芍

药、荆芥穗、川芎、黄连、枳壳各八分，地榆、乌梅、甘草各五分。上锉，作一贴，水煎，空心服。《必用》。

玉屑丸 治肠风脏毒久不止。椿根白皮晒干四两，槐根白皮、苦楝根、寒食面各三两，威灵仙一两，天南星、半夏并生用，各五钱。上为末，滴水和丸梧子大，每三十丸，以水一盏，煎丸子令浮，以匙抄吞送下，不嚼，甚妙。《本事》。

剪红丸 治肠风脏毒下血，久不止，面色萎黄，日渐羸瘁。当归酒浸一两，侧柏叶炒、鹿茸去毛醋煮、附子炮、续断酒浸、黄芪蜜炒、阿胶珠、白矾枯，各五钱。上为末，醋糊和丸梧子大，空心，米饮下七八十丸。《入门》。○下血久不愈者，后用温剂，此方正合其宜。《丹心》。

芎归丸 治肠风脏毒久不止。川芎、当归、黄芪、神曲炒、地榆、槐花炒各一两，阿胶、荆芥、木贼、发灰各五钱。上为末，蜜丸梧子大，空心，米饮下五七十丸。《入门》。

槐黄丸 治肠风、脏毒、痔漏、便血神效。槐花炒、黄连酒炒各四两。上为末，入猪大肠一尺内托住，用韭菜二斤，水同煮烂，去韭取肠药，烂捣，丸如梧子大，空心，米饮下八九十丸。《医鉴》。

痔漏

即瘘痔也。○痔核已破，谓之痔漏。东垣。○瘘痔亦谓之虫痔，岁月积久，虫蚀其间，痒痛不堪。或肛门间射血如线，乃虫痔也。虫痔宜熏，《千金》用猬皮艾者佳。方见下。《本事》。○痔瘘之源，由乎酒色，痔久成瘘，痔轻而瘘重，痔实而瘘虚。治痔之法，不过凉血清热而已。治瘘则初宜凉血清热燥湿，久则宜涩窍杀虫，而兼乎温散。盖初作则肠胃气实为热，久则肠胃气虚而为寒矣。《丹心》。○痔瘘先须服补药，生气血用参、术、芪、芎、归为主，大剂服之，外用附子灸法。方见下针灸条。《丹心》。○痔漏专以凉血为主，宜用凉血饮，外用涩药塞

窍。《丹心》。○痔漏宜黑玉丹、猬皮丸、活龟丸、加味槐角丸方见上、豚胃丸、秘传神应膏、莲花蕊散、钓肠丸方见上、取漏脓方、取虫方、塞漏孔方。○狐惑亦是虫蚀肛。详见伤寒。

凉血饮 治痔漏，因风热燥归于大肠，故凉血为主。人参、黄芪、黄连、生地黄、当归、川芎、槐角、条芩、枳壳、升麻各一钱。上锉，作一贴，水煎，空心服，或丸服。《丹心》。

黑玉丹 治痔漏及五痔，皆因酒色过度，即成此疾。人多以外治敷洗，不知病在肠中有虫，若不去根，其病不除，与上神应黑玉丹同。《入门》。○一名乌玉丸。《丹心》。

猬皮丸 治瘘漏。槐花、艾叶炒黄、枳壳、地榆、当归、川芎、黄芪、白芍药、白矾枯、贯众各五钱，猬皮烧一两，发灰三钱，猪蹄甲十枚炙焦，皂角一挺醋炙。上为末，蜜丸梧子大，空心，米饮下五七十丸。《入门》。

活龟丸 治肠风痔漏。大乌龟一个，先以柴火烧热地，以罩盖龟，地热逼出臭屁，待屁尽，以秆绳都身包缚，外用黄泥固济，灰火中煨熟捞起剥净，取肉研如泥。其壳用牛骨髓涂炙五七次，心透酥干，为末。又用黄连一两，九蒸九晒，当归尾三钱三分为末，和前龟肉捣丸梧子大，白汤下五七十丸。《入门》。

豚胃丸 治痔漏，亦治诸瘘。槐花二两，黄连、牡丹皮各一两，猬皮七钱，羌活六钱。上锉，入猪肚内，缝定煮烂，去药食肚，如硬再服，以患处软方止，或同上药为丸服，亦可。《入门》。

秘传神应膏 治痔漏如神。片脑、熊胆、血竭、牛黄、乳香、没药各五分。上为末，蜗牛取肉，捣成稀膏，每夜洗净拭干，将此膏搽上患处，数遍即愈，宜瓷罐收贮，不要干了。《回春》。

莲花蕊散 治痔漏，二三十年不愈者，三服效。莲花蕊、黑丑头末各一两半，当归

五钱，矾红二钱。上为末，先忌食肉六七日，空心，食肉一顿，取温酒下药三钱，取下脓血或虫，是效。《丹心》。

取漏脓法 治内痔久漏，取浓最妙。焰硝三两，苦参一两半。上为末，用布四寸长，三寸阔，缝一袋，入药半袋，以砒三分放药末中间，方入全药，装满缝袋中，两头安带子，如跨马系住。《入门》。

取痔虫方 痔漏，有虫如细丝黑头，取去除根。瞿麦半升，猪牙皂角一寸。上为末，入猪腰子一只内，用米泔煮，空心食之，少顷腹痛，上厕虫皆随出，作地坑埋之，薄粥补之。《丹心》。○虫蚀痒痛，下脓血。槐白皮，浓煎汤盛盆中，坐其上熏谷道，冷则易暖汤，良久欲大便，当有虫出，三度愈。《本草》。○蠡鱼肠，以五味炙，贴痔漏上，良久虫出，即去之，三次尽出。《本草》。○蜣螂生捣为丸，塞肛门孔中，引痔虫出尽，永差。《本草》。○痔漏决洞者，桃皮叶杵烂水渍令浓，去滓盛盆中渍之，虫自出。《本草》。○痔漏湿䘌，猪胆一枚，苦酒一合，同煎三两沸，满口饮之，虫立死，出即愈，或灌肛内，亦下虫及恶物。《本草》。○痔漏虫痒。蒸枣取肉，入水银和匀，拈如枣核，长三寸许，临卧绵裹纳肛内，明日虫尽出。若痛，加甘草末。《本草》。

塞漏孔方 痔漏有窍，用赤石脂、白石脂、枯白矾、黄丹、脑子同为末塞之，或饭和拈条插入。《丹心》。○涩药塞窍，用童便、煅炉甘石、牡蛎粉、龙骨、密陀僧。《丹心》。○秘方，用炼蜜半盏，入熊胆一分，再炼入水成珠不散，将猪鬃绵裹，拈成拈子，将蜜涂在捻子上，仍用片脑、熊胆各半分，研细，搽在拈子上，插入漏眼内底，至尽头则止。如眼多，医得一个，又医一个，不可一齐上药。如外皮溃烂，用黄蜡、黄丹、麻油煎膏，贴疮上，缚紧，一七日效。《医鉴》。○塞窍宜辰砂膏、生肌散、上品锭子、寸金锭子。

辰砂膏 痔漏塞窍。信砒一钱，白矾二钱，密陀僧、辰砂各五钱。上先研信砒，细铺锅底，次用矾末铺砒上，火煅烟尽为度，次将陀僧、辰砂研细，白糕和匀，作尖梃子，如小麦大。取一粒纳漏孔内，去败肉尽，后贴生肌散。《丹心》。

生肌散 生肌合疮口。龙骨煅五钱，寒水石煅、轻粉各一钱，干胭脂三分。上为末，干糁之。《丹心》。

上品锭子 专治十八种痔漏。红矾一两二钱半，信砒火煅五钱，乳香、没药、朱砂各二钱半，牛黄二分半，硇砂五分熟、二分生。上为末，面糊和匀，捻成锭子。看疮大小深浅插入窍内，如肉内黑色，勿上生肌散，直待黑肉去尽，方上生肌散。《入门》。

寸金锭子 牡蛎粉、红藤根、干漆各五钱，藤黄、雄黄、雌黄、硫黄、轻粉、粉霜、麝香、砒霜、枯黄丹各一钱。上为末，陈米饭和，捣丸如枣核大，每一丸，纳肛内深二寸，用新砖球子二个，炭火烧赤，淬醋中，绵裹一个于肛门熨之，冷即换，下恶物，除根。东垣。

脱肛

即肠痔也。○脱肛者，肛门翻出也。肺与大肠为表里，肾主大便，肺肾虚者多有此证，参芪汤升之。《回春》。○脱肛一证，气聚不散也，里急而不得出，外胀而不得入，先以枳壳散糁付，则气散肿消矣。《直指》。○《难经》曰：病之虚实，出者为虚，入者为实。肛门之脱，非虚无故，然哉，其有产妇用力过多，及小儿叫号努气，并久痢不止，风邪袭虚，亦有此证。《直指》。○脱肛者，气下陷也。肺主魄门，肺热则肛门缩入，肺寒则肛门脱出，必须温肺补胃，补中益气汤方见内伤加诃子、樗根白皮少许，或猬皮散、钓肠丸方见上。血热者，四物汤加黄柏、升麻；虚热者，缩砂散。《入门》。○脱肛宜龙骨散、二槐丹、独虎散、蚊蛤散、浮萍散、孩儿散、熏鳖法。久脱肛，黑色生壳方。小儿脱肛。

参芪汤　治肛门虚寒脱出。人参、黄芪蜜炒、当归、白术、生地黄、白芍药酒炒、白茯苓各一钱，升麻、桔梗、陈皮、干姜炒各五分，甘草炙三分。上锉，作一贴，水煎服。《回春》。

猬皮散　治因泄痢或努力，脱肛。猬皮、鳖甲各一个烧存性，磁石煅醋淬七次五钱，桂心三钱。上为末，每二钱，空心，米饮下，仍用草鞋底炙热，按入。忌房事。《入门》。

缩砂散　治虚而挟热，肛脱红肿。缩砂、黄连、木贼各等分。上为末，每二钱，米饮调下。《入门》。

龙骨散　治大肠虚，肛门脱出。龙骨、诃子各五钱，罂粟壳、赤石脂各四钱，没石子大者四个。上为末，每二钱空心，米饮调下。《得效》。○一名提肛散，亦治小儿脱肛。《回春》。

二槐丹　治脱肛。槐角、槐花各等分。上为末，生羊血调成块，晒令干，勿使血熟，每二钱，黄酒送下。《医鉴》。

独虎散　治脱肛。五倍子半两，水三碗煎至半，入焰硝、荆芥各一钱，乘热熏洗，用五倍子末掺之。《直指》。

蚊蛤散　治脱肛不收。五倍子末，入白矾、蛇床子煎汤熏洗，后以赤石脂末掺芭蕉叶上，托入。或长尺余者，以两床相接，中空，以器盛药水满，架起与床平，令病者仰卧，浸器中，逐日如此，缩尽为度。《得效》。

浮萍散　治脱肛。于秋暮取霜露打过浮萍，不拘多少，以净瓦摊开阴干，其瓦一日一易，不可见日，务要阴干，用纸包起，研为细末，先以井水洗净肛门，取药末掺上，其肛徐徐即入。《回春》。一名水圣散

孩儿散　治肛脱热肿。熊胆五分，孩儿茶二分，片脑一分。上为末，人乳调涂肛上，热汁自出，而肛收。《入门》。

熏鳖法　治脱肛。取鳖一个，放坛内，入麝香一二分，将滚水倾入坛内泡鳖，坐其上熏之，良久。将水洗痔，后将肉作羹食之，将鳖头作末，掺肛上。《医鉴》。

一方　治久痢脱肛。黑色生壳者巴豆壳烧灰，芭蕉自然汁煮，入朴硝少许洗软，用清油点三滴，放三角，取白矾煅过，龙骨少许，为末，干掺肛头，以芭蕉叶托上，便卧，勿令出入。《入门》。

又方　一女子脱肛，以糯米浓煎汁洗肛，却取砖烧红沃醋，青布铺其上，令温坐布上，肛自吸入。《纲目》。

肛门痒痛

虫痔多痒。○肛门作痒，乃肠中有虫。生艾、苦楝根煎汤熏洗，仍以干艾、生姜煎服。《直指》。○肛痒宜黑玉丹方见上、秦艽羌活汤，又宜熏法。见下。○治痒。槐白皮或五加皮浓煎汤，熏洗肛门。《本草》。○虫蚀肛痒。萹蓄叶一握，水一升，煮取五合，去滓，隔夜不食，明晨空腹饮之，虫即下。小儿同法。《丹心》。○肛头作大痛者，火也，又大便秘涩，亦作大痛。凡人醉饱行房忍泄，前阴之气归于大肠，木乘火热而侮燥金，故火就燥也，大便必闭。其疾甚者，当以苦寒泻火，以辛温和血润燥、疏风止痛，是其治也，宜秦艽白术丸、七圣丸、秦艽当归汤、当归郁李仁汤、逐瘀汤方见上、宽肠丸、血竭散、清心丸、枯矾散。

秦艽羌活汤　治痔漏，成块下坠，不任其痒。羌活一钱五分，秦艽、黄芪各一钱，防风七分，升麻、麻黄、柴胡、甘草炙各五分，藁本三分，细辛、红花各二分。上锉，作一贴，空心，水煎服。东垣。○一名秦艽汤。《入门》。

秦艽白术丸　治痔，大便燥硬，痛不可忍。秦艽、桃仁泥、皂角仁烧存性各一两，当归梢、泽泻、枳实、白术各五钱，地榆三钱。上为末，面糊和丸芡实大，令药丸光滑，焙干，白汤下五七十丸，美膳压下。东垣。

七圣丸　治肛门痛不可忍。《脉诀》曰：积气生于脾脏旁，大肠疼痛阵难当，此药主之。郁李仁泥一两半，羌活一两，大黄煨八

钱，槟榔、桂心、木香、川芎各五钱。上为末，蜜丸梧子大，白汤下三五十丸。微利即愈，切不可快利，其痛滋甚。《正传》。

秦艽当归汤 治痔漏，大便结燥疼痛。大黄煨四钱，秦艽、枳实各一钱，泽泻、当归梢、皂角仁烧、白术各五分，红花二分，桃仁二十粒为泥。上锉，作一贴，水煎服。东垣。

当归郁李仁汤 治痔漏，大便硬，努出肠头，下血苦痛。郁李仁、皂角仁烧各一钱，枳实七分，秦艽、麻仁、当归梢、生地黄、苍术各五分，大黄煨、泽泻各三分。上锉，作一贴，水煎去滓，入两仁和服。东垣。

宽肠丸 治痔，大便秘涩痛，用此宽肠。黄连、枳壳等分。上为末，面糊和丸梧子大，米饮下五十丸。〇又，用药枯痔后，大便坚硬难下。大黄煨、枳壳、当归酒洗各等分。上为末，蜜丸梧子大，服如上法。《得效》。

血竭散 治痔漏，痛不可忍。血竭、牡蛎粉、发灰各等分为末，入麝少许，津唾调敷，或杏仁泥调敷。《直指》。

清心丸 治痔痒痛。《内经》曰：诸痛痒疮疡，皆属心火。此诸痔受病之源也，此药主之。黄连一两，茯神、赤茯苓各五钱。上为末，蜜丸梧子大，空心，米饮下百丸。《丹心》。

枯矾散 治五痔痒痛。枯白矾一钱，片脑五分。上为末，先以药汤洗，后糁少许。《得效》。

一方 治穿臀痔漏极痛。鱼鳔，捣如泥，贴之，其痛即止。《回春》。

痔兼诸病

痔疾，有兼下疳疮者，有茎中出白津者，有兼瘦者，皆肝肾不足变出，勿专服寒凉药。《入门》。

痔病治法

痔以凉血为主，盖热则伤血，血滞则气亦不运，而大肠下坠作痛。大要以槐花、槐角、生地黄凉血，川芎、当归、桃仁和血生血，枳壳行气宽肠，黄芩、黄连、栀子清热，黄柏、防己、泽泻去湿，麻仁、大黄润燥，秦艽、荆芥疏风。《入门》。〇治法，以苦寒泻火，芩、连、栀子、槐花之类；以辛温和血，当归、川芎、桃仁之类。风邪在下，秦艽、防风、升麻之类提之；燥热怫郁，大黄、枳壳、麻仁之类润之。《正传》。〇诸痔皆由房酒过度，久嗜甘肥，不慎醉饱以合阴阳，劳扰血脉，肠澼渗漏，冲注下部，肛边生疮，变为痔疾。初发便服槐角丸，热实服汤药疏利脏腑，及浴洗熏熨以取内消。若变成痔瘘，须用寸金锭子，三五次痊愈。东垣。

痔病通治

一切痔病通治，宜槐胆丸方见身形、槐角丸、加味槐角丸、秦艽苍术汤、猬皮丸、钓肠丸、黑玉丹、五痔散、神应散八方皆见上、水马散、三神丸。〇久痔，宜用黑地黄丸、莲花蕊散。方见上。

水马散 治一切痔。夏月三伏内，于止水中采婆子，一名水马儿，高脚水面跳走者是也，采取三十个，用三个纸包，每包十个，于背阴处悬挂阴干，每包作一服，研烂，空心，温酒调下，良久乃吃饭，三日连三服，十日内见效。久痔脓血者，二三十服绝根。《秘方》。

黑地黄丸 治久痔，痔漏下脓血，虚者服之神妙，治痔之圣药也。苍术一斤泔浸，熟地黄一斤，五味子八两，干姜秋冬一两、春七钱、夏五钱。上为末，枣肉和丸梧子大，空心，米饮或温酒下百丸。《保命》。

三神丸 治僧道流，因久坐饱食，发为诸痔。枳壳、皂角煅、五倍子炒，各等分。上为末，蜜丸梧子大，空心，温水下五七十丸。东垣。

洗痔法

凡痔疾，内服汤丸疏利脏腑，外用药水洗浴，以取内消。东垣。〇凡痔漏脱肛肠风者，登溷后，须用温汤一洗，江河水尤妙。《直指》。○肠虚热凑，脱肛红肿。荆芥穗、朴硝泡汤，温洗。《直指》。○治肿痒痛。威灵仙、枳壳各一两粗末，煎汤，先熏后洗，冷则易。枳实亦好。《纲目》。○洗痔方。槐花、荆芥、枳壳、艾叶煎汤，入白矾，先熏后洗。《得效》。○无花果叶，煮水熏洗，亦可。《丹心》。○洗痔瘘方。川椒、艾叶、葱白、五倍子、焰硝、马齿苋、茄子根。上锉，水煎，先熏后洗。《医鉴》。○翻花痔。荆芥、防风、焰硝，煎汤熏洗，次用木鳖子、郁金研末，入龙脑少许，水调涂之。《丹心》。○洗痔漏神效，随河柳根上须一把，花椒、芥菜子不拘多少，煎水先熏后洗，其虫头黑身白，俱从漏疮而出立愈。《回春》。○痔痛不可忍。木棉花煎汤，入焰硝熏洗，单用硝水极妙。《纲目》。○痔痒，取河水频洗，研蜗牛涂之。《纲目》。○脱肛。苦参、五倍子、东壁土，煎汤熏洗。又热童尿和白矾末熏洗，以烘热鞋底搽入。《回春》。○痔漏，宜用却毒汤。

却毒汤 洗痔漏。焰硝一两，瓦松、马齿苋、甘草各五钱，五倍子、川椒、防风、侧柏叶、枳壳、葱白、苍术各三钱。上水五碗煎至三碗，熏洗，日三次。《回春》。

熏痔法

治五痔及瘘漏、虫蚀、下脓血。猬皮三指大锉，雄黄如枣子大，熟艾鸡子大。上粗末，入瓦缸内火烧，坐其上熏之，取烟气从口中出为佳，三日将息，更熏之，三度永差。忌鸡、猪、鱼、生冷毒物。《三因》。○治五痔痔漏。鳗鲡鱼，火烧熏肛门，痔虫尽死。蠡鱼亦佳。《本草》。○又法，死蛇一条，掘地作坑，盘屈置其中火烧，以有孔板子覆坑，坐板孔上熏之，瘘虫出尽，大效。《本草》。

涂痔药

治诸痔宜涂熊冰膏、痔药膏子、蜗牛散、田螺膏、蜈蚣油、枯痔方、黑圣散。

熊冰膏 治五十年久痔及一切诸痔，痔漏脱肛肿痛，绝胜他药。熊胆二分半，片脑半分研匀，白雄鸡胆三个取汁调匀，以鸡羽蘸涂痔上，先以药水洗净，乃上药，神效。《入门》。○一方，熊胆、片脑各少许，井水研，调涂痔上，名曰熊胆膏。《得效》。○又方，治诸痔。雄鸡胆、片脑研匀涂之。《纲目》。

痔药膏子 治外痔及反花痔，脱肛肿痛，浓水不止。柴灰，淋浓汁两碗，熬至一碗，却入草乌片、大黄片各二钱，慢火熬至半碗，入甘草一钱数沸，下净石灰末半匙，略沸三五次，用绢两重滤过，再熬成膏，候冷，入胆矾五分研极细，瓦器盛贮。临用入龙脑末少许和匀，以银篦蘸药涂敷，日一次，重者三五次。先以药水洗干乃涂之，神效。《纲目》。

蜗牛散 治痔疮肿胀，作热如火。蜗牛一个，入片脑、麝香各少许，同入瓦器内盛，顿逼半日，自化成水，取涂痔上，痛止肿消，立愈。《得效》。○一名蜗牛膏，用法同上。《入门》。○脱肛不收。蜗牛烧为末，猪脂和敷之，立缩。绿桑蜗牛尤妙。《直指》。

田螺膏 治痔疮肿痛，坐卧不得，诸药不效，惟此极妙，一点即好。大田螺八九个，针破顶盖，入白矾末少许，置地上，尖底埋土中，其顶盖仰天，经一宿，次日取盖上水汁，以鸡羽涂痔上，五七次即消。《种杏》。○治痔瘘。田螺一个，挑开，靥入片脑少许，过一宿，先以冬瓜煎汤洗，后取药涂之。《丹心》。

蜈蚣油 治诸痔。端午日，取大蜈蚣一条，竹签阴干，临发，剪一寸，煅存性，麻油调涂，轻则不发，重则次年对周日又发，再剪一寸煅涂，断根。《入门》。○治痔。活蜈蚣一条，浸香油内，候生霉略熬，涂痔上，累验。陈久愈妙。《纲目》。○枯痔方。赤足蜈蚣一条，香油煎酥挼干，加乳香、没药各二钱，麝香、粉霜各五分，人指爪甲五钱，泥裹煨干为末，以鹅翎管吹上患处，如有水，即时出尽，不疼。《纲目》。

枯痔方 治诸痔消肿。雄黄、硫黄、明矾各等分。上为末，用新盏，先铺矾末一半，次铺余药，又以矾末盖上，火煅，候矾枯为度，研为末。津唾调敷，干落为度，后用石膏、五倍子为末敷，收疮口神效。《纲目》。

黑圣散 治脱肛疼痛。大蜘蛛一个，瓠叶重裹，线系定，合子内烧黑色，取出细研，入黄丹少许研匀，先以白矾、葱椒煎汤，洗浴拭干，将药末糁在肛上，以手托入妙。《本草》。

痔病禁忌

久痔虚者，当服补药，如黑地黄丸方见上、肾气丸方见虚劳，以滋化源，更节嗜欲，谨起居，方可断根。《入门》。○治痔。忌吃生冷硬物、冷药之类，及酒、湿面、五辣、辛热、大料物，及姜桂之类，犯之则服药无效，此东垣格言也。《纲目》。○痔根本是冷，慎冷饮食及房劳，鸡肉最毒，而房劳为尤甚，荞麦面亦须忌之。《纲目》。○宜常服茯苓面。《入门》。

茯苓面 白茯苓、麻子去皮，为末和匀，九蒸九晒，入蜜少许，常食之，能断酒肉盐酱，可治久痔。《入门》。

痔病凶证

久痔，与阴相通者死。《甲乙》。○痔漏成穴，大小便相通者，亦死。《甲乙》。

单方

凡三十三种。有槐花散、猪甲散。

生铁汁 治痔瘘脱肛。生铁三斤，水一斗，煮取五升，日再洗。《本草》。

东壁土 治脱肛。取土，汤泡，先熏后洗，亦治小儿脱肛。《丹心》。

车前草 治脏毒下血。车前草连根一握，生姜一小块，新水研碎取汁，候血欲下时，腰间必觉重，便服一盏，血即止，甚者不过再服。《丹心》。

白芷 治痔。以白芷煮白苎作线，快手紧系痔上，微疼不妨，其痔自然干萎而落。《得效》。

艾叶 治痔漏，虫蚀肛门。熟艾一团，雄黄少许，同烧火，以竹筒纳下部，引烟熏之，良。《本草》。

鸡冠花 治血痔。取花，不拘多少，浓煎汤，空心，服一盏。《纲目》。

木贼 主肠风血痔，及脱肛。同槐花及桑耳，水煎。脱肛，为末糁肛托入。《得效》。

槐花 主五痔及肠风脏毒。槐花炒，水煎服，或同荆芥、侧柏叶为末，米饮下二钱，名曰槐花散。《丹心》。○肠风。槐花炒为末，填入猪肠内，缚扎两头，醋煮，烂研为丸，酒下三十丸。《得效》。

槐实 治五痔及肠风脏毒。锉，捣为末，米饮下一钱，或蜜丸服亦佳。《本草》。

槐上木耳 治诸痔及肠风脏毒。取耳为末，米饮下一钱，日三。《本草》。

桑木耳 治五痔，及肠风下血、痔漏。桑耳二两，粳米三合煮粥，空心食之。《入门》。

大树木上寄生 治肠风痔漏如神。取叶，干为末，水、酒、米饮任下一钱，或为丸服，亦佳。《丹心》。

马蔺根 治痔漏。取根研细，付上片时，看肉平去药，稍迟恐肉反出。以炉甘石煅、牡蛎粉末塞之。《丹心》。

五倍子 主五痔及肠风脱肛。五倍子、白矾各五钱，为末，顺流水丸如梧子，米饮下七丸。《纲目》。○脱肛。五倍子末三钱，白矾一块，同煎汤，先熏后洗，又取末糁肛，托入。《纲目》。

樗根白皮 主血痔、肠风、脏毒。取皮切酒浸蜜炒为末，枣肉和丸，酒下三五十丸。《丹心》。○又，取皮、人参等分。为末，空心，米饮下二钱，亦佳。《丹心》。

蠡鱼 主五痔及肠痔下血。作脍，和姜齑食之，又和五味，作羹食之亦佳。《本草》。

鲫鱼 治五痔及血痔。作脍，和姜、醋、芥、酱食之，又作羹饱食良。《本草》。

○痔漏。鲫鱼一个，去肠，入白矾令满，合之，于瓦上烧过为末，以鸡羽扫药敷之，立效。《纲目》。

猬皮 主五痔、痔漏、肠风、脱肛，一切痔病。取皮，烧为末，米饮下一钱，空心。《本草》。○气痔。猬皮、穿山甲等分，肉豆蔻减半为末，米饮下一钱。《本草》。○痔漏。猬胆一个汁，腻粉、麝香各少许，和入一个牛胆内，悬檐前四十九日，旋取如大麦许，插入疮口内，追出恶物，是验。《本草》。

露蜂房 主肠痔及痔漏。有子蜂房焙干为末，面糊和丸梧子大，空心，酒下二三十丸。《回春》。

鳖头 治脱肛不收。炙作末，米饮调下一钱，又取末，油调敷肛，托入。《本草》。

鳗鲡鱼 治五痔漏疮。取鱼，治如食法，煮熟，入椒、盐、酱调和，食之。《本草》。

蛙 虫蚀肛肠穿者。取金线蛙一枚，鸡骨二钱半，烧为灰，合吹下部，令深入，数用大验。《本草》。

萝卜 治酒痔下血。取二十枚，留叶寸许及根，入罐内，水煮极烂，以姜、盐、醋同腌，空心食之，立止。《入门》。

胡荽子 治五痔。水煮，取汗冷服半升，日二。○肠头出。取子，烧烟熏即入，又醋煮熨之，亦效。《本草》。

葱白 治肠痔下血。多取，浓煮作汤，盛盆熏之，立差。○肛热肿。取青叶刮取涎，对停入蜜调匀，先以药水洗，后敷痔上，其冷如冰。《得效》。

冬瓜藤 主痔瘘。取藤浓煮汤，熏洗即愈。《丹心》。

啄木鸟 主痔漏。烧为末，纳孔中，不过二三度差。《本草》。

牛脾 治诸痔。腊月牛脾一具，熟食之，勿与盐酱，未差再吃。《本草》。

鼠狼皮 治痔瘘取皮，缸内烧烟，坐其上熏之，三五度除根。《纲目》。

狸肉 主五痔甚妙。取肉作羹食之，空心，作脯食亦良。○痔漏。狸骨炙，和麝香、雄黄为丸服，或为末酒下二钱，十服见效。《纲目》。

猪悬蹄 主五痔。蹄甲，不以多少，烧为末，米饮下二钱，名曰猪甲散。《丹心》。

野猪肉 主血痔，肠风泻血。取肉二斤切，着五味炙熟，空心食之，作羹亦得。又取外肾，连皮烧作末，米饮下，空心，即止。《本草》。

鼹鼠 主痔漏，阴蚀烂疮。烧为灰，空心，米饮下二钱，又取油涂之妙。《本草》。

针灸法

痔疾，取足太阳，即承山穴。取督脉，即长强穴。《灵枢》。○五痔便血，灸脊中百壮，又灸回气百壮。《得效》。○治痔，平立量脊，与脐平处椎上，灸七壮。或年深，更于椎骨两旁各一寸，灸七壮，除根。《得效》。○痔痛，取承筋、飞扬、委中、承扶、攒竹、会阴、商丘。《甲乙》。○治诸痔及肠风，取脊十四椎下，各开一寸，灸之。久痔尤效。《入门》。○脱肛，取大肠俞、百会、长强、肩井、合谷、气冲。《纲目》。○脱肛，灸脐中，随年壮，又灸横骨百壮，又灸脊穷骨上七壮。《得效》。○痔疮，先取头垢，捏成饼子，安痔头上，其上又安大蒜片，以艾灸之。《丹心》。○痔漏，以附子末，津唾和作饼子，如钱大，安漏上，以艾灸令微热，干则易新饼再灸，明日又灸，直至肉平为效。《丹心》。○一人行路得痔疾，状如胡瓜，贯于肠头，热如火，僵仆不能起。有人教之，先以槐枝浓煎汤，洗患处，以艾炷灸其上三五壮，忽觉一道热气入肠中，因泻鲜血，虽一时暂痛，其疾如失。《本草》。

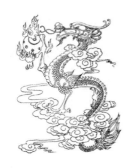

杂病篇卷之一

御医忠勤贞亮扈　圣功臣崇禄大夫阳平君臣许浚奉　教撰

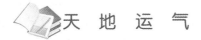

天 地 运 气

医当识天地间运气

《内经》曰：不知年之所加，气之盛衰，虚实之所起，不可以为工矣。王冰以为天真气运尚未该通，人病之由，安能精达，即古圣之深戒也，医工之流不可不知。

论一元十二会三十运

邵子《皇极经世书》一元统十二会，一会统三十运，一运统十二世，犹一岁有十二月，一月有三十日，一日有十二时。故西山蔡氏曰：一元之数，即一岁之数。一元有十二会，三百六十运，四千三百二十世，犹一岁十二月，三百六十日，四千三百二十辰也。前六会为息，后六会为消，即一岁自子至巳为息，自午至亥为消也。开物于寅，犹岁之惊蛰也；闭藏于戌，犹岁之立冬也。一元有十二万九千六百岁，一会有十二万九千六百月，一运有十二万九千六百日，一世有十二万九千六百辰，皆自然之数，非有所牵合也。

天地之形

先儒之论，天地之初，混沌鸿蒙，清浊未判，但一气耳，及其久也，运转于外者，渐渐轻清，其凝聚于中者，渐渐重浊。轻清者积气成象而为天，重浊者积气成形而为地。天之成象者，日月星辰是也。地之成形者，水火土石是也。天包地外，旋绕不停；地处天内，安静不动。天之旋绕，其气急劲，故地浮载其中，不堕不坠。《正理》。

南北极

缘督赵氏曰：古人仰观天象，遂知夜久而星移斗转，渐渐不同。昏暮东出者，晓则西坠，昏暮不见者，晓则东升。天星虽然旋转有甚窄者，以衡管窥之，众星无有不转，但有一星旋转最密，循环不出于管中，名曰纽星者是也。古人以旋磨比天，则磨脐为天之不动处，此天之不动，即纽星旋转之所，名曰北极。亦犹车轮之中轴，瓜瓣之攒顶也。复睹南天，虽无彻夜见者，但比东西星宿旋转则不甚远，由是而推，乃是南北俱各有极，北极在地平之上，南极在地平之下。今北极为瓜之联蔓处，南极为瓜之有花处，东西旋转最广之所，比乎瓜之腰围。北极边旁虽有旋转，常在于天；南极侧近虽然旋转，不出于地。如是则知，地在天内，天如鸡子，地如中黄，然鸡子形不正圆，古今非以天形相肖而比之，但于天包地外而已。以此观之，天如蹴球，内盛半球之水，水上浮一木板，比似人间地平，板上杂置细微之物，比如万类。蹴球虽圆转不已，板上之物俱不觉知，谓天体旋转者，天非可见其体，因众星出没于东西，管辖于两极，有常度，无停机，遂即星所附丽，拟以为之体耳。《正理》。

黄赤道

先儒之说曰：天形至圆如虚球，地隔其中，人物生于地上，形正方如博骰。日月星辰旋绕其外，自左而上，自上而右，自右而下，自下而复左。天形如劲风之旋，其两端不动处曰极，上顶不动处谓之北极，下脐不动处谓之南极，南北二极相去之中，天之腰也，谓之赤道。日所行之道，谓之黄道。《正理》。

天地依附

邵子曰：天何依？曰依乎地。地何附？曰附乎天。曰然则天地何所依附？曰自然依附。天依形，地依气，其形也有涯，其气也无涯。《正理》。○天地无外，所以其形有涯，而其气无涯也。为其气极紧，故能扛得地住，不然则坠矣。外更须有躯壳甚厚，所以固此气也。若夫地动，只是一处动，动亦不至远也。《正理》。○邵子论六合之外，恐无外否。朱子曰：理无内外，六合之形须有内外，日月东升西没，又从东升，这上面许多，岂不是六合之外。今历家只筭到日月星辰运行处，上去更筭不得，安得是无内外。《正理》。

天气流行

胡用之曰，《易》云：乾一而实，故以质言，而曰大。坤二而虚，故以量言，而曰广。朱子曰：此两句说得极分晓，所以说乾一而实，地虽坚实，然却虚，天之气，流行乎地之中，皆从里面发出来。又云：地如肺，形质虽硬，而中本虚，故阳气升降乎其中，无所障碍，虽金石也透过去，地便承受得这气，发育万物。今历家用律吕候气，其

法最精，气之至也，分寸不差，便是这气都在地中透出来也。《正理》。

阴阳之气升降盈虚

诀曰：天地盈虚自有时，审能消息始知机。注曰：天地相去八万四千里，冬至之日，地中有一阳气上升，一日升四百六十里二百四十步，至后五日为一候，三候为一气，三气为一节，二节为一时，即春分也，计九十日，阳气共升至天四万二千里，正到天地之中，此时阴中阳半，为泰卦，其气变寒为温，万物发生之时，故为春也。自此以后，阳气升入阳位，亦如前，渐渐升至夏至之日，并前计一百八十日，共升八万四千里，乃到天也，此时阳中又有阳，为纯阳乾卦，其气变温为热，曰夏，万物茂盛之时，故曰盈也。夫热极则阴生，故夏至之日，一阴自天而降，亦一日降四百六十里二百四十步，亦五日为一候，三候为一气，三气为一节，二节为一时，即秋分日也，计九十日。阴气共降四万二千里，正到天地之中，此时阳中阴半，为否卦，其气变热为凉，万物结实之时，故为秋也。自此以后，阴气降入阴位，亦如是，渐渐降至冬至之日，共前计一百八十日，共降八万四千里，乃到地也，此时阴中又有阴，为纯阴坤卦，其气变凉为寒，曰冬，万物收藏之时，故曰虚也。《悟真》。

天地不足之方

黄帝曰：天不足西北，左寒而右凉。地不满东南，右热而左温，其故何也？岐伯曰：阴阳之气，高下之理，大小之异也。东南方，阳也，阳者其精降于下，故右热而左温。西北方，阴也，阴者其精奉于上，故左寒而右凉。是以地有高下，气有温凉，高者气寒，下者气热，故适寒凉者胀，之温热者疮，下之则胀已，汗之则疮已，此腠理开闭之常，大小之异耳。《内经》。

四方异宜

《内经》曰：东方之域，天地之所始生。鱼盐之地，海滨傍水，其民食鱼而嗜咸，安其处，美其食；西方者，金玉之域，沙石之处，天地之所收引。其民陵居而多风，水土刚强，其民不衣而褐荐，其民华食而脂肥；北方者，天地所闭藏之域，其地高陵居，风寒冰冽，其民乐野处而乳食；南方者，天地所长养，阳之所盛处，其地下，水土弱，雾露之所聚，其民嗜酸而食胕；中央者，其地平以湿，天地所以生万物也众，其民食杂而不劳。故圣人杂合以治，各得其宜也。

地理有寿夭之异

黄帝曰：其于寿夭何如？岐伯曰；阴精所奉其人寿，阳精所降其人夭。注曰：阴精所奉，高之地也；阳精所降，下之地也。阴方之地，阳不妄泄，寒气外持，邪不数中，而正气坚守，故寿延。阳方之地，阳气耗散，发泄无度，风湿数中，真气倾竭，故夭折。即事验之，今中原之境，西北方众人寿，东南方众人夭，此寿夭之大异也。○帝曰：一州之气，生化寿夭不同，其故何也？岐伯曰：高下之理，地势使然也。崇高则阴气治之，污下则阳气治之，阳胜者先天，阴胜者后天。帝曰：其有寿夭乎？岐伯曰：高者其气寿，下者其气夭，地之小大异也，小者小异，大者大异。《内经》。

南北病治法

东南山谷，地气湿热，病多自汗。西北高燥，地气寒凉，病多无汗。中原土郁，病多膨胀，饮食、居处各各不同。《入门》。○北方土厚水深，水性沉下，人体多实而少虚，若有所治，则宜多用清凉之剂；南方属火，火性轻炎，人体多虚而少实，须投以温和之药以调之。《得效》。

五行盛衰图

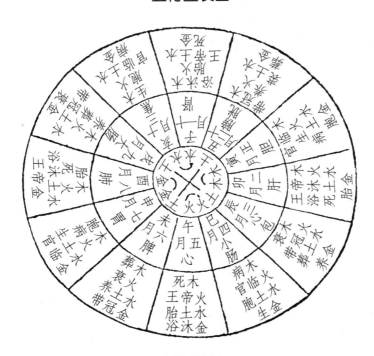

五行盛衰图

五行生克顺逆

五行者，金木水火土也。相生者，水生木，木生火，火生土，土生金，金生水也。相克者，水克火，火克金，金克木，木克土，土克水也。木主于东，应春。火主于南，应夏。金主于西，应秋。水主于北，应冬。土主于中央，应于长夏。在天则为气，寒暑燥湿风也。在地则成形，金木水火土也。互能相生，乃其始也；互能相克，乃其终也，皆出乎天之性也。其相克者，子皆能为母复仇也。木克土，土之子金反克木，木之子火反克金，金之子水反克火，火之子土反克水，水之子木反克土也。强可攻弱，土得木而达。实可胜虚，水得土而绝。阴可消阳，火得水而灭。烈可敌刚，金得火而缺。坚可制柔，木得金而伐也。《入式》。

六气之化

六气化者，谓寒暑燥湿风火也。然行有五，而气有六者，以分君火、相火之化也。木之化曰风，主于春。君火之化曰热，主春末夏初。相火之化曰暑，主于夏。金之化曰燥，主于秋。水之化曰寒，主于冬。土之化曰湿，主于长夏。长夏谓六月也。《入式》。

气候差异

夫四时寒暄之序，加以六气司化之令，则岁岁各异。凡春温、夏暑、秋凉、冬寒，皆天地之正气。其客行于主位，则自有逆顺、淫胜之异，由是气候不一，岂可一定而论之。阴阳四时之气候，则始于仲月而盛于季月，故经曰差三十度而有奇。又言气令盛衰之用，其在四维，故阳之动始于温，而盛于暑；阴之动始于清，而盛于寒。春夏秋冬各有差其分者，此之谓也。四维者，辰戌丑未四季月也。盖春气始于二月，盛温于三月。夏气始于五月，盛暑于六月。秋气始于八月，盛凉于九月。冬气始于十一月，盛寒于十二月。以此见之，则气差

明矣。然五月夏至，阴气生而反大热。十一月冬至，阳气生而反大寒者，盖气自下生，则推而上之也，故阴生则阳上，而愈热；阳生则阴上，而愈寒。以今验之，夏井清凉，冬井温和，则可知矣。《入式》。

十干

十干者，东方甲乙、南方丙丁、西方庚辛、北方壬癸、中央戊己，五行之位也。盖甲乙，其位木，行春之令。丙丁，其位火，行夏之令。戊己，其位土，行周四季。庚辛，其位金，行秋之令。壬癸，其位水，行冬之令。经曰：天有十日，日六竟而周甲者，此也，乃天地之数也。故甲丙戊庚壬为阳，乙丁己辛癸为阴，五行各一阴一阳，故有十日也。《入式》。

十二支

十二支者，子、丑、寅、卯、辰、巳、午、未、申、酉、戌、亥也。子者，一阳肇生之始，十一月之辰也。丑者，十二月之辰也。寅者，正月之辰也。卯者，日升之时，二月之辰也。辰者，三月之辰也。巳者，四月之辰也。午者，一阴肇生之始，五月之辰也。未者，六月之辰也。申者，七月之辰也。酉者，日入之时，八月之辰也。戌者，九月之辰也。亥者，十月之辰也。甲之干，乃天之五行，一阴一阳言之；子之支，以地方隅言之，故子寅午申为阳，卯巳酉亥为阴，土居四维，旺在四季之末。土有四，辰戌为阳，丑未为阴，故其数不同也。合而言之，十配十二，共成六十日，复六六而成岁。故经曰：天以六六之节，以成一岁。此之谓也。《入式》。

四时气候

经曰：五日谓之候，三候谓之气，六气谓之时，四时谓之岁也。常五日一候应之，故三候成一气，即十五日也。三气成一节，节谓立春、春分、立夏、夏至、立秋、秋

分、立冬、冬至，此八节也。三八二十四气，而分主四时，一岁成矣。春秋言分者，阴阳寒暄之气到此可分之时也。冬夏言至者，阴阳至此极至之时也。夏至日长，不过六十刻，阳至此而极。冬至日短，不过四十刻，阴至此而极。故经曰：分则气异，至则气同。此之谓也。《入式》。

论天地六气

经曰：天地合气，六节分，而万物化生矣。地之气静而常，天之气动而变，其六气之源则同，六气之绪则异，何哉？盖天之气始于少阴，而终于厥阴。经曰：少阴所谓标，厥阴所谓终是也。地之气始于厥阴木，而终于太阳水，经曰：显明之右，君火之位者，其绪是也。其不同之绪，乃天真坤元二气相因而成焉。故天之六元气，反合地十二支，以五行正化对化为其绪，则少阴司子午，太阴司丑未，少阳司寅申，阳明司卯酉，太阳司辰戌，厥阴司巳亥，天气始终之因，如是而已。地之六气，反合天之四时，风、热、暑、湿、燥、寒为其绪，则厥阴风木主春，少阴君火主春末夏初，少阳相火主夏，太阴湿土主长夏，阳明燥金主秋，太阳寒水主冬，地气终始之因，如是而已。《入式》。

交六气时日

《内经》曰：显明之右，君火之位。显明谓之日，即卯位也。君火之右，退行一步，相火治之，复行一步，土气治之；复行一步，金气治之；复行一步，水气治之；复行一步，木气治之者，乃六气之主位也。自十二月中气大寒日交木之初气，次至二月中气春分日交君火之二气，次至四月中气小满日交相火之三气，次至六月中气大暑日交土之四气，次至八月中气秋分日交金之五气，次至十月中气小雪日交水之六气。每气气即步也各主六十日八十七刻半，总之乃三百六十五日二十五刻，共周一岁

也。此乃地之阴阳，所谓静而守位者也。常为每岁之主气，乃主气之常纪也。气应之不同者，又有天之阴阳，所谓动而不息，自司天在泉，左右四间是也。轮行而居其上，名之曰客气。客气乃行岁中之天命，天命所至，则又有寒、暑、燥、湿、风、火之化。主气则当祗奉客之天命，客胜则从，主胜则逆，二者有胜而无复矣。《入式》。

主气

地气静而守位，则春温、夏暑、秋凉、冬寒，为岁岁之常令。厥阴木为初气者，方春气之始也。木生火，故少阴君火、少阳相火次之。火生土，故太阴土次之。土生金，故阳明金次之。金生水，故太阳水次之。木为初气，主春分前六十日有奇，自斗建丑正至卯之中，天度至此，风气乃行也。君火为二气，主春分后六十日有奇，自斗建卯正至巳之中，天度至此，暄淑乃行也。相火为三气，主夏至前后各三十日有奇，自斗建巳正至未之中，天度至此，炎热乃行也。土为四气，主秋分前六十日有奇，自斗建未正至酉之中，天度至此，云雨乃行，湿蒸乃作也。金为五气，主秋分后六十日有奇，自斗建酉正至亥之中，天度至此，清气乃行，万物皆燥也。水为六气，主冬至前后各三十日有奇，自斗建亥正至丑之中，天度至此，寒气乃行也。《入式》。

客气

少阴、太阴、少阳、阳明、太阳、厥阴，为天之六气，六气者客也，将此客气布于地之六气步位之上，则有气化之异矣。六气分上下左右而行天令，十二支分节令、时日而司地化，上下相召而寒、暑、燥、湿、风、火与四时之气不同者，盖相临不一而使然也。少阴司子午，太阴司丑未，少阳司寅申，阳明司卯酉，太阳司辰戌，厥阴司巳亥。但将年律起当年司天，数至者为司天，

相对一气为在泉，余气为左右间。用在泉后一气为初之气，主六十日余八十七刻半，至司天为三之气，主上半年，自大寒日后通主上半年也，至在泉为六气，主下半年，自大暑日后通主下半年也。《入式》。

十干起运图

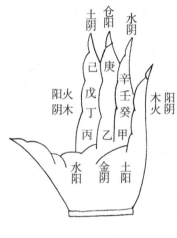

十干起运图

十二支司天诀

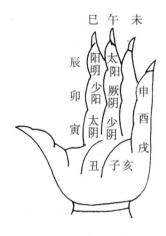

十二支司天诀

论标本

三阴三阳，天之六气，标也；水火木金土，地之五行，本也。盖太阴湿土、少阳相火为标本同，至于少阴君火、太阳寒水则阴阳寒热互相不同，非人意之所能名耶。古今之论，阳则顺行，又以进为盛，故自先太阳而后少阳也。阴则逆行，又以退为盛，故自先少阴而后太阴也。君火司于午，午者一阴生之位，火本热，而其气当阴生之初，故标本异而君火属少阴也。水居北方子，而子者一阳生之位，水本寒，而其气当阳生之初，故标本异而寒水属太阳也。土者乃西南维，未之位，应于长夏之月，未乃午之次，故土曰太阴也。相火者司于寅，寅乃丑之次，故相火曰少阳也。木者位居东方震，在人主于肝，肝者阴未退干之而出，虽阳脏居膈下处阴之位，木必待阴而后生，故属厥阴也。金者位居西方兑，在人主肺，肺为华盖，虽阴脏居膈上处阳之位，金必待阳而后发，故属阳明也。《入式》。

阴阳相错

经曰：天有阴阳，地亦有阴阳者，上下相临也。天气动而不息，故五岁而右迁；地气静而守位，故六期而还会。天气不加于君火，则五岁余一气，右迁相火之上，以君火不立岁故也。地之气五岁一周，天之纪六期一备，五岁一周则五行之气遍，六期一备则六气之位周，与干加支之绪小同，取阴阳相错，上下相乘，毕其纪之之意也，以五六相合故三十年，一纪之则六十年也。《入式》。

五音大小

五行之运，甲己土，乙庚金，丙辛水，丁壬木，戊癸火也。甲丙戊庚壬为阳，乙丁己辛癸为阴。遇阳年则气旺而太过，遇阴年则气衰而不及。大角谓六壬年也，大徵谓六戊年也，大宫谓六甲年也，大商谓六庚年也。大羽为六丙年也。五运各主六年，乃五六三十阳年也。少角谓六丁年也，少徵谓六癸年也，少宫谓六己年也，少商谓六乙年也，少羽谓六辛年也。五运各主六年，乃五六三十阴年也。如君火、相火、寒水，常为阳年司天。湿土、燥金、风木，常为阴年司天。其五大五少岁，所纪不同者，盖遇不遇也。《入式》。

五运纪运

十干之中，五阴五阳也。立为五运，太过不及，互相乘之。所谓甲己合，乙庚合，丙辛合，丁壬合，戊癸合是也。阳年曰太过，阴年曰不及，平气之岁，不可预纪之，须以当年之辰日时干依法推之详见本文。木运大角岁，曰发生太过；少角岁，曰委和不及；正角岁，曰敷和平气。火运大徵岁，曰赫曦太过；少徵岁，曰伏明不及；正徵岁，曰升明平气。土运大宫岁，曰敦阜太过；少宫岁，曰卑监不及；正宫岁，曰备化平气。金运大商岁，曰坚成太过；少商岁，曰从革不及；正商岁，曰审平平气。水运大羽岁，曰流衍太过；少羽岁，曰涸流不及；正羽岁，曰顺静平气。各以纪之也。气之平，则同正化，无讨与不及也。《入式》。

岁中五运

地之六位则分主于四时，天之五运亦相生而终岁度，每运各主七十三日零五刻，总五运之数。则三百六十五日二十五刻，共成一岁。大运为主，将岁之主运，上下因之，而名大小五音也。若当年是木，合自大角，而下生之，故曰：初正大角木生少徵火，少徵火生大宫土，大宫土生少商金，少商金生大羽水，则为终。若当年少宫为大运，则上下因之，少宫土上乃见火，故曰大徵，大徵火上乃见木，故曰少角，则主运自少角起，故初而至少羽水为终矣。木为初之运，大寒日交；火为二之运，春分后十三日交；土为三之运，小满后二十五日交；金为四之运，大暑后三十七日交；水为五之运，秋分后四十九日交。此乃一岁之主运，有大少之异也。《入式》。

论南北政

六气以君火为尊，五运以湿土为尊，故甲己土运为南政。盖土以成数贯金木水火，位居中央，君尊南面而行令，余四运以臣事之，面北而受令，所以有别也，而人脉亦应之。甲己之岁土运，面南论脉，则寸在南，而尺在北。少阴司天两寸不应，少阴在泉两尺不应。乙丙丁戊庚辛壬癸之岁四运，面北论脉，则寸在北而尺在南，少阴司天两尺不应，少阴在泉两寸不应，乃以南为上，北为下，正如男子面南受气，尺脉常弱，女子面北，尺脉常盛之理同。以其阴气沉下，故不应耳。六气之位则少阴在中，而厥阴居右，太阴居左，此不可易也。其少阴则主两寸尺，厥阴司天，在泉当在右，故右不应；太阴司天，在泉当在左，故左不应，依南政而论尺寸也。若覆其手诊之，则阴沉于下，反沉为浮，细为大，以此别之。《入式》。○南政甲己所临之岁，司天在泉，但见君火在上者上不应，在下者下不应。北政但见君火在上，则下不应，在下则上不应，在左则右不应，在右则左不应。当沉而浮，当浮而沉也。○南政以前为左，以后为右，君也。北政以前为右，以后为左，臣也。东垣。

六气承制

《内经》曰：相火之下，水气承之；水位之下，土气承之；土位之下，风气承之；风位之下，金气承之；金位之下，火气承之；君火之下，阴精承之。帝曰：何也？岐伯曰：亢则害，承乃制，制生则化，外列盛衰，害则败乱，生化大病。○王安道曰：自显明之右，止君火治之十五句，言六节所治之位。自相火之下，止阴精承之十二句，言地理之应乎岁气也。亢则害，承乃制二句，言抑其过也。制生则化，止生化大病四句，言有制之常与无制之变也。承犹随也，以下奉上，故曰承，而有防之之义存焉。亢者过极也，害者害物也，制者克胜之也。然所承也，其不亢则随之而已，既亢则克胜以平之，承斯见之。求之于人，则五脏更相平也。一脏不平，所不胜平之，五脏更相平，非不亢而防之乎。一脏不平，所不胜平之，非既亢而克胜之乎。姑以心火而言，其不亢则肾水随之而已，一或有亢，即起而克胜之矣。余脏皆然。制生则化，当作制则生化，盖传写之误也。《此事》。

五运之岁太过不及

甲丙戊庚壬为阳年，太过；乙丁己辛癸为阴年，不及。《运气》。

六甲年敦阜之纪

岁土太过，雨湿流行，肾水受邪，民病腹痛清厥意不乐，肌肉痿足痿，脚下痛，中满食减，四肢不举，宜附子山茱萸汤。《三因》。

附子山茱萸汤 附子炮、山茱萸各一钱半，半夏、肉豆蔻各一钱二分半，木瓜、乌梅各一钱，丁香、藿香各七分半。上锉，作一贴，入姜七片，枣二枚，水煎服。《三因》。

六丙年漫衍之纪

岁水太过，寒气流行，心火受邪，民病身热，心躁，阴厥上下中寒，谵妄心痛，喘咳，寝汗，宜黄连茯苓汤。《三因》。

黄连茯苓汤 黄连、赤茯苓各一钱二分半，麦门冬、车前子、通草、远志各七分半，半夏、黄芩、甘草各五分半。上锉，作一贴，入姜七片，枣二枚，水煎服。《三因》。

六戊年赫曦之纪

岁火太过，火暑流行，肺金受邪，民病疟，少气咳喘，血溢血泄，身热骨痛为浸淫，宜麦门冬汤。《三因》。

麦门冬汤 麦门冬、白芷、半夏、竹叶、钟乳粉、桑白皮、紫菀茸、人参各一钱，甘草五分。上锉，作一贴，入姜三片，枣二枚，水煎服。《三因》。

六庚年坚成之纪

岁金太过，燥气流行，肝木受邪，民病胁与小腹痛，耳聋，目赤，胸胁痛引小腹，尻阴股膝髀腨胻足皆痛，宜牛膝木瓜汤。《三因》。

牛膝木瓜汤 牛膝、木瓜各一钱，白芍药、杜仲、枸杞子、黄松节、菟丝子、天麻各七分半，甘草五分。上锉，作一贴，入姜三片，枣二枚，水煎服。《三因》。

六壬年发生之纪

岁木太过，风气流行，脾土受邪，民病飧泄食减，体重烦冤，肠鸣胁痛支满，宜苓术汤。《三因》。

苓术汤 白茯苓、白术、厚朴、青皮、干姜炮、半夏、草果、甘草各一钱。上锉，作一贴，入姜三片，枣二枚，水煎服。《三因》。

六乙年从革之纪

岁金不及，炎火盛行，民病肩背瞀重，鼽嚏咳喘，血便注下，宜紫菀汤。《三因》。

紫菀汤 紫菀茸、白芷、人参、黄芪、地骨皮、杏仁、桑白皮、甘草各一钱。上锉，作一贴，入姜三片，枣二枚，水煎服。《三因》。

六丁年委和之纪

岁木不及，燥乃盛行，民病中清，胠胁小腹痛，肠鸣溏泄，宜苁蓉牛膝汤。《三因》。

苁蓉牛膝汤 肉苁蓉、牛膝、木瓜、白芍药、熟地黄、当归、甘草各一钱。上锉，作一贴，入姜三片，乌梅一个，水煎服。《三因》。

六己年卑监之纪

岁土不及，风气盛行，民病飧泄霍乱，体重腹痛，筋骨摇并，肌肉瞤酸，善怒，宜白术厚朴汤。《三因》。

白术厚朴汤 白术、厚朴、半夏、桂心、藿香、青皮各一钱，干姜炮、甘草炙各五分。上锉，作一贴，入姜三片，枣二枚，水煎服。《三因》。

六辛年涸流之纪

岁水不及，湿乃盛行，民病肿满身重，濡泄，足痿清厥，脚下痛，宜五味子汤。《三因》。

五味子汤 五味子、附子炮、巴戟、鹿茸、山茱萸、熟地黄、杜仲炒各一钱。上锉，作一贴，入姜七片，盐少许，水煎服。《三因》。

六癸年伏明之纪

岁火不及，寒乃盛行，民病胸痛胁满，膺背肩胛两臂内痛，郁冒，心痛暴暗，宜黄芪茯神汤。《三因》。

黄芪茯神汤 黄芪、茯神、远志、紫河车、酸枣仁炒各一钱。上锉，作一贴，入姜三片，枣二枚，水煎服。《三因》。

六十岁运气主客及民病

子午之岁

少阴司天，阳明在泉。○气化运行先天。○宜正阳汤。《三因》。

初之气 太阳加临厥阴，主春分前六十日有奇。民病关节禁固，腰椎痛，中外疮疡。

二之气 厥阴加临少阴，主春分后六十日有奇。民病淋，目赤，气郁而热。

三之气 少阴加临少阳，主夏至前后各三十日有奇。民病热厥，心痛，寒热更作，咳喘，目赤。

四之气 太阴加临太阴，主秋分前六十日有奇。民病黄疸，衄䘐嗌干，吐饮。

五之气 少阳加临阳明，主秋分后六十日有奇。民乃康。

终之气 阳明加临太阳，主冬至前后各三十日有奇。民病上肿，咳喘，甚则血溢。

正阳汤 白薇、玄参、川芎、桑白皮、当归、白芍药、旋覆花、甘草炙各一钱。上锉，入姜五片，水煎服。《三因》。

丑未之岁

太阴司天，太阳在泉。○气化运行后天。○宜备化汤。《三因》。

初之气 厥阴加临厥阴，主春分前六十日有奇。民病血溢，筋络拘强，关节不利，身重，筋痿。

二之气 少阴加临少阴，主春分后六十日有奇。民病瘟疠盛行，远近咸若。

三之气 太阴加临少阳，主夏至前后各三十日有奇。民病身重，胕肿，胸腹满。

四之气 少阳加临太阴，主秋分前六十日有奇。民病腠理热，血暴溢，心腹膜胀，浮肿。

五之气 阳明加临阳明，主秋分后六十日有奇。民病皮肤寒气及体。

终之气 太阳加临太阳，主冬至前后各三十日有奇。民病关节禁固，腰椎痛。

备化汤 木瓜、茯神各一钱半，牛膝、附子炮各一钱二分半，熟地黄、覆盆子各一钱，甘草七分。上锉，入姜五片，水煎服。《三因》。

寅申之岁

少阳司天，厥阴在泉。○气化运行先天。○宜升明汤。《三因》。

初之气 少阴加临厥阴，主春分前六十日有奇。民病温，气怫于上，血溢，目赤头痛，血崩，肤疮。

二之气 太阴加临少阴，主春分后六十日有奇。民病热郁，咳逆呕吐，头痛身热，昏愦，脓疮。

三之气 少阳加临少阳，主夏至前后各三十日有奇。民病热中，聋瞑，血溢，脓疮，喉痹，目赤，善暴死。

四之气 阳明加临太阴，主秋分前六十日有奇。民病腹满，身重。

五之气 太阳加临阳明，主秋分后六十日有奇。民避寒邪，君子周密。

终之气 厥阴加临太阳，主冬至前后各三十日有奇。民病心痛，阳气不藏而咳。

升明汤 紫檀香、车前子炒、青皮、半夏、酸枣仁、蔷薇、甘草各一钱。上锉，入姜五片，水煎服。《三因》。

卯酉之岁

阳明司天，少阴在泉。〇气化运行后天。〇宜审平汤。《三因》。

初之气 太阴加临厥阴，主春分前六十日有奇。民病中热腹胀，面目浮肿，善鼽衄。

二之气 少阳加临少阴，主春分后六十日有奇。民病疫疠大至，善暴死。

三之气 阳明加临少阳，主夏至前后各三十日有奇。民病寒热。

四之气 太阳加临太阴，主秋分前六十日有奇。民病暴仆，谵妄，咽干，心痛，痈疡，便血。

五之气 厥阴加临阳明，主秋分后六十日有奇。民气和。

终之气 少阴加临太阳，主冬至前后各三十日有奇。民病温。

审平汤 远志、紫檀香各一两半，天门冬、山茱萸各一钱二分半，白术、白芍药、甘草各一钱。上锉，入姜五片，水煎服。《三因》。

辰戌之岁

太阳司天，太阴在泉。〇气化运行先天。〇宜静顺汤。《三因》。

初之气 少阳加临厥阴，主春分前六十日有奇。民病身热头痛，呕吐，肌腠疮疡。

二之气 阳明加临少阴，主春分后六十日有奇。民病气郁中满。

三之气 太阳加临少阳，主夏至前后各三十日有奇。民病寒，反热中，痈疽，注下，心热瞀闷。

四之气 厥阴加临太阴，主秋分前六十

日有奇。民病大热，少气，肌肉痿，足痿，注下赤白。

五之气 少阴加临阳明，主秋分后六十日有奇。民气乃舒。

终之气 太阴加临太阳，主冬至前后各三十日有奇。民病惨凄孕死。

静顺汤 白茯苓、木瓜各一钱二分半，附子炮、牛膝各一钱，防风、诃子、干姜炮、甘草炙各七分半。上锉，作一贴，水煎服。《三因》。

己亥之岁

厥阴司天，少阳在泉。〇气化运行后天。〇宜敷和汤。《三因》。

初之气 阳明加临厥阴，主春分前六十日有奇。民病寒于右胁下。

二之气 太阳加临少阴，主春分后六十日有奇。民病热中。

三之气 厥阴加临少阳，主夏至前后各三十日有奇。民病泪出，耳鸣，掉眩。

四之气 少阴加临太阴，主秋分前六十日有奇。民病黄疸，胕肿。

五之气 太阴加临阳明，主秋分后六十日有奇。民病寒气及体。

终之气 少阳加临太阳，主冬至前后各三十日有奇。民病瘟疠。

敷和汤 半夏、五味子、枳实、白茯苓、诃子、干姜炮、陈皮、甘草炙各一钱。上锉，入枣二枚，水煎服。《三因》。

六十年客气旁通图

司天、在泉、四间气，纪步各主六十日八十七刻半，客行天令，居于主气之上，故有温凉、寒暑、朦瞑、明晦、风雨、霜雪、电雹、雷霆不同之化。其春温、夏暑、秋凉、冬寒。四时之正令，岂能全为运与气所夺，则当其时自有微甚之变矣。布此六十年客气旁通，列于主位之下者，使知其气之所在大法也。《入式》。

少阴	太阴	少阳	阳明	太阳	厥阴
子午	丑未	寅申	卯酉	辰戌	巳亥
太阳客	厥阴客	少阴客	太阴客	少阳客	阳明客
厥阴　主初气					
寒气切冽	大风发荣	热风伤人	风雨凝阴	为瘟疫至	清风
霜雪水冰	雨生毛虫	时气流行	不散		雾露蒙昧
厥阴客	少阴客	太阴客	少阳僭客逆	阳明客	太阳客
少阴　主二气					
为风温雨	天下疵疫	时雨	大热早行	温凉不时	寒雨间热
雨生羽虫	以正得位		疫疠乃行		
少阴客	太阴客	少阳客	阳明客	太阳客	厥阴客
少阳　主三气					
大暑炎光	雷雨电雹	大暑炎光	凉风间发	寒气间至	热风大作
		草萎河干		热争冰雹	雨生羽虫
太阴客	少阳客	阳明客	太阳客	厥阴客	少阴客
太阴　主四气					
大雨霪注	炎热沸腾	清风雾露	寒雨害物	风雨摧拉	山泽浮云
零雨雷电				雨生倮虫	暴雨溽湿
少阳客	阳明客	太阳客	厥阴客	少阴客	太阴客
阳明　主五气					
温风乃至	大凉燥疾	早寒	凉风大作	秋气湿热	时雨沉阴
万物乃荣			雨生介虫	热病时行	
阳明客	太阳客	厥阴客	少阴客	太阴客	少阳客
太阳　主终气					
燥寒劲切	大寒凝冽	寒风飘扬	蛰虫出见	凝阴寒雪	冬温蛰虫
		雨生鳞虫	流水不冰	地气湿	流水不冰

运气之变成疫

夫五运六气，乃天地阴阳运行升降之常道也。五运流行，有太过不及之异；六气升降，则有逆从胜复之差。凡不合于德化政令者，则为变眚，皆能病人，故谓之时气也。《三因》。○一岁之中病证相同者，五运六气所为之病也。《纲目》。

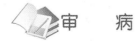

审病

神圣工巧

《灵枢》曰：望而知之谓之神，闻而知之谓之圣，问而知之谓之工，切脉而知之谓之巧。以内知之曰神，以外知之曰圣，神圣工巧谓之四象。○神圣工巧何谓也？曰：望而知之者，望见其五色，以知其病也。闻而知之者，闻其五音，以别其病也。问而知之者，问其所欲五味，以知其病所起所在也。切脉而知之者，诊其寸口，视其虚实，以知其病在何脏腑也。经曰：以内知之曰神，以外知之曰圣。《难经》。

诊病之道

《内经》曰：善诊者，察色按脉，先别阴阳，审清浊而知部分，视喘息、听音声而知所苦。○诊病之道，观人勇怯骨肉皮肤，能知其情，以为诊法也。《内经》。○五脏之象可以类推，五脏相音可以意识，五色微诊可以目察，能合脉色，可以万全。《内经》。○切脉动静，而视精明，察五色，观五脏有余不足，六腑强弱，形之盛衰，以此参伍，决死生之分。精明，穴名也，在明堂左右，两目内眦也。《内经》。○是故声合五音，色合五行，脉合阴阳。《内经》。○色之与脉，当参相应也。《难经》。

明堂察色

雷公问曰：五色独决于明堂，小子未知其所谓也。黄帝曰：明堂者鼻也，阙者眉间也，庭者颜也，即额也。蕃者颊侧也，蔽者耳门也。其间欲方大，去之十步，皆见于外，如是者，寿必中百岁。《灵枢》。○庭者，额中也；阙中者，两眉之间也；下极者，两目之间也；直下者，两鼻而下也；方者，鼻隧也；面王者，鼻柱之端也。《灵枢》。○自额而下，阙上属首，咽喉之部分也。自阙中循鼻而下鼻端，属肺、心、肝、脾、肾五脏之部分也。自目内眦挟鼻而下至承浆穴名，属胆、胃、大小肠、膀胱、六腑之部分也。自颧而下颊，则属肩臂、手之部分也。自牙车而斜下颐，属股、膝、胫、足之部分也。《纲目》。○额为心之部，鼻为脾之部，左颊肝之部，右颊肺之部，颐为肾之部。《丹心》。○五脏六腑，固尽有部，视其五色，黄赤为热，白为寒，青黑为痛，此所谓视而可见者也。《内经》。○明堂之色，沉浊为内，浮泽为外，黄赤为风，青黑为痛，白为寒，黄而膏润为脓，赤甚为血，痛甚为挛，寒甚为皮不仁。五色各见其部，察其浮沉，以知浅深；察其泽夭，以观成败。《灵枢》。○目赤色者病在心，白在肺，青在肝，黄在脾，黑在肾，黄色不可名者，病在胸中。《灵枢》。○视其颜色，黄赤者多热气；青白者少热气；黑色者多血少气。《灵枢》。○五脏已败，其色必夭，夭必死矣。注曰：夭谓死生异常之候也。色者神之旗，脏者神之舍，故神去则脏败，脏败则色见异常之候也。《内经》。

五色占吉凶

夫心者，五脏之专精也，目者其窍也，华色者其荣也。《内经》。○夫精明五色者，气之华也。赤欲如帛裹朱，不欲如赭；白欲如鹅羽，不欲如盐。青欲如苍璧之泽，不欲如蓝。黄欲如罗裹雄黄，不欲如黄土。黑欲如重漆色，不欲如地苍一本地苍作炭。注曰：精明，穴名也，在明堂左右，两目内眦也。五气之精华者，上见为五色，变化于精明之间也。《内经》。○五脏之气，色见青如草滋者死，黄如枳实者死，黑如炲者死，赤如衃血者死，白如枯骨者死，此五色之见死也。《内经》。○青如翠羽者生，赤如鸡冠者生，黄如蟹腹者生，白如豕膏者生，黑如乌羽者生，此五色之见生也。《内经》。○生于心，如以缟裹朱；生于肺，如以缟裹红；生于肝，如以缟裹绀；生于脾，如以缟裹瓜蒌实；生于肾，如以缟裹紫，此五脏所生之外荣也。《内经》。○面黄目青，面黄目赤，面黄目白，面黄目黑，皆不死也。面青目赤，面赤目白，面青目黑，面黑目白，面赤目青，皆死也。《内经》。○病人面青目白者死，面青目黄者五日死，面赤目白者十日死，面赤目青者六日死，面黑目白者八日死，面白目黑者死。面黑目直视恶风者死。赤色出两颧，大如拇指者，病虽少愈必卒死。华佗。○病人耳目及颊颧赤者死，黑色出于天庭、天中者死，耳目鼻黑色起入口者死。面黑唇青者，面青唇黑者亦死。华佗。○病人面晄白，直视肩息者一日死。扁鹊。

○鼻头色青，腹中痛，舌冷者死。鼻头色微黑者有水气，色黄者胸上有寒，色白者亡血也。设微赤非时者死，色青为痛，色黑为劳，色赤为风，色黄者便难也，色鲜明者有留饮也。仲景。○人有病，面上忽见红点者多死。《丹心》。○脐下忽大痛，人中如墨色者，多死。《丹心》。

察病玄机

《灵枢》曰：五脏为纪，阴阳定矣，阴者主脏，阳者主腑，阳受气于四末，阴受气于五脏。○帝曰：何以知皮、肉、气、血、筋、骨之病也。岐伯曰：色起两眉薄泽者，病在皮。唇青黄赤白黑者，病在肌肉。荣卫濡然者，病在血气。目色青黄赤白黑者，病在筋。耳焦枯受尘垢者，病在骨。《灵枢》。○帝曰：独调其尺，以言其病，奈何？岐伯曰：尺肤滑而泽脂者，风也；尺肤涩者，风痹也；尺肤粗如枯鱼之鳞者，水溢饮也；尺肤热甚，脉盛躁者，病温也；尺肤寒，其脉小者，泄、少气也。肘后粗以下三四寸热者，肠中有虫也。掌中热者，腹中热；掌中寒者，腹中寒。鱼上白肉有青血脉者，胃中有寒。《灵枢》。○形盛脉细，少气不足以息者危。形瘦脉大，胸中多气者死。形气相得者生。参伍不调者病。目内陷者死。形肉已脱，九候虽调，犹死。七诊虽见，九候皆从者不死。《内经》。○颈脉动喘疾咳，曰水。目裹微肿，如卧蚕之状，曰水。尿黄赤安卧者，黄疸。已食如饥者，胃疸。面肿曰风，足胫肿曰水。目黄者曰黄疸。《内经》。○言迟者，风也。摇头言者，其里痛也。行迟者，表强也。坐而伏者，短气也。坐而下一膝者，必腰痛也。里实，护腹如怀卵者，必心痛也。息摇肩者，心中坚也。息引胸中上气者，咳也。息张口短气者，肺痿吐沫也。仲景。○声嘶者死。舌卷卵缩者死。面肿苍黑者死。尸臭不可近者死。仲景。○阳病膜目而动，轻；阴病闭目而静，重。《纲目》。○凡病，眼无魂朦胧白云如外障，不治。

《直指》。○心肺损而色弊，肝肾损而形痿。《保命》。○上虚则眩，下虚则厥，肥人多湿，瘦人多热。《入门》。

《内经》病机

黄帝曰：愿问病机何如？岐伯曰：诸风掉眩，皆属于肝。○诸寒收引，皆属于肾。○诸气膹郁，皆属于肺。○诸湿肿满，皆属于脾。○诸热瞀瘛，皆属于火。○诸痛痒疮，皆属于心。○诸厥固泄，皆属于下。○诸痿喘呕，皆属于上。○诸禁鼓栗，如丧神守，皆属于火。○诸痉项强，皆属于湿。○诸逆冲上，皆属于火。○诸腹胀大，皆属于热。○诸躁狂越，皆属于火。○诸暴强直，皆属于风。○诸病有声，鼓之如鼓，皆属于热。○诸病胕肿，疼酸惊骇，皆属于火。○诸转反戾，水液浑浊，皆属于热。○诸病水液，澄澈清冷，皆属于寒。○诸呕吐酸，暴注下迫，皆属于热。注云：心盛则生热，肾盛则生寒，肾虚则寒动于中，心虚则热收于内。又热不得寒，是无火也。寒不得热，是无水也。夫寒之不寒，责其无水。热之不热，责其无火。热之无久，责心之虚。寒之无久，责肾之少。《内经》。

五脏者中之守

五脏者，中之守也。中盛脏满，气胜伤恐者，声如从室中言，是中气之湿也。言而微，终日乃复言者，此夺气也。衣被不敛，言语善恶不避亲疏者，此神明之乱也。仓廪不藏者，是门户不要也。水泉不止者，是膀胱不藏也。得守者生，失守者死。注曰：要，谓禁要也。《内经》。

五脏者身之强

五脏者，身之强也。头者，精明之府，头倾视深，精神将夺矣。背者，胸中之府，背曲肩随，胸将坏矣。腰者，肾之府，转腰不能，肾将惫矣。膝者，筋之府，屈伸不能，行则偻俯，筋将惫矣。骨者，髓之府，不能久立，行则振掉，骨将惫矣。得强则生，失强则死。《内经》。

占新久病

脉小弱以涩者，谓之久病；脉滑浮而疾者，谓之新病。○征其脉小色不夺者，新病也；征其脉不夺，其色夺者，久病也。○征其脉与五色俱夺者，久病也；征其脉与五色俱不夺者，新病也。《内经》。

可治难治证

凡治病，察其形气色泽，脉之盛衰，病之新故，乃治之，无后其时。形气相得，谓之可治；色泽以浮，谓之易已；脉从四时，谓之可治；脉弱以滑，是有胃气，命曰易治，取之以时。○形气相失，谓之难治；色夭不泽，谓之难已；脉实以坚，谓之益甚；脉逆四时，为不可治。必察四难，而明告之。所谓逆四时者，春得肺脉，夏得肾脉，秋得心脉，冬得脾脉，其至皆悬绝沉涩者，名曰逆四时。《内经》。

病有五邪

何谓五邪？有中风，有伤暑，有饮食劳倦，有伤寒，有中湿。《难经》。

肝主色五色　心主臭五臭　脾主味五味
肺主声五声　肾主液五液

五色者，青赤黄白黑。五臭者，臊焦香腥腐。五味者，酸苦甘辛咸。五声者，呼言歌哭呻。五液者，泣汗涎涕唾也。《难经》。

青色自入为青　臊臭入肝为臊
酸味入肝为酸　呼声入肝为呼
泣液入肝为泣
赤色入心为赤　焦臭自入为焦
苦味入心为苦　言声入心为言
汗液入心为汗
黄色入脾为黄　香臭入脾为香
甘味自入为甘　歌声入脾为歌
涎液入脾为涎
白色入肺为白　腥臭入肺为腥

辛味入肺为辛　哭声自入为哭
涕液入肺为涕
黑色入肾为黑　腐臭入肾为腐
咸味入肾为咸　呻声入肾为呻
唾液自入为唾

假令心病，何以知中风得之？其色当赤。肝为心邪，故知当赤色也。○何以知伤暑得之？当恶臭也。○何以知饮食劳倦得之？当喜苦味也。○何以知伤寒得之？当谵言妄语也。○何以知中湿得之？为汗出不可止也。《难经》。○又曰：病有虚邪，有实邪，有贼邪，有微邪，有正邪，何以别之？曰：从后来者为虚邪，从前来者为实邪，从所不胜来者为贼邪，从所胜来者为微邪，自病者为正邪。何以言之？假令心病，中风得之为虚邪母乘子，伤暑得之为正邪自己病，饮食劳倦得之为实邪子乘母，伤寒得之为微邪妻乘夫，中湿得之为贼邪夫乘妻，余仿此。《难经》。

辨气血痰火

气证饮水，血证不饮水。海藏。○热在上焦气分则渴，热在下焦血分则不渴，盖血中有湿，故不渴也，热在下焦，多不渴。东垣。○血之外证，常以汤水漱口。《直指》。○气病则麻，血病则痛。海藏。○血之为病，上焦瘀血，小便必难；下焦瘀血，小便必自利。《直指》。○一切血证，日轻夜重。一切痰证，食少肌色如故。一切火证，性急潮盛。一切水证，胁硬，心下怔忡。《入门》。○无阳则厥，无阴则呕。《直指》。

凡病昼夜轻重

凡病昼则增剧，夜则安静，是阳病有余，乃气病而血不病也。夜则增剧，昼则安静，是阴病有余，乃血病而气不病也。东垣。○昼则发热，夜则安静，是阳气自旺于阳分也。夜则恶寒，昼则安静，是阴血自旺于阴分也。东垣。○昼则安静，夜则发热烦躁，是阳气下陷入阴中也，名曰热入血室。

夜则安静，昼则恶寒，是阴气上溢于阳中也。东垣。○昼则发热烦躁，夜亦发热烦躁，是重阳无阴，当亟泻其阳，峻补其阴。夜则恶寒，昼亦恶寒，是重阴无阳，当亟泻其阴，峻补其阳。东垣。○昼则恶寒，夜则烦躁，饮食不入，名曰阴阳交错者死。东垣。

病愈日时

凡病欲知何时得？何时愈？答曰：假令夜半得病，明日日中愈。日中得病，夜半愈。何以言之？日中得病夜半愈者，以阳得阴则解也。夜半得病日中愈者，以阴得阳则解也。仲景。

七诊死候

九候之脉，皆沉细悬绝者，为阴，主冬，故以夜半死。○盛躁喘数者，为阳，主夏，故以日中死。○是故寒热病者，以平朝死。○热中及热病者，以日中死。○病风者，以日夕死。○病水者，以夜半死。○其脉乍疏乍数，乍迟乍疾者，日乘四季死。《内经》。○阴盛、阳盛、寒热、热中、病风、病水、脉疏数，为七诊。《内经》。

五脏及阴阳绝候

脉浮而洪，身汗如油，喘而不休，水浆不下，体形不仁，乍静乍乱，此为命绝也。○又未知何脏先受其灾，若汗出发润喘不休者，此为肺先绝也。○阳反独留，形体如烟熏，直视摇头者，此为心绝也。○唇吻反青，四肢絷习汗出者，此为肝绝也。絷习者为振动若搐搦，手与足时时引缩也。○环口

黧黑，柔汗发黄者，此为脾绝也。油汗，粘汗也。柔汗，冷汗也。○溲便遗失，狂言，目反直视者，此为肾绝也。○又，未知何脏阴阳前绝，若阳气前绝，阴气后竭者，其人死，身色必青。阴气前绝，阳气后竭者，其人死，身色必赤，腋下温，心下热也。仲景。

杂病占死候

欲愈之病目眦黄胃气行也，眼胞忽陷定知亡五脏绝也。耳目口鼻黑色起，入口十死七难当肾乘胃也。面黄目青酒乱频，邪风在胃滚其身木克土也。面黑目白命门败，困极八日死来侵神去也。面色忽然望之青，进之如黑卒难当肝肾绝也。面赤目白怕喘气，待过十日定存亡火克金也。黄黑白色起入目，更兼口鼻有灾殃水乘脾也。面青目黄中时死，余候须看两日强木克土也，目无精光齿龈黑，面白目黑亦灾殃肺肾绝也。口如鱼口不能合脾绝，气出不返命飞扬肝肾绝也。妄语错乱及不语，尸臭元知寿不高心绝。人中尽满兼背青，三日须知命必倾木克土也。两颊颧赤心病久，口张气直命难停脾肺绝也。足跌趾肿膝如斗，十日须知难保守脾绝。项筋舒展定知殂肾脉绝也，掌内无纹也不久心包绝也。唇青体冷及遗尿膀胱绝也，背面饮食四日期肝绝。手足爪甲皆青黑，更过八日定难医肝肾绝也。脊痛腰重反覆难，此是骨绝五日看肾绝。体重尿赤时不止，肉绝六日便高拼脾绝。手足甲青呼骂多，筋绝九日定难过肝绝。发直如麻半日死小肠绝，寻衣语死十知么心绝。《脉诀》。

五实五虚

黄帝曰：愿闻五实、五虚。岐伯对曰：脉盛、皮热、腹胀、前后不通、闷瞀，此谓

五实；脉细、皮寒、气少、泄利前后、饮食不入，此谓五虚。帝曰：其时有生者何也？岐伯曰：浆粥入胃，泄注止，则虚者活；身汗得后利，则实者活。此其候也。《内经》。

○五虚之证，予尝治数人，在下则泄泻不止，在上则吐痰不止者，皆死。盖气脱无所管摄故也。早用参术膏救之，十活一二。五实之证，大承气汤方见寒门加麻黄救之。《纲目》。

阴阳生病

《内经》曰：夫邪之生也，或生于阴，或生于阳。其生于阳者，得之风雨寒暑。其生于阴者，得之饮食居处，阴阳喜怒。○风雨寒热，不得虚，邪不能独伤人。此必因虚邪之风，与其身形，两虚相得，乃客其形。虚邪之中人也，始于皮肤，皮肤缓则腠理开，开则邪从毛发入，入则抵深，深则毛发立，毛发立则淅然，故皮肤痛。留而不去，则传舍于络脉，时痛肌肉。留而不去，传舍于经，洒淅善惊。留而不去，传舍于输，六经不通，四肢肢节痛，腰脊乃强。留而不去，传舍于伏冲之脉，体重身痛。留而不去，传舍于肠胃，贲响腹胀，多寒则肠鸣飧泄，食不化；多热则溏出糜。《灵枢》。○风雨之伤人也，先客于皮肤，传入于孙脉，孙脉满则传入于络脉，络脉满则输于大经脉，血气与邪并客于分腠之间，其脉坚大，故曰实。实者外坚充满，不可按之，按之则痛。《内经》。○寒湿之中人也，皮肤不收，肌肉坚紧，荣血涩，卫气去，故曰虚。虚者聂辟气不足，按之则气足以温之，故快然而不痛。《内经》。○其生于阴者，忧思伤心；重寒伤肺；忿怒伤肝；醉以入房，汗出当风，伤脾；用力过度，若入房汗出，浴水，则伤肾。《灵枢》。

阴阳虚盛

《内经》曰：阳虚则外寒，阴虚则内热，阳盛则外热，阴盛则内寒。○阳虚生外寒者，阳受气于上焦，以温皮肤分肉之间，今寒气在外，则上焦不通，上焦不通，则寒气独留于外，故寒栗。《内经》。○阴虚生内热者，有所劳倦，形气衰少，谷气不盛，上焦

不行，下脘不通。胃气热，热气熏胸中，故内热。《内经》。○阳盛生外热者，上焦不通利，则皮肤致密，腠理闭塞，玄府不通，卫气不得泄越，故外热。《内经》。○阴盛生内寒者，厥气上逆，寒气积于胸中而不泻，不泻则温气去，寒独留，则血凝，血凝则脉不通，其脉盛大以涩，故内寒。《内经》。

内伤精神

《内经》曰：故贵脱势，虽不中邪，精神内伤，身必败亡。始富后贫，虽不伤邪，皮焦筋屈，痿躄为挛。暴乐暴苦，始乐后苦，皆伤精气，精气竭绝，形体毁沮。

寒热伤形气

《内经》曰：寒伤形，热伤气；气伤痛，形伤肿。故先痛而后肿者，气伤形也；先肿而后痛者，形伤气也。注曰：气伤，则热结于肉分，故痛；形伤，则寒薄于皮腠，故肿也。○喜怒伤气，寒暑伤形。《内经》。

求属法

黄帝曰：有病热者，寒之而热；有病寒者，热之而寒。二者皆在，新病复起，奈何？岐伯对曰：诸寒之而热者取之阴，热之而寒者取之阳，所谓求其属也。注曰：言益火之源，以消阴翳；壮水之主，以镇阳光，故曰求其属也。《内经》。

疗病式

欲疗病先察其源，先候病机。五脏未虚，六腑未竭，血脉未乱，精神未散，服药必活。若病已成，可得半愈。病势已过，命将难痊。《本草》。

三不治六不治

仓公有言曰：病不肯服药，一死也；信巫不信医，二死也；轻身薄命不能将慎，三死也。《本草》。○扁鹊曰：病有六不治：骄恣不伦于理，一不治也；轻身重财，二不治

也；衣食不能适，三不治也；阴阳并脏气不定，四不治也；形羸不能服药，五不治也；信巫不信医，六不治也。《入门》。

医贵三世

《论语》云：人而无恒，不可以作巫医。明此，二法不可以权饰妄造。所以，医不三世，不服其药。九折臂者，乃成良医。盖谓学功须深故也。《本草》。

四时生病

《灵枢》曰：冬伤于寒，春生瘅热；春伤于风，夏生飧泄肠澼；夏伤于暑，秋生痎疟；秋伤于湿，冬生咳嗽。○《内经》曰：春伤于风，夏生飧泄；夏伤于暑，秋为痎疟；秋伤于湿，冬生咳嗽；冬伤于寒，春必病温。○又曰：春伤于风，邪气留连，乃为洞泄；夏伤于暑，秋为痎疟；秋伤于湿，上逆而咳，发为痿厥；冬伤寒，春必病温。《内经》。○脉盛身寒，得之伤寒；脉虚身热，得之伤暑。仲景。

百病始生

《灵枢》曰：夫百病之始生也，皆生风雨寒暑，清湿喜怒。喜怒不节则伤脏，风雨则伤上，清湿则伤下。脏伤则病起于阴，清湿袭虚则病起于下，风雨袭虚则病起于上。○《内经》曰：凡消瘅仆击，偏枯痿厥，气满发逆，肥贵人则膏粱之疾也。○隔则闭绝，上下不通，则暴忧之病也。○暴厥而聋，偏塞闭不通，内气暴薄也。○不从内外中风之病，故瘦留着也。○跖跛，寒风湿之病也。○黄疸暴痛，癫疾厥狂，久逆之所生也。○五脏不平，六腑闭塞之所生也。○头痛耳鸣，九窍不利，肠胃之所生也。《内经》。○五邪中人，各有法度，风中于前口眼㖞斜，寒中于后颈项强痛，雾伤于上，湿伤于下。风令脉浮，寒令脉急。雾伤皮腠，湿流关节，食伤脾胃，极寒伤经，极热伤络。《难经》。○无痰不成疟，无积不成痢。

《直指》。

百病朝慧夕加

黄帝问曰：百病朝慧、昼安、夕加、夜甚，何也？岐伯对曰：朝则人气始生，卫气始行，故朝慧；日中人气长，长则胜邪，故安；夕则人气始衰，邪气始生，故加；夜半人气入脏，邪气独居于身，故甚也。《灵枢》。

反常为病

《内经》曰：气实形实，气虚形虚，此其常也，反此者病。○谷盛气盛，谷虚气虚，此其常也，反此者病。○脉实血实，脉虚血虚，此其常也，反此者病。○气虚身热，此谓反也。谷入多而气少，此谓反也。谷不入而气多，此谓反也。脉盛血少，此谓反也。脉少血多，此谓反也。○谷入多而气少者，得之有所夺血，湿居下也。谷入少而气多者，邪在胃及与肺也。《内经》。

便寒便热

黄帝曰：临病人问所便，奈何？岐伯对曰：夫中热消瘅则便寒；寒中之属则便热。胃中热则消谷，令人悬心善饥，脐以上皮热；肠中热则出黄如糜，脐以下皮寒。胃中寒，则腹胀；肠中寒，则肠鸣飧泄。胃中寒、肠中热胀而且泄；胃中热、肠中寒则疾饥，小腹痛胀。《灵枢》。

肥瘦辨病候

《灵枢》曰：肥而泽者，血气有余；肥而不泽者，气有余，血不足；瘦而无泽者，血气俱不足。审察其形气有余不足而调之，可以知逆顺矣。○人黑瘦者易治，肥大肉厚赤白者难愈。黑人耐风湿，赤白者不耐风湿。瘦人肉硬，肥人肉软，肉软则受病难愈。《千金》。○气衰则身冷，血衰则肤硬。《入门》。○肥人气虚生寒，寒生湿，湿生痰；瘦人血虚生热，热生火，火生燥，故肥人多寒湿，瘦人多热燥也。《丹心》。

勇怯异形

黄帝曰：愿闻勇怯之所由然。少俞曰：勇士者，目深以固，长冲直扬，三焦理横，其心端直，其肝大以坚，其胆满以傍，怒则气盛而胸胀，肝举而胆横，眦裂而目扬，毛起而面苍，此勇士之由然也。〇帝曰：愿闻怯士之所由然。少俞曰：怯士者，目大而不深，阴阳相失，三焦理纵，𩩲骬短而小，肝系缓，其胆不满而纵，肠胃挺，胁下空，虽方大怒，气不能满其胸。肝肺虽举，气衰复下，故不能久怒，此怯士之由然也。〇帝曰：怯士之得酒，怒不异勇士者，何脏使然？少俞曰：酒者，水谷之精，熟谷之液也，其气剽悍，其入于胃中，则胃胀，气上逆，满于胸中，肝浮胆横。当是之时，固比于勇士。气衰则悔。与勇士同类，不知避之，名曰酒悖也。《灵枢》。

脏腑病缓传

《内经》曰：五脏相通，移皆有次；五脏有病，则各传其所胜。不治，法三月，若六月，三日，若六日，传五脏而当死。注曰：病有缓传者，有急传者。缓者或一岁、二岁、三岁而死，其次或三月，或六月而死；急者一日、二日、三日、四日，或五日、六日而死。〇今风寒客于人，使毫毛毕直，皮肤闭而为热，当是之时，可汗而发也。不治，病入舍于肺，名曰肺痹，发咳，上气。不治，肺即传而行之肝，病名曰肝痹，胁痛出食，当是之时，可按若刺耳。不治，肝传之脾，病名曰脾风，发瘅，腹中热，烦心出黄，当此之时，可按可药可浴。不治，脾传之肾，病名曰疝瘕，小腹冤热而痛，出白。当此之时，可灸可药。不治，肾传之心，筋脉相引而急，病名曰瘛，当此之时，可灸可药。不治，满十日，法当死。肾因传之心，心即复反传而行之肺，发寒热，法当三岁死，此病之次也。〇此邪初入表，

传之缓也。《内经》。

脏腑病急传

夫病传者，心病先心痛，一日而咳心传肺，三日胁支满肺传肝，五日闭塞不通，身痛体重肝传脾，三日不已死，冬夜半，夏日中。〇肺病喘咳，三日而胁支满肺传肝，一日身重体痛，五日而胀肝传脾胃，十日不已，死，冬日入，夏日出。〇肝病头目眩胁支满，三日体重身痛，五日而胀肝传脾胃，三日腰脊小腹痛胫痠脾传肾，三日不已死，冬日入，夏早食。〇脾病身重体痛，一日而胀脾自传胃，二日小腹腰脊痛胫痠，三日背膂筋痛小便闭脾传肾膀胱，十日不已死，冬入定，夏晏食。〇肾病小腹腰脊痛骱痠，三日背膂筋痛，小便闭肾传膀胱，三日腹胀膀胱传小肠，三日两胁支痛小肠传心，二日不已死，冬大晨，夏晏晡。〇胃病胀满，五日小腹腰脊痛骱痠胃传肾，二日背膂筋痛小便闭肾传膀胱，五日身体重膀胱传心，六日不已死，冬夜半后，夏日昳。〇膀胱病小便闭，五日小腹胀，腰脊痛，骱痠膀胱传肾，一日腹胀肾传小肠，二日身体痛小肠传心，二日不已死，冬鸡鸣，夏下晡。〇谓大气入脏，盖传之急者也。《内经》。

邪精虚实

《内经》曰：邪之所凑，其气必虚。许学士云：留而不去，其病则实。〇邪气盛则实，精气夺则虚。《内经》。〇重实、重虚者，言大热病，气热脉满，是谓重实也；脉虚、气虚、尺虚，是谓重虚也。《内经》。

三虚三实

人有三虚三实，何谓也？然。有脉之虚实，有病之虚实，有诊之虚实。脉之虚实者，濡者为虚，紧牢者为实。病之虚实者，出者为虚，入者为实；言者为虚，不言者为实；缓者为虚，急者为实。诊之虚实者，濡者为虚，牢者为实；痒者为虚，痛者为实；

外痛内快。为外实内虚；内痛外快，为内实外虚。《难经》。

脉从病反

黄帝曰：脉从而病反者，何如？岐伯曰：脉至而从，按之不鼓，诸阳皆然。帝曰：诸阴之反，何如？岐伯曰：脉至而从，按之鼓甚而盛也。注曰：病热而脉数，按之不鼓动，乃寒盛格阳而致之，非热也。形证皆寒，按之而脉气鼓击于指下而盛，此为热盛拒阴而生病，非寒也。《内经》。○证似阳者，脉亦从证似阳，而其病反，是寒也。证似阴者，脉亦从证似阴，而其病反，是热也。皆反其脉证施治。如身热烦躁面赤，其脉沉而微，是阴证似阳也，身热者里寒故也，烦躁者阴盛故也，面戴阳者下虚故也，若误谓实热，反与凉药，则气消成大病矣，四逆汤方见寒门加葱白治之。如手足逆冷，大便秘，小便赤，脉沉而滑者，阳证似阴也，轻者白虎汤，重者承气汤二方并见寒门下之。○此二节，言证似阳而脉病属阴，证似阴而脉病属阳，故反其证而治之。盖证似阳而脉病属阴者，世尚能辨，若脉证俱是阴，而病独属阳者，举世莫辨，而致夭折者滔滔皆是。《纲目》。

标本相反

六气之病，标本相反者，惟太阳少阴之病为最。盖太阳标阳而本寒，少阴标阴而本热。按之不鼓，为寒盛格阳者，太阳寒水之本与标相反也。按之鼓甚，为热甚拒阴者，少阴君火之本与标相反也。不知相反者，逆标气之阴阳而正治，则顺本气之寒热而病加。知相反者，顺标气之阴阳而反治，则逆本气之寒热而病愈矣。《纲目》。

恶寒恶热

发热恶寒者，发于阳；无热恶寒者，发于阴。仲景。○恶寒非寒，明是热证；恶热非热，明是虚证。《丹心》。○久病非寒，暴病非热。《纲目》。

荣卫生病

黄帝问曰：荣卫寒痹之为病，奈何？伯高答曰：荣之所生也，寒热少气，血上下行。卫之生病也，气痛时来时去，怫忾贲响，风寒客于肠胃之中。寒痹之为病也，留而不去，时痛而皮不仁也。《灵枢》。

能食不能食

中风能食，伤寒不能食。《丹心》。

凡病辨有余不足

凡病来潮作之时，病气精神增添者，是为病气有余，乃邪气胜也，急泻之以寒凉酸苦之剂。○若病来潮作之时，神气困弱者，为病气不足，乃真气不足也，急补之以辛甘温热之剂。○如病人形气不足，病来潮作之时，病气亦不足，此乃阴阳俱不足也，禁用针，宜补之以甘药，又灸脐下气海穴。○夫气谓口鼻中气息也，形谓皮肉筋骨血脉也。形胜者为有余，消瘦者为不足也。气者，审口鼻中气，劳役如故，为气有余也；若喘息气促气短或不足以息者，为不足也，故曰形气也。东垣。

凡病有形无形

《灵枢》曰：有形而不痛者，阳之类也；无形而痛者，阴之类也。无形而痛者，阳完而阴伤之也，急治其阴，无攻其阳；有形而不痛者，其阴完而阳伤之也，急治其阳，无攻其阴。阴阳俱动，乍有形乍无形，加以烦心，命曰阴胜其阳。此谓不表不里，其形不久也。

三焦不归

寸口脉微而涩，微者卫气不行，涩者荣气不逮。荣卫不能相将，三焦无所仰，身体痹不仁。荣气不足，则烦疼，口难言；卫气虚，则恶寒数欠，三焦不归其部。上焦不归者，噫而吞酢；中焦不归者，不能消谷引食；下焦不归者，则遗尿。仲景。

二尸四异四奇

小儿魃病，生者为相继，死者为传尸也。有脉而无气，谓之尸厥；有气而无脉，谓之行尸。○丁奚、哺露、客忤、无辜，四异病也。○阳易、阴易、百合、狐惑，四奇病也。海藏。

男女病因

凡病，男子必审房劳，女人先问经孕。《入门》。

升降失常为病

凡头面上病，皆百邪上攻；胸膈间病，皆百邪上冲；肠胃间病，皆百邪下流而传入，不然，则血气失升降之常，阳当升而不升，阴当降而不降，识病机括，尽于此矣。《入门》。○阳病者，上行极而下，阴病者下行极而上，上下必干中焦，于是三焦浑乱，内外气塞。《灵枢》。○手之三阳，从手走头；足之三阳，从头走足，是高能接下也。足之三阴，从足走腹；手之三阴，从腹走手，是下能趋上也，故上下升降而为和。《易》曰：天道下济而光明，地道卑而上行。《难经》曰：气主煦之，升也；血主濡之，润也。夫唱则妇随，血随气而上行。气也者，寄于辛，用于寅，平朝始从中焦注，循天之纪左旋，至丑而终，昼夜通行五十度，周流八百一十丈。东垣。

辨阴阳二证

凡病阴证，则身静、重语无声，气难布息，目睛不了了，鼻中呼不出，吸不入，往来口与鼻中气冷，水浆不入，大小便不禁，面上恶寒，有如刀刮。东垣。○阳证则身动，轻语有声，目睛了了，鼻中呼吸出入，能往而能来，口与鼻中气皆然。东垣。○身表凉，知在阴经也，名曰阴证；身表热，知在阳经也，名曰阳证。《入门》。○阳胜则身热，腠理闭，喘粗为之俯仰，汗不出而热，齿干以烦冤，腹满，死，能冬不能夏能与耐同；阴胜则身寒，汗出，身常清，数栗而寒，寒则厥，厥则腹满，死，能夏不能冬。《内经》。○凡病人开目喜见人者，属阳也；闭目不欲见人者，属阴也。○多睡者，阳虚阴盛也；无睡者，阴虚阳盛也。○喜明者属阳，元气实也；喜暗者属阴，元气虚也。○睡向壁者属阴，元气虚也；睡向外者属阳，元气实也。《回春》。

辨内伤外伤

详见内伤。

八虚候五脏

黄帝问曰：人有八虚，各何以候？岐伯对曰：以候五脏也。肺心有邪，其气流于两肘；肝有邪，其气流于两胁一作腋；脾有邪，其气流于两髀一作股；肾有邪，其气流于两腘。凡此八虚者，皆机关之室，真气之所过，血络之所游，邪气恶血，固不得留住，留住则伤经络骨节，机关不得屈伸，故病挛也。《灵枢》。

人不食七日死

黄帝曰：愿闻人之不食，七日而死，何也？伯高对曰：肠胃之中，常留谷二斗，水一斗五升，故平人日再后，后二升半，一日中五升，七日则五七三斗五升，而留水谷尽矣。故平人不食饮七日而死者，水谷精气津液皆尽故也。《灵枢》。

病有五逆

黄帝曰：何谓五逆？岐伯曰：热病脉静，汗已出，脉盛躁，是一逆也；病泄，脉洪大，是二逆也；着痹不移，䐃肉破，身热，脉偏绝，是三逆也；淫而夺形身热，色夭白，及后下血衃，血衃笃重，是谓四逆也；寒热夺形，脉坚搏，是谓五逆也。《灵枢》。〇帝曰：诸病皆有逆顺，可得闻乎？岐伯曰：腹胀，身热，脉大，是一逆也；腹鸣而满，四肢清，泄，其脉大，是二逆也；衄而不止，脉大，是三逆也；咳且溲血脱形，其脉小劲，是四逆也；咳，脱形身热，脉小以疾，是谓五逆也。如是者，不过十五日而死矣。《灵枢》。〇腹大胀，四末清，脱形，泄甚，是一逆也；腹胀便血，其脉大，时绝，是二逆也；咳，溲血，形肉脱，脉搏，是三逆也；呕血，胸满引背，脉小而疾，是四逆也；咳呕腹胀，且飧泄，其脉绝，是五逆也。如是者，不及一时而死矣。《灵枢》。

五味所入

酸入肝，辛入肺，苦入心，咸入肾，甘入脾，是谓五入。《内经》。

五气所病

心为噫，肺为咳，肝为语，脾为吞，肾为欠为嚏，胃为气逆为哕为恐，大肠小肠为泄，下焦溢为水，膀胱不利为癃，不约为遗尿，胆为怒，是谓五病。《内经》。

五精所并

精气并于心则喜，并于肺则悲，并于肝则忧，并于脾则畏，并于肾则恐，是谓五并，虚而相并者也。注曰：精气，谓火之精气也。肺虚而心精并之，则为喜。他脏仿此。《内经》。

五脏所恶

心恶热，肺恶寒，肝恶风，脾恶湿，肾恶燥，是谓五恶。《内经》。

五脏化液

心为汗，肺为涕，肝为泪，脾为涎，肾为唾，是谓五液。《内经》。

五味所禁

辛走气，气病无多食辛；咸走血，血病无多食咸；苦走骨，骨病无多食苦；甘走肉，肉病无多食甘；酸走筋，筋病无多食酸，是谓五禁，无令多食。《内经》。

五病所发

阴病发于骨，阳病发于血，阴病发于肉，阳病发于冬，阴病发于夏，是谓五发。《内经》。

五邪所乱

邪入于阳则狂，邪入于阴则痹，搏阳则为颠疾，搏阴则为喑，阳入之阴则静，阴出之阳则怒，是谓五乱。《内经》。

五邪所见

春得秋脉，夏得冬脉，长夏得春脉，秋得夏脉，冬得长夏脉，是谓五邪，皆同命，死不治。《内经》。

五脏所藏

心藏神，肺藏魄，肝藏魂，脾藏意，肾藏志，是谓五脏所藏。《内经》。

五脏所主

心主脉，肺主皮，肝主筋，脾主肉，肾主骨，是谓五主。《内经》。

五劳所伤

久视伤血，久卧伤气，久坐伤肉，久立伤骨，久行伤筋，是谓五劳所伤。《内经》。

五脉应象

肝脉弦，心脉钩，脾脉代，肺脉毛，肾脉石，是谓五脏之脉。《内经》。

诊　脉

天和六脉

《内经》曰：必先岁气，毋伐天和。注曰：岁有六气，分主有南面北面之政，先知此六气所在，人脉至尺寸应之。太阴所在，其脉沉；少阴所在，其脉钩；厥阴所在，其脉弦；太阳所在，其脉大而长；阳明所在，其脉短而涩；少阳所在，其脉大而浮，如是六脉则谓天和。不识不知，呼为寒热，攻寒令热，脉不变而热疾已生，制热令寒脉如故，而寒病又起，夭枉之来，率由于此也。《内经》。

脉当有神

脉之不病，其神不言当自有也，脉之既病，当求其神之有与无焉。谓如六数七极，热也，脉中有力，即有神也；三迟二败，寒也，脉中有力，即有神也。热而有神，当泄其热，则神在焉；寒而有神，当去其寒，则神在焉。寒热之脉，无力无神，将何药而泄热去寒乎？苟不知此，而遽泄去之，将何依以生？所以十亡八九矣。海藏。○气血、食积痰饮，一有留滞于其间，脉必因之而止节矣，但当求其有神，何害之有？夫有神者，即经所谓有中气也，即脉有力也。《枢要》。

脉以胃气为本

胃气者，中气也。不大不细，不长不短，不浮不沉，不滑不涩，应手冲和，难以名状者，为胃气，有胃气则有力，有力则有神；无胃气则无力，无力则无神。有神则生，无神则死。《入门》。○人以水谷为本，故人绝水谷则死，脉无胃气亦死。所谓无胃气者，但得真脏脉，不得胃气也。《内经》。

真脏脉

真肝脉至，中外急，如循刀刃，责责然，如按琴瑟弦。真心脉至，坚而搏，如循薏苡子，累累然。真肺脉至，大而虚，如以毛羽中人肤。真肾脉至，搏而绝，如指弹石辟辟然。真脾脉至，弱而乍数乍疏。诸真脏脉见，皆死不治也。《内经》。○杨上善云：无余物和杂，故名曰真也。如弦是肝脉也，微弦为平和，微弦谓二分胃气、一分弦气俱动，为微弦，三分并是弦而无胃气，为见真脏，余四脏准此。《太素》。○黄帝曰：见真脏曰死，何谓也？岐伯曰：五脏者皆禀气于胃，胃者五脏之本也。脏气者，不能自致于手太阴，必因于胃气，乃至于手太阴也，故五脏各以其时，自为而至于手太阴也。邪气胜者，精气衰也。病甚者，胃气不能与之俱至于手太阴，故真脏之气独见，独见者病胜脏也，故曰死。《内经》。

损至脉

脉有损至，何谓也？然，至之脉，一呼再至曰平，三至曰离经，四至曰夺精，五至曰死，六至曰命绝，此至之脉也。何谓损？一呼一至曰离经，二呼一至曰夺精，三呼一至曰死，四呼一至曰命绝，此损之脉也。至脉从下上，损脉从上下。《难经》。○脉来一呼再至，一吸再至，不大不小曰平。一呼三至，一吸三至为得病。一呼四至，一吸四至病欲甚。一呼五至，一吸五至，其人当困，脉有大小，则难治。一呼六至，一吸六至，为死脉，沉细夜死，浮大昼死。《难经》。○一呼一至，一吸一至，名曰损，人虽能行，独当着床，盖血气皆不足也。再呼一至，再吸一至，名曰无魂，无魂者当死，人虽能行，名曰行尸。《难经》。○上部有脉，下部无脉，其人当吐，不吐者死。上部无脉，下部有脉，虽困无能为害。所以然者，人之有尺，比如树之有根，枝叶虽枯槁，根本将自生，脉有根本，人有元气，故知不死。《难经》。

离经脉

一呼六至曰离经，一呼一至亦曰离经。经者，常也，经脉周而复始，从初起之经再起，今因胎坠胃脉已离常络之处，不从所起之经再起，故曰离经。《入门》。○一呼一至曰损脉离经，一呼六至曰至脉离经，离经二脉，惟将产妇及阴阳易病有之。《活人》。

南北政脉

详见运气。

止代脉定死期

所谓五十营者，五脏皆受气，持其寸口，数其至也。五十动而不一代者，五脏皆受气也；四十动一代者，一脏无气；三十动一代者，二脏无气；二十动一代者，三脏无气；十动一代者，四脏无气；不满十动一代者，五脏无气，予之短期。《灵枢》。○人吸者随阴入，呼者因阳出，今吸不能至肾，至肝而还，故知一脏无气者，肾气先尽也。《灵枢》。○太衍以五十数为极，满五十动而一止，或不止者，无病也；四十动后一止者，是肾先绝，四年而死；三十动后一止，肾肝无气，三年而死；二十动后一止，肾肝心无气，二年而死；十五动后一止，肾、肝、心、脾无气，一年而死。《入门》。○一动一止，两日死；两动一止，四日死。三动一止，六日死；四动一止，八日死；五动一止，十日死；十动一止，一年死。《入门》。○代者止也，一脏绝，他脏代至，真死脉也。《三因》。

涩促结代脉皆中止

涩脉细而迟，往来难，时一止，然三秋诊得涩，为秋正脉。右手寸口浮短而涩，为肺正脉，非病脉也。《脉诀》。○脉来缓，时一止复来，名曰结。脉来数，时一止复来，名曰促。阳盛则促，阴盛则结，此皆病脉。仲景。○其促有五：一曰气，二曰血，三曰饮，四曰食，五曰痰。但脏热则脉促，以气血痰饮留滞不行故也。促结非恶脉也。《三因》。○促结二脉，为邪碍而歇止也。脉促手足厥逆者，可灸之。脉乍结，手足厥冷者，当吐之，宜瓜蒂散方见吐门。灸之、吐之，所以逐去其邪也。仲景。○不因病而羸瘦，脉有止曰代，其脉往来缓，动而中止，不能自还，因而复动，名曰代。代，真死脉也。《活人》。○代者，脾绝之脉。脾脉者，平和不可得见，衰乃见耳，如雀之啄，如屋漏水之下滴，是脾之衰见也。《难经》。○伤寒脉结代，心动悸，炙甘草汤主之方见下。若暴损气血，以至元气不续而止，可治之，以人参黄芪汤。方见脉部。《脉诀》。

阴阳脉

凡脉大、浮、数、动、滑，此名阳也；沉、涩、弱、弦、微，此名阴也。凡阴病见阳脉者生，阳病见阴脉者死。仲景。

残贼脉

脉有残贼，何谓也？师曰：脉有弦、紧、浮、滑、沉、涩，此六者，名曰残贼，能为诸经作病也。仲景。

互脉

人有寸、关、尺三部之脉，按之绝无形迹，而移于手阳明经，阳溪与合谷之地动者，何欤？曰：手太阴肺与手阳明大肠，一脏一腑，相为表里，其列缺穴乃二经之络脉，故脉从络而出于阳明之经，此为妻乘夫位，地天交泰，生成无病之脉，名曰互脉。《正传》。

清高无脉

清高贵人，有两手俱无脉者，有左小右大，左大右小者，有反关脉者，当审辨之。

《入门》。

凡病革必诊太溪冲阳

《伤寒赋》云：有根有本，必诊太溪冲阳。盖太溪是足少阴肾之经。男子以右肾为命门，女子以左肾为命门，主生死之要病。人有命门脉即活，无即死。〇冲阳是足阳明胃之经。人受气于谷，谷入于胃，乃传与五脏六腑，脏腑皆受气于胃，胃为水谷之海，主禀四时，皆以胃气为本，是谓四时之变病，生死之要会，故必诊之以察胃之有无也。《活人》。

脉大病进

《内经》曰：大则病进。盖大者，洪之别名，火之象也。其病得之于内伤者，阴虚为阳所乘，故脉大，当作阴虚治之。其病得之于外伤者，邪客于经络亦大，当作邪胜治之。合二者而观，则皆病证方长之势也，谓之病进，不亦宜乎。东垣。

寸口脉平犹死

《难经》曰：寸口脉平而死者，何谓也？然十二经脉者，皆系于生气之原。所谓生气之原者，谓十二经脉之根本也，谓肾间动气也。此五脏六腑之本，十二经脉之根，呼吸之门，三焦之原，一名守邪之神。故气者，人之根本也。根绝则茎叶枯矣。寸口脉平而死者，生气独绝于内也。〇肾间动气，谓脐下气海丹田之地也。丹田气海与肾脉相通，为肾之根也。或曰寸口既平，奚疑其死乎？曰此为病剧形脱者论耳。《内经》曰：形肉已脱，九候虽调，犹死。凡人病剧，大肉已脱，虽六脉平和，尤当诊候足阳明之冲阳、足少阴之太溪，二脉或绝，更候脐下肾间之动气，其或动气未绝，犹有可生之理；动气已绝，虽三部脉平和，其死无疑矣。《正传》。

脉从病反

黄帝曰：脉从而病反者，其诊何如？岐伯曰：脉至而从，按之不鼓，诸阳皆然。注曰：病热而脉数，按之不动，乃寒盛格阳而致之，非热也。〇帝曰：诸阴之反，其脉何如？岐伯曰：脉至而从，按之鼓甚而盛也。注曰：形证是寒，按之而脉气鼓击于指下盛者，此谓热盛拒阴而生病，非寒也。《内经》。

脉绝不见

脉绝者，阳入于地中也。脉者如地中沟渠也，通达诸经，灌溉一体，阳气鼓舞而行之，阳不行则脉不动矣。是乃阴离而不守，故大小便皆为之不禁，内温之，外灸之，并行而不可缓。温之四逆汤辈方见寒门，灸之脐下气海穴是也。海藏。〇病人或无脉，若有痛处，当知痛甚者，脉必伏，如无痛证，而脉不来者死。伤寒阴证无脉，姜酒半盏服之。《入门》。〇一手无脉，谓之单伏；两手无脉，谓之双伏，杂病得之则危。伤寒脉伏，因寒邪郁闭其脉，冬月麻黄汤，三时羌活冲和汤以汗之，不可误，为阳得阴脉。《入门》。

诊有轻重

凡诊脉以指按之，如三菽之重，与皮肤相得者，肺气也。如六菽之重，与血脉相得者，心气也。如九菽之重，与肌肉相得者，脾气也。如十二菽之重，与筋平者，肝气也。如十五菽之重，按之至骨者，肾气也。仲景。

老少男女异脉

老者之脉，阳羸阴强为顺，阴弱阳强为逆。阴阳谓左右也。《直指》。〇大人得小儿脉，不治。《直指》。〇小儿之脉，一息六七至为平和，八九至为热，四五至为寒。《丹心》。〇男左女右者，地之定位也，盖人立形于地，故从地化也。男子左脉强而右脉弱，女子右脉强而左脉弱。男子得阳气多，故左脉盛；女子得阴气多，故右脉盛。男以左尺为精府；女以右尺为血海，此天地之神化也。《入门》。○肺主气居右，男以气为主，男子病右脉充于左者，有胃气也，病虽重可治。心主血居左，女以血为主，女子病左脉充于右者，有胃气也，病虽重可治。《丹心》。○室女尼冠，脉当濡而弱。东垣。

肥瘦长短异脉

凡脉，肥人责浮，瘦人责沉。肥人当沉，今反浮；瘦人当浮，今反沉，故责之。盖肥人肌肤厚，故脉沉；瘦人肌肤薄，故脉浮。仲景。○肥人肉厚，脉宜沉结；瘦人肉薄，脉宜浮长。《入门》。○人形短脉亦短，形长脉亦长，反此则凶。《入门》。○人性缓脉亦缓，性急脉亦急，反则病。《正传》。

诸脉纲领

凡脉，博之则二十七种，约之则浮、沉、迟、数、滑、涩、细、大，为八要，又约之则为浮、沉、迟、数，又至约则为浮、中、沉，是知浮、沉、迟、数四脉，真千古要妙也。《入门》。

诸脉病证

《内经》曰：脉者，血之府也。长则气治，短则气病，数则烦心，大则病进，上盛则气高，下盛则气胀，代则气衰，细则气少，涩则心痛。○粗大者，阴不足阳有余，为热中也。《内经》。○风热而脉静，泄而脱血脉实，病在中脉虚，病在外脉涩坚者，皆难治。《内经》。○寸口脉沉而坚者，曰病在中。浮而盛者，曰病在外。脉盛滑坚者，病在外。脉小实而坚者，病在内。《内经》。○《灵枢》曰：血脱者脉空虚，气虚则脉弦，血虚则脉大。○脉病人不病，名曰行尸，以无正气，卒眩仆不识人，短命则死。人病脉不病，名曰内虚，以有正气，虽困无苦。仲景。○寸口脉，诸微亡阳，诸濡亡血，紧则为寒，浮则为风，数则为热，动则为痛。仲景。○风则浮虚，寒则牢坚，沉潜水蓄，支饮急弦，动则为痛，数则热烦。仲景。○脉大而坚者血气俱实，脉小者血气俱虚。脉大者血气俱多，脉细微者血气俱虚。《脉经》。○寸口脉瞥瞥如羹上肌者，阳气微，言浮而无力也。萦萦如蜘蛛丝者，阴气衰，言细而无力也。绵绵如泻漆之绝者，亡其血也。《脉经》。○寸口脉微而涩，微者卫气不足，涩者荣血不足。脉滑者多血少气，脉涩者少血多气。《脉经》。○紧则伤寒，虚因伤暑，涩因伤燥，细缓伤湿，浮则伤风，弱为伤火。《医鉴》。

诸死脉

《内经》曰：人一呼脉四动以上曰死，脉绝不至曰死，乍疏乍数曰死。○人一呼五六至，其形肉不脱，真脏虽不见，犹死也。《内经》。○脉不往来者死。《内经》。○肥人脉细小，如丝欲绝者死。羸人脉躁者死。诸浮脉无根者，皆死。仲景。○寸脉下不至关，为阳绝。尺脉上不至关，为阴绝，皆决死。仲景。○脉四损，三日死。平人四至，病人脉一至，名曰四损脉。五损一日死，平人五至，病人脉一至，名曰五损脉。六损一时死，平人六至，病人脉一至，名曰六损也。四脏气绝，脉为四损；五脏气绝，脉为五损；五脏六腑俱绝，脉为六损也。仲景。○病人脉绝、口张、足肿，五日死。扁鹊。

十怪脉

十怪脉者，一曰釜沸，二曰鱼翔，三曰弹石，四曰解索，五曰屋漏，六曰虾游，七曰雀啄，八曰偃刀，九曰转豆，十曰麻促。《得效》。

釜沸 脉在皮肉，有出无入，如汤涌沸，息数俱无，乃三阳数极，无阴之候。朝见夕死，夕见朝死。《得效》。

鱼翔 脉在皮肤，头定而尾摇，浮浮泛泛。三阴数极，又曰亡阳，当以死断。○鱼翔脉，似有似无。《得效》。

弹石 脉在筋肉间，辟辟凑指，急促而坚。乃肾经真脏脉见，遇戊己日则不治。○弹石硬来，寻即散。《得效》。

解索 脉如解乱绳之状，散散无序。肾与命门之气皆亡，戊己日笃，辰巳日不治。《得效》。

屋漏 脉在筋肉间，如残流之下，良久一滴，溅起无力。○如水滴溅池貌，胃气、荣卫俱绝，七八日死。《得效》。

虾游 脉在皮肤，如虾游水面，杳然不见，须臾又来，隐隐然不动，依前又去。醒者七日死，困者三日死。《得效》。

雀啄 脉在筋肉间，连连凑指，忽然顿无，如雀啄食之状。盖来三而去一也。脾元谷气已绝于内，醒者十二日死，困者六七日亡。《得效》。

偃刀 脉如手循刀刃，无进无退，其数无准。由心元血枯，卫气独居，无所归宿，见之四日难疗。《得效》。

转豆 脉形如豆，周旋展转，并无息数。脏腑空虚，正气飘散，象曰行尸，其死可立待也。《得效》。

麻促 脉如麻子之纷乱，细微至甚，盖卫枯、荣血独涩。轻者三日死，重者一日殂矣。《得效》。

用 药

近世论医

近世论医，有主河间刘氏者刘完素，有主易州张氏者张元素。张氏用药，依准四时阴阳升降，而增损之，正《内经》四气调神之义。医而不知此，是妄行也。刘氏用药，务在推陈致新，不使少有怫郁，正造化新新不停之义。医而不知此，是无术也。然主张氏者，或未尽张氏之妙，则瞑眩之药终莫敢投，至失期后时而不救者多矣。主刘氏者，或未极刘氏之妙，则取效目前，阴损正气，遗害于后日者多矣。能用二子之长，而无二子之弊，则治病其庶几乎。海藏。

形气用补泻

《灵枢》曰：形气不足，病气有余，是邪胜也，急当泻之。形气有余，病气不足，急当补之。形气不足，病气不足，此阴阳俱不足也，不可刺之，刺之则重不足，重不足则阴阳俱竭，血气皆尽，五脏空虚，筋骨髓枯，老者绝灭，壮者不复矣。形气有余，病气有余，此谓阴阳俱有余也，急泻其邪，调其虚实。○夫疾病之生也，皆因外感内伤

生火生湿，湿而生热，火而生痰，四者而已，审其为少壮新病，是湿则燥之，是火泻之。是湿而生热，则燥湿而兼清热。是火而生痰，则泻火而兼豁痰。无余蕴矣。审其为老衰久病，又当半攻半补焉。故曰少壮新病，攻邪为主；老衰久疾，补虚为先。《丹心》。

用药大体

《内经》曰：病之始起也，可刺而已；其盛，可待衰而已。故因其轻而扬之，因其重而减之，因其衰而彰之。其高者，因而越之；其下者，引而竭之；中满者，泻之于内。其有邪者，渍形以为汗；其在皮者，汗而发之；其剽悍者，按而收之；其实者，散而泻之。寒者热之，热者寒之，微者逆之，甚者从之，坚者削之，客者除之，劳者温之，结者散之，留者攻之，燥者濡之，急者缓之，散者收之，损者益之，逸者行之，惊者平之，上之下之，摩之浴之，薄之劫之，开之发之，适事为故。《内经》。○衰者补之，强者泻之，各安其气，必清必静，则病气衰去，归其所宗。此治之大体也。《内

经》。〇上盛不已，吐而脱之；下盛不已，下而夺之。王冰。

水火分治歌

歌曰：肝胆由来从火治，三焦包络都无异火。脾胃常将湿处求，肺与大肠同湿类水。肾与膀胱心小肠，寒热临时旋商议水火各半。恶寒表热小膀湿，恶热表寒心肾炽。十二经最端的，四经属火四经湿肝胆三焦包络属火，脾肾肺大肠属湿。四经有热有寒时，攻里解表细消息心小肠肾膀胱寒热相半。里热里寒宜越竭，表热表寒宜汗释。湿同寒火同热，寒热到头无两说。六分分来火热寒，寒热中停真浪舌。热寒格拒病机深，亢则害兮承乃制。紧寒数热脉正邪，标本治之真妙诀。休治风休治燥，治得火时风燥了。当解表时莫攻里，当攻里时莫解表。表里如或两可攻，后先内外分多少。治湿无过似决川，此个筌蹄最分晓。感谢轩岐万世恩，争奈醯鸡笑天小。子和。

标本分治歌

歌曰：少阳从本为相火，太阴从中湿土坐。厥阴从中火是家，阳明从中湿是我。太阳少阴标本从，阴阳二气相包裹。风从火断汗之宜，燥与湿争下之可。万病能将火湿分，掣开轩岐无缝锁。子和。〇标者，梢末也；本者，根本也。《入门》。

治病必求于本

夫治病者，当知标本。以身论之，则外为标，内为本；阳为标，阴为本；故六腑属阳为标，五脏属阴为本；各脏腑之经络在外为标，在内为本；更人身之气为标，血为本。以病论之，先受病为本，后传流病为标。凡治病者，必先治其本，后治其标，若先治其标，后治其本，则邪气滋甚，其病益蓄；若先治其本，后治其标，则虽病有十数证，皆去矣。谓如先生轻病，后滋生重病，亦先治轻病，后治重病，如是则邪气乃伏，

盖先治本故也。若有中满，无问标本，先治中满，谓其急也。若中满后有大小便不利，亦无问标本，先治大小便，次治中满，谓尤急也。除大小便不利及中满三者之外，其余皆先治其本，不可不慎也。《入门》。

急则治标缓则治本

如先病发热，加之吐利，粥药难入，则略缓治热一节，且以定呕进食为先，方兼治泻，待元气稍复，乃攻热耳，此缓急之宜也。《入门》。

标本用药先后

《内经》曰：有其在标而求之于标，有其在本而求之于本；有其在本而求之于标，有其在标而求之于本。故治有取标而得者，有取本而得者，有逆取而得者，有从取而得者。故知逆与从，正行无问，知标本者，万举万当，不知标本，是谓妄行。〇先病而后逆者治其本，先逆而后病者治其本，先寒而后生病者治其本，先病而后生寒者治其本，先热而后生病者治其本，先热而后生中满者治其标，先病而后泄者治其本，先泄而后生他病者治其本，必且调之，乃治其他病。先病而后生中满者治其标，先中满而后烦心者治其本。人有客气有同气。小大不利治其标，小大利治其本。病发而有余，本而标之，先治其本，后治其标。病发而不足，标而本之，先治其标，后治其本。谨察间甚，以意调之，间者并行，甚者独行。《内经》。

太阳少阴标本异药

太阳膀胱之经，标热本寒，其脉紧而数，按之不鼓而空虚，是外见虚阳，而内有真寒，故仲景以姜附汤熟煎，而冷服之。姜附热药，治其本寒；冷服者，治其标阳也，是热因寒用也。少阴心之经，标寒本热，其脉沉细，按之洪大，是外见虚寒，而内有实热，仲景以大承气汤酒制大黄，而热服之。酒制热服，以除标寒；大黄、芒硝以泻本

热,可以为万世法矣。《纲目》。○手足少阴、太阳四经,标本寒热不定。标寒本热者,宜辛苦大寒,入酒热服,以泻其热,是寒因热用也。标热本寒者,宜辛热大温而冷饮,以扶其真阳,是热因寒用也。阳明、厥阴不从标本,从乎中治。是中者,非中外、中下之中,乃随时以取中也。《入门》。

毋伐天和

《内经》曰:必先岁气,毋伐天和。又曰:无失天信,无逆气宜。又曰:不知年之所加,气之盛衰、虚实之所起,不可以为工矣。○诸病四时用药之法,不问寒热温凉,如春时则加清凉风药,夏月加大寒之药,秋月加温气药,冬月加大热药,是不绝生化之源也。钱仲阳医小儿,深得此理。《内经》曰:必先岁气,毋伐天和,是为至治。东垣。○清平之世,同水化也,虽辛热之药,不生他病。扰攘之世,同火化也。若有辛热之药,则发黄出斑,变坏之病作矣。盖人内火既动,外火又侵,所以辛热发汗不如辛温,辛温又不如辛凉药也。河间。

用药大法

大法:春宜吐,夏宜汗,秋宜下,冬宜温及灸。仲景。

凡用药必知时禁经禁病禁药禁

时禁 (时禁)者,必本四时升降之理,汗下吐利之宜,升降浮沉则顺之,寒热温凉则逆之,谓春气温而宜凉药,夏气热而宜寒药,秋气凉而宜温药,冬气寒而宜热药;病在上而宜升,病在下而宜降,病在外而宜汗,病在内而宜下。东垣。○春宜吐,象万物之发生,使阳气之郁者易达也。夏宜汗,象万物之浮而有余也。秋宜下,象万物之收成,推陈致新也。冬宜周密,象万物之闭藏,使阳气不动也。东垣。

经禁 (经禁)者,足太阳膀胱经,为诸阳之首,行身之后,风寒所伤则宜汗,传

入本则宜利小便,若下之太早,则变证百出,此一禁也。○足阳明胃经,行身之前,病主腹胀满,大便难,宜下之,若发汗,利小便,为重损津液,此二禁也。○足少阳胆经,行身之侧,病往来寒热,口苦,胸胁痛,只宜和解。且胆者无出入道,下则犯太阳,汗则犯阳明,利小便则使生发之气反陷入阴中,此三禁也。东垣。

病禁 (病禁)者,如阳气不足,阴气有余之病,则凡饮食及药,忌助阴泻阳。东垣。

药禁 (药禁)者,如汗多禁利小便,小便多禁发汗。○咽痛禁发汗,利小便。东垣。

五郁治法

木郁达之,谓吐令条达也。火郁发之,谓汗令疏散也。土郁夺之,谓下无壅碍也。金郁泄之,谓解表,利小便也。水郁折之,谓制其冲逆也。《内经》。

用药权变

《内经》曰:寒者热之,热者寒之,微者逆之,甚者从之。逆者正治,从者反治,从少从多,观其事也。帝曰:何谓反治?岐伯曰:热因寒用,寒因热用,塞因塞用,通因通用。必伏其所主,而先其所因,其始则同,其终则异。可使破积,可使溃坚,可使气和,可使必已。○微者逆之,甚者从之,何谓也?盖治寒以热,必凉而行之;治热以寒,必温而行之,此亦欲其调和也。盖病有微有甚,微者逆治,理之正也;甚者从治,理之权也。东垣。○如硝黄大寒之药热服,是寒因热用也;如姜附大热之药冷服,是热因寒用也。《内经》。○积热用苦寒药,必以姜汁、酒制;沉寒用热药,如附子,必用童便蜜制,亦寒因热用,热因寒用也。《入门》。○塞如肿胀补中,通如痢疾宜下。《入门》。

汗下之戒

汗多亡阳，下多亡阴。仲景。○不当汗而妄汗之，夺其津液，枯槁而死；不当下而强下之，令人开肠洞泄、便尿不禁而死。仲景。○大汗伤气，大下伤血。《得效》。

上工治未病

上工治未病，何也？师曰：见肝之病，知肝传脾，当先实脾。中工不晓相传，见肝之病，不解实脾，惟治肝也。夫肝之病，补用酸，助用焦苦，益用甘味之药。夫酸入肝，焦苦入心，甘入脾。脾能伤肾之气，肾气微弱则水不行，水不行则心火盛，心火盛则伤肺，肺被伤则金气不行，金气不行则肝木自愈，此治肝补脾之要妙也。余脏仿此。仲景。

虚实补泻

从前来者为实邪，从后来者为虚邪，此子能令母实，母能令子虚是也。治法曰：虚则补其母，实则泻其子。假令肝受心火之邪，是从前来者，为实邪，入肝经药为引，用泻心火药为君。若肝受肾水之邪，是从后来者，为虚邪，以入肾经药为引，用补肝经药为君是也。东垣。

补泻妙诀

《难经》曰：东方实，西方虚，泻南方，补北方，何谓也？然，金木水火土，当更相平。东方木也，西方金也。木欲实，金当平之；火欲实，水当平之；土欲实，木当平之；金欲实，火当平之；水欲实，土当平之。东方者肝也，则知肝实；西方者肺也，则知肺虚。泻南方火，补北方水。南方火也，火者木之子；北方水也，水者木之母，水能胜火。子能令母实，母能令子虚，故泻火补水，欲令金得平木也。经曰：不能治其虚，何问其余，此之谓也。夫水者，木之母。子能令母实一句，言病因也；母能令子

虚一句，言治法也。其意盖曰：火为木之子，子助其母，使之过分而为病。今将何以处之，惟有补水泻火之治而已。夫补水者，何谓也？盖水为木之母，若补水之虚，使力可胜火，火势退而木势亦退，此则虚子之义，所谓不治之治也。夫火太旺水太亏，苟非滋水以胜之，孰能胜也。水胜火三字，此越人寓意处也。泻火补水，使金得以平木，正所谓能治其虚也。不补土，不补金，乃泻火补水，使金自平，此法之巧而妙者，苟不晓此法，而不能治其虚，则必是无能之人矣。故曰：不能治其虚，何问其余也。东垣。○《难经》曰：欲泄其邪，先补其虚。此之谓也。东垣。

补泻相兼

程明佑曰：人皆知补之为补，而不知泻之为补；知泻之为泻，而不知补之为泻。阴阳迭用，刚柔互体。故补血以益荣，非顺气则血凝，补气以助卫，非活血则气滞。盖脾为中州，水火交济而后能生万物也。《入门》。

求属之法

《内经》曰：微者调之，其次平之，盛者夺之，汗之下之，寒热温凉，衰之以属，随其攸利。注曰：假如小寒之气，温以和之。大寒之气，热以取之。甚寒之气，则下夺之，夺之不已，则逆折之，折之不尽，则求其属以衰之。小热之气，凉以和之。大热之气，寒以取之。甚热之气，则汗发之，发之不已，则逆制之，制之不尽，则求其属以衰之。东垣。○求属之法，是同声相应，同气相求。经曰：陷下者灸之。夫衰热之法，同前所云。火衰于戌，金衰于辰之类，是也。东垣。

治病三法

治病之道有三焉，初中末也。初治之道，法当猛峻者，谓所用药势疾利猛峻也。

缘病得之新暴，感之轻，得之重，皆当以疾利猛峻之药急去之。〇中治之道，法当宽猛相济，为病得之非新非久，当以缓疾得中，养正去邪相兼济而治之，临时消息，更加针灸，其效甚速。〇末治之道，法当宽缓，宽者谓药性平善，广服无毒，惟能血气安中，使正气多而邪气自去，更加针灸，其效必速。东垣。

疗病五法

疗病之道，有五治法焉，和取从折属也。〇一治曰和，假令小热之病，当以凉药和之，和之不已，次用取。〇二治曰取，为热势稍大，当以寒药取之，取之不已，次用从。〇三治曰从，为势既甚，当以温药从之，为药气温也，或以寒因热用，或寒以温用，或以汗发之，不已次用折。〇四治曰折，为病势极甚，当以逆制之，逆制之不已，当以下夺之，下夺之不已，次用属。〇五治曰属，为求其属以衰之，缘热深陷在骨髓间，无法可出，针药所不能及，故求其属以衰之。东垣。

滋化源

问：寒病服热药，而寒不退；热病服寒药，而热不退。其故何也？启玄子曰：热不得寒，是无水也。寒不得热，是无火也。寒之不寒，责其无水。热之不热，责其无火。经云：滋其化源。源既已绝，药之假，不能滋其真水火也。东垣。〇益火之源，以消阴翳；壮水之主，以制阳光，亦滋其化源也。《内经》。〇夫治寒以热而寒弥甚，治热以寒而热弥炽者，何也？盖不知五脏有阴阳之性，可因其类而取之也。假如心实生热者，当益其肾，肾水滋，则热将自除矣。肾虚生寒，当补其心，心火降，则寒将自除矣。此所谓寒之而热者取之阴，热之而寒者取之阳也。东垣。

子母补泻

《难经》曰：虚则补母，实则泻子。注云：假如肺金之病而实，当竭肾水，使子来求食于母，则肺之实可得而平矣。肺之虚，当补脾土，则母来生子，使肺之虚可得而平矣。他脏仿此。钱乙。

药贵简要

上古用一药治一病，至汉张仲景用群药治一病，虽然亦不过三五味而已，其间君臣佐使分两不同，主治引经秩然有序，非若后世之效验者，一方用至二三十味尤未已也。丹溪云：予每效仲景立方，效东垣用药，庶乎品味少而药力专精也。枳术丸乃易老张先生之所制，观其用白术二两以补脾，枳实一两以消痞。至东垣加陈皮一两以和胃，一补一消，简而又当，真得立方之指趣也。方广。〇许学士《释微论》曰：予读仲景书，用仲景之法，然未尝守仲景之方，乃为得仲景之心也。东垣。〇丹溪何以不法东垣而效仲景耶？曰：明察药性，莫如东垣，盖所谓圣于医者也。故在东垣则可多，他人而效其多，斯乱杂矣。或曰东垣如韩信将兵，多多益善，盖讳之也。节斋。

约方犹约囊

《灵枢》曰：约方犹约囊也，囊满不约则输泄。方成不约，则神与气不俱。故仲景以桂枝汤治外感风邪，则曰：若一服汗出，病瘥停后服，不必尽剂。大承气汤下大实大满，则曰得更衣止后服，不必尽剂。其慎之如此，此为大戒，盖得圣人约囊之旨也。宝鉴〇用药无据，反为气贼。《灵枢》。〇班固曰：有病不治，得中医。倘一药之误，悔将噬脐。古人云：拙医疗病，不如不疗，与此意同。《入门》。

医不著书

唐许胤宗不著书，或劝之著书贻后世。

答曰：医者意也，思虑精则得之。脉之候幽而难明，吾意所解口莫能宣也。古之上医，要在视脉病乃可识。病与药值，惟用一物攻之，气纯而愈速。今人不善为脉，以情度病，多其物以幸有功。譬如猎不知兔，广络原野，冀一人获之，术亦疏矣。一药偶得他药相制，不能专力，此难愈之验也。脉之妙处，不可言传，虚著方论，终无人能悟，此吾所以不著书也。《入门》。〇孙真人曰：医者意也，随时增损，物无定方，真知言哉。《千金》。

通则不痛

痛则不通，不通则痛。又云诸痛为实，痛随利减，世多以下之为利。假令痛在表者实也，痛在里者实也，痛在血气者亦实也，故在表者汗之则愈，在里者下之则愈，在血气者散之行之则愈，岂可以利为下乎，作通字训则可矣。东垣。〇诸痛皆属火，寒凉药不可峻用，必用温散之药。《丹心》。〇诸痛不可补气，不可用人参。盖补气，气旺则不通，而痛愈甚矣。《丹心》。

温之以气

《内经》曰：形不足者，温之以气。温者养也，温之者，所以调其饮食，适其起居，澄心息虑，从容以待其真气之复常也。《礼记》所谓柔色以温之，此温字，正与彼同。或以药扶助之，亦温养也。东垣乃以温为温凉之温，谓宜温药以补元气而泻火邪，亦贤者之一失也。《丹心》。

人病不过寒湿热燥

夫寒湿属阴，燥热属阳，人之为病，不过二者而已。善用药者，以苦寒而泄其阳，以辛温而散其阴，病之不愈者，未之有也。余尝以防风通圣散治热燥，生料五积散治寒湿，各得其效也。《医鉴》。

至阳佐以至阴

太白丹佐以硝石，来复丹用硝石之类。至阳佐以至阴，与仲景白通汤佐以人尿猪胆汁，大意相同，所以去格拒之寒，兼有伏阳，不得不尔，如无伏阳，不必以阴药佐之也。《汤液》。

勿伤胃气

凡治杂病，先调其气，次疗诸疾，无损胃气，是其要也。若血受病，亦先调气，谓气不调则血不行。又气为之纲，即夫也，夫不唱，妇不随也。东垣。〇凡攻击之药，有病则病受之。病邪轻，药力重，则胃气受伤。夫胃气者，清纯冲和之气，惟与谷肉菜果相宜，药石皆偏胜之气，虽参芪性亦偏，况攻击之药乎。东垣。〇凡疾病，量人素气弱者，当去苦寒之药，多加人参、黄芪、甘草之类，泻火而先补元气。东垣。

肥瘦用药

肥人气虚多痰，宜豁痰补气；瘦人血虚有火，宜泻火滋阴。《入门》。〇肥人补气，面白补气。《丹心》。〇面白人，不可多服发散药，以其气虚而又亏之也；面黑人，不可多服黄芪，以其气实而又补之也。气实人，因服黄芪过多而喘者，三拗汤方见咳嗽以泻之。《丹心》。

食疗治病

孙真人曰：医者先晓病源，知其所犯，以食治之。食疗不愈，然后命药。不特老人小儿相宜，凡骄养及久病厌药，穷乏无财者，俱宜以饮食调治之也。《入门》。

治病八要

经曰：病有八要，不知其要病将安去。乃表、里、寒、热、虚、实、邪、正而已。《入门》。

病有不可补者四

乃疟疾、狂疾、水气、脚气也。《医说》。

表里虚实药

麻黄泻表之实，桂枝补表之虚，硝黄泻里之实，姜附补里之虚。《云岐》。○表虚宜桂枝汤方见寒门，表实宜麻黄汤方见寒门，里虚宜小建中汤方见虚劳，里实宜调胃承气汤。方见寒门。东垣

风热燥湿寒治法

风属阳，善行数变，自外而入，以郁正气，故治风多行气开表药。又，风入久变热，热能生痰，宜用祛风化痰药。又热极生风，风能燥液，宜用清热润燥药。○治热以寒，寒药属阴，故治热多阴药。又，郁火宜发散，宜用风门药；火郁则发之，宜升阳散火。○湿因气虚，不能运化水谷而生，宜用补气除湿药，又宜温中消导药，行湿利大小便药。○燥因血虚而然，盖血虚生热，热生燥是也，宜解热生津药及滋血润燥药。○治寒以热，热药属阳，故治寒多阳药。外寒宜汗散，宜用风门药，寒从汗解也。《古庵》。

治病先去根

治病之法，先去病根，然后可用收涩。若浣衣然，先去垢腻，然后可加粉饰也。《丹心》。○张戴人曰：养生与攻疴，本自不同，今人以补剂疗病，宜乎不效也。《纲目》。

十八剂

轻剂、清剂、解剂、缓剂、寒剂、调剂、甘剂、火剂、暑剂、淡剂、湿剂、夺剂、补剂、平剂、荣剂、涩剂、温剂、和剂，是为十八也。《绀珠》。

轻剂　防风通圣散发表，方见风门
清剂　凉膈散积热，方见火门
解剂　小柴胡汤和解，方见寒门
缓剂　大柴胡汤里热，方见寒门
寒剂　大承气汤痞实满，方见寒门
调剂　调胃承气汤胃热，方见寒门
甘剂　天水散虚热，方见暑门
火剂　黄连解毒汤泻火，方见寒门
暑剂　白虎汤中暑，方见寒门
淡剂　五苓散利水，方见寒门
湿剂　三花神佑丸泄水，方见下门
夺剂　三黄丸泻热，方见火门
补剂　防风当归饮子补虚，方见火门
平剂　四君子汤气虚，方见气门
荣剂　四物汤血虚，方见血门
涩剂　胃风汤血痢，方见大便
温剂　理中汤中寒，方见寒门
和剂　平胃散和胃，方见五脏

用药凡例

凡诸风，以防风为君。解利伤风，以防风为君，白术、甘草为佐，是风宜辛散也。○凡解利伤寒，以甘草为君，防风、白术为佐，是寒宜甘发也。○凡眼暴发赤肿，以防风、黄芩为君以泻火，黄连、当归为佐以和血。眼久病昏暗，以熟地黄、当归为君，羌活、防风为臣，甘菊、甘草为佐。○凡痢疾腹痛，以白芍药、甘草为君，当归、白术为佐。水泻，茯苓、白术为君，芍药、甘草为佐。○凡嗽以五味子为君，痰以半夏，喘以阿胶为佐，热以黄芩为佐。○凡疟以柴胡为君。○凡小便不利，以黄柏、知母为君，茯苓、泽泻为佐。○凡下焦有湿，以草龙胆、防己为君，甘草梢、黄柏为佐。○凡痔漏，以苍术、防风为君，甘草、芍药为佐。○凡诸疮，以黄连、当归为君，甘草、黄芩为佐。东垣。

吐

春宜吐

仲景大法。春宜吐，象万物之耕耨科斫，使阳气之郁者易达也。东垣。

吐乃古法

吐、汗、下三法，乃上古高医用之，神妙莫测。今庸下之流，止看诸方，不知治法，不识源流，不行圣人法，去圣日远，可胜惜哉。《纲目》。

病在上宜吐

《内经》曰：其高者，因而越之。越，谓吐也。

涌剂难用

涌，谓吐也。三法中惟涌剂为难用，汗下则一定法也，故丹溪先生特注吐为详者，恐人不深造其理，徒苍皇颠倒，反有害于病者耳。《丹心》。

吐药

宜用瓜蒂散、独圣散、稀涎散、豆参散、三圣散、二仙散、青黛散、二神散、三仙散、四灵散、五玄散、六应散、不卧散、撩膈汤、栀豉汤、藜芦散、雄黄散。

瓜蒂散 治顽痰或食积在胸中，为昏眩闷乱。瓜蒂炒、赤小豆各等分。上为末，每二钱，温浆水调下，取吐为度。东垣。○一方：先取豉一合，温水七合，煮取汁，和药末一钱，顿服，不吐再服，快吐乃止。仲景。○一方：每服一钱，药下便卧，欲吐且忍之，良久不吐，取二钱，温水二合和服，以手指探喉中便吐。《活人》。

独圣散 治诸风诸痫，痰涎涌溢。瓜蒂炒黄为末，每取五分，病重者一钱，热水调下，如不吐再进一服。《医鉴》。○一方：药末二钱，茶末一钱，酸齑汁调下，以吐为度。《丹心》。○如吐风痰，加全蝎五分，微炒。如有虫者，加猪油五七点，雄黄末一钱，甚者加芫花末五分，立吐虫出。如湿肿满，加赤小豆末一钱。《丹心》。○又一方名独圣散，治痰涎塞胸。瓜蒂、郁金各等分。上细末，每一钱或二钱，酸齑汁调下，鹅翎探吐。《丹心》。

稀涎散 治风涎塞喉，气不通。猪牙皂角四锭去皮子，明白矾一两。上为末，温水调下半钱，病重者一钱。不大呕吐，只微微出稀冷涎一二升便醒。《得效》。○一方二味等分。○又一方，皂角、明矾、半夏各等分为末，每二钱，白汤调下，名曰稀涎散。《入门》。

豆参散 吐痰轻剂也。赤小豆、苦参。上为末，酸浆水调服，鹅翎探之。《纲目》。

三圣散 治阴痫及癫狂。防风三两、瓜蒂二两、藜芦一两。上为粗末，每服约半两。以齑汁三茶盏，先用二盏煎至三五沸，倾去齑汁，次入水一盏，煎至三沸，却将先汁二盏同一处熬二沸，去渣澄清，放温徐徐服之，以吐为度，不必尽剂。○此方汗、吐、下俱行，防风发汗，瓜蒂下泄，藜芦涌吐，吐罢可与冰水或新水降心火。勿食热物。《必用全书》

二仙散 吐剂。瓜蒂、好茶各等分。上为末，每二钱，齑汁调下。子和。

青黛散 治风痰壅塞。猪牙皂角二片，玄胡索七个，青黛二钱。上为末，取一字，水调，令病人仰卧，灌男左女右鼻中，却令正坐咬笔管，其涎自出。《得效》。

二神散 吐疟。常山二两、藜芦五钱。上粗末，取二钱，水一钟，煎至七分，温服。《丹心》。

三仙散 与三圣散同。方见上。《丹心》。

四灵散 吐之轻剂。人参芦二钱,赤小豆、甘草各一钱半,瓜蒂一钱。上末,每取一二钱,齑汁调下。《丹心》。

五玄散 吐之重剂。藜芦五钱,明矾二钱,猪牙皂角、绿矾、赤小豆各一钱。上末,每一钱,浆水调下。《丹心》。

六应散 郁金、滑石、川芎各等分。上为末,每二钱,齑汁调服。《丹心》。

不卧散 治中风卒倒,搐鼻即苏。川芎一两半,石膏七钱半,藜芦五钱,生甘草一钱半。上细末,口中噙水,取一字,搐入鼻中。《丹心》。

撩膈汤 治伤寒初,胸满痰壅,寒热头痛。桃枝梢东引者、柳枝梢各一钱,甘草生二钱半,乌梅肉三枚,栀子仁二钱半。上锉,同浆水一大盏半,煎至一盏,去滓,空心分二服,相次服尽,以吐为度。宝鉴

栀豉汤 治胸膈痰壅发躁。大栀子四枚,豆豉六钱。上水煎饮,得吐止。瓜蒂性猛,不如栀豉汤更妙。栀豉之苦寒,更入酸薤水少许,以吐胸中之邪。《入门》。○仲景用栀子为吐药,栀子本非吐药,为邪气在上拒而不纳,故令上吐,邪得以出。经曰:其高者,因而越之。此之谓也。《汤液》。

藜芦散 久疟欲吐不吐,宜吐之。藜芦末五分,温齑水调下,以吐为度。《纲目》。

雄黄散 治同上。雄黄、瓜蒂、赤小豆各一钱。上末,每半钱,温水调下,以吐为度。《纲目》。

取吐法

须天气清明行之,病急则不拘此法。吐时宜辰卯二时。《内经》曰:平旦至日中,天之阳,阳中之阳也。仲景大法,春宜吐,是天气在上,人气亦在上,一日之气,辰卯是其候也,故宜早不宜夜,先令病人隔夜不食。《丹心》。○凡吐时,先以布系腰腹,于无风处,空心或半空心,时得天气清朗为好,如风痰急病及伤食者,不拘此例,以吐为度。《入门》。○凡吐时能令人目翻,吐时

令闭双目;或不省人事,则令人以手密掩之为可。《得效》。

助吐法

服吐药疗痰者,以钗股或鸡翎探引,若不出以齑汁投之,不吐再投,且投且探,无不出者。吐至昏眩,慎勿惊疑。书曰:若药不瞑眩,厥疾不瘳。如发头眩,可饮冰水立解,如无冰水,新汲水亦可。强者一二吐而安,弱者可作三次吐之,庶无损也。吐之次日,有顿复者,有转甚者,盖引之而上,未平也,数日当再为之,如觉渴者,冰水新水、瓜梨凉物,皆不禁,惟禁食过饱、硬物、干脯难化之物。子和。○凡服吐药,不须尽剂,服药后约人行十里未吐,以温茶一钟入香油数点投之,良久以鹅翎探喉中,徐徐牵引,得吐即止,未吐则再投药,以吐为度。《丹心》。○服药如不吐,含砂糖一块,涎出不损人,皆自吐之法,不用手探也。《入门》。○凡用瓜蒂,良久涎未出,含砂糖一块,下咽即涎出吐之。仲景。○如服药不吐,热齑水投之即吐。《丹心》。○虚人宜少吐,如药力过时不吐者,饮热汤一升以助药力,若服药过多者,饮水解之。《活人》。

灌鼻法

凡卒急病,口噤无门下药者,如吐药、痰药,皆从鼻灌入,下咽则便吐。子和。○欲吐风涎,取皂角以浆水浸,春秋四日、夏二日、冬七日,揉去渣,熬为膏,摊纸上阴干。用时以水化开,灌入鼻内,良久涎出为效。若吐多欲止之,饮温盐汤一二口,即止。《入门》。

可吐证

伤寒初,邪气未传里,瓜蒂散吐之。○伤寒初,胸烦懊恼,栀豉汤吐之。○中风不省涎盛,稀涎散吐之。○风头痛,若不吐涎,久则瞽目,瓜蒂散吐之。○头风后有目疾,半明可救,防风散吐之。○暗风久不

差，郁金散吐之。○阳痫久不愈，未成痴呆，稀涎散吐之。○阴痫，三圣散吐之。○诸痫不省，半生半熟汤吐之。○多食生脍等物，胸膈不快，瓜蒂散吐之。○久患胁痛，独圣散加蝎梢半钱，吐之。○痎疟久疟，常山散吐之，雄黄散亦可。○蛟龙病，腹胀如鼓，糠球散吐之。○癫狂久不愈，三圣散吐之，后用承气汤下之。○诸厥不省，三圣散鼻内灌之，吐涎立效。○破伤风角弓反张，三圣散吐之，后用药汗下之。《保命》。

不可吐证

病势危剧，老弱气衰者，不可吐。○诸吐血、呕血、咯血、唾血、嗽血、崩血、失血者，皆不可吐。○病人无正性，妄言妄从者，不可吐。○主病者不辨邪正之说，不可吐。○性行刚暴，好怒喜淫之人，不可吐。子和。○诸亡血及诸虚家，皆不可吐。《入门》。

下部脉不见宜吐

《内经》曰：上部有脉，下部无脉，其人当吐，不吐者死。何谓下部无脉，此为木郁也，瓜蒂散吐之。○解曰：盛食填塞于胸中，两寸脉当主事，两尺脉不见，其理安在？盖胸中者肺也，肺者手太阴金也，金主杀伐，金能克木，故肝木生发之气伏于地下，非木郁而何。吐去上焦阴土之物，木得舒畅，则郁结去矣。此乃天地交而万物通也。东垣。

止吐法

服瓜蒂吐不止，煎麝香汤解之，下咽立止。○服藜芦吐不止，葱白汤解之。○服石药吐不止，以甘草贯众汤解之。○服诸草木吐不止，以麝香汤解之。○丁香、甘草、白术、总解诸药吐。子和。○甘草总解诸药吐不止。○白汤亦总解。《丹心》。

单方

凡药升动真气者，皆能吐，如防风、桔梗、芽茶、山栀、川芎、萝卜子之类是也。《丹心》。○凡十六种。

瓜蒂 主食诸瓜果，病在胸膈中者，皆吐下之。○又吐痰涎塞咽喉不下，宜用瓜蒂散。《本草》。○唐宰相王铎为会昌节度使，姬妾数百，皆带兰麝，所过十里之外，瓜苽皆不实，足见麝香能解瓜毒。《医说》。

藜芦 大吐上膈风涎，暗风痫病。上有藜芦散是也。《本草》。

苦参 能吐人，若热结胸，用此为末，醋汤调二钱，服即吐。《本草》。

苦瓠 令人吐，取切，煮食之，勿多服，有毒。《本草》。

栀子 能吐胸膈烦躁，作汤服吐之。子和。○凡用栀子汤，非吐人之药，以其燥热郁结之甚，而以药顿攻之，不能开通，故用此发达。○山栀无豉，吐不宣。《入门》。○郁结令气通，宣行而已。《丹心》。

松萝 煮汤可为吐药。○能吐胸中客热痰涎。《本草》。

柳枝皮 主痰热在胸，可为吐汤。《本草》。

人参芦头 能吐人。凡防风、桔梗等之芦头，皆气脉上行，故煮汤服，皆能发吐。《丹心》。○最宜虚人。《丹心》。

白矾 吐痰，却水故也。上有稀涎散是也。《本草》。

赤小豆 末能吐人，伤寒饮冷，见食则宛，取末二钱，酸浆水调服，探吐。子和。

萝卜子 能吐食积痰。取子五合，炒擂，和浆水滤汁，入油与蜜少许，旋旋温服。《丹心》。

虾汁 能吐人，又吐风痰。取虾带壳半斤，入酱、姜、葱等料物，煮汁，先吃虾后饮汁，以物探吐之。《丹心》。

茶 能吐人。取茗煎汤，多饮，探吐之。《本草》。

半生半熟汤　即百沸汤，与新汲水各一碗，相和饮之即吐，名曰阴阳汤。《本草》。

逆流水　凡欲吐，取逆流水调药，服之即吐。《丹心》。

盐汤　能吐。详见霍乱。

倒仓法

肠胃为市，无物不有，而谷为最多，故谓之仓也。倒者，倾去旧积而涤濯，使之洁净也。人之饮食宁无过伤，停痰瘀血，日积月深，中宫不清矣，土德不和矣。诚于中，形于外，发为痈疽，为劳瘵，为蛊胀，为癫疾，为无名奇病。先哲制为万病元、温白元等剂，攻补兼施，非不工巧，然不若倒仓之为便捷也。黄牡牛肥肉二十斤或十五斤，取长流水于大锅内煮烂，水耗则添热汤，不可用冷水，以肉烂成渣，融入汤中为液为度，绵滤去滓，取汁，再入锅中，文武火熬至琥珀色则成矣。每饮一钟，少时又饮，如此积数十钟，冬月则重汤温饮。病在上欲其吐多，病在下欲其利多，病在中者欲其吐利俱多，全在活法。视所出之物，可尽病根则止。其吐利后或渴，不得饮汤，取自己小便饮一二碗，名曰轮回酒一名还魂汤，非惟止渴，抑且可以涤濯余垢，行后觉饥甚，与淡粥食之，三日后，始与小菜羹，半月后觉精神焕发，形体轻健，沉痼悉安矣。其后须五年忌食牛肉。夫牛，坤土也，黄土之色也。以顺为德，而效法乎健，以为功者，牡之用也。肉者，胃之乐也，熟而为液，无形之物也。积聚久则形质成，依附肠胃回薄曲折处，以为栖泊之窠臼，自非剖肠刮骨之神妙，孰能去之。岂以合勺、铢两之丸散，窥犯其藩墙户牖乎。肉液之散溢，肠胃受之，有如洪水泛涨，其浮莝陈朽皆推逐荡漾，顺流而下，不可停留。表者因吐而汗，清道者自吐而涌，浊道者自泄而去，凡属滞碍，一洗而尽。牛肉，全重厚和顺之性，盎然焕然润泽枯槁，补益虚损，宁无精神焕发之乐乎。方出于西域之至人。

于中年后，可行一二次，却疾养寿之一助也。东垣。○未行此法前一月，不可近妇人，行此法后半年，不可近妇人，三年勿吃牛肉。如性急好色，不守禁忌者，不可行此法也。《丹心》。○疝病、黄病久者，倒仓法皆好。《丹心》。

轮回酒　倒仓法，全藉自饮轮回酒十余杯，以祛逐余垢，迎接调匀，新布荣卫，使脏腑肓膜生意敷畅，有脱胎换骨之功也。多嫌其秽，因致中辍，而功亏一篑，若非明物理，通造化者，其肯视为美酝良味乎。《丹心》。

倒仓须忍烦恼　大概中间饮七八钟时，药力经涉经络骨节，搜逐宿垢，正邪宁不抵牾？悉有急闷似痛，似痛自有恶况。此皆好消息，邪不胜正，将就擒耳。尤须宁耐忍受，又于欲吐未吐，欲泄未泄交作，皆有恼括意思，皆欢喜乐受，一以静处之。此等有太半日景象，不先说知，使方寸了然，鲜不张皇者矣。《丹心》。

倒仓之义　倒仓者，倾倒仓廪之陈腐也。脾胃与大小肠有食积痰饮，为腹痛、痞癖、食疟、黄疸、痞满、恶心、噫气、吞酸等证，行之无不应手获效。其余一应气血虚损，与反胃、噎嗝、鼓胀、劳瘵、大风，真病已成，及肥白气虚之人，脉虚软无力者，切不可轻试也。《正传》。

霞天膏

此方即倒仓古法，传自西域异人。黄牡牛一具，选纯黄肥泽无病才二三岁者，宰取四腿项脊去筋膜，将精肉切成块，如栗子大，秤四五十斤，于静室大锅中，以长流水不时搅动，水耗则旋添热汤，常使水淹肉至五六寸，掠去浮沫，直至肉烂如泥，滤去滓。将汁再入小铜锅，用桑柴文武火煮，不住手搅，不添热汤，只用汁煮，渐如稀饧，滴水中不散，色如琥珀，其膏成矣。火候最要用心，否则坏矣。大段每肉十二斤，炼膏一斤为度，瓷器盛之，是名霞天膏也。用调药剂，初少渐多，沸热自然熔化。用和丸剂，则每三分，掺白面一分，同煮成糊，或用炼蜜，寒天久收，若生霉用重汤煮过，热天则冷水窨之，可留三日。飞霞〇治痰之药，南星、半夏，所以燥之；橘红、枳壳，所以散之；茯苓、猪苓，所以渗之；黄连、黄芩，所以降之；巴豆、附子，流通之义；竹沥、瓜蒌，润下之义。夫老痰稠粘，胶固于胸膈之间，依附盘泊于肠胃之外，苟非霞天膏之浸润流动，而能从上、从下以出之乎。夫用此膏，吐泻以去痰积，则不致虚损元气，所以为美也。前倒仓法，能治瘫劳鼓噎之证，乃虚气有痰积也。愚意治此四证，于补虚药中加霞天膏以去痰积，必然安愈，无人知此之妙诀也。《丹心》。

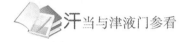

汗当与津液门参看

夏宜汗

仲景大法。夏宜汗。《伤寒论》。

汗无太早

凡汗，俱宜午时前发汗，午后阴分不宜，故曰汗不太早，汗不厌早，紧急则不拘。晨夜以衣被覆首裹足、向火服药，缓缓得汗，令手足濈遍为佳。《入门》。〇早者，非预早之早，乃早晚之早也。谓当日午以前，为阳之分当发汗，午后阴之分也，不当发汗，故曰汗无太早，汗不厌早，是谓善攻。东垣。

发汗法

凡发汗，欲令手足俱周，濈濈然一时许为佳，不欲如水淋漓。服汤中病即已，不必尽剂。然发汗须如常覆腰以上，厚衣覆腰以下，盖腰以上淋漓，而腰以下至足心微润，病终不解，令腰脚间须令汗气周遍为度。《得效》。

发汗缓急

凡发汗，温服汤药。其方虽言日三服，若病剧不解，当促其间，可半日中尽三服。若与病相阻，即便有所觉。重病者，一日一夜，当晬时观之。如服一剂病证犹在，则当复作本汤服之，至有不肯汗出，服三剂乃解。若汗不出者，死病也。仲景。

蒸劫发汗

蒸法。以薪火烧地良久，扫除去火，以水洒之。取蚕沙、柏叶、桃叶、糠麸皆可用，相和铺烧地上，可侧手厚。上铺草席，令病人卧，温覆之。夏月只布单覆之，汗移时立至。俟周身至脚心自汗漐漐，乃用温粉方见津液扑止汗，最得力者，蚕沙、桃叶、柏叶也，无蚕沙亦得。此极急则可，慎莫再作，促寿也。《得效》。

促汗夭寿

详见寒门。

可汗证

《内经》曰：其在皮者，汗而发之。又曰：其在表者，渍形以为汗。〇凡中风伤寒，诸杂病，有表证，皆可汗之。〇麻黄汤、桂枝汤，治伤寒表证可汗。方并见伤寒。〇小续命汤、通气驱风汤，治中风表证，可汗。方并见中风。〇葛根解肌汤、升麻葛根汤，治四时伤寒瘟疫。方并见伤寒。〇羌活冲和汤，治四时伤风、伤寒、疫疠及感冒诸证，皆可汗。方并见伤寒

不可汗证

疮家虽有身痛，不可发汗，发汗则成痓。仲景。〇鼻衄者，不可发汗，凡失血皆同。盖血与汗，异名而同类。故夺血者无

汗，夺汗者无血。今血妄行，为热所逼，若更发其汗，则反助热邪，重竭津液，必变凶证，故不可汗也。仲景。○伤寒少阴证欲寐，但厥者，忌强发汗，发汗则必动其血，九窍出血不治。仲景。

汗多亡阳

大汗伤气。《得效》。○汗者，本所以助阳也。若阳受阴邪，寒结无形，须当发去阴邪，以复阳气，阴邪既去，而复汗之，则反伤阳也。经曰：重阳必阴，故阳气自亡，汗多亡阳，此之谓也。东垣。

解肌

解肌谓微汗也。《入门》。○大抵解肌，葛根第一，柴胡次之。《纲目》。

单方

凡十一种。

石膏 解肌出毒汗。《本草》。○碎取一两，煎服，发阳明经汗。《丹心》。

麻黄 发表出汗。根节能止汗。《本草》。○麻黄，无葱汗不发。《入门》。○人参佐麻黄，表实无汗者，一服即效。《入门》。

水萍 发汗甚于麻黄，治中风瘫痪热毒。即风门去风丹是也。《丹心》。○取五钱水煎服。《丹心》。

葛根 能解肌。○出阳明经汗。锉取一两，水煎服之。《丹心》。

荆芥 发汗，又治血风。水煎服之。《丹心》。

薄荷 发毒汗，又治风热出汗。《本草》。

紫苏叶 发汗，散表气。《本草》。○久汗不出，加青皮、紫苏叶，则汗即出。《丹心》。

木贼 能发汗。去节用之。《丹心》。

忍冬草 能出汗。《俗方》。

葱白 能发汗。已上并煮汤饮。《本草》。

清酒 能出汗。《俗方》。

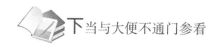

下 当与大便不通门参看

秋宜下

仲景大法。秋宜下。

下无太晚

非待久之，晚乃当日巳后为阴之分也。下之，谓当巳前，为阳之分也。故曰：下无太晚，下不厌晚，是谓善守。东垣。○凡下积聚癫狂，须五鼓或平朝，空心服汤。伤寒潮热，不纳饮食者，巳时以后尤好。故曰下无太晚，下不厌晚。杂病皆同。《入门》。

宜下证

凡转下，须体认明白，在阳明胃经，则不拘日数而下之，过时失下，则气血不通，四肢便厥，不识者疑为阴厥，复进热药，祸如反掌。《得效》。○凡用下药，若不渴者，知不在有形也，则不当下。若渴者，则知缠有形也，缠有形是为在里，在里则当下，三承气汤择用之。东垣。

促下法

凡服利药，久不利，则进热粥一碗，若利过不止，进冷粥一碗，盖药热则行，冷则止故也。仲景。○如服药不得通，用蜜导法方见大便。凡下药，用汤胜丸，盖水能净万物故也。《入门》。

下多亡阴

大下伤血。《得效》。○下者，本所以助阴也。若阴受阳邪，热结有形，须当除去已败坏者，以致新阴。若阳邪既去，而复下之，反亡阴也。经曰：重阴必阳，故阴气自亡，下多亡阴，此之谓也。东垣。

下法宜慎

大凡攻击之药，有病则病受之，病邪轻而药力重，则胃气受伤。夫胃气者，清纯冲和之气也，惟与谷肉菜果相宜，药石皆是偏胜之气，虽参芪性亦偏，况攻击之药乎。东垣。

大下后难禁

凡误用大黄、芒硝，令人下利不禁，理中汤方见伤寒加炒糯米、乌梅、东壁土，救之。《入门》。

下药

宜用全真丸、神芎导水丸、导水丸、舟车丸、舟车神佑丸、三花神佑丸、大圣浚川散、搜风丸、四生丸、解毒丸、木香顺气丸、三黄解毒丸、开结枳实丸、通膈丸、宣毒丸、禹功散、灵宝丹方见大便、大承气汤、小承气汤、调胃承气汤、三一承气汤、六一顺气汤。五方并见寒门

全真丸 治三焦壅滞，大小便不通，浮肿胀满。黑牵牛子炒四两生四两同研，取头末四两；大黄泔浸三日，逐日换泔，取出切焙为末二两。上皂角二两去皮弦子，水一大碗浸一宿，入萝卜一两切片，同熬至半碗，去滓，再熬至二盏和丸梧子大，每服二三十丸，米饮下，不时，以利为度。一名保安丸。《钩玄》。〇一方：黑牵牛半生半炒，取头末。大黄、枳壳、槟榔各五钱，水丸梧子大。亦名全真丸。《丹心》。

导水丸 治一切湿热郁滞，能宣通气血。黑丑头末、滑石各四两，大黄、黄芩各二两。上末，水丸小豆大，温水下十丸至十五丸，以利为度。一名藏用丸，一名显仁丸。《宣明》。〇加入法：湿热腰痛或久雨，加甘遂。遍身走注肿痛，加白芥子。热毒肿痛，久旱，加朴硝。气血滞，肠胃秘涩，加

郁李仁。腰腿沉重，加商陆。《入门》。

神芎导水丸 治劳瘵停湿，二阳病热郁。黑丑头末、滑石各四两，大黄二两，黄芩一两，黄连、川芎、薄荷各半两。剂法、服法同导水丸。《纲目》。

舟车丸 治湿热盛，疏导二便。黑丑头末四两，大黄二两，甘遂、大戟、芫花、青皮、陈皮各一两，木香五钱。上末，水丸梧子大，每五六十丸，白汤下，以快利为度。《纲目》。

舟车神佑丸 主一切水湿盛病。黑丑头末四两，大黄二两，甘遂、大戟、芫花并醋炒各一两，青皮、陈皮、木香、槟榔各半两，轻粉一钱。上末，水丸，服如上法。《纲目》。

三花神佑丸 治一切水湿肿满。黑丑头末二两，大黄一两，芫花、甘遂、大戟各五钱，轻粉一钱。上末，水丸小豆大，初服五丸，每服加五丸，以温水下。《宣明》。

大圣浚川散 治一切水湿，又下诸积之圣药。黑丑头末、大黄煨，郁李仁各一两。芒硝三钱半，木香三钱，甘遂半钱。上末，水丸梧子大，每服十丸至十五丸。《纲目》。

搜风丸 治风热大小便结滞。黑丑头末四两，滑石、大黄、黄芩、蛤粉、天南星各二两，干姜、白矾、生半夏、寒水石各一两，人参、茯苓、薄荷各五钱，藿香二钱。上末，水丸小豆大，每十丸至二十丸，姜汤下。河间。

四生丸 治一切积热及痰热。黑丑头末、大黄、皂角各二两，朴硝五钱。上末，水丸梧子大，白汤下三十丸。《宣明》。

解毒丸 治一切热毒，痈肿疮痒，咬牙惊悸。大黄、黄芩、黄连、栀子、滑石、黑丑头末各五钱。上末，水丸梧子大，温水下三四十丸。《宣明》。

木香顺气丸 治湿热，通利二便。大黄三两，黑丑头末生一两熟一两，青皮、槟榔各一两，木香五钱。上为末，每药末四两，加神曲一两三钱，蜜丸梧子大，温水下四五

十丸。《拔萃》。

三黄解毒丸 黑丑头末四两，滑石三两，大黄、黄芩、黄连、栀子各二两。剂法、服法同解毒丸。《回春》。

开结枳实丸 宣导凝结，消化痰饮，升降滞气，通行三焦，滋荣心肺，灌溉肝肾，补助脾胃，转行百脉。黑丑头末二两，皂角、旋覆花各一两，枳实、白术、半夏、南星炮、苦葶苈炒、白矾焙、大黄、青皮、木香各五钱。上末，姜汁糊和丸梧子大，姜汤下三四十丸。《十三方》。

通膈丸 下湿热，通利二便。黑丑头末、大黄、木通各等分。上为末，水丸黍米大，每服三五十丸。云岐。

宣毒丸 治同上。黑丑头末四两，大黄煨二两，青皮、陈皮、苍术、当归各一两。上为末，煮萝卜研和丸梧子大，温水下五十丸。《纲目》。

禹功散 治寒疝。黑丑头末一钱，茴香钱半，加木香一钱。上末，每二钱，姜汤调下。《医鉴》。

单方

凡十四种。

大麻仁 治肠胃结热，通利大小便。捣取汁，煮作粥服之。《本草》。

脂麻油 润肠胃，通利大小肠，下热结。空心饮一二合，六腑即通。《本草》。

桃花萼 破积聚，利大小便。花落时取萼，和面作烧饼，食之。《本草》。

千金子 一名续随子，利大小肠。为末，饮调一二钱，或作丸服。《本草》。

大黄 通利水谷，荡涤肠胃。锉，取五钱，水煎服，或作丸服之亦可。《本草》。

黑牵牛子 黑者主水，白者主气。取头末二钱，即下利，作丸服亦良。《本草》。

槟榔 宣利脏腑壅滞气。细研为末，每二钱，蜜水调下。《本草》。

甘遂 破积聚，利水谷道。为末，调饮服，或作丸服。《本草》。

大戟 破癥结，利大小肠。或锉三钱，水煎服，或作丸、作散服。《本草》。

芫花 利五脏，通水道。水煎服，或末服、丸服并佳。《本草》。

郁李仁 通泄五脏，治关格不通。为末，饮调二钱服，或丸服亦佳。《本草》。

芒硝 破积聚，利大小便。温汤和服一二钱，或入丸散服。《本草》。

巴豆 去胃中寒积，利水谷道。去皮油为末，入丸散用之。《本草》。

商陆 通利大小肠，泻十水肿。取白色者末服，或丸服，良。《本草》。

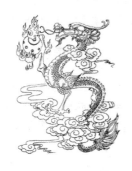

杂病篇卷之二

御医忠勤贞亮扈　圣功臣崇禄大夫阳平君臣许浚奉　教撰

风

中风微渐

凡人初觉食指次指麻木不仁，或不用者，三年内必中风之候也，宜先服愈风汤、天麻丸方并见下各一两料，此治之先。《丹心》。○圣人治未病之病，知未来之疾，此其良也。其中风者，必有先兆之证，觉大拇指及次指麻木不仁，或手足少力，或肌肉微掣者，此先兆也。三年内，必有大风。宜调其荣卫，先服愈风汤、天麻丸或加减防风通圣散方见下，可以预防。《丹心》。○竹沥枳术丸方见痰饮，与搜风顺气丸方见大便相间服之，亦可预防。《医鉴》。○凡人手足渐觉不随，或臂膊及髀股、指节麻痹不仁，或口眼㖞斜，言语塞涩，或胸膈迷闷，吐痰相续，或六脉浮滑而虚软无力，虽未致于倒仆，其为中风晕厥之候，可指日而定矣，早当从丹溪之法调治之。《正传》。○初觉风气，便服愈风汤及天麻丸，相为表里，乃治未病之圣药也。易老。

调治预防

左半身不遂，左手脉不足者，以四物汤方见血门为主治。○右半身不遂，右手脉不足者，以四君子汤方见气门为主治。○痰盛者，二陈、导痰等汤方见痰饮兼用之。○气

血两虚而挟痰者，八物汤方见虚劳加南星、半夏、枳实、竹沥、姜汁之类。○若真元渐复，痰饮渐消，或觉风邪未退者，仍以羌活愈风汤、防风通圣散加减调治而安。《正传》。○更加灸法尤好。

热生风

凡湿生痰，痰生热，热生风。《丹心》。○风病多因热甚。俗云：风者，言末而忘其本也，非谓肝木之风实甚，而卒中之，亦非外中于风，良由将息失宜，而心火暴盛，肾水虚衰，不能制之，则阴虚阳实，而热气怫郁，心神昏冒，筋骨不用，而卒倒无所知也。多因五志喜怒思悲恐过极而卒中者，由五志过极皆为热甚故也。河间。○热者风之体也，风生于热，以热为本，而风为标也，凡有风者即风热病也。河间。○乡里有人，忽觉心腹中热甚，服治风药而愈。后到夷陵，见一太守，夏月忽患热甚，不免以水洒地，设簟卧其上，令人扇之，次日急中风，数日而殂。及到澧阳，见一老妇，夏中亦患热，夜出卧厅上，次日中风。其子煎饮小续命汤，更召医调治，数日而愈。始知人之中风，因心腹中多大热而后作也，热生风信哉。《资生》。

肥人多中风

所谓肥人多中风者,肥则腠理致密而多郁滞,气血难以通利,故多卒中也。河间。〇凡人年逾五旬,气衰之际,多有此疾。壮岁之人无有也。若肥盛则间有之,亦是形盛气衰而然也。东垣。〇肥人多中风者,以其气盛于外,而歉于内也。肺为气出入之道,人胖者气必急,气急则肺邪盛,肺金克木,胆为肝之腑,故痰涎壅盛,治法先须理气为急,藿香正气散方见寒门加南星、木香、防风、当归。非特治中风之证,中恶、中气尤宜。《医鉴》。

中风所因

《内经》曰:风者百病之长也,至其变化乃为他病,故有偏风、脑风、目风、漏风、内风、首风、肠风、泄风,又有肺风、心风、肝风、脾风、肾风、胃风、劳风等证。详见本经。〇河间曰:风病多因热盛。详见上。〇东垣曰:中风者,非外来风邪,乃本气病也。详见上。〇丹溪曰:风之为病,西北气寒,为风所中者诚有之,东南气温,而地多湿,有风者非风也,皆湿生痰,痰生热,热生风也。经曰:亢则害,承乃制。河间曰:土极似木。数千年得经意者,河间一人耳。〇王安道曰:昔人主乎风,河间主乎火,东垣主乎气,丹溪主乎湿,反以风为虚象,而大异于昔人,以予观之,昔人、三子之论,皆不可偏废,殊不知因于风者真中风也,因火、因气、因于湿者,类中风而非中风也。〇王安道有论:三子与昔人论风之不同,而立真中、类中之目,愚窃疑焉。夫中风之证,盖因先伤于内,而后感于外之候也,但有标本轻重之不同耳。假如百病皆有因有证,古人论中风者,言其证也,三先生论中风者,言其因也。知乎此,则中风之候,可得而详论矣。《正传》。

中风大证

风中于人,曰卒中,曰暴仆,曰暴喑,曰蒙昧,曰口眼㖞僻,曰手足瘫痪,曰不省人事,曰语言蹇涩,曰痰涎壅盛。《医鉴》。

贼风虚邪中人

黄帝问曰:余闻四时八风之中人也,故有寒暑,寒则皮肤急而腠理闭,暑则皮肤缓而腠理开,贼风邪气因得以入乎?将必须八正虚邪,乃能伤人乎?少师曰:不然。贼风邪气之中人也,不得以时,然必因其开也,其入深,其内极,其病人也,卒暴;因其闭也,其入浅以留,其病也,徐以迟。帝曰:有寒温和适,腠理不开,然有卒病者,其故何也?少师曰:人与天地相参也,与日月相应也,故月满则海水西盛,入血既积,肌肉充,皮肤致,毛发坚,腠理郄,烟垢着,当是之时,虽遇贼风,其入浅不深。至其月郭空,则海水东盛,人气血虚,其卫气去,形独居,肌肉减,皮肤纵,腠理开,毛发残,膲理薄,烟垢落,当是之时,遇贼风则其入深,其病人也卒暴。《灵枢》。〇邪风之至,疾如风雨,故善治者治皮毛,其次治肌肤,其次治筋脉,其次治六腑,其次治五脏。治五脏者,半死半生也。《内经》。〇邪乘虚入,是谓虚邪。《内经》。〇邪之所凑,其气必虚,留而不去,其病则实。《内经》。

中风大法有四

一曰偏枯,半身不遂。二曰风痱,身无痛,四肢不举。三曰风懿,奄忽不知人。四曰风痹,诸痹类风状。《千金》。

偏枯 血气偏虚,半身不遂,肌肉枯瘦,骨间疼痛,谓之偏枯。《直指》。〇虚邪偏客于身半,其入深,内居荣卫,荣卫稍衰,则真气去,邪气独留,发为偏枯。仲景。〇偏枯者,半身不遂,肌肉偏不用而痛,言不变,智不乱,病在分腠之间,宜温卧取汗,且巨针取之。仲景。〇偏枯者,手足为邪气阻塞脉道而然。痿病则阳明虚,宗筋纵,带脉不引而然,痱病有言变志乱之证。痿病则无之,盖痱病发于击仆之暴,痿病发于怠惰之渐，明是两疾也。《纲目》。

风痱 神智不乱，身体无痛，四肢不举，一臂不遂，谓之风痱。《直指》。○痱之为病，身无痛，四肢不收，志乱不甚，其言微知可治，甚则不能言，不可治。仲景。○风痱者，缓者四肢不举，急则一身皆仰，或左瘫右痪，或一臂不遂，智乱不能言者，难治。宜换骨丹、神仙飞步丹。脾实者，膏粱之疾，宜疏风顺气元方见大便。脾虚者，十全大补汤方见虚劳、八宝回春汤。《入门》。○痱，废也，即偏枯之邪气深者。痱与偏枯是二疾，其偏枯，身偏痛而言不变，志不乱，邪在分腠之间，即东垣所谓邪中腑也。痱病身无痛，手足不遂而言暗志乱者，邪入于里，即东垣所谓邪中脏也。《纲目》。

风懿 忽然迷仆，舌强不语，喉中窒塞，噫噫有声，谓之风懿。《直指》。○风癔者一作懿，卒倒㖞斜不语，身软有汗者生，汗不出，身直者死。由痰水制火，闭塞心窍而不语，热者牛黄清心元，虚者导痰汤。方见痰饮。《入门》。○风懿者，奄忽不知人，咽中塞，窒窒然舌强不能言，病在脏腑，汗出身软者生，汗不出身直者，七日死。《得效》。

风痹 有全门在下。

中风之名各不同

其卒然仆倒者，经称为击仆，世称为卒中，乃初中之证也。○其口眼㖞斜，半身不遂，经称为偏枯，世称为瘫痪，及猥腿风，乃中倒后之证也。○其舌强不言，唇吻不收，经称为痱病，世称为风懿、风气，亦中倒后之证也。○凡病偏枯，必先仆倒，故《内经》连名称为击仆偏枯也。《纲目》。

脉法

凡中风脉，无不大者，非热也，是风脉也。《得效》。○寸口脉浮而紧，紧则为寒，浮则为虚，寒虚相搏，邪在皮肤，络脉空虚，贼邪不泻，或左或右，邪气反缓，正气

即急，正气引邪，㖞僻不遂。邪在于络，肌肤不仁；邪在于经，即重不胜；邪入于腑，即不识人；邪入于脏，舌即难言，口吐涎沫。仲景。○中风口噤迟浮吉，急实大数三魂孤。《脉诀》。○中风脉迟浮可治，大数而极者死。《丹心》。○中风脉浮滑兼痰气，其或沉滑，勿以风治，或浮或沉，而微而虚，扶危温痰，风未可疏。《脉诀》。○大法浮迟者吉，急疾者凶。○脉浮而迟者易治，大数而急者死。《脉经》。○脉浮而大者曰风。○脉浮而数，中风使然。仲景。

风有中血脉中腑中脏之异

中血脉，则口眼㖞斜；中腑则肢节废；中脏则性命危，三者治各不同。东垣。○中腑者，面显五色，有表证而脉浮，恶风寒，拘急不仁，或中身之后，或中身之前，或中身之侧，皆曰中腑，其病多易治。○中脏者，唇吻不收，舌不转而失音，鼻不闻香臭，耳聋而眼瞀，大小便秘结，皆曰中脏，其病多难治。○大抵中腑者，多着四肢；中脏者，多滞九窍。易老。○中血脉而外有六经之形证，则从小续命汤加减，及疏风汤治之。○中腑者，先以加减续命汤，随证发其表，如兼中脏，则内有便尿之阻隔，宜以三化汤，或《局方》麻仁丸方见大便、滋润汤，外无六经之形证，内无便尿之阻隔，宜养血通气，大秦艽汤、羌活愈风汤、养荣汤。○中脏者，痰塞昏冒，宜至宝丹之类镇坠，或活命金丹、牛黄定志丸、祛风至宝丹。○风中五脏，舌暗眼瞀，宜排风汤、加减排风汤。○但手足不遂，言语蹇涩，当从愈风汤以行中道，久服大风悉去。治病之法，不可失于通塞，或一气之微汗，加麻黄一钱，或一句之通利，加大黄二钱，此为常治之法，久则清浊自分，荣卫自和矣。易老。

小续命汤 治卒中风，不省人事，㖞斜瘫痪，暗哑麻木，眩晕，初中无汗表实等，及治一切诸风证。防风一钱半，防己、肉桂、杏仁、黄芩、白芍药、人参、川芎、麻

黄、甘草各一钱，附子炮五分。上锉，作一贴，入姜三片，枣二枚，水煎服。《入门》。〇一方无防己、附子，有当归、石膏，有热用白附子。〇凡中风，六脉浮紧，风气太盛，心火暴升，痰涎壅遏于经络之中，宜用小续命汤，用附子以其禀雄壮之资，而有斩开夺将之势，能引人参辈并行于十二经，以追复其散失之元阳，又引麻黄、防风、杏仁辈，发表开腠理，以驱散其在表之风寒，引当归、川芎辈入血分，行血养血，以滋养其亏损之真阴。或加石膏、知母以降胃火，或加黄芩以清肺金。若病势稍退，精神稍复，辄当改用丹溪之法，以补气血、清痰之剂以调养其本气。此急则治其标，与夫标而本之之治也。《正传》。

疏风汤 治风中腑，手足不仁，先宜解表，后用愈风汤调理。羌活、防风、当归、川芎、赤茯苓、陈皮、半夏、乌药、白芷、香附子各八分，桂枝、细辛、甘草各三分。上锉，作一贴，入姜三片，水煎服。《回春》。

加减续命汤 治风中腑。今人不分表里虚实，故张易老授东垣以六经加减之法。〇太阳中风，无汗恶寒，麻黄续命主之。本方倍麻黄、防风、杏仁。有汗恶风，桂枝续命主之。本方倍桂枝、芍药、杏仁。〇阳明中风无汗，身热不恶寒，白虎续命主之。本方倍桂枝、黄芩，加葛根一钱四分。〇太阴中风，无汗身凉，附子续命主之。附子加一倍，甘草加二钱一分，干姜加七分。〇少阴中风，有汗无热，桂枝续命主之。本方倍桂枝、附子、甘草。〇六经混淆，系之于少阳、厥阴，或肢节挛痛，或麻木不仁，宜羌活连翘续命主之。本方一两加羌活一钱，连翘一钱半。《正传》。

三化汤 治腑脏俱中风，便尿阻隔不利。厚朴、大黄、枳实、羌活各等分。上锉，一两作一贴，水煎服，日二三次，微利即止。易老。

养荣汤 治风中血脉，外无六经之形证，内无便尿之阻隔，但肢不能举，口不能言，或痰迷不省。当归、川芎、白芍药、生地黄、麦门冬、远志、石菖蒲、陈皮、乌药、白茯苓、枳实、黄连、防风、羌活、秦芁、半夏、南星、甘草各六分。上锉，作一贴，入姜三片，竹茹一块，水煎服。《回春》。

排风汤 治风中五脏，精神恍惚，手足不仁，口眼㖞斜。独活、麻黄、赤茯苓各一钱，白术、肉桂、川芎、杏仁、白芍药、防风、当归、甘草各八分，白鲜皮五分。上锉，作一贴，入姜三枣二，水煎服。《局方》。

加减排风汤 治同上，通治五脏风。天麻二钱，苍术一钱，防风、川芎、羌活、独活各八分，麻黄七分，白鲜皮、当归、白芍药、白术、半夏、赤茯苓、黄芩、杏仁、甘草各四分。上锉，作一贴，入姜三片，水煎服。《医鉴》。

大秦芁汤 治中风，外无六经之形证，内无便尿之阻隔，知为血弱不能养筋，故手足不能运动，舌强不能言语，宜养血而筋自荣，此主之。秦芁、石膏各一钱，羌活、独活、川芎、白芷、生地黄、熟地黄、当归、白芍药、黄芩、白茯苓、防风、白术、甘草各七分，细辛三分。上锉，作一贴，水煎服，不拘时。易老

羌活愈风汤 治风中腑中脏，先以本药治之，后用此药调理。《回春》。〇凡中风，内邪已除，外邪已尽，当服此药，以行导诸经，久则大风悉去，清浊自分，荣卫自和矣。苍术、石膏、生地黄各六分，羌活、防风、当归、蔓荆子、川芎、细辛、黄芪、枳壳、人参、麻黄、白芷、甘菊、薄荷、枸杞子、柴胡、知母、地骨皮、独活、杜仲、秦芁、黄芩、白芍药、甘草各四分，肉桂二分。上锉，作一贴，入姜三片，水煎朝夕服。或以此汤空心咽下二参丹，临卧咽下四白丹。《丹心》。〇一名愈风汤。《丹心》。〇疗肝肾虚，筋骨弱，语言难，精神昏愦，

或瘦而偏枯，或肥而不遂，或恐而健忘，或喜而多思，思忘之道，皆精不足也，能安心养神，调阴阳，使无偏胜。易老。

至宝丹 治卒中急风不语，不省人事，及风中脏，精神昏冒。犀角、朱砂、雄黄、琥珀、玳瑁各一两，牛黄五钱，龙脑、麝香各二钱半，银箔五十片，金箔五十片内半为衣，安息香以酒滤去沙土，净一两熬膏。上为末，入安息香膏搜和匀，一两分作四十丸，人参汤化下一丸，一日二三服。《局方》。○安息香性硬难化，仓卒难用，宜减半，代炼蜜为佳。《俗方》。

滋润汤 治风中脏，二便闭涩，先服此，后以愈风汤调理。当归、生地黄、枳壳、厚朴、槟榔、大黄、麻仁、杏仁各一钱，羌活七分，红花酒焙三分。上锉，作一贴，水煎服。《回春》。

卒中风救急

初中倒时随即醒者宜治，若不醒者宜掐人中至醒，若痰涎壅塞者宜吐之，口噤者亦宜吐之，若口开手散遗尿者，为阳暴绝，速宜大料参芪补接之。若眼戴上者，宜灸之。《纲目》。○气虚卒倒，浓煎人参黄芪汤加竹沥、姜汁服。《丹心》。○卒中昏倒不省，牙噤涎潮，口眼㖞斜，精神恍惚，仓卒之际，以手大指掐刻人中即省。或急令人将病者两手两足，从上而下，频频赶出四肢痰气，即散，免致攻心即醒。或急以三棱针，刺手十指甲角十井穴，将去恶血，就以气针刺合谷二穴、人中一穴，皆是良法。如未效，用通关散吹鼻，即提起头顶发，候有嚏可治。如口噤不开，以破棺散擦之口即开，多灌香油加麝香一二分，或用姜汁及摄生饮之类。若风痰壅结，诸药不效，夺命散一服立愈。《医鉴》。○凡中风之证，多是老年因怒而成，盖怒火上升，所以昏仆不省，痰涎壅盛，治宜豁痰泻火，豁痰宜省风汤，泻火宜防风通圣散。方见下。《丹心》。○卒中昏倒，即用开噤喷嚏法，次用摄生饮煎汤，调

苏合香元三丸灌下。痰盛者，加全蝎。《直指》。○卒中风不省，通用至宝丹、牛黄清心元、龙脑苏合元方见气门、牛黄金虎丹，以竹沥、姜汁、香油、童便调和灌下。《俗方》。

牛黄清心元 治卒中风，不省人事，痰涎壅塞，精神昏愦，言语謇涩，口眼㖞斜，手足不遂等证。山药七钱，甘草炒五钱，人参、蒲黄炒、神曲炒各二钱半，犀角二钱，大豆黄卷炒、肉桂、阿胶炒各一钱七分半，白芍药、麦门冬、黄芩、当归、防风、朱砂水飞、白术各一钱半，柴胡、桔梗、杏仁、白茯苓、川芎各一钱二分半，牛黄一钱二分，羚羊角、麝香、龙脑各一钱，雄黄八分，白蔹、干姜炮各七分半，金箔一百二十箔内四十箔为衣，大枣二十枚蒸取肉研为膏。上为末，枣膏入炼蜜和匀，每一两作十丸，金箔为衣，每取一丸，温水化下。《医鉴》。

牛黄金虎丹 治急中风不省，身强口噤，鼻干面黑，遍体壮热，汗出如油，目瞪唇青，心神迷闷，形体如醉，痰涎壅塞，胸喉中如拽锯声。雄黄水飞十五两，白矾枯、天竺黄、牛胆制南星各二两五钱，天雄炮一两二钱半，腻粉、龙脑各五钱，牛黄二钱半，金箔八十片为衣。上末，炼蜜和匀，每一两半分作十丸，金箔为衣，每一丸，新汲水和灌之，扶坐使药行，良久以薄荷汁更化一丸，灌之立愈。如肥盛体虚，多涎有风之人，宜常以此药随身备急为妙。《局方》。○范子默中风涎塞不语，服金虎丹四丸，气不通，涎不下，魂魄飞扬，如堕江湖中，顷欲绝，即灸听会、颊车、地仓、百会、肩髃、曲池、风市、三里、绝骨、耳前、发际、大椎、风池，气遂通，吐痰一碗，继又下十余行，伏枕半月遂平。此盖灸百会之力，其吐泻，乃服金虎丹之功也。《资生》。

摄生饮 治卒中风不省，无热者用此。南星炮、半夏制各一钱半，木香、苍术、细辛、石菖蒲、甘草各一钱。上锉，作一贴，入姜七片，水煎服。《回春》。

省风汤 治卒中风不省，有热者用此。

防风、南星炮各二钱，半夏制、黄芩、甘草各一钱。上锉，作一贴，姜十片，水煎服。与导痰汤方见痰饮相合煎服尤妙，可以散风豁痰降火。○一名小省风汤。

夺命散 治卒中风，涎潮气塞，口噤目瞪，破伤风搐搦，小儿惊风危急之疾。天南星、甜葶苈、白芷、半夏、巴豆去壳不去油各等分。上为末，每半钱，姜汁一呷，调下即效。凡口噤药不下者宜用此。《医鉴》。

开噤法

卒中风口噤不开，难于下药，宜用开关散、破棺散、巴豆熏法、龟尿解噤法。○口噤者，以乌梅肉和南星、细辛末，以中指蘸药擦牙，口自开。《直指》。○三阳之筋，并络入颔颊，挟于口。诸阳为风寒所客，则筋急，故口噤不开。《资生》。

开关散 治卒中风，目瞑牙噤。天南星末五分，龙脑一字。上研和，以中指蘸药末，揩齿二三十度，其口自开，每用半钱至一字。端午日合，尤佳。《入门》。○一名破棺散。《医鉴》。

巴豆熏法 治卒中风，口噤不省。巴豆去壳纸包捶油去豆，以纸作捻条，送入鼻内，或加皂角末尤良，或以前纸拈烧烟熏鼻内，亦可。《回春》。

龟尿解噤 治中风口噤不语。取乌龟尿少许，点舌下神妙。取尿法，以龟坐荷叶上，用猪鬃鼻内刺之。《类聚》。

取嚏法

卒中风不省，先以皂角、细辛末，或南星、半夏末吹入鼻中，候有嚏可治，无嚏不可治。《直指》。○卒中昏闷，先用通关散探鼻，令喷嚏，次用苏合香元行气方见气门，徐服顺气疏风豁痰等药，其有牙关紧闭，亦用通关散揩鼻，喷嚏即开。《得效》。○取嚏宜用通顶散、搐鼻通天散。

通关散 治卒中不省，口噤气塞。细辛、皂角、薄荷、雄黄各一钱，上为末，每少许吹入鼻中，有嚏可治，无嚏不可治。《得效》。○一方，南星、半夏、皂角等分为末，用如上法。亦名通关散。《医鉴》。

通顶散 治卒中不省，吹鼻即苏。石膏二钱，藜芦、川芎、细辛、人参、甘草各四分。上为末，每取一字，吹入鼻中，即提起顶中发，即苏。有嚏可治，无嚏不可治。《丹心》。

搐鼻通天散 治同上。川芎、细辛、藜芦、白芷、防风、薄荷、皂角。上等分为末，用如上法。《丹心》。

取吐法

卒中风，暴仆昏闷，不省人事，或痰涎壅塞，舌强不语，两寸脉浮大而实，急以瓜蒂、藜芦等药吐之，以遏其势。《正传》。○卒中风，痰壅盛者，口眼㖞斜者，不能言者，皆当用吐法。轻者用瓜蒂一钱，或稀涎散，或虾汁。重者一作急用藜芦五分或三分，加麝香少许为末，齑汁调和，灌入鼻内，吐痰出。如口不噤者，灌入口内，吐痰出，一吐不效再吐之，亦有虚而不可吐者。《丹心》。○痰盛者吐之，宜稀涎散、瓜蒂散方并见吐门、皂角散、巴豆丸。

虾汁方 吐出风痰。虾半斤，入酱、葱、姜等料物，水煮。先吃虾，次饮汁，后以鹅翎探引，吐痰出。用虾者，盖引其风出耳。《丹心》

皂角散 治卒中痰塞。皂角、萝卜子等分为末，每二钱，水煎尽服即吐。《医林》。○一名萝卜膏。《得效》。

巴豆丸 治卒中风，痰塞垂死。巴豆二枚去皮膜，白矾如拇指大一块为末。上二味，瓦上煅令豆焦赤为度，蜜丸芡实大，每一丸，绵裹放患人口中近喉处，良久吐痰立愈。《本事》。

熏法

唐王太后中风，不能言，脉沉而口噤。许胤宗曰：既不能下药，宜以汤气熏之，药入腠理，周时可差。浓煎黄芪防风汤数斛，置于床下，气如烟雾熏之，其夕便得语。《衍义》。○中风脉沉口噤，非大补不可，若用有形汤药，缓不及事，熏以黄芪防风汤，使口鼻俱受之，此非智者通神之法，不能回也。盖人之口通乎地，鼻通乎天，口以养阴，鼻以养阳。天主清，故鼻不受有形而受无形；地主浊，故口受有形而兼乎无形也。《丹心》。

不治证

卒中风，口开手散，眼合遗尿，鼻声如鼾者，五脏气绝也，盖口开者心绝，手散者脾绝，眼合者肝绝，遗尿者肾绝，声如鼾者肺绝也。若见一，犹可用工，若面赤时黑，主阳气上散，肾水反克心火，兼遗尿口开气喘者，断不可救也。《纲目》。○五脏气绝，速宜大料参芪浓煎汤救之，及脐下大艾炷多灸之，亦可转死回生也。《纲目》。○肉脱，筋痛，发直，摇头，上窜，面赤如妆，汗缀如珠，吐沫直视者，皆不可治。《丹心》。○中脏之络者，口眼俱闭可治，如口开眼合，手散遗尿，鼻声如鼾，及大吐大泻，下血吐血者，皆死。《入门》。○口开者心气闭绝也，遗尿者肾气闭绝也，手散者脾气闭绝也，眼合者肝气闭绝也，鼻鼾者肺气闭绝也，皆不治。五证中，才见一证犹可治，盖初中则眼合者多，痰上则处鼻鼾者亦多，惟遗尿口开俱见为恶。心为五脏主，肾为五脏根，诚不可闭绝也。《得效》。○动止筋痛，名曰筋枯，不治，无血滋筋故也。又肝木克脾土，大便洞泄者，亦不治。《丹心》。

暴仆

与卒中风救急同参看。

暴喑

凡语涩皆属风。《纲目》。○肾虚为厉风所伤，语音塞吃，或口喎，脚胻枯细缓弱，或耳聋，腰背相引痛，肾沥汤、地黄饮子主

之。○《内经》曰：内夺而厥，则为喑痱，此肾虚也。少阴不至者，厥也。注曰：痱，废也。肾气内夺则舌喑足废。○中风喑哑，宜用清心散、加味转舌膏、转舌膏方并见言语、正舌散、解语丸、清神解语汤、资寿解语汤。

肾沥汤 治肾脏风语音塞吃。羊肾一具，生姜二两切，磁石碎一两七钱，以水一斗煮取五升，乃入玄参、白芍药、白茯苓各一两二钱半，黄芪、川芎、五味子、桂心、当归、人参、防风、甘草各一两，地骨皮五钱，并锉，再煮取二升去滓，分三服。《得效》。

地黄饮子 治中风舌喑足废，肾虚弱，其气厥不至舌下。熟地黄、巴戟、山茱萸、肉苁蓉、石斛、远志、五味子、白茯苓、麦门冬各一钱，附子炮、肉桂、石菖蒲各五分。上锉，作一贴，入姜三片，枣二枚，薄荷少许，同煎，空心服。河间。

正舌散 治中风，舌强语涩，神妙。薄荷焙二两，赤茯苓一两，蝎梢二钱半。上为末，每一二钱，温酒调下。《得效》。○一方，茯神心一两炒用，名茯神散。《宝鉴》。

转舌膏 治中风舌强不语，即凉膈散方见火门加石菖蒲、远志为末，蜜丸弹子大，朱砂为衣，每一丸，薄荷汤化下。《入门》。

解语丸 治中风语言不正。白附子、石菖蒲、远志、全蝎、羌活、天麻、南星牛胆制、白僵蚕。上等分为末，蜜丸绿豆大，每五七十丸，姜汤吞下。海藏。

清神解语汤 治中风，痰迷心窍，言语塞涩，或不省人事。南星、半夏二味，同白矾、生姜、皂角水浸三日晒干各一钱，当归、川芎、白芍药、生地黄、麦门冬、远志、石菖蒲、陈皮、白茯苓、乌药、枳实、黄连、防风、羌活、甘草各五分。上锉，作一贴，入姜三片，竹茹一团，水煎，入童便、姜汁、竹沥调服。《医鉴》。

资寿解语汤 治风中心脾，舌强不语，盖心之别脉系于舌本，脾之脉挟咽连舌本散

舌下故也。羚羊角、桂皮各一钱，羌活、甘草各七分半，防风、附子炮、酸枣仁、天麻各五分。上锉，作一贴，水煎，入竹沥五匙，姜汁一匙服。《入门》。

精神蒙昧

风中脏昏冒，宜用至宝丹、牛黄清心元。方并见上。〇蒙昧者，即昏冒茫昧也，精神不爽，如有物以蒙蔽也。《纲目》。〇中风者，多昏冒气不清利，宜四白丹、二参丹、牛黄定志丸、活命金丹、祛风至宝丹。

四白丹 治中风昏冒，能清肺气养魄。甜竹叶三两，白芷一两，白术、缩砂、白茯苓、香附子、防风、川芎、人参、甘草各五钱，羌活、独活、薄荷各二钱半，细辛、知母各二钱，藿香、白檀各一钱半，龙脑、牛黄各半钱，麝香一字。上为末，蜜和，每一两作十丸，临卧细嚼一丸，以愈风汤方见上送下。易老。

二参丹 治中风健忘，养神定志和血。丹参、熟地黄、天门冬各一两半，麦门冬、白茯苓、甘草各一两，人参、远志、石菖蒲、朱砂各五钱。上为末，蜜丸梧子大，空心，以愈风汤送下。易老。〇一名二丹丹。

活命金丹 治风中脏神不清。大黄一两半，桂心、芒硝各一两，真珠、牛黄、青黛、犀角、薄荷各五钱，辰砂四钱内二钱为衣，麝香、龙脑各二钱，板蓝根、贯众、干葛、甘草各七钱。上为末，蜜水浸蒸饼和匀，每两作十丸，就湿以朱砂为衣，再用金箔四十片为衣，每一丸。如疗风毒，茶清化下。腊月收合妙。《纲目》。

牛黄定志丸 治心脏中风昏冒、精神不守，此药压惊镇心，化涎安神。朱砂水飞、半夏姜制各二两，雄黄水飞、天麻、乌蛇肉、甘草各一两，琥珀七钱半，牛黄、龙脑、全蝎、白僵蚕炒、白附子炮、牛胆制南星各五钱，麝香二钱半。上为末，蜜丸芡仁大，每一丸，以人参、薄荷汤嚼下。《丹心》。

祛风至宝丹 治风中脏，昏冒及风热。滑石一两半，川芎、当归各一两二钱半，甘草一两，防风、白芍药各七钱半，白术六钱半，石膏、黄芩、桔梗、熟地黄、天麻、人参、羌活、独活各五钱，栀子三钱，连翘、荆芥、薄荷、麻黄、芒硝、黄连、大黄、黄柏、细辛、全蝎各二钱半。上为末，蜜丸弹子大，每一丸，细嚼，茶、酒任下。此乃防风通圣散，加九味也。《丹心》。

口眼喝斜

风中血脉，则口眼喝斜。东垣。〇自其邪气之入人也，邪气反缓，正气反急，正气引邪，为喝僻，为瞤视，为掣纵，为搐搦，为瘫痪，为反张。在于阳则皮肤缓，在于阴则腹皮急，缓则四肢不能收，急则一身不能仰。《直指》。〇风邪初入反缓，正气反急，以致口眼喝斜，或左或右，急掐人中，拔顶发，灸耳垂珠下三五壮，外用南星、草乌各一两，白及一钱，白僵蚕七枚为末，姜汁调涂喝处，正即洗去。内用正舌药，白附子、白僵蚕、全蝎等分为末，酒调二钱服。《入门》。〇口眼喝斜者多属胃土，风木不及金乘之，土寡于畏也。《内经》曰：木不及曰委和，委和之纪，其动缏戾拘缓，缏者缩短也，戾者口目喝斜也，拘者筋脉拘强也，缓者筋脉弛纵也。木为金乘，则缩短牵引而喝斜拘强也，木弱则土寡于畏，故土兼化而缓纵也。《纲目》。〇口眼喝斜之证，大率在胃，而有筋脉之分。经云：足阳明、手太阳筋急，则口目为僻，眦急不能卒视，此胃土之筋为邪也。经云：足阳明脉挟口环唇，所生病者，口喝唇斜，此胃土之脉为邪也。《纲目》。〇口眼喝斜，宜用清阳汤、秦艽升麻汤、不换金丹、牵正散、理气祛风散、清痰顺气汤、犀角升麻汤、天仙膏。

清阳汤 治中风口喝斜，颊腮急紧，此胃中火盛，必汗不止，小便数。升麻、黄芪、当归身各二钱，葛根一钱半，甘草炙一钱，苏木、甘草生各五分，酒黄柏、红花、桂枝各二分。上锉，作一服，酒三盏，煎至一盏三分，温服。东垣。

秦艽升麻汤 治风中手足阳明经，口眼㖞斜。升麻、葛根、白芍药、人参、甘草各一钱半，秦艽、白芷、防风、桂枝各七分。上锉，作一贴，入连根葱白三茎，水煎服，食后。《宝鉴》。

不换金丹 治中风口㖞。薄荷三两，荆芥穗、白僵蚕、防风、天麻、甘草各一两，川乌生、白附子、羌活、细辛、川芎、蝎梢、藿香各五钱。上为末，蜜丸弹子大，茶清嚼下一丸。如㖞向左，以此药涂右腮便正。《丹心》。

牵正散 治中风㖞斜。白附子、白僵蚕、全蝎并生用各等分。上为末，每二钱，热酒调下。《丹心》。

理气祛风散 治中风㖞斜。羌活、独活、青皮、陈皮、枳壳、桔梗、南星、半夏、乌药、天麻、川芎、白芷、防风、荆芥、白芍药、甘草各六分。上锉，作一贴，入姜五片，水煎服。《医鉴》。

清痰顺气汤 治风中经络，口眼㖞斜。南星、瓜蒌仁、荆芥穗、贝母、陈皮、苍术、官桂、防风各一钱，黄连、黄芩并酒炒、甘草各六分。上锉，入姜三片，水煎，入木香、沉香末各五分，调服。《回春》。

犀角升麻汤 治中风，鼻额间痛，唇口颊车发际皆痛，口不可开，左额颊上如糊，急手触之则痛，此足阳明经受风，毒血凝滞而然。犀角一钱半，升麻一钱二分半，防风、羌活各一钱，川芎、白附子、白芷、黄芩各七分半，甘草五分。上锉，作一贴，水煎服，食后。《宝鉴》。

天仙膏 治卒中风，口眼㖞斜。南星大者一个，草乌大者一个，白及二钱，白僵蚕七个。上为末，生鳝鱼血调成膏，敷㖞处，觉正便洗去。《得效》。

手足瘫痪

凡风中腑，则肢节废。又云：中腑者，多着四肢。易老○左不遂曰瘫，右不遂曰痪，因气血虚而痰火流注也，血虚则痰火流注于左而为左瘫，气虚则痰火流注于右而为右痪，急治则愈，久则痰火郁结而难治。治法：左瘫，宜补血兼散痰火，四物汤方见血门加竹沥、姜汁、桃仁、红花、白芥子。右痪，宜补气兼散痰火，四君子汤方见气门合二陈汤方见痰饮，加竹沥、姜汁、白芥子。《丹心》。○痛者为实，先用二陈汤，后用防风通圣散，或河间换骨丹之类；不痛者为虚，左瘫服四物汤，右痪服四君子汤，俱加竹沥、姜汁。《入门》。○中风皆半身不遂，其有迁延岁月不死者，何也？曰：如木之根本未甚枯，而一边之枝干先萎耳。经曰：根于中者，命曰神机，神去则机息。夫神机未息，亦犹气化之未绝耳，故半身虽不运用，然亦未至于机息而死也。《正传》。○瘫者坦也，筋脉弛纵，坦然而不举也。痪者涣也，血气散漫，涣然而不用也。《正传》。○中风大法：一曰偏枯，半身不遂。二曰风痱，四肢不举，即全身不遂也。《千金》。○半身不遂，失音不语，亦谓之腲腿风。《三因》。○半身不遂，男女皆有此患，但男尤忌左，女尤忌右，若得此疾，风药不宜暂缺，常宜身上有灸疮可也。《资生》。○宜用加减润燥汤、祛风除湿汤、加味大补汤、天台散、星附散、换骨丹方见下、全生虎骨散、舒筋保安散、秘方疏风顺气汤。

加减润燥汤 治左半身不遂，属血虚与死血。白芍药酒炒二钱，当归一钱二分，川芎、白茯苓、白术、南星、半夏、天麻各一钱，生地黄酒炒、熟地黄姜汁炒、陈皮盐水洗、牛膝酒洗、黄芩酒炒、酸枣仁炒各八分，桃仁、羌活、防风、薄桂各六分，红花酒洗、甘草炙各四分，黄柏酒炒三分。上锉，作二贴，水煎，入竹沥、姜汁调服。《回春》。○一名愈风润燥汤。《医鉴》。

祛风除湿汤 治右半身不遂，属气虚与湿痰。白术一钱二分，白茯苓、当归酒洗、陈皮、赤芍药、半夏、苍术、乌药、枳壳、羌活、黄连、黄芩并酒炒各一钱，人参、川芎、桔梗、防风各八分，白芷七分，甘草炙五分。上锉，分二贴，入姜五片，水煎服。《回春》。

加味大补汤 治左右瘫痪，此气血太虚也。黄芪蜜炒、人参、白术、白茯苓、当归酒洗、川芎、白芍药、熟地黄各七分，乌药、牛膝酒洗、杜仲酒炒、木瓜、防风、羌活、独活、薏苡仁各五分，附子炮、沉香、木香、肉桂、甘草各三分。上锉，作一贴，入姜三片，枣二枚，水煎服。《回春》。

天台散 治中风瘫痪疼痛。乌药、陈皮、麻黄、川芎、枳壳、白僵蚕、桔梗、白芷、干姜、防风、羌活、天麻、当归、续断、威灵仙、甘草各六分，乳香、没药、麝香各三分。上锉，作一贴，水煎，入乳、没、麝三味细末，调服。《医鉴》。

星附散 治中风只手足弹曳。南星、半夏并姜制、人参、附子炮、白附子、白茯苓、川乌、白僵蚕各一钱，没药五分。上锉，作一贴，酒、水各半煎服，得汗为度。《丹心》。

全生虎骨散 治半身不遂，肌肉干瘦，名曰偏枯，忌用发汗之剂，惟当润筋去风。当归一两半，赤芍药、续断、白术、藁本、虎骨各一两，乌蛇肉五钱。上为末，每二钱，温酒，食后调下。骨中疼痛，加生地黄一两。《丹心》。

舒筋保安散 治瘫痪风，筋脉拘挛，走注疼痛。木瓜五两，萆薢、五灵脂、牛膝、续断、白僵蚕、乌药、松节、白芍药、天麻、威灵仙、黄芪、当归、防风、虎骨各一两。上锉，以好酒一斗浸，封口，过二七日取药出，焙干捣为细末，每服二钱，以药酒半盏调下，如酒尽，以米饮调下。《丹心》。

疏风顺气汤 治中风半身不遂，或全体不能举动，因元气虚弱，兼酒色之过，而更挟外邪也。人参、防风、麻黄、羌活、升麻、桔梗、石膏、黄芩、荆芥穗、天麻、南星、薄荷、葛根、芍药、杏仁、当归、川

芎、白术、细辛、皂角各五分。上锉，作一贴，入姜五片，水煎，更入竹沥半杯服之，外以艾灸治风穴，得微汗而愈。《正传》。

秘方 治瘫痪如神。熟牛骨内髓一碗，炼熟蜜一斤，二味滤过，入炒面一斤，炒干姜末三两，拌匀如弹子大，一日取三四丸细嚼，温酒下，大效。《回春》。

四肢瘈疭搐搦为风疾

瘈者，筋脉急也。疭者，筋脉缓也。急则引而缩，缓则纵而伸，或缩或伸，动而不止，名曰瘈疭，俗谓之搐者是也。《类聚》。○瘈疭者令肌肉跳动也，搐搦者瘈疭之甚也。瘈为缩，疭为伸。河间。○搐搦者，手足牵引，一伸一缩也。《回春》。○四肢疭习者，为四肢动而不止，似瘈疭而无力，不得伸缩者也。《类聚》。○中风搐搦之时，不可捉住手足，捉住则涎不归，手足当不随，但宽抱之可也。《得效》。

痰涎壅盛

风病皆痰为患，故治以开关化痰为先，急则祛风，缓则顺气，久则活血。如真气渐复，痰饮渐消，尚有风邪未退，以羌活愈风汤调之。《入门》。○初中痰壅盛者，当先吐之，吐后用他药。吐法见上。○凡人骨节皆有涎，所以转动滑利，中风则涎上潮，咽喉中滚响，以药压下，涎再归骨节可也。不可大吐，出时间快意，非久，枯了手足，不可不戒。《得效》。○风痰壅盛，宜用导痰汤方见痰饮、加减导痰汤、涤痰汤、大省风汤、沉香半夏汤、三生饮、青州白元子、加味青州白元子、蝎麝白元子、龙星丹、苏青元。

导痰汤 治中风痰盛，语涩眩晕。方见痰饮。○加香附子、乌药、沉香、木香，名曰顺气导痰汤。○加黄芩、黄连，名曰清热导痰汤。○加羌活、白术，名曰祛风导痰汤。○加远志、菖蒲、芩、连、朱砂，名曰宁神导痰汤。《入门》。

加减导痰汤 治中风痰盛，不能言语，

热者宜服。南星、半夏，以皂角、白矾、生姜同煎汤，浸透炒干，白茯苓、陈皮、白术、桔梗、枳壳各一钱，黄芩、黄连、瓜蒌仁、人参、当归、木香各五分，甘草三分。上锉，作一贴，入姜三片，水煎，入竹沥、姜汁调服。《回春》。

涤痰汤 治中风痰迷心窍，舌强不能言。半夏、南星并姜制各二钱，枳实一钱半，茯苓、陈皮各一钱，石菖蒲、人参、竹茹各五分，甘草三分。上锉，作一贴，入姜五，水煎服。《丹心》。〇此药治中风不语，豁痰清热，利气补虚，可谓简而当也。《丹心》。

大省风汤 治中风痰盛，㖞斜不遂。防风、半夏生各二钱，川乌生、南星生、白附子生、木香、甘草各一钱，全蝎三分。上锉，作一贴，入姜十片，水煎服。《入门》。

沉香半夏汤 治中风痰盛，去痰醒脾，和气益心。附子炮一支，沉香与附子等分，人参五钱，半夏制二钱，南星炮一钱。上为粗末，每三钱，水二盏，姜十片，煎至一盏，空心服。《资生》。

三生饮 治卒中风，痰塞昏仆不省，脉沉无热者，可服。南星生二钱，川乌生、白附子生各一钱，木香半钱。上锉，作一贴，入姜十五片，水煎服。《局方》。〇一名顺气散。乌附皆炮用。《得效》。

青州白元子 治中风，痰涎壅塞，㖞斜瘫痪，一切风疾，及妇人血风，小儿惊风等证。方见痰饮。

加味青州白元子 治中风壅塞，㖞斜瘫痪。白附子、天南星、半夏、白姜各二两，天麻、全蝎、白僵蚕各一两，川乌五钱。上并生为细末，姜汁面糊和丸梧子大，姜汤吞下五七十丸，不拘时。《丹心》。

蝎麝白元子 治中风，痰涎壅塞，一切风疾，他药不能疗者。半夏七两，南星三两，白附子二两，川乌、天麻、防风各一两，全蝎五钱，麝香半钱。上并生为末，姜汁糊和丸梧子大，姜汤下三五十丸。瘫痪

风，温酒下，日三服，数日后当有汗，便能舒展，经三五日，频呵欠是应。《得效》。

龙星丹 治风热壅痰涎盛，昏冒眩晕。牛胆南星、朱砂各三钱，黄芩、黄连各二钱，全蝎、防风、薄荷各一钱，片脑、牛黄、麝香各三字，加青黛一钱。上为末，蜜丸樱桃大，别以朱砂为衣，每一丸，嚼化咽下，不拘时。〇凡风病，多是湿土生痰，痰生热，热生风。此方既治风热，又兼理痰，凡风热痰，无不治也。《丹心》。

苏青元 和气宇，散风痰。青州白元子末三两，苏合香元末一两。上和匀，姜汁糊和丸梧子大，淡姜汤下三四十丸。《丹心》。

中风热证

风者，百病之始也，善行而数变。行者，动也。风因热生，热胜则风动，宜以静胜其躁，是养血也，宜大秦艽汤方见上、天麻丸。若脏腑兼见，或表里兼攻，宜防风通圣散。《入门》。〇风热宜用小通圣散、人参羌活散、川芎石膏散、清气宣风散、透冰丹。

天麻丸 治风补血，行荣卫，壮筋骨。生干地黄四两，羌活三两半，当归二两半，天麻、牛膝、萆薢、玄参、杜仲、独活各一两半，附子炮五钱。上为末，蜜丸梧子大，每百丸，空心，以温酒或白汤吞下。《医鉴》。

防风通圣散 治诸风热，或中风不语，暴暗，语声不出，或洗头风、破伤风、诸般风搐，小儿惊风，积热，或疮疹黑陷将死。或伤寒疫疠，不能辨明，或风热疮疥，或头生白屑，或面鼻生紫赤风刺瘾疹，肺风疮或大风癞疾，或风火郁甚，为腹满涩痛，烦渴喘闷，或热极生风，为舌强口噤，筋惕肉瞤，或大小疮肿恶毒，或热结，大小便不通，并解酒伤热毒。《宣明》。〇滑石一钱七分，甘草一钱二分，石膏、黄芩、桔梗各七分，防风、川芎、当归、赤芍药、大黄、麻黄、薄荷、连翘、芒硝各四分半，荆芥、白

术、栀子各三分半。上锉，作一贴，入姜五片，水煎服。《入门》。〇此方治热、风、燥三者之总剂也。《丹心》。

小通圣散 治风热头痛，咽疼颊肿。羌活、防风、薄荷、当归、栀子、大黄、川芎、桔梗各一钱，防己、甘草各五分。上锉，作一贴，入灯心一团，竹叶七片，同煎服。《得效》。

人参羌活散 治中风，痰盛烦热。羌活、独活、前胡、人参、防风、天麻、赤茯苓、薄荷、川芎、黄芩、枳壳、蔓荆子、桔梗、甘草各七分。上锉，作一贴，入姜三片，桑白皮七寸，同煎服。《得效》。

川芎石膏散 治与通圣散同，能清神爽志，宣通气血。通圣散无麻黄、芒硝，有寒水石、人参、缩砂。剂法、服法亦同。《宣明》。

清气宣风散 治风热。当归、白术、白芍药各一钱，川芎、羌活、半夏、生地黄、白僵蚕各八分，蝉壳、赤茯苓各六分，防风、甘菊、枳壳、陈皮、荆芥、升麻、黄连、栀子各五分，甘草三分。上锉，作一贴，入姜三片，枣二枚，水煎服。《医林》。

透冰丹 治风毒上攻，头面肿痒，痰涎壅塞，口干胸烦，下疰腰脚，肿痛生疮，大小便秘涩，及瘫痪风。川乌二两，以江水浸半月，三日一换水，切作片焙干，用盐一两炒黄去盐。大黄、栀子、茯神、威灵仙、蔓荆子、益智、白茯苓、仙灵脾、天麻、白芷各五钱，香墨烧醋淬细研、麝香各一钱一字。上为末，炼蜜搜和捣千杵，旋圆芡实大，用薄荷汁同温酒化下二三丸。《局方》。

中风虚证

凡中风，年逾五旬，气衰之际，多有此疾，壮年肥盛者亦有之，亦是形盛气衰而然也，宜用万金汤一作全、八宝回春汤。

万金汤 治风补虚，及手足风，累验。续断、杜仲、防风、白茯苓、牛膝、细辛、人参、桂皮、当归、甘草各八分，川芎、独活、秦艽、熟地黄各四分。上锉，作一贴，水煎服。若手指无力，不半剂可愈。《得效》。

八宝回春汤 治一切风虚诸证，去风和气活血，大有神效。夫气血和平，荣卫调顺，则风证自去。白芍药一钱二分，黄芪八分，白术六分，茯神、半夏各五分，附子、人参、麻黄、黄芩、防己、香附子、杏仁、川芎、当归、陈皮、防风、肉桂、干姜、熟地黄、生干地黄、甘草各四分，沉香、乌药、川乌各三分。上锉，作一贴，入姜三片，枣二枚，水煎服。上八味去风，八味和气，八味活血。《得效》。

中风宜调气

治风良剂，小续命汤为上，排风汤次之，然二药主风不主气，须以人参顺气散、乌药顺气散佐助其间，气一流行，则风亦疏散矣。《直指》。〇调气宜用苏合香元方见门、八味顺气散、匀气散。

人参顺气散 治中风气虚，㖞斜瘫痪，语涩身疼。麻黄、陈皮、川芎、白芷、白术、厚朴、桔梗、甘草各一钱，干葛七分半，人参、干姜各五分。上锉，作一贴，入姜三片，枣二枚，薄荷七叶，同煎服。《局方》。

乌药顺气散 治一切风疾，先服此疏通气道，进以风药，又治瘫痪及历节风。麻黄、陈皮、乌药各一钱半，川芎、白芷、白僵蚕、枳壳、桔梗各一钱，干姜五分，甘草三分。上锉，作一贴，入姜三片，枣二枚，水煎服。《局方》。

八味顺气散 凡中风，当间服此药。又云：凡中风，先宜服此以顺气。方见气门。

匀气散 治中风，气虚不遂。白术二钱，乌药一钱半，人参、天麻各一钱，沉香、青皮、白芷、木瓜、紫苏叶、甘草各五分。上锉，作一贴，姜三片，水煎服。《丹心》。〇一名顺风匀气散。《医林》。

风非大汗则不除

风从汗散，故治风多用发汗之药也。〇续命、排风、越婢等悉能治风，而《千金》多用麻黄，盖以风邪不得汗，则不能治也。若自汗更用麻黄，则反为大害，此时续命煮散，复荣卫，却风邪，不可缺也。《丹心》。〇治中风，无密室不可疗，平人居室不密尚中风邪，况服药发汗之人乎？《千金》。〇治风发汗，宜用换骨丹、去风丹。

换骨丹 治中风㖞斜瘫痪，及暗风风痫。苍术、槐实、桑白皮、川芎、白芷、威灵仙、人参、防风、何首乌、蔓荆子各一两，苦参、五味子、木香各五钱，龙脑、麝香各五分。上为末，以麻黄煎膏，和捣万杵，每一两，分作十丸，朱砂为衣，每取一丸，磨温酒半盏，以物合定，不透气，食后临卧，一呷咽之，衣覆取汗，即差。《入门》。〇歌曰：我有换骨丹，传之极幽秘，疏开病者心，扶起衰翁臂。气壮即延年，神清目不睡。南山张仙翁，三百八十岁。槐皮芎术芷，仙人防首蔓，十件各停匀，苦味香减半。龙麝即少许，朱砂作衣缠，麻黄煎膏丸，大小如指弹。修合在深房，勿令阴人见，夜卧服一粒，遍身汗津满。万病自消除，神仙为侣伴。《丹心》。〇麻黄煎膏，治卒中风不省，用此膏加入汤药内服，或用此膏丸药服之。方见杂方。

去风丹 治一切诸风，及瘫痪风、大风、破伤风。紫背浮萍，不以多少，以七月上半旬，或望日采，摊竹筛内，下着水晒干为末，蜜丸弹子大，每一丸，以豆淋酒化下。《纲目》。〇歌曰：天生灵草无根干，不在山间不在岸。始因飞絮逐东风，泛梗青青漂水面。神仙一味起沉疴，采我之时七月半。选甚瘫风与痪风，些少微风都不算。豆淋酒内下三丸，铁幞头上也出汗。《纲目》。〇一名浮萍丸。《入门》。

续命煮散 治风虚自汗。桂皮七分半，防风、独活、当归、人参、细辛、干葛、芎药、川芎、熟地黄、荆芥穗、远志、半夏、甘草各五分。上锉，作一贴，入姜三片，同煎服。《丹心》。

风病须防再发

风病虽愈，必再发，再发则必重，常须服药以防之。《类聚》。〇小续命汤，风人宜常服，以防暗痖。方见上。《丹心》。愈风汤，如觉风动，便服此，不致倒仆。易老。〇宜服定风饼子。〇最忌房室，如道释修养可也。《资生》。

定风饼子 治中风面㖞，鼻渊痰厥，头痛眩晕呕吐。天麻、川乌、南星、半夏、白姜、川芎、白茯苓、甘草生。上等分为末，姜汁和丸芡实大，作饼子，朱砂为衣，每一饼，细嚼姜汤下，预防风疾，爽慧神志。《本事》。

小中不须深治

中风，须大作汤剂，方有成效。若风归手足，名曰小中，不宜用正风药深治，但用平和汤剂，虽未能为全人，亦可留连岁月，戒之戒之。《得效》。

中风能食

中风人，多能食，盖甲己化土，脾盛故能多食，此脾气愈盛，下克肾水，肾水亏则病增剧，宜广服药，不欲多食，病能自愈。〇中风多食者，风木盛也，木盛则克脾，脾受敌求助于食。经曰：实则梦与，虚则梦取，当泻肝木，治风安脾，脾安则食少，是其养矣。《宝鉴》。

伤风证

伤风则涕流鼻塞声重。《入门》。〇伤风证属肺者多，宜辛温，或辛凉之剂散之。戴氏云：新咳嗽鼻塞声重是也。宜参苏饮、冲和散、防风冲和汤。方并见寒门。〇有汗而恶风。此真感风证也。《入门》。

诸风病名

头风，多饶白屑。〇毒风，面上生疮。〇刺风，状如针刺，腰痛如锥。〇痫风，急倒作声，发搐急缓。〇顽风，不识痛痒。〇疠风，颈项斑剥。〇暗风，头旋眼黑，不辨东西。〇瘑风，面生朱点。〇肝风，鼻闷眼润，两睑赤烂。〇偏风，口眼㖞斜。〇节风，肢节续断，指甲脱落。〇脾风，心多呕逆。〇酒风，行步不前。〇肺风，鼻塞项疼。〇胆风，令人不睡。〇气风，肉如虫行。〇肾风，耳内蝉鸣，阴间湿痒，寒湿脚气。〇瘫风，半身不遂。〇痪风，手足拳挛。〇胃风，不伏水土。〇虚风，风寒湿痒。〇肠风，脱肛泻血。〇脑风，头旋偏痛。〇贼风，发声不响。〇产风，四肢疼痛。〇骨风，膝肿如槌。〇膝风，腿寒骨痛。〇心风，健忘多惊。〇盛风，言语蹇涩。〇髓风，臂膊酸疼。〇脏风，夜多盗汗。〇血风，阴囊湿痒。〇乌风，头面肿块。〇皮风，赤白癜癣。〇肌风，遍身瘙痒。〇体风，身生肿毒。〇闭风，大便燥涩。〇软风，四肢不举。〇绿风，瞳人开大。〇青风，吐极青盲。〇虎风，发吼羊叫。〇大风，成片烂疮。《医说》。

风病治法

《灵枢》曰：真气者，所受于天，与谷气并而充身者也。邪气者，虚风之贼伤人也。虚邪之中人，洒淅动形，起毫毛而发腠理。〇邪之中人，或中于阴，或中于阳，上下左右，无有恒常。人方虚时，及新用力，若饮食汗出，腠理开而中于邪，中于面则下阳明，中于项则下太阳，中于颊则下少阳，其中于膺背两胁，亦中其经。《医说》。〇风有中脏中腑之分，中腑者宜汗之，中脏者宜下之，汗亦不可过多也，表里不和则须汗下之，表里已和，是宜治之在经也。易老。〇风者百病之始也，善行而数变，行者动也，治须少汗，亦宜少下，汗下得宜，然后可

治。易老。〇大率治风主气血虚有痰。气虚者独参汤方见气门，加竹沥、姜汁。血虚者四物汤方见血门，地黄、姜汁浸炒，加竹沥、姜汁。肥人多湿，少加附子、乌头行经。《丹心》。〇凡人春服小续命汤五剂，夏服肾沥汤三剂，秋服黄芪元方见局方一两剂，冬服药酒两三剂，此法终身常尔，则风病不生矣。《得效》。

诸风通治

宜用通气驱风汤、秘传顺气散、乌药顺气散、木香保命丹、御风丹、乌龙丹、一粒金丹、换骨丹、铁弹元、辟巽锭子。

通气驱风汤 治中风口眼㖞斜，半身不遂，痰涎壅盛，语言蹇涩，行步艰难，精神不爽。乌药一钱半，川芎、白芷、桔梗、陈皮、白术、甘草各一钱，麻黄、枳壳、人参各五分。上锉，作一贴，入姜三片，枣二枚，水煎服。《得效》。〇一名祛风通气散。《入门》。

秘传顺气散 治中风㖞斜瘫痪，一切风疾。青皮、陈皮、枳壳、桔梗、乌药、人参、白术、白茯苓、半夏、川芎、白芷、细辛、麻黄、防风、干姜、白僵蚕、甘草各六分。上锉，作一贴，入姜五片，水煎服。《医鉴》。

乌药顺气散 治风气流注经络，四肢疼痛，筋脉拘挛，宜多汗，以手足间微汗为妙。方见上。

木香保命丹 治中风一切诸证。木香、白附子生、桂皮、杜仲、厚朴、藁本、独活、羌活、海东皮、白芷、甘菊、牛膝酒浸、白花蛇酒炒、全蝎炒、威灵仙酒洗、天麻、当归、蔓荆子、虎骨酒浸酥炙、天南星浆水煮、防风、山药、甘草酥炙、赤箭各五钱，朱砂七钱半半为衣，麝香一钱半。上为末，蜜丸弹子大，朱砂为衣，每一丸，细嚼温酒送下。《御药》。

御风丹 治中风口眼㖞斜，半身不遂，神昏语涩。麻黄、防风、白芷各一两半，干

生姜、甘草各七钱半，川芎、白芍药、桔梗、细辛、白僵蚕、羌活、南星各五钱。上末，蜜丸弹子大，朱砂二钱半为衣，每一丸，热酒化下。《入门》。

乌龙丹 治中风，口眼㖞斜，手足軃曳，言语蹇涩，神验。川乌生去皮脐、五灵脂各二两。上为末，入龙脑、麝香各半钱，和匀，滴水丸如弹子大，每一丸，先以姜汁研化，次日暖酒调服。一日两服五七丸，便觉手移足步，十丸可以自梳头。《直指》。

一粒金丹 治一切诸风。川乌炮、附子炮、白附子炮各一两，白僵蚕、白蒺藜炒、五灵脂、白矾枯过、没药各五钱，朱砂、细墨磨汁、麝香各二钱半。上为末，以墨汁和匀，每两作六丸，金箔为衣，每一丸，姜汁和酒半盏，温热调服。更饮一二升，以助药力，覆衣汗出为效。《得效》。

换骨丹 治中风，㖞斜瘫痪，语涩痰盛，一切风疾，无不治之，汗出神效。方见上。

铁弹元 治中风，㖞斜瘫痪，涎潮语涩，筋挛骨痛，应是风疾，无不治之。五灵脂二两，川乌炮一两，乳香、没药各五钱，麝香一钱。上为末，滴水和丸弹子大，每一丸，薄荷酒化下。《局方》。

辟巽锭子 治一切诸风，及破伤风，小儿急慢惊风疾。朱砂一两，牛胆南星七钱，防风、川乌、天麻、川芎、白芷、人参、薄荷、木香、白术、茯神各五钱，牛黄、龙脑、干生姜、白附子各三钱，麝香二钱，全蝎二十个生用，白僵蚕二十一个生用。上细末，用麻黄一斤，甘草八两，蜂蜜二两，煎作膏子，入药末和匀，两作十锭，金箔为衣，每一锭，温酒化下。《活心》。

风痹之始

《内经》曰：汗出而风吹之，血凝于肤者，则为痹。○风之为病，当半身不遂，或但臂不遂者，此为痹。《内经》。○邪之所凑，其气必虚，留而不去，其病则实。《内经》。○虚邪中人，留而不去则为痹，卫气不行则为不仁。《内经》。○不仁者，何以明之？仁者柔也，不仁谓不柔和也，痛痒不知，寒热不知，灸刺不知，是谓不仁也。《类聚》。

三痹

《内经》曰：黄帝曰：痹之安生？岐伯对曰：风、寒、湿三气杂至合而为痹也。其风气胜者为行痹，寒气胜者为痛痹，湿气胜者为着痹。○行痹宜防风汤，痛痹宜茯苓汤，着痹宜川芎茯苓汤、三痹汤。

防风汤 治行痹，走注无定。防风一钱半，当归、赤茯苓、独活、杏仁、桂心、甘草各一钱，麻黄五分，黄芩、秦艽、葛根各三分。上锉，作一贴，入姜五片，枣二枚，水煎服。《宣明》。

茯苓汤 治痛痹，四肢疼痛，拘挛浮肿。赤茯苓、桑白皮各一钱半，防风、桂皮、川芎、芍药、麻黄各一钱。上锉，作一贴，入枣二枚，水煎服，汗出为效。《宣明》。

川芎茯苓汤 治着痹，四肢麻木，拘挛浮肿。赤茯苓、桑白皮各一钱半，川芎、防风、麻黄、赤芍药、当归各一钱，桂皮、甘草各五分。上锉，作一贴，入枣二枚，水煎服。《入门》。○着痹，即麻木不仁也。《纲目》。

三痹汤 治风痹，气血凝滞，手足拘挛。杜仲、牛膝、桂皮、细辛、人参、赤茯苓、白芍药、防风、当归、川芎、黄芪、续断、甘草各七分，独活、秦艽、生地黄各三分。上锉，作一贴，入姜五片，枣二枚，水煎服。《入门》。

五痹

帝曰：其有五者何也？岐伯曰：以冬遇此者为骨痹；以春遇此者为筋痹；以夏遇此者为脉痹；以至阴遇此者为肌痹；以秋遇此者为皮痹。《内经》。○帝曰：内舍五脏六腑，何气使然？岐伯曰：五脏皆有合，病久而不去者，内舍于其合也。故骨痹不已，复感于邪，内舍于肾；筋痹不已，复感于邪，内舍于肝；脉痹不已，复感于邪，内舍于心；肌痹不已，复感于邪，内舍于脾；皮痹不已，复感于邪，内舍于肺。所谓痹者，各以其时重感于风、寒、湿之气也。《内经》。○帝曰：其客于六腑者，何也？岐伯曰：此亦其饮食居处，为其病本也。六腑亦各有俞，俞即穴也，而食饮应之，循俞而入，各舍其腑也。《内经》。○淫气喘息，痹聚在肺；淫气忧思，痹聚在心；淫气遗尿，痹聚在肾；淫气乏竭，痹聚在肝；淫气肌绝，痹聚在脾。诸痹不已，亦益内也。注曰：淫气，谓气之妄行者也。从外不去，则益深而至于身内。《内经》。○宜用五痹汤、增味五痹汤、行湿流气散。

五痹汤 治风、寒、湿气客留肌体，手足缓弱麻痹。羌活、白术、姜黄、防己各二钱。甘草一钱。上锉，作一贴，入姜七片，水煎服。《入门》。

增味五痹汤 治风、寒、湿合为痹，肌体麻痹不仁。羌活、防己、姜黄、白术、海东皮、当归、白芍药各一钱，甘草炙七分半。上锉，作一贴，入姜十片，水煎服。《直指》。

行湿流气散 治风、寒、湿痹，麻木不仁，手足烦软。薏苡仁二两，白茯苓一两半，苍术、羌活、防风、川乌炮各一两。上为末，每二钱，温酒或葱白汤调下。《入门》。

痹脉

脉涩而紧为痹痛。《脉经》。○脉大而涩为痹，脉来急亦为痹。《玉机》。○风、寒、湿气，合而为痹，浮涩而紧，三脉乃备。《脉诀》。

痹病形证

《内经》曰：帝曰：痹，或痛，或不痛，或不仁，或寒，或热，或燥，或湿，其故何也？岐伯曰：痛者，寒气多也，有寒故痛也。其不痛、不仁者，病久入深，荣卫之行涩，经络时疏，故不痛，皮肤不营，故为不仁。其寒者，阳气少，阴气多，与病相益，故寒也。其热者，阳气多，阴气少，病气胜，阳乘阴，故为痹热。其多汗而濡者，此其逢湿甚也，阳气少，阴气盛，两气相感，故汗出而濡也。○病在筋，筋挛节痛，不可以行，名曰筋痹；病在肌肤，肌肤尽痛，名曰肌痹；病在骨，骨重不可举，骨髓酸疼，寒气至，名曰骨痹。《内经》。○帝曰：痹之为病，不痛何也？岐伯曰：痹在骨则重；在于脉则血凝而不流；在于筋则屈而不伸；在于肉则不仁；在皮则寒。故具此五者，则不痛也。凡痹之类，逢寒则急，逢热则纵。《内经》。

痹病吉凶

《内经》曰：帝曰：痹，其时有死者，或疼久者，或易已者，其故何也？岐伯曰：其入脏者死，其留筋骨间者疼久，其留皮肤间者易已。

痹病多兼麻木

麻是气虚，木是湿痰死血，盖麻犹痹也，虽不知痛痒，尚觉气微流行，在手多兼风湿，在足多兼寒湿。木则非惟不知痛痒，气亦不觉流行。《入门》。

风痹与痿相类

《灵枢》曰：病在阳者命曰风，病在阴者命曰痹，阴阳俱病命曰风痹。阳者表与上也，阴者里与下也。○痹者，气闭塞不通流也。或痛痒，或麻痹，或手足缓弱，与痿相类，但痿因血虚火盛肺焦而成，痹因风、寒、湿气侵入而成。又痹为中风之一，但纯乎中风则阳受之，痹兼风、寒、湿三气则阴受之，所以为病更重。《入门》。

痹病难治

痹之为证，有筋挛不伸，肌肉不仁，与风绝相似。故世俗与风痿通治，此千古之弊也。大抵固当分其所因，风则阳受之，痹则阴受之，为病多重痛沉着，患者难易得去，如钱仲阳为宋之一代名医，自患周痹，止能移于手足，为之偏废，不能尽去，可见其为难治也。《玉机》。

痹病治法

痹之初起，骤用参、芪、归、地，则气血滞而邪郁不散。只以行湿流气散主之。《入门》。○三气袭人经络，久而不已，则入五脏，或人六腑，随其脏腑之俞，合以施针灸，仍服逐三气发散等药，则病自愈矣。《玉机》。○痹证因虚而感风、寒、湿之邪，既着体不去，则须制对证药，日夜饮之，虽留连不愈，能守病禁，不令入脏，庶可扶持也。如钱仲阳取茯苓其大逾斗者，以法啖之，阅月乃尽，由此虽偏废，而气骨坚悍，如无疾者，寿八十二而终。惜乎其方无传。《玉机》。

痹证病名及用药

风痹、湿痹、寒痹，俱宜附子汤，冷痹宜𧄍痹汤，周痹宜大豆蘖散。骨痹、筋痹、脉痹、肌痹、皮痹、行痹、痛痹、着痹，俱宜三痹汤、五痹汤、增味五痹汤、行湿流气散、防风汤、茯苓汤、川芎茯苓汤七方并见上。热痹宜升麻汤，血痹宜五物汤。○筋痹，宜用羚羊角汤。○风寒痹，宜用乌药顺气散，疏通气道。方见上。

附子汤 治风、寒、湿合而为痹，骨节疼痛，皮肤不仁，肌肉重着，四肢缓纵。附子生、白芍药、桂皮、人参、白茯苓、甘草各一钱，白术一钱半。上锉，作一贴，入姜七片，水煎服。《三因》。

𧄍痹汤 治手冷痹，一云冷痹者，身寒不热，腰脚沉重，即寒痹之甚者。当归、赤芍药、黄芪、防风、姜黄、羌活各一钱半，甘草五分。上锉，作一贴，入姜五片，枣二枚，水煎服。《入门》。

大豆蘖散 治周痹。周痹者，在于血脉之中，随脉以上，随脉以下，不能左右，各当其所。大豆蘖一升炒熟为末，每一钱，温酒调下，日三。河间。

升麻汤 治热痹，肌肉热极，体上如鼠走，唇口反纵，皮色变。升麻二钱，茯神、人参、防风、犀角、羚羊角、羌活各一钱，桂皮五分。上锉，作一贴，姜五片同煎，入竹沥五匙调服。《宣明》。

五物汤 治血痹。夫尊荣人，骨弱肌肤盛，疲劳汗出而卧，加被微风，遂得之，形如风状，但以脉自微涩，在寸口关上小紧，宜针引阳气，令脉和紧去则愈。黄芪、桂枝、白芍药各三钱。上锉，作一贴，入生姜七片，大枣三枚，水煎，日三服。一方有人参。仲景。

羚羊角汤 治筋痹，肢节束痛。羚羊角、桂皮、附子、独活各一钱三分半，白芍药、防风、川芎各一钱。上锉，作一贴，入姜三片，水煎服。河间。

历节风病因

历节之痛，皆由汗出入水，或饮酒汗出当风所致。仲景。○历节风，古方谓之痛痹，今人谓之痛风也。《纲目》。○痛风者，大率因血受热，已自沸腾，其后或涉冷水，或立湿地，或坐卧当风取凉，热血得寒，污浊凝涩，所以作痛，夜则痛甚，行于阴也。治宜辛温之剂，流散寒湿，开发腠理，血行气和，其病自安。《丹心》。○古之痛痹，即今之痛风也，诸书又谓之白虎历节风，以其走痛于四肢骨节，如虎咬之状而名之也。《正传》。○痛风之证，以其循历遍身，曰历节风，甚如虎咬，曰白虎风，痛必夜甚，行于阴也。《入门》。○白虎历节，亦是风、寒、湿三气乘之，或饮酒当风，汗出入水，亦成斯疾，久而不已，令人骨节蹉跌。《医鉴》。

历节风证状

历节风之状，短气自汗，头眩欲吐，手指挛曲，身体瘦癯，其肿如脱，渐至摧落，其痛如掣，不能屈伸，盖由饮酒当风，汗出入水，或体虚肤空，掩护不谨，以致风、寒、湿之邪遍历关节，与血气搏而有斯疾也。其痛如掣者为寒多，其肿如脱者为湿多，肢节间黄汗出者为风多，遍身走注，彻骨疼痛，昼静夜剧，状如虎咬者，谓之白虎历节，久不治，令人骨节蹉跌，须当大作汤丸，不可拘以寻常浅近之剂。《得效》。

历节风治法

痛风多属血虚，血虚然后寒热得以侵之，多用芎、归佐以桃仁、红花、薄桂、威灵仙，或用趁痛散。东垣。○丹溪治痛风，法主血热、血虚、血污，或挟痰，皆不离四物、潜行、黄柏、牛膝、生甘草、桃仁、陈皮、苍术、姜汁，随证加减，可谓发前人之所未发也。《纲目》。○治痛风大法。苍术、南星、川芎、白芷、当归、酒芩，在上加羌活、威灵仙、桂枝、桔梗，在下加牛膝、防己、木通、黄柏。《丹心》。○薄桂治痛风，无味而薄者，能横行手臂，领南星、苍术等至痛处。《丹心》。○风、寒、湿入于经络，以致气血凝滞，津液稽留，久则怫郁坚牢，阻碍荣卫难行，正邪交战，故作痛也。须气味辛烈暴悍之药，开郁行气，破血豁痰，则怫郁开，荣卫行而病方已也。《方广》。○痛风宜用大羌活汤、苍术复煎散、防风天麻散、疏风活血汤、四妙散、麻黄散、潜行散、二妙散、龙虎丹、活络丹、五灵丸。○历节风宜用神通饮、定痛散、虎骨散、加减虎骨散、麝香元、乳香黑虎丹、乳香定痛丸、捉虎丹。○肢节肿痛，宜用灵仙除痛饮。○痰饮注痛，宜用芎夏汤、控涎丹方见痰饮、消痰茯苓丸方见手部、半夏芩术汤。○痛风熨烙，宜用拈痛散、当归散。

趁痛散 治痛风，多属血虚、血污，宜调血行血。桃仁、红花、当归、地龙、五灵脂、牛膝酒浸、羌活酒浸、香附子童便浸、甘草生各二钱，乳香、没药各一钱。上为末，每二钱，温酒调下。《丹心》。

大羌活汤 治风湿相搏，肢节肿痛，不可屈伸。羌活、升麻各一钱半，独活一钱，苍术、防己、威灵仙、白术、当归、赤茯苓、泽泻、甘草各七分。上锉，作一贴，水煎服。《正传》。

苍术复煎散 治风湿热痛风。苍术四两，黄柏三钱，柴胡、升麻、藁本、泽泻、羌活、白术各五分，红花二分。上锉，先以水二碗煮苍术至二钟，去渣入余药，再煎至一钟，去渣服。《入门》。

防风天麻散 治风湿麻痹，走注疼痛，或偏枯，或暴喑。滑石二两，防风、天麻、川芎、羌活、白芷、草乌炮、白附子、荆芥穗、当归、甘草各五钱。上为末，蜜丸弹子大，每取半丸或一丸，热酒化下，觉药力运行，微麻为度。此散郁开结，宣风通气之妙剂也。《正传》。○或为末，蜜酒调下一钱。《正传》。

疏风活血汤 治四肢百节流注刺痛，皆是风湿痰死血所致，其痛处或肿或红。当归、川芎、威灵仙、白芷、防己、黄柏、南星、苍术、羌活、桂枝各一钱，红花三分。上锉，作一贴，入姜五片，水煎服。《医鉴》。

四妙散 治痛风走注。威灵仙酒蒸五钱，羊角灰三钱，苍耳子一钱半，白芥子一钱。上为末，每一钱，姜汤调下。《入门》。○一方无苍耳子，有苍术。

麻黄散 治历节痛风无汗。麻黄二钱，羌活一钱半，黄芪、细辛各七分半。上锉，作一贴，水煎服。《得效》。

潜行散 治血虚阴火痛风，及腰以下湿热注痛。黄柏酒浸焙干为末，每一钱，姜汁和酒调服，必兼四物汤间服之妙。《丹心》。

二妙散 治湿热痛风，筋骨疼痛。黄柏酒浸焙，苍术泔浸焙。上等分为末，热姜汤调下一钱。《丹心》。

龙虎丹 治痛风走注，或麻木半身痛。草乌、苍术、白芷各一两，用童便、姜、葱汁拌，盦热，入乳香、没药各三钱，当归、牛膝各五钱。上为末，酒糊和丸弹子大，每一丸，温酒化下。《入门》。

活络丹 治一切痛风，筋脉拘挛沉痛，时或上冲。川乌炮、草乌炮、南星炮、地龙焙各一两，乳香、没药各二钱二分。上为末，酒糊和丸梧子大，空心，温酒下二三十丸。《局方》。

五灵丸 治风冷气血闭，身体麻痛。五灵脂二两，川乌炮一两半，没药一两，乳香五钱。上为末，水丸弹子大，生姜汤和温酒磨化一丸，服之。《纲目》。

神通饮 治历节风。木通二两，锉细，长流水煎汤顿服，空心。《正传》。○一人因风湿得白虎历节风，遍身疼痛，足不履地者三年，百方不效，一日梦与木通汤愈，遂服此药，服后遍身痒甚，上体发红丹如小豆大，随手没去，出汗至腰而止，上体不痛矣。次日又如前煎服，下体又发红丹，汗出至足而无痛，后治数人皆验。一名曰木通汤。《正传》。

定痛散 治风毒攻注皮肤骨髓之间，痛无常处，昼静夜剧，筋脉拘挛，不得屈伸。苍耳子、骨碎补、自然铜、血竭、白附子、赤芍药、当归、肉桂、白芷、没药、防风、牛膝各七钱半，虎胫骨、龟板各五钱，天麻、槟榔、羌活、五加皮各二钱半。上为末，每一钱，温酒调下。《入门》。

虎骨散 治历节风，百节酸痛，无定处，久则变成风毒，痛入骨髓，不移其处。又云骨髓痛者宜此药。虎骨酥炙二两，白花蛇肉、天麻、防风、牛膝、白僵蚕炒、当归酒浸、乳香、桂心各一两，全蝎炙、甘草炙各五钱，麝香一钱。上为末，每二钱，温酒调下，豆淋酒尤好。《济生》。○一方加有自然铜、白附子、槟榔、羌活、白芷、川芎各

一两，地龙、没药、雄黄各五钱。服法亦同。治白虎历节风走痛。《直指》。

加减虎骨散 治白虎历节痛，昼夜不止。虎胫骨三两，没药五钱。上为末，每二钱，温酒调下。《入门》。

麝香元 治白虎历节，疼痛游走无定，状如虫行，昼静夜剧。川乌大者三个，全蝎二十一个，地龙生五钱，黑豆生二钱半，麝香一字。上为末，糯米糊和丸绿豆大，空心，温酒下七丸或十丸，出汗便差。《得效》。

乳香黑虎丹 治诸风寒湿，骨节浑身疼痛，立效。草乌五两，苍术三两，白芷、五灵脂、羌活、当归、川芎、自然铜醋淬七次各二两，乳香一两。上为末，酒糊和丸梧子大，百草霜为衣，临睡温酒下五丸或七丸。忌食热物。《十三方》。

乳香定痛丸 治遍身骨节痛。苍术二两，川乌炮、当归、川芎各一两，丁香五钱，乳香、没药各三钱。上末，枣肉和丸梧子大，温酒吞下五六十丸。《医鉴》。

捉虎丹 治一切痛风走注，瘫痪麻木，白虎历节，及寒湿脚气。方见足部。

灵仙除痛饮 治肢节肿痛，痛属火，肿属湿，兼受风寒而发动于经络之中，湿热流注于肢节之间。麻黄、赤芍药各一钱，防风、荆芥、羌活、独活、威灵仙、白芷、苍术、片芩酒炒、枳实、桔梗、葛根、川芎各五分，当归梢、升麻、甘草各三分。上锉，作一贴，水煎服。《医鉴》。○一名麻黄芍药汤。

半夏苓术汤 治湿痰流注，肩臂痛。苍术二钱，白术一钱半，半夏、南星、香附子、片芩酒炒各一钱，陈皮、赤茯苓各五分，威灵仙三分，甘草二分。上锉，作一贴，入姜三片，水煎服。一方有羌活。《丹心》。

拈痛散 可熨烙痛风。羌活、独活、细辛、肉桂、防风、白术、良姜、麻黄、天麻、川乌、吴茱萸、乳香、川椒、全蝎、当

归各五钱，白姜二钱半。上粗末，每一两或一两半，盐一升同炒极热，绢袋盛，熨烙痛处，冷则易，或炒用之。《医鉴》。

当归散 熨烙寒湿痛风。防风、当归、藁本、独活、荆芥穗、顽荆叶各一两。上粗末一两，盐四两同炒热，袋盛熨之，冷则易。《医林》。○宜去顽荆叶，代椒叶，亦佳。

禁忌法

凡味酸伤筋则缓，味咸伤骨则痿，令人发热变为痛痹麻木等证。慎疾者，须戒鱼腥面酱酒醋。肉属阳，大能助火，亦可量吃，痛风诸痹皆然。《入门》。

破伤风病因

破伤风者，多由亡血，筋无所营，故邪得以袭之，所以伤寒汗下过多，与夫病疮人及产后，致斯病者概可见矣。《三因》。○破伤风者，初因击破皮肉，视为寻常，殊不知风邪乘虚而袭，变为恶候，或诸疮久不合口，风邪内袭，或用汤淋洗，或着艾焚灸，其火毒之气，亦与破伤风邪无异也。其证寒热间作，甚则口噤目斜、身体强直，如角弓反张之状。死在朝夕。《正传》。○痉病者，是难治也，多是血气内虚，风痰盛而成痉病。凡伤寒杂病，汗吐后入风，亦成痉病；大发湿家汗，亦成痉；发疮家汗，亦成痉；产后去血多，亦成痉；有跌磕打伤，疮口未合，贯风者，亦成痉；此名破伤风也。《回春》。○破伤风有四因：一者卒暴伤损，风邪袭虚。二者诸疮汤洗，艾灸逼毒妄行。三者疮口不合，贴膏留孔风袭。四者热郁，遍身白痂，疮口闭塞，气难通泄，传播经络。《入门》。

痉与痓通称破伤风

痉者，筋劲强直而不柔和也。河间。○痓病者口噤，角弓反张是也。《丹心》。

破伤风形证

夫人之筋，各随经络结束于身，血气内虚，外为风寒湿热之气所中，则成痉。故寒则聚缩，热则弛张，风则弦急，湿而弛缓。风散气，故有汗而不恶寒；寒涩血，故无汗而恶寒；热消气，故为瘛疭；湿溢血，故为缓弱。经所谓大筋缦短，小筋弛张，皆湿热不攘之所为也。原其所因，多由亡血，筋无所营，故邪得以袭之，所以伤寒汗下过多，与夫病疮人及产后致斯病，概可见矣。《三因》。○筋脉相引而急，名曰瘛疭，俗谓之搐是也。《纲目》。○诸热瞀瘛，皆属于火。热胜风搏，并于经络，风主动而不宁，风火相乘，是以瞀瘛生矣，治宜祛风涤热之剂，折其火，热可立愈。若妄加艾火，或发其表，则死不旋踵。河间

破伤风脉

痉脉，按之紧如弦，直上下行。仲景。○痉脉皆伏沉弦紧。《三因》。○痉脉弦直，或沉细些，汗后欲解，脉泼如蛇，弦紧尚可，伏坚伤嗟。《回春》。○痉脉，浮而无力，太阳也；长而有力，阳明也；浮而弦小，少阳也。《正传》。○凡痉脉如雨溅，散出指外者，立死。《入门》。

破伤风治法

破伤风者，诸疮久不合口，因热甚郁结而荣卫不得宣通，怫热因之，遍体故多白痂，是时疮口闭塞，气难宣通，故热甚而生风也。先辨疮口平无汁者中风也，边自出黄水者中水也，并欲作痉，急治之。又痛不在疮处者，伤经络，亦死证也。初觉疮肿起白痂，身寒热，急用玉真散贴之。伤在头面，急用水调膏和雄黄敷疮上，肿渐消为度。若腰脊反张，四肢强直，牙噤，通身冷，不知人，急用蜈蚣细末擦牙，吐出涎沫，立苏。亦宜按摩导引。《纲目》。○痉病，口噤背张，速灌小续命汤。《资生》。○若眼牵嘴

扯，手足战摇伸缩者，是风痰痉。若身冷，手足冷，脉沉细，名为阴痉，俱宜参归养荣汤。若身热，喘嗽生痰，脉滑数，名为痰火痉，宜用瓜蒌枳实汤，不可全用风药散气，死之速矣。《回春》。○破伤风，如在表则辛以散之，在里则苦以下之，兼散之，汗下后通利荣血，祛逐风邪，防风通圣散方见风门一两，加荆芥穗、大黄各二钱，煎水调全蝎末、羌活末各一钱，服之。河间。○破伤风多死，宜用防风、全蝎之类，全蝎散最妙。《入门》。○破伤风，口喎噤，肢体反张，须臾欲死，宜用全蝎散、大蜈蚣散。风盛者，二乌丸；风痰者，玉真散、乌蛇散；手足战掉，宜朱砂指甲散；血凝昏闷者，乌鸦散。《入门》。○破伤风，宜用香胶散、一字散、退风散。○大凡破伤风，在头面则白芷为君，防风头佐之。在身体及四肢，则以防风为君，随身梢用。在下部则以独活佐之。《丹心》。○诸疮欲变痉，宜急风散、防风散。发汗多成痉，宜防风当归散。亡血多成痉，宜当归地黄汤。

玉真散 治破伤风口噤，身强直。防风、天南星等分为末，每二钱，姜汁和温酒调服，以滓敷疮口上。口噤者，童便调下。南星为防风所制，服之不麻，可以开关定搐。《回春》。○一名定风散。《医鉴》。

水调膏 治破伤风，发热红肿，风邪欲传经络而未深入者。杏仁研为泥、白面等分，新汲水调成膏，涂伤肿处，即肿消热退，神验。《医鉴》。

参归养荣汤 治风痰痉、阴痉。人参、当归、川芎、白芍药、熟地黄、白术、白茯苓、陈皮各一钱，甘草五分。上锉，作一贴，入姜三片，枣二枚，水煎服。《回春》。

瓜蒌枳实汤 治痰火痉。瓜蒌仁、枳实、贝母、桔梗、片芩、陈皮、栀子、茯苓、麦门冬、人参、当归、苏子各八分，甘草三分。上锉，作一贴，入姜三片煎，和竹沥、姜汁服。《回春》。

全蝎散 治破伤风，口喎噤，肢体反张，须臾欲死。蝎稍七个为末，热酒调服，日三。凡患破伤风，非此不除。《入门》。

大蜈蚣散 治破伤风，搐搦反张。蜈蚣二条、鱼鳔炒、左蟠龙炒烟尽各五钱。上为末，每二钱，以防风煎汤调服，服此不解，觉转入里，当服左龙丸。《纲目》。○一方，蜈蚣一条，江鳔三钱，为末，每一钱，防风、羌活煎汤调下。《入门》。○一方，口噤身反张不省人，蜈蚣一条，全蝎炒二个。上为末，擦牙内，或吹鼻中，名曰小蜈蚣散。《丹心》。

二乌丸 治破伤风，角弓反张，牙关紧急。生川乌、白芷、天麻各二钱，生草乌、雄黄各一钱。上为末，酒糊和丸梧子大，温酒下十丸。《入门》。○一名夺命丸。《丹心》。

乌蛇散 治破伤风痰盛。乌蛇六钱，麻黄一两，草乌炮、干姜、附子炮、川芎、白附子、天麻各五钱，蝎梢二钱半。上为末，每一钱，热酒调，日三服。《入门》。

朱砂指甲散 治破伤风，手足战掉不已。朱砂水飞、天南星姜制、独活各二钱，人手足爪甲烧存性六钱。上为末，分作三贴，热酒调下，立效。《入门》。

乌鸦散 治破伤风，血凝昏闷。乌鸦翎烧灰酒调一钱服，服后饮酒一二盏，以助药势。《丹心》。

香胶散 治破伤风，口噤，身强直。鱼胶烧十分留性，麝香少许。上细末，每二钱，热酒、米饮任下。《得效》。

一字散 治破伤风急者。金头蜈蚣一条炙，天麻、草乌各五钱，全蝎十个，白芷一钱。上为末，每一字。发热，茶清调下；发寒，温酒调下。《丹心》。

退风散 治破伤风，不省人事。防风、天麻、白芷、麻黄、赤茯苓、当归各一钱，薄荷七分，荆芥、白僵蚕、甘草各五分。上锉，作一贴，入姜七片，水煎服。《医鉴》。

急风散 治久新诸疮，传变为破伤风。麝香一字，朱砂一两，生黑豆二钱半，草乌三两半生用半焙存性米醋同淬。上为末，酒调半钱，服之神效。《得效》。

防风当归散 治发汗过多成痉。防风、当归、川芎、生地黄各二钱半。上锉，作一贴，水煎服。《正传》。

当归地黄汤 治亡血过多，变成破伤风，宜养血。当归、地黄、芍药、川芎、藁本、防风、白芷各一钱，细辛五分。上锉，作一贴，水煎服。《正传》。

破伤风之治同伤寒三法

破伤风，有在表、在里、半表半里三者之不同，故不离乎汗、下、和三法也。《正传》。○发汗过多因致痉，身热足寒，项强头摇，口噤背反张者，太阳痉也，无汗宜汗之，有汗宜止之。若头低视下，手足牵引，肘膝相构者，阳明痉也。若一目或左右视并一手一足搐搦者，少阳痉也。海藏。○背后搐者，太阳也；身前搐者，阳明也；两旁搐者，少阳也。河间。○河间曰：太阳宜汗，阳明宜下，少阳宜和。若明此三法，而不中病者，未之有也。《正传》。○按河间只论三阳，而不论三阴者，盖传入阴经，其证已危，若腹满自利，口燥咽干，舌卷卵缩，皆无可生之理，故置而不论也。《正传》。○破伤风在表，则以辛热发散之，宜防风汤、羌活防风汤、小续命汤方见上、九味羌活汤方见寒门。在半表半里，以辛凉和解之，宜羌麻汤、防风通圣散方见上。在里，则以寒药下之，宜小芎黄汤、大芎黄汤、左龙丸。河间。○破伤风虽宜发汗，若自汗多，则宜用白术汤、白术防风汤。

防风汤 治破伤风在表未入里，急服此药。防风、羌活、独活、川芎各一钱二分半。上锉，作一贴，煎水调小蜈蚣散服之，大效。《正传》。

羌活防风汤 治破伤风，初传在表。羌活、防风、川芎、白芍药、藁本、当归、甘草各一钱，地榆、细辛各五分。上锉，作一贴，水煎服。《正传》。

羌麻汤 治破伤风，在半表半里，无汗。羌活、麻黄、甘菊、川芎、石膏、防风、前胡、黄芩、细辛、枳壳、白茯苓、蔓荆子、甘草各七分，白芷、薄荷各五分。上锉，作一贴，入姜三片，水煎服。《入门》。

小芎黄汤 治破伤风入里，犹有表热。川芎三钱，黄芩二钱，甘草五分。上锉，作一贴，水煎服。二三服后，用大芎黄汤。《正传》。

大芎黄汤 治破伤风入里，二便秘，小便赤，自汗不止。川芎一钱，大黄、羌活、黄芩各二钱。上锉，作一贴，水煎服以下之，微利为度。《入门》。

左龙丸 治破伤风入里，发搐，目直视，二便秘涩，宜此下之。野鸽粪炒一名左蟠龙、江鳔烧、白僵蚕各五钱，雄黄一钱，蜈蚣二条，天麻二钱。上为末，分作三贴。先将二贴烧饭为丸梧子大，朱砂为衣，次将一贴加巴豆霜半钱，饭丸梧子大，每用朱砂丸子二十丸，加巴豆丸子一丸，二服加二丸，温酒吞下，至便利为度。只服朱砂丸，病愈即止之。若搐痉不已，宜服羌麻汤。《入门》。《丹心》。○一名江鳔丸。《入门》。

白术汤 治破伤风，大汗不止，筋挛搐搦。白芍药三钱，白术、葛根各二钱，升麻、黄芩各一钱，甘草五分。上锉，作一贴，水煎服。《丹心》。

白术防风汤 治破伤风，发汗过多，自汗不止。防风四钱，白术、黄芪各二钱。上锉，作一贴，水煎服。《入门》。

痉有刚柔二证

痉证寒热类伤寒，但脉沉迟弦细，摇头露眼，噤口，手足搐搦，项强背反张，如发痫，终日不醒为异。因伤寒发汗过多，或大发湿家汗，皆作痉。风性劲，故为刚痉而无汗；湿性缓，故为柔痉而有汗。《入门》。○无汗为刚痉，有汗为柔痉。海藏。○刚柔二痉，并可与小续命汤方见上，柔痉去麻黄，有热减半桂枝，冬月去黄芩。海藏。○刚柔不分，亦用小续命汤加生附子。《入门》。〇刚痉之病，胸满口噤，卧不着席，脚挛急，必齘齿，可与大承气汤方见寒门下之。仲景。〇刚柔二痉，通用九味羌活汤。《入门》。

痉与痫相似而实不同又不可作风治

痉与痫不同，痫病身软，时醒；痉病身强直反张，不时醒，甚有昏冒而遂亡者。《丹心》。〇痉与痫相似，比痫为虚，切不可作风治而纯用风药，宜带补，多是气虚有火兼痰，宜服参、芪、芎、归、竹沥之类。《丹心》。

破伤风凶证

痉病有灸疮难治。仲景。〇痉病戴眼反折，瘛疭汗出如珠，或反张离席一掌许，小儿离席二指许者，皆死。《入门》。〇破伤风宜早治，若入脏则难治。有四般死证不可治：一者头面青黑色，二者额上有汗珠不流，三者眼小目瞪，四者身上汗出如油。《回春》。〇太阳风痉之证，始则发热腹痛，喘息涎浮，次则牙紧头摇，十指微摇，渐加项背强直，转侧不仁，甚者昏困失音，目睛直视，滑泄不禁，身腰反张，如此则十不救一。《直指》。〇痉病目瞪口开，神气昏冒，不知人者，断死无疑也。《回春》。

单方

凡三十七种。有御风膏、五加皮酒、竹沥汤、豆淋酒、虎骨酒。

石灰 治中风，口眼㖞斜。石灰一合醋炒，调如泥，右㖞涂左，左㖞涂右，候才正即洗去。《本草》。

菖蒲 治三十六种风，无不效。取根锉，浸酒或酿酒。服法见杂方。《本草》。

甘菊 治诸风及风眩。取干，煮汤饮之，或浸酒，或酿酒服。酿法见杂方。《本草》。

白术 治一切风及癫痫，或中风口噤不省。术四两，酒三升，煮取一升，顿服之。《本草》。

独活 治下部风。

羌活 治上部风，并疗一切风，百节风。取一两锉，酒煎服。〇中风口噤不省。独活一两锉，酒二升，煎至一升，黑豆五合炒热投酒中，盖定良久，取温服之。《本草》。

防风 分头、身、梢，治上、中、下部风邪。〇治三十六种风，疗风最要。锉一两。酒水煎服。《本草》。

苍耳子 治一切风气，及风湿痹。取子三两为末，水一升半，煎取七合，温服之。又水煎如茶服。《本草》。

仙灵脾 治中风，半身不遂。取一斤锉，袋盛，浸二斗酒中，日久取饮，常令醺。《本草》。

藁本 治一百六十种恶风，又治头风。锉一两，水煎服。《本草》。

天麻 治诸风痹，瘫痪不遂。其苗名定风草，又名赤箭，不为风所动。锉，水煎服。《本草》。

蓖麻子 治中风，口眼㖞斜。取子，去壳捣烂，右㖞涂左，左㖞涂右。〇一方，研涂在手心，以一盂子置在手心蓖麻子上，用熟水置盂中，候口眼正则急去之，左右如上法用。《本草》。〇名御风膏。

豨莶 治中风久，百医不差。五月五日摘其叶嫩枝，酒蜜洒拌蒸，九蒸九曝捣为末，蜜丸梧子大，温酒或米饮下五七十丸。久服则眼目清明，筋骨强健，发白更黑。《本草》。

松叶 治中风口㖞，青叶一斤，捣令汁出，清酒一瓶，一宿浸置火边，初服半升，渐至一升，汗出即正。《本草》。

黄松节 治偏风，口眼㖞斜，毒风筋挛骨痛。浸酒服，名松节酒。方见谷部

五加皮 治风补虚，又治风痹及痛风。酿酒饮之，名曰五加皮酒。方见谷部。《本草》。〇目僻眼瞤，有五花而自正，即五加

皮也。粗末，酒浸饮之，其目瞳自正。《雷公》。

桑枝茶 治偏风及一切风。桑枝未生叶者，锉炒，水煎如茶，每服一盏，久服则终身不患偏风，又可预防风气。○霜后叶，煮汤淋渫手足，去风痹殊胜。《本草》。

竹沥 卒中风，口噤不语、烦闷。竹沥一升饮之，连饮佳。○破伤风欲死，灌入二三升即活。《本草》。○治风痱恍惚。竹沥二升，生葛汁一升，姜汁五合。相和服，名曰竹沥汤。《本草》。

皂荚 治卒中风，口噤不省。皂荚末，吹鼻取嚏，即苏。○中风口㖞。皂荚为末，醋调，右㖞涂左，左㖞涂右，干则易。○中风不省，取末，和白矾末或半夏末，姜汁调灌，口吐痰即醒。《本草》。

鳝鱼 治中风，口眼㖞斜。取鱼大者，以针刺头上出血，左斜涂右，右斜涂左，正则洗去。鳝放水中。《得效》。

蜈蚣 治破伤风，口噤身冷强直。蜈蚣细末擦牙，吐出涎沫，立苏。《纲目》。

蛴螬 治破伤风，极有神效。初觉，急取粪堆内蛴螬虫一二个，用手捏住，待虫口中吐些少水，就抹在破伤处，身穿厚衣裳，待片时，疮口觉麻，两胁微汗，风出立效。○如风紧急，速取此虫三五个，剪去尾，将肚内黄水涂疮口，再滴些少入热酒饮之，汗出立效。《丹心》。○又取此虫安疮口上，艾灸虫尾，即效。《类聚》。

蚕沙 治风痹，瘫痪不仁。取沙炒热，袋盛熨之，冷即易，酒拌炒尤佳。《本草》。

白花蛇 治一切风，㖞斜瘫痪疼痛。取蛇浸酒，取酒饮。又肉作末，和酒服之。○乌蛇，治风尤胜。《本草》。

杏仁 治诸疮入风水，红肿欲成破伤风。杏仁泥入白面，和水涂之，即消。《本草》。

梨 治中风失音不语，烦热。取梨汁，服一合。日三。○风疾人，吃消梨，不限多少，旬日顿爽。《本草》。

黑豆 治中风，口噤不语，㖞斜瘫痪。取豆炒令极热，投酒中饮之，日三，名曰豆淋酒。《本草》。

葱白 主中风，面目肿。煮取汁，饮之。《本草》。

荆芥 治中风㖞斜，瘰痹，及一切风。煮汁饮之。《本草》。

薄荷 治中风失音不语，及热风烦闷。生取汁，饮之。又煮汁，服之。《本草》。

野鸽粪 即左蟠龙。取干者，酒渍服，或炒为末，酒调服二钱。《本草》。

乌鸡 治中风语涩，及风寒湿痹。取肉作羹，入葱椒姜盐油酱，煮熟食之。○粪主风痉，口噤，身强直。取屎白，同黑豆炒热，浸酒服之。《本草》。

鹊 治中风㖞斜。取生鹊，劈开腹，及血热贴㖞缓处，即正。《俗方》。○乌鸡亦可。

雁肪 主诸风，拘挛偏枯，血气不通，及麻痹。取炼肪，每日取一匙，和温酒服。《本草》。

乌鸦 治急中风，㖞斜不遂。取全者，盐泥固济，火煅为末，和酒服之。《本草》。

熊脂 主风，又治风痹不仁。以酒炼过，每取一大匙，和酒服之。肉亦可食。《本草》。

虎骨 主筋骨毒风挛急，屈伸不得，走注疼痛。取骨末，浸酒服，名虎骨酒。《本草》。

鹿生肉 治中风㖞斜。取肉和生椒同捣，敷之，正则去之。○骨酿酒，治风补虚。方见谷部。《本草》。

针灸法

治中风，莫如续命汤之类，然此可扶持初病，若欲要收全功，火艾为良。中风皆因脉道不利，血气闭塞也，灸则唤醒脉道，而血气得通，故可收全功。《肘后》。○中风痰盛，声如曳锯，服药不下，宜灸脐下气海关元二三百壮，亦可转死回生。五脏气绝危证，亦宜灸之。《纲目》。○凡人非时，足胫上及手食指次指忽酸疼麻痹，良久方解，此将中风之候，急灸三里、绝骨各三壮，春秋报灸，常令两脚有灸疮为妙。《资生》。○凡人不信此法，不肯灸，忽然卒死，是谓何病？曰：风入脏故也。风病者，不可不知。《纲目》。○凡觉手足或麻或痛，良久乃已，此将风中腑之候，宜灸百会、曲鬓、肩髃、曲池、风市、三里、绝骨。《资生》。○凡觉心中愦乱，神思不怡，或手足麻痹，此将风中脏之候，宜灸百会、风池、大椎、肩井、曲池、间使、三里。《资生》。○治风七穴：百会、耳前发际、肩井、风市、三里、绝骨、曲池。一方加有风池、合谷、肩髃、环跳，凡九穴。《资生》。凡中风皆灸之。○卒中风喝斜，涎塞不省，宜灸听会、颊车、地仓、百会、肩髃、曲池、风市、三里、绝骨、耳前发际、大椎、风池，凡十二穴。《本事》。○中风，目戴上不能视，灸第二椎骨、第五椎骨上各七壮，一齐下火，立愈。《纲目》。○口眼喝斜，宜灸听会、颊车、地仓。又法：喝向右者，灸左喝陷中；喝向左者，灸右喝陷中各二七壮，立愈。《纲目》。

○半身不遂，宜灸百会、囟会、风池、肩髃、曲池、合谷、环跳、风市、三里、绝骨。《资生》。○口噤宜针人中、颊车、百会、承浆、合谷、翳风，灸亦可。《纲目》。○失音不语，宜针痖门、人中、天突、涌泉、神门、支沟、风府。《纲目》。○半身不遂，环跳为要穴。《纲目》。○治中风偏枯，大接经从阳引阴：至阴与涌泉，中冲与关冲，窍阴与大敦，少商与商阳，厉兑与隐白，少冲与少泽。○大接经从阴引阳：少商与商阳，厉兑与隐白，少冲与少泽，至阴与涌泉，中冲与关冲，窍阴与大敦。凡此十二经井穴也。罗谦甫治赵僧判中脏刺十二井穴愈，又治张安抚中脏灸十二井穴愈。《宝鉴》。○骨痹取大溪、委中。筋痹取大冲、阳陵泉。脉痹取大陵、少海。肉痹取太白、三里。皮痹取大渊、合谷。《纲目》。○痹病宜燔针劫刺，以知为数，以痛为俞，言针后以应效为度，数痛处为俞穴，非取诸经定穴也。《灵枢》。○治历节风亦如上法，但于痛处灸三七壮，亦佳。《千金》。○百节酸疼实无所知，以三棱针刺绝骨，出血立愈。《东垣》。

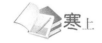 寒上

冬为伤寒

从霜降以后至春分前，凡有触冒霜露，体中寒邪即病者，谓之伤寒。《活人》。○春气温和，夏气暑热，秋气清凉，冬气冷冽，此四时之正气也。冬时严寒，万类深藏，君子固密，则不伤于寒，夫触冒之者，乃名伤寒。其伤于四时之气，皆能为病，而惟伤寒最毒者，以其有杀厉之气也。中而即病者为伤寒，不即病者，其寒毒藏于肌肤中，至春变为温病，至夏变为暑病，暑者热重于温也。是以辛苦之人，春夏多温热病者，皆由冬时触寒所致，非时行之气也。《活人》。

伤寒号为大病

伤寒世号为大病。《得效》。○伤寒一证，与杂病不同，若不对证，妄投药饵，罪犯非轻，误人多矣。《局方》。○伤寒证候，顷刻传变。伤寒治法，绳尺谨严，非可以轻心视之也。其间种类不一，条例浩繁，是固难矣，至于阴极发躁，热极发厥，阴证如阳，阳证如阴，脚气似乎伤寒，中暑似乎热病，凡此等类尤当审思而明辨之，若疑似未别，体忍未明，切不可妄投决病之剂，方匕虽微，死生系焉，可不谨钦。《得效》。

两感伤寒为死证

帝曰：其两感于寒而病者，必不免于死。《内经》。○两感于寒者，病一日巨阳与少阴俱病，则头痛口干而烦满。二日则阳明与太阴俱病，腹满身热，不欲食，谵言。三日则少阳与厥阴俱病，则耳聋囊缩而厥；水浆不入，不知人，六日死。《内经》。○两感伤寒，古无治法。仲景云：两病俱作，治有先后，如下利不止，身体疼痛，急先救里；如不下利，身体疼痛，急当救表。救里固宜急，而表亦不可缓也。救里宜四逆汤，救表宜桂枝汤。二方见下。《活人》。○此必死之证，然所禀有虚实，所感有浅深，实而感浅者犹或可治，予尝用大羌活汤，十活二三。东垣。○一云表里俱急者，大羌活汤。阴阳未分者，陶氏冲和汤探之。《入门》。○两感伤寒者，日传二经之候也，仲景无治法，惟东垣有治两感大羌活汤，云十可救其一二，未知是否。《正传》。

大羌活汤 解利两感伤寒，或伤寒见风脉，伤风见寒脉，发热恶寒无汗，头痛项强等证。生地黄、知母、川芎各一钱，羌活、防风、独活、防己、黄芩、黄连、苍术、白术各七分，细辛、甘草各五分。上锉，作一贴，水煎服，未解，再服三四贴。东垣。○此方治阴阳已分，阳证多者宜服。《入门》。

陶氏冲和汤 治两感伤寒，阴阳未分者，以此探之。羌活、苍术、防风、川芎、生地黄、黄芩、柴胡、干葛、白芷、石膏各一钱，细辛、甘草各三分。上锉，作一贴，入姜三片，枣二枚，黑豆三七粒，同煎服。《入门》。○一名冲和灵宝饮。《必用》。

脉法

凡治伤寒，以脉为先，以证为后；凡治杂病，以证为先，以脉为后。大抵治伤寒，见证未见脉，未可投药，见脉未见证，虽小投药，亦无害也。子和。○紧脉为伤寒。《脉经》。○伤寒之脉，阴阳俱盛而紧涩。《脉经》。○脉盛身寒，得之伤寒。《内经》。○弦紧为寒脉。《脉经》。○伤寒脉，大、浮、数、动、滑，此名阳也，沉、涩、弱、弦、微，此名阴也，凡阴病见阳脉者生，阳病见阴脉者死。《脉经》。○热病须得脉浮洪，细小徒费用神功，汗后脉静当便差，喘热脉乱命应终。《脉诀》。○寒伤太阳，脉浮而涩，及传而变，名状难悉。阳明则长，少阳则弦，太阴入里，迟沉必兼，及入少阴，其脉遂紧，厥阴热甚，脉伏厥冷。○在阳当汗，次利小便，表解里病，其脉实坚。此其大略，治法之正，至于大法，自有仲景。○伤寒有五，脉非一端，阴阳俱盛，紧涩者寒。阳浮而滑，阴濡而弱，此名伤风，勿用寒药。○阳濡而弱，阴小而急，此非风寒，乃湿温脉。○阳脉浮滑，阴脉濡弱，或遇于风，变成风温。○阳脉洪数，阴脉实大，更遇温热，变成温毒。○阳脉濡弱，阴脉弦紧，更遇湿气，变为湿温。○阴阳俱盛，重感于寒，变为温疟，同病异名。○阴阳俱盛，病热之极，浮之而滑，沉之散涩。《脉诀》。○中寒紧涩，阴阳俱盛，法当无汗，有汗伤命。《回春》。○伤寒热病，脉宜洪大，忌沉细。《医鉴》。○中寒之脉，虚而微细。《医鉴》。

伤寒变热

《内经》曰：寒伤形。注曰：寒则卫气不利，故伤形也。○人伤于寒，而传为热何也？曰：夫寒盛则生热也。寒气外凝，阳气内郁，腠理坚致，六腑闭封，致则气不宣通，封则湿气内结，中外相薄，寒盛热生，故人伤于寒，转而为热也，汗之而愈，则外凝内郁之理可知矣。斯乃杂病数日者也。

伤寒传经

《内经》曰：巨阳者，诸阳之属也。其脉连于风府，故为诸阳主气也。人之伤于寒也，则为病热，热虽甚不死，其两感于寒者，必不免于死。帝曰：愿闻其状。岐伯曰：伤寒一日，巨阳受之，故头项痛，腰脊强。二日，阳明受之，阳明主肉，其脉挟鼻络于目，故身热目疼而鼻干，不得卧也。三日，少阳受之，少阳主胆，其脉循胁络于耳，故胸胁痛而耳聋。三阳经络皆受其病，而未入于脏，故可汗而已。四日，太阴受之，太阴脉布胃中络于嗌，故腹满而嗌干。五日，少阴受之，少阴脉贯肾络于肺、系舌本，故口燥舌干而渴。六日，厥阴受之，厥阴脉循阴器而络于肝，故烦满而囊缩。三阴三阳，五脏六腑皆受病，荣卫不行，五脏不通，则死矣。○其不两感于寒者，七日，巨阳病衰，头痛少愈。八日，阳明病衰，身热少愈。九日，少阳病衰，耳聋微闻。十日，太阴病衰，腹减如故，则思饮食。十一日，少阴病衰，渴止不满，舌干已而嚏。十二日，厥阴病衰，囊纵，少腹微下，大气皆去，病日已矣。○烦满者，小腹烦满也，下云小腹微下者，谓此也。大气皆去，则病人精神爽慧也。《活人》。○若过十三日不间，尺寸陷者，大危。间谓瘳也。仲景。

伤寒或愈或死日期

黄帝曰：今夫热病者，皆伤寒之类也。或愈或死，其死皆以六七日之间，其愈皆以十日已上者，何也？不知其解，愿闻其故。岐伯对曰：两感于寒而病者，到六七日，三阴三阳，五脏六腑皆受病，荣卫不行，水浆不入，六日死。帝曰：两感者，三日当死，而六日乃死，何也？岐伯曰：阳明者，十二经脉之长也，其血气盛，故不知人，三日，其气乃尽，故死矣。其不两感于寒者，到十二日，六经再传故愈矣。《内经》。

伤寒大法

伤寒大法有四：曰传经，曰专经，曰即病，曰郁病。夫即病者，多为专经。郁病者，多为传经。盖寒邪之中人，无有定体，或中于阳，或中于阴，或但中于太阳，未及郁热而即发，首尾只在本经而不传变者，宜发散表邪而愈，或有从太阳，未及郁热，不从阳明、少阳过，而遂入于三阴之经者，亦有不曾入于阳经，而直伤于三阴经而即病者宜温中、通脉而愈。若夫始从太阳郁热，以次而传至于阳明、少阳，次第传变于三阴之经者，则为传经之热证明矣。《正传》。

太阳六传

太阳者，巨阳也，为三阳之首。膀胱经病，若渴者，自入于本，名曰传本。太阳传阳明胃土者，名曰巡经传。为发汗不尽利小便，余邪不尽，透入于里也。○太阳传少阳胆木者，名曰越经传，为元受病，脉浮无汗，宜用麻黄汤而不用故也。○太阳传太阴脾土者，名曰误下传，为元受病，脉缓有汗，当用桂枝而反下之故也，病当腹痛、四肢沉重。○太阳传少阴肾水者，名曰表里传，为表病急当汗，而反不汗，不发所以传里也。○太阳传厥阴肝木者，为三阴不至于首，惟厥阴与督脉上行，与太阳相接，名曰巡经得度传。海藏。

六经标本

经络为标，脏腑为本，如太阳经为标，膀胱为本。余仿此。《入门》。

太阳形证用药

太阳膀胱本病，头疼脊强。小肠为标，与心为表里，故发热，冬月麻黄桂枝汤，余月九味羌活汤。○太阳以皮肤为表，以膀胱为里，热在皮肤，则头疼项强，宜麻黄桂枝汤、九味羌活汤。热在膀胱，则口渴，尿赤，宜五苓散。《入门》。○发热恶寒脉浮者，属表，即太阳证也。仲景。

太阳伤风

太阳伤风，脉阳浮而阴弱，阳浮者热自发，阴弱者汗自出，啬啬恶寒，淅淅恶风，翕翕发热，鼻鸣干呕，桂枝汤主之。仲景。

太阳伤寒

太阳伤寒，头痛发热，身疼腰痛、骨节皆痛，恶风无汗而喘，麻黄汤主之。○注曰：头痛身疼腰痛，以至牵连百骨节俱痛者，此太阳伤寒，荣血不利故也。仲景。

太阳两伤风寒

脉浮紧，发热恶寒身痛，不汗出而烦躁者，大青龙汤主之。○发热恶风烦躁，手足温，为伤风候，脉浮紧为伤寒脉，是伤风见寒脉也。寒多热少，不烦躁，手足微厥，为伤寒候，脉浮缓为伤风脉，是伤寒见风脉也。盖脉似桂枝反无汗，病似麻黄反烦躁是也。《活人》。

太阳病似疟

太阳病似疟，发热恶寒，热多寒少，脉微弱者，此无阳也，身不痒不可发汗，宜桂婢各半汤。○太阳病八九日如疟状，发热恶寒，热多寒少，脉微而恶寒者，此阴阳俱虚，不可更发汗，更下，更吐，面色反有热色者，未欲解也，以其不能得小汗出，身必痒，宜桂麻各半汤。仲景。

太阳蓄血

太阳病六七日，表证因在，脉微而沉，反不结胸，其人如狂者，以热在下焦，小腹当满，小便自利者，下血乃愈，抵当汤主之。仲景。○太阳证俱在，而脉反沉，兼发狂，小腹硬者，宜用此药。方见下。

麻黄桂枝汤 太阳病八九日，发热恶寒，往来如疟状。桂枝、芍药各二钱，麻黄一钱二分，甘草一钱，杏仁八分。上锉，作一贴，入姜五片，枣二枚，水煎服。《入门》。

九味羌活汤 不问四时，但有头痛骨节痛，发热恶寒无汗、脉浮紧，宜用此以代麻黄为稳当。节庵。○有汗不得服麻黄，无汗不得服桂枝，若误服，则其变不可胜言，故立此法，使不犯三阳禁忌，乃解表神方。羌活、防风各一钱半，苍术、川芎、白芷、黄芩、生地黄各一钱二分，细辛、甘草各五分。上锉，作一贴，入生姜三片，大枣二枚，葱白二茎，水煎服。《入门》。○一名羌活冲和汤。《医鉴》。○羌活治太阳肢节痛，乃拨乱反正之主也。防风治一身尽痛，听军将命令而行。苍术雄壮上行之气，能除湿气下安太阴。甘草缓里急，和诸药。川芎治厥阴头痛在脑。生地黄治少阴心热在内。黄芩治太阴肺热在胸。白芷治阳明头痛在额。细辛治少阴肾经苦头痛。《正传》。

桂枝汤 治太阳伤风，自汗恶风寒。桂枝三钱，白芍药二钱，甘草一钱。上锉，作一贴，入生姜三片，大枣二枚，水煎温服，须臾啜稀粥一盏，以助药力，令遍身絷絷微汗为佳，得汗勿再服。《入门》。○陶氏桂枝汤，本方加防风、川芎、羌活、藁本、姜、枣煎，临熟入饴糖二匙，热服微汗之，即解肌也。《入门》。

麻黄汤 治太阳伤寒，头痛身疼百节痛，无汗恶风寒。麻黄三钱，桂枝二钱，甘草六分，杏仁十枚。上锉，作一贴，入姜三片，葱白二茎. 水煎服。如上法，有汗勿再服。《入门》。○陶氏麻黄汤，本方加升麻、川芎、白芷、防风、羌活、藁本，入姜、葱、豆豉，煎热，服如上法。《入门》。

大青龙汤 善解风寒两伤。麻黄三钱，桂枝二钱，杏仁一钱半，石膏四钱，甘草一钱。上锉，作一贴，入姜三片，枣二枚，水煎服如上法。有汗勿服。《入门》。○发热恶风烦躁，手足温，为伤风候脉浮紧为伤寒脉，是伤风见寒脉也；寒多热少不烦躁，手足微厥，为伤寒候，脉浮缓为伤风脉，是伤寒见风脉也。盖脉似桂枝反无汗，病似麻黄反烦躁是也，此药能主之。《活人》。○仲景治伤寒，一则桂枝，二则麻黄，三则青龙。桂枝治伤风，麻黄治伤寒，青龙治伤风见寒脉、伤寒见风脉，三者如鼎立。予尝深究三旨，若证候与脉相对，则无不应手而愈。

《本事》。

桂婢各半汤 治太阳病，脉微身不痒。石膏二钱，桂枝、芍药、杏仁各一钱，甘草三分。上锉，作一贴，入生姜三片，大枣二枚，水煎温服。《入门》。

桂麻各半汤 治太阳病，脉微身痒。麻黄一钱半，桂枝、芍药、杏仁各一钱，甘草七分。上锉，作一贴，入生姜三片，大枣二枚，水煎服。《入门》。

阳明形证用药

阳明者，大肠为标，与肺为表里，故微恶寒发热，为经病，宜葛根解肌汤；渴而有汗者，宜白虎汤；胃为本，目疼鼻干，潮汗闭涩，满渴狂谵，宜调胃承气汤。《入门》。○阳明以肌肉之间为表，胃腑为里，热在表则目疼不眠，宜葛根解肌汤；热入里则狂谵，宜调胃承气汤。《入门》。

阳明病有三

病有太阳阳明，有正阳阳明，有少阳阳明，何谓也？答曰：太阳阳明者，脾约是也；正阳阳明者，胃家实是也；少阳阳明者，发汗利小便，胃中燥烦实，大便难是也。仲景。○阳明之为病，胃家实也。问曰：缘何得阳明病？答曰：太阳病发汗，若下若利小便者，此亡津液，胃中干燥，因转属阳明，不更衣，内实大便难者，此名阳明病也。仲景。

阳明病阴阳结

脉浮而数，能食不大便者，此为实，名曰阳结也，期十七日当剧。脉沉而迟，不能食，身体重，大便硬，名曰阴结也，期十四日当剧。仲景。

阳明外证

阳明外证云何？答曰：身热，汗自出，不恶寒反恶热也。○伤寒转属阳明者，其人濈然微汗出也。○阳明病，发热汗多者，急

下之，宜大承气汤。仲景。

阳明证潮热

详见下。

阳明证谵语

详见下。

阳明病恶候

伤寒，若吐若下后不解，不大便五六日，至十余日，日晡所发潮热，不恶寒，狂言如见鬼状。若剧者，发则不识人，循衣摸床，惕而不安，微喘直视，脉弦者生，脉涩者死。仲景。○微者，但发热谵语，宜大承气汤下之，一服利则止后服，脉弦者生，脉涩者，死。《得效》。○一人病伤寒，大便不利，日晡发潮热，手循衣缝，两手撮空，直视喘急，诸医皆走。此诚恶候，仲景虽有证而无法，但云脉弦者生，脉涩者死。谩且救之，与小承气汤，一服而大便利，诸疾渐退，脉且微弦，半月愈。或问曰：脉弦者生，何也？予曰：钱仲阳云手寻衣领及捻物者，肝热也。此证在《玉函》列于阳明部，盖阳明者胃也，肝有热邪，淫于胃经，故以承气泻之，且得弦脉，则肝平而胃不受克，此有生之理也。《本事》。

阳明实证宜下

自汗出，大便秘，小便赤，手足温，脉洪数，谵语者，必有燥粪在胃中，调胃承气汤下之。《活人》。○手足濈然汗出者，此大便已硬也，谵语有潮热，承气汤下之，热不潮者勿服。《明理》。

阳明虚证宜补

一人伤寒发狂欲走，脉虚数，用柴胡汤反剧，以参、芪、归、术、陈皮、甘草煎汤，一服狂定，再服安睡而愈。海藏。○尝治循衣摸床者数人，皆用大补气血之剂，惟一人兼瞤振，脉代，遂于补剂中略加桂，亦

振止脉和而愈。《纲目》。

阳明证汗渴

治汗后脉洪大而烦渴，宜用白虎汤和解之。○三阳合病，头痛面垢，谵语遗尿，中外俱热，自汗烦渴，亦宜此药。仲景。○汗下后，表里俱热，舌上干燥而大渴，脉洪大者，人参白虎汤主之。○汗而不解，脉浮者，苍术白虎汤主之。仲景。○无汗而渴者，不可服。○阳明证汗渴，竹叶石膏汤最妙。方见下。

阳明三证

阳明证，上焦热，脉浮发热；中焦热，渴欲饮水；下焦热，小便不利，是乃三焦俱热，宜使热邪从小便而出，是用猪苓汤，惟汗多而渴者不可服。《入门》。

阳明脾约证

趺阳脉浮而涩，浮则胃气强，涩则小便数，浮涩相搏，大便必难，其脾为约，麻仁丸主之，一名脾约丸。方见大便。仲景。

阳明病禁忌

阳明病不能食，攻其热必哕，所以然者，胃气虚冷故也。○伤寒呕多，虽有阳明证，不可攻也。○胃家实不大便，若表未解，及有半表者，先用桂枝柴胡和解之，乃可下也。○阳明病自汗出，小便自利者，此为津液内竭，大便虽硬，不可攻之，宜用蜜导法通之。方见大便。○阳明病口燥，但欲漱水不欲咽，此必衄，不可下，宜用犀角地黄汤。仲景。

葛根解肌汤 治阳明经病，目疼鼻干不得卧，宜解肌。葛根、柴胡、黄芩、芍药、羌活、石膏、升麻、白芷、桔梗各一钱，甘草五分。上锉，作一贴，入姜三枣二，水煎服。《医鉴》。○一名柴葛解肌汤。《回春》。

白虎汤 治阳明病，汗多烦渴，脉洪大。石膏五钱，知母二钱，甘草七分，粳米半合。上锉，作一贴，水煎服。《入门》。○本方加人参一钱，名曰人参白虎汤。《丹心》。○本方加苍术一钱，名曰苍术白虎汤。《丹心》。

猪苓汤 治阳明证，小便不利，汗少，脉浮而渴。赤茯苓、猪苓、阿胶、泽泻、滑石各一钱。上四味锉，水煎，临熟入阿胶煎烊，温服。仲景。

少阳形证用药

少阳之为病，口苦咽干目眩。仲景。○眩而口苦舌干者，属少阳。仲景。○胁满干呕，往来寒热者，属少阳。仲景。○胸胁痛耳聋，尺寸脉俱弦者，少阳受病也。仲景。○口苦耳聋胸满者，少阳伤风也。仲景。○少阳三焦，相火为本，故微热；胆为标，故耳聋胁痛寒热，呕而口苦，宜从中治，俱宜小柴胡汤。《入门》。

少阳证为半表半里

少阳，居太阳、阳明之中，半表半里也，禁汗，恐犯太阳；禁下，恐犯阳明；禁利小便，恐生发之气陷入阴中，故只用小柴胡汤和之。《入门》。○少阳以胸胁之间为半表半里，表多则小柴胡汤，里多则黄芩汤。已上发热，太阳恶寒，阳明自汗，少阳多呕，皆三阳证也。《入门》。

少阳病不可发汗

伤寒脉弦细，头痛发热者，属少阳，不可发汗，发汗则谵语。仲景。

少阳证往来寒热

血气虚，腠理开，邪气因入，与正气相搏，结于胁下，邪正分争，往来寒热，休作无时，不欲饮食而呕，宜用小柴胡汤。仲景。

少阳病坏证

太阳病不解，转入少阳者，胁下硬满，干呕不能食，往来寒热，尚未吐下，脉沉紧者，与小柴胡汤。若已吐、下、发汗，谵语，柴胡证罢，此为坏病，依坏法治之。仲景。

少阳病胁痛

少阳证，絷絷汗出头痛，心下痞硬满，引胁下痛，干呕短气，不恶寒，此表解里未和也，宜十枣汤。若合下不下，则令人胀满，遍身浮肿也。仲景。○杜壬曰：里未和者，盖痰与燥气壅于中焦，故头痛干呕，短气汗出，是痰隔也．非十枣汤不治。《纲目》。

小柴胡汤 治少阳病，半表半里，往来寒热，能和其内热，解其外邪，伤寒方之王道也。柴胡三钱，黄芩二钱，人参、半夏各一钱，甘草五分。上锉，作一贴，入姜三枣二，水煎服。《入门》。○一名三禁汤，以其禁发汗禁利小便，禁利大便，故只用此药，乃和解之剂也。《入门》。○专治少阳半表里证，及汗下后不解，过经不解，时气瘟疫，热入血室等证。其间有五证，尤为的当。伤寒五六日，心烦喜呕者，一也；寒热往来者，二也；耳聋胸痞者，三也；发潮热者，四也；差后发热者，五也。此五证，尤为可服。《入门》。○一名人参汤。《得效》。

黄芩汤 治少阳半表半里，里证多者，宜用此。○一名黄芩芍药汤。方见大便。

十枣汤 治伤寒有悬饮伏饮，胁下引痛。芫花微炒、甘遂、大戟炒。上等分为末，别取大枣十枚，水一盏煎至半盏，去枣，调药末，强人一钱，弱人半钱服。大便利下水，以粥补之。《入门》。○河间曰：芫花之辛以散饮，二物之苦以泄水，甘遂直达水气所结之处，乃泄水之圣药，然有毒，不可轻用。《宣明》。

太阴形证用药

太阴之为病，腹满而吐，食不下，自利益甚，时腹自痛。仲景。○太阴肺为标，故咽干身目黄；脾为本，故腹满痛，宜大柴胡汤方见下。身黄者茵陈蒿汤。如自利不渴属

脏病，宜理中汤丸。《入门》。○太阴证，腹满自利不渴，宜理中汤、理中丸，四顺理中汤丸，亦主之。仲景。○腹满时痛，吐利不渴者，为太阴，宜四逆汤方见下、理中汤。腹满不减，减不足言，宜大承气汤。方见下。仲景。○腹满时痛复如故，此虚寒从下而上也，当以温药和之，宜理中汤。仲景。○饮食不节，寒中阴经，腹满闭塞，唇青手足冷，脉沉细，宜治中汤。仲景。○伤寒自利不渴者，属太阴，以其脏有寒故也，当温之，宜用四逆汤。仲景。

太阴病腹痛

伤寒，阳脉涩阴脉弦，法当腹中急痛。先与小建中汤方见虚劳，不差再与小柴胡汤。仲景。○太阳病，医反下之，因而腹满时痛者，属太阴，桂枝汤加芍药主之。凡言加者，谓倍入也。大便实痛者，桂枝汤加大黄主之。仲景。○伤寒邪在三阴，内不得交通，故为腹痛，手足之经皆会于腹故也。仲景。

太阴病腹胀满

太阴证，下利清谷，若发汗，则必胀满。仲景。○发汗后腹胀满，宜用厚朴半夏汤。仲景。

太阴病发黄

伤寒七八日，身黄如橘子色，小便不利，腹微满。属太阴，宜茵陈蒿汤。仲景。○伤寒，但头汗出，余无汗，剂颈而还，小便不利，身必发黄。仲景。○问曰：白虎证亦有身热，烦渴引饮，小便不利，何以不发黄？答曰：白虎与发黄证相近，但遍身汗出，此为热越，白虎证也。头面汗出，颈以下无汗，发黄证也。《活人》。

理中汤 治太阴腹痛，自利不渴。人参、白术、干姜炮各二钱，甘草炙一钱。上锉，作一贴，水煎服。《入门》。

理中丸 治同上。以理中汤材作末，蜜丸弹子大，每一丸，温水化下。《入门》。

四顺理中汤 治腹痛自利，即理中汤倍甘草一倍是也，一名四顺汤。《类聚》。

四顺理中丸 即理中汤倍甘草一倍为末，蜜和作丸弹子大也，一名四顺元。《类聚》。

治中汤 治太阴腹痛，即理中汤加陈皮、青皮等分也。《三因》。

厚朴半夏汤 治伤寒发汗后腹胀满。厚朴三钱，人参、半夏各一钱半，甘草七分半。上锉，作一贴，入生姜七片，水煎服。仲景。

茵陈蒿汤 治太阴证发黄。茵陈蒿一两，大黄五钱，栀子二钱。上锉，水三盏，先煎茵陈减半，纳二味煎，又减半，去滓温服，日二，小便当利，色正赤，腹渐减，黄从小便去也。仲景。

少阴形证用药

少阴之为病，脉微细，但欲寐，盖气窬则行阳，寐则行阴，必从足少阴始，故少阴病但欲寐也。仲景。○少阴心为本，故舌干口燥，或下利清水，谵语便闭，宜小承气汤。肾为标，故面寒唇青，四肢厥冷、指甲青黑，宜姜附汤。《入门》。○少阴病，始得之，反发热，脉沉者，麻黄附子细辛汤主之。仲景。○少阴病二三日，用麻黄附子甘草汤微发之，以二三日无证，故微发汗也。无证，谓无吐利厥证也。仲景。○少阴病一二日，口中和，背恶寒，当灸之，宜附子汤。仲景。○少阴病二三日，心中烦，不得卧，黄连阿胶汤主之。仲景。○少阴病，身体痛，手足寒，骨节痛，脉沉者，附子汤主之。仲景。○伤寒欲吐不吐，心烦但欲寐，五六日自利而渴者，属少阴也。虚故引水自救，若小便色白者，以下焦有寒，不能制水，故色白，宜四逆汤。仲景。○下痢脉沉而迟，其人面少赤，身有微汗，下利清谷，必郁冒，汗出而解。病人必微厥，所以然者，其面戴阳，下虚故也。仲景。○下利腹胀满，身体疼痛，先温其里，乃攻其表，温里宜四逆汤，攻表宜桂枝汤。仲景。○少阴病吐利，手足厥冷，烦躁欲死，吴茱萸汤主之。方见下。○少阴证，口中辨，口中和者当温，口干燥者当下。东垣。

少阴病脉沉

少阴证，口燥舌干而渴，尺寸脉俱沉，沉而疾则大承气汤，沉而迟则四逆汤。东垣。

少阴病脉绝

少阴病下利，脉绝或无脉者，宜通脉四逆汤。仲景。○少阴病，下利清谷，手足厥逆，脉微欲绝，身反不恶寒，面赤色者，通脉四逆汤加葱白主之。《入门》。○伤寒吐下后，汗出而厥，四肢拘急不解，脉微欲绝，通脉四逆汤加猪胆汁下之。仲景。○少阴病下利，脉微，与白通汤，利不止，厥逆无脉，干呕烦者，白通加猪胆汁汤主之。服汤后脉暴出者死，微续者生。仲景。

少阴病自利

伤寒下利，心下痞硬，服泻心汤后，以他药下之，利不止，与理中汤，利益甚。理中者理中焦，此利在下焦，赤石脂禹余粮汤主之。仲景。○少阴病，下利便脓血，桃花汤主之。仲景。○少阴病，至四五日，腹满痛，小便利，或下利或呕者，宜真武汤。仲景。○下利欲饮水者，以有热故也，宜白头翁汤。仲景。○少阴病，热利不止，三黄熟艾汤及薤白汤主之。仲景。○少阴病，自利纯青水，心下痛，口燥干者，宜大承气汤。仲景。○少阴证下利，辨色青者当下，色不青者当温。东垣。

少阴四逆证有二

少阴病四逆，或咳，或悸，或小便不利，或腹中痛，或泄利下重，宜四逆散。○邪热入深，则手足渐冷，此热厥似阴之证，宜服四逆散。《入门》。○伤寒直中阴经，初来无头痛，无身热，无渴，怕寒蜷卧，沉重欲眠，唇青厥冷，脉微而欲绝，或脉伏，宜四逆汤，四逆者四肢逆冷也。仲景。

少阴病伏气咽痛

伏气之病，谓非时有暴寒中人，伏气于少阴经，始不觉病，旬月乃发，脉更微弱，先发咽痛似伤寒，非喉痹之病，必下痢，宜服半夏桂甘汤方见咽喉便差。《活人》。○少阴下利，咽痛胸满心烦，猪肤汤主之。仲景。○少阴病二三日，咽痛，可与甘草汤，不差与桔梗汤。仲景。○少阴病，咽中痛，宜半夏散。仲景。

少阴病禁忌

少阴病，脉细沉数，病为在里，不可发汗。仲景。○少阴病，但厥无汗，而强发之，必动其血，未知从何道来，或从口鼻，或从目出，是名下厥上竭，为难治也。仲景。

姜附汤 治伤寒阴证及中寒。干姜炮一两，附子炮一枚。上锉，取五钱，水煎服。《丹心》。

○附子生用，名曰白通汤。方见下。

麻黄附子细辛汤 治少阴病但欲寐，发热脉沉。麻黄、细辛各二钱，附子炮一钱。上锉，作一贴，水煎服。仲景。○伤寒无热恶寒者，阴经病也。今少阴病，始得当无热，而反发热，但头不痛为异，乃邪在表也，脉虽沉，尤宜温剂发汗之。《入门》。

麻黄附子甘草汤 治少阴病，无吐利厥逆，宜用此微发汗也。仲景。○即麻黄附子细辛汤去细辛，加甘草二钱也。《入门》。

附子汤 治少阴病，脉沉，手足寒，骨节疼。又治口中和，背恶寒。白术四钱，茯苓、芍药各三钱，附子炮、人参各二钱。上锉，分二贴，水煎温服。《入门》。

黄连阿胶汤 治少阴病欲寐，二三日后烦心，不得眠卧。黄连、阿胶、芍药各二钱，黄芩一钱，鸡子一个。上锉，作一贴，水煎至半去滓，乃纳胶，再一沸，又纳鸡子黄，搅匀服，日三。仲景。○一名黄连鸡子汤。《入门》。

四逆汤 治伤寒阴证要药也。凡三阴脉迟，身痛并用，又治四肢逆冷。甘草炙六钱，干姜炮五钱，附子生一枚。上锉，分二贴，水煎服。《正传》。

通脉四逆汤 治少阴病下利，四肢厥冷，脉微欲绝，或无脉。附子二钱半，干姜一钱半，甘草一钱。上锉，作一贴。水煎服。仲景。○脉绝者，通脉四逆汤煎水，和猪胆汁半枚，温服。仲景。○面赤色者，通脉四逆汤，入葱白三茎，同煎服。《入门》。

白通汤 治少阴病，下利脉微。干姜三钱，附子生半个，葱白三茎。上锉，水煎服。《入门》。○少阴证，下利，厥逆，脉不至，烦躁。白通汤煎水，和童尿一合，猪胆汁半枚，服之。《入门》。

赤石脂禹余粮汤 治少阴证下利不止，当治下焦，宜用此。赤石脂、禹余粮各二钱半。上锉碎，水煎服。仲景。

桃花汤 治少阴病下利，便脓血。赤石脂五钱半生半炒，干姜二钱，糯米一合。上锉，水煎至半，去渣，别入赤石脂细末一钱调服，日二。《入门》。

真武汤 治少阴病，腹满痛，小便利，或下利或呕。茯苓、芍药、附子炮各三钱，白术二钱。上锉，作一贴，入姜五片，水煎服。《正传》。○古名玄武汤，后世避讳，改为真武汤。

白头翁汤 治少阴病，下利欲饮水，以有热故也，宜用此。白头翁、黄柏、秦皮、黄连各一钱半。上锉，作一贴，水煎服。且治挟热下利，后重而渴。《入门》。

三黄熟艾汤 治伤寒大下，热利不止。黄芩、黄连、黄柏、熟艾各一钱半。上锉，作一贴，水煎服。《活人》。

薤白汤 治伤寒，下利如烂肉汁，赤带下，伏气腹痛。豆豉半合绵裹，薤白一握，栀子七枚。上锉，水二升半，先煎栀子十沸，下薤白煎至二升，入豉煎至一升二合，分二服。《活人》。

四逆散 治伤寒病，手足自热而至温，从温而至厥，乃传经之邪也，宜用此。柴胡、芍药、枳实、甘草炙各等分。上为末，每二钱，淡米饮调服，日二。《入门》。

猪肤汤 治少阴客热咽痛。猪肤一两，水一盏，煎至五分，入白蜜一合，白粉半合，熬香熟，和匀服之。《入门》。〇猪水畜其气入肾，是以能解少阴客热。白蜜以润燥除烦，白粉益气断利。《入门》。

甘草汤 治少阴客热咽痛。甘草锉，每服四钱。水煎，日三服。仲景。

桔梗汤 治少阴寒热相搏，咽痛。甘草三钱半，桔梗一钱半。上锉，水煎服。仲景。

半夏散 治少阴客寒咽痛。半夏制、桂枝、甘草炙各二钱。上锉，作一贴，水煎，小小咽服。仲景。

厥阴形证用药

厥阴心包络为标，故舌卷厥逆、冷过肘膝，小腹绞痛。三味参萸汤、四顺汤主之。肝为本，故男则囊缩，则乳缩。手足乍冷乍温，烦满者，大承气汤主之。《入门》。〇厥阴之为病，消渴，气上冲心，心中疼热，饥不欲食，食则吐蛔。《活人》。〇伤寒六七日，烦满囊缩，其脉尺寸俱微缓者，足厥阴肝经受病也，其脉微浮为欲愈，不浮为难愈。脉浮缓者，必囊不缩，外证必发热恶寒似疟，为欲愈，宜桂枝麻黄各半汤方见上。若尺寸俱沉短者，必是囊缩，毒气入腹，宜承气汤下之。《活人》。〇大抵伤寒病，脏腑传变，阳经先受病，故次传入阴经，以阳主生，故太阳水传足阳明土，土传足少阳木，为微邪也。阴主杀，故木传足太阴土，土传足少阴水，水传足厥阴木，至六七日当传厥阴肝木，必移气克于脾土，脾再受邪，则五脏六腑皆因而危殆，荣卫不通，耳聋囊缩不知人而死，速用承气汤下之，可保五生一死。《活人》。〇若第六七日传厥阴，脉得微缓、微浮，为脾胃脉也，故知脾气全不受克，邪无所容，否极泰来，荣卫将复，水升火降，则寒热作而大汗解矣。《活人》。

厥阴病手足厥冷

凡厥者，阴阳气不相顺接，便为厥，厥者手足逆冷是也。仲景。〇若始得之，手足便厥冷不温者，是阴经受邪，可用四逆汤温之，若手足自热而至温，从四逆而至厥者，传经之邪也，可用四逆散方并见上。必须识此，勿令误也。《明理》。〇诸手足逆冷，皆属厥阴，不可汗下，然有须汗、须下者，谓手足虽逆冷，时有温时，手足掌心必暖，非正厥逆，当消息之。《活人》。

厥阴病烦满囊缩

厥阴证，手足厥冷，小腹痛，烦满囊缩，脉微欲绝，宜当归四逆汤。仲景。〇伤寒六七日，尺寸脉微缓者，厥阴受病也，其证小腹烦满而囊缩，宜用承气汤下之。仲景。

三味参萸汤 治厥阴证，干呕吐涎沫，头痛，及少阴证，厥冷烦躁欲死。阳明食谷欲呕者，皆妙。吴茱萸三钱，人参二钱，生姜四片，大枣二枚。上锉，水煎温服。《入门》。〇一名吴茱萸汤。

当归四逆汤 治厥阴证，手足厥冷，脉微欲绝。当归、白芍药各二钱，桂枝一钱半，细辛、通草、甘草各一钱。上锉，作一贴，入枣二枚，水煎服。《入门》。

伤寒阳证

凡仲景称太阳病者，皆表证，发热恶寒头项痛也，若脉大，则与证相应，宜发汗。若脉反微，不与证相应，则不可发汗，但用一二各半汤和之可也。《纲目》。〇少阴，身虽有热，而无头痛。厥阴有头痛，而无身热；若身热而又头痛，属阳证无疑矣。《活人》。〇阳证似阴，粪黑而脉滑。《得效》。〇身大热反不欲近衣，此为表寒里热，属阳证，宜阳旦汤。《入门》。〇阳证宜汗，冬月麻黄汤、桂枝汤。虚者人参顺气散方见风门、三时羌活冲和汤。《入门》。○阳证，头痛身热，脉浮数，宜香苏散、芎芷香苏散、人参羌活散方见风门、参苏饮、十神汤。方见瘟疫

阳旦汤 治伤寒阳证，身大热，反不欲近衣。桂枝、芍药各三钱，黄芩二钱，甘草一钱。上锉，作一贴，入姜三片，枣二枚，水煎服。《入门》。

伤寒阴证

凡伤寒，四肢厥冷，吐利不渴，静蜷，此阴证之常也，须察其脉有力无力，如重按无力，或无脉，便是伏阴，急与五积散加附子。如脉有力，是阳证也，不可不辨。《入门》。○三阴经血分自受寒，谓之阴证伤寒。微者，寒邪外袭，渐入经络，宜麻黄附子细辛汤，或辛黄三白汤；甚者，卒中阴经，初起无头痛身热，便恶寒厥冷，或胸腹痛，呕吐下利，太阴用附子理中汤，少阴用附子汤，厥阴用当归四逆汤。《入门》。○伤寒有口沃白沫，或唾多流冷涎，俱是寒证，宜吴茱萸汤、理中汤，切忌冷药。《医鉴》。○伤寒阴证，宜阴旦汤、人参养胃汤、藿香正气散、不换金正气散、正阳散。○阴证似阳，而赤而脉微。《入门》。

五积散 治感伤风寒，头痛身疼，四肢逆冷，胸腹作痛，呕吐泄泻，或内伤生冷，外感风冷，并皆主之。苍术二钱，麻黄、陈皮各一钱，厚朴、桔梗、枳壳、当归、干姜、白芍药、白茯苓各八分，白芷、川芎、半夏、桂皮各七分，甘草六分。上锉，作一贴，入姜三片，葱白三茎，水煎服。《入门》。○一方除白芷、肉桂，余材慢火炒令色变，摊冷，入桂、芷，名曰熟料五积散。不炒者，名曰生料五积散。海藏。

辛黄三白汤 治阴证伤寒，在表经者。人参、白术、白芍药各二钱，白茯苓、当归各一钱，细辛、麻黄各五分。上锉，作一贴，入姜三片，枣二枚，水煎服。《入门》。

阴旦汤 治阴证伤寒，身大热，欲近衣，此为内寒外热也。桂枝二钱，黄芩、干姜各一钱半，芍药、甘草各一钱。上锉，作一贴，入枣二枚，水煎服。《入门》。

人参养胃汤 治伤寒阴证，及外伤风寒，内伤生冷，憎寒壮热，头痛身疼。苍术一钱半，陈皮、厚朴、半夏制各一钱二分半，茯苓、藿香各一钱，人参、草果、甘草炙各五分。上锉，作一贴，入姜三片，枣二枚，乌梅一个，水煎服，令微汗濈濈然，自然解散，若有余热，以参苏饮款款调之。《入门》。

藿香正气散 治伤寒阴证，头痛身疼，如不分表里证，以此导引经络不致变动。藿香一钱半，紫苏叶一钱，白芷、大腹皮、白茯苓、厚朴、白术、陈皮、半夏制、桔梗、甘草炙各五分。上锉，作一贴，入姜三片，枣二枚，水煎服。《得效》。

不换金正气散 治伤寒阴证，头痛身疼，或寒热往来。苍术二钱，厚朴、陈皮、藿香、半夏、甘草各一钱。上锉，作一贴，入姜三片，枣二枚，水煎服。《入门》。

正阳散 治阴证伤寒。麻黄一钱半，陈皮、大黄生、干姜、肉桂、芍药、附子炮、半夏制、甘草炙各七分，吴茱萸五分，上锉，作一贴，入姜三片，枣二枚，水煎服，取汗。《本事》。

伤寒表证

凡伤寒，初得病二三日，头痛，身体痛，恶寒发热，皆表证也。《局方》。○凡仲景称太阳病者，皆表证，发热恶寒，头项痛也。《纲目》。○发热恶寒，身体痛而脉浮者，表证也，表证者恶寒是也，恶寒属太阳，宜汗之。《活人》。○项强几几，为太阳表证。几音殊如短羽鸟，不能飞腾，动先伸引其头也，项背强者，动亦如之，一云无翅鸟欲飞貌。《明理》。○伤寒表证，通用麻黄杏仁饮，寒伤荣宜麻黄汤，风伤卫宜桂枝汤，三时发表宜九味羌活汤。《入门》。○表

证宜香苏散、十神汤、人参败毒散、香葛汤、葱白散、参苏饮、芎芷香苏散、小青龙汤、神术散、消风百解散。○表证无汗，宜羌活冲和汤；有汗，宜防风冲和汤方见下；表证不解，宜双解散。河间。

麻黄杏仁饮　治伤寒太阳经发热恶寒，头痛无汗，脉浮紧。麻黄、桔梗、前胡、黄芩、陈皮、半夏制各一钱，杏仁、细辛各八分，防风七分，甘草四分。上锉，作一贴，入生姜三片，水煎服。《入门》。

香苏散　治四时伤寒，头痛身疼，发热恶寒，及伤风、伤湿、伤寒、时气瘟疫。香附子、紫苏叶各二钱，苍术一钱半，陈皮一钱，甘草炙五分。上锉，作一贴，入姜三片，葱白二茎，水煎服。《入门》。

芎芷香苏散　治伤寒伤风表证，头项强，百节痛，阴阳未分，皆可服。香附子、紫苏叶各二钱，苍术一钱半，陈皮、川芎、白芷各一钱，甘草五分。上锉，作一贴，入姜三片，枣二枚。水煎服。《得效》。

十神汤　治两感风寒，头痛寒热无汗。香附子、紫苏叶、升麻、赤芍药、麻黄、陈皮、川芎、干葛、白芷、甘草各一钱。上锉，作一贴，入姜三片，葱白二茎，水煎服。《入门》。

人参败毒散　治伤寒时气，发热头痛项强，肢体烦疼，及伤风咳嗽，鼻塞声重。羌活、独活、柴胡、前胡、枳壳、桔梗、川芎、赤茯苓、人参、甘草各一钱。上锉，作一贴，入姜三片，薄荷少许，水煎服。《医鉴》。○本方加天麻、地骨皮等分，名曰人参羌活散。○加荆芥穗、防风等分，名曰荆防败毒散。

香葛汤　治伤寒，不问阴阳两感，头痛寒热。苍术、紫苏叶、白芍药、香附子、升麻、干葛、陈皮各一钱，川芎、白芷、甘草各五分。上锉，作一贴，入姜三片，葱白二茎，豉七粒，水煎服。《得效》。

葱白散　治四时伤寒伤风，头痛体热烦渴。麻黄二钱，苍术、白术、川芎各一钱，

石膏、干葛、甘草各七分半。上锉，作一贴，入姜三片，葱白二茎，水煎服。《局方》。

参苏饮　治感伤风寒，头痛发热咳嗽，及内因七情，痰盛胸满潮热。人参、紫苏叶、前胡、半夏、干葛、赤茯苓各一钱，陈皮、桔梗、枳壳、甘草各七分半。上锉，作一贴，入姜三片，枣二枚，水煎服。《易简》。

小青龙汤　治伤寒表不解，因心下有水气，干呕气逆，发热咳喘。麻黄、芍药、五味子、半夏制各一钱半，细辛、干姜、桂枝、甘草炙各一钱。上锉，作一贴，水煎服。服此渴者，里气温，水欲散也。《正传》。

神术散　治伤寒伤风，头痛体疼，恶寒无汗。苍术二钱，荆芥、藁本、干葛、麻黄、甘草炙各一钱。上锉，作一贴，入姜三片，葱白二茎，水煎服。《集验》。

消风百解散　治感伤风寒，头痛身疼，鼻塞声重。荆芥、苍术、白芷、陈皮、麻黄各一钱，甘草五分。上锉，作一贴，入姜三片，葱白二茎，水煎服。《入门》。

双解散　治伤寒表里不解。滑石三钱，甘草一钱，石膏、黄芩、桔梗各七分，防风、川芎、当归、赤芍药、大黄、麻黄、薄荷、连翘、芒硝、荆芥、白术、栀子各五分。上锉，作一贴，入姜三片、葱白三茎、豉半合，同煎服。此方乃益元散与防风通圣散合剂也，益元散通里，通圣散发表，两得其宜也。河间

伤寒里证

伤寒里热者，若火熏蒸，自内达表，惟下之一法而已。《入门》。○发热汗出，不恶寒反恶热，乃阳明里证也，宜下之。○阳明为病，胃家实也，胃实则潮热谵语，承气汤下之。《明理》。○阳明病潮热，不大便六七日，恐有燥屎。欲知之法，少与小承气汤，转屎气者，有燥屎可攻，若不转屎气者，无

燥屎，慎不可攻也，若攻之，必胀满不能食。仲景。○发热汗出，不恶寒反恶热者，属里即阳明证也；发汗后，不恶寒但恶热者，胃实也，宜调胃承气汤。仲景。○大柴胡、三承气，攻热邪传里。《丹心》。○下药，大承气最紧，小承气次之，调胃承气又次之，大柴胡汤又次之。东垣。○如不恶寒反恶热，发渴谵语，腹满而喘，手足濈然汗出，急下之，宜大承气汤。如邪未深，恐有燥屎，小腹痛，宜用小承气微和胃气，勿令大泄。如不恶寒，但实者，当和胃气，调胃承气主之。东垣。○已上三法不可差，差则无者生之，有者遗之，假令调胃承气证，用大承气，则愈后元气不复，以其气药犯之。若大承气证，用调胃承气，则愈后神痴不清，以其无气药也。小承气汤证，用大承气，则下利不止，变而成虚。后人合三药为一方，号为三一承气，殊失仲景本意。《纲目》。○里证宜下，通用三一承气汤、六一顺气汤、陶氏黄龙汤。

小承气汤 治伤寒里证，小热、小实、小满，宜缓下者用此。大黄四钱，厚朴、枳实各一钱半。上锉，作一贴，水煎服。《入门》。

大承气汤 治伤寒里证，大热、大实、大满，宜急下者用此。大黄四钱，厚朴、枳实、芒硝各二钱。上锉，作一贴，水二大盏，先煎枳、朴，煎至一盏，乃下大黄，煎至七分，去渣入硝，再一沸温服。《入门》。

调胃承气汤 治伤寒里证，大便硬，小便赤，谵语潮热。大黄四钱，芒硝二钱，甘草一钱。上锉，作一贴，先煎大黄、甘草至半，去渣入芒硝，再一沸温服。《入门》。○三承气须分三焦受病而用之，若三焦伤者，痞、满、燥、实、坚俱全，是用大承气，大黄涤热，枳实泻实，厚朴消痞，芒硝润燥软坚。若上焦伤者，有痞、满、实，而无燥、坚，是用小承气，厚朴消痞，枳实泻满，大黄涤热。若中焦伤者，无痞、满而有燥、实、坚，是用调胃承气，大黄涤热，芒硝润

燥软坚，甘草和中而已。《入门》。

大柴胡汤 治伤寒病，少阳转属阳明，身热，不恶寒反恶热。大便坚，小便赤，谵语腹胀潮热。柴胡四钱，黄芩、芍药各二钱半，大黄二钱，枳实一钱半，半夏一钱。上锉，作一贴，入姜三片，枣二枚，水煎服。《正传》。○小柴胡去人参、甘草，加芍药、大黄、枳实也，以芍药下安太阴，使邪气不纳。以大黄去地道不通，以枳实去心下痞闷也。海藏。

三一承气汤 治伤寒、杂病入里之深，大小便不通者。甘草三钱，大黄、厚朴、枳实、芒硝各一钱半。上锉，作一贴，入姜三片，煎至半去渣，入芒硝再一沸，温服。《得效》。

六一顺气汤 治伤寒热邪传里，大便结实，口燥咽干，谵语发狂，潮热自汗，胸腹满痛等证，以代大、小、调胃、三一承气。大柴胡、大陷胸等汤之神方也。大黄二钱，枳实、厚朴、芒硝、柴胡、黄芩、芍药、甘草各一钱。上锉，作一贴，入姜三片，水煎至半去滓，入铁锈水三匙，调服。《入门》。

陶氏黄龙汤 治热邪传里，胃中燥粪结实，心下硬痛，纯下清水。大黄二钱，芒硝一钱半，枳实、厚朴各一钱，人参、当归、甘草各五分。上锉，作一贴，入姜三片，枣二枚，水煎温服。《入门》。

伤寒半表半里证

半表里极难识，有言身前后者，有言身上下者，有言太阳、阳明之间者。身后为太阳，身前为阳明，少阳居中，寒热莫定，此以身之前后而言也。小柴胡汤主少阳之半表里也。膀胱寒水近阳明燥金，水多则寒，燥多则热，亦往来寒热，五苓散分利膀胱之半表里也，理中汤治吐泻不定，上、下之半表里也。《入门》。○发热，脉弦细，头痛者，属半表半里，即少阳证也。仲景。○伤寒表证当汗，里证当下，不易之法也，然而假令脉浮而大，是表证当汗；又发热烦渴，小便

赤，却当下，此表里俱见，双解散主之。河间。○假令不大便六七日，头痛身热，是里证；又小便清，知不在里，因在表，须当发汗，此两证俱见，宜桂枝汤。河间。○假令心下满，口不欲食，大便硬，脉沉数，是里证当下。又头汗出，微恶寒，手足冷，却当汗，此半在表半在里也，小柴胡汤主之。河间。○治表里内外俱热之证，表者或脉浮，或头痛，或恶风，或恶寒。里者，或谵言妄语，或扬手掷足。欲汗则里证已急，欲下则表证尚存。通宜大柴胡汤。海藏。○伤寒须分表里，若表里不分，汗下差误，岂为上工。且如均是发热，身热不渴为表有热，小柴胡加桂枝主之。厥而脉滑为里有热，白虎汤加人参主之。○均是水气干呕，微利，发热而咳，为表有水，小青龙汤主之。身凉表证罢，咳而胁下痛，为里有水，十枣汤主之。○均是恶寒，有热而恶寒者，发于阳也，麻黄、桂枝、小柴胡主之。无热而恶寒者，发于阴也，附子汤、四逆汤主之。○均是身体痛，脉浮发热，头痛身体痛者，为表未解，麻黄汤主之。脉沉自利，身体痛者，为里不和，四逆汤主之。海藏。

伤寒阴厥

厥者，手足逆冷是也。其手足指头微寒者。谓之清，此疾为轻。《活人》。○阴厥者，初得病，便四肢逆冷，脉沉微而不数，足多挛，卧时恶寒，或引衣自覆，不饮水，或下利清谷，或清便自调，外证多惺惺而静，宜四逆汤、通脉四逆汤、当归四逆汤。《活人》。○阴厥者，无头痛，无身热，吐利不渴，静蜷而卧，手足尽冷，乃厥阴所主，阴阳之气不相接连而然。太阴厥，手足指头微冷者，理中汤；少阴厥，胫寒足冷，甚则手至臂、足至膝者，四逆汤；厥阴厥，一身尽冷者，当归四逆汤。厥逆烦躁者，不治。《入门》。○小便数，微恶寒者，阳气不足也。心烦，足蜷者，阴气不足也。《入门》。○厥阴证，四肢厥冷，脉沉迟，按之无力，

则为阴，当温之，宜四逆汤。海藏。○阴厥，指爪常冷，足蜷卧，不渴，清便如常，外证惺惺。《得效》。

伤寒阳厥

阳厥者，初得病，必身热头痛，外有阳证，至四五日方发厥，厥至半日却身热。盖热气深方能发厥，若微厥却发热者，热深故也。其脉虽伏，按之滑者，为里热，或饮水，或扬手掷足，或烦躁不得眠，大便秘，小便赤，外证多昏愦，承气汤、白虎汤，随证用之。《活人》。○下证悉具，而见四逆者，是因失下，血气不通，四肢便厥。医不识，疑为阴厥，便进热药，祸如反掌。大抵热厥，须脉沉伏而滑者，手虽冷，时复指爪温，须承气汤下之。《活人》。○厥阴证，四肢逆冷，爪甲青，脉沉疾，按之有力，则为阳，当下之。宜大承气。海藏。○阳厥者，未厥前有头痛，有身热，阳邪深入，陷伏于内而后发厥，微厥半日间，却又发热，热气下行则腹痛下利，或便脓血。若不便血，则热气上行，必为喉痹。《入门》。○伤寒邪在三阳，则四肢热；半表里及太阴，则邪渐入内，故四肢温；至少阴、厥阴，邪入深而陷伏于内，则四肢厥冷。然先由热后厥者，传经热厥也，轻则四逆散，重则大柴胡、承气汤下之。《入门》。○热厥，脉沉伏而滑，头上有汗，手掌温，指梢亦温，便宜下。《入门》。

阴阳厥轻重 伤寒至四五日而厥者，必发热，前热者后必厥，厥深者热亦深，厥微者热亦微。仲景。○伤寒厥四日，热反三日，复厥五日，其病为进，厥多热少，阳气退，故为进也。仲景。○伤寒发热四日，厥反三日，厥少热多，其病当自愈。仲景。○伤寒病厥五日，热亦五日，设六日当复厥，不厥者自愈。厥终不过五日，以热五日，故知自愈。仲景。○热多厥少者易愈，厥多热少者难已。《入门》。

辨阴阳厥法 阴阳二厥，脉皆沉，所以

使人疑之，然阴厥脉沉迟而弱，阳厥脉沉伏而滑。又阳厥指爪时一温，阴厥常冷。《得效》。○若未辨阴阳，且与理中汤试之，阳厥则便热，阴厥则不热。《得效》。

厥有脏厥蛔厥 躁无暂定而厥者为脏厥。《活人》。○脏厥者，发躁无休息时，且发热七八日，脉微肤冷而躁，或吐或泻，无时暂安者，乃厥阴真脏气尽，故曰脏厥。仲景无治法，四逆汤冷饮救之。又，少阴厥而吐利发躁，亦不治，三味参萸汤救之。《入门》。○静而复烦，吐虫而厥者，为蛔厥。详见虫门。《活人》。

厥与四逆不同 四逆者，四肢不温也。厥者，手足逆冷也。伤寒邪在三阳，则手足必热。传到太阴手足自温，至少阴则邪热渐深，故四肢逆而不温，及至厥阴，则手足厥冷，是又甚于逆。其四逆散凉药，以治四肢不温；其四逆汤热药，以治寒极而成逆厥者也。四肢通冷，比之手足独冷则有间。夫死者，以四逆言之，可治者，以厥冷言，则亦可见四逆与手足厥冷之有轻重浅深矣。盖四肢通冷，其病为重；手足独冷，其病为轻也。四肢与手足却有所分，以四字加于逆字之上，是通指手、足、臂、胫以上言也，以手足二字加于厥逆、厥冷之上，是独指手、足言也。盖以四逆为四肢通冷。厥为手、足独冷也。东垣。

伤寒阴毒

伤寒三阴病深，必变为阴毒。其证四肢厥冷，吐利不渴，静蜷而卧，甚则咽痛郑声，加以头痛头汗，眼睛内痛，不欲见光，面唇、指甲青黑，手背冷汗，心下结硬，脐腹筑痛，身如被杖，外肾冰冷，其脉附骨取之则有，按之则无，宜甘草汤、正阳散。阳气乍复，或生烦躁者，返阴丹、复阳丹用之，不可凉药。《入门》。○又此证，面青舌黑，四肢厥冷，多睡。《入门》。○积阴感于下，则微阳消于上，故其候四肢沉重逆冷，腹痛，咽喉不利，或心下胀满结硬，燥渴，

虚汗不止，或时狂言，爪甲、面色青黑，六脉沉细，而一息七至以来，速于气海、关元各灸二三百壮，以手足温暖为效，仍服还阳散、退阴散。《本事》。○阴毒沉困之候，六脉附骨取之方有，按之即无，一息八至已上，或不可数，至此则药饵难为功矣，宜灸脐下二三百壮，更以还阳散等热药助之，如手足不和暖者。不可治。《本事》。○伤寒阴毒之病，面青，身痛如被杖，咽喉痛，五日可治，七日不可治，甘草汤主之。仲景。○阴毒宜用正阳散、附子散、白术散、回阳救急汤、熨脐法。○一人伤寒，四肢逆冷，脐下筑痛，身疼如被杖，盖阴毒也，急服金液丹、来复丹方并见下等药，其脉遂沉而滑，证虽阴而有阳脉可生，仍灸脐下百壮，乃手足温，阳回得汗而解。《本事》。

正阳散 治伤寒阴毒证。附子炮一两，干姜炮、甘草炙各二钱半，皂角一挺，麝香一钱。上为末，每二钱，水一杯，煎至五分，和渣热服。一方用白汤调下。《得效》。

甘草汤 治阴毒。甘草炙、升麻、当归、桂枝各一钱，雄黄、川椒各一钱半，鳖甲酥炙三钱。上锉，作一贴，水煎服。毒从汗出，未汗再服。《入门》。○一名升麻鳖甲汤。仲景。

返阴丹 治阴毒。脉伏及阳脱无脉，厥冷不省。硫黄五两，硝石、太阴玄精石各二两，干姜、附子、桂心各五钱，为末，用铁铫先铺玄精，次铺硝石各一半，中间铺硫黄末，又布硝石、玄精余末盖上，以小盏合着，用炭三斤烧令得所，勿令烟出，急取瓦盆，合着地上，候冷取出，入余药同为末，糊丸梧子大，艾汤下三十丸，汗出为度。《入门》。

复阳丹 治阴毒，面青，肢冷，脉沉。荜澄茄、木香、吴茱萸、全蝎、附子炮、硫黄各五钱，干姜一钱。上为末，酒糊和丸梧子大，姜汤下三十丸，复以热酒投之，取汗。《入门》。

还阳散 治阴毒，面青肢冷，心躁腹

痛。硫黄为末，每二钱，新汲水调下，良久或寒一起、热一起，再服，汗出而差。《本事》。

退阴散 治伤寒阴毒。川乌、干姜等分。上为粗末，炒令转色，放冷再为细末，每一钱，盐一捻，水少许，同煎温服。《本事》。

附子散 治伤寒阴毒。附子炮二钱半，桂心、当归、白术各二钱，半夏制、干姜炮各一钱。上锉，作一贴，入姜三片，水煎服。《得效》。

白术散 治伤寒阴毒，四肢逆冷，心胸烦躁。川乌炮、桔梗、白术、附子炮、细辛各五钱，干姜炮二钱半。上为末，每二钱，水煎服。《丹心》。

回阳救急汤 治伤寒阴证及阴毒，四肢厥冷，脉沉细，唇青面黑。人参、白术、白茯苓、陈皮、半夏、干姜炮、肉桂、附子炮、五味子、甘草炙各一钱。上锉，作一贴，入姜七片，水煎服。《医鉴》。

熨脐法 治阴毒危急，体冷无脉，气息欲绝，或不省人事。大葱白把，切去叶扎饼二三寸许，连作四五饼，先将麝香、硫黄各一字，填脐内，放葱饼于脐上，以熨斗火熨之，如饼烂，再换新饼，又熨之，以葱气入腹为效。手足温有汗，即差，更服四逆汤以温其内，如熨后手、足指尚冷，甲下肉黑者，死。《活人》。○又法：酽醋拌麸皮炒熨，纳布袋中，蒸热熨之，尤速效。海藏。

伤寒阳毒

伤寒三阳病深，必变为阳毒，或有失于汗下，或本阳证，误投热药，使热毒入深，发为狂乱，面赤眼红，身发斑黄，或下利黄赤，六脉洪大，名曰阳毒发斑，宜黑奴丸、白虎汤、三黄石膏汤、消斑青黛饮。方见皮部。《医鉴》。○阳毒为病，面赤斑斑如锦纹，咽喉痛，唾脓血，五日可治，七日不可治，宜阳毒升麻汤、阳毒栀子汤、葛根汤，外用水渍法。《活人》。○伤寒先观两目，或

赤或黄，赤为阳毒，六脉洪大有力，燥渴者，轻则三黄石膏汤、三黄巨胜汤，重则大承气汤下之。《医鉴》。

黑奴丸 治阳毒发斑，烦躁大渴，脉洪数。麻黄、大黄各二两，黄芩、釜底煤、芒硝、灶突墨、梁上尘、小麦奴各一两。上为末，蜜丸弹子大，每一丸，新汲水化服，须臾振寒，汗出而解，未汗再服。《入门》。○阳毒及坏伤寒，医所不治，精魂已竭，心下尚暖，斡开其口，灌药下咽即活。若不大渴，不可与此药。《活人》。

三黄石膏汤 治阳毒发斑，身黄眼赤，狂叫欲走，谵语，六脉洪大。石膏三钱，黄芩、黄连、黄柏、山栀仁各一钱半，麻黄一钱，香豉半合。上锉，作一贴，入姜三片，细茶一撮，水煎服。《医鉴》。

阳毒升麻汤 治伤寒阳毒，面赤狂言，或见鬼脉浮大数。黄芩二钱，升麻、射干、人参各一钱，犀角一钱半，甘草七分。上锉，作一贴，水煎服，出汗则解。《活人》。

阳毒栀子汤 治阳毒。石膏二钱，升麻、黄芩、杏仁、柴胡各一钱，栀子、赤芍药、知母、大青各七分，甘草五分。上锉，作一贴，入姜五片，豉百粒，同煎服。《活人》。

葛根汤 治阳毒。葛根二钱，黄芩、大黄醋炒、栀子、朴硝、甘草各一钱半。上锉，作一贴，水煎服。海藏。

三黄巨胜汤 治阳毒发狂极甚，姑以劫之。即前三黄石膏汤，去麻黄、豆豉，加芒硝、大黄，入姜一片，枣二枚，水煎，临熟入泥浆、清水二匙，调服。《入门》。

水渍法 治阳毒，大热发狂，不能制伏。青布五六尺，叠折，新水浸之，搭病人胸上，须臾蒸热，又浸水，又搭之，日数十易，为佳。《得效》。○又法，绿豆煮汤一锅，稍温，用青布数重，蘸汤搭于胸膈，冷则再蘸汤搭之，日数十易，被盖覆，得汗而愈。盖绿豆、青布，性凉，能退热故也。《丹心》。

阴盛隔阳

伤寒，阴盛隔阳，其证身冷反躁，欲投井中，唇青面黑，渴欲饮水、复吐，大便自利黑水，六脉沉细而疾，或无。《入门》。〇病人身冷，脉沉细而疾，烦躁而不饮水者，阴盛隔阳也。《活人》。〇阴盛隔阳，大虚证也，身热而脉不鼓击，或身冷而欲坐井中，欲漱水而不入口，非真热也，宜霹雳散、回阳返本汤。《入门》。〇一人患伤寒，六脉沉伏不见，深按至骨则若有力，头疼，身温，烦躁，指末皆冷，胸中满，恶心，医皆不识。许学士诊之曰：此阴中伏阳也，仲景法中无此证。若用热药，则为阴所隔，不能导引真阳，反生客热，若用冷药，则真火愈消，须用破散阴气导达真火之药，用返阴丹二百粒作一服，冷盐汤下，不时烦躁狂热，手足躁扰。许曰：俗所谓换阳也，须臾稍定，略睡，汗出身冷矣。《本事》。〇若饮水者，非此证也。《活人》。

阳盛拒阴

伤寒阳盛拒阴，其证身体厥冷，其脉滑数，按之鼓击于指下，非真寒也，此大热证也，脉数而身反尽寒，宜三黄巨胜汤。方见上。

阴极似阳

阳邪不深，不能至于厥逆；阴邪不甚，不能至于烦躁，此水极似火，火极似水，谓之反化，亢极则害之之义也。阴证之极，火浮于外，发躁扰乱，状若阳证，然身虽烦躁，而引衣自覆。口虽燥渴，而漱水不下，脉必沉细无力，此阴极似阳也，宜通脉四逆汤。《入门》。〇烦极而反发厥，乃阴所致，言热极则反与阴盛发躁一同，必以四逆汤、理中汤治之。《入门》。

阳极似阴

阳证之极，热伏于内，故身凉四肢厥逆，状若阴证。但身虽冷而不欲近衣，神虽昏而气

色光润，脉必沉滑而有力，此阳极似阴也，宜大柴胡汤或白虎汤。《入门》。〇阴阳错杂之证，宜用从治法，从治者反治也，热药冷饮，冷药热饮，或热药为君，而佐以凉药，或冷药为君，而佐以热剂是也。《入门》。

霹雳散 治阴盛隔阳证。附子一个炮过，以冷灰培半时许，取出切半个细锉，入腊茶一钱、水一盏煎至六分，去渣入熟蜜半匙放冷服之，须臾躁止得睡汗出差。《入门》。〇一方，附子一枚，烧存性，冷灰培，为末，入腊茶二钱，分作二贴，每取一贴，水一盏，蜜半匙，同煎放冷服。名曰黑龙散。《宝鉴》。

回阳返本汤 治阴盛隔阳。附子炮、干姜炮、人参、陈皮、麦门冬、五味子、甘草炙、腊茶各一钱。上锉，作一贴，以清泥浆二盏，同煎去滓，入蜜五匙，调和放冷服之，取汗为效。面赤者，入葱白七茎，黄连少许，同煎服。《入门》。

伤寒杂证

有头痛、身痛、百节痛。恶寒、恶热、往来寒热。看面目、舌色。合病、并病。烦躁、战栗。动悸、动气等证。

伤寒头痛身疼百节痛

伤寒头痛身痛腰痛，以至牵连百骨节俱痛，此太阳伤寒，荣血不利故也。仲景。〇伤寒头痛，知邪在经也；不头痛，则知邪不在经也。海藏。〇太阳之证，头痛身热脊强。《入门》。〇三阳之病有头痛，三阴无头痛，惟厥阴与督脉会于头巅，故有头痛。《入门》。〇风寒入肌，血脉凝滞，所以身痛，太阳身痛，拘急而已；少阳身痛，必胁硬呕渴；少阴身痛，下利烦满；阴毒身痛，宛如被杖。《入门》。

恶寒恶热往来寒热

伤寒之病，邪之客于表者为寒，邪与阳相争则为寒矣；邪之入于里者为热，邪与阴

相争则为热矣。邪在半表半里，外与阳争而为寒，内与阴争而为热，是以往来寒热，宜小柴胡汤和解之。《活人》。○病有发热恶寒者，发于阳也；无热恶寒者，发于阴也。发于阳者七日愈，发于阴者六日愈，以阳数七，阴数六故也。仲景。○阳微恶寒，阴微发热，寒多易愈，热多难愈。《入门》。○发汗后，病不解反恶寒者，虚也，芍药甘草汤主之。仲景。○恶风者，见风至则恶矣，必居密室之内、帏帐之中，则坦然自舒。恶寒者，则不待风而自寒，虽身大热而不欲去衣者是也。《活人》云：恶寒者，不当风而自憎寒；恶风者，当风而憎寒。《纲目》。○病人脉微而涩者，其人亡血，病当恶寒，后乃发热无休止，时夏月盛暑，欲着复衣，冬月盛寒，欲裸其身，所以然者，阳微则恶寒，阴弱则发热也。此由医者过为汗，令阳气微，又大下，令阴气弱。夏月阳气在表，胃中虚冷，阳气内微，不能胜冷，故欲着复衣。冬月阳气在里，胃中烦热，阴气内弱，不能胜热，故欲裸其身也。仲景。○伤寒虽里证悉具，若有一毫恶寒者，为表邪未尽，须先解表，乃攻里也。《入门》。○发热恶寒，近似伤寒者，有五种脉：浮而紧，发热恶寒者，伤寒也；脉浮而数，发热恶寒，或有痛处，是欲作痈疽也；脉浮而涩，发热恶寒，或膈满呕吐，此伤食也；脉浮而滑，发热恶寒，或头眩呕吐，是风痰也；脉浮而弦，发热恶寒，或欲思饮食，此欲作疟疾也。《本事》。

芍药甘草汤 治汗后恶寒。桂枝二钱，甘草炙一钱半，芍药、白术、附子炮各一钱。上锉，作一贴，水煎服。仲景。

伤寒看面目舌色

少阴病下利，脉沉而迟，其人面少赤，必郁冒，汗出而解，所以然者，其面戴阳，下虚故也。仲景。○太阳病发汗不彻，面色缘缘正赤色者，阳气怫郁在表，当解之。仲景。○面戴阳者，面虽赤而不红活，乃下虚也。又曰：阴盛者，面赤而黯；阳盛者，面赤而光。《入门》。○伤寒阴证，无头痛，无身热，躁闷面赤，饮水不得入口，乃气弱无根，虚火泛上，名曰戴阳证，陶氏益元汤主之。《入门》。○欲愈之病目眦黄，眼胞忽陷定知亡。《脉诀》。○伤寒六七日，若脉和平，其人大烦，目重，睑内际皆黄者，为欲解也。《脉经》。○伤寒目赤为阳毒，目黄为黄疸。《入门》。○伤寒热病，目不明，谓神水已竭，不能照物，病已笃矣，急以六一顺气汤下之。《医鉴》。○热病在肾，令人渴，舌焦黄赤，饮水不止，目无精光者，死不治。仲景。○舌上白胎者，邪未入腑，属半表半里，以小柴胡汤和解之。舌生黄胎者，热已入胃，调胃承气汤下之。舌上黑胎，或生芒刺者，是肾水克心火，急以大承气下之，此热已极也。《医鉴》。○治法，取井水浸青布片子，净洗舌上后，以生姜片浸水，时时刮舌，黑胎自退。《医鉴》。

陶氏益元汤 治伤寒戴阳证。甘草炙二钱，附子炮、干姜炮、人参各一钱，五味子二十粒，麦门冬、黄连、知母各七分，熟艾三分。上锉，作一贴，入生姜五片，枣二枚，葱白三茎，水煎，临熟入童尿三匙，去滓，放冷服之。《入门》。

伤寒合病

合病者，一阳先病，或一阳随病，或二阳同病，或三阳同病，不传者，谓之合病，通用羌活冲和汤。《入门》。○三阳合病，头痛面垢，谵语遗尿，中外俱热，自汗烦渴，或腹满身重，白虎汤主之。仲景。

伤寒并病

并者，催并、逼迫之意。始初，二阳合病，后一阳气盛，一阳气衰，并归于一经独重，初证亦不解罢，通用羌活冲和汤。《入门》。

伤寒烦躁

烦乃心中懊恼，欲吐之貌。躁则手掉足

动，起卧不安。○心热则烦，肾热则躁。○烦为轻，躁为重。○先烦而渐躁者，为阳证；不烦而便发躁者，为阴证。《入门》。○烦主气，躁主血，肺主皮毛，气热则烦；肾主津液，血热则躁，故用栀子以治肺，豆豉以润肾，宜黄连鸡子汤、甘草干姜汤、芍药甘草汤。《入门》。○烦躁者，懊憹不得眠也。懊憹者，郁闷不舒之貌。烦者气也，火入于肺也；躁者血也，火入于肾也，栀子豉汤主之。仲景。○烦者身热也，邪气不为汗解，蒸于经络，郁于肌表，故生热烦也。《类聚》。○伤寒下后，心烦腹满，宜栀子厚朴汤。○烦躁不大便，绕脐痛，发作有时者，有燥屎也，宜下之。仲景。○病人脉已解，而日暮微烦者，以病新差，人强与谷，脾胃气尚弱，不能消谷，故令微烦热，损谷则愈。仲景。○烦躁者，气随火升也。《丹心》。

烦躁吉凶 内热曰烦，谓心中郁烦也。外热曰躁，谓气外热躁也。内热为有根之火，故但烦不躁，及先烦后躁者，皆可治。外热为无根之火，故但躁不烦，及先躁后烦者，皆不可治也。《明理》。○所谓烦躁者，谓先烦渐至躁也。所谓躁烦者，谓先发躁，迤逦复烦也。从烦至躁为热，未有不渐烦而躁者也。先躁后烦谓怫怫然更作躁闷，此为阴盛隔阳也。虽火躁欲于泥水中卧，但水不得入口是也，此气欲绝而争，譬如灯将灭而暴明。《明理》。

烦躁脚挛 伤寒脉浮，自汗出，小便数，心烦，微恶寒，脚挛急，反与桂枝汤，此误也，得之便厥，咽中干，烦躁吐逆，作甘草干姜汤与之，以复其阳。若厥愈，足温者，更作芍药甘草汤与之，其脚遂伸。仲景。

懊憹怫郁 有人伤寒八九日，身热无汗，时时谵语，时因下后，大便不通已三日矣。非躁非烦，非寒非痛，终夜不得卧，但心中无晓会处。许学士诊之曰：此懊憹、怫郁二证俱作也，胃中有燥屎。服承气汤下燥屎二十枚，得利而解。仲景云：阳明病下之，心中懊憹微烦，胃中有燥屎也。又云：小便不利，大便难，时有微热怫郁，有燥屎也。《内经》曰：胃不和则卧不安，此夜所以不得眠也。胃中燥，大便坚者，必谵语也。非烦非躁，非寒非痛，所以心中懊憹也。《本事》。

黄连鸡子汤 治少阴病，烦躁不得卧。即上黄连阿胶汤也。《入门》。

甘草干姜汤 治烦躁，吐逆而厥。甘草炙四钱，干姜炮二钱。上锉，作一贴，水煎服。仲景。

芍药甘草汤 治烦躁，脚挛急。方见上。

栀子豉汤 伤寒汗下后，虚烦不得眠，剧者必反复颠倒，心中懊憹，此主之。仲景。○按之心下软者，虚烦也，栀子七个，豉半合。上锉，水二盏，先煎栀子至一盏，纳豉再煎至七分，去渣温服，得吐止，未吐再服。仲景。○若胸满少气，加甘草，名曰栀豉甘草汤。○若胸满而呕，加生姜，名曰栀豉生姜汤。《入门》。○懊憹者，心郁不舒也，其证或因误下，正气内虚，阳邪内陷，结于其间，重则为结胸也。《回春》。

栀子厚朴汤 治伤寒下后，心烦腹满，卧起不安。栀子一钱半，厚朴三钱，枳实二钱。上锉，作一贴，水煎服。仲景。

伤寒战栗

黄帝曰：人之振寒者，何气使然？岐伯曰：寒气客于皮肤，阴气盛，阳气虚，故为振寒寒栗。《灵枢》。○战者，身为之战摇也。栗者，心战是也。正与邪争，则鼓栗而战，但虚而不至争，则心耸动而振也。战之与振，振轻而战重也。《明论》。○诸乘寒者则为厥，郁冒不仁，以胃无谷气，脾涩不通，口急不能言，战而栗也。仲景。○战者，身振而动。栗者，心战而惕。邪正相争，正气胜则战，邪气胜则栗。战则病欲愈，栗则病欲甚。战属阳，故大汗以解，不必药也。栗属阴，阳为阴所制，故心寒足蜷，鼓颔厥冷，便尿妄出，不知人事，宜理中、四逆汤。《入门》。○若原系热邪表证栗者，羌活冲和汤。里证栗者，大柴胡汤。《入门》。○有战而汗解者，太阳也；有不战而汗解者，阳明也；有不战不汗而解者，少阳也。老人虚弱，发战而汗不行，随即昏闷者，不治。《入门》。

伤寒动悸

伤寒过多，其人叉手自冒心，心下悸，欲得按，甚则身振振欲擗地，宜桂枝甘草汤。仲景。○发汗后，脐下悸，欲作奔豚，宜茯苓桂甘汤。仲景。○脉结代，心动悸，宜炙甘草汤。方见脉部。○撮空神昏者，陶氏升阳散火汤。《入门》。

桂枝甘草汤 治心悸欲得按。桂枝四钱，甘草炙二钱。上锉，作一贴，水煎服。仲景。

茯苓桂甘汤 治脐下悸，欲作奔豚。茯苓六钱，桂枝四钱，甘草炙二钱。上锉，作一贴，入枣五枚，以甘澜水二钟，先煮茯苓减二分，纳诸药，煮取一钟，去滓，日三服。仲景。

陶氏升阳散火汤 治撮空证，此因肝热乘肺，元气虚弱，不能主持，以致谵语神昏，叉手冒心，或撮空摸床。人参、当归、芍药、柴胡、黄芩、白术、麦门冬、陈皮、茯神、甘草各一钱。上锉，作一贴，入姜三片，枣二枚，入熟金同煎服。《入门》。

伤寒动气

动气者，为筑筑然动跳于腹者是也。《明理》。○病人先有五积在腹中，或脐上下左右，复因伤寒，新邪与旧积相搏而痛，筑筑然跳动，名曰动气。大概虚者，理中汤去白术加肉桂，热者宜柴胡桂枝汤。《入门》。

○五积中，惟脐下奔豚冲心最急，桂枝汤加桂一倍。《入门》。

动气在右 不可发汗，发汗则衄而渴，心苦烦，饮水即吐，宜五苓散。○不可下，下之则津液内竭，咽燥鼻干，头眩心悸。《明理》。

动气在左 不可发汗，发汗则头眩，汗不出，筋惕肉瞤，宜防风白术牡蛎汤。○不可下，下之则腹内拘急，食不下，动气更剧，身虽有热，卧则欲蜷。《明理》。

动气在上 不可发汗，发汗则气上冲，正在心端，宜甘李根汤。○不可下，下之则掌握热烦，身上浮冷，热汗自泄，欲得水自灌。《明理》。

动气在下 不可发汗，汗之则无汗，心中大烦，骨节苦疼，目晕，恶寒，食则反吐，谷不能进，宜大橘皮汤。○不可下，下之则腹胀满，卒起头眩，食则下清谷，心下痞。明理

柴胡桂枝汤 治伤寒动气筑痛。柴胡二钱，桂枝、黄芩、人参、芍药各一钱，半夏制八分，甘草炙六分。上锉，作一贴，入姜五片，枣二枚，水煎服。仲景。

防风白术牡蛎汤 治动气误发汗，筋惕肉瞤。防风、牡蛎粉、白术各等分。上为末，每二钱，酒或米饮调下，日二三。仲景。

甘李根汤 治动气误发汗，气上冲，正在心端。李根皮五钱，桂枝一钱半，当归、芍药、茯苓、黄芩各一钱，半夏、甘草各五分。上锉，作一贴，入姜三片，水煎服。《入门》。

大橘皮汤 治动气误发汗，心烦骨痛，目晕吐食。陈皮三钱，青竹茹二钱，人参、甘草各一钱。上锉，作一贴，入姜五片，枣三枚，水煎服。仲景。

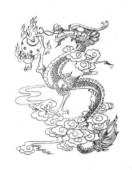

杂病篇卷之三

御医忠勤贞亮扈 圣功臣崇禄大夫阳平君臣许浚奉 教撰

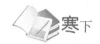 寒下

伤寒烦渴

凡得病，反能饮水，此欲愈也。仲景。○伤寒汗不解，脉浮者，苍术白虎汤主之。吐、汗、下后，口干舌燥，脉洪大，人参白虎汤主之。《丹心》。○凡得病五六日，而渴欲饮水不能多者，不当与之，何者？以腹中热尚少，不能消故也，至七八日，大渴欲饮水，惟当少与之，常令不足，勿极意也，言能饮一斗，只与五升。若腹满小便不利，若喘、若哕者，不可与之，若小渴咽干者，少少咽润之，令胃气和则愈。仲景。○渴欲饮水，水入即吐，名曰水逆，五苓散主之。仲景。○厥阴病，渴欲饮水者，少少与之愈。《活人》。○热在表则不渴，热入里则渴，耗夺津液而然也。然有渴必有烦者，肾主水，热深则水竭而渴，肝木挟心火以生烦，故厥阴六七日饮水多而小便少者，谓之消渴。渴欲水为欲愈者，传经已尽也。脉浮而渴属太阳，宜白虎汤；汗多而渴属阳明，宜竹叶石膏汤；自利而渴属少阴，宜猪苓汤。《入门》。○凡渴欲饮水，常令不足为善。经云：若还不饮非其治，强饮须教别病生。《医鉴》。○渴欲饮水而不能饮者，丹田有热，胸中有寒也。仲景。○阴盛隔阳之证，口燥渴而漱水不咽。蓄血之证，亦漱水不欲咽。《入门》。

五苓散 治太阳证入里，烦渴而小便不利。泽泻二钱半，赤茯苓、白术、猪苓各一钱半，肉桂五分。上为末，每二钱，白汤调下，或锉，作一贴，水煎服。○伤寒汗后亡津，但渴欲饮水者，邪在里也，然上焦虚燥，或饮水不散而反吐出，为水逆证。或饮水虽多，而小便不利者，皆里热未实，不能消水故尔，五苓散的药也。《入门》。

竹叶石膏汤 治伤寒解后余热，及阳明证自汗烦渴，并差后虚烦等证。石膏四钱，人参二钱，麦门冬一钱半，半夏一钱，甘草七分。上锉，作一贴，入竹叶七片，粳米百粒，水煎，入姜汁二匙服。《入门》。

伤寒潮热

潮热者，若潮水之潮，其来不失时也。一日一发，指时而发者，谓之潮热。若日三五发者，是即发热，非潮热也。潮热属阳明，必于日晡时发者，乃为潮热也。阳明之为病，胃家实也。胃实则谵语。《明理》。○潮热者，似潮水之有信，一日一发，谓之潮，必日晡而作，阳明旺于未申故耳，诸承气汤选用下之。或潮于寅卯者属少阳，或潮于巳午者属太阳，为邪未入胃，俱宜小柴胡汤和解之。《入门》。○吐下后不大便，潮热，若剧则不识人，循衣摸床，微喘直视，脉弦者生，脉涩者死。仲景。

伤寒发狂

发狂者，热毒在胃，并入于心，使神昏不定，言动急速，妄语妄笑，甚则登高而歌，弃衣而走，逾垣上屋，不食不卧，非大吐下不止。表里俱热，宜三黄石膏汤；里热盛，宜大承气汤加黄连；狂言谵语，宜辰砂五苓散。《入门》。○如狂者，但睡中忽欲起行，错言妄语，非若发狂，莫能制也。《入门》。○阳毒发狂，宜阳毒升麻汤、阳毒栀子汤。方见上。○发狂，宜用妙香丸方见火热、三白饮、活龙散、破棺汤、水渍法、火劫法。○喜忘如狂，蓄血证也。《活人》。○凡发狂见阳证阳脉者顺，见阴证阴脉，舌卷囊缩者死。《入门》。

三白饮 治伤寒热病，热极狂走。鸡子清一个，白蜜一大匙，芒硝三钱。上合作一处，凉水调下。《医鉴》。

活龙散 治阳毒发狂。活地龙大者四五条，净洗研取汁，入姜汁、薄荷汁及蜜各一匙，新汲水调和，徐徐灌尽，渐次凉快。若热炽则加片脑尤妙，名曰地龙水。《入门》。

破棺汤 治伤寒热病，发狂心躁，言语不定，不省人事。人屎干者烧存性，水渍饮汁一二盏即苏，或细研如面，新汲水调下三钱亦可。俗名野人干水。《本草》。

水渍法 见上阳毒下。

火劫法 治发狂。炭火一盆，置病人之前，将醋一碗急沃火内，使烟气冲入鼻内，须臾自定。又将凉水噀面，亦可。《入门》。

伤寒谵语郑声

实则谵语，虚则郑声。谵语者，谓乱语无次第，数数更端也；郑声者，谓郑重频烦也，只将一句旧言，重叠频言之也。《明理》。○阳明病，胃实则谵语。仲景。○大小便利，手足冷，脉微细者，必郑声，宜用白通汤。大便秘，小便赤，手足温，脉洪数

者，必谵语，宜用调胃承气汤。《活人》。○谵语有实有虚，实则可下，虚不可为。实者，胃实有燥屎，可下之；虚者，肠胃自利也，难治。《入门》。○伤寒大热，呻吟错语，不得眠，黄连解毒汤主之。《活人》。○昼日明了，夜则谵语如见鬼，乃妇人热入血室证也。《活人》。○伤寒发热谵语，宜柴胡连翘汤。《医鉴》。

黄连解毒汤 治伤寒大热，烦躁不得眠，或差后饮酒复剧者，及一切热毒。黄连、黄芩、黄柏、栀子各一钱二分半。上锉，作一贴，水煎服。《活人》。

柴胡连翘汤 治伤寒发热，谵语呻吟，睡卧不得。柴胡、黄芩、枳壳、赤芍药、桔梗、瓜蒌仁、栀子仁、连翘、黄连、黄柏、甘草各八分。上锉，作一贴，入姜三片，水煎服。《医鉴》。

伤寒结胸

伤寒，若脉浮紧，下之必结胸。海藏。○病发于阳，而反下之，热入，因作结胸，仲景。○伤寒表未解，医反下之，膈内拒痛，手不可近。一云，心下满而硬痛，此为结胸，宜大陷胸汤。仲景。○若按心下硬痛，手不可近，燥渴谵语大便实，脉沉实有力，为大结胸，急以大陷胸汤加枳壳、桔梗下之。反加烦躁者，死。《医鉴》。○小结胸者，正在心下，按之则痛，脉浮滑，宜小陷胸汤。《医鉴》。○寒实结胸，无热证者，宜三物白散、小陷胸汤。《医鉴》。○热实结胸，及寒实结胸，《活人书》不拘寒热，但用陷胸汤，不差用枳实理中丸，应手而愈。《纲目》。○但结胸无大热者，此为水结在胸胁，但头汗出，名曰水结胸，小半夏汤加茯苓主之。方见《入门》。○热实结胸，宜用大陷胸丸。《纲目》。○结胸，宜用灸法、熨法。未经下而胸满，非结胸也，只以小柴胡合小陷胸，加枳壳、桔梗。一服如神。《医鉴》。

大陷胸汤 治大结胸。大黄三钱，芒硝

二钱，甘遂末五分。上锉，分二贴，每取一贴，先煎大黄至六分，纳硝再煎一二沸，去滓纳甘遂末，搅服，得快利，止后服。仲景。

小陷胸汤 治小结胸。半夏制五钱，黄连二钱半，瓜蒌大者四分之一。上锉，作一贴，水二盏，先煎瓜蒌至一盏，乃入半夏、黄连，煎至半，去滓温服，未利再服，利下黄涎便安。仲景。○一方，加枳实、黄芩、桔梗尤效。《入门》。○瓜蒌惟锉其壳，勿锉其子，锉其子者非也。《丹心》。

三物白散 治寒实结胸。桔梗、贝母各三钱，巴豆去皮心，熬研如脂一钱。上为末，和匀，白汤和服半钱，弱人减半，或吐或利，不利进热粥一碗，利不止进冷粥一碗。《入门》。

大陷胸丸 治热实结胸。大黄五钱，葶苈子炒、杏仁炒各三钱，芒硝二钱半，甘遂二字。上为末，蜜丸弹子大，每一丸，水一盏，煎六分，温服，未利再服。《丹心》。

灸法

详见胸部。

熨法

详见胸部。

伤寒脏结

病有结胸，有脏结，其状何如？答曰：按之痛，寸脉浮，关脉沉，名曰结胸也。何谓脏结？答曰：如结胸状，饮食如故，时时下利，寸脉浮，关脉细小沉紧，名曰脏结。舌上白胎滑者难治。仲景。○病人胸中素有痞，连在脐旁，引入小腹，入阴筋者，此名脏结，死。仲景。○歌曰：饮食如常时下利，更加舌上白胎时，连脐痛引阴筋者，脏结元来死不医。○状如结胸，饮食如故，时时下利而舌上白胎。《活人》。○病人素有痞气，再加伤寒，与宿积相合，使真脏之气闭结不通，亦名脏结，慎不可下，止宜小柴胡

加生姜以和表，灸关元以回阳解阴结。危哉。《入门》。○脏结与结胸相似，皆下后邪气入里，与阳相结，结在胸者为结胸；与阴相结，结在脏者为脏结。惟其阴结，故脏结无阳证，不往来寒热，或但寒不热，其人反静，饮食如常，时时下利，舌上白胎，胁胁脐腹引入阴筋俱痛者，丹田有热，胸中有寒，所以难治。《入门》。

伤寒痞气

病发于阴，而反下之，因作痞。仲景。○伤寒呕而发热者，若心下满而不痛，此为痞，半夏泻心汤主之。胃虚气逆者，亦主之。仲景。○心下痞硬，按之濡，其脉关上浮者，三黄泻心汤主之。凡结胸与痞，关脉须沉，若关脉浮者，宜此汤。仲景。○心下痞而复恶寒汗出者，附子泻心汤主之。仲景。○下后下利，日数十行，谷不化，腹雷鸣，心下痞硬，干呕心烦，此乃结热，乃胃中虚，客气上逆故也，甘草泻心汤主之。仲景。○汗解后胃不和，心下痞硬，胁下有水气，腹中雷鸣下利者，生姜泻心汤主之。仲景。○太阳病外证未除，而数下之，遂下利不止，心下痞硬，表里不解，桂枝人参汤主之。仲景。○痞气，通用桔梗枳壳汤。方见胸部。

半夏泻心汤 半夏制二钱，黄芩、人参、甘草各一钱半，干姜一钱，黄连五分。上锉，作一贴，入姜三片，枣二枚，水煎服。仲景。

三黄泻心汤 大黄、黄连各二钱，黄芩一钱。上锉，作一贴，以麻沸汤一盏渍之，良久绞去滓，分温再服。仲景。

附子泻心汤 大黄、黄连、黄芩各二钱锉，附子炮二钱，别煮作汁。上取百沸汤一盏，入三味渍之，良久去滓，纳附子汁，分温再服。仲景。

甘草泻心汤 甘草二钱，黄芩、干姜各一钱半，半夏制、人参各一钱，黄连五分。上锉，作一贴，入大枣三枚，水煎服。仲景。

生姜泻心汤　生姜、半夏各二钱，人参、干姜各一钱半，黄连、甘草各一钱，黄芩五分。上锉，作一贴，入枣三枚，水煎服。仲景。

桂枝人参汤　桂枝另锉、甘草炙各一钱八分，白术、人参、干姜各一钱半。上锉，作一贴，水二盏煎至一盏，入桂枝煮取七分，去滓温服，日二。仲景。

伤寒筋惕肉瞤

动气在左而发汗，则筋惕肉瞤。《明理》。○伤寒筋惕身瞤，发汗太过所致也。古人以真武汤主之，然真武汤能止其汗而不能定其瞤。瞤者动也，盖汗多则伤血，血虚无以荣筋，筋愈急，而四体百骸俱为之瞤动，宜以四物汤去地黄，加人参、半夏、茯苓、甘草作剂，以五灵脂为佐，入生姜、乌梅煎服，自有神效。此专主生血，生血乃所以收汗也。《直指》。

伤寒除中证

厥而下利，反能食者，曰除中。不治。《得效》。○厥而利，反能食曰除中，其死也可立待也。《入门》。○邪在表则能食，邪在里则不能食。今伤寒厥深下利脉迟，当不能食而反能食者，名曰除中。中之胃气既除，岂可再复。《入门》。○厥利当不能食，今反能食，恐为除中。试食以索饼发热者，除中也；不发热者，非除中，知胃气尚在，必愈也。仲景。

伤寒血证

太阳病六七日，表证因在，脉微而沉，反不结胸，其人如狂者，以热在下焦，小腹当满，小便自利者，下血乃愈，抵当汤主之。仲景。○太阳证身黄发狂，小腹硬满，自利者，血证谛也，宜抵当汤。仲景。○伤寒小腹满，应小便不利，今反利者，为有血也，当下之，宜抵当丸。仲景。○太阳病不解，热结膀胱，其人似狂，若血自下者自

愈，但小腹急结者，宜攻之，宜桃仁承气汤。仲景。○衄忌发汗者，为无脉或脉微故也。若脉浮紧，身疼恶寒发热，则汗之可也，宜麻黄汤、桂枝汤方并见上。若脉微不可汗，则犀角地黄汤主之。方见血门。海藏。○少阴病强发汗，血出九窍，是名下厥上竭，不治。仲景。○太阳病脉浮紧，发热无汗而衄者，自愈也。仲景。○伤寒头痛发热口干，口鼻血出，午后昏沉，耳聋胁痛，俗名血汗病也，犀角地黄汤合小柴胡汤主之。《医鉴》。

抵当汤　治一切瘀血结胸，谵语，漱水等证。水蛭炒、虻虫炒去足翅、桃仁留尖各十枚，大黄蒸三钱。上锉，作一贴，水煎服。《入门》。

抵当丸　治蓄血在下而无身热，便黑喜忘，如狂等证。但小腹满而尿利者，宜用此缓以下之。水蛭、虻虫各七个，桃仁六个，大黄三钱。上为末，蜜和，分作二丸，水一盏煎一丸至七分，顿服，未效再服。《丹心》。

桃仁承气汤　治血结膀胱，小腹结急，便黑，谵语，漱水，宜此攻之。大黄三钱。桂心、芒硝各二钱，甘草一钱，桃仁留尖十枚。上锉，作一贴，水煎，入芒硝温服，以瘀血尽下为度。《丹心》。

伤寒自利

伤寒阴证，身痛脉沉，大便自利，或呕或咳，宜玄武汤。方见上。○伤寒阳证，身热脉数，烦渴引饮，大便自利，宜柴苓汤。《丹心》。○益元散亦佳。方见暑门。○太阴证自利，宜理中汤。《丹心》。

柴苓汤　治伤寒热病，发热泄泻。柴胡一钱六分，泽泻一钱三分，白术、猪苓、赤茯苓各七分半，半夏七分，黄芩、人参、甘草各六分，桂心三分。上锉，作一贴，入姜三片，水煎温服。《丹心》。

伤寒胸腹痛

伤寒腹痛，中脘痛太阴也，脐腹痛少阴

也，小腹痛厥阴也。仲景。〇心胸硬痛，手不可近，为结胸。若未经下者，非结胸也，乃邪气填塞胸中，只以小柴胡加枳、桔治之，如未效，小柴胡合小陷胸，加枳、桔，一服如神。《医鉴》。〇若心下胀满而不痛者，乃痞气也，宜泻心汤加枳、桔。《医鉴》。〇若小腹硬痛，小便利，则为蓄血之证，桃仁承气汤下之。若小便不利，则为尿涩之证，五苓散利之。若小腹绕脐硬痛，小便涩，大便实者，有燥屎也，大承气汤下之。《医鉴》。

伤寒吐蛔

伤寒有吐蛔者，虽有大热忌下，凉药犯之必死。盖胃中有寒，则蛔不安其所而上膈，大凶之兆也，急用理中汤方见上加乌梅二个，红椒十粒煎服，待蛔定，却以小柴胡汤退热。《医鉴》。〇伤寒吐蛔者，手足冷，胃虚空也。《回春》。

阴阳交证

黄帝问曰：有病温者，汗出辄复热，而脉躁疾不为汗衰，狂言不能食，病名为何？岐伯曰：病名阴阳交，交者死也。帝曰：愿闻其说。岐伯曰：人所以汗出者，皆生于谷，谷生于精，今邪气交争于骨肉而得汗者，是邪却而精胜也。精胜，则当能食而不复热。复热者，邪气也。汗者，精气也。今汗出而辄复热者，是邪胜也，不能食者，精无俾也。病而留者，其寿可立而倾也。且夫《热论》曰：汗出而脉尚躁盛者死。狂言者，是失志，失志者死。《内经》。〇发汗后脉躁疾，狂言不能食，谓之阴阳交。言交合阴阳之气不可分别，此死证也。《入门》。

坏证

伤寒病未退，重感寒变为温疟，重感风变为风温，再感湿热变为温毒，重感疫气，变为温疫。又太阳病经汗、吐、下、温针不解，及过经不解，皆名坏证。或医者不辨阴阳，错谬汗下，使病不解，坏证乱经，久而不差。视其犯何逆以治之。表证多者，知母麻黄汤；半表者，小柴胡汤；余热不解者，参胡芍药汤；危急者，夺命散。诸药不效者，鳖甲散。《入门》。

知母麻黄汤 治坏伤寒，以伤寒差后，经久精神不守，言语错谬，或潮热颊赤，寒热如疟，皆由汗下不尽，毒留心胞间所致也。知母三钱，麻黄、赤芍药、黄芩、桂心、甘草炙各一钱。上锉，作一贴，水煎服，微汗即愈。《入门》。〇一本，去桂心，代桂枝。《入门》。

参胡芍药汤 治伤寒，十四日外余热未除，或渴或烦，不能安卧，不思饮食，大便不快，小便黄赤，此为坏证。生地黄一钱半，人参、柴胡、芍药、黄芩、知母、麦门冬各一钱，枳壳八分，甘草三分。上锉，作一贴，入姜三片，水煎服。《入门》。

夺命散 治伤寒坏证，昏沉垂死，或阴阳一证不明，过经不解，及或因误服药，困重垂死，一切危急之证。好人参一两，锉作一服，水二升，于银石器内煎至一升，去滓以新水沉冷，一服而尽。汗自鼻梁上出，涓涓如水，是药之效也。一名独参汤。《丹心》。

鳖甲散 治坏证，诸药不效。鳖甲二钱，犀角、前胡、黄芩、生地黄各一钱，枳壳八分，乌梅二个。上锉，作一贴，水煎服。《入门》。

百合证

大病后未平复，失于调理，余证在阳，医反下之；余证在阴，医反汗之。以此百脉一宗，悉致其病，无复经络，故谓之百合伤寒。其证常默默然，欲食不能食，欲卧不能卧，欲行不能行，或有时闻食臭，或时如寒无寒，如热无热，口苦小便赤，诸药不能治，药入口即吐利，如有神灵，身形虽似和，其脉微数。每尿时辄头痛者，六十日乃愈。若尿时头不痛，淅淅然者四十日愈。若尿时快然，但头眩者二十日愈。宜用陶氏柴胡百合汤、百合知母汤、百合滑石代赭汤、百合鸡子汤、百合地黄汤、百合滑石散、百合洗方。仲景。○百合者，百脉合病也，治以百合为主者，以其能和合百脉也。《入门》。

陶氏柴胡百合汤 治百合病及劳复等证。鳖甲醋煮二钱，柴胡、百合、知母、生地黄、陈皮、人参、黄芩、甘草各一钱。上锉，作一贴，入姜三片，枣二枚，水煎服。《入门》。

百合知母汤 治汗后百合证。百合七枚，知母一两。上先将百合水浸一宿，当白沫出，去其水，更以井水二盏煎至一盏，去滓。又将井水二盏另煎知母，取一盏去滓。二汁和匀同煎，取一盏半，分温再服。仲景。

百合滑石代赭汤 治下后百合证。百合七枚，滑石三两，代赭石一两。上煎如上法服。仲景。

百合鸡子汤 治吐后百合病。百合七枚，鸡子黄一个。上先将百合水浸一宿，当白沫出，去其水，更以井水二升煎取一盏，去渣，纳鸡子黄，搅匀温服。仲景。

百合地黄汤 治不经汗、吐、下百合证。百合七枚，生地黄汁一升。上先煎百合如上法，乃纳地黄汁煎取一升五合，分二服，大便出如漆黑。仲景。

百合滑石散 治百合病变寒热者。百合一两，滑石三两。上为末，每三钱，白汤下，日三服。仲景。

百合洗方 治百合病一月不差，变成渴者。百合一升，水一斗渍一宿，洗一身已，宜淡食。仲景。

过经不解

伤寒六日传经一遍，七日当解，而再传至于十三日以上不愈，谓之过经不解，由汗下失宜，邪气留连故也。或从轻再汗再下，宜参胡芍药汤、小柴胡汤调之。方并见上。

《活人》。○余热不退，皆宜小柴胡汤。《活人》。

劳复食复证

劳者动也，动非一种，有内外血气之异，若见外证则谓之复病，非为劳也，如再感风寒是已。海藏。○复者，其病如初也。伤寒新差，津液未复，血气尚虚，或梳洗，言动太早，或思为太过，则成劳复。盖劳则生热，热气乘虚还入经络，未免再复，谓之劳复，宜小柴胡汤、麦门冬汤和之。热气浮者，栀豉枳实汤、鼠屎豉汤。《入门》。○食复者，伤寒新差，胃气尚弱，若恣食饮，不能克化，依前发热，若用补药，则胃热转增，治须清热消食。轻者胸中微满，损谷自愈；重者必须吐下，宜栀豉枳黄汤；胸痞者，生姜泻心汤方见上；饮酒复剧者，宜黄连解毒汤。方见上。《入门》。○劳复食复，宜七味葱白散。劳复虚者，益气养神汤。○凡复证，先病七日，出汗而解，今复举亦必七日而解；先病十四日出汗而解，今复举亦必十四日而解，虽三四次复举，亦必三四次战汗而解。但劳复证久不愈，恐成劳瘵。《入门》。

麦门冬汤 治劳复气欲绝，能起死回生。麦门冬二钱，甘草炙三钱，粳米一合。上水二盏，先煎粳米令熟，去米入二药及枣二枚、青竹叶十五片，煎至一盏，温服。加人参尤妙。海藏。

栀豉枳实汤 治劳复发热。栀子、枳实各二钱，香豉五钱。上锉，水煎服，微汗之差。《入门》。

鼠屎豉汤 治同上。栀子七个，雄鼠屎七枚，枳壳一枚炒。上锉，水一盏半，入葱白二寸，香豉三十粒，同煎至一盏，分二服。勿令病人知。《活人》。

栀豉枳黄汤 治食复发热。栀子、枳壳、柴胡各一钱，香豉五钱，大黄三钱。上锉，水煎服。腹胀加厚朴，伤肉加山楂，伤面饭加神曲。《入门》。

七味葱白散 治劳复食复。葱白连根三茎，干葛、麦门冬、熟地黄各三钱，香豉半合，生姜切一合。上锉，以甘澜水四升，煎之三分减，去滓，分二服。《活人》。

益气养神汤 治劳复，宜养气血。人参、当归、白芍药酒炒、麦门冬、知母、栀子炒各一钱，白茯神、前胡各七分，陈皮五分，升麻、生甘草各三分。上锉，作一贴，入枣二枚，水煎服。《回春》。

伤寒遗证

帝曰：热病已愈，时有所遗者何也？岐伯曰：诸遗者，热甚而强食之，故有所遗也。帝曰：治遗奈何？岐伯曰：视其虚实，调其逆从，可使必已矣。帝曰：病热当何禁之？岐伯曰：病热少愈，食肉则复，多食则遗，此其禁也。《内经》。○遗谓遗热。《内经注》曰：如遗之在人也。所谓遗者，大小便不禁也，尝见病差后，善饮食而大小便不禁，故知之。《活人》。○当与食复参看。

阴阳易证

伤寒病新差，阴阳未和，因合房室，则令人阴肿入腹绞痛，妇人则里急，腰胯连腹内痛，名为阴阳易也。其男子病新差，妇人与之交，得病名曰阳易；妇人病新差，男子与之交，得病名曰阴易。若二男二女并不相易，所以呼为易者，以阴阳相感动，其毒着于人，如换易然。其病之状，身热冲胸，头重不能举，眼中生火，四肢拘急，小腹绞痛，手足拳，即死，亦有不即死者。病若小腹里急，热上冲胸，头重不能举，百节解离，经脉缓弱，血气虚，骨髓干，便恍恍翕翕气力转少，着床不能动摇，起止须人，或牵引岁月方死。《活人》。○阴阳易，宜烧裈散、赤衣散、猳鼠粪汤、青竹茹汤、竹皮汤、干姜汤。囊缩痛，气欲绝，宜竹皮逍遥散。《入门》。○女劳复者，不因易而自病复也，治亦相同，但多憎寒发热虚弱者，人参逍遥散。《入门》。○阴阳易病，见舌吐出

者，必死。《宝鉴》。○顾子献病伤寒新差，华佗诊脉曰：尚虚未复，阳气不足，勿为劳事，余劳尚可，女劳即死，死当吐舌数寸。其妻闻病差，从百里来省之，住数宿，果为劳事，遂吐舌数寸而死。《活人》。○有妇人病伤寒，贼来不能走。其贼六七人奸之，皆得妇人病而死。此阴阳易也。《外台》。

烧裈散 治阴阳易。取近阴处裈裆一片，方圆四五寸，烧存性，温水调服一钱，日三，小便即利，阴头微肿即愈。男女互用之。《入门》。○又方，人手足指爪甲二十片，烧灰末，米饮调下，其效亦同。《入门》。

赤衣散 治阴阳易最效。取室女月经布近阴处，烧存性，末，米饮调下。《入门》。

猳鼠粪汤 治男子阴易病。韭白根一把，猳鼠粪十四个。上以水二升，煮取半升，去滓温服，取微汗，未汗再服。猳鼠，雄鼠也。粪两头尖者是也。海藏。

青竹茹汤 治劳复及阴阳易病。瓜蒌根五钱，青竹茹二钱。上锉，作一贴，水煎服。《入门》。○一名瓜竹汤，治法、服法同。

竹皮汤 治阴阳易及劳复病。刮取青竹皮一升，水三升，煮取一升，分二服。○一名竹茹汤。《纲目》。

干姜汤 治阴阳易病。速当汗之，满四日不可疗。干姜三钱锉，水煎服。得汗出，手足伸，即愈。《得效》。○一方，干姜为末一两，温汤调服，覆衣取汗得解。《古方》。

竹皮逍遥散 治劳复及易病。青竹皮卵缩腹痛倍入、生地黄、人参、知母、黄连、滑石、韭白、柴胡、犀角、甘草各一钱。上锉，作一贴，入姜三片，枣二枚煎。临服入烧裈裆末一钱半，调服。微汗之，未汗再服。《入门》。

人参逍遥散 治女劳复虚弱者。人参、当归各二钱，柴胡一钱半，白术、白芍药、白茯苓各一钱。上锉，作一贴，水煎服。《入门》。

热入血室证

妇人伤寒与男子无异，惟热入血室及妊娠伤寒则不同也。云岐。○妇人以血为主，血室即冲脉血海也。妇人伤寒发热，经水适来适断，昼日明了，夜则谵语，如见鬼状，此为热入血室，无犯胃气及上二焦，必自愈。《活人书》云：小柴胡汤加生地黄主之。犯胃气谓下之，犯上二焦谓发汗也。仲景。○妇人伤寒，寒热如疟，昼宁夜躁，如见鬼状，此为热入血室。不实满者，小柴胡汤加牡丹皮；大实满者，桃仁承气汤主之。云岐。○热入血室，其血必结而不行，小柴胡加牡丹皮、桃仁，或小柴胡合四物汤主之，牛黄膏亦主之。方见妇人。《入门》。○妇人伤寒发热，经水适来，经行尽则热随血散，不治自愈，如热除而脉迟身凉，胸胁下满，按之痛者，谓之血结胸，当刺期门穴名，随其实而泻之，宜服桂枝红花汤。《入门》。

血结胸 或问：热入血室，何为而成结胸也？予曰：邪气传入经络，与正气相搏，上下流行，或遇经水适来适断，邪气乘虚而入血室，血为邪迫，上入肝经，肝受邪则谵语而见鬼，复入膻中则血结于胸也。何以言之？妇人平居，水当养于木，血当养于肝，方未受孕，则下行之以为月水；既妊，则中蓄之以养胎；及已产，则上壅之以为乳汁，皆此血也。今邪气蓄血并归肝经，聚于膻中，结于乳下，故手触之则痛，非汤剂可及，故当刺期门也。《本事》。

桂枝红花汤 治热入血室及血结胸。桂枝、芍药、甘草各一钱半，红花一钱。上锉，作一贴，入姜四片，枣二枚，水煎服，汗出而解。《入门》。

伤寒无脉为欲汗

伤寒两手无脉曰双伏，一手无脉曰单伏。○若病人寒热而厥，面色不泽，冒昧而两手忽无脉，或一手无脉者，必是有正汗也。如天之欲雨，六合昏昧，多用棉衣裹手足令温暖，急服五味子汤，晬时必有大汗而解矣。《活人》。○伤寒病六七日来，别无刑克证，忽昏迷不省，脉静或无，此欲作正汗，如久旱将雨之兆。喘促无脉者，加味生脉散。阴躁无脉者，回阳返本汤。下利脉不至，白通加猪胆汁汤二方见上。脉结者，炙甘草汤方见脉部。寒热郁闭者，两手俱无脉，亦是好汗相逼，汗出自愈，宜麻黄附子细辛汤方见上加人参、五味子，以汗出脉续出则生。服药而仍前无汗，脉不至者死。《入门》。

五味子汤 治伤寒喘促，脉伏而厥。五味子三钱，人参、麦门冬、杏仁、陈皮各二钱。上锉，作一贴，入姜五片，枣二枚，水煎服。《活人》。○一名加味生脉散。《入门》。

差后昏沉

伤寒差后，或十数日、或二十日，终不惺惺，常昏沉以失精神，言语错谬，又无寒热。医或作鬼祟，或作风疾，多般治不差，或朝夕潮热往来，颊赤，或有寒热似疟。都是发汗不尽，余毒在心胞间所致，知母麻黄汤主之。方见上。《得效》。○陶氏导赤各半汤极妙。《入门》。○伤寒后无寒热杂证，但渐变神昏不语，或睡中独语一二句，目赤唇焦舌干，不饮水，稀粥与之则咽，不与则不思，心下无痞，腹中不满，大小便如常，形貌如醉人，此热传手少阴心经也，心火熏肺，所以神昏，名曰越经证，宜陶氏导赤各半汤。《入门》。

陶氏导赤各半汤 治差后昏沉。黄芩、黄连、栀子、知母、麦门冬、茯神、犀角、人参、滑石各一钱，甘草五分。上锉，作一贴，入姜一片，枣二枚，灯心一握，煎入生苄汁三匙服。《入门》。○一名泻心导赤散。《回春》。

余热不退

伤寒余热不退，通宜用小柴胡汤调之。

尿赤涩者，柴苓汤。二方见上。○吐、汗、下三法之后，别无异证者。凉膈散方见火门调之。《宣明》。○余热盛，或发狂言，辰砂益元散最妙。方见下。《入门》。○发热之后，热不解，脉尚浮者，白虎汤加苍术再解之。方见上。○伤寒后虚热不已，白虎加苍术、人参，一服如神，汗止身凉，此通神之法也。如此则汗下后，热不退，不问有汗无汗，俱宜白虎加苍术、人参解之，最妙。河间。○伤寒后六经余热不退，宜加减凉膈散。方见火门。《正传》。

狐惑证

虫证也，如狐听冰，犹豫不决之义。其候四肢沉重，默默欲眠，目不得闭，恶闻食臭，舌白齿晦，面目乍赤乍白乍黑，变异无常。此因大病后，肠胃空虚，三虫求食，食人五脏，蚀人喉则为惑，其声哑；蚀其肛则为狐，其咽干，杀人甚急。当看上唇有疮，虫蚀其脏；下唇有疮，虫蚀其肛。蚀上部者，三黄泻心汤主之方见上。蚀下部者，苦参汤熏洗之。蚀肛门者，生艾汁调雄黄末，烧烟熏之。通用黄连犀角汤、治惑桃仁汤、雄黄锐散。《入门》。

黄连犀角汤 治狐惑。黄连、犀角、乌梅、木香、桃仁各一钱。上锉，作一贴，水煎服，空心。《回春》。

治惑桃仁汤 治同上。桃仁、槐子碎、艾叶各二钱。上锉，作一贴，入姜三枣二，水煎，空心服。《得效》。

雄黄锐散 治下部惑疮。雄黄、青葙子、苦参、黄连各二钱，桃仁一钱。上为末，以生艾汁和，如枣核大，绵裹纳下部。《得效》。

伤寒差后杂证

伤寒差后，虚烦不得眠，宜酸枣仁汤、乌梅汤。《活人》。○差后不食，宜参苓白术散、凝神散。二方并见内伤。○差后有热狂言，宜辰砂五苓散、辰砂益元散。○差后虚烦欲呕，宜竹叶石膏汤。方见上。《入门》。

酸枣仁汤 治伤寒后，虚烦不得眠。酸枣仁炒二钱，麦门冬、知母各一钱半，茯苓、川芎各一钱，干姜、甘草炙各二分半。上锉，作一服，水煎服。《活人》。

乌梅汤 治伤寒后，虚烦不得眠，心中懊憹。柴胡二钱，栀子炒、黄芩、甘草炙各一钱，乌梅肉二个。上锉，作一贴，入姜三片、豉五十粒，同煎服。《活人》。

辰砂五苓散 治伤寒发热，狂言谵语，及差后热不退，虚烦等证。泽泻、赤茯苓、猪苓、白术各二钱半，肉桂、辰砂各五分。上细末，每二钱，沸汤点服。《丹心》。

辰砂益元散 治伤寒热不退。狂言谵语。滑石六两，甘草、辰砂各一两。上细末，每二钱，井水调下，日二三。《入门》。

伤寒治法

张仲景《伤寒论》载三百九十七法，一百一十有三方。惜乎，其书一变于王叔和之撰次，再变于成无己之诠注，传之愈久，而愈失其真也。《正传》。○帝曰：治之奈何？岐伯曰：治之各通其脏脉，病日衰已矣。其未满三日者，可汗而已；其满三日者，可泄而已。《内经》。○阳盛阴虚，下之则愈，汗之则死；阴盛阳虚，汗之则愈，下之则死。此阴阳，指表里而言之也。《难经》。○桂枝下咽，阳盛则毙。承气入胃，阴盛乃亡。仲景。○伤寒五法者，汗、吐、下温解也，各有不同。汗有大汗发表、微汗解肌之异；下有急下、少与、微和、渗利之殊；温有兼补者；吐有宣涌、探引者；和解则一而已。《入门》。○汗、吐、下三法，毫厘不可差误。在表宜汗，在里宜下，在胸宜吐，在半表半里宜和解，表里俱见，随证渗泄。《得效》。○伤寒之病，太阳属膀胱，非发汗则不愈，必用麻黄之类，盖其性能通阳气、却外寒也。阳明属胃，非通泄则不愈，须用大黄、芒硝以利之。少阳属胆，无出入道，柴胡、半夏能利能汗，佐以黄芩，则能解矣。

太阴属脾，性恶寒湿，非干姜、白术则不能燥。少阴属肾，性畏寒燥，非附子不能温。厥阴属肝，藏血养筋，非温中之药不能润。《得效》。○太阳阳明大承气，少阳阳明小承气，正阳阳明调胃承气，是三阳已入于脏者，泄之也；太阴桂枝汤，少阴麻黄附子细辛汤，厥阴当归四逆汤，是三阴未入于脏者，汗之也。东垣。○伤寒三日前可汗，三日后可下，此大略言之耳。凡病人有虚实，邪气有浅深，岂可拘以日数。仲景云：日数虽多，但有表证而脉浮者，犹宜发汗；日数虽少，有里证而脉沉者，即宜下之，此活法也。《活人》。○九味羌活汤，发三时之表春夏秋；六神通解散方见正传，理晚发之邪；香苏散、十神汤、参苏饮，发表调中；葛根汤、解肌汤、小柴胡，和解半表；大柴胡、三承气，攻热邪传里；理中汤、四逆汤，散寒中阴经；柴苓汤、益元散，治泄泻身热。《丹心》。○伤寒宜用汤以荡涤邪热，不宜用丸药也。《本事》。

伤寒欲解

伤寒三日，脉浮数而微，身温和者，此为欲解也。脉浮而解者，濈然汗出也。脉浮而解者，必能食也。脉不浮而解，必大汗出也。仲景。○六七日，脉至皆大，烦而口噤不能言，躁扰者，必欲解也。仲景。○必当先烦，乃有汗而解，何以知之？脉浮，故知汗出解也。《脉经》。○若脉平和，其人大烦，目重睑内际黄者，皆欲解也。《脉经》。○脉浮数而微，身温和者，欲解也。《脉经》。○凡病反能饮水者，为欲愈。《脉经》。○问曰：脉病欲知愈未愈，何以别之？答曰：寸口、关上、尺中三处，大小浮沉迟数同等，虽有寒热不调者，此脉为阴阳和平，虽剧当愈。《脉经》。○问曰：病有战而汗出因得解者，何也？答曰：脉浮而紧，按之反芤，此为本虚，故当战而汗出也。其人本虚，是以发战也。若浮而数，按之不芤，此人本不虚，故但出汗，不发战也。《脉经》。

○问曰：有不战不汗出而解者，何也？答曰：其脉自微，此以曾经发汗，若吐若下若亡血，以内无津液，待阴阳自和，必自愈，故不战不汗出而解也。《脉经》。○太阳病，无汗而衄者，自愈。仲景。○问曰：凡病何时得，何时愈？答曰：日中得病，夜半愈者，以阳得阴则解也；夜半得病，日中愈者，以阴得阳则解也。《脉经》。○太阳知可解者，为头不痛、项不强、肢节不痛，则知表易解也。阳明证知可解者，为无发热恶热，则知里易解也。少阳知可解者，寒热乱作，失其早晚，知可解也。海藏。

伤寒可吐证

伤寒三四日，邪气未传里，瓜蒂散吐之。○六七日，胸烦懊憹，栀子汤吐之。方并见吐门。仲景

可汗不可汗证

伤寒寸口脉浮而紧，浮则为风，紧则为寒；风则伤卫，寒则伤荣；荣卫俱病，骨节烦疼，当发其汗。仲景。○伤寒前三日，法当汗，可用双解散，连进数服必愈。《丹心》。○寒伤荣，宜麻黄汤。风伤卫，宜桂枝汤。方见上。○《内经》曰：体若燔炭，汗出而解。○服药而不得汗，当用蒸法，陶氏再造散主之。《入门》。○太阳证，非头痛项强，不可发汗。○非身热恶寒，不可汗。○非脉浮，不可汗。○脉微弱或尺脉迟者，不可汗。○衄血，不可汗，汗出则必额上陷、脉急紧、直视不能瞬、不得眠。○诸亡血，不可汗，汗出则寒栗而振。○风温湿温，并不可汗。○虚烦，不可汗。○脐间左右上下有动气，不可汗。○太阳病者，咽干鼻衄、小便淋，并不可汗。○咽喉干燥者，不可汗。○妇人经来，不可汗。○当汗不汗，则生黄；当利小便而不利，则亦生黄；不当汗而汗，则为蓄血；当汗而过多，则为亡阳。《活人》。

发汗法 凡发汗，欲令手足皆周至，濈

溅然一时间许，益佳；不可令如水淋漓耳。若病不解，当重发汗。汗多则亡阳，亡阳不得重发汗也。仲景。〇凡发汗，腰以上则如常覆之，腰以下则厚衣覆之。腰以上虽淋漓，而腰以下至足微润，则病终不解。《活人》。〇凡发汗服汤，其方虽言日一二服，若病剧不解，当促其服，可半日间尽一二服，连服三剂乃解。若汗不出者，死病也。仲景。〇凡发汗，病证仍在者，三日内可二三汗之，周遍为度。若未汗，可作热粥投之，粥内加葱白甚妙。仲景。〇凡服药发汗，中病即止，不必尽剂，恐汗大过，作亡阳证也。吐下亦如之。仲景。

亡阳证 凡发汗过多，漏不止，名曰亡阳，温经益元汤主之。有阳虚服药而不得汗，亦名亡阳，陶氏再造散主之，兼用蒸法。详见汗部。〇太阳证恶寒，脉当浮而紧，今反脉浮而迟，迟为亡阳，不能作汗，其身必痒，桂麻各半汤主之。方见上。《入门》。

肾气不足难得汗 太阳病，脉浮紧，身疼痛，宜以汗解之。假令尺脉迟者，不可发汗，何以知之？以荣血不足，血少故也，小建中汤方见虚劳加黄芪服之。尺脉有力，乃服汗药。《脉经》。〇一人患伤寒发汗多，惊悸目眩身战。孙曰：太阳经病，得汗早，因太阳经欲解，复作汗，肾气不足，故汗不来，所以心悸目眩身战，遂作真武汤，三服微汗而解。盖附子、白术和其肾气，肾气得行，故汗得来也，若但责太阳，惟能干涸血液尔。仲景云：尺脉迟者，荣血不足，不可以汗。以此知肾气怯则难得汗也。孙兆。

促汗夭寿 凡伤寒发汗，须顾其表里虚实，待其时日。若不循次第，则暂时得安，亏损五脏，以促寿限，何足贵哉。昔南朝范云为陈武帝属官，适得伤寒，恐不得预九锡之庆，召徐文伯，恳求促汗。文伯曰：便差甚易，只恐二年不复起耳。云曰：朝闻道夕死可矣，何待二年。遂以火烧地，铺桃叶，设席置云于其上，须臾大汗，扑以温粉，翌日便愈。云甚喜。文伯曰：不足喜也。后二年果卒。《本事》。

温经益元汤 治发汗过多，卫虚亡阳，以致头眩身栗、筋惕肉瞤。熟地黄、人参、白术、黄芪蜜炒、白芍药、当归、生干地黄、白茯苓、陈皮、甘草炙各一钱，桂皮、附子炮各五分。上锉，作一贴，入姜三片，枣二枚，糯米一撮，水煎服。《入门》。

陶氏再造散 治阳虚不得汗，名曰亡阳证。人参、黄芪、桂枝、附子炮、细辛、羌活、防风、川芎、甘草炙各一钱。上锉，作一贴，入煨姜三片，枣二枚，煎至半，入炒芍药一钱，再煎二三沸，温服。《入门》。

可下不可下证

不恶寒反恶热，手掌心并腋下溅溅汗出，乃胃中干燥结聚，潮热，大便硬，小便如常，腹满而喘，或谵语，脉沉而滑者，里证也。里证内热是也，内热属阳明，宜下。《活人》。〇大、小、调胃三承气，必须脉浮头痛、恶风恶寒，表证尽罢，而反发热恶热，谵语不大便，方可用之。若脉浮紧，下之必结胸。若脉缓，下之必痞气。海藏。〇伤寒后三日，法当下，下之太早，则必变他证，轻者必危，危者必死，当用平和之药，小柴胡、凉膈、天水益元散也合而服之。《宣明》。〇若里热微者，当微下，大柴胡合解毒汤下之。热势未退，又以大柴胡合三承气下之，两除表里之热。《宣明》。〇凡转下之药，与里证药参考选用。《丹心》。〇脉浮不可下。〇脉虚不可下。〇恶寒不可下。〇呕吐不可下。〇不转矢气者不可下。〇小便清不可下。《活人》。〇非阳明本病不可下。〇非痞满燥实不可下。〇非脉沉实不可下。〇非发狂不可下。云岐。

急下两证 少阴主肾，系舌本，热气入脏，留于少阴之经，肾汁干，咽路焦，故口燥咽干而渴，宜急下之。非若阳明宜下而可缓也，虽然阳明一证，发热汗多，亦急下之，以胃汁干故也。《活人》。〇少阴证，口燥咽干，谓之肾汁干，宜急下之。阳明证，发热汗多，谓之胃汁干，亦急下之。《活人》。

脉不鼓击不可下 一少年伤寒，目赤烦渴，脉七八至。医欲用承气汤下之，东垣偶来，诊之大骇曰：几杀此儿，彼以脉数为热，今脉七至是极热也，殊不知《内经》云：病有脉从而病反者，何也？岐伯曰：脉至而从，按之不鼓，诸阳皆然。此阴盛格阳于外，非热也。取姜附来，吾以热因寒用之法治之，药未就而病者爪甲已青，遂顿服八两，汗渐出而愈。东垣。

下后热不退宜再下 下后热不退，再三下之，热愈盛，脉微气虚力弱，不加以法，则无可生之理，若辍而不下，则邪热极盛，阴气极衰，脉息断绝，必不可救。如此之证，是下之亦死，不下亦死，医者到此，杀人活人一弹指间耳。河间。〇经云：三下而热不退者死。后人有三四次加至十数行而生者，此乃偶然误中耳，后学切不可以为法，但用解毒汤合凉膈散调之，庶不失人命。河间。〇汗下后，热不退，不问有汗无汗，宜白虎汤加人参、苍术解之妙。河间。

阴耗阳竭证 里热内盛，阳厥极甚，皆因失下而成此证，以致身冷脉微，昏愦将死，殊不知此证乃阴耗阳竭。阴气极弱谓之耗，阳厥极甚谓之竭，但进凉膈、解毒合以服之，以养阴退阳，脉气渐生，得大汗而愈。若未愈，解毒合承气下之，次以解毒、凉膈、天水合而为一，洗涤脏腑则自愈矣。河间。

可和不可和证

伤寒热邪半在表半在里，宜小柴胡汤和之。《活人》。〇口苦咽干，目眩耳聋、胸胁满，或往来寒热而呕，属少阳，忌吐下，宜小柴胡汤和之。仲景。〇小柴胡汤，一名和解散，若加黑豆一撮煎，名曰火邪汤。《入门》。〇病若半在表半在里，法当和解，小柴胡合凉膈散方见火门主之。河间。〇非往来寒热不可和。〇非胁肋急痛不可和。〇非胸满而呕不可和。云岐。

伤寒凶证

伤寒病，唇吻反青，四肢多汗，肝绝也。〇形如烟熏，摇头直视，心绝也。〇环口黧黑，柔汗发黄，脾绝也。〇汗出发润，喘而不休，肺绝也。〇狂言直视，溲便遗失，肾绝也。〇汗出如油，喘促不休，水浆不入，形体不仁，命绝也。仲景。

伤寒不治证

脉阴阳俱虚，热不止者死。〇脉阴阳俱盛，大汗出不解者死。〇少阴病六七日，息高者死。〇少阴病吐利烦躁，四逆者死。〇汗后呕吐，水药不入口者逆。〇下利后脉绝，手足厥冷。晬时脉还，手足温者，生，脉不还者死。〇发热，下利至甚，厥不止者死。〇汗下后复发热，脉躁疾，下利不止者死。〇下利厥逆无脉，灸之脉不还身，不温反微喘者死。〇直视谵语，或喘满、或不利者死。〇服麻黄汤二三剂，汗不出者死。〇热病脉躁盛而不得汗者死。〇发汗不至足者逆。〇汗出如珠不流者死。〇忽冒昧无脉，服药后汗解则生，若无汗脉不至者死。〇七八日以上，发大热，难治。〇伤寒脉乍疏乍数者，不治。〇脉代者，不治。〇口干舌黑，不治。〇口张目陷，不治。〇寻衣摸空者逆。〇厥阴证，唇青舌卷，耳聋囊缩，不治。〇阴阳易，过六七日不治。〇大发湿家汗则成痉，热而痉难治。〇发风湿中湿汗，并逆。〇发风温汗，必谵语，不治。仲景。

伤寒十劝

李子建所撰，不可不察。

伤寒头痛身热，便是阳证，不可服热药
伤寒六经内太阴病，头不痛，身不热；少阴病，反发热，而无头痛。厥阴病，有头痛，而无发热。即是阳证，不可妄投热药。《局方》。

伤寒当直攻毒气，不可补益 邪气在经络中，当随证攻之。或医者，却行补益，使毒气流藏，多致杀人。《局方》。

伤寒不思饮食，不可服温脾胃药 伤寒不思饮食，自是常事，终无饿死之理。如理中元之类，不可轻服，若热气增重，或至不救。《局方》。

伤寒腹痛，亦有热证，不可轻服温暖药 伤寒腹痛，多是热毒。仲景方：痛甚者加大黄，则意可见也。惟身冷厥逆腹痛，方是阴证，当消息之。《局方》。

伤寒自利，当看阴阳证，不可例服温暖及止泻药 自利，惟身不热、手中温者，属太阴；身冷四逆者，属少阴、厥阴外，其余身热下利，皆是阳证，不可用热药。《局方》。

伤寒胸胁痛及腹痛，不可妄用艾灸 伤寒胸胁痛，属少阳；腹胀痛，属太阴，切不可便用艾灸，多致杀人。《局方》。

伤寒手足厥冷，当看阴阳，不可一例作阴证 伤寒有阴厥、有阳厥，当仔细分辨，不可例用热药。《局方》。

伤寒病已在里，即不可用药发汗 伤寒须看表里，若一例发汗，则邪气未除，真气先涸，死者多矣。《局方》。

伤寒饮水为欲愈，不可令病人恣饮过度 病人发渴，当与水以消热气，然不可过多，常令不足为善。《局方》。

伤寒病初差，不可过饱及饮酒，食羊肉、行房事 病方愈饮食过饱，病即再来，谓之食复。劳动太早，病即再来，谓之劳复。犯房室者，必死。《局方》。

伤寒戒忌

伤寒新差后，但少吃糜粥，常令稍饥，不得饱食，反此则复。○不得早起，不得梳头洗面，不得多言，不得劳心费力，反此则复。○差后百日内，气体未复，犯房室者死。○忌食羊、鸡、狗肉，肥鱼、油腻、诸骨汁，及咸藏鲊脯、油饼面等物，病则再发。《局方》。

中寒证

仲景论伤寒矣，未及乎中寒。先哲治冒大寒而昏中者，用附子理中汤。其议药则得之。然曰伤曰中，未有议其异同者。夫伤寒，有即病，有不即病，必大发热，病邪循经而入，以渐而深。中寒则仓卒感受，其病即发而暴，一身受邪，难分经络，无热可发，温补自解，此气太虚也，不急治则死矣。东垣。○中寒者，寒邪直中三阴，卒然昏不知人，口噤，四肢强直拘急疼痛，若不急治，死在朝夕。先用热酒、姜汁各半盏灌服，次用回阳救急汤方见上、附子理中汤、术附汤、回阳汤。《医鉴》。○中寒虽燥热烦渴，可煎附子理中汤浸水中冷服之，不可热服。《医鉴》。○冷极唇青，厥逆无脉，阴囊缩者，急用吴茱萸熨法方见积聚、葱熨法见下，并艾灸脐中，与气海、关元各三五十壮，而脉不出，手足不温者死。《入门》。○中寒则口噤，四肢强直，卒然晕倒。《得效》。

附子理中汤 治中寒口噤，身强直。附子炮、人参、白术、干姜炮、甘草炙各一钱。上锉，作一贴，水煎服。《三因》。○一方：加吴茱萸、肉桂、当归、陈皮、厚朴各等分，煎服。亦名附子理中汤。《回春》。

术附汤 治中寒。白术三钱，甘草炙一钱半，附子炮一钱。上锉，作一贴，入姜十片煎水，调苏合元三丸服之。《得效》。

回阳汤 治中寒。益智仁、青皮各二钱，川乌生、附子生各一钱，干姜炮五分。上锉，作一贴，入姜七片，枣二枚，水煎服。《得效》。

寒厥暴亡 一妇人病伤寒，暴亡脉绝。有一道人见之曰：是寒厥尔，不死也。令人速掘地作坑，以薪炭烧之，俟极暖，施荐覆坑，异病人卧其上，厚被覆之，少顷大汗沾衣，即苏。《类聚》。

葱熨法 治中寒身冷，脉微面青黑。葱白连根切、小麦麸各三升，盐二升。上以水和匀，分二包，炒令极热，绢包之，互熨脐上，冷则用水拌湿更炒熨之。《医鉴》。

感寒及四时伤寒

寒温不解，将理失宜。乍暖脱衣，甚热饮冷；坐卧当风，居处暴露；冲冒霜雪，凌晨朝起，呼吸冷气；久晴暴暖，忽变阴寒；久雨积寒，致生阴湿，如此之候，皆为邪厉，侵伤肌肤，入于腠理，使人身体沉重，肢节痠疼，项背拘急，头目不清，鼻塞声重，泪出气壅，胸膈凝滞，饮食不入。凡此之证，若不便行解利，伏留经络，传变无已。《得效》。○寻常感冒有表证，宜羌活冲和汤、防风冲和汤、芎芷香苏散方见上。寒毒入里，吐利者，藿香正气；挟食停痰，人参养胃汤二方见上。时令感冒，宜升麻葛根汤。○大抵感冒，古人不敢轻发汗者，正由麻黄能开腠理，用或不得其宜，则导泄真气，因而致虚，变生他证，此药乃平和之剂人参养胃汤也，止能温中解表而已，不致妄扰也。《局方》。○杂病与伤寒相类者极多，凡有感冒轻证，不可便认为伤寒而妄治之。其或可者，盖亦因其不敢放肆，多用和解平和之药散之尔。《丹心》。○凡感冒风寒，通谓之四时伤寒，宜冲和散、正气散、参苏饮二方见上、沃雪汤、交加散、十味芎苏散方见瘟疫、对金饮子方见内伤。

羌活冲和汤 治春夏秋感冒风寒，发热恶寒，头痛项强，或无汗，或有汗，以代桂枝麻黄青龙各半汤，治太阳经表热之神药也。《丹心》。○此药非独治四时风寒，春可治温，夏可治热，秋可治湿，治杂病亦有神也。方见上。○一名九味羌活汤。

防风冲和汤 治春夏秋感冒风寒，头痛身热，自汗恶寒，脉浮缓。羌活、防风各一钱半，白术、川芎、白芷、生地黄、黄芩各一钱，细辛、甘草各五分。上锉，入姜三葱三，煎服。○一名加减冲和汤。

冲和散 治四时感冒风寒。苍术四钱，

荆芥二钱，甘草一钱。上锉，作一贴，水煎服。《得效》。

沃雪汤 解利四时伤寒，以此温和表里，通顺阴阳。苍术三钱，厚朴一钱半，川芎、当归、防风、白芍药、陈皮、葛根、甘草各七分。上锉，作一贴，水煎服。《类聚》。

升麻葛根汤 治温病及时令感冒。葛根二钱，白芍药、升麻、甘草各一钱。上锉，作一贴，姜三葱二，煎服。《局方》。

交加散 五积散性温，败毒散性凉。凡人遇些少感冒，取两药对半，合和煎服，则邪气自散矣。二方见上。

外感挟内伤证

外感无内伤，用仲景法。《丹心》。○伤寒挟内伤者，十居八九，盖邪之所凑，其气必虚，只用补中益气汤出入加减。气虚甚者，少加附子以行参芪之功。方见内伤。《丹心》。○伤寒，丹溪用补中益气汤，海藏用九味羌活汤，皆是和解之意，不使真气散失也。《纲目》。○丹溪、海藏诸贤治伤寒，皆以补养兼发散之法，此乃风雨寒热不得虚，邪不能独伤人之旨也。俗医谓伤寒无补法，不分虚实，一例汗下，而致夭横，实医门之罪人也。《纲目》。○伤寒一证，头疼身热，恶寒微渴，濈然汗出，沉困身痛脚酸，脉浮虚无力，名曰劳力感寒，不可误作正伤寒大发汗，宜加味益气汤。《回春》。○外感挟内伤，宜陶氏补中益气汤、十味和解散。

陶氏补中益气汤 治内伤气血，外感风寒，头痛身热，恶寒自汗，沉困无力。人参、生地黄、黄芪、当归、川芎、柴胡、陈皮、羌活、白术、防风各七分，细辛、甘草各五分。上锉，作一贴，入姜三片、枣二枚、葱白二茎，水煎服。如元气不足，加升麻三分。《入门》。

十味和解散 治外感内伤，头痛身热。白术四钱，桔梗二钱，当归、陈皮、枳壳、防风、白芍药、厚朴、人参、甘草各五分。

上锉，作一贴，入姜三片，葱白三茎，水煎服。《丹心》。

加味益气汤 治劳力感寒证。羌活一钱半，人参、黄芪、防风、柴胡各一钱，白术、陈皮、当归各七分，甘草五分，升麻、黄柏酒炒各二分。上锉，作一贴，入姜三片，水煎。热甚加酒炒黄芩三分。《回春》。

外感内伤虚证宜补

一妇年七十，患伤寒发热恶寒，诸医以药发散，旬日不效，饮食渐少，昏沉不省，口不能言，眼不能开，咽喉有微气，有欲绝之候，六脉虚微若无，以人参浓煎汤，徐徐灌之，连用顿苏。又历十四年而卒。夫人参回元气于无何有之乡，果有起死回生之功。《医说》载一人伤寒成坏证，只服人参汤，鼻梁出汗而愈，与此同。《回春》。

孕妇伤寒

孕妇伤寒，宜用芎苏散、黄龙汤、柴胡枳壳汤、罩胎散。《入门》。○伤寒热病宜护胎，井底泥及青黛、伏龙肝，井水调涂脐腹上，干则再湿涂，庶免伤胎。《回春》。

芎苏散 治孕妇伤寒，头痛寒热咳嗽。黄芩、前胡、麦门冬各一钱，川芎、陈皮、白芍药、白术各八分，紫苏叶六分，干葛五分，甘草三分。上锉，作一贴，入姜葱煎服。《入门》。

黄龙汤 治孕妇伤寒发热，及产后发热，热入血室等证。即小柴胡汤去半夏也，与四味凉血地黄汤合用尤好。《入门》。

柴胡枳壳汤 治孕妇伤寒，发热口干，腹满便闭，谵语或发斑。大青无则代以蓝叶、生地黄、石膏各一钱半，柴胡一钱，枳壳、黄芩、栀子、知母、麦门冬、干葛各五分，升麻四分，甘草二分。上锉，水煎服。《入门》。

罩胎散 治孕妇伤寒，发大热或发痘疹，恐伤胎脏。嫩卷荷叶一两焙，蛤粉五钱。上为末，每服二钱，蜜水调下。《入门》。

痼冷

痼冷者，谓痼久而冷也。痼者固也，冷者寒之甚也。《医鉴》。○脏腑之中，停寒不散，谓之沉寒；积冷不解，谓之痼冷，宜附子理中汤方见上、四柱散方见大便、冲寒散、加减白通汤、灵砂、金液丹、至圣来复丹、代灸涂脐膏、加味理中汤。

冲寒散 治痼冷腹痛泄泻，饮食减少。香附子、陈皮、草果各一钱半，缩砂、白姜、肉豆蔻各七分，藿香、白茯苓、木通、吴茱萸各三分。上为末，每二钱，温酒或姜汤调下。或锉，作一贴，水煎服。《入门》。

加减白通汤 治沉寒痼冷，脐腹冷痛，大便自利，足胫寒而逆。附子炮二钱，干姜炮、肉桂、草豆蔻煨、半夏、人参、白术、甘草炙各一钱。上锉，作一贴，入姜五片，葱白五茎，水煎服。仍灸气海、三里穴。《宝鉴》。

灵砂 治诸虚痼冷厥逆，如神。水银四两，硫黄一两。上同入铁铫内，炒成砂子，有烟焰起，以醋洒之，研细入水火鼎，赤石脂封口，盐泥固济，炭二十斤煅，经宿取出细研，糯米糊和丸麻子大，每五七丸以至十五丸，空心，以人参、大枣汤下。忌食猪羊血、绿豆粉、冷滑之物。《局方》。

金液丹 治久寒痼冷，及吐利日久，身冷脉微。硫黄十两研细飞过，盛磁盒内，以赤石脂泥缝，外以盐泥固济，先掘地坑，埋小罐子，盛水令满，安盒子在上，用泥固济讫，慢火养七日七夜，候足，加顶火一斤煅，取出放冷，研为细末。上药末一两，用蒸饼一两，汤浸，去水和丸梧子大，每三十丸，多至百丸，温米饮下，空心服。《局方》。

至圣来复丹 治痼冷，心腹冷痛，脏腑虚滑，及霍乱吐泻，脉微欲绝。又治荣卫不交养，心肾不升降，上实下虚，气塞痰厥，一切危急之证。但有胃气，无不获安，此药配类二气，均调阴阳，可冷可热，可缓可急，功效殊胜。硫黄、硝石各一两，为细末，入铫内以微火慢炒，用柳木篦不住手搅，令阴阳气相入，再研极细，名曰二气砂。乃入水飞五灵脂、陈皮、青皮末各二两，次入太阴玄精石末一两，和匀，醋糊和丸，豌豆大，空心，米饮下三十丸，或五十丸。《活人》。〇铁瓮城八角杜先生方也，一名正一丹。《局方》。

加味理中汤 治瘤冷积寒。附子炮、人参、白术、干姜炒、肉桂、陈皮、白茯苓、甘草炙各一钱。上锉，作一贴，入姜三片，枣二枚，水煎服。《回春》。

代灸涂脐膏 治瘤冷脐腹痛。附子、马蔺子、蛇床子、吴茱萸、肉桂、木香。上细末，用白面一匙，姜汁调成膏，摊纸上，圆三寸许，贴脐下关元、气海，自晚至晓，其力可代灸百壮。海藏。

伤寒有五种

有中风，有湿温，有伤寒，有热病，有温病，皆以脉理推之。〇中风之脉，阳浮而滑，阴濡而弱。〇湿温之脉，阳濡而弱，阴少而急。〇伤寒之脉，阴阳俱盛而紧涩。〇热病之脉，阴阳俱浮，浮之而滑，沉之散涩。〇温病之脉，行在诸经，不知何经之动也，随其经所在而取之。《难经》。

伤寒十六名

一曰伤寒，二曰伤风，三曰伤寒见风，四曰伤风见寒，五曰风湿，六曰中湿，七曰风温，八曰湿温，九曰温毒，十曰中暍，十一曰热病，十二曰温病，十三曰晚发，十四曰痓病，十五曰温疟，十六曰疫疠。《类聚》。〇湿病有五种，乃风湿、湿温、寒湿、中湿、湿痹也。〇温病有五种，乃春温、风温、温疫、温疟、温毒也。《入门》。湿详见湿门，温详见瘟疫。

伤寒相类四证

一曰痰饮详见痰门，二曰虚烦详见火门，三曰脚气详见足部，四曰食积。详见内伤。《入门》。

《伤寒赋》

伤寒为病，反复变迁。赖先师究详之遗旨，成后学诊治之良诠。太阳则头痛身热脊强，阳明则目疼鼻干不眠。少阳耳聋胁痛，寒热呕而口为之苦；太阴腹满自利，尺寸沉而津不到咽。少阴舌干口燥，厥阴烦满囊缩。一二日可发表而散，三四日宜和解而痊，五六日便实方可议下，七八日不解又复再传。日传二经病名两感，经传六日应无一全。太阳无汗，麻黄为最；太阳有汗，桂枝可先。小柴胡为少阳之要领，大柴胡行阳明之秘坚。至三阴则难拘定法，或可温而或可下，宜数变以曲尽生意，或可方而或可圆。

且如，阳证下之早者，乃为结胸；阴证下之早者，因成痞气。发狂为血蓄于内，又大便之极实；发黄为热积于中，兼小便之不利。微喘缘表之未解，微烦为阳之相胜。喘满而不恶寒者当下而痊；烦极而反发厥者乃阴所致。狐惑盖缘失汗，虫蚀脏及蚀肛；蛔厥却缘多饥，虫攻咽及攻胃。渴乃烦多，斑为热炽。阳明内实，则为寒热往来；太阳中风，因作刚柔二痉。衄血虽为欲解，动阴血者有厥竭之忧；厥利虽若寻常，反能食者有除中之忌。厥有二端，治非一类，阴厥脉沉而细，初缘利过；阳厥脉沉而滑，始因便秘。治阳则芒硝、大黄；治阴则附子、姜桂。死生系反掌之间，脉药可折肱而治。

因知，风温汗不休，当用汉防己；胸痞利不止，宜服禹余粮。并病归于一经，邪不传兮表解疾愈；战汗分为四证，阳胜阴亏热退身凉。咳逆者羌活、附子；腹痛者桂枝、大黄。微虚相搏则为短气；劳食再复乃成内伤。阳明背恶寒而唇口燥，悬知白虎为最；少阴身体痛而筋肉惕，乃闻真武至强。将欲发黄，先出头汗；始因火迫，终至亡阳。渴欲饮水，水入即吐者五苓散；燥欲漱水，水入不下者犀角汤。

况乃大青龙兼理风寒，小承气正蠲潮

热。不得眠而烦躁甚，鸡子入于黄连；但有热而呕哕频，姜汁加于竹叶。二匕瓜蒂散，吐伤寒中脘痰涎；三物桃花汤，理少阴下利脓血。厚朴、半夏治腹胀为偏宜；葱白、麻黄理头疼为至截。调温毒可用黑膏；散赤癍当行紫雪。吐血者须煎黄连、檗皮；咽痛者通用猪肤、甘桔。三物白虽云颇峻，散结胸寒实中焦；十枣汤固非泛常，治痞满痛连两胁。

加以大热，错语呻吟，干呕者，黄连解毒；脉迟，热多寒少，血弱者，黄芪建中。升之过多，动悸而惕；下之先时，懊侬在胸。旋覆代赭，理心痞而噫不息；桂枝各半，疗身痒而汗不通。劳复身热，汤名猳鼠粪；肠垢脐热，药用白头翁。疫疠者，春夏秋冬各有分，用须十全九证；百合者，行住坐卧皆不定，号为百脉一宗。

常谓，多眠身犹灼热，风温可用葳蕤；不眠心蕴虚烦，敛汗必须酸枣。手足挛搐当末牛蒡根，咳嗽生痰宜行金沸草。不可汗本有数种，动气与风湿脉虚；不可下自非一端，动气与阳浮在表。湿证不可汗伤；霍乱多缘热恼。温病发于春夏，要须柴葛以解肌；奔豚挟逐寒邪，多用桂苓为可保。

盖闻，乍寒微热名似疟；不呕清便必自愈。脐痛引阴名脏结，下利白胎不可医。口燥咽干虽少阴，下莫可缓；肉眴筋惕发动气，汗以致羸。阳明与少阳合病，脉弦者名曰负；伤寒与热病将痓，食多者号曰遗。自汗有风温、湿温，若亡阳则术附可用；身痛有表证、里证，若阴毒则四逆尤迟。脾约者，大便难而小便数，治用大黄枳壳；协热者，小便涩而大便利，用须黄连、当归。呕吐有寒有热，寒则当温，热当以解；谵语有虚有实，实则可下，虚不可为。阳毒则狂斑烦乱，以大青、升麻可回困笃；阴毒则唇青厥逆，以正阳、甘草或拯颠危。发厥时胸烦尤甚，此脏气绝而精神散；大汗后身热犹盛，此阴阳交而魂魄离。

嗟夫！生死之关，阴阳是主。阳脉见于阴经，其生也可知；阴脉见于阳经，其死也可许。土衰木旺则为贼，能无克制之灾；水升火降则为和，会见欢欣之举。缘伤寒传变之不常，非杂病径直而可取。

是用，潜笃心神，洞窥脏腑。推恻隐之端，以济乎今；拯疲癃之疾，以遵乎古。庶几可登东垣之堂，不负乎谆谆之语。

单方

凡二十种。

石膏 主伤寒热病汗后脉洪大，头痛口燥大渴。取石膏碎一两，水煎服之。《本草》。

硫黄 治伤寒阴证，身冷脉微，手足厥而躁。硫黄五钱为末，艾汤调服，即时安卧，汗出而愈。《入门》。

柴胡 疗伤寒第一，解肌除烦热。锉一两，水煎服之。《本草》。

葛根 伤寒初患，头痛身热。葛根锉一两，水煎服。○生葛，取汁饮一升，亦效。《本草》。

麻黄 疗伤寒，解肌发汗为第一。去节，取五钱，水煎服之。《本草》。

百合 伤寒阴毒。煮百合，浓汁服一升良。《本草》。

竹沥 主伤寒劳复。竹沥小煎，数数饮之，取汗。《本草》。

栀子 治伤寒热病劳复。栀子十枚碎，水煎服，微汗。《本草》。

皂荚 伤寒昏迷不省人事。皂荚末，以纸捻烧烟，入鼻有嚏可治，无则不治，肺气上绝也。可治者，随用皂荚、半夏生、白矾共一钱半，为末，姜汁调服，探吐，痰去即苏。《回春》。

牡鼠粪 专主劳复。入葱豉，水煎服。《本草》。

葱白 伤寒，初觉头痛身热，便服葱豉汤。葱白一握，豉一合，生姜五片，水煎，温服取汗，时疫亦用此。《本草》。

生梨 主伤寒热盛。取食之。《本草》。

葱酒 治感寒初觉。连须葱白，细切，投热酒中，饮之取汗，差。《俗方》。

荆芥 主伤寒头痛。取穗一两，浓煎服之。《本草》。

紫苏叶 治感伤风寒。浓煎汤饮之，取汗差。《本草》。

忍冬藤 治同上。浓煎汤，温服取汗。《本草》。

薄荷 疗伤寒阴阳毒。取叶煮汁，温服取汗，良。《本草》。

绿豆粥 治伤寒热病烦渴。煮作粥，常服之。《俗方》。

人屎 即野人干粪也，主伤寒发热发狂。温水渍取汁，饮之。《本草》。

妇人月水 解女劳复，及阴经热。取月经衣，温水渍取汁，饮之。《本草》。

针灸法

伤寒初得一二日，头痛寒热，宜灸巨阙、上脘、中脘各五十壮。《得效》。〇伤寒大热不止，取曲池泻、绝骨补、陷谷出血、八关大刺。十指间出血。易老。〇伤寒头痛，刺合谷、攒竹。《纲目》。〇伤寒汗不出，取合谷针五分遍身汗出即出针，此穴发汗大妙、复溜泻、商丘、腕骨、阳谷、侠溪、厉兑、劳宫、风池、鱼际、经渠、内庭。又，十二经荥穴皆可刺。《纲目》。〇伤寒汗多不止，取内庭、合谷、复溜。俱泻。《纲目》。〇伤寒头痛，太阳证刺完骨、京骨，阳明证刺合谷、冲阳，少阳证刺阳池、丘墟、风府、风池。云岐。〇伤寒结胸，先使人心蔽骨下正痛处左畔揉之，以毫针刺左畔支沟穴，次刺左间使穴，名曰双关刺。次刺左行间穴，左边结胸立效。右亦依上法刺之，慢慢呼吸，停针立愈。《纲目》。〇伤寒胸痛，取期门、太陵。《纲目》。〇伤寒胁痛，取支沟、阳陵泉。《纲目》。〇伤寒阴证腹痛，灸足小指外侧上纹尖，灸三壮，男左女右。《回春》。〇伤寒阴毒危极，药饵无功，速灸脐中三百壮，又灸气海、关元各二三百壮，以手足温暖为效。《本事》。〇又法，阴证已极，玉茎缩入，速令人捉定，急将艾丸绿豆大，放在阴茎口上，灸三壮，其茎即出。《回春》。〇伤寒手足厥冷，取大都针一分。〇伤寒六脉俱无，取复溜补之大回六脉、合谷、中极、支沟一寸半，此穴和脉绝穴、巨阙三寸三分、气冲灸七壮。《纲目》。〇伤寒热退后再发热，取风门、合谷、行间、绝骨。云岐。〇伤寒热病五十九刺法。头上五行行五者，以越诸阳热逆也。谓头中行：上星、囟会、前顶、百会、后顶五穴也。两旁谓：承光、通天、络却、玉枕、天柱十穴也。又两旁谓：临泣、目窗、正营、承灵、脑空十穴也。〇大杼、膺俞、缺盆、背俞，此八者，以泻胸中之热也。〇气街、三里、巨虚上下廉，此八者，以泻胃中之热也。〇云门、髃骨、委中、髓空，此八者，以泻四肢之热也。〇五脏俞旁五，此十者，以泻五脏之热也。膺俞即中府穴，背俞即风门穴，髃骨即肩髃穴，髓空即腰俞穴也。《内经》。〇热病不可刺者有九，一曰汗不出，大颧发赤，哕者死。〇二曰泄而腹满甚者，死。〇三曰目不明，热不已者，死。〇四曰老人婴儿热而腹满者，死。〇五曰汗不出，呕下血者，死。〇六曰舌本烂，热不已者，死。〇七曰咳而衄，汗不出，出不至足者，死。〇八曰髓热者，死。〇九曰热而痉者，死。痉者，腰折，瘛疭，齿噤齘也。《灵枢》。

 暑

暑者相火行令也

夏至日后病热为暑，暑者相火行令也。

夏月人感之，自口齿而入，伤心包络之经。其为证：烦则喘喝，静则多言，身热而烦心，大渴引饮，头疼自汗，倦怠少气，或下血发黄生癍，甚者火热制金，不能平木，搐搦不省人事矣。节斋。

伤寒传变为温为暑

凡病伤寒而成温者，先夏至日者为病温详见瘟疫，后夏至日者为病暑，暑当与汗皆出，勿止。《内经》。

脉法

伤暑脉虚。○脉虚身热，得之伤暑。脉一作气。仲景。○暑伤于气，所以脉虚，弦细芤迟，体状无余。《脉诀》。○中暑之脉，阳弱阴虚，微迟似芤。《三因》。○暑脉弦细芤迟，何也？盖寒伤形，热伤气，气伤则气消而脉虚弱，所以弦细芤迟，皆虚脉也。《本事》。○暑脉虚而微弱，或浮大而散，或隐不见。夫微弱隐伏，皆虚类也。《正传》。○中暑与热病相似，但热病脉盛，中暑脉虚，以此辨之。《活人》。

暑病形证

暑病身热自汗口干面垢而已。《入门》。○伤暑之证，面垢自汗，身热背寒，烦闷大渴，倦怠少气，毛耸恶寒，或头疼，或霍乱，或四肢厥冷，但身体无痛。《直指》。○中暑之证，六脉沉伏，冷汗自出，闷绝而昏不知人矣。《直指》。○太阳中暍者，暑病也。发热恶寒，身重头痛，其脉弦细芤迟，小便已洒洒然毛耸，手足逆冷，少有劳身即热，口开前板齿燥。若发汗则恶寒甚，加温针则发热甚，数下之则淋甚。仲景。○何故洒然毛耸？盖病热则诸毛孔开，故洒然恶寒；口开前板齿燥者，齿乃骨之精，今燥者骨热也。针药不能治，当灸大椎穴。云岐。

中暑救急

夏月在道中，中热暍死者，急扶在阴凉处，取途中热尘土，积死人心，又积脐上作窝，令人尿其中，即活。《三因》。○中暑闷倒，急扶在阴凉处，切不可与冷水，以布巾、衣物蘸热汤，熨脐中及气海，续以热汤淋布上，令暖彻脐腹，即渐醒。如仓卒无汤，掬道上热土，积于脐上，冷则易之。《三因》。○凡觉中暑，急嚼生姜一大块，冷水送下。如已迷闷，嚼大蒜一大瓣，冷水送下，不能嚼，水研灌之，或灌人尿半碗。或车轮土五钱，冷水调，澄清饮之。《丹心》。○中暑发昏，以新汲水滴两乳，以扇扇之，重者，地浆灌之即醒，若与冷水饮即死。《四要》。○中暑昏闷，痰壅不省，至圣来复丹方见寒门为末，井水调下。《丹心》。○中暑不省，皂荚烧、甘草炒为末，每二钱，温水调下。《得效》。○中暑神昏，惊悸妄言，辰砂益元散方见寒门，井水调下二钱。《入门》。

中暍中热之辨

仲景《伤寒论》中，一证曰中暍，即中暑也，脉虚而微弱，烦渴引饮，体热自汗，宜清暑益气汤等补益之剂。○一证曰热病，即中热也，脉洪而紧盛，头痛身热，口燥心烦，宜白虎汤等清凉之剂。《正传》。○静而得之为中暑，中暑者阴证，当发散也，或避暑于深堂大厦得之。其证必头痛恶寒，身形拘急、肢节疼痛而烦心，肌肤大热无汗，为房室之阴寒所遏，使周身阳气不得伸越，宜苍术白虎汤方见寒门，或六和汤加羌活、川芎、苍术，或二香散。东垣。○动而得之为中热，中热者阳证，为热伤元气也。若行人，或农夫于日中劳役得之。其证必苦头痛、发躁热，恶热，扪之肌肤大热，必大渴引饮，汗大泄，无气以动，乃为天热，外伤肺气，宜人参白虎汤、竹叶石膏汤。二方并见寒门。东垣。

夏暑宜补气

人与天地同一橐籥，子月一阳生，寅月三阳生，巳月六阳生，阳尽出于上，此气之浮也。人之腹属地气，于此时浮于肌表、散于皮毛，腹中之阳虚矣。世言夏月伏阴在内，此阴字有虚之义，若作阴冷看，其误甚矣。火令之时，流金砾石，何阴冷之有。孙真人制生脉散，令人夏月服之，非虚而何。东垣。○宜生脉散、清气饮、参薷饮、黄芪汤、黄芪人参汤、清暑益气汤、十味香薷饮。

生脉散 麦门冬二钱，人参、五味子各一钱。水煎，夏月代熟水饮之，或加黄芪、甘草各一钱，或加黄柏二分，服之则令人气力涌出，生用。《入门》。○火炽之极，金伏之际，寒水绝体于斯时也，故急救之，以生脉散除其湿热。肺欲收，心苦缓，皆酸以收之。心火盛则甘以泻之，故人参之甘，佐以五味子之酸。孙真人曰：夏月常服五味子，以补五脏气，是也。麦门冬之微苦寒，能滋水之源，而清肃肺气，微加黄柏之苦寒，以滋水之流，除两足之痿弱也。东垣。○人参、麦门冬、五味子生脉，脉者元气也。东垣。

清气饮 治发热汗大泄，无气力，脉虚细而迟，此暑伤元气也。白术一钱二分，人参、黄芪、麦门冬、白芍药、陈皮、白茯苓各一钱，知母、香薷各七分，黄连炒、甘草各五分，黄柏三分。上锉，入姜三，水煎服。《必用》。○一名清暑益元汤。《名医》。

参薷饮 驱暑清热，壮元气，免霍乱吐利等疾。白术一钱半，人参一钱二分，麦门冬、白芍药、白茯苓各一钱，知母炒、陈皮、香薷各七分，甘草炙五分，黄芩炒三分，五味子十粒。上锉，入姜三，水煎服。《必用》。○一名却暑清健汤。《名医》。

黄芪汤 治中暍脉虚弱。人参、白术、白茯苓、甘草、黄芪、白芍药各一钱。上锉，入姜三片，水煎服。海藏。

黄芪人参汤 治暑月精神不足，两脚痿软，烦热呕哕，自汗头痛，皆热伤肺气也。即补中益气汤方见内伤，加苍术一钱，神曲五分，黄柏三分，五味子十五粒也。《入门》。

清暑益气汤 治长夏湿热蒸人，四肢困倦，精神短少，懒于动作，身热烦渴，小便黄而数，大便溏而频，或泄或痢，不思饮食，气促自汗。苍术一钱半，黄芪、升麻各一钱，人参、白术、陈皮、神曲、泽泻各五分，酒黄柏、当归、青皮、麦门冬、干葛、甘草各三分，五味子九粒。上锉，作一贴，水煎服。东垣。○此药参、术、黄芪、升麻、甘草、麦门冬、当归、五味子、黄柏、干葛，是清暑补气也。苍术、神曲、陈皮、青皮、泽泻，理脾也。东垣。

十味香薷饮 消暑和胃补气。香薷一钱半，厚朴、白扁豆、人参、陈皮、白术、白茯苓、黄芪、木瓜、甘草各七分。上锉，作一贴，水煎服，或为末，每二钱，热汤或冷水任调下。《丹心》。

暑有冒暑中暑伤暑三证

其腹痛水泻者，胃与大肠受之。恶心呕吐者，胃口有痰饮，此冒暑也，宜用黄连香薷散、清暑六和汤、消暑十全饮、解暑三白散。○其身热头疼，躁乱不宁，或身如针刺者，此为热伤在肉分，此伤暑也，宜用人参白虎汤、小柴胡汤。二方并见寒门。○其咳嗽发寒热，盗汗不止，脉数者，热在肺经，此中暑也，宜清肺生脉饮、白虎汤、益元散。《丹心》。

暑风

中暑复伤风，搐搦不省人事者，宜先服苏合香元方见气门，候其苏省，乃与他药。《得效》。○暑风暑厥者，但以手足搐搦为风，手足逆冷为厥，并宜二香散，或人参羌活散方见小儿合香薷散服之。《入门》。○夏月感寒者，乃取凉之过也，或纳凉于凉亭水阁，风寒以伤其外；又食冰雪生冷瓜果以伤其内。其证头疼身痛，发热恶寒，或胸腹痛、呕吐泄泻，宜藿香正气散方见寒门去白术代苍术，加羌活。若感暑风，痰塞喘急，六和汤倍半夏加羌活、川芎。《医鉴》。

二香散 治感冒暑风，身热头痛，或泄泻呕吐。香附子、香薷各二钱，紫苏叶、陈皮、苍术各一钱，厚朴、白扁豆、甘草各五分。上锉，作一贴，入姜三片，木瓜二片，葱白二茎，水煎服。〇凡暑月伤风伤寒，悉以此药解表发散。《医鉴》。

暑热烦渴

身热自汗，烦渴引饮，即中暍也，宜人参白虎汤、竹叶石膏汤方并见寒门、益元散、玉露散、黄连香薷散、清肺生脉饮、桂苓甘露饮、通苓散、濯热散、醍醐汤、春泽汤。

益元散 治中暑身热，吐泻肠澼，下痢赤白，癃闭。荡胃中积聚寒热，宣积气，通九窍六腑，生津液，去留结，消蓄水，止渴除烦，大养脾肾之气，解百药酒食邪毒。滑石六两，甘草炙一两。上细末，每三钱，温蜜水调服。欲冷饮者，井水调下。《宣明》。〇一名六一散，一名天水散，一名神白散。《宣明》。〇因寒吐泻反胃，加干姜五钱，名曰温六丸。〇湿热泄泻，加红曲五钱，名曰清六丸，俱以陈米饭作丸梧子大，白汤吞下五七十丸。《入门》。

玉露散 治暑渴。寒水石、滑石、石膏、天花粉各一两，甘草五钱。上为细末，每三钱，井水调下。《丹心》。

黄连香薷散 治中暑热渴。香薷三钱，厚朴一钱半，黄连七分半。上锉，作一贴，入酒少许，水煎沉冷服。〇一名黄连香薷饮。《丹心》。

清肺生脉饮 治暑伤肺，咳喘烦渴气促。黄芪二钱，当归、生地黄、人参、麦门冬各一钱，五味子十粒。上锉，水煎服。《入门》。

通苓散 治伤暑烦渴。泄泻尿涩。即四苓散加木通、车前子、茵陈、瞿麦等分各一钱。上锉，入灯心、麦门冬各二十个，水煎服。《得效》。

桂苓甘露饮 治伏暑，烦渴引饮。滑石二两，茯苓、泽泻、石膏、寒水石、甘草各一两，白术、猪苓、肉桂各五钱。上为末，每二钱，姜汤调下。《正传》。

濯热散 治暑热烦渴，及霍乱后渴，最妙。白矾、五倍子、乌梅肉、甘草各一两。上为末，入白面四两拌匀，每二钱，新汲水调下。《正传》。〇一名龙须散。《丹心》。

醍醐汤 解暑热，止烦渴。乌梅肉另末一斤，草果一两，缩砂、白檀香各五钱，炼蜜五斤。上细末，入蜜微沸搅匀，瓷器盛，冷水调服。《局方》。

春泽汤 治暑热燥渴引饮无度，或水入即吐。乃五苓散去桂代人参也。《得效》。

暑病吐泻

暑毒入肠胃，致腹痛恶心呕吐泄泻，宜香薷散、六和汤、消暑十全饮、解暑三白散、香薷汤、香朴饮子、缩脾饮、大顺散、桂苓元。

六和汤 治暑伤心脾，呕吐泄泻，或霍乱转筋及浮肿疟痢。香薷、厚朴各一钱半，赤茯苓、藿香、白扁豆、木瓜各一钱，缩砂、半夏、杏仁、人参、甘草各五分。上锉，作一贴，入姜三片，枣二枚，水煎服。〇加麸炒黄连一钱，名曰清暑六和汤。《医鉴》。

消暑十全饮 治伤暑吐泻。香薷一钱半，白扁豆、厚朴、紫苏叶、白术、赤茯苓、藿香、木瓜、白檀香各一钱，甘草五分。上锉，作一贴，水煎服。《局方》。

解暑三白散 治暑热引饮过多，致吐泻。泽泻、白茯苓、白术各二钱。上锉，作一贴，入姜三片，灯心二十茎，水煎服。《局方》。

香薷汤 治暑病吐泻。香薷三钱，白扁豆、厚朴、赤茯苓各一钱半，甘草五分。上锉，作一贴，水煎服，或为末，汤点二钱。服他暑药皆不及此。《直指》。〇一方无茯苓，有茯神。《局方》。

香朴饮子 治伤暑，吐泻烦乱。香薷一钱半，厚朴、白扁豆、泽泻、赤茯苓、陈皮、木瓜、半夏、人参、紫苏叶、乌梅肉各七分，甘草五分。上锉，作一贴，入姜三片，枣二枚，煎服。《丹心》。

大顺散 治暑月烦渴，引饮过多。脾胃停冷湿作吐泻。甘草锉长一寸二两、干姜、杏仁、肉桂各四钱，先将甘草以白沙同炒黄熟，次入姜同炒令裂，次入杏仁同炒黄，用筛下去沙净，乃入桂为末，每二钱，水煎温服。如烦躁，并华水调下。《局方》。

桂苓元 治暑月伤冷湿吐泻。桂心、赤茯苓。上等分为末，炼蜜和匀，每一两作八丸，并水化下一丸。《局方》。

缩脾饮 治暑月内伤生冷，腹痛吐泻。缩砂研一钱半、草果、乌梅肉、香薷、甘草各一钱，白扁豆、干葛各七分。上锉，作一贴，入姜五片，水煎服。

伏暑证

伏暑之证，背寒面垢，少有劳身即热，口开，前板齿燥，小便已，洒洒然毛耸。仲景。○伏暑者，即冒暑久，而藏伏三焦肠胃之间，变出寒热往来，霍乱吐泻，疟痢烦渴，或腹痛下血，宜酒蒸黄连丸、消暑元、桂苓甘露散。《入门》。○每于夏月复发者，为伏暑也。《入门》。

酒蒸黄连丸 治伏暑，呕渴恶心，及年深暑毒不差者。黄连四两，清酒七合浸之，蒸干，以酒尽为度。上为末，面糊和丸梧子大，每三十丸，熟水吞下，以胸膈凉不渴为验。《活人》。○一名小黄龙元。《得效》。

消暑元 治伏暑，气欲绝。半夏八两，赤茯苓、生甘草各四两。上以醋二升半煮半夏，醋尽熬干。上为末，以姜汁糊和丸梧子大，每服五十丸，熟水吞下，药下即苏。海藏。

桂苓甘露散 治伏暑，引饮、泄利。滑石一两，石膏、寒水石、泽泻、干葛、白术、赤茯苓、甘草各五钱，人参、桂皮、藿香各二钱半，木香一钱二分半。上为末，每二钱，白汤调下。子和。

注夏病

人有遇春末夏初，头痛脚弱，食少体热，世俗谓之注夏病，属阴虚，元气不足。宜补中益气汤去升、柴，加黄柏、白芍药、麦门冬、五味子，有痰加天南星、半夏。《丹心》。○宜服生脉散及参归益元汤。《丹心》。

参归益元汤 治注夏病，其证头眩眼花，腿酸脚弱，五心烦热，口苦舌干，精神困倦好睡，饮食减少，脉数无力。当归、白芍药、熟地黄、白茯苓、麦门冬各一钱，陈皮、知母、黄柏并酒炒各七分，人参五分，甘草三分，五味子十粒。上锉，作一贴，入枣一枚、米一撮，水煎服。《回春》。

夏暑将理法

《卫生歌》曰：四时惟夏难将摄，伏阴在内腹冷滑，补肾汤药不可无，食饮稍冷休哺啜，心旺肾衰何所禁，特忌疏泄通精气，寝处惟宜谨密间，默静志虑和心意，米浆菜茹不宜人，必到秋来成疟痢。○凡盛暑冲热，切不可以冷水洗手面，大损人目。《活人》。○夏一季，是人脱精神之时，心旺肾衰，肾化为水，至秋始凝，及冬乃坚，是故尤慎房室，固养精气。《活人》。○三伏之时，大热伤气，养生家于此时尤慎之。若纵酒恣色，则令人内肾腐烂而死。《入门》。○人之心包络与胃口相应，胃气稍虚，或因饥冒暑，则暑毒自口鼻而入，凝之于牙颊，达之于心包，如响应声，遇暑以还，急漱口而勿咽可也。《直指》。○虚人及老人中暑，迷厥不省，宜竹叶石膏汤方见寒门加附子，冷服之。《回春》。○太仓公辟瘟丹，暑湿之月烧之，能辟邪散气。方见瘟疫。《回春》。

暑热通治药

治暑之法，清心利小便最好。暑伤气，宜补真气为要。《丹心》。○夏月多食冷物，过饮茶水、冰浆，致伤脾胃，吐泻霍乱，故治暑药，多用温脾消食，治湿利小便之药，须要识此意。《丹心》。○病暑者多无身痛，间有痛者，或为澡浴水湿相搏耳。《入门》。○暑病通用香薷散、清暑和中散、万病无忧散。

香薷散 治伤中一切暑病，或霍乱吐泻，或昏塞欲绝。香薷三钱，厚朴、白扁豆各一钱半。上锉，作一贴，入酒少许，水煎去滓，沉冷服之。《局方》。

清暑和中散 治中暑伤暑诸证，霜降后勿用。香薷二两，猪苓、泽泻、滑石、草果各一两半，黄连酒炒、厚朴、木通、车前子炒、枳壳、缩砂各一两，白术、赤茯苓、陈皮各七钱，茴香五钱，白扁豆四钱，木香、甘草各三钱。上细末，每二钱，冷水调下，或锉一两，水煎服，亦佳。《医鉴》。

万病无忧散 专治夏月霍乱吐泻，似疟非疟，似痢非痢，不伏水土等证，常服可防疟痢。香薷、白扁豆各二两，草果、黄连、滑石、泽泻各一两二钱，枳壳、木通、厚朴、陈皮、赤茯苓、车前子、猪苓、缩砂各八钱，白术、茴香各五钱六分，木香、甘草各二钱半。上细末，每二钱，滚汤调服，或茶清调下，忌米饮。《入门》。

单方

凡五种。

石膏 天气暑热时得病，以石膏为主治。碎一两，煮取汁服，即差。仲景。

香薷 主一切暑病，及霍乱吐泻。煮取汁服之，生服亦佳。《本草》。

大蓼 即荭草也。治热喝心闷。煮取浓汁饮之。○夏月喝死，亦灌之。《本草》。

甜瓜 暑月食之，不中暑气。少食之佳。《本草》。

马通 腊月马粪干者。煎汤饮之，治一切暑病。《俗方》。

湿

湿乃水气

湿即水也。东南洼下，风雨袭虚，山泽蒸气，人多中湿。湿在经，则日晡发热鼻塞，在关节则一身尽痛，在脏腑则清浊混而大便濡泄，小便反涩，腹或胀满。湿热搏，则遍身黄如熏色。《入门》。○水气有毒，能为风湿疼痹，水肿面黄腹大，初自皮肤脚手入，渐至六腑，令人大小便涩。至五脏，渐渐加至，忽攻心便死。《本草》。○江湖间露气成瘴，两山挟水中气疟，一冷一热，相激成病症俱是湿，能与人作寒热，消烁骨肉，南土尤甚，大略皆瘴类也。《本草》。

雾露之气为瘴

南方土地卑湿，依山则触岚气，近水则受湿气。《类聚》。○东南两广，山峻水恶，地湿沤热。如春秋时月，外感雾毒寒热，胸满不食，此瘴毒从口鼻入也，宜平胃散方见内伤、升麻苍术汤、神术散。《入门》。○南方地暖，故太阴之时，草木不黄落，伏蛰不闭藏，杂毒因暖而生。故岭南从仲春迄仲夏，行青草瘴；从季夏迄孟冬，行黄茅瘴。其治法与伤寒无异，惟能别其表里，不妄汗下为好。《类聚》。

升麻苍术汤 治岭南春秋之月，感山岚瘴雾毒气，发寒热，胸满不食。苍术一钱半，半夏一钱，厚朴、陈皮、枳实、桔梗、川芎、木通、升麻、柴胡各七分，黄连、黄芩、木香、甘草各五分。上锉，作一贴，入姜五片，水煎服。《名医》。

神术散 治中雾露山岚瘴气，头疼项强。苍术三钱，川芎、白芷、细辛、藁本、羌活、甘草各一钱。上锉，作一贴，入姜三片，葱白二茎，水煎服。《入门》。

脉法

伤湿之脉细濡。《入门》。○湿热之脉缓

大。《脉诀》。○或涩或细，或濡或缓，是皆中湿，可得而断。《脉诀》。○脉浮而缓，湿在表也；脉沉而缓，湿在里也。《脉诀》。○脉弦而缓，或缓而浮，皆风湿相搏也。《脉经》。○身痛脉沉为中湿，脉浮为风湿。《活人》。

湿气侵人不觉

风寒暑暴，伤人便觉；湿气熏袭，人多不觉。其自外而入者，长夏郁热，山泽蒸气，冒雨行湿，汗透沾衣，多腰脚肿痛；其自内得者，生冷酒面，滞脾生湿，郁热多，肚腹肿胀。西北人多内湿，东南人多外湿。《入门》。○人居戴履，受湿最多，行住坐卧，实熏染于冥冥之中，滞而为喘嗽，渍而为呕吐，渗而为泄泻，溢而为浮肿，湿瘀热则发黄，湿遍体则重着，湿入关节则一身尽痛，湿聚痰涎则昏不知人。《直指》。

雾露清浊之邪中人

寸口阴脉紧者，雾露浊邪中于下焦、少阴之分，名曰浑，阴气为栗，令人足胫逆冷，便尿妄出，或腹痛下利，宜理中汤、四逆汤方见寒门。○寸口阳脉紧或带涩者，雾露清邪中于上焦、太阳之分，名曰洁，阳中雾露之气也，令人发热头痛，项强颈挛，腰痛胫酸，宜九味羌活汤、藿香正气散方见寒门。○阴阳脉俱紧者，上下二焦俱中邪也。必吐利后，脉不紧，手足温则愈；若脉阴阳俱紧，口中气出，唇口干燥，蜷卧足冷，鼻涕出，舌上胎滑，勿妄治也。《入门》。

火热生湿

湿本土气，火热能生湿土，故夏热则万物湿润，秋凉则万物干燥。夫热而怫郁则生湿也，因湿生痰，故用二陈汤方见痰饮加酒芩、羌活、防风，去风行湿，盖风能胜湿也。《丹心》。○凡病湿者，多自热生，而热气多为兼病。《钩玄》。○湿病本不自生，因于火热怫郁，水液不能宣通，停滞而生水湿也。《钩玄》。○六七月之间，湿令大行，燥

金受湿热之邪，绝寒水生化之源，源绝则肾亏，痿厥之病大作，腰以下痿软瘫痪，不能动，行步不正，两足欹侧，清燥汤主之。方见足部。《正传》。

湿病类伤寒

中湿、风湿、湿温，皆类伤寒。中湿之由，风雨袭虚，山泽蒸气，湿流关节，一身尽痛。风湿者，其人先中湿，又伤风，故谓之风湿；其人中湿，因而中暑，名曰湿温。《活人》。○伤寒有五，其一为中湿，盖风湿之气中人为病，发热与温病相类，故曰湿温也。《难经》曰：湿温之脉，阳濡而弱，阴小而急。《活人》。

湿病有七

有中湿、风湿、寒湿、湿痹、湿热、湿温、酒湿。又有破伤湿。《活人》。

中湿

面色浮泽，是为中湿。《内经·注》。○中湿之脉，沉而微缓，湿喜归脾，流于关节，中之多使人腹膜胀倦怠，四肢关节疼痛而烦，或一身重着，久则浮肿喘满，昏不知人。挟风则眩晕呕哕，寒则挛拳掣痛。《得效》。○外中湿者，或感山岚瘴气，或被雨湿蒸气，或远行涉水，或久卧湿地而得。○力中湿者，因生冷过多，或厚味醇酒停滞，脾虚不能运化而得。《回春》。○中湿，宜胜湿汤、除湿汤、加味术附汤、白术酒，或五苓散加羌活、川芎、苍术。方见寒门。

胜湿汤 治坐卧湿地，或雨露所袭，身重脚弱，大便泄泻。白术三钱，人参、干姜、白芍药、附子炮、桂枝、白茯苓、甘草各七分半。上锉，作一贴，入姜五枣二，水煎服。《济生》。

除湿汤 治中湿，满身重着。苍术、厚朴、半夏各一钱半，藿香、陈皮各七分半，甘草五分。上锉，作一贴，入姜七片，枣二枚，水煎服。《得效》。

加味术附汤 治中湿诸证。附子炮二钱，白术、赤茯苓、甘草炒各一钱半。上锉，作一贴，入姜七枣二，水煎服，日再。才见身痹三服后，则当如冒状，勿怪。盖术、附并行皮中，逐水气故尔。《得效》。

白术酒 治中湿，口噤不省。白术一两，锉作一贴，以酒二盏煎至一盏，顿服。恶酒，则水煎服。《得效》。

风湿

太阳经感风湿相搏，其骨节烦疼者，湿气也。湿则关节不利故痛，其掣而不能屈伸者，风也。汗出身寒，脉沉微，短气，小便清而不利者，寒闭也。恶风者，表虚也，或微肿者，阳气不行也。宜甘草附子汤、术附汤、白术附子汤、麻杏薏甘汤。《活人》。○风湿之证，风胜则卫虚，汗出短气恶风，不欲去衣；湿胜则小便不利，或身微肿，宜防己黄芪汤、羌附汤、除湿羌活汤。《入门》。○风湿相搏，一身尽痛，法当汗出而解，值天阴雨不止，医云可发汗，汗之而病不愈者何也？答曰：发其汗，汗太出者，但风气去，湿气在，故不愈也。若治湿风者，发其汗，但微微自欲汗出者，风湿俱去也。仲景。○风湿相搏，骨节烦疼掣痛，近之则痛剧。《入门》。

甘草附子汤 治风湿。桂枝四钱，甘草、附子炮、白术各一钱。上锉，作一贴，水煎服，微汗即解。《入门》。

术附汤 治同上。白术三钱，附子二钱，甘草一钱。上锉，作一贴，入姜三枣二，水煎服。《入门》。

白术附子汤 治风湿，身烦疼，不能转侧。白术三钱，附子炮、甘草炙各一钱。上锉，作一贴，入姜七，枣二，水煎服。仲景。

麻杏薏甘汤 治风湿，身疼不能转侧，日晡加剧。麻黄、薏苡仁各二钱，杏仁、甘草各一钱。上锉，作一贴，水煎服。《入门》。

防己黄芪汤 治风湿，身重痛，自汗。防己、黄芪各三钱，白术二钱，甘草一钱

半。上锉，作一贴，入姜三片，枣二枚，水煎服。《正传》。

羌附汤 治风湿相搏，肢体掣痛，浮肿。羌活、附子炮、白术、甘草各一钱半。上锉，入姜五，水煎服。《丹心》。

除湿羌活汤 治风湿相搏，一身尽痛。苍术、藁本各二钱，羌活一钱半，防风、升麻、柴胡各一钱。上锉，作一贴，水煎服。《医鉴》。○一名除风湿羌活汤。东垣。

寒湿

凡湿，以尿赤有渴为热湿，以尿清不渴为寒湿。《入门》。○寒湿交攻，身体冷痛，宜渗湿汤、加剂除湿汤、生附除湿汤、治湿中和汤、五积散方见寒门、苍术复煎散。○腰下冷重或痛，是为肾着，宜用肾着汤。方见腰部。

渗湿汤 治寒湿所伤，身体重着，如坐水中，小便涩，大便利。赤茯苓、干姜炮各二钱，苍术、白术、甘草各一钱，橘红、丁香各一分。上锉，作一贴，入姜三枣二，水煎服。《局方》。○一方，苍术、半夏曲各二钱，厚朴、藿香、陈皮、白术、白茯苓各一钱，甘草五分。剂法、服法如上。《丹心》。

加剂除湿汤 治伤湿，身重腰痛，四肢微冷，呕逆溏泄。赤茯苓、干姜各二钱，苍术、白术、甘草各一钱，橘红、桂皮、厚朴各五分。上锉，作一贴，入姜三，枣二，水煎服。《直指》。

生附除湿汤 治寒湿。苍术二钱，附子生、白术、厚朴、木瓜、甘草各一钱。上锉，作一贴，入姜十片，水煎服。《直指》。

治湿中和汤 治寒湿。苍术炒二钱，白术、陈皮、赤茯苓、厚朴、干姜炮、甘草炙各一钱。上锉，作一贴，入姜三片，灯心一撮，水煎服。《集要》。

苍术复煎散 治寒湿相合，肢体皆痛，行步无力。苍术四两，羌活一钱，柴胡、藁本、白术、泽泻、升麻各五分，黄柏三分，红花一分。上锉，先以水三盏煎苍术至二

盏，入诸药复煎至一盏，去滓，空心热服。东垣。○一名苍术复煎汤。东垣。

湿痹

详见风门。

湿热

六气之中，湿热为病，十居八九。《丹心》。○《内经》曰：因于湿，首如裹，湿热不攘，大筋缑短，小筋弛长，缑短为拘，弛长为痿。○大筋受热则缩而短，小筋得湿则引而长，缩短故拘挛而不伸，引长故痿弱而无力。《内经·注》。○湿者，土浊之气。首为诸阳之会，其位高，其气清，其体虚，故聪明得以系焉，湿气熏蒸，清道不通，沉重而不爽利，似乎有物以蒙冒之，失而不治，湿郁为热，热留不去，热伤血不能养筋，故大筋为拘挛，湿伤筋不能束骨，故小筋为痿弱也。《丹心》。○湿胜筋痿，热胜筋缩。实者，三花神佑丸方见下门。虚者，宜清燥汤方见足部。《入门》。○有气如火，从脚下起入腹，此湿郁成热而作，宜苍术、黄柏、牛膝、防己作丸服，或二妙丸、加味二妙丸方见足部、单苍术丸。《正传》。○首如裹，单苍术膏最妙。方见内伤。○湿病，腹中和，能饮食，病在头中寒湿，故鼻塞，纳药鼻中则愈。瓜蒂末，吹鼻中，出黄水。仲景。

单苍术丸 常服除湿，壮筋骨明目。苍术一斤米泔浸，锉，晒干，半斤以童便浸一宿，半斤酒浸一宿，并焙干为末，神曲糊和丸绿豆大，白汤下七十丸。或加白茯苓六两，尤好。《入门》。○或为末，每二钱，空心，盐汤或酒调下亦得。《入门》。

二妙丸 治湿热。苍术、黄柏等分为末，滴水为丸，服之。《丹心》。

湿温

湿温者，两胫逆冷，胸腹满，多汗，头痛，妄言。其人尝伤于湿，因而中暑，暑湿相搏则发湿温。其脉阳濡而弱，阴小而急，治在太阳，不可发汗，汗出必不能言，耳聋，不知痛所在，身青，面色变，名曰重暍，如此死者，医杀之，苍术白虎汤主之。方见寒门。《活人》。○一人季夏得病，胸项多汗，两足逆冷，谵语。予诊之，其脉关前濡、关后数，是湿温，盖先伤暑，后受湿也。先用人参白虎汤，次服苍术白虎汤，足渐温，汗渐止，三日而愈。《本事》。○一人病，遍身汗，两足冷至膝，下腹满，不省人事，六脉皆小弱而急。孙曰：此病伤暑，阳微厥也，用五苓散、白虎汤而愈。凡阴病，胫冷则臂亦冷，此则胫冷而臂不冷，所以知是阳微厥也。孙兆。○湿温，宜苓术汤、茯苓白术汤。○湿温与中暑同，但身凉不渴耳。《活人》。

苓术汤 治冒暑遭雨，暑湿郁发，四肢不仁，半身不遂。或入浴晕倒，口眼㖞斜，手足不仁，皆湿温类也。赤茯苓、白术、干姜、泽泻、桂心、甘草各一钱。上锉，作一贴，水煎服。《得效》。

茯苓白术汤 治湿温。赤茯苓、苍术、白术、干姜、桂心、甘草各一钱。上锉，作一贴，水煎服。《得效》。

酒湿

酒湿之为病，亦能作痹证，口眼㖞斜，半身不遂，浑似中风，舌强语涩，当泻湿毒，不可作风病治之而汗也，宜用苍橘汤。《元戎》。

苍橘汤 治酒湿。苍术二钱，陈皮一钱半，赤芍药、赤茯苓各一钱，黄柏、威灵仙、羌活、甘草各五分。上锉，作一贴，水煎服。《入门》。

破伤湿

破伤入水湿，口噤、身强直。牡蛎煅为粉，敷疮口，仍取末二钱，甘草汤调服。《得效》。

湿多身痛暑无身痛

暑病多无身痛，盖伤气而不伤形故也。《入门》。○湿病多身痛，中湿身痛，难以转侧；风湿之痛，一身尽痛。《入门》。○地之湿气，感则害人皮肉筋脉，盖湿伤形，形伤故痛。《内经》。○湿流关节，则一身尽痛。仲景。○风湿相搏，则骨节烦疼，湿则关节不利故痛，其掣而不能屈伸者，风也。《活人》。

湿有内外之殊

湿有自外者，有自内出者。东南地下，多阴雨露雾，湿从外入，多自下起，为重腿脚气之疾，治当汗散，久则宜疏通渗泄。西北地高，多食生冷、湿面、乳酪、饮酒，湿气内郁，为鼓胀浮肿之类，治宜通利二便。《丹心》。

湿病治法及通治药

湿家治法，大概宜发微汗及利小便，使上下分消其湿，是其治也。《正传》。○治湿不利小便，非其治也。仲景。○湿上甚而热，治以苦温，佐以甘辛，以汗为故而止，平胃散方见内伤主之。湿在上，宜微汗而解，不欲汗多，故不用麻黄、干葛辈，宜微汗，用防己黄芪汤。《丹心》。○湿在中下，宜利小便，此淡渗治湿也，五苓散主之。《丹心》。○治湿之法，通利小便为上，益脾顺气次之。《直指》。○治湿莫若生附、苍术为快，宜用生附汤。《直指》。○治湿通用平胃散、二陈汤加桑白皮为主。上焦湿，加羌活、川芎、苍术；中焦湿，加猪苓、茯苓、泽泻；下焦湿，加防己、木通、滑石。热则上加黄芩，中加黄连，下加黄柏。《入门》。○通用渗湿汤。

生附汤 治伤湿诸证，又治寒湿。苍术、杜仲各一钱半，附子生、牛膝、厚朴、干姜、白术、赤茯苓、甘草各七分。上锉，作一贴，入姜三，枣二，水煎服。《丹心》。

渗湿汤 治一切湿证。苍术、白术、赤茯苓各一钱半，陈皮、泽泻、猪苓各一钱，香附子、川芎、缩砂、厚朴各七分，甘草三分。上锉，作一贴，入姜三片，灯心一撮，水煎服。《回春》。

湿病禁汗下及灸

凡湿病忌不得以火攻，并转利之。若湿家下之，则额上汗出，微喘，小便不利者死，下利不止者亦死。仲景。○治湿不得猛发汗，及灼艾灸之。《得效》。○湿病误下，则为喘哕；误汗，则发痉而死。《入门》。○湿家不可汗，汗之则发痉，发痉者毙。又不可下，下之则额汗胸满，微喘而哕，小便淋闭，难以有瘳也。《直指》。

湿病大汗则成痉

太阳病，发汗太多因致痉。湿家大发汗，亦作痉。盖汗太多则亡阳，不能养筋，故筋脉紧急而成痉。其证身热足冷，颈项强急，恶寒，时头热，面赤目赤，独头面摇，卒口噤，背反张者是也。亦名破伤风。详见风门。

单方

凡十五种。

苍术 治湿，上下部皆可用。《丹心》。○上焦湿，用苍术，其功甚烈。东垣。○能治山岚瘴气。东垣。○或汤，或散，或酒浸，常服最妙。《本草》。○两术皆可服。

泽泻 除湿之圣药也，其功长于行水也。五苓散以泽泻为君，其功可知。《本草》。

芎䓖 能去卑湿风气。或末服，或煎服，皆可。治上部湿，尤佳。《本草》。

防己 能治湿风，口面㖞斜。木通同功，锉，煎服之，佳。《本草》。

藁本 辟雾露，与木香同治雾露之气。治上部风湿最佳，煎服之。《本草》。

茯苓 淡能利窍，甘以助阳气，除湿之圣药也。仙方有服饵之法，修制久服为佳。《本草》。

龟肉 除湿及瘴气。作臛常食之佳。《本草》。

鳖肉 主湿痹。煮熟取肉，和五味作羹食之。《本草》。○凡湿病，宜食猪肉、螺鳖之属，是也。《本草》。

木瓜 主湿痹，又治腰脚湿气。可煎服、丸服，或生食，并佳。《本草》。

酒 辟雾露之气。○昔有三人，晨行触雾，一人健，一人病，一人死。健者饮酒，病者食粥，死者空腹。盖酒能御雾露、辟邪气故也。《本草》。

猪肝 胜湿，可煮食之。昔闵叔留寓，常食猪肝，盖为湿疾也。《本草》。

薏苡 去湿轻身，胜瘴气。作末煮粥，常服之。昔马援南征，多载之，即此也。《本草》。

豺皮 主冷湿痹。熟之以缠病上，或裹软脚，良。《本草》。

土猪 主湿病。取肉煮食，又用皮坐卧其上，最去湿痹。《本草》。

桑枝茶 去湿气。常服最好，又与赤小豆同煮作粥，常食尤佳。《本草》。

针法

湿病禁艾灸。惟湿痹，及湿热脚气痿证，宜施针以通经络之气，为佳。《俗方》。

 燥

燥因血少

《内经》曰：诸涩枯涸，干劲皴揭，皆属于燥。○火热胜，则金衰而风生，缘风能胜湿，热能耗液而为燥，阳实阴虚，则风热胜于水湿而为燥也。盖肝主筋，而风气自甚，又燥热加之，则筋大燥也。燥金主于收敛，其脉紧涩，故为病劲强紧急而口噤也。夫燥之为病，血液衰少，不能荣养百骸故也。《正传》。

脉法

伤燥脉涩。《入门》。○脉紧而涩，或浮而弦，或芤而虚。《正传》。

燥者肺金之病

燥者肺金之本，燥金受热化，以成燥涩，由风能胜湿，热能耗液而成燥也。燥于外，则皮肤皴揭瘙痒；燥于中，则精血枯涸；燥于上，则咽鼻焦干；燥于下，则便尿结闭，宜当归承气汤。《类聚》。○《内经》曰：燥胜则干。注曰：燥胜则津液涸竭，故皮肤干燥

燥宜养血

经曰：燥者润之，养血之谓也。积液固能生气，积气亦能生液，宜服琼玉膏。方见身形。入门○皮肤皴揭拆裂，血出大痛，或皮肤瘙痒，爪甲浮起枯干，皆火烁肺金，燥之甚也，宜以四物汤去川芎，合生脉散加天门冬、天花粉、黄柏、知母、酒红花、生甘草之类。《入门》。○荣卫枯涸，湿剂所以润之，二门冬、人参、北五味子、枸杞子，同为生脉之剂，二黄元亦好。东垣。○燥病宜服琼脂膏、天门冬膏、地仙煎、生血润肤饮。○防风通圣散，能清热润燥。方见风门。

当归承气汤 治燥之上药也。当归、大黄各二钱，芒硝七分，甘草五分。上锉，作一贴，水煎，入芒硝搅化，服之。《类聚》。

琼脂膏 治燥病。生地黄二十斤，捣取汁，去渣；白蜜二斤，煎沸去沫；鹿角胶、真酥油各一斤；生姜二两，捣取汁。上先以慢火熬地黄汁数沸，绵滤取净汁，又煎二十沸，下鹿角胶，次下酥油及蜜同煎，候如饧，瓷器收贮，每服一二匙，温酒下。《正传》。

天门冬膏 治燥病。天门冬生去心捣绞

取汁，滤去滓，砂锅熬成膏，酒服一二匙。《正传》。

地仙煎 治同上。山药一斤杵细，杏仁一升研细，生牛乳一升。上同搅匀，绞取汁，盛瓷瓶，重汤煮一日，酒服一二匙。《正传》。

生血润肤饮 治燥证，皮肤拆裂，手足爪甲枯燥，搔之屑起，血出痛楚。天门冬一钱半，生地黄、熟地黄、麦门冬、当归、黄芪各一钱，酒片芩、瓜蒌仁、桃仁泥各五分，升麻二分，酒红花一分，五味子九粒。

上锉，作一贴，水煎服。《正传》。

单方

凡四种。

山药 生者，治皮肤干燥，以此润之。蒸食之，或研，煮粥服之。《汤液》。

牛酪 作粥常服，最妙。《本草》。

天麦门冬 俱治燥病。煎汤服、或作丸久服佳。《本草》。

生熟地黄 皆生血润液。作煎作丸，久服为妙。《本草》。

火有君相之二

五行各一其性，惟火有二，曰君火，人火也；曰相火，天火也。火内阴而外阳，主乎动者也，以名而言，形质相生，配于五行，故谓之君；以位而言，生于虚无，守位禀命，因其动而可见，故谓之相。天主生物，故恒于动，人有此生，亦恒于动，其所以恒于动者，皆相火之所为也。东垣。○君火者，乃真心小肠之气所为也；相火者，乃心包络、三焦之气所为也。《丹心》。

火为元气之贼

火能消物，凡烁金、亏土、旺木、涸水者，皆火也。《丹心》。○火之为病，其害甚大，其变甚速，其势甚彰，其死甚暴。人身有二火，曰君火，犹人火也，曰相火，犹龙火也。在气交之中，多动少静，凡动皆属火化，动之极也，病则死矣。河间。○相火易起，五性厥阳之火相扇，则妄动矣。火起于妄，变化莫测，无时不有，煎熬真阴，阴虚则病，阴绝则死。东垣。○又有脏腑厥阳之火，根于五志之内，六欲七情激之，其火随起。大怒则火起于肝，醉饱则火起于胃，房劳则火起于肾，悲哀则火起于肺，心为君主，自焚则死矣。河间。○火者，元气、谷气、真气之贼也。东垣。

脉法

火脉洪数，虚则浮。《脉诀》。○脉实数者，有实热。《丹心》。○脉浮而洪数，为虚火。○脉沉而实大，为实火。○洪数见于左寸，为心火。○见于右寸，为肺火。○见于左关，为肝火。○见于右关，为脾火。○见于两尺，为肾经命门之火。○男子两尺洪大者，必遗精，阴火盛也。《正传》。○骨蒸劳热，脉数而虚，热而涩小，必损其躯，加汗加咳，非药可治。《脉诀》。○虚火浮数，实火沉大，随其所见，细数为害。《回春》。

辨五脏热证

身热有五，而其状各异。东垣。

肝热

肝热者，按之肌肉之下，至骨之上，乃肝之热也，寅卯间尤甚。其证四肢满闭，便难转筋，多怒多惊，筋痿不能起于床，宜泻青丸方见五脏、柴胡饮子。东垣。

心热

心热者，微按至皮肤之下，肌肉之上，轻手乃得，微按至皮毛之下则热，少加力按之则全不热，是热在血脉也，日中太甚。其证烦心心痛，掌中热而哕，宜导赤散方见五脏、黄连泻心汤。方见神部。东垣。

脾热

脾热者，轻手扪之不热，重按至筋骨亦不热，不轻不重在轻手重手之间，此热在肌肉，遇夜尤甚。其证必怠惰嗜卧，四肢不收，无气以动。实热则用泻黄散方见五藏、调胃承气汤方见寒门；虚热则用人参黄芪散方见虚劳、补中益气汤。方见内伤。东垣。

肺热

肺热者，轻手乃得，微按全无，瞥瞥然见于皮毛下，日西尤甚，乃皮毛之热也。其证必见喘咳、洒淅寒热。轻者宜泻白散方见五脏、人参地骨皮散；重者白虎汤方见寒门、凉膈散。东垣。

肾热

肾热者，轻按之不热，重按至骨其热蒸手，如火如炙。其证骨苏苏然如虫蚀其骨，困热不任，亦不能起于床，滋肾丸方见小便、六味地黄丸主之。方见虚劳。东垣。

柴胡饮子 治肝热。柴胡、黄芩、人参、当归、赤芍药、大黄、甘草各一钱。上锉，作一贴，入姜三片，水煎服之。《丹心》。

人参地骨皮散 治肺热。人参、地骨皮、柴胡、生地黄、黄芪各一钱半，知母、石膏各一钱，赤茯苓五分。上锉，作一贴，入姜三，煎服。又治脏中积冷，荣中热，脉按不足举有余，乃阳有余阴不足也。《入门》。

手按辨热深浅

以手扪摸有三法，轻手扪之则热，重按之则不热，是热在皮毛血脉也。东垣。○重按至筋骨之分，则热蒸手极甚，轻摸之则不热，是热在筋骨间也。东垣。○轻手扪之不

热，重手按之亦不热，不轻不重按之则热，是热在筋骨之上，皮毛血脉之下，乃热在肌肉也，以三黄丸通治之。东垣。○轻手按之热甚，重手按之不甚热，此热在肌表，宜清之；重手按之热甚而烙手，轻手按之不觉热，此热在肌肉之内，宜发之。《正传》。

审脏腑热之部分

《内经》曰：心热病者，颜先赤颜即额也。脾热病者，鼻先赤。肝热病者，左颊先赤。肺热病者，右颊先赤。肾热病者，颐先赤。○心肺居胸背，心热则胸热，肺热则背热。○肝胆居胁，肝胆热，则当胁亦热。○肾居腰，肾热则当腰亦热。○胃居脐上，故胃热则脐以上热。○肠居脐下，故肠热则脐以下热。《纲目》。

火热有实有虚

能食而热，口舌干燥，大便难者，实热也，以辛苦大寒之剂下之，泻热补阴，脉洪盛而有力者是已。东垣。○不能食而热，自汗气短者，虚热也。以甘寒之剂泻热补气，脉虚弱无力者是已。东垣。○五脏阴也，所主皆有形，骨肉筋血皮毛是也，此五脏皆阴足，阴足而热反胜之，是为实热。若骨痿、肉烁、筋缓、血枯、皮聚、毛落者，阴不足而有热疾，是虚热也。海藏。○脉实数者，实热也。《丹心》。○实火内外皆热，口渴，日夜潮热，大小便闭。热在表，宜羌活冲和汤方见寒门；热入里，宜调胃承汤方见寒门。燥渴者，宜白虎汤。方见寒门○虚火，潮热有间，口燥不渴，宜人参地骨皮散方见上，或补中益气汤加芍药、黄柏。《入门》。○实火可泻，黄连解毒汤之类；虚火可补，参、术、生甘草之类。《丹心》。

热有昼夜之分

昼热，则行阳二十五度，宜柴胡饮子方见上。夜热，则行阴二十五度，宜四顺清凉饮。海藏。○平旦发热，热在行阳之分，肺

气主之，故用白虎汤，以泻气中之火。日晡潮热，热在行阴之分，肾气主之，故用地骨皮散，以泻血中之火。海藏。○夜则静，昼发热者，热在气分，小柴胡汤加栀子、黄连、知母、地骨皮；昼则静，夜则发热者，热在血分，四物汤加知母、黄柏、黄连、栀子、柴胡、牡丹皮。《回春》。○昼夜俱发热，热在气血之分，四物汤合小柴胡汤，加黄连、栀子。《回春》。○气分实热白虎汤，血分实热，四顺清凉饮；气分虚热清心连子饮方见消渴，血分虚热，滋阴降火汤。《入门》。○凡病，昼病在气，夜病在血。昼发少而夜发多者，足太阳膀胱，血中浮热，微有气也。有时而发，有时而止，知邪气不在表，不在里，知在经络中也。夜发多者，是邪气下陷之深，当从热入血室而论之，宜泻血汤、退热汤。东垣。

四顺清凉饮 治血热。大黄蒸、当归、赤芍药、甘草炙各一钱二分半。上锉，作一贴，入薄荷十叶，水煎服。《入门》。○一名清凉饮子。《局方》。

地骨皮散 治血热及阳毒火炽，浑身壮热。石膏二钱，柴胡、黄芩、知母、生地黄各一钱，羌活、麻黄各七分半，地骨皮、赤茯苓各五分。上锉，作一贴，入姜三片，水煎服。东垣。

泻血汤 治夜间发热。生地黄酒洗、柴胡各一钱，熟地黄、蒲黄、丹参、当归酒洗、防己酒洗、羌活、甘草炙各七分，桃仁泥三分。上锉，作一贴，水煎服。东垣。

退热汤 治表中虚热，遇夜则甚。黄芪一钱三分，柴胡一钱，生甘草、黄连酒炒、黄芩、赤芍药、地骨皮、生地黄、苍术各七分，当归身、升麻各五分。上锉，作一贴，水煎服。东垣。

火有上、中、下三焦之异

热在上焦者，因咳为肺痿。热在中焦者，为坚谓大便坚也；热在下焦者，为尿血淋闭。仲景。○上焦有热，眼目赤肿，头项肿痛，口舌生疮。○中焦有热，胸膈烦躁，饮食不美。○下焦有热，小便赤涩，大便秘结。○五脏俱热，乃三焦热也，即生痈疽疮痍及五般痔疾。《宣明》。

上焦热

宜用凉膈散方见下、龙脑饮子、抑青丸、清心汤、黄芩汤、清金丸、朱砂凉膈丸、九味清心元、黄连清膈丸、上清元、清金降火丹、子芩散、既济解毒汤方见瘟疫、加减凉膈散。

龙脑饮子 治咽喉肿痛，眼赤，口疮，心烦，鼻衄。栀子微炒一两二钱，甘草蜜炙六钱，石膏四钱，瓜蒌根、缩砂各三钱，藿香叶二钱四分。上为末，每二钱或三钱，蜜水调下。海藏。

抑青丸 伐心经之火，兼治酒热。黄连酒炒，或姜汁炒。上为末，粥丸，白汤吞下二三十丸。《丹心》。○一名黄连丸。《入门》。

清心汤 治上焦积热。甘草一钱七分，连翘、栀子、大黄酒蒸、薄荷、黄芩、黄连各七分，朴硝五分。上锉，作一贴，入竹叶七片，蜜少许，同煎至半，入硝去滓，温服。《丹心》。

黄芩汤 治心肺蕴热，口疮咽痛，小便淋浊。泽泻、栀子、黄芩、麦门冬、木通、生地黄、黄连、甘草。上锉，作一贴，入姜五片，水煎服。《丹心》。

清金丸 治肺火。片芩，酒炒为末，粥丸，白汤下二三十丸。海藏。○一名与点丸。海藏。

朱砂凉膈丸 治上焦虚热，肺脘咽膈有气如烟抢上。黄连、栀子各一两，人参、赤茯苓各五钱，朱砂三钱，龙脑五分。上为末，蜜丸梧子大，熟水下五七丸，日三服。东垣。

九味清心元 治心胸毒热。蒲黄二两半，犀角二两，黄芩一两半，牛黄一两二钱，羚羊角、麝香、龙脑各一两，石雄黄八钱，金箔一千二百箔，内四百箔为衣。上为末，蜜和，两作三十丸，金箔为衣，每用一丸，熟水化服。《医说》。

黄连清膈丸 治心肺间热。麦门冬一两，黄连五钱，鼠尾黄芩三钱。上为末，蜜丸绿豆大，温水下二三十丸。东垣。

上清元 治上焦风热。薄荷叶一斤，缩砂四两，黄芩、防风、桔梗、甘草各二两。上为末，蜜和，两作二十丸，每用一丸，含化咽下。《类聚》。

清金降火丹 治心肺虚热。天门冬、麦门冬、莲实各一两，五味子五钱，砂糖五两，龙脑三分。上为末，蜜和，两作二十丸，含化咽下。《俗方》。

子芩散 凉心肺，解劳热。黄芪一两，白芍药、黄芩、人参、白茯苓、麦门冬、桔梗、生地黄各五钱。上粗末，先用竹叶一握，小麦七十粒，姜三片，水三盏煎至一盏半，入药末三钱，再煎至七分，去滓温服。《纲目》。〇一方，锉取一两，竹叶一握，小麦七十粒，姜三片，同水煎服。《丹心》。

加减凉膈散 退六经之热，又治热在上焦。连翘二钱，甘草一钱半，栀子、黄芩、桔梗、薄荷、竹叶各五分。上锉，作一贴，水煎服。《正传》。〇凉膈散去大黄、芒硝，加桔梗，倍甘草，或加防风，同为舟楫之剂，浮而上之，治胸膈中与六经之热。以手足少阳之气俱下膈，络胸中，三焦之气同相火游行于身之表。膈与六经乃至高之分，此药浮载亦至高之剂，故能于无形之中，随高而走，去膈中及六经热也。易老。〇一名桔梗汤。易老。

中焦热

宜用调胃承气汤方见寒门、洗心散、四顺清凉饮方见上、当归龙荟丸方见五脏、桃仁承气汤方见寒门、白术除湿汤、既济清神散。

洗心散 治中焦有热，头目昏重，咽喉肿痛，口舌生疮，五心烦热，便尿秘涩。麻黄、当归、大黄、荆芥穗、赤芍药、甘草各一钱，白术五分。上锉，作一贴，入薄荷七叶，水煎服。《直指》。

白术除湿汤 治中焦有热，午后发热，尿黄，沉困及汗后发热。白术一钱三分，生地黄、地骨皮、泽泻、知母各一钱，赤茯苓、人参、柴胡、甘草各八分。上锉，作一贴，水煎服。东垣。

既济清神散 治中焦热，清上实下。桔梗、黄芩、赤茯苓、川芎、栀子、当归、羌活、白术各一钱，知母、薄荷、甘草各五分。上锉，作一贴，煎水调蜜一匙服。《奇效》。

下焦热

宜用大承气汤方见寒门、立效散、八正散方见小便、五苓散方见寒门、防风当归饮子、黄柏丸、回金丸、佐金丸。

立效散 治下焦结热，小便赤黄淋痛。瞿麦四钱，栀子炒二钱，甘草一钱。上锉，作一贴，入连根葱白七个，生姜七片，灯心五十茎，同煎服。《纲目》。

五苓散 治肾气内虚，邪热流入于肾经，尺脉洪大，小便频涩，赤浊而痛。宜以瞿麦、灯心煎汤，调五苓散，渗泄其热则勿药有喜。方见寒门。《直指》。

防风当归饮子 泻心肝火，补脾肾阴，治风热、燥热、湿热，补虚之良剂也。滑石三钱，柴胡、人参、黄芩、甘草各一钱，大黄、当归、赤芍药、防风各五分。上锉，作一服，入姜三片，水煎服。《丹心》。〇大黄泻阳明之湿热，从大便出。滑石降三焦之妄火，从小便出。黄芩以凉膈，防风以清头目，人参、甘草以补气，当归、芍药以补血，无半味辛香燥热之谬药也。《丹心》。

黄柏丸 去肾经火，燥下焦湿及阴火，气从脐下起者。黄柏一味炒褐色，为末，水丸服之，空心。《入门》。〇一名大补丸。《正传》。

回金丸 伐肝火。黄连六两，吴茱萸一两。上为末，蒸饼和丸梧子大，空心，白汤下三五十丸。《丹心》。〇一名黄连丸。《入门》。

佐金丸 佐肺金以伐肝木之火。片芩六两，吴茱萸一两。上末，蒸饼丸，服如上法。《入门》。

通治三焦火

宜用三黄汤、三黄元方见下、三补丸、加味金花丸、清心丸、大金花丸、黄连解毒汤方见寒门、防风通圣散方见风门、清火汤。

三补丸 去三焦积热，泻五脏火。黄芩、黄连、黄柏各等分。上为末，蒸饼和丸梧子大，空心，白汤下五七十丸。《丹心》。

加味金花丸 泻三焦火，止嗽化痰，清头目。黄连、黄柏、黄芩并酒炒、栀子各一两，大黄煨、人参、半夏、桔梗各五钱。上为末，滴水为丸梧子大，茶清下三十丸。《必用》。

清心丸 治三焦热。黄柏生二两，天门冬、麦门冬各一两，黄连五钱，龙脑一钱。上为末，蜜丸梧子大，临卧，薄荷汤吞下一二十丸。《元戎》。

大金花丸 治三焦火热。黄连、黄柏、黄芩、大黄各等分。上为末，水丸小豆大，温水下二三十丸。《宣明》。〇去大黄，加栀子名曰栀子金花丸，又名既济解毒丸。《宣明》。

清火汤 治三焦热。大黄酒蒸一钱半，桔梗、玄参各一钱二分，连翘、栀子炒、芒硝、片芩酒炒、黄连酒炒、贝母、天花粉、独活、前胡、柴胡、赤茯苓、枳壳各一钱，薄荷、羌活、川芎各八分，防风六分，甘草四分。上锉，分作二贴，水煎服。《医鉴》。

积热

脏腑积热，颊赤烦渴，口舌生疮，五心烦躁，便尿秘涩，或温壮连滞，致生疮疖痈疽。《得效》。〇欲去积热，三黄汤元，第一

药耳。凡热皆出于心，热甚则能伤血。热出于心，洗心散方见上所不可缺。热能伤血，四顺清凉饮方见上又不可无也。若酒后之面，饭后之酒，最易生热，又当防于未然。《直指》。〇积热宜用三黄汤、三黄元、加减三黄元方见消渴、凉膈散、紫雪、红雪通中散、妙香丸。

三黄元 治三焦积热。大黄煨、黄芩、黄连各等分。上为末，蜜丸梧子大，熟水下三五十丸，空心。《宣明》。

三黄汤 治同上。以三黄元材，每取一钱半，锉作一服，水煎服。《宣明》。

凉膈散 治积热烦躁，口舌生疮，目赤头昏，肠胃燥涩，便尿秘结。连翘二钱，大黄、芒硝、甘草各一钱，薄荷、黄芩、栀子各五分。上锉，作一贴，入青竹叶七片，蜜少许，同煎至半，入硝去滓服。《局方》。

紫雪 治一切积热，口舌生疮，狂易叫走，内外烦热不解，及野道热毒。黄金十两，寒水石、石膏各四两八钱，玄参一两六钱，犀角、羚羊角各一两，甘草八钱，升麻六钱，沉香、木香、丁香各五钱，以水五升，先煮黄金及二石至三升，入诸药再煎至一升，去滓入芒硝三两二钱，慢火煎，以柳枝不住手搅，候欲凝，入瓷盆中，更下朱砂、麝香末各三钱，急搅不住，候冷凝成紫雪，每取一钱，细细咽之，或以井水调下一钱。《入门》。

红雪通中散 治积热，除毒热，开三焦，利五脏，口疮重舌，喉闭肠痈等证。朴硝八两，苏木六钱，黄芩、升麻、羚羊角各三钱，赤芍药、人参、槟榔、枳壳、竹叶、木香、甘草各二钱，栀子、葛根、木通、桑白皮、蓝叶、大青各一钱半，朱砂一钱，麝香五分。上除朴硝、朱砂、麝香外，细锉，以水二升五合，同煎至九合，滤去滓煎沸，下朴硝，以柳枝不住手搅，候凝，次下朱砂、麝香末，盛瓷器中，经宿即成，每取一二钱，新汲水调下。《局方》。

妙香丸 治积热潮热，解五毒。朱砂九

钱，牛黄、龙脑、腻粉、麝香各三钱，巴豆三十二个去皮心膜炒去油熟研，金箔九片。上合研匀，炼黄蜡六钱，入白沙蜜少许和匀，两作三十丸，每用一丸，米饮或凉水吞下，取转下一切恶毒涎。如要药速行，以针刺一眼子，冷水浸少时服，其效更速。《局方》。○此疏决肠胃，制伏木火之剂也。《丹心》。

骨蒸热

蒸病有五，一曰骨蒸，其根在肾；二曰脉蒸，其根在心；三曰皮蒸，其根在肺；四曰外蒸，其根在脾；五曰内蒸，其根在五脏六腑。蒸病皆因阴气不足，血气不荣，骨髓枯竭而得之。肾主骨，以其先从骨热，故曰骨蒸。《类聚》。○凡人嗜欲无节，劳伤过度，真水枯竭，阴火上炎，而发蒸蒸之燥热，古方名曰蒸病。其证咳嗽发热，咯血吐痰，白浊白淫，遗精盗汗，精神恍惚，日渐尫羸，渐成劳剧。《正传》。○肺蒸鼻干。○大肠蒸，右鼻孔痛。○皮蒸舌白唾血。○肤蒸昏昧嗜卧。○气蒸鼻干，喘促气热。○心蒸舌干。○小肠蒸下唇焦。○血蒸发焦。○脉蒸唾白浪语，脉缓急不调。○脾蒸唇焦。○胃蒸舌下痛。○肉蒸食无味而呕，烦躁不安。○肝蒸眼黑。○胆蒸眼白失色。○筋蒸爪甲焦。○三焦蒸乍热乍寒。○肾蒸两耳焦。○膀胱蒸右耳焦。○脑蒸头眩热闷。○髓蒸髓枯骨中热。○骨蒸齿黑、腰痛、足逆冷。○臀蒸肢细跗肿，脏腑皆热。○胞蒸小便黄赤。俱宜五蒸汤、五蒸丸、麦煎散、地骨皮散、鳖甲饮、补天丸、逍遥散方见妇人、地仙散、团鱼散。骨蒸发热，积病最多，先服荆蓬煎元方见积聚，后服清骨散，暗合妙理。《丹心》。○妇人骨蒸，四物汤加地骨皮、牡丹皮煎服，牡丹皮泻包络火，地骨皮泻肾火。○骨蒸用柴前梅连散、人参清肌散。《丹心》。○气血虚甚，发热成劳，补天丸加骨蒸药佐之，知母、黄柏、地骨皮、麦门冬、秦艽、青蒿、鳖甲、石膏、竹叶、乌梅之类是也。《正传》。

骨蒸不治证 骨蒸之极，声嘎咽痛面鼍，脉躁直视，汗出如珠，喘乏气促，皮焦唇反，皆为不治之证。《玄珠》。○其或骨间有热，以至四肢缓弱不举，此则骨痿。欲斯疾之有瘳也，艰哉。《直指》。

五蒸汤 治骨蒸潮热，脉数口干，烦躁。石膏二钱，生地黄、干葛各一钱半，人参、知母、黄芩、赤茯苓各一钱，甘草生五分。上锉，作一贴，入竹叶七片，粳米一合，小麦二合，同煎服。《纲目》。

五蒸丸 治同上。青蒿童便浸、地骨皮、生地黄、石膏各一两，当归七钱，胡黄连五钱，鳖甲一片。上为末，蜜丸梧子大，每七十丸，小麦煎汤下。《入门》。

麦煎散 治骨蒸黄瘦，口臭肌热，盗汗。赤茯苓、当归、干漆、鳖甲醋炙、常山、大黄煨、柴胡、白术、生地黄、石膏各一两，甘草半两。上粗末，每服三钱，小麦五十粒，同煎服。《宣明》。

地骨皮散 治骨蒸潮热。地骨皮、秦艽、柴胡、枳壳、知母、当归、鳖甲醋炙各一钱，川芎、甘草各五分。上锉，作一贴，入桃柳枝各七寸，姜三片，乌梅一个，同煎服。《直指》。○一名鳖甲饮。《医鉴》。

补天丸 治阴虚骨蒸，发热赢瘦。紫河车洗净，以布绞干，用补肾丸方见虚劳药末，捣细焙干，再研为末，酒煮米糊和丸梧子大，每服七八十丸。夏加五味子。《丹心》。

地仙散 治骨蒸肌热，一切虚烦。地骨皮四钱，防风二钱，人参、甘草、薄荷各一钱。上锉，作一贴，入竹叶五片，姜三片，水煎服。《经验》。○一方，有麦门冬一钱，乌梅一个，无薄荷。○人年四十以下患劳怯，且不必补，只先退潮热，调理可愈。此方退热如神。《必用》。

团鱼散 治骨蒸潮热咳嗽。贝母、前胡、知母、杏仁、柴胡各等分，团鱼二个鳖也。上药同团鱼煮，鱼熟提起，去头取肉，连汁食之。却将前药焙干为末，就用团鱼裙甲及骨，更煮汁一盏和药，为丸梧子大，煎黄芪汤方见虚劳吞下，病安仍服黄芪益损汤方见虚劳调理。《得效》。

清骨散 初觉五心烦热，欲成劳瘵骨蒸，如神。生地黄、柴胡各二钱，熟地黄、人参、防风各一钱，薄荷七分，秦艽、赤茯苓、胡黄连各五分。上锉，作一贴，水煎服。《入门》。

柴前梅连散 治骨蒸劳热，久而不痊，三服除根。柴胡、前胡、乌梅、胡黄连各二钱。上锉，作一贴，取童尿二盏，猪胆一枚，猪脊髓一条，韭白半钱，煎至一盏，去滓服。《丹心》。○此劫剂也，胃虚者量用之。《丹心》。

人参清肌散 治虚劳骨蒸，潮热无汗。人参、白术、白茯苓、赤芍药、当归、柴胡、葛根、半夏曲各一钱，甘草五分。上锉，作一贴，入姜三枣二，水煎服。○一方，有黄芩。《丹心》。

五心热

五心烦热者，是火郁于地中也。四肢者，脾土也。心火下陷于脾土之中，郁而不得伸故也。火郁则发之是也。东垣。○凡男女四肢热，肌热筋热，骨髓中热如燎，扪之烙手，此热伏土中，由血虚而得，或过食冷物，抑遏阳气于脾土之中。火郁则发之，宜升阳散火汤、火郁汤。东垣。○虚损，手心脚心发热不可当，加减小柴胡汤主之。《医鉴》。○两手大热如火，是为骨厥。见针灸。○五心之热，小儿伤食证也。大人亦然。《资生》。

升阳散火汤 治火郁及五心烦热。升麻、干葛、羌活、独活、白芍药、人参各一钱，柴胡、甘草各六分，防风五分，甘草生四分。上锉，作一贴，水煎服。东垣。○一名柴胡升麻汤。东垣。

火郁汤 治同上。羌活、升麻、干葛、白芍药、人参、柴胡、甘草各一钱，防风五

分。上锉，作一贴，入葱白三寸，水煎服。东垣。

加减小柴胡汤 治手足心热不可当。本方加香附、黄连、前胡，水煎服。《医鉴》。

一方 治手足心热，神妙。栀子、香附、苍术、白芷、半夏曲、川芎各等分。上末，神曲糊丸服。《丹心》。

潮热

潮热者，有时而热，不失其时。寒热者，寒已而热，相继而发。至于发热，则无时而热也。《医鉴》。○潮热有时，为内伤为虚；潮热无时，为外感为实。《入门》。○平朝潮热者，热在行阳之分，肺气主之，故用白虎汤方见寒门，以泻气中之火。○日晡潮热者，热在行阴之分，肾气主之，故用地骨皮饮即上东垣方地骨皮散也，以泻血中之火。《正传》。○气虚有汗，潮热，宜补中益气汤。方见内伤。○气虚无汗潮热，宜人参清肌散。方见上。○血虚有汗潮热，宜人参养荣汤。方见虚劳。○血虚无汗潮热，宜茯苓补心汤。方见血门。○气血两虚，无汗潮热，宜茯苓补心汤。○气血两虚，有汗潮热，宜加减逍遥散。○血虚夜分潮热，宜四物二连汤。○参苏饮，大解潮热，将欲成劳，痰咳喘热，最效。方见寒门。《医鉴》。

加减逍遥散 治子午潮热。逍遥散本方方见妇人加胡黄连、麦门冬、地骨皮、黄芩、秦艽、木通、车前子各等分。上锉，入灯心一撮，同煎服。《医鉴》。

四物二连汤 治夜分潮热。四物汤本方加黄连、胡黄连各等分。上锉，同煎服。《医鉴》。

虚烦

心虚则烦心。又肝肾脾虚，亦烦心。经曰：夏脉者心也，不及则令人烦心。又云：肝虚、肾虚、脾虚，皆令人体重烦冤，是知烦多生于虚也。盖金攻肝虚，土攻肾虚，木攻脾虚而为烦也。《纲目》。○虚烦者，心胸

烦扰而不宁也。《内经》曰：阴虚则内热。今之虚烦，多是阴虚生内热所致。虚劳之人，肾虚心旺，及伤寒吐下后、霍乱吐泻后，津液枯竭多有虚烦之证。《医鉴》。〇独热者，虚烦也，与伤寒相似，但头身不痛，脉不紧数为异，宜竹叶石膏汤。方见寒门。《保命》。〇虚烦自利，手足冷，宜用既济汤。《入门》。〇虚烦宜橘皮汤、人参竹叶汤、淡竹茹汤。

既济汤 治霍乱后虚烦自利，手足冷。即竹叶石膏汤去石膏，加炮附子二钱也。《入门》。

橘皮汤 治虚烦。橘皮三钱，青竹茹、甘草各一钱，人参五分。上锉，作一贴，入姜三、枣二，煎服。《活人》。

人参竹叶汤 治虚烦。石膏、麦门冬各二钱，半夏一钱，人参、甘草各五分，竹叶七片。上锉，作一贴，入姜五片，粳米一撮，同煎服。《丹心》。

淡竹茹汤 治心虚烦闷。麦门冬、小麦各二钱，半夏一钱半，人参、白茯苓各一钱，甘草五分。上锉，作一贴，入姜五片，枣二枚，青竹茹一块，煎服。《三因》。

上升之气属火

病人自言冷气从下而上者，非真冷气也，此上升之气自肝而出，中挟相火，自下而上，其热为甚。自觉其冷者，此火极似水，积热之甚也。阳亢阴微，故见此证。冷生气者，出于高阳生之谬言也。《丹心》。〇气从左边起者肝火也，气从脐下起者阴火也，气从脚下起，入腹如火者，乃虚之极也。盖火起于九泉之下，十不救一。《丹心》。〇凡气有余便是火，不足者是气虚。《丹心》。〇气从左边起，宜回金丸方见上、当归龙荟丸方见五脏。气从脐下起，宜黄柏丸方见上、坎离丸方见下。气从脚下起，宜用四物汤加黄柏、知母并盐炒，或滋阴降火汤方见下。外用附子末，津调罯涌泉穴，引下其热。《丹心》。

恶热恶寒

恶热非热，明是虚证；恶寒非寒，明是热证。《丹心》。〇经曰：阴虚则发热。夫阳在外为阴之卫，阴在内为阳之守，精神外驰，嗜欲无节，阴气耗散，阳无所附，遂致浮散于肌表之间而恶热，当作阴虚治之。《内经》。〇经曰：恶寒战栗，皆属于热。《原病式》曰：病热而反觉自冷，实非寒也。古人遇战栗之证，有以大承气下燥粪而愈者，明是热证耳。《内经》。〇恶寒者，虽当炎月，若遇风霜，重绵在身，自觉凛凛战栗，恶寒之甚也。《内经》。〇痟冷之病，岂非身恶寒而口喜热之病耶？殊不知湿痰积中，抑遏阳气不得外泄，身必恶寒。刘河间曰：火极似水，故见此证也，宜吐出痰涎，苦参、赤小豆为末，齑水调服，探吐之后，用川芎、南星、苍术、酒芩为末，神曲糊丸服。《丹心》。〇阳虚恶寒，四君子汤方见气门减茯苓，倍加黄芪、桂枝，或加附子少许。阴虚恶寒发热，二陈汤合四物汤加知母、黄柏、地骨皮。《入门》。

阴虚恶热 一人，脚自踝以下常觉热，冬不可加绵于上，常夸禀质壮，不怕冷。予曰：此足三阴之虚，宜早断欲事，以补养阴血，庶乎可免。彼笑而不答，年近五十，患痿而死。《丹心》。

积热恶寒 一妇人，身冷恶寒，六月重裘觉寒，泄注不止，脉如横绳有力。予以凉布熨心，以新汲水淋之。其人呼叫杀人，犹不止，连灌三四十桶，大战汗出，昏困一二日而所苦皆除。汉华佗、北齐徐文伯，亦治痟寒人，候冬寒月，以冷水发之。此其法也。子和。

亡血致恶寒发热 病人脉微而涩者，其人亡血，病当恶寒，后乃发热，无休止时。夏月盛热，欲着复衣，冬月盛寒，欲裸其身，所以然者阳微则恶寒，阴弱则发热，此医发其汗，令阳气微，又大下之，令阴气弱。五月之时，阳气在表，胃中虚冷，以阳气内微，不能胜冷，故欲着复衣。十一月之时，阳气在里，胃中烦热，以阴气内弱，不能胜热，故欲裸其身。又阴脉迟涩，故知亡血也。仲景。

阳虚外寒阳盛外热

黄帝问曰：阳虚生外寒奈何？岐伯曰：阳受气于上焦，以温皮肤分肉之间。今寒气在外，则上焦不通，上焦不通，则寒气独留于外，故寒栗。○帝曰：阳盛生外热奈何？岐伯曰：上焦不通利，则皮肤致密，腠理闭塞，玄府不通，卫气不得泄越，故外热。《内经》。

阴虚内热阴盛内寒

黄帝问曰：阴虚生内热奈何？岐伯曰：有所劳倦，形气衰少，谷气不盛，上焦不行，下脘不通，胃气热，热气熏胸中，故内热。○帝曰：阴盛生内寒奈何？岐伯曰：厥气上逆，寒气积于胸中而不泻，不泻则温气去，寒独留，则血凝涩，凝则脉不通，其脉盛大以涩，故中寒。《内经》。

辨阳虚阴虚二证

阳虚阴虚二证，丹溪辨之明矣。何则？昼夜发热，昼重夜轻，口中无味，阳虚之证也。午后发热，夜半则止，口中有味，阴虚之证也。阳全阴半，阳得以兼阴，阴不得以兼阳，自然之理也。阳虚之证责在胃，阴虚之证责在肾，盖饥饱伤胃，则阳气虚矣；房劳伤肾，则阴血虚矣。古人以饮食男女为切要，厥有旨哉。以药论之，甘温则能补阳气。苦寒则能补阴血，如以四君子补气，四物补血是也。若气血两虚，但以甘温之剂以补其气，气旺则能生血也，若只血虚而气不虚，则忌用甘温之剂以补气，气旺而阴血愈消矣，故阳虚之与阴虚，甘药之与苦药，不可不慎。方广。○气虚热，升阳以散之，四君子汤、补中益气汤、益胃升阳汤并见内伤。○血虚热，滋阴以降之，四物汤加芩、

连、栀子，或滋阴降火汤、坎离丸。○气血俱虚热，升阳滋阴兼用。十全大补汤、人参养荣汤加知母、黄柏。并见虚劳。《入门》。○血虚发热，宜当归补血汤。东垣。

当归补血汤 治肌热大渴，目赤面红，其脉洪大而虚，重按全无，经曰：血虚发热是也。证似白虎，惟脉不长实为辨耳，误服白虎汤必死，宜用此。黄芪五钱，当归二钱。上锉，作一贴，空心，水煎服。东垣。○一名归芪汤。《入门》。

饮酒发热

饮酒发热，黄连解毒汤加葛根主之。方见寒门。仲景。○因酒发热，用青黛、瓜蒌仁为末，入姜汁，每日服数匙，三日而安。《丹心》。○酒热内郁而恶寒者，黄芪一两，葛根五钱，水煎服，大汗而愈。《入门》。○凡发热人，极忌饮酒。《入门》。○饮酒人发热者难治，不饮酒人因酒发热者，亦难治。《丹心》。

滞血发热

其人脉涩，必有漱水之证，必有呕恶痰涎之证，必有两脚厥冷之证，亦有小腹结急之证，或唾红，或鼻衄，宜以柴胡、黄芩，佐以川芎、白芷、桃仁、五灵脂，更加大黄、浓蜜，使滞血一通，黑物流利，则热不复作矣。《直指》。

阴虚火动

凡发热咳嗽吐痰咯血，午后至夜发热面赤唇红，小便赤涩，便是阴虚火动也。《回春》。○潮热盗汗，咳嗽痰盛，咯唾血，气力困怠，形容消瘦，腰痛脚痿，遗精梦泄，皆阴虚火动之证也。《入门》。○阴虚火动，宜滋阴降火汤、清离滋坎汤，后服滋阴清化膏方见咳嗽、六味地黄丸方见五脏。愈后用坎离既济丸，乃收功保后之药也。《入门》。○四物汤加知母、黄柏并盐水炒，是降火补阴之妙剂。甚者加龟板。《丹心》。○阴虚火

动，宜滋阴降火汤、清离滋坎汤、清肺滋阴散、阴虚生内热汤、补阴泻火汤、补阴丸、六味地黄丸方见虚劳、坎离膏、先坎离丸、后坎离丸、坎离既济丸。

滋阴降火汤 治阴虚火动，睡中盗汗，午后发热，咳嗽痰盛，咯唾血，饮食少思，肌肉消瘦，将成劳瘵。白芍药一钱三分，当归一钱二分，熟地黄、麦门冬、白术各一钱，生地黄酒炒八分，陈皮七分，知母、黄柏并盐水炒、甘草炙各五分。上锉，作一贴，入姜三片，枣二枚，水煎服。《回春》。

清离滋坎汤 治阴虚火动，潮热盗汗，痰喘心慌。熟地黄、生干地黄、天门冬、麦门冬、当归、白芍药、山茱萸、山药、白茯苓、白术各七分，牡丹皮、泽泻、黄柏、知母并蜜水炒、甘草炙各五分。上锉，作一贴，水煎，空心服。《医鉴》。

清肺滋阴散 治酒色伤肺，久成阴虚火动，咽喉生疮失声，痰嗽喘急，烦热不睡少食。生地黄一钱半，白芍药八分，川芎、白术炒、陈皮、黄柏蜜炒、知母、贝母、麦门冬、地骨皮各五分，白茯苓、款冬花、紫菀、远志各四分，五味子、酸枣仁各三分，黄连炒、甘草炙各二分。上锉，作一贴，入姜三片，水煎，调竹沥五匙，温服。《医鉴》。

阴虚生内热汤 治阴虚烦热火动等证。当归、川芎、苍术、陈皮各八分，白术、麦门冬、沙参各七分，白芍药、栀子、天花粉各六分，玄参五分，黄柏三分，甘草二分。上锉，作一贴，入姜三片，水煎服。久服去川芎，冬月加破故纸。《入门》。

补阴泻火汤 治阴虚火动，潮热盗汗，痰嗽咯血，脉沉数，肌肉消瘦。白芍药、当归、白术各一钱三分，川芎、熟地黄、知母蜜炒、天门冬各一钱，黄柏蜜炒、陈皮各七分，生地黄酒洗、甘草炙各五分，干姜炒紫色三分。上锉，作一贴，入姜三片，水煎服。《明医》。〇一方无白术，名补阴散。术虽云在血从血，在气从气，其实不可与肾经

药同用。王节斋以白术入补阴内用，恐高明者亦未及悟也，宜去之。《集略》。

补阴丸 治阴虚火动。凡人阴常不足，阳常有余，故常补其阴，使阴与阳齐则无病矣。故补阴之药，自少至老，不可缺也。熟地黄五两，黄柏盐酒炒褐色、知母酒炒、龟板酥炙各三两，琐阳酥炙、枸杞子、白芍药酒炒、天门冬各二两，五味子一两，干姜炒紫色四钱，冬寒加至六钱。上为末，炼蜜，入猪脊髓三条和匀，丸如梧子，每取八九十丸，空心，盐汤或温酒吞下。《明医》。

坎离膏 治阴虚火动，潮热盗汗，咯唾血，欲成劳瘵疾。黄柏、知母各四两，生地黄、熟地黄、天门冬、麦门冬各二两，杏仁七钱，胡桃仁、蜂蜜各四两。上锉，先将黄柏、知母以童尿三碗、水三碗、侧柏叶一把煎至三四碗，去滓。又将天麦门冬、生熟地黄入汁内，添水二碗，煎汁去滓，并捣烂如泥。另用水一二碗煎熬，绞取汁，入前汁，将杏仁、胡桃仁用水擂烂滤汁，再擂再滤至无滓，同蜜入前汁内，火熬成膏，入水内去火毒，每服三五匙，以侧柏叶汤调，空心服。忌铜铁器。《医鉴》。

先坎离丸 治虚火动，遗精盗汗，潮热痰嗽。黄柏、知母等分，用童便浸，九蒸九晒九露为末，以地黄煎膏和丸梧子大，每五七十丸，空心，盐汤或温酒下。脾弱者，山药糊和丸。《入门》。

后坎离丸 治同上。四物汤四味各二两，加知母四两，黄柏八两。用盐水、人乳、蜜水、清酒浸黄柏各二两，知母各浸一两，过一宿，取出知柏，日晒夜露三昼夜，入四物同为末，蜜丸梧子大，空心，盐汤下八九十丸，冬则温酒下。此药取天一生水，地二生火之意，能升水降火。《入门》。

坎离既济丸 治阴虚火动，劳损之疾。当归酒洗六两，熟地黄、生地黄酒洗、天门冬、麦门冬、山茱萸、牛膝酒洗各四两，白芍药酒洗、五味子、山药、龟板酥炙各三两，知母酒浸二两、盐水浸二两，黄柏酒炒

三两、蜜水炒三两、盐水炒三两，川芎一两。上为末，蜜丸梧子大，空心，盐汤下五六十丸。《回春》。

阴虚火动者难治 近世阴虚火动之疾，十无一活，何也？盖其始也，饮食如旧，起居如常，惟痰嗽一二声，自谓无恙，讳疾忌医，灭身无悟，及蔓延日久，倒卧于床，而坚冰已至，不可复救。余意揆之，方疾之始，必致谨于三事而后可。三者维何？一要遇明医，二要肯服药，三事要守禁戒，三者缺一，不可活也。《医鉴》。

制火有方

儒者立教曰正心、收心、养心，皆所以防此火之动于妄也。医者立教曰恬淡虚无，精神内守，亦所以遏此火之动于妄也。丹溪。○火不妄动，动由于心，静之一字，其心中之水乎。《入门》。○神静则心火自降，欲断则肾水自升。《入门》。

退热有法

退热之法，全在清心，必用麦门冬、灯心草、白术、茯苓。盖心者，一身之主宰，而万事之本根，万令从心，心不清则妄动而热不退。然热能伤血，血滞则气郁而热愈不退。退热之法又在调血，法用川芎、当归。若夫阳浮于外，则当敛以降之，法用参苓白术散方见内伤，姜枣煎服。《丹心》。○凡热皆出于心，心血不可不清，麦门冬不可缺也，以灯心草为引子。《丹心》。○凡壮热烦躁，用柴胡、黄芩、大黄解利之，其热不退，宜用黄芩、川芎、甘草、乌梅作剂，入黄连、生地黄、赤茯苓，入灯心一捻煎服，其效甚速。盖川芎、生地黄皆能调血，心血一调，其热自退。《直指》。○骆隆吉曰：风火既炽，当滋肾水。东垣。

脏腑泻火药

君火者心火也，可以湿伏，可以水灭，黄连之属可以制之；相火者龙火也，不可以水灭，惟从其性而伏之，黄柏之属可以降之。《丹心》。○上焦热用栀子、片芩。○中焦热用黄连、芍药。○下焦热用黄柏、大黄。海藏。○黄连泻心火，黄芩泻肺火，白芍药泻脾火，柴胡泻肝火，黄连佐之，知母泻肾火。○木通泻小肠火，条芩泻大肠火，柴胡泻胆火，黄连佐之，石膏泻胃火，黄柏泻膀胱火。东垣。○主治各经热药，肝气柴胡，血黄芩。○心气麦门冬，血黄连。○脾气白芍药，血大黄。○肺气石膏，血栀子。○肾气玄参，血黄柏。○胆气连翘，血柴胡。○胃气葛根，血大黄。○大肠气连翘，血大黄。○小肠气赤茯苓，血木通。○膀胱气滑石，血黄柏。○包络气麦门冬，血牡丹皮。○三焦气连翘，血地骨皮。《入门》。

通治火热药法

除热泻火，非甘寒不可也。有大热，脉洪大，服苦寒剂而热不退者，加石膏。东垣。○火妄动，夏月用益元散方见暑门镇坠之妙。《丹心》。○虚热用荆芥、薄荷、栀子、黄芩，实热用大黄、芒硝。《得效》。○实火可泻，黄连解毒汤之类；虚火可补，参、术、生甘草之类。《丹心》。○火盛者不可骤用寒凉，必兼温散。《丹心》。○火急甚者必缓之，生甘草兼泻兼缓，参术亦可。《丹心》。○火盛癫狂，人壮气实者，可用正治，冰水之类饮之；人虚者，饮以生姜汤，若投冰水正治，立死。《丹心》。○补阴则火自降，炒黄柏、生地黄之类。《丹心》。○膀胱有火邪，并下焦有湿热，用防己、草龙胆、黄柏、知母之类。《正传》。○黄连、黄芩、白芍药、柴胡、知母，此皆苦寒之味，能泻五脏有余之火耳。若内伤劳倦，为阳虚之病，以甘温之剂除之，如参、芪、甘草之属。若相火炽盛，日渐煎熬，为血虚之病，以甘寒之剂降之，如当归、地黄之属。若心火亢极，为阳强之病，以咸冷之剂折之，如大黄、朴硝之属。若肾水受伤，真阴失守，为阴虚之病，以壮水之主制之，如生地黄、玄参之属。若命门火衰，为阳脱之病，以温热之剂济之，如附子、干姜之属。若胃虚食冷，郁遏阳气，为火郁之病，以升散之剂发之，如升麻、葛根之属。《丹心》。○火热通治，宜防风通圣散、黄连解毒汤。

防风通圣散 此方治热、风、燥三者之总剂也。盖风本于热，热极则风生，燥生于风，风动则燥至，其实一源流也，此方能兼之。其用防风、麻黄、薄荷、荆芥，使热邪从玄府出也；栀子、滑石，使热邪从小便出也；大黄、朴硝，使热邪从大便出也；其余黄芩散肺火，连翘散心火，石膏散胃火，芍药散脾火；川芎、当归，和血润燥；白术、甘草补脾和中；桔梗开膈，可谓善于处方也。方见风门。《丹心》。

黄连解毒汤 通治火热，及大热烦躁，并三焦实火。本方方见寒门加连翘、柴胡、赤芍药各一钱。上锉，水煎服。《回春》。

单方

凡四十五种。有单石膏丸、玉液丸、清金丸、荆黄汤、柔金丸、山栀丸、甘豆汤。

石膏 除三焦火热及胃热，身热烦渴。石膏四两，甘草二钱半，研如粉，水服二钱，日再。亦治骨蒸热。○蒸病，五曰内蒸，所以言内者，其根在五脏六腑之中也。骨肉自消，食饮无味，皮燥无光，蒸盛之时，四肢渐细，足趺肿起，宜服此药，以体凉为度。《本草》。○专治胃火，及食积痰火。煅为末，醋糊丸如绿豆，米饮下三十丸，名曰单石膏丸。一名玉液丸。《入门》。

生地黄 治骨蒸热。取汁，每服一二合，以体凉为度。或取汁，投白粥搅匀，空心服。《本草》。

柴胡 治热劳，骨节烦疼。锉取三钱，水煎服之。《本草》。

薄荷 治骨蒸热劳。煮取汁服，或生捣取汁饮，又取汁熬为膏，和众药服。《丹心》。

知母 治有汗骨蒸，又泻肾火。水煮饮之，或作丸服。《本草》。

黄芩 主热毒骨蒸。取片芩，酒炒用，能泻肺火。或以天门冬膏为丸服，名曰清金丸。○条芩能泻大肠之火，煎服、丸服并佳。《丹心》。

黄连 治一切热，血热酒热。锉，浸井水，盛瓷碗，熏汤煮，取清汁服之。《直指》。

大黄 荡涤实热，血热及脏腑积热。○又治风热生疮疖。大黄二两，荆芥四两。水煎服，名荆黄汤。《得效》。

青蒿 主骨蒸热劳为最。水煮服之，或作丸服，并佳。《本草》。

地骨皮 善解骨蒸肌热，能凉血凉骨。锉取三钱，水煎服，日二三。《汤液》。

桑椹 治小肠热，及热生疮疖。取黑椹，捣取汁，入瓦器熬成膏，入炼蜜搅匀，每服二三匙。《丹心》。

黄柏 主五脏肠胃中结热。又泻肾火及膀胱火。作丸或煎服，并佳。《本草》。

竹叶 除烦热，水煎饮之。○竹沥，能疗胸中大热烦闷，取饮之。《本草》。

栀子 主积热心躁，又泻三焦火，水煎饮之。○又取仁，炒黑为末，面糊和丸服，名曰柔金丸。若蜜和为丸，名曰山栀丸。又能去心胸烦热。《入门》。

牡蛎 去烦热。取肉作脍，和姜醋食之。《本草》。

蚬肉 去暴热，下热气。和姜醋生食。《本草》。

蚌肉 除烦解热毒。服如上法。《本草》。

田螺 去腹中结热。煮食饮汁佳。《本草》。

蛙 解劳热及热毒。煮食饮汁佳。此水中蛙也。《本草》。

鳖 除骨热及骨节间劳热。取肉作臛，和五味食之。又，甲炙黄为末，酒服二钱。《本草》。

蟹 主胸中热结。生取黄，和姜醋食之。《本草》。

乌梅 治骨蒸，去烦闷。水煮作茶饮。《本草》。

藕 解热毒，除烦闷。蒸食生食，并佳。《本草》。

梨 除客热，止心烦，可常食之。○风热心烦，取梨三枚切，砂糖半两，水煎服，不拘时。《类聚》。

狝猴桃 解烦热，去实热。取瓤和蜜作煎，常食之。《本草》。

脂麻油 下热毒甚良。麻油一合，鸡子两枚，芒硝三钱，搅服之，少时即泻下。《本草》。

黑豆 去一切热毒烦渴，大小便秘涩。黑豆二合，甘草二钱，生姜七片，水煎服，名曰甘豆汤。《入门》。

绿豆 压热。可煮食之，作粥良。○绿豆粉，除热毒。《日用》。

甜瓜 除烦热。去皮，食后吃之。《本草》。

西瓜 清心，利小肠热。可常啖之。《日用》。

冬瓜 除积热，解毒热，止烦躁。作齑可食之，或捣绞取汁服之。《本草》。

菘菜 除胸中烦热，去邪热。作羹及齑菹食，并得。《本草》。

苦菜 主热中痰。作茹可常食。《本草》。

蕨 去暴热。可作茹食之。《本草》。

水芹 去伏热。作齑菹，或煮食生食，并佳。《本草》。

蜜 若觉热气不和，新汲水和蜜浆，饮一碗即安。《本草》。

白鹅 解五脏热。煮汁饮之，食其肉。《本草》。

白鸭 除烦热，消毒热。和葱豉煮汁饮，食其肉。《本草》。

人屎 主骨蒸热。取干者，烧令黑，纳水中澄清，饮一小升，以差为度。《本草》。

人尿 小便降火极速。○阴虚火动，蒸热如燎，诸药不效，取童子小便，乘热服之。或和竹沥姜汁良。《种杏》。

鸡子 心胸烦热，生吞鸡子清一枚。○热毒发。鸡子白三颗，和蜜一合，顿服即差。《本草》。

牛乳 解热毒，除胸中热。生饮之良，乌牛乳尤佳。《本草》。

猪肚 主骨蒸热劳。蒸熟食之。猪胆亦好，和水服之。《本草》。

獭肉 主骨蒸热劳。煮烂，经露一宿，明朝和醋酱食之，即差。猫肉亦同。《本草》。

鼠肉 主骨蒸劳极，四肢羸瘦。或水煮，或烧食之。勿令病人知。《本草》。

针灸法

骨蒸劳热，取膏肓、三里。《纲目》。○骨蒸劳热，形气未脱者，灸崔氏四花穴，无有不安。《正传》。○体热劳瘦，取魄户。《纲目》。○两手大热为骨厥，如在火中，可灸涌泉三壮或五壮，立安。海藏。○骨蒸热，板齿干燥，取大椎灸之。《纲目》。○身热如火，足冷如冰，灸阳辅。易老。

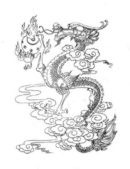

杂病篇卷之四

御医忠勤贞亮扈　圣功臣崇禄大夫阳平君臣许浚奉　教撰

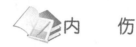内　　伤

食药疗病

安身之本，必须于食；救疾之道，惟在于药。不知食宜者，不足以全生；不明药性者，不能以除病。故食能排邪而安脏腑，药能恬神养性以资血气，为人子者不可不知此二事，是故君父有疾，期先命食以疗之，食疗不愈，然后命药，故孝子深知食药二性可也。《千金》。

水谷为养命之本

天地间养人性命者，惟五谷耳。备土之德，得气之中和，故其味淡甘而性和平，大补而渗泄，乃可久食而无厌，是大有功于人者。在药则不然，虽参芪性亦偏，况攻击者乎？《丹心》。○世俗以肉为补性之物，然肉无补性，惟补阳，而今之虚损者，不在于阳而在于阴，以肉补阴，独缘木而求鱼也。《丹心》。○谚有之曰：人无根本，水食为命。盖脾胃属土，主纳水谷，人之根本也。《丹心》。

水谷之精化阴阳行荣卫

食气入胃，浊气归心，淫精于脉，脉气流经，经气归于肺，肺朝百脉，输精于皮毛。毛脉合精，行气于府，府精神明，留于四脏，气归于权衡，权衡以平，气口成寸，以决死生。○饮入于胃，游溢精气，上输于脾，脾散精，上归于肺，通调水道，下输膀胱。水精四布，五经并行。合于四时五脏阴阳，揆度以为常也。《内经》。○帝曰：荣卫之行奈何？伯高曰：谷始入于胃，其精微者，先出于胃之两焦，以溉五脏，别出两行，荣卫之道。其大气之薄而不行者，积于胸中，命曰气海，出于肺，循咽喉，故呼则出，吸则入。天地之精气，其大数常出三入一，故谷不入，半日则气衰，一日则气少矣。《灵枢》。○平人谷入于胃，脉道乃行，水入于经，其血乃成，水去则荣散，谷消则卫亡，荣散，卫亡，神无所依。《纲目》。○水谷入胃，其浊者为渣滓，下出幽门，达大小肠而为粪，以出于谷道，其清者倏然而化为气，依脾气而上升于肺，其至清而至精者，由肺而灌溉乎四体，而为汗涎津唾，助血脉，益气力，为生生不息之运用也。其清中之浊者，下入膀胱而为尿，以出乎小便耳。其未入而在膀胱之外者，尚为浊气，既入而在膀胱之内者，即化为水也。《正传》。

内伤有饮食伤劳倦伤二因

饮养阳气，食养阴气，饮食无过，则入于口，达于脾胃，入于鼻，藏于心肺。气味相承，阴阳和调，神乃自生。盖精顺五气以为灵，若食气相恶，则伤其精神，受五味以成体，若食味不调，则伤其形也。《入门》。〇夫胃为清纯冲和之气，人之所赖以为生者也，若谋虑神劳，动作形苦，嗜欲无节，思想不遂，饮食失宜，药饵违法，皆能致伤，既伤之后，须用调补。恬不知怪，而乃恣意犯禁，旧染之证尚未消遣，方生之证与日俱积。吾见医药将日不暇给，而伤败之胃气无复完全之望，去死近矣。东垣。〇王安道曰：劳倦伤，饮食伤，二者不可混而为一，劳倦伤，诚不足也，饮食伤，尤当于不足之中，分其有余不足也。何者？盖饥饿不饮食，与饮食太过，虽皆失节，然必明其两者之分。夫饥饿不饮食者，胃气空虚，此为不足，固失节也，饮食自倍而停滞者，胃气受伤，此不足之中兼有余，亦失节也。东垣。〇劳倦伤亦有二焉，劳力纯乎伤气，劳心兼伤乎血，房劳伤肾与劳倦相似，七情动气，脉与饮食无二。〇劳倦伤，手按心口不痛；饮食伤，手按心口刺痛。《入门》。

脉法

跌阳脉浮而数，浮则伤胃，数则伤脾。邪气独留心中即饥，邪热不杀谷，潮热发渴。〇寸口脉弱而迟，弱者卫气微，迟者荣中寒。荣为血，血寒则发热；卫为气，气微者心内饥，饥而虚满不能食也。〇寸口脉弱而缓，弱者阳气不足，缓者卫气有余。噫而吞酸，食卒不下，气填于膈上也。注曰：胃中有未消谷，故噫而吞酸。〇寸口脉紧，胸中有宿食不化。〇脉紧如转索无常者，有宿食也。仲景。〇阳脉滑而紧，滑则胃气实，紧则脾气伤，得食不消者，此脾不和也。〇脉浮滑而疾者，食不消，脾不磨也。东垣。〇气口紧盛，为伤于食，食不消化，浮滑而疾。《脉诀》。〇内伤劳役，豁大不禁，若损胃气，隐而难寻。内伤饮食，滑疾浮沉。《脉诀》。〇右寸气口，脉急大而数，时一代而涩，此饮食失节，劳役过甚，太过之脉

也。〇右关胃脉损弱，甚则隐而不见，但内显脾脉之大数，微缓时一代，此饮食不节，寒温失所之脉也。〇右关脉沉而滑，此宿食不消之脉也。《正传》。〇宿食不消，则独右关脉沉而滑。经云：脉滑者，有宿食也。《丹心》。

食伤证

饮食自倍，肠胃乃伤。〇水谷之寒热，感则害人六腑。〇因而饱食，筋脉横解，肠澼为痔。〇阴之所生，本在五味；阴之五宫，伤在五味。注曰：阴谓五脏也。《内经》。〇伤食之证，气口脉必紧盛，胸膈必痞塞，噫气如败卵气臭，亦有头痛身热，但身不痛为异耳。《丹心》。〇伤食因多食，饮食不能运化，停于胸腹，饱闷恶食不食，嗳气作酸，下泄臭屁，或腹痛吐泻，重则发热头痛，左手关脉平和，右手关脉紧盛，此伤食也。〇盖食物饱甚，耗气非一，或食不下而上涌，呕吐以耗灵源；或饮不消而作痰，咯唾以耗神水；大便频数而泄，耗谷气之化生，溲便滑利而浊，耗源泉之浸润。至于精清冷而下漏，汗淋沥而自泄，莫不由食物之过伤，滋味之太厚也。《回春》。〇凡饱则伤肺；饥则伤气。《得效》。

食伤治法

食者有形之物，伤之则宜损其谷，其次莫若消导，丁香烂饭丸、枳术丸之类主之。稍重则攻化，三棱消积丸、木香见睍丸之类主之，尤重则或吐之，或下之。《丹心》。〇夫饥饿不饮食，与饮食太过，虽皆失节，然必明其两者之分。夫饥饿胃虚，此为不足，饮食停滞者，此为有余，惟其不足故补益，惟其有余故消导。人之盛衰不同，又有物滞气伤，必须补益消导兼行者；亦有物暂滞，而气不甚伤，宜消导独行，不须补益者；亦有既停滞而复自化，不须消导，但当补益者，易老枳术丸、东垣橘皮枳术丸。虽曰消导，固有补益之意存乎其间。若所滞之物，

非枳术丸所能去，则备急丸方见救急、煮黄丸，当推逐而去之，观乎此，则知消导补益之理矣。东垣。○伤食则必恶食，胸中有物，宜导痰补脾，二陈汤方见痰饮加白术、山楂、川芎、苍术。《丹心》。○补脾胃药内，必用心经药，盖火能生土故也，古方用益智仁，正是此意。《丹心》。○伤寒物者，半夏、神曲、干姜、三棱、蓬术、巴豆之类主之，伤热物者，枳实、白术、青皮、陈皮、麦芽、黄连、大黄之类主之。东垣。○食伤有消导补益两法，当分而治之。东垣。○有吐法下法，详见于下。

食伤消导之剂

食积在中下脘者，宜下以逐之，木香见睨丸、丁香脾积丸。宿食吐下后未净者，红元子方见积聚、保和丸、大安丸二方并见积聚、平补枳术丸，即竹沥枳术丸也，方见痰饮。○伤肉多腹胀，三补丸方见火门加香附、半夏曲，蒸饼和丸服。《入门》。○宿食消化，宜用枳术丸、橘皮枳术丸、木香枳术丸、半夏枳术丸、曲糵枳术丸、橘半枳术丸、橘连枳术丸、三黄枳术丸、平胃散方见五脏、香砂平胃散、加味平胃散、枣肉平胃散、内消散、消滞丸、加减保和丸、七香元、枳实导滞丸、木香化滞汤、豆蔻橘红散、香壳丸、二黄丸、三棱消积丸、谷神元。《诸方》。○食麦多，令人腹胀，暖酒和姜汁，饮一两杯即消。《得效》。

枳术丸 治痞，消食强胃。白术二两，枳实麸炒一两。上为末，荷叶裹，烧饭和丸梧子大，熟水下五七十丸至百丸。○或为人所劝勉，过食致伤，但服此，令胃气强，不复伤也。○本仲景方枳术汤也，至易老改为丸，名曰枳术丸。东垣。

橘皮枳术丸 治饮食不消，心下痞闷。本方加橘皮一两，制法服法同上。○用药大法所贵，服之强人胃气，令益厚，虽猛食、多食、重食，而不复致伤也。○枳术丸，乃易老张先生之所制，用白术二两以补脾，枳实一两以消痞，至东垣加陈皮一两以和胃，一补一泻，简而又当，真得立方之旨也。《丹心》。

木香枳术丸 消饮食，破滞气。本方加木香一两，制法服法同上。东垣。

半夏枳术丸 治伤冷食，痰盛。本方加半夏姜制一两，制法服法同上。东垣。

曲糵枳术丸 治食伤，心胸满闷不快。本方加神曲炒、麦芽炒各一两，制法服法同上。东垣。

橘半枳术丸 治饮食伤，痞闷。本方加橘皮、半夏姜制各一两，制法服法同上。东垣。

橘连枳术丸 补脾和胃消食，化痰泻火。白术三两，枳实麸炒、陈皮、黄连酒浸炒各一两。上为末，荷叶煮汤打米糊和丸梧子大，服法同上。○张易老取白术二两以补脾，枳实一两以消痞，取其补多而消少。至东垣加橘皮一两以和胃，则补消相半也。予用白术三两，枳实、陈皮、黄连各一两，乃补多，消食又兼清热也。《方广》。○荷叶包饭为丸，恐不能尽荷叶之味，不若以荷叶煮粥，用之更妙。《丹心》。○初未悟荷叶饭为丸之理，老年味之始得，可谓奇矣。夫荷叶之物，中央空，象震卦之体，人感之，生足少阳甲胆，先化万物之根蒂也。饮食入胃，荣气上行，即少阳甲胆之气也。荷叶色青，形乃空，象风木者也。食药感此气之化，胃气何由不上升乎，以为引用，可谓远识深虑合于道也。东垣。

三黄枳术丸 治伤肉食、湿面、厚味之物，闷乱不快。黄芩二两，黄连酒炒、大黄煨、神曲炒、白术、陈皮各一两，枳实麸炒五钱。上为末，汤浸蒸饼和丸绿豆大，白汤吞下五七十丸。东垣。

香砂平胃散 治伤食。苍术二钱，陈皮、香附各一钱，枳实、藿香各八分，厚朴、缩砂各七分，木香、甘草各五分。上锉，作一贴，姜三，煎服。《回春》。

加味平胃散 治宿食不化。平胃散本方一贴，加神曲、麦芽炒各七分也。《丹心》。

枣肉平胃散 消食和胃化痰。苍术八两，陈皮四两，厚朴三两四钱，甘草、大枣肉、生姜各一两六钱。上锉碎，水浸过药上半寸许，煮令水干，焙捣为末，每服二钱，空心，盐汤点服。《局方》。

内消散 治伤食生冷硬物，痞满胀痛。陈皮、半夏、白茯苓、枳实、山楂肉、神曲、缩砂、香附子、三棱、蓬术、干生姜各一钱。上锉，作一贴，水煎服。《回春》。

消滞丸 消食、消酒、消水、消气、消痞、消胀、消肿、消积、消痛，此药消而不见，响而不动，其功甚捷。黑丑炒头末二两，香附炒、五灵脂各一两。上为末，醋糊和丸绿豆大，姜汤吞下二三十丸。《医鉴》。

加减保和丸 消食化痰，扶脾胃气。白术二两半，山楂肉、香附子、厚朴、神曲、半夏、茯苓各一两半，陈皮、连翘、萝卜子、黄芩、黄连各一两，苍术、枳实各五钱。上为末，姜汁糊和丸梧子大，每七八十丸，茶汤任下。《丹心》。

七香元 消食快膈，和胃止痛。香附子二两半，三棱、蓬术并醋煮焙，木香、丁香、白檀香、甘松香、丁香皮、沉香、橘红、缩砂、白豆蔻各五钱。上为末，米糊和丸绿豆大，姜汤下三四十丸。《直指》。

枳实导滞丸 治伤湿热之物不消，作痞满。大黄一两，枳实、神曲各五钱，茯苓、黄芩、黄连、白术各三钱，泽泻二钱。上为末，蒸饼和丸梧子大，温水下七八十丸。东垣。○一名导气枳实丸。《入门》。○加木香、槟榔各二钱，名曰木香导滞丸。《正传》。

木香化滞汤 治因忧食面，心下痞满作痛。半夏一钱半，草豆蔻、甘草各一钱，柴胡七分，陈皮、干生姜、木香各六分，当归尾、枳实各四分，酒红花一分。上锉，作一贴，姜五，水煎服。东垣。

豆蔻橘红散 化宿食，温脾胃。木香、丁香各一钱，白豆蔻、人参、厚朴、白术、

神曲、干生姜、半夏曲、橘红、藿香、甘草炙各五分。上锉，作一贴，入姜三枣二，水煎服。《丹心》。

香壳丸 消食化气，醒脾去痰。青皮、陈皮各二两，枳壳一两，香附子七钱半，萝卜子、木香、三棱、蓬术、神曲、麦芽、槟榔、枳实、山楂肉、草果各五钱，半夏制一两二钱半，陈仓米一升，巴豆肉二十个，同炒黄，去巴豆不用。上为末，醋糊和丸梧子大，白汤下七八十丸。《丹心》。

二黄丸 治伤热食，痞闷不安。黄芩二两，黄连一两，升麻、柴胡各三钱，枳实五钱，甘草二钱。上为末，蒸饼和丸绿豆大，白汤或姜汤下五七十丸。《入门》。

三棱消积丸 治伤生冷物不消满闷。三棱、蓬术、神曲各七钱，巴豆和皮入米同炒黑焦去米，青皮、陈皮、茴香各五钱，丁香皮、益智仁各三钱。上为末，醋糊和丸梧子大，姜汤下三四十丸。东垣。

谷神元 治宿食不消，健脾益气。人参、缩砂、香附子、三棱、蓬术并煨、青皮、陈皮、神曲炒、麦芽炒、枳壳各等分。上为末，米糊和丸梧子大，米饮下三五十丸。《得效》。

丁香烂饭丸 治饮食伤。香附子一两，益智仁、丁香皮、缩砂、甘松、甘草各六钱，丁香、木香、三棱、蓬术各二钱。上为末，蒸饼和丸绿豆大，白汤下三五十丸。东垣。

木香见睍丸 治伤生冷食，心腹满痛。荆三棱、神曲各一两，石三棱、草豆蔻各五钱，升麻、柴胡各三钱，木香二钱，巴豆霜五分。上为末，蒸饼和丸绿豆大，白汤下三十丸。东垣。○一名巴豆三棱丸。东垣。

食伤补益之剂

脾胃弱而饮食难任者，不可一概用克伐之药，宜钱氏异功散补之，自然能食。设或嗜食大过，伤脾痞满者，权用枳实丸即枳实导滞丸，勿多服。《纲目》。○宿食吐下后，

气虚宜补，四君子汤方见气门、六君子汤方见痰饮、补中益气汤。《入门》。○食伤胃弱，宜用醒脾育胃汤、参术健脾汤、七珍散、八珍散、健胃保和元、养脾丸、八味理中丸、滋脾丸、异功散方见五脏、健脾丸、参苓壮脾元、千金养脾元。

钱氏异功散 治脾胃虚弱，饮食不进，未能消化，心胸痞闷。人参、白术、白茯苓、橘皮、木香、甘草各一钱。上锉，作一贴，入姜三枣二，水煎服。《纲目》。

醒脾育胃汤 治中焦气不足，饮食不化，虚痞吞酸。人参、白术、白茯苓各一钱，半夏、缩砂、白芍药、麦芽、苍术、厚朴、藿香、陈皮各八分，枳实五分。上锉，作一贴，入姜三枣二，水煎服。《集略》。

参术健脾汤 健脾养胃，运化饮食。人参、白术、白茯苓、厚朴、陈皮、山楂肉各一钱，枳实、白芍药各八分，神曲、麦芽、缩砂、甘草各五分。上锉，作一贴，入姜三枣二，水煎服。《集略》。

七珍散 补脾进食，开胃养气。人参、白术、黄芪蜜炙、白茯苓、山药、粟米微炒、甘草炙各等分。上为粗末，每三钱，入姜三枣二，煎服。《本事》。

八珍散 治同上，又治不思饮食。前方加白扁豆姜汁炒，一味也。《本事》。

健胃保和元 消导饮食，有补有化，不令伤脾。白术二两，枳实、山楂肉、橘红、麦芽各一两，神曲、白豆蔻、木香各五钱。上为末，粳米饭和丸梧子大，白汤下五七十丸。《集略》。

养脾丸 治脾胃虚冷，饮食不消，或腹胀呕泄。干姜、缩砂各四两，甘草炙三两，麦芽、白茯苓、人参、白术各一两。上为末，蜜和，每一两分作八丸，每一丸，姜汤嚼下。《必用》。

八味理中丸 治同上。白术二两，甘草一两半，人参、干姜、缩砂、白茯苓、神曲、麦芽各一两。制法、服法同上。《丹心》。

滋脾丸 滋脾养胃，消化饮食。神曲炒、麦芽炒、半夏曲、陈皮、莲肉、枳壳、缩砂、甘草各一两。上为末，陈米饭和丸梧子大，米饮吞下百丸。《必用》。

健脾丸 健脾胃，进饮食，消化水谷。白术五两，白茯苓、白芍药、半夏姜制各三两，陈皮、神曲、山楂肉、当归酒洗、川芎各二两。上为末，煮荷叶汤作米糊和丸梧子大，白汤下百丸。《必用》。

参苓壮脾元 治脾胃虚冷，饮食不消，面色萎黄，肢体怠惰，或因病气衰，食不复常。人参、白术、白茯苓、缩砂、神曲、麦芽、山药、白扁豆、肉桂、干姜、胡椒各一两。上为末，蜜丸弹子大，每一丸，白汤嚼下，温酒亦可。《局方》。

千金养脾元 治脾胃虚寒，气弱不能消化饮食，又疗膈噎反胃。枳实、陈皮、麦芽、三棱、蓬术、茴香、白姜、肉豆蔻、缩砂、白茯苓、良姜、益智、胡椒、木香、藿香、薏苡仁、红豆、白术、丁香、山药、白扁豆、桔梗、人参、神曲、甘草各等分。上为末，调和炼蜜丸弹子大，细嚼，白汤温酒任下。《局方》。

酒伤

《内经》曰：酒入于胃，则络脉满而经脉虚，脾主为胃行其津液者也。阴气虚则阳气入，阳气入则胃不和，胃不和则精气竭，精气竭则不营其四肢也。○醉饱入房，则气聚脾中而不得散，酒气与谷气相薄，热盛于中，故热遍于身，内热而尿赤也。《内经》。○因而大饮则气逆。注曰：饮多则肺布叶举，故气逆而上奔也。《内经》。○酒者，五谷之津液，米曲之华英，虽能益人，亦能损人，何者？酒有大热大毒。大寒凝海，惟酒不冰，是其热也；饮之昏乱，易人本性，是其毒也。若辟风寒，宣血脉，消邪气，引药势，无过于酒也。若醉饮过度，盆倾斗量，毒气攻心，穿肠腐胁，神昏错谬，目不见物，此则丧生之本也。《类聚》。○酒者大热有毒，气味俱阳，乃无形之物也。若伤之，止当发散，汗出则愈矣。其次莫如利小便，使上下分消其湿可也，葛花解醒汤主之。东垣。○酒虽与水同体。然伤于肠胃，则升之不散，降之不下，郁于气分无形之位，盖逐气升降，而半有消耗之矣。今人饮醇酒则小便少，此其可验，故治法宜汗、宜利小便为上策。东垣以为无形之物，固不可，后人以伤饮食同治，亦不可。《丹心》。○酒性虽热，体同于水，今东垣乃谓饮者无形之气，此亦不能无疑也。既待发汗、利小便以去之，其可谓无形之气乎？《丹心》。

饮酒禁忌

酒客病，不可服桂枝汤，得汤则呕，以酒客不喜甘故也，凡甘物皆宜忌之。仲景。○勿饮浊酒食面，使塞气孔。《入门》。○凡面白人，不可多饮酒耗血故也。《丹心》。○酒不过三杯，多则伤五脏，乱性发狂。《活人心》。○饮酒不欲过多，多则速吐之为佳。○醉后不可强食，或发痈疽。○醉卧当风，使人失音。○醉饱不可走车马及跳越。○醉不可入房，小者面黚、咳嗽，大者伤绝脏脉，损寿命。《得效》。○酒虽可以陶性情、通血脉，自然招风败肾，烂肠腐胁，莫过于此。饱食之后，尤宜忌之。饮酒不宜粗及速，恐伤破肺也。当酒未醒，大渴之际，不可吃水及啜茶，多被酒引入肾脏，为停毒之水，令腰脚重坠，膀胱冷痛，兼水肿消渴、挛躄之疾。《活人心》。

酒毒变为诸病

醇酒之性，大热，有大毒，清香美味既适于口，行气和血亦宜于体，由是饮者不自觉其过于多也。不知酒性喜升，气必随之，痰郁于上，尿涩于下，肺受贼邪，金体必燥，恣饮寒凉，其热内郁，肺气得热，必大伤耗。其始也病浅，或呕吐，或自汗，或疮痍，或鼻齇，或自泄，或心脾痛，尚可发散而去之，及其久而病深，则为消渴，为黄疸，为肺痿，为内痔，为鼓胀，为失明，为哮喘，为劳嗽，为癫痫，为难明之疾。倘非具眼，未易处治，可不谨乎！《丹心》。○久饮酒者，脏腑积毒，致令蒸筋伤神损寿。《得效》。

酒病治法

饮酒过多成病，宜葛花解醒汤、酒蒸黄连丸、百杯丸、对金饮子、解酒化毒散、葛黄丸、升麻葛根汤。中酒头痛，呕吐眩晕，补中益气汤去白术加半夏、白芍药、黄芩、黄柏、干葛、川芎。或对金饮子加干葛、赤茯苓、半夏各一钱，煎服。《入门》。○酒后伤风身热，头痛欲破，防风通圣散方见风门加黄连二钱，连须葱白十根，煎服立愈，此药能治伤酒热毒。《活人心》。○酒后烦渴，饮五豆汤方见消渴最妙。《丹心》。○善饮酒，每朝长嗳不吐者，小调中汤方见痰饮最妙，一月三五服亦可。《入门》。○醉饱行房得病，宜用人参散，或致蓄血，胃口作痛者，宜大调中汤方见痰饮、或八物汤方见虚劳加缩砂煎服。《入门》。

醒酒令不醉

酒醉宜以热汤漱口，盖其毒在齿也。大醉则以热汤于密室洗面数次，梳头数十遍，即醒。《丹心》。○酒食伤积，或被人劝过伤，以盐花擦牙，温水漱下，不过三次即为通快。《医鉴》。○一方青皮炒二两，葛根一两，缩砂五钱。右为细末，浓茶调一二钱。服之能醒酒消食。《丹心》。○醒酒不醉，宜万杯不醉丹、神仙不醉丹、醉乡宝屑、益脾丸、龙脑汤、葛花散、三豆解醒汤。

葛花解醒汤 治饮酒过伤，呕吐痰逆，手足战摇，精神昏乱，饮食减少。葛花、缩砂、白豆蔻各五钱，青皮三钱，白术、干生姜、神曲、泽泻各二钱，人参、猪苓、茯苓、橘皮各一钱半，木香五分。上为末，每三钱，白汤调下，得微汗则酒病去矣。此盖不得已而用之，岂可恃赖日日饮酒。若频服之，损人天年。东垣。

酒蒸黄连丸 治伤酒过度，肠胃积热，或吐血下血方见血门。〇一名小黄龙元。《得效》。

百杯丸 治酒停胸膈，面色黄黑，将成癖疾，日渐羸瘦。如欲饮者，先服此则不醉。生姜一斤去皮切片，盐二两，淹一宿焙干。橘红、干姜各三两，蓬术炮、三棱炮、甘草炙各二钱，木香、茴香炒各一钱，丁香五十枚，缩砂、白豆蔻各三十粒，益智仁二十粒。上为末，蜜和，每一两作五丸，朱砂为衣，细嚼姜汤下。易老。

对金饮子 治酒食伤，和胃消痰。陈皮三钱，厚朴、苍术、甘草各七分。上锉，作一贴，姜三片，水煎服。〇加干葛二钱，赤茯苓、缩砂、神曲各一钱，尤好。《活人心》。

解酒化毒散 治伤酒，发热烦渴，尿赤涩。滑石四两，葛根一两二钱半，甘草七钱半。上为末，冷水或热汤调下二三钱，日二三服。《回春》。

葛黄丸 治饮酒多积热，以致吐衄血垂死者。方见血门。

升麻葛根汤 治伤酒膈热，口疮咽痛。方见寒门。

人参散 治饮酒房劳，酒入百脉，令人恍惚失常。熟地黄二钱，人参、白芍药、瓜蒌根、枳壳、茯神、酸枣仁、甘草各一钱。上锉，作一贴，水煎服。《得效》。

万杯不醉丹 白葛根四两，盐水浸一昼夜，取出晒干。〇白果芽，即银杏内青芽一两，蜜水浸一日，砂锅内焙干。〇细芽茶四两。〇绿豆花四两，阴干。〇葛花一两，童便浸七日，焙。〇陈皮四两，盐水浸一日，焙。〇菊花蕊未开口菊青朵头四两。〇豌豆花五钱。〇真牛黄一钱。〇青盐四两，盛牛胆内，煮一炷香，同胆皮共用。〇上为细末，用塔胆未详，疑是牛胆和丸，梧子大，饮酒半醉吞一丸，其酒自解，再饮时再服，如此经年不醉。《种杏》。

神仙不醉丹 葛花、葛根、白茯苓、小豆花、木香、天门冬、缩砂、牡丹皮、人参、官桂、枸杞子、陈皮、泽泻、白盐、甘草各等分。上为末，蜜丸弹子大，每一丸，细嚼，热酒送下一丸，可饮酒十盏不醉。《回春》。

醉乡宝屑 令饮酒不醉。葛根、白豆蔻、缩砂、丁香各五钱，百药煎、甘草各二钱半，木瓜四两，炒盐一两。上为末，虽不能饮酒者，温酒调服一钱，即能饮。《入门》。

益脾丸 令饮酒不醉，又益脾胃。葛花二两，小豆花、草豆蔻各一两，绿豆花、木香各五钱。上为末，蜜丸梧子大，红花汤下十丸。夜饮则津唾咽下五丸，最妙。《丹心》。

龙脑汤 醒酒消食。缩砂二两，甘草一两半。上为末，每半钱，或一钱，茶清下。《寿域》。

葛花散 饮酒令不醉。葛花、小豆花各等分。上焙干，为末，每二钱，白汤点服。〇一名双花散。《御院》。

三豆解酲汤 治中酒发病，头痛呕吐烦渴，善解酒毒，且多饮不醉。因酒患消渴，尤宜服之。葛根二钱，苍术一钱半，陈皮、赤茯苓、木瓜、半夏各一钱，神曲七分，泽泻五分，干生姜三分，黑豆、绿豆、赤小豆各二钱。上作一服，水煎，不拘时，微温服。夏月及酒渴者，加黄连五分。《新方》。

劳倦伤

黄帝曰：阴虚生内热，奈何？岐伯曰：有所劳倦，形气衰少，谷气不盛，上焦不行，下脘不通而胃气热，热气熏胸中，故内热。《内经》。〇此内伤之原也。此"阴虚"，盖指身中之阴气，与水谷之味耳。《入门》。〇喜怒不节，起居不时，有所劳倦，皆损其气，气衰则火旺，火旺则乘脾土，脾主四肢，故困热无气以动，懒于言语，动作喘乏，表热自汗，心烦不安，当安心静坐，以养其气，以甘寒泻其热火，酸味收其散气，甘温调其中气。东垣。〇劳则气散。气短，喘且汗出，内外皆越，故气耗矣。《内经》。

辨内外伤证

外感内伤，乃病之大关键，于此昧焉，何足云医。丹溪云：内伤证皆以补元气为主。看所挟而兼用药。但先生之言，引而不发，予今补之，如内伤挟外感者，则于补中益气汤内，春加川芎、防风、柴胡、荆芥、紫苏、薄荷；夏加干葛、石膏、麦门冬、薄荷、倍升柴；秋加羌活、防风、荆芥；冬加麻黄、桂枝、干姜之类。方广。〇或外感挟内伤，内伤挟外感，或食积类伤寒，当明辨治之。〇若显内证多者，则是内伤重而外感轻，当以补养为先，宜陶氏补中益气汤、十味和解散、加味益气汤。三方并见寒门。〇若显外证多者，则是外感重而内伤轻，宜以发散为急，宜九味羌活汤、人参养胃汤、参苏饮。三方并见寒门。〇食积类伤寒，宜用陶氏平胃散。《入门》。

辨恶寒

伤寒恶寒，虽近猛火不除。〇内伤恶寒，稍就温暖即止，但见风寒便恶之也。

辨恶风

伤寒恶风，不耐一切风寒。〇内伤恶风，偏恶些少贼风，避居密室则不恶矣。

辨发热

外感发热无休歇，日晡转剧，直待汗下方退。〇内伤发热，时作时止，或自袒裸，亦便清凉矣。

辨身痛

外感筋骨疼痛，或百节皆痛。〇内伤但四肢不收，无气以动，困怠嗜卧而已。

辨寒热

外感寒热齐作，而无间以甚。〇内伤寒热微而间作，或不齐。

辨头痛

外感头痛，常常有之，直待传经入里方罢。〇内伤头痛，有时而作，有时而止。

辨气力

外感，邪气有余，壮厉有力。〇内伤，神思昏怠，气弱困懒。

辨手心

外感手背热，而手心不热。〇内伤手心热，而手背不热。

辨烦渴

外感，邪气传经入里则大渴。〇内伤，邪在血脉中，故不渴，间有渴亦不甚。

辨口味

外感，虽不能食，而知谷肉之味。〇内伤，虽饮食，而不知其味。

辨鼻息

外感，鼻塞流涕，声重气壅。〇内伤，鼻息和缓，但不调。

辨言语

外感，言语高厉有力，先轻后重。〇内伤，言语困弱无力，懒于言语。

辨脉候

外感则人迎脉浮紧，或洪大而数。〇内伤则气口脉紧盛，或滑而疾。

劳倦伤治法

《内经》曰：劳者温之，损者益之。夫劳则动之太过，而神不宁矣，故温之。温也者，养也。温之者，所以调其饮食，适其起居，澄心息虑，从容以待其真气之复常也。《礼记》所谓柔色以温之，正同此义。今东垣乃以温为温凉之温，谓宜温药以补元气而泻火邪，又易损者益之，为损者温之，又以温能除大热，为《内经》所云，而遍故《内经》并无此语，不能无疑也。又，经曰："形不足者，温之以气。"其温字亦是滋养之义，非指温药也。《沂洄》。○饮食失时，劳役过度，脾胃虚弱，中气不足，以补中益气汤为主，如益胃升阳汤、升阳顺气汤、调中益气汤、升阳益胃汤、清神益气汤、黄芪人参汤方见暑门、参术调中汤方见咳嗽、人参饮，皆可选用。○劳倦亦有二焉。劳力纯乎伤气，而无汗者，补中益气汤。○劳心兼伤乎血，而有汗者，黄芪建中汤。心力俱劳，气血皆伤者，双和汤。二方并见虚劳。○房劳伤肾证，与劳倦相似，均一内伤发热证也。劳倦因阳气之下陷，宜补其气以升提之；房劳因阳火之上升，宜滋其阴以降下之，一升一降，迥然不同。○七情动气，脉与饮食无二。盖饮食、七情俱能闭塞三焦，熏蒸肺胃清道，肺为气主，由是而失其传化之常，所以气口脉独紧且盛。其证呕泄痞满腹痛亦相似，但伤食则恶食，七情则虽作饱，亦不恶食。《入门》。○如气浮心乱，以朱砂安神丸方见神门镇固之，即愈。东垣。

补中益气汤 治劳役太甚，或饮食失节，身热而烦，自汗倦怠。黄芪一钱半，人参、白术、甘草各一钱，当归身、陈皮各五分，升麻、柴胡各三分。上锉，作一贴，水煎服。东垣。○一方：黄芪一钱半，人参、白术、陈皮、当归、甘草各一钱，升麻、柴胡各五分，加黄柏三分以滋肾水，红花二分入心养血。《医鉴》。○夫脾胃一虚，肺气先绝，故用黄芪以益皮毛而闭腠理，不令自汗。上喘气短，损其元气，用人参以补之。心火乘脾，用炙甘草之甘温以泻火热，而补胃中元气。若脾胃急痛，腹中急缩者，宜多用之。此三味除湿热、烦热之圣药也。白术

苦甘温，除胃中热，利腰脐间血。升麻、柴胡苦平，味之薄者，升胃中之清气，又引黄芪、甘草甘温之气味上升，能补卫气之散解，而实其表，又缓带脉之缩急。当归以和血脉。橘红以理胸中之气，助阳气上升，以散滞气，此立方本旨也。○凡脾胃不足之证，须用升麻、柴胡，引脾胃中清气行于阳道及诸经，生发阴阳之气，故凡治脾胃药，多以升阳补气名之者，此也。东垣。

益胃升阳汤 治内伤诸证，盖血脱益气，古圣人之法也。先理胃气以助生发之气，此药主之。白术一钱半，黄芪一钱，人参、神曲炒各七分半，当归身、陈皮、甘草炙各五分，升麻、柴胡各三分，生黄芩二分。上锉，作一贴，水煎服。东垣。

升阳顺气汤 治内伤诸证，春月口淡无味，夏月虽热犹寒，胸腹满闷，饥常如饱。黄芪二钱，半夏一钱二分，草豆蔻八分，神曲、当归、陈皮、人参各六分，升麻、柴胡、甘草各四分，黄柏三分。上锉，作一贴，入姜三片，水煎服。东垣。

调中益气汤 治内伤证，或大便飧泄，时见白脓。黄芪二钱，人参、苍术、甘草各一钱，陈皮、升麻、柴胡各四分，木香二分。上锉，作一贴，水煎服。东垣。

升阳益胃汤 治内伤脾胃证，秋燥湿热少退，而饮食无味，体重口燥，大小便不调，或洒淅恶寒，乃阳气不伸故也。黄芪二钱，人参、半夏、甘草各一钱，羌活、独活、防风、白芍药各七分，陈皮五分，柴胡、白术、茯苓、泽泻各三分，黄连二分。上锉，作一贴，入姜三枣二，水煎服。东垣。

清神益气汤 治内伤证，脾胃虚损，食少倦怠，适当暑雨湿热之盛，目疾时作，身面俱黄。人参一钱，生姜八分，泽泻、苍术、防风、五味子各六分，赤茯苓、升麻、白术、白芍药、生甘草、麦门冬各四分，黄柏、青皮各二分。上锉，作一贴，水煎，空心服。东垣。

人参饮 人遇劳倦辛苦，用力过多，即服一二贴，免生内伤发热之病。黄芪一钱半，人参、白术、陈皮、麦门冬各一钱，茯神八分，甘草七分，五味子二十粒。上锉，作一贴，入姜三枣二，水煎服。《必用》。○一名补气汤。《医鉴》。

内伤病脾胃虚实

脾胃俱实，则过时而不饥，多食而不伤。○脾胃俱虚，则不能食而瘦，与食则少食，不与则不思食，饥饱不知。○食少而肥者，虽肥而四肢不举，盖脾困邪胜也。○食多而瘦者，胃伏火邪于气分则能食，虽多食而不能生肌肉也。《回春》。

内伤脾胃则不思食不嗜食

帝曰：人之善饥而不嗜食者，何气使然？岐伯曰：精气并于脾，热气留于胃，胃热则消谷，谷消故善饥。胃气上则胃脘寒，故不嗜食也。《灵枢》。○脉小而寒者，不嗜食。《灵枢》。○太阴所谓恶闻食臭者，胃无气，故恶食臭也。《内经》。○恶闻食臭者，膀胱移热于小肠也。《入门》。○多嗜味，阴虚火动故也。阴虚则口中有味，阳虚则口中无味。《入门》。○恶食者，胸中有物，宜导痰补脾，二陈汤加苍术、白术、川芎、山楂肉。《丹心》。○忧抑伤脾，不思饮食，黄连炒、白芍药酒炒、香附子、清六丸末方见暑门，上为末，姜汁浸蒸饼作丸服。《丹心》。○不思饮食，宜平胃散、养胃进食丸方见五脏、宽中进食丸、生胃丹、参苓白术丸方见下、启脾丸、二曲元、香砂六君子汤、香砂养胃汤、人参开胃汤、安胃散、谷神汤。○劳役失食，胃虚甚者，益胃升阳汤方见上、参苓白术散方见下。

平胃散 和脾健胃，能进饮食。盖内伤病，脾胃中有宿食，故不嗜食，用此药平其胃气，则自然思食。方见五脏。○若加茯苓、丁香、白术，为调胃散。○加藿香、半夏，为不换金正气散。海藏。

宽中进食丸 滋形气，喜饮食。麦芽面一两，半夏、猪苓各七钱，草豆蔻、神曲各五钱，枳实四钱，橘皮、白术、白茯苓、泽泻各二钱，缩砂一钱半，干生姜、人参、青皮、甘草各一钱，木香五分。上为末，蒸饼和丸梧子大，米饮下五七十丸。东垣。

生胃丹 生胃气，消痰饮，开胸膈，进饮食。天南星三两，姜汁浸一宿，次日以姜汁和匀，用黄泥包裹，晒干，慢火煨半日，泥焦干，去泥取用。人参、白术、白茯苓各二两，麦芽、缩砂、半夏曲、陈皮、青皮、白豆蔻、荜澄茄、莲实各一两，木香三钱。上为末，用粟米四两作饭，焙干，以姜汁和湿再焙，如是制七次，作糊和丸绿豆大，姜汤下五七十丸。《本事》。○脾胃气虚则不能运化水谷，水谷停积则为湿痰，曰补气、曰治痰、曰燥湿，三者不可偏废，此方中人参、白术以补气，麦芽、缩砂以消食，南星以燥湿痰，又茯苓渗湿，陈皮、青皮利气，白豆蔻、荜澄茄开膈，木香调气，莲肉清心，可谓周而且备。肥白气虚者，尤宜服之。方广。

启脾元 治脾胃不和，可思饮食。甘草一两半，人参、白术、青皮、陈皮、神曲、麦芽、缩砂、干姜炮、厚朴各一两。上为末，蜜和，每一两作十丸，米饮嚼下一丸。《奇效》。

二曲元 治脾虚痰盛，不入食，妙甚。神曲炒、半夏曲各等分。上为末，以姜汁糊和丸服。《丹心》。

香砂六君子汤 治不思饮食，食不化，食后倒饱者，脾虚也。香附子、白术、白茯苓、半夏、陈皮、白豆蔻、厚朴各一钱，缩砂、人参、木香、益智仁、甘草各五分。上锉，作一贴，入姜三枣二，水煎服。《医鉴》。

香砂养胃汤 治饮食不思，痞闷不舒，此胃寒也。白术一钱，缩砂、苍术、厚朴、陈皮、白茯苓各八分，白豆蔻七分，人参、木香、甘草各五分。上锉，作一贴，入姜三枣二，水煎服。《医鉴》。

人参开胃汤 助胃进食。人参、白术、橘红、丁香、木香、藿香、神曲、麦芽、白茯苓、缩砂、厚朴、半夏曲、莲子、甘草各七分。上锉，作一贴，入生姜三片，水煎服。《直指》。

安胃散 开胃和中，止呕进食。人参、白术、木香、槟榔、半夏曲、肉豆蔻、丁香、橘红、藿香、青皮、白茯苓、甘草各八分。上锉，作一贴，入姜三，水煎服。《直指》。

谷神汤 开胃进食。谷芽四两，净为末，入姜汁、盐少许，和作饼子，焙干，即粟蘗也。缩砂、白术炒、甘草炙各一两。上为末，盐汤点服一二钱。《类聚》。

脾结不食 一室女，因事忤意，郁结在脾，半年不食，但日食熟菱、枣数枚。遇喜食，馒头弹子大，深恶粥饭。予意脾气实，非枳实不能开，以温胆汤方见梦门去竹茹，与数十贴而安。《丹心》。

思结不食 详见神门。

食后昏困

食入则困倦，精神昏冒而欲睡者，脾虚弱也。东垣。○若脾胃不节，损其胃气，不能克化，散于肝，归于心，溢于肺，食入则昏冒欲睡，得卧则食在一边，气暂得舒，是知升发之气不行也，宜参术汤。东垣。○劳伤者过于劳役，耗损元气，脾胃虚衰，不任风寒，故昏冒，宜用补中益气汤。《回春》。○食后昏困，宜用参芪汤、升阳补气汤。

参术汤 治脾胃虚弱，元气不能荣于心肺，四肢沉重，食后昏闷沉困。黄芪二钱，苍术一钱，神曲七分，人参、陈皮、青皮、甘草各五分，升麻、柴胡、黄柏、当归身各三分。上锉，作一贴，水煎服。东垣。○一名参芪汤。《回春》。

升阳补气汤 治饮食失时，饥饱劳役，胃气不足，气短无力，四肢急惰，早饭后昏闷，要须眠睡，五心烦热。柴胡一钱半，生

地黄一钱，升麻、泽泻、白芍药、防风、羌活、独活、甘草各七分，厚朴五分。上锉，作一贴，入姜三枣二枚，水煎服。东垣。

不嗜饮食由下元阳衰

不进食，服补脾药不效者，盖肾气怯弱，真元衰削，是以不能消化饮食，譬之鼎釜之中，置诸米谷，下无火力，终日米不熟，其何能化？黄鲁直服菟丝子，日挑数匙，以酒下，十日外饮啖如汤沃雪，亦知此理也。○宜用二神丸、补真丸。《丹心》。

二神丸 治脾肾虚弱，全不进食。方见大便。○一名钻胃丸。《本事》。

补真丸 凡饮食不进，由房劳过度，真火衰弱，不能熏蒸脾土，以致中州不运，胸膈痞塞，饮食不消。古人云补肾不如补脾，予谓补脾不若补肾，若丹田真火上蒸脾土，脾土温和，则膈开能食，此药主之。鹿茸、巴戟、钟乳粉各一两，葫芦巴、香附子、阳起石、川乌、肉苁蓉、菟丝子、沉香、肉豆蔻、五味子各五钱。上为末，用羊腰子两对，以葱椒酒煮烂，和酒为糊，捣丸梧子大，每百丸，空心，米饮盐汤任下。《本事》。

内伤病始为热中终为寒中

凡内伤脾胃之证，始则四肢困热，无气以动，表热自汗，心烦不安，胃气热，热气熏胸中，为内热之证，宜以甘温补中。○内伤病始为热中，宜补中益气汤、益胃升阳汤二方见上、参术调中汤方见咳嗽、凝神散、当归补血汤、三补枳术丸。《入门》。○凡脾胃之证，调治差误，或妄下之，则末传为寒中，复遇时寒，则四肢厥逆，心胸绞痛，冷汗出。夫六气之胜，皆能为病，惟寒毒最重，阴主杀故也，沉香温胃丸主之。东垣。○末传为寒中，宜神圣复气汤、白术附子汤、草豆蔻丸方见胸部、守中金元。东垣。

凝神散 治内伤热中，收敛胃气，清凉肌表。人参、白术、白茯苓、山药各一钱，

白扁豆、粳米、知母、生地黄、甘草各五分，地骨皮、麦门冬、竹叶各三分。上锉，作一贴，姜三枣二，煎服。《入门》。

当归补血汤 因饥困劳役，致面红目赤，身热引饮，其脉洪大而虚，重按全无，此血虚发热，证似白虎，惟脉不长实为辨耳，误服白虎汤必死，宜服此药。黄芪五钱，当归酒洗二钱。上锉，作一贴，水煎服。东垣。

三补枳术丸 补脾胃，化痰清热，消食顺气。白术二两，陈皮去白、枳实各一两，贝母八钱，黄连、黄芩并酒炒、黄柏盐水炒、白茯苓、神曲、山楂肉各五钱，麦芽、香附子醋炒各三钱，缩砂一钱。上为末，荷叶煮饭和丸梧子大，姜汤下七八十丸。《医鉴》。

沉香温胃丸 治脾胃虚寒，心腹疼痛，或霍乱吐泻，及下焦阳虚，脐腹痛，冷汗出。附子炮、巴戟、干姜炮、茴香炒各一两，肉桂七钱，沉香、当归、人参、白术、吴茱萸、白芍药、白茯苓、良姜、木香、甘草各五钱，丁香三钱。上为末，醋面糊和丸梧子大，米饮下五七十丸，日三。东垣。

白术附子汤 治内伤末传为寒中证。白术、附子炮、苍术、陈皮、厚朴、半夏、赤茯苓、泽泻各一钱，猪苓五分，肉桂四分。上锉，作一贴，入姜三，水煎服。《宝鉴》。

守中金元 治内伤脾胃虚冷，腹中痞痛，或肠鸣自利，不思饮食。苍术、桔梗、干姜炮、甘草炙各一两。上为末，蜜丸弹子大，沸汤嚼下一丸。《局方》。

内伤变为诸病

夫气之初病也，其端甚微，或因些少饮食不谨，或外冒六气，或内感七情，或食味过厚，偏助阳气，积成膈热；或资禀素实，表密无汗；或性急多怒，阴火炎上，以致津液不行，清浊相干。气为之病，或痞或痛，或不思食，或噫嗳腐气，或吞酸，或嘈杂，或膨满，不求其原，便认为寒，遂以辛香燥热之剂投之，旧疾被劫暂开，浊液易于攒聚，或半月，或一月，前病复作，如此蔓延，自气成积，自积成痰，此为痰、为饮、为吞酸之由也。良工未遇，谬药又行，痰挟污血，遂成窠囊，于是为痞、为痛、为呕、为吐、为噎膈反胃之次第也。《丹心》。

吞酸吐酸

吞酸者，水刺心也。吐酸者，吐出酸水也。《回春》。○湿热在胃口上，饮食入胃，被湿热郁遏，其食不得传化，故作酸也。如谷肉在器，久则易为酸也。《丹心》。○《内经》病机曰：诸呕吐酸，皆属于热。《伤寒论》曰：呕家虽有阳明证，慎不可下，以杂病论之。呕吐酸水者，甚则酸水浸其心，不任其苦，其次则吐出酸水，令上下牙酸涩不能相对，以辛热热剂疗之，必差矣。若以病机之法作热攻之者，误矣。东垣。○吞酸与吐酸不同，吐酸是吐出酸水如醋，盖平时津液随上升之气郁积而成，郁积之久，湿中生热，故从木化，遂作酸味，非热而何。其不能自涌而出，伏于肺胃之间，咯不出，咽不下。肌表得风寒则内郁，愈郁而酸味刺心。肌表得温暖，或得香热汤丸，亦可暂解。《内经》言热者，言其本也。东垣言寒者，言其末也。《丹心》。○木味为酸，如饮食热则易为酸也。河间。○《内经》以诸呕吐酸，皆属于热，惟李东垣独以为寒，诚一偏之见也。河间《原病式》曰：酸者，肝木之味也，由火盛制金，不能平木，则肝木自甚，故为酸，是以肝热则口酸也。所以中酸，不宜食黏滑油腻者，谓能令气郁不通畅，故宜餐粝食菜蔬者，能令气之通利也。《正传》。○宿食留饮，酸蜇心痛，牙齿亦酸，宜曲术丸。专吐清水者，术苓汤。○痰火停食，一日半日，腐化酸水，吐出黄臭，或醋心不安，宜四味茱连丸、九味茱连丸、清痰丸。○朝食甘美，至晡时心腹刺酸吐出，此血虚火盛，宜四物汤加陈皮、黄芩、黄连、桃仁、红花、麻仁、甘草。○吞酸大便闭者，透膈汤。大便利者，参萸丸。《入门》。〇吞酸，宜节厚味，必蔬食自养，则病易安。《正传》。〇吞酸吐酸，宜萸连丸、苍连丸、苍连汤、黄连清化丸、增味二陈汤、平肝顺气保中丸、又一方。〇一田父，病因留饮，呕酸水十余年，药饵针艾俱不效，戴人以苦剂越之，吐涎如胶二三升，谈笑而愈。子和。

曲术丸 治中脘有宿食留饮，酸蜇心痛，牙齿亦酸，或吐清水，噫宿腐气。神曲炒三两，苍术土炒一两半，陈皮、缩砂各一两。上为末，姜汁打神曲糊和丸梧子大，姜汤下七九十丸。《正传》。

术苓汤 治专吐清水。苍术土炒、滑石各二钱，赤茯苓、白术、陈皮各一钱。上锉，作一贴，水煎服。《入门》。

四味茱连丸 治痰火挟瘀吞酸。半夏一两半，陈皮五钱，黄连一两，吴茱萸一钱，桃仁二十四粒。上为末，神曲糊和丸绿豆大，姜汤下百丸。《入门》。

九味茱连丸 治郁积吞酸。苍术、黄连、黄芩三味并土炒，吴茱萸、陈皮、桔梗、茯苓、半夏各一两。上为末，神曲糊和丸绿豆大，时时津咽下二三十丸。《入门》。

清痰丸 治吞酸嘈杂。苍术二两，香附一两半，瓜蒌仁、半夏各一两，黄连、黄芩各五钱。上为末，面糊和丸梧子大，茶清下五七十丸。《入门》。

透膈汤 治中脘气滞，噫气吞酸，呕逆痰涎。木香、白豆蔻、槟榔、缩砂、枳壳、厚朴、半夏、青皮、陈皮、甘草、大黄、芒硝各八分。上锉，作一贴，入姜三枣二，水煎服。《入门》。

参萸丸 上可治吞酸，下可治自利。六一散一两方见暑门，入吴茱萸一两。上为末，饭丸服。《丹心》。

茱连丸 治郁积吞酸吐酸。吴茱萸温汤洗焙、陈皮去白、黄芩壁土炒各五钱，黄连壁土炒一两，苍术七钱半。上为末，神曲糊和丸梧子大，津咽下六七十丸。《医鉴》。〇

一名咽醋丸。《丹心》。〇一方：黄连一两，吴茱萸五钱为丸，亦名茱连丸。《丹心》。

苍连丸 治吞酸吐酸。黄连一两半夏月焙、吴茱萸冬月焙、苍术、陈皮、半夏、白茯苓各一两。上为末，蒸饼和丸绿豆大，温水下三五十丸。《医鉴》。

苍连汤 治同上。苍术、黄连姜汁炒、陈皮、半夏、赤茯苓、神曲各一钱，吴茱萸炒、缩砂各五分，甘草三分。上锉，作一贴，姜三，水煎服。《回春》。

黄连清化丸 治吞酸。半夏一两半，黄连一两，陈皮五钱，桃仁二十个，吴茱萸一钱。上为末，神曲糊和丸绿豆大，姜汤下百丸。《丹心》。

增味二陈汤 治吞酸。半夏、陈皮、茯苓、栀子炒、黄连炒、香附子各一钱，枳实、川芎、苍术各八分，白芍药七分，神曲炒五分，甘草三分。上锉，作一贴，入姜三，水煎服。《集略》。

平肝顺气保中丸 治脾胃中伏火，郁积生痰，致令呕吐，吞酸嘈杂，常服健脾开胃，化痰消滞，清火抑肝。白术土炒四两，香附童便浸三日炒三两，陈皮二两半，川芎、枳实、黄连姜炒、神曲炒、山楂肉各二两，半夏制一两半，栀子姜汁炒、萝卜子炒、白茯苓、干生姜、吴茱萸各一两，麦芽炒七钱，青皮香油炒六钱，缩砂炒、甘草炙各四钱，木香三钱。上为末，竹沥打神曲为糊和丸绿豆大，白汤下百丸。此方治吞酸吐酸，嘈杂噫气，兼治之剂也。《医鉴》。

一方 有人因心痛，服热药过多，涌出酸苦黑水，如烂木耳汁者，心痛既愈，仍频作酸，块痞自胸寻上咽喉，甚恶。取炒黄连煎浓汁，常服一二匙，自安。《回春》。

嘈杂

嘈杂之证，似饥不饥，似痛不痛，而有懊憹不自宁之况者是也。其证或兼嗳气，或兼痞满，或兼恶心，渐至胃脘作痛，皆痰火之为患也。〇治法以南星、半夏、橘红之类

消其痰，芩、连、栀子、石膏、知母之类降
其火，苍术、白术、芍药之类健脾行湿壮其
本元则安，宜用化痰清火汤。○此乃食郁有
热，炒栀子、姜炒黄连，乃必用之药也。
《丹心》。○嘈杂只是痰因火而动，令人心
嘈，似饥非饥，有积有热也。《丹心》。○胃
中痰火动而嘈者，二陈汤加姜炒芩、连、栀
子、南星。○嘈杂俗谓之心嘈也，宜香砂平
胃散方见上、消食清郁汤、清郁二陈汤即上
增味二陈汤也、平胃分消饮、术连丸、清痰
丸方见上、三圣丸、平肝顺气保中丸方见
上、交泰丸。○五更心嘈者，思虑伤心，血
虚也，宜养血四物汤、当归补血汤。《回
春》。

化痰清火汤 治嘈杂。南星、半夏、陈
皮、苍术、白术、白芍药、黄连、黄芩、栀
子、知母、石膏各七分，甘草三分。上锉，
作一贴，姜三，水煎服。《医鉴》。

消食清郁汤 治嘈杂。半夏、陈皮、白
茯苓、神曲炒、山楂肉、香附子、川芎、麦
芽炒、枳壳、栀子炒、黄连姜汁炒、苍术、
藿香、甘草各七分。上锉，作一贴，姜三，
水煎服。《回春》。

平胃分消饮 治吞酸嘈杂痰火。半夏、
白术、陈皮、厚朴各一钱，黄连、青皮、枳
壳各八分，甘草五分。上锉，作一贴，姜
五，煎服。《集略》。

术连丸 治嘈杂。白术四两，黄连四钱
半。上为末，神曲糊和丸黍米大，津咽下百
丸。《正传》。

三圣丸 治心嘈索食。白术四两，陈皮
一两，黄连五钱。上为末，神曲糊和丸绿豆
大，姜汤下五十丸，神效。《入门》。

交泰丸 治胸中痞闷嘈杂，大便稀则胸
中颇快，大便坚则胸中痞闷难当。大黄，以
当归、红花、吴茱萸、干漆各一两，煎水浸
大黄一日夜，切晒，又以酒拌晒之，九蒸九
晒，用四两。黄连姜汁浸黄土炒、白术土
炒、吴茱萸汤泡炒各二两，枳实一两，当归
尾酒洗一两三钱。上为末，姜汁打神曲糊和

丸绿豆大，白汤下七八十丸。《回春》。

养血四物汤 治血虚嘈杂。四物汤方见
血门一贴，加半夏、香附、贝母、赤茯苓、
黄连、栀子各七分，甘草五分。上锉，作一
贴，姜三，水煎服。《医鉴》。

当归补血汤 治心血少而嘈，兼治惊悸
怔忡。白芍药、当归、生地黄、熟地黄各一
钱，白术、白茯苓、麦门冬、栀子炒、陈皮
各八分，人参五分，甘草三分。上锉，作一
贴，入炒米百粒，枣二枚，梅一个，水煎去
滓，入辰砂水飞末三分，调服。《回春》。

懊憹

乃虚烦之剧者。懊者，懊恼之懊；憹
者，郁闷之貌，即心中懊懊恼恼，烦烦憹
憹，郁郁然不舒畅，愤然无奈，比之烦闷而
甚者也。许学士所谓，懊憹终夕不得卧，心
中无晓会处者，是也。《纲目》。○懊憹，心
中不自如也，比烦躁更甚。伤寒表证误下，
阳气内陷，心下固硬者，则为结胸，若胃气
空虚，客热在膈，短气烦躁微疼，则为懊
憹。懊憹者，烦不得眠，饥不能食也。治同
嘈杂。兼见寒门。《入门》。

噫气

噫，饱气，俗作嗳气。○噫属心脾。
《纲目》。○足太阴之脉病，是动则病腹胀善
噫。○帝曰：人之噫者，何气使然？岐伯
曰：寒气客于胃，厥逆从下上散，复出于
胃，故为噫，补足太阴、阳明。《灵枢》。○
太阴病，所谓上走心为噫者，阴盛而上走于
阳明，阳明络属心，故上走而为噫也。又
曰：心为噫。《内经》。○寸脉紧，寒之实
也。寒在上焦，胸中必满而噫。《脉经》。○
上焦竭，善噫，何也？师曰：上焦受中焦
气，未和不能消，故能噫耳。○上焦不归
者，噫而吞酸。不归，不至也。上焦之气不
至其部，则物不能传化，故噫而酢吞。○寸
口脉弱而缓，弱者阳气不足，缓者胃气有
余，噫而吞酸，食卒不下，气填于膈上。仲

景。○伤寒噫气,何气使然?答曰:胸中气不交故也。少阴经至胸中,交于厥阴,水火相搏而有声,故噫气也,如圣汤即桔梗汤,方见咽喉加枳实主之。《活人》。○噫气者,转出食气也,胃中郁火,膈上稠痰,饮食郁成,宜祛痰火丸。○气实噫者,食罢噫转腐气,甚则物亦噫,湿热所致,宜二陈汤加苍术、神曲、麦芽姜炒、黄连。○气虚噫者,浊气填胸也。不因饮食常噫者,虚也,盖胃有浊气,膈有湿痰,俱能发噫,六君子汤方见痰饮加沉香为君,厚朴、苏叶为臣,吴茱萸为使,煎服。《入门》。○痰在中焦,作噫气吞酸,胃脘当心而痛,或呕清水恶心。二陈汤加苍术、白术、神曲、麦芽、川芎、缩砂、草豆蔻、枳实、猪苓、泽泻、黄连、吴茱萸、栀子、木香、槟榔之类,或煎服,或丸服。《正传》。○噫气宜用星半汤、顺气和中汤方见呕吐、枳壳散、破郁丹、匀气丸。○善饮酒,每朝长噫不吐者,小调中汤方见痰饮最妙。《入门》。

祛痰火丸 治胃有痰火噫气。便香附一两,软石膏七钱,半夏制、南星炮、栀子炒各五钱。上为末,姜汁浸,蒸饼和丸梧子大,姜汤下五十丸。《入门》。○一名软石膏丸,治嘈杂。《医鉴》。

星半汤 治噫气。石膏、半夏各二钱,南星、香附子、栀子各一钱。上锉,作一贴,姜三,煎服。《医鉴》。

枳壳散 治心下有积,或痞或痛,多噫败卵气。便香附一两,枳壳、白术各五钱,槟榔二钱。上为末,每二钱,米饮调下,日三。《本事》。

破郁丹 治妇人噫气胸紧,连十余声不尽,噯出气心头略宽,不噯即紧。香附子醋煮、栀子仁炒各四两,黄连姜汁炒二两,枳实、槟榔、蓬术、青皮、瓜蒌仁、苏子各一两。上为末,水丸梧子大,滚水下三五十丸。《回春》。

匀气丸 治气虚浊升,多噫。益智仁、大腹子、白檀香各一两,草豆蔻、橘皮、沉香、人参各五钱。上为末,饭丸梧子大,淡姜汤下七八十丸。《入门》。

噎膈

反胃

并见呕吐门。

安养心神,调治脾胃

夫心者,君主之官,神明出焉。凡喜、怒、悲、忿、忧、思、恐惧,皆损元气。心者神之舍,心君不宁,化而为火,火者七神之贼也,故曰阴火太盛,经营之气不能颐养于神,乃脉病也。人心之神,真气之别名也,得血则生,血生则脉旺,脉者神之舍,若心生凝滞,则七神离形,而脉中惟有火矣。善治斯病者,惟在调和脾胃,使心无凝滞,或生欢欣,或逢喜事,或天气暄暖,或居温和,或食滋味,或见可欲事,则慧然如无病矣,盖胃中元气得舒伸故也。东垣。

内伤将理法

服药后若喜食,一二日不可饱食,恐胃再伤,须少进美食助其药力,益升浮之气而滋其胃气,慎不可淡食以损药力,而助邪气之降沉也。可以少役形体,使胃气得转运发,慎勿大劳役,使气复伤,若脾胃得安静尤佳,若胃气稍强,少食果以助谷药之力。经曰:五谷为养,五果为助,是也。东垣。○帝曰:胃恶热而喜清冷,大肠恶清冷而喜热,两者不和,何以调之?岐伯曰:调此者,饮食衣服亦欲适寒温,寒无凄沧,暑无出汗,饮食热无灼灼,寒无沧沧,寒温中适,故气将持,乃不致邪僻也。《灵枢》。○五味淡薄,令人神爽气清。《养性书》。○饮食欲相接而温和,宜食多而肉少。○一切肉,惟须煮烂,停冷食之,食毕当漱口数过,勿食生肉伤胃。《得效》。○茶之为物,四时皆不可多吃,令人下焦虚冷,惟饱食后,暖饮一两盏不妨,盖能消食故也。○茹性至冷，菜菔虽治气，又能暗人耳目。此等物，四时皆不可多食，老人尤宜忌之。○脾好音乐，夜食多则脾不磨。《周礼》曰：乐以侑食。盖脾好音声丝竹，耳才闻，脾即磨矣。《活人心》。○每食讫，以手摩面及腹数百遍，又行步踟蹰，计使中数里来，则食易消，令人能饮食，无百病。○饱食即卧，或不消成积聚。○又夜勿过醉饱。《得效》。○行住坐卧，各得其宜，不可至疲倦。东垣。

五味过伤为病

酸走筋、多食之令人癃小便不通也。○咸走血，多食之令人渴。○辛走气，多食之令人洞心。心液为汗，洞心谓汗出也。○苦走骨，多食之令人变呕。○甘走肉，多食之令人悗心。愧与闷同。○《灵枢》。○多食咸，则脉凝泣而变色。多食苦，则皮槁而毛拔。多食辛，则筋急而爪枯。多食酸，则肉胝皱而唇揭，多食甘，则骨痛而发落。《内经》。

不伏水土病与内伤同

四方之气，温凉不同，随方嗜欲，因以成性，若移其旧土，多不习伏，必因饮食，以入肠胃，肠胃不习，疾病必生，故曰不伏水土也。《病源》。○不伏水土之疾，与瘴同源。夫平原土坚水热，山谷土润水冷，俱以平胃散、枣肉平胃散方见内伤、或加减正气散方见霍乱、不换金正气散、藿香正气散、皆可随水土风气冷热，加减用之，然以扶脾胃为本。凡纵酒色，及食鱼肉、果菜、笋蕨、生冷、糯饭、烧酒及油炒、酱煿鸡鹅、面食，过饥过饱，歇卧处有秽气，半夜失盖，早行沾露，空腹出外，皆能发瘴。仕宦商贾游外，俱宜节饮食，慎起居以防之，大概与湿瘴同治。《入门》。

内伤调补药

内伤脾胃调理常服药，宜参苓白术丸、参苓白术散、瑞莲丸、太和丸、云林润身丸、补真膏、参术调元膏、白术和胃丸、异功散方见五脏、九仙王道糕、秘传三仙糕、茯苓造化糕、白雪糕、砂糖丸、天真元、还元丹、助元散、苍术膏、白术膏。

参苓白术丸 治病后元气虚弱，此药养元气，补脾胃，进美饮食，清火化痰解郁。白术土炒二两半，莲肉、桔梗、薏苡仁各二两，人参、白茯苓、山药炒、陈皮、半夏制、白扁豆、黄连二味并姜汁炒、当归、香附子、远志、甘草各一两，缩砂，石菖蒲各五钱。上为末，姜枣煎汤，打神曲末一两，煮糊和丸梧子大，白汤下百丸。《医鉴》。

参苓白术散 治内伤脾胃虚弱，饮食不进，或吐泻，凡大病后调助脾胃，此药极妙。人参、白术、白茯苓、山药、甘草炙各三钱，薏苡仁、莲肉、桔梗、白扁豆、缩砂各一钱半。上为末，每二钱，枣汤点服。○锉取一两，入姜三枣二，水煎服亦可。《入门》。

瑞莲丸 治内伤脾胃虚弱，少饮食，或泄泻。山药炒、白术土炒、莲肉、芡仁各二两，白茯苓、橘红、白芍药酒炒各一两，人参、甘草炙各五钱。上为末，猭猪肚一个，洗净煮烂，捣和药末为丸梧子大，每百丸，空心，米饮下。兼服白雪糕。《回春》。

太和丸 治内伤脾胃虚损，不思饮食，肌体羸瘦，面色萎黄，开胸快膈，清郁化痰消食，调理之剂也。白术土炒四两，白茯苓、白芍药、神曲炒、麦芽炒各二两半，香附便炒、当归、枳实各二两，龙眼肉无则益智代之、白豆蔻各一两三钱，半夏一两二钱，陈皮、黄连姜汁炒、山楂肉各一两，甘草炙七钱，人参、木香各五钱。上为末，荷叶煎汤，打陈米为糊和丸梧子大，米饮下百丸。《回春》。

云林润身丸 治肌瘦怯弱，精神短少，饮食不甘，服此药可以当劳，可以耐饥，久服则肢体肥壮，清火化痰、开郁健脾胃，养血和气。当归酒洗、白术各六两，白茯苓、陈皮、便香附、黄连姜汁炒、山楂肉、神曲炒各三两，枳实、白芍药、人参、山药炒、莲肉各二两，甘草炙五钱。上为末，荷叶煎汤煮饭和丸梧子大，米饮下百丸。劳役之士，不可一日无此药也。《医鉴》。

补真膏 人参四两，山药蒸熟去皮，茨仁蒸、莲肉、枣肉、杏仁、胡桃肉各一斤，沉香三钱另为末。已上俱捣烂，炼蜜三斤，真酥油一斤，和蜜蒸化。上将前八味和成一处，磨极细末，入酥蜜内搅匀如膏，盛瓷器内封口。清晨用白汤调数匙服，临卧又一服，大补真元，功不能尽述。《回春》。

参术调元膏 扶元气，健脾胃，进饮食，润肌肤，生精血，真仙丹也。雪白术一斤，人参四两，并锉作片，入瓷锅，净水十碗，熬取汁二碗，滤出滓又添水熬，取汁二碗去渣，将二次汁滤净，慢火熬至二碗，加入蜜半斤，再熬至稠，埋土中三日，取出。日服三四次，白汤下。《回春》。

白术和胃丸 治内伤病久，厌厌不能食，脏腑或结或溏，常服和脾胃，进饮食。白术一两半，厚朴、半夏各一两，陈皮八钱，人参五钱，枳实、槟榔各二钱半，甘草二钱，木香一钱半，干生姜一钱。上为末，蒸饼和丸梧子大，米饮下五十丸。东垣。

九仙王道糕 养精神，扶元气，健脾胃，进饮食，补虚损，生肌肉，除湿热。莲肉、山药炒、白茯苓、薏苡仁各四两，麦芽炒、白扁豆炒、茨仁各二两，柿霜一两，白砂糖二十两。上细末，入粳米粉五升，蒸糕晒干，任意食之，米饮送下。《回春》。

秘传三仙糕 治内伤脾胃虚弱，饮食不进，主补养元气。人参、山药、莲肉、白茯苓、茨仁各五两，另为末。白蜜、砂糖屑各一斤，糯米粉三升，粳米粉七升。上末拌匀，蒸熟晒干，再为末。每取一大匙，白汤调下，日三四次。《集略》。

茯苓造化糕 治同上。白茯苓、莲肉、山药、茨仁各四两，白晚粳米二升为粉，砂糖一斤刮为屑。上为末，拌匀入甑中，以竹刀划为片界，以笈蓬覆甑上，蒸熟取出晒干，任意食之，若覆木盖则不熟矣。《集略》。

白雪糕 治内伤，补养脾胃。山药、茨仁、莲肉各四两，粳米、糯米各一升，并为粉，砂糖屑一斤半。上拌匀，蒸糕，任食之。《医鉴》。

砂糖元 调理脾胃。砂糖一两作屑，入缩砂末一钱，蜜少许，和匀。每两作三十丸，细嚼咽下，加五味子肉末半钱尤好。《俗方》。

天真元 治内伤脾肾俱虚，饮食不进，津液枯竭，形容羸瘁。肉苁蓉、山药生者、天门冬各十两，当归十二两。上四味为末，精羊肉七斤批开，入药末在内，裹定扎缚，入糯米酒四瓶中，煮令酒干，再入水二升又煮，候肉烂如泥，乃入黄芪末五两，人参末三两，白术末二两，熟糯米饭焙末十两，拌匀同捣作丸梧子大，每服一百丸，日三次，一日约服三百丸。若难作丸，则入蒸饼同捣为丸，温酒或盐汤送下。○曾脱血肌瘦，绝不入食，行步不得，手足痿弱，血气干槁，形神不足。如滑肠不食，守死无法可治者，如咽喉窄，下食不得，只能五七粒渐渐服之，粒数多则便可养起。久服，令人面色红润，滋血生津液，大便干燥者，服之自润。《得效》。

还元丹 治内伤虚损，安五脏，消百病，实精髓，固元气，大能令瘦者肥。黄犍牛肉，勿拘多少，去筋膜，切作棋子大，河水洗数遍，仍浸一宿，再洗数遍，水清为度，用好酒同入瓷缸内，油纸封口，用桑柴火煮一昼夜，取出焙干为末。其色如黄沙为佳，焦黑不可用。每肉末半斤，入后药一斤，莲肉、山药并葱盐同炒，去葱盐，白茯苓、茴香微炒，并为末各四两。上和匀，用蒸枣肉研为膏，加好酒入前药末搜和，捣作丸梧子大，晒干透，空心，温酒下五七十丸。初则日进三服，久则止进一服。和剂勿用面糊、米饮之类，其药不灵。《活人心》。○一名返本丸。《丹心》。

助元散　大补脾胃，令人能食，老人尤宜常服。白术三两、白茯苓、陈皮各一两，莲肉一两半，麦芽炒五钱。上为末，入砂糖屑三两，瓷器收贮，常安火边，不拘时，白滚汤调下三钱。《入门》。

苍术膏　治伤食少食，湿肿四肢无力，酒色过度，劳逸有伤，骨热痰火等证。初服或作热，或泻痰，或作饱，或善饥，久服则轻身健骨。苍术泔浸去黑皮，切片焙，一斤入蒸过。白茯苓四两锉，入水十碗熬，取汁二碗。滤去渣，又入水熬取汁二碗，将渣捣烂，又入水熬，绞取汁一二碗，去渣，都合前汁，再熬至二碗，加蜜四两熬至稠，滴水成珠为度，日服二三次，白汤送下。此药气极雄壮，通行脾肾二经。《入门》。

白术膏　治内伤脾胃不和，饮食少进，无味或时吐泻。取一斤，切焙，入陈皮四两，熬取汁如上法，入蜜令稠，服如上法。《医鉴》。

食厥

凡人卒然晕倒，口噤不能言，目不识人，四肢不举等证，多因饮食过度，变为异常之疾，必须审问。若果因饮食之后，或着气恼，多用姜盐汤多灌，探吐之后，服加味六君子汤即愈。《回春》。

加味六君子汤　香附子一钱半，白术、白茯苓、陈皮、半夏各一钱，人参七分，木香、缩砂各五分，甘草三分。上锉，作一贴，入姜三枣二、紫苏叶七片，同煎服。《回春》。

食积类伤寒

凡伤食成积，亦能发热头痛，证似伤寒，宜用陶氏平胃散。《入门》。

陶氏平胃散　苍术一钱半，厚朴、陈皮、白术各一钱，黄连、枳实各七分，草果六分，神曲、山楂肉、干姜、木香、甘草各五分。上锉，作一贴，姜三，水煎服。《入门》。

内伤饮食宜吐

宿食在上脘，当吐之，宜瓜蒂散。方见吐门○仲景食塞胸中，上部有脉，下部无脉，其人当吐，不吐者死，宜瓜蒂散。东垣。○寻常饮食过饱，在膈不下，不必用瓜蒂散，但以手或以鸡翎探吐之，盐汤吐法更佳。东垣。○饮食不消，在胸膈间，兀兀反复欲吐，甚者用瓜蒂散，轻者以物探吐之。《纲目》。○饮酒过多，速吐之，为佳。《得效》。○吐出宿食，宜用阴阳汤或温盐汤，多饮探吐之。《入门》。

阴阳汤　即新汲水一碗，百沸汤一碗，相和，入盐一合，顿服取吐。《本草》。

内伤饮食宜下

人病有宿食，何以别之？曰：脉浮而大，按之反涩，故知有宿食，宜大承气汤方见寒门下之。○脉数而滑者，此有宿食，宜下之愈，用大小承气汤方见寒门。宿食潮热，用小承气汤。仲景。○伤寒物或热物者，宜备急丸方见救急、除源散。《入门》。○食在中下脘者，宜下以逐之。木香见睍丸、丁香脾积丸方见腹部、感应元方见大便选用。《入门》。○下食积，宜用溯源散、煮黄丸、丁香脾积丸方见大便、神应丸即感应元一名也、枳实大黄汤。

除源散　凡伤食物，恶寒发热，心腹疼痛，久不愈，必询问其先食何物所伤，以原食之物烧存性，细研一两为末，别用生韭一握，捣取汁调服，过一二时以驱逐下利之药煮黄丸、备急丸服以催之，其宿食即下，热退而愈。《入门》。○一名泝源散。《正传》。○伤寒食复发热，取所食物烧存性，细研，米饮调下二钱，即愈。仲景。

煮黄丸　治饮食过多，胸腹刺痛，如神。雄黄水飞二钱，巴豆霜一钱。上和匀，滴水为丸，梧子大，滚浆水煮十二丸，滤入冷浆水沉冷，以所浸浆水下一丸，一日十二时尽服之，以利为度，不必尽剂。易老。

枳实大黄汤 治食伤热物，大便不通。大黄二钱，厚朴、枳实、槟榔、甘草各一钱，木香五分。上锉，作一贴，水煎服。《回春》。

禁忌法

凡饮食中，忌食大咸、大辛、蒜韭、五辣、醋、大料物、姜桂之类，皆伤元气。○药中泽泻、茯苓、猪苓、灯心、琥珀、通草、木通、滑石之类，皆泻阳气，勿服之。东垣。

导引法

凡酒食中毒，正坐仰天，呼出酒食醉饱之气，立饥且醒。《病源》。

单方

凡三十七种。有宽中丸、独醒汤、双花散。

碧海水 饮一二合，吐下宿食，胪胀良。《本草》。

生熟汤 人大醉及食瓜果过多，以生熟汤浸身，汤皆为酒及瓜味，即百沸汤和新汲水也。《本草》。

生姜汁 中热不能食，生姜汁一合，和蜜一匙，水三合，生地黄汁少许，顿服立差。《本草》。

桑枝茶 消食下气，以铜刀细锉，砂器炒黄色，水煎服。《本草》。

茶 消宿食，温暖饮之，雀舌茶亦可。《俗方》。

吴茱萸 治吞酸，酸水刺心。取一合，水煎服之，即差。近有人，心如蜇破，服此方，二十年不发。《本草》。

厚朴 消化水谷。取逆水芦根，并厚朴煎服，即效。○雷公云：益食加觞，须煎芦朴者是也。《本草》。

山楂子 治食积，能消食。蒸熟取肉，晒干煎服，或取肉为末，神曲糊和丸服，名曰宽中丸《本草》。○又治食肉多成积。山楂肉一两，水煮，先饮汤，后吃楂肉。《种杏》。

青皮 治酒食饱满。青皮四两，盐一两，和水拌炒为末。每取一钱半，入茶末半钱和匀，沸汤点服，妙。《本草》。

槟榔 消食解酒毒，止吞酸，去酒痰黄水，可进酒去痰，常常嚼下妙。木瓜同。《本草》。

乌梅 治食面不消，膨胀，取肉作丸，白汤下三十丸。《类聚》。

莼 合鲋鱼作羹食，主胃弱不下食，能开胃口，至效，老人尤宜。《本草》。

鲋鱼及鲻鱼 两鱼皆食泥，故有补脾胃、进饮食之功，可常食之。《本草》。

蟹 治胃气，消食。取中黄，和五味，生食。《本草》。

饴糖 即成片黑糖也。使脾胃气和，可思食。常常食之，佳。《本草》。

大麦蘖 即麦芽也。气虚人宜服，可以代戊己腐熟水谷，末服、煎服皆可。《本草》。

神曲 能消化水谷，去宿食末服、煎服并良。《汤液》。

绿豆粉 解酒食毒，作面食之良。《日用》。

萝卜 消食，制面毒，又解大小二麦毒。生嚼咽之，佳。○昔有西僧来，见食面者曰：大热，何以食此？又见食萝卜，曰：赖有此耳。自此食面必啖萝卜。《本草》。

牛肚 即牛囊也，主补益脾胃，可蒸烂，和五味食之。《俗方》。

黄雌鸡 主脾胃虚弱，少食萎黄。鸡肉五两，白面七两，葱白二合切，和作馄饨，入五味，煮熟食之。《入门》。

腊雪水 治酒毒暴热，取饮之。《本草》。

梨 解酒渴，取消梨食之，甚佳。《本草》。

甘菊花 治酒不醒，真甘菊花为末，水服一二钱。《本草》。

葛根　解酒毒，又治酒醉不醒。捣取汁，饮一二升便醒，煎服亦可。○取根捣烂，和水澄取粉，投沸汤中，良久色如胶，以蜜水拌食，和少生姜尤佳。大治酒渴。○葛花，善解酒毒。《本草》。

竹茹　治饮酒头痛，取青竹茹三两，水五升煮取三升，去滓令冷，入鸡卵三枚搅匀，更一沸饮之。《本草》。

牡蛎　主酒后烦热。取肉，和姜醋生食之。《本草》。

蚌蛤　解酒毒醒酒。或姜醋生食，或煮食之。《本草》。

田螺　去热醒酒。连月饮酒，口舌烂疮，取螺肉入葱豉椒姜煮汁饮。《本草》。

藕　解酒毒，消食毒。生食之，或蒸食良。《本草》。

柑皮　解酒毒及酒渴。要易醒，柑子皮，焙为末，入盐少许，沸汤点一钱服，名曰独醒汤。《本草》。

赤小豆花　消酒毒，解酒病。小豆花及葛花，等分焙干，为末，饮服一二钱，令不醉，名曰双花散。《集略》。

菘菜　解酒渴。作羹及齑菹食，并佳。《本草》。

瓜子　善解烧酒毒。生食之，或瓜及藤捣汁饮。《俗方》。

牛肝及百叶　解酒劳，生作脍，和姜醋食之。《本草》。

鹰粪　治食生脯腊过多，闷绝。以淡米饮，和粪末少许，顿服三五合，即差。《本草》。

断酒方　取酒七升着瓶中，朱砂五钱细研，纳瓶中紧塞瓶口，安猪圈中，任猪动摇，经七日取饮之，即不复饮。○鸬鹚粪灰，水服一钱，鹰屎灰亦可，和酒服，并勿令饮人知。《本草》。○又井中倒生草，水煎服。又竹叶上露和酒服。《俗方》。

针灸法

胃弱不思饮食，取三里、三阴交。○三焦邪热不嗜食，取关元。《纲目》。○全不思食，取然谷，出血立饥。○饥不能食，饮食不下，取章门、期门。东垣。○饮食不多，心腹膨胀，面色萎黄，世谓脾肾病，宜灸中脘。《资生》。○食多身瘦，名曰食晦，先取脾俞，后取章门、太仓。《资生》。○饮食不下，膈塞不通，邪在胃脘，刺法：在上脘则抑而下之，在下脘则散而去之。《灵枢》。○胃病饮食不下，取三里。东垣。○吐宿汁吞酸，取章门、神光。东垣。

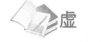 虚　　劳

虚劳病源

损脉之为病奈何？然一损损于皮毛，皮聚而毛落。二损损于血脉，血脉虚少，不能荣于脏腑。三损损于肌肉，肌肉消瘦，饮食不为肌肤。四损损于筋，筋缓不能自收持。五损损于骨，骨痿不能起于床。反此者，至脉之病也。损脉从上下，骨痿不能起床者死；至脉从下上，皮聚而毛落者亦死。《难经》。○虚损之疾，寒热因虚而感也，感寒则损阳，阳虚则阴盛，故损自上而下，治之宜辛甘淡，过于胃则不可治也；感热则损阴，阴虚则阳盛，故损自下而上，治之宜以苦酸咸，过于脾则不可治也。自上而下者，一损损于肺，皮聚而毛落；二损损于心，血脉虚少，不能荣于脏腑，妇人则月水不通；三损损于胃，饮食不为肌肤。自下而上者，一损损于肾，骨痿不能起于床；二损损于肝，筋缓不能自收持；三损损于脾，饮食不能消化。论曰：心肺损而色败，肝肾损而形痿，谷不能消而脾损，感此病者，皆损之病，渐积之深，皆虚劳之疾也。《纲目》。○夫众病积聚，皆起于虚，虚生百病。《本草》。○世人惟知百病生于心，而不知百病

生于肾，饮酒食肉，醉饱入房，不谨节欲，妄为伤精，则肾水空虚，不能平其心火，心火纵炎，伤其肺金，是绝水之源，金水衰亏，不能胜其肝木，肝木盛则克脾土，而反生火，火独旺而不生化，故阳有余阴不足，独热而不久矣。《回春》。

虚劳证

虚者，皮毛肌肉筋脉骨髓气血津液不足是也。《纲目》。〇凡饮食减少，精神昏短，遗精梦泄，腰背胸胁筋骨引痛，潮热自汗，痰盛咳嗽，是虚劳常证也。《入门》。〇皮虚则热，脉虚则惊，肉虚则重，筋虚则急，骨虚则痛，髓虚则堕，肠虚则泄。三阳实，三阴虚，汗不出；三阴实，三阳虚，汗不止。《直指》。〇诸虚不足，荣卫俱竭，五劳七伤，骨蒸潮热，腰背拘急，百节酸疼，夜多盗汗，心常惊惕，咽燥唇焦，嗜卧少力，肌肤瘦悴，咳嗽多痰，咯唾血丝，寒热往来，颊赤神昏，专不进食，服热药则烦躁上冲，服凉药则膈满腹痛，最难为治。《得效》。

脉法

平人脉大为劳，脉极虚亦为劳。仲景。〇气虚则脉弦，血虚则脉大。《灵枢》。〇凡人脉虚细弱者，劳也。〇脉弦而大，弦则为减，大则为芤。减则为寒，芤则为虚。虚寒相搏，此名为革，妇人则半产漏下，男子则亡血失精。仲景。〇寸口脉微而涩，微者卫气衰，涩者荣气不足。卫气衰面色黄，荣气不足面色青。荣为根，卫为叶。荣卫俱微，则根叶槁枯而寒栗咳逆，唾腥吐涎沫。仲景。〇脉来软者为虚。〇缓者为虚。〇微者为虚。〇弱者为虚。〇弦者为中虚。〇脉细而微者，血气俱虚。脉小者，血气俱少。〇脉大而芤者，脱血，血虚脉大如葱管。〇脉沉者、迟者，脱气。《脉经》。〇平脉弦大，劳损而虚，大而无力，阳衰易扶，数而无力，阴火难除，寸弱上损，浮大里枯，尺寸俱微，五劳之躯，血羸左濡，气惟右推，左

右微小，气血无余。《回春》。〇男子久病，气口脉弱则死，强则生。〇女人久病，人迎脉强则生，弱则死。《丹心》。〇虚劳之脉，大抵多弦，或浮大，或数大者易治，血气未定，可敛而正也。弦者难治，血气已耗，未易调补，若带双弦，则为贼邪侵脾，尤为难治，加数极则殆。《直指》。

五劳证

五劳者，心劳血损，肝劳神损，脾劳食损，肺劳气损，肾劳精损也。《金匮》。〇忽喜怒，大便苦难，口内生疮，此为心劳。〇短气面肿，鼻不闻香，咳嗽唾痰，两胁胀痛，喘息不定，此为肺劳。〇面目干黑，精神不定，不能独卧，目视不明，频频下泪，此为肝劳。〇口苦舌强，呕逆醋心，气胀唇焦，此为脾劳。〇小便黄赤，兼有余沥，腰痛耳鸣，夜间多梦，此为肾劳。《千金》。〇曲运神机，为心之劳，其证血少，面无色，惊悸盗汗梦遗，极则心痛咽肿。〇尽力谋虑，为肝之劳，其证筋骨拘挛，极则头目昏眩。〇意外过思，为脾之劳，其证胀满少食，极则吐泻肉削，四肢倦怠。〇预事而忧，为肺之劳，其证气乏，心腹冷痛，极则毛焦津枯，咳嗽哄热。〇矜持志节，为肾之劳，其证腰脊痛，遗精白浊，极则面垢脊痛。《入门》。〇心劳则口舌生疮，语涩、肌瘦。〇肝劳则胁痛，关格不通。〇脾劳则气急，肌瘴多汗。〇肺劳则气喘面肿，口燥咽干。〇肾劳则尿赤阴疮，耳鸣面黑。《入门》。

六极证

数转筋，十指爪甲皆痛，为筋极。〇牙齿动，手足痛，不能久立，为骨极。〇面无血色，头发堕落，为血极。〇身上往往如鼠走，体上干黑，为肉极。〇气少无力，身无膏泽，翕翕羸瘦，眼无精光，立不能定，身体苦痒，搔之生疮，此为精极。〇胸胁逆满，恒欲大怒，气少不能言，此为气极。

《入门》。

七伤证

虚损之疾，生自五劳，即生六极，复生七伤。〇一曰阴寒。〇二曰阴痿。〇三曰里急。〇四曰精漏。〇五曰精少。〇六曰精清。〇七曰小便数。〇又，一曰阴汗。〇二曰精寒。〇三曰精清。〇四曰精少。〇五曰囊下湿痒。〇六曰小便涩数。〇七曰夜梦阴人。其病皆小便赤热，或如针刺。《入门》。

人身阳有余阴不足

天为阳，而运于地之外；地为阴，而居乎中，天之大气举之。日，实也，属阳，而运于月之外；月，缺也，属阴，禀日之光以为明。人受天地之气以生，天之阳气为气，地之阴气为血，故阳常有余而阴常不足，气常有余而血常不足也。〇人之一身，阳常有余，阴常不足；气常有余，血常不足。故滋阴补血之药，自幼至老不可缺也。《丹心》。

辨气虚血虚阳虚阴虚

虚脉多弦，弦而濡大无力，为气虚。〇脉沉微无力，为气虚甚。〇脉弦而微，为血虚。〇脉涩而微，为血虚甚。〇形肥而面浮白者，阳虚；形瘦而面苍黑者，阴虚。《入门》。〇房劳思虑伤心肾，则阴血虚。〇饥饱劳役伤胃气，则阳气虚，此伤证之至要也。《入门》。〇呼吸少气，懒言语，动作无力，目无精光，面色㿠白，此兼气虚也。海藏。〇右脉浮而大，或大而弦，皆为虚劳，盖阳盛阴虚之证，暮多见之。〇右脉虚微细弦，为虚劳者，乃阴阳俱虚之证也，晨多见之。《保命》。〇此条当与火热门参看。

虚劳治法

劳倦之疾，百脉空虚，非滋润粘腻之物以养之，不能实也。古方用鹿角胶、阿胶、牛乳、饴糖、酥酪、糖蜜、人参、杏仁、当归、熟芐之类，正此意耳。或者妄施金石燥热等药，以至气血干涸，心肾不交，故火炎于上，为痰嗽、为咯血、为口干、为五心热；水走于下，为遗精、为赤白浊、为小便滑数，误矣哉。《直指》。〇虚损皆因水火不济，火降则血脉和畅，水升则精神充满，但以和调和心肾为主，兼补脾胃则饮食进而精神气血自生矣。《入门》。〇治损之法，损其肺者，益其气；损其心者，调其荣血；损其脾者，调其饮食，适其寒温；损其肝者，缓其中；损其肾者，益其精。《难经》。〇损其肝者，缓其中，谓调血也。问曰：当用何药以治之？答曰：当用四物汤，以其中有芍药故也。东垣。〇形不足者，温之以气；精不足者，补之以味。谷肉果菜，百味珍馐，无非补也，今之医者，不通其法，惟知大补之道，轻则当归、鹿茸、天雄、附子；重则乳石、丹砂，加之以灼艾，火转盛而水愈涸，如此死者，医杀之耳。《纲目》。〇《内经》曰：精不足者，补之以味。味，阴也，补精以阴，求其本也。然乃谷菽、果菜出于天赋自然冲和之味，故有食人补阴之功，非烹饪调和偏厚之味，出于人为者也。〇又曰：形不足者，温之以气。温，养也，温存以养，使气自充，气充则形完矣。曰补、曰温，各有其旨。《局方》悉以温热药佐辅，名曰温补，岂理也哉。《丹心》。〇虚损之证，峻补者，乌附、天雄、姜桂之属。润补者，鹿茸、当归、苁蓉之属；清补者，两门冬、人参、地黄之属也。《得效》。

阴虚用药

阴虚即血虚也。〇凡阴虚证，每日午后恶寒发热，至晚亦得微寒而解。脉必虚濡而数，绝类疟证，但疟脉弦，而虚脉大弦为辨耳。若误作疟治，多致不救。《医鉴》。〇阴虚，宜用四物汤方见血门、加减四物汤、滋阴降火汤、清离滋坎汤方并见火门、补阴散、二宜丸、补阴丸、大补阴丸、加减补阴丸、加味补阴丸、虎潜丸、济阴丸、补阴泻火汤、泻阳补阴汤、大造丸、补天大造丸、入门大造丸、补天丸、混元丹、太上混元丹、坎离既济丸方见火门、滋阴降火丸、阴虚暴绝治法。

加减四物汤 治阴虚劳损诸证，与下补阴泻火汤同。方见火门。《入门》。

补阴散 治阴虚火动证。白芍药、当归各一钱三分，白术一钱二分，川芎、熟地黄、知母、天门冬各一钱，陈皮、黄柏各七分，生地黄、甘草各五分，干姜三分。上锉，作一贴，姜三，煎服。《必用》。○一名补阴泻火汤。方又见火门。

二宜丸 治阴虚，补肾益阴。当归、生干地黄各等分。上酒蒸七次为末，蜜丸梧子大，空心，酒下七十丸。《入门》。

补阴丸 治阴虚火动，潮热盗汗，遗精梦泄，咯唾血，日渐羸瘁。方见火门。

大补阴丸 降阴火，壮肾水之要药。黄柏盐酒拌炒褐色、知母酒炒各四两，熟地黄、龟板酥炙各六两。上为末，猪脊髓和炼蜜为丸梧子大。空心，盐汤下七九十丸。《入门》。

加味补阴丸 补阴虚，泻阴火。黄柏、知母各四两，牛膝、杜仲、巴戟、熟地黄、山茱萸各三两，肉苁蓉、白茯苓、枸杞子、远志、山药、鹿茸、龟板各二两。上为末，蜜丸梧子大，盐汤下八九十丸。《入门》。

虎潜丸 治阴虚劳证。龟板、黄柏各四两，熟地黄、知母各三两，白芍药、当归、琐阳各二两，陈皮、虎骨各一两，干姜五钱。上为末，酒糊和丸梧子大，盐汤下七九十丸。《丹心》。○一方，煮羊肉汁和丸，名曰龙虎丸。《丹心》。

济阴丸 治同上。龟板、黄柏各二两七钱，牛膝、菟丝子各一两二钱半，当归、知母、琐阳各一两，陈皮、虎骨、山药、白芍药、缩砂、杜仲、黄芪、盐水炒熟地黄各七钱，枸杞子五钱，破故纸三钱半。上为末，以熟地黄酒蒸为膏和丸梧子大，空心，盐汤下七十丸。《丹心》。

加减补阴丸 治阴虚，补阴扶阳。熟地黄八两，菟丝子、牛膝各四两，白芍药、当归、琐阳、龟板各三两，虎骨、黄柏、山药、杜仲、人参、黄芪各二两，破故纸、枸杞子各一两半。上为末，猪脊髓入蜜和丸，盐汤下百丸。《丹心》。

泻阳补阴汤 治酒色过度，妄泄真阴，以致阴虚火动。黄柏盐水炒一钱半，天门冬、贝母、黄连姜汁炒各一钱，杏仁七分半，知母、生地黄各七分，紫菀、赤芍药各六分，天花粉、桔梗、片芩、当归、白茯苓各五分，白术二分半，五味子九枚。上锉，作一贴。入梅一个、灯心一撮，同煎服。○即东宝西虚泻南补北汤也。《医鉴》。

大造丸 治六脉虚微，血气衰弱。此方滋阴补阳，养寿之圣药也。紫河车一具，泔浸洗净，盛竹器长流水中浸一刻，以回生气，盛小瓦盆于木甑，或瓦甑内蒸极熟如糊，取出先倾自然汁别贮，将河车石臼内捣千下，同前汁和匀。生干地黄四两，龟板、杜仲、天门冬、黄柏盐酒炒各一两半，牛膝、麦门冬、当归身各一两二钱，人参一两，五味子五钱。上为末，河车汁和米糊，烂捣作丸，以温酒或盐汤任下百丸，日再服。《集略》。

补天大造丸 壮阳光，滋肾水，为天地交泰，若虚劳之人，房事过度，五心烦热，服之神效，久服延年益寿。紫河车一具，照前法蒸，熟地黄、当归酒洗、茴香酒炒、黄柏酒炒、白术炒各二两，生干地黄酒炒、天门冬、麦门冬、牛膝酒洗、杜仲炒各一两半，枸杞子、五味子各七钱，陈皮、干姜各二钱，侧柏叶向东枝者焙二两。上为末，入河车共捣，众手为丸梧子大，米饮或温酒任下百丸，日再服。《回春》。

《入门》大造丸 治气血虚弱，阳物仅俱形迹，面色萎黄，并大病后不能作呼唤声，久服耳目聪明，须发皆黑，延年益寿。紫河车一具，照前法蒸熟。生地黄二两半，用白茯苓二两，缩砂六钱，三物以纱绢包之，入瓷缸内酒煮干，再添酒煮七次，取出去砂、苓不用，盖地黄得砂仁、茯苓则入肾经故也。材料剂服法与上大造丸同。《入门》。

补天丸 补阴虚。紫河车一具，制法如上，入黄柏、龟板各二两，知母、杜仲、牛膝各一两，五味子七钱，陈皮、干姜各五钱。上为末，酒糊和丸，梧子大，温酒或白汤下七十丸。《入门》、《丹心》。

混元丹 治虚劳羸瘦，痰嗽鬼疰。紫河车一具，制如上法，人参一两半，熟地黄、当归、白术、茯神各一两，木香、白茯苓各五钱，乳香、没药各四钱，朱砂二钱，麝香二分。上为末，酒糊和丸梧子大，人参汤下五十丸。○一名紫河车丹。《入门》。

太上混元丹 治劳损五脏，补真气。紫河车一具，东流水洗净，入麝香一钱在内缝定，于砂罐内以酒五升熬成膏。人参、肉苁蓉、安息香酒煮去滓、白茯苓各二两，沉香、乳香、朱砂水飞各一两。上为末，入河车膏内捣千下，丸如梧子大，温酒下七九十丸。《丹心》。

滋阴降火丸 补阴虚。熟地黄二两，黄柏一两半，知母、枸杞子、莲肉、茯神、人参各一两。上为末，以地黄酒蒸作膏和丸梧子大，白汤下百丸。《入门》。

阴虚暴绝治法 治阴先亏，而阳暴绝者。一人年近六十，仲夏患滞下，又犯房劳，忽一晚走厕间，两手舒散，两眼开而无光，尿自出，汗如雨，喉如曳锯，呼吸甚微，脉大而无伦次，可畏之甚。急煎人参膏，且灸气海穴十八壮，右手能动，又三壮，唇微动，连灌参膏至三盏，夜半后眼能动，尽人参二斤，方能言而索粥。尽五斤痢止，十斤而安。丹溪。

阳虚用药

阳虚即气虚也。○脉微弱，少气力，自法不止者，阳虚，宜用四君子汤方见气门、益胃升阳汤方见内伤、桂附汤、茸附汤、正气补虚汤、增损乐令汤、参香散、三仙丹、

四神丹、参芪健中汤、加减内固丸方见前阴、鹿茸大补汤。

桂附汤 治阳虚血弱，虚汗不止。桂皮三钱，附子炮二钱。上锉，作一贴，姜三枣二，水煎服。《入门》。

茸附汤 治气精血虚耗，潮热盗汗。鹿茸、附子炮各二钱半。上锉，作一贴，姜七片，煎服。《入门》。

正气补虚汤 诸虚冷气宜服。人参、藿香、厚朴、黄芪、白芷、当归、熟地黄、川芎、茯神各七分，肉桂、五味子、白术、半夏、附子、丁香、木香、干姜、甘草各四分。上锉，作一贴，入姜三枣二，水煎服。《入门》。

增损乐令汤 治虚劳阳气不足。半夏一钱半，黄芪、人参、橘皮、白茯苓、当归、桂心、细辛、前胡、麦门冬、白芍药、甘草各七分，附子炮、熟地黄各三分半，远志二分。上锉，作一贴，姜三枣二，水煎服。《得效》。

参香散 治虚劳，羸瘦气少，渐成劳瘵。人参、白术、黄芪、山药、白茯苓、莲肉各一钱，甘草七分半，乌药、缩砂、橘红、干姜各五分，丁香、木香、白丹香各二分半，沉香二分。上锉，作一贴，入姜三枣二，水煎服。《得效》。

三仙丹 治虚劳证，肾与膀胱虚冷，耳聋目暗。苍术二两，以葱白一握同炒黄去葱，川乌一两，以盐五钱同炒裂，茴香三两炒。上为末，酒糊和丸梧子大，温酒下五七十丸，忌诸血。《入门》。○一名长寿元。《局方》。

四神丹 补真元虚损，阳气衰少，精髓耗伤，水火不交。雄黄、雌黄、硫黄、朱砂各一两。上研细，入瓷盒内，盐泥固济，慢火烧煅，一伏时取出研细，以糯米粽和丸如豆大，每一粒，空心，新汲水吞下。《入门》。

参芪健中汤 治虚损少气，四肢倦怠，饮食少进。当归身一钱半。人参、黄芪、白

术、陈皮、白茯苓、白芍药、生干地黄酒炒各一钱，甘草五分，五味子三分。上锉，作一贴，入姜三枣二，水煎服。《集略》。

鹿茸大补汤 治虚劳少气，一切虚损。肉苁蓉、杜仲各一钱，白芍药、白术、附子炮、人参、肉桂、半夏、石斛、五味子各七分，鹿茸、黄芪、当归、白茯苓、熟地黄各五分，甘草二分半。上锉，作一贴，姜三枣二，煎服。《入门》。

阴阳俱虚用药

阴阳俱虚，谓气血皆不足也，宜用双和汤、八物汤、十全大补汤、加味十全大补汤、黄芪十补汤、固真饮子、人参养荣汤、补益养荣汤、凝神饮子方见虫门、二至丸、异类有情丸、是斋双补丸、古庵心肾丸、究原心肾丸二方见下、滋阴大补汤、加味虎潜丸、滋血百补丸、滋肾百补丸、沉香百补丸。《诸方》。

双和汤 治心力俱劳，气血皆伤，或房室后劳役，或劳役后犯房，及大病后虚劳，气乏自汗等证。白芍药二钱半，熟地黄、黄芪、当归、川芎各一钱，桂皮、甘草各七分半。上锉，作一贴，姜三枣二，煎服。○一名双和散。乃建中汤、四物汤合为一方，大病后虚劳气乏最效。《诸方》。

八物汤 治虚劳，气血两虚，能调和阴阳。人参、白术、白茯苓、甘草、熟地黄、白芍药、川芎、当归各一钱二分。上锉，作一贴，水煎服，不拘时。易老。○一名八珍汤。《回春》。

十全大补汤 治同上，又治虚劳自汗。人参、白术、白茯苓、甘草、熟地黄、白芍药、川芎、当归、黄芪、肉桂各一钱。上锉，作一贴，姜三枣二，水煎服。○一名十补汤，又名十全散，黄芪建中汤、八物汤合为一方，治气血俱衰，阴阳并弱，法天地之成数也。海藏。

加味十全大补汤 治虚劳，气血俱损，渐成劳瘵。即十全大补汤加柴胡一钱，黄连五分，服法同上。《丹心》。

黄芪十补汤 补虚劳，养血气。白芍药一钱半，黄芪、当归、熟地黄、茯神各七分，人参、白术、酸枣仁、半夏、陈皮、五味子、肉桂、乌药、麦门冬、甘草各五分，木香、沉香各二分。上锉，作一贴，入姜五枣二，水煎服。《直指》。

固真饮子 治阴阳两虚，气血不足，饮食少思，五心烦热，潮热自汗，精气滑脱，行步无力，时或泄泻，脉度沉弱，咳嗽痰多，将成劳瘵。熟地黄一钱半，人参、山药、当归、黄芪蜜炒、黄柏盐酒炒各一钱，陈皮、白茯苓各八分，杜仲炒、甘草炙各七分，白术、泽泻、山茱萸、破故纸炒各五分，五味子十粒。上锉，作一贴，水煎服。盖门冬、地黄虽滋阴，久则滞胃滞经，致生痢疽；金石、桂附虽助阳，久则积温成热，耗损真阴，惟此方备五味，合气冲和，养血理脾胃，充腠理，补五脏，无寒热偏并，过不及之失，中年已上之人，可以常服。《入门》。

人参养荣汤 治虚劳成损，气血不足，消瘦倦怠，气短食少，或寒热自汗。白芍药酒炒二钱，当归、人参、白术、黄芪蜜炒、肉桂、陈皮、甘草炙各一钱，熟地黄、五味子、防风各七分半，远志五分。上锉，作一贴，姜三枣二，水煎服。○虚甚则蜜丸常服，亦可。《回春》。

补益养荣汤 治虚劳气血俱损，及五劳七伤。熟地黄一钱半，当归身一钱二分，白芍药、白茯苓、白术、陈皮各一钱，川芎、人参、知母各八分，黄柏七分，甘草五分，五味子九粒。上锉，作一贴，入姜三片，水煎服。《集略》。

二至丸 补虚劳气血俱损，滋阴降火。熟地黄、龟板、白术、黄柏各三两，生地黄、山茱萸、当归、知母各二两，菟丝子、肉苁蓉、黄芪、牛膝、枸杞子、破故纸、五味子、白芍药、虎胫骨、白茯苓、杜仲、山药、陈皮、人参各一两。上为末，蜜丸梧子大，盐汤或温酒下八十丸至百丸。名二至者，取冬至阳生夏至阴生之义也。《入门》。○一名调元多子方，夫妇皆服，其效如神。《集略》。

异类有情丸 治虚劳，补气血两虚。鹿角霜、龟板酥炙各三两六钱，鹿茸酒洗酥炙、虎胫骨酒煮酥炙各二两四钱。上为末，雄猪脊髓九条，同炼蜜捣丸，梧子大。空心，盐汤下七八十丸。盖鹿阳也，龟、虎阴也，血气有情，各从其类，非金石草木例也，如厚味善饮之人，可加猪胆汁一二合，以寓降大之义，中年觉衰者，便可服饵。《入门》。

是斋双补丸 平补气血，不燥不热。熟地黄补血、菟丝子补气各八两。上为末，酒糊和丸梧子大，酒饮下七十丸。《丹心》。

滋阴大补丸 治虚劳，补心肾。熟地黄二两，牛膝、山药各一两半，杜仲、巴戟、山茱萸、肉苁蓉、五味子、白茯苓、茴香、远志各一两，石菖蒲、枸杞子各五钱。上为末，蒸枣肉和蜜为丸梧子大，盐汤或温酒下七九十丸。○此药与加味虎潜丸相间服之，所谓补阴和阳，生血益精，润肌肤，强筋骨，性味清而不寒，温而不热，非达造化之精微者，未足与义于此也。《丹心》。

加味虎潜丸 治同上。熟地黄四两，牛膝二两，人参、黄芪、白芍药炒、黄柏酒浸炒、当归、山药各一两，破故纸炒、杜仲炒、五味子各七钱半，菟丝子、龟板、虎胫骨并酒浸一宿酥炙黄、枸杞子、琐阳酥炙各五钱。上为末，炼蜜和猪脊髓为丸梧子大，每百丸，温酒盐汤任下。《丹心》。

滋血百补丸 治虚劳，补血气滋阴。熟地黄、菟丝子各四两，当归、杜仲酒炒各二两，知母、黄柏并盐酒炒各一两，沉香五钱。上为末，酒糊和丸梧子大，盐汤下七十丸。《丹心》。

滋肾百补丸 治同上。熟地黄四两，当归、菟丝子各二两，知母、黄柏并盐酒炒、山药、甘菊、楮实子、杜仲炒各一两，青盐

五钱，沉香二钱半。上制法，服法同上。《丹心》。

沉香百补丸 治同上。熟地黄三两，菟丝子二两，杜仲、肉苁蓉、山药、当归各一两半，知母、黄柏并盐酒炒，人参各一两，沉香五钱。上剂法、服法同上。《丹心》。

心虚药

心虚血气不足，以成虚劳，宜用天王补心丹、加味宁神丸、加减镇心丹、清心补血汤四方并见神门、大五补丸、古庵心肾丸、究原心肾丸。

大五补丸 补虚劳不足，能交济水火。天门冬、麦门冬、石菖蒲、茯神、人参、益智仁、枸杞子、地骨皮、远志、熟地黄各一两。上为末，蜜丸梧子大，酒饮任下五七十丸。海藏。

古庵心肾丸 治劳损，心肾虚而有热，惊悸怔忡，遗精盗汗，目暗耳鸣，腰痛脚痿，久服黑须发，令人有子。熟地黄、生干地黄、山药、茯苓神各三两，当归、泽泻、黄柏盐炒各一两半，山茱萸、枸杞子、龟板酥炙、牛膝、黄连、牡丹皮、鹿茸酥炙各一两，生甘草五钱，朱砂一两为衣。上为末，蜜丸梧子大，朱砂为衣，空心，盐汤或温酒吞下百丸。○法曰：心恶热，肾恶燥，此方清热润燥，补精益血，治心肾之圣药也。《丹心》。○凡人年老，有患无子者，有患白发者。予曰：无子责乎肾，发白责乎心，何则？肾生精，精盛则孕成；心主血，血盛则发黑，今也，嗜欲无穷，而亏其本然之真；忧虑太过，而损其天然之性。心君火也，肾相火也，君火动而相火翕然从之，相火动则天君亦瞀乱而不宁矣，是二者有相须之道焉。盖天地间，不过阴阳五行而已，五行有相生者，有相制者，今心火上炎，由乎肾水亏而不能制耳，是发白不独由于心也。肾精妄泄，由乎心之所逼而使之，是无子不独由于肾也。今粗具一方，补血生精，宁神降火，庶乎兼治。方广。

究原心肾丸 治虚劳水火不交济，怔忡盗汗，遗精赤浊。菟丝子三两酒浸、牛膝、熟地黄、肉苁蓉、鹿茸、附子炮、人参、远志、茯神、黄芪、山药、当归、龙骨、五味子各一两。上为末，以浸菟丝酒煮糊和丸梧子大，枣汤下七九十丸。《入门》。

肝虚药

治虚劳肝损，面无血色，筋缓目暗，宜用四物汤、双和汤方见上、补肝丸方见五脏、黑元、归茸元、拱辰丹、滋补养荣丸。

黑元 治虚劳，阴血耗竭，面色黧黑，耳聋目暗，脚弱腰痛，小便白浊。当归酒浸二两，鹿茸酥炙一两。上为末，煮包梅肉为膏和丸梧子大，温酒吞下五七十丸。《得效》。

归茸元 治同上。当归、鹿茸等分，制法、服法并同上。《入门》。

拱辰丹 凡男子，方当壮年，而真气犹怯，此乃禀赋素弱，非虚而然，慓燥之药，尤宜速戒，滋益之方，群品稍众，药力细微，难见功效。但固天元一气，使水升火降，则五脏自和，百病不生，此方主之。鹿茸酥炙、当归、山茱萸各四两，麝香五钱另研。上为末，酒面糊和丸梧子大，温酒或盐汤下七十丸至百丸。《得效》。

滋补养荣丸 治虚劳气血俱不足。精神短少，脾胃虚弱，专补肝血。远志、白芍药、黄芪、白术各一两半，熟地黄、人参、五味子、川芎、当归、山药各一两，陈皮八钱，白茯苓七钱，生干地黄五钱，山茱萸四钱。上为末，蜜丸梧子大，清米饮下七九十丸。《集略》。

脾虚药

虚劳证，肌肉消瘦，饮食不进，此是脾虚，宜用天真元、远元丹二方见上、橘皮煎元、参苓白术散方见内伤、乌术丸、润肾丸、大山芋元、参术调元膏、参苓白术丸、九仙王道糕。三方见内伤。

橘皮煎元 治脾肾大虚，不进饮食，肌肉消瘦，虚弱憔悴，及久疟久痢。橘皮五两，甘草三两三钱，当归、草薢、肉苁蓉、吴茱萸、厚朴、肉桂、阳起石、巴戟、石斛、附子、菟丝子、牛膝、鹿茸、杜仲、干姜各一两。上为末，用酒一升半于瓷器，入橘皮末煎熬如饧，却入诸药末搅匀，捣丸梧子大，空心，温酒盐汤下五七十丸。《入门》。

乌术丸 治虚劳，补脾肾，壮盘骨，暖下元。苍术东流水浸十日，去皮切焙半斤。川乌米泔浸五日，逐日换泔，炮去皮脐；川椒取开口者，烧砖令红，以醋泼砖，安椒，盖出汗，取红青皮去白，各三两。青盐一两另研。上为末，蜜丸梧子大，空心，盐汤或温酒下三五十丸。《类聚》。

润肾丸 治脾肾虚损，形瘦，面青黄。苍术一斤，用韭菜一斤捣取汁拌匀，九蒸九晒，又用茴香半斤同蒸一次，去茴香。熟地黄一斤，五味子半斤。干姜，冬一两，夏五钱，春秋七钱。上为末，蒸枣肉和丸梧子大，空心，米饮下百丸。〇此方与后阴门黑地黄丸同，而制法异。《入门》。

大山芋元 治虚弱羸瘦，脾胃虚弱，饮食减少，或大病后气不复常，渐成劳损。山药三两七钱半，甘草三两半，大豆黄卷炒、熟地黄、当归、肉桂、神曲炒各一两二钱半，人参、阿胶各八钱二分半，白术、麦门冬、防风、白芍药、杏仁、川芎各七钱半，白茯苓、桔梗、柴胡各六钱二分半，干姜三钱七分半，白蔹二钱半。上为末，大枣百枚，蒸取肉，入炼蜜和丸如弹子大，每一丸，以温酒或米饮嚼下。《局方》。

肺虚药

虚劳证，咳嗽痰盛，气急或唾血，此为肺虚，宜用人参膏、独参汤二方见气门、人参黄芪散、团参饮子方见咳嗽、保和汤方见下。

人参黄芪散 治虚劳客热，潮热盗汗，痰嗽唾脓血。鳖甲酥炙一钱半，天门冬一钱，秦艽、柴胡、地骨皮、生干地黄各七分，桑白皮、半夏、知母、紫菀、黄芪、赤芍药、甘草各五分，人参、白茯苓、桔梗各三分。上锉，作一贴，水煎服。《得效》。

肾虚药

肾脏有二：左为肾，右为命门，肾属水，水不足则为阴虚；命门属火，火不足则为阳虚。○肾虚，宜用六味地黄元、太极丸、阴炼秋石丹、八味补肾丸、冷补丸、肾气丸、三一肾气丸、延年益寿不老丹方见身形、无比山药元、补肾养脾丸。○命门虚，宜用八味丸、加减八味丸二方并见五脏、小菟丝子元、三味安肾丸、九味安肾丸、小安肾丸、加减内固丸方见前阴、阳炼秋石丹、秋石五精丸、增益归茸元。○肾与命门俱虚，宜用玄菟固本丸、斑龙丹、阴阳炼秋石丹、茸珠丸。

六味地黄元 治虚劳肾气衰弱，久新憔悴，寝汗发热，五脏齐损，瘦弱虚烦，骨蒸痿弱，脉沉而虚。方见五脏。○此药专补左尺肾水，兼理脾胃，少年水亏火旺，阴虚之证，最宜服之。○凡人年幼诱欲太早者，根本受伤，及禀赋薄者，又斫丧之过，隐讳不敢实告，以致元气虚惫或遗精盗汗，神疲力怯，饮食不生肌肉，面白、五心发热，夏先恶热，冬先怕寒，腰疼膝重，头晕目眩，故曰水一亏则火必胜，火动则肺金受克，而痰嗽作矣，或劳汗当风，面生粉刺，虚损成矣，宜服此药，可保无虞。《回春》。

太极丸 治肾虚。黄柏二两六钱属木，知母一两四钱属水，破故纸二两八钱属火，胡桃肉一两二钱属金，缩砂五钱属土。上为末，蜜丸梧子大，空心，盐汤下三五十丸。《入门》。

阴炼秋石丹 治虚劳，诸般宿疾，大能滋阴降火制法详见杂方，每取三十丸，空心，温酒吞下。○此药治虚劳羸弱，针灸不效，头眩腹胀痰喘，积年肿满。年少色欲过度，未老眼昏，膝疼遗泄白浊，腰背时痛服之。真还元卫生之宝也，如竹器损，以竹补之。金器损，以金补之。以人补人，真得其真。此药能洞入骨体，无所不至，非惟去疾，可以常服有功。久病人，只数服，极为神效，实能再生人也。《得效》。

八味补肾丸 治虚劳，补肾滋阴。熟地黄、菟丝子各八两，当归身三两半，肉苁蓉五两，山茱萸二两半，黄柏、知母并酒炒各一两，破故纸酒炒五钱。上为末，酒糊和丸梧子大，温酒或盐酒吞下五七十丸。《丹心》。

冷补丸 治虚劳肾损，或误服燥热，肾水焦枯，口渴目暗，耳聋腰痛。天门冬、麦门冬、生干地黄、熟地黄、牛膝、白芍药、地骨皮、石斛、玄参、磁石、沉香各等分。上为末，蜜丸梧子大，盐汤下七十丸。《入门》。

肾气丸 治虚劳肾损。○六味地黄元一剂加五味子四两，乃滋肺之源，以生肾水也。易老○水泛为痰之圣药，血虚发热之神剂，又能补肝，盖肾肝之病，同一治故也。《回春》。

三一肾气丸 治虚劳，补心肾诸脏精血，泻心肾诸脏火湿。熟地黄、生干地黄、山药、山茱萸各四两，牡丹皮、白茯苓、泽泻、琐阳、龟板各三两，牛膝、枸杞子、人参、麦门冬、天门冬各二两，知母、黄柏并盐炒、五味子、肉桂各一两。上为末，蜜丸梧子大，温酒或盐汤下七九十丸。○此药有补有泻。夫五脏，藏精血者也，精血一虚，邪水乘之而为湿热。补者，所以补其精血；泻者，所以泻其湿热也。此方既有知母、黄柏以泻火，茯苓、泽泻以渗湿，尤为备也。○古方如肾气丸、固本丸、补阴丸，俱是滋阴补血之剂，然固本丸胸满有痰者忌之，补阴丸脾虚有湿者忌之，惟肾气丸专于补肾滋阴，而兼理痰湿，最为切当，但品味数少，不足以尽其变。今将三方合而为一，名曰三一肾气丸，其间补泻兼施，庶乎可也。方广

无比山药元 治虚劳，补肾益精血。五味子六两，肉苁蓉四两，菟丝子、杜仲各三两，山药二两，赤石脂、茯神、山茱萸、巴戟、牛膝、泽泻、熟地黄各一两。上为末，蜜丸梧子大，温酒或米饮下七九十丸。○服此药七日后，身轻体润，面光，手足暖，音声清亮，是其验也。十日后，长肌肉，通中入脑，鼻必酸疼，勿怪。《局方》。

补肾养脾丸 治虚劳诸证。熟地黄姜汁浸二两，肉苁蓉、人参、黄芪蜜炙、白术、当归酒洗、白茯苓、山药各二两，杜仲炒、破故纸炒、牛膝酒洗、五味子各一两半，知母、黄柏并酒炒、白芍药各一两，肉桂、沉香各七钱半，甘草炙五钱。上为末，蜜丸梧子大，温酒或米饮下百丸。《北窗》。

小菟丝子元 治虚劳肾损，阳气衰少，小便滑数。菟丝子五两，山药内七钱半作糊、莲肉各二两，白茯苓一两。上为末，山药糊和丸梧子大，温酒或盐汤下七九十丸。《局方》。

三味安肾丸 治下虚，肾气不得归元，变见诸证，用此补肾，令其纳气。破故纸、茴香并炒、乳香各等分。上为末，蜜丸梧子大，盐汤下三五十丸。《入门》。

九味安肾丸 治肾虚腰痛，目眩耳聋，面黑羸瘦。方见腰部。

小安肾丸 治虚劳，肾气冷惫，夜多溺浊，渐觉羸瘦，面黑目暗耳鸣，牙齿蛀痛。香附子、川楝子各半斤，用盐二两，水二升，同煮候干，锉焙。茴香炒六两，熟地黄四两，川乌炮、川椒炒各二两。上为末，酒糊和丸梧子大，空心，盐汤或温酒任下三五十丸。《得效》。

阳炼秋石丹 治虚劳，诸般冷疾，久年肾虚劳损，久服壮阳起痿，脐下如火。此药能洞入骨髓，壮阳补阴，真还元卫生之宝也，故一名元阳秋石丹。一名还元丹。制法详见难方。○每取三十丸，空心，以温酒吞下。《得效》。

秋石五精丸 治虚劳，肾虚阳衰。莲肉六两，白茯苓二两，秋石一两，川椒、茴香并微炒各五钱。上为末，以人乳汁和丸梧子大，温酒或米饮下五七十丸。《必用》。

增益归茸元 治虚劳肾衰，补精血，养阳气。熟地黄、鹿茸、五味子、大当归各四两，山药、山茱萸、大附子炮、牛膝酒浸、肉桂各二两，白茯苓、牡丹皮、泽泻酒浸一宿各一两。上为末，用鹿角胶半斤锉，入石器中，入酒少许，熔化和丸梧子大，空心，温酒或盐汤下五七十丸。一法，胶作末，酒和作丸，亦可。《得效》。

玄菟固本丸 治虚劳，下元衰弱，能滋阴助阳。菟丝子一斤，酒制，取净末八两。熟地黄、生干地黄、天门冬、麦门冬、五味子、茯神各四两。山药微炒三两，莲肉、人参、枸杞子各二两。上为末，蜜丸梧子大，温酒或盐汤下八九十丸。《丹心》。

斑龙丹 治虚劳，补肾脏气血精，延年益寿。方见身形。《正传》。

茸珠丸 治虚劳肾损，兼补命门阳衰。鹿茸、鹿角霜、鹿角胶、熟地黄、当归各一两半，肉苁蓉、酸枣仁、黄芪、柏子仁各七钱，阳起石煅、附子炮、辰砂水飞各三钱。上为末，以酒面糊和丸梧子大，以温酒或盐汤下七九十丸。《丹心》。

阴阳炼秋石丹 治虚劳，阴阳俱虚。取阳炼、阴炼，朝夕各一服，服法见上，须二药相兼服。《得效》。

虚劳通治药

凡人四肢痿弱无力，多困未知，阴阳先损，夏可用六味地黄元，春秋宜肾气丸，冬宜八味丸。三方并见上。《保命》。○虚劳通用：千金延寿丹、玄珠耘苗丹、神仙巨胜子元、神仙不老丸、腽肭补天丸、二神交济丹、无比山药元、神仙既济丹、五补元、补二大造丸方见上、琼玉膏方见身形、小建中汤、大建中汤、十四味建中汤、黄芪益损汤、秦艽鳖甲散、沉香鳖甲散、黄芪鳖甲散、瑞莲元、当归膏、益寿固真丹。

千金延寿丹　治虚劳百证，一切虚损。肉苁蓉二两，菟丝子、五味子、牛膝、杜仲、当归、山药、天门冬、麦门冬、生干地黄、熟地黄各一两，人参、白茯苓、茴香、泽泻、地骨皮、鹿茸、石菖蒲、川椒、巴戟、远志、覆盆子、枸杞子、柏子仁各五钱。上捣为末，蜜丸梧子大，温酒或盐汤任下百丸。《正传》。

玄珠耘苗丹　张长沙戒人妄服燥烈之药，谓药势偏有所胜，而病生焉，犹悯苗不长而偃之也。若禀气血不强，合服此而不服，是不耘苗者也，故名为耘苗丹。此丹养五脏，补不足，秘固真元，均调二气，和畅荣卫，保神守中。五味子八两，巴戟、远志、枸杞子、山药、白茯苓、肉苁蓉、百部根、杜仲、蛇床子、防风、柏子仁、菟丝子各二两。上为末，蜜丸梧子大，温酒或盐汤任下五七十丸。〇此方与前阴门上丹同。〇夏加五味子四两，四季加肉苁蓉，秋加枸杞子六两。《纲目》。

神仙巨胜子元　治虚劳诸证，千益百补。熟地黄、生干地黄、何首乌各四两，巨胜子、枸杞子、菟丝子、五味子、酸枣仁、柏子仁、破故纸、覆盆子、芡仁、木香、莲花蕊、巴戟、肉苁蓉、牛膝、天门冬、官桂、人参、白茯苓、楮实子、韭子、天雄、莲肉、续断、山药各一两。上为末，春夏炼蜜为丸，秋冬蒸枣肉、胡桃肉同捣如泥和药捣千杵，丸如梧子大，温酒或盐汤吞下七九十丸。或去天雄，代鹿茸，亦佳。《奇效》。

神仙不老丸　歌曰：不老仙方功效殊，驻颜全不费功夫，人参牛膝川巴戟，蜀地当归杜仲俱，一味地黄生熟用，菟丝柏子石菖蒲，更添枸杞皮兼子，细末蜜丸梧子如，早午临眠三次服，盐汤温酒任君须，忌餐三白并诸血，能使须乌发亦乌。人参、巴戟酒浸去心、当归酒浸、菟丝子酒制各三两，熟地黄、生干地黄酒焙各二两，牛膝酒浸、杜仲麸炒各一两半，柏子仁去皮另末、石菖蒲泔浸、枸杞子酒浸、地骨皮各一两。上锉，不

可晒，只慢火焙，捣为细末，蜜和捣千杵，丸如梧子大，每服七九十丸。以温酒盐汤任下，日三次。忌三白、诸血物。《养老》。

腽肭补天丸　治亡阳失阴，诸虚百损，阴痿遗精，健阳固阴，惟寡妇不宜服。方见前阴。

二神交济丹　补虚劳，治心、脾、肾三经虚损。茯神、薏苡仁各三两，酸枣仁、枸杞子、白术、神曲各二两，柏子仁、芡仁、生干地黄、麦门冬、当归、人参、陈皮、白芍药、白茯苓、缩砂各一两。上为末，熟水四盏调，炼蜜四两，煮山药末四两作糊，和丸梧子大，米饮下五七十丸。已上十六味，每神字领八味，合八节，共二十四两，合二十四气，为一岁也。《入门》。

无比山药元　治诸虚百损，五劳七伤，安魂魄，起阴阳，强筋炼骨，轻身明目。方见上。

神仙既济丹　专补诸虚百损，五劳七伤，滋肾水，降心火，补脾土，添精补髓，益气和血，壮筋骨，润肌肤，聪耳明目，开心定智，强阴健阳，延年益寿。性味温而不热，清而不寒，久服则坎离既济，阴阳恢和，火不炎而神自清，水不渗而精自固，乃平补之圣药也。黄柏酒炒四两，山药酒蒸、牛膝酒洗各三两，人参、杜仲姜汁炒、巴戟、五味子、白茯苓、枸杞子酒洗、茴香盐水炒、肉苁蓉酒洗、山茱萸酒蒸、远志、甘草水浸去骨、石菖蒲、知母酒炒、生干地黄酒炒、熟地黄、麦门冬、菟丝子酒制、甘菊酒洗、栀子炒各二两，陈皮去白一两。上为末，蜜和蒸枣肉和丸梧子大，空心，盐汤温酒下七九十丸。〇一方有天门冬、当归酒洗各二两，无甘菊、栀子、陈皮三味。《医鉴》。

五补元　补诸虚百损。地骨皮、白茯苓、牛膝、熟地黄、人参各一两。上为末，蜜丸梧子大，温酒或盐汤下五七十丸。《入门》。

小建中汤　治虚劳，里急腹中痛，梦寐

失精，四肢酸疼，手足烦热，咽干口燥。白芍药五钱，桂枝三钱无则用薄桂，甘草炙一钱。上锉，作一贴，入生姜五片，大枣四枚，水煎至半去滓，下胶饴即黑糖半盏即一两，再煎熔化服之。仲景。○芍药味酸，于土中泻木，为君；饴糖、甘草之温，补脾养胃，为臣；水挟木势，亦来侮土，故脉弦而腹痛。肉桂大辛热，佐芍药以退寒水；姜枣甘辛温，发散阳气，行于经络皮毛，为使，故建中之名，始于此焉。东垣。○治虚劳，气虚自汗，本方加黄芪蜜炒一钱，名曰黄芪建中汤。○治虚劳，血虚自汗，本方加当归一钱，名曰当归建中汤。服法同上。仲景。

大建中汤 治诸虚不足，小腹急痛，潮热盗汗，痰多咳嗽，多卧少起。黄芪、附子炮、鹿茸酒蒸、地骨皮、续断、石斛、白芍药、人参、川芎、当归、小草各一钱，甘草炙五分。上锉，作一贴，入姜五枣二，水煎服。《得效》。

十四味建中汤 治虚劳，气血不足。十全大补汤方见上加附子炮、肉苁蓉、半夏、麦门冬各等分，服法同上。《得效》。

黄芪益损汤 治虚劳百证。人参、黄芪、木香、白术、当归、桂皮、白茯苓、白芍药、半夏、川芎、熟地黄、山药、五味子、牡丹皮、麦门冬、石斛、甘草各七分。上锉，作一贴，入姜五枣二梅一，小麦五十粒，同煎服。《得效》。

秦艽鳖甲散 治虚劳，潮热盗汗，痰嗽诸证。干葛一钱半，荆芥、贝母、前胡、天仙藤青木香藤也、青皮、柴胡、秦艽、鳖甲、甘草各七分半，白芷、羌活、肉桂各三分半。上锉，作一贴，入姜三片，水煎服。《得效》。

沉香鳖甲散 治诸虚百损，一切劳伤。鳖甲醋炙、附子炮、肉桂各一钱，当归、熟地黄、羌活各七分半，沉香、木香、人参、巴戟、白茯苓、牛膝、黄芪、柴胡、荆芥、半夏、秦艽各五分，全蝎二分半，肉豆蔻煨一个。上锉，作一贴，姜三枣二葱二，煎

服。《得效》。

黄芪鳖甲散 治同上。鳖甲、天门冬各一钱，知母、地骨皮、黄芪、秦艽、白茯苓、赤芍药、柴胡各七分半，桑白皮、半夏、甘草各五分，紫菀、生地黄各四分，人参、肉桂、桔梗各三分。上锉，作一贴，姜三枣二，煎服。《入门》。

瑞莲丸 治虚劳，定心暖肾，生血化痰。苍术主脾一斤，生用四两，酒、醋、米泔各浸四两。莲肉主心一斤，去皮心，酒浸软，入猪肚内，煮极烂，取出焙干。莲肉一斤，约肚二个。枸杞子主肝，五味子主肺，破故纸主肾，熟地黄主血各二两。上为末，用煎猪肚捣膏，同酒煮糊和丸梧子大，酒下五七十丸。《入门》。

当归膏 治五劳七伤，诸虚百损，补养脾胃，滋荣筋骨。枸杞子、当归各五两，生干地黄、白术、白芍药以米粉同炒各四两，白茯苓三两，薏苡仁二两，山药、麦门冬各一两二钱半，地骨皮、莲肉、人参各一两，熟地黄、贝母、甘草各七钱半，天门冬五钱，五味子二钱半，琥珀六分。上用水五升，入药微火煎之，再加水五升，如此七次，滤去滓，文武火煎，每斤加熟蜜四两，共熬成膏，以二茶匙，空心，白汤调下。《入门》。

益寿固真丹 填精补血，益气养神，返老还童，延年益寿，中年以后最宜常服。菟丝子酒浸，煮焙，捣作末三两。熟地黄、酒蒸下筛；生干地黄，酒浸焙。磁石，火煅，醋淬九次，研水飞；何首乌，泔浸一宿，切作片，黑豆汁拌蒸，晒干；肉苁蓉，酒浸去鳞甲，蒸取肉，各二两。天门冬去心，麦门冬去心，山药，微炒，当归酒洗焙，白茯苓水飞，泽泻酒蒸，牡丹皮各一两半。人参、芡仁、山茱萸酒浸取肉、石斛酒洗焙、覆盆子酒洗焙、枸杞子酒洗焙、五味子酒洗焙、蛇床子炒挼去皮、杜仲去皮锉姜汁炒去丝、巴戟水煮去骨、鹿茸燎去毛、韭子炒、赤石脂水飞、益智去皮盐水煮一沸、莲花蕊、破

故纸炒、柏子仁去皮、青盐、天雄童尿浸三日炮去皮脐、阳起石火煅各一两。腽肭脐酥炙黄色一部，无则以黄狗阴茎三个或五个酥炙黄色代用。上并不犯铁，捣为细末，糯米粉和清酒煮为糊，和匀捣千杵，作丸如梧子大，每取二钱或三钱。空心，以温酒或盐汤或米饮吞下。○夏月去天雄，代黄柏。○忌食葱蒜萝卜及醋，酒色亦宜节。《新方》。

虚劳调理药

宜用清神甘露丸、天地煎、三才丸方见血门、补精膏、补髓膏、阴阳炼秋石丹方见上、固真饮子方见上、卫生汤、阴分生阳汤。《诸方》。

清神甘露丸 治虚劳不足，大骨枯，大肉陷，皆治之。生地黄汁、白莲藕汁、牛乳汁。上三味，银石器内熬成膏，入人参、白术、黄芪、黄连、五味子、胡黄连各等分。上为末，和前膏作丸梧子大，每五七十丸，人参汤下。《纲目》。

天地煎 治虚劳血少，口干咽燥，怔忡恍惚，小便赤浊。天门冬二两，熟地黄一两。上末，蜜丸梧子大，人参汤下百丸。《得效》。

补精膏 治虚劳，益真气，助胃润肺。山药八两另为末，胡桃肉四两研为泥，杏仁炒四两另为末，雄牛前脚髓四两，白蜜一斤。上髓、蜜同煮，去滓，入三末和匀，入缸封固，重汤煮半日，取出，每一匙，温酒调服。《医林》。

补髓膏 治虚劳，补精血。黄犍牛前脚髓三斤，白蜜四斤去滓，人参、杏仁并另末各四两，胡桃肉五十个另研为泥，熟地黄蒸为泥，五味子另末各一两。上拌匀，盛瓷缸，重汤煮一伏时，取出，每服一大匙，温酒下，日三次。《医林》。

卫生汤 补虚劳，除烦热，顺血脉。黄芪蜜炒二钱，白芍药酒炒、当归身各一钱半，甘草炙七分。上锉，作一贴，水一盏，酒少许，煎服。气弱者加人参一钱。易老。

阴分生阳汤 治虚劳。当归一钱二分，陈皮一钱，白术九分，白芍药八分，苍术七分，甘草五分。上锉，作一贴，姜三片，水煎服。冬月加肉豆蔻、破故纸为佳。益三焦者，乃下焦地气生发之根蒂也。《入门》。

葛可久治虚劳十药

保真汤、保和汤、太平丸、消化丸、润肺膏、白凤膏、补髓丹、十灰散、花蕊石散、独参汤。

保真汤 治虚劳骨蒸，潮热盗汗。当归、生干地黄、白术、人参、黄芪蜜炒各一钱，赤芍药、甘草炙各八分半，天门冬、麦门冬、陈皮、白芍药、知母炒、黄柏炒、五味子、柴胡、地骨皮、熟地黄各三分半，莲心、赤茯苓、白茯苓各六分。上锉，作一贴，入姜三枣二，水煎服。○惊悸加茯神、远志、酸枣仁。○尿浊加猪苓、泽泻、萆薢。○尿涩加木通、石韦、蓄。○遗精加牡蛎、莲子。○燥热加滑石、石膏、青蒿、鳖甲。○盗汗加浮麦、牡蛎、麻黄根。《新书》。

保和汤 治虚劳，劳嗽肺痿，唾脓血。知母、贝母、天门冬、款冬花各一钱，麦门冬、天花粉、薏苡仁、杏仁、五味子各七分，马兜铃、紫菀、百合、桔梗、阿胶、当归、生干地黄酒炒、甘草炙各三分半，紫苏叶、薄荷各二分。上锉，作一贴，姜三，煎至半去滓，入饴糖一大匙，搅熔化。食后服，日三次。○血盛加蒲黄、茜根、藕节。○痰盛加南星、半夏、陈皮、枳壳、瓜蒌仁。○喘急加桑白皮、葶苈子、陈皮。○热盛加栀子、片芩、连翘。○风盛加防风、荆芥、金沸草。○寒盛加人参、桂皮。《新书》。

太平丸 治虚劳肺痿久嗽。天门冬、麦门冬、知母、贝母、款冬花、杏仁各二两，当归、生干地黄、熟地黄、阿胶珠各一两半，蒲黄炒、京墨、桔梗、薄荷各一两，白蜜四两，麝香一钱。上细末和匀，用银石器先下白蜜炼熟，后下诸药末，搅匀再上火，入麝香略熬数沸，作丸弹子大，每日三服，食后细嚼一丸，以薄荷汤缓缓化下，次嚼一丸如上法。如痰盛先用饴糖拌消化丸吞下，却嚼此丸，仰卧使药流入肺窍，则肺清润，其嗽退除，七日病痊。《新书》。

消化丸 治虚劳，肺痿咳嗽，热痰壅盛。青礞石火煅为如金色、明白矾另研细、皂角、南星炮、半夏生制、白茯苓、陈皮各二两，枳壳、枳实各一两半，薄荷一两，沉香、黄芩各五钱。上为末，姜汁浸神曲末作糊，和丸如梧子大，每服百丸。每夜临卧，饴糖拌吞，次嚼嚼太平丸，二药相攻，痰嗽除根。《新书》。

润肺膏 治虚劳久嗽肺痿。羊肺一具、杏仁另研、柿霜、真酥、真蛤粉各一两，白蜜二两。上先将羊肺洗净，次将五味入水搅粘，灌入肺中，白水煮熟，如常法食之，与上药相间亦可。《新书》。

白凤膏 治虚劳肺痿嗽血。黑嘴白鸭一只，大枣肥者三升，参苓平胃散方见《医林》未一升，陈煮酒一瓶。上将鸭缚定，量患人饮酒多少，随量以酒汤温，将鸭项割开，滴血入酒，搅匀饮之，直入肺经，润补其肺，却将鸭干去毛，于胁边开一孔，取去肠杂拭干，次将枣子去核，每个中纳参苓平胃散，填入鸭腹中用麻扎定，以砂缸一个置鸭在内，四围用火慢煨，将陈酒煮干，作三次添入，煮干为度，然后食之。其枣子阴干，随意食之，用参汤送下，后服补髓丹。《新书》。

补髓丹 治虚劳羸瘁，能补髓生精，和血顺气。雄猪脊膂一条，羊脊膂一条，团鱼鳖也一枚，乌鸡一只。上四味，制净，去骨取肉，用酒一大碗，砂缸内煮熟擂细，再入后药。大山药五条，莲肉半斤，大枣百个，霜柿十个，四味修净，用井花水一大瓶，于砂瓮内煮熟擂细，与前熟肉一处，再用慢火熬之，却下明胶四两，黄蜡三两。上二味逐旋渐下，与前八味和一处，擂成膏子，和平胃散末、四君子汤末、知母、黄柏末各一

两，共十两，搜和成剂。如十分硬，再入白蜜同熬，取起放青石上，以木槌打如泥，丸如梧子大，每取百丸，不拘时，枣汤吞下。《新书》。

十灰散 治虚劳心肺损，大吐血及咯唾血不止方见血门，宜服此以止之，若不效，则用花蕊石散以消之。《新书》。

花蕊石散 治虚劳吐血，五内崩损，涌出升斗者方见血门，宜服此，使瘀血化为黄水，继服独参汤。《新书》。

独参汤 治虚劳吐血后羸弱，气微少。大人参二两去芦。上锉，作一贴，入枣五枚，以长流水浓煎服。《新书》。

虚劳生死证

《难经》曰：七传者死，间脏者生，何谓也？然，七传者，传其所胜也；间脏者，传其子也。何以言之？假令心病传肺，肺病传肝，肝病传脾，脾病传肾，肾病传心，一脏不再伤，故言七传者死也。间脏者，传其所生也。假令心传脾，脾传肺，肺传肾，肾传肝，肝传心，是子母相传。周而复始，如环无端，故言生也。今考之经文，所谓七传者，只六传而已。谓一脏不再伤，按其数，乃有四脏不再受伤也。夫此条言虚劳之证也，其所谓七传者，心病上必脱肾病传心一句；其一脏不再伤，当作三脏不再伤，皆传写之误耳。盖虚劳之证，必始于肾经，五脏从相克，而逆传已尽，又复传于肾与心，则水绝灭而火太旺，故死而不复再传彼之三脏矣。其有从相生而顺传者，有生生不息之义，故问脏者生也。《正传》。

虚劳脉代证

虚劳不足，汗出而闷，脉结代，心动悸，行动如常，不出百日死，急者十余日死，宜用炙甘草汤救之。方见脉。仲景。

煎厥证

《内经》曰：阳气者，烦劳则张，精绝，

辟积于夏，使人煎厥，目盲不可以视，耳闭不可以听，溃溃乎若坏都，汩汩乎不可止。注曰：以煎迫而气逆，因以煎厥为名；厥谓气逆也。夫目盲所视，耳闭厥听，大矣哉，房之为患也。○治法与阴虚火动同，当用滋阴降火之药。《入门》。

解㑊证

《内经》曰：尺脉缓涩，谓之解㑊。释曰：尺为阴部，肝肾主之，缓为热中，涩为无血，故谓之解㑊。解㑊者，寒不寒，热不热，弱不弱，壮不壮，伫不可名，谓之解㑊也。○髓伤则消烁，胻酸，体解㑊然不去矣。不去，谓不能行去也。《灵枢》。○解者，肌肉解散；㑊者，筋不束骨。其证似寒非寒，似热非热，四肢骨节解散，怠惰烦疼，饮食不美，或因伤酒，或中湿，或感冒风寒，或房事过多，或妇人经事不调，以此得病，宜通其气血，疏其腠理，以内伤兼外感药调之。《入门》。

注夏病

平人脉大为劳，极虚亦为劳。夫劳之为病，其脉浮大，手足烦热，阴寒，精自出，脚疫削不能行，小腹虚满，春夏剧，秋冬瘥，俗谓之注夏病。仲景。○大者热邪也，极虚者气损也，春夏剧者时助邪也，秋冬瘥者时胜邪也，黄芪建中汤主之。方见上。东垣。○属阴虚，元气不足，补中益气汤加减用之。详见暑门。

二阳病

《内经》曰：二阳之病发心脾，有不得隐曲，女子不月，其传为风消，其传为息贲者，死不治。注曰：二阳，谓阳明大肠及胃之脉也。隐曲，谓隐蔽委曲之事也。夫肠胃发病，心脾受之，心受之则血不流，脾受之则味不化。血不流，故女子不月；味不化，故男子少精。是以隐蔽委曲之事，不能为也。由血虚精少，证属虚劳。《纲目》。

难治不治证

虚劳之疾，不受补者难治。○喉中生疮，声哑者难治。○久卧，生胝疮者难治。《回春》。○虚极之病，火炎面红，发喘痰多，身热如火，趺肿溏泄，脉紧不食者，死。《入门》。○五败死证：手足肿无交纹，心败。○唇反黑无纹，肺败。○面黑有疮，肝败。○阴肿囊缩，肾败。○脐突肿满，脾败。○九死候者：一手足青。○二手足久肿。○三脉枯齿干。○四语声散，鼻虚张。○五唇寒冷，宣露。○六唇肿齿焦。○七手循衣缝。○八汗出不流。○九舌卷卵缩。○十绝证者：气短，目视亭亭无精光，心绝。○口鼻虚张，气复短，肺绝。○面青，眼视人不直，数出泪，肝绝。○面黑，眼睛黄，素汁流，肾绝。○泄涎唾不觉，时时忘语，脾绝。○爪甲青，恶骂不休，胆绝。○背脊疫疼，腰重反复难，骨绝。○面无精光，头发自落，血绝。○舌卷缩如红丹，咽唾不得，足踝小肿，肉绝。○发直如麻，汗出不止，肠绝也。《千金方》。

单方

凡三十六种。有水芝丸。

黄精 治虚损五劳七伤，安五脏。根、茎、花、实，皆可服。或采根蒸暴饵之，或捣末净水调服，日三。《本草》。

菟丝子 治虚劳，补真阳不足。凡人气血未定时，失调护，以致诸虚。酒浸蒸九次，捣为末，酒调二钱服，日二。《本草》。

天门冬 补五劳七伤，润五脏。冷而能补。作末和酒服，或蜜丸服之，或酿酒服，并佳。《本草》。

麦门冬 治五劳七伤，安五脏。服法与天门冬同。《本草》。

术 主五劳七伤，健脾胃，能益寿。作末和酒服，或蜜丸服之，或煎汁熬为膏，久服尤佳。《本草》。

何首乌 治虚劳五劳七伤，能益血气，补阴壮阳，取根捣末，和酒服，或作丸久服，良。《入门》。

地黄 主五劳七伤，益气力，补虚损。酿酒服之，或作丸久服，并佳。《本草》。

山药 治虚劳羸瘦，补五劳七伤。采根蒸食之，或作粥服，皆佳。《本草》。

石斛 补五脏虚劳羸瘦。采取，浸酒服之，或煎服、丸服，并佳。《本草》。

黄芪 补虚劳羸瘦，诸虚不足，能泻虚火。锉，蜜水炒，煎服。东垣。

五味子 主虚劳羸瘦，补不足，令人悦泽，去虚热。或作煎服，或作丸服，或煎服皆佳。《本草》。

当归 治虚劳寒热，补不足，补血、和血、行血。锉，煎服，或丸服、散服，皆良。《本草》。

知母 治骨热虚劳，补阴气。锉，五钱，水煎服，或作末丸服，亦佳。《本草》。

仙灵脾 一名淫羊藿，治虚劳冷气，补肾益气力。酒渍服之，甚良。《本草》。

青蒿 治热劳骨蒸。多取童尿五升，水三升，煮取汁，再熬成膏，丸如梧子，酒下三十丸。○一法，童尿浸晒，丸服亦良。《本草》。

枸杞 主五劳七伤。庶事衰弱。皮、叶及子同功，皆主虚劳。○子及皮可酿酒，或作丸服。○叶作羹，和五味，常服。《本草》。

五加皮 补五劳七伤，补虚损。多取酒渍服，或酿酒服，又煎如茶常服，皆佳。《本草》。

牡蛎 主虚劳乏损，能补养。取其肉，煮食之。《本草》。

鳖甲 主虚劳及热劳骨蒸。取甲炙为末，作丸服，或水煮服之。○肉作羹食之，主热劳，补虚损。《本草》。

鳗鲡鱼 主热劳骨蒸，补虚损。取肉作羹，和五味常食最好。《本草》。

金线蛙 蛙中背有金线色者。治热劳羸劣，解热毒。或作羹，或烧食，皆佳。《本草》。

莲实 补诸虚。实中莲肉一斤，入猪肚内蒸烂，或水煮至烂，捣丸，梧子大，酒下百丸，名曰水芝丸。《入门》。

胡麻 主虚损羸瘦，补五脏。蒸晒九次，捣为末，酒饮任下三钱，日三，或作丸常服。《本草》。

乌雄鸡 补虚劳羸瘦。取一只，和五味，煮极烂食之，甚补益，宜常食。《本草》。

黄雌鸡 补劳劣，益脾胃，依上法煮食。《本草》。

饴糖 补虚乏，健脾胃气，可常食之。即黑糖也。《本草》。

鹿肉 补虚损。可煮烂，和五味食之。○茸主虚劳羸瘦，洒洒如疟。酥炙作末，和酒服。○骨主虚劳。切碎，煮取汁，酿酒饮。○髓主伤中绝脉，筋拘急。以酒和服，良。《本草》。

鹿角胶 补虚劳，益髓长肌，令人肥健。炙为末，酒服二三钱，日二。《本草》。

牛髓 主五劳七伤，补中，续绝伤。以酒和服之。○大病后，虚劳不足。黄牛乳一升，水四升，煮取一升，稍稍饮。《本草》。

羊肉 主五劳七伤，虚劳寒中，羸瘦。作臛，和五味食之。○羊肾，补肾阳衰弱。作羹，和五味食。《本草》。

黄狗肉 补五劳七伤，大能补益。和五味，煮极烂熟，食之。○戊戌酒，极能补养。方见杂方。

猪肚 补虚损。取肚一个洗净，将黄芪、地黄，锉入肚内，以竹签签定，用醇酢包肚，入罐内，重汤煮烂熟，取出。常服健脾胃，补虚弱。《活心》。○又法，人参五钱，干姜、胡椒各二钱，葱白七茎，糯米三合，为末入猪肚内，煮烂熟，空心食，以酒下。《入门》。

腽肭脐 主五劳七伤，疗虚劳羸瘦。火炙为末，酒服二钱，或作丸服，亦佳。《本草》。

人乳 治诸虚百损，五劳七伤。取人乳二盏，好清酒半盏。入银石器内煮一沸，顿服，空心。《种杏》。

妇人经血 治劳瘦几死者。取室女无病者月经一盏，二三次取之，和童男三母乳半盏和之于净室中。服之后，发热作渴，不可饮茶、汤、酒，取人乳汁饮之。经旬，至一月后，方可食烟火食，忌用心。《种杏》。

人胞衣　治虚劳，痰嗽羸悴，潮热盗汗。紫河车一具，长流水浸，洗净，入砂锅内，重汤煮熟，入盐椒末少许，食之。此补真元气也，大有殊效。《种杏》。

针灸法

五劳羸瘦，取足三里。○体热劳嗽，泻魄户。○虚劳，骨蒸盗汗，泻阴郄。《纲目》。○真气不足，灸气海。《资生》。○虚劳百证，宜灸膏肓腧穴、患门穴、崔氏四花穴取法详见针灸门，无所不疗。○此等灸法，皆阳虚所宜。华佗云：风虚冷热，惟有虚者不宜灸，但方书云：虚损劳瘵，只宜早灸膏肓四穴，云乃虚损未成之际，如瘦弱兼火，虽灸亦只宜灸内关、三里，以散其痰火，早年欲作阴火，不宜灸。《入门》。○大病虚脱，本是阴虚，用艾灸丹田者，所以补阳，阳生阴长故也。《丹心》。

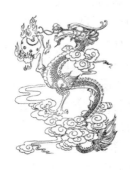

杂病篇卷之五

御医忠勤贞亮扈　圣功臣崇禄大夫阳平君臣许浚奉　教撰

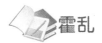 霍乱

霍乱之因

《内经》曰：土郁之发，民病呕吐霍乱注下。又曰：太阴所至，为中满霍乱吐下。又曰：岁土不及，风乃大行，民病飧泄霍乱，体重腹痛，筋骨摇并。○霍乱之病，皆因饮食，非关鬼邪。《千金》。内有所积，外有所感，阳不升，阴不降，乖隔而成。非因鬼邪，皆饮食所致，此先哲确论也。《丹心》。○霍乱者，挥霍变乱也。凡人内素有郁热，外又感寒，一时阴阳错乱，然病本因饮食失节，生冷过度，以至湿热内甚，中焦失运，不能升降，是以上吐下泻。《入门》。○霍乱，或因饮冷，或冒寒，或失饥，或大怒，或乘舟车，伤动胃气，令人吐泻并作，用药迟缓，须臾不救。华佗。○霍乱多责于热，故夏秋为盛。《入门》。○霍乱之病，由风、湿、暍三气之合成也。风者，肝木也；湿者，脾土也；暍者，心火也。肝主筋，故风急甚则转筋也。吐者暍也，心火炎上，故呕吐也。泄者脾土也，脾湿下流，故泄泻也。启玄子曰：皆脾热所生也。斯言为正。子和。

霍乱形证

霍乱证，心腹卒痛，呕吐下利，憎寒壮热，头痛眩晕。先心痛则先吐，先腹痛则先利。心腹俱痛，吐利并作，甚则转筋入腹即死。《正传》。○三焦为水谷之道路，邪在上焦则吐而不利；邪在下焦则利而不吐；邪在中焦则吐利并作。病因饮食不节，清浊相干，阴阳乖隔，轻者只曰吐利，重者挥霍变乱，乃曰霍乱，因邪入脾胃，故发为吐利。《入门》。○霍乱一证，夏秋为多，寒月亦有之，盖有伏暑而作。《入门》。○人之脏腑，冷热不调，或饮食不节，生冷过多，或起居失宜，露卧当风，使风冷之气，归于三焦，传于脾胃，脾胃得冷，不能消化水谷，致令真邪相干，饮食变乱于肠胃之间，心腹疼痛，发作吐利。有心痛而先吐者，有腹痛而先利者，有吐利俱发者，有发热头痛体疼而复吐利虚烦者，或但吐利心腹刺痛者，或转筋拘急疼痛者，或但呕而无物出者，或四肢逆冷烦闷昏塞而欲死者，随证治之。《得效》。

脉法

霍乱，脉浮洪可救，脉微迟而不语气少，则难差。《得效》。○脉多伏或绝。《丹心》。○脉代者霍乱，代而乱者亦霍乱，又关脉滑为霍乱吐泻，又滑而不匀，必是霍乱吐泻之候，脉代无讶。《医鉴》。○滑数为呕，代者霍乱。微滑者生，涩数凶断。《脉诀》。○脉微而涩，或代而散，或隐而伏，或大而虚，或结，或促，或代，皆不可断以死，脉乱故也。《正传》。○脉浮大而洪可救，微弱而迟难救。《正传》。

霍乱有干有湿

此病有干霍乱、湿霍乱，干霍乱死者多，湿霍乱死者少。盖吐利，则所伤之物得以泄出，虽甚重，胃中水谷泄尽则止矣，所以死者少也。干霍乱死者多者，以其上不得吐，下不得利，则所伤之物不得出泄，壅闭正气，隔绝阴阳，烦扰闷躁，喘胀而死矣。《明理》。

干霍乱治法

吐利不得谓之干霍乱。○干霍乱者，忽然心腹胀满刺痛，状若神灵所附，吐利不得，顷刻之间，便致闷绝。急用盐汤吐之，续以理中汤方见寒门倍加橘红与之，或藿香正气散方见寒门加官桂、赤茯苓、枳壳、木瓜煎服，或吞下苏合香元，尤妙。《得效》。○干霍乱最难治，死在须臾，升降不通故也，当先吐以提其气之横格，不可用凉药，宜二陈汤方见痰门加解散药川芎、苍术、防风、白芷之类，兼用姜盐汤。《丹心》。○绞肠痧者，乃干霍乱一名也。腹痛不可忍，或手足厥冷，乃肠胃绞缩在腹也。急用盐汤吐之。《入门》。○干霍乱者，气痞于中，吐利不得，所伤之物壅闭正气，关格阴阳，烦躁喘胀者，必死，急用吐法，针委中穴名出血，兼服治中汤方见寒门，或藿香正气散，必效。《入门》。

姜盐汤 治干霍乱欲死。盐一两，生姜切半两，上同炒色变，以童尿二盏，同煎至一盏，分二次服。《直指》。

湿霍乱治法

上吐下泻，谓之湿霍乱。○凡霍乱吐泻，渴为热，不渴为寒。海藏。○热，多欲

饮水，宜五苓散；寒，多不饮水，宜理中汤二方并见寒门。仲景。○霍乱乃湿热兼风木为害，治宜散风寒利湿降火，四时通用藿香正气散方见寒门。寒月虚冷，用理中汤方见寒门。暑月烦渴，宜黄连香薷散方见暑门。俱宜合五苓散方见寒门，以分消上下，更合益元散方见暑门降火尤妙。《入门》。○霍乱吐泻，宜用木萸散、二香黄连散、加味姜附汤、回生散、加减正气散。○中暑霍乱，宜香薷散方见暑方、桂苓白术散方见下。《丹心》。○吐泻过多，四肢逆冷，不省人事，南星末三钱，枣三枚，姜五片，煎极热服，一服可效。或半夏末，姜汁点服，或白矾末一大钱，沸汤点服，亦效。《得效》。

木萸散 治霍乱吐泻，肢体转筋逆冷。木瓜、吴茱萸、食盐各五钱。上同炒令焦，瓶盛，百沸水三升，入药同煎至二升，冷暖任意服，即效。○如无前药，枯白矾末一钱，沸汤调服。如无白矾，只用盐一捻，醋一盏，同煎服，或盐梅咸酸等物，皆可煮服。《入门》。

二香黄连散 治伏暑，霍乱腹痛，躁闷脉沉，手足冷。藿香、厚朴、半夏、赤茯苓、陈皮、白扁豆、香薷各一钱，黄连、泽泻各八分，甘草三分。上锉，作一贴，水煎，入姜汁一匙，温服。《入门》。

加味姜附汤 治霍乱吐泻过多，手足逆冷，气少不语，六脉沉伏。附子炮、干姜炮、人参各一钱半，甘草炙七分。上锉，作一贴，水煎服。《得效》。○一名四顺附子汤。《直指》。

回生散 治霍乱吐泻过多，但一点胃气存者，服之回生。藿香、陈皮各五钱。上锉，作一贴，水煎温服。《入门》。

加减正气散 异乡人初到他方，不伏水土，遂成霍乱，或吐或泻。苍术二钱，藿香、厚朴、陈皮、缩砂研、香附、半夏、甘草各一钱。上锉，作一贴，入姜三片，枣二枚，灯心一团，水煎服。《回春》。

香薷散 治中暑霍乱，吐泻，腹痛转

筋，四肢逆冷。急煎此药，沉冷服之，他药不能救。方见暑门。

益元散 一名六一散，治霍乱吐泻。取此药，生姜汤调下，妙。方见暑门。《丹心》。

霍乱后转筋

阳明属胃与大肠，以养宗筋，暴吐暴泻，津液骤亡，宗筋失其所养，故轻者两脚转筋而已，重者遍体转筋入腹，手足厥冷，危甚风烛矣。仓卒之际，以盐填脐中，灼艾不计壮数。虽已死而胸中有暖气者，立苏。急用木萸散方见上加茴香、甘草、紫苏叶煎服，再研大蒜涂两脚掌心，则虽昏危入腹者，亦效。《入门》。〇霍乱吐泻过多，遍体转筋，手足厥冷，气欲绝者，急灸脐中，又取蓼一把，煎汤泡洗，次投附子理中汤方见寒门即效。《纲目》。〇霍乱后转筋，理中汤方见寒门加石膏一两煎服。海藏。〇一法，理中汤去白术，加生附子一个。《活人心》。〇转筋属血热，四物汤方见血门加酒芩、酒花、苍术、南星煎服。《丹心》。〇吐泻，胁痛转筋，脉弦者，木克土也，平胃散方见内伤加木瓜五钱，煎服。《入门》。〇吐泻后，转筋不止，宜用木瓜汤。《直指》。

木瓜汤 治霍乱转筋。木瓜四钱，吴茱萸二钱，茴香炒一钱，甘草炙四分。上锉，作一贴，入姜三片，紫苏十叶，盐一撮，乌梅一个，煎服。《直指》。

一法 治转筋不止欲死。男子以手挽其阴牵之，女子则挽其乳近两旁牵之，此《千金方》妙法也。《丹心》。

霍乱后烦渴

吐泻既多，津液暴亡，以致烦渴，引饮不止，宜桂苓白术散、五苓散方见寒门、椒豆散、麦门冬汤、加减薷苓汤、止渴汤。《诸方》。

桂苓白术散 治中暑霍乱，吐泻烦渴。滑石一两，寒水石、石膏、泽泻、甘草各五

钱，白术、白茯苓、人参、桂枝各二钱半。上为末，每三钱，白汤或新汲水调下，生姜汤亦可。《纲目》。

麦门冬汤 治霍乱后烦渴。麦门冬二钱，陈皮、半夏、白术、白茯苓各一钱，小麦半合，人参、甘草各五分。上锉，作一贴，入姜三片，乌梅一个，水煎服。《入门》。〇一名九君子汤。《入门》。

椒豆散 治霍乱吐泻后烦渴，不能服药，或水药不入口者。胡椒、绿豆各四十九粒。上研为末，新汲水调下，或水煎服。《入门》。〇一名胡椒汤。胡椒七粒，绿豆二十一粒，为末，木瓜汤调下。《直指》。

加减薷苓汤 治霍乱热渴。天花粉二钱，赤茯苓一钱，猪苓、泽泻、香薷、干葛各七分，黄连、白术、甘草各五分。上锉，作一贴，入姜三片，水煎服。《医鉴》。

止渴汤 治同上。人参、麦门冬、赤茯苓、桔梗、瓜蒌根、泽泻、葛根、甘草各五钱。上为末，蜜水调二钱服。《丹心》。

霍乱后虚烦

霍乱后虚烦不得眠，或热渴，宜竹叶石膏汤方见寒门、参胡三白汤、既济汤。《诸方》。

参胡三白汤 治霍乱后，烦热口干脉数，或头身痛。柴胡、白术、白茯苓、白芍药、当归、陈皮、麦门冬、栀子仁、甘草各八分，人参五分，五味子十粒。上锉，作一贴，入枣二梅一，灯心一团，煎服。《回春》。

既济汤 治霍乱后虚烦不得眠。麦门冬二钱，人参、竹叶、半夏、附子炮、甘草炙各一钱。上锉，作一贴，入姜五片，粳米百粒，水煎服。《丹心》。

霍乱吐法

治干霍乱，心腹刺痛，烦冤，吐利不得，气欲绝者。极咸盐汤，热饮一升，刺口令吐，不吐则再饮一升，须三吐使宿食尽乃

止。此法大胜诸治，吐讫，以理中汤、藿香正气散，款缓调治。《得效》。○又法，急以盐汤一盏，入童便、姜汁顿服，探吐令透，未透再服，吐后续用熨法。《入门》。

霍乱熨法

霍乱吐泻，心腹痛不可忍，炒盐二碗，纸包纱护顿其胸前并腹肚上，以熨斗火熨之，气透则苏，续以纱盐熨其背，则十分无事。《得效》。○又法，盐炒吴茱萸，熨脐下，亦效。《入门》。

霍乱针法

干霍乱，刺委中穴名出血，或十指头诸经非穴出血，皆是良法。《正传》。○绞肠痧证，手足厥冷，腹痛不可忍者，以手蘸温水，于病者膝腕上拍打，有紫黑点处，以针刺去恶血，即愈。《经验》。○又法，用麻弦小竹弓，蘸香油或热水，刮手足、胸背、额项即愈。《经验》。○干霍乱者，乃寒湿太甚，脾被绊而不能动，气被郁而不能行，所以卒痛而手足厥冷，俗名绞肠痧者，盖言痛之甚也。北方刺青筋以出气血，南方刮胸背手足以行气血，俱能散病，然出气血，不如行气血之为愈也。《丹心》。○又，治绞肠痧刺血法，详见救急门。《入门》。

霍乱灸法

霍乱转筋入腹，手足厥冷，气欲绝。以盐填脐中，大艾炷灸之，不计壮数，立效。《得效》。○霍乱已死，而腹中有暖气者，依上法灸之，亦苏。《医鉴》。○又法，灸气海二七壮，妙。《得效》。○霍乱吐泻不止，垂死，灸天枢、气海、中脘，立愈。《正传》。○霍乱诸法不效，灸大椎即效。《纲目》。○霍乱已死，但有暖气者，灸承筋七壮，立苏。《纲目》。

禁忌法

霍乱吐泻之时，切勿与谷食，虽米汤一呷，下咽立死，必待吐泻止，过半日饥甚，方可与稀粥，以渐而将息。《正传》。○霍乱吐泻时，慎勿与粟米粥汤，入胃必死矣。《纲目》。○霍乱不可遽与米饮、粥饭，以助邪气，必所伤物尽，然后稀粥渐渐养之。《入门》。○霍乱时大忌饮食，入腹则死，只吃冰水不妨，不可饮热汤，切不可饮热酒、烧酒。《山居》。

不治证

霍乱转筋腹痛，四肢厥冷，气欲绝，其脉洪大可治，如脉微而囊缩舌卷者，不治。《纲目》。○霍乱喘胀烦躁者，不治。《得效》。○干霍乱，吐泻不得，胸腹胀硬，面唇青黑，手足冷过肘膝，六脉伏绝，气喘急，舌短囊缩者，死。《回春》。○脉微迟，气少不语，为难治。《得效》。○大渴大躁大汗，遗尿者死，回生散救之。方见上。《入门》。

水疾吐泻

乘船大吐泻，渴饮水者，即死，饮童尿最好，自己尿亦好。《丹心》。○枯白矾末一钱，百沸汤点服亦好。《入门》。○船晕呕吐，大半夏汤方见痰门煎服，效。《入门》。

单方

凡二十一种。

盐 治干霍乱。盐一大匙，熬黄，取童尿一升温和搅服，吐下即愈。《本草》。

锅底墨 治霍乱。取二钱，百沸汤一盏，投其中急搅服，吐泻立止。《本草》。

甘烂水 治霍乱。入药煎用，甚妙。详见水部。

生熟汤 一名阴阳汤，治干霍乱，能吐宿食、恶毒之物。和盐服之，尤妙。即百沸汤合新汲水也。《本草》。

生姜 治霍乱欲死。生姜五两切，取牛尿一升，同煎，取汁服，即效。《本草》。

天南星 治吐泻不止，四肢逆冷，不省人事。南星为末，每三钱，入大枣三枚，同煎服。四肢渐暖，神识便省，神妙。《本草》。

芦花 一名蓬蒫，治霍乱气息危急者。取一把，浓煎取汁，顿服，即差。《本草》。

皂角 干霍乱。盐汤一碗，入皂角末少许，调服探吐，即效。《本草》。

木瓜 治霍乱吐泻，转筋不止。煮汁饮之，枝叶功同。○榠楂与木瓜同功。《本草》。

乌梅 治霍乱烦渴。水渍，和蜜饮之，妙。《本草》。

林檎 青色者，治霍乱吐泻甚妙。煮取汁饮，或嚼食之。《本草》。

秫薥叶 治霍乱转筋，筋粗大如桃李，挛搐不可忍。取叶，浓煎汤饮之。《种杏》。

粟米泔 治霍乱烦渴，饮数升立差。○又研米，清水和，滤取汁，服之主转筋入腹。《本草》。

糯米 治霍乱烦渴。水研取汁，任意饮之。《本草》。

蓼 治霍乱转筋。浓煎，乘热熏洗，因取饮一二盏，即愈。《得效》。

香薷 治霍乱吐泻转筋。浓煎饮之，即止。○治霍乱不可阙也。《本草》。

小蒜 治霍乱吐泻。煮汁饮之。《本草》。

牛粪 治霍乱吐泻，四肢逆冷。黄牛粪，以水煮，滤取清汁，顿服一升，即止。《本草》。

烟鹿皮 或烟獐皮，熏烟最多，黄色者，水浸，揉取汁，顿服，治干霍乱，即吐，神效。《俗方》。

醋 治霍乱未得吐下，饮一二升，良。○治转筋。取衣絮渍醋，煮令温，裹患处，冷则易，即愈。《千金》。

牛涎 小儿霍乱，牛涎一合，灌下立效。《得效》。

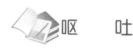 呕 吐

呕吐之因

《内经》曰：诸呕吐逆冲上，皆属于火。○胃膈热甚则为呕，火气炎上之象也。河间○呕吐哕者，俱属于胃，胃者总司也，以其气血多少为异耳。呕者阳明也，阳明多血多气，故有声有物，气血俱病也；吐者太阳也，太阳多血少气，故有物无声，乃血病也，有食入则吐，有食已则吐，以橘红为主；哕者少阳也。少阳多气少血，故有声无物，乃气病也，以半夏为主。究其三者之源，皆因脾气虚弱，或因寒气客胃，或因饮食所伤而致，宜以丁香、藿香、半夏、茯苓、陈皮、生姜之类主之。东垣。○湿呕者，有物有声，食已则呕；干呕者，空呕无物，总属阳明，气血俱病，故呕比吐为重也。《入门》。○刘河间谓：呕者，火气炎上，此特一端耳。有痰隔中焦，食不得下者；有气逆者；有寒气郁于胃口者；有食滞心肺之分，新食不得下而反出者；有胃中有火与痰而呕者。《丹心》。○呕家虽有阳明证，慎不可下，逆之故也。仲景。

脉法

寸口脉数，其人即吐。○寸口脉细而数，数则为热，细则为寒，数为呕吐。《脉经》。问曰：病人脉数，数为热，当消谷引食，而反吐者何也？师曰：过发其汗，令阳气微，膈气虚，脉乃数，数为客热不能消谷，胃中虚冷，故吐也。仲景。○阳脉紧，阴脉数，其人食已即吐。○寸紧尺涩，其人胸满，不能食而吐。《脉经》。○脉滑为呕吐。《脉诀》。○呕吐无他，寸紧滑数，微数血虚，单浮胃薄，芤则有瘀，最忌涩弱。《回春》。○趺阳脉浮而涩，浮则为虚，涩则伤脾，脾伤则不磨，朝食暮吐，暮食朝吐，

完谷不化，名曰胃反。《脉经》。脉紧而涩，其病难治。〇脉弦者虚也，胃气无余，朝食暮吐，暮食朝吐。《脉经》。〇反胃噎膈，寸紧尺涩。《回春》。〇噎膈反胃，脉浮缓者生，沉涩者死。脉涩而小，血不足。脉大而弱，气不足。《医鉴》。

呕吐治法

呕吐有冷热二证。冷者面青，手足厥冷，食久乃吐，宜加味二陈汤、丁香安胃汤、加减理中汤。〇热者面赤，手足热，食已即吐，宜保中汤、和中桔梗汤、黄连竹茹汤、清热二陈汤或葛根竹茹汤、加味橘皮竹茹汤。〇大病后胃热，虚烦而呕者。竹叶石膏汤方见寒门加姜汁服，即止。《入门》。时常口吐清水，或冷涎自下涌上者，脾热所致也，二陈汤加白术、白芍药、升麻、神曲、麦芽、干生姜土炒、芩、连、栀子，或水煎服，或蒸饼为丸服。《入门》。〇肝火出胃，逆上呕吐，宜抑青丸。方见火门。〇半夏、橘皮、生姜，为呕家主药。若胃虚而呕者，宜推扬谷气，四味藿香汤、加减四君子汤主之。《纲目》。〇久病胃虚呕吐，宜藿香安胃散、藿香平胃散、比和饮。〇痰饮呕吐，宜茯苓半夏汤、小半夏汤《入门》、大半夏汤方见痰门。〇神术丸，治呕吐清水如神方见痰门。〇停水而呕者，心下怔忡。先渴后呕者，宜赤茯苓汤方见胸门；先呕后渴者，宜猪苓散；水入即吐者，宜五苓散方见寒门。《入门》。〇呕家圣药是生姜，《千金》之说信矣，然气逆作呕，生姜散之；痰水作呕，半夏逐之。生姜于寒证最佳，若遇热呕，不可无乌梅也。《医鉴》。〇呕吐宜服薤白粥。〇呕家有痈脓，不须治呕，脓尽自愈矣。仲景。

加味二陈汤 治胃冷呕吐，二陈汤方见痰门一贴，加缩砂一钱，丁香五分也。《丹心》。

丁香安胃汤 治呕吐哕，胃寒所致。黄芪二钱，吴茱萸、草豆蔻、人参、苍术各一钱，丁香、柴胡、升麻、当归身、陈皮、甘草炙各五分，黄柏二分。上锉，作一贴，水

煎服。《正传》。

加减理中汤 治胃寒冷，呕吐清水冷涩，脉沉迟。人参、白术、赤茯苓、干姜炮、陈皮、藿香、丁香、半夏、缩砂研、桂皮各一钱。上锉，作一贴，入姜三片，乌梅一个，水煎服。《回春》。

保中汤 因痰火致呕吐，不下饮食。白术土炒二钱，黄芩、黄连并土炒、藿香、栀子姜汁炒各一钱，半夏、陈皮、赤茯苓各八分，缩砂三分，甘草二分。上锉，作一贴，入姜三片，以长流水和黄泥，澄清取水煎之，去滓，稍冷，频服。《医鉴》。

和中桔梗汤 治上焦热，食已暴吐，脉浮而洪。半夏曲二钱，桔梗、白术各一钱半，陈皮、厚朴、枳实、赤茯苓各一钱。上锉，作一贴，姜三片，水煎取清，调木香、槟榔末各一钱，空心服。三服后吐渐止，除木香、槟榔末，更加白芍药二钱，黄芪一钱半，煎服。《正传》。

黄连竹茹汤 治胃热呕吐，烦渴脉数。黄连姜汁炒、栀子炒黑、青竹茹各一钱，人参七分，白术、赤茯苓、白芍药、陈皮、麦门冬、甘草各五分。上锉，作一贴，入枣二梅一，水煎服。《回春》。

清热二陈汤 治痰火，呕吐出涎沫。半夏、陈皮、赤茯苓、甘草、人参、白术、竹茹、砂仁、栀子、麦门冬各一钱。上锉，作一贴，入姜三枣二梅一，水煎服。《回春》。

葛根竹茹汤 治胃热呕吐。葛根三钱，半夏切姜汁浆水同煮焙干二钱，甘草一钱。上锉，作一贴，姜三片，枣二枚，竹茹一弹子大，同煎服。《丹心》。〇治酒呕尤妙。《入门》。〇欲知胃中有热，手足心皆热者，是胃热也。《入门》。

加味橘皮竹茹汤 治胃热多渴，呕哕不食。橘皮、竹茹、赤茯苓、枇杷叶、麦门冬、半夏各一钱，人参、甘草各五分。上锉，作一贴，姜三片，水煎服。〇无枇杷叶，则以蜜炙桑白皮代之。《入门》。

四味藿香汤 治胃虚呕吐，粥药不停。

藿香、人参、橘皮、半夏各二钱。上锉，作一贴，姜三，煎服。《入门》。

加减四君子汤 治久病胃弱，全不纳食，闻食气即呕。四君子汤方见气门去茯苓，加人参、黄芪、香附子各一钱。上锉，作一贴，入生姜三片，水煎服。《入门》。

藿香安胃散 治脾胃虚弱呕吐，饮食不待腐熟。橘红五钱，人参、丁香、藿香各二钱半。上为末，每取二钱，姜三片，同煎温服。《宝鉴》。

藿香平胃散 治同上。苍术二钱，藿香、厚朴、陈皮各一钱半，缩砂、神曲各一钱，甘草炙七分。上锉，作一贴，姜三片，枣二枚，水煎服。东垣。

比和饮 治胃虚呕吐，月余不纳水谷，闻食气即呕，闻药亦呕。人参、白术、白茯苓、神曲炒各一钱，藿香、陈皮、缩砂、甘草各五分，陈仓米一合。上锉，作一贴，先以顺流水三升，泡伏龙肝末，澄清取一升半，入药及姜三枣二，同煎至七分，去滓，稍冷服，日二三，遂纳而不吐。别以陈仓米煎汤，时时啜之，全愈。《医鉴》。

茯苓半夏汤 治痰饮停胃，呕吐不止。半夏二钱，赤茯苓、陈皮、苍术、厚朴各一钱，藿香八分，缩砂、干姜、甘草炙各五分。上锉，作一贴，入姜三梅一，水煎服。《回春》。

猪苓散 治先呕后渴，呕吐而思水解者，急与之。猪苓、赤茯苓、白术各等分。上为末，每一二钱，水调服。○一人每呕水二三碗，诸药不效，但吃井华水一口即止，用此药即愈。仲景。

薤白粥 治呕最效。薤白三茎，鸡子三个去黄，粟米三合，同煮作稀粥，另用人参一两，细锉，水一升煎取三合去滓。上以鸡薤粟粥，入暖人参汤相和，搅匀顿服，即止。《得效》。

恶心干呕

恶心者，欲吐不得吐，见饮食则心便恶之。二陈汤方见痰门加白豆蔻、香附子、缩砂煎服。《入门》。○恶心者，欲吐不吐也，胃口有热有痰，二陈汤加姜炒芩、连。《丹心》。○干呕者，有声无物也，干呕或手足厥冷者，宜生姜橘皮汤。《活人》。○恶心者，无声无物，但心中兀兀然无奈，欲吐不吐，欲呕不呕，虽曰恶心，实非心经之病，皆在胃口上，宜用生姜。又曰：恶心吐清水，胃口有痰有热有虚，皆用生姜，宜生姜半夏汤。仲景。○干呕吐涎沫，宜半夏干姜散。仲景。○胃中素有热，恶心，干呕不止者，宜栀子竹茹汤。《医鉴》。

生姜橘皮汤 治干呕，或手足厥冷。橘皮四两，生姜八两。上锉，以水七盏煮至三盏，逐旋微温呷服。《活人》。○一名陈皮汤，治干呕最妙，下咽即愈。仲景。

生姜半夏汤 治胸中似喘不喘，似呕不呕，似哕不哕，彻心中愦愦然无奈者。半夏五钱，水一盏半煎至半盏，入姜汁半盏，和匀，缓缓服之。仲景。○大凡呕吐药，忌一时顿服，宜缓缓服。《入门》。

半夏干姜散 治干呕吐涎沫。半夏、干姜各等分。上粗末，每取三钱，水煎，缓缓服。仲景。

栀子竹茹汤 治胃热恶心，干呕不止。栀子炒三钱，陈皮二钱，青竹茹一钱半。上锉，作一贴，水煎和姜汁服。《医鉴》。

食痹吐食

食痹，谓食已心下痛，阴阴然不可名也，不可忍也，吐出痛乃止，此为胃气逆，而不下行也。《内经》。○痛而呕为寒。经云：寒气客于肠胃，厥逆上出，故痛而呕也。《纲目》。○呕吐而脉弦者，肝胜于脾也，由风痰羁绊于脾胃之间，故恶心欲吐，饮食不下，当先实其脾土，宜茯苓半夏汤、麦天汤、白术茯苓汤、金花丸、水煮金花丸。东垣。

茯苓半夏汤 治风痰羁绊于脾胃之间，恶心欲吐，宜实脾土。麦芽炒一钱半，白术、白茯苓、半夏、神曲炒各一钱三分，橘红、天麻各一钱。上锉，作一贴，为粗末，姜五，水煎服。东垣。

白术茯苓汤 治同上。白术、白茯苓、半夏各三钱，神曲炒一钱，麦芽面五分。上锉，作一贴，姜五片，水煎服。东垣。

金花丸 治同上。半夏制一两，槟榔二钱，雄黄水飞一钱半。上为末，姜汁浸蒸饼和丸，梧子大，姜汤下三五十丸，以吐止为度。风痰羁绊于脾，故饮食不下，用此以治风痰。易老。○一名安脾丸。《入门》。

水煮金花丸 治风痰羁绊脾胃，饮食不下。白面四两，半夏、天南星并汤洗、寒水石烧各一两，天麻五钱，雄黄一钱半。上为末，滴水和丸，梧子大，每取百丸。先煮浆水沸，下药煮，令浮为度，漉出，生姜汤吞下，食前。易老。○风邪在胃，翻翻不定，或郁酸水，全不入食，宜不换金正气散方见寒门，或安脾丸，不宜轻用参术。惟久病胁痛者，木克土也，宜六君子汤方见痰门加青皮、白芍药、柴胡、升麻、川芎、砂仁、神曲煎服。《入门》。

麦天汤 治风邪羁绊脾胃，有痰，恶心欲吐。麦门冬一钱半，天麻一钱三分，白术、白茯苓、半夏、神曲、陈皮各一钱。上锉，作一贴，姜五，水煎服。《入门》。

吐病有三

气为上膈，属上焦，食已暴吐者，今世谓之呕吐也。○食饮入而还出，为下膈。食晬时乃反出之，属中下二焦。○朝食暮吐，暮食朝吐，今世谓之膈气反胃也。《纲目》。○吐有三因，乃气、积、寒也。皆从三焦论之，上焦在胃口，上通天气，主纳而不出；中焦在中脘，上通天气，下通地气，主腐熟水谷；下焦在脐下，下通地气，主出而不纳。○上焦吐者，皆从于气。气者，天之阳也。其脉浮而洪，其证食已暴吐，渴欲饮水，大便燥结，气上冲胸而发痛，其治当降气和中。○中焦吐者，皆从于积，有阴有阳，食与气相假为积而痛，其脉浮而弦，其证或先吐而后痛，或先痛而后吐。治法当以小毒药去其积，木香、槟榔和其气。宜紫沉丸消积。○下焦吐者，皆从于寒，地道也，其脉沉而迟，其证朝食暮吐，暮食朝吐，小便清利，大便秘而不通。治法宜以毒药通其闭塞，温其寒气，大便渐通，复以中焦药和之，不令大腑结闭而自安也。易老。

噎膈反胃病因

《内经》曰：三阳结谓之膈。注曰：三阳者，大小肠俱热结也。盖小肠热结则血脉燥；大肠热结则不能便；膀胱热结则津液涸，三阳热结，脉必洪数有力，前后闭塞，下既不通，必反而上行，所以噎食不下，纵下复出，乃阳火上行而不下降也。《入门》。○《内经》曰：少阳所至为呕涌溢，食不下，此理明矣。《入门》。○又曰：食不下者，胃脘隔也。《入门》。○血液俱耗，胃脘干槁，其槁在上，近咽之下，水饮可行，食物难入，间或可入，入亦不多，名之曰噎；其槁在下，与胃相近，食虽可入，难尽人胃，良久复出，名之曰膈，亦曰反胃。大便秘少，若羊屎然，病虽不同，病出一体。○其槁在贲门，食下则胃脘当心而痛，须臾吐出，食出痛乃止，此上焦之噎膈也。或食物可下，难尽入胃，良久复出，其槁在幽门，此中焦之噎膈也。其或朝食暮吐，暮食朝吐，其槁在阑门，此下焦之噎膈也。《丹心》。○饮食不下而大便不通，名曰膈噎。膈者，有拒格之意，即膈食反胃也。《入门》。○噎膈有五，五膈者，忧、恚、寒、热、气也。在心脾之间，上下不通，或结于咽喉，时觉有所妨碍，吐之不出，咽之不下，由气郁痰结而然。五噎者，忧、食、劳、气、思也。饮食卒然阻滞而不下，反胃也，膈也，噎也，受病皆同。《医鉴》。○张鸡峰曰：噎当是神思间病，惟内观自养，可以治之，其言深中病情。《丹心》。○膈噎之证，不属虚，不属实，不属冷，不属热，乃神气中一点病耳。《医林》。○噎病皆生于血枯，血枯则燥矣。得病情，合经旨者，丹溪一人而已。《纲目》。

噎膈反胃治法

噎病生于血干。夫血者，阴气也，阴主静，内外两静，则脏腑之火不起，而金水二气有养，阴血自生，肠胃津液传化合宜，何噎之有？○曰胃脘干槁，果可治乎？曰古方用人参以补肺，御米以解毒，竹沥以清痰，干姜以养血，粟米以实胃，蜜以润燥，姜以去秽，正是此意。○噎膈反胃，大率属血虚气虚，有痰有热，血虚四物汤，气虚四君子汤，痰用二陈汤，热用解毒汤即黄连解毒汤，气血俱虚，八物汤主之。必和以童便、竹沥、韭汁、姜汁，且多饮牛羊乳为上策，但不可以人乳代之，盖有七情烹饪之火故也，切不可用香燥药，宜薄滋味。○饮酒者加砂糖、驴尿入内服，以防生虫。《丹心》。○噎膈宜用平鲫丸、神仙夺命丹、丁香透膈汤、五膈宽中散、枣肉平胃散方见内伤、瓜蒌实丸、神奇散、当归养血汤、生津补血汤、圣灰散、八仙膏。○反胃宜用硫汞丸、狗米平胃丸、杵糠丸、九仙夺命丹、顺气和中汤、安中调气丸、回生养胃丹、定生丹、安胃汤、太仓丸、夺命丹、附子散。《诸方》。

平鲫丸 治膈气不食。大鲫鱼一个，去肠留鳞，以大蒜切片，填鱼腹内，湿纸包，黄泥固济，慢火煨熟，去鳞骨，入平胃散末，杵丸梧子大，每三五十丸，空心，米饮吞下。《入门》。

神仙夺命丹 治气郁呕吐，或噎食不下。百草霜研五钱，雄黄、硼砂各二钱，乳香一钱半，绿豆、黑豆各四十九粒。上为末，乌梅三十个，水浸去核，取肉和药末捣匀弹子大，朱砂二钱为衣，每噙一丸，以茶泡热饼压下，良久不吐，乃药之效，若吐，再噙化一丸服。忌油腻、盐醋、怒气。《入门》。○一名二豆回香汤。《回春》。

丁香透膈汤 治五噎十膈，痞塞不通。白术一钱三分，甘草九分，人参、白茯苓、缩砂、香附子各七分，沉香、藿香、陈皮、厚朴各五分，丁香、木香、麦芽、青皮、肉豆蔻、白豆蔻各三分，草果、神曲、半夏各二分。上锉，作一贴，姜三枣二，水煎服。《入门》。○十膈者，冷、风、气、伏、热、悲、忧、水、食、喜也。《纲目》。

五膈宽中散 治五膈，食不下。厚朴、香附子各一钱半，甘草五分，青皮、陈皮、丁香、缩砂各四分，木香三分，白豆蔻二分。上为粗末，入姜三片，盐少许，水煎服。《纲目》。

瓜蒌实丸 治噎膈，胸膈痞痛彻背，喘急妨闷。瓜蒌实、枳壳、半夏制、桔梗各一两。上为末，姜汁米糊和丸，梧子大，每五七十丸，姜汤吞下。《正传》。

神奇散 治噎膈反胃，血虚有火，三阳枯竭。当归、川芎、白芍药、生地黄并酒炒，陈皮、缩砂、半夏、白茯苓、白术土炒，香附子、枳实、乌梅肉、藿香、赤茯苓、槟榔、木通、猪苓、黄芩炒，黄柏人乳炒，知母人乳炒，赤芍药、天门冬、麦门冬、甘草各五分。上锉，作一贴，水煎服。《医鉴》。

当归养血汤 治老人痰结血枯成膈噎。当归、白芍药炒、熟地黄、白茯苓各一钱，黄连以吴茱萸同炒去茱萸八分，贝母炒、瓜蒌仁、枳实、陈皮、厚朴、香附子、川芎、苏子各七分，沉香五分水磨取汁。上锉，作一贴，姜一枣二，水煎，入沉香汁、竹沥调服。《回春》。

生津补血汤 治年少人噎膈，乃胃脘血燥不润，故便闭塞而食不下。当归、白芍药、熟地黄、生地黄、白茯苓各一钱，枳实、陈皮、黄连炒、苏子、贝母各七分，缩砂、沉香水磨取汁各五分。上锉，作一贴，姜一枣二，水煎，入沉香汁调服。《回春》。

圣灰散 治噎食病，及回食病回食者，食下即吐也。取初出窑石灰，投入锅中，滚水中化开，去渣，止用清水煮干，炒黄色为度。黄色难得，赤色即可。用罐收贮，封口，勿令泄气，过一二年则无用矣。凡人年四十余壮健者用四分，年老气弱只用二分或三分。好烧酒调服一二盅，能饮者三四盅，或吐出虫，或下虫，其病即愈。如不吐不下，遇发再服，自痊。《回春》。

八仙膏 治噎食。生藕汁、生姜汁、生梨汁、生萝卜汁、甘蔗汁无则砂糖代之、白果汁即银杏、竹沥、蜂蜜各一盏。上和匀，盛饭甑蒸熟，任意食之。《回春》。

硫汞丹 治反胃吐逆。水银八钱，生硫黄末二钱，同入铫内，慢火化开，柳枝拌炒，有焰起以醋洒之，候结成砂子，再研为末，以粽尖拌丸绿豆大，生姜橘皮汤下三五十丸。《入门》。

狗米平胃丸 治反胃，诸药不效。黄雄犬一口，饿数日，用生粟米饲之，取其粪中米，淘净，用韭白煎汤，煮作粥，临熟入沉香二钱、平胃散末，和匀得所作丸梧子大，每五七十丸，陈米饮下。《入门》。

杵糠丸 治五膈。杵头糠、牛转草各半斤，糯米一斤，为末，取黄母牛口中涎，和砂糖三两为丸，芡实大，入锅内慢火煮熟食，日二次。《入门》。○一名夺命丸。《正传》。

九仙夺命丹 治反胃噎食，其效如神。枳壳二两，白矾枯一两，半夏、厚朴并姜制各五钱，木香、南星姜制各二钱，人参、甘草各一钱，豆豉研过一两。上为末，夜晴露过，以人参、厚朴煎汤调糊，作饼如小钱大，慢火焙干，每一饼，嚼碎，以姜汤调平胃散送下。忌生冷酒面。《活心》。

顺气和中汤 治呕吐反胃，嘈杂吞酸，噎膈吐痰水，心腹刺痛。陈皮盐水炒、香附子醋炒、栀子姜汁炒黑各一钱，白术土炒八分，白茯苓七分，半夏、神曲、黄连姜汁浸晒干猪胆汁拌炒各六分，枳实五分，缩砂三分，甘草炙二分。上锉，作一贴，入姜三，长流水入黄土泥搅，澄清水煎，入竹沥、童便、姜汁温服。《医鉴》。

安中调气丸 治反胃及痰气。白术土炒、香附子长流水浸三日炒黄各三两，陈皮二两，半夏制油炒、白茯神、枳实、神曲炒、黄连姜汁浸猪胆汁拌炒各一两，白芍药八钱，苏子炒、萝卜子炒各六钱，川芎、当归酒洗、白豆蔻炒各五钱，甘草炙三钱，木香一钱。上为末，以竹沥、姜汁打神曲为糊和丸绿豆大，白汤下一百丸。《医鉴》。

回生养胃丹 治脾土虚寒，聚成痰涎，以致大便燥涩，小便赤而多，呕吐酸水，渐成反胃结肠之证。苍术换泔浸六日、莲肉酒浸各四两，取豮猪肚一个，以壁土揉擦洗净，入苍莲，线缝，好酒煮烂，捣细，捏作小饼烘干；南星细切，姜汁浸一宿，伏龙肝同炒去土。半夏汤洗，醋浸七日蒸熟，橘红、伏龙肝同炒，去土；粟米姜汁浸，蒸焙各四两，人参、白术、白茯苓、厚朴、蓬术三棱二味并醋炒、荜澄茄、缩砂、白豆蔻、谷芽炒、麦芽炒、甘草各一两，丁香、木香、沉香各五钱。上为末，稀面糊和丸梧子大，米饮吞下六七十丸。《医鉴》。

定生丹 治反胃，定生死。雄黄、朱砂、乳香、半夏、木香、肉豆蔻、百草霜为衣各三钱，沉香一钱，阿魏、硇砂各五分，绿豆四十粒，乌梅四十个汤泡去核。上为末，以乌梅肉和捣作丸弹子大，百草霜为衣，阴干。每一丸，嚼化咽下，以姜汤漱口，复以陈麦饼火烧熟，细嚼压下。嚼药即燃官香一炷，如香尽药未化者，难治；药先化，香未尽者，可愈。《医鉴》。

安胃汤 治反胃。白术、白茯苓、山药炒、当归、陈皮、半夏、藿香各一钱，黄连姜汁炒、莲肉各八分，人参、缩砂各五分，甘草三分。上锉，作一贴，入姜三枣二乌梅一，水煎服。《回春》。

太仓丸 治反胃噎膈。白豆蔻、缩砂各二两，陈仓米一升黄土炒去土。上为末，姜汁和丸梧子大，姜汤下百丸。《回春》。

夺命丹 治反胃，有起死回生之功。裴一个，麝香一分，孩儿茶二分，金丝黄矾三分，朱砂春二分、夏四分、秋六分、冬八分。○裘乃土糖裘，即蜣螂所转之弹，凡粪土之下皆有，用弹中有白虫者，如指大，如蛴螬一样，将弹小破一点，盖住火，煅过，大黄色，存性，不要烧焦了，入药内，并弹共为末，烧酒调，空心服。如觉饥，用小米煮粥，渐渐少进，一日二三次，不可多吃，一日进一碗半足矣，多进则病复，不可治矣。忌生冷、厚味、葱蒜、酒面、气恼。五十以后，一二服即效。《回春》。

附子散 治反胃。大附子一个，坐于砖上，四面着火渐逼，淬入生姜汁中又炙又淬之，可尽汁半碗许，捣为末，粟米饮调下一钱，不过三服，差。或加丁香一钱，同为末。《入门》。

呕吐噎膈反胃宜通大便

病人欲吐者，切不可下，逆之故也。仲景。○阳明之气，下行则顺，今逆而上升，谨不可泄固也。然呕吐者，每每大便秘结，上下壅遏，气不流行，盍思所以区画而利导之。《直指》。○阴虚，邪气逆上，窒塞呕哕，不足之病也，此地道不通。当用生地黄、当归、桃仁、红花，兼用甘草，微加大黄、芒硝以通其闭，大便利则呕吐哕自止矣。东垣。○呕吐证，忌用利药，此言其常。只呕吐而大小便不秘涩者，利药所当忌也，若大小肠膀胱热结不通，上为呕吐隔食，若不用利药开通发泄，则呕吐何由而止乎，古人用三一承气汤，正是此意。《丹心》。○通利大便以开下焦之壅塞，宜用紫沉丸、厚朴丸、附子丸、人参利膈丸、三一承气汤、四子调中汤、香白元、大黄汤、润肠膏。《诸方》。○呕吐家多大便秘结，虚冷者用苏感元，温而利之方见大便；若大便热结，用蜜导法方见大便，或猪胆汁和醋灌入下部，妙。《直指》。

紫沉丸 治中焦吐食，由食积与寒气相格，故吐而疼，此主之。陈皮五钱，半夏曲、代赭石、缩砂、乌梅肉各三钱，丁香、槟榔各二钱，沉香、木香、杏仁、白术各一钱，白豆蔻、巴豆霜各五分。上为末，醋糊和丸黍米大，每五十丸，姜汤下。○一法，橘皮一个去白，生姜一块煨熟，煎汤，下紫沉丸百丸，一日二服后，大便通，不吐则止。易老。

厚朴丸 治同上。方与万病紫菀丸同方见积聚，每服三丸，或五丸，姜汤下。东垣。

附子丸 治下焦吐食，朝食暮吐，暮食朝吐，大便不通。附子炮五钱，巴豆霜一钱，砒霜半钱。上研极细，熔黄蜡为丸，梧子大，每一二丸，冷水送下，下利为度。利后更服紫菀丸，常服一丸，勿令再闭。《保命》。

人参利膈丸 治噎膈，大便燥结，喘满壅塞，治膈气之圣药也。人参、当归、藿香、枳壳、大黄、厚朴、甘草各一两，木香、槟榔各七钱半。上为末，水丸，梧子大，白汤下五七十丸。《纲目》。

三一承气汤 治呕吐，大便秘，三阳结而不通，上为噎膈反胃。方见寒门。河间。

四子调中汤 治反胃痰盛，二便涩。半夏二钱，桃仁一钱半，香附子、枳实、瓜蒌仁、苏子炒、白芥子炒各一钱，黄连姜汁炒七分，青皮、陈皮、沉香、白茯苓、木通、芒硝各五分。上锉，作一贴。水煎，入芒硝搅匀，空心服。《医鉴》。

香白元 治痰涎壅盛，呕吐不止，大便涩滞。青州白元子方见风门与青木香元前阴。上等分作丸，姜汤下三十丸。《得效》。

大黄汤 治冷涎反胃，其候，欲发时先流冷涎，次则吐食，此乃劳证，治之不早，死在朝夕。大黄一两，生姜自然汁半盏，炙大黄令燥，淬入姜汁中，如此淬汁尽，切焙为末。每二钱，陈米一撮、葱白二茎，水一盏煎至七分，先食葱白，次服药，不十日去根。《本事》。○凡膈噎大便燥结，用大黄乃急则治标之法也，仍用四物汤加童便、韭汁、竹沥，多服为妙。《正传》。

润肠膏 治膈噎反胃甚捷。新采威灵仙四两捣取汁，生姜四两取汁，真麻油二两，白砂蜜四两炼去沫。上同入银石器内，慢火煎如饧，时时以匙挑食之，一料决效。《正传》。

难治不治证

呕吐脉弱，小便自利，身微热而厥者，虚极难治。《脉经》。○凡吐如青菜汁者死，此是乍然呕吐，非反胃比也。《入门》。○噎膈反胃证，年高者不治。年五十以上者不治。○粪如羊屎者，不治。大肠无血故也。○不淡饮食，不断房室者，不治。○气血俱虚者，则口中多出沫，但见沫多出者，必死。《丹心》。○反胃吐白沫者，可治；吐黄沫者，不可治。《种杏》。

单方

凡三十种。有螺泥丸。

黄丹 治反胃。黄丹一两，白矾二两，同入罐内，火煅，放冷为末，蒸饼和丸，梧子大，温酒下五丸至七丸。《纲目》。

黑铅 吐虫而呕者。黑铅炒成灰、槟榔等分为末，空心，米饮调下。《丹心》。

滑石 治反胃积饮。滑石末。生姜自然汁，澄清，白脚和丸，时时服之。《丹心》。○暴吐逆。滑石末，温水服二钱，妙。《本草》。

赤石脂 治痰饮吐水，成反胃。石脂水飞，每一钱，空心，以水酒任下，加至二三钱，无则以好赤土代之。《本草》。

人参 治反胃垂死者。人参末三钱，姜汁五合，粟米一合，煮粥，空心食之。《入门》。○又：人参，锉一两，水煎顿服，日再。《本草》。

生姜 凡呕吐，皆因气逆，故用生姜之辛以散之。○反胃呕吐，生姜汁煮粟米粥食之。○干呕，服姜汁一升，即差。《本草》。

半夏 凡呕哕，用半夏者散结气也。○

反胃呕吐，半夏一两制，生姜二两，锉，分二贴。水煎服。《本草》。○呕家用半夏以去其水，水去则呕自止。《金匮》。

芦根 治干呕哕，及五噎烦闷。芦根五两，水煎，顿服一升。不过三升，即差。《本草》。

竹茹 主呕哕。取青竹茹一升，水煎顿服。○呕哕用竹茹者，涩胃解烦也。《入门》。

鲫鱼 治反胃。取大鲫鱼，去肠留胆，入绿矾满腹，以火炙焦为末，每一钱，米饮下，日三。《纲目》。○诸鱼灰，并主哽噎。《本草》。

蚌蛤粉 治反胃吐食。取烂粉，米饮下一二钱。○蚬烂壳、马刀烂壳、田螺烂壳，并主反胃，烧灰和饮服。《本草》。

猬 主反胃吐逆。取肉，淹五味炙食。皮，烧灰和酒服，亦可煮汁饮。《本草》。

橘皮 治反胃呕吐。橘皮，用日照西方壁土末，同炒香，取皮为末，每二钱，淡姜汤煎服。《直指》。

木瓜 止呕逆。煮汁饮之，佳。生姜同煎服，尤妙。○榠楂去恶心干呕，煎服之。《本草》。

葡萄根 止呕哕。浓煎取汁，细细饮之，佳。《本草》。

猕猴桃 治热壅反胃。取汁和姜汁服之。○藤汁至滑，主胃闭吐逆，煎取汁，和姜汁服之，甚佳。《本草》。

杵头糠 主噎食不下，咽喉塞。取细糠，蜜丸弹子大，含化咽之。○又细糠一两，白粥清调服。《入门》。

罂子粟 治反胃，食不下。和竹沥煮作粥食之，大佳。《本草》。

莼 和鲫鱼作羹食之，主反胃食不下，止呕。《本草》。

老牛口中涎 主反胃噎膈。取少许，和水服之，终身不噎。○口中齝草之切草，绞取汁服，止噎。《本草》。

驴尿 主反胃，吐不止，朝夕垂绝。取热尿，服二合，再服便定，七日永差。稍有毒，不可多服。《本草》。

牛乳 治反胃噎膈要药。韭汁二盏，牛乳一盏，竹沥半盏，童便一盏，生姜半两取汁。上和匀，顿服。《医鉴》。〇一人病反胃，大便燥，此精血耗竭也。先以甘蔗汁煮六君子汤方见痰门加附子、大黄服，且令饮牛乳，勿食诸物，半月大便润而愈。《丹心》。

田螺 治反胃。大田螺，多取新水养之，待吐出泥，澄去清水，以灰铺筛上，用皮纸覆灰上，倾此泥于纸上，待半干作丸梧子大，每三十丸，藿香汤吞下，立愈，名曰螺泥丸。其螺放于水中，杀食无效。《纲目》。

螃蛤 治反胃噎膈。取螃蛤洗净，入水中高四指，以香油小酒盅入水中二指，捻白面撒水上，涎即出，次日去蛤留水，晒干，涎为末，每服五分，淡烧酒调下，即效。《医鉴》。

马剥儿 一名马匏儿，即王瓜也，治噎膈反胃。烧存性，为末，每一钱，和枣肉平胃散二钱，温酒调服，食则可下，然后随证调理。〇一方，只烧存性，米饮调服二钱。《正传》。

炊干饭 治膈噎，久不纳谷。取隔年炊干饭，以急流顺水煮烂，取汁时时饮之，待能食，以药调治。《正传》。

鸡谷袋 治噎。取袋不以多少，不可失包内一物，用泥固济，火煅存性，每袋一个，入姜炒香附末半两，神曲糊和丸，梧子

大，姜汤吞下，空心。《纲目》。

猫胎衣 治反胃。取猫生子胎衣，阴干烧为末，酒调服，甚效。猫生子，急取之，稍迟则猫食之矣。《种杏》。

狗胆 治反胃吐黄沫。辰砂一两，大黄二两，为末，狗胆浸二日，干再为末，面糊和丸，梧子大，空心，盐汤下三十丸。《种杏》。

蝎虎 治噎食反胃。取活蝎虎一个，入烧酒内浸七日，火上温之，去蝎虎饮酒，即愈。〇又雄鸡饿一日，却取蝎虎切烂，与鸡吃，取其粪，焙干为末，每一钱，烧酒调下。《回春》。

针灸法

呕吐无度，并干呕不止，尺泽、大陵，皆灸三壮。又灸乳下一寸，三十壮，又灸间使三十壮。若四肢厥冷，脉沉绝，灸间使便通，此回生起死之法。《得效》。〇善呕，呕有苦者，邪在胆，逆在胃，取三里、阳陵泉。《内经》。〇吐食不化，取上脘、中脘、下脘。东垣。〇反胃神效。膏肓俞，灸百壮；膻中、三里各灸七壮。《回春》。〇又取劳宫、中魁、腕骨、心俞、中脘。《纲目》。〇今日食明日吐，取心俞、膈俞、膻中、巨阙、中脘。《纲目》。〇五噎五膈，取天突、膻中、心俞、上脘、中脘、下脘、脾俞、胃俞、通关、中魁、大陵、三里。《纲目》。〇反胃，灸肩井，三壮即愈，乃神灸也。《回春》。〇又取水分、气海灸之。《资生》。

 咳　　嗽

咳嗽病因

《内经》曰：人感于寒，微则为咳，甚者为泄、为痛。〇秋伤于湿，冬生咳嗽。又曰：秋伤于湿，上逆而咳，发为痿厥。《内经》。〇形寒饮冷则伤肺，肺伤则咳嗽。《难经》。〇秋伤于湿，冬必咳嗽者，盖秋伤于

湿，积于脾也。大抵素秋之气宜清而肃，若反动之，则气必上冲而为咳嗽，甚则动脾湿而为痰也。是知脾无留湿，则虽伤肺气亦不为痰，若有痰而寒少热多，故咳嗽。咳嗽非专主乎肺病，以肺主皮毛而司于外，故风寒先能伤之也。经曰：五脏六腑皆能使人咳，非独肺也，各以其时主之而受病焉，非其时

则传以与之也，所病不等，寒燥湿风火皆能令人咳，惟湿病痰饮入胃，留之而不行，上入于肺则为嗽。假令湿在心经，谓之热痰；湿在肝经，谓之风痰；湿在肺经，谓之气痰；湿在肾经，谓之寒痰；所治不同，各随证用药。河间。○咳谓无痰而有声，肺气伤而不清也；嗽谓无声而有痰，脾湿动而为痰也；咳嗽者有痰而有声，因伤肺气动于脾湿，故咳而兼嗽也。河间。○咳者，謦咳之咳，俗谓之嗽者是也。肺主气，形寒饮冷则伤之，使气上而不下，逆而不收，冲击膈咽，令喉中淫淫如痒，习习如梗，是冷嗽。甚者续续不已，连连不息，坐卧不安，言语不竟，动引百骸，声闻四邻矣。《明理》。

脉法

咳嗽所因，浮风、紧寒、数热、细湿、房劳涩难。右关濡者，饮食伤脾；左关弦短，疲极肝衰。浮短肺伤，法当咳嗽。五脏之嗽，各视本部。浮紧虚寒，沉数实热，洪滑多痰，弦涩少血，形盛脉细不足以息，沉小伏匿皆是死脉，惟有浮大而嗽者生，外证内脉参考秤停。《脉经》。○关上脉微为咳。○脉弦或紧为寒。○脉浮为风。○脉细为湿。○脉数为热。○脉沉为留饮。○沉数为实热。○洪滑为多痰。○脉浮软者生，沉小伏匿者死。《正传》。○喘急脉沉，肺胀停水，气逆填胸，脉必伏取，沉而实滑，身温易愈，身冷脉浮，尺难涩补。《回春》。○喘脉滑而浮者生，涩而数者死。大抵宜浮迟，不宜急数。《正传》。○喘鸣肩息者，脉实大也，缓则生，急则死。《内经》。○喘脉滑而手足温者生，脉涩而手足寒者死，数者亦死，为其形损故也。《脉经》。○咳逆脉浮而缓者易治。○弦急而按之不鼓者难治。○脉结或促或微皆可治。○脉代者危。○右关脉弦者，木乘土位，难治。《正传》。○咳逆上气脉散者，死散即数脉也。咳逆脉数，为火刑金，必死。《入门》。○咳唾脓血，脉数虚，为肺痿；数实，为肺痈。仲景。○肺痿唾血，脉紧强者死，滑者生。《脉经》。○寸数虚涩，肺痿之形。《脉诀》。

咳嗽虽属肺亦有脏腑之异

《内经》曰：咳嗽上气，厥在胸中，过在手阳明大肠、太阴肺。○帝曰：肺之令人咳，何也？岐伯对曰：五脏六腑皆令人咳，非独肺也。帝曰：愿闻其状。岐伯曰：皮毛者，肺之合也，皮毛先受邪气，邪气以从其合也。其寒饮食入胃，从肺系上至于肺，则肺寒，肺寒内外合邪，因而客之，则为肺咳。五脏各以其时受病，非其时则各传以与之。乘秋则肺先受邪，乘春则肝先受之，乘夏则心先受之，乘至阴则脾先受之，乘冬则肾先受之。帝曰：何以异之？岐伯曰：肺咳之状，咳而喘息有音，甚则唾血。心咳之状，咳则心痛，喉中阶阶如梗状，甚则咽肿喉痹。肝咳之状，咳则两胁下痛，甚则不可以转，转则两胠下满。脾咳之状，咳则右胠下痛，阴阴引肩背，甚则不可以动，动则咳剧。肾咳之状，咳则腰背相引而痛，甚则咳涎。帝曰：六腑之咳奈何？安所受病？岐伯曰：五脏之久咳，乃移于六腑。脾咳不已，则胃受之，胃咳之状，咳而呕，呕甚则长虫出。肝咳不已，则胆受之，胆咳之状，咳呕胆汁。肺咳不已，则大肠受之，大肠咳状，咳而遗矢。心咳不已，则小肠受之，小肠咳状，咳而失气。肾咳不已，则膀胱受之，膀胱咳状，咳而遗尿。久咳不已，则三焦受之，三焦咳状，咳而腹满，不欲食饮。此皆聚于胃，关于肺，使人多浊唾，而面浮肿气逆也。《内经》。

脏腑治咳药

肺咳宜麻黄汤方见寒门。心咳宜桔梗汤方见下。肝咳宜小柴胡汤方见寒门。脾咳宜升麻汤方见风门。肾咳宜麻黄附子细辛汤方见寒门。胃咳宜乌梅丸方见虫门。胆咳宜黄芩汤加半夏、生姜、半夏、黄芩、芍药、甘草各二钱，姜枣煎。大肠咳宜赤石脂禹余粮汤方见寒门。小肠咳宜芍药甘草汤方见腹门。膀胱咳宜茯苓甘草汤。茯苓、桂枝各二钱，甘草一钱，入姜煎。三焦咳宜钱氏异功散方见内伤。海藏。

嗽作有四时早晏之异

凡咳嗽，春是春升之气，夏是火炎上最重，秋是湿热伤肺，冬是风寒外束。《丹心》。○大概春气上升，宜润肺抑肝；夏火上炎，宜清金降火；秋湿热甚，宜清热泻湿；冬风寒重，宜解表行痰，用药发散之后，以半夏等药逐去其痰，庶不再来。《入门》。○早晨嗽多者，胃中有食积，至此时火气流入肺中，泻白散加知母，或二母散。五更嗽同。○上半日嗽，多属胃中有火，用贝母、石膏降胃火。一云，上半日咳多者午前也，胃中有实火，单石膏丸方见火门加知母、贝母。若便闭，喘渴痰稠者，宜凉膈散方见火门。○午后嗽多属阴虚，四物汤加知母、炒黄柏，先降其火。一云，午后嗽下半日也，多属阴虚，四物合二陈汤加知母、黄柏、麦门冬。如寒热，盗汗遗精，宜滋阴降火汤方见火门。○黄昏嗽多，此火气浮于肺，不宜用凉药，五味子、五倍子敛而降之。一云，黄昏嗽多者夜嗽也，润肺丸以敛之即润肺散作丸也。通用二陈汤去半夏，加贝母、瓜蒌、青黛、栀子、黄芩、桑白皮。○夜嗽，用降阴分火。《丹心》。○风寒郁热夜嗽者，三拗汤加知母、黄芩、生姜。《正传》。

桔梗汤 除痰止咳嗽，又治心咳。桔梗、半夏制、陈皮去白各一两，枳实三钱。上为粗末，每三钱，姜五，水煎服。《局方》。

二母散 治诸般咳嗽，兼治痰喘。知母、贝母各一两，巴豆十粒作霜。上为末，每服一字。与姜三片，临卧细嚼，白汤下，便合口睡，其嗽即定。亦治久嗽不愈。《入门》。

咳嗽诸证

有风嗽、寒嗽、热嗽、湿嗽、郁嗽、劳嗽、食积嗽、气嗽、痰嗽、干嗽、血嗽、酒嗽、久嗽、火嗽、夜嗽、天行嗽，通治咳嗽药。○咳因气动，为声嗽，乃血化为痰。肺气动则咳，脾湿动则嗽，脾肺二脏俱动，则咳嗽俱作也。《入门》。

风嗽

风乘肺，则鼻塞声重，口干喉痒，语未竟而咳。《入门》。○伤风咳者，脉浮，增寒壮热，自汗恶风，口干烦躁，鼻流清涕，欲语未竟而咳。《医鉴》。○伤风咳嗽，宜神术散、款冬花散、人参荆芥散方见声音、金沸草散、三拗汤、五拗汤、加减三拗汤。《诸方》。

神术散 治伤风头痛，鼻塞声重，咳嗽。苍术二钱，羌活、川芎、白芷、细辛、甘草各一钱。上锉，作一贴，姜三葱一，煎服。《得效》。

款冬花散 治寒壅相交，肺气不利，咳嗽痰盛。麻黄、贝母、阿胶珠各二钱，杏仁、甘草炙各一钱，知母、桑白皮、半夏、款冬花各五分。上锉，作一贴，姜三片，水煎服。《得效》。

金沸草散 治肺或风寒咳嗽、声重，痰涎黄浊壅盛。荆芥穗二钱，旋覆花、前胡各一钱半，麻黄、赤茯苓各一钱，半夏七分半，细辛、甘草各三分。上锉，作一贴，入姜三枣二梅一，水煎，绵滤去滓服。《正传》。

三拗汤 治感风寒咳嗽，鼻塞声重失音。麻黄不去根节、杏仁不去皮尖、甘草不炙不去皮各一钱半。上锉，作一贴，入姜五片，水煎服。《局方》。

五拗汤 治感风寒咳嗽，声重咽痛。三拗汤加荆芥穗、桔梗各一钱，煎服如上法。《丹心》。

加减三拗汤 治风喘嗽。麻黄二钱，杏仁、桑白皮各一钱半，甘草一钱，苏子、前胡各六分。上锉，作一贴，入姜三片，水煎服。《入门》。

寒嗽

寒伤肺者，咳则胸紧声哑。《入门》。〇脉紧，增寒发热，无汗恶寒，烦躁不渴，遇寒而咳。《医鉴》。〇风寒者，鼻塞声重恶寒。二陈汤加麻黄、杏仁、桔梗。《医鉴》。〇一种咳嗽，每遇寒则发，乃寒包热也。解表则热自除，枳梗汤即桔梗枳壳汤加麻黄、防风、杏仁、陈皮、紫苏叶、木通、黄芩。《入门》。〇脾肺皆受寒邪，则面白脉弦，微涩出，口甘，水反侮土，寡于畏也，腹中大寒，痰白作泡，口甘涎沫者，胃中寒而不和，以辛甘热去之。东垣。〇寒嗽宜九宝饮、华盖散、杏子汤、紫苏饮子、橘苏散、姜桂丸、人参款花膏、半夏温肺汤、杏苏汤、白圆子、人参润肺汤、温肺汤、加味理中汤、八味款冬花散、饴姜元。《诸方》。

九宝饮 治诸般咳嗽，及寒嗽久嗽。陈皮、薄荷、麻黄、桂皮、桑白皮、紫苏叶、杏仁、大腹皮、甘草各一钱。上锉，作一贴，入姜五、梅一个，水煎服。《易简》。

华盖散 治肺感寒邪，咳嗽上气，鼻塞声重。麻黄二钱、赤茯苓、苏子、陈皮、桑白皮、杏仁各一钱，甘草炙五分。上锉，作一贴，入姜三片，枣二枚，水煎服。《入门》。

杏子汤 治感风寒，痰盛咳嗽，尤宜冷嗽。人参、半夏、赤茯苓、白芍药、细辛、干姜、桂皮、杏仁、五味子各一钱，甘草五分。上锉，作一贴，入姜五梅一，水煎服，加麻黄尤佳。《易简》。

紫苏饮子 治脾肺虚寒，咳嗽痰盛。紫苏叶、桑白皮、青皮、杏仁、五味子、麻黄、陈皮、甘草各一钱，人参、半夏各六分。上锉，作一贴，入姜三，水煎服。《丹心》。

橘苏散 治伤寒咳嗽，身热有汗，脉浮数，服杏子汤不得者，宜服此。橘红、紫苏叶、杏仁、白术、半夏、桑白皮、贝母、五味子各一钱，甘草五分。上锉，作一贴，姜三，水煎服。《济生》。

姜桂丸 治寒痰咳嗽。桂皮二两，南星、半夏并制各一两。上为末，姜汁浸蒸饼和丸绿豆大，姜汤下三五十丸。易老。

人参款花膏 治肺胃虚寒，久嗽不已。款冬花、人参、五味子、桑白皮、紫菀各一两。上为末，蜜丸芡实大，每一丸，以淡姜汤嚼下，含化亦得。《纲目》。

半夏温肺汤 治虚寒咳嗽，中脘有痰水冷气，心下汪洋，嘈杂，多唾清水，脉沉弦细迟，此胃虚冷也。半夏、细辛、桂心、旋覆花、陈皮、人参、桔梗、白芍药、甘草各一钱，赤茯苓六分。上锉，作一贴，入姜五，水煎服。《入门》。

杏苏汤 治伤风寒，咳嗽痰盛。杏仁、紫苏叶、桑白皮、陈皮、半夏、贝母、白术、五味子各一钱，甘草五分。上锉，作一贴，入姜五，水煎服。《得效》。

人参润肺汤 治伤寒咳嗽。人参、干葛、桔梗、白芷、麻黄、干姜、白术、甘草各一钱。上锉，作一贴，姜三葱二，煎服。《丹心》。

温肺汤 治肺虚，客寒喘咳，呕吐痰沫。干姜、桂皮、半夏、陈皮、五味子、杏仁、甘草各一钱，细辛、阿胶珠各五分。上锉，作一贴，入姜三枣二，水煎服。《直指》。

加味理中汤 治肺胃俱寒咳嗽。人参、白术、干姜、甘草、赤茯苓、半夏、陈皮、细辛、五味子各一钱。上锉，作一贴，入姜三枣二，水煎服。《丹心》。

八味款冬花散 治肺经寒热不调，涎嗽不已。桑白皮、紫苏叶、杏仁、麻黄各一钱半，款冬花、紫菀茸、五味子、甘草各一钱。上锉，作一贴，水煎去滓，入黄蜡皂角子大，再煎熔化服之。《丹心》。

饴姜元 治冷嗽。黑糖一斤，干姜细末四两。上先熔糖，次下姜末和匀，待凝作片，常常嚼下。《乡集》。

热嗽

伤于暑热而得，咳则口燥声嘶吐沫。

《入门》。〇伤暑咳者，脉数，烦热引饮，口燥或吐涎沫，声嘶咯血。《医鉴》。〇凡咳嗽面赤，胸腹胁常热，惟足乍有凉时，其脉洪滑者，热痰在内也，宜小陷胸汤方见寒门，能治热嗽胸满。《纲目》。〇热嗽宜辰砂六一散方见暑门、洗肺散、人参泻肺汤、贝母散、参术调中汤、芩半丸、小黄丸、黄连化痰丸、四汁膏。《诸方》。

洗肺散　治咳嗽痰盛有热，肺气不清利。半夏三钱，黄芩二钱，天门冬、麦门冬、五味子各一钱半，杏仁一钱，甘草五分。上锉，作一贴，入姜五片，水煎服。《丹心》。

人参泻肺汤　治热嗽，即凉膈散方见火门去朴硝加人参、枳壳、桔梗、杏仁、桑白皮等分，锉，煎服。《入门》。

贝母散　治火嗽久嗽。杏仁三钱，款冬花二钱，知母一钱半，贝母、桑白皮、五味子、甘草各一钱。上锉，作一贴，入姜三片，水煎服。《入门》。

参术调中汤　除热补气，止嗽定喘，和脾胃，进饮食。桑白皮一钱，黄芪八分，人参、白术、白茯苓、甘草各六分，地骨皮、麦门冬、陈皮各四分，青皮二分，五味子二十粒。上锉，作一贴，水煎服。东垣。

芩半丸　治热嗽生痰。黄芩、半夏各一两。上为末，姜汁糊和丸梧子大，姜汤下七十丸。《入门》。

小黄丸　治热痰咳嗽，脉洪面赤烦渴。黄芩一两半，南星、半夏并制各一两。上为末，姜汁浸蒸饼和丸梧子大，姜汤下五七十丸。易老。

黄连化痰丸　治热痰咳嗽。黄连、吴茱萸各一钱半，陈皮五钱，半夏一两半。上为末，姜汁糊和丸绿豆大，姜汤吞下一百丸。《丹心》。

四汁膏　止咳嗽，消痰降火。雪梨汁、藕汁、生萝卜汁、生薄荷汁。上等分，入砂糖屑和匀，慢火熬成膏。以匙抄服。《入门》。

湿嗽

湿胜肺者，咳则身重，骨节烦疼，洒淅。《入门》。〇湿伤咳者，脉细，骨节烦疼，四肢重着，或有汗，小便不利。《医鉴》。〇湿嗽，宜不换金正气散方见寒门、白术汤、白术丸。

白术汤　治湿嗽痰多，身体重着，脉濡细。白术三钱，半夏、橘红、白茯苓、五味子各一钱半，甘草五分。上锉，作一贴，入姜五，水煎服。《济生》。

白术丸　治湿痰咳嗽，身重脉缓。白术一两半，南星、半夏并制各一两。上末，姜汁糊和丸，姜汤下五七十丸。易老。

郁嗽

即火咳甚者，干咳而无痰，乃肾水焦枯，邪火独炎于肺，宜泻白散方见五脏、清化丸、诃黎勒丸、霞天膏方见吐门。〇火郁者，有声痰少，面赤者是也，宜用清金降火汤。

清化丸　治肺郁痰嗽，睡不安。贝母一两，杏仁五钱，青黛三钱。上为末，砂糖入姜汁糊和丸弹子大，噙化。《丹心》。

诃黎勒丸　治劳嗽干嗽，及肺胀喘急。诃子皮五钱，海粉、瓜蒌仁、青黛、杏仁、贝母、便香附各二钱半。上为末，姜汁和蜜为丸，樱桃大，含化，徐徐咽下。《入门》。

清金降火汤　治热嗽，能泻肺胃之火，火降则痰消嗽止。陈皮、杏仁各一钱半，赤茯苓、半夏、桔梗、贝母、前胡、瓜蒌仁、黄芩、石膏各一钱，枳壳八分，甘草三分。上锉，作一贴，入生姜三片，水煎服，食后。《医鉴》。

劳嗽

虚劳咳嗽也。〇劳嗽者，盗汗出，兼痰多，作寒热，宜补阴清金四物汤，加竹沥、姜汁。〇阴虚火动而嗽，四物合二陈，加黄柏、知母。〇阴虚喘嗽，或吐血，四物加黄柏、知母、五味子、麦门冬、桑白皮、地骨皮。《医鉴》。○好色之人，元气虚弱，咳嗽不愈。宜琼玉膏方见身形。治虚劳干咳嗽最捷。《丹心》。○劳嗽宜人参清肺汤、加味二母丸、人参芎归汤、加味人参紫菀散、润肺丸、补肺汤、温金散、大宁嗽汤、知母汤、宁嗽膏、大阿胶元。《诸方》。○酒色过度，虚劳少血，津液内耗，心火自炎，遂使燥热乘肺，咯唾脓血，上气涎潮，其嗽连续而不已，须用六味地黄丸方见虚劳，加橘红、贝母、黄柏、知母。《入门》。

人参清肺汤 治久嗽、劳嗽，及肺痿唾血腥臭。人参、桑白皮、地骨皮、知母、阿胶珠、罂粟壳蜜炒、杏仁、桔梗、甘草各一钱。上锉，作一贴，入大枣、乌梅各一枚，水煎去滓，入蜜一匙搅匀，澄清吸服。《得效》。○一名人参清肺饮。《入门》。

加味二母丸 治久嗽、劳嗽、食积嗽。知母、贝母同巴豆炒黄色，去巴豆同二母散法，入白矾、白及，四味等分。上为末，和姜汁，入蜜为丸芡实大，含化咽下，或加麦门冬、陈皮、阿胶珠亦好。《入门》。

人参芎归汤 治干嗽。因虚劳少血，燥热乘肺，咯唾脓血，动辄冒寒咳嗽。当归、川芎、白芍药各一钱半，赤茯苓、人参、半夏、陈皮、阿胶珠、细辛、五味子、甘草各七分。上锉，作一贴，姜三枣二，水煎服。《直指》。

加味人参紫菀散 治虚劳咳嗽。人参、五味子、紫菀茸、陈皮、紫苏叶、贝母、桑白皮、白茯苓各一钱，杏仁、甘草各七分半，加川芎、半夏曲各一钱，阿胶珠五分。上锉，作一贴，姜五枣二梅一，水煎服。《直指》。

润肺丸 治燥痰干嗽劳嗽。贝母一两，瓜蒌仁、青黛各五钱。上为末，姜汁蜜调成膏，噙化。《丹心》。

补肺汤 治劳嗽。桑白皮蜜炒、熟地黄各三钱，人参、紫菀、黄芪、五味子各一钱。上锉，作一贴，水煎，入蜜一匙服。

温金散 治劳嗽。防风、桑白皮、黄芩、甘草各一两，杏仁去皮尖二十一粒，人参、茯神各五钱，麦门冬二钱半。上取前五味，入米泔水浸一宿晒干，次入人参、茯神、麦门冬，同为末，每取三钱，入黄蜡、大豆许，煎服。《丹心》。

大宁嗽汤 治劳嗽神效。半夏二钱，五味子、赤茯苓、桑白皮、紫苏叶、陈皮、枳壳、杏仁、阿胶珠、罂粟壳蜜炒各一钱，细辛、甘草各五分。上锉，作一贴，入姜三枣二梅一，水煎服。《丹心》。

知母汤 治虚劳咳嗽，唾脓血，心肺有热。黄芪蜜炙一钱半，白芍药、生干地黄、黄芩、麦门冬、人参、白茯苓、桔梗、知母各一钱，甘草五分。上锉，作一贴，入姜三片，竹叶三片，小麦一撮，水煎服。《丹心》。

宁嗽膏 治阴虚火动，咳嗽咯血。天门冬、白术各八两，百部根、杏仁、贝母、百合各四两，款冬花五两，紫菀三两。上粗锉，以长流水一斗煎取三升，又易新水煎取三升，如此三次，合取汁，入饴糖八两，蜜十六两再熬，入阿胶四两，白茯苓细末四两，和匀成膏，每服三五匙，不以时。《医鉴》。

大阿胶元 治虚劳咳嗽，吐唾血，发热消瘦。山药、五味子、熟地黄、阿胶珠、白茯苓各一两，麦门冬、丹参、贝母、防风、茯神、柏子仁、百部根、杜仲各五钱，远志、人参各二钱半。上为末，蜜和作丸弹子大，每一丸，以小水略煎，和滓呷服。《局方》。

食积嗽

因食积生痰，咳嗽胸满，噫酸。宜二陈汤加厚朴、山楂子、麦芽。《入门》。○食积嗽，非青黛、瓜蒌实不除。又云，有食积人，面青白黄色不常，面上如蟹爪路，一黄一白者是也。○食积痰嗽发热者，半夏、南星并制为君，瓜蒌实、萝卜子为臣，青黛、石碱为使，姜汁糊为丸服。《丹心》。○一方，三补丸芩连柏也加二母炒知母、贝母为末，水丸椒核大，以竹沥、藕汁吞之。《丹心》。○食积嗽，宜瓜蒌丸、青金丸、二母宁嗽汤、温脾汤、香附丸。《诸方》。

瓜蒌丸 治食痰壅滞喘嗽。瓜蒌实、半夏曲、山楂子、神曲各等分。上为末，瓜蒌瓢水和丸，竹沥、姜汤下五七十丸。《丹心》。

青金丸 治食积，火郁嗽劫药也。贝母、知母各五钱，巴豆霜五分。上末，姜汁糊和丸，青黛为衣，白汤下五七十丸。《丹心》。

二母宁嗽汤 治伤饮食，胃火上炎，冲逼肺气，痰嗽久不愈，一服即差。石膏二钱，贝母、知母各一钱半，栀子、黄芩各一钱二分，桑白皮、赤茯苓、瓜蒌仁、陈皮各一钱，枳实七分，生甘草二分，五味子十粒。上锉，作一贴，姜三，煎服。《医鉴》。

温脾汤 治食饱则咳。甘草四两，大枣二十枚。上锉，水五升煮至二升，分三服。《千金》。

香附丸 治食积痰嗽。苍术三两，香附子一两半，萝卜子炒、瓜蒌仁、杏仁、半夏各一两，黄芩、赤茯苓各五钱，川芎三钱。上为末，姜汁糊和丸，淡姜汤下五七十丸。《正传》。

气嗽

七气积伤成咳嗽，痰涎凝结，或如败絮，或如梅核，滞塞咽喉，咯不出，咽不下，妇人多有之。《入门》。○气嗽，宜苏子降气汤方见气门、加味四七汤方见神门、团参饮子、青龙散、三子养亲汤、苏子煎、玉粉丸、星香丸、橘姜丸。《诸方》。

团参饮子 治七情咳嗽，劳伤肺脾，多唾脓血，渐成肺痿，将作劳瘵。人参、半夏、紫菀、阿胶珠、百合、款冬花、天门冬、杏仁、经霜桑叶各一钱，细辛、甘草各

五分，五味子十五粒。上锉，作一贴，姜三，煎服。《济生》。

青龙散 治咳上气，不得卧。人参、陈皮、紫苏叶、五味子。上锉一两，姜三，水煎服。《丹心》。

三子养亲汤 治咳嗽气急，养脾进食。紫苏子、萝卜子、白芥子各一钱。纸上微炒，研，煮汤饮，勿煎太过，味苦。《入门》。

苏子煎 治老、虚人，上气咳嗽。紫苏子一升另捣为末，杏仁去皮、尖，双仁一升另研为泥，生姜汁、生地黄汁、白蜜各一升，苏杏二味，以二汁浇之，绞取汁，其滓再捣再绞，令味尽出，乃合蜜搅匀，盛器中，重汤煮如饧，每服一大匙，日三，或去地黄汁代竹沥亦佳。《奇效》。

玉粉丸 治气痰，咳嗽喘急。陈皮二两，南星、半夏各一两。上为末，以姜汁浸蒸饼和丸，姜汤下五七十丸。易老。

星香丸 治气嗽生痰。南星、半夏各三两，白矾一两研，和水浸二味一宿，陈皮五两，泔浸一昼夜去白取三两，香附子三两，皂角水浸一伏时，晒干。上不见火为末，姜汁糊和丸梧子大，姜汤下五七十丸。此乃家传秘方，累验。《丹心》。

橘姜丸 治久患气嗽圣药。陈皮、生姜同捣焙干，各二两。上为末，神曲二两作糊和丸，梧子大，米饮下三五十丸。《入门》。

痰嗽

痰嗽者，痰出嗽止，胸膈多满，盖湿痰在胃，上干于肺则必作咳嗽。《入门》。○痰嗽者，嗽动便有痰声，痰出则嗽止也。《丹心》。○郁肺经，咳则涎多，二陈汤加枳壳、桔梗、瓜蒌仁、黄芩、贝母。又用半瓜丸。○寒热交作而痰嗽者，小柴胡汤方见寒门加知母、白芍药、五味子、桑白皮。《正传》。○痰盛有热，宜滚痰丸。方见痰门。○痰嗽，宜洗肺散、橘甘散、滴油散、二母散、玉芝元、澄清饮、三圣丹、蓝漆煎、安肺

散、人参散。

半瓜丸 治痰嗽。半夏、瓜蒌仁各五两，贝母、桔梗各二两，枳壳一两半，知母一两。上为末，姜汁浸蒸饼和丸，梧子大，姜汤下五七十丸。半夏须久浸姜汁，炒黄色，否则辣喉。《正传》。

橘甘散 治气嗽痰嗽甚效。橘皮、生姜焙干、神曲炒各等分。上为末，温水和丸梧子大，米饮下五七十丸，日再。《正传》。

滴油散 治痰嗽面浮如盘。蚌粉，新瓦上炒令通红，放地上出火毒，每半两加青黛一钱，以淡薤水滴入麻油数点调服，即愈。《医说》。

玉芝元 治风热痰盛，咳嗽声重。半夏曲六两，人参、薄荷、白茯苓、白矾、枯南星泔浸焙各三两。上为末，姜汁煮面糊和丸梧子大，姜汤下五七十丸。《得效》。

澄清饮 治痰嗽，服他药不效者。南星、半夏并制、蚌粉、知母、贝母、白矾各一钱。上锉，作一贴，姜五煎，澄清，徐徐服。《得效》。

三圣丹 治久痰嗽极效。半夏制二两，南星煨一两，甘草生半两。上以半、星二味为末，姜汁拌匀，盦作面，冬十夏五春秋七日，取出再为末，入甘草末和匀，竹沥一碗拌和作饼子焙干，又将竹沥沃湿焙干，如此十数次，以竹沥尽为度。再研为末，炼蜜调和如饧，临卧抄一匙于口内，噙化，以竹沥漱口咽下。《正传》。

蓝漆煎元 治痰嗽。蓝漆二两，人参、杏仁、胡桃肉各一两。上为末，蜜丸弹子大，每一丸，姜汤或米饮嚼下。《乡集》。

安肺散 治痰嗽，不问新久。罂粟壳炒黄色四两，麻黄、甘草炒各二两。上粗末，每三钱，乌梅一个同煎服。《纲目》。

人参散 痰嗽通用。半夏曲二钱，人参、桔梗、五味子、细辛、枳壳、赤茯苓、杏仁各一钱，甘草五分。上锉，作一贴，入姜五梅一，水煎服。《丹心》。

白圆子 治风痰嗽。有一种咳嗽，直至顿吐，饮食痰物俱出尽，方小定，此乃肝木克脾土，风痰壅盛所致，宜以白元子方作生料方见风门，加木香、丁香、橘红、天麻、全蝎、白僵蚕，水煎，和姜汁服。《丹心》。

干嗽

干咳嗽者，无痰有声是也。此证本于气涩，涩微者，连咳十数声，方有痰出；涩甚者，虽咳十数声，亦无痰出，是为干咳嗽也。《纲目》。○干咳者，肺中无津液也。《入门》。○干咳嗽极难治，此系火郁之证，乃痰郁火邪在肺中。用苦桔梗以开之，下用补阴降火之剂，不已则成劳，须行倒仓法。此不得志者有之，用四物汤加竹沥、炒黄柏之类。《丹心》。○燥痰不出者，用蜜水吐之。蜜煎生姜汤、蜜煎陈皮汤、烧生姜胡桃方，皆治无痰而嗽者，以辛甘润其肺也。易老。○治干嗽补肺，生地黄二斤洗净，杏仁二两，生姜、蜂蜜各四两。上捣如泥，盛磁器，置饭上蒸五七度，每于五更，挑三匙咽下。《本事》。○又方：白蜜一斤，生姜二斤取汁，先称铜器，知斤两讫，内蜜复秤知数，次内姜汁，以微火煮，令姜汁尽，惟蜜斤两在，则止。每服如枣子大，含化，日三。《千金》。○干嗽宜用琼玉膏方见身形、润肺散、加味二母丸、诃黎勒丸、抑痰丸。方见痰门。

血嗽

瘀血咳嗽者，喉间有腥气，或吐唾，血瘀因打扑伤损而致。四物汤加大黄、苏木为末，酒调服，或水煎服。《入门》。○生桃仁七粒，以韭汁送下，最佳。丹心血嗽宜服人参百合汤、桑白散、当归饮。《诸方》。

人参百合汤 治劳嗽吐红。白术、白茯苓、百合、阿胶珠、天门冬各一钱，白芍药、人参、五味子、黄芪、半夏、杏仁各七分，细辛、红花、桂皮、甘草各三分。上锉，作一贴，水煎服。《诸方》。

桑皮散 治上焦有热，血壅腥闷，嗽声连并，气不得透。甘草一钱半，薄荷、桔梗、川芎、防风、桑白皮、黄芩、前胡、紫苏叶、柴胡、赤茯苓、枳壳各八分。上锉，作一贴，入姜三片，枣二，水煎服。《直指》。

当归饮　因打扑损伤肺气，咳嗽吐黑血。大黄、苏木、生干地黄、当归、赤芍药各等分。上为末，每三钱，温酒调服。《得效》。

酒嗽

酒性大热，因伤引饮，冷与热凝于胃中，不散而成湿，故痰作咳嗽。《保命》。○饮酒多咳嗽，青黛、瓜蒌仁，上为末，姜汁炼蜜和丸，樱桃大，常常含化，散肺毒。《丹心》。○酒伤肺成痰嗽，以竹沥煎紫苏，入韭汁，就吞瓜蒌杏连丸，又宜蜂姜丸。《入门》。

瓜蒌杏连丸　治酒痰嗽。瓜蒌仁、杏仁、黄连各等分。上为末，以竹沥、姜汤煮糊和丸服。《丹心》。

蜂姜丸　治酒痰嗽，及积痰久嗽留肺脘，黏滞如胶，气不升降。便香附、白僵蚕炒、海蛤粉、瓜蒌仁、蜂房、杏仁、神曲各等分。上为末，以姜汁、竹沥，入蜜和丸樱桃大，含化咽下。《丹心》。○一方，无香附，有茜根。《入门》。

久嗽

乃积痰久留肺脘，黏滞如胶，气不升降，或挟湿与酒而作。《丹心》。○久嗽，宜蜂姜丸、加味二母丸、人参清肺汤、贝母汤、九仙散、人参款花散、天鼠散、清肺汤、马兜铃丸、加味百花膏、润肺除嗽饮。《诸方》。

贝母汤　治诸般久嗽。贝母姜制、干姜生、五味子、陈皮、半夏制、柴胡、桂心各五钱，黄芩、桑白皮各二钱半，木香、甘草各一钱二分半。上粗末，每五钱，入制杏仁七个，生姜七片，水煎服。○一妇患积年

嗽，服此一贴即愈，神效。《本事》。

九仙散　治久嗽，乃收功后药，收敛之剂也。罂粟壳蜜炒二钱，人参、款冬花、桑白皮、桔梗、阿胶珠、五味子各一钱，贝母半钱。上锉，作一贴，入姜三梅一，水煎服。《纲目》。

人参款花散　治久嗽。罂粟壳蜜炒黄色一两，人参、款冬花各五钱，知母、贝母、半夏制各三钱。上为粗末，每五钱，乌梅一个，同水煎服。《纲目》。

天鼠散　治久咳嗽上气，十年诸药不差。蝙蝠除翅足，烧令焦为末，和饮服之妙。《纲目》。

清肺汤　治久嗽及痰嗽、肺胀嗽。黄芩一钱半，桔梗、赤茯苓、桑白皮、陈皮、贝母各一钱，当归、天门冬、栀子、杏仁、麦门冬各七分，五味子七粒，甘草三分。上锉，作一贴，姜三枣二，水煎服。《回春》。

马兜铃丸　治久嗽神效。马兜铃、半夏、杏仁各一两另研，巴豆二十一粒，去皮心油另研。上细末和匀，以皂角煎膏和丸梧子大，雄黄为衣，以乌梅汤下十丸，以利为度。易老。

加味百花膏　治久嗽不愈。紫菀、款冬花各一两，百部根五钱。上为末，每三钱，姜三梅一，煎汤调下，食后。《入门》。

润肺除嗽饮　治远年咳嗽如神。款冬花、紫菀茸、麻黄、陈皮、石膏粉、桔梗、半夏、桑白皮、枳壳、乌梅肉、罂粟壳各七分，人参、杏仁、薄荷、生甘草各五分，五味子九粒。上锉，作一贴，姜三片，细茶一撮，同煎服。《正传》。

火嗽

火嗽有声，痰少面赤者是，或烦渴引饮，脉洪数。《丹心》。○火嗽，宜贝母散、清肺饮、柴胡枳桔汤、清金降火汤、二母宁嗽汤、抑心清肺丸、玄霜雪梨膏、人参清镇丸、滋阴清化膏、海青丸。《诸方》。

清肺饮　治肺热咳嗽。前胡、荆芥、桑

白皮、枳壳各一钱，知母、贝母、薄荷、赤茯苓、桔梗、紫苏叶、阿胶珠、杏仁、天门冬、甘草各七分。上锉，作一贴，入姜三梅一，水煎服。《直指》。

柴胡枳桔汤 治伤寒胸胁痛，潮热，咳喘痰盛。麻黄、杏仁、枳壳、桔梗、柴胡、黄芩、半夏、知母、石膏、干葛各一钱，甘草五分。上锉，作一贴，入姜三，水煎服。《医鉴》。

抑心清肺丸 治肺热咳嗽咯血，即黄连阿胶元也方见大便。盖黄连、赤茯苓能抑心火，肺得其清，则嗽自止。《医鉴》。

玄霜雪梨膏 治劳嗽久不愈，消痰止嗽，生津，止咯唾血。雪梨六十个，去心皮，取汁二十盅，酸者勿用。藕汁十盅，生地黄汁十盅，麦门冬煎取汁五盅，生萝卜汁五盅，茅根汁十盅。上汁，重滤去滓，火上煎炼，入蜜十六两，饴糖八两，柿霜八两，姜汁半盏，火上再熬，如稀糊则成膏矣，每服三五匙。《医鉴》。

人参清镇丸 治热止嗽，消痰定喘。柴胡、人参各一两半，生黄芩、半夏、甘草各七钱半，麦门冬三钱，陈皮、五味子各二钱，青黛六钱。上末，水糊和丸梧子大，白汤下三五十丸。《正传》。

滋阴清化膏 止咳嗽，清痰火，滋化源。肺肾乃人身之化源也。生地黄、熟地黄并酒浸、天门冬、麦门冬各二两，黄柏盐酒炒一两半，白茯苓、山药、枸杞子、白芍药酒炒、知母盐酒炒、玄参、薏苡仁炒各一两，五味子七钱，甘草生五钱。上为末，蜜丸弹子大，每一丸，空心，嚼化咽下。○痰嗽甚，加陈皮、贝母各一两。《回春》。

海青丸 治火郁嗽，及肺胀气急息重。诃子皮、海蛤粉、瓜蒌仁、青黛、半夏制、便香附各一两。上为末，以姜汁浸蒸饼和丸绿豆大，姜汤下三五十丸。《丹心》。

夜嗽

夜间咳嗽属阴虚，宜降阴分火。《入门》。○阴分嗽者，多属阴虚，治之用知母止嗽，勿用生姜，以其辛散故也。《丹心》。○凡夜嗽久嗽，多属肾气亏损，火炎水涸，或津液涌而为痰，须用六味地黄元方见虚劳，加黄柏、知母、天门冬、贝母、橘红，以滋化源，滋阴降火汤方见火门亦佳。《回春》。○夜嗽，宜用滋阴清化膏、麻黄苍术汤。《诸方》。

麻黄苍术汤 治秋冬夜嗽不绝，至晓方缓，口苦胸痞胁痛，痰唾涎沫，不进饮食。麻黄八钱，苍术五钱，黄芪一钱半，草豆蔻六分，柴胡、羌活各五分，防风、当归梢、生甘草各四分，炙甘草、黄芩各三分，五味子十五粒。上锉，分作二贴，水煎服。东垣。

天行嗽

时令不正，人多感冒咳嗽，宜人参饮子、一服散。《得效》。○四时感冒咳嗽，宜服参苏饮。方见寒门。《回春》。

人参饮子 治天行咳嗽，痰盛寒热。人参、桔梗、五味子、赤茯苓、半夏各一钱半，枳壳、甘草各七分。上锉，作一贴，姜五，水煎服。○寒暑之交气盛，人衣厚作壅，忽痰盛微热，此药最宜。若作感冒发其汗，必成大病。此方佳处，在赤茯苓能导心热，枳壳能疏肺壅，故易为效。《丹心》。

一服散 治时行暴嗽。大半夏三个，杏仁七个，罂粟壳二个，乌梅二个，阿胶二片，生姜十片，紫苏十叶，甘草一钱。上锉，作一贴，水煎服。《得效》。

通治咳嗽药 咳而无痰者，以辛甘润其肺，故咳嗽治痰为先，治痰者下气为上，是以南星、半夏胜其痰而咳嗽自愈，枳壳、橘红利其气而痰饮自下。痰而能食者，小承气汤方见寒门微利之；痰而不能食者，厚朴汤方未详疏导之。夏月嗽而发热者，谓之热嗽，小柴胡汤四两，入石膏一两，知母五钱；冬时嗽而发寒者，谓之寒嗽，小青龙汤加杏仁，此治法之大体也。易老。○咳之为病有二，咳即出痰者，脾湿胜而痰滑也。有连咳十数，不能出痰者，肺燥胜痰湿也。滑者，宜南星、半夏、皂角灰之属燥其脾。涩者，宜枳壳、紫苏、杏仁之属利其肺。《丹心》。○外感久则郁热，内伤久则火炎，俱宜开郁、润燥。《入门》。○嗽而胁下痛，宜以青皮疏肝气，兼用白芥子之类，后以二陈汤加南星、香附、青皮、青黛、姜汁糊为丸服。《丹心》。○二陈汤治咳嗽，去痰伐病根之药，除阴虚血虚，火盛干咳嗽者，勿用。《丹心》。○咳嗽通用清金饮、五嗽元。《诸方》。

清金饮 治诸般咳嗽。杏仁、白茯苓各一钱半，橘红一钱二分，五味子、桔梗、甘草各一钱。上锉，作一贴，水煎服。《必用》。○一名杏仁五味子汤。《明医》。

备急五嗽元 一曰气嗽，二曰饮嗽，三曰燥嗽，四曰冷嗽，五曰邪嗽。昼夜不止，面目浮肿，饮食不下，肉桂、干姜、皂荚各等分。上为末，蜜丸梧子大，温水下十五丸。《局方》。

喘证有八

喘急者，气因火郁而成，稠痰在肺胃也。《丹心》。○喘者，火气甚，则气盛而息粗也。河间。○呼吸急促者，谓之喘；喉中有声响者，谓之哮。虚者，气之身冷，痰如冰实者，气壮胸满，身热便硬。《入门》。○喘者，肺主气，形寒饮冷则伤肺，故其气逆而上行，冲冲而气急，喝喝而息数，张口抬肩，摇身滚肚者，是为喘也。《明理》。○有起居如故而息有音者，乃肺之络脉逆，而不得随经上下故也。《入门》。○火气甚为夏热，衰为冬寒，故病寒则气衰而息微，病热则气盛而息粗。又寒水为阴，主乎迟缓；热火为阳，主乎急数。是以寒则息迟气微；热则息数，气盛而为喘也。河间。○喘非风寒伤肺，则痰火胀肺，风寒则祛散，痰火则疏导，但火急者，亦不可纯用苦寒，宜温以劫之。劫药见下。《入门》。○凡喘未发，以扶正气为主。已发，以散邪为主。《丹心》。○喘有风寒喘、痰喘、气喘、火喘、水喘、久喘、胃虚喘、阴虚喘。诸病发喘嗽，通治喘嗽药。《诸方》。

风寒喘

寻常感冒，风寒内郁，肺胀逆而为喘。风宜金沸草散方见上、麻黄散、人参润肺散、九宝饮方见上。○寒宜加味三拗汤、人参定喘汤、小青龙汤方见寒门、参苏温肺汤、五味子汤、九味理中汤、五虎汤、止喘元。《诸方》。○冷喘，则遇寒而发。《医鉴》。○肺寒肺虚，必有气乏表怯，冷痰如冰之证。《医鉴》。

麻黄散 治伤风，喘急痰壅，涕唾稠粘。麻黄二钱，桂皮一钱二分，款冬花、诃子皮、甘草各一钱，杏仁六分。上锉，作一贴，入细茶一钱，水煎服。《得效》。

人参润肺散 治感风寒，咳嗽喘急，痰壅鼻塞。麻黄二钱，贝母、杏仁各一钱半，人参、甘草各一钱，桔梗、阿胶各五分，橘红二分半。上锉，作一贴，入紫苏叶二片，同煎服。《丹心》。

人参定喘汤 治肺感寒邪喘急，亦治咳嗽。罂粟壳蜜炒二钱，五味子一钱半，麻黄、人参、半夏曲、阿胶珠、甘草各一钱，桑白皮五分。上锉，作一贴，姜三，煎服。《得效》。

参苏温肺汤 治形寒饮冷则伤肺，喘喝烦心，胸满短气。人参、紫苏叶、肉桂、木香、五味子、陈皮、半夏、桑白皮、白术、白茯苓各一钱，甘草五分。上锉，作一贴，姜三，水煎服。东垣。

五味子汤 治寒喘。麻黄二钱，五味子、杏仁、橘红各一钱半，干生姜、桂皮、甘草各一钱。上锉，作一贴，紫苏三叶，煎服。《直指》。

加味三拗汤 治寒喘。麻黄二钱，陈皮一钱半，杏仁、五味子各一钱二分，桂皮一钱，甘草五分。上锉，作一贴，姜三，煎服。《得效》。

九味理中汤 治寒喘。寒喘者，手足冷，脉沉细也。缩砂研、干姜炮、苏子、厚朴、桂皮、陈皮、甘草炙各一钱，沉香、木香各五分并水磨取汁。上锉，作一贴，姜三，水煎，入沉香、木香汁调服。《回春》。

五虎汤 治伤寒喘急。麻黄三钱，石膏五钱，杏仁二钱，甘草一钱，细茶一撮，桑白皮一钱半。上锉，作一贴，入姜三片，葱白一茎，水煎服。《医鉴》。

止喘元 治冷喘。荜拨、胡椒、人参、胡桃肉各等分。上为末，蜜和，两作三十丸，每一丸，细嚼，温水下。《类聚》。

痰喘

痰喘者，凡喘便有痰声。《入门》。○肺实肺热，必有壅盛胸满，外关上炎之状。《医鉴》。○痰喘，宜千缗汤、千缗导痰汤、加减三奇汤、贝母散、平肺散、紫苏半夏汤、定喘化痰汤、润肺膏、苏子导痰降气汤、大萝皂丸、祛痰丸。《诸方》。○凡喘正发时无痰，而将愈时却吐痰者，乃痰在正发之时，闭塞不通而喘，当其时开其痰路则易安。宜桔梗、瓜蒌仁、枳壳、杏仁、苏叶、前胡等引出其痰，然后调其虚实。实者，用沉香滚痰丸方见痰门；虚者，补以参、芪、归、术。《纲目》。

千缗汤 治痰喘，数服即安。半夏七枚、炮四破，皂角炙、甘草炙各一寸，南星炮一钱。上锉，作一贴，姜五，水煎服。《纂要》。

千缗导痰汤 治痰喘不能卧，一服即安。半夏七枚炮切作四片，南星、陈皮、赤茯苓、枳壳各一钱，皂角、甘草各一寸并炙。上锉，作一贴，入生姜五片，水煎服。《医鉴》。

加减三奇汤 治咳喘上气，痰涎不利。半夏二钱，桔梗、陈皮、青皮、人参、桑白皮、紫苏叶、杏仁、五味子各一钱，甘草五分。上锉，作一贴，入姜三，水煎服。东垣。

贝母散 治热嗽及痰喘，辰时服，酉时可安，即上二母散也。《得效》。

平肺散 治喘嗽痰盛，寒热往来，咽干口燥。陈皮一钱，半夏、罂粟壳、薄荷、紫苏叶、乌梅肉、紫菀、知母、桑白皮、五味子、杏仁、桔梗各七分，甘草五分。上锉，作一贴，姜三，水煎服。《丹心》。

紫苏半夏汤 治喘嗽痰盛，寒热往来。桑白皮二钱，杏仁一钱半，半夏、陈皮、紫苏叶、五味子、紫菀各一钱。上锉，作一贴，姜三，水煎服。《丹心》。

定喘化痰汤 治咳嗽痰喘。陈皮二钱，半夏、南星并制各一钱半，杏仁二钱，五味子、甘草各八分，款冬花、人参各七分。上锉，作一贴，姜五片，水煎服。《丹心》。

润肺膏 治同上。紫菀、杏仁、款冬花各一两，麻黄、桔梗、诃子、细辛各五钱，枯白矾一钱，胡桃肉一两，生姜二两取汁，清油八两，蜜一斤。上先将油炼熟，次入蜜，炼去沫，却下药末搅匀，每服二三匙，白汤调下，临卧时。《丹心》。

苏子导痰降气汤 治痰喘上气。苏子二钱，半夏、当归各一钱半，南星、陈皮各一钱，前胡、厚朴、枳实、赤茯苓各七分，甘草五分。上锉，作一贴，入姜三枣二，水煎服。《必用》。

大萝皂丸 治气喘、痰喘、风痰、食痰、酒痰、面毒等证。萝卜子炒二两，皂角烧存性一两，南星、半夏并制、杏仁、瓜蒌仁、便香附、青黛、陈皮各五钱。上为末，神曲糊和丸梧子大，姜汤吞下六七十丸。《入门》。

祛痰丸 治风痰喘嗽。人参、木香、天麻、陈皮、赤茯苓、青皮、白术各一两，皂角九钱，槐角子、半夏各七钱半。上为末，姜汁糊和丸梧子大，每五七十丸，温酒或姜汤吞下。《丹心》。

气喘

七情所伤，气急而无声响。○惊忧气

郁，惕惕闷闷，引息鼻张，呼吸急促而无痰声者是也。《入门》。○喘者，上气急促，不能以息之谓也。《医鉴》。○气虚气短而喘，不可用苦寒之药，火盛故也，宜用人参蜜炙、黄柏、麦门冬、地骨皮之类。《丹心》。○气实人，因服黄芪过多而喘，用三拗汤方见上以泻其气。《丹心》。○气喘宜加味四七汤方见神门、四磨汤、六磨汤、清金汤、苏子降气汤方见气门、加味白术散、定肺汤、杏仁半夏汤、杏苏饮、调降汤、加味四君子汤、沉香降气汤。方见气门。

四磨汤 治七情郁结，上气喘急。人参、槟榔、沉香、乌药。上各等分，浓磨水，取七分盏，煎三五沸，微温服，不拘时。东垣。

六磨汤 治同上，又治胸中气膈甚当。四磨汤加木香、枳壳等分，制法服法同上。东垣。

清金汤 治咳嗽喘急，胸满气逆，坐卧不安。陈皮、赤茯苓、杏仁、阿胶珠、五味子、桑白皮、薏苡仁、紫苏叶、百合、贝母、半夏曲、款冬花各七分，罂粟壳、人参、甘草各三分。上锉，作一贴，入姜三枣二梅一个，同煎服。《纲目》。

加味白术散 治气虚喘急，饮食不进，又治喘嗽，饮酒必发者。即参苓白术散方见内伤加陈皮、半夏各一钱。上作一服，入姜三片，桑白皮七寸，同煎服。《得效》。

定肺汤定肺汤 治上气喘嗽。紫菀茸、五味子、橘皮、苏子、杏仁、桑白皮、半夏、枳壳、甘草各一钱。上锉，作一贴，入姜五片，紫苏五叶，水煎服。《直指》。

杏仁半夏汤 治肺气不足喘嗽。杏仁、半夏、桔梗、陈皮、赤茯苓、防己、桑白皮、白矾各一钱，皂角、薄荷各五分，甘草一寸。上粗末，作一贴，姜三，水煎服。《丹心》。

杏苏饮 治上气喘嗽，浮肿。紫苏叶二钱，紫菀、甘草各一钱，陈皮、桔梗、麻黄、桑白皮、阿胶珠各七分半，五味子、大

腹皮、乌梅肉、杏仁各五分。上锉，作一贴，入姜五片，水煎服。《丹心》。

调降汤 治喘嗽上气。枳壳一钱三分，甘草一钱，半夏、桔梗、赤茯苓、青皮、陈皮、苏子、槟榔、葶苈子炒各七分，白豆蔻、木香、缩砂、紫苏叶各五分。上锉，作一贴，姜五，水煎服。《直指》。

加味四君子汤 治气喘。人参、白术各一钱三分，甘草一钱，当归八分，赤茯苓、陈皮、厚朴、缩砂、苏子、桑白皮各六分，沉香、木香各五分并水磨取汁。上锉，作一贴，入姜三枣二，水煎，和二香汁调服。《回春》。

火喘

手太阴之脉，是动则肺胀满，膨膨而喘咳。所生病者，咳嗽上气，喘喝烦心胸满。《灵枢》。○是皆冲脉之火，行于胸中而作也。○平居则气平和，行动则气促而喘者，是冲脉之火上攻也。有老人素有喘，或吐唾血痰。平居则不喘，稍行动则气促喘急，以滋肾丸方见小便，空心，服七八十丸，其证大减。此泄冲脉之火邪，故如此其效也。东垣。○火炎于肺胃而喘者，乍进乍退，得食则减，食已则喘。大概胃中有实火，膈上有稠痰，食入于咽，坠下稠痰，喘即暂止，稍久，食已入胃，反助其火，痰再升上，喘反大作，俗不知此，作胃虚治以燥热之药，以火济火也。昔叶都督患此，诸药不愈，后以导水丸方见下门利五六次而安。《丹心》。○热喘者，发于夏，不发于冬。《医鉴》。○火喘，用白虎汤方见寒门，加瓜蒌仁、枳壳、黄芩煎服，神效。又双玉散亦效。《纲目》。○火喘，以导痰汤方见痰门加芩、连、栀子、杏仁、瓜蒌仁，以清金降火消痰。《入门》。○火喘，宜麦门冬汤、加减泻白散、滋阴降火汤方见火门、加味生脉散、泻火清肺汤、玉液散、玉华散。《诸方》。○华佗云：盛则为喘，减则为枯。《活人书》云：发喘者，气有余也。凡看文字，须会得本

意。肺气若盛而有余，则当清肃下行而不喘，以其火入于肺，衰与不足而为喘焉。故言盛者，言肺中之火盛也；有余者，言肺中之火有余也，故泻肺火以苦寒之剂，实补肺也。《纲目》。

双玉散 治热喘，痰涌如泉。寒水石、石膏各等分。上为细末，每取三钱，人参汤调下。《保命》。

麦门冬汤 治火喘。麦门冬三钱，半夏二钱，人参一钱，甘草五分，粳米一合，大枣三枚。上锉，作一贴，水煎服，日二。仲景。○肺胀满膨膨而喘咳者，多用五味子，而人参次之，麦门冬又次之，黄连少许。甚则交两手而瞀者，真气大虚也，若气短，加黄芪、五味子、人参；若气盛，去五味子、人参，加黄芩、荆芥穗。东垣。○一妇素有痰嗽，忽一日大喘，痰出如泉，身汗如油，脉浮而洪，似将命绝。速用麦门冬四钱，人参二钱，五味子一钱半，煎服一贴，喘定汗止，三贴，痰渐少，再加瓜蒌仁一钱半，白术、当归、芍药、黄芩各一钱，服二十余贴而安，此麦门冬、五味、人参之功也。《本事》。

加减泻白散 治阴气在下，阳气在上，咳呕喘促。桑白皮一钱半，地骨皮、赤茯苓各一钱二分，人参八分，陈皮、五味子各五分，青皮、甘草各三分，粳米一撮。上锉，作一贴，水煎服。东垣。

加味生脉散 治脉伏喘促，手足厥逆，用此救之。五味子三钱，人参、麦门冬、杏仁、陈皮各二钱。上锉，作一贴，入姜五枣二，水煎服。○气虚喘甚者，单人参汤频服之，喘定者生，不定者死。或元气素虚，伤寒汗下后，气短、气促、气喘、目反，脉微、精神困怠者危，以此救之。《入门》。

泻火清肺汤 治火喘。片芩一钱，栀子、枳实、桑白皮、陈皮、杏仁、赤茯苓、苏子、麦门冬、贝母各八分，沉香五分水磨取汁，朱砂五分水飞。上锉，作一贴，水煎，入沉香汁、朱砂末、竹沥调服。《回春》。

玉液散 治喘嗽，口干烦渴。瓜蒌根、

知母、贝母炒各一两，人参、甘草各五钱。上为末，每二钱，先溶黄蜡二钱入米饮，同调服之。《得效》。

玉华散 治咳嗽上喘，清肺气，利咽膈。甜葶苈炒、桑白皮炒、天门冬、马兜铃、半夏、紫菀、杏仁、贝母、百合、人参各一钱，百部根、甘草各五分。上锉，作一贴，入姜四枣二，水煎服。《丹心》。

水喘

水气者，漉漉有声，怔忡喘息，宜葶枣散。《入门》。○病人饮水多，必暴喘满。○支饮，喘不得息，葶苈大枣泻肺汤甚效。仲景。○水肿腹胀而喘者，盖喘必生胀，胀必生喘，二证相因，皆小便不利。肺主气，先喘而后胀者，宜清金降火，而行水次之。脾主湿，先胀而后喘者，宜燥湿行水，而清金次之。《入门》。○支饮，喘不得卧，加短气倚息，其脉平，小青龙汤方见寒门主之。仲景。○夫不得卧，卧则喘者，是水气之客也。水者，循津液而流也。肾者水脏，生津液，主卧与喘也，宜神秘汤。《纲目》。○湿热作喘，宜平气散、加减泻白散。《宝鉴》。○水喘停饮，胸膈满闷，脚先肿也，宜平肺汤、杏苏饮。《诸方》。

葶枣散 治水喘，或面浮。葶苈子炒黄为末，大枣十枚，浓煎去枣，调二钱服。《入门》。

葶苈大枣泻肺汤 治肺痈，喘不得卧。又治支饮喘急。葶苈子炒黄色为末，蜜和大如弹丸，以大枣二十枚，水三升煎取二升，去枣，入一丸，更煎，取一升，顿服之。○孙兆治一人，吐痰顷间已及一升，喘咳不已，服此一贴，已觉胸中快利，略无痰唾矣。《纲目》。

神秘汤 治上气喘急不得卧，卧则喘者，水气逆行，上乘于肺，肺得水而浮，使气不得流通，其脉沉大，宜服此。紫苏叶、橘红、桑白皮各二钱，人参、赤茯苓、半夏各一钱，木香五分。上锉，作一贴，入生姜

五片，水煎服，日二。《纲目》。

平气散 治湿热喘急。白牵牛头末二两半生半炒，大黄七钱，陈皮去白五钱，青皮、槟榔各三钱。上细末，每三钱，姜汤调下。○一妇人本肥盛，霖雨时，因饮酒及潼乳，得腹胀喘满，声闻舍外，不得安卧，大小便涩滞，气口脉大两倍于人迎，沉缓有力，此因湿热太盛而为喘，邪气盛则实，实者宜下之。用此药一服减半，再服喘止。但有胸满口干，时时咳嗽，再与加减泻白散，全愈。《宝鉴》。

加减泻白散 桑白皮、地骨皮、知母、桔梗、陈皮、青皮各一钱，片芩、甘草各五分。上锉，作一贴，水煎服。《宝鉴》。

平肺汤 肺与肾皆以至阴积水，喘急咳嗽，盖水乘之也。葶苈子炒二钱，桑白皮炒、桔梗、枳壳、半夏、紫苏叶各一钱，麻黄七分半，甘草五分。上锉，作一贴，姜五，水煎服。《直指》。

久喘

久病气短，不能接续，似喘非喘者，单人参汤，或调中益气汤方见内伤服之。○诸喘久不止。宜小萝皂丸，或人参清肺饮方见上，倍入粟壳涩之。《入门》。○久喘未发时，服人参半夏丸，已发时，用沉香滚痰丸方见痰门，即滚痰丸，累效。河间。○久喘，宜人参紫菀汤、定喘汤、蜡煎散、金不换散、人参润肺丸。《诸方》。

单人参汤 治气虚喘急。人参一两，锉，水煎频服之。《入门》。○一人伤寒咳嗽，喉中声如鼽，与独参汤一服，鼾声除，服至二斤，乃愈。《纲目》。

小萝皂丸 治久喘最妙。萝卜子蒸二两，皂角煅五钱，南星以白矾水浸晒、瓜蒌仁、海粉各一两。上为末，姜汁入蜜和匀，捣作丸樱桃大，含化咽下。《纲目》。

人参半夏丸 化痰坠涎，止嗽止喘，治风痰茶痰食痰，一切痰病。海蛤粉二两，半夏、干姜、白矾、寒水石各一两，人参、赤

茯苓、薄荷、南星炮各五钱，藿香二钱半。上为末，水糊和丸梧子大，姜汤下三十丸，日三。《宝鉴》。

人参紫菀汤 治咳嗽喘急，久不愈。罂粟壳姜制二钱，缩砂一钱半，杏仁、款冬花各一钱，五味子、桂枝各五分，人参、紫菀、甘草各四分。上锉，作一贴，入姜五梅一个，水煎服。《丹心》。

定喘汤 治肺虚久喘。歌曰：和剂须投定喘汤，阿胶半夏及麻黄，人参四两同甘草，四两桑皮五味强，罂粟二钱须蜜炙，三钱煎服用生姜，多年气喘从今愈，始信良医有妙方。《医鉴》。○此方与上人参定喘汤同，但两、钱之数异，宜考。

蜡煎散 治虚劳久喘嗽，或咯脓血。杏仁、人参、麦门冬、山药、白茯苓、贝母、百合、鹿角胶无则阿胶代之、甘草炙各等分。上为粗末，每三钱. 入黄蜡皂角子大，同水煎，温服。《丹心》。

金不换散 治喘嗽久不已。罂粟壳蜜炒五钱，枳壳四钱，杏仁、甘草各三钱。上锉，作二贴，入姜三梅一，煎服。《得效》。

人参润肺丸 治肺虚咳喘，日久成劳。知母三两，桔梗、桂皮各二两半，人参、款冬花、杏仁、细辛、甘草各二两。上为末，蜜丸芡实大，每一丸，细嚼，姜汤下。《入门》。

胃虚喘

胃虚极则气上逆，抬肩撷肚，喘而不休，生脉散加杏仁、陈皮、白术服。《入门》。○胃喘，则身热而烦。经云：胃为气逆。又云：犯贼风虚邪者，阳受之，阳受之则入六腑，入六腑则身热，不时卧，上为喘呼。又云：阳明厥则喘而悗，悗则恶人，或喘而死者，或喘而生者何也？厥逆连脏则死，连经则生，此胃喘，宜加减白虎汤之类。《纲目》。

阴虚喘

血虚，则阳无所依附而上奔，宜四物汤

倍芍药，加人参、五味子以收之。《入门》。
○阴虚者，气从脐下直冲清道而上，宜降气
滋阴。《医鉴》。○阴虚喘，宜降心火，补真
阴，益精血，四物汤合二陈汤，加枳壳、黄
芩、知母、黄柏。《入门》。○阴虚火动，痰
喘不绝声者，急则治其标，宜玄霜雪梨膏；
缓则治其本，宜滋阴清化膏。《回春》。○凡
喘不得卧，其脉浮，按之虚而涩者，为阴
虚，去死不远，慎勿下之，必死，宜四物汤
加竹沥、童便、青黛、麦门冬、五味子、枳
壳、紫苏叶。《纲目》。○阴虚喘，宜宁肺汤、润
肺豁痰宁嗽汤、人参五味子散。《诸方》。

宁肺汤　治肺虚，咳嗽喘急，发热自
汗。阿胶一钱半、川芎、当归、白芍药、熟
地黄、白术、五味子、麦门冬、人参、桑白
皮、白茯苓、甘草各七分。上锉，作一贴，
入姜五，煎服。《诸方》。

润肺豁痰宁嗽汤　治阴虚喘急及痰嗽。
陈皮、半夏、熟地黄、黄柏、知母二味并酒
炒各八分，白茯苓七分，黄芩酒洗，贝母、
天门冬、麦门冬、紫菀酒洗、款冬花酒洗、
桔梗、当归、甘草各六分。上锉，作一贴，
入姜三，水煎服。《医鉴》。

人参五味子散　治气血劳伤虚损，喘嗽
脓血，寒热盗汗。人参、五味子、桔梗、白
术、白茯苓、熟地黄、当归、甘草各七分，
地骨皮、前胡、桑白皮、枳壳、黄芪、陈
皮、柴胡各五分。上锉，作一贴，入姜三
片，水煎服，日三。《丹心》。

诸伤发喘嗽

凡人夜行，则喘出于肾，淫气病肺。有
所堕恐，喘出于肝，淫气害脾。有所惊恐，
喘出于肺，淫气伤心。渡水跌仆，喘出于肾
与骨。当是之时，勇者气行则已，怯者着而
为病也。《内经》。○吃酸成嗽，宜甘胆丸。
食热致嗽，宜葶苈散、紫菀茸汤。渡仆致嗽，
宜杏参散。打扑致嗽，宜当归饮。方见上。

甘胆丸　治吃酸抢喉，因成喘嗽不止，
诸药无效。甘草二两去赤皮作二寸段，中半

劈开，用猪胆汁五枚浸三日，取出炙干为细
末，炼蜜和丸绿豆大，每服四五十丸，茶清
吞下，卧服，神效。曾有人患此病，诸药不
效，用此一服愈。《圣惠》。

葶苈散　治过食煎炒及酒。以致喘急不
得卧，及治肺痈。甜葶苈子炒、瓜蒌仁、薏
苡仁、桑白皮、升麻、葛根、桔梗各一钱，
甘草五分。上锉，作一贴，姜三，水煎服。
《入门》。

紫菀茸汤　治过食煎煿，邪热伤肺，咳
嗽咽痒，痰多喘急胁痛。紫菀茸、经霜桑
叶、款冬花、百合、杏仁、阿胶珠、贝母、
蒲黄炒、半夏各一钱，犀角、人参、甘草各五
分。上锉，作一贴，姜五，水煎服。《丹心》。

杏参散　治坠堕惊恐，渡水跌仆，喘急
不安。杏仁、人参、大腹皮、陈皮、槟榔、
白术、诃子、半夏、桂心、紫菀、桑白皮、
紫苏叶、甘草各七分。上锉，作一贴，姜
三，水煎服。《入门》。

喘嗽通治药

宜杏参散、含膏丸、定喘化痰散、杏胶
饮、鸡鸣丸二方。

杏参散　通治咳嗽喘急。杏仁、人参、
桑白皮、桃仁各一钱半。上锉，作一贴，姜
三枣二，煎服。《局方》。

含膏丸　通治喘嗽。葶苈子一两隔纸熬
令黑，知母、贝母各一两。上同为末，以枣
肉半两，别消砂糖一两半，和匀为丸如弹子
大，新绵裹一丸含之，徐徐咽津。甚者不过
三丸效。《本草》。

定喘化痰散　治喘至妙，定喘化涎。猪
蹄甲四十九个，净洗控干，每甲纳半夏、白
矾各一字，入罐内，封闭勿令烟出，火煅通
赤，放冷细研，入麝香一钱，以糯米饮调下
一钱。《本草》。

杏胶饮　治十六般哮嗽。杏仁、明胶各
一两，马兜铃、半夏制、人参、甘草各五
钱。上细末，每二钱，水一盏，姜三片，煎
至七分，临卧服。○心嗽，加干葛。○肝

嗽，加乌梅一个、大米十四粒。○脾嗽，入姜三片，枣二枚。○胃嗽，入蛤粉煎。○胆嗽，加茯神、茶清调下。○肺嗽，入桑白皮煎。○膈嗽，姜汁调咽下。○劳嗽，入秦艽煎。○冷嗽，入葱白三寸煎。○血嗽，入当归、枣子煎。○暴嗽，入乌梅、生姜煎。○产嗽，入甘草三寸，黄蜡少许煎。○气嗽，入青皮煎。○热嗽，蜜一匙，葱白煎。○哮嗽，入半夏三枚煎，○肾嗽，入黄芪、白饴糖煎服，即效。《本草》。

鸡鸣丸 治十八般咳嗽哮喘吐血诸证，如神。知母炒四两，旋覆花、陈皮、马兜铃、麻黄、甘草炙各一两，桔梗、人参各五钱，阿胶珠、款冬花、五味子各四钱，杏仁、葶苈子炒、半夏制各三钱。上为末，蜜丸弹子大，每一丸，乌梅、姜枣煎汤嚼下，日三。○十八般者，肝咳、心咳、脾咳、肺咳、肾咳、胃咳、小肠咳、大肠咳、胆咳、膀胱咳、三焦咳、内因咳、外因咳、不内外因咳、气咳、寒咳、热咳、暴咳也。《回春》。

鸡鸣丸 通治喘嗽。知母酒炒、贝母炒、陈皮去白、桑白皮蜜炒、款冬花、旋覆花、天门冬、麦门冬、人参、葶苈子炒、桔梗、杏仁麸炒、半夏姜制、阿胶珠、甘草各等分。上为末，蜜丸弹子大，以乌梅汤，或姜汤化下一丸。《中朝》。

喘嗽宜辨寒热

因风者，遇风则嗽甚；因寒者，值寒则嗽剧；因热者，遇热则嗽即发。更有一验甚的，但问遇夜饮酒，夜间如何？若吃酒后嗽甚，则有热也；吃酒了嗽减，则有寒也。涎清白者，有寒也；黄浊者，有热也。《局方》。

喘嗽宜分虚实

治法最要，分肺虚实。若肺虚久嗽，宜五味子、款冬花、紫菀、马兜铃之类补之。若肺实有火邪，或新嗽，宜黄芩、天花粉、桑白皮、葶苈子之类泻之。《正传》。○久病气虚而喘，宜阿胶、人参、五味子；新病气

实而喘，宜桑白皮、苦葶苈。《丹心》。○肺之生病嗽喘，大抵秋冬则实，春夏则虚。若实则面赤饮水，身热痰盛，涕唾稠粘，或咽干面肿。若虚则面白脱色，气少不语，喉中有声，痰唾清利。○肺感微寒，八九月间肺气大旺，病嗽者，病必实，非久病也，宜泻之。钱乙。

喘嗽声嘶

喘嗽声嘶，乃血虚受热，青黛、蛤粉为末，蜜丸，常常嚼化。《丹心》。○宜用芩连四物汤。《医鉴》。详见声音门。

喘嗽上气出于肾虚

夫肾虚为病，不能纳诸气以归元，故气逆而上，咳嗽痰盛，或喘或胀，髓虚多唾，足冷骨痿，胸腹百骸俱为之牵掣，其嗽愈重，其声愈干。君子当于受病之处图之可也。○抑犹有说焉，肺出气也，肾纳气也。肺为气之主，肾为气之藏。凡咳嗽暴重，动引百骸，自觉气从脐下逆奔而上，此肾虚不能收气也，当以补骨脂、安肾元方见虚劳主之，毋徒从事于宁肺。《直指》。○下元虚冷，肾气不得归元，上喘气急，宜安肾元、八味丸二方见虚劳、人参汤吞下，空心。《得效》。○咳嗽烦冤者，肾气之逆也。《内经》。

喘嗽劫药

诸喘不止，椒目极细末，每一二钱，姜汤调服止之，止后，因痰治痰，因火治火，虚弱者勿用。《丹心》。○诸喘劫药，萝卜子蒸熟一两，皂角烧灰三钱。上为末，姜汁加蜜丸服。《丹心》。○治嗽劫药，五味子五钱，甘草二钱半，五倍子、芒硝各一钱，末蜜丸，嚼化。《丹心》。

喘嗽熏药

久喘嗽，非此不除。南星、款冬花、鹅管石无则石钟乳代、佛耳草、雄黄等分为末，拌艾，以生姜一片留舌上，次用艾烧

之，须令烟入喉中。一方无佛耳草，有郁金。《丹心》。○久咳夜咳冬咳，风入肺窍者，宜熏之。《入门》。○久嗽风入肺，鹅管石、雄黄、郁金各一钱，款冬花三钱为末，每取二钱，拌艾卷作筒子，烧烟吸入口中，温茶常呷下。《入门》。○款冬花如鸡子大，蜜拌润之，用有嘴瓦瓶中烧药，却以瓶嘴当口，吸烟咽之，甚效。《纲目》。○无款冬花，则用紫菀茸，如上法熏之，亦佳。《俗方》。

哮证

哮以声响言，喘以气息言。○哮即痰喘甚而常发者。《入门》。○哮吼者，肺窍中有痰气也。《回春》。○治哮专主乎痰，宜吐法，吐药中多用醋，不可用凉药，必带表散，此寒包热也，必须薄滋味。《丹心》。○哮喘遇冷则发者有二证：一者属中外皆寒，宜东垣参苏温肺汤方见上；一者属寒包热，宜越婢加半夏汤等发表之剂方见下。或预于八九日未寒之时，用承气汤方见寒门下其热，至冬寒时，无热可包，自不发作。《纲目》。○一少年病哮，十月则发一遍，正当九月十月之交，此疾不得汗泄，宜温散，麻黄、黄芩，每贴用一钱半，为细末，入姜汁水煎，临卧时服之，与小胃丹方见痰门十二丸，津咽下。《丹心》。○喘促，喉中如水鸡响者，谓之哮；气促而连续不能以息者，谓之喘。《正传》。○哮病气实者，用紫金丹二十丸，吐去其疾；虚者止服二三丸则不吐，临发时，用此劫之。丹溪方：去豆豉，更妙。○水哮者，因幼时水蓄于肺为痰，宜金沸草散方见上、小青龙汤方见寒门或葶枣散。○风痰哮者，千缗导痰汤。方见上。○欲断根者，宜服定喘汤、黄芩利膈丸方见痰门。○遇厚味发者，清金丸。○久不得睡者，兜铃丸。《入门》。○哮喘，宜用夺命丹、立定散、解表二陈汤、五虎二陈汤、三白丸。《诸方》。

紫金丹 治哮喘不得卧，须三年后者可服。信砒末一钱，淡豆豉捣烂一两，精猪肉

细切四两。三味拌和，分作三分，用纸筋泥包裹，烘令泥干，却用炭火煅，青烟出尽为度，放地上一宿，出火毒，取为末，汤浸蒸饼和丸，绿豆大。食后，冷茶清下，大人二十丸，小儿七丸，忌一应咸物汤水之类。《入门》。

紫金丹 凡遇天气欲作雨，便发齁喘，甚至坐卧不得，饮食不进。此乃肺窍中积有冷痰，乘天阴，寒气从背口鼻而入，则肺胀作声。此病有苦至终身者，亦有子母相传者。每发即服，不过七八次，觉痰腥臭，吐出白色，是绝其根本也。白砒一钱生用，枯白矾三钱另研，淡豆豉一两水润去皮蒸研如泥。上末，合和捻作丸，如绿豆大，冷茶送下七丸，甚者九丸，以不喘为愈，不必多服，久久服之，奏效必矣。《回春》。

定喘汤 歌曰：诸病原来有药方，唯愁齁喘最难当，麻黄桑杏寻苏子，白果冬花更又良，甘草、黄芩同半夏，水煮百沸不须姜，病人遇此仙丹药，服后方知定喘汤。○治哮喘神方。麻黄三钱，杏仁一钱半，片芩、半夏、桑白皮、苏子、款冬花、甘草各一钱，白果即银杏二十一个去壳碎炒黄色。上锉，作一贴，水煎服，不拘时。《回春》。

清金丸 治哮喘，遇厚味发者。萝卜子淘洗，蒸熟晒干为末一两，皂角烧存性为末三钱。上末，姜汁浸蒸饼和丸如萝卜子大，每取三四十丸，淡姜汤吞下。《入门》。○一名清金丹。《丹心》。

兜铃丸 治齁䶲喘促不得卧。马兜铃、杏仁、蝉蜕各一两，信砒煅三钱。上为末，枣肉和丸葵子大，临卧，以冷葱茶清送下六七丸。《入门》。

夺命丹 治齁䶲喘嗽上气。信砒一钱，白矾二钱，白附子三钱，天南星四钱，半夏五钱。上先将信砒、白矾于石器内火煅红，出火黄色为度，切不可犯铁器，却入余药末和匀，姜汁面糊和丸如黍米大，朱砂为衣，每服七丸，小儿三丸，井水吞下，忌食热毒物。○此方治痰喘劫剂也，病安之后，即用

知母茯苓汤、人参五味散、宁肺汤以补虚可也。《丹心》。

立定散 治哮喘秘方。大皂角一个劈开去子，入巴豆肉，铁线扎紧，炙焦黄色末，每一钱，用半夏、杏仁各一钱，香油煮黄，俱为细末。每柿饼一枚，入一钱，细嚼服之，温水送下。《医鉴》。

解表二陈汤 治哮吼。二陈汤方见痰门一贴，加紫苏叶、麻黄、杏仁、桑白皮、紫菀、贝母、桔梗各五分。上姜三，煎服。《医鉴》。

五虎二陈汤 治哮吼喘急痰盛。石膏二钱，麻黄、杏仁、陈皮、半夏、赤茯苓各一钱，人参八分，甘草五分，木香、沉香各五分水磨取汁。上锉，作一贴。入姜三葱二，蜜少许，水煎后，入二香汁，调和服。《医鉴》。

三白丸 治吼气。大白半夏一两生用，白砒、白矾、雄黄、巴豆霜各三钱。上将白矾熔化，入砒末于矾内焙干，取出擂烂，再炒成砂，同前药为末，姜汁面糊和丸，粟米大，桑白皮汤吞下十丸。回春一名雄黄丸。十二方。

肺胀证

咳而上气烦躁者，为肺胀，欲作风水，发汗即愈。○咳而上气，此为肺胀，其人喘，目如脱状，脉浮大者，越婢加半夏汤主之。○肺胀咳而上气，烦躁而喘，脉浮者，心下有水气，小青龙汤方见寒门加石膏主之。仲景。○肺胀，主收敛，用诃子、青黛、杏仁，佐以海粉、便香附、瓜蒌仁、半夏曲、姜汁与蜜调和作丸，噙化。○肺胀而嗽，或左或右，不得眠，此痰挟瘀血碍气而病，宜养血以流动乎气，降火疏肝以清痰，四物汤加桃仁、诃子、青皮、竹沥之类。《丹心》。○肺胀痰嗽睡不安，宜清化丸。方见上。

越婢汤 石膏四钱，麻黄二钱，甘草一钱。上锉，作一贴，入生姜五片，大枣二枚，加半夏二钱。上锉，水煎服之。《金匮》。

肺痿证

热在上焦者，因咳为肺痿。肺痿之病，从何得之？师曰：或从汗出，或从呕吐，或从消渴，小便利数，或从便难，又被快药下利，重亡津液，故得之。○肺痿吐涎沫而咳者，宜生姜甘草汤。○肺痿吐涎沫而不咳者，其人不渴，必遗尿小便数。所以然者，以上虚不能制下故也，此为肺中冷，必眩，多吐涎，甘草干姜汤以温之。仲景。○肺痿咳唾，咽燥欲饮水者，自愈。自张口者，短气也。《脉经》。○寸口脉数，其人咳，口中反有浊唾涎沫者，此为肺痿之病。若口中辟辟燥咳，胸中隐隐痛，脉反滑数，此为肺痈。仲景。○肺痿之证，寒热往来，自汗咳唾，口中涎多，知母茯苓汤主之。火盛者，人参平肺散主之，或为丸含化。喘急面浮者，葶枣散方见上。大概养肺、养气、养血、清金、降火。《入门》。○肺痿将变为痈，宜紫菀散。海藏。○咳嗽有浊唾涎沫，或咳嗽唾中有红线脓血，名曰肺痿，热在上焦故也，宜门冬清肺饮、人参养肺汤、劫劳散、嗡化仙方。《诸方》。

生姜甘草汤 治肺痿咳吐涎沫。生姜五钱，人参二钱，甘草炙三钱，大枣五枚。上锉，作一贴，水煎服，日二。仲景。

甘草干姜汤 治肺痿吐涎沫而不咳。甘草炙四钱，干姜炮二钱。上锉，作一贴，水煎服。仲景。

知母茯苓汤 治肺痿喘嗽，寒热往来，自汗。知母、赤茯苓、黄芩各一钱，人参、半夏制各七分，五味子、款冬花、桔梗、麦门冬、柴胡各五分，白术、甘草各六分，川芎、阿胶珠各四分，薄荷三分。上锉，作一贴，水煎服。《入门》。

人参平肺散 治心火刑肺，传为肺痿，咳嗽喘呕，痰涎壅盛，寒热盗汗。桑白皮二钱，知母、人参、地骨皮、甘草炙各一钱，天门冬、赤茯苓各八分，陈皮、青皮各五分，五味子二十粒。上锉，作一贴，姜三，水煎服。东垣。

紫菀散 治肺痿咳唾脓血，欲变成痈。紫菀、知母、贝母各一钱半，人参、桔梗、赤茯苓各一钱，阿胶珠、甘草各五分，五味子三十粒。上锉，作一贴，姜三，水煎服。《入门》。

门冬清肺饮 治肺胃虚弱，气促气喘，或吐唾血，将成肺痿证。紫菀茸二钱，黄芪、白芍药、甘草各一钱半，人参、麦门冬各一钱，当归身六分，五味子十五粒。上锉，作一贴，水煎服。东垣。

人参养肺汤 治肺痿证，咳嗽有痰，午后热，并声飒者。柴胡二钱，桑白皮一钱，赤茯苓、五味子、贝母、杏仁、枳实、桔梗各七分，人参、阿胶珠、甘草各五分。上锉，作一贴，姜三枣二，水煎服。《丹心》。

劫劳散 治心肾俱虚，劳嗽二三声无痰，遇夜发热，热过即冷，时有盗汗，四肢倦怠，饮食减少，体劣黄瘦，此药能治。微嗽唾中有红线，名曰肺痿，若不治，便成羸劣之疾也。方见入门。《丹心》。

嚼化仙方 治痰盛咳喘，吐脓血，名曰肺痿。甜梨汁、生萝卜汁、生姜汁、白砂糖、款冬花、桔梗、紫菀各二两，五味子一两。上共熬，去滓成膏，入人参末一两，和丸弹子大，临卧，嚼化一丸。《回春》。

咳逆证

咳逆，一曰吃逆，乃气病也，气自脐下直冲，上出于口而作声之名也。《内经》曰：诸逆冲上，皆属于火。古方悉以胃弱言之，而不及火，且以丁香、柿蒂、竹茹、陈皮等剂治之。未审孰为降火，孰为补虚。人之阴气，依胃为养，胃土损伤，则木来侮之矣。阴为火所乘，不得内守，木挟相火乘之，故直冲清道而上。言胃弱者，阴弱也，虚之甚也。《丹心》。○孙真人云：咳逆，遍寻方论，无此名称。盖咳逆者，哕逆之名，古人以咳逆为哕耳。大抵咳逆者，即《内经》所谓：病甚者其声哕是也。哕者，今人所谓干

呕是也。《类聚》。○咳逆者，气逆上冲而作声也。俗谓之馆逆是也。其发也，或三五声而止，或七八声而止，或有连续不绝，收气不回者，或有病久，脾胃衰败而发咳逆，额上出汗，连声不绝者，最为恶候，乃不治之证也。《医鉴》。

咳逆与哕为一

哕病，成无己、许学士谓之吃逆是也。或曰：东垣、海藏以哕为干呕。陈无择又以为咳逆，何也？答曰：《灵枢》经云：哕，以草刺鼻令嚏，嚏而已，无息而疾迎引之，立已。大惊之亦可已。详此三法，正是治吃逆之法。今人用纸捻刺鼻便嚏，嚏则吃逆立止，或闭口鼻气，使之无息，亦立已，或作冤盗贼，大惊骇之，亦已。此以哕为咳逆，为得经旨也。谓之哕者，吃声之重也；谓之吃者，哕声之轻也。皆因病声之轻重而名之也。《纲目》。○咳逆，古人谓之馆是也。仲景。

咳逆治法

咳逆，当分有余不足。不足者，因内伤及大病后发，其证胃弱面青，肢冷便软。○有余者，因外感胃燥及大怒大饱而发，其证面红体热便闭。《入门》。○凡吐利后多作哕，此由胃中虚、膈上热，故哕，或至八九声相连，收气不回，至于惊人者。若伤寒及久病得此甚恶。《三因》。○咳逆阴证，胃寒脉细，或吐下虚极，宜橘皮干姜汤、橘皮半夏生姜汤、丁香柿蒂散、羌活附子汤或三香散。○咳逆阳证，发热口苦，胸满脉数，宜小柴胡汤方见寒门加橘皮、竹茹或橘皮竹茹汤、半夏生姜汤。《活人》。○伤寒热病，阳明内实，失下而发哕者，宜调胃承气汤、大柴胡汤。○咳逆者，火热奔急上行，而肺阴不纳，何其当哉，故便秘者，大承气汤下之；便软者，泻心汤主之。四方并见寒门。易老。○又有杂病咳逆五条，详见于下。

痢后咳逆 痢后咳逆，以人参、白术煎

汤，调益元散方见暑门，频服自止。○胃气不足，不能接续而哕作者，宜补中益气汤方见内伤加竹茹、生姜、炮附子一片煎服。○气从脐下逆上，夜分转甚者。四物汤加黄柏、知母、陈皮、竹茹、生姜。《入门》。○凡咳逆多发于痢后，由中气虚甚也。补中益气汤、调中益气汤方见内伤多用甚佳。《入门》。

食塞咳逆 饮食填塞胸中，或食物太甚，噎而不下，发为咳逆，宜二陈汤加枳壳、缩砂、紫苏叶，或三香散。《入门》。○帝曰：人之哕者，何气使然？岐伯曰：谷入于胃，胃气上注于肺，今有故寒气与新谷气俱还入于胃，新故相乱，真邪相攻，气并相逆，复出于胃，故为哕。《灵枢》。○宜服药，且取嚏以通之。《入门》。

痰闭咳逆 痰闭于上，火动于下，无别证，忽然发哕，从胸中起者，宜用二陈汤加芩、连、桔梗、栀子姜汁炒，煎服，或人参芦煎汤服而吐之则愈。盖参芦泻肺，肺衰气降，而火土复位矣。《入门》。○痰挟气虚发哕，宜六君子汤。方见痰门。《正传》。

水结咳逆 胃中虚冷不能食者，饮水则哕。仲景。○或饮水太过，成水结胸而发哕，宜小陷胸汤，或小青龙汤去麻黄，加炮附子煎服。二方见寒门。《正传》。○饮水过多而吃逆者，别无恶候，五苓散主之。方见寒门。《纲目》。

过笑咳逆 笑哕食哕皆属有余之证，以纸拈探鼻取嚏，或久闭气，可止。《纲目》。

咳逆易治难治证

哕声频密相连者，为实可治，若半时哕一声者，为虚难治，多死，死在朝夕。○咳逆至七八声相连，收气不回者，难治。《纲目》。

橘皮干姜汤 治胃寒咳逆。橘皮二钱，人参一钱半，通草、干姜、桂心、甘草炙各一钱。上锉，作一贴，水煎服。《活人》。

橘皮半夏生姜汤 治同上。陈皮、半夏各二钱，干生姜、人参、通草各一钱。上

锉，作一贴，水煎服之。《正传》。

丁香柿蒂散 治大病后，胃中虚寒咳逆。丁香、柿蒂、人参、白茯苓、橘皮、良姜、半夏制各五钱，甘草二钱半，生姜七钱半。上为粗末，每三钱，水煎，乘热顿服，或调苏合香元服之，尤妙。一方，七味各一钱，甘草半钱，锉，煎服亦可。《纲目》。○一名温中散。《医鉴》。

羌活附子汤 治同上。羌活、附子炮、茴香炒、干姜炮、木香、丁香各一钱。上锉，作一贴，入盐一撮，同煎服。《医鉴》。

三香散 治胃冷咳逆。沉香、白豆蔻、紫苏叶各等分。上为末，每一钱，以柿蒂煎汤调下。《入门》。

橘皮竹茹汤 治胃虚膈热而咳逆。橘皮三钱，人参二钱，青竹茹四钱，甘草一钱。上锉，作一贴，入姜五枣二，水煎服，加白术、枳壳尤妙。○一名陈皮竹茹汤。《入门》。

半夏生姜汤 治哕欲死。半夏制五钱，生姜切一两。上锉，入青竹茹鸡子大，水煎服。《活人》。○一名鲜陈汤。《医鉴》。

取嚏法

一人患伤寒将愈，忽患咳逆，百药无效，遂用皂角末吹鼻，得嚏而止，少时又吃又吹又止，凡百余次，自是渐疏，二三日而止。此合《灵枢》草刺鼻嚏之法同。《纲目》。

嗅法

咳逆久不止，服药无效，宜用嗅法、炙法治之。《活人》。

硫黄嗅法 硫黄、乳香各二钱，以酒煎之，急令患人当鼻下嗅其气。《活人》。

雄黄嗅法 雄黄二钱，酒一盏煎至七分，急令患人嗅其热气，即止。《活人》。

一方 治咳逆久不止，将乳香纸卷作筒，烧烟熏鼻中吸之。《回春》。

禁忌法

凡火嗽，忌用人参、半夏、陈皮等燥

药。《入门》。○凡气嗽，忌用罂粟壳、肉豆蔻等涩药。《入门》。○凡咳嗽，口干咽燥有痰者，不可用南星、半夏，宜用瓜蒌仁、贝母。若饮水者，又不宜瓜蒌，恐泥膈不松快耳。《丹心》。

咳喘咳逆不治证

咳而羸瘦，脉坚大者死。○咳而脱形，发热，脉小坚急者死。《灵枢》。○凡咳喘至肺胀，有咽疮失音者，必死。《入门》。○脉数有热，喘咳吐血，上气不得卧者，死。○上气，面浮肿肩息，脉浮大，不治。又加胀，尤甚。《正传》。○咳嗽肺胀，郁遏不得眠者，难治。《丹心》。○凡喘，烦躁无脉，身冷神昏者死。仲景。○发汗如油，汗出如珠不流，抬肩撷肚，喘而不休。○胸前高起，手足厥冷，脉散及数者，皆死。《入门》。○汗出发润，喘者，为肺绝。○身汗如油喘者，为命绝。○直视谵语喘满者，不治。○诸有笃病，正气欲绝之时，邪气盛行，多壅逆而为喘，然则喘之危恶，又安可以寻常目之。《直指》。○久嗽不止成劳，或声哑，或喉生疮者，不治。《回春》。○凡咳逆，小便闭涩，或腹满者，不治。脉见沉微散者死。仲景。○泻痢后咳逆，及伤寒结胸，发黄而咳逆，俱难治。《回春》。○伤寒及久病得咳逆，俱为恶候，服药不效，则宜灸之，必差。灸而不差，则必不救矣。《资生》。

单方

凡二十三种。有人参胡桃汤、参桃汤。

人参 主肺虚，气短气促，咳嗽喘急，人参膏方见气门、独参汤方见上皆有奇效。《丹心》。○治气虚喘，人参一寸，胡桃二个去壳不去皮。上锉，入姜五，水煎服。名人参胡桃汤，一名参桃汤。盖人参定喘，带皮胡桃敛肺也。《直指》。○肺虚合用人参，如初感风寒，邪盛及久嗽郁热，不可用，反增喘满嗽剧，宜以沙参，或玄参代之。《丹心》。

五味子 主咳嗽上气身热。○五味收肺气，乃火热必用之药。东垣。○人参、五味子、麦门冬，治肺虚自汗，或少气而喘,盖圣药也。《纲目》。○久嗽必用五味子，东垣之法，然骤用之，恐闭住其邪，必先发散之，或兼用可也。《丹心》。

生姜 主咳嗽上气。○生与干，并治嗽。《本草》。○治嗽，多用生姜，以其辛能发散也。《正传》。○咳嗽喘急，生姜一升半，砂糖五两，同煎减半，常服之。《千金》。○久患咳逆，生姜汁半合，蜜一匙。煎令熟温，分三服。《本草》。

瓜蒌实 治痰嗽，利胸膈。取实肥大者，割开取子，净洗槌破瓜，细切焙干。半夏四十九枚，汤洗十遍，切焙为末。用洗瓜蒌水，并子、瓤同熬成膏，研细为丸，梧子大，姜汤下二十丸。《本草》。○瓜蒌子，甘能补肺，润能降气，宜为治嗽要药也。《丹心》。

半夏 治痰嗽上气，及形寒饮冷伤肺而咳。半夏制、生姜切各半两，煎服，即效。易老。

葶苈子 主肺气壅，上气喘促，或面浮。取子炒黄色为末，二钱，枣汤调下。《得效》。

苎麻根 治哮喘。取根，和砂糖烂煮，时时细嚼咽下，永绝病根，神效。《正传》。

马兜铃 主咳嗽，喘促气急，坐息不得。兜铃二两，去壳，只取里面子，童便拌炒，甘草炙一两。上为末，每一钱，水煎，温呷，或含末咽汁，亦得。《本草》。○马兜铃，去肺热，补肺也。《正传》。

桑白皮 治肺气喘满，咳嗽或吐血。桑皮四两，泔浸三宿，锉细。糯米一两，焙干。上同为末，米饮调下一二钱。《本草》。○桑白皮，泻肺气，然性不纯良，用之多者当戒，盖以出土者有毒故也。《丹心》。

皂荚 主咳嗽上气唾浊，坐不得卧，酥炙为末，蜜丸梧子大，枣汤吞下三丸，日三。《汤液》。

鲤鱼肉 主咳嗽，烧为灰，糯米饮调下一二钱，或取肉作脍，以姜醋食之，亦佳。

《本草》。

橘皮 治咳嗽上气。橘红四两，甘草炙一两为末，每二钱，白汤点服，日三。○又治吃逆，橘皮一两，浓煎，乘热顿服。《本草》。

胡桃 治痰喘，能敛肺。取胡桃三个，去壳不去皮，与生姜三片，临卧细嚼，以温汤呷下。《得效》。

杏仁 主咳嗽，上气喘促，及哮嗽。杏仁一两，去皮尖，童便浸半月，每日一换尿，取出研，取每服一枣子大，薄荷叶、蜜水少许，煎服，二剂永差。《纲目》。○又治老人久喘嗽。杏仁、胡桃仁等分，蜜丸弹子大，姜汤嚼下。《回春》。○杏仁散肺气风热，然性实有热，因于寒者为宜。《丹心》。○童便浸杏仁，取其利肺气，润剂也。《纲目》。

梨 主热嗽。○卒咳嗽。梨一颗，刺作五十孔，每孔纳胡椒一粒，面裹煨熟，停冷，去椒食之。《本草》。○咳嗽胸痞，取雪梨，去心，纳蜜蒸熟，停冷食之。《入门》。

紫苏子 治肺气喘急咳嗽。苏子水捣取汁，和粳米煮粥食之，和杏仁汁，尤佳。《本草》。

罂粟壳 敛肺止咳喘，然乃收功后药也，不可骤用。《医鉴》。○谷气素壮人，久嗽即效。粟壳蜜炒为末，每一钱，蜜汤调下。《得效》。

鸡子 治哮喘。取十个，略敲损壳，不得损膜，浸尿缸内，经三日。临夜暂煮食之，连日服，盖能去风痰故也。《丹心》。

猪肺 治咳嗽喘陷急，肺痿吐血。猪肺一个，洗去血水，若病人，每岁用杏仁一个，去皮尖，将肺以竹签穿眼，每眼入杏仁一个，麻扎，重汤煮熟，去杏仁，只吃肺，即效。《回春》。○上气咳嗽，身热口干，猪肪膏一斤，切碎煮熟，入盐豉，调和食之。《入门》。

阿胶 治肺虚损极，咳嗽唾脓血，非阿胶不补。○喘甚，须用阿胶。《汤液》。○阿胶炒为末，米饮调服，止喘。《本草》。

獭肉 主上气咳嗽。炙为末，每二钱，温酒和服，日二。○肺痿上气气急，獭脂一合，暖酒和服。《本草》。

猫头骨 治哮喘不得睡。取头骨，烧为灰，温酒调下二钱，即止。《入门》。

人尿 主咳喘肺痿，又止劳渴嗽。取温尿饮之，童子尿尤好。又主久嗽失音。《本草》。

针灸法

咳嗽有痰，宜灸天突、肺俞，以泄火热、泻肺气。《丹心》。○咳嗽上气，多唾冷痰，灸肺俞五十壮，又灸两乳下黑白肉际，各百壮。○咳嗽声破喉嘶，灸天突五十壮。《得效》。○久患喘嗽，夜不得卧，夏月亦衣夹温背心，是膏肓病也，灸之而愈。《资生》。○久嗽，宜灸膏肓，次灸肺俞。《资生》。○喘急，灸肺俞十一壮，天突七壮。《得效》。○伤寒咳甚，灸天突即差。《资生》。○远年咳嗽，灸直骨穴即愈，如不愈，其病不可治矣。艾炷如小豆大，灸三壮，男左女右。《医鉴》。○哮喘，灸肺俞，又取天突、膻中、璇玑、俞府、乳根、气海。《资生》。○喘满，痰实如胶，取太溪。○咳喘不得卧，取云门、太渊。《纲目》。○咳嗽寒痰，取列缺。《纲目》。○气逆发哕，取膻中、中脘、肺俞、三里、行间。《纲目》。○吃逆，服药无效，灸中脘、膻中、期门，必效。《纲目》。○吃逆，灸关元七壮，立愈。《纲目》。○又法，乳下一指许，正与乳相直，骨间陷中，妇人即屈乳头向下度之，乳头齐处是穴。艾炷如小豆大，灸三壮，男左女右，火到肌即差。一云，其穴当取乳下骨间动脉处是也。《得效》。○咳逆不止，灸乳根二穴即止，如神，又灸脐下气海五壮，或七壮，亦立止。《正传》。○肺胀痰嗽，不得卧，但可一边眠者。可左侧者，灸右足三阴交；可右侧者，灸左足三阴交，立安。《丹心》。

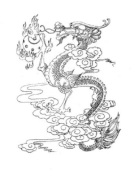

杂病篇卷之六

御医忠勤贞亮扈　圣功臣崇禄大夫阳平君臣许浚奉　教撰

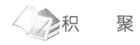 积　　聚

积聚之因

《灵枢》曰：喜怒不节则伤脏，脏伤则虚，风雨袭虚，则病起于上，留着于脉，稽留不去，息而成积。○着于阳明之经，则挟脐而居，饱食则益大，饥则益小。○着于缓筋也，似阳明之积，饱食则痛，饥则安。○着于肠胃之膜原，痛而外连于缓筋，饱食则安，饥则痛。○着于膂筋在肠后者，饥则积见，饱则饥不见，按之不得。○清湿袭虚，则病起于下，积之始生，得寒乃生，厥乃成积，厥气生足悗，足悗生胫寒，胫寒则血脉凝涩，血脉凝涩则寒气上入于肠胃，入于肠胃则䐜胀，䐜胀则肠外之汁沫迫聚不得散，日以成积。○卒然多饮食则胀满，起居不节，用力过度，则阳络脉伤。阳络伤则血外溢，阴络伤则血内溢，血内溢则后血谓后分下血也。肠胃之络伤，则血溢于肠外，肠外有寒，汁沫与血相抟，则并合凝聚不得散，而积成矣。○帝曰：人之善病肠中积聚者，何以候之？少俞答曰：皮肤薄而不泽，肉不坚而淖泽，如此则肠胃恶，恶则邪气留止，积聚乃成。肠胃之间寒温不次，邪气稍至，蓄积留止，大聚乃起。○《内经》曰：寒气客于小肠膜原之间，络血之中，血涩不得注于大经，血气稽留不得行，故宿昔而成积矣。

论五积六聚

病有积有聚，何以别之？然，积者，阴气也；聚者，阳气也。故阴沉而伏，阳浮而动。气之所积名曰积，气之所聚名曰聚。积者，五脏所生；聚者，六腑所成。积者阴气也，其始发有常处，其痛不离其部，上下有所终始，左右有所穷处。聚者阳气也，其始发无根本，上下无所留止，其痛无常处。故以是别知积聚也。《难经》。○病有积、有聚、有谷气，何谓也？师曰：积者，脏病也，终不移；聚者，腑病也，发作有时，展转痛移，为可治。谷气者，胁下痛，按之则愈，复发为谷气。仲景。○肝之积名曰肥气，在左胁下，如覆杯，有头足。久不愈，令人发咳逆一云胁痛、痎疟，连岁不已。○心之积名曰伏梁如梁之横架心下，起脐上，大如臂，上至心下，久不愈，令人烦心。○脾之积名曰痞气在胃脘稍右，在胃脘，覆大如盘一作杯。久不愈，令人四肢不收，发黄疸，饮食不为肌肤。○肺之积名曰息贲喘息奔而上行也，在右胁下，覆大如杯。久不已，令人洒淅寒热，喘咳，发肺痈。○肾之积名曰奔豚，若豚之奔冲上下无时也，发于小腹，上至心下，若豚状，或下或上无时。久不已，令人喘逆，骨痿，少气。《难经》。

○肝积，面青，脉弦而长一作细，定在左胁下。○心积，面赤，脉数而实，定在心下。○脾积，面黄，脉大而虚一作沉而实，定在中脘。○肺积，面白，脉数而浮，定在右胁下。○肾积，面黑，脉寸口大实一作沉而急，定在小腹。《纲目》。

伏梁有二证

帝曰：病有小腹盛，上下左右皆有根，此为何病？可治否？岐伯曰：病名曰伏梁，裹大脓血，居肠胃之外，不可治，治之，每切按之致死。○帝曰：人有身体髀股胻皆肿，环脐而痛，是为何病？岐伯曰：病名伏梁，此风根也。其气溢于大肠而着于肓，肓之原在脐下，故环脐而痛。不可动之，动之为水尿涩之病。此二病，同名而实异也。《内经》。

脉法

郁脉多沉伏，或结、或促、或代。《正传》。○郁脉沉涩积脉弦坚。《丹心》。○病在右胁有积气，得肺脉结，结甚则积甚，结微则积微。肺脉虽不见，右手脉当沉伏。《难经》。○心肺有积，其脉皆喘数。肝有积，其脉弦长。脾肾有积，其脉皆大。《纲目》。○脉弦紧为积，脉弦紧而微细者，癥也。夫癥瘕积聚之脉皆弦紧，在心下即寸弦紧，在胃脘即关弦紧，在脐下即尺弦紧。○内有积不见脉，难治。见一脉相应，为易治。○诊积聚，其脉坚强急者生，虚弱者死。○脉弦而伏者，腹中有癥不可转也，必死不治。《脉经》。○五脏为积，六腑为聚。积在本位，聚无定处。快紧浮牢，小而沉实，或结或伏，为聚为积。实强者生，沉小者死。《脉诀》。○五积属阴，沉伏附骨，肝弦，心芤，肾沉急滑，脾实且长，肺浮喘卒。○六聚结沉，痼则浮结。○又有癥瘕，其脉多弦、弦急，瘕疾弦细，症坚。○沉重中散，食成癖痃，左转沉重，气癥胸前，若是内癥，右转横旋。○积聚癥瘕，紧则痛

缠，虚弱者死，实强可痊。《回春》。○腹中有积，脉忌虚弱。《医鉴》。○诊妇人疝瘕积聚之脉，弦急者生，虚弱小者死。《脉经》。

六郁为积聚癥瘕痃癖之本

气血冲和，百病不生，一有怫郁，诸病生焉。郁者，病结不散也。《丹心》。○热郁而成痰，痰郁而成癖，血郁而成癥，食郁而成痞满，此必然之理也。○又气郁而湿滞，湿滞而成热，热郁而成痰，痰滞而血不行，血滞而食不消化，而遂成痞块，此六者相因而为病也。《正传》。○郁者，结聚而不得发越也，当升者不得升，当降者不得降，当变化者不得变化，此为传化失常，六郁之病见矣。《丹心》。○一曰气郁，二曰湿郁，三曰热郁，四曰痰郁，五曰血郁，六曰食郁，此六郁也。六郁不言风寒者，风寒郁则为热故也。《丹心》。○治郁之法，顺气为先，降火、化痰、消积，分多少而治。苍术、芎䓖，总解诸郁。《丹心》。○《内经》曰：木郁达之，火郁发之，土郁夺之，金郁泄之，水郁折之。张子和曰：木郁达之，谓吐之，令其条达也。火郁发之，谓汗之，令其疏散也。土郁夺之，谓下之，令无壅碍也。金郁泄之，谓渗泄、解表、利小便也。水郁折之，谓抑之，制其冲逆也，此治五郁之大要耳。《正传》。○诸郁通用六郁汤、越鞠丸、越鞠保和丸、加味越鞠丸。《诸方》。

六郁汤 通治六郁。香附子二钱，川芎、苍术各一钱半，陈皮、半夏制各一钱，赤茯苓、栀子仁各七分，缩砂、甘草各五分。上锉，作一贴，姜三，水煎服。《丹心》。○气郁，加木香、槟榔、乌药、紫苏叶。○湿郁，加白术、羌活、防己。○热郁，加黄连、连翘。○痰郁，加南星、瓜蒌仁、海粉。○血郁，加桃仁、牡丹皮、韭汁。○食郁，加山楂子、神曲、麦芽。《入门》。

六郁汤 开诸郁火。便香附、苍术、神曲、栀子、连翘、陈皮、川芎、赤茯苓、贝母、枳壳、紫苏叶各一钱，甘草五分。上

锉，作一贴，姜三片，水煎服。《医鉴》。

越鞠丸 解诸郁。苍术、便香附、川芎、神曲炒、栀子炒各等分。上为末，水和丸如绿豆大，温水下七九十丸。《丹心》。○裁音戈，细面也鞠丸，一名芎术丸。凡愿欲不遂，如寡妇僧道之类，名利不遂，或先富后贫，或久病不愈者皆宜服此。《入门》。

越鞠保和丸 开郁行气，消积散热。白术三两，山楂肉二两，苍术、川芎、神曲炒、便香附、陈皮、半夏、白茯苓、枳实、黄连酒炒、当归酒洗各一两，栀子炒、连翘、萝卜子炒、木香各五钱。上为末，姜汁泡蒸饼和丸梧子大，姜汤下五十丸。《医鉴》。

加味越鞠丸 解诸郁，开胸膈，进饮食。苍术泔浸姜汁炒、芜芎、便香附、神曲炒、栀子炒各四两，陈皮去白、白术炒、黄芩炒各一两半，山楂肉蒸二两。上为末，稀糊和丸梧子大，白汤下五六十丸。《医鉴》。

气郁

胸满胁痛，脉沉涩，宜用香附、芜芎、苍术。《入门》。○宜服木香调气散、解郁调胃汤、越鞠丸。○二陈汤煎水，吞下交感丹。方见气门。《入门》。

湿郁

周身关节走痛，首如物蒙，足重，遇阴寒便发，脉沉濡，宜用苍术、川芎、白芷、赤茯苓。《入门》。○直服渗湿汤方见湿门、平胃散方见内伤。

热郁

目蒙，口干舌燥，小便赤浊，脉沉数，宜用青黛、香附、苍术、川芎、栀子。《入门》。○宜服升阳散火汤、火郁汤。二方并见火门。

痰郁

胸满，动则喘急，起卧怠惰，寸脉沉滑，宜用海石、香附子、瓜蒌仁、南星。《入门》。○宜服瓜蒌枳壳汤、升发二陈汤。

血郁

四肢无力，能食，小便淋，大便红，脉沉芤涩，宜用桃仁、红花、青黛、川芎、香附子。《入门》。○宜服生韭饮、顺气丸、当归活血汤。

食郁

噫酸恶食，黄疸鼓胀，痞块，脉气口紧盛，宜用苍术、香附、山楂子、神曲、针砂醋炒。《入门》。○宜服香砂平胃散、散郁汤。

木香调气散 治气郁。乌药、香附、枳壳、青皮、陈皮、厚朴、芜芎、苍术各一钱，木香、缩砂各五分，桂皮、甘草各三分。上锉，作一贴，姜三片，水煎服。《回春》。

解郁调胃汤 治气分之火，壅遏于中，时作刺痛，皆由怒忧思虑劳心所致也。栀子盐水炒、当归酒洗各一钱二分，白术、陈皮、白茯苓各一钱，赤芍药酒浸、生干地黄酒洗姜汁炒、香附米各八分，神曲炒、麦芽炒各七分，川芎六分，桃仁、生甘草各四分。上锉，作一贴，姜三片，水煎服。《回春》。

瓜蒌枳壳汤 治痰郁。瓜蒌仁、枳壳、桔梗、川芎、苍术、香附、杏仁、片芩酒炒、贝母炒、陈皮各一钱，缩砂、木香各五分，甘草三分。上锉，作一贴，水煎，入竹沥、姜汁调服。《回春》。

升发二陈汤 治痰郁。半夏二钱，陈皮、芜芎、赤茯苓各一钱半，柴胡、防风、升麻、甘草各一钱。上锉，作一贴，入姜三片，煎服。《入门》。

生韭饮 治血郁，胃脘有瘀血作痛。生桃仁七个，连皮细嚼，以生韭汁一盏送下，即效。《回春》。

顺气丸 治血郁。香附子八两，以童便浸，晒干为末，以粟米糊和丸服。《纲目》。

当归活血汤　治血郁。当归、赤芍药、川芎、桃仁各一钱，牡丹皮、香附子、乌药、枳壳、青皮各八分，红花五分，桂皮、干姜炮、甘草各三分。上锉，作一贴，入姜三，水煎服。《回春》。

香砂平胃散　治食郁。苍术、厚朴、陈皮、便香附各一钱，山楂肉、缩砂、枳壳、麦芽、神曲、干姜、木香各五分，甘草炙三分。上锉，作一贴，入姜三，萝卜子炒研一撮，煎服。《回春》。

散郁汤　治食郁。陈皮、赤茯苓各一钱半，苍术、白芍药、川芎、栀子各一钱二分，枳壳、香附各一钱，甘草五分。上锉，作一贴，入姜三，煎服。○郁则胃热，郁散则上焦行，下脘通，水谷之阴自滋沛，身中之阴气自生矣。《丹心》。

痞块积聚所属部分

凡痞块积聚在中，为痰饮。○在右，为食积。○在左，为血积。《丹心》。○夫左为血块，右为食积，中为痰饮，此言诚然。夫左关肝胆之位，主藏血液；右关脾胃之位，主藏饮食；中间则为水谷出入之道路，所以左为血块，右为食积，中为痰饮，其理昭然。《丹心》。

痞块证治

块是有形之物，气不能成块，乃痰与食积、死血也，宜用化块丸。《丹心》。○凡痞块在皮里膜外，俱宜二陈汤加补气行气药，先须断厚味。《丹心》。○治块当降火，消食积即痰也，行死血。块去后，须大补之。《丹心》。○凡妇人有块，多属死血。《丹心》。○痞块，一名癥瘕，其不能移动者，是癥块也；或有或无，或上或下，或左或右者，是瘕块也，俱用溃坚汤丸为主。《丹心》。○胁下有块，宜当归龙荟丸方见五脏加桃仁、姜黄各一两，蜜丸服之。《入门》。○惊气成块者，妙应丹方见痰饮加穿山甲炒、鳖甲烧各三钱，玄胡索、蓬术各四钱。

每服五七十丸，以利为度。《纲目》。○痞块，宜用连萝丸、消块丸、加味柴平汤、消积保中丸、开怀散、柴香散、保和丸、化痞丹，兼用膏药外贴之。《诸方》。○凡腹中有块，不问积聚癥瘕，俱为恶候，切勿视为寻常，若胀满已成，胸腹鼓急，虽仓扁复生，亦莫能救其万一也。《正传》。

化块丸　治痞块及血块。海粉酒煮、三棱、蓬术并醋煮、红花、桃仁、五灵脂、香附子各一两，石碱五钱。上为末，醋糊和丸梧子大，白术汤下三五十丸。《丹心》。

连萝丸　治食积死血痰饮成块，在两胁作痛，雷鸣嘈杂，眩晕。黄连一两半取一半以吴茱萸五钱同炒，去茱萸，一半以益智五钱同炒，去益智。白芥子、萝卜子并炒各一两半。栀子、川芎、三棱、蓬术、桃仁、香附子、山楂肉、神曲各一两，青皮五钱。上为末，蒸饼和丸梧子大，白汤吞下五六十丸。《入门》。○一名白芥丸《入门》。今名消积丸。《俗方》。

消块丸　治痞块癥瘕。大黄四两，硝石三两，人参、甘草各一两半。上为末，陈醋三升，置瓷器内，先纳大黄煎，不住手搅，使微沸，尽一升，下余药末，熬至可丸则丸如梧子大，米饮下三十丸，当利如鸡肝恶物。《入门》。○一名硝石丸。《千金》。

加味柴平汤　治积块有热。柴胡、黄芩、半夏、苍术、厚朴、陈皮、山楂肉、青皮、枳壳、神曲、三棱、蓬术各七分，甘草五分。上锉，作一贴，入姜三枣二，水煎服。《回春》。

消积保中丸　散痞除块。白术土炒三两，陈皮去白二两，半夏、白茯苓、香附醋炒、萝卜子炒、白芥子炒、神曲炒、黄连姜汁炒、栀子姜汁炒各一两，槟榔七钱，蓬术、三棱并醋炒各八钱，麦芽炒六钱，干漆炒五钱，青皮香油炒、缩砂炒各四钱，木香、阿魏各三钱。上为末，以姜汁、酒糊和丸梧子大，白汤下八十九。《医鉴》。

开怀散　治心下积块，痞闷或发热。柴

胡、草豆蔻各一钱，三棱、蓬术并醋炒、青皮、陈皮、半夏、白茯苓、香附子、槟榔、枳实、红花、甘草各七分。上锉，作一贴，姜三，煎服。《医鉴》。

柴香散 治心腹有气一块，略通或膨胀寒热。枳实、地骨皮、三棱、蓬术各一钱，柴胡、黄芩各七分，赤芍药、厚朴、香薷、黄连、玄胡索各五分，甘草三分。上锉，作一贴，水煎服。《医鉴》。

保和丸 治一切饮食所伤，及积聚痞块，久服自消。白术五两，陈皮、半夏、茯苓、神曲、山楂肉各三两，连翘、香附子酒炒、厚朴、萝卜子炒各二两，枳实、麦芽、黄连酒炒、黄芩酒炒各一两。上末，姜汁糊和丸梧子大，茶清下五七十丸。《医鉴》。

化痞丹 消积块专攻之剂。大黄四两，醋浸七日，日晒夜露又七日。穿山甲土炒二两，木鳖子去油、香附子便浸炒、桃仁各一两，红花二钱，青黛五分。上为末，将大黄和好醋煮为糊和丸绿豆大，茅根、葛根煎汤，下五七十丸。《回春》。

积聚治法

治积，当察其所痛，以知其病有余不足，可补可泻，无逆天时。详脏腑之高下，如高者越之，结者散之，客者除之，留者行之，坚者削之，强者夺之。咸以软之，苦以泻之，全真气药补之，随所利而行之，节饮食，慎起居，和其中外，可使必已。东垣。〇凡积病，不可用下药。徒损真气病亦不退，当用消积药，使之融化，则自消除根矣。《丹心》。〇经曰：治积聚，有化积、消积、挨积、磨积，而无下积之说，盖不可直便取下，以伤胃气也。《永类》。〇诸积勿轻吐下，徒损真气，积亦不去。奔豚尤不可吐。五积古有五方，今增损五积丸，更妙。《入门》。〇《内经》曰：破积用毒药，衰其大半而止药。凡大积大聚，消其大半乃止药，过剂则死。东垣。〇肝积用肥气丸。〇心积用伏梁丸。〇脾积用痞气丸。〇肺积用

息贲丸。〇肾积用奔豚丸。〇六聚宜用散聚汤、香棱丸、大七气汤、大阿魏丸、大安丸。《入门》。〇积初为寒，宜辛温消导，大七气汤、乌白丸、阿魏丸。〇久则为热，宜辛寒推荡，木香槟榔丸方见气门通玄二八丹、消块丸。《入门》。〇治积要法，大抵以所恶者攻之，所喜者诱之，则易愈。〇如硇砂、水银治肉积。〇神曲、麦芽治酒积。〇水蛭、虻虫治血积。〇木香、槟榔治气积。〇牵牛、甘遂治水积。雄黄、腻粉治痰积。〇礞石、巴豆治食积，各从其类也。《本事》。〇又云：三棱、蓬术治血积，香附、枳实治食积，山楂、阿魏治肉积，海粉、礞石治痰积，雄黄、白矾治虫积，干姜、巴豆治寒积，黄连、大黄治热积。《丹心》。〇五积六聚通用增损五积丸、消积正元散、肥气丸、伏梁丸、痞气丸、息贲丸、奔豚丸，又有奔豚汤、散聚汤、香棱丸、大七气汤、溃坚汤、溃坚丸、真人化铁汤。《诸方》。〇宿血滞气，凝结为癥瘕，腹中痞块，坚硬作楚，当以破气药伐之，或以类相从，如败梳治虱瘕，铜屑治龙瘕，曲糵治米瘕，石灰治发瘕。《得效》。

增损五积丸 通治五积。〇黄连，肝积五钱，脾、肾积七钱，心、肺积一两半。〇厚朴，肝、心、肺积五钱，脾、肾积八钱〇川乌，肝、肺积一钱，心、肾、脾积五分。〇干姜，肝、心积五分，肺、脾、肾一钱半。〇人参，肝、心、脾、肺积二钱，肾积五分。〇茯苓一钱半，巴豆霜五分，上为末，蜜丸梧子大，初服二丸，渐加，以微溏为度，治积块，不拘脐上下左右通用。〇如肝积，加柴胡一两，川椒四钱，蓬术三钱，皂角、昆布各二钱半。〇心积，加黄芩三钱，肉桂、茯神、丹参各一钱，菖蒲五分。〇肺积，加桔梗、三棱、天门冬、青皮、陈皮、白豆蔻各一钱，紫菀、川椒各一钱半。〇脾积，加吴茱萸、黄芩、缩砂各二钱，泽泻、茵陈各一钱，川椒五分。〇肾积，加玄胡索三钱，苦楝肉、全蝎、附子、独活各一

钱，泽泻、菖蒲各二钱，肉桂三分，丁香五分。《入门》。

消积正元散 治痰饮，气血郁结，食积，气不升降，积聚胀痛。白术一钱半，神曲、香附、枳实、玄胡索、海粉各一钱，赤茯苓、陈皮、青皮、缩砂、麦芽炒、山楂肉、甘草各七分。上锉，作一贴，姜三，水煎服。○一名开郁正元散无枳实有桔梗。《入门》。

肥气丸 治肝积。柴胡一两，黄连七钱，厚朴五钱，川椒四钱，甘草三钱，蓬术、人参、昆布各二钱半，皂角、白茯苓各一钱半，干姜、巴豆霜各五分，川乌二分。上为末，蜜丸梧子大，初服二丸，日加一丸，二日加二丸，至大便溏，便渐减服，周而复始，块减半勿服。《正传》。

伏梁丸 治心积。黄连一两半，厚朴、人参各五钱，黄芩、桂枝、茯神、丹参各一钱，干姜、菖蒲、巴豆霜、川乌各五分，红豆蔻二分。上为末，蜜丸梧子大，黄连汤下，服如上法。《正传》。

痞气丸 治脾积。黄连八钱，厚朴四钱，吴茱萸三钱，黄芩二钱，缩砂一钱半，白茯苓、人参、泽泻各一钱，茵陈、干姜各一钱半，川乌、川椒各五分，桂皮、巴豆霜各四分，白术二分。上为末，蜜丸梧子大，甘草汤下，服如上法。《正传》。

息贲丸 治肺积。黄连一两三钱，厚朴八钱，川乌、桔梗、白豆蔻、陈皮、三棱、天门冬、人参各二钱，干姜、白茯苓、川椒、紫菀各一钱半，青皮、巴豆霜各五分。上为末，蜜丸梧子大，姜汤吞下，服如上法。《正传》。

奔豚丸 治肾积。厚朴七钱，黄连五钱，川楝子三钱，白茯苓、泽泻、菖蒲各二钱，玄胡索一钱半，全蝎、附子、独活各一钱，川乌、丁香、巴豆霜各五分，肉桂二分。上末，蜜丸梧子大，盐汤下，服如上法。《正传》。

通玄二八丹 治积聚。黄连八两，芍药、当归、生地黄、乌梅各五钱为末，雄猪肚一具，入药于内，以线缝之，铺韭菜二斤于锅内蒸之一日，以药熟为度，取出捣丸梧子大，空心，姜汤下七十丸，或泻一二次，以粥补住。《入门》。

奔豚汤 治肾积。半夏二钱，川芎、当归各一钱半，甘李根皮、干葛各一钱，黄芩、芍药、甘草各七分。上锉，作一贴，入姜三枣二，水煎，空心服。《入门》。

散聚汤 治六聚及癥瘕，随气上下，心腹刺痛，二便不利。厚朴、吴茱萸、枳壳各一钱半，陈皮、杏仁、桂心、赤茯苓各一钱，川芎、附子炮、甘草炙各五分，半夏、槟榔、当归各四分。上锉，作一贴，姜三，水煎服。《入门》。

香棱丸 治五积六聚气块。三棱、槟榔各三两，山楂肉二两，香附子、萝卜子、枳实、枳壳、蓬术、陈皮、青皮各一两，黄连、神曲、麦芽、鳖甲、干漆、桃仁、硇砂、缩砂、当归尾、木香、甘草各五钱。上为末，醋糊和丸梧子大，白汤下三五十丸。《入门》。

大七气汤 治五积六聚，心腹痛胀，二便不利。三棱、蓬术、青皮、陈皮、桔梗、藿香、益智仁、香附子、肉桂、甘草各一钱。上锉，作一贴，姜三枣二，水煎服。○一方，加大黄、槟榔各一钱，治诸般痞积，面色萎黄，四肢无力，皆缘内有虫积，或好食生米，或壁土，或茶炭、咸辣等物，只此一服除根。用水煎，露一宿，空心温服，不得些少饮食，不然则药力减而虫积不行矣。服后，心腹痛，当下恶物，如鱼冻虫鳖，至日午下积尽，方用温粥止之。《医鉴》。

溃坚汤 治五积六聚，诸般痞块。当归、白术、半夏、陈皮、枳实、山楂肉、香附子、厚朴、缩砂各一钱，木香五分水磨取汁。上锉，作一贴，水煎，调木香汁服之。《回春》。

溃坚丸 治同上。前方加海粉、瓦垄子、鳖甲炙为细末，将阿魏醋煮，化入姜汁糊和丸梧子大，酒下五七十丸。《回春》。

真人化铁汤 治五积六聚，症癖癥瘕。三棱、蓬术、青皮、陈皮、山楂肉、神曲、香附子、枳实、厚朴、黄连、当归、川芎、桃仁、槟榔各五分，红花、木香、甘草各三分。上锉，作一贴，姜二枣一，煎服。《回春》。

癥瘕痃癖证治

癥者，坚而不移；瘕者，坚而能移，皆因痰饮、食积、死血而成块。积聚癥瘕痃癖，其实一也。《入门》。○癥名有七：蛟、龙、鱼、鳖、獭、狐、蛇是也，亦曰蛇、蛟、鳖、肉、发、虱、米也。瘕名有八：青、黄、燥、血、脂、狐、蛇、鳖是也。此等病，偶因食物相感而然。瘕比癥稍轻。又有肠覃、石瘕、血蛊，皆女子之疾，种种不同，乃痞块之异名也。《千金》。○癥者征也，腹中坚硬，按之应手曰癥；瘕者假也，腹中虽硬，而忽聚忽散，无有常处曰瘕。症因伤食，瘕是血生，痞原伤气，癖则伤精。《入门》。○癥瘕入于妇人子脏则绝产，入于胞络则经闭，治法详见妇人门。《入门》。○痃者，在腹内近脐，左右各有一条，筋脉急痛，如臂如指，如弦之状，名曰痃。○癖者，偏僻在两胁之间，有时而痛，名曰癖。凡癥瘕痃癖，得冷则痛。《入门》。○积者迹也，挟痰血以成形迹，亦郁积至久之谓也；聚者绪也，依元气以为端绪，亦聚散不常之意也。○癥者征也，又精也，以其有所征验，及久而成精粹也；瘕者假也，又遐也，以其假借气血成形，及历年遐远之谓也。○痃癖者，悬绝隐僻，又玄妙莫测之名也。○大抵痞与痃癖，乃胸膈间之病；积与聚，为肚腹内之疾。其为上中二焦之病，多见于男子。其癥与瘕，独见于脐下，是为下焦之疾，故常得于妇人也。《正传》。○治法同积聚。○肠覃、石瘕、血蛊见下。肠覃生于肠外，月事时下；石瘕生于胞中，月事不下。《千金》。

养正积自除

易老云：养正积自除，譬如满座皆君子，纵有一小人，自无容地而出。令人真气实，胃气强，则积自消矣。更能断厚味，节色欲，戒暴怒，正思虑，庶乎万全而无害。《纲目》。○壮人无积，虚人则有之，皆由脾胃怯弱，气血两衰，四时有感，皆能成积。若遽以磨积破结之药治之，疾似去，而人已衰矣。治法当先补虚，使气血壮则积自消，宜用木香枳壳丸。《入门》。○又，治五积六聚，癥瘕积块，元气虚弱瘦怯，饮食不进，四肢沉困，宜补中益气汤。方见内伤加三棱、蓬术、青皮、香附、桔梗、藿香、益智、肉桂。《回春》。○凡攻击之药，有病则病受之，无病则胃气受伤。胃气者，清纯冲和之气也，惟与谷肉菜果相宜。盖药石皆偏胜之气，虽参芪性亦偏，况攻击者乎。《丹心》。

木香枳壳丸 治饮食积聚，心腹胀痛，呕逆吞酸。黑丑头末微炒，大黄各二两，枳壳、茯苓、白术、厚朴、半夏、人参、木香、青皮、陈皮、三棱、蓬术、槟榔、神曲、麦芽各一两，干生姜、枳实各五钱。上为末，姜汁糊和丸梧子大，姜汤下七十丸。○凡人有积病，则气滞而馁，此方攻补兼施，真得古人养正积自除之理，宜诚心服之。《丹心》。

肠覃石瘕血蛊证治

肠覃乃寒气客于大肠，与胃相搏，结而为瘕。覃延日久，息肉乃生，始如鸡卵，久如怀胎，按之坚，推之移，月事时下，或多或少，此气病而血未病也，宜二陈汤加香附、三棱、蓬术、鳖甲并醋炒。○石瘕者，胞中伤损，瘀血结成，久则坚硬如石，塞于子门，大如怀孕，月事不下，乃先感寒气而后血壅所致，宜用晞露丸、石英散、通经丸方见胞门、桃仁煎。○血蛊即癥瘕之甚者，腹肚坚硬如石，宜用醋煮三棱丸、三棱煎元、万病丸、桃奴散、抱瓮丸、斑玄丸。《诸方》。

睎露丸 治肠覃病，恶血成癥瘕作痛。三棱、蓬术各一两并酒浸，以巴豆三十粒去皮同炒黄，去巴豆，干漆炒烟尽、川乌炮各五钱，硇砂四钱另研，茴香盐炒、青皮去白、雄黄另研各三钱，穿山甲炮二钱，麝香五分，轻粉另研一钱。上为末，姜汁面糊和丸梧子大，温酒或姜汤下二三十丸。《纲目》。

石英散 治石瘕。紫石英醋淬一两，当归尾、马鞭草、红花炒、乌梅肉各五钱，蓬术、三棱并醋炒、苏木节各三钱，没药、琥珀、甘草各一钱。上为末，以浓煎苏木酒调下二钱，不饮酒，姜汤调下。《三因》。

桃仁煎 治妇人血蛊、血瘕、血积，经候不通。桃仁、大黄各一两，虻虫炒五钱，朴硝一两。上为末，先以醇醋一升二合，银石器中慢火煎取七合许，下桃仁、大黄、虻虫末，搅千下，次下朴硝，更熟搅良久出之，丸如梧子，前一日不吃晚饭，五更初温酒吞下五丸，取下恶物，如豆汁鸡肝，未下再服，见鲜血即止药。《千金》。

醋煮三棱丸 治血蛊。三棱四两醋煮竹刀切晒干，川芎二两醋煮，大黄五钱醋煨。上为末，醋糊和丸梧子大，每三十丸，醋汤下，一月见效。《纲目》。

三棱煎元 治妇人血积、血块、血蛊。大黄八两为末，三棱、蓬术各一两并煨为末。上将大黄醋煮，令稠和丸绿豆大，白汤下三五十丸。《医鉴》。

万病丸 治室女月经不通，脐下坚结，大如杯升，寒热羸瘦。若生肉瘕，不可为也。干漆炒令烟尽、牛膝酒浸一宿各一两六钱，生地黄四两八钱取汁。上银石器内下地黄汁，入二药末，慢火熬，丸如梧子，大酒下一二丸，病去即止。《三因》。

桃奴散 治血蛊及瘀血停积，经水不通。桃奴、猳鼠粪、玄胡索、肉桂、五灵脂、香附子各炒过、缩砂、桃仁各等分。上为末，每三钱，以温酒调下。《入门》。

抱瓮丸 治血蛊，及妇人鬼胎，如抱一瓮。芫花、吴茱萸、川乌、秦艽、柴胡、白僵蚕、巴戟、巴豆各等分。上为末，蜜丸梧子大，每七丸，蜜酒吞下，恶物立出而愈。《入门》。○轻者，去芫花、巴豆、巴戟三味，名曰斩鬼丹。《丹心》。

斑玄丸 治鬼脸，惑于妖魅，状似癥瘕，及一切血病。斑猫、玄胡索各等分。上为末，醋糊和丸，酒下三丸，胎堕为效。《入门》。

息积病

帝曰：人有病胁下满气逆，二三岁不已，是为何病？岐伯曰：病名曰息积，此不妨于食，不可灸刺，积为导引服药，药不能独治也。《内经》。○宜服磨积元、化气汤，兼行导引法。《得效》。

磨积元 治肠胃因虚，气癖于肓膜之外，流于季胁，气逆息难，积月频年，医所不治，久则荣卫停凝，一朝败浊，溃为痈脓，多致不救。胡椒一百五十粒，木香二钱半，全蝎十个。上为末，粟米饭和丸绿豆大，橘皮汤下十五丸。《得效》。

化气汤 治息积，癖于腹胁之下，偏胀膨满，不妨饮食，诸药不能疗。蓬术、干生姜、陈皮、青皮、丁香皮、茴香炒、甘草炙各五钱，缩砂、桂心、木香各二钱半，胡椒、沉香各一钱一字。上为末，每取二钱以生姜、紫苏叶、盐少许，煎汤调下。《得效》。

导引法 治息积，以两手拇指压无名指本节作拳，按髀趺坐，叩齿三十六，屏气二十一息，咽气三口，再屏息再咽，如是三作，以气通为效。遇子午卯酉时则行。《得效》。

诸物伤成积

凡人脾胃虚弱，或饮食过常，或生冷过度，不能克化，致成积聚结块，心腹胀满，噫气吞酸，面青肌瘦。一曰食积，二曰酒积，三曰面积，四曰肉积，五曰鱼蟹积，六曰果菜积，七曰茶积，八曰水积，九曰血积，十曰虫积。《得效》。

食积

食不消化，成积痞闷，宜用平胃散方见内伤加缩砂、香附子、神曲、麦芽，入生姜、紫苏叶煎服。《得效》。〇食积宜用保和丸、大安丸、连萝丸方见上、红元子、佐脾丸。《诸方》。

酒积

酒伤成积者，面黄黑，腹胀，时呕痰水，宜用对金饮子方见内伤加葛根、赤茯苓、缩砂、神曲，煎服。《局方》。〇酒积宜用曲蘖元、酒积丸。〇治酒积方：甘遂一钱为末，以猪槽头肉一两，细切捣烂，和药末作一丸，湿纸裹，火煨令香熟取出，临卧细嚼，以酒送下。《丹心》。〇又方，黄连酒浸一宿，焙为末，以桔红葛根汤，调下一钱。《寿域》。〇葛花解醒汤，常服亦佳。东垣。〇遇仙丹方见虫门、保和丸、乌白丸，并治酒积。《入门》。

面积

食面过多成积，取阿魏元，以浓煎萝卜子汤吞下。〇糍糕伤成积，噫酸，心腹作痛，百药不效，取青木香元方见前阴三百粒，白丁香十粒，神曲二钱，同为末，入巴豆肉三粒，更研和匀，蒸饼为丸绿豆大，以生姜橘皮汤下二三十丸，滞去自安。〇素粉积，以紫苏浓煎汤，加杏仁泥服即散。《得效》。

肉积

食肉过多成积，宜用阿魏元、小阿魏丸、三棱煎元。《入门》。

鱼蟹积

食鱼蟹过伤成积，香苏散方见瘟疫多加生姜、木香煎服。〇妙应丹、遇仙丹方见虫门并佳。《得效》。

果菜积

多食果菜成积，用平胃散加丁香、麝香为末，热盐汤调服，日三。〇果菜积，宜用桂香丸、妙应丹。《得效》。

茶积

喜吃茶成积成癖，及吃干茶者。石膏、黄芩、升麻为末，砂糖水调下。《纲目》。〇茶积，取川椒为末，面糊和丸梧子大，茶清下十丸。《丹心》。〇茶癖茶积，宜用星术丸方见入门、磨积无。《得效》。

水积

多饮水浆成积，胸肋引痛，沥沥有声，宜十枣汤方见寒门、三花神佑丸方见下门。〇芎夏汤方见痰门、破积导饮丸服之并佳。《直指》。

血积

瘀血成积，或因打扑，或因堕落，以致蓄于胸腹，面黄粪黑。宜用抵当汤方见寒门、桃仁承气汤方见寒门、胜红元、增味四物汤、三棱煎、三棱煎丸方见上。

虫积

饮食积聚，变化成虫，宜用妙应丸方见虫门、温白元、万病元、紫金锭方见解毒。

保和丸 治食积酒积。山楂肉一两，半夏姜制、萝卜子炒、黄连炒、陈皮各五钱，神曲炒三钱，麦芽炒二钱。上为末，神曲糊和丸梧子大，白汤下五七十丸。《丹心》。〇一方，山楂五两，神曲、半夏各三两，茯苓、陈皮、萝卜子、连翘、麦芽炒各一两。上末，别以神曲五两为末，作糊丸服。《正传》。

大安丸 治食积，乃脾经消导之剂也。山楂肉、白术各二两，神曲、半夏、茯苓各一两，陈皮、连翘、萝卜子炒各五钱。上为末，神曲糊和丸，服如上法。《正传》。

红圆子 治食积、酒积、脾积、血气、诸般癥块。三棱、蓬术、青皮、陈皮各五两，胡椒、干姜各一两。上为末，醋煮面糊和丸梧子大，矾红为衣，姜汤吞下五七十丸。《得效》。

佐脾丸 治食积。山楂肉三两，连翘、陈皮、萝卜子炒各五钱，赤茯苓、半夏各一钱。上为末，粥丸绿豆大，温水吞下五七十丸。《丹心》。

曲蘗元 治酒癖不消，腹胀吞酸，呕逆不食。神曲炒、麦芽炒各一两，黄连五钱，巴豆肉三粒同炒，去巴豆。上为末，沸汤和丸梧子大，姜汤下五七十丸。《得效》。

酒积丸 治酒积。乌梅肉、黄连酒浸一宿各一两，半夏曲七钱，枳实、缩砂各五钱，木香四钱，杏仁三钱，巴豆霜一钱。上为末，蒸饼和丸绿豆大，白汤吞下八丸或十丸。《纲目》。

乌白丸 治酒积，消痰食。乌梅肉、生姜各四两，白矾、半夏各二两。捣匀，以新瓦夹定，火焙三日夜，入神曲、麦芽、陈皮、青皮、蓬术、丁香皮、大腹子、枳壳各一两。上为末，酒糊和丸梧子大，姜汤下五十丸。《入门》。

阿魏元 食面、食生果过多，不能克化，致成积，腹痛呕恶，亦治肉积。阿魏酒浸化、桂皮、蓬术、麦芽炒、神曲炒、萝卜子、青皮、白术、干姜各五钱，百草霜三钱，巴豆三七粒去皮油。上为末，薄糊和丸绿豆大，姜汤下二三十丸。面伤，用面汤吞下。生果菜伤，以麝香汤下。《得效》。

阿魏丸 治肉积，及食积成块。阿魏一两醋煮软，山楂子、萝卜子、神曲、麦芽、陈皮、青皮、香附子各二两。上为末，炊饼和丸服。《丹心》。○一方，阿魏、山楂各一两，黄连六钱半，连翘五钱。上为末，醋糊和丸服，名曰小阿魏丸。《入门》。

三棱煎元 治肉积，脾虚为肉食所伤，腹满膨痛。三棱生细锉为末八两，以醋三升，石器熬成膏，神曲、麦芽并炒各三两，青皮、干漆炒、萝卜子炒各二两，杏仁、硇砂飞研各一两。上为末，以三棱膏和丸梧子大，姜汤下二三十丸。《得效》。

妙应丹 治饮食中蛊毒，或食水陆果菰，子卵入腹而成虫蛇鱼鳖，或宿食留饮，结为癥瘕。附子四个，七钱重者，生去皮脐，剜作瓮，入硇砂共一两七钱重，面裹煨熟，去面不用，荜拨、木香、青皮、破故纸各三两半。上为末，面糊和丸梧子大，生姜橘皮汤下三十丸。《得效》。

桂香丸 治多食杂菰果子成积，腹胀气急。桂心一两，麝香一钱。上为末，饭丸绿豆大，白汤吞下十五丸。《入门》。

磨积元 治茶积，饮食减少，面黄腹痛。陈仓米半升，巴豆肉七粒同炒，令米赤去巴豆，入青皮、橘红各二两。上为末，好醋搜和为丸豌豆大，淡姜汤下二三十丸。《得效》。

胜红元 治血积酒积，及妇人脾血积气。三棱、蓬术并醋炒，青皮、陈皮、干姜炮、良姜炒各一两，香附子醋炒二两。上为末，醋糊和丸梧子大，姜汤下三五十丸。《丹心》。

增味四物汤 治血积。四物汤料，加三棱、蓬术、干漆炒、肉桂各等分，煎服。东垣。

三棱煎 治食瘕酒癖，血瘕气块。三棱、蓬术各四两，芫花一两，同入瓷器中，米醋五盏浸之，封口，灰火煨令干，取出棱、术，将芫花以余醋炒令微焦，共焙干为末，醋糊和丸绿豆大，姜汤下十五丸。《入门》。○一方，三棱、蓬术各二两，青皮、半夏、麦芽炒各一两，米醋六升同煮干，焙为末，制法、服法同上。《得效》。

破积导饮丸 治水积、痰饮积。木香、槟榔、陈皮、青皮、枳实、枳壳、蓬术、三棱、半夏、神曲、麦芽、茯苓、干姜、泽泻、甘草各五钱，白丑头末六钱，巴豆三十粒去皮心膜油。上为末，姜汁糊和丸梧子大，姜汤下三五十丸。《纲目》。

积聚癥瘕痃癖痞块通治药

宜用温白元、万病元、金露元、荆蓬煎元、秘方化滞元、三棱消积丸、宽中丸、万应丸、延年护命丹、桃溪气实丸。

温白元 治积聚癥癖，黄疸膨胀，十种水气，八种痞塞，五种淋疾，九种心痛，远年疟疾，及疗七十二种风，三十六种尸疰，癫狂邪祟，一切腹中诸疾。川乌炮二两半、吴茱萸、桔梗、柴胡、菖蒲、紫菀、黄连、干姜炮、肉桂、川椒炒、巴豆霜、赤茯苓、皂荚炙、厚朴、人参各五钱。上为末，炼蜜和丸梧子大，姜汤下三丸，或五丸至七丸。《局方》。〇一名万病紫菀丸。海藏。〇治妇人腹中积聚，有似怀孕，羸瘦困弊，或歌哭如邪祟服此药自愈。久病服之，则皆泻出虫蛇、恶脓之物，乃愈。《得效》。

万病元 疗七种癖块，八种痞病，五种癫痫，十种疰忤，七种飞尸，十二种蛊毒，五种黄疸，十二种疟疾，十种水病，八种大风，十二种湿痹及积聚胀满，久远心腹痛，疳蛔寸白诸虫，久积痰饮，消瘦疲困，或妇人子脏中瘀血凝滞，因此断产，服此药以三丸为一剂，不过三剂，其病悉除。说无穷尽，故称为万病元。芍药、川椒、肉桂、芎䓖、干姜、防风、巴豆霜、当归、犀角镑、桔梗、芫花醋炒、赤茯苓、人参、黄芩、黄连、桑白皮、蒲黄、前胡、大戟、葶苈子炒、麝香、细辛、雄黄、朱砂、紫菀、禹余粮醋淬研水飞、甘遂、牛黄各一两，蜈蚣十二节去头足炙，芫青二十八个糯米同炒米黄色取去翅足，蜥蜴去头尾足炙四寸。上为末，蜜丸小豆大，温水或姜汤下三丸，以吐利为度。《局方》。

金露元 治腹内一切积聚癥块作痛，与万病元同功。草乌炮、黄连各一两，生干地黄、贝母、巴豆霜、桔梗、柴胡、紫菀、吴茱萸、菖蒲、干姜、白茯苓、桂心、芎䓖、人参、甘草、防风、厚朴、枳壳、鳖甲、川椒、甘遂各五钱。上为末，面糊和丸梧子大，姜汤下三丸或五丸。《局方》。

荆蓬煎元 消癥块，冷热积聚，破痰癖，消化宿食。三棱、蓬术并酒浸三日，夏则一日取出，同巴豆肉三十八粒，石器内同炒黄色，去巴豆，却用汤浸去白，各二两。木香、枳壳、青皮、茴香炒、槟榔各一两。上为末，面糊和丸绿豆大，姜汤下三五十丸。《得效》。

秘方化滞丸 理一切气，化一切积，久坚沉痼，磨之自消，暴积乍留，导之立去。夺造化有通塞之功，调阴阳有补泻之妙。三棱、蓬术并煨各四钱八分，半夏曲、木香、丁香、青皮、陈皮并去白、黄连各二钱半，巴豆肉醋浸一宿熬干六钱，乌梅肉焙干细末五钱。上为末，以乌梅末入白面少许，煮作糊和丸黍米大，每服五七丸至十丸。欲通利则以热汤下，欲磨积则以陈皮汤下，欲止泄则饮冷水。《丹心》。

三棱化积丸 治诸般积聚。三棱酒煮六两，山楂肉四两，大黄酒蒸、槟榔各三两，蓬术醋煮、木香、青皮、陈皮、香附子醋炒、枳实、厚朴、缩砂、神曲炒、麦芽炒、南星姜汤泡、半夏姜制、萝卜子炒、黄连炒、桃仁、干漆炒、甘草各一两。上为末，醋糊和丸梧子大，白汤下四五十丸。《医鉴》。

宽中丸 治七癥八瘕，五积六聚，痃癖气块，胸腹胀痛，面黄肌瘦，一切沉滞之疾。苍术炒乌药、香附子各二两，三棱、蓬术并醋煮焙、青皮、陈皮、干姜炮、良姜炮、茴香炒、神曲炒、麦芽炒各一两。上为末，醋糊和丸梧子大，姜汤下五十丸。《类聚》。

万应丸 破一切积，散一切气，气蛊血块，癥瘕积聚，食积肉积、酒积鼓胀，浮肿痰癖等证。硇砂水飞、阿魏醋研、大黄、吴茱萸、青礞石与焰硝同煅、肉桂、木香、青皮、玄胡索、五灵脂、茴香炒、穿山甲、蛤粉炒、乳香、没药、当归、菖蒲、皂角、干漆炒、槟榔、陈皮、枳壳、三棱、蓬术并醋煨、丁香、良姜炒、甘遂、芫花、大戟、雄黄各二钱半，巴豆霜一钱半。上为末，醋糊和丸梧子大，姜汤下三五十丸。《类聚》。

延年护命丹 治三十六般积，二十四般气，及血积虫积。大黄十两，半生半醋浸，切作片焙干，黑丑头末一两，蓬术、三棱并炮，芫花、鳖甲醋炙各五钱，陈皮二钱半，与芫花同醋浸一宿焙干，没药、乳香、轻粉各一钱。上为末，蜜和，捣千杵，每一两分作四丸，细嚼一丸，温水送下，临卧时。明早取下恶物为效。三日只吃白粥将息，忌生冷油腻。《类聚》。

桃溪气宝丸 治积聚癥瘕，腹胁如抱一瓮，瘦瘠露骨，一切气积食积，大便秘涩，寒热往来。黑丑头末二两，大黄一两半，槟榔、青皮各一两，羌活、川芎、陈皮、茴香炒、木香、当归各五钱。上为末，熬皂角膏和丸，姜汤下五七十丸。《类聚》。

外贴法

凡积聚痞块，用药外贴令消散，可用三圣膏、琥珀膏、五仙膏、贴痞膏。《诸方》。

三圣膏 贴积块。风化石灰半斤为末，瓦器炒令淡红色，提出候热稍减，次下大黄末一两，就炉外炒，候热减，入桂心末五钱略炒，入米醋熬成黑膏，厚纸摊开，贴患处。《入门》。

琥珀膏 治同上。大黄、朴硝各一两，为末，大蒜捣为膏，和匀，作片贴之。《丹心》。〇一方，加麝香五分，名硝黄膏。《入门》。

五仙膏 治一切痞块，积聚癖疾。大黄、皂角、生姜、生葱、大蒜各半斤。上共捣烂，水煎取汁，去渣再熬成膏，黑色为度，摊绢帛上，先以针刺患处，后贴膏药。《回春》。

贴痞膏 水红花子二钱，大黄、朴硝、山栀、石灰各一钱，酒酵一块鸡子大，共捣成膏，用布摊开，贴痞块上，再用汤瓶熨，

手帕勒之，三日后揭起，肉黑如墨是其效也。《入门》。

熨癥法

吴茱萸三升，碎之，酒和煮热，布裹熨癥上，冷更炒熨，移走则逐而熨之。《外台》。

握药宣积

巴豆、干姜、芥子、良姜、硫黄、甘遂、槟榔各等分。上为末，饭丸如中指头大。早朝，先以川椒汤洗手了，麻油涂手掌中，握药一圆，移时便泻。欲止泻，即以冷水洗手。《得效》。

难治证

积聚癥瘕不转动者，难治必死。〇五积中，奔豚证最为难治。奔豚从小腹起，上冲咽喉，发作欲死，复还止，皆从惊恐得之。越人曰：惊者，神上越也。盖奔豚病，上冲咽喉者，随神上越故也。仲景。〇抑尝论之：医为病所困者，惟阴虚之难补，久积之难除。玉山自倒，阴虚之谓也；养虎遗患，久积之谓也，人之罹此二患者，可不惧哉。《丹心》。

单方

凡二十四种。

牛膝 破癥结，及卒暴症，腹中有如石刺。取一两，细锉，酒煎温服，空心。《本草》。

三棱 主老癖，癥瘕结块。取三棱浓煎成膏，每朝取一匕酒服，日二。《本草》。

玄胡索 破癥癖，与三棱、鳖甲、大黄等分为末，酒服二钱，效。《本草》。

大黄 破癥瘕积聚，推陈致新最效。大黄为末，醋煮成膏，入蜜更煎，丸如梧子，姜汤下三十丸。〇疏风热，去积滞，大黄、黑丑头末半生半炒等分，蜜丸梧子大，茶清下十五丸，空心。《本草》。

商陆 主暴癥，腹中有物如石痛刺，若不

治,百日死。多取商陆根,捣烂蒸之,以布藉腹上,安药熨之,冷复易,自消。《本草》。

牵牛子 治五般积聚痃癖气块。黑丑取头末半生半炒,蜜丸梧子大,临卧时,以姜汤吞下,甚妙。《本草》。

蒴藋 主暴癥,腹中坚如石,痛欲死。蒴藋根一小束细切,酒一瓶浸三宿。温服五合,日三,神效。《本草》。

续随子 宣一切积滞,日服十粒,若泻多,取薄酸冷粥,吃之即止。《本草》。

桑耳 主血病癥瘕积聚。取烧为末,酒调服之。《本草》。

虎杖根 主癥结暴瘕痛欲死,取根,为粗末,酒渍饮,日三。《本草》。

郁李仁 疗癖。取仁汤浸去皮,为细末,每二钱,白面搜和作烧饼,空心食之,当快利,若不止,饮冷醋汤。《本草》。

白杨木 疗癥癖坚如石,积年不差。取东南枝细锉五升,熬令黄,以酒五升渍之,封口,经二宿,每服一合,日三。《本草》。

鱼胶 主腹内伏梁,痃癖气块。以蒜薤姜醋食之。鲤鱼胶尤佳。《本草》。

鳖甲 主症瘕痃癖。烧黄为末,酒服二钱,日二次。《本草》。

蚶壳 治冷气癥癖,能消血块,又能消痰。一名瓦垄子,火煅醋淬三次为末,醋糊和丸,姜汤吞下。《入门》。

黍米泔 患鳖瘕者,以新熟赤黍米,淘取泔汁,生服一升,不过三两度,愈。《入门》。

白颈蚯蚓 主蛇瘕。取汁服之。《入门》。

桃花萼 破积聚。花落时取萼,和面作烧饼食之。子和。

桃奴 治伏梁,气在心下,结聚不散。桃奴三两为末,空心,酒调二钱服之。《本草》。

蓼 主痃癖积气。每日取一握,水煮,空心服。《本草》。

大蒜 烂痃癖,可常食之。《本草》。

白马尿 治鳖瘕。取饮之,即消。《本草》。○癥积满腹,诸药不差,白马尿服之愈。《纲目》。

雄雀屎 主癥瘕痃癖,伏梁诸块。为末蜜丸,空心,以米饮吞下。《本草》。

人尿 主癥积满腹,诸药不差。人尿温服一升,空心。童子尿尤佳。《本草》。

针灸法

奔豚上气,心痛欲绝,急以温汤浸手足,数数易之,仍灸气海、关元、期门、章门各百壮,中极五十壮。《得效》。○癥瘕。灸足踝后宛宛中,灸随年壮。又灸气海百壮,中脘二百壮。《得效》。○癥瘕积块,先于块上针之,甚者,又于块首一针,块尾一针,立应。针讫灸之,又灸三里。《纲目》。○积聚,取中脘、悬枢、脾俞、商曲,补尺泽、太溪。《纲目》。○伏梁,取上脘、三里。○息贲,取巨阙、期门。○奔豚,取玉泉即中极穴、章门。《甲乙》。○积块,取章门、中脘、气海、天枢、上脘、通谷。《纲目》。○专治痞块,取痞根穴,穴在十三椎下,各开三寸半,多灸左边。如左右俱有,左右俱灸。○又法,用秆心量患人足大指齐,量至足后跟中住,将此秆从尾骨尖量至秆尽处,两旁各开一韭叶许,在左灸右,在右灸左,针三分,灸七壮,神效。○又法,于足第二指歧叉处,灸五七壮,左患灸右,右患灸左,灸后一晚夕,觉腹中响动,是验也。《入门》。

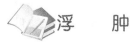

浮　　肿

浮肿之因

肿者,钟也,寒热气所钟聚也。《医鉴》。○诸湿肿满,皆属脾土。《内经》。○三阴结,谓之水。注曰:三阴结,谓脾肺之脉俱寒结也,脾肺寒结,则气化为水。《内经》。〇下焦溢为水。注曰：下焦为分注之所，气窒不泻，则为溢水。《内经》。〇问曰：少阴何主肾？肾何以主水？对曰：肾者至阴也，至阴者，盛水也。肺者太阴也，少阴者冬脉也，故其本在肾，其末在肺，皆积水也。问曰：肾何以能聚水而生病？对曰：肾者胃之关也，关闭不利，故聚水而从其类也。上下溢于皮肤，故为胕肿。胕肿者，聚水而生病也。《内经》。〇胕肿谓皮肉俱肿，按之陷下，泥而不起也。《内经》。〇阴阳气道不通，四海闭塞，三焦不泻，津液不化，水谷并行肠胃之中，别于回肠，留于下焦，不得渗膀胱，则下焦胀，水溢则为水胀。《灵枢》。〇水肿由脾虚湿胜，凝闭渗道，水渍妄行，故通身面目手足皆浮而肿，皮薄而光，手按成窟，举手即满是也。或腹大如鼓，而面目四肢不肿者，名曰胀满，又名鼓胀，皆脾土湿热为病，肿轻而胀重也。《丹心》。〇肾热传于膀胱，热盛逆于脾胃，脾虚而不能制肾水。脾主四肢，故流走而身面皆肿也，若加喘者，重也。何以然？肾水胜而克退脾土，及胜心火，心又胜肺，肺为心克，故喘也。《钱乙》。〇久喘久疟久痢，羸悴之余，皆患此病。《入门》。

浮肿微兆

诸有水气者，微肿先见于目下也。帝曰：何以言之？岐伯曰：水者阴也，目下亦阴也，腹者至阴之所居，故水在腹者，必使目下肿也。《内经》。〇目裹微肿，如卧蚕起之状，曰水。《内经》。〇颈脉动，喘疾咳，曰水。《内经》。〇足胫肿曰水。《内经》。〇视人之目窠上微壅如蚕，新卧起之状，其颈脉动，时咳，按其手足上，窅而不起者，风水肤胀也。鼻头色微，黑者，有水气。《灵枢》。〇腰脊者，身之大关节也。肢胫者，人之管以趋翔也。茎垂者，身中之机，阴精之候，津液之道也。故饮食不节，喜怒不时，津液内溢，乃下流于睾，血道不通，日大不休，俯仰不便，趋翔不能，此病荥然有水也。《灵枢》。

浮肿形证

水病，下为胕肿大腹，上为喘呼，不得卧者，标本俱病，故肺为喘呼，肾为水肿，肺为逆不得卧。《内经》。〇湿胜则濡泄，甚则水闭胕肿。《内经》。〇水病有五种：一曰风水，其脉自浮，外证骨节疼痛恶风。〇二曰皮水，脉亦浮，外证胕肿，按之没指，不恶风，其腹如鼓，不渴，当发其汗。〇三曰正水，其脉沉迟，外证自喘。〇四曰石水，其脉自沉，外证腹满不喘。〇五曰黄汗，其脉沉迟，身发热，胸满，四肢头面肿，久不愈，必致痈脓。又曰：久则肌肉溃烂，阴囊足胫水出。仲景。〇又有五脏水。心水者，其身重而少气不得卧，烦而躁，其阴大肿。〇肝水者，其腹大，不能自转侧，胁下腹中痛，时时津液微生，小便续通。〇肺水者，身肿小便难，时时鸭溏。〇脾水者，其腹大，四肢苦重，津液不生，但苦少气，小便难。〇肾水者，其腹大，脐肿，腰痛不得溺，阴下湿如牛鼻上汗，其足逆冷而黄瘦。仲景。〇其状，目胞上下微肿如裹水，通身浮肿，咳喘怔忪，股间清凉，小便涩黄，皮薄而光，手按成窟，举手即满，是浮肿也。《直指》。〇又有阳水阴水。阳水多外因涉水冒雨，或感风寒暑湿，其证先肿上体肩背手臂，热渴而二便闭。〇阴水多内因饮水及茶酒，饥饱劳役房劳，其证先肿下体腰腹胫跗，身凉大便利。《入门》。〇烦渴，小便赤涩，大便秘结，此为阳水。〇不烦渴，大便溏，小便不赤涩，此为阴水。《正传》。〇又曰：石水者，肾水停在脐下，小腹肿大，结硬如石，故云石水。〇肺水者，流溢皮肤，遍身皆肿，但腹如故，不满亦不渴。〇水蛊者，水毒之气，结聚于内，令腹渐大，动摇有声，常欲饮水，皮肤粗恶。《类聚》。〇朝宽暮急，血虚；暮宽朝急，气虚；朝暮急，血气俱虚。《丹心》。

脉法

脉得诸沉，当责有水，身体肿重。仲

景。〇水病脉洪大者可治，微细者不可治。〇水病腹大如鼓，脉实者生，虚者死。《脉经》。〇水气得沉脉则逆，此阴脉也。东垣。〇水气，浮大则宜，沉细则愈而复作。〇上气浮肿，浮滑可安，微细难疗，《得效》。〇水肿，脉多沉伏。〇病阳水，兼阳证，脉必沉数；病阴水，兼阴证，脉必沉迟。《正传》。〇沉伏相搏，名曰水，阳虚阴实，为水必矣。《三因》。

水肿治法

治肿胀大法，宜补中、行湿、利小便，以人参、白术为君，苍术、陈皮、茯苓为臣，黄芩、麦门冬为使，以制肝木，少加厚朴，以消腹胀。气不运，加木香、木通。气下陷，加升麻、柴胡。此补中治湿汤方也。《丹心》。〇治浮肿，宜以辛散之，以苦泄之，以淡渗利之，使上下分消其湿，正所谓开鬼门、洁净府。开鬼门者，谓发汗也；洁净府者，利小便也。东垣。〇夫为肿之水，乃腐浊之气，渗透经络，流注溪谷，灌入遂道，血亦因之而化水，欲藉脾土以制之，导肾气以利之。殊不知，脾病则金气衰，木寡于畏而来侮土，脾欲不病，不可得矣。治法宜清心经之火，补养脾土，全运化之职。肺气下降，渗道开通，使败浊之气稍清者，复回而为气为血为津液；甚者，在上为汗，在下为尿，以渐而分消矣。《丹心》。〇诸有水者，腰以下肿，当利小便，宜五苓散方见寒门、泽泻散、神助散。〇腰以上肿，当发汗乃愈，宜麻黄甘草汤、越婢汤、防己茯苓汤。仲景。〇阳水，宜八正散方见小便，或人参败毒散方见寒门加麻黄、防风、黄芩、栀子服。〇阴水，宜实脾散、胃苓汤、复元丹。《诸方》。〇他病久，则皆能变水。因雨湿而浮肿，宜平胃散方见内伤加白术、赤茯苓、草豆蔻，且服导滞通经汤。《宝鉴》。〇饮水过多而浮肿，宜胃苓汤方见大便、加减胃苓汤、退肿塌气散。《圣惠》。〇久喘后水气，宜分气饮、葶苈丸。〇久疟变水气，宜

黄甲丸方见疟门、退黄丸方见疸门。〇久痢变水气，宜加味肾气丸，或补中益气汤方见内伤加炮附子，久服。〇疟痢后，通用五皮散。《入门》。〇水蛊证，宜黄米丸、漆雄丸、青木香元。《入门》。〇泻湿泄水，宜三花神佑丸方见下门、煨肾丸、神助散。《入门》。〇疮疥变水肿，宜赤小豆汤。《入门》。〇水肿泄泻，宜葶苈木香散、大橘皮汤。《丹心》。

补中治湿汤 通治水病，补中行湿。人参、白术各一钱，苍术、陈皮、赤茯苓、麦门冬、木通、当归各七分，黄芩五分，厚朴、升麻各三分。上锉，作一贴，水煎服。《医林》。

泽泻散 治水肿，二便涩。泽泻、赤茯苓、枳壳、猪苓、木通、槟榔、黑牵牛头末各等分。上为末，生姜葱白汤调下二钱。《入门》。

神助散 治遍身水肿，喘急小便涩。黑丑头末三钱，葶苈子炒二钱，椒目一钱半，猪苓、泽泻、木香各一钱。上为末，先以浆水一盏，葱白三茎，煎至半盏，入酒半盏，调药三钱，绝早，面东服。如人行十里久，以浆水煮葱白粥，入酒五合，热啜，当利小便三四升，隔日再服。须断盐味及房室三年。《直指》。

麻黄甘草汤 治腰上浮肿。麻黄三钱，甘草二钱。上锉，作一贴，水煎服，温覆令出汗，不汗再服。仲景。〇有人患气促，积久不差，遂成水肿，服此汤即效。《得效》。

越婢汤 治腰上浮肿，咳喘。麻黄三钱，苍术二钱，石膏、甘草各一钱。上锉，作一贴，入姜五片，枣二枚，水煎服。《纲目》。

防己茯苓汤 治皮水上体肿。赤茯苓三钱，防己、黄芪、桂枝各一钱半，甘草一钱。上锉，作一贴，水煎服。《纲目》。

实脾散 治阴水发肿，先实脾土。厚朴、白术、木瓜、草果、大腹子、附子炮、白茯苓各一钱，木香、干姜炮、甘草炙各五

分。上锉，作一贴，姜三枣二，水煎服。《得效》。

复元丹 夫心肾真火，能生脾肺真土，今真火既亏，不能滋养真土，故土不制水，水液妄行，三焦不泻，枢机不运，肿胀满溢，喘息奔急，股冷舌干，不能正偃，小便不通。泽泻二两半，附子炮二两，木香、茴香炒、川椒、独活、厚朴、白术略炒、橘皮、吴茱萸、桂心各一两，肉豆蔻煨、槟榔各五钱。上为末，糊丸梧子大，紫苏汤下五十丸。此药世传屡验，其间君臣佐使与造物同妙，当屏去诸药，一日三服，且禁欲、绝咸半年。《得效》。

导滞通经汤 赤茯苓、泽泻各二钱，陈皮、桑白皮、白术、木香各一钱。上锉，作一贴，水煎服。○许鲁斋，因霖雨所伤，肢体浮肿，大便溏，腹胀肠鸣时痛，饮食减少，脉弦细而缓，此脾胃虚弱，而湿气盛也。先服平胃散加白术、赤茯苓、草豆蔻，诸证皆愈，止有四肢浮肿，用此药全愈。《宝鉴》。

退肿塌气散 治积水惊水或饮水过多，积于脾，故四肢肿而身热。赤小豆、陈皮、萝卜子炒各二钱，甘草一钱，木香五分。上锉，作一贴，入姜三枣二，水煎服。《丹心》。

分气饮 治肿胀喘急。桔梗、赤茯苓、陈皮、桑白皮、大腹皮、枳壳、半夏、苏子炒、苏叶各一钱，草果、甘草各五分。上锉，作一贴，入姜三枣二，水煎服。《得效》。

葶苈丸 治肺气喘促，面目浮肿。葶苈子、防己、木通、杏仁、贝母各一两。上为末，蒸枣取肉和丸梧子大，桑白皮汤下五十丸。《入门》。

加味肾气丸 治肾虚不能行水，以致浮肿。附子炮二两，白茯苓、泽泻、肉桂、牛膝、车前子炒、山药、山茱萸、牡丹皮各一两，熟地黄五钱。上为末，蜜丸如梧子大，空心，米饮下七十丸，或百丸。《丹心》。

黄米丸 治水蛊。干丝瓜一棒，去皮剪碎，和巴豆肉十四粒同炒，以巴豆色黄为度，去巴豆，入陈仓米如丝瓜之多少，同炒米黄色，去瓜取米为末，水丸梧子大，每汤下百丸，数服即愈。盖丝瓜如人脉络，引巴豆之气入皮肤也。《入门》。

漆雄丸 治水蛊。真生漆一两锅内溶化，麻布绞去滓，复入锅内熬干，雄黄一两为末。上两末，醋糊和丸梧子大，每四丸，麦芽煎汤吞下。《入门》。

三花神佑丸 治中满腹胀，喘嗽淋闭，一切水湿，浮肿胀满，湿热沉积，变生诸疾。方见下门。

煨肾丸 治脾虚，邪水流注，腰膝浮肿而痛。甘遂生五钱，木香一两。上为末，每一钱，猪腰子一枚，剜开去筋膜，掺药在内，薄荷叶裹定，外用湿纸四五重，慢火煨熟，临卧细嚼，温酒送下，利去黄水为度。《丹心》。

五皮散 因他病变作水肿浮虚。大腹皮、茯苓皮、生姜皮、桑白皮、陈皮各一钱半。上锉，作一贴，水煎服。《丹心》。

赤小豆汤 治年少气血俱热，生疮疥，变为肿满。赤小豆、猪苓、桑白皮、防己、连翘、泽泻、当归、商陆、赤芍药各一钱。上锉，作一贴，入姜五，水煎服。《得效》。

葶苈木香散 治水肿腹胀，小便赤，大便滑泄。滑石三两，白术、葶苈子、猪苓、赤茯苓各一两，木香、泽泻、木通、桂皮、甘草各五钱。上为末，白汤调下三钱。《正传》。

大橘皮汤 治湿热内攻，心腹胀满，并水肿小便不利，大便滑泄。滑石三钱，陈皮一钱半，白术、赤茯苓、猪苓、泽泻各一钱，桂皮七分，槟榔六分，木香五分，甘草炙四分。上锉，作一贴，入姜五，水煎服。《必用》。

十水证

一曰青水，先从左右胁肿起，根在肝，用大戟。○二曰赤水，先从舌根肿起，根在心，用葶苈子。○三曰黄水，先从腰腹肿起，根在脾，用甘遂。○四曰白水，先从脚肿起，根在肺，用桑白皮。○五曰黑水，先从外肾肿起，根在肾，用连翘。○六曰玄水，先从面肿起，根在外肾，用芫花。○七曰风水，先从四肢肿起，根在骨，用泽泻。○八曰石水，先从肾肿起，根在膀胱，用藁本。○九曰高水，先从小腹肿起，根在小肠，用巴豆。○十曰气水，或盛或衰，根在大肠，用赤小豆。《本事》。

十水丸 治十种水气。上十证，看病根源，除一味倍多为君，余九味等分修制，焙为细末，蜜丸梧子大，以赤茯苓汤吞下三丸或五丸，日二三服。忌食生冷、油腻、咸盐及猪鱼酒面一百二十日。○神助散亦佳。方见上。《本事》。

结阳证

《内经》曰：结阳者，肿四肢。注曰：素尝气疾，湿热加之，气湿热争，故为肿也。邪气渐盛，正气渐微，阳气衰少，致邪代正，气不宣通，故四维发肿。诸阳受气于四肢也，今人见手足关节肿痛，全以为风治者，误矣，犀角汤主之。《正传》。

犀角汤 治结阳证，四肢肿闭。犀角、玄参各一钱，升麻、木通各八分，连翘、柴胡各六分，沉香、射干、甘草各五分，芒硝、麦门冬各四分。上锉，作一贴，水煎服。《入门》。

气分证血分证

气为饮隔，痞满腹鸣，骨痛冷痹，则曰气分，亦曰水分。○经脉不行，血化为水，四肢红肿，则曰血分，皆水气之所由作也。○气分，宜桂术汤；血分，宜桂苓汤。《直指》。○详见妇人门。

桂术汤 治气分。桂皮一钱半，白术、麻黄、细辛、甘草各一钱，枳壳、干姜各七分半。上锉，作一贴，姜五片，水煎服。《直指》。

桂苓汤 治血分。桂皮、赤茯苓、当归、川芎、赤芍药、蓬术、三棱、桑白皮、槟榔、苍术、大腹皮、瞿麦、青皮、陈皮、甘草各五分，葶苈、大黄煨各二分半。上锉，作一贴，入姜五片，水煎服。《直指》。

妇人产前后浮肿

详见妇人门。

不服药自去水方

用丹房奇术、涂脐膏、消河饼。

丹房奇术 治肿胀，不服药，自去水。巴豆研去油四钱，水银粉二钱，硫黄生一钱。上同研成饼，先用新绵一片布脐上，次以饼掩之，外用帛缚，如人行三五里许，自然泻下恶水，待下三五次，去药，以粥补住。《医鉴》。○久患者，隔日取水，一饼可救二三十人。《活人》。○一方，治水蛊。商陆根，赤者杵烂贴脐上，以帛缚定，水自小便出。《丹心》。

涂脐膏 治水肿，小便绝少。地龙生研、猪苓、甘遂、针砂各五钱。上为末，擂葱涎调成膏，敷脐中，约一寸，以绢帛束之，以小便多为度，日两易之。《得效》。

消河饼 治水肿膨胀。大田螺四个，大蒜五个，车前子末三钱。上研成饼，贴脐中，以帕缚之，少时尿出如注，即愈。《医鉴》。

浮肿通治药

宜加减胃苓汤、四苓五皮汤、集香汤、实脾饮、沉香琥珀元、三仁元、椒豉元、海金沙散。《诸方》。

加减胃苓汤 治浮肿。苍术一钱半，陈皮、泽泻、白术、赤茯苓、木瓜各一钱，厚朴、猪苓、神曲、槟榔各八分，山楂肉、缩砂各七分，香附子姜汁炒、大腹皮各六分，甘草炙三分。上锉，作一贴，入姜三，灯心一团。水煎服。《医鉴》。

四苓五皮汤 治浮肿。桑白皮、陈皮、地骨皮、茯苓皮、生姜皮、大腹皮、苍术、白术、泽泻、猪苓、青皮、车前子炒各一钱。上锉，作一贴，水煎服。《辨疑》。

集香汤 治虚肿，先用此以透关络，然后审证疗之。木香、藿香、川芎、赤茯苓、槟榔、枳壳、甘草各三钱，沉香、丁香各二钱，乳香一钱半，麝香一字。上为粗末，每三钱，入姜三片，紫苏五叶，煎服，空心。《直指》。

实脾饮 治水肿膨胀。苍术、白术、厚朴、赤茯苓、猪苓、泽泻、缩砂、香附子、枳壳、陈皮、大腹皮、木香另磨水取汁各七分。上锉，作一贴，入灯心一块，煎去滓，调木香水服之。《回春》。

沉香琥珀丸 治水肿尿涩。葶苈子炒、郁李仁、沉香各一两半，琥珀、杏仁、苏子、赤茯苓、泽泻各五钱，上为末，蜜丸梧子大，麝香为衣，每三十丸，至五十丸，以萝卜子煎汤下。《辨疑》。

三仁元 治水肿喘急，大小便不利。郁李仁、杏仁、薏苡仁各一两。上为末，糊丸梧子大，米饮下四五十丸。《得效》。

椒豉元 治浮肿神方。椒目一钱，豉二七粒，巴豆一个去皮心熬。上研细，滴水和丸绿豆大，温水吞下三丸，或五丸，以微注为度。气盛者，巴豆或二个，或三个。《活人心》。

海金沙散 治脾湿太过，肿胀喘急。黑丑头末一两半一半炒、一半生，白术一两，甘遂五钱，海金沙三钱。上为末，每二钱，煎倒流水一盏，食前调下。东垣。

一方 治外肾肿大，茎物水泡通明方。木香流气饮方见气门加白芷、木通、紫苏叶煎汤，吞下青木香元方见前阴百粒，效。《直指》。

又方 肿满后作疮，或发水疱成疮，是脾土崩坏，宜平胃散方见内伤细末，清油调敷，湿则干糁，立愈。《得效》。

可治不治证

凡浮肿阴囊软者，可治。《入门》。○患肿人，腹上以手按之有窝者，可治。《医鉴》。○肿满善证，男从上而肿下，女从下而肿上，所患未久，漩利，肿退喘定则愈矣。《得效》。○男从脚下肿而上，妇从头上肿而下，皆不治。○男从脚下，女从头上肿起，皆为逆。阴阳微妙如此。《入门》。○大凡虚肿，先起于腹而后散于四肢者，可活；先起于四肢而后归于腹者，不治。○至若蛊胀，而肚上有青筋。○腹满而大便滑泄。○久疟而转作虚浮。○与夫唇黑伤肝，缺盆平伤心，脐突伤脾，足心平伤肾，背平伤肺，皆为不治之证。○或肉硬，或手掌平，皆不治。《直指》。○唇肿齿焦者，死。○卒唇肿而苍黑者，死。○掌肿无纹者，死。○脐肿凸出者，死。○缺盆平者，死。○阴囊茎俱肿者，死。○脉绝口张，足肿者死。○足跗肿，膝如斗者，死。《正传》。○凡水肿，大喘气粗不食，乃肾水盈溢上行，傍浸于肺也，不治。《得效》。

禁忌法

凡水肿，惟忌盐，虽毫末许，不得入口。若无以为味，即水病去后，宜以醋少许，调和饮食，不能忌盐，勿服药，果欲去病，切须忌盐。《得效》。○尤忌针刺，犯之流水而死。○凡水肿，极忌甘药助湿作满。《入门》。○病嗽及水，全宜禁盐。《本草》。

单方

凡二十种，有桑白皮饮、二气散、鸡醴饮。

桑柴灰汁 桑柴灰，水淋取清汁，煮赤小豆作粥，常服，大下水胀。《本草》。

桑白皮 治水肿喘急。桑白皮四两，青粱米四合，同煮烂，取清饮，名桑白皮饮。《入门》。

白术 治四肢肿满。白术三两锉，大枣三枚。上水煎服，日三四。《纲目》。

泽泻 逐膀胱三焦停水。或锉煎服，或为末白汤调下，日二三。《本草》。

葶苈子 治头面手足虚肿，又治水气喘急。葶苈子隔纸炒为末，枣肉和丸小豆大，麻子煎汤下十丸，日三。东垣。○治水肿。葶苈三两为细末，防己末四两。绿头鸭切头沥血于臼中，令血尽，纳药末和鸭头，更捣五千杵，丸如梧子，空心，白汤下十丸。此药利小便如神。《本草》。

商陆 能泻十种水病。取白色生根，细切，杂生鲤鱼煮作羹汤，服之。《本草》。

牵牛子 治水气蛊胀。白丑黑丑头末各取二钱。大麦面四两，和作烧饼，临卧茶清嚼下。降气为验，名曰二气散。《正传》。○水属肾，行肾之水，无如黑牵牛。取细末入于猪肾，慢火煨熟，而温酒嚼下，则借肾入肾，两得其便，恶水既泄，不复泛溢矣。《直指》。

蓖麻子 治十种水气，五蛊瘴气。蓖麻子去壳，用麻布包压去油，薄摊在木勺内，仰放在锅中，水面上以盖合煮二十余沸，以药无白色为度，取出，每服六钱，滚水化开，空心温服，不过二三剂。以小便大利为效。《医鉴》。

郁李仁 治水肿，腹胀喘急，大小便秘涩。郁李仁一两研取汁，薏苡仁末二合，和煮粥食之。《入门》。○又方，郁李仁一合为末，和面作烧饼与吃，即大便通利气便差。《本草》。

鲤鱼 治水肿，脚满气急。鲤鱼肉十两，葱白一握，麻子一升，取汁煮作羹，入盐、豉、姜、椒调和，空心食之。《入门》。○又方，大鲤鱼取肉，赤小豆二升，以水一斗同煮，取二升许汁，去滓，分二服。当下利，即差。《本草》。

蝼蛄 治十种水病，肿满喘促。生土狗一个，手足全者，研细入缩砂末等分，老酒调下。《直指》。○又方，五月五日取蝼蛄不以多少，不可见日焙干，每一病，以七个为度，先用七个头治上，次用腹治中，次用足治下，皆为末，空心，好酒调下。《丹心》。

黑豆 治浮肿。黑豆一升，水五升，煮取三升汁，去滓。纳酒五升更煮，取三升，去滓，分三服。不差，再合服之。《本草》。

赤小豆 治水肿，下水气。和桑白皮，或通草煮服之。○又方，赤小豆五合，葫一头，生姜三钱，并碎，白色商陆一条切，同水煮，豆烂汤成。去葫、姜、商陆，只细嚼豆，空腹食之，旋旋啜汁令尽，肿立消，便止。《本草》。

冬瓜 水病初得危急，冬瓜不限多少，任吃，神效。或取汁服，久病忌之。《纲目》。

苦瓜瓤 治浮肿下水。取白瓤实，捻如大豆粒，以绵裹，煮一沸，空心服七枚，水自出不止，大瘦乃差。三年内慎口味。《本草》。○苦瓠，须择用细理洁净者，不尔，有毒。《纲目》。

鸡屎 治水肿、气肿、湿肿皆效。干鸡粪一升炒黄，好清酒三碗淬下，煮作一碗，滤去滓，令饮之，少顷，腹中大转动作鸣，从大便利下，于膝脚及脐上下先作皱起，其肿渐消。病未尽，再服一剂。以田螺二枚滚酒淖熟食之，即止，名鸡醴饮。《医鉴》。

青头鸭 治十种水病垂死。青头鸭一只，治如食法，和米并五味煮令极熟，作粥，空腹食之。白鸭亦好。《本草》。○鸭头，能利水而凉血故也。《入门》。

虾蟆 治水肿鼓胀如神。大虾蟆一个，以缩砂七粒推入其口，使吞入腹，用罐子盛，盐泥封固，炭火煅通红，烟尽取出，候冷去泥，研为末，作一服，或酒或陈皮汤送下，候撒屁多乃效。即下金蟾散也。○又方，治水肿胀满。癞虾蟆二三枚，装在雄猪肚内，酒煮一伏时，去虾蟆，将肚与酒食尽。大便屁如雷，或水下，其肿自消。《医鉴》。

猪肝 治浮肿胀满。猪肝一具，细切，以醋洗，蒜薤食之。又以熟水煮，单吃亦可。《本草》。

猯肉 治十种水，不差垂死。猯肉半斤切，粳米三合，水三升，入葱、椒、姜、豉作粥食之。○又，作羹臛食之，下水大效。《本草》。

针灸法

四肢及面皆浮肿，灸水分、气海，即消。○水肿惟得针水沟，余穴则针之水尽即死。庸医多为人针水分，杀人多矣。惟灸水分最为要穴，盖此穴能分水，不使妄行。有人患水肿，灸水分与气海，翌日面如削矣。《资生》。

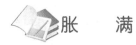

胀　满

胀满之源

帝曰：胀者焉生？何因而有。岐伯曰：卫气之在身也，常然并脉循分肉，行有逆顺，阴阳相随，乃得天和，五脏更始，四时有序，五谷乃化。然后厥气在下，荣卫留止，寒气逆上，真邪相攻，两气相搏，乃合为胀也。荣气循脉，卫气逆为脉胀。卫气并脉循分，为肤胀。《灵枢》。○凡人七情内伤，六淫外侵，饮食失节，房劳致虚，脾土之阴受伤，转输之官失职，胃受水谷不能运化，故阳自升，阴自降，而成天地不交之否，于是清浊相混，隧道壅塞，气化浊血，瘀郁为热，热留而久，气化成湿，湿热相生，遂成胀满。经曰：鼓胀是也，以其外虽坚满，中空无物，有似乎鼓。其病胶固，难以治疗，故又名曰蛊，若虫侵蚀，有蛊之义。《丹心》。○饮食不节，起居不时者，阴受之。阴受之则入五脏，入五脏则䐜满闭塞。《内经》。○浊气在上，则生䐜胀。注曰：浊气谓寒气也，寒气在上，聚而不散，亦成胀。内经足太阴之脉病腹胀，足阳明之脉病亦腹胀。《灵枢》。○太阴所至为蓄满，脾为阴中之太阴，无阳则不能化五谷，乃大寒为胀满，故《脉经》云：胃中寒则胀满。此之谓也。东垣。○凡胀初起是气，久则成水，治比水肿更难。盖水肿饮食如常，鼓胀饮食不及常，病根深痼，必三五年而后成，治肿气，补中行湿足矣。治胀必补中行湿，兼以消导，更断盐酱、音乐、妄想，不责速效，乃可万全。《入门》。

胀满形证

中满腹胀者，其面目四肢不肿，而腹肚胀起，中空似鼓者是也。《医鉴》。○脐腹四肢悉肿者，为水；但腹胀，四肢不甚肿者为蛊。蛊即胀也。《本事》。○腹满䐜胀，支膈胠胁，下厥上冒，过在足太阴阳明。《内经》。○胀有虚实，虚胀为邪，吐利不食，时胀时减，按之则陷而软。○实胀，阳热为邪，身热咽干，常胀内痛，按之不陷而硬。《入门》。○腹满，按之不痛为虚。痛者为实，可下之。○腹胀时减，复如故，此为寒，宜温之。○腹满不减，减不足言，须当下之。仲景。

脉法

其脉大坚以涩者，胀也。《灵枢》。○脉盛而紧曰胀。《内经》。○胀满脉弦，脾制于肝。洪数热胀，迟弱阴寒。浮为虚满，紧则中实，浮则可治，虚则危急。《脉诀》。○关上脉虚则内胀。○迟而滑者胀。○虚而紧涩者胀。○或弦而迟，或浮而数，皆胀也。《正传》。○诸气胀满，浮大可疗，虚小难保。《得效》。

胀病有七

夫胀者，皆在于脏腑之外，排脏腑而郭胸胁，胀皮肤，故命名胀。《灵枢》。○胀有寒胀、热胀、谷胀、水胀、气胀、血胀、蛊胀。○胀病亦谓鼓胀。○其胁痛面黑，是气鼓。○胁满小腹胀满，身上有血丝缕，是血鼓。○嗳气作酸，饱闷腹胀，是食鼓。○恶寒，手足厥冷，泻去清水，是水鼓。○胸腹胀满，有块如鼓者，是痞散成鼓。《回春》。

寒胀

寒胀者，腹满濡，时减，吐利厥冷，宜

温之。《得效》。

热胀

热胀者，以阳并阴，则阳实阴虚。阳盛生外热，阴虚生内热。脉必浮数，浮则为虚，数则为热。阴虚不能宣导，饮食如故，腹中胀满者，为热胀。《得效》。

谷胀

失饥伤饱，痞闷停酸，朝则阴消阳长，谷气易行，故能食；暮则阴长阳消，谷气难化，故不能食，是为谷胀。

水胀

脾土受湿，水渍于肠胃而溢于皮肤，漉漉有声，怔忪喘息，是为水胀。《直指》。

气胀

七情郁结，气道壅塞，上不得降，下不得升，身体肿大，四肢瘦削，是为气胀。《直指》。

血胀

烦躁漱水，迷忘惊狂，痛闷呕逆，小便多，大便黑，妇人多有之，是为血胀。《直指》。

胀满治法

适寒凉者胀，下之则胀已。《内经》。○中满者，泻之于内。《内经》。○诸腹胀大，皆属于热。大概寒胀多，而热胀少也。《内经》。○鼓胀，宜补中行湿，此脾虚之甚，必须远音乐，断厚味，大剂人参、白术，佐以陈皮、茯苓、苍术之类。《丹心》。○治法，理宜补脾，又须养肺金以制木，使脾无贼邪之虑；滋肾水以制火，使肺得清化之令；却盐味以防助邪，断妄想以保母气，无有不安。医者不察病源，急于取效；病者苦于胀急，喜行利药，以求一时之快，殊不知宽得一日半日，其胀愈甚，病邪甚矣，真气

伤矣，去死不远。此病之起，固非一年，根深蒂固，欲取速效，自求祸耳。知王道者，可与语此也。《丹心》。○凡腹胀，须用姜制厚朴。初得是气胀，宜行气疏导之剂，木香、槟榔、枳壳、青皮、陈皮之类；久则成水胀，宜行湿利水之剂，苍术、白术、茯苓、泽泻、防己之类。《正传》。○肥人腹胀是湿，宜苍术、茯苓、滑石、泽泻。○瘦人腹胀是热，宜芩、连、栀子、厚朴。○色白人是气虚，宜人参、白术、白茯苓、陈皮。《正传》。○中满比胀稍轻，俗云倒饱是也。详见内伤。入门○胀有谷胀、水胀、气胀、血胀，又有寒胀、热胀、蛊胀。

谷胀

宜鸡矢醴散、大异香散。

鸡矢醴散 治谷胀，朝食则不能暮食。又治气胀、水胀，及蛊胀。鸡矢白干者、大黄、桃仁各等分。上为末，每二钱，姜汤调服。《宣明》。○一方，羯鸡屎一升炒黄色，细末，百沸汤三升淋汁，每取一大盏，调木香、槟榔末各一钱，空心服，以平为期。名曰鸡矢醴饮。《正传》。

大异香散 治谷胀，亦治气胀。三棱、蓬术、青皮、陈皮、藿香、半夏曲、桔梗、益智仁、香附子、枳壳各一钱，甘草二分半。上锉，作一贴，入姜五枣二，水煎服。《入门》。

水胀

宜防己椒苈丸、木香散、椒豉丸方见浮肿。

防己椒苈丸 治水胀。凡胀病腹满、口舌干燥，此肠胃间有水气也。防己、椒目、葶苈子炒、大黄各一两。上为末，蜜丸梧子大，白汤吞下十丸，日三。仲景。

木香散 治水胀。木香、大戟、白丑头末各等分。上为细末，取猪腰子一只，批片，糁药末二钱在内，煨熟，空心细嚼，温酒送下。如食右腰子则拓右臂，食左腰子则

拓左臂而卧。如未全愈，则于肚上满涂甘遂末，却饮甘草汤，则便去。易老。

气胀

宜三和汤、分心气饮方见气门、气针元、金蟾散。

三和汤 治气胀，大小便不利。白术、陈皮、厚朴各一钱，槟榔、紫苏叶各七分半，木通、大腹皮、白茯苓、枳壳、海金沙、甘草各五分。上锉，作一贴，姜三，水煎服。《纲目》。〇一名絜矩三和汤。《正传》。

气针元 专治气膨。姜黄、青皮各一两，木香、丁香、胡椒、全蝎、肉豆蔻煨各五钱。上为末，萝卜子二两，烂研和匀，用红酒、生姜汁各少许，煮糊和丸梧子大，以紫苏叶、陈皮煎汤，下四五十丸。《得效》。

金蟾散 治气鼓如神。大虾蟆一个，以缩砂推入其口，使吞入腹，以满为度，用泥罐封固，火煅通红，烟尽取出，候冷去泥，细研末，为一服，或酒或陈皮汤调下。候撒屁多，乃见其效。《医鉴》。

血胀

宜人参芎归汤、散血消肿汤、桃奴丸。

人参芎归汤 治血胀，是瘀血凝聚成胀满也。川芎二钱，当归、半夏各一钱半，蓬术、木香、缩砂、乌药、甘草各一钱，人参、桂皮、五灵脂各五分。上锉，作一贴，入姜五枣二，紫苏叶四片，水煎服。《直指》。

散血消肿汤 治血胀，烦躁漱口。与上人参芎归汤同，而无乌药，有芍药耳。《入门》。

桃奴丸 治血胀，及妇人月经不通，渐成胀满，与男子血蛊病同。桃奴、猯鼠粪、玄胡索、肉桂、香附子、五灵脂、缩砂、桃仁各等分。上为末，每三钱，温酒调下。《正传》。〇或醋糊和丸梧子大，醋汤下三五十丸。《俗方》。

寒胀

宜中满分消汤、温胃汤、顺气木香散、厚朴橘皮煎。

中满分消汤 治中满寒胀，大小便不通。益智仁、半夏、木香、赤茯苓、升麻各七分半，川芎、人参、青皮、当归、柴胡、生姜、干姜、荜澄茄、黄连、黄芪、吴茱萸、草豆蔻、厚朴各五分。上锉，作一贴。水煎服。《丹心》。

温胃汤 治胃气虚冷胀满，食不下。干姜炮一钱半，附子炮、半夏曲、厚朴、人参、陈皮、甘草炙、当归各一钱二分半，川椒炒一钱。上锉，作一贴，水煎服。《直指》。

顺气木香散 治寒胀，心腹刺痛，面黄气瘦，或泄泻。缩砂、丁香皮、良姜、干姜炮、肉桂、陈皮、厚朴、桔梗、茴香炒、苍术炒各一钱，甘草炙五分。上锉，作一贴，入姜三枣二，水煎服。〇或为末，盐沸汤点服二钱。《得效》。

厚朴橘皮煎 治伤冷，腹肚䐜胀，如覆栲栳，喘息奔急。厚朴三两，枳壳、干姜、良姜各一两二钱，青皮、陈皮、肉桂、全蝎各七钱。上为末，醋糊和丸梧子大。生姜橘皮汤下三五十丸。《得效》。

热胀

宜七物厚朴汤、枳壳锉散、中满分消丸。

七物厚朴汤 治热胀。厚朴三钱，枳实一钱半，大黄、甘草各一钱，桂心五分。上锉，作一贴，姜五枣二，煎服。《直指》。

枳壳锉散 治热胀。厚朴、枳壳、桔梗各二钱，大黄蒸、甘草炙各一钱。上锉，作一贴，姜五枣二，水煎服。《直指》。

中满分消丸 治中满鼓胀，及气胀水胀，然只治热胀，不治寒胀。厚朴一两，人参、白术、姜黄、黄芩、黄连、枳实、半夏各五钱，知母四钱，泽泻、陈皮各三钱，白茯苓、缩砂、干生姜各二钱，猪苓、甘草各一钱。上为末，水浸蒸饼和丸梧子大，热汤下百丸。《丹心》。

蛊胀

宜消蛊汤、消胀饮子，诸蛊保命丹。

消蛊汤 治气作蛊胀，但腹胀而四肢头面不肿。半夏、萝卜子炒、甘草炙各七分半，紫苏茎叶、缩砂、肉豆蔻、枳壳、青皮、陈皮、三棱、蓬术、槟榔、官桂、白豆蔻、荜澄茄、木香各五分。上锉，作一贴，姜三枣二，煎服。《直指》。

消胀饮子 治蛊胀单腹胀。猪苓、泽泻、人参、白术、赤茯苓、半夏、陈皮、青皮、厚朴、紫苏叶、香附子、缩砂、木香、槟榔、大腹皮、木通、萝卜子、甘草各五分。上锉，作一贴，姜五枣二，水煎服。《医鉴》。

诸蛊保命丹 治蜘蛛蛊胀。肉苁蓉三两，青矾、红枣、香附子各一斤，麦芽一斤半，并为末。先将苁蓉、枣、矾入罐内，同火煅烟尽，和药末糊丸梧子大，每二三十丸，食后酒下。〇劳单腹肿大而四肢极瘦者，名曰蜘蛛蛊。古方虽有八物汤方见虚劳去地黄，倍参术，加黄连、厚朴，及诸蛊保命丹、虾蟆煮肚法见上浮肿，然此皆脾气虚极，真脏已伤病也，不治。《入门》。

胀满通治药

宜半夏厚朴汤、广术溃坚汤、济生紫苏子汤、大正气散、四香散、撞关饮子、沉香饮、分消汤、四圣丸、木香槟榔丸、四炒枳壳丸、木香分气丸、消胀元、木香消胀元、荜澄茄元。《诸方》。

半夏厚朴汤 通治胀满诸证。半夏一钱，厚朴八分，神曲六分，苏木、红花各五分，三棱、当归梢、猪苓、升麻各四分，肉桂、苍术、白茯苓、泽泻、柴胡、陈皮、生黄芩、草豆蔻、生甘草各三分，木香、青皮各二分，吴茱萸、黄连、干生姜各一分，桃仁七个，昆布少许。上锉，作一贴，水煎服。东垣。

广术溃坚汤 治中满腹胀，内有积聚，坚硬如石，大小便涩滞。半夏一钱半，黄连、厚朴、黄芩、益智仁、草豆蔻、当归各七分，陈皮、青皮、神曲、泽泻、柴胡、甘草各五分，蓬术、麻升、吴茱萸各三分，红花二分。上锉，作一贴，姜三，水煎服。〇服此药，中满减半止。有积块乃服半夏厚朴汤。东垣。

济生紫苏子汤 治忧思伤脾肺，心腹膨胀，喘促胸满，肠鸣，大小便不利，脉虚紧而涩。白术二钱，苏子、人参各一钱，大腹皮、草果、半夏、厚朴、木香、陈皮、枳壳、甘草各五分。上锉，作一贴，入姜三片，枣二枚，水煎服。《正传》。

大正气散 治风寒暑湿所伤，成胀满。白术、苍术、陈皮、厚朴、藿香、半夏各一钱，枳壳、槟榔各七分，桂枝、干姜、甘草各五分。上锉，作一贴，入姜五枣二，水煎服。《得效》。

四香散 治脾气血气，血蛊气蛊，水蛊石蛊，肿胀似稍箕。木香、沉香、乳香、甘草各二钱半，川芎、胡椒、陈皮、人参、白矾各五钱，桂心、干姜、缩砂、茴香各一两，大茄焙五两。上为细末，每二钱，陈米饮调下。《入门》。

撞关饮子 治胀满，用此冲开关格，使胀自消。香附子二钱，乌药一钱二分，厚朴一钱，缩砂八分，三棱、白豆蔻、甘草各五分，丁香、沉香各三分。上锉，作一贴，入姜三，水煎服。〇又为末，紫苏汤调下二钱。《入门》。

沉香饮 治腹胀气喘，坐卧不得。萝卜子炒研二钱，沉香、木香、枳壳各一钱。上锉，作一贴，入姜三片，水煎服。《得效》。

分消汤 治中满成鼓胀满闷。苍术、白术、陈皮、厚朴、枳实、赤茯苓各一钱，香附子、猪苓、泽泻、大腹皮各八分，缩砂六分，木香三分。上锉，作一贴，入姜二片，灯心一团，水煎服。《回春》。

四圣丸 治小儿心腹虚胀。全蝎炒一两，胡椒、木香、青皮去白各二钱半。上为末，饭和作丸绿豆大，姜橘汤下五七丸。○腹胀由脾胃虚气攻作也，肺与脾为子母，肺主目胞腮之类，脾主四肢，子母皆虚，则目胞腮肿，四肢黄色，用塌气丸渐消之。塌气丸即四圣丸，去木香、青皮也。钱乙。

木香槟榔丸 疏导三焦，通利大小便，下湿痰凝滞，则胀满自消，最为神效。半夏曲、皂角酥炙去皮弦子、郁李仁各二两，木香、槟榔、枳壳、杏仁麸炒、青皮各一两。上为末，别以皂角四两，浸浆水搓揉，熬膏去滓，入炼蜜少许和丸梧子大，姜汤下五七十丸。《局方》。

四炒枳壳丸 治气血凝滞成鼓胀积聚。枳壳米泔浸去瓤，切片，四两分作四分。○一分，苍术一两，以水同煮干，炒黄色，去苍术。○一分，萝卜子一两，以水同煮干，炒黄色，去萝卜子。○一分，茴香一两，以水同煮干，炒黄色，去茴香。○一分，干漆一两，以水同煮干，炒黄色，去干漆。○香附子醋浸炒二两。○三棱、蓬术各二两，童便并浸一宿，次日用去壳巴豆三十粒，同水煮干，炒黄色，去巴豆不用。○上为末，用前同炒苍术、萝卜子、茴香、干漆，同煮取汁，好醋一碗，打面糊和丸梧子大，米饮下七九十九。《回春》。

木香分气丸 治脾胃不和，腹胁膨胀，痰嗽喘急，饮食不化。木香、槟榔、青皮、蓬术、干生姜、当归、姜黄、玄胡索、白术、枳壳、三棱、赤茯苓、陈皮、肉豆蔻。上为末，面糊和丸小豆大，姜汤吞下三五十丸。《丹心》。

消胀元 快气宽中，除胀消食。黑丑头末、萝卜子炒、木香、槟榔各等分。上为末，滴水和丸梧子大，姜汤下三五十丸。《大成》。○一名小槟榔元。《得效》。

木香消胀元 治胀满。萝卜子炒二两，陈皮、大腹子、枳壳、桑白皮、苏子炒、香

附子各一两，槟榔五钱，木香二钱半。上为末，面糊和丸梧子大，姜汤或枣汤下五七十丸。《类聚》。

荜澄茄元 治痞满胀满，谷胀气胀。荜澄茄、白豆蔻、缩砂、青皮、萝卜子、木香、陈皮各七钱半，肉豆蔻、茴香、桂皮、丁香各三钱七分半。上为末，面糊和丸梧子大，陈皮汤下三五十丸。《直指》。

浊气在上则生䐜胀

《内经》曰：清气在下，则生飧泄；浊气在上，则生䐜胀。注曰：浊气，寒气也。寒在上焦，则水谷精微之气不能运化，郁结而为胀满。○一人患胀，夜分尤甚，脉弦而细，正是浊气在上生䐜胀也。先灸中脘穴名，引胃中生发之气上行阳道，后以木香顺气汤服之，良愈。《宝鉴》。○吴茱萸汤、沉香交泰丸亦治此证。《丹心》。

木香顺气汤 厚朴、白茯苓、泽泻、半夏各一钱，苍术八分，青皮、陈皮各六分，草豆蔻、人参、当归各五分，益智仁、吴茱萸各三分，木香、干生姜、升麻、柴胡、甘草各四分。上锉，作一贴，入姜三，水煎服。《宝鉴》。○经曰：留者行之，结者散之。以柴胡、升麻之苦平，行少阳、阳明二经，发散清气，运行阳分为君。以生姜、半夏、草豆蔻、益智仁之辛甘大热，消散中寒为臣。以厚朴、木香、苍术、青皮之苦辛大温，通顺滞气；当归、人参、陈皮之辛甘温，调理荣卫，滋养中气；气之薄者，阳中之阴，茯苓、甘草、泽泻之气薄，导引浊阴之气，自天而下，故以为佐；浊气不降，以苦泄之，吴茱萸苦热，泄之者也，故以为使。气味相合，散之泄之，上之下之，使清浊之气各安其位也。《宝鉴》。

吴茱萸汤 治浊气在上生䐜胀，又阴盛生寒，腹满䐜胀，常如饱，不欲食饮。吴茱萸、厚朴、官桂、干姜各一钱，白术、陈皮、川椒炒各五分。上锉，作一贴，水煎服。○或为末，每二钱，姜汤点服。《类

聚》。

沉香交泰丸 治浊气在上生䐜胀。吴茱萸、大黄酒浸各一两，厚朴五钱，沉香、白术、陈皮各三钱，白茯苓、泽泻、当归、木香、青皮各二钱。上为末，汤浸蒸饼和丸梧子大，温水下七八十丸。《丹心》。

伤寒热病腹胀满

详见寒门。

胀满乃真脏病也

胀满由脾虚之极，乃真脏病也，如反胃劳瘵亦然，皆真脏病也。凡人之病，真脏不病，则五行相生相制，以适于平，虽不服药而自愈，如火极伤金，则有水以制之，有土以生之；如木极克土，则有金以制之，有火以生之，所谓亢则害，承乃制也。虽然亦有恶药、忌医而误之者，盖正气与病邪不相两立，一胜则一负，久则病剧正脱，而不免于死。然则有病不服药可乎？不用医可乎？《丹心》。

胀满泄泻

腹胀经久，忽泄数升，昼夜不止，服药不验，乃为气脱，最难救。取益智仁，浓煎汤服之，立愈。《入门》。

外敷法

治积聚胀满血蛊等病。宜外敷神膏，及外敷药。

外敷神膏 大黄、朴硝各四两，麝香一钱，为末，每二两，和大蒜捣成膏，敷患处。《入门》。

外敷药 治腹胀硬如石。先用热水嚼甘草咽下，次用大戟、芫花、甘遂、海藻等分为末，醋调，遍涂腹上，神效。《得效》。

可治不可治证

胀满得之未久，或胀或消，腹皮稍软，不泄不喘，随治随差。若脐心突起，利后腹胀急，久病羸乏，喘息不得安，名曰脾肾俱败，不治。《得效》。○腹胀身热脉大，是一逆也。○腹鸣而满，四肢清泄，其脉大，是二逆也。○腹大胀，四末清，脱形泄甚，是三逆也。○腹胀便血，其脉大时绝，是四逆也，并不治。《灵枢》。○腹满咳逆，不得小便，不治。○腹大满而下泄，不治。《得效》。○胀满或兼身热，或兼如疟，皆不可治。《纲目》。○久病羸乏，卒然胀满，喘息不得，与夫脐心突起，或下利频频，未见一愈者耳。《直指》。

单方

凡十四种。

厚朴 治腹胀，乃结者散之，神药也。《汤液》。○有人心腹胀满，只以厚朴细锉，姜制，每取五钱或七钱，姜七片，同煎服，滓又煎服，五六次即愈。《资生》。○腹胀必少佐以厚朴者，盖其味辛能散，以气聚上焦故也。《丹心》。

大戟 治胀。取大枣一斗，置锅内，与大戟同水煮熟，去大戟不用，旋旋吃枣无时，枣尽即效。易老。

鸬鹚屎 治胀满。取屎炒黄色作末，每一钱，温水调下，即效。○雷公云：体寒腹大，全赖鸬鹚，是也。《本草》。

虾蟆 治蛊胀。取一个，去内肠，入蝼蛄七枚，新瓦上焙焦干，为末糊丸，酒服。《纲目》。

鸡屎 治谷胀及诸胀。取屎白炒黄，汤渍之，取清汁服之。《本草》。

黑豆 和桑柴灰汁煮服，下水鼓腹胀，效。《本草》。

赤小豆 下胀满。以桑柴灰水煮作粥，常服。《本草》。

紫苏茎叶 治心腹胀满。煮作饮，如茶常服。《本草》。

蔓菁子 治心腹胀。取一合，捣烂，水一升和研，滤取汁一盏，顿服。或自吐，或利，或汗，腹中自宽。《本草》。

萝卜子　治胀满。炒研，水煮，如茶常服，妙。萝卜取子陈根，煮服亦佳。《俗方》。

大麦面　治胀。常食最佳，大麦饭亦好。《俗方》。

桑枝茶　下气消胀，常服最佳。○或和赤豆作粥，亦良。《本草》。

乌牛尿　治久患气胀。取热尿，空心服一升，日一服，气散即止。《本草》。

椒目　治水蛊，能行水。作末，温水调一钱，服之。《本草》。

针灸法

腹中膨胀，取内庭。○水蛊，取偏历。○鼓胀，取脐上下左右各刺二寸二分。○单蛊胀，取水分，针入二寸半，或灸五十壮。○胀满，取足三里泻之。○凡胀，皆取三里，是胀之要穴也。○又取中脘、气海，或针或灸。《纲目》。

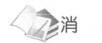

消　渴

消渴之源

《内经》曰：二阳结谓之消。注曰：二阳结，谓胃及大肠俱热结也。肠胃藏热，则喜消水谷也。○手阳明大肠主津液，所生病热则目黄口干，是津液不足也。足阳明胃主血，所生病热则消谷善饥，血中伏火，是血不足也。结者，津液不足，结而不润，皆燥热为病也。东垣。○消者烁也，如火烹烧，物理者也。《入门》。○心移寒于肺为肺消，肺消者饮一溲二，死不治。注曰：金受火邪，肺脏消烁，气无所持，故饮一而溲二也。《内经》。○心移热于肺，传为膈消。注曰：心肺两间，中有斜膈膜，膈膜下际，内连于横膈膜，故心热入肺，久久传化，内为膈热，消渴而多饮也。《内经》。○瘅成为消中。注曰：瘅谓消，热病也。多饮数溲，谓之热中。多食数溲，谓之消中。《内经》。○凡消瘅，肥贵人则膏粱之疾。此人因数食甘美而多肥，故其气上溢，转为消渴。注曰：食肥则腠理密而阳气不得外泄，故肥令人内热；甘者性气和缓而发散逆，故甘令人中满。然内热则阳气炎上，炎上则欲饮而嗌干；中满则阳气有余，有余则脾气上溢，故转为消渴。《内经》。○喜渴者，由心热也。心主便汗，便汗出多则肾中虚燥，故令渴。凡夏月渴而汗出多，则小便少；冬月不汗，故小便多，皆平人之常也。《圣惠》。

消渴形证

渴病有三：曰消渴，曰消中，曰消肾。○热气上腾，心虚受之，心火散漫不能收敛，胸中烦躁，舌赤唇红，此渴引饮常多，小便数而少。病属上焦，谓之消渴。○热蓄于中，脾虚受之，伏阳蒸胃，消谷善饥，饮食倍常，不生肌肉，此渴亦不甚烦，小便数而甜。病属中焦，谓之消中。○热伏于下，肾虚受之，腿膝枯细，骨节痠疼，精走髓虚，引水自救，饮水不多，随即尿下，小便多而浊。病属下焦，谓之消肾。○自消肾而析之，又有五石过度之人，真气既尽石势独留，阳道兴强，不交精泄，谓之强中。消渴轻也，消中甚焉，消肾又甚焉，若强中则其毙可立待也。《直指》。○上消者肺也，又谓之膈消，多饮水而少食，大便如常，小便清利。○中消者胃也，渴而饮食多，小便赤黄。○下消者肾也，小便浊淋如膏油之状，面黑耳焦而形瘦。易老。○渴而多饮为上消，消谷善饥为中消，渴而尿数有膏油为下消。《纲目》。○五脏六腑皆有津液，热气在内，则津液竭少，故为渴。夫渴者，数饮水，其人必头目眩，背寒而呕，皆因里虚故也。《类聚》。○饮水而安睡者，实热也。饮水少顷即吐者，火邪，假渴耳。《入门》。

脉法

消渴，脉实大，病久可治。脉悬小坚，病久不可治。《内经》。○消渴脉，当得紧实而数，反得沉涩而微者死。《难经》。○消渴脉，数大者活，细小浮短者死。《脉诀》。○心脉滑为渴，滑者阳气胜也。○心脉微小为消瘅。○脉数大者生，沉小者死。《脉经》。○心脉滑甚为喜渴。《圣惠》。○跌阳脉数，胃中有热，即消谷引饮，大便必坚，小便即数。仲景。○消渴脉宜数大，忌虚小。《医鉴》。

消渴有三

上消者，舌上赤裂，大渴引饮，膈消是也，白虎加人参汤主之即人参白虎汤也，方见寒门，治能食而渴。若不能食而渴，宜加味钱氏白术散，又麦门冬饮子、降心汤、人参石膏汤、清心莲子饮、和血益气汤、生津养血汤、黄芩汤，皆治上消。○中消者，善食而瘦、自汗，大便硬，小便数，所谓瘅成为消中者是也。调胃承气汤方见寒门、加减三黄丸方见火门主之。又，兰香饮子、生津甘露汤、顺气散、人参散、黄连猪肚丸、藕汁膏，皆可用。○下消者，烦躁引饮，耳轮焦干，小便如膏，腿膝枯细，所谓焦烦水易亏者是也，六味地黄丸主之方见虚劳。又宜人参茯苓散、加减八味元方见五脏、加减肾气丸、补肾地黄元、鹿茸丸。《诸方》。○养肺降火生血为主，分上、中、下治之。《丹心》。○三消多属血虚不生津液，宜以四物汤方见血门为主治。上消加人参、五味子、麦门冬、天花粉，煎入牛乳汁、生地黄汁、生藕汁，酒客生葛根汁调服。○中消加知母、石膏、寒水石、滑石。○下消加黄柏、知母、熟地黄、五味子。《丹心》。○消渴病，小便反多，如饮水一斗，小便亦一斗，肾气丸方见虚劳主之。仲景。

加味钱氏白术散 治消渴不能食，又治消中善饥。干葛二钱，人参、白术、茯苓、

藿香、甘草各一钱，木香、柴胡、枳壳、五味子各五分。上锉，作一贴，水煎服。《得效》。

麦门冬饮子 治膈消。麦门冬二钱，知母、天花粉、人参、五味子、葛根、茯神、生地黄、甘草各一钱。上锉，作一贴，入竹叶十片，水煎服。《丹心》。

降心汤 治心火上炎，肾水不济，烦渴引饮，气血日消。天花粉二钱，人参、远志、当归、熟地黄、白茯苓、黄芪蜜炒、五味子、甘草各一钱。上锉，作一贴，入枣二，水煎服。《得效》。

人参石膏汤 治膈消。石膏四钱，知母二钱三分，人参一钱七分，甘草一钱三分。上锉，作一贴，水煎服。《保命》。

清心莲子饮 治心火上炎，口干烦渴，小便赤涩。莲子二钱，赤茯苓、人参、黄芪各一钱，黄芩、车前子炒、麦门冬、地骨皮、甘草各七分。上锉，作一贴，水煎服。《局方》。

和血益气汤 治消渴，小便数，舌上赤脉，肌体枯瘦。黄柏酒洗、升麻各一钱，生地黄酒洗、黄连酒洗各八分，石膏、杏仁、桃仁各六分，知母、防己、羌活各五分，当归梢四分，柴胡、麻黄根、生甘草、炙甘草各三分，红花少许。上锉，作一贴，水煎服。东垣。

生津养血汤 治上消。当归、白芍药、生地黄、麦门冬各一钱，川芎、黄连各八分，天花粉七分，知母、黄柏并蜜炒、莲肉、乌梅、薄荷、甘草各五分。上锉，作一贴，水煎服。《医鉴》。

黄芩汤 治上消。片芩、栀子、桔梗、麦门冬、当归、生地黄、天花粉、干葛、人参、白芍药各一钱。上锉，作一贴，入乌梅一个，水煎服。《回春》。

兰香饮子 治消渴，善食而瘦，二便结数。石膏三钱，知母一钱半，生甘草、防风各一钱，炙甘草、人参、兰香叶、连翘、白豆蔻、桔梗、升麻各五分，半夏二分。上为

末，蒸饼糊调成饼，晒干为末，每二钱，淡姜汤调下。《入门》。

生津甘露汤 治消中，能食而瘦，大便燥，小便数。石膏、草龙胆、黄柏各一钱，柴胡、羌活、黄芪、酒知母、酒黄芩、炙甘草各八分，当归身六分，升麻四分，防风、防己、生地黄、生甘草各三分，杏仁十个，桃仁五个，红花少许。上锉，作一贴，水二盏煎至一盏，加酒一匙，稍热服，不拘时。〇一名清凉饮子。东垣。

顺气散 治消中，能饮食，小便黄赤，以此微利，至不饮食而愈。厚朴二钱半，大黄二钱，枳实一钱。上锉，作一贴，水煎服，不拘时。《丹心》。

人参散 治消中。滑石二两，寒水石、甘草各一两，石膏五钱，人参二钱半。上为末，每取二钱，温水调下。子和。

黄连猪肚丸 治消渴消中，亦治强中证。雄猪肚一个，黄连五两，麦门冬、知母、瓜蒌根各四两。上四味，为末，入猪肚内，以线封口，置甑中蒸烂，于石臼中令捣烂，入蜜少许，作丸梧子大，米饮下百丸。《正传》。

藕汁膏 治胃热消中。藕汁白藕尤佳、生地黄汁、牛乳汁和黄连、天花粉末，佐以姜汁、白蜜为膏，以匙抄取，徐徐留舌上，以白汤送下，日三四次。《丹心》。

人参茯苓散 治肾消，尿浊如膏。滑石、寒水石各一钱半，甘草七分，赤茯苓、干葛、黄芩、薄荷、大黄各五分，连翘三分，人参、白术、泽泻、桔梗、栀子、天花粉、缩砂各二分。上锉，作一贴，水煎服。《医鉴》。〇一名人参散。东垣。

加减肾气丸 治肾消，口燥烦渴，两脚枯瘦。熟地黄二两，牡丹皮、白茯苓、山茱萸、五味子、泽泻、鹿茸、山药各一两，肉桂、沉香各五钱。上为末，蜜丸梧子大，空心，盐汤下七八十丸。《丹心》。

补肾地黄元 治肾消，能降心火，益肾水，止消渴，明耳目。黄柏一斤锉，同地黄

晒干，生地黄半斤酒浸二日，蒸烂研膏，与黄柏拌晒干。白茯苓四两，熟地黄、天门冬、人参、甘菊各二两，条芩酒炒、当归、枳壳、麦门冬、片芩生各一两。上为末，水丸，梧子大，空心，盐酒下七八十丸。《丹心》。

鹿茸丸 治肾虚消渴，小便无度。麦门冬二两，鹿茸、熟地黄、黄芪、五味子、鸡䏏胵麸炒、肉苁蓉酒浸、山茱萸、破故纸炒、牛膝酒浸、人参各七钱半，白茯苓、地骨皮、玄参各五钱。上为末，蜜丸梧子大，空心，米饮下五七十丸。《丹心》。

食㑊证

《内经》曰：大肠移热于胃，善食而瘦，又谓之食㑊。〇胃移热于胆，亦曰食㑊。注曰：㑊，易也，饮食移易而过，不生肌肤也。治法与消中同。《纲目》。

消渴小便甜

消渴者，肾虚所致，每发则小便必甜，以物理推之，淋饧醋酒作脯法，须臾即甜，足明人之食后，滋味皆甜，流在膀胱。若腰肾气盛，则上蒸炎气，化成精气，下入骨髓，其次为脂膏，又其次为血肉，其余则为小便，故小便色黄，血之余也。五脏之气咸润者则下味也，若腰肾既虚冷，则不能蒸化谷气，尽下为小便，故味甘不变，其色清冷，则肌肤枯槁也。《本事》。

消渴由坎火衰少

肺为五脏华盖，若下有暖气蒸则肺润，若下冷极则阳不能升，故肺干而渴。易乾上坤下，其卦为否，阳无阴不降，阴无阳不升，故成否也。譬如釜中有水，以火暖之，又以板覆，则暖气上腾，故板能润，若无火力，则水气不能上升，此板终不得润。火力者，腰肾强盛，常须暖补肾气，饮食得火力则润上而易消，亦免干渴之患，宜服八味肾气丸。即八味元加五味子也。《本事》。

消渴与脚气相反

消渴与脚气，虽皆为肾虚所致，其为病则相反。脚气始发于二三月，盛于五六月，衰于七八月；消渴始发于七八月，盛于十一十二月，衰于二三月，其故何也？盖脚气，壅疾也，消渴宣疾也，春夏阳气上，故壅疾发则宣疾愈，秋冬阳气下，故宣疾发则壅疾愈。审此二者，疾可理也。《本事》。

消渴通治药

宜滋阴养荣汤、活血润燥生津饮、桑白皮汤、梅花汤、大黄甘草饮子、清神补气汤、黄芪汤、天花散、黄连地黄汤、生地黄饮子、门冬饮子、玉泉散、玄菟丹、三消丸、玉泉丸、五汁玉泉丸、生地黄膏、荔枝膏、卫生天花元。《诸方》。

滋阴养荣汤 治消渴亡津液，口燥咽干。当归二钱，人参、生地黄各一钱半，麦门冬、白芍药、知母、黄柏并蜜水炒各一钱，甘草五分，五味子十五粒。上锉，作一贴，水煎服。《入门》。

活血润燥生津饮 通治消渴。天门冬、麦门冬、五味子、瓜蒌仁、麻子仁、当归、熟地黄、生地黄、天花粉、甘草各一钱。上锉，作一贴，水煎服。《入门》。

桑白皮汤 治三消渴疾。童根桑白皮即未老者二钱，白茯苓、人参、麦门冬、干葛、山药、桂皮各一钱，甘草五分。上锉，作一贴，水煎服。《得效》。

梅花汤 治三消渴利神效。糯谷旋炒作曝、桑根白皮厚者细切各五钱。上作一贴，水煎，渴则饮之，不拘时。《得效》。

大黄甘草饮子 治一切消渴。大黄一两半，甘草大者四两锉，黑豆五升另煮三沸去苦水。上用井水一桶，同煮烂，令病人食豆饮汁，无时。不三剂，病去。《宣明》。

清神补气汤 消渴证才愈，止有口干，此药主之。升麻一钱半，柴胡、当归身、荆芥穗、防己、桃仁泥各一钱，黄柏酒洗、黄

连酒洗、知母、生甘草各五分，石膏、熟地黄各四分，生地黄、细辛各二分，杏仁六个，川椒二粒，红花少许。上锉，作一贴，水煎服。〇一名辛润缓肌汤。东垣。

黄芪汤 治诸渴。生干地黄二钱，黄芪、茯神、天花粉、麦门冬各一钱，五味子、甘草各五分。上锉，作一贴，水煎服。《直指》。

天花散 治消渴。天花粉、生干地黄各二钱，干葛、麦门冬、五味子各一钱，甘草五分。上锉，作一贴，粳米百粒，煎服。《直指》。

黄连地黄汤 治三消。黄连、生地黄、天花粉、五味子、当归、人参、干葛、白茯苓、麦门冬、甘草各一钱。上锉，作一贴，姜二枣一，竹叶十片，同煎服。《回春》。

生地黄饮子 治消渴。人参、生干地黄、熟地黄、黄芪、天门冬、麦门冬、枳壳、石斛、枇杷叶无则桑白皮代之、泽泻各一钱，甘草五分。上锉，作一贴，水煎服。〇此方，乃二黄元合甘露饮材也。生精补血，润燥止渴，佐以泽泻、枳壳，疏导二腑，使心火下行，则小便清利。肺经润泽，则大腑流畅，宿热既消，其渴自止，造化精深，妙无逾此。《得效》。

门冬饮子 治老虚人消渴。麦门冬二钱，五味子、人参、地骨皮、白茯苓、甘草各一钱。上锉，作一贴，姜三，煎服。《元戎》。

玉泉散 治消渴之圣药。天花粉二钱，粉葛、麦门冬、生地黄、五味子、甘草各一钱。上锉，作一贴，糯米一合，煎服。《医鉴》。

玄菟丹 治三消渴利神药，禁遗精，止白浊，延年。菟丝子十两酒浸制，五味子七两，白茯苓、莲子肉、山药各三两。上为末，别研山药末三两，将菟丝子所浸酒煮糊，和丸梧子大，空心，米饮下五七十丸。〇炼蜜和丸亦佳。《得效》。

三消丸 通治消渴。黄连净为细末不以多少，冬瓜捣取自然汁和作饼，阴干再为

东医宝鉴

末，再浸再干至七次，即用冬瓜汁和丸，梧子大，煎大麦仁汤送下五七十丸。《本事》。〇一名瓜连丸。《直指》。

玉泉丸 治消渴口干。天花粉、干葛各一两半，麦门冬、人参、白茯苓、黄芪半生半蜜炒、乌梅、甘草各一两。上为末，蜜丸弹子大，每一丸，温水嚼下。《丹心》。

五汁玉泉丸 治消渴。黄连、干葛、天花粉、知母、麦门冬、五味子、人参、生地黄、乌梅肉、莲肉、当归、甘草各一两。上为末，另取人乳汁、牛乳汁、甘蔗汁无则用砂糖、梨汁、藕汁，先将各汁入蜜一斤半煎成稀膏，后将各药末和前膏熬五七沸，每取五茶匙，米饮调下，日二三，忌辛热之物。《回春》。

生地黄膏 治渴通用。生地黄二斤，蜜一碗，白茯苓一两，人参五钱。上地黄洗捣取汁，同蜜煎至半，次入参、苓末拌和，瓷器盛以匙挑服，温水送下。《得效》。

荔枝膏 止消渴，生津液。乳糖二十六两，清蜜十四两，乌梅肉八两，生姜五两取汁，麝香五分。上先取清蜜、乌梅肉，以水一斗五升熬至半，滤去滓，下乳糖熬，候糖熔化，入姜汁再熬，乃入麝和匀，每取一大匙，新水调下，日二三。《类聚》。

卫生天花元 歌曰：消渴消中消肾病，三焦五脏生虚热，惟有膀胱冷似冰，意中饮水无休歇，小便昼夜不流通，骨冷皮焦心肺裂，本因饮酒炙爆多，酒余色欲劳无节，饮水吃食日加增，肌肉精髓转枯竭，漩甜如蜜滑如油，口苦咽干舌如血，三消病状最为危，有此仙方真妙诀。〇黄连童便浸三日三两，白扁豆炒二两，芦荟七钱半，辰砂、白茯苓、牡蛎粉、知母、苦参、铁粉、天花粉各五钱，金银箔各二十片。上为末，生瓜蒌根汁和生蜜为丸梧子大，麦门冬汤下三五十丸。《类聚》。

酒渴

治嗜酒积热，津液枯燥，烦渴引饮，专嗜冷物。宜龙凤元、乌梅木瓜汤、五豆汤、酒蒸黄连丸方见暑门、朱砂黄连元。《得效》。

龙凤元 治酒渴。山药、菟丝子各二两，鹿茸火燎酒浸炙一两。上为末，蜜丸梧子大，米饮下三五十丸。《得效》。

乌梅木瓜汤 治酒热消渴。乌梅打碎不去仁、木瓜各二钱，麦芽炒、草果、甘草各一钱。上锉，作一贴，入姜五片，水煎服。《得效》。

五豆汤 解酒毒，止消渴。干葛、甘草并锉各一斤，贯众八两，黑豆、黄豆、绿豆、青豆、赤小豆各一两。上以水五斗五升，腊八日十二月初八日大锅熬至熟，滤去滓，盛瓷器封口，春夏月开用，随意饮之。大人渴后生疮最妙，酒后渴尤好。《丹心》。

朱砂黄连元 治酗饮成消渴。黄连三两，生干地黄二两，朱砂一两。上为末，蜜丸梧子大，灯心枣汤吞下三五十丸。《得效》。

虫渴

虫在脏腑，耗其津液而成消渴，宜苦楝汤。《得效》。

苦楝汤 治虫渴。苦楝根皮一握切焙，入麝香少许，水二盏煎至一盏，空心饮之，虽困顿不妨，自后下虫三四条，其渴顿止，乃知消渴一证，有虫耗其津液也。《得效》。

强中证

多因耽嗜色欲，或服丹石，真气既脱，热邪独盛，饮食如汤消雪，肌肤日削，小便如膏油，阳强兴盛，不交精泄，三消之中，最为难治。姑录一二方，聊为备用。宜石子荠苨汤、黄连猪肚丸。《得效》。

石子荠苨汤 治强中证。荠苨、石膏各一钱半，人参、茯神、瓜蒌根、磁石、知母、干葛、黄芩、甘草各一钱。上锉，作一贴，先以水三盏，猪腰子一个，黑豆一合，煮至一盏半去滓，入药煎至七分去滓，食后服，次投下药。《得效》。

黄连猪肚丸 治同上。服上药后便服此。雄猪肚一个，黄连、小麦炒各五两，天花粉、茯神各四两，麦门冬二两。上为末，入猪肚中封口，安甑中蒸烂，捣烂作丸梧子大，米饮下七九十丸。入炼蜜少许亦可。《得效》。

消渴传变证

消渴之疾未传能食者，必发脑疽背疮；不能食者，必传中满鼓胀；皆为不治之证。张洁古老人分而治之，能食而渴者，白虎加人参汤方见寒门主之，或加减白虎汤；不饮食而渴者，钱氏白术散方见小儿倍加葛根与之，或加减白术散。上中既平，不复传下消矣。东垣。○或曰：末传痈疽者何也？此火邪胜也，其疮痛甚而不溃，或赤水者是也。末传中满者何也？如上消中消，制之太急，寒药伤胃，久而成中满之疾。所谓上热未除，中寒复生也。东垣。○消渴久病，变成发痈疽，或成水病，或双目失明。《类聚》。○甚而水气浸渍，溢于肌肤则胀，为肿满。猛火自炎，留于分肉，则发为痈疽。此又病之深而证之变者也。《直指》。○渴利者，谓随饮即小便也。由肾气虚不能制水液，故随饮即小便也。以其内热，故小便利，小便利则津液竭，津液竭则经络涩，经络涩则荣卫不行，荣卫不行则热气留滞，故成痈疽也。《圣惠》。

加减白虎汤 石膏二钱半，知母一钱，人参、黄柏各七分，玄参、甘草各五分，五味子十粒。上锉，作一贴，入粳米百粒，水煎服。《医鉴》。

加减白术散 干葛二钱，人参、白术、白茯苓各一钱，木香、知母、黄柏、甘草各五分，五味子九粒。上锉，作一贴，水煎服。《医鉴》。

消渴须预防痈疽

消渴之人，常须虑患大痈，必于骨节间忽发痈疽而卒，须预防之，宜加减八味元、黄芪六一汤方见痈疽、忍冬元，长服为妙。又益元散方见暑门井水调服。《入门》。

加减八味元 方见五脏此方有五味子最为得力，不惟止渴，亦免生痈疽，久服永除渴疾，气血加壮。《得效》。

忍冬元 渴疾须预防发痈疽。忍冬草不以多少，根茎花叶皆可用。上锉，酒浸，糠火煨一宿，取出晒干，入甘草少许，捣为末，以所浸酒为糊，和丸梧子大，酒饮任下百丸，此不特治痈疽，亦能止渴。《得效》。

不治证

《内经》曰：肺消者，饮一溲二，死不治。盖肺藏气，肺无病则气能管摄津液，而津液之精微者，收养筋骨血脉，余者为溲。肺病则津液无气管摄，而精微者亦随溲下，故饮一溲二而如膏油也，津液下脱，未能荣养，故渐形瘦焦干也。或问经云：饮一溲二死不治，仲景复用八味丸治之何也？曰：饮一未至溲二者，病尚浅独可治，故仲景肾气丸，治饮水一升，小便亦一升之证，若小便过于所饮则无及矣。《纲目》。○消渴之余，传为胀满，发为痈疽及强中证，皆不治。《纲目》。

禁忌法

《内经》曰：热中消中，不可服膏粱、芳草、石药。○消渴病宜慎者有三：一饮酒，二房劳，三咸食及面。能慎此三者，虽不服药亦可自愈。《千金》。○凡消渴大忌饮酒、房事及食炙、煿、辛、热、咸藏之物。○百日以上不可针灸，针灸则疮中出脓水不止而死。《得效》。○渴疾大忌半夏、南星、燥剂。东垣。

单方

凡四十种。

石膏 主消渴。捣末，取五钱，和粳米煮取汁饮。《本草》。

竹叶　止消渴。取青叶煮汁饮。《本草》。

滑石　治消渴。为末，取三钱，井水或蜜水调下。即益元散也。一名，神白散。《医鉴》。

地浆　治热渴心闷。取一盏饮之，妙。《本草》。

竹沥　治消渴。不拘时，恣饮之，妙。雷公云：久渴心烦，宜投竹沥。《本草》。

麦门冬　治消渴及口干燥渴。去心，煮汤饮之。《本草》。

黄柏　主消渴。水煎服，或作末，水丸服之。《本草》。

黄连　治消渴要药。酒浸蒸，晒干为末，蜜丸，白汤下五七十丸。《纲目》。

黄芪　治消渴。凡消渴而欲发疮，或病痈疽而后渴，宜多取黄芪煮汤服之，妙。《纲目》。

葛根　主消渴。取五钱，水煎饮之。又取生者，捣汁饮，亦好。《本草》。

瓜蒌根　即天花粉也，治消渴之圣药也。水煮取汁，随意饮之，甚佳。《本草》。

渍苎汁　主消渴。取生苎，水渍，取汁饮之。《本草》。

地骨皮　治消渴。水煎服之。又，取叶作饮啜之。《本草》。

蚊蛤　即五倍子也。最能回津止渴。为末，沸汤调下二钱，最妙。《入门》。

忍冬草　治消渴。水煮取汁，四时长服。《丹心》。

桑枝茶　疗口干。如茶常服为佳。《本草》。

桑根白皮　主热渴。水煎饮之。〇黑椹，捣滤去滓，入石器中，入蜜熬膏，每取二三匙，沸汤点服，止渴生精神。《本草》。

牡蛎肉　治酒渴。和姜醋生食之。俗名石花。《本草》。

蚌蛤　止消渴。煮食，或和姜醋生食，并佳。《本草》。

鲇鱼涎　主三消。取涎，搜黄连末作丸，乌梅汤下五十丸，渴顿减。《本草》。

田螺　治消渴小便数。取螺五升，水一斗，浸经宿，取水饮之，每日易水。又，取螺煮汁饮，食肉，良。《本草》。

生藕　取汁一盏，入蜜一合，分三服，止渴最好。《纲目》。

红柿　止渴。取啖之。《本草》。

乌梅　疗口干，止消渴。作汤和少蜜，常啜。《本草》。

梨　止消渴。取消梨常常啖之，最治心热渴。《本草》。

猕猴桃　止消渴。取霜后熟者，常啖之。又和蜜作正果，尤佳。《俗方》。

五味子　止消渴最良，作饮常啜之。又作丸久服，生津止渴。《本草》。

麻仁　止消渴。麻仁一升，捣碎之，水三升煮取汁，温凉任服。《本草》。

粟米泔　酸者，止消渴甚良，常取饮之。泔久留则酸。《本草》。

绿豆　治消渴。煮汁饮之，或研取汁服，并佳。《本草》。

青粱米　主热中消渴。煮取汁饮之，或煮粥、或作饭常食，佳。《本草》。

糯米　主消渴。淘取泔饮之。又，水研取白汁恣饮之，以差为度。〇糯稻秆灰，淋汁饮之，甚妙。一人病渴殆死，有人教以糯稻秆斩去穗及根，取中心，净器中烧作灰，每取一合，汤水一碗，沃浸良久，澄去滓，取清顿饮之，即取效如神。《澹寮》。

冬瓜　主三消渴。捣绞取汁饮之。又，作羹作齑常食，佳。《本草》。

莼　主消渴。作羹作齑常食佳。《本草》。

菘菜　治消渴。常食最佳，或取汁饮亦可。《本草》。

雄鸡汤　治三消渴疾。退雄鸡汤，澄清饮之，神效。《医鉴》。〇白雄鸡尤佳。《本草》。

白鹅　主消渴。煮取汁饮之。《本草》。

黄雌鸡　主消渴。煮熟取汁饮之，肉亦可食。《本草》。

牛乳 主消渴。取生乳，渴则饮之。又，作酪粥常食，亦佳。《本草》。

猪肚 止渴利，烂蒸，和姜醋食之。《本草》。

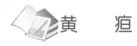

黄疸

黄疸之因

经曰：湿热相交，民病瘅。瘅即黄单，阳而无阴也。《入门》。○诸发黄，皆小便不利，惟瘀血发黄，小便自利。盖热结下焦，则热耗津液而小便不利；血结下焦，则热但耗血而不耗津液，故小便自利。《入门》。○发黄譬如盦曲，五疸同归湿热。盖湿热熏蒸，血热土色上行面目，延及爪甲，身体俱黄。黄即疸也。《入门》。○盖黄疸者，湿热与宿谷故也。俗谓之食劳黄。子和。○食劳疳黄，一名黄胖。夫黄疸者，暴病也，故仲景以十八日为期。食劳黄者，宿病也，至有久不愈者。《纲目》。○凡病，当汗而不汗则生黄，当利小便而不利亦生黄。盖脾主肌肉四肢，寒湿与内热相合故也。海藏。○五疸同是湿热，终无寒热之异。《正传》。○脉沉，渴欲饮水，小便不利者，必发黄。仲景。○腹胀满，面萎黄，躁不得睡，属黄家。仲景。○凡时行感冒及伏暑未解，宿食未消，皆能发黄。《入门》。○时行疫疠亦能发黄，杀人最急。《入门》。○伤寒病，遇太阳、太阴司天，若下之太过，往往变成阴黄。寒水太过，土气不及，故多变此疾。海藏。

黄疸有五

身痛而色微黄，齿垢黄，爪甲上黄，皆黄疸也。《灵枢》。○尿黄赤安卧者，曰黄疸。注曰：安卧而尿黄赤也。《内经》。○目黄者，曰黄疸。《内经》。○已食如饥者，胃疸。《内经》。○疸病有五：一曰黄疸，二曰酒疸，三曰谷疸，四曰女劳疸，五曰黄汗。

黄疸

黄疸者，小便、面目、牙齿、肢体如金，因暴热用冷水洗浴，热留胃中，故食已善饥，安卧懒动。《入门》。○已食如饥，但欲安卧，小便如黄柏汁者，曰黄疸。《直指》。

酒疸

病酒发疸，必小便不利，其候心中热，足下热，是其证也。仲景。○心中懊憹而热，不能食，时欲吐，名曰酒疸。仲景。○酒疸黄色，心中结热而烦。《脉经》。○饮酒常多，进食常少，心中懊憹，鼻燥足热，是谓酒疸。《直指》。

谷疸

谷疸之为病，寒热不食，食则头眩，心中不安，久久发黄。仲景。○谷疸者，食已头眩，腹胀，因胃热大饥，过食停滞所致。《入门》。○食则腹满怫郁，眩晕心忪，是谓谷疸。《直指》。

女劳疸

额上黑，微汗出，手足心热，薄暮则发，膀胱急，小便自利，名曰女劳疸。仲景。○大劳当欲，大热交接，以致发热恶寒，小腹满急，是谓色疸，亦曰女劳疸。《直指》。

黄汗

黄汗之病，身肿发热，汗出而渴，汗出染衣，色正黄如黄柏汁，以汗出时，入水浴得之。仲景。○发热不渴，身肿而汗，汗如黄柏汁，曰黄汗。《直指》。

脉法

五疸实热，脉必洪数，其或微涩，证属

虚弱。《脉诀》。○疸脉缓大者顺，弦急而坚者逆。《直指》。

黄疸治法

诸疸，小便黄赤色者为湿热，当作湿热治。仲景。○诸疸，小便色白，不可除热者，无热也，若有虚寒证，当作虚劳治之。仲景。○诸疸，小便不利为里实，宜利小便，或下之。利小便宜茵陈五苓散，下之宜黄连散。○无汗为表实，宜发汗，或吐之，发汗宜麻黄醇酒汤，吐之宜瓜蒂散。《纲目》。○色如烟熏黄，乃湿病也。一身尽痛，色如橘子黄，乃黄病也。一身不痛，湿家之黄，色暗不明。热家之黄如橘子色，甚者勃勃出，染着衣如黄柏汁。《纲目》。○治黄疸与湿病相似，轻则渗利，重则大下，黄自退矣。《入门》。○黄疸因食积者，下其食积，其余但利小便为先，小便利白，其黄自退。《丹心》。

黄连散 治黄疸壅热，二便秘涩。大黄醋炒一两，黄芩、黄连、甘草各一两。右为细末，温水调下二钱，日三服，先用瓜蒂散搐鼻，取下黄水，却服此药。外以生姜、茵陈同捣烂，遍身擦之。《丹心》。

麻黄醇酒汤 治黄疸。麻黄一两，好酒一升半，煮至半去滓，顿服之。冬用酒，春夏用水。仲景。

黄疸

宜茵陈五苓散、茵陈三物汤、陶氏茵陈汤、加减胃苓汤、茵陈散。

茵陈五苓散 治湿热黄疸。茵陈一两，五苓散五钱。上为末，每二钱，米饮调下。○或锉一两，水煎服亦可。《入门》。

茵陈三物汤 治黄疸，小便不利。茵陈三钱，栀子、黄连各二钱。上锉，作一贴，水煎服之。《入门》。

陶氏茵陈汤 治黄疸热盛，大便不利。茵陈二钱，大黄、栀子仁、厚朴、枳实、黄芩、甘草各一钱。上锉，作一贴，姜二片，

灯心一握，水煎服。小便不利，合五苓散服。《入门》。

加减胃苓汤 治黄疸，饮食无味，行步倦怠，脉涩而濡。胃苓汤方见大便去桂，加藿香、半夏、大腹皮、山楂子、萝卜子、三棱、蓬术、青皮各五分。上锉，作一贴，入姜三枣二，水煎服。《医鉴》。

茵陈散 治湿热黄疸。茵陈、栀子、赤茯苓、猪苓、泽泻、苍术、枳实、黄连、厚朴、滑石各一钱。上锉，作一贴，灯心一握，同煎服。《回春》。

酒疸

宜半温半热汤、栀子大黄汤、葛术汤、酒蒸黄连元方见暑门。酒后犯房成疸，宜辰砂妙香散。方见神门。

半温半热汤 治酒疸。半夏、赤茯苓、白术各一钱，前胡、枳壳、大戟、甘草各七分，黄芩、当归、茵陈各五分。上锉，作一贴，姜三片，水煎服。《活人》。

栀子大黄汤 治酒疸。栀子、大黄各二钱，枳实一钱，豉一合。上锉，作一贴，水煎服。仲景。

葛术汤 治酒疸。葛根、苍术各二钱，枳实、栀子、甘草各一钱，豆豉一合。上锉，作一贴，水煎服。《济生》。

当归白术汤 治酒疸有饮癖，心胸坚满，不进饮食，小便黄赤。赤茯苓一钱半，苍术、枳实、杏仁、前胡、葛根、甘草各一钱，半夏七分半，当归、黄芩、茵陈各五分。上锉，作一贴，姜三，水煎服。《三因》。

谷疸

宜茵陈栀子汤、茵陈汤、牛黄散子、紫金丹、谷疸丸、小温中丸、大温中丸、针砂丸。

茵陈栀子汤 治谷疸。茵陈三钱，大黄二钱，栀子、枳实各一钱。上锉，作一贴，水煎服。《纲目》。

茵陈汤　治谷疸。茵陈三钱，大黄、栀子各一钱。上锉，作一贴。水煎服。《得效》。

　　牛黄散子　治谷疸酒疸及水气蛊胀。黑丑取头末，春八分、夏九分、秋七分、冬一钱。○大黄，春八分、夏九分、秋七分、冬一钱。○槟榔，春八分、夏九分、秋七分、冬四分。○甘草，春八分、夏九分、秋七分、冬四分。○上细末，每服三钱，五更时，面东南，井华水调服，疾随下即愈，忌生冷。《医鉴》。

　　谷疸丸　治冒暑瘀热，食谷不消，热郁发黄。苦参三两，草龙胆一两，人参七钱半，栀子仁五钱。上为末，牛胆汁一方用猪胆汁和丸梧子大，以大麦粥饮下五七十丸，日二。《入门》。○一名苦参元。《得效》。

　　小温中丸　治食积疸。白术三两，山楂肉、青皮、苍术、神曲各二两，香附子便制一两半，针砂一两。上为末，醋糊和丸梧子大，空心，盐汤下七八十丸。脾虚者，须以参、术、陈、甘作汤使。《入门》。

　　大温中丸　治黄疸、黄胖、黄肿。香附子一两半，针砂一两，陈皮、苍术、厚朴、青皮、三棱、蓬术、黄连、苦参、白术各五钱，生甘草二钱，制法、服法同上。○可借此为制肝燥脾之用。○针砂代以青矾，亦炒。《入门》。

　　针砂丸　治谷疸酒疸，湿热发黄等证。针砂炒红醋淬八两，香附子童便制、苍术各四两，神曲炒、茵陈姜汁炒、毒芽炒各二两，芍药、当归、生地黄、川芎、青皮各一两半，三棱、蓬术并醋煮、陈皮各一两，栀子炒、姜黄、升麻、干漆炒各五钱。上为末，醋糊和丸梧子大，姜汤下六七十丸。《正传》。

　　紫金丹　治食劳气劳，遍身黄肿，欲变成水。胆矾三两，黄蜡二两，大枣五十枚。上以银石器内入好醋三升，先下矾、枣，慢火熬半日，取出枣去皮核，次下蜡，熬一二时如膏，入蜡茶末二两，和丸梧子大，每服二三十丸，茶酒任下。矾以泻肝，枣以补脾，极妙。《本事》。○无胆矾用绿矾。○一人患酒疸，下血，面如蜡，服此即愈。《本事》。

女劳疸

　　宜矾硝散、石膏散、秦艽饮子、肾疸汤。

　　矾硝散　治女劳疸。白矾、硝石各一钱。上为末，以大麦粥饮调下。《入门》。○一方，去硝石，代滑石，治湿疸。《入门》。

　　石膏散　治女劳疸，身黄额黑，日晡发热，小腹急，足下热。石膏煅、滑石各等分。上为末，每二钱，大麦粥饮调下。《得效》。

　　秦艽饮子　治女劳疸。秦艽、当归、芍药、白术、桂皮、赤茯苓、陈皮、熟地黄、川芎、小草各一钱，半夏、甘草各五分。上锉，作一贴，姜五片，水煎服。《得效》。

　　肾疸汤　治肾疸，目黄尿赤。苍术一钱，升麻、羌活、防风、藁本、独活、柴胡、葛根、白术各五分，猪苓四分，泽泻、神曲、人参、甘草各三分，黄芩、黄柏各二分。上锉，作一贴，水煎服。《正传》。

黄汗

　　宜芪陈汤、桂枝黄芪汤。

　　芪陈汤　治黄汗。石膏二钱，黄芪、赤芍药、茵陈、麦门冬、豆豉各一钱，甘草五分。上锉，作一贴，入姜五片，水煎服。《入门》。○一名黄芪散。《丹心》。

　　桂枝黄芪汤　治黄汗。黄芪二钱半，桂枝、芍药各一钱半，甘草一钱。上锉，作一贴，好酒三合，水一盏半煎服。《得效》。○一名黄芪桂枝汤。仲景。○又名桂枝苦酒汤。《入门》。

酒疸最重

　　五疸之中，惟酒疸变证最多。盖酒之为物，随人性量不同，有盈石而不醉者，有濡唇而辄乱者。以酝酿而成，有大热毒，渗入百脉不止，发黄而已，溢于皮肤，为黑为肿，流于清气道中，则眼黄鼻齆，种种不同也。《得效》。

黑疸难治

脾与肾俱病为黑疸。色疸又名女劳疸，身黄额黑。《直指》。〇黄家，日晡时当发热而反恶寒，此为女劳得之。膀胱急，小腹满，一身尽黄，额上黑，足下热，因作黑疸。腹胀如水状，大便黑，或时溏，此女劳之病，非水也。腹满者难治。仲景。〇酒疸因下之，久久变为黑疸，目青面黑，心中如啖蒜齑状，大便正黑，小便亦或黑，难治。仲景。

阴黄

治阴黄，身面俱黄，肢体沉重，背寒身冷，心下痞硬，自汗，小便利，脉紧细空虚，此寒凉过度，变阳为阴也。或遇太阳、太阴司天之岁，寒湿太过，亦变此疾，宜茵陈汤加入六方，及茵陈附子干姜汤。《纲目》。〇理中汤方见寒门加茵陈、茯苓，亦效。《纲目》。

茵陈茯苓汤 治阴黄，小便不利，烦躁而渴。茵陈三钱，作一贴，加茯苓、猪苓、滑石、当归、官桂各一钱，煎服。《活人》。

茵陈橘皮汤 治阴黄，烦躁喘呕不渴。茵陈一物汤，加陈皮、白术、生姜、半夏、茯苓各一钱也。《活人》。

茵陈附子汤 治阴黄遍身冷。茵陈一物汤，加附子炮、甘草炙各一钱也。《活人》。

茵陈四逆汤 治阴黄，肢体逆冷自汗。茵陈一物汤，加附子炮、干姜炮、甘草炙各一钱也。《活人》。

茵陈姜附汤 治阴黄，冷汗不止。茵陈一物汤加附子炮、干姜炮各一钱也。《活人》。

茵陈吴茱萸汤 治阴黄，曾服姜附诸药未愈，脉尚迟者。茵陈一物汤，加吴茱萸、附子炮、干姜炮、木通、当归各一钱也。《活人》一人伤寒，因下之太迟发黄，脉沉细迟无力，次第用药，至茵陈附子汤大效。〇一人伤寒发黄，脉微弱，身冷，次第用药，至茵陈四逆汤大效。《活人》。

茵陈附子干姜汤 治阴黄。附子炮、干姜炮各二钱，茵陈一钱二分，草豆蔻一钱，枳实、半夏、泽泻各五分，白术四分，白茯苓、橘红各三分。上锉，作一贴，姜五片，水煎服。《纲目》。

疫疠发黄

天行疫疠，亦能发黄，谓之瘟黄，杀人最急。宜瘴疸丸、茵陈泻黄汤、济生茵陈汤、苦参散。《诸方》。

瘴疸丸 治天行病急黄，及瘴疟发黄。茵陈、栀子、大黄、芒硝各一两，杏仁六钱，常山、鳖甲、巴豆霜各四钱，豆豉二钱。上为末，蒸饼和丸梧子大，每三丸，或五丸，温水吞下，以吐利为效。《入门》。〇《得效方》栀子元同，即今茵陈丸也。

茵陈泻黄汤 治时气发热，变为黄疸，所谓瘟黄。葛根一钱半，茵陈、黄连姜汁炒、栀子炒、白术、赤茯苓、白芍药、厚朴、木通、人参各一钱，木香七分。上锉，作一贴，入姜三片，水煎服。节斋。

济生茵陈汤 治时行热郁，通身发黄。茵陈四钱，大黄二钱，栀子一钱。上锉，作一贴，水煎服。《丹心》。

苦参散 治人无故忽然振寒，皮肤曲尘出，小便赤涩，大便秘，诸药不除，因为久黄。葶苈子炒五钱，苦参、黄连、瓜蒂、黄柏、大黄各二钱半。上为末，每一钱，米饮调服，当吐下，消息服之。《得效》。

搐鼻退黄法

凡黄疸，由湿热毒气浸入清气道中，宜纳药鼻中，滴出黄水即愈，宜搐鼻瓜蒂散、如神散。

搐鼻瓜蒂散 治黄疸，浑身如金色。瓜蒂二钱，丁香一钱，黍米四十九粒，赤小豆半钱。上为末，临卧时，先含水一口，却于两鼻孔搐半字便睡，至明取下黄水，便服黄连散，或茵陈五苓散，慎不可吹入。《本事》。

如神散 治酒毒发黄。苦瓤子、苦葫芦子各三七个，黄黍米三百粒，安息香二皂子大。上为末，取一字搐入鼻中，滴尽黄水。若过多，则以黍穰烧灰，麝香末各少许，搐入鼻中立止。《得效》。

黄疸通治药

黄疸之疾，脾受湿热，郁而不行，亦多有腹胀之候。治法大要，疏导湿热于大小便之中，宜胃苓汤方见大便加茵陈，及茯苓渗湿汤。又，退黄散、一清饮、石膏茵陈散、茵陈大黄汤、必效散、退黄丸、绿矾丸、褪金丸、枣子绿矾丸，并可。《诸方》。

茯苓渗湿汤 治湿热黄疸。茵陈二钱，赤茯苓、泽泻、猪苓各一钱，黄连、黄芩、栀子、防己、白术、苍术、陈皮、青皮、枳实各五分。上锉，作一贴，水煎服。○一名茯苓除湿汤。《宝鉴》。

退黄散 治黄疸，身面如金，小便如黄柏汁。柴胡、升麻、草龙胆、茵陈、黄连、黄芩、栀子、黄柏、木通、滑石各一钱，甘草五分。上锉，作一贴，入灯心一握，水煎服。《医鉴》。

一清饮 治黄疸。柴胡三钱，赤茯苓二钱，川芎、桑白皮各一钱，甘草五分。上锉，作一贴，入姜三枣二，水煎服。《入门》。

石膏茵陈散 治黄疸，一身皆黄，食已即饥。石膏二钱，栀子仁、茵陈、木通、大黄各一钱，甘草五分，瓜蒌实一个。上锉，作一贴，入姜五、葱白二茎，水煎服。《得效》。

茵陈大黄汤 治伤寒大热发黄疸。茵陈、栀子、柴胡、黄柏、黄芩、升麻、大黄各一钱，草龙胆五分。上锉，作一贴，水煎服。《活人》。

必效散 黄疸通用。葶苈子炒、草龙胆、栀子、黄芩各一钱，茵陈二钱。上锉，作一贴，水煎服。《直指》。

退黄丸 治黄疸水肿，腹胀溏泄等证。青矾二两，锅内熔化，入陈黄米四升，用醋拌匀，慢火炒令烟尽，入平胃散六两同炒，少顷，去火毒，为末，醋糊丸梧子大，每七十丸，空心，临卧，米饮下。忌糯米、油面、生冷、硬物。○此方，即周益公阴骘丸也。盖青矾乃铜之精液，用醋制以平肝，愈于针砂。如服针砂，必忌盐而后复发。青矾则不忌盐，不复发。《入门》。

绿矾丸 治黄肿病最捷。五倍子炒黑、神曲炒黄各八两，针砂炒红醋淬、绿矾姜汁炒白各四两。上为末，姜汁煮枣肉和丸梧子大，温酒下六七十丸。不饮酒，米饮下，终身忌食荞麦面，犯之再发难治。《正传》。

褪金丸 治黄肿绝妙。针砂煅红醋淬、香附子便浸各六两，苍术、白术各二两半，陈皮、神曲、麦芽各一两半，厚朴、甘草各一两。上为末，面糊和丸梧子大，米饮下五七十丸，忌鱼腥、湿面、生冷等物。○有块加三棱、蓬术，并醋煮各一两半。《正传》。

枣子绿矾丸 治黄疸胖病。针砂煅红醋淬、绿矾炒、苍术、厚朴、陈皮、神曲各一两，甘草五钱。上为末，蒸枣肉和丸梧子大，米饮下五七十丸。切忌荞麦、羊肉、母猪肉，食之急死无医。《回春》。

疸癖爱吃土炭生米茶叶

宜用四宝丹及治癖三方。《诸方》。

四宝丹 治黄病，吃生米、茶叶、黄土、黑炭等物。○食生米者，麦芽一斤，使君子肉二两，槟榔、南星姜制各一两。食茶叶者，茶叶一斤，使君子肉二两，槟榔、南星姜制各一两。○食黄土者，壁土一斤，使君子肉二两，槟榔、南星姜制各一两。○食黑炭者，黑炭一斤，使君子肉二两，槟榔、南星姜制各一两。○上为末，蜜丸梧子大，早晨砂糖水下五十丸。《回春》。

一方 治黄疸爱吃茶叶。苍术、白术各三两，石膏、白芍药、黄芩、南星、陈皮各一两，薄荷七钱。上为末，砂糖水煮神曲作糊，和丸梧子大，砂糖水空心，吞下五七十丸。《入门》。

一方 治黄疸喜吃生米。白术一钱半，苍术一钱三分，白芍药、陈皮、神曲、麦芽、山楂肉、白茯苓、石膏各一钱，厚朴七分，藿香五分，甘草三分。上锉，作一贴，水煎，临熟入砂糖末一匙调服。《入门》。

一方 通用使君子肉二两，南星姜制、槟榔各一两。○吃生米用麦芽一斤炒过。○吃茶叶用茶叶一斤炒过。○吃土用壁土一斤炒过。○吃炭用黑炭一斤炒过。○上为末，蜜丸梧子大，空心，砂糖水下五十丸。《入门》。

可治不治证

黄疸之病，当以十八日为期，治之十日已上宜差，反剧为难治。仲景。○疸而不渴者可治，疸而渴者难治，发于阴部其人必呕，发于阳部其人振寒而发热。仲景。○凡黄家，候其寸口脉，近掌无脉，口鼻冷，黑色，并不可治。《脉经》。○形体如烟熏，直视摇头为心绝；环口黧黑，柔汗发黄，为脾绝，皆不治。《明理》。○黄疸以十八日为期，十日以外入腹喘满，烦渴面黑者，死。《入门》。○脾胃稍实，更断厚味，则可治。伤酒色，恣口腹者，难治。《入门》。○疸病面黑黄，作渴腹胀，难治。《医鉴》。

单方

凡三十种。有酒煮茵陈汤。

腊雪水 治黄疸。微温饮之。《本草》。

车前草 最治黄疸。捣取汁服之。《直指》。

茵陈蒿 主黄疸，通身发黄，小便赤。以水浓煎服，生食亦良。《本草》。○治酒疸，取一两，清酒煎服。名酒煮茵陈汤。

《医鉴》。

葛根 解酒疸，小便赤涩。取一两，水煎服。《本草》。

瓜蒌根 主八疸。身面黄。水煎服之。《本草》。

酸浆草 主黄疸。根味绝苦，捣取汁饮之，多效。《本草》。

萱草根 主酒疸。捣取汁饮。又，嫩苗煮食之。《本草》。

王瓜根 治酒疸变成黑疸，医不能治。取根，捣取汁，空心，顿服一小升，当有黄水随小便出。不效，再服。《本草》。

青蒿 治热黄心痛。捣取汁饮之。《本草》。

萹蓄 治热黄。捣取汁，顿服一小升。《本草》。

黄檗 主黄疸。水煎服之。《本草》。

栀子 主胃热食疸。水煎饮之。《本草》。

小麦苗 治酒疸。捣取汁服，或煮食之。《本草》。

大麦苗 亦主黄疸。取汁服。《本草》。

鲋鱼 主黄疸。作脍和五味食之。又，取活者，置水中常常看之，日一易，最效。《俗方》。

鲤鱼 治黄疸。如鲋鱼法用之。《俗方》。

鳖 治酒疸。烹熟，如常法作羹食数个愈。《种杏》。

桃根 治黄疸，身面如金色。取东引桃根一握，细切，水二盅，煎至半，空心顿服，三五日后，其黄离离如薄云散，惟眼最后差，可时时饮一盏清酒则易散。忌热面猪鱼。《本草》。

蔓菁子 主急黄黄疸，及内黄腹结不通。取子捣细，和水服二三钱，当泻出恶物、黄水、砂石、草发并出，差。《本草》。

甜瓜蒂 治黄疸初发，及时气急黄。瓜蒂为末，搐两鼻中，出黄水。又取一钱，调温水服，得吐黄水便差。《本草》。

丝瓜　治积伤酒面发黄。完丝瓜，连皮子烧灰为末。因面得病面汤调下；因酒得病，酒调下，数服即愈。《种杏》。

水芹　治五种黄病。取汁饮之，作齑菹，或煮食，或生食，并得，宜常食。《本草》。

生葱　治伤寒发黄，目不识人。生葱火煨熟，去粗皮，取心扭出汁，蘸香油点两目大小眦，立明。〇又，烧酒口噙，令病人开目喷之，其眼自明。《种杏》。

苦瓠　去黄疸。煎取汁，滴鼻中，出黄水差。《本草》。

丝莼　治热疸。作羹作齑，常食佳。《本草》。

冬葵　治时行黄病。煮汁饮，又作羹作齑，常食。《本草》。

白乌鸡　伤寒发黄，胸心昏闷不省，死在须臾。白乌雄鸡一只，去毛及肠屎，以刀烂切，铺心头上，少顷，即活。《医鉴》。

熊胆　疗天行黄疸。取少许，和水服。《本草》。

猪粪　治同上。取粪，渍水取清，顿服。《本草》。

猪脂　治五疸，及胃中有干屎，发黄。煎猪脂，取三合，日三服，大便于，屎下乃愈。《本草》。

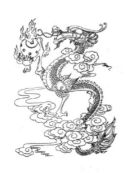

杂病篇卷之七

御医忠勤贞亮扈　圣功臣崇禄大夫阳平君臣许浚奉　教撰

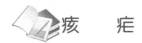 疟　疾

疟病之源

《内经》曰：夏伤于暑，秋为痎疟。○夏暑汗不出者，秋成风疟。《内经》。○秋善病风疟。又曰：魄汗未尽，形弱而气烁，穴俞以闭，发为风疟。《内经》。○风成为寒热。又曰：因于露风，乃生寒热。《内经》。○风气盛于皮肤之内，内不得通，外不得泄，腠理开则洒然寒，闭则热而闷，名曰寒热。《内经》。○夏伤于暑，秋必病疟，盖伤之浅者，近而暴；伤之重者，远而深。痎疟者，久疟也，是知夏伤于暑，湿热闭藏而不能发泄于外，邪气内行，至秋而发为疟也。《保命》。○疟之为病，以暑舍于荣卫之间，得秋之风寒所伤而后发，亦有非暑，因风寒感冒而得者，在于阳则发热，在于阴则发寒。并则病作，离则病止，作止故有时。在气则发早，在血则发晏。浅则日作，深则间日。或在头项，或在背中，或在腰脊，虽上下远近之不同，在太阳则一也。东垣。○大法，风暑当发汗，夏月多在风凉处歇，遂闭其汗而不泄故也。《丹心》。○病气如凌虐人之状。又曰：疟有凌虐之状，在伤寒久则为坏证，在内伤久则为劳瘵，然则岂美疾哉。《入门》。

疟疾形证

疟之始发也，先起于毫毛，伸欠乃作，寒栗鼓颔，腰脊俱痛，寒去则内外皆热，头痛如破，渴欲饮冷。《内经》。○夫阴阳上下交争，虚实更作，阴阳相移也。阳并于阴，则阴实而阳虚。阳明虚则寒栗鼓颔；巨阳虚则腰背头项痛；三阳俱虚则阴气胜，阴气胜则骨寒而痛，寒生于内，故中外皆寒。阳盛则外热，阴虚则内热，内外皆热则喘而渴，故欲冷饮也。《内经》。○夫疟之始发也，阳气并于阴，当是之时，阳虚而阴盛，外无气，故先寒栗也，阴气逆极则复出之阳，阳与阴复并于外，则阴虚而阳实，故先热而渴。夫疟气者，并于阳则阳胜，并于阴则阴胜，阴胜则寒，阳胜则热。《内经》。○卫虚则先寒，荣虚则先热。表邪多则寒多，里邪多则热多，表里相半，寒热相等。《入门》。○人之荣卫，昼行于阳阳则表也，夜行于阴阴则里也，荣卫行到病所不通，乃作寒战，鼓振头颔，中外皆寒，腰脊俱痛，此邪气入于内也。寒战俱已，内外皆热，头痛如破，渴欲饮冷，烦满欲吐，自汗，此邪气发于外也。《丹心》。○暑疟单热，湿疟多寒，寒疟先寒后热，风疟先热后寒，余皆先寒后热。《入门》。

脉法

疟脉自弦，弦数多热，弦迟多寒。弦小紧者宜下之，弦迟者可温之，弦紧者可发汗，浮大者可吐之，弦数者风发也，以饮食消息止之。《要略》。○疟脉自弦，微则为虚，代散则死。《脉经》。○疟脉自弦，弦迟多寒，弦数多热，随时变迁。《脉诀》。○疟脉多弦，但热则弦而带数，寒则弦而带迟，亦有病久而脉极虚微而无力，似乎不弦，然而必于虚数之中见弦，但不搏手耳，细察可也。《丹心》。○弦短者伤食，弦滑者多痰，虚微无力为久疟。《医鉴》。○疟脉迟缓者，病自愈。《回春》。

寒热先后

疟先寒而后热者，由夏伤于大暑，其汗大出，腠理开发，因遇夏气凄怆之水寒，藏于腠理皮肤之中，秋伤于风则病成矣。夫寒者阴气也，风者阳气也，先伤于寒而后伤于风，故先寒而后热也，病以时作，名曰寒疟。《内经》。○先热而后寒者，由先伤于风而后伤于寒，故先热而后寒，亦以时作，名曰温疟。《内经》。○其但热而不寒者，阴气先绝，阳气独发，则少气烦冤，手足热而欲呕，名曰瘅疟。瘅谓热也。《内经》。

寒热往来

病有洒淅恶寒而复发热者，何也？曰：阴脉不足，阳往从之；阳脉不足，阴往乘之。何谓阳不足？假令寸脉微，名曰阳不足，阴气上入阳中，则洒淅恶寒。何谓阴不足？假令尺脉弱，名曰阴不足，阳气下陷入阴中，则发热也。仲景。○阳微则恶寒，阴微则发热，大抵阴不足，阳往从之，故内陷而发热；阳不足，阴往乘之，故阴气上入阳中则恶寒。仲景。○阳不足则阴邪出表而与阳争，乃阴胜而为寒也；阴不足则阳邪入里而与阴争，乃阳胜而为热也。若邪入而正气不与之争，则但热而无寒矣。阳不足则先寒，阴不足则先热，表邪多则寒多，里邪多则热多，半表半里则寒热相等，乍往乍来而间作也。《入门》。○疟者，少阳也。少阳者，东方之气也。逆行则发寒，顺行则发热，故分之气异，往来之不定也。东垣。○身后为太阳，太阳者，膀胱水寒也；身前为阳明，阳明者，大肠金燥也；少阳之邪在其中，近后膀胱水则恶寒，近前阳明燥则发热，故为往来寒热也。东垣。○甚者内外失守，真邪不分，阴阳迭胜，寒热互起，则休作无定时矣。《直指》。

疟发日数多少

夏伤于暑，热气盛藏于皮肤之内，肠胃之外。因秋遇风，及得之以浴水气，舍于皮肤之内，与卫气并居。卫气者，昼日行于阳，夜行于阴，此气得阳而外出，得阴而内薄，内外相薄，是以日作。《内经》。○卫气与邪相并则病作，与邪相离则病休，其并于阴则寒，并于阳则热；离于阴则寒已，离于阳则热已，至次日又集而并合，则复病也。《纲目》。○其间日发者，由邪气内薄于五脏，横连募原也，其道远，其行迟，不能与卫气俱行，不得皆出，故间日乃作也。《内经》。○时有间二日或至数日发，或渴或不渴，其故何也？曰：其间日者，邪气与卫气客于六腑，而有时相失，不能相得，故休数日乃作也。疟者，阴阳更胜也，或甚或不甚，故或渴或不渴。《内经》。○三日一发者，受病一年；间日一发者，受病半年；连日发者，受病一月；二日连发，住一日者，气血俱受病也。又曰：三日一发，阴经受病也，最重。《丹心》。○阳为腑，邪浅与荣卫并行，一日一发。○阴为脏，邪深横连募原，不能与正气并行，故间日蓄积乃发，或三四日一发，久则必为疟母。《入门》。

疟发有昼夜早晏之异

帝曰：其作日晏与日早者，何气使然？岐伯曰：邪气客于风府，循膂而下，卫气一

日一夜大会于风府，其明日日下一节，故其
作也晏。此先客于脊背也，每至于风府则腠
理开，腠理开则邪气入，邪气入则病作，以
此作日稍益晏也。其出于风府，日下一节，
二十五日下至骶骨，二十六日入于脊内，注
于伏膂之脉，其气上行，九日出于缺盆之
中，其气日高，故作日益早也。《内经》。○
阳为昼发，邪浅，荣卫昼行背与脊故也。○
阴为夜发，邪深，荣卫夜行胸与腹故也。○
阳为子时至巳，阴为午时至亥。如发寅卯而
退于未申；或发未申，而退于子丑，皆谓之
阴阳不分，须用药趱早。或移时分定阴阳，
然后阳疟截住，阴疟升散。《入门》。○从卯
至午发者，邪在外也；从午至酉发者，邪在
内也；从酉至子发，或至寅发者，知邪在血
分也。《保命》。

六经疟

夏伤于暑，秋必病疟。初不知何经受
病，随其受而取之，有中三阳者，有中三阴
者。大抵经中邪气，其证各殊，在太阳经
者，谓之寒疟，治多汗之；在阳明经者，谓
之热疟，治多下之；在少阳经者，谓之风
疟，治多和之。此三阳受病，皆谓暴疟，发
在夏至后处暑前，此乃伤之浅者，近而暴
也。○在阴经者则不分三阴，皆谓之温疟，
其发在处暑后冬至前，此乃伤之重者，远而
深也。痎疟者，老疟也，故谓之久疟。《保
命》。○伤寒余热未净，重感于寒而变疟，
名曰温疟，亦曰风疟，此为伤寒坏病，其证
先热后寒。《入门》。○疟属三阳，宜汗宜
吐；疟属三阴，宜下宜和宜温。《正传》。○
太阳疟，宜桂枝羌活汤、麻黄羌活汤。○阳
明疟，宜人参白虎汤、柴苓汤。二方并见寒
门。少阳疟，宜柴胡桂枝汤、柴胡加桂汤。
○三阴温疟，宜白虎桂枝汤、麻黄白术汤，
或小柴胡合四物汤，名曰柴胡四物汤。○太
阳阳明合病，桂枝芍药汤、桂枝石膏汤。三
阳合病，宜桂枝黄芩汤以和之。《保命》。

桂枝羌活汤　治太阳疟，自汗，头项
痛，腰脊强。桂枝、羌活、防风、甘草各一
钱半。上锉，作一贴，水煎服。《纲目》。

麻黄羌活汤　治太阳疟无汗。即前方去
桂枝加麻黄也，剂法、服法同上。《纲目》。

柴胡桂枝汤　治少阳疟，寒热乍往乍
来。柴胡二钱，桂枝、黄芩、人参、芍药、
半夏各一钱，甘草五分。上锉一贴，入姜三
枣二，水煎服。《入门》。

柴胡加桂汤　治少阳疟，往来寒热，极
验。柴胡三钱，黄芩、桂枝各二钱，半夏一
钱，甘草四分。上锉，作一贴，入姜三枣
二，水煎服。《入门》。

白虎桂枝汤　温疟者，其脉如平，身无
寒但热，骨节烦疼，时便难，朝发暮解，暮
发朝解，此药主之。石膏四钱，知母二钱，
桂枝、甘草各一钱，粳米一合。上锉，作一
贴，水煎服。《正传》。○一名加减桂枝汤。
《得效》。

麻黄白术汤　治风疟。麻黄、桂皮、青
皮、陈皮、川芎、白芷、半夏曲、紫苏叶、
赤茯苓、白术、桔梗、细辛、槟榔、甘草各
七分。上锉，作一贴，入姜三枣二，水煎
服。《直指》。

柴胡四物汤　治三阴经温疟，或夜发
者。柴胡、生干地黄各二钱，人参、半夏、
黄芩、甘草、川芎、当归、赤芍药各一钱。
上锉，作一贴，入姜三枣二，水煎服。

桂枝芍药汤　治疟寒热大作，此太阳阳
明合病也，谓之大争。寒热作则必战动，发
热则必汗泄。经曰：汗出不愈，知为热也，
不治则恐久而传入阴经，宜用此。桂枝一
钱，赤芍药、知母、石膏、黄芩各二钱。上
锉，作一贴，水煎服。《保命》。

桂枝石膏汤　治太阳阳明合病，间日
疟，热多寒少。石膏、知母三钱，黄芩二
钱，桂枝一钱。上锉，作一贴，水煎服之。
《入门》。

桂枝黄芩汤　服桂枝芍药汤后，寒热转
甚者，知太阳、阳明、少阳合病也，宜用此
和之。柴胡二钱，石膏、知母各一钱半，黄

芩、人参、半夏、甘草各一钱二分，桂枝一钱。上锉，作一贴，水煎服。《保命》。

疟昼发夜发宜分治

气虚昼发，宜六君子汤方见痰门、补中益气汤方见内伤加半夏、黄芩。○血虚夜发，宜柴胡四物汤方见上、桃仁承气汤方见寒门、麻黄黄芩汤、柴胡芎归汤。《诸方》。

麻黄黄芩汤 治夜发疟。麻黄三钱，黄芩二钱，甘草一钱半，桂心一钱，桃仁十五枚。上锉，作一贴，水煎临卧服。○桃仁味苦甘辛。肝者血之海，血受邪则肝气燥，经所谓肝苦急，急食甘以缓之，桃仁散血缓肝，谓邪气深远而入血，故夜发乃阴经有邪。此麻黄黄芩汤，乃发散血中风寒之剂也。《纲目》。

柴胡芎归汤 治夜发阴疟，引出阳分而散，后服人参截疟饮止之。柴胡、干葛、川芎各一钱，桔梗、当归、赤芍药、人参、厚朴、白术、茯苓、陈皮各七分，红花、甘草各三分。上锉，作一贴，入姜三枣二梅一，水煎服。《回春》。

诸疟证治

疟有风疟、寒疟、热疟、湿疟、痰疟、食疟、劳疟、鬼疟、疫疟、瘴疟、疟疟、老疟。《诸方》。

风疟

自感风而得，先热后寒，宜麻黄白术汤。无汗则宜散邪汤，有汗则宜正气汤。《入门》。

寒疟

自感寒而得，寒多热少，宜人参养胃汤方见寒门、交解饮、果附汤、草果饮、柴胡桂姜汤。○一名牝疟。《入门》。

热疟

因暑胜热多得之，一名瘅疟，亦曰暑疟，宜人参白虎汤、柴苓汤二方见寒门、柴胡知母汤、争功散、龙虎汤。《入门》。

湿疟

因冒袭雨湿，汗出澡浴得之，寒热相半，小便不利。宜五苓散方见寒门加苍术、川芎、羌活。《入门》。

痰疟

因外感内伤，郁聚成痰，头痛肉跳，吐食呕沫，甚则昏迷卒倒，宜柴陈汤加草果，或四兽饮、冷附汤。久不止，以露姜饮截之。《入门》。○有人忽得疟疾，呕吐异常，以二陈汤方见痰门加人参、缩砂，倍用白豆蔻，进一二贴，自然寒热不作。盖白豆蔻能消能磨，流行三焦，荣卫一转，寒热自平也。《直指》。

食疟

一名胃疟，因饮食失节，饥饱有伤所致，寒已复热，热已复寒，寒热交并，苦饥而不能食，食则吐痰。经曰：寒热善饥而不能食，食已支满腹胀，病以日作，名曰胃疟是也。宜平陈汤加枳实、白术、山楂子、神曲、青皮，或清脾饮、小清脾汤。又二陈汤加青皮、槟榔、缩砂、白豆蔻，亦佳。《诸方》。

劳疟

即久疟也，寒热微微，寒中有热，热中有寒，最难调治。由表里俱虚，真元未复，疾虽暂止，小劳复来，经年不差，宜芎归鳖甲散、常山饮、五劳元、六和汤、乌头七枣汤、露姜养胃汤、十将军丸、一补一发丹、辰砂元、养胃丹。《诸方》。○久疟属元气虚寒，盖气虚则寒，血虚则热，胃虚则恶寒，脾虚则发热，阴火下流，则寒热交作，或吐涎不食，或泄泻腹痛，手足逆冷，寒战如栗，皆脾胃虚弱也。但服补中益气汤方见内伤，诸证悉愈，若投清脾截疟，多致不起。

《医鉴》。

鬼疟

因感尸疰客忤，寒热日作，梦寐不祥，多生恐怖，宜辟邪丹、雄朱丹，或烧人场土作丸，塞男左女右鼻中。《入门》。

疫疟

一方长幼相似，或染时行，变成寒热，须参运气用药，宜不换金正气散方见寒门、如意丹、五瘟丹、瘴疟丸。三方见瘟疫。

瘴疟

挟山溪岚瘴蒸毒之气，令人迷困发狂，或哑，乍寒乍热，乍有乍无，南方多病此，宜双解饮子、地龙饮、羌活苍术汤、瘴疟丸方见疸门、观音元。《诸方》。

痎疟

痎者，老疟也，以其隔三日一发，缠绵不去也。《纲目》。〇三日一作者，邪入于三阴经也；作于子、午、卯、酉日者，少阴经疟也；作于寅、申、巳、亥日者，厥阴经疟也；作于辰、戌、丑、未日者，太阴经疟也。疟得于暑，当以汗解。夫感冒与风皆外邪也，故非汗多不解，必先与参术等补剂为君，加柴葛等发散药，渐而收汗，得汗而虚，又行补养。下体属阴，最难得汗，补药力到，汗出至足，方是佳兆。《丹心》。〇老疟系风暑之邪入在阴分，宜用血药引出阳分而散，古方多用峻剂，恐非所宜。《丹心》。〇若感病极深，虽得大汗，所感之邪必自脏传出至腑，其发无时，必乱而失期，若发于午之后寅之前者，血受病也，为难愈。须渐趱早，亦是佳兆。故治此病，春夏为易，秋冬为难，非有他也，以汗之难易为优劣也。《丹心》。〇凡疟经年不差，谓之老疟，必有痰水瘀血结成痞块，藏于腹肋作胀且痛，乃疟母也。虽内虚，非常山、槟榔，决不能除，但须制熟，则不损胃，老疟丸是也。血

虚者，宜鳖甲丸。有水癖者，暂用消癖元，以补脾化痰汤药辅之，且量虚实，用老疟饮。《入门》。〇老疟宜七枣汤、鳖甲饮子、参归鳖甲散、秘方清脾丸、经效疟丹、黄甲丸。

散邪汤 治风疟初起。川芎、白芷、麻黄、白芍药、防风、荆芥、紫苏叶、羌活各一钱，甘草五分。上锉，作一贴，入姜三，葱白三茎，煎露一宿，早晨温服。《医鉴》。

正气汤 治同上。柴胡、前胡、川芎、白芷、半夏、麦门冬、槟榔、草果、青皮、赤茯苓各一钱，桂枝、甘草各五分。上锉，作一贴，入姜三枣二，水煎服。《医鉴》。

交解饮 治寒疟，即双解饮子也。方见下

果附汤 治脾寒疟疾，面青振寒。草果、附子炮各二钱半。上锉，作一贴，入姜七枣二，水煎服。《入门》。

草果饮 治寒疟。草果、白芷、良姜、青皮、川芎、紫苏叶、甘草各一钱。上锉，作一贴，水煎服。《直指》。

柴胡桂姜汤 治邪在半表里，寒热往来，极验。柴胡三钱，桂枝、牡蛎各一钱半，天花粉、黄芩各一钱，干姜、甘草各八分。上锉，作一贴，水煎服。《入门》。

柴胡知母汤 治热疟及瘅疟。柴胡、知母各一钱半，苍术、黄芩、干葛、陈皮、半夏、川芎各一钱，甘草炙七分。上锉，作一贴，入姜三梅二，水煎，清晨服，午前又一服。久疟加人参、当归。节斋。

争功散 治热疟多效。知母、贝母、柴胡、常山、栀子、槟榔、地骨皮、甘草各一钱，蝉蜕二七个。上锉，作一贴，入桃柳枝各五寸，煎服。未效，加过路葛藤五寸，同煎服。《得效》。

龙虎汤 治热疟火盛，舌卷唇焦，鼻如烟熏，六脉洪紧。石膏二钱半，柴胡、黄连各一钱半，黄芩、知母、黄柏各一钱，栀子八分，半夏七分，粳米百粒。上锉，作一贴，入姜三枣二，水煎服。《医鉴》。

柴陈汤 治痰疟。柴胡、半夏各二钱，人参、黄芩、陈皮、赤茯苓各一钱，甘草五分。上锉，作一贴，姜三枣二，水煎服。《入门》。

四兽汤 治七情聚痰，五脏气虚，疟久不已。人参、白术、白茯苓、陈皮、半夏、草果、甘草、乌梅、生姜、大枣各一钱。上锉，作一贴，拌盐少许，淹食顷，以皮纸包裹，水浸湿，慢火煨香熟，取出，水煎服。未发前，连进数贴，即效。《得效》。

冷附汤 疟疾无过，是痰实而脾胃弱，停于胸膈，所以五更冷服，使药下达，壮脾胃去痰实也。大附子一个，炮去皮脐。上切片，分二贴，每一贴入姜十片，水煎去滓，露一宿，五更初冷服。《得效》。

露姜饮 治痰疟。生姜四两，连皮捣烂，止取自然汁。约明日当发，隔夜安排，将纱片盖露一宿，五更初澄者一上饮之。或有痰吐，任之即安。《得效》。

平陈汤 治食疟。苍术、半夏各二钱，厚朴、陈皮、赤茯苓各一钱二分半，甘草七分。上锉，作一贴，姜三枣二，水煎服。《入门》。

清脾饮 治食疟。柴胡、半夏、黄芩、草果、白术、赤茯苓、厚朴、青皮各一钱，甘草五分。上锉，作一贴，入姜三枣二，水煎服。○此方乃小柴胡、平胃、二陈合而为一也。一方加常山二钱，煎之露服，五更截疟，令人不吐为妙。○一名清脾汤。《入门》。

小清脾汤 治胃疟。厚朴二钱，乌梅肉、半夏、青皮、良姜各一钱，草果、甘草各五分。上锉，作一贴，姜三枣二，煎服。《得效》。

芎归鳖甲散 治劳疟。鳖甲二钱，川芎、当归、赤茯苓、赤芍药、半夏、陈皮、青皮各一钱，乌梅一个。上锉，作一贴，入姜五枣二，水煎服。《入门》。

常山饮 治劳疟。常山、知母、草果各一钱半，良姜一钱，乌梅肉、甘草各五分。上锉，作一贴，入姜五枣二，水煎服。《入门》。

五劳元 治劳疟及瘴疟。常山三两半，桃仁一两二钱，辣桂七钱半，淡豉三两半，乌梅肉二两半。上日干为末，蜜丸梧子大，空心，温酒下三四十丸。《直指》。

六和汤 治疟久不愈。常山二钱，知母、贝母、人参、草果、白芷、乌梅、槟榔、柴胡各一钱。上锉，作一贴，入姜三枣二，酒水相半同煎，露一宿，临发日服之。《丹心》。

乌头七枣汤 治劳疟及寒疟。大川乌一个，以盐水浸炮七次，去皮脐。上锉，分二贴，每贴入姜七枣七葱白三，水煎，稍冷先吃枣乃服药。《直指》。

露姜养胃汤 治久疟，三五日一发者。先以生姜四两，捣取自然汁，露一宿，次早将人参养胃汤方见寒门一贴，入枣二梅一，同煎去滓，和姜汁空心温服。《医鉴》。

十将军丸 治久疟及疟母。缩砂、槟榔、常山、草果各二两，三棱、蓬术、青皮、陈皮、乌梅、半夏各一两。上先将常山、草果、酒醋各一碗，浸一宿，后入八味同浸到晚，炭火煮干为末，酒醋各半，打糊和丸梧子大，白汤下三四十丸，日二服，服至八两即除根。《丹心》。

一补一发丹 治久疟，内伤挟外感间发，内治痰，外发汗。赤茯苓一两，半夏、陈皮、柴胡、黄芩、苍术、葛根各七钱，常山三钱。上为末，面糊和丸梧子大，白汤下七十丸。《入门》。

辰砂元 治久疟，不损元气。辰砂、阿魏真者各一两。上研匀，稀米糊和丸皂角子大，空心，以人参汤化下一丸。《得效》。

养胃丹 治久疟二三年不愈者。苍术、常山酒蒸各二两，半夏、陈皮、厚朴各一两半，赤茯苓、藿香、草果各一两，甘草炙五钱，乌梅四十九个取肉。上为末，淡姜汤打糊和丸梧子大，姜汤下五七十丸。《医鉴》。

辟邪丹 治岚瘴鬼疟。绿豆、雄黑豆各四十丸粒，信砒半钱另研，黄丹一钱，朱砂二钱。上为末，滴水和匀分作三十粒。每一粒，取东南桃枝七枚，研汁和井华水，早晨日出时面东吞之。虚人慎用。河间。

雄朱丹 治鬼疟。大黑豆四十九粒约五钱重，端午日以冷水浸，从早至巳时，去皮晒干，研入信砒末一钱，再研匀，面糊和匀作丸，少壮人梧子大，老人黄豆大，小儿绿豆大，雄黄、朱砂为衣，晒干收贮。临发，五更面东，井水下一丸。《入门》。○一名疟灵丹。《医鉴》。

双解饮子 治瘴疟及寒疟，神效。肉豆蔻、草豆蔻各二个，一个煨，一个生；厚朴二寸，一寸姜汁浸炙，一寸生用；甘草大者二两，一半炙，一半生；生姜二块，一煨一生。上各锉，合分二贴，入枣二梅一，水煎，空心温服。《局方》。○一名交解饮，又名生熟饮。《类聚》。

地龙饮 治瘴疟大热烦躁。生地龙大者三条研细，入姜汁、薄荷汁、生蜜各少许，新汲水调下。热炽加龙脑少许。《得效》。

羌活苍术汤 治感冒岚瘴成寒热疟。羌活一钱半，苍术、柴胡、黄芩、枳实、橘红、半夏、川芎、甘草各一钱。上锉，作一贴，入姜五片，水煎服。节斋。

观音元 治瘴疟。半夏、生乌梅肉、母丁香、巴豆肉各十枚，晒。上为末，姜汁糊和丸麻子大，每五丸，临卧冷水下。有人于海角遇白衣人授之，因名焉。《直指》。

老疟丸 治痎疟久不差，腹痛有母。与上十将军丸同，而常山、草果各二两，余八味各一两，剂法、服法并同上。《入门》。

鳖甲丸 治痎疟有疟母，久不差。鳖甲醋煮一两，三棱、蓬术、香附子、青皮、桃仁、红花、神曲、麦芽、海粉各五钱。上为末，醋糊作丸梧子大，白汤下五七十丸。《入门》。○一名疟母丸。《丹心》。○加芎、归、赤芍药，治夜发疟，名阴疟丸。《入门》。

消癖元 治痎疟弥年，经汗、吐、下，

荣卫亏损，邪气伏藏胁间，结为癥癖，腹胁坚痛，名曰疟母。芫花炒、朱砂各等分。上为末，蜜丸小豆大，每十丸，枣汤下。去癖须用芫花、大戟破水之剂。《得效》。○一名芫花丸。《入门》。

老疟饮 治老疟结成癥癖在腹胁，诸药不愈。苍术、草果、桔梗、青皮、陈皮、良姜各七分，白芷、赤茯苓、半夏、枳壳、桂心、干姜、甘草各五分，紫苏叶、川芎各四分。上锉，作一贴，入盐少许，水煎，空心服。《入门》。○一名痎疟饮。《医鉴》。

七枣汤 治五脏气虚，阴阳相胜，作为痎疟，不问远近，悉主之。附子一个炮裂，以盐水浸，再炮，如此七次，去皮脐。上锉，作一贴，入姜七枣七，水一碗，煎至半，空心温服，仍吃枣三五枚。《得效》。

鳖甲饮子 治老疟腹中结癥瘕，名曰疟母。鳖甲二钱，白术、黄芩、草果、槟榔、川芎、陈皮、厚朴、白芍药各一钱，甘草五分。上锉，作一贴，入姜三枣二梅一，水煎服。《纲目》。

参归鳖甲饮 治老疟腹胁有块成疟母。鳖甲醋煮一钱三分，黄芪蜜水炒、青皮、当归、白茯苓、白术、厚朴、川芎、香附子各八分，人参、缩砂、山楂子、枳实各五分，甘草三分。上锉，作一贴，入姜三枣二梅一，水煎空心服。《回春》。

秘方清脾丸 治疟三日一发或十日一发。白术一两半，半夏、青皮、黄芩各一两，人参、槟榔、草果、蓬术、厚朴各五钱，姜黄、甘草各三钱。上为末，饭丸梧子大，白汤下六七十丸。《丹心》。

经效疟丹 治疟母结癖，寒热无已。真阿魏、雄黄各二钱半，朱砂一钱半。上沸汤泡阿魏，研雄、朱为末和匀，面糊和丸梧子大，每一丸，人参汤冷服，空心。瘴疟，桃仁煎汤冷服，临发磨一丸，敷口鼻畔。《直指》。

黄甲丸 治疟母成块，久不愈。朱砂、阿魏、穿山甲酥炙、槟榔各五钱，雄黄、木

香各二钱半。上为末，泡黑豆去皮，捣成泥和丸梧子大，空心，姜汤下五十丸。《医鉴》。

疟寒热不歇有根

疟之寒热不歇者，有根在也。根者何？曰饮、曰水、曰败血是尔。惟癖为疟之母，惟败血为暑热之毒，惟饮与水皆生寒热，故治法，挟水饮者为之逐水消饮。结癖者，胁必痛，为之攻癖。败血暑毒，随证而疏利之，则寒热自除矣。○凡疟，皆因停蓄黄水，或于胁间结癖，惟癖为能生寒热，若取下毒水，去其病根，则寒热自解，所以疟剂多用常山。盖水在上则吐之，水在中下则亦能破其癖而下其水故也。《直指》。

寒热似疟

帝曰：火热复恶寒发热，有如疟状，或一日发，或间日发，其故何也？岐伯曰：胜复之气，会遇之时有多少也，阴气多而阳气少，则其发日远；阳气多而阴气少，则其发日近。此胜复相薄，盛衰之节，疟亦同法。《内经》。○感冒之人，忽觉毛寒股栗，百骸鼓撼，呕不能食，末几转而发热，皆似疟证，不必脉弦，但随证施治。热多，小柴胡汤；寒多，人参养胃汤和解之；内伤虚者，补中益气汤方见内伤加山楂、麦芽、白豆蔻，扶脾自止矣。《入门》。

疟疾治法

《内经》主于暑风，《局方》主于伤食，丹溪主于痰，虽三因杂至，错乱气血，然捷径以祛暑消痰为要，通用二陈汤方见痰门。无汗加葛根、柴胡，气虚加参、术，热甚加芩、连，寒多加草果，口渴加乌梅。《入门》。○无汗者要有汗，散邪为主，带补；有汗者要无汗，扶正气为主，带散邪，宜散邪汤、正气汤。《丹心》。○寒疟非草果、厚朴不能温散；热疟非柴胡、黄芩不能清解。阳疟无汗，须用柴胡、苍术、干葛；阴疟无

汗，须用柴胡、升麻、川芎。汗多须用白术、乌梅以敛之。《入门》。○先热后寒，宜小柴胡汤；先寒后热，宜柴胡加桂汤。多热但热，宜白虎桂枝汤。多寒但寒，宜柴胡桂姜汤。《纲目》。○痎疟热多者，投以半冷半热、解散分阴阳减寒热之剂，度其所作之日，先一时，进以抵截之药，去其痰水则收效矣。寒多者，投以半生半熟、壮脾进食之剂，次以抵截之药，则痰癖去而疾愈矣。须令慎饮食，谨起居，则无复攻之患矣。《得效》。○桂枝汤治太阳，白虎汤治阳明，小柴胡汤治少阳，意甚明显。挟痰合二陈汤，食积合平胃散，尿涩合五苓散，便闭合大柴胡汤，无汗加干葛、苍术，有汗加黄芪、白术，夜发加桃仁、赤芍药，日久加常山、槟榔吐之，治疟之法尽矣。《入门》。

柴平汤 治诸疟。柴胡、苍术各二钱，厚朴、陈皮、半夏、黄芩各一钱，人参、甘草各五分。上锉，入姜三枣二梅一，煎服。○一名平胡饮子。《入门》。

草果平胃散 治脾虚作疟，不问寒热先后，宜服。苍术二钱，厚朴、陈皮、青皮、大腹皮、槟榔、草果各一钱，甘草五分。上锉，作一贴，入姜三枣二，水煎服。《得效》。

加减清脾汤 治诸疟。即小柴胡汤与人参养胃汤合和也。寒多热少多用养胃汤，热多寒少多用小柴胡汤二方并见寒门，寒热匀则平用，每贴入姜五、枣二、桃柳枝各三寸，水煎，空心服。《得效》。

四将军饮 治疟作时仆厥，撼腋不省，是中心抑郁，阴阳交战所致，宜服此。附子一两炮，诃子四个煨去核，陈皮四个全者，甘草四寸炙。上锉，分作二贴，每贴入姜枣各七，水煎，渐渐灌下，四服顿苏。《得效》。

驱疟汤 治诸疟久疟。草果、青皮、陈皮、人参、赤茯苓、半夏、厚朴、苍术、白术、槟榔各一钱，良姜、甘草各五分。上锉，作一贴，入姜五枣二梅一，水煎服。

《直指》。

驱邪汤 治诸疟。柴胡二钱，白术一钱半，干葛一钱三分，苍术一钱，陈皮七分，甘草五分。上锉，作一贴，水煎服，空心。《必用》。○一名柴胡二术汤。《俗方》。

人参竹沥饮 治虚疟，昏倦汗多，痰盛，舌大语涩，脉虚无力。白茯苓、人参、白术、当归、生地黄、酸枣仁炒、麦门冬、知母、陈皮、白芍药各一钱，甘草三分。上锉，作一贴，入枣二梅一，水煎，调竹沥、姜汁服。《回春》。

治疟须用分阴阳之药

疟疾者，阴阳交争，寒热互作，用药须半生半熟，半冷半热，乃收十全之功。○谚云：无痰不成疟。盖半生半熟，所以分阴阳解寒热也。《得效》。

知疟将差

少阳证知可解者，寒热日不移时而作，邪未退也，若用柴胡而移其时，早移之于晏，晏移之于早，气移之于血，血移之于气，是邪无可容之地，知可解也。海藏。○若移时或早或晚，是邪无容地，疟将差也。《医鉴》。

截疟法

凡疟数发之后，便宜截而除之，久则中气虚弱，病邪已深而难治。世有砒丹等截药，大毒，不可轻用。《正传》。○若用截药，吐出黄胶水者，疟自愈也，不可一二日早截，早则邪气闭塞而成坏证；又不可迟截，迟则元气衰惫而成虚怯，当在三四日就截为好。须待热退身凉，方可饮食也，切不可带热饮食，恐不消而成痞，痞散成鼓者有之矣。《回春》。○凡疟须分利阴阳，柴苓汤方见寒门最效。甚者截而除之，不二饮、胜金丸之类，截之不愈，乃气大虚，要扶胃气为本，露姜养胃汤、养胃丹之类方见上。又有经岁久疟，汗吐下不愈，荣卫亏损，邪气

伏藏胁间结为症癖，谓之疟母，疟疟饮、黄甲丸之类。方见上。《医鉴》。○在阴分者，用药彻起阳分，方可用截方。《丹心》。○截疟宜截疟常山饮、截疟七宝饮、截疟饮子、人参截疟饮、鬼哭丹、胜金丹、参归养荣汤。《诸方》。

截疟常山饮 常山、草果、槟榔、知母、乌梅、穿山甲炮、甘草炙各一钱。上锉，作一贴，酒水相半煎，露一宿，临发日早晨温服，得吐为顺。《正传》。

截疟七宝饮 常山、陈皮、青皮、槟榔、草果、厚朴、甘草各一钱。上锉，作一贴，酒水相半，入姜五梅二，同煎，露一宿，早晨温服，必须吐而愈。《正传》。○一名七宝汤。《易简》。

截疟饮子 治久疟不愈，一服便差，永不发如神。常山一钱半，槟榔一钱，丁香半钱，乌梅一个。上锉，作一贴，好酒一盏，浸一宿，临发日清晨温服。○即《正传》截疟方也。《正传》。

人参截疟饮 虚人截疟宜用，一切疟并可截。人参、白术、白茯苓、当归、青皮、厚朴、柴胡、黄芩、知母、常山酒浸、草果、鳖甲醋炙各八分，桂皮、甘草各三分。上锉，作一贴，入姜三枣二梅一，桃仁七个，水煎，露一宿，临发日五更空心服。楂再煎，朝时服，糖拌乌梅下药。切忌鸡鱼、豆腐、面食、热物。《回春》。

鬼哭丹 治痎疟。常山一斤，锉，醋浸，春五、夏三、秋七、冬十日，晒干；槟榔各四两，半夏、贝母各二两。上为末，鸡子清和面，入药末拌匀，作丸梧子大，每三十丸，隔夜临睡，冷酒吞下，次日早，再一服。《丹心》。

胜金丹 治诸疟久不愈，可截之。常山四两酒蒸晒干，槟榔一两，为末，醋糊和丸绿豆大，于隔夜临卧时取三十丸，冷酒吞下，至次日早晨，取十五丸，冷酒吞下。忌食一切热羹汤粥。《局方》。

不二饮 治诸疟疾，一剂截住，神效。

鸡心槟榔，要一雌一雄，若重二钱，则余药各二钱。常山、知母、贝母各等分。上锉，作一贴，酒一盅，煎至八分，不可过熟，熟则不效，露一宿，临发日五更温服，勿令妇人煎药。《医鉴》。〇一名止疟散。《十三方》。

胜金丸 治一切疟，能截去。常山四两酒浸一宿晒干，苍术泔浸晒、槟榔、草果各二两。上为末，将浸常山余酒煮糊和丸梧子大，每服五十丸，前一日临卧时，温酒送下便卧，至当发日鸡鸣时，服七十丸。忌生冷热物。《医鉴》。

参归养荣汤 疟疾截住后，以此调养气血。人参、白术、白茯苓、当归、陈皮、缩砂、厚朴、山药、莲肉、白芍药、熟地黄、甘草各八分。上锉，作一贴，入枣二，水煎服。《回春》。

禳法

宜用神仙碧霞丹、断疟如圣丸，治一切疟。《诸方》。

神仙碧霞丹 东方巴豆去皮油另研。〇南方官桂另末。〇中央雄黄另研。〇西方白矾另研。〇北方青黛另研。〇上各三钱，五月五日早朝修治，各盛盘，依方排定，勿令猫犬妇人见之，至其日午时，取五家粽尖和匀，丸如榛子大。令患者绵裹一丸，当发日早朝，塞于男左女右鼻中，仍清静将息，勿杂饮食。《类聚》。

断疟如圣丸 信砒二钱，大蜘蛛三个，雄黑豆四十九粒。上为末，滴水和丸如芡实大。如来日发，今夜北斗下先献过，次早以绵裹一丸，于男左女右耳内塞之，立愈如神。一丸可救二人。河间。

禁忌法

凡疟，大忌饱食，遇发日食饱，病愈加重。《正传》。〇凡疟发时，切不可带热饮食，恐不消而成痞块也。《回春》。〇凡疟方来与正发，不可服药。服药在于未发两时之先，否则药病交争，转为深害。〇服药当于未发以前两时之先，或遇发日凌晨，空心与服。《直指》。〇仍节饮食，避风寒，远酒色，慎起居，无不愈。《丹心》。〇患疟人，切忌食猪肉、牛肉，必再发。《本草》。

难治不治证

大凡阳疟易治，阴疟难治。《入门》。〇久疟而复作，虚浮不食者，未之有瘳。《得效》。〇疟病久，腰脊强急瘛疭者，不可治。《医鉴》。〇寒热脱形而脉坚搏，是为逆，死不治。《灵枢》。

单方

凡十九种。有脾寒丹。

牛膝 治老疟久不愈。取肥大牛膝一握，锉，酒水相半煎服，三剂差。《本草》。

茵陈 治瘴疟。煎汤服之，又煮羹作齑，并可食之。《本草》。

葛根 疗疟。取一两煎汤服之。《本草》。

麻黄 治温疟无汗。煎汤服，发汗差。《本草》。

知母 主热疟。煎汤服之，良。《本草》。

半夏 治痰疟。取一两煎汤，和姜汁服之。《本草》。

松萝 疗温疟。煎汤服，可为吐痰。《本草》。

蛇蜕 主疟。当发日，取皮，塞两耳。又，手持少许，良。《本草》。

鳖甲 主温疟老疟。取甲炙为末，每二钱，温酒调下，连三服，无不断。《本草》。

蜈蚣 主温疟瘴疟。炙为末，调温酒服半钱。《本草》。

鼠妇 主寒热疟。取三枚，研，和温酒服，小儿尤良。《本草》。

白葵花 主痎疟。取花阴干，捣为末，酒调服一钱。《本草》。

乌梅 主热疟烦渴。煮汤饮。《本草》。

虎头骨　治温疟。酥炙黄为末，温酒下二钱。又取肉，煮食之。又取皮，覆身上。《本草》。

狸粪　主鬼疟。烧灰，和酒服。又，煮肉食之。又，头骨亦主疟，用如虎骨法。《本草》。

狐肉　主寒热疟。取五脏及肠，治如食法，和五味煮食之，良。《本草》。

燕屎　治疟疾。取屎二钱，和酒一升，盛碗中，令病人于发日朝，两手捧碗当鼻下熏气，妙。《本草》。

夜明砂　蝙蝠屎也，治五疟。捣为末，每取一钱，冷茶调下，立效。《本草》。

小蒜　治疟。取蒜，研极烂，和黄丹作丸梧子大，每七丸，桃柳枝煎汤吞下，名脾寒丹。《类聚》。

针灸法

疟之且发也，阴阳之且移也，必从四末始也。阳已伤，阴从之，故先其时坚束其处，审候见之，在孙络盛坚而血者，皆取之。《内经》。○谓用三棱针，视孙络出血也。《正传》。○凡疟，必先问其病之所先发者，先刺之。○久疟不愈，大椎先针后灸三七壮，或云第三骨节。○诸疟而脉不见，刺十指间出血，血去必已。先视身之赤如小豆者，尽取之。○凡疟，取间使为妙。○疟脉缓大虚，便宜用药不宜用针。《纲目》。

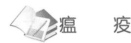 瘟　疫

瘟疫之因

《内经》曰：冬伤于寒，春必温病。○冬不藏精者，春必病温。《内经》。○斯疾之召，或沟渠不泄，秽恶不修，熏蒸而成者；或地多死气，郁发而成者。或官吏枉抑，怨讟而成之者，世谓狱温、场温、墓温、庙温、社温、山温、海温、家温、灶温、岁温、天温、地温等，不可不究。《三因》。○疫气之发，大则流行天下，次则一方，次则一乡，次则偏着一家，悉由气运郁发，有胜有复，迁正退位之所致也。《正传》。○凡时行病者，春应暖而反寒，夏应热而反凉，秋应凉而反热，冬应寒而反温，非其时而有其气。是以一岁之中，病无长幼，大率多相似，此则时行瘟疫之气，俗谓之天行是也。《活人》。○疫疾如有鬼厉相似，故曰疫疠。《入门》。○时气者，天地不正之气也。非其时而有其气，一家无少长率病者，时气也。又谓鬼厉之气，夫鬼无所归，乃为厉尔，若天地有不正之气，鬼厉依而为祟。杨玄操云：谓杂其鬼厉之气，不知何经之动也，亦其义也。《类聚》。

瘟疫形证

冬合寒反暖，春发瘟疫，其证发热，腰痛强急，脚缩不伸，胻中欲折，目中生花。或涩涩增寒复热。○春合暖反凉，夏发燥疫，其证身体战掉不能自禁，或内热口干，舌破咽塞声嘶。○夏合热反寒，秋发寒疫，其证头重颈直，皮肉强痹，或蕴而结核起于咽喉颈项之侧，布热毒于皮肤分肉之中。○秋合凉反阴雨，冬发湿疫，其证乍寒乍热，损伤肺气，暴嗽呕逆，或体热发斑，喘咳引气。《三因》。○感四时不正之气，使人痰涎壅盛，烦热头疼身痛，增寒壮热，项强睛疼，或饮食如常，起居依旧，甚至声哑或赤眼口疮，大小腮肿喉痹，咳嗽稠粘，喷嚏。《医鉴》。

脉法

尺肤热甚脉盛躁者，病温也。《灵枢》。○时疫之脉无定据，随时审思乃得，未可轻议。《得效》。○阴阳俱盛，病热之极，浮而滑，沉之散涩。惟有温病，脉散诸经，各随所在，不可指名。《脉诀》。○阳脉濡弱，

阴脉弦紧，更遇温气，变为瘟疫。○温病二三日，体热腹满头痛，食饮如故，脉直而疾，八日死。○温病四五日，头痛腹满而吐，脉来细而强，十二日死。○温病八九日，头身不痛，目不赤，色不变而反利，脉来涩，按之不足，举时大，心下坚，十七日死。○温病汗不出，出不至足者死。○厥逆汗自出，脉坚强急者生，虚软者死。《脉法》。○温病穰穰大热，脉细小者死。○温病下利，腹中痛甚者死。《医鉴》。○热病得汗，脉安静者生，躁急者死，及大热不去者，亦死。○热病七八日，当汗反不得汗，脉绝者死。《医鉴》。○热病脉静，汗已出，脉盛，一逆也，死不治。《灵枢》。

瘟疫治法

温热病者，夏至前发为温病，夏至后发为热病，谓之伏气。《伤寒》所谓：冬伤于寒，春必病温是也。《丹心》。○寒暄不时，人多疾疫。《得效》。○众人病一般者，是天行时疫，治有三法：宜补、宜散，宜降。《丹心》。○治法切不可作伤寒正治，而大汗大下，但当从乎中治，而用少阳阳明二经药，少阳小柴胡汤、阳明升麻葛根汤二方并见寒门加减治之。《正传》。○春发瘟疫，宜葛根解肌汤。夏发燥疫，宜调中汤。秋发寒疫，宜苍术白虎汤方见暑门。冬发湿疫，宜甘桔汤方见咽喉。表证用荆防败毒散，半表里证用小柴胡汤，里证用大柴胡汤方见寒门。宜补、宜散、宜降，用人中黄丸。《入门》。○温病初，证未端的，先以败毒散治之，看归在何经，随经施治。《正传》。○九味羌活汤，治瘟疫初感一二日间，服之取效如神。方见寒门。《正传》。○又有大头瘟、虾蟆瘟、鸬鹚瘟，别有条在下。○瘟疫宜用圣散子、十神汤、柴胡升麻汤、解肌汤、香苏散、芎芷香苏散方见寒门、十味芎苏散、双解散方见寒门、清热解毒散、加味败毒散、神授太乙散、五瘟丹、茵陈丸、人中黄丸、如意丹、黑奴丸。《诸方》。

葛根解肌汤 治春疫，发热而渴。葛根三钱，麻黄、黄芩各二钱，芍药一钱半，桂枝一钱，甘草八分。上锉，作一贴，入姜三枣二，水煎服。《入门》。

调中汤 治夏发燥疫，口干咽塞。大黄一钱半，黄芩、芍药、葛根、桔梗、赤茯苓、藁本、白术、甘草各一钱。上锉，作一贴，水煎服。《活人》。

荆防败毒散 治瘟疫及大头瘟。羌活、独活、柴胡、前胡、赤茯苓、人参、枳壳、桔梗、川芎、荆芥、防风各一钱，甘草五分。上锉，作一贴，水煎服。《得效》。

圣散子 治疫疠流行，不问阴阳表里，连服取差，又治风温、湿温等证。草豆蔻煨、猪苓、石菖蒲、赤茯苓、良姜、独活、赤芍药、附子、麻黄、厚朴、藁本、枳壳、柴胡、泽泻、细辛、防风、白术、藿香、半夏、吴茱萸、苍术、甘草各五分。上锉，作一贴，姜三枣二，水煎服。《活人》。○平朝煮一釜，老幼各饮一杯，则时气不入。《活人》。

十神汤 治时令不正，瘟疫妄行。葛根二钱，赤芍药、升麻、白芷、川芎、陈皮、麻黄、紫苏叶、香附子、甘草各一钱。上锉，作一贴，入姜五葱白三，煎服。《正传》。○此方乃升麻葛根汤合芎芷香苏散，加麻黄发汗之剂也。《入门》。

柴胡升麻汤 治时行瘟疫，头痛壮热。柴胡、前胡、葛根、赤芍药、荆芥、石膏各一钱，桑白皮、黄芩各七分，升麻五分。上锉，作一贴，入姜三豆豉十粒，水煎服。《入门》。

清热解肌汤 治天行瘟疫，头痛壮热。葛根三钱，黄芩、赤芍药各一钱半，甘草一钱。上锉，作一贴，水煎服。《丹心》。○一名解肌汤。《得效》。

香苏散 治四时瘟疫。香附子三钱，紫苏叶二钱半，陈皮一钱半，苍术、甘草各一钱。上锉，作一贴，入姜三葱白二，水煎服。《得效》。○昔有白发老人，授此方与一富人家，令其合施城中大疫病者，服此皆愈。疫鬼问富人，富人以实告。鬼曰：此老教三人矣，稽颡而退。《局方》。

十味芎苏散 治温热、瘟疫病。川芎一钱半，半夏一钱二分，赤茯苓、紫苏叶、柴胡、干葛各一钱，陈皮、枳壳、甘草各七分，桔梗五分。上锉，作一贴，入姜三片枣二枚，水煎服。《丹心》。

清热解毒散 瘟暑之月，民病天行瘟疫热病，宜清热解毒气。羌活二钱，白芍药、人参、石膏各一钱二分半，黄芩、知母并酒炒、升麻、干葛各一钱，甘草七分，黄连酒炒、生地黄酒洗各五分。上锉，作一贴，姜三，水煎服。节斋。

加味败毒散 治瘟疫及发斑。羌活、独活、前胡、柴胡、川芎、枳壳、桔梗、赤茯苓、人参、防风、荆芥、苍术、白术、赤芍药、当归、生地黄各六分，薄荷、甘草各三分。上锉，作一贴，入姜三枣二，水煎服。《正传》。

神授太乙散 治瘟疫流行，不问阴阳两感，头痛寒热。赤芍药、羌活、藿香、细辛、青皮、川芎、白芷、桔梗、枳壳、柴胡、陈皮、香附子、苍术、防风、藁本、甘草各七分，干葛、升麻、紫苏叶各三分。上锉，作一贴，入姜七枣七葱七，水煎服。《类聚》。

五瘟丹 治流行瘟疫，及伤寒热病，热疟。○黄连属火，戊癸年为君。○黄柏属水，丙辛年为君。○黄芩属金，乙庚年为君。○甘草属土，甲己年为君。○香附属木，丁壬年为君。○紫苏叶各一两，为君者倍入。上皆生用，冬至日制为末，用锦纹大黄三两浓煎汤，去渣熬成膏，和丸弹子大，朱砂、雄黄末为衣，再贴金箔，每一丸，井华水磨服。《回春》。

茵陈丸 治时行瘟疫及瘴疟、黄疸、温热病。即黄疸门瘴疟丸也，每五丸，温水吞下。《类聚》。

人中黄丸 治四时疫疠。大黄、黄连、黄芩、人参、桔梗、苍术、防风、滑石、香附子、人中黄各等分。上为末，神曲糊和丸梧子大，每七十丸，气虚四君子汤，血虚四物汤，痰多二陈汤，作汤送下。如无人中黄，用粪缸岸代之，或以朱砂、雄黄为衣，亦好。《入门》。

如意丹 专治瘟疫，及一切鬼祟伏尸，劳瘵癫狂失志，山岚瘴气，阴阳二毒，五疟五痫八痢，误吞铜铁金石药毒，不伏水土等证。川乌炮八钱，槟榔、人参、柴胡、吴茱萸、川椒、白茯苓、白姜、黄连、紫菀、厚朴、肉桂、当归、桔梗、皂角、石菖蒲各五钱，巴豆霜二钱半。上择吉日，于不闻鸡犬处净室修合为末，炼蜜和丸梧子大，朱砂为衣，每五丸或七丸，温水下。《入门》。○此方乃温白元加槟榔、当归也。

黑奴丸 治瘟疫热病，脉洪数，大热狂走渴甚，弃为死人，斡开口灌药，下咽即活。方见寒门。

大头瘟证

大头病者，感天地四时非节瘟疫之气，所着以成此疾。至于溃裂脓出，而又染他人，所以谓之疫疠。大抵足阳明邪热太甚，资实少阳相火为炽，湿热为肿，木盛为痛，多在少阳，或在阳明。阳明为邪，首大肿；少阳为邪，出于耳前后。海藏。○大头病者，头痛肿大如斗是也。大率多是天行时疫病也。《纲目》。○天行一种，名曰大头病，俗呼为狸头瘟；从耳前后肿起，名曰虾蟆瘟；从颐颔肿起，名曰鸬鹚瘟，甚为凶恶，染此者十死八九，宜推运气治之。《正传》。○大头肿，又名雷头风，其证头面肿痛疙瘩，甚则咽喉堵塞，害人最速，冬温后多有此病。《入门》。○大头瘟，亦谓之时毒，初发状如伤寒，五七日之间乃能杀人，其候于鼻面、耳项、咽喉，赤肿无头，或结核有根，令人憎寒发热，头痛肢体痛，甚者恍惚不宁，咽喉闭塞。《精义》。

大头瘟治法

两目鼻面肿者，阳明也；耳前后并额角肿者，少阳也；脑后项下肿起者，太阳也。表证多者，荆防败毒散；里证多者，防风通圣散方见寒门加恶实、玄参，俱用酒炒，微微下之。《入门》。〇服药俱仰卧，使药气上行。《入门》。〇东垣普济消毒饮子最妙，人中黄丸亦妙。《入门》。〇治法当先缓而后急。先缓者，邪见于无形之处，至高之分，当用缓缓徐徐服之，寒药则酒浸酒炒皆是也。后急者，邪气入于中，有形质之所，此为客邪，当急去之。海藏。〇大头病，此热气在高巅之上，切勿用降药，宜羌活、酒芩、酒大黄。《丹心》。〇大头瘟，俗谓之时毒。常于鼻内搐通气散，取十余嚏作效。若搐药不嚏者，不可治也。如嚏出脓血者，治之必愈。每日用嚏药三五次，以泄毒气，此是良法。左右看病之人，日日用嚏药嚏之，必不传染。《精义》。〇经三四日不解者，宜荆防败毒散。至七八日大小便通利，头面肿起高赤者，宜托里消毒散方见痈疽，兼针砭出血，泄其毒气。十日外，不治自愈。若五日已前，精神昏乱，咽喉闭塞，语声不出，头面大肿，食不知味者，必死。《精义》。〇大头瘟，宜用既济解毒汤、芩连消毒饮、牛蒡芩连汤、漏芦散、二黄汤、消毒丸、僵黄丸、二圣救苦丸、加味僵黄丸、清凉救苦散、通气散。《诸方》。

普济消毒饮子 治天行大头瘟。黄芩、黄连并酒炒各五钱，人参三钱，陈皮、桔梗、玄参、柴胡、甘草各二钱，鼠黏子、马勃、板蓝根无则用青黛、连翘各一钱，升麻、白僵蚕各五分。上为末，取一半，白汤调和，时时呷之，留一半，蜜丸弹子大，每一丸细嚼，熟水送下。或加防风、薄荷、川芎、当归，锉取一两，水煎，分二三次服之。肿甚，宜砭刺出血。东垣。〇泰和二年四月，民多疫疠，初觉憎寒体重，次传头面肿盛，目不能开，上喘咽喉不利，舌干口燥，俗云大头天行，染之多死。东垣曰：身半已上，天之气也；身半已下，地之气也。此邪热客于心肺之间，上攻头面而为肿盛，遂制一方，名曰普济消毒饮子，服之皆愈。人谓之仙方，谓天仙所制也，遂刻诸石，以传永久。东垣。

既济解毒汤 治天行大头瘟，头面赤肿而痛。大黄酒煨、黄芩、黄连并酒炒、桔梗、甘草各一钱，升麻、柴胡、连翘、当归身各五分。上锉，作一贴，水煎服。《丹心》。

芩连消毒饮 治大行大头病，咽喉肿痛。黄连、黄芩、柴胡、桔梗、川芎、荆芥、防风、羌活、枳壳、连翘、射干、白芷、甘草各七分。上锉，作一贴，入姜三片，水煎。又入牛蒡子一撮，再煎，入竹沥、姜汁调服。《入门》。

牛蒡芩连汤 治大头瘟，兼治哑瘴。黄芩酒洗二钱，黄连姜汁炒、桔梗、大黄酒蒸、石膏各一钱，连翘、恶实、玄参、甘草各一钱，荆芥、防风、羌活各五分。上锉，作一贴，入姜三，水煎，徐徐服之。《回春》。

漏芦散 治时毒疙瘩，头面洪肿，咽喉堵塞，水药不下。蓝叶、玄参各二两，漏芦、升麻、大黄、黄芩各一两。上为粗末，每三钱，水煎，徐徐服。《纲目》。

二黄汤 治大头瘟初起。黄芩、黄连并酒炒、甘草生各一钱，水煎，小小呷服，再用酒浸大黄、鼠黏子炒，煎成汤，入芒硝等分，亦时时细呷之。《正传》。

消毒丸 治时毒疙瘩恶证。大黄、牡蛎煅、白僵蚕炒各一两。上为末，蜜丸弹子大，每一丸，新井水化下。《纲目》。

僵黄丸 治大头病及喉痹。歌曰：人间治疫有仙方，一两僵蚕二大黄，姜汁和丸弹子大，井华调蜜便清凉。易老。〇乃白僵蚕一两，大黄二两为末，姜汁和丸弹子大，井水研服一丸也。易老。

二圣救苦丸 大黄四两酒蒸，猪牙皂角二两。上为末，面糊和丸绿豆大，每五七十丸，以绿豆汤送下，汗出为效。○万历丙戌余寓大梁，属瘟疫大作，士民多毙，甚至灭门。其证：憎寒壮热，头面颈项赤肿，咽喉肿痛，昏愦，名曰大头瘟。余发一秘方，名二圣救苦丸，用牙皂以开关窍而发其表，用大黄以泻诸火而通其里。一服即汗，一汗即愈，真仙方也。禀壮者百发百中，虚弱者先服荆防败毒散，若未愈，用牛蒡芩连汤亦效。《回春》。

加味僵黄丸 治大头瘟及虾蟆、鸬鹚等瘟。大黄酒蒸四两，白僵蚕二两，蝉蜕六钱半，姜黄二钱半。上为末，姜汁糊和匀，每一两作十丸，大人一丸，小儿半丸，蜜水调下，立愈。《回春》。○即内府仙方也。

清凉救苦散 治大头瘟，面鼻耳目肿痛。芙蓉叶、桑叶、白及、白蔹、车前叶、大黄、黄连、黄柏、白芷、雄黄、赤小豆、芒硝各等分。上为末，蜜水调敷于肿处，频频扫上。《回春》。

通气散 治天行大头瘟，头面赤肿，或咽喉闭塞，用此取喷嚏七八遍，泄出毒气则差。看病之人用此取嚏，亦不传染。玄胡索一钱半，皂角、川芎各一钱，藜芦五分，踯躅花二分半。上为末，用纸捻蘸药，纴入鼻中取嚏，日三五次。《精义》。

禳法

《刘根别传》云：瘟疫炽发，可于州治六合处，穿地深至三尺，阔亦如之，取净沙三斛实之，以醇酒三升沃其上，俾使君祝之。斯亦消除疫疠之良术也。所谓太岁六合者，岁泄气之所在，故以厌禳也。《得效》。

辟瘟疫预防法

凡疫病初起，取正气散或香苏散二方见寒门，煎一大锅，每人服一碗，可以预防。《必用》。○常以鸡鸣时，净心存诵四海神名三遍，则辟百鬼及瘟疫火灾，甚效。○东海神名阿明，南海神名祝融，西海神名巨乘，北海神名禺音雍强。《类聚》。○苏合香元，每取九丸，浸一瓶清酒中，时时饮之，最辟鬼疫之气。又，绛囊盛三丸，当心带之，亦妙。《类聚》。○辟瘟疫，宜用屠苏饮、老君神明散、务成子萤火丸、太仓公辟瘟丹、李子建杀鬼元、宣圣辟瘟丹、神圣辟瘟丹、七物虎头元、七物赤散、太乙流金散。《诸方》。

屠苏饮 辟瘟气，令人不染瘟病。白术一两八钱，大黄、桔梗、川椒、桂心各一两半，虎杖根一两二钱，川乌六钱。上锉，盛绛囊，十二月晦日中沉井中，正月朔日早晓出药，入二瓶清酒中，煎数沸，东向饮之，从少至老饮一杯，其滓还沉井中，取水饮之。《千金》。

老君神明散 辟瘟疫。川乌炮四两，附子炮、白术各二两，桔梗、细辛各一两。上为粗末，绛绢袋盛，带之一里，人皆无病。若有疫气，温酒服一钱，覆取汗，得吐即差。若经三四日，取三钱匕，水一碗，煮服之，三服差。《活人》。

务成子萤火丸 辟瘟疫恶气百鬼，虎狼蛇虺蜂虿诸毒，五兵白刃盗贼凶害。雄黄、雌黄各二两，萤火、鬼箭羽、蒺藜子、白矾烧各一两，羚羊角、煅灶灰、铁槌柄取入铁处各二钱半。上为末，以鸡子黄并雄鸡冠血一具和之如杏仁大，缝三角绛囊盛五丸，带左臂上。又可挂于户上。○昔冠军将军刘子南，受得此方。后于北界与房战败被围，矢下如雨，未至子南马数尺，矢皆堕地，房以为神人，解围而去，故一名冠军丸。《千金》。

太仓公辟瘟丹 辟却瘟疫，并散邪气。苍术八两，乌药、黄连、白术、羌活各四两，川乌、草乌、细辛、紫草、防风、独活、藁本、白芷、香附子、当归、荆芥、天麻、桂皮、甘松、三乃子、白芍药、干姜、麻黄、皂角、甘草各二两，麝香三钱半。上为末，蒸枣取肉和丸弹子大，每取一丸，烧之。《回春》。

李子建杀鬼元 辟瘟疫，杀一切鬼魅魍魉。藜芦三两，虎头一两半，雄黄、鬼臼、天雄、皂荚、芜荑各五钱。上为末，蜜丸皂子大，热病时气烧一丸，安床头。《类聚》。

宣圣辟瘟丹 腊月二十四日平朝，取井华水盛净器中，量人口多少，浸乳香，至岁朝五更，汤令温，从少至大，每人以乳香一小块，饮水一二呷咽下，则一年不患时疫。《医鉴》。

神圣辟瘟丹 歌曰：神圣辟瘟丹，流传在世间，正元焚一炷，四季保平安。○苍术二两，羌活、独活、白芷、香附子、大黄、甘松、三乃子、赤箭、雄黄各一两。上为末，面糊和丸弹子大，黄丹为衣，晒干，正朝早晨焚一炷。《医鉴》。

七物虎头元 辟瘟杀鬼，除一切疫气。虎头骨、朱砂、雄黄各一两半，鬼臼、皂荚、芜荑、雌黄各一两。上为末，熔蜡和丸弹子大，以红绢袋盛一丸，系男左女右臂上，又悬屋四角。如值近境疫作，晦望夜半，各家当户烧一丸，晨起各人吞下小豆大一丸，则不致传染。《宝鉴》。

七物赤散 辟瘟疫毒气。丹砂另研、川乌炮各一两，瓜蒌根七钱半，细辛、羊踯躅、干姜炮、白术炒各五钱。上为末，每服半钱，温酒调服，汗出解。若不解，增至一钱服。《宝鉴》。

太乙流金散 大辟瘟疫。雄黄一两半，羚羊角一两，雌黄、矾石、鬼箭羽各七钱半。上为粗末，三角绛囊盛一两带心前，并挂户上。又，青布裹少许，中庭烧之。《类聚》。

不传染法

凡瘟家，自生恶气，闻之即上泥丸，散入百脉，转相传染。若仓卒无药，以香油抹鼻端，及以纸拈探鼻嚏之为佳。《得效》。○又，雄黄末水调，以笔浓蘸涂鼻窍中，虽与病人同床，亦不相染。初洗面后，及临卧时点之。《得效》。○凡入瘟疫家，先令开启门户，以大锅盛水二斗置堂中心，取苏合香元二十丸煎之，其香能散疫气。凡病者各饮一瓯后，医者却入诊视，不致相染。《得效》。○凡入疫家，以纸拈蘸香油并雄黄、朱砂末，探入耳鼻内，最能辟秽毒之气，遍满乡村。善用如意丹，亦妙。《入门》。○凡入疫家，行动从容，左位而入。男子病，秽气出于口；女人病，秽气出于阴户，其相对坐立之间，必须识其向背，既出，以纸拈探鼻中，喷嚏为佳。《回春》。○雄黄丸最妙。易老。○伤寒热病传染者，因闻大汗秽毒，以致传染，故《圣惠方》曰：大汗出则悬药于户，解其秽毒，无使伤于人也。亲属侍奉之人，劳役气虚而为变乱，何以知其传染者，脉不浮是也。治法，自汗者苍术白虎汤，无汗者益元散合凉膈散，热散而愈。《类聚》。

雄黄丸 治瘟疫，令不相染。雄黄一两，赤小豆炒、丹参、鬼箭羽各二两。上为末，蜜丸梧子大，每日空心，温水吞下五丸。可与病人同衣床，亦不相传染。易老。

瘴疫

岭南春秋时月，人感山岚瘴雾毒气，发为瘟疟寒热，此毒气从口鼻入内也。宜升麻苍术汤。方见湿门。节斋。○南方疫疠挟岚瘴溪源蒸毒之气，其状热乘上焦。病欲来时令人迷困，甚则发躁狂妄，亦有哑而不能言者，皆由败血瘀于心，毒涎聚于脾所致，宜加味柴胡汤。《医鉴》。○瘴疫宜三仙汤、太无神术散。《诸方》。

加味柴胡汤 柴胡二钱，黄芩、半夏、人参、枳壳、大黄、甘草各一钱。上锉，作一贴，入姜三枣二，水煎服。《医鉴》。

三仙汤 治山岚瘴气，时行瘟疫。苍术四钱，干地黄二钱，牛膝一钱。上锉，作一贴，水煎服，或为末，醋糊和丸梧子大，空心，酒下三五十丸。《经验》。

太无神术散 治四时瘟疫，专主山岚瘴气之妙剂也。苍术三钱，陈皮、厚朴各二钱，石菖蒲、藿香、甘草各一钱。上锉，作一贴，入姜三枣二，水煎服。《正传》。○一方无菖蒲，有香附子一钱，名曰神术散气散。《正传》。

瘟疫热病不治证

热病不可刺者有九：○一曰，汗不出，大颧发赤哕者死；○二曰，泄而腹满甚者死；○三曰，目不明，热不已者死；○四曰，老人婴儿，热而腹满者死；○五曰，汗不出，呕下血者死；○六曰，舌本烂，热不已者死；○七曰，咳而衄，汗不出，出不至足者死；○八曰，髓热者死；○九曰，热而痉者死。痉者，腰折瘛疭，齿噤龂也。《灵枢》。

单方

凡二十九种。

朱砂　辟瘟疫。取一两，细研，以白蜜和丸如麻子大，正朝早晨，一家大小勿食诸物，面向东立，水吞三七丸，永无疫。《本草》。

蚯蚓汁　主天行热疾。取生地龙，涂盐化成水，取饮之。《本草》。

蓝叶汁　主天行热狂。取叶，捣取汁，饮一盏。《本草》。

腊雪水　治天行瘟疫热盛。取饮之。《本草》。

生葛根汁　治天行瘟疫热疾。取根，捣取汁饮之。《本草》。

苦参　治天行壮热。取一两，锉，醋煮饮之，当吐即愈。《本草》。

水中细苔　主天行热闷。捣绞取汁，饮之。《本草》。

青黛　治大头瘟，头面赤肿。真靛花三钱，烧酒一盏，鸡子清一个打匀，吃下肿即消，真神方也。《回春》。

蛇莓　治天行热盛，口中生疮。蛇莓自然汁，捣绞取一斗，煎取五升，稍稍饮之。《本草》。

竹沥　治时气瘟疫，热盛烦躁。竹沥半盏，新水半盏，和服之。《本草》。

苍术　辟瘟疫邪湿气。苍术合皂荚，中庭烧之。《本草》。

生藕汁　治热病烦渴。藕汁一盏，入蜜一合，服之。《本草》。

腊月鼠　烧之辟恶气。又于正旦，所居处埋之，辟瘟疫气。《本草》。

蟾蜍　食之不患热病。生捣绞汁服。或烧为末和水服，并主瘟病发斑。《本草》。

桃叶　主天行病，汗不出。桃叶多取浓煎汤置床下，坐其上，衣被盖之，须臾当汗便差。又取桃枝，锉，煮汤洗浴。《本草》。

葱白　治天行时疾，头痛热狂。浓煎葱白汤饮之。《本草》。

赤小豆　辟瘟疫病。取赤小豆，新布囊盛之，正旦置井中三日出之，举家服，男十枚，女二十枚，无不效。《本草》。

温芜菁汁　辟瘟气。立春后，初庚子日，取温芜菁汁，合家大小人并服之，可理时疾。《本草》。

蒜　正月之节，食五辛以辟厉气。一曰蒜，二曰葱，三曰韭，四曰薤，五曰姜也。《本草》。

人屎　主天行病，大热狂走。取干者，沸汤渍饮之，或烧灰作末，和水服。又纳净土坑中，新水调和，澄清，取饮之。《本草》。○即野人干也。取干者，净沙覆之，取清饮之，治热病最佳。《本草》。

人中黄　大治疫毒。取大竹筒两头留节，一节中作一窍，纳大甘草于中，仍以竹木钉塞其窍，置大粪厕中，浸一月取出，晒干用。○腊月截淡竹，去青皮，于厕中浸渗，取汁饮之，大治天行热疾发狂。即粪清也。《丹心》。

赤马蹄　辟瘟疫。作屑二两，绛囊盛带，男左女右。《本草》。

牡猪粪　极疗天行热病，温毒大热。取干者，水渍取清饮之。《本草》。

雄狐屎　烧之，去瘟疫病，取肉煮食亦可。《本草》。

獭肉　主疫气瘟病。煮肉取汁，停冷饮之。《本草》。

芥菜子　治疫气传染，初觉头痛。取子为末，填脐中，以热物隔衣一层熨之，即汗而愈。《种杏》。

白粳米 半升，连须葱二十根，煮成粥汤，加入好醋半碗，再煮一滚，服取汗即愈。《种杏》。

莼 温病勿食莼，食者多死。《本草》。

葵菜 天行病后，食葵菜，顿丧明。《本草》。

针法

治热病五十九刺者。○头上五行行五者，以越诸阳之热逆也。头中行，谓上星、囟会、前顶、百会、后顶五穴也。两傍谓承光、通天、络却、玉枕、天柱十穴也。又两傍谓临泣、目窗、正营、承灵、脑空十穴也。○大杼、膺俞即中府穴、缺盆、背俞即风门穴，此八者，以泻胸中之热也。○气街、三里、巨虚上下廉，此八者，以泻胃中之热也。○云门、髃骨即肩髃穴、委中、髓空即腰俞穴，此八者，以泻四肢之热也。○五脏俞傍五，此十者，以泻五脏之热也。《内经》。

邪祟形证

视听言动俱妄者，谓之邪祟。甚则能言平生未见闻事及五色神鬼，此乃气血虚极，神光不足，或挟痰火，非真有妖邪鬼祟也。《入门》。○邪祟之证，似癫而非癫，有时明，有时昏。《回春》。○邪之为病，或歌或哭，或吟或笑，或眠坐沟渠，啖食粪秽，或裸体露形，或昼夜游走，或嗔骂无度。《千金》。○人为鬼物所魅，则好悲而心自动，或心乱如醉，狂言惊怖，向壁悲啼，梦寐喜魇，或与鬼神交通。病苦乍寒乍热，心腹满短气，不能饮食。《病源》。○入之精神不全，心志多恐，遂为邪鬼所击或附着，沉沉默默，妄言谵语，诽谤骂詈，讦露人事，不避讥嫌；口中好言未然祸福，及至其时，毫发无差，人有起心，已知其故；登高涉险，如履平地；或悲泣呻吟，不欲见人；如醉如狂，其状万端。《纲目》。○人见五色非常之鬼，皆自己精神不守，神光不完故耳，实非外邪所侮，乃元气极虚之候也。《正传》。○梦寐不祥，多生恐怖，为祟惑证矣。《得效》。

十疰五尸

人死三年之外，魂神因作风尘，着人成病，曰风疰、寒疰、气疰、生疰、凉疰、酒疰、食疰、水疰、尸疰。盖疰者，住也，言其连带停住，又注易旁人也。《千金》。○又曰：十疰者，气疰、劳疰、鬼疰、冷疰、生人疰、死人疰、尸疰、食疰、水疰、土疰也。《千金》。○五尸者，一曰飞尸，二曰遁尸，三曰沉尸，四曰风尸，五曰伏尸。皆挟鬼邪之气，流注身体，令人寒热淋漓，精神错杂，积年累月，渐至顿滞，以至于死。死后复易傍人，乃至灭门，故号为尸疰也。《千金》。○传疰者，挟邪精鬼怪之气而作也。经曰：人有逢年月之厄，感鬼物之精，无处不恶，沉默而不能的知所苦，积岁渐至委顿，既往复传疰于旁人，须用通神明去恶气等剂疗之。或者剉麝剉犀，驱伐邪恶，飞丹炼石，引纳清和，盖为尸疰设也。《直指》。

脉法

脉来迟伏，或如雀啄，乃邪脉也。若脉来弱，绵绵迟伏，或绵绵不知度数，而颜色不变，此邪病也。脉来乍大乍小，乍短乍长，为祸脉也。两手脉浮浮细微，绵绵不可知，但有阴脉，亦细绵绵，此为阴跷、阳跷之脉，此亡人为祸也。脉来洪大弱者，社祟也；脉来沉沉涩涩，四肢重者，土祟也；脉来如飘风，从阴趋阳者，风邪也；一来调一来速者，鬼邪也。《千金》。○欲知祟害，心脉虚散，肝脉洪盛，或浮沉长短大小无定，或错杂不伦。《得效》。○乍大乍小，乍长乍短，此皆邪脉，神志昏乱。《丹心》。○乍疏乍数，乍大乍小，或促或结，皆邪脉也。《脉经》。○疰脉浮大可治，细数难治。《永类》。○有人得病之初，便谵言或发狂，六部无脉，然切大指之下寸口之上，却有动脉者，此之谓鬼脉，乃邪祟为之也，不须服药，但宜符咒治之。《回春》。○若脉沉沉泽泽，四肢不仁者，亡崇也。或大而懒懒者，社崇也。脉来乍大乍小，乍短乍长者，鬼祟也。《精义》。

邪崇尸疰治药

邪崇宜用桃奴元、辟邪丹、杀鬼五邪丸、紫金锭、苏合香元、还魂汤。方见救急。○尸疰，宜用十疰丸、八毒赤散、太乙神精丹。《诸方》。

桃奴元 治邪崇尸疰客忤，魇梦不祥，言语错乱，恍惚失常。桃奴七个另研，玳瑁镑细末一两，安息香去滓一两。上三味，同入银石器中熬成膏，辰砂、犀角各五钱，琥珀、雄黄各三钱，龙脑、麝香、牛黄各二钱，桃仁十四个麸炒。上为末，入安息香膏和丸芡实大。阴干，密器封固，静室安置，人参汤研下一丸。《正传》。

辟邪丹 治冲恶邪崇怪疾，及山谷间九尾狐精为患。人参、赤茯神、远志、鬼箭羽、石菖蒲、白术、苍术、当归各一两，桃奴五钱，雄黄、朱砂各三钱，牛黄、麝香各一钱。上为末，酒糊和丸龙眼大，金箔为衣，每一丸，临卧以木香汤化下。诸邪不敢近体，更以绛囊盛五七丸，悬床帐中，尤妙。《入门》。

杀鬼五邪丸 治邪崇鬼魅。鬼箭羽二两半，丹砂另研、雄黄另研、龙骨、鬼臼炙、赤小豆各一两半，桃仁五十个另研，芫青三十个炒去翅足。上为末，蜡熔化和丸弹子大，绛囊盛一丸，系臂上。又另用炼蜜和丸梧子大，米饮吞下一丸至三丸。《类聚》。

紫金锭 治感鬼邪成鬼胎。温酒化下半锭至一锭。方见解毒。○一女子为邪魅所交，腹中作瘕，服此药，随下恶物，其邪仍至，又服半锭，更烧三锭，药气满屋，邪不复至。《入门》。

苏合香元 治疰忤鬼气，一切邪崇及鬼魅狐狸等病。方见气门。○蜡纸裹一丸，如弹子大，当心带之，一切邪神不敢近。又取二七丸，浸一瓶清酒中，时时温服，令微醺，邪气自绝。《俗方》。

十疰丸 治十种尸疰鬼气。雄黄、巴豆霜各三两，人参、麦门冬、细辛、桔梗、附子炮、皂荚、川椒、甘草各五钱。上为末，蜜丸梧子大，温水下五丸。《千金》。

八毒赤散 治人染着神鬼，谓之鬼疰病。雄黄、矾石、朱砂、牡丹皮、附子炮、藜芦、巴豆霜各一两，蜈蚣炙一条。上为末，蜜丸小豆大，冷水吞下十丸。○即李子豫八毒赤丸方也。《纲目》。

太乙神精丹 治客忤、霍乱、尸疰、恶气、癫狂、鬼语、蛊毒、妖魅、温疟，一切恶毒，无所不治。丹砂、曾青、雌黄、雄黄、磁石各四两，金牙二两半。上六味内，丹砂，雌黄，雄黄以酽醋浸，曾青以好酒浸，以纸密封，日中暴百日，然后各研如细粉，以酽醋拌，使干湿得所，纳土釜中，六一泥固济，安铁脚环子上高尺五一寸，以渐放火，其火勿令近釜底，至一伏时止，候冷出之，其药精飞化凝着釜上。五色者上，三色者次，一色者下，但光明皎洁如雪最佳。若飞不尽，更着火如前。以鸡羽扫取，枣膏和丸，如黍粒，平旦空腹服一丸，渐加一丸，以知为度。○旧不用磁石、金牙，今加之。○服此者，五服内必吐利，过则自定。○初服如黍粒，渐加一丸，至如小豆大而止，不得更大。○若服药闷乱，煮木防己汤饮之，即定。○若欲解杀药，吃烂煮肥猪肉。○久疟变肿垂死者，服一丸即吐差，疟母亦差。○癥瘕积聚服一丸，以浆饮送下。○诸卒死，心下微暖者，斡开口，以浆饮调一刀圭服之。○以绛囊盛九刀圭散，系男左女右臂上，辟瘴疫时气最妙。《千金》。○作土釜法：取两个瓦盆，可受二斗许者，以甘土涂其内，令极干。○作六一泥法：赤石脂、牡蛎、滑石、黄矾、卤土无则以盐代之、蚯蚓屎各二两。上以酽醋和甘土为泥，裹石脂等四种，火煅一伏时取出，与卤土、蚯蚓屎同为末，醋和如稠粥用。《千金》。○凡合此药，以四时旺相日，天晴明，斋戒沐浴合之。《千金》。○子修合太乙神精丹一料，家中一妇梦中鬼魇，觉后心痛不可忍，昏闷不省，取三粒服之，即痛止神醒，已无病矣。后施于人，无不应验如神。《本事》。

验尸疰法

凡尸疰病，欲验其真，以纸覆痛处烧病者头发，令病人以簏纸上，若是疰则发粘着纸，此疰气引之也，非疰则发不着纸也。《永类》。

禳法

凡邪祟鬼疰，宜用药以禳之，回春辟邪丹、李子建杀鬼元皆可。○苏合香元，浸酒服之。又盛蜡纸，当心胸带之，邪鬼不敢近。方见气门。○一女人感邪交通，取雄黄末一两，松脂二两，熔化，以虎爪搅为丸，弹子大，焚之，用焙笼令女坐于其上，以被盖之，只留头耳。不过三丸，其邪自断。《寿域》。

回春辟邪丹 虎头骨二两，朱砂、雄黄、鬼臼、芫菁、鬼箭羽、藜芦、雌黄各一两。上为末，蜜丸弹子大，囊盛一丸，系男左女右臂上。又当病者户内烧之，一切邪鬼不敢近。又疗妇人于鬼交通者，兼辟瘟疫。《回春》。

李子建杀鬼元 辟一切鬼魅魍魉，及邪祟尸疰鬼疰。每取一丸，安床头烧之。方见瘟疫。

导引法

定神叩齿三七遍，辄咽气二七遍，如此三百遍乃止。二十日，邪气悉去；百日，伏

尸皆去，面体光泽。《永类》。

单方

凡三十一种。

朱砂 杀精魅邪恶鬼气。作末，和温水服一钱。又常带之，辟邪气。《本草》。

雄黄 杀精物、恶鬼、邪气，治尸疰，辟百邪。以一块系头上，妙。又佩之，鬼邪不敢近，作末，和温水服一钱，尤佳。《本草》。

古鉴 辟一切邪魅、女人鬼交。烧赤，淬酒中，饮之。《本草》。

半天河水 杀鬼精癫狂。取与饮之，勿令知。《本草》。

代赭 杀精物，辟鬼魅。常取带之，又作末和水服。《本草》。

败天公 主鬼疰精魅。烧灰为末，酒服之。《本草》。

忍冬草 主五尸疰病。浓煎取汁，日二三服。《本草》。

青蒿子 治鬼气尸疰。取捣为末，酒服一钱。《本草》。

艾实 主百恶鬼邪气。取实，和干姜作末，蜜丸梧子大，饮下三十丸，其邪鬼即去。《本草》。

铁槌柄 主鬼打，及强鬼排突人致恶者。和桃奴、鬼箭为末，作丸服之。《本草》。

安息香 主邪气、魍魉、鬼疰、恶气、鬼胎。取烧之，又和酒服一钱。《本草》。

卫矛 主百邪鬼魅恶疰。取烧之。又煎汤服之。《本草》。

无患子 辟鬼邪恶气。取烧之，又取中仁，食之。《本草》。

蚕蜕纸 主发狂悲泣呻吟，此为邪祟。取纸，烧为末，酒服二钱。《本草》。

穿山甲 主五邪惊啼悲泣。烧灰为末，每一钱，酒水任下。《本草》。

桃枭 杀百鬼精物百毒不祥。取为末，和温酒服之。《本草》。

乌鸦 治鬼魅。烧为灰，和酒服之。

《本草》。

桃仁 主十疰五尸鬼邪病。取五十枚，去尖皮，水煮取汁，顿服之，当吐，不吐，再服。〇又，桃仁作粥，常食之，妙。《本草》。

鹰肉 主邪魅及野狐魅。取肉，炙食之。又嘴及爪烧为末，酒服尤妙。《本草》。

鹊巢 主癫狂鬼魅。取多年者，烧为末，和温酒服之，仍呼祟物名号。《本草》。

鹳骨 主五尸疰毒。取脚骨及嘴，烧为末，和温酒服之。《本草》。

麝香 辟恶气，杀鬼精物，除百邪魅。常带身上，妙。又取少许，和酒服。《本草》。

羖羊角 辟恶鬼邪魅，及辟虎狼，取烧之。又烧作末，和酒服，下鬼胎。《本草》。

鹿角 主男女梦与鬼交。取角屑一钱，和酒服，即出鬼精。《本草》。

牛屎 辟邪恶气。取涂门户，又常烧之。《本草》。

豹肉 主鬼魅邪神。煮食良，取鼻煮服，主狐魅。《本草》。

虎肉 辟三十六种精魅。煮食之，良。〇虎眼睛、虎头骨、虎爪，并辟鬼邪，常带之或置左右。《本草》。

狸肉 主诸尸疰邪气。取肉作羹臛食之。又取头骨，烧为末，酒服二钱妙。家狸亦好。《本草》。

狐肉 主狐魅。凡人染着狐狸精，走巡山野，或叉手有礼见人，或于静处独语，或裸形见人，或只揖无度，或紧合口叉手坐，礼度过常，尿屎乱放。取肉炙食，或取肠肚，作羹食之。〇又，取狐狸皮鼻端黑处，为末，酒调服最效。〇又，狐头、狐尾、狐屎烧之，并辟邪恶。《本草》。

獭肝 主五尸鬼疰相染，一门悉患者。

取肝一具，阴干为末，水服一钱，日再。亦治鬼魅。《本草》。

野猪黄 主鬼疰邪气。取研，和水服之。《本草》。

针灸法

百邪所病，针有十三穴。一名鬼宫即人中穴。〇二名鬼信在手大指爪甲下入肉二分。〇三名鬼垒在足大指爪甲下入肉二分。〇四名鬼心即太渊穴。〇五名鬼路即申脉穴。〇六名鬼枕在大椎入发际一寸。〇七名鬼床在耳前发际宛宛中，耳垂下五分。〇八名鬼市。即承浆穴。〇九保鬼路即劳宫穴。〇十名鬼堂即上星穴。〇十一名鬼藏在阴下缝，女人王门头。〇十二名鬼臣即曲池穴。〇十三鬼封在舌下缝，针刺贯出舌上。〇又鬼邪发狂，灸十指端，去爪一分，名曰鬼城。扁鹊。〇治鬼魅狐惑，恍惚振噤，以患人两手大指相并，缚定，用大艾炷于两甲角及甲后肉四处骑缝，着火灸之，若一处不着火即无效。灸七壮，病者哀告，我自去，神效。此秦承祖灸鬼法也，即鬼哭穴。《入门》。〇五尸，灸乳后三寸，男左女右各二七壮。又灸两大拇指头七壮。《得效》。〇一切疰，先仰卧，灸两乳边斜下三寸，第三肋间，随年壮。《得效》。〇卒狂言鬼语，以带急合缚两手大指，便灸左上胁下对屈肋头两处各七壮，须臾，鬼自道姓名，乞去，徐徐问之，乃解其缚。《得效》。〇卒中邪魅恍惚，灸鼻下人中，及两手足大指爪甲本，令艾炷半在爪上，半在肉上，各七壮。不止，十四壮。《得效》。〇卒狂鬼语，针足大拇指爪甲下，即止。《得效》。〇狐魅，两手大指合缚，灸合间，三七壮，当狐鸣，即差。《得效》。

 痈 疽上

痈疽发病之原

荣气不从，逆于肉理，乃生痈肿。〇肾

移寒于肝，痈肿少气；脾移寒于肝，痈肿筋挛。〇诸痈肿筋挛骨痛，此寒气之肿，八风之变也。〇膏粱之变，足生大丁，受如持虚。《内经》。○帝曰：痈疽何以别之？岐伯曰：荣卫稽留于经脉之中，则血涩而不行，不行则卫气从之而不通，壅遏而不得行，故热。大热不止，热胜则肉腐，肉腐则为脓。然不能陷，肌肤骨髓不为焦枯，五脏不为伤，故命曰痈。○热气淳盛，下陷肌肤，筋髓枯，内连五脏，血气竭，筋骨良肉皆无余，故命曰疽。《灵枢》。○六腑不和则留结为痈。又云：三阳发病，下为痈肿。三阳乃足太阳膀胱经，即脑疽、背痈、臀痈之类是也。《内经》。○痈疽因阴阳相滞而生。盖气阳也，血阴也。血行脉内，气行脉外，周流不息。寒湿搏之则凝滞而行迟，火热搏之则沸腾而行速。气得邪而郁，津液稠粘，为痰为饮，积久渗入脉中，血为之浊，此阴滞阳而为痈；血得邪而郁，隧道阻隔，或溢或结，积久溢出脉外，气为之乱，此阳滞于阴而为疽。《丹心》。○痈者壅也，疽者沮也，血气壅沮，寒热不散，阴滞于阳则发痈，阳滞于阴则发疽，所发无定处也。○六腑蕴热，腾出于肤肉之间，其发暴盛，肿而光软，皮薄以泽，侵展广大者为痈；五脏蕴热，攻燃乎筋骨之内，其发停蓄，状如痞癖，皮厚以坚，淡白焦枯者为疽。《直指》。○痈发于六腑，若燎原之火，外溃肌肉；疽发于五脏，若陶室之隧，内销骨髓。《入门》。○凡郁抑伤心，及久患消渴，必发痈疽丁疮，宜慎之。《俗方》。

痈疽欲发之候

凡发热憎寒，头痛恶心，筋脉拘牵，气急烦闷，或病渴多年，是皆欲发痈疽之证也。《直指》。○诸脉浮数，应当发热而反洒淅恶寒，若有痛处，当发其痈。○脉微而迟，反发热；弱而数，反振寒，当发痈肿。○脉浮而数，身体无热，形嘿嘿，胸中微躁，不知痛之所在，此人当发痈。仲景。○痈疽皆因气郁而成。经云：气宿于经络，与血俱涩而不行，壅结为痈疽，此言七情而成。《三因》。○愤郁不遂志欲之人，多有此疾。《精要》。○久患口干，必生痈疽，忍冬茶，常服最佳。《俗方》。

痈疽名状

阔一寸至二寸为疖，二寸至五寸为痈，五寸至一尺为疽，一尺至二尺为竟体疽。○未溃，色紫黑坚硬；已溃，深陷如岩为癌，男则多发于腹，女则多发于乳也。四畔生如牛唇，黑硬为癥，多见于手指之间，或生于口齿肚脐。其无头，面色淡红为瘤。大概丁疮恶类也。《入门》。○径一寸二寸为疖，二寸五寸肿圆赤为痈，八寸为疽。《得效》。○热发于皮肤之间，浮肿根小，至大不过二三寸者，疖也。东垣。○疡有头，小疮也。疹浮小，瘾疹也。河间。

痈疽肿痛痒之因

痈疽只是热胜血。《丹心》。○热胜则肿。注云：热胜则阳气内郁，故洪肿暴作，甚则荣气逆于肉理，聚为痈脓。《内经》。○痈疽之证，皆能为痛，疮先发为肿，气血郁积，蒸肉为脓，故其痛多焉；脓溃之后，肿退皮宽，痛必渐减，而反痛者，此为虚也。未溃而痛，泻之；已溃而痛者，补之；其有秽气所触者，宜和解；风冷所逼者，宜温散。《丹心》。○形伤则痛，气伤则肿，肿痛并作，气血俱伤。痈疽不可不痛，亦不可大痛。《入门》。○皮肤微高起而坚厚，或痛或痒，谓之肿，有因风寒而得则肿硬色白，有因热毒而得则燃肿色赤。东垣。○凡痛痒、疮疡、痈肿、疽疹、瘤气、结核，怫郁甚者皆属火热。盖人近于火，微热则痒，热甚则痛，附近则灼而为疮，皆火之用也。○人之疮肿，皆由寒热毒气客于经络，使血涩而不通，壅结成肿。风邪内作，即无头无根。气血相搏作者，即有头有根，壅结盛则为脓矣。疮有痛痒，痛则为实，痒则为虚，非谓虚为寒也，正谓热之微甚也。河间。○疽发深不痛者，胃气大虚，必死，盖肉多而不知痛也。《丹心》。

痈疽轻重浅深之辨

痈者，其皮上薄以泽。疽者，上之皮夭以坚，上如牛领之皮，此其候也。《灵枢》。〇小按即痛者，病势浅；大按乃痛者，病势深，此辨痈疽之法也。东垣。〇痈之邪浅，其稽留壅遏独在经脉之中，而专攻乎外，故初发时，自表便发热，患处便如碗如盆，高肿而痛甚，纵欲下陷，缘正气内固不肯受，故或便秘或发渴，发逆以拒之，是以骨髓终不焦枯，五脏终不伤也。〇疽之邪深，其稽留壅遏内连五脏，而不专攻于外，故身体或无热，患处或不肿痛，甚者声嘶气脱，眼黑眼小，十指肿黑如墨，多死也。《纲目》。〇凡痈疽恶核，男以左边为重，女以右边为重。《直指》。〇痈疽之证，以有热无热为死生妙诀。盖阳证有热则气血行而生肌，阴证无热则气血滞而不敛。是以有实热者易治，虚寒者难治。《入门》。〇初发时，身体便热，患处亦热，肿大而高，多生疼痛，破后肉色红紫，此为外发，虽大如盆碗，必生；初发时，身体无热，患处亦不热，数日之间渐渐开大，不肿不高不痛，低陷而坏烂，破后肉色紫黑，此为内发，必死，盖未发之前，脏腑已先溃烂矣。《得效》。〇痈疽肿高而软者，发于血脉；肿下而坚者，发于筋脉；肉色不变者，发于骨髓。东垣。

定痈疽死之部分

身有五部：伏兔一穴名，腓二腓者腨也，背三，五脏之俞四，项五，此五部有痈疽者，死。《灵枢》。〇脑须鬓颐四处：亦为痈疽必死之地。海藏。〇不可患痈者七处：眼后虚处。〇颐接骨处。〇阴根上毛间胯与尻骨接处。〇耳门前后车骨接处。〇诸因小腹风水所成痈疽。〇额骨下近耳后虚处。〇鼻骨中，并能害人，惟眼后虚处最险。涓子发脑、发鬓、发眉、发颐、发背，谓之五发，至险。凡眼不见疮，皆恶。《入门》。〇发于喉、舌、头、面、脑、项、肩、背、胸、腹、四肢大节、女子妒乳数者为险，他处为缓。《直指》。〇俗以癌瘤瘰付于痈疽之列，岂知瘰与癌瘤，不过痈疽之一物乎。《直指》。〇背虽膀胱督脉所主，然五脏皆系于背，或醇酒厚味，或郁怒房劳，以致水枯火炎，痰凝气滞，与毒相搏，随处发生。《入门》。

痈疽当分内外

痈疽发于内者，当审脏腑。如中府隐隐而痛者，肺疽；上肉微起者，肺痈也。巨阙属心，期门属肝，章门属脾，京门属肾，中脘属胃，天枢属大肠，关元属小肠，丹田属三焦。若有上证，皆仿此辨之。《灵枢》。〇发于腔子之内者，曰内疽，曰肺痈、心痈、肝痈、肾痈、胃脘痈、肠痈。〇发于腔子之外者，曰脑发、背发、鬓发、眉发、颐发、腮颔发、髭发、腋发、穿当发下部也、腿发、喉痈、脐痈、跨马痈、囊痈、乳痈也。《正传》。

痈疽当分经络

肺痈，手太阴经；心痈，手少阴经；肝痈，足厥阴经；脾痈，足太阴经；肾痈，足太阳经；胃脘痈，足阳明经；肠痈，手太阳经、足阳明经；脑痈，督脉与足太阳经；背痈，中属督脉，左右足太阳经；鬓痈，手少阳经；眉痈，手足太阳经与手足少阳经；颐痈，手足阳明经；腮颔痈，手阳明经；髭痈，手足阳明经；腋痈，手太阳经；穿当痈，督冲任三脉；腿痈，表足三阳经，里足三阴经；喉痈，任脉与足阳明经；脐痈，任脉与足阳明经。乳痈，内足阳明经，外足少阳经；乳头，足厥阴经；跨马痈，是厥阴经；囊痈，足厥阴经。《正传》。〇六阳经六阴经分布周身，有多气少血者，有多血少气者，有气血俱多者，不可一概论也。何则？诸经惟少阳厥阴经之生痈疽，理宜预防，以其多气少血也，其血本少，肌肉难长，疮久未合，必成危证，苟不知此，妄用驱毒利药以伐其阴分之血，祸不旋踵。《丹心》。

痈疽脉

数脉不时，则生恶疮也。仲景。〇痈疽浮数，恶寒发热，若有痛处，痈疽所发。脉数发热而疼者阳，不数不热不疼阴疮。发痈之脉，弦洪相抟，沉细而直，肺肝俱数。《脉诀》。〇阴滞于阳则发痈，阳滞于阴则发疽，此二毒发无定处，当以脉别之，浮洪滑为阳，微沉缓涩为阴。《精义》。〇脉数身无热，内有脓一作痈也。一云：腹无积聚，身无热，脉数，此为肠中有脓。《脉经》。〇脉滑而数，数则为热，滑则为实。滑则主荣，数则主卫。荣卫相干，则结为痈，热之所过，则为脓也。《脉经》。〇疮疽之人，脓血大泄而脉滑大数者，难治也。凡瘘脓多，或如清泔，脉滑大散，而寒热发渴者，治之无功也。《精义》。〇患肺痈者，咳唾脓血，脉见洪滑，治之难痊矣。《精义》。〇痈疽已决去其脓，而烦疼尚未全退，其脉洪粗，又难为力。《直指》。〇痈疽脉来滞涩，但得和缓为平，若洪粗则锐毒不收，鲜有济也。《直指》。

痈疽难治不治证

凡痈疽初发，肿硬而高者，毒气却浅，其证属阳，虽急而易治；若初发如粟粒、如豆许，与肉俱平，或作赤色，时觉痒痛，慎勿爪破，此乃为疽，其证属阴，毒气内蓄，势虽缓而难治。仲景。〇始发便热，肿大作痛，此为外发，虽大如盆，百治百活；自始发不热不痛，低陷而坏烂，此为内发，难治，必死。《精要》。〇痈者壅也，为阳，属六腑，易治；疽者沮也，为阴，属五脏，难治。《入门》。〇难治有六证：两脸红似胚染，心病深。〇得之久，全不肿痛，乃脏腑受病深。〇病处硬如牛领皮，又如石榴状，用药不软者，病深。〇病人无时喜笑，乃神气夺，病深。〇疮口小，内阔，常出青白脓汁不痛者，内坏病深。〇贴膏药后，出鲜血、黑血、间杂血，病深。《得效》。〇痈疽有实热者，易治。虚寒有邪热者，难治。《医鉴》。

痈疽辨脓有无及浅深

诸痈疽，欲知有脓无脓，以手掩肿上，热者为有脓，不热者为无脓。仲景。〇按而后痛者，其脓深；小按即痛者，其脓浅；按之软而即复者，有脓；按之强而不复者，无脓。《得效》。〇按之坚硬，未有脓也。按之半软半硬，已有脓也，宜急破之。半软谓中央脓处，半硬谓四方肿肉。《精要》。〇用手按之，热则有脓，不热则无脓。重按乃痛，脓之深也；轻按即痛，脓之浅也；按之不甚痛者，未成脓也；按之即复者，有脓也；按之不复者，无脓也，非也，必是水也。《入门》。〇以手掩上，大热者，脓成自软也；若其上薄皮剥起者，脓浅也；其肿不甚热者，脓未成也；若患瘰疬结核，寒热发渴，经久不消者，其人面色萎黄，被热上蒸，已成脓也。《入门》。〇血热肉败，荣卫不行，必将为脓。《内经》。〇疮疡皆为火热，而反腐出脓水者，犹谷肉果菜热极腐烂，而溃为污水也。溃而腐烂，水之化也。热胜血则为脓也。河间。〇肿硬脓稠者为实，肿软脓稀者为虚。败脓不去加白芷，不可用白术。盖白术能生脓故也。《医鉴》。

痈疽发晕

俗以肿痕所至为晕，非真晕也。晕生于疮口之傍，状如红晕，二晕三晕尚可，四晕五晕者死。《入门》。〇真晕生于疮口之傍，如红筋之状，才见晕则非美证矣。一晕二晕以至三晕，尚可措手，若四晕五晕，是脏腑蕴受锐毒，断断难医。《直指》。

痈疽死证

痈发于嗌中，名曰猛疽，不治，化为脓，脓不泻，塞咽，半日死。〇发于颈，名夭疽。其痈大而赤黑，不急治，则热气下入渊腋，前伤任脉，内熏肝肺，十余日而死。〇阳气大发，消脑溜项，名曰脑烁，痛如针刺，烦心者，死不可治。〇发于胸，名曰井疽，状如大豆，三四日起，不早治，下入腹不治，七日死。〇发于膺，名曰甘疽。色青，状如谷实、瓜蒌，常苦寒热，不急治，十岁死，死后出脓。〇发于尻，名曰锐疽。其状赤坚大，急治之。不治，三十日死。〇发于足上下，名曰四淫，其状大痈，不急治之，百日死。〇发于足傍，名曰厉痈。其状不大，初从小指发，急治之，去其黑者，黑不消，辄益不治，百日死。〇发于足指，名曰脱疽。其状赤黑者，死不治；不赤黑者，不死。治之不衰，急斩之，否则死。〇诸痈疽之发于节而相应者，不可治也。发于阳者，百日死；发于阴者，三十日死。阳谓诸节之背，阴谓诸节之腘腘间。应者，内发透外也。《灵枢》。

痈疽善恶证

痈疽破溃后，善证有五，恶证有九。〇动息自宁，饮食知味，一善也。〇便尿调匀，二善也。〇神采精明，语声清朗，三善也。〇脓清肿消，色鲜不臭，四善也。〇体气和平，五善也。〇眼白睛黑而目紧小，一恶也。〇不能饮食，纳药而呕，食不知味，二恶也。〇腹痛渴甚，三恶也。〇肩背不便，四肢沉重，四恶也。〇声嘶色脱，唇鼻青黑，面目四肢浮肿，五恶也。〇烦躁时嗽，泄利无度，小便如淋，六恶也。〇脓血大泄，焮痛尤甚，脓色败臭，气不可近，七恶也。〇喘粗短气，恍惚嗜卧，八恶也。〇未溃先黑，陷下，面青唇黑，便污者，九恶也。五善见三则吉，九逆见六则危。《精要》。〇眼白睛黑眼小，是一逆也；纳药而呕，是二逆也；腹痛渴甚，是三逆也；肩项中不便，是四逆也；声嘶色脱，是五逆也。无此五者为顺。《灵枢》。〇更有气噫痞塞，咳嗽身冷，自汗无时，目瞪耳聋，恍惚惊悸，言语颠倒，皆是恶证。《精要》。

治痈疽大法

初觉则散肿内消，已溃则排脓敛毒，脓尽则去腐内塞，恶肉尽则生肌敷痂，此定则也。《直指》。〇痈之初发，当以洁古法为主，表者散之，里者下之，火以灸之，药以敷之，脓未成者必消脓，已成者速溃也。〇疽之初发，当以涓子法为主，补填脏腑令实，勿令下陷之邪蔓延，外以火灸，引邪透出，便有穴归着而不乱，则可转死回生，变凶为吉矣。《纲目》。〇内疏黄连汤、千金漏芦汤，主阳痈焮肿向外；内托复煎散、渊然夺命丹，治阴疽毒蕴于中。《丹心》。〇疮疡者，火之属，须分内外，若脉沉实，当先疏其内，以绝其源；若脉浮大，当先托里，恐邪气入内；有内外之中者，邪气至甚，遏绝经络，故发痈肿治法大要，须明托里、疏通、行荣卫三法。易老。〇痈疽初发，气实者，急服五香连翘汤、千金漏芦汤。年少壮实者，可服五利大黄汤、化毒丹，取通利一二行。若脓成败溃，宜服五香汤、托里散。《精义》。〇外证宜表散，宜黄连消毒散、内托羌活汤；内证宜疏导，宜内疏黄连汤、仙方活命饮。轻者清热消毒饮，若发表攻里兼行，宜防风通圣散方见风门、五香连翘汤。《入门》。〇血得温则流行，气得温则和畅，服饵贴敷，药用和平。《直指》。〇大凡痈疽，惟藉有热则发，热则气血行，冷则气血滞。遇有热者，切不可退热，但用温药，以微凉少济之。《直指》。

内疏黄连汤 治痈疽。脉洪一作沉实，发热烦躁，脏腑秘涩，当先通利，宜用此。大黄二钱，连翘、赤芍药各一钱半，黄连、黄芩、当归、栀子、槟榔各一钱，木香、薄荷、桔梗、甘草各五分。上锉，作一贴，水煎服，以通利为度。《丹心》。

千金漏芦汤 治痈疽发背，热毒恶肿。大黄二钱，漏芦、连翘、麻黄、升麻、赤芍药、黄芩、枳壳、白蔹、白及、甘草各八分。上锉，作一贴，水煎服，以通利为度。

《回春》。

内托复煎散 治阴疽蕴结于内，恐侵脏腑，须内托以救其里，使荣卫俱行，邪气不令内侵。苍术八两，防风一两，地骨皮、黄芩、赤茯苓、赤芍药、人参、黄芪、白术、桂皮、当归、防己、甘草各五钱。上锉，先将苍术水五升煎至三升，去术入诸药再煎至三四盏，作三四次，终日饮之。又煎苍术滓如前，再煎诸药滓服之。《正传》。

渊然真人夺命丹 专治一切发背阴疽，丁疮恶疮，无名肿毒，服之便起，发有头不痛者，服之便痛，已成者服之立愈。此乃恶证药中至宝也。雄黄三钱，蟾酥干则酒化、乳香、没药、铜绿各二钱，血竭、胆矾、寒水石各一钱，轻粉、麝香、龙脑各半钱，蜗牛二十一个连壳用，蜈蚣一条酒炙。上为末，蜗牛研作泥，和丸绿豆大，若丸不就，以酒煮面糊和为丸，朱砂末二钱为衣，每服只二丸。先以葱白三寸，病人嚼烂吐在手心，男左女右，将药丸在葱内，以热酒三四盏送下，衣服盖覆，约人行五里久，再以热酒数杯助药力，发热汗大出为度。如无汗，再服二丸。《丹心》。○一名飞龙夺命丹。《医鉴》。

五香连翘汤 治痈疽疮疖，瘰疬结核，一切毒肿。大黄一钱，连翘、射干、独活、升麻、桑寄生、沉香、藿香、木香、丁香、甘草各七分，麝香三分。上锉，作一贴，水煎服，以利为度。《丹心》。

五利大黄汤 治年少壮患痈疽，气血盛多，二便秘涩。大黄煨二钱，黄芩、升麻、栀子、芒硝各一钱二分，上锉，作一贴，水煎服，以利为度。《精义》。

化毒丹 治百种恶疮毒肿，初觉宜服。草乌醋浸炮、浮石烧赤醋淬七次另研各一两，乳香、没药各五钱另研，巴豆去皮四十九个另研。上末，醋面糊和丸如豌豆大，冷酒下五丸或七丸，以利为度。《精义》。

托里散 治痈疽溃后久未收敛，以此补托。人参、黄芪各二钱，白术、陈皮、当归、熟地黄、白茯苓、白芍药各一钱半，甘草一钱。上锉，作一贴，水煎服。《入门》。

黄连消毒散 治痈疽发脑发背、肿毒焮发，麻木不痛，宜先灸之，服此药。黄连、羌活各一钱二分，黄芩、黄柏、藁本、防己、桔梗各七分，生地黄、知母、独活、防风、连翘、当归尾各六分，人参、甘草各五分，苏木、陈皮、泽泻、黄芪各四分。上锉，作一贴，水煎服。《入门》。○元好问嗜酒，脑下项上出小疮，不痛痒，四日后脑项麻木，肿势外散，热毒焮发，夜不得寐，邀东垣治之。先灸艾百壮，始觉痛，次制此药，服之而愈。一名黄连消毒饮。东垣。

内托羌活汤 治足太阳经分，尻臀发痈疽，坚硬肿痛。羌活、黄柏酒制各二钱，黄芪一钱半，防风、藁本、当归尾各一钱，连翘、苍术、陈皮、甘草各五分，肉桂三分。上锉，作一贴，水二盏，酒一盏，同煎服。东垣。

仙方活命饮 治一切痈疽毒肿，未成者内消，已成者即溃，排脓止痛消毒之圣药也。大黄五钱，金银花三钱，当归尾、皂角刺、陈皮各一钱半，乳香、贝母、天花粉、白芷、赤芍药、甘草节各一钱，防风七分，没药五分，穿山甲三片烧另研。上锉，作一贴，用好酒入瓦罐，封口煎熟，随疮上下饮之，服后再饮酒二三杯，侧卧而睡。忌酸物、铁器。○如在背，皂角刺为君；在腹，白芷为君；在四肢，金银花为君。《入门》。

清热消毒饮 治痈疽阳证，肿痛热渴。金银花二钱，赤芍药、生地黄、川芎各一钱半，当归、黄连、山栀、连翘、甘草各一钱。上锉，作一贴，水煎服。《入门》。

痈疽内托法

痈疽因积毒在脏腑，当先助胃壮气，使根本坚固，而以行经活血药为佐，参以经络时令，使毒气外发，施治之早，可以内消，此内托之意也。《正传》。○一切疮肿，始觉患起高肿，五七日忽平陷者，是内攻之候，急以内托散及内补汤药补填脏腑令实，最怕透膜，膜穿十无一生矣。刘涓子。○痈疽初生一二日，便觉脉沉细而烦闷，邪毒猛暴，恍惚不宁，外证深沉者，当用托里散方见上、内托散。《精义》。○痈疽焮于外，根盘不深，形证在表，其脉多浮，非气盛则必侵于内，急须内托，宜复煎散方见上除湿散郁，使胃气和平，荣卫俱行，则邪气不能内侵也。河间。○托里宜用十宣散、加味十奇散、千金内消散、托里消毒散、千金托里散、芎归托里散、内托千金散、仙传化毒汤、托里黄芪汤、托里茯苓汤、穿山甲散、秘方夺命散。○痈疽经久不差，气血渐衰，脓汁清稀，疮口不合，外证不明，并宜托里，脓未成者，使脓速成；脓已溃者，使新肉早生。血气虚者补之，阴阳不和者调之，大抵托里之法，使疮无变坏之证矣。《精义》。

十宣散 治一切痈疽疮疖，已成者速溃，未成者速散，败脓自出，恶肉自去，止痛排脓生肌，其效如神。人参、黄芪盐水浸蒸焙、当归酒洗、厚朴姜制、桔梗、肉桂、川芎、防风、白芷、甘草各等分，为末，每三钱，温酒调服。不饮酒者，木香汤调下。《精要》。○一名千金内托散。《医鉴》。○一名排脓内补散，一名护壁都尉，服之去旧生新。《得效》。○冬寒宜用。夏月，内托复煎散为佳。《入门》。

内托散 治痈疽溃后内虚，或气弱人生疮。即上十宣散加白芍药一味也。《精义》。

加味十奇散 治痈疽已成，未成服之内消，或年衰气弱者尤宜。当归、肉桂、人参、黄芪、川芎、白芷、防风、桔梗、厚朴、甘草、乳香、没药各等分。上为末，每三钱，温酒调服，不饮酒，麦门冬汤调下。○一名固垒元帅，即上十宣散加乳香、没药二味也。《得效》。

升阳益胃散 治脑疽背痈，一切恶疮，能内托。连翘二钱，羌活、藁本、黄芪、炙甘草各一钱半，知母、生地黄、黄芩、桔梗、生甘草各一钱，泽泻七分，独活、防风、黄连、黄柏、人参、陈皮、当归梢、苏木、酒防己各五分。上锉，作二贴，每一贴，水二大盏浸半日，煎至一盏，滴酒数十点，去滓，临卧温服。忌饮水。三日内服之立消，作脓者立溃。此方阳药七分，阴药三分，胜十宣散。○一名复煎散。或加乳香、没药各一钱，尤妙。东垣。○此方与黄连消毒散略同。东垣。

千金内消散 治痈疽及肠痈肚痈便毒，初起即消，已肿即溃，血从大便中出。大黄三钱，金银花二钱，当归尾酒洗一钱半，赤芍药、白芷、木鳖子去壳、没药、乳香、皂角刺、白僵蚕、瓜蒌仁、天花粉各一钱，甘草节五分，穿山甲三大片蛤粉炒。上锉，作一贴。酒水相半煎服。《医鉴》。○此方与仙方活命饮略同。《医鉴》。

托里消毒散 凡痈疽服此，则未成即消，已成即溃。能壮气血，使毒气不致内攻，肌肉易生。金银花、陈皮各三钱，黄芪盐水炒、天花粉各二钱，防风、当归、川芎、白芷、桔梗、厚朴、穿山甲炒焦、皂角刺炒各一钱。上锉，作二贴，每一贴，酒水相半煎服。病在下，只用水煎。《医鉴》。

内托千金散 治一切痈疽恶疮，能内托。金银花、人参、黄芪、赤芍药、当归、川芎、瓜蒌根、白芷、桂皮、桔梗、防风、甘草各一钱。上锉，作一贴，水煎去滓，入酒半盏调服，日三服后，疮口有黑血出，或遍身汗出，是药之功效也。《丹心》。

仙传化毒汤 治痈疽发背乳痈，一切无名肿毒，未成立消，已成立溃。金银花、天花粉各一钱二分，防风、黄芩、甘草节、白芍药、赤茯苓、贝母、连翘、白芷各一钱，半夏七分，乳香、没药各五分。上锉，作一贴，酒水相半煎服。《回春》。

托里黄芪汤 治痈疽溃后，脓多出内虚。人参、黄芪、当归、桂皮、白茯苓、远志、麦门冬、五味子各一钱。上粗末，水煎服。《精义》。

托里茯苓汤 治同上。白茯苓、黄芪、当归各一钱二分，白芍药、防风、桔梗、五味子、川芎、麦门冬、桂皮、熟地黄、甘草各七分。上锉，作一贴，水煎服。《精义》。

穿山甲散 治痈疽，托毒排脓，及五毒附骨在脏腑，托里出毒气，止痛内消。蜂房一两，蛇蜕、穿山甲、油发灰各二钱半。上为末，每服二钱，入乳香末半钱，暖酒调下。《直指》。

秘方夺命散 治一切痈疽，无名恶疮，能内托令自消。天花粉二钱，穿山甲蛤粉炒、赤芍药、甘草节各一钱，防风、白芷、皂角刺、金银花、陈皮各七分，当归尾、贝母、乳香各五分。上锉，作一贴，好酒一大碗煎服。《丹心》。

阴疽起发法

凡背发大疮，惟发热则谓之背，若不发热皆疖也。其有阴证，于五脏内发者，却又沉晦无热。《直指》。○疽者，上之皮夭以坚，如牛领之皮。《灵枢》。○痈疽阴证，头平向内，沉黯不痛，浑身及患处不热，宜服当归酒以排脓，内补散即十宣散、加味不换金正气散方见下为佐，兼以米铺、猪蹄、脊肉为养，荞麦面能发起，可煮食之。如更不起发，可用穿山甲头切片，蘸醋焦炒，生人牙煅各二钱半。上为末，分两贴，用辣桂、当归、麻黄煎酒调服，外取姜汁和面厚涂患处。《直指》。○阴疽宜服仙方活命饮、秘方夺命散、仙传化毒汤三方见上、鸡血散、狗宝丸、赛命丹，外用四虎散敷之。

当归酒 治阴疽。辣桂五钱，当归四钱，木香、白芷各二钱。上锉，分二贴，每取一贴，酒煎去滓，入乳香末半钱调服。《直指》。

鸡血散 治痈疽阴证。赤雄鸡剪去冠尖少许，倒提滴血疮上，血尽再换，不过五六鸡，痛止毒消，其疮自愈。内以人参六两，分六贴，尽日煎服。《入门》。

狗宝丸 专治痈疽发背附骨，诸般恶肿，将发时，先觉口中烦渴，四肢沉重，遍身壮热，乃其候也，此药主之。粉霜、黄蜡各三两，硇砂五钱，蟾酥、轻粉、雄黄、狗宝癞狗腹中得之、乳香、乌金石即石炭、没药各一钱，麝香一分，金头蜈蚣七条，黑狗胆腊月者一个，鲤鱼胆腊月者一个，初男乳一合。上为末，先将乳汁、蜡放在罐内，慢火化开，次将各药末和成剂，丸如绿豆大，每三丸至五丸，用白丁香七个研烂，和新汲水送下，少顷，以热葱白粥投之，衣被盖定，汗出为效。如无此药，以渊然真人夺命丹方见上代之。《丹心》。○一名寸金丹，二名返魂丹，三名再生丸，四名追命丹，五名延寿丹，六名来苏丸，七名知命丸，八名得道丸。若有疮身未烂，服三丸则便活，如噤口，斡开牙关，研下三丸立生，非人勿示。《精义》。

赛命丹 治痈疽发背，疔疮乳痈，鱼口便毒，一切无名肿毒，赛飞龙夺命丹方见下。蟾酥、朱砂、雄黄、胆矾、血竭、乳香、没药各三钱，蜈蚣、麝香各五分，细辛、全蝎、蝉蜕、穿山甲、白僵蚕、猪牙皂角各六钱，白矾以信石少许同枯去信石、片脑各五分。上为末，端午日以酒糊和丸绿豆大，每三丸，以葱酒一小盅吞下，被盖出汗。或吐，或不汗，再服白粥调理。《入门》。

四虎散 治痈疽肿硬，如牛领皮，按之方痛。大南星、草乌、半夏生、狼毒各等分。上为末，醋蜜调敷，留头，出毒气。《直指》。

痈疽五发证

发脑、发鬓、发眉、发颐、发背，是为五发，至险，其证皆令人头痛恶心寒热，气急拘挛，宜五香散、五香汤。《直指》。○正脑上一处起为脑痈及脑疽、脑铄，并在大椎骨上入发际生。○脑痈皮起，易得破穴，急破出脓，不害。○脑疽皮厚，难得破穴，须急发内毒，使破穴方可。○脑铄，初起如横木，色青黑，如靴皮大硬，不见脓，难愈。〇左右鬓生痈疽，是为鬓发，亦危笃。左右额角及太阳穴生，皆同。〇左右眉棱发，为发眉，亦重。〇鼻下人中，及下颐发，为发颐，亦曰发髭，亦害人。〇背后五脏俞分生痈疽，是为发背，最重。涓子。〇究其病源，有风，有气，有食，有药毒，有劳损即房劳。风则多痒，气则多痛，食则发寒热，药毒则坚硬，劳损则瘦弱。风气食三种易疗，宜二香散；药毒、劳损二者难医。《直指》。〇外因四气，宜服黄甘散、连翘败毒散、苍术复煎散方见风门。〇内因七情，宜远志酒、独胜散。〇不内外因，药毒、房劳，宜国老膏、槐花酒。〇金石药毒之发，则坚硬如石，不痛，宜甘豆汤方见解毒、蜡矾元。〇虚劳瘦弱，荣卫否涩，患处重着如负石，不可用香燥疏泄之药，宜肾气丸方见虚劳、托里散。方见上。《丹心》。〇五发证，㶏肿作痛，烦渴引冷，宜黄连消毒散方见上、当归羌活汤、清热消毒饮方见上。〇若肿痛口渴，好饮热汤，为肾虚阳火炽，宜托里消毒散方见上、托里益气汤、肾气丸。〇若色黯不溃不敛，为阴精消涸，名脑烁，不治。〇发鬓因怒火，宜柴胡清肝汤。郁怒者，十六味流气饮方见下，甚者仙方活命饮。方见上。《入门》。〇发颐最险，毒气灌注头面，肿大可畏，牙齿亦脱，宜内疏黄连汤、千金漏芦汤。二方见上。《入门》。〇通用玄灵散。《活心》。

五香散 治阴阳之气郁结不消，结核肿痛，或似痈疖，使人寒热头痛。木香、丁香、沉香、乳香、麝香各等分，为粗末，每取三钱，水煎服。〇一方无麝香，有藿香。《局方》。

五香汤 凡痈疽，因血凝气滞而生，气血闻香则行，故宜用此透达经络。木香、沉香、丁香、乳香、麝香、甘草各五分，人参、黄芪、犀角屑各一钱。上锉，作一贴，水煎服，或为末点服。《纲目》。

二香散 治痈疽，因风气食三证而生，

通用此调畅胃气。益智仁、缩砂仁各三钱，木香、藿香、白豆蔻、白茯苓、半夏曲、厚朴、陈皮、苍术、甘草各一钱半，丁香七分半。上为粗末，每服三钱，姜五片枣二枚，同水煎服。《直指》。

黄甘散 治外因四气生痈疽。大黄半生半熟、甘草节各等分。上为末，每二钱，空心酒调服，以利为度。《丹心》。

连翘败毒散 治痈疽初发，憎寒壮热，甚者头痛拘急，状似伤寒。四五日前二三服，轻者自消，若不消，宜服仙方活命饮。羌活、独活、柴胡、前胡、桔梗、川芎、赤茯苓、金银花、枳壳、连翘、防风、荆芥、薄荷、甘草各七分。上锉，作一贴，入姜三片，水煎服。《医鉴》。

远志酒 治七情内郁成痈疽。远志泔浸去心为末，温酒一盏，调末三钱，澄清取饮，以滓敷患处。〇有死血阴毒在中则不痛，而敷此即痛。〇有七情内郁则痛不可忍，而敷此即不痛。〇或蕴热内蓄则手不可近，敷此必清凉。《三因》。

独胜散 治痈疽结硬，聚毒作痛，盖此疾多因怒气得之，宜服此。香附子，杵去皮毛净，姜汁浸一宿，晒干为末，每二钱，白汤调下。或甘草紫苏叶煎汤调下。数服，肿硬自消，有脓即出。《精要》。

国老膏 治痈疽，能消肿逐毒，使不内攻。大甘草二斤，槌碎，河水浸一宿，揉令浆汁浓，尽去筋滓，用绢滤过，以银石器慢火熬成膏，分六次，温酒或白汤调下，能疏导恶毒。《纲目》。

槐花酒 治百种疮毒，初觉五发痈疽，虽有大势，服此即退。槐花四两炒香，入清酒二碗，煎数沸，去滓，尽服即消，若未消，再进一服。《入门》。

蜡矾丸 治痈疽发背，瘰疬瘘疮恶疮，卫护内膜，驱解诸毒，自然内消，如因药毒发疽，非此莫治。黄蜡二两，入明白矾末四两，众手和匀作丸梧子大，每三十丸，温酒或熟水下，日二服。内疽、肠痈尤妙。《入

门》。

当归羌活汤 治五发痈疽，膏粱热郁者最宜。当归、黄芩、黄连并酒制各一钱半，酒黄柏、连翘、防风、羌活、栀子、甘草各七分，独活、藁本各五分，泽泻三分。上锉，作一贴，水浸半日，入酒一匙，煎热服，日二次，三日尽六服，却将药清汁调下木香、槟榔末各一钱。《入门》。

托里益气汤 治痈疽肉色不变，或溃而不敛，一切虚证。白术二钱，人参、白茯苓、贝母、陈皮、香附子、白芍药、熟地黄、当归各一钱，桔梗、甘草各五分。上锉，作一贴，水煎服。《入门》。

柴胡清肝汤 治鬓疽及肝胆三焦风热怒火，以致耳项胸乳胁肋肿痛寒热。柴胡二钱，栀子一钱半，黄芩、人参、川芎、青皮各一钱，连翘、桔梗各八分，甘草五分。上锉，作一贴，水煎服。《入门》。

玄灵散 治五发痈疽及诸般疔肿鱼脐，恶疮肿毒。豨莶草一两，茧七个烧灰，乳香二钱。上为末，每取二钱，好热酒调服，连进三贴，得汗为效。《活心》。

痈疽作穴出脓法

痈疽已作脓，而头不破，脓不得出，宜用替针丸、透脓散、麝香散、涌泉膏、射脓丸、打脓散、隔皮取脓法。〇针后闭合胀痛，宜追毒饼。〇破穴入毒水作痛，宜去水膏。〇凡痈疽脓成未破，于上薄皮剥起者，即当用破头代针之剂安其上，脓出之后，乃用搜脓化毒之药，取效如神矣。《精义》。

替针丸 治痈疽脓成未破，或脓出不快。先以石灰五升，炉灰三升，水五升，淋取汁，入锅内熬至三五升，瓦器盛贮。临用时，以小盏盛取半盏浓汁，却用皮纸贴盏中浓汁面上安定，然后取糯米十四粒，放在纸上，经一宿，取用。白丁香、硇砂、没药、乳香各一字。上细末，入糯米研匀，丸如麦粒大，每用一粒，用津贴疮头即破脓出。若脓滞不快，则取一粒纳疮口，使脓不滞，好

肉易生。《精要》。

替针丸 治同上。白丁香二十粒，硇砂、没药、陈仓米各一字。上研匀，以米饭和丸粟米大，贴疮上，即溃脓出。《三因》。

透脓散 治诸痈疮及附骨疽不溃者，不用针刀，一服即破，出脓取出。蛾茧壳烧存性，好酒调下，一时许便出疮口，服一枚出一口，服两枚出两口，神效。《入门》。

麝香散 治痈疽已结而头不破。白丁香研一钱，斑猫去头足翅一钱半，龙脑、麝香各少许。上为末，醋调少许，点疮头上，立破，急以黄连汤洗去之。《直指》。

涌泉膏 治痈疽软而疮头不破，或已破而疮头肿结，无脓者。斑猫去毒焙。上为末，研和蒜膏如小豆许，点在膏药中，准疮口处贴之，少顷脓出，即去药。《直指》。

射脓丸 白矾灰一钱，黄丹一字，砒霜五分。上为末，面糊和，拈作锭子，粘在疮头上，脓自溃出。《入门》。

打脓散 治痈疽不放脓出。大黄五钱，芒硝一钱半，金银花、黄芩、黄连、黄柏、当归尾各五分，甘草节、穿山甲焦各三分半，木鳖子虚者三个，实者五个。上锉，作一贴，水煎，五更服，大便见脓，小便见血为效。《入门》。

隔皮取脓法 驴蹄肉焙、荞麦粉炒各一两，白盐五钱，草乌四钱。上为末，水调作饼，慢火炙微黄色，去火毒为末，醋调成膏，摊厚纸上贴患处。水自毛孔而出，其肿自退，诸般肿毒皆效。《入门》。

追毒饼 诸恶疮，因针后又闭合，胀痛不可忍，用此放入疮中，永不闭，脓水自出。雄黄、雌黄、朱砂各一钱，砒霜半钱，轻粉少许。上细末，糯米糊和丸麦子大，疮口中，脓水自出，疮自干好。《得效》。

去水膏 痈疽破穴后，误入诸毒水，以致齾痛。砂糖、糯米粉各七钱半，甘草生末二钱半。上入熟水少许为膏，摊绢上贴之，毒水自出。驴马汗及尿粪，一切毒水，皆治之。《直指》。

荡洗方　治同上。露蜂房、白芷、苦参、川椒。上煎汤温洗，如热焮，加荆芥穗。《直指》。

痈疽排脓生肌法

痈疽溃后，气血大虚，惟恐毒陷，托里之法，不可一日缺也，宜用十宣散、托里散二方见上、托里和中汤、芎归托里散、托里消毒饮、加味十全汤、神效托里散、圣愈汤。盖托里则气血壮而脾胃盛，脓秽自排，毒气自解，死肉自去，新肉自生，疮口自敛矣。《入门》。○疮肉不敛，由于肌肉不生，肌肉不生，由于腐肉不去，腐肉不去，由于脾胃不壮，气血不旺，必以补托为主，而佐以行经活血之药，则新肉自生，死肉自溃。又何待于点割耶？《入门》。○凡脓血出多，阴阳两虚，十全大补汤方见虚劳补气血，进饮食，有回生起死之功。但不分经络，不载时令，医者触类而长之可也。或见肿平痛宽，遂以为安，慢不知省，无补养调摄之功，愈后虚证复见，因而转成他病者多矣。丹溪。

托里和中汤　治痈疽溃后气虚，饮食少思，或呕吐泄泻，久不收敛。人参、白术各一钱半，黄芪、白茯苓、干姜炮、陈皮、半夏各一钱，木香、甘草炙各五分。上锉，作一贴，入姜三片枣二枚，水煎服。《入门》。

芎归托里散　托里排脓生肌。川芎、当归、白芍药酒炒、白茯苓、木香、白芷各一钱二分，人参、辣桂、丁香、甘草生各七分。上锉，作一贴，水煎服，或为末，每二钱，米饮调下。《直指》。

加味十全汤　治痈疽溃后，补气血，进饮食，排脓生肌。黄芪酒蒸、熟地黄、当归、川芎、人参、白茯苓、白芍药炒、白术、陈皮、乌药、五味子、桂心、甘草各八分。上锉，作一贴，入姜三枣二，水煎服。《得效》。

神效托里散　治痈疽肿毒，能托里排脓。黄芪、忍冬草各三钱，当归二钱，甘草

一钱。上锉，作一贴，酒水煎服。《正传》。

圣愈汤　治痈疽脓水出多，心烦少睡，能托里补气血。熟地黄、生地黄、川芎、人参各二钱，当归、黄芪各一钱。上锉，作一贴，水煎服。东垣。

托里消毒饮　治痈疽溃后，元气虚弱，久未收敛，乃去腐生新之良剂也，又治阴疽不溃发。人参、黄芪、白芍药、当归、白术、白茯苓、陈皮、连翘、金银花各一钱，白芷、甘草各五分。上锉，作一贴，水煎服。《入门》。

痈疽疮口深大方　深山黄牛粪，塞满疮内，藤纸贴上，三四日后去之，最妙。深山黄牛吃百草，故入药。○又白芷、大腹皮、露蜂房，煎汤淋洗，拭干，以黄桑叶晒为细末，散糁其中。常服排脓内补散即十宣散，饮醇酒，食肥肉，自然生肌易合。《直指》。

痈疽去恶肉方

痈疽恶疮中有恶肉，若不去，则好肉不生，疮口不合，宜用药消蚀之，翠霞散方见诸疮、巴豆膏、追毒丹、去恶散、消蚀散、鹿角散、雄黄散皆可。○痈疽恶疮，有死肉不去者，白丁香、霜梅为末，深则纴之，浅则干糁，甚妙。《精要》。

巴豆膏　巴豆去壳炒焦研如膏，如发背中央肉死，涂之即腐；未死，涂之生肌。恶疮臁疮久不收敛，内有毒根，以纸拈蘸药纳之，根去即敛。如元气虚弱，毒气散漫，中央肉死，急服大补之剂。中涂三四寸许，至五六日，赤黯之界自裂，纹如刀划状，中央渐溃。若脾胃大虚，肉不知痛，急补脾胃，肉多复生。《入门》。

追毒丹　治痈疽黑陷者，用针开疮口，纳此丹使之溃，然后去败肉排脓，随证治之。巴豆七个去皮心不去油研细，白丁香、轻粉各一钱，雄黄、黄丹各二钱。上为末，和白面三钱，滴水丸如麦粒大，针后纳其中，贴以膏药，追出脓血毒物。漏疮四壁死肌不去则不可治，亦以此追毒去死肌，乃养

肉令愈。《得效》。

去恶散 治痈疽及诸疮有恶肉不能去者。雄黄一钱，巴豆一个。上同研如泥，入乳香、没药末各少许，又再研匀，每取少许点上，恶肉即去。《入门》。○诸疮有恶肉者，膏药内入巴豆、雄黄，不伤良肉，只去恶肉。有死血不去，白丁香上之。东垣。

消蚀散 消蚀恶肉淫虫朽骨。先用洗疮方，然后敷此药。白矾枯一两，绿矾枯、雄黄、乳香、胭脂、远志各一钱。上为末，蜜水研膏，敷恶肉上，麻油调亦得。《直指》。

鹿角散 主痈疽疮肿，去恶肉，生好肌。鹿角细末、醋熬为糊，贴之当头上开孔，被胶急撮，脓自出尽，恶肉亦去矣。《本草》。

雄黄散 去诸疮中恶肉。雄黄末一钱，巴豆一个不去皮研如泥，入乳香、没药各少许，再研细，点上恶肉自去。○凡膏药内入雄黄、巴豆少许，不伤好肉，只去恶肉。诸痈疮有恶肉者，皆可去。海藏。

痈疽汤洗法

疮家脏腑生热，热蒸其血，血败则肉腐，肉腐则成脓，当脓血焮聚之时，所赖朝夕洗疮，以外舒其毒气，才觉有脓，即暖醋蘸熨而破之，才见破肉，即煮药荡射而去之。稍或稽延，不返掌而侵蚀筋骨矣。《直指》。○夫汤洗之法，宣通肌表，发散邪气，使疮内消也。盖汤水有荡涤之功，凡疮肿初生一二日，须用药汤淋射之；在四肢者漷渍之；在腰腹背者淋射之，在下部委曲者浴渍之。如药二两，用水二升煎取一升半，以净布或新绵蘸药水，稍热漷渍患处，稍凉则急令再温，勿用冷者，日用五七次，以肿消痛止为验。《精义》。○初作，宜宣热拔毒，外以洗涤角敷，以敛其晕。已溃则排脓止痛，朝夕洗涤，以舒毒气，脓尽则生肌敷痂，次第施治。《得效》。○猪蹄汤、解毒汤、洗毒汤、干艾汤选用。《入门》。

猪蹄汤 凡疮有口，用此汤洗。猿猪蹄两只，水三升煮软，将汁分为两次，澄去上油及下滓，却将白芷、生甘草、羌活、露蜂房、黄芩、芍药、当归各一钱。上细锉，投一半汁中，再煎十数沸，去滓，以故帛蘸药汤温洗，恶物令净，避风冷及秽气触冒。《精要》。○一名肉汁汤。《入门》。

解毒汤 治痈疽，未破已破皆洗，如成脓溃烂，最要洗净，然后用药糁贴。黄柏、泽兰、甘草、荆芥、赤芍药、大黄、白芷、当归、独活各二钱。上细锉，入葱白五茎，大枣五枚，水三升，同煎去滓，乘温熏洗。如溃烂，入猪蹄一只同煎用，可免干痛。○一名水师精明。《得效》。

洗毒汤 汤洗一切疮肿。苦参、防风、露蜂房、甘草各二钱半。上锉，作一贴，水煎取汁，温洗，日二。《精义》。

干艾汤 痈疽疮口久不合，肉白而脓血少，乃气血不潮于疮，冷滞而然。陈艾叶，浓煎取汤，逐日温洗，仍以白胶香，烧烟熏之，神异膏贴之。方见杂方。《精要》。

桑灰水 去疮中脓血毒水，桑灰淋汁浸洗。《俗方》。

盐汤 温洗痈疽毒肿，日二三次最妙。《俗方》。

痈疽糁贴法

凡疮肿初生，似有头者，即贴温热药，引出热毒，火就燥之义也。于四畔赤焮处贴生寒药，折伏热势，驱逐邪恶，乃扑火之义也。肿皮厚者，以故软帛或纸花子涂药贴之；肿皮薄者，用疏纱或薄纸涂药贴之，干则换易新者，宜用乳香膏、围药、铁井拦、水澄膏、沉水膏、三神膏、洪宝膏、妙胜散。《精要》。○贴膏药之法：疮口有脓血不净，痂瘢闭碍，须用药水洗净拭干，候水气干，却用膏贴，贴后有黄水脓血出流，用纸揩从侧畔出，一日一换。黄水脓血止，二三日一换，贴至愈。宜用神异膏、万应膏、灵应膏、太乙膏、云母膏、善应膏、糯米膏、敛疮散、桃花散、红玉散、生肌散、木香槟榔散、竹筒吸毒方。《得效》。〇凡敷贴之药，须是细末则不痛。《直指》。

乳香膏 治背疮初发，赤肿而高。乳香一两，青薄荷叶四两。上研匀，罨患处，青绢盖之，如干，新水润之，令热毒消散，减疼，免牵引。涓子。

围药 南星、草乌、黄柏、白及各二两，五倍子一两炒。上末，水调如糊，随四围匝如墙壁，可移险处于不险处，如神。《纲目》。

铁井栏 治一切痈疽肿毒，以此围定，不复畔开。芙蓉叶，重阳日前采；苍耳叶，端午前采，烧存性，为末，蜜水调敷。《入门》。

水澄膏 治痈疮热毒肿痛。黄连、黄柏、白及、白蔹各四钱，雄黄一钱，乳香、没药各五分。上末，水调，鸡羽扫上肿处。《丹心》。

沉水膏 治痈疽发背，排肿敛毒。大南星七钱半，白及、白芷、赤小豆、半夏生、贝母各五钱，木鳖子仁、乳香、没药各二钱半，雄黄一钱。上为末，蜜水调敷，纱贴。《直指》。

三神膏 治痈疽发背。蓖麻子去壳四十九枚，陈醋一碗半，盐一撮。上同入锅中熬之，槐枝搅成膏，先以米泔洗疮，擦上留顶，未成脓即消，已成脓即出脓。《医鉴》。

洪宝膏 治一切肿毒，散血消脓。天花粉三两，白芷、赤芍药各二两，郁金一两。上为末，茶调涂患处，干则换新。《回春》。

妙胜散 消肿敛毒排脓。落地茄花去白，黄蜀葵花去心并萼，日干。上为末，井水稀调，鸡羽扫敷患处，干则再敷。或收毒平散，或破溃出脓，神效。如疮口开，用末掺，亦敛毒不急涩。《直指》。

神异膏 治发背痈疽及诸般恶毒疮疖，贴之，其效如神。〇膏药甚多，效验无出于此。方见杂方。

万应膏 治一切疮疽初发，焮肿或老疮不差，亦令收敛早合，贴之神效。方见杂方。

灵应膏 治五发痈疽，恶疮瘰疬，结核乳痈。贴之，则未成脓者自消，已成脓者便溃，恶肉易去，新肉早生，其效如神。方见杂方。〇一名麦饭石膏。《精要》。

太乙膏 治五发痈疽，一切恶疮，及蛇虎犬蝎并汤火刀斧打扑损伤，可内服外贴。〇若作丸服之，则蛤粉为衣。〇一名神仙太乙膏。方见杂方。

云母膏 治一切痈疽，恶疮肿毒，折伤、瘰疬、骨疽、内疽、乳痈、肺痈、肠痈，并可外贴内服。方见杂方。〇凡五发及发背，外以败蒲煎水洗疮，贴之。又取一两，作丸梧子大，温酒吞下三十丸，瘰疬骨疽亦如之。肠痈作丸，甘草汤吞下，下脓血即愈。一切疮疽，外贴立差，忌食羊血。《局方》。

善应膏 治诸般肿毒恶疮，发背、脑疽、瘰疬、打扑闪胁、金疮杖疮、蛇虫犬马咬、疥癣等疾，并外贴、内服。〇内疽、肺痈、肠痈，作丸如上法服。方见杂方。

糯米膏 净糯米三升，入瓷盆内，于端午前四十九日以冷水浸之，一日两度换水，勿令米碎，至端午日取出，用绢袋盛之风干，每旋取少许，炒黑为末，冷水调成膏，量疮大小贴之，绢帛包定，直候疮愈为度。干则换，常令湿为妙。《入门》。

敛疮散 软滑石煅、花蕊石煅、鸡内金各五钱，白及三钱半，白蔹二钱半，黄丹、乳香各一钱。上为末，干掺，神效。《直指》。

桃花散 治一切疮久不合。白及、白蔹、黄柏、黄连、乳香、麝香、黄丹各等分。上极细末，掺疮上，二三日生肌平满。《丹心》。

红玉散 治诸疮，生肌肉。寒水石，不以多少，盐泥包裹，火煅。上为末，入黄丹少许，掺疮上。《丹心》。〇诸恶疮血出不止，寒水石细末，掺之立止。东垣。

生肌散 寒水石、滑石、龙骨无则狗头骨代之、乌贼鱼骨各一两，定粉、密陀僧、白矾灰、干胭脂各五钱。上为极细末，糁之。《精要》。○一方老狗头生脑骨碎煅，桑白皮新者一两，当归二钱半。上极细末，油调敷或干糁。《直指》。

木香槟榔散 治痈疽疮疖溃后脓水不止，肌肉不生，不敛。木香、槟榔、黄连各等分。上细末，新水调涂，湿则干糁。膏粱热疮所宜用。○一方加黄丹。《局方》。

竹筒吸毒方 治痈疽丁疮肿毒，及诸般恶疮，吸出脓血恶水甚佳。苦竹筒三个或五个，长一二寸许，一头留节，薄削去青皮，以苍术、白蔹、白蒺藜、厚朴、艾叶、白及、茶芽各三钱。上为粗末，将竹筒、水二升同煮十数沸，乘竹筒热，以手按于疮上，候脓血水满，自然脱落，不然用手拔脱，更换新筒。如此三五次，其毒尽消，即敷生肌膏。《丹心》。

内外分痈疽

内疽者，皆因饮食之火，挟七情之火，相郁而发。饮食者，阴受之；七情者，脏腑受之，宜其发在腔子而向里，非干肠胃肓膜也。谓之内疽者，以其视之不见，故名焉。《纲目》。○发于内者曰肺痈、心痈、肝痈、肾痈、胃脘痈、肠痈、腹痈。○发于外者曰臂痈、乳痈、臀痈、悬痈、便痈、囊痈、附骨疽、流注、骨疽、疔疽。○内疽施点阴胶法，次服仙方活命饮方见上、内消沃雪汤。《纲目》。○内疽用内托之药，外以针开之而愈，先用四物汤方见血门加桔梗、香附、生姜煎服；溃后亦用四物调理，云母膏、太乙膏作丸，兼服。《丹心》。

点阴胶法 欲知内疽所在，点阴胶少许于口中，即知脏腑所起，直达至住处，知痛足可医也。阴胶即是久用甑中气垢也。○雷公云：知疮所在，口点阴胶。《本草》。

肺痈

中府穴名隐隐而痛者肺疽，上肉微起者

肺痈也。《灵枢》。○肺之痈，喘而两胠满，肺痈吐脓如糯米粥，咽燥振寒。《内经》。○振寒发热，寸脉滑数，咳唾脓血，其人饮食起居如故，此为痈肿，脓在胸中，为肺痈，其脉紧数，为脓未成；紧去但数，为脓已成。仲景。○肺痈吐脓后，其脉短而涩者自痊，浮大者难治，其面色白而反赤者，此火之克金，不可治。《丹心》。○大凡肺痈，当咳喘短气胸满，时唾脓血，久久如糯米粥者，难治；其呕脓而自止者，自愈。《精义》。○始萌可救，脓成多死。仲景。○肺痈乃风寒之气内舍于肺而作，先须发表，宜参苏饮。方见寒门。○肺痈咳而胸膈隐痛，时出浊唾腥臭，实者先投参苏饮四贴，虚者先投小青龙汤四贴方见寒门。《得效》。○肺痈口燥咽干，胸中隐痛，二便赤涩，咳唾脓血腥臭，置之水中则沉，宜用桔梗汤、消脓饮、苇叶汤、黄昏汤、五香白术散、牡丹皮汤、参芪补肺汤、参术补脾汤。《入门》。○肺痈之证，男子以气为主，得之十救二三；妇人以血为主，得之十全七八，历试屡验。《得效》。○云母膏，作丸服。太乙膏亦可。《入门》。

桔梗汤 治肺痈。桔梗、贝母各一钱二分，当归、瓜蒌、薏苡仁各一钱，枳壳、桑白皮、防风、黄芪各七分，杏仁、百合、甘草节各五分。上锉，作一贴，入姜五片，水煎服。《正传》。

消脓饮 治肺痈呕脓。南星炮一钱，射干、桔梗、天门冬、薄荷、紫苏叶、杏仁、半夏、防风各七分半，知母、贝母、阿胶、川芎、生干地黄、桑白皮、白及、白芷、甘草各五分。上锉，作一贴，姜七片，乌梅一个，水煎服。《入门》。

苇叶汤 治肺痈，心胸甲错，咳喘烦热。薏苡仁、冬瓜仁、桃仁各二钱锉，先以苇叶一握，水二盏，煎取一盏去滓，入三药煎至六分，去滓，食后服，吐脓血勿怪。《得效》。

黄昏汤 治同上。夜合树皮一掌大，水煎服。即合欢皮也。《本草》。

五香白术散 治肺痈，生肺金，益脾土，进饮食。人参、白术、山药、白茯苓、薏苡仁、白扁豆、桔梗、缩砂、莲肉、白豆蔻、甘草各二钱，沉香、木香、乳香、丁香、藿香各一钱。上为末，每三钱，苏盐汤调下，大枣汤亦可。《得效》。

牡丹皮汤 治肺痈，胸乳间皆痛，口吐脓血，气作腥臭。牡丹皮、升麻、桔梗、薏苡仁、地榆、黄芩、赤芍药、甘草生各一钱三分。上锉，作一贴，水煎服。《得效》。

一方 一少妇，膺间溃一窍，口中所咳脓血与窍相应而出，宜大补气血，以参、芪、当归加退热排脓药，多服。兼取云母膏作丸，甘桔汤吞下而愈。《丹心》。

参芪补肺汤 治肺痈，咳吐脓血，发热作渴。熟地黄一钱半，牡丹皮一钱，人参、黄芪、白术、白茯苓、陈皮、山茱萸、当归、山药、五味子、麦门冬各七分，甘草炙五分。上锉，作一贴，姜三，水煎服。《入门》。

参术补脾汤 治肺痈吐脓血久不愈，脾弱不食，此药能补脾生肺。黄芪二钱，人参、白术各一钱半，陈皮、当归、白茯苓各一钱，麦门冬七分，桔梗六分，甘草五分，五味子四分，升麻三分。上锉，作一贴，姜三，水煎服。《入门》。

心痈

巨阙穴名隐隐而痛者心疽，上肉微起者心痈也。《灵枢》。○心痈者，心经有热，或好饮酒，或嗜热物，积聚成热，凝滞而生，先用凉血饮，次服加味十奇散。方见上。《得效》。○心痈者，于胸乳间生蜂窠痈发。《灵枢经》所谓一名井疽，状如豆大，三四日起，不早治，则入于腹，七日死，急用疏导心火之药，宜用清心丸、清心散、内固清心散、泻心汤。《入门》。

凉血饮 治心痈，退潮止渴解热，能内消。木通、瞿麦、荆芥、薄荷、白芷、天花粉、赤芍药、麦门冬、生干地黄、栀子、车前子、连翘、甘草各八分。上锉，作一贴，入灯心、竹叶，水煎服。○一名引兵先锋。《得效》。

清心丸 诸痛痒疮疡，皆属心火，此药主之。黄连一两，茯神、赤茯苓各五钱。上为末，蜜丸梧子大，米饮下百丸。《入门》。

清心散 治心痈及痈疽热证。远志、赤茯苓、赤芍药、生干地黄、麦门冬、知母、甘草生各一钱。上锉，作一贴，入姜三枣二，水煎服，加黄连尤佳。《入门》。

内固清心散 治心痈及痈疽恶疮，烦躁，以此解毒，神效。辰砂、赤茯苓、人参、白豆蔻、雄黄、绿豆、朴硝、甘草、皂角各一钱，龙脑、麝香各一字。上为末，每一钱，蜜水调下。《入门》。

泻心汤 治心痈及痈疽毒盛，躁渴。大黄一钱半，黄连、黄芩、山栀子、漏芦、泽兰、连翘、苏木各七分。上锉，作一贴，水煎服。《入门》。

肝痈

期门穴名隐隐而痛者肝疽，上肉微起者肝痈也。《灵枢》。○发于腋下赤坚者，名曰米疽。治之以砭石；其坚而不溃者，为马刀夹瘿，急治之。《灵枢》。○胁痈，由肝心火盛，宜柴胡清肝汤方见上，溃后方可清热托里，忌热药。《入门》。○肝痈，两胠满，卧则惊，不得小便。《内经》。○小柴胡汤随证加减用。方见寒门。

肾痈

京门穴名隐隐而痛者肾疽，上肉微起者肾痈也。《灵枢》。○肾痈，胠下至小腹满。《内经》。○肾痈，乃与内肾相对，皆由肾气衰败而成，突起皮赤者，易安；陷入皮黑者，难差，宜加减八味元方见虚门、加味十奇散方见上。《得效》。○五脏痈疽，俱宜十六味流气饮，或托里散方见上加山栀仁、黄芩、杏仁、连翘，且与痈疽通治法相参用。

《入门》。

十六味流气饮　治痈疽无名恶肿等疾，乃表里气血药也。人参、当归、黄芪、桔梗、防风、木香、枳壳、川芎、肉桂、白芍药、槟榔、白芷、厚朴、紫苏叶、乌药、甘草各六分。上锉，作一贴，水煎服。《入门》。

胃脘痈

帝曰：人病胃脘痈者，诊当何如？岐伯曰：诊此者，当候胃脉，其脉当沉细。沉细者气逆也，逆者人迎甚盛，甚盛则热。人迎者，胃脉也，逆而盛，则热聚于胃口而不行，故胃脘为痈也。《内经》。○中脘穴名属胃，隐隐痛者，胃脘痈也。《灵枢》。○脉洪数者，脓已成也。设迟紧，虽脓未就，已有瘀血也，宜急治之。《精义》。○多因饮食及七情火郁，复感风寒，使热浊之气填塞胃脘，胃中清气下陷，故胃脉沉细，惟寒气所隔，故人迎紧盛。有此二脉，真胃脘痈也。《入门》。○外证寒热如疟，胃浊则肺金失

养，故身皮甲错，或咳或呕，或唾脓血，射干汤主之，千金内消散方见上、内消沃雪汤、东垣托里散皆可服。又，云母膏作丸，以桔梗甘草汤吞下。太乙膏亦佳。《入门》。

射干汤　治胃脘痈。赤芍药二钱半，射干、栀子、赤茯苓、升麻各一钱半，白术一钱。上锉，作一贴，水煎去滓，入生地黄汁一合，蜜半合，再煎一沸，温服。河间。

内消沃雪汤　治胃脘痈及肚痈内疽，神效。当归身、白芍药、甘草节、黄芪、射干、连翘、白芷、贝母、陈皮、皂角刺、天花粉、穿山甲、金银花、木香、青皮、乳香、没药各五分，大黄酒制一钱半。上锉，作一贴，酒水相半煎服。《医鉴》。

东垣托里散　治胃脘痈内疽，及一切恶疮。始发肿痛，脉洪数弦实，将欲作脓者，三服消尽。金银花、当归各二钱，大黄、牡蛎、瓜蒌根、皂角刺、连翘、朴硝各六分，赤芍药、黄芩各四分。上锉，作一贴，酒水相半煎服。《精义》。

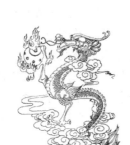

杂病篇卷之八

御医忠勤贞亮扈　圣功臣崇禄大夫阳平君臣许浚奉　教撰

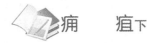

痈　疽下

肠痈腹痈

关元穴名属小肠，天枢穴名属大肠，丹田穴名属三焦，其穴分隐痛者为疽，上肉微起者为痈也。《灵枢》。○肠痈为病，小腹肿而强，按之则痛，小便数似淋，时时汗出，发热而复恶寒，身皮甲错，腹皮急如肿状，甚者腹胀大，转侧有水声，或绕脐生疮，脓从疮出，或有出脐中者，惟大便下脓血者自愈。仲景。○湿热郁积肠内成痈，脉迟紧者，宜大黄牡丹汤或五香连翘汤方见上下之；脉芤涩者，四物汤方见血门加桃仁、红花、玄胡索、木香；脉洪数者，三仁汤；小腹疼尿涩者，脓滞也，宜牡丹散。《入门》。○腹皮急，按之濡，身无热，乃阴冷所成，宜牡丹散，或内托十宣散加茯苓，甚者败酱散；小腹痞坚，按之痛，身有热，乃结热所成，宜大黄牡丹汤或桃仁承气汤方见寒门、黄黑散。《入门》。○肠痈冷热证，云母膏为丸，牛膝汤吞下，利去瘀脓即愈，或蜡矾元亦佳。方见上。○腹痈者，生于肚腹皮里膜外，左关脉洪数，而腹痛甚者是也，治法同肠痈。《入门》。

脉法

肠痈难知，脉滑可推，数而下热，肠痈何疑，迟紧未脓，下以平之，洪数脓成，不下为宜。《脉诀》。○趺阳脉滑而数，知当屎脓也。仲景。○肠痈之脉，滑而数，滑则为实，数则为热；滑则为荣，数则为卫；卫数下降，荣滑上升；荣卫相干，血为败浊。《脉经》。

大黄牡丹汤　治肠痈，脉迟紧，脓未成，可下之。大黄、芒硝各一钱半，牡丹皮、桃仁、瓜蒌仁各二钱半。上锉，作一贴，水煎服，有脓即下脓，无脓即下血。○一名大黄汤。一方，有冬瓜仁，无瓜蒌仁，神效。《千金》。

三仁汤　治肠痈，肠中痛痛，纵非痈，疑似间便可服。薏苡仁三钱，冬瓜仁二钱半，桃仁、牡丹皮各二钱。上锉，作一贴，水煎服。《入门》。○一名薏苡汤。《三因》。

牡丹散　治肠痈冷证，腹软而痛，时下脓血。牡丹皮、人参、天麻、白茯苓、黄芪、薏苡仁、桃仁、白芷、当归、川芎各一钱，官桂、甘草各五分，木香三分。上锉，作一贴，水煎服。《入门》。

败酱散　治肠痈，身无热，腹濡冷。薏苡仁二钱半，败酱一钱半，附子炮五分。上锉，作一贴，水煎服。小便当下脓血而愈。《入门》。○一名薏苡附子败酱散。仲景。

黄黑散　治腹内痈肿。大黄一两取末四钱半，破故纸一两取末二钱，牛蒡子一两取末一钱，黑牵牛子一两取末二钱。上和匀，分二贴，每取一贴，蜜水调，空心服，以利为度。《丹心》。

肠痈治验 一妇腹痛，百方不效。孙兆诊曰：腹痛脉当沉细，今反滑数，此肠痈也，云母膏作丸，温酒吞下，服一两，下脓血而安。《纲目》。○灸肠痈法：屈两肘，正肘头锐骨端是穴，灸百壮，下脓血而安。《千金》。

臂痈

臂上手阳明经分生痈，此得之八风之变者，伤于风者，上先受之，宜服白芷升麻汤。《入门》。

白芷升麻汤 治臂痈。黄芪、酒黄芩各四钱，生黄芩三钱，白芷一钱半，升麻、桔梗、连翘各一钱，酒红花、甘草各五分。上锉，分二贴，每取一贴，酒水各半，煎服。东垣。

臀痈

臀居小腹之后，又在于下，此阴中之阴也，其道远，其位僻，虽曰多血，气运不到，血亦罕来。中年后不可生痈，才有肿痛，参之脉证，但见虚弱，便与滋补气血，可保终吉，若用寻常驱热、舒气之药，虚虚之祸，如指诸掌。《丹心》。○臀痈初起，未成脓者，隔蒜灸，再用葱熨法。欲作脓者，内托羌活汤。痛甚者，仙方活命饮二方见上。肿硬者，托里消毒饮方见上。溃后，宜加味十全汤方见上。尻臀生痈，坚硬肿痛，宜内托羌活汤。方见上。

悬痈

谷道前后生痈，谓之悬痈。此病生谷道、外肾之间，初发如松子大，甚痒，渐如莲子，数十日后始觉，赤肿如桃子即破。若破而大小便皆从中出者，为难治，宜服国老膏。《精要》。○此疾，首尾常服国老膏，虽

患亦轻，虽溃亦浅，误用寒凉则不可救。○初起作痛尿涩者，仙方活命饮方见上。去大黄服之。脓已成者，急针之；久成漏者，加味十全汤方见上、蜡矾元方见上。○谷道中生疮，取水中苲叶细捣，绵裹纳下部，日三即愈。《入门》。

国老膏 治悬痈。横纹大甘草，带节一两四寸切，以山涧长流水一碗，文武火，慢慢蘸水炙，自早至午，干则投前水再炙，直待水尽，看甘草中心润透为度，细锉，好酒二升，煎取一升，空心随量饮之，三日一服，二三服可保无虞。此药虽不即消，过二十日后必尽消，有人患此痈已破，服两贴疮即合，甚妙。《精要》。

便痈

俗名便毒，实血疝也，一名跨马痈。此奇经冲任为病，而痈见于厥阴经之分野，其经多血，故又名血疝。或先有疳疮而发，或卒然起核疼痛而发，皆热郁血聚而成，初发宜疏利之即散，变脓后如常用托里内补之药。《正传》。○便毒处所，上不在腹，下不在腿，介乎两者之中也。《直指》。○便痈生于腿胯小腹之间，或一边肿痛，或左右两边俱发，先用五苓散方见寒门加大黄，或双解散、复元通气散方见气门。痛甚者，仙方活命饮方见上。仍戒房室行动。《入门》。○便痈，宜苏方散、牡蛎大黄汤、千金内消散、黄黑散、五香连翘汤三方见上、消毒饮、玉烛散、神奇散。○便毒，取大蜘蛛一个，研细，热酒调下。《山居》。○便毒初起，射干三寸，生姜如指大，捣细顺流水煎服，以泻为度，因用阿胶醋煮涂患处。《丹心》。○生山药、砂糖同捣，涂上即消。又生姜一块，蘸米醋磨，取千步峰泥，敷肿处即消。千步峰，即人家行步地上高块是也。《得效》。

苏方散 治便痈。木鳖子、当归尾、赤芍药、白芷、川芎、射干、大黄、金银花、穿山甲、没药、苏木、甘草各八分。上锉，作一贴，酒水各半，煎服。《正传》。

牡蛎大黄汤 治同上。大黄、牡蛎煅各二钱半，甘草一钱，黄瓜蒌一个。上锉，作一贴，水煎服。《正传》。

消毒饮 治便毒三四日可消。皂角刺、金银花、防风、当归、大黄、瓜蒌仁、甘草各一钱三分。上锉，作一贴，水酒各半，煎服。仍频提揦顶中发，立效。《丹心》。

玉烛散 治便毒肿痛。大黄、芒硝各二钱，川芎、当归、赤芍药、生地黄、甘草各一钱。上锉，作一贴，水煎空心服。《正传》。

神奇散 治便毒鱼口疮便毒溃破者即鱼口疮也。牡蛎、大黄各三钱，黄连、黄芩、黄柏、金银花、连翘各一钱半，穿山甲三片土炒，木鳖子三个去壳，黄蜡三两。上锉，分作二贴，酒水各半，煎服。《回春》。

双解散 治便毒。大黄、黑丑炒头末各一钱半，官挂、白芍药、泽泻、桃仁各一钱，甘草七分。上锉，作一贴，姜五片，水煎服，空心。先小便快，是热从小便出也；后大便利，皆是稠毒。《得效》。

囊痈

囊痈者，湿热下注也。有作脓者，此浊气顺下，将流入渗道，因阴道或亏，水道不利而然，脓尽自安，勿药可也。或有因腹肿，渐流入囊，肿甚而囊自裂开，睾丸悬挂，水出，以麸炭末敷之，外以紫苏叶包裹，仰卧养之。〇痈疽入囊者，曾治数人，悉以湿热入肝经处治，而用补阴药佐之，虽脓溃、皮脱，睾丸悬挂者，皆不死。〇取紫苏叶，焙干为末敷之，如燥香油润之，皮脱者青荷叶包之，其皮自生。《丹心》。

附骨疽

附骨疽，与白虎、飞尸、历节皆相类，但历节痛则走注不定。白虎、飞尸痛浅，按之则便止；附骨疽痛深，按之亦无益。〇白虎、飞尸亦能作脓，着骨而生，及其腐溃，碎骨出尽方愈。然则同是一病，但浅深不同

耳。《三因》。〇附骨疽，筋骨之内，痛如锥刺，外则全无赤肿突起，初因露卧风冷，或乘凉浴水，寒湿袭深。初起痛不能转，寒热无汗，经久寒郁为热，变而为脓，脓成即用火针，使毒不得内溃。《入门》。〇初起宜漏芦饮子、五香连翘汤方见上疏下之，次用内消升麻汤。在尻臀宜内托羌活汤方见上；在腿内羌活防己汤；在腿外托里黄芪汤、黄连消毒饮方见上。溃后久不愈，宜蟾蜍膏、赤术元、平肌散。《入门》。〇初起大痛而肉色不变，名附骨痹，三生散最妙，兼用青皮、甘草节二味，煎服。《纲目》。〇附骨疽，与缓疽、石疽、贼风相类，宜辨而治之。《入门》。

缓疽石疽贼风辨 缓疽石疽，皆寒气伏于骨髓之间，其热缓慢，积日不溃，久乃紫黑，皮肉俱烂，故名曰缓疽。〇肿与皮肉相似，疼而坚硬如石，故谓之石疽。生商陆根捣烂，和盐少许，涂敷，日一换，即软。〇贼风，由风邪搏于骨髓，故其痛亦彻骨，遇寒则甚。外证恶寒有汗，痛处常欲热熨，失治则变为挛曲偏枯。〇缓疽石疽，宜服补虚托里温热之剂；贼风，宜服越婢汤疏通之剂。《入门》。

始发预防法 环跳穴痛不已，防生附骨疽，急用青草苍柏汤。服此不愈，加麻黄一钱，用二三贴又不效，恐疽将成，急掘地坑以火烧红，沃以小便，令患人赤体坐其上，以被围抱下体，使热气熏蒸，气血畅而愈。《入门》。

漏芦饮子 治附骨疽，初起宜服，他恶疮初起，亦可服。大黄一钱半，漏芦、白敛、黄芩、麻黄、枳实、升麻、赤芍药、朴硝、甘草各一钱。上锉，作一贴，水煎服。《入门》。

内消升麻汤 治附骨疽，疏下后服此。大黄、升麻、当归、黄芩、赤芍药、枳实各一钱半，甘草一钱。上锉，作一贴，水煎服。《精义》。

羌活防己汤 治附骨疽，发于太阳、厥

阴、太阴分者。羌活、川芎、苍术各一钱二分，防己、木香、连翘、射干、白芍药、木通、当归尾、苏木、甘草各七分。上锉，作一贴，酒水各半，煎服。《正传》。

托里黄芪汤 治附骨疽，发于足少阳、阳明分者，当归尾一钱七分，柴胡一钱半，白芷一钱二分，连翘、鼠黏子、肉桂、黄芪各一钱，黄柏、升麻、甘草各五分。上锉，作一贴，酒水各半，煎服。《正传》。

蟾蜍膏 治附骨疽久不差，脓汁败坏，或骨从疮口出。大虾蟆一枚，乱发鸡子大，猪脂四两。上以猪脂煎二物，令稠去滓，凝如膏贴之。先以桑白皮、乌豆煎汤，淋洗疮口，拭干，然后却贴之。《得效》。

赤术元 治附骨疽久不差。赤术一斤，泔浸去油，用川椒、葱白同煮黑色焙干，茴香、破故纸、川楝子炒、赤茯苓、白芷、桃仁各一两。上为末，蜜丸梧子大，温水下百丸。《得效》。

平肌散 治附骨疽成漏，久不合。老狗头骨煅、露蜂房、乱发灰各二钱半，新桑白皮末一钱二分半。上为末，入轻粉、麝香各少许，湿则干糁，干则油调，敷之。《直指》。

三生散 治附骨疽及疮口久不合，神验。露蜂房、蛇蜕、乱发各等分，烧存性为末，每取三钱，温酒调下，空心。《保命》。

青草苍柏汤 治附骨疽，始作宜预防。青皮一钱半，甘草节五分，苍术、黄柏各三钱。上锉，作一贴，水煎，和姜汁三匙，空心饮之。冬加桂枝，夏加条芩，体虚加牛膝。《入门》。

流注骨疽

流者行也，注者住也。或结块，或漫肿，皆因素有痰火，或感风寒邪气，流行至其痰注之处而发。多生四肢，或胸腹腰臀关节之处。初起，宜葱熨法方见下，实者，十六味流气饮方见上，兼服竹沥达痰丸方见痰门，通用荣卫返魂汤合二陈汤方见痰门，令其自消自溃，若溃后久不敛，宜以托里为主，更佐以豆豉饼、琥珀膏方见杂方；脓成，以火针破之。《入门》。〇流注起于伤寒，伤寒表未尽，遗毒于四肢经络，涩于所滞而后为流注也。盖流注者，伤寒之余毒；骨疽者，流注之败证也。《回春》。〇痰饮流注于胸背头项腋胁腰腿手足，聚结肿硬，或痛或不痛，按之无血潮，虽或有微红亦淡薄，不热，坚如石，破之无脓，或有薄血，或出清水，或如紫汁，又有坏肉如败絮，或又如瘰疬在皮肉之间，如鸡卵可移动，软活不硬，破之亦无脓血，针口努肉突出，惟觉咽喉痰塞，作寒作热，荣卫返魂汤主之。《医鉴》。〇骨疽者，由疮溃后，气血不荣，骨自脱出，脓水腐溃，碎骨出尽方愈。盖人身有正骨、附骨，傅合成形，附骨出则愈后如常；正骨腐出，遇为终身废疾。随肿硬之处，溃后久不愈，则必出碎骨，外用附子饼灸，或葱熨法祛散寒邪，补接荣气，则骨自脱，疮自敛矣。《入门》。

荣卫返魂汤 主一切痰饮为患，专治痰肿，又治痈疽发背，流注肿毒。赤芍药、木通、白芷、何首乌、枳壳、茴香、乌药、当归、甘草各一钱。上锉，作一贴，酒水各半，煎服。《医林》。〇一名追风通气散。一名通顺散，又名何首乌散。此方宜与十宣散相间用之，并加忍冬藤。《入门》。〇凡气血逆于肉理，令壅结为痈疽，此药大能顺气匀血，自然荣卫通顺，不生变证，尤合内疽。《入门》。〇虚加炮附子，实加大黄，痰盛加南星、半夏，肿毒坚硬不穿加川芎、麻黄、葱白、全蝎、穿山甲，流注加独活。流注者，气血凝滞，加独活则可以动一身血脉，血脉既动，岂复有流注乎？《入门》。〇此药治流注痈疽发背。至于救坏病，活死肌，弭患于未萌之前，拔根于既愈之后，大能顺气匀血。盖气阳也，血阴也，只调阳不和阴，则气耗而凝，肌必不活，如五香连翘之类是也；只和阴不调阳，则血旺而气弱，病必再作，如内补十宣之类是也。此药兼之，真神仙妙剂也。《医林》。

疔疽

发于足上下名曰四淫，其状大痛，不急治之，百日死。〇发于足旁名曰厉疽，其状不大，初从小指发，急治之，去其黑者，不消辄益不治，百日死。〇发于足指，名曰脱疽，其状赤黑者，死不治；不赤黑者，不死。治之不衰，急斩之，否则死。《灵枢》。〇膏粱之变，足生大丁。《内经》。〇疔疮初发，突起如钉盖，故谓之疔，近世多见因食自死牛马禽兽之肉而发，或感袭天地暴沴之气而发，或恣食辛辣厚味积毒而发。其形有十三种，治法皆司。初起仅一小疮，杀人于一二日之内，比之痈疽尤毒。又有红丝疔，鱼脐疔，其毒尤甚。《入门》。〇疔疮发无定处，在手足头面胸背骨节间最急，其余处为缓。《正传》。

疔疽形证 疔疽生黄疱中，或紫黑色，初发必先痒后痛，先寒后热，四肢沉重，头痛心惊眼花，若大重则呕逆，为难治。《三因》。〇疮头黑硬如钉，四畔带赤如火，盘根突起，随变焦黑，未几肿大而光，转为湿烂，深孔透肌，如大针穿之状。《入门》。〇外证，心惊头痛，拘急恶寒，四肢痛强，或寒热交作，颊舌间赤黑点点如珠。《直指》。〇或不痛痒，只麻木寒热，眼中流火，牙关紧急，时时惊惕，甚则呕吐诸证中呕吐最危，以针刺疮，不痛无血，是其候也。又中陷如钉盖，撼之有根，是疔也。《精义》。

疔疽治法 凡疔疮，毒气攻心欲死，以针刺疮心，若觉痛有血，下锭子；若累刺至心侧，皆不痛无血者，急刺百会穴，痛有血者，下锭子；若无血，以亲人热血代之，犹活三四，宜用回疮锭子、碧霞锭子、回疮蟾酥锭子。《精义》。〇又法：急以艾炷灸之，针疔四边，皆令血出，以回疮锭子纴之，上用膏药贴之，因服五香连翘汤、千金漏芦汤二方见上疏下之，若针之不痛无血者，以猛火烧铁针通赤，于疮上烙之，令如焦炭，取

痛为效，亦纴前锭子，经一二日脓溃根出，服托里汤散，以取平复。《精义》。〇治法，急用飞龙夺命丹或雄黄丸下之，去其毒热，次服化毒丸及二活散。《正传》。〇实者，初服赛命丹方见上三丸，以葱、酒发表；虚者，服保生锭子，以解毒。《入门》。〇通治，紫金锭、返魂丹、一捻金、神效夺命丹、蟾酥丸、独蟾丸、五圣汤、还魂散、千金消毒散选用。

红丝疔 疔疮，或有一条如红线直上，仓卒之际，急用针于红线所至处，刺出毒血，然后以蟾酥、乳香等膏，于正疮内涂之。针时以病者知痛出血为好，否则红线入腹，必致危殆。《纲目》。〇疔生两足，多有红丝至脐；疔生两手，多有红丝至心；疔生面部，多有红丝入喉者，俱难治，急针其丝出血，以泄其毒，方可保生。《入门》。

鱼脐疔 又有一种疮头黑深，形如鱼脐，破之渗出黄水，四畔浮浆，谓之鱼脐疔，其毒尤甚。丝瓜叶、连须葱白、韭叶各等分，研捣如泥，取汁，以酒和服，其滓贴腋下。如病在左手，贴左腋下；在右手，贴右腋下；在左脚，贴左胯；在右脚，贴右胯；在身中，贴心脐，并以帛缚住，候肉下红丝皆白则安矣。或蛇蜕烧灰，鸡子清敷，内服神仙解毒丸。《丹心》。

脱疽疔 《内经》曰：膏粱之变，足生大疔。盖因膏粱酒色，蕴积恶毒，或久患消渴之余，多有此疮。《灵枢经》所谓：发于足旁名曰厉疽，发于足指名曰脱疽，其状赤黑者，死不治，治不衰，急斩之，否则死，正谓此也。谓之脱疽，以其指节溃烂脱去也。《入门》。〇轻者色赤自溃，先用隔蒜灸，内服仙方活命饮方见上、还魂散。重者色黯不痛，先用隔蒜灸，更服赛命丹方见上及补药，庶可保生。〇甚者赤变为黑，急须在指则斩，在肉则割，否则黑延上足必死，外治用桐油及无名异，煎一沸，入川椒一勺，看疮大小，剪蓼叶在内同煎，浸七日后，单以此叶贴疮上，即安。《入门》。

又方 治疗疽危笃，二服即愈，轻者一服效。土蜂房一窠，蛇蜕全者一条。上盛器中，黄泥固济，火煅存性，为细末，每一钱，空心，好酒调服。少顷，腹中大痛，痛止而其疮已化为黄水矣，因服五圣汤。《瑞竹》。

疗疽死证 疗疮含蓄毒气，突出寸许，痛痒异常，一二日间，害人甚速，是尤在痈疽之上也。《直指》。○疗毒入心则口干烦闷恍惚似醉，呕吐不定，危证也，万病解毒丹即紫金锭也以黄连、当归煎汤化下，或赛命丹、渊然真人夺命丹，皆可服。《入门》。○疗毒入心腹，则烦闷呕逆，恍惚痴眠，其毙可立待也。《直指》。○疗疮走黄，过心者难治。若太重则呕逆，呕逆者难治，姑用乳粉托里散方见下止之。《三因》。○疗疽出冷汗者，死。《三因》。○人有暴死者，多是疗毒，急以灯照遍身，若有小疮，急灸之，并服赛命丹，亦有复苏者。《入门》。

拔疗法 疗疮有毒根在内，须拔去乃可救。黑牯牛，牵于石上必撒粪，候粪上生菌，取焙干，与豨莶草叶等分为末。用竹筒，两头去节，套在疗上，陷入肉内，以线紧缚，取药末一匙，滴水和之，放于筒内，少时药滚起，则疗自拔起。未效，则渐加度数，其疗必拔，拔去后，以金银白芷散调之。《正传》。○宜用回疮锭子，或保生锭子、四圣旋疗散，拔去疗根，调治。《精义》。○苍耳茎叶烧灰，醋调，涂疗上，干则易，不过十度即根出，和雄黄尤炒。《本草》。○蝉蜕、白僵蚕为末，醋调，留疮口，涂四围，俟疗根出，拔去。《纲目》。○蜣螂，安浓米泔小盏中，以火逼之，虫热吃泔，及困死，取脑中白肉，新瓦上焙为末，热酒调二钱眼，仍以少许涂疗上，根自出。《资生》。○一云：蜣螂，于心腹下度取之，其肉稍白，贴疗上，根出即愈。《本草》。○斑猫一枚捻破，以针刺疗上封之，根即出。○取黑虱十枚，置疗上，以荻箔绳作炷，灸虱上，即根出。○白狗屎，烧存性，和酒

服，又涂疗上，根自出。○苦苣，取茎中白汁涂疗上，出根。○马齿苋，和梳垢，烂捣封疗上，根出。《本草》。

食疫死牛马禽兽肉生疗 近见患疗者，皆是食自死牛马禽兽之肉而生此疾，十患十死，宜急取紫金锭半锭，淡酒化下，重者服一锭，外用凉水磨涂疗上，日夜各数次，或吐或利，神效。○白头蚯蚓八九条，擂烂，和酒，滤去滓，饮之，其滓涂疗四围，留头，出毒气。○大蜘蛛一个，放疗上，自咂其毒，连易三五个，其毒自败。以蜘蛛入水，不伤蛛命。又兼用蜞针法。方见下。《种杏》。

紫金锭 一名万病解毒丹，治痈疽发背，诸肿诸瘤，疗疮恶疮，一切肿毒方见解毒。每取半锭，淡酒化下，重者一锭，外以凉水调涂患处，一日数次即效，惟已溃出脓血者忌服。《入门》。

返魂丹 治十三种疗疮危恶者。雄黄、白矾枯各二钱，朱砂、胆矾各一钱半，蟾酥、血竭、铜绿各一钱，轻粉、没药、乳香各五分，麝香一字，蜗牛生不拘多少。上为末，以蜗牛、蟾酥研烂，和丸芡实大，每一丸，令病人先嚼葱白三寸许，放在掌心，将药丸裹在葱内，以热酒一盏吞下，暖处卧，汗出为效。○《内经》曰：汗之则疮已。盖此药能化毒为汗也。《瑞竹》。

一捻金 治疗疽。即赛命丹方见上。为末，每服二三分。温酒调下。如服赛命丹后，毒未尽起，再用此药催之，服此药后，身凉者，即死。《入门》。

神效夺命丹 治疗疮恶疮，及破伤风，昏沉危急者。朱砂三钱半为衣，轻粉、血竭各二钱，枯白矾、蟾酥各一钱，铜绿一字，蜗牛二十个。上末，用初男乳汁和丸梧子大，朱砂为衣。患人自嚼生葱白数根，吐出裹药一丸，以温酒吞下，如吐逆，以热酒压下，遍身汗出毒气自消。《丹心》。

蟾酥丸 治疗疮恶疮，无名肿毒。朱砂、雄黄各三钱，麝香一字。上末，端午日

取蟾酥和丸黍米大，葱酒下三丸。《医鉴》。

五圣汤 治疔疽。皂角刺一两，大黄、金银花、甘草各五钱，黄瓜蒌一个。上锉，酒二升，同煎至八分。温服。《入门》。

还魂散 治疗疮及痈疽，能令内消，去毒化为黑水，从小便出，万无一失。知母、贝母、白及、半夏、天花粉、皂角刺、乳香、金银花、穿山甲各一钱。上锉，作一贴。好酒一碗同煎至半碗，去滓，乘温尽服。将渣捣烂，加芙蓉叶一两，蜜水和，敷疮上，如干，以蜜水润之，过一宿自消。《医鉴》。

千金消毒散 治疗疮发背，一切无名恶疮肿毒。初发，脉洪数弦实，欲作脓者，当归、金银花各二钱，大黄、芒硝、连翘、黄芩、赤芍药各一钱，皂角刺、牡蛎、天花粉各五分。上锉，作一贴，酒水各半煎服。《回春》。

回疮锭子 治疔疽神效。草乌一两，巴豆肉七个，蟾酥、粳米大七粒，麝香一字。上为末，面糊和作锭子，先针疮头，至痛见血，用此锭纴入，以膏药贴之。重者，于疮四围纴之，二三日疗根自拔出。《精义》。○一名回生锭子。《丹心》。

碧霞锭子 治疔疮及恶疮，不觉痛。铜绿一两，硇砂二钱，蟾酥一钱。上末，饭和作锭子，先针刺疔心出血，以锭子纴之，用膏贴之。《精义》。

回疮蟾酥锭子 治疔疮。天南星、款冬花、巴豆肉、黄丹、砒霜各一钱，独活五分，斑猫七个。上细末，用新蟾酥和匀，如黍米大作锭子。先以针刺疗头有血出，下锭子，以膏药贴之，脓出自差。《精义》。

飞龙夺命丹 治疔疮及恶疮。朱砂三钱，砒霜一钱半，硇砂、硼砂、乳香、没药、黄丹、血竭各二钱，麝香一钱二分半，南星、半夏各一钱，斑猫十二个去足翅，巴豆十二个去皮油。上为末，蟾酥汁和丸红豆大，五分内取一分，加入斑猫四个，然后捻成锭子如小麦大。先用针刺疗心，下锭子，用饭粘纸封口，用前四分内一丸噙在舌上，凉水送下。《丹心》。

雄黄丸 治同上。雄黄、郁金、皂角、全蝎各一钱，巴豆肉十四个，麝香少许。上末，滴水为丸绿豆大，茶清下二十丸。《正传》。

化毒丸 治同上。朱砂、硇砂、雄黄各一钱，龙脑、麝香各五分，轻粉一字，蝉蜕二十枚。上为末，蟾酥和丸绿豆大，每用一丸，放于舌上取涎而愈。《正传》。

二活散 治疗疮。羌活、独活、当归、乌药、赤芍药、金银花、天花粉、连翘、白芷、甘草节各二钱，红花、苏木、荆芥、蝉蜕、干葛各一钱半，檀香一钱。上为末，每三钱，苍耳煎汤调下。《正传》。

独蟾丸 治疔疮及一切恶疮。蟾酥取得，丸如绿豆大，一蟾或作一丸，多者作二丸，每取一丸，置舌上，卧片时，其苦水满口，即咽下。或针刺疗头，纳一丸于中，纸贴护之，神效。《正传》。

保生锭子 治疗疮。蟾酥三钱，雄黄二钱为末，用青桑皮生者二两，同捣如泥，六分重，捻作锭子，朱砂为衣，阴干，以冷葱汤磨服八分，仍用冷葱汤吞下。外用针刺疗头，将锭子插入，被盖出汗，二日烂出，即愈。体虚清贵人及妇女胎前后，毒浅者最宜。《入门》。

神仙解毒丸 治疗疮鱼脐疮，诸般恶疮初发。白矾不以多少，熔化作丸如绿豆大，朱砂为衣，每十丸，葱白煎汤送下，一服立消。《医鉴》。

金银白芷散 治疗疽。金银花二钱，皂角刺一钱半，黄芪、当归、白芷、甘草各一钱，槟榔、川芎、防风、天花粉各五分。上为末，分三贴，每取一贴，酒水各半煎，连渣服。《正传》。

四圣旋疗散 治疔疮生于四肢，势微者先用醋调此末涂疗上，次服托里之药，其疗自出。巴豆肉五分，轻粉、硇砂、白僵蚕各二钱半。上为细末，醋调用之。《精义》。

痈疽杂证

有痈疽烦渴，有痈疽呕逆，有痈疽痰盛，有痈疽寒热，有痈疽作痛，有痈疽泄泻。

痈疽烦渴 热毒方盛，或发大渴，此乃毒气攻心，令舌干烦渴，但用补心气药内补即止。《涓子》。○痈疽发渴，乃气血两虚，八物汤方见虚门加黄芪、麦门冬、山茱萸、五味子。《回春》。○加减八味元方见虚门，治痈疽渴疾，首尾通用最佳，老人尤宜。《得效》。○清膻竹叶汤、竹叶黄芪汤、人参黄芪汤、黄芪六一汤、金银花散、五味子汤、忍冬丸、忍冬汤二方见下选用。《诸方》。

痈疽呕逆 未溃时呕者，当作毒气上攻治之；溃后，当作阴虚补之。若年老人溃后，呕不能食，宜参苓白术膏方见内伤补之。河间谓疮疡呕者，湿气侵于胃也，宜倍白术。《丹心》。○痈疽及疔疮恶疮，毒气攻心则多呕逆，宜乳粉托里散、生姜甘桔汤。○食不能下，服药而呕，六君子汤方见痰门加木香、缩砂。《回春》。○或用独参汤，即愈。《丹心》。

痈疽痰盛 痈疽生痰有二：一者胃寒，二者郁热，俱宜二陈汤，或荣卫返魂汤方见上加南星、半夏。《入门》。○痰盛喘急，六君子汤加姜枣煎服，或补中益气汤方见内伤加麦门冬、五味子、桑白皮煎服。《回春》。

痈疽寒热 痈疽未愈之间，先呕痰而寒热，汗出而止，或连日，或间日，宜服加味不换金正气散。《得效》。○痈疽虚证寒战，明乳香研细半两，每一钱，热水调下。战发于肝，乳香着肝而温之，寒战随止。《直指》。

痈疽作痛 痈疽不可不痛，亦不可大痛，未溃前痛者，为热毒。便秘者，内疏黄连汤方见上；脓胀痛者，针之。已溃脓出而反痛者，虚也。《入门》。○痈疽，寒热虚实皆能为痛，若热毒之痛，以寒凉之剂折其热；若寒邪之痛，以温热之剂熨其寒。虚而痛者，补之；实而痛者，泻之。《精义》。○脓溃之后反痛者，虚也，宜补之；秽气所触者，宜和解之；风冷所逼者，宜温散之。补者当归、黄芪之类，和解者乳香、芍药之类，温散者防风、桂枝之类。《纲目》。○脓血既泄，肿痛尤甚，人参黄芪汤，或十全大补汤方见虚门加麦门冬、五味子。《回春》。○止痛当归汤、二仙散、香灵散选用。

痈疽泄泻 痈疽泄泻，宜乳粉托里散，以木香、白茯苓煎汤调下，加味不换金正气散佐之。《直指》。○腹痛泄泻，咳逆昏聩，急用托里温中汤，或用六君子汤方见痰门加炮附子。《回春》。

清膻竹叶汤 治痈疽烦渴。竹叶、升麻、黄芪蜜炙、瓜蒌根、麦门冬各一钱，生地黄、黄芩、赤芍药、人参、知母、白茯苓、甘草炙各七分半。上锉，作一贴，入枣二枚，水煎服。《精义》。

竹叶黄芪汤 治痈疽恶疮发渴。竹叶、生地黄各一钱半，黄芪、麦门冬、当归、川芎、黄芩、赤芍药、人参、半夏、石膏、甘草各七分半。上锉，作一贴，入姜五片，水煎服。《入门》。

人参黄芪汤 治痈疽溃后，少食不眠烦热。黄芪蜜炙、人参、白术各一钱，升麻六分，陈皮、苍术、麦门冬、当归、神曲、甘草各五分，黄柏四分。上锉，作一贴，水煎服。《入门》。

黄芪六一汤 治痈疽烦渴。黄芪蜜炙六两，甘草炙一两。上锉，每三钱，入姜三枣二，煎服。此药大治渴疾，常服可免痈疽之患。《得效》。○一方，黄芪六两，半生用半盐水润蒸三次，粉草一两半生半炙。上末，每二钱，白汤点服。《精要》。

金银花散 治同上。金银花四两，甘草炒一两。上粗末，分三贴，水酒相半煎服。《卫生》。

五味子汤 痈疽口燥舌干，此肾水竭也，此药治之。五味子、黄芪生、人参、麦门冬、甘草各一钱。上作一贴，水煎，日服三五次。《精要》。

乳粉托里散 治痈疽恶疮，毒气攻心，迷闷呕吐，喉舌生疮，名曰心气绝。初起宜服此药，最能返出毒气，不致内陷。绿豆粉四钱，乳香一钱。上为末，每二钱，甘草汤调，时时呷下。一方，新水调服。《入门》。〇一名内托散，一名护心散，一名内托香粉散。《纲目》。〇一方，痈疽疔疮恶疮须服此，预防毒气攻心。绿豆粉四两，乳香一两，朱砂二钱。上为末，每二钱，甘草汤调下，名曰乳香护心散。《丹心》。

生姜甘桔汤 治痈疽，毒气上冲，咽膈窒塞，呕吐不已。桔梗一两，甘草生、生姜各五钱。上锉，并水煎服。《直指》。

加味不换金正气散 治痈疽，寒热往来，或挟风邪，或内气虚馁。苍术、橘红、半夏曲、藿香叶、厚朴各一钱二分半，甘草炙一钱，白茯苓、川芎各七分半，木香五分。上锉，作一贴，入姜五枣二，水煎服。《直指》。

止痛当归汤 治痈疽穿溃疼痛。人参、黄芪、当归、白芍药、生地黄、官桂、甘草各一钱。上粗末，水煎服，日二。《精义》。

二仙散 治痈疽，疼痛不可忍。白芷未溃用一两，已溃用五钱、贝母未溃用五钱，已溃用一两。上锉，每七钱半作一贴，酒水相半煎服。《医鉴》。

香灵散 治痈疽腹痛。辣桂二钱半，木香、白芍药、五灵脂各一钱二分半。上粗末，每二钱，入姜枣煎服。《直指》。

托里温中汤 治痈疽，阳气下陷，腹痛泄泻，咳逆昏聩。附子炮二钱，干姜、羌活各一钱二分半，甘草炙一钱，益智、丁香、沉香、木香、茴香、陈皮各五分。上锉，作一贴，入姜五片，水煎服。《入门》。

痈疽通治药

千金漏芦汤、五香连翘汤、仙方活命饮、升阳益胃散、千金内消散、仙传化毒汤、荣卫返魂汤、紫金锭、赛命丹、渊然真人夺命丹、飞龙夺命丹、忍冬丸、忍冬酒、忍冬汤皆可选用。《诸方》。

千金漏芦汤 治五发痈疽，及疔疮内疽，一切热毒恶肿，皆治之。方见上。

五香连翘汤 痈疽疮疖，瘰疬结核，乳痈内疽，一切恶疮毒肿，皆治之。方见上。

仙方活命饮 一切痈疽，恶疮毒肿，皆治之。内外诸证并治，排脓止痛消毒之圣药也。方见上。

升阳益胃散 五发痈疽，及内外一切恶疮毒肿，皆治之。方见上。

千金内消散 五发痈疽及背痈内疽一切恶疮毒肿，乳痈肠痈便毒，皆治之。方见上。

仙传化毒汤 痈疽发背，内疽乳痈，一切无名肿毒，皆治之。方见上。

荣卫返魂汤 凡气血逆于肉理，令壅结为痈疽毒肿，此药大能顺气匀血，调和荣卫，通治一切诸痈。方见上。

紫金锭 治内外痈疽，恶疮疔疮，无名毒肿，乳痈便毒。方见上。

赛命丹 治内外痈疽发背，疔疮乳痈，鱼口便毒，一切无名毒肿恶疮。方见上。

渊然真人夺命丹 五发痈疽发背，疔疮恶疮，无名肿毒，皆治之。方见上。

飞龙夺命丹 治五发痈疽，发背疔疮，恶疮，乳痈，附骨疽，一切无名肿毒。方见上。

忍冬丸 通治一切痈疽诸疮，消渴后发疽，尤宜服此。忍冬草，不以多少，根茎花叶皆可用。上入瓶内，好酒浸，以糠火煨一宿，取出晒干，入甘草少许，捣为细末，以所浸酒打面糊和丸梧子大，每服百丸，酒饮任下。《精要》。

忍冬酒 治一切痈疽恶疮，背痈乳痈，不问发在何处，初发便当服此，百发百中。忍冬藤生取一把，以叶入砂盆研烂，入酒少许调和，涂敷四围，中心留一口。又取五两捶碎，甘草生一两，锉入砂瓶内，水二碗，文武火煎至一碗，入好酒一大碗，煎数三沸，分三服。田父野老最宜服此。《丹心》。

忍冬汤 治一切痈疽内发外发，乳痈肠痈，常服托里消毒。或加黄芪、当归各二两，尤妙。方与上忍冬酒方同。《入门》。

痈疽针法

铍针者，末如剑峰，以取大脓。《灵枢》。○夫痈气之息者，宜以针开除去之。注云：息与瘜同，死肉也。《内经》。○痈疽成脓，以马衔铁作针，形如韭菜，两面皆利，可以横直开裂，以取脓血。精要痈疽如椒眼数十粒，或如蜂窠莲房，而脓出痛不除，宜以铍针横直裂之，则毒血挟脓出而愈。《纲目》。○痈疽作脓，若不针烙，毒气无从而解，脓瘀无从而泄，过时不针烙，反攻其内，欲望其生，岂可得乎！疖皮薄，惟用针以决其脓血，不可烙也。《精义》。○凡近筋脉骨节处，不得乱行针烙。○痈疽皮厚口小，脓水出不快者，宜用针烙。《精义》。○大抵用针，只欲引脓出，如针刺无脓，是气伏也，不可用针烙。涓子。

蜞针法 痈疖初发渐大，以湿纸一片搭疮上，其一点先干处，即是正顶。先以水洗去人皮咸，取大笔管一个，安于正顶上，却用大水蛭一条安其中，频以冷水灌之，蛭当吮其正穴脓血，皮皱肉白是毒散，无不差。如毒大蛭小，须用三四条方见效。若吮着正穴，蛭必死，用水救活，累试奇效。如血不止，以藕节上泥涂之。《得效》。○蜞针一法，可施于轻小证候，若痈疽大毒，积在脏腑，徒竭其血于外无益也。《丹心》。

痈疽烙法

或问烙法何如？曰：脓或汪洋欲出，奈何皮厚肉深难穴者，不用烙以开窍脉，脓何由出。○脓本肉腐所成，皆挟毒热之气，若久留肉腠间，则毒气浸淫，好肉亦化为脓腐，此所以烙法有功乎，溃疡也。涓子。○痈疽成脓宜烙，可用银箆，大二分长六寸，

火上烧令赤，急手熨烙毒上，得脓为效。《精要》。○近代良医，只以金银铁铤其样如针者，以木炭热火猛烧通赤，蘸油烙之，尤妙。随针烙出脓者顺也，如脓不出，实者捻发为纴虚者以纸为纴，于纴上蘸药，纴入针孔，引出脓毒，如肿不退疼不除，急服排脓托里汤药以助其势。○脓色黄白即好，若赤黑色，防后有鲜血出。《精要》。

痈疽灸法

凡痈疽之发，或因内有积热，或因外寒郁内热。若于生发之处，艾灸以散其毒，治之于早，可以移深为浅，改重为轻。诸项灸法皆好，惟骑竹马灸法方见针灸尤为切要，此消患于未形之策。《丹心》。○痈疽已觉微漫肿硬，皮不变色，脉沉不痛者，当外灸之，引邪气出而方止。经曰：随下者灸之。如外微觉木硬而不痛者，当急灸之，是邪气深陷也，浅者不可灸，如有脓水，亦不可灸，当针之。《保命》。○痈疽初觉肿痛，先以湿纸覆其上，视之先干处是头也。大蒜切片安头上，以大艾炷灸之，三壮即换一蒜，痛者灸至不痛，不痛者灸至痛，乃止。大概以百壮为准，最要早觉早灸为上，如有头则不必纸覆也。《三因》。○若十数头作一处生者，即用大蒜研成膏，作薄饼，铺头上，聚艾于饼上灸之。《三因》。○初发小点一二日，急以蒜片贴其中心，以小艾炷灸五壮而止。《直指》。○始发一二日，十灸十活；三四日，六七活；五六日，三四活。《纲目》。○灸法，所以畅达拔引郁毒，此从治之意也。譬如，盗入人家，必开门逐之使出，万一门不开无从而出，必伤主乃已。《纲目》。○头为诸阳之会，若有发宜灸，艾炷宜小，壮数宜少，三五壮而已，腹背则多灸为妙。《精要》。○多灸，则内服乳粉托里散，防火气入心。《丹心》。○有善治痈疽者，皆于疮上灸至二三百壮，无有不愈，但艾炷小作之，小则人不畏灸，灸多则作效必矣。《资生》。○隔蒜灸法、豆豉饼灸法、桑枝灸法、

附子灸法、硫黄灸法、土饼灸法，并治痈疽恶疮肿毒。详见针灸。

艾灸治验 一人发背，医疗逾月，势益甚。有张生者，教以艾火灸其上，至一百五十壮，知痛乃止，明日镊去黑痂，脓尽溃，肉理皆红，不复痛，乃以膏药贴之，日一易，易时剪去黑烂，月余乃平复。《本事》。

灸石痈法 坚硬不溃，名曰石痈。当上灸百壮，石子当碎出。《资生》。

灸发颐法 此疮最险，头面肿大，牙齿亦脱。解开头发，寻顶螺中，灸二十一壮，如不达，灸至四十九壮而止。《直指》。

灸疔疽法 大蒜烂捣成膏，涂疮四围留疮顶，以艾炷灸，以爆为度，不爆难愈。灸百壮，无不愈。《正传》。

灸便毒法 用细草随患人左右手量中指，自手掌尽处横纹量起，通三节至指尽则住，不量爪甲，切断，却将此草于手腕横纹量起，引草向臂，当中草尽处即是穴，艾炷如麦大，灸二三壮，肿散痛止即安。《得效》。

调理及禁忌法

痈疽患时将理法：避风邪；○少睡卧；○勿惊忧；○勿嗔怒；○徐行动；○省言语；○戒闺房；○绝思虑；○防触秽；○听好事；○疮频洗；○药常助；○盥漱闻香；○二便顺序。○择饮食内充，无饥饱失度。○敷药，运掉屈伸，疮口常加爱护。○妄用恶草，愈滋其毒。○不忌饮食，反害其疮。《直指》。○恶肉去尽，疮口收敛、欲平之际，尚忌起立行步，揖待宾客，酒肉宴会，嗔怒，沐浴，劳动等事；直待疮痂平复，精神如故，气力完全，方无所忌。百日内慎勿触犯。《精义》。○痈疽最宜节慎饮食，其热毒方盛，或发大渴，多饮冷水及水浆之类，此乃毒气攻心，令口干烦渴，但以心气药内补脏腑即止矣。《丹心》。○凡痈疽，勿食羊、鸡、牛、鹅、鱼、面、煎、煿、炙、炒、法酒等味，犯之必发热，盖厚味能引起宿火之热，此诚富贵豢养口腹者所宜谨守。若冬寒与虚老人，宁无权法乎，略加滋味以补胃气，庶易收敛。《丹心》。○脓溃之后，气血虚弱，则可以食羊肉、鹌鹑、蔓菁、萝卜、姜酱、菰芽、稀粥软饭。若肌肉渐生，思想滋味，则宜食白熟酥饼蕌粥羹汤，熟软温和，勿令大饱。《精义》。○诸痛痒疮疡，皆属于心。如茯苓、茯神、远志、益智、石菖蒲等辈，须当佐助于其间，抑使病人不得忧恐嗔怒，劳精疲神，有触于心，尤关利害。《直指》。○背疽之人，难于隐几，用绿豆十余斗，作一大袋隐伏，则自然心凉身安。《精要》。○疮疡面赤，虽伏火热，禁不得攻里，宜发表以去之。○疮疡郁冒，俗呼昏迷，慎不可下，汗之则愈。东垣。

单方

凡三十七种。有陶潜膏。

朱砂雄黄 古之疡医，以五毒攻疡中物也。凡解疮毒，不可无雄黄、朱砂。《本草》。○朱砂、雄黄、胆矾、白矾、磁石，置瓦盒中，火煅三日夜，其烟上着盖中，以鸡羽扫取之，以注恶疮，则恶肉附骨脓血即溃出而愈。此五毒也。《入门》。

伏龙肝 诸痈疽发背，一切肿毒。以鸡子黄和涂之，或醋调，或大蒜同研贴之，并佳。《本草》。

炼石 诸恶肿及发背。取石子，火烧赤，醋淬十余度，取屑为末，醋调，涂之即愈。此造磨砒寻常石也。《本草》。

甘菊 治痈毒及疔肿垂死。菊叶，捣取汁，饮一升，神验。○又，取茎叶涂敷疔上，亦效，名曰陶潜膏。《医鉴》。

野菊花 治疔疮。野菊花、绿豆为末，酒调，饮醉睡觉，痛定热除。《入门》。

生地黄 治一切痈肿。地黄，捣为泥，摊布上，掺木香末于中，再摊地黄泥贴肿上，三度差。《本草》。

茺蔚茎叶 疗疔疮乳痈及诸毒肿。捣取汁饮之，滓外敷。《本草》。

白凤仙花　治痈疽发背。取花连根叶捣烂，先以米醋洗患处，后敷药，一日一换，如神。《回春》。

薜荔　治背痈。取叶，烂研取汁和蜜饮数升，以滓敷疮上。一方，细研，和酒绞取汁，煎数沸服之。《本草》。

黄芪　治痈疽久败疮，排脓止痛。浓煎服之，内托阴证疮疡，必用之药也。东垣。

忍冬藤　治一切痈疽肿毒。花茎与叶，生捣，暖酒调服。《直指》。

苍耳　主疔疮。取茎叶，烧存性，醋调涂疔上，当出根。加雄黄尤妙。○又方，苍耳一握，生姜四两，捣取汁，入酒和服，治疔毒入心呕逆者效。《入门》。

白芷　治发背乳痈，能止痛生肌蚀脓。○败脓不去，加白芷即去。《丹心》。

茅针　痈毒恶疮不作头，酒煎茅针，取汁服。一针一孔，二针二孔，必穿穴。《本草》。

大黄　治痈疽热毒。大黄，酒洗锉二钱，甘草一钱煎服。脉实膏粱之人宜服。《纲目》。

茨菰　取根茎捣，敷肿毒痈上，即消。水煎服，亦效。《俗方》。

槐花　治百种疮毒。槐花四两炒香，入酒二碗，煎二三沸，去滓尽服，即消。《入门》。

黄桑叶　痈疽，疮口成大窟不敛。经霜黄桑叶，为末，频糁疮中，或煎汤洗之。《本草》。

乳香　止痛长肉，令诸疮内消。○凡血滞则气壅，经络满急而作痛肿。乳香能破宿血，消肿止痛，为疮家奇药也。《入门》。

皂角刺　治痈疽，能钻引至痛处，亦能宣毒。烧存性，为末，薄酒调下一钱。《纲目》。

槲木皮　煎汤洗。诸败烂疮，及乳痈诸疮最佳。《本草》。

生龟　刺取血，涂痈疽，肿毒即消，神验。《俗方》。

蜘蛛　治悬痈。取大者一个，研烂调服，随病左右侧卧良。《医林》。

脂麻油　治痈疽发背毒疮，初作便服，使毒气不内攻。麻油煎十余沸，候冷，一斤，好酒二碗和匀，分五次温服，一日夜服尽，此神仙截法。《直指》。○亦解阴证沉毒。《直指》。

雄雀屎　一名白丁香。治痈肿，已有脓未溃出。以醋调雀屎，如小豆大，敷之，即穿出脓。《本草》。

甜瓜子　主腹内结聚，破溃脓血，最为肠胃腹内痈要药。为末，酒下二三钱。《本草》。

蜀葵花　诸痈疮肿痛不可忍。葵花根，捣烂贴之立效。○黄蜀葵花叶，入盐研烂，敷之亦效。《纲目》。

葫　小蒜也。治痈毒疮肿，叫呼不得卧，取独头蒜，细捣，麻油调和，厚敷疮上，干则易，神效。《本草》。

人口中唾　凡痈疖，微有红头隐疼者，急用不语津唾，频频涂之，自消。饮酒了，不可用。《纲目》。

猪悬蹄　治痈疽溃烂。取猪蹄浓煎，取清浸洗，妙。《直指》。

商陆　熨除痈肿，敷恶疮。○一切热毒肿。商陆根，和少盐捣敷，日一易，效。《本草》。

苎根　痈疽发背未成脓。苎根叶，熟捣敷上，日数易，肿消即差。《本草》。

醋　消痈肿。歌曰：发背疔疮识者稀，醋磨京墨远四围，生姜猪胆同涂上，天明恰似鬼神移。《种杏》。

赤小豆　消热毒痈肿。作末，鸡子清调涂之即差。亦治一切肿毒作痛。《本草》。

芙蓉　治发背疮疖，诸般肿毒及杖疮。芙蓉花及叶，并晒干为末，醋调敷杖疮，鸡白清调，白莲尤佳。《丹心》。

荆芥　捣烂，和醋敷疔肿甚效。又水煎，取浓汁服之，亦可。《本草》。

人屎　痈疽发背欲死。取野人干屎，烧

存性，醋和如泥敷肿上，干则易，甚良。又 治疔肿，封其上，一日根烂。《本草》。

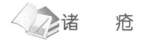

诸　疮

大风疮

脉风成为癞，癞者荣卫热腐，其气不清，故使鼻柱坏而色败，皮肤溃疡。《内经》。○大风之源有三种、五死：一种风水，二种传变，三种者自不调摄。○五死者：一曰皮死，麻木不仁；二曰肉死，割切不痛；三曰血死，溃烂成脓；四曰筋死，手足脱落；五曰骨死，鼻梁崩塌，眼断唇翻声哑。○又曰：一风者，肺受病，先落眉毛；二风者，肝受病，面起紫疱；三风者，肾受病，脚底先穿；四风者，脾受病，遍身如癣；五风者，心受病，先损其目。○或有坟墓居址风水不吉，或父母夫妻家人递相传染，或在外不谨，粪坑、房室、床铺、衣被、桥上、树下歇息，去处命值委死凶星，遭此恶疾，宜服消风散、追风散、磨风元，兼用洗药、敷药。修然子。○大风病，是受得天地间杀物之风，古人谓之疠风者，以其酷烈、暴悍可畏也。得之者，须分在上在下。夫在上者，以醉仙散取臭涎恶血于齿缝中；出在下者，以通天再造散取恶物虫积于谷道中出，所出虽有上下之殊，然皆不外乎阳明一经。盖阳明者，胃与大肠，无物不受，乃脾肺二脏之腑也，脾主肌肉而肺主皮毛，乃腑及于脏病也。《丹心》。○服药下虫积后，用防风通圣散方见风门调之．重者又与换肌散。夫上下同得者甚重，自非医者神手，病者铁心，罕能免此。若遇此疾，切须戒盐及一切口味。公私世务，悉宜屏去。《丹心》。○此疾虽治得愈，若不绝味断欲，皆不免再发而终不救。孙真人曰：尝治四五百人，终无一人免于死，非真人不能治，盖无人能守禁忌耳。《丹心》。○初起白屑紫云，如癜风然，或有遍身白皮脱落如蛇蜕状。《得效》。○起白屑者，白花蛇丸；眉须落者，三蛇丹；鼻崩者，换肌散、补气泻荣汤。通用凌霄花散、加味苦参丸、换骨丸、大麻风丸、紫云风丸、返魂追命再造散、乌蛇苦参元可选用。《诸方》。○治癞，以苍耳叶为君，更以酒煮蠡鱼，代补蛇之或缺，为末，糊丸梧子大，茶清下七八十丸。更入紫萍尤捷，数月而安。《丹心》。○服药瘥后，终身不得食牛马驴骡等肉，犯者复发必死。《得效》。

消风散　第一日服。白芷、全蝎、人参各一两。上为末，每二钱，勿食晚饭，次日空心，温酒调下，身上微燥为效。《类聚》。

追风散　第二日服。泻血追虫。锦纹大黄六两，郁金蝉肚者一两八钱炒，皂角刺一两半。上为末，初服五钱或六钱，入大风油一钱半，朴硝少许入内，好温酒一碗调化，五更，空心服之，直待辰时又如前调药一碗，入熟蜜少许，勿令患人知，先以水盥漱净，然后服药，必以蜜解口，切不可卧良久，痛泻数次不妨，以薄粥补之。○此药，老弱者难治，五十以下者可治，精壮者十日内三服。谓如正月初一日服消风散，初二日服追风散，初三日服磨风丸，又如此，周而复始。瘦弱者十日内一服。《类聚》。

磨风丸　第三日服，日进二次。当归、羌活、独活、川芎、天麻、细辛、防风、荆芥、威灵仙、麻黄、何首乌、蔓荆子、牛蒡子、车前子、皱面草即豨莶也、苍耳草各一两。上晒干为末，酒面糊和丸梧子大，温酒下五七十丸，日二服。仍用后药熏洗糁付。《类聚》。

洗药　治满身疮烂。地骨皮、荆芥、苦参、细辛各二两。上锉，以河水煎，用大桶盛，浸浴熏洗，通身出血为效。《类聚》。

敷药　治疮烂遍身。黑狗脊即贯众也、寒水石、硫黄、白矾枯各二两，蛇床子一两，朴硝五钱。上为末，腊猪脂调敷妙。

《类聚》。

浴法 治遍身癫疮。桃柳桑槐楮五般枝，多水浓煎汤，盛大桶浸坐没颈一日，俟汤如油，安矣。《正传》。

醉仙散 治大风癫疮。胡麻、牛蒡子、枸杞子、蔓荆子各一两同炒，白蒺藜、苦参、瓜蒌根、防风各五钱。上细末，每十五钱末，入轻粉二钱拌匀，每服一钱，茶清调下，晨午夕各一服，后五七日，先于牙缝内出臭黄涎，浑身疼闷如醉，然后利下脓血恶臭气，病根乃去矣。《丹心》。○服此药时，须断盐酱醋诸般鱼肉油腻烧炙之物，只吃淡粥及煮熟时菜，并乌蛇、白花蛇，淡酒煮熟食之，以助药力。《丹心》。

通天再造散 治同上。皂角刺黑大者一两半，大黄煨一两，白牵牛头末三钱炒三钱生，郁金五钱。上为末，每二钱或三钱，早晨面东，好酒调下，当日利下恶物，或脓或虫。《入门》。○服药后泄出虫，视其色。如虫黑色乃是多年，赤色是为近年。三四日后，又进一服，直候无虫乃止，后取防风通圣散方见风门加苦参、天麻、蝉蜕煎服调理，痛断滋味。《丹心》。

换肌散 治大风年深毛脱，鼻塌深重者，取效如神。乌蛇、白花蛇、地龙各一两，当归、细辛、白芷、天麻、蔓荆子、威灵仙、荆芥穗、甘菊、苦参、紫参、沙参、木贼、不灰木、甘草炙、白蒺藜、天门冬、赤芍药、赤箭、何首乌、石菖蒲、胡麻子、草乌、苍术、木鳖子、川芎各三钱半。上为末，每五钱，温酒调下，酒多为妙。其中紫参、不灰木虽无不妨。《正传》。

补气泻荣汤 治癫风。先砭疮上，令恶气消尽，后服此药。连翘、升麻各六分，桔梗五分，黄芩、生地黄各四分，黄芪、苏木、黄连、地龙、全蝎、当归各三分，白豆蔻、人参各二分，甘草一分半，胡桐泪一分，麝香少许，桃仁三个为泥，虻虫炒、水蛭炒各三个为末。上锉，除胡桐泪、麝香、虻虫、水蛭另末外，都作一贴，水二盏、酒一盏，煎至一盏，去滓，入细末药，煎至七分。早饭后午饭后服之。东垣。

凌霄花散 治癫风神效。蝉壳、地龙炒、白僵蚕、全蝎炒各七个，凌霄花五钱。上为末，每二钱。热酒调下。《丹心》。

加味苦参丸 治大风疮。苦参四两，防风、荆芥、苍耳子、胡麻子、皂角刺各二两半，蔓荆子、牛蒡子、枸杞子、何首乌、禹余粮、蛇床子各七钱半，白芷四钱。上为末，皂角煎膏和丸梧子大，茶清或酒下五十丸。《入门》。

换骨丸 治癫风。苦参、浮萍各一两半，大黄、槐花、白芷、川芎各一两二钱半，苍术一两，乳香、没药、沉香、木香各三钱，麝香五分。上为末，以麻黄五斤煎膏和丸弹子大，每一丸，温酒化下，忌风二三日。《入门》。

大麻风丸 治大麻风初起，遍身疮点五色，不知痛痒麻木证。苦参一斤，羌活、独活、白芷、白敛、白蒺藜、天花粉、何首乌各一两三钱，皂角刺、当归各二两七钱。上为末，别用皂角一斤，锉，水煎五日，去滓，熬膏和丸，温酒下百丸。《入门》。

紫云风丸 治癫初起，如紫云癜风，或发紫血疱疮。何首乌四两，五加皮、白僵蚕、苦参、当归各二两，全蝎一两半，恶实、羌活、独活、白芷、细辛、生地黄、防己、黄连、赤芍药、蝉蜕、防风、荆芥、苍术各一两。上为末，酒糊和丸梧子大，温酒或米饮下七十九丸。《入门》。

返魂追命再造散 治大风癫。皂角刺一两半，大黄一两。上为末，每二钱，冷酒调下，泻虫出。《直指》。○一方，治大风势重不可救者。皂角刺一二斤，九蒸九晒研为末，食上，浓煎大黄汤调下一钱。一句须发再生，肌肤悦润，眼明倍常，其效如神。《本草》。

乌蛇苦参元 治癫风及恶癣。苦参一斤半，乌蛇肉八两，石菖蒲四两。上为末。蜜丸梧子大，茶清下百丸。《集成》。

愈风丹 治癞疾深重，一名三蛇丹，治大风，发脱眉落，遍身麻木疮烂。乌蛇、白花蛇、土桃蛇各一条，并酒浸三日，取肉为末，苦参一斤锉，捣取头末四两，皂角浓煎汁熬膏和丸梧子大，以防风通圣散煎水，吞下五十丸，日二。《入门》。

白癞疮

癞风初起，白屑剥落。又一种，每朝疮上退白皮一升许，如蛇蜕，宜服解毒雄黄元 方见咽喉，兼服白花蛇丸。《得效》。

白花蛇丸 治癞风白屑疮痒，皮肤皴燥。白花蛇一条，当归二两，川芎、白芷、生地黄、防风、荆芥、酒芩、连翘、胡麻子、何首乌、升麻、羌活、桔梗各一两。上为末，将浸蛇酒和水，煮面糊和丸梧子大，茶清下五七十丸。《入门》。

白花蛇酒法 治大风癞疮。白花蛇一条，先蒸糯米二斗，缸底先安酒曲，次将蛇以绢袋盛之，顿于曲上，然后以糯饭和匀，顿于蛇上，以纸封缸口，候三七日，开取酒。将蛇去皮骨，焙干为末。每温酒一盏，调蛇末一匙服之。仍以酒脚并糟，做饼食之。○乌蛇酿酒法，亦同上。《本草》。

针法

疠风者，素刺其肿上，已刺，以锐针针其处，按出其恶气，肿尽乃止，常食方食，无食他食。《灵枢》。○病大风，骨节重，须眉堕，名曰大风，刺肌肉为故，汗出百日，刺骨髓，汗出百日，凡二百日，须眉生而止针。《内经》。○癞风，以三棱针，看肉紫黑处，及委中穴名紫脉，出死血，但不可令出太过，恐损真气。《正传》。

天疱疮

一名杨梅疮，与癞大同，多由肝脾肾风湿热之毒，因男女房室传染，形如杨梅，嫩红湿烂痒痛者属心，多生乳胁。○形如鼓钉、黄豆者属脾，多生满面；○形如棉花者属肺，多生毛发；○形如紫葡萄，按之紧痛者属肝肾，多丛生于尻臀两阴筋骨之处。○形如鱼疱，内多白水，按之不紧者，谓之天疱疮，乃此类之轻者。《入门》。○初起，即服防风通圣散一贴，去麻黄，以去内毒；再用一贴，去硝黄，发汗以去外毒，以后用加减通圣散丸，多服之。此方为首尾要药，轻者一剂，重者十贴，后宜服化毒散三日，却用吹药三日，疮干欲落，欲落再服化毒散三日，后量用通圣散加减。《入门》。○失治久则风毒流入经络而成顽癣，或气血虚败而成漏，或误服水银、轻粉而成风堆肿烂，流脓出汗，病至于此，治之为难。亦有蚀伤眼鼻，腐烂玉茎，拳摩肢体，与癞无异。《入门》。○初起宜服消风败毒散、加减通圣散、加减通圣丸。从肚皮起者，里热发于外，速服防风通圣散方见风门。○成顽癣者宜皂根丸。○成肿块者，宜仙遗粮丸、西圣复煎丸、消肿遗粮汤。○筋骨痛，宜香鳔汤、通仙五宝丹、仙遗粮汤、换骨散、回生保命丹、茯苓汤。○成漏，宜象牙丸。○通治，宜用活魂丹、水朱丸、六六丸、天疱丸、三黄败毒散、取轻粉法。○外治宜洗方、搽方、熏鼻方、吹药方、照药方、灭瘢法、禁忌法、鹅掌癣治方。

加减通圣散 治杨梅疮初起。牛蒡子一钱二分，防风、白鲜皮、赤芍药、连翘、黄芩各一钱，金银花五分，栀子仁、当归尾各七分，荆芥、槐花各六分，白僵蚕、甘草各四分。上锉，作一贴，水煎服。《入门》。

加减通圣丸 治同上。即前方，共半斤，再加苦参半斤。上为末，酒糊或蜜和丸梧子大，酒饮任下七十丸。《入门》。

化毒散 治杨梅疮重者。生大黄一两解热毒，穿山甲五钱解毒，白僵蚕三钱去风，蜈蚣一条去虫，当归尾五钱破血。上为末，每二钱，温酒调下，日二服。《入门》。

消风败毒散 治天疱杨梅疮初起。当归尾、川芎、赤芍药、升麻、干葛、黄芩、生地黄各一钱，黄连、黄柏、连翘、防风各八分，羌活、金银花、甘草各五分，蝉壳二个，初服加大黄二钱，芒硝一钱半。利下恶物后勿用上锉，作一贴，水煎服。《回春》。

皂根丸 治杨梅疮或顽癣。当归二两，黄芪一两半，人参、陈艾各一两，麻黄五钱，皂角树根皮四两。上为末，蜜丸梧子大，土茯苓汤下五十丸。《入门》。

仙遗粮丸 治杨梅疮后，肿块成痛。土茯苓一斤，防风、木通、薏苡仁、防己、白茯苓、金银花、木瓜、白鲜皮、皂角刺各五钱，白芥子四钱，当归身七钱。上为末，蜜丸梧子大，酒饮任下五七十丸，或浸酒服。忌生冷、鸡猪鱼煎炒等物。《入门》。

西圣复煎丸 治杨梅疮后，肿块经年，破而难愈，百方不效，用此如神。乳香、没药、孩儿茶、丁香各一两，白花蛇、阿魏、血竭各四钱俱为末，白面炒一斤，蜂蜜六两炼，香油四两，煎熟大枣二十枚去皮核。上和匀，捣千杵，丸如弹子大，每一丸，土茯苓二两，水二碗煎至一碗，入药丸再煎至半，去滓温服。《回春》。

消肿遗粮汤 治杨梅疮后肿块。土茯苓十五两，木通、薏苡仁、防风、防己、赤茯苓、金银花、木瓜、白鲜皮、皂角刺各五钱，白芥子炒研四钱，当归身七钱。上锉，分作二十贴，每一贴，水煎服，朝夕两服。《丹心》。

香鳔汤 治杨梅疮毒，筋骨疼痛。茜根、麻黄、乌药、细茶、槐花炒、川椒各五钱，鱼鳔三钱以脂麻同炒成珠，乳香一钱。上锉，分作二贴，每一贴，姜葱各五，水煎服，二三贴即愈。《回春》。

通圣五宝丹 治杨梅天疱棉花等疮，溃烂见骨，或筋骨疼痛，或遍身疙瘩，或成赤白癜、鹅掌癣，或皮破肉烂，口臭难当，一切顽疮恶毒，并皆治之。钟乳粉三分，丹砂二分，琥珀、片脑各五厘，真珠二厘半，上细末。每服五厘，另入飞白霜二分半炒过，合作一贴，每日取土茯苓一斤，水煎取汁十碗，以汤一碗，入药一贴，搅匀，晨服。其

茯苓汤，须一日服尽，不可别用汤水服，一料即愈，神验。乃治杨梅天下古今第一仙方也。《回春》。○飞白霜，疑是轻粉。

仙遗粮汤 治杨梅风毒，或误服轻粉，以致瘫痪，筋骨疼痛，毁肌伤骨者，服此除根，永无后患。土茯苓七钱湿者一两，防风、木瓜、木通、薏苡仁、白鲜皮、金银花各五分，皂角刺四分。上锉，作一贴，水煎，日三服。《入门》。

换骨散 治天疱疮、筋骨疼痛。土茯苓四两，皂角刺一两半，天花粉、当归、荆芥、麻黄、栀子、连翘各一两，乳香、没药各一钱半。上锉，分作十贴，每取一贴，水三碗煎至一碗，分二次服之。《医鉴》。

回生保命丹 治杨梅天疱顽疮及轻粉毒，筋骨肿痛，不拘新久皆效。槐花一两，轻粉四钱二分，朱砂四钱，川芎、白芷、雄黄各三钱，当归炒二钱，丁香、血竭、孩儿茶各一钱，乳香、没药各五分，牛黄四分。上为末，枣肉入米粉打糊和丸黍米大，用土茯苓一两，牙皂半个，同煎汤吞下，日三服。《医鉴》。

茯苓汤 治远近杨梅天疱疮毒，甚至腐烂肌肉，脓汁流出，臭不可闻，痛不可忍。薏苡仁、皂角刺、木瓜、白芷、当归尾、黄柏、生地黄、牛膝、白芍药、防风各一两，皂角、川椒、红花各五钱，甘草节、羌活各七钱，金银花二两，土茯苓四两。上锉，分作十五贴，每一贴，水煎服，日二次。《医鉴》。

象牙丸 治杨梅疮成漏。象牙三钱，鳖甲、猬皮并烧各一个。上为末，枣肉和丸樱桃大，每一丸，空心，以童尿化下，茶清亦可。七日后，取三味末，猪胆汁调敷疮上。《入门》。

活魂丹 治杨梅天疱疮溃烂，喉穿鼻崩，脓血淋漓。血竭、乳香、没药、铜绿、白矾枯、黄丹、穿山甲煨焦各一钱，轻粉、蟾酥各五分，麝香一字。上细末，蜗牛研如泥，和丸绿豆大，每一丸，重者二丸，细嚼

葱白裹药，热酒送下，空心。《正传》。

水朱丸 治年久杨梅顽疮不愈者。水花朱即轻粉也一钱，枯白矾、朱砂各一钱半。上为末，用全蝎酒煎膏和匀，分作六丸，分三日服，以羊肉、鲜鱼等汤送下，九日全愈。《入门》。

六六丸 治天疱杨梅疮。轻粉一钱三分，黄丹八分，朱砂、雄黄各五分，乳香、麝香各三分。上为末，糯米糊和匀分作六丸，每日茶清下一丸。《治疱方》。

天疱丸 治同上。轻粉一钱半，朱砂、雄黄、陈石灰各半钱。上为末，陈米饭和丸绿豆大，每三丸，茶清吞下。《治疱方》。

三黄败毒散 通治天疱杨梅等疮。防风、荆芥、连翘、白芷、当归、赤芍药、黄芩、黄连、栀子、地骨皮、五加皮、白鲜皮、木瓜、苦参、蝉蜕、金银花、薏苡仁、白僵蚕、皂角刺、黄柏、白蒺藜、川芎上部倍用、木通下部倍用、甘草各一两，土茯苓一斤半。上锉，分作二十五贴，每取一贴，水煎服，日二。《医鉴》。

取轻粉法 取出腹内轻粉之毒，可免后患。用开口川椒，以土茯苓煎汤，每空心，吞下三十粒，即利轻粉于椒内，从大便出，洗起川椒，服至椒内无轻粉乃止。《入门》。

仙遗粮 善治久病天疱杨梅痈漏，及曾误服轻粉，肢体废坏，筋骨疼痛者，能收其毒而祛其风，补其虚。○上一味为末，蜜丸梧子大，川椒煎汤吞下五十丸，鼻崩眉落，筋缓骨拳者皆效。但初起肺热便秘者，勿服。《入门》。

一方 治杨梅天疱诸疮。香油二斤，入水一盏，煎至白烟起，收贮。每用黄酒一盅，入油一盏，温服，日三次，服尽全愈。○又方，鸭一只，饿二日，只与白水饮之，用轻粉一两，粳米饭四两拌匀喂鸭，待吃尽，以苇根捶碎，泡水令鸭饮之，解去轻粉之毒，待鸭毛落尽，煮鸭食之。《种杏》。

洗药方 治杨梅疮烂。防风、苍耳子、地骨皮、荆芥、苦参、细辛各三两，锉，以河水煎，盛大桶，浸浴熏洗，通身出汗出血为效。《医鉴》。○又方，苦参、蛇床子、白矾、荆芥，浓煎汤浸洗。《得效》。○又，桃、柳、桑、槐、楮浓煎汤浸浴，亦佳。《入门》。

搽药方 治杨梅天疱，遍身疮烂。杏仁十四枚针挑火上烧半生半熟，轻粉一钱，片脑二厘为末，猪胆汁或香油调搽。《入门》。○又，野菊花、枣木根煎汤洗后，防风通圣散同蚯蚓粪为末，略炒，蜜调敷之，极妙。《入门》。○又用千金散、麝香轻粉散。

千金散 治杨梅疮烂。乳香、没药、血竭、雄黄、杏仁各二钱，轻粉、孩儿茶、白矾枯各五分，胆矾三分，麝香二分。上为末，先以猪胆汁洗疮，后糁上。《医鉴》。

麝香轻粉散 治天疱疮烂，及诸恶疮。白矾、乳香各一两，轻粉五钱，麝香半钱。上为末，每取少许，糁敷之。《治疱方》。

熏鼻方 治杨梅天疱疮，熏鼻甚奇。黑铅、水银各一钱，朱砂、乳香、没药各五分，血竭、雄黄、沉香各三分。上为末和匀，卷作纸捻七条，用香油点灯，放床上，令病人放两脚包住，上用单被通身盖之，口噙凉水，频换则不损口头，初日用三条，后日每用一条熏之。《丹心》。○又方，水银、白锡、百草霜各一钱，先将锡熔化，入二味和匀，研末，卷作纸捻九条，每早午晚各一条，用纸作罩，勿令泄气，熏鼻孔，男左女右，口噙凉水，温则易之，一日熏三次，三日九次，全愈。《医鉴》。

吹药方 治杨梅天疱疮。黑铅八分熔化，入水银一钱同结成饼，银珠即轻粉一针半炒，白矾、雄黄各一钱为末，枣肉捣匀，分作六丸，每取一丸，放火笼内，令病人以巾包头，口吹，眼看其药丸，待烟尽即止。当日早午晚各吹一丸，次日早午吹二丸，第三日只早吹一丸，吹后三五日，或口流涎，以黄连绿豆煎汤解之，又服化毒散方见上。三日后，以加减通圣散丸方见上调理，断根。《入门》。

照药方 服茯苓汤后，次用照药。水银、黄丹炒、白锡各一钱，血竭末五钱，京香二分无麝香者。上为末，用熟艾铺纸，入药在中，卷作条，放盏内，入香油一碗，将药条作灯心点火，安木桶内，四围用单被围住，勿泄气。眼看灯，口噙凉水，热则换水，尽药条为度。《医鉴》。

灭瘢法 治天疱杨梅疮，愈后瘢痕红黑。用大黄、白矾等分，同研，擦患处，其痕即去如常。《回春》。

禁忌法 天疱杨梅疮，忌食牛马狗肉鸡猪鱼生冷，及酒面茶油腻辛热等物，痛断酒色。盐宜炒食。《回春》。

鹅掌癣 凡天疱杨梅疮，服轻粉，愈后手掌上发癣，退皮一层，生生不绝，名曰鹅掌癣，亦曰鹅掌风，宜服苍耳散，擦玉脂膏。《医鉴》。○一方，猪前蹄爪破开，入菊花、苍耳末，以线缚定，煮烂食之。次日用白鲜皮、皂角、雄黄各五分，铅炒水银三分为末，临卧以鹅脂、姜汁调擦，次早以磁锋磨刮去粗皮，服苍耳散，擦玉脂膏，更灸劳宫或内关穴，断根。《入门》。○又方，黄丹、轻粉等分为末，猪油调擦。○川乌、草乌、何首乌、天花粉、赤芍药、防风、荆芥、苍术、地丁各一两，艾叶四两，煎水熏洗，立效。《回春》。

苍耳散 治鹅掌癣。猪牙皂角、土茯苓、甘草各二钱，苍耳子、金银花、皂角刺、防风、荆芥、连翘各一钱，天麻、前胡、蛇床子各五分。上锉，作一贴，姜一片、川椒一撮，同煎服。《医鉴》。

玉脂膏 治同上。牛乳、柏油无则鹅脂代之、香油、黄蜡各一两熔化，乃入胡粉二钱，轻粉一钱半，麝香五分。上为末，入内搅匀，抹癣上，火上烘擦，再烘再擦，如神。《医鉴》。

瘰疬

瘰疬之证，《内经》谓之结核是也，生颈前项侧，结核如大豆如银杏，曰瘰疬；生胸肋腋下坚硬如石，形如马刀蛤，曰马刀。《入门》。○结核连续者为瘰疬，形长如蛤者为马刀。《纲目》。○绕项起核，名曰蟠蛇疬。多生肩项，或赤或白，或沉或浮，初生如豆，久似核，年月浸久，其大如梅，或如鸡卵，排行成列，或生二三或生六七是也。用性努力，思虑过久则疼痛赤肿，早治为上。《纲目》。○流注疬者，妇人多有之，其性急躁，其气怫郁，其心热着。初生在项，破后流注四肢，遍体结毒，如梅李状，不疗自破，孔窍相穿，寒热疼痛，或流脓汁是也。又名千岁疮，化气调经汤主之。《纲目》。○瘰疬始起于少阳，不守禁忌，延及阳明。大抵食味之厚，郁气之积，皆此二端招引变换。以其属胆经，主决断，有相火，而且气多血少。妇人见此，若月经行，寒热不作则可生；稍久，转为潮热，危矣。自非断欲绝虑食淡，虽神圣亦不可治也。《丹心》。○胆与肝合，且主筋，病则筋累累如贯珠，寒热焮痛，乃肝气动而为病也，当清肝火为主，宜清肝益荣汤方见《入门》、柴胡清肝汤方见痈疽、栀子清肝汤。《入门》。○肝燥火动而筋挛，补中胜毒饼为主；多怒火，宜清肝解郁汤方见乳部；有寒热，单夏枯草散。通用猫头丸、海藻散坚丸。《入门》。○治法大概以地胆、斑猫为主，渗泄小便以泻心火，立应散是也，然性甚峻，服后量体调治。实者宣热丹；虚者托里益气汤。方见痈疽。《入门》。○瘰疬之毒，莫不有根。地胆、斑猫制度如法，能使其根从小便中出，或如粉片，或如块血，或如烂肉，皆其验耳。但毒根之行，小便必涩，当以木通、滑石辈导之，然是毒必从小便出者何哉？盖诸痛痒疮疡皆属于心故也。《直指》。○通治宜化气调经汤、猫头丸、海藻散坚丸、宣热丹、三圣丸、小犀角丸、散肿溃坚汤、内消丸、琥珀散、蜡矾元、、天花散、夏枯草散。○泻肝胆火，宜栀子清肝汤。○泻毒，宜立应散、薄荷丹、白蛇散、四圣散。○补虚，补中胜毒饼、益气养荣汤。○马刀疮，宜连翘散坚汤、消肿汤、柴胡通经汤。《诸方》。

化气调经汤 通治流注瘰疬。橘皮二两,香附子酒浸制、羌活、白芷各一两,牡蛎粉、天花粉、皂角刺、甘草各五钱。上为末,每二钱,清酒调下,日三。《纲目》。

栀子清肝汤 治肝胆火盛,耳后颈项胸乳等处结核,肿痛寒热。柴胡二钱,栀子酒炒、牡丹皮各一钱二分,赤茯苓、川芎、赤芍药、当归、牛蒡子各一钱,青皮、甘草炙各五分。上锉,作一贴,水煎服。《入门》。

补中胜毒饼 治瘰疬马刀疮。黄芪一钱半,连翘一钱,防风、升麻、柴胡、甘草各五分,当归、生地黄、熟地黄、白芍药、陈皮、人参各三分。上为末,汤浸蒸饼调和,捏作二饼子,晒干,每一饼,捣为末,白汤调下。《入门》。

夏枯草散 大治瘰疬散结气,有补养厥阴血脉之功。夏枯草末六钱,甘草末一钱。上和匀,每二钱,茶清调下。○又取一两,水煎服。虚者多服益善,兼服十全大补汤方见虚门加香附、远志、贝母。治瘰疬马刀,退寒热之圣药也。《入门》。

猫头丸 治瘰疬马刀,已破未破皆效。猫头骨一个炙,蝙蝠一个,以朱砂三钱,填入腹内,瓦上炙焦,南星、白矾各一两。上为末,黄蜡熔化和丸绿豆大,临卧,米饮下三十丸。《入门》。

海藻散坚丸 治瘰疬马刀坚硬,形瘦潮热,兼治瘿气。神曲四钱,海藻、昆布、草龙胆、蛤粉、通草、贝母、白矾枯、真松萝各三钱,半夏二钱。上为末,蜜丸绿豆大,葱白汤下三十丸,或取末二钱,温酒调服。《入门》。

宣热丹 解瘰疬风热之毒,自小便出。薄荷、皂角、连翘、何首乌、蔓荆子、三棱、荆芥各一两。上为末,热醋浸豆豉二两半,捣膏和丸梧子大,熟水下三十丸,日一服。《入门》。

三圣丸 通治瘰疬。丁香五十粒,斑猫十个去毒炒,麝香一钱。上为末,盐豉五十粒汤浸,研如泥和丸绿豆大,每服五七丸,空心温酒送下,日进三服。五七日外,觉小便淋沥,或下如青筋膜之状,是病之根也。《纲目》。

小犀角丸 治诸疬,应效如神,常服去根。黑丑半生半炒取头末、犀角、青皮、陈皮各一两,连翘五钱。上为末,皂角二条去皮弦子汤浸,绞取汁一碗;新薄荷二斤,取汁,同熬膏和丸梧子大,连翘、薄荷汤吞下三十丸,食后服。《纲目》。

散肿溃坚汤 治瘰疬及马刀疮,坚而不溃,或溃出脓水。黄芩一钱酒洗半生半炒,草龙胆酒洗六分,瓜蒌根酒洗、黄柏酒炒、知母酒炒、桔梗、昆布、海藻各七分,柴胡六分,炙甘草、三棱酒洗、蓬术酒炒、连翘各五分,葛根、白芍药、当归梢各四分,黄连酒洗、升麻各三分。上锉,作一贴,水浸半日,煎服,食后去枕,低头而卧,含一口作十次咽下,徐徐服之。另捣一料为细末,蜜丸绿豆大,每取百丸,以煎药汤送下。东垣。

内消丸 治瘰疬结核,热毒郁滞,服之内消。黑丑八两取头末,青皮、陈皮各二两。上为末,以薄荷、皂角各三两,煮烂取汁熬膏,和丸绿豆大,以荆芥茶清吞下三十丸,食后服。《精义》。

琥珀散 治瘰疬结核,内消神效。白丑头末、滑石、白僵蚕、黄芩各一两,木通、连翘各七钱,枳壳、赤芍药、柴胡各五钱,斑猫三钱去翅足炒,甘草三钱,琥珀二钱。上锉,分作六贴,水煎服。《回春》。

天花散 治瘰疬溃烂疼痛。金银花二钱,赤芍药一钱七分,天花粉一钱五分,穿山甲一钱二分,白芷、当归各一钱,贝母七分,没药五分,乳香二分。上锉,作一贴,酒水煎服。《医鉴》。

立应散 治瘰疬、马刀疮。连翘、赤芍药、川芎、当归、滑石、甘草各五钱,黄芩、斑猫去毒炒各三钱,白丑头末生、土蜂房蜜水洗饭上蒸晒干各二钱半,川乌尖七个。上为末，每一钱，浓煎木通汤调下，临卧服。毒从小便出，如粉片血块是也，未效再服。斑猫性毒，济以乌尖，或冲上麻闷，嚼葱白茶清下以解之。如尿涩，益元散或五苓散，灯心煎汤调下。宣毒后，继服薄荷丹，解其风热。《入门》。

薄荷丹 解瘰疬毒，服药从小便出后，常服此。薄荷、皂角、连翘、何首乌、蔓荆子、三棱、荆芥各一两。上为末，豉二两半，以热醋淹豉令软，研为糊和丸梧子大，熟水下三十丸。《直指》。

白蛇散 治瘰疬、马刀、九瘘，寒热作痛。白花蛇肉二两，青皮、黑丑头末半生半炒各五钱，犀角二钱半。上为末，每一钱，入轻粉五分，研匀，五更以糯米饮调下，巳时利下恶物，乃病根也。十日后再服，后用四圣散补之，永断根。《入门》。

四圣散 治瘰疬。用白蛇散取转后，用此补之。海藻、石决明煅、羌活、瞿麦各一两。上为末，每二钱，米饮调下，日三服。下清水尽，为妙。《得效》。

蜡矾元 治瘰疬、马刀、恶疮，卫护内膜，驱解诸毒，自然内消，神妙。方见痈疽。

益气养荣汤 治怀抱抑郁，瘰疬流注，日晡发热，或溃而不敛。黄芪一钱半，人参、白术各一钱，当归酒洗、川芎、白芍药酒炒、生地黄、陈皮、香附子、贝母各七分，柴胡、桔梗、地骨皮、甘草炙各五分。上锉，作一贴，水煎服，日二次。《医鉴》。

连翘散坚汤 治马刀、瘰疬、流注，遍体作核作疮。柴胡一钱半，草龙胆酒炒四次、土瓜根酒炒各一钱二分，黄芩酒炒三次一钱，当归梢、生黄芩、蓬术酒炒、三棱酒炒、连翘、白芍药酒炒各七分，炙甘草五分，黄连酒炒、苍术各四分。上锉，作一贴，水浸半日乃煎，去枕仰卧，一口作十次咽之，留一口送下丸药。另取一剂为细末，蜜丸绿豆大，每百丸，以煎药水送下，更以龙泉散涂之。《正传》。

消肿汤 治马刀疮。连翘二钱，生黄芩、柴胡各一钱二分，天花粉、黄芪各一钱，当归稍、甘草各七分，鼠黏子、黄连各五分，红花二分。上锉，作一贴，水煎服。《正传》。

柴胡通经汤 治少阳经分、项侧有核，坚而不溃，各曰马刀疮。桔梗二钱，柴胡、连翘、当归尾、黄芩、黄连并酒炒，鼠黏子、三棱、甘草生各一钱，红花一分。上锉，作一贴，水煎服。《回春》。

一方 治瘰疬。乌鸡卵一枚，穿顶，纳斑猫一个，纸封其窍，蒸熟去猫日一服，煎五积散方见寒门送下，四五枚即效。《入门》。

外治法

凡瘰疬马刀，荏苒日久，内必成脓，若肿高消软，其人面色萎黄，皮肤壮热上蒸，脓已成也。可以针决核，中用追毒蚀肉锭子纴之，用膏贴之。《精义》。○治法，以火针刺入核中，纳蟾酥膏于中，外用绿云膏贴之，三日后，取去核中稠脓，脓尽取去核外薄膜，先破初起之核一枚，以绝其源，服药则后出者皆愈。或不能收如银杏者，尽皆开了，用药取之。其自溃者，犹如木果之腐熟，肉虽溃而核犹存，故脓水淋漓，久难得愈。治法，用铁烙烧赤，烙去其破核犹存者并肉溃处，次用金宝膏，追去蛊恶之根，遂能长肉而愈。《正传》。

蟾酥膏 蟾酥如大豆许，白丁香十五枚，巴豆肉五粒，寒水石、寒食面各少许。上各另研，合和再研，蜜丸绿豆大，每一丸或二丸、三丸，纳入针窍中，如脓未尽，再纳数丸，以脓尽为度。《正传》。

绿云膏 黄连、大黄、黄芩、玄参、黄柏、木鳖子肉各一钱。上锉，香油一两同煎焦色，去滓入松脂五两，再煎成膏，滤入水中，扯拔如金色，再熬放温，入猪胆三个汁，铜绿醋浸一宿去滓三钱，搅匀，如常摊贴。如疮口不干，加乳香、没药、轻粉尤妙。《正传》。

金宝膏 去腐肉恶肉，不伤良肉。桑柴灰五碗以沸汤十碗淋滤取汁，穿山甲煨胖二两，信砒一钱，杏仁七枚，三味同研细，生地黄二两，朱砂一钱，轻粉、麝香各半钱。上将灰汁下锅煎浓，下甲末等及地黄汁，候焦干，下麝香，次下轻粉，次下朱砂，候将成膏，下炒石灰末一两，以成块子，收入罐内，勿见风。每取敷核上，再敷即去旧药并靥，即效。《正传》。

禁忌法

人有此患，有惟惩忿窒欲，其于饮食百味，一切戒之。《直指》。〇切忌毒药点蚀，及妄用针刀，割破必死，戒之。《资生》。

糁贴药

凡瘰疬马刀恶疮，宜用蚕茧散、猫蝠散、代灸散、龙泉散、蜗牛散、烧灰散、生獾散选用。〇初起未破，十香膏、琥珀膏二方见杂方常贴之，可自消。《精义》。〇治瘰疬神效方。白胶香、海螵蛸，降真香等分，为末糁患处，外以水纸掩之一夕而退。〇又方，未破者，蜜蜂二十一个，蛇蜕七分半，蜈蚣二条端午前收者。上用香油四两，同熬成，入光粉二两，以桑枝七条急搅，候冷出火气七日收贮，每用摊纸上，贴患处。〇此二方，不须服药，只贴上五七日，可便消。《纲目》。

蚕茧散 治瘰疬。蚕茧三个，白术、砒霜各一钱。上并火煅为末，糁烂肉上，三日，其核即下。《入门》。

猫蝠散 治瘰疬，多年不愈，神效。猫头骨一个，蝙蝠一个。上二味，俱撒黑豆上同烧，存性，研为末干糁。《入门》。

代灸散 治瘰疬溃烂，臭不可闻。铅粉、雄黄各一钱，轻粉五分，麝香二分。上为末，用槐皮一片，将针密密刺孔置疮上，上糁药一撮，以炭火灸热，其药气自然透入疮中，痛热为止，二三次全愈。《医鉴》。

龙泉散 治瘰疬。铅粉、龙泉粉炒即磨刀砺上粉也，昆布、蓬木、三棱各五钱，三味酒浸，炒干。上极细末，热水调涂疮上，即效。〇瘰疬先出一个，用四楞铁环定住，不令出移，破作口了，以油纸拈纴之，勿令合了，以绝其疮源，其效至速。如疮不破，或病人不肯破，龙泉散涂之，三日一易。《纲目》。

蜗牛散 治瘰疬，溃与未溃皆可。蜗牛不拘多少，以竹签贯穿，瓦上晒干，烧存性。为末，入轻粉少许，取猪骨髓调匀，摊纸花贴疮上。《三因》。〇一方，蜗牛肉七个，丁香七粒，用如上法。《得效》。

烧灰散 治同上。大田螺，并壳肉，烧存性为末，破者干糁，未破者油调敷。《得效》。

生獾散 治同上。生獾一个，取四足脐尾嘴并两耳。上烧存性，为末，油调，先洗疮后涂之，立效。《类聚》。

洗傅方 治瘰疬。白芷、荆芥煎汤温洗，拭干，贴膏药。脓汁出尽后，半夏、南星、血竭各一钱，轻粉少许，为末，唾调敷。《得效》。

难治可治证 帝曰：寒热瘰疬生于颈腋者，何气使然？岐伯曰：此皆鼠瘘寒热之毒气，留于脉而不去者也。帝曰：决死生奈何？岐伯曰：反其目视之，其中有赤脉，上下贯瞳子，见一脉，一岁死；见一脉半，一岁半死；见二脉，二岁死；见二脉半，二岁半死；见三脉，三岁而死。见赤脉不下贯瞳子者，可治也。《灵枢》。〇妇人患瘰疬，经调及经闭无潮热者可治；经闭有潮热或咳者死，玉烛散方见胞门治瘰疬通经，日服一贴，七八日自消。〇男子患瘰疬，有潮热有咳，乃瘰疬伤证之标也，故劳瘵类有曰：腹中有块，颈上有核，最为难治。《入门》。〇瘰疬延及胸中中府、云门肺经部分者，死。《得效》。

灸法 治瘰疬。以手仰置肩上，微举肘取之，肘骨尖上是穴，随患边灸七壮或二七

壮，神效。《得效》。○又法，于掌后，手腕
尽处横纹量起，向臂中心直上三寸半是穴，
灸三壮，即效。《丹心》。○秘法：肩尖肘尖
二穴，即肩髃、肘髎二穴，宜灸此穴，疏通
经络。《良方》。○病核上，每灸七壮，隔蒜
片灸之，尤妙。《资生》。

结核

独形而小核者，为结核。《纲目》。○结
核者，火气热甚则郁结坚硬，如果中核也，
不须溃破，但热气散则自消。河间。○结核
在一身如肿毒者，在皮里膜外，多是湿痰流
注，作核不散。问其平日好食何物，吐下后
用药散核。《丹心》。○痰病，推动滑软。
《入门》。○结核在颈项，二陈汤方见痰门加
酒炒大黄、桔梗、柴胡、连翘煎服。○结核
在臂，二陈汤加连翘、防风、川芎、酒芩、
苍术、皂角刺、白僵蚕煎水，入麝香少许
服，行太阴、厥阴之积，痰则自消。《丹
心》。○遍身有核，多是痰注，宜加味小胃
丹、竹沥达痰丸二方见痰门。通用海带丸、
含化丹。《入门》。○结核，宜用消风化痰
汤、开气消痰汤、内托白敛散、消解散、消
核丸。

海带丸 治痰核瘰气久不消。海带、青
皮、贝母、陈皮各等分。上为末，蜜丸弹子
大，食后嚼化一丸。《纲目》。

含化丹 治耳项结核。酒蒸大黄、白僵
蚕、青黛、牛胆南星各等分。上为末，蜜丸
弹子大，食后嚼化一丸。《入门》。

消风化痰汤 治结核因风痰郁结。白附
子、木通各一钱，南星、半夏、赤芍药、连
翘、天麻、白僵蚕、苍耳子、金银花、天门
冬、桔梗各七分，白芷、防风、羌活、皂角
各五分，全蝎、陈皮各四分，甘草二分。上
锉，作一贴，姜五片，水煎服。《回春》。

开气消痰汤 治胸中胃脘至咽门狭窄如
线疼痛，及手足俱有核如胡桃者。桔梗、便
香附、白僵蚕各一钱，陈皮、片芩、枳壳各
七分，槟榔、前胡、半夏、枳实、羌活、荆

芥、射干、威灵仙各五分，甘草四分，木香
三分。上锉，作一贴，入姜三片，水煎服。
《医鉴》。

内托白敛散 治腋下痰核，因酒怒气
发，肿痛溃脓，久不差。赤芍药、当归、连
翘各一钱，白芷、白敛、片芩酒炒、瓜蒌仁
各八分，川芎、天花粉、乳香各七分，防
风、桔梗、柴胡各五分，白蒺藜、生甘草各
四分。上锉，作一贴，水煎服。《回春》。

消解散 治咽喉结核肿痛，颈项不得回
转，两腋下或有块如石硬。南星、半夏各一
钱，陈皮、枳实、桔梗、柴胡、前胡、黄
连、连翘、赤芍药、防风、独活、白附子、
苏子、蓬术、蔓荆子、木通、甘草各五分。
上锉，作一贴。姜三片，灯心一团，同煎
服。《回春》。

消核丸 治颈项耳后结核三五岁成簇，
不红不肿，不作脓者。橘红盐水拌焙、赤茯
苓、大黄酒煨、连翘各一两，片芩酒炒、栀
子炒各八钱，半夏曲、玄参酒拌、牡蛎童便
淬另研、天花粉、瓜蒌仁、桔梗各七钱，白
僵蚕炒六钱，生甘草节四钱。上为末，汤浸
蒸饼和丸绿豆大，白汤下八九十丸。《回
春》。

又方 治项后少阳经中，疙瘩结核，或
赤硬肿痛。生山药一块去皮，蓖麻子三个去
皮。上研匀摊贴，如神。海藏。○治颈上块
动。夏枯草末六钱，甘草末一钱。上和匀。
每服一钱至二钱，茶清调下。《丹心》。○又
方，治痰核疙瘩。商陆根、生南星合捣烂涂
之，立消。《种杏》。○又方，南星、草乌等
分为末，姜汁调涂，立消。《回春》。○又，
大蜘蛛研烂，好酒浸，去滓，临卧温服，甚
效。《纲目》。

瘿瘤

人体气血凝滞，结为瘿瘤。瘿则忧患所
生，多着于肩项；瘤则随气凝结，此等皆年
数深远。浸大浸长，坚硬不可移者，名曰石
瘿；肉色不变，名曰肉瘿；筋脉露结，名曰

筋瘿；赤脉交结，名曰血瘿；随忧愁消长，名曰气瘿。五瘿皆不可决破，决破则脓血崩溃，多致夭枉。《三因》。○瘤亦气血凝滞结聚而成，初作梅李，皮嫩而光，渐如杯卵。瘤名有六：骨瘤、肉瘤、脓瘤、血瘤、石瘤、脂瘤。亦不可决溃，肉瘤尤不可破，破则杀人，惟脂瘤，决去其脂则愈。《三因》。○瘿瘤，总皆气血凝滞结成，惟忧恚耗伤心肺，故瘿多着头项及肩也。劳欲邪气乘经之虚而住，故瘤随处有之。《入门》。○通治瘿瘤，蜡矾元，久服则自然消缩，最妙。方见痈疽。《直指》。○五瘿六瘤，或软或硬，无痛无痒，宜破结散、人参化瘿丹、海带丸方见上、舐掌散、神效开结散、治脂瘤方、枯瘤方、化瘤膏、南星膏。《诸方》。○服治瘿瘤药，先须断厚味。《丹心》。○凡瘿瘤疣赘等，至年衰，皆自内溃，理于年壮，可无后忧也。《精义》。○瘿瘤初起，通用十六味流气饮方见痈疽、单蜘蛛方，久服蜡矾元，外敷南星膏。《入门》。

破结散　治五瘿及瘤，即上海藻散坚丸也。《济生》。○有人生瘿，大如茄子，潮热形瘦，百治不效。得此方去松萝，代真桑寄生一倍，服三五日，其瘿自消散而愈。《正传》。

人参化瘿丹　治瘿瘤。海带、海藻、蛤粉、昆布，上四味皆焙、泽泻炒、连翘各一两，猪靥、羊靥即猪羊外肾，乃囊中之卵也各十枚切片焙干。上为末，蜜丸芡实大，食后嚼化一丸，日三。《纲目》。○瘿瘤。多用昆布、海藻、海带咸能软坚之药治之。《医鉴》。

舐掌散　治瘿。海藻、黄连各一两。上为末，取少许置掌中，时时舐之，津液咽下，如消三分之二，止药。《正传》。○一方，海藻、海带、昆布、蓬术、青盐等分为末，蜜丸弹子大，嚼化咽下，日三。《丹心》。

神效开结散　治瘿瘤皆效。沉香二钱，木香三钱，陈皮四钱，真珠四十九粒火煅，

猪靥肉子生猪项下喉咙采一枚如枣大微扁色红者四十九个，瓦上焙干。上为末，每二钱，卧时冷酒调和，徐徐咽下。轻者三五服效，重者一料全愈。《入门》。

治脂瘤方　一种脂瘤，粉红色，全是痰结，用针决去脂粉则愈。或有如茄垂下，根甚小者，用药点其蒂，俟茄落，即用生肌膏贴之，防其出血。《入门》。

枯瘤方　砒霜、硇砂、黄丹、雄黄、轻粉各一钱，斑猫生三十个，朱砂、乳香、没药各一钱。上为末，糯米粥和丸捏作棋子样暴干，先灸三壮于瘤顶，以药饼盖上，以黄柏末水调贴之，数月自然枯落。《纲目》。

化瘤膏　治肉中肿起，生瘤渐大。白敛一两，大黄、川芎、赤芍药、黄芩、黄连、当归、白矾各五钱，吴茱萸二钱半。上为末，鸡子黄调匀，摊帛贴之。《类聚》。

南星膏　治瘿瘤，生天南星大者一个，细研，滴醋三五点为膏。先将针刺瘤上，却以药摊纸上贴之，频贴取效。如无生者，干者为末，醋调用之。《得效》。○又方，南星、草乌为末，姜汁调敷之，亦佳。《医鉴》。

又方　治气瘿。针砂，浸水缸中，平日饮食皆用此水，十日一换针砂，服半年自消。《直指》。○凡海中菜皆疗瘿瘤结气。海藻一斤，洗去咸，酒三升，渍数日，稍稍饮之。○海藻、昆布等分为末，蜜丸，常含化咽汁。《本草》。○夏枯草，散瘿结气，水煎频服即愈。《本草》。○松萝，治瘿瘤，水煮服之。《本草》。○治瘿瘤，大蜘蛛一个，擂酒，顿服。《入门》。○羊靥、鹿靥酒渍炙含咽汁，七日差。《本草》。

灸法灸法　治瘿，灸天突三七壮。又，灸肩髃，男左十八壮，右十七壮；女右十八壮，左十七壮，妙。《得效》。

疳瘘

漏者，诸瘘之溃漏也。狼瘘、鼠瘘、蝼蛄瘘、蜂瘘、蚍蜉瘘、蛴螬瘘、浮疽瘘、瘰

病瘘、转筋瘘，是为九瘘，其证穿孔一深，脓汁不尽，风冷并入，涓涓而成漏矣。《直指》。○漏喜发于项腋及阴僻肛门之间，疗治失节，即生寒热。凡痈疽诸发，苟有宿脓朽骨停蓄其间，皆为之漏。《直指》。○《内经》曰：陷脉为瘘，留连肉腠者是也，可用附子灸法、蒜饼灸法二方见针灸灸之、疮口纴翠霞散，或翠霞锭子纴之，外贴膏药。《精义》。○治法温散风冷为急，宜温解散、内塞散。○收水次之，宜牵牛酒。○生肌又次之，宜龙骨、牡蛎、人齿、犬牙加血竭、乳麝、发灰，内外相维，生肌必矣，或平肌散方见痈疽、人牙散、蜂房散选用。○通治宜加味蜡矾丸、内生肌丸、乳麝云母膏、温经丸。○外治宜截疳散、雄黄膏、黑灵散。○熏方洗方，取久漏中朽骨方、治心漏方、取漏虫法、禁忌法。

温解散 治漏疮，散风冷。苍术、厚朴、陈皮、藿香、半夏曲、川芎、白芷、细辛各一钱，官桂、白姜、甘草炙各七分。上锉，作一贴，入姜三枣二，水煎服。《得效》。

内塞散 治疳瘘疮久不差。人参、黄芪、当归、白茯苓、防风、白芷、桔梗、川芎、远志、厚朴、官桂、赤小豆、甘草炙各五钱，附子炮一个。上为末，每取二钱，温酒调下。《精义》。

牵牛酒 引漏疮中恶水，自大肠出。黑牵牛头末二钱，入猪腰子内，以线扎缚，湿纸包，慢火煨熟，空心细嚼，温酒送下。《入门》。○一名猪肾酒。夫水属肾也，肾虚水溢，则渗漉于漏疮。行肾之水，无如黑牵牛，取细末，入猪肾服之，则借肾入肾，两得其便，恶水既泄，则不复淋漓矣。《直指》。

人牙散 治漏疮恶疮，能生肌。人牙煅、油发灰、雄鸡内金各等分。上为末，入麝香、轻粉各少许和匀。湿则干糁，干则油调敷之。《直指》。○一名齿发散。《入门》。

蜂房散 治久年漏疮。露蜂房炙黄七钱半，穿山甲焦、龙骨各二钱半，麝香少许。上为末，腊猪脂调敷之。《入门》。

加味蜡矾丸 治久新诸漏。象牙五钱，露蜂房、白僵蚕、蛇蜕烧、血竭、木香各三钱，乳香二钱，白矾二两。上为末，黄蜡四两，熔化和匀，众手作丸梧子大，温酒下二三十丸。《入门》。

内生肌丸 治漏疮。枯白矾、鹿角屑、脂麻各一两为末，蜜丸梧子大，温酒下三十丸。窍塞后，去鹿角，加象牙一两，黄蜡和丸，常服断根。《入门》。

乳麝云母膏 治漏疮。穿山甲一百片，蚌粉同炒，候焦起泡，去粉取甲为末四两，入乳香末一钱，麝香末半钱，夹和云母膏十五贴，和丸梧子大，温酒下三十丸。《直指》。

温经丸 治陷脉久瘘。附子二两醋浸炮七次去皮脐，厚朴、官桂、白术、干姜、木香、甘草炙各一两。上为末，蜜丸梧子大，米饮下三五十丸。《精义》。

截疳散 治年深疳瘘疮。白蔹、白及、黄丹、密陀僧各二钱，黄连一钱，龙脑、麝香、轻粉各二分。上为末，干糁或纴之。东垣。

雄黄膏 治久年冷瘘。油发灰、黄蜡各五钱，雄黄末、硫黄末各二钱半，香油二两。上和匀，熔化候成膏，贴之。《直指》。

黑灵散 通治漏瘘。露蜂房五钱，牡蛎粉、黄丹、硫黄研各二钱半。上同炒烟尽为末，入油发灰二钱半，麝香少许。上和匀，糁敷。《直指》。

翠霞散 治漏疮恶疮，去毒生肌。滑石五钱，铜绿二钱半，轻粉一钱，龙脑、麝香、粉霜各二分半。上为末，蘸纴疮口上，以膏贴之。《精义》。

翠霞锭子 治久冷漏疮，内有死肉。铜绿、寒水石煅、滑石各三钱，白矾、轻粉、砒霜、云母石各一钱二分半。上极细末，合糊为锭子，如麻黄粗细，量疮深浅纴之，上贴膏药。《精义》。

熏漏疮方 艾叶、五倍子、白胶香、苦楝根。上等分锉，如烧香法，置长桶内，坐其上熏之。《入门》。

洗漏疮方 凡漏疮，孔中多有秽恶，常须避风洗净。白芷、露蜂房，或大腹皮、苦参煎汤熏洗，拭干，取东向石榴根皮为末，干糁以杀淫虫。《入门》。○凡诸疮，切忌生水洗。《得效》。

取久漏中朽骨方 久疽及痔漏，中有朽骨，宜取去之。乌骨鸡胫骨，砒霜实之，盐泥固济，火煅通红，取出去泥，研为末，饭丸粟米大，以纸拈送入窍内，外用膏药封之，其骨自出。《丹心》。

治心漏方 胸前有孔，常出血水，谓之心漏。此病医书少载，人多不知。鹿茸酥炙、附子炮、盐花各等分。上为末，枣肉和丸梧子大，空心，温酒下三十丸。《丹心》。

取漏虫法 取活鳝鱼数条，令盘屈，以竹签串定，香油涂上下，覆疮上，以布巾系定，良久觉痒痛不可忍，取鳝入水中，有虫如线出焉。未尽再覆，虫尽后，以艾汤，入白矾洗净。黄连、槟榔末糁敷，治臁疮亦妙。《入门》。

禁忌法 凡漏，切忌七情房劳，尤戒怒气。不然则核，则大漏，则水多。《直指》。

单方

治漏疮痔瘘疮。橡斗子十二个，一实黄丹，一实白矾，两药相合定，麻皮缠了，烧存性，研细，入麝香少许，洗净糁之，名曰乌金散。《济生》。○取蛴螬虫，剪去两头，安疮口上，以艾炷灸之，七壮一易，不过七枚，无不效。东垣。○鼹鼠烧，取膏涂之，最妙。《本草》。○鳗鲡鱼，取膏涂之并食其肉，甚妙。《本草》。○鲤鱼肠火炙，封疮口半日许，觉痒，开看虫出，差。《本草》。○炼松脂，填疮口令满，日三易，即效。《本草》。○蝮蛇胆，取汁涂之。《本草》。○肛漏多孔，熟犬肉，蘸蓝汁食之，七日差。《得效》。

灸法 久漏疮，足内踝上一寸，灸三壮。在上则灸肩井、鸠尾。东垣。○冷漏多

在腿足之间，先虽积热所注，久则为寒，宜用附子灸法、硫黄灸法二法并见针灸。久疮成漏，脓水不绝者，亦宜灸。《丹心》。

疥癣

疥疮有五：一曰干疥，皮枯屑起，宜吴茱萸散。○二曰湿疥，焮肿作痛，流汁淋漓，宜一上散。○三曰砂疥，细如砂子，或痛或痒，宜剪草散。○四曰虫疥，痒不知痛，易于传染，宜硫黄饼。○五曰脓疥，含浆稠脓，色厚焮痛，宜三黄散。○癣疮亦有五：一曰湿癣，状如虫行，搔之汁出。○二曰顽癣，全然不知痛痒。○三曰风癣，又名干癣，搔生白屑。○四曰马癣，微痒，白点相连。○五曰牛癣，如牛领皮，厚且坚。疥癣皆血分热燥，以致风毒克于皮肤，浮浅者为疥，深沉者为癣；疥多挟热，癣多挟湿；疥状如被介甲，癣状如走苔藓，大概相同。《入门》。○治疥宜升麻和气饮、一扫散、神异膏、如圣散、油调立效散。○治癣宜麻豆膏、蝎猫膏、胡粉散、连粉散。○通治疥癣，宜一上散、秘传一擦光、当归饮子、何首乌散、芜荑散、浮萍散。《诸方》。○凡疥痛甚加寒水石，痒加黑狗脊，微痒加蛇床子，有虫加雄黄，喜温热加硫黄。《丹心》。

吴茱萸散 治干疥，及春月发者，以此开郁。蛇床子三钱，寒水石二钱半，白矾、吴茱萸各二钱，黄柏、大黄、硫黄、轻粉各一钱，樟脑半钱，槟榔一个。上为末，香油调敷。《入门》。

一上散 治疥癣痛痒。蛇床子炒、黑狗脊即贯众、白胶香、寒水石各一两，枯白矾、黄连各五钱，雄黄三钱半，硫黄、吴茱萸各三钱，斑猫十四个去翅足。上为末，腊猪脂或香油调，先以苍耳煎汤洗去痂后，掌中擦药令热，鼻中嗅二三次，却擦疮上，一擦即愈。《丹心》。

剪草散 治砂疥。蛇床子三钱，寒水石、芜荑各二钱，剪刀草、枯白矾、吴茱

黄、黄柏各一钱，苍术、厚朴、雄黄各五分，轻粉一钱。上为末，香油调敷。《入门》。

硫黄饼 治虫疥及喜汤火炙熨者。矾制硫黄一两为末，用水调成饼，贴瓷碗底覆转，用熟艾一两，川椒三钱为末，火燃熏干硫黄，临用先以药汤水洗拭，后用麻油调硫黄末，擦之。《入门》。

三黄散 治脓疮疥疮，治热为主。黄芩、黄连、大黄各三钱，蛇床子、寒水石各二钱，白矾一钱，黄丹五分，轻粉、无名异、白芷、木香各三分。上为末，香油调敷。《入门》。

升麻和气饮 治疥疮痛痒。干葛二钱，陈皮、甘草各一钱半，升麻、苍术、桔梗各一钱，赤芍药七分半，大黄五分，半夏、当归、茯苓、白芷各三分，干姜、枳壳各二分。上锉，作一贴，入姜五片，灯心十五茎，水煎服。《入门》。

一扫散 治一切疮疥。藜芦皮三钱，蚌粉、铅粉各一钱半，雄黄七分，轻粉一钱。上为末，另用大鲫鱼一个，入香油煎，候熟去鱼，摊冷，调药擦疮。《得效》。

神异膏 治同上。全蝎七个，皂角二钱，巴豆去皮七个，蛇床子末三钱，雄黄另研三钱，轻粉一字，清油一两，黄蜡半两。上先用全蝎、皂角、巴豆，入油煎变色，去三味，入蜡熔化，放冷，入雄黄、蛇床、轻粉，和匀成膏。先以药水洗疮，拭干后，乃上药擦之，神效。《得效》。

如圣散 治肺脏风，变生疮疥浸展。胡粉一两，黄连七钱半，蛇床子五钱，水银二钱半。上为末，生麻油调涂。《局方》。

油调立效散 治湿疥浸淫，久不差。轻粉、绿矾、黄柏、硫黄各等分。上为末，生麻油调，洗疮后涂擦。《局方》。

麻豆膏 通治诸癣。麻油二两，入巴豆肉、蓖麻子肉各十四粒，斑猫七粒，熬煎至枯黑色，去滓，却入白蜡五钱，芦荟末三钱。搅匀成膏，涂擦之。《入门》。〇遍身生

癣，独茎羊蹄根，另捣白矾末，以米醋调成膏，涂擦之。加轻粉、黄丹尤妙。《丹心》。

蝎猫膏 治牛皮癣。全蝎、斑猫各十枚，巴豆肉二十枚，香油一两。上同熬，候色焦者先去之，去尽三物了，乃入黄蜡一钱，候熔收贮，朝擦暮愈，不损皮肉。《纲目》。〇一方，治遍身牛皮癣。川乌、草乌、何首乌、白芷、苏木各等分。上粗锉，入腊猪脂同熬，至白芷焦色，去滓，候冷入盐少许，常挑一匙，空心，酒调下。《得效》。

胡粉散 治癣神效。胡粉、硫黄、雄黄各二钱半，砒霜一钱二分半，大草乌生一个，斑猫一个，蝎梢七枚，麝香少许。上为末，先以羊蹄根蘸醋，擦动患处，次用药少许擦之。《得效》。

连粉散 治风癣湿疮。黄连、胡粉、黄柏、黄丹、枯白矾各五钱，轻粉、龙骨、炉甘石各五分。上为末，干糁，或油调涂。《丹心》。

秘传一擦光 治疥癣及诸般恶疮，神效。白矾枯六钱，蛇床子、苦参、芜荑各五钱，雄黄、硫黄、川椒、大风子肉各二钱半，轻粉、樟脑各一钱。上为末，生猪脂调敷。《正传》。

当归饮子 治遍身疥癣，肿痒流脓。当归、赤芍药、川芎、生地黄、防风、荆芥、白蒺藜各一钱二分，何首乌、黄芪、甘草各七分。上锉，作一贴，入姜三片，水煎服。《入门》。

何首乌散 治遍身疥癣瘙痒。荆芥穗、威灵仙、蔓荆子、蚵蚾草、即豨莶、何首乌、防风、甘草各等分。上为末，每取二钱，温酒调下。《丹心》。

芜荑散 治疥无问新久，亦治癣。白芜荑一两，槟榔、吴茱萸各五钱，硫黄二钱。上为末，猪脂或香油调擦之。《本草》。

浮萍散 治诸疥癣及癫疮。浮萍四两，当归、川芎、赤芍药、荆芥穗、麻黄、甘草各二钱。上锉，分作两贴，入葱白三茎，豆豉六十个，同煎服，出汗。《医鉴》。

洗药 治疥癣瘙痒生疮。细辛、荆芥、白芷、川芎、黄芩、防风、地骨皮、甘草各等分。上粗末，每取二两，水二大碗，煎十余沸，乘温淋渫患处，名曰八仙散。《精义》。〇何首乌、陈艾等分，浓煎浸洗，治遍身疥癣。《本草》。〇冬瓜藤煎汤浸洗，亦佳。《本草》。〇温泉浴，最妙。《本草》。

单方

硫黄 生用治疥癣及恶疮。嗅其臭不止，可愈疥疮。《本草》。〇雄黄治疥癣杀虫，为末敷之。《本草》。

水银滓 研腊猪脂，擦疥杀虫，立效。《得效》。

藜芦 治疥癣，作末，生麻油调涂。《本草》。

羊蹄根 治疥癣，烂捣，和醋敷之，妙。《本草》。〇治顽癣，槿树皮加巴豆、斑猫入砒少许，为末，水调敷。《丹心》。

脂麻 生取油，敷疥癣及恶疮，甚妙。《本草》。〇牛皮癣，久皮鞋底烧灰，入轻粉少许，油调敷。《入门》。

田螺 煮熟取肉，用酒醡炒熟食，除一生疮疥。《回春》。〇腊猪脂、生矾、杏仁加轻粉少许，捣擦治疥癣，妙。《纲目》。

鹁鸽 治久患疮疥，食之甚良。《本草》。〇治遍身疥癣。硫黄、蛇床子、白矾各二钱，水银滓三钱。上为末，姜汁调擦，立效。《回春》。

针灸法

治疮疥顽癣。取绝骨、三里、间使、解溪、委中，或针或灸。《纲目》。〇手疥，取劳宫灸，大陵。《纲目》。〇浑身疮疥，取曲池，合谷、三里、绝骨、行间、委中。《纲目》。〇治癣，八月八日日出时，令患人正当东，向户长跪，举两手，持户两边，取肩头小垂际骨解，宛宛中，左右两火俱下，灸七壮，七日愈。《资生》。〇一女子，两股间湿癣，下至膝，痒痛流黄水，百药不效。戴

人以针，当痒时刺百余处，血出尽，煎盐汤洗之，四次方除。盖湿淫于血，不可不针也。子和。

癞头疮

头上生疮如癞，防风通圣散方见风门为末，酒浸焙三次，食后白汤调服，日三。《丹心》。〇盐汤温洗，一上散方见上敷之，久不愈者，神效。《丹心》。〇头疮，宜服酒归饮，外用雄黄、水银等分为末，腊猪脂半生半熟，调敷之。湿烂者，燕窠土、黄柏为末，干糁。《入门》。〇白秃头疮，宜神应膏。《医鉴》。〇头面疮，密陀僧、硫黄各二钱，轻粉少许。上为末，猪脂调敷。《丹心》。〇又方，腊月马脂油，涂擦，极妙。《丹心》。〇又方，松皮灰五钱，黄丹、白胶香各二钱半，枯白矾、大黄、黄柏各一钱二分。上为末，热油调敷。《丹心》。〇小儿癞头疮，松脂一两，悬龙尾、黄丹各三钱，白芷五钱，松树皮、水银、雄黄、白矾各二钱。上为末，另用香油，入乱发煎烂，调匀敷之。《丹心》。〇又方，烂木耳为末。蜜调敷。〇又，炭烧红，淬长流水令热，洗之。〇又，胡荽子、伏龙肝、悬龙尾、黄连、白矾为末，油调敷。连床散、如圣黑膏亦佳。《丹心》。〇又菟丝子或蒺藜子煎汤洗之。《本草》。

酒归饮 治头疮。酒当归、白术各一钱半，酒芩、酒芍药、川芎、陈皮各一钱，酒天麻、苍术、苍耳各七分半，酒黄柏、酒甘草各四分，防风三分。上锉，作一贴，水煎，日三服，服后稳睡片时。《入门》。

神应膏 治白秃头疮。羊粪烧存性，为末，用雁油调涂，一二次即愈。《医鉴》。

连床散 治小儿癞头疮，及身上诸疮。黄连五钱，蛇床子、五倍子各二钱半，轻粉少许。上为末，荆芥汤洗后，油调敷。《丹心》。

如圣黑膏 治小儿白秃头疮。豆豉半升，草龙胆、芜荑各二钱半。上烧存性，为

末，香油半斤，熬至四两，下药调匀，敷之神效。《得效》。

人面疮

多生膝上，亦有臂上生者。古书云：冤业所生，须清心悔过，内服十六味流气饮方见痈疽。久者，大苦参丸、肾气丸方见虚劳，外用贝母为末敷之，着痂而愈。《入门》。○人身有疮如人面，面目口鼻皆具。昔有一人，左膊上生疮，以物食之，皆能食，灌以酒，则面亦赤色。医者教以历试诸药，皆无苦，至贝母，其疮乃聚眉闭口。其人喜曰：可治。即取贝母末和水灌入口中，数日成痂而愈。《本事》。

大苦参丸 治人面疮及臁疮。苦参二两，防风、荆芥、白芷、川乌生、赤芍药、何首乌、川芎、独活、栀子、皂角、蔓荆子、赤茯苓、山药、白蒺藜、黄芪、羌活、白附子各五钱，草乌炮一钱半。上为末，水煮面糊和丸梧子大，每服五七十丸，空心酒下，不饮酒以茶代。《入门》。

阴蚀疮

夫阴疮大概有三等：一曰湿阴疮，二曰妒精疮，三曰阴蚀疮，亦曰下疳疮也。○湿阴疮者，由肾虚风湿邪气乘之，瘙痒成疮，浸淫汁出，状如疥癣。○妒精疮者，由壮年久旷房室，思色动欲，以致败精流入茎内，阴上生疮，赤肿溃烂，作白痛痒妨闷。○阴蚀疮者，由热结下焦，经络涩滞，或妇人子宫有败精停留，或月水未断与之交合，房劳后又不洗浴，邪秽留滞，遂令阴茎连睾丸肿痛，小便如淋，经久溃烂，侵蚀肌肉，脓血不止，遂成下疳疮，久不愈则必成杨梅疮，宜服仙遗粮汤方见上预防之。寒热尿涩，宜八正散方见小便。湿热甚则肿痛尿涩，茎中痒痛，或出白津，宜龙胆泻肝汤方见前阴。肿溃后，八物汤方见虚劳加柴胡、栀子、知母久服。《入门》。○下疳疮日久不愈，或成便毒，或损烂阳物，多致危笃。俗云：疳疮

未已，便毒复来生也。《医鉴》。○阴头肿痛生疮，名为下疳，乃督、任、冲三脉之会，其疮一生，则便毒厉风疮次第而来，先宜升麻葛根汤方见寒门发出，继服凉血解毒丸即愈，不必服轻粉毒药。《医鉴》。○妒精疮，初发在阴头如粟，拂之即痛甚，出清脓，作白孔，蚀之大痛。妇人有生于玉门内，正似疳蚀疮，但不痛为异。《医鉴》。○治法，以大豆甘草汤溃之，洗毒散煎汤浴之，磨风膏温润之。《精义》。○通用消疳败毒散、凉血解毒丸。《回春》。

凉血解毒丸 治下疳疮。苦参四两，黄连二两，连翘一两半，大黄一两二钱半，恶实、生干地黄、白芷各一两，防风、石膏各五钱。上为末，荆芥煎汤，打糊和丸梧子大，空心，温水下百丸。《回春》。

消疳败毒散 专治下疳疮。柴胡一钱半，黄柏、赤芍药、赤茯苓、木通、草龙胆各九分，连翘、荆芥、黄连、苍术、知母各七分，防风、独活各六分，甘草三分。上锉，作一贴，灯心一团，水煎服。《回春》。

洗疮药

凡下部诸疮，常须药汤淋洗，以去脓汁恶水，宜洗疳汤、大豆甘草汤、洗毒散、洗下疳疮方。《诸方》。

洗疳汤 治下疳疮。川楝子、黄连、瓦松、川椒、葱根、艾叶。上等分，煎水，以青布蘸洗，立效。《医鉴》。

大豆甘草汤 治阴蚀下疳疮。甘草一两，赤皮葱三茎，黑豆一合，槐条一握。上浓煎，取清，候温浸浴，日二。《精义》。

洗毒散 治阴蚀疮，及诸般恶疮。蛇床子、地骨皮、大蓟、麻黄、荆芥、防风、枯白矾各三钱，葱白三茎，煎汤温洗。《丹心》。

洗下疳疮方 黄柏、黄连、当归、白芷、独活、防风、朴硝、荆芥各三钱，入铜钱五十文，乌梅五个，盐一匙，同煎取汤，日洗四五次，乃敷掺药。《入门》。

糁敷药

药水淋洗后，乃用糁敷之药，宜柏蛤散、津调散、凤衣散、旱螺散、截疳散方见上、珍珠散、磨风膏，或糁或敷。《诸方》。

柏蛤散 治下疳湿疮。黄柏以磁锋刮取末，蛤粉。上末等分，糁上即愈。盖黄柏去热，蛤粉燥湿也。《入门》。

津调散 治妒精疮。黄连、款冬花等分。上为末，先以地骨皮、蛇床子煎水洗，拭干，乃津调敷。《入门》。

凤衣散 治下疳疮。凤凰衣煅即鸡抱卵壳、黄丹各一钱，轻粉、片脑各少许。上为末，干糁，或鸭子清调敷。《入门》。

旱螺散 治同上。白田螺壳煅，入脑麝、轻粉各少许。上为末，香油调擦。《入门》。○治妒精疮，溪港中陈久壳为妙。《得效》。

珍珠散 治下疳疮。黄连、黄柏、乳香、没药、孩儿茶、轻粉、铅粉、五倍子炒、真珠、象牙各等分为末，以米泔洗后，糁上。《医鉴》。

磨风膏 治阴蚀疮。蛇床子五钱，大风子十四个，杏仁二十个，枯白矾、樟脑各二钱，川椒、轻粉、水银各三钱，雄黄一钱半，银朱一钱。上为末，生麻油和丸弹子大，每用少许，呵烊遍擦之。《入门》。

一方 治下疳疮，并玉茎蚀尽了，用此药也，长出来如初，只小元首耳。黑铅五钱化开，投汞二钱半研不见星，入寒水石三钱半，轻粉二钱半，硼砂一钱。上为极细末；先以葱、艾、椒煎水，洗患处，干糁之。亦治舌被人咬断，有效如神。《回春》。

又方 治年少阳道兴强，当泄不泄，不泄强泄，胀断嫩皮。初如针眼，畏疼不敢泄刮，日久连茎溃烂，痛楚日甚。用荆芥、黄柏、甘草、生葱、地骨皮煎水洗去脓靥。以诃子烧灰，入麝香少许，干糁患处。仍断房事，临睡吃冷水，勿令阳道兴起，胀断疮靥，靥坚自安矣。《得效》。

又方 茎头三五孔小漏疮，出血、微脓。油发灰津唾调敷，仍米饮调服一钱，甚妙。《直指》。○外肾疳疮，鸡卵壳、黄连、轻粉为末，香油调涂。《得效》。○妒精疮、阴蚀疮，油发、青黛、麝香少许。上为末，或糁或津唾调敷。《精义》。○阴茎上生疮，取月经布烧灰，蜜调涂，即愈。《入门》。○下疳疮，蜗牛焙干，枯白矾为末，湿则干糁或油调敷。《回春》。

不治证

下疳疮重者，心中疼痛、闷绝、虚烦甚者，不治。《入门》。

臁疮

生于两脚，肿烂臭秽，步履艰辛，此疮生于臁骨为重，以其骨上肉少皮薄，故难愈。治法当先取虫，然后外贴膏药，内服蜡矾丸方见痈疽之类。须翘足端坐，勿多行履，庶可全愈。《医鉴》。○臁疮生两臁上，初起焮肿作痛，三阴虚也，宜八物汤方见虚劳。若患处黑黯恶寒少食，属肝肾虚，宜八味丸方见虚劳。久不愈者，大苦参丸。方见上。《入门》。○外臁疮，先以葱汤洗，次贴龙骨膏或马齿膏。湿热者，窑土膏。○内臁疮，先以盐汤洗，次贴蜡矾纸。○内外通用，炉灰膏方见杂方，点去瘀肉后，贴黄蜡膏。《入门》。○臁疮及脚膝生疮，《局方》虚损门黄芪丸方见虚劳服之即愈。海藏。○内外臁疮宜粉麝散、神捷膏、马齿膏、翠玉膏、白胶香散、贴药三方、针法、洗法、取虫法。《诸方》。

龙骨膏 治外臁疮。龙骨、乳香、没药、密陀僧各二钱，海螵蛸一钱半，皂角子五个烧存性。上为末，用绵纸两重，以针插乱孔，香油调药夹内，缚贴疮上，隔日翻贴之。《入门》。

马齿膏 治臁疮。马齿苋，煎取汁一釜，入黄蜡五两，再熬成膏，涂之。《入门》。

窑土膏 治外臁疮。久年窑灶土或灶心黄土、黄柏、赤石脂、黄丹各五钱，轻粉、乳香、没药各一钱。上为末，香油调成膏，先以茶清洗后，油纸摊药贴之，以巾缚定，纵痒不可忍，直待结痂去之，未愈再贴。《入门》。○灶心土，以燥湿清热；黄柏之辛，以散火邪；乳香、没药，以散瘀血，可谓十全矣。《丹心》。

蜡矾纸 治内臁疮神效。绵纸叠十二重，看疮大小，剪成方片，以纸拈钉住。另用麻油二两，入川椒四十九粒慢火熬黑去渣，入槐枝四十九寸煎枯黑去渣，入黄蜡一两，枯矾一钱，轻粉二分，俟熔化，即入前纸，令油渗透，勿令焦黄取起，贴时先以药水洗拭，用纸齐沓贴上，以巾紧缚，周时取下近疮纸一重，候纸取尽，则疮全愈。《入门》。

黄蜡膏 治内外臁疮。香油一两，入油发如梅，大熬消，化入白胶香三钱，黄蜡一两熔化，入龙骨、赤石脂、血竭末各三钱，搅匀候冷，盛瓷器。每用捏作薄片，贴疮上，绢帛缚定，三日后，翻过贴之。《入门》。

粉麝散 治外臁疮臭烂，数十年不愈。生龟壳一个，醋一碗涂炙，醋尽为度，火煅放冷。上为末，入轻粉、麝香各一钱和匀，先以葱洗，后涂上。《得效》。

神捷膏 治内外臁疮，久年不愈。清油半斤先煎，入黄蜡一两，松脂五钱，熬至成珠，候冷，入乳香、没药、轻粉、血竭、孩儿茶、枯白矾、龙骨煅各三钱，川椒四钱。上为末，搅匀收贮，先以药水洗净，用油纸以针刺孔，摊药敷疮上，二日换三次，二日后一日换一次。每换药，必洗净，贴上。《医鉴》。

翠玉膏 治臁疮。沥青四两，黄蜡、铜绿各五钱，没药三钱。上将香油半斤，同黄蜡、沥青于火上熔化，次下铜绿、没药末，旋旋搅匀成稠，将药倾冷水中。看疮大小，捻作饼子贴之，以帛系定，三日一易。《纲目》。

白胶香散 治内外臁疮。白胶香、赤石脂、枯白矾各五钱，黄丹、乳香、没药、轻粉各二钱。上为末，干掺，或油调敷。《入门》。

单方 治臁疮。黄蜡一两，猪胆一个，轻粉二钱。上熔化，和匀，摊油纸上，贴之。《丹心》。○又方，白胶香，黄柏、软石膏各一两，青黛五钱，龙骨一钱。上为末，香油调敷。《丹心》。○又方，羯羊屎烧存性五钱，石膏二钱半，赤石脂一钱二分。上为末，香油调敷，以巾包定，除根。《丹心》。○冷臁疮。鹿角灰、油发灰、乳香为末。清油调敷。《得效》。○臁疮成臼，久不干，好砂糖屑津调涂敷，日二次，三日愈。《得效》。○红绢、蚕空茧并烧灰、胡粉各三分，真珠煅二分，枯矾、发灰、白面各一分。上为末，黄蜡二两，熔化调匀，贴之神效。《回春》。

针法 臁疮色紫黑，先以三棱针刺去恶血，冷水洗净，乃贴膏药，忌日光、火气、阳气。如有黑肿未尽，可再出血，以紫黑血尽为度。《纲目》。

熏洗方 治臁疮臭烂。先以海桐皮、石榴皮煎汤洗后，牛蒡子半两研为末，烧熏之。无海桐皮，则地骨皮代之。《得效》。○槐枝、葱白、川椒煎汤，或茶清淋洗，挹干后，乃贴膏药。《得效》。

取虫方 久臁疮，宜取虫。生鳝鱼数条，以清油涂腹下，置疮上盘屈系定，少顷觉痒不可忍，然后取视腹下，有小窍，皆虫也，未尽再敷，却用死人脚胫骨烧灰，油调敷。《得效》。○久臁疮，蠡鱼肠以五味火上炙，贴虫出即去之。《本草》。

肾脏风疮

初起两足时热，脚跟作痛，多于内胫或臁上生疮如癣，渐大失治，则延及胫股遍身者有之，以肾气丸方见虚劳为主，佐以四生散方见前阴、黄芪丸方见虚劳，外敷白胶香散方见上。○四生散末，每取二钱，入猪肾内煨熟，空心，盐汤嚼下，尤妙。《入门》。○血风疮，与肾脏风疮相类，乃三阴经风热郁火血燥所致，瘙痒不常，脓水淋漓，潮热盗汗，宜四物汤方见血门加浮萍、黄芩，或当归拈痛汤方见足部，外治磨风膏方见上、大马齿膏涂之。《入门》。○下疰疮，亦与肾脏风疮相类，生于脚胫，或打扑而成，其疮口狭，皮内极阔，皮薄如竹膜，极痒痛，黄水淋漓，积年不愈，又染易他人。患者须忌房室。取韭菜地地龙粪为末，入轻粉，清油调敷，或白犬血涂之，又敷槟榔散。《入门》。○肾脏风，宜服活血驱风散，外用鸡心散。《得效》。

大马齿膏 治两足血风疮。马齿苋焙干五钱，黄丹、黄柏、枯矾、孩儿茶各三钱，轻粉一钱。上为末，桐油或麻油调匀，摊油纸上，先以药水淋洗，挹干后乃贴之。《入门》。

槟榔散 治足上生疮，溃烂臭秽。全蝎七个，斑猫十四个，巴豆肉十四粒，槟榔一个，香油一两半。上慢火煎，先入蝎，次入猫，次入豆，次入槟，见豆黑色，入蜡一两，候熔去滓，只取蜡油，入黄柏炙、蛇床子各二钱，雄黄、硫黄、黄丹、海螵蛸各一钱，白胶香、黄连、杏仁、轻粉各半钱。上为末，入蜡油中调匀，药水洗疮，敷之立效。《得效》。

活血驱风散 治肾脏风疮痒痛，此由肝肾虚，为风湿所侵也。苍术炒、杜仲姜汁炒、肉桂、天麻、薏苡仁、橘红、槟榔、厚朴、枳壳各六分，当归、川芎、白芷、细辛、白蒺藜炒、桃仁、白芍药、半夏、五灵脂、甘草各五分。上锉，作一贴。姜五片、枣二枚，同煎，入乳香末少许，空心服。《得效》。

鸡心散 治肾脏风发疮疥。鸡心槟榔两个破开，以黄丹三钱合在内，湿纸裹煨，全蝎六个，硫黄四钱，入轻粉、青黛各半钱，麝香少许。上和匀，瓷器收贮，每用少许，清油调抹，两掌掩外肾，女掩两乳，各睡至醒，次日又用之。经验。《得效》。

单方

脚肚上生疮，渐大，爬搔不已，痒不可忍。石榴根皮，煮取浓汁，稍冷，拂疮上，冷如冰雪，即成痂。《得效》。

浸淫疮

初生甚小，先痒后痛，汁出浸淫，湿烂肌肉，延至遍身。用苦楝根烧存性为末，猪脂调敷，湿则干糁。先用苦参、大腹皮煎汤，洗之。《入门》。○浸淫疮，从口流向四肢者，可治；从四肢流来入口者，不可治。仲景。○小儿浸淫疮，宜用苦瓠散。《纲目》。

苦瓠散 苦瓠二两，蛇蜕烧灰、蜂房微炒各五钱，梁上尘一合。上为末，油调，摊帛贴之。《纲目》。

单方

卒得浸淫疮，不早治，周身则杀人。胡麻生烂嚼敷之。《本草》。○小蓟烂捣，新水调敷，干则易。《本草》。○秫米熬黄，杵末，水调敷。《本草》。○鸡冠热血，敷之。《本草》。○胡燕窠中土，水和敷之。《本草》。

冻疮

冬月冻伤，成疮流水，俗呼为冻疮，宜用生附散、白敛散、如神散、腊享膏。《诸方》。○冻耳疮烂，贝母末，干糁之。《入门》。○足冻烂生疮，黄丹、猪脂调敷。《得效》。○足跟冻疮溃破，以川椒煎汤洗，刮去腐肉，针刺出血，马勃末调牛骨髓敷之。《纲目》。○冻疮，雄雉鸡脑一枚，入黄蜡等分清油减半，熬膏涂之。《入门》。○五倍子煎汤洗后，取兔脑髓、雀脑髓敷之。《本草》。

生附散 治冻疮烂痛。生附子为末，面水调敷之。《纲目》。

白敛散 治冻耳成疮。黄柏、白敛各五钱。上为末，盐汤洗后，油调敷之。《得效》。

如神散 治冻疮皮烂不可忍。大黄细末，新水调涂疮上，痛止立效。《纲目》。

腊享膏 治冻疮。猪脂猫油各二两半，香油二合半，海松子油一合，松脂、黄蜡各三两七钱半。上各炼去滓，和合成膏，先以药水洗，后涂之。《俗方》。

汤火疮

凡汤火烧伤，初时强忍痛，急向火炙，强忍一时，即不痛，慎勿以冷物拓之，使热毒不出，免烂人筋骨。用寒水石三两半、黄柏、黄连、黄芩、栀子、大黄、赤石脂各五钱，片脑少许。上为末，鸭子清调敷，酒调亦可。《入门》。○汤火疮，宜赤石脂散、保生救苦散、黄柏散、冰霜散、四黄散。《诸方》。○火烧，以好酒洗之，以盐敷上。○皮脱者，酒熬牛皮胶敷之。○汤伤者，以淋过第二次灰淬敷之。○热酒伤者，糯米粉炒黑末，酒调敷之。《丹心》。○汤火烧疮，大黄、当归油调敷。《丹心》。

赤石脂散 治汤火伤疮。赤石脂、寒水石、大黄各等分。上为末，新水调涂之。《丹心》。

保生救苦散 治汤火热油所伤，烂痛。寒水石、大黄、黄柏各等分。上为末，生麻油调涂或干掺。东垣。

黄柏散 治同上。鸡子壳、黄柏、朴硝、大黄、寒水石各等分。上为末，新水调涂之。《得效》。

冰霜散 治汤火热油所伤，皮烂肉痛。寒水石、朴硝、青黛、牡蛎煅各五钱，轻粉半钱。上为末，新水或油调涂之。《丹心》。

四黄散 治同上。大黄、黄芩、黄连、黄柏、白及各等分。上为末，新水调涂之。《丹心》。

单方

汤火疮，黄蜀葵花为末，油调敷妙，或

滴水研烂敷亦佳。《正传》。○经霜桑叶，焙为末，香油调敷。《正传》。○侧柏叶，捣烂如泥，冷水调涂，以帛系定，二三日愈。《本草》。○生梨切片贴之，不烂止痛。《本草》。○生胡麻，烂捣如泥敷之。《本草》。○生白矾为末，香油调涂。《医鉴》。○汤火伤及热油伤，白蜜涂之；竹中白膜贴之，日三，痛立止即愈。《本草》。○醋泥敷之，无痕，豆酱汁敷之妙。《本草》。

翻花疮

翻出一肉突如菌，或如蛇形长数寸。雄黄为末敷之内，服十全大补汤或八物汤二方并见虚热倍参芪归术，外用藜芦为末，猪脂调涂，日一易。候元气渐复，肿毒将尽时，涂之则努肉自入，否则虽入复出。若误用针刀蚀灸必危，慎之。《入门》。○中品锭子，专治翻花疮。《入门》。○一名棉花疮，一名广东疮。川芎、天花粉各五钱，轻粉二钱半，朱砂、雄黄各一钱二分半，麝香五分。上为末，蒸饼和丸绿豆大，每服七丸至九丸，温酒下。

正传

中品锭子 专治翻花疮及瘰疬。白矾三两八钱半，乳香、没药各五钱半，朱砂三钱，牛黄七分半，硇砂五分熟、五分生，砒霜一两半火煅黑烟，止用淡青烟。上为末，面糊和匀捻作锭子，量疮插入。《入门》。

单方

治翻花疮。马齿苋，烧灰，猪脂调敷。《本草》。○柳枝叶浓煎作膏，涂之。《本草》。

漆疮

人有恶漆者，因见漆中毒生疮，面痒而肿，遍身焮痛，生蟹取黄涂之。《得效》。○石蟹取汁频涂之。《本草》。○腊茶末油调敷，柳枝叶煎汤洗。《入门》。○芒硝汤浸，冷洗之。《千金》。〇铁浆频洗即差。《本草》。〇井中苔捣敷之。《本草》。〇川椒煎汤洗之，即愈。《本草》。〇生姜真汁敷之亦可。《丹心》。〇鸡子黄涂之。〇韭菜研敷之。《本草》。〇紫苏叶捣烂擦之。《纲目》。

软疖

痤，小疖也，世谓之热疖，大如酸枣，或如豆，色赤而内有脓血也。《纲目》。〇宜用猪头散、三物散、大黄膏。〇鸡抱卵壳烧灰，入轻粉少许，油调敷之。《得效》。〇大枳壳一枚，去瓤磨令口平，以稠面糊涂四唇，覆贴疖上，自破脓出，甚妙。《得效》。

猪头散 治软疖愈而复作。野蜂房二三个烧为末，另用巴豆肉三七粒，清油煎三沸，去豆取油，调蜂房末敷之，立效。〇又枯白矾末，油调敷，亦效。此方疗病有效，人以猪头为谢，故名之。《得效》。

三物散 治鬓边生软疖，名发鬓有数年不愈，用此极妙。猪颈上毛、猫颈上毛，各烧存性各一撮，鼠屎一枚。上为末，加轻粉少许，清油调敷。《得效》。

大黄膏 治软疖。大黄、黄柏、当归各等分。上为末，以生地黄汁调涂之。《俗方》。

有名无名诸恶疮

葡萄疮、天行斑疮、月蚀疮、内疳疮、病疮、走皮癞疮、白蛇缠疮、鱼目疮、热毒疮、火斑疮，此皆有名疮也。〇此外，皆无名诸恶疮也。〇又有洗疮法、杀虫法、生肌法、诸疮中风水作痛法。

葡萄疮

疮头如葡萄色，四围肿起，先追脓尽，次用冰梅罨之，神愈。《纲目》。

天行斑疮

人身发天行斑疮，一身周匝如火，疮皆戴白浆，不治则数日必死，差后疮瘢黯一岁

方灭，此恶毒之气所为。取好蜜，煎升麻，数数洗拭涂之。《本草》。〇又煮葵菜叶，以蒜虀啖之，数日即止。《纲目》。

月蚀疮

小儿多有之，生耳后，随月盛衰。胡粉炒黄、枯白矾、黄丹、黄连、轻粉各二钱，干胭脂一钱，麝香少许。上为末，香油调涂。《入门》。〇又黄连、枯矾末，敷之妙。《本草》。

内疳疮

生于口上腭，初发如莲花，根蒂小，而下垂乃大。治法：以钩刀决其根，烧铁烙以止其血，次以雄黄、轻粉、粉霜、白芷、白敛为末，敷之。以槐枝作枕，支其牙颊间，毋使口合，一两时许，疮瘢定，合口自便。次日出脓，生肌散敷之。《入门》。

病疮

生手足间，相对如新茱萸，痒痛拆裂，有孔如蜗，久不愈。杏仁、乳香各三钱，硫黄、轻粉各一钱半。上为末，麻油三钱，入黄蜡五钱，熔化，入前药末，搅煎成膏，涂之。《入门》。

走皮癞疮

生满颊项，发如豆梅，蔓延两耳，流汁湿烂。先用桑寄生无则桑耳代之、桑根皮各一握，白芷、黄连各少许，煎汤洗之，候血尽，次用皂荚、竹笋皮烧存性，黄柏、白芷、蓝叶等分为末，清油调涂，神效。《入门》。〇手癞疮，皂角、枯矾、轻粉、黄柏、黄连为末，敷之。《入门》。〇小儿胎癞，头生红饼疮，先以艾叶、白芷、大腹皮、葱白煎汤洗后，生蓝叶、生艾叶入蜜捣敷。《入门》。

蛇缠疮

身上生疮，有头尾，俨似蛇形。初起宜

隔蒜于头上灸之。雄黄为末，醋调敷之。又酒调服之。《入门》。○遍身生疮，状如蛇头，取蜡矾丸方见痈疽，每服百丸，大有神效。《入门》。

鱼目疮

遍身生疮如鱼目无脓，又名征虏疮。升麻锉，水浓煎，入蜜二三匙，鹅翎蘸拭洗疮。《得效》。

热毒疮

遍身生热毒疮，痛而不痒，粘着衣被，夜不得睡。菖蒲作末，厚布席上恣卧其间，不五七日，其疮如失，应手神验。《本草》。○宜用紫草膏、葵花散。《诸方》。

火斑疮

人常近火，则多生火斑疮，出汁痛痒。黄柏、薄荷叶为末，掺之即安，或煎汤洗，亦佳。《得效》。

诸般恶疮

诸般遍身疮及恶疮，出脓血痛痒，宜凉血饮。又，平血饮合人参败毒散方见寒门、连翘饮、疏风解毒散、合掌散、松脂贴散、二黄膏、贝母膏、金华散、炉灰膏、青金锭子、一扫光、生肌散、黄蜡膏、洗药方、杀虫方、生肌方、诸疮中风水方、单方。《诸方》。

平血饮 治诸疮，遍身出脓血痛痒。即升麻葛根汤方见寒门加天麻、蝉壳也。上锉，与人参败毒散合和，加生姜、薄荷、生地黄、麦门冬煎服。《得效》。

凉血饮 治血热生疮。赤芍药、黄芩、川芎、荆芥、生苄、麦门冬、天花粉、甘草各一钱。上锉，作一贴，入灯心十茎，竹叶十片，煎服。《得效》。

连翘饮 治恶疮，遍身痛痒，及血风疮。连翘、赤芍药、当归、荆芥、防风、恶实、川芎、栀子、黄芩、瞿麦、木通、生干地黄、瓜蒌根、麦门冬、甘草各七分。上锉，作一贴，入灯心一块，水煎服。《得效》。

疏风解毒散 治遍身疮痒痛。白芷、细辛、蒺藜子炒、麻黄、槟榔、当归须、生干地黄、川芎、赤芍药、独活、白牵牛微炒、桑白皮炒、苍术炒、枳壳、甘草炙各七分。上锉，作一贴，入黑豆七十粒，紫苏五叶，生姜五片，同煎服。《直指》。

紫草膏 治热毒疮。紫草茸、黄连、黄柏、漏芦各五钱，赤小豆末、绿豆粉各一合。上为末，猪脂或清油调，日三敷。《直指》。

葵花散 治一切热疮。郁金、黄连、黄柏、栀子、葵花各等分。上为末，冷水调膏贴之，神效。《得效》。

合掌散 治遍身生疮，百药不效。槟榔五个为末，硫黄生研五钱，轻粉半钱。上为末，每一钱，安手掌内，油调，夜卧时涂外肾，不得洗手，但擦手令干，一二日即愈。《得效》。

松脂贴散 治一切恶疮及无名疮。黄柏、黄连、松脂明者、腻粉、土蜂窠以泥做者、甘草各一钱。上为末，另取水银一钱，放在掌心，以唾擦为泥，入瓷器中和药末及清油，令如稀饧，先以药水洗疮，拭干涂之即愈。治疥尤妙。《得效》。

二黄膏 治一切恶疮。清油三两，煎巴豆肉二十粒，微黑色，去豆，入黄蜡一两熔化，又入硫黄、雄黄末各一钱，和匀成膏，以药水洗疮后，擦敷二三次，神效。《得效》。

贝母膏 治诸恶疮。贝母三钱半，半夏生用、南星生用、五倍子、白芷、黄柏、苦参各二钱半，黄丹一钱半，雄黄一钱。上为末，蜜水调敷，或干掺。《直指》。

金华散 治一切湿热恶疮，亦疗小儿。黄丹一两，黄柏、黄连各五钱，轻粉一钱。上为末，药水洗，后掺之贴之。《丹心》。

炉灰膏 治一切恶疮，除去瘀肉，最妙。方见杂方。

青金锭子 治诸恶疮，脓出不快，及多年疳瘘疮。白丁香、铜绿、硇砂、粉霜、轻粉各五分，麝香、龙脑各一字。上为末，面糊和，拈作锭子，纴入疮口中，或糁敷亦可。《精义》。

一扫光 治小儿头疮，及多虱子，瘙痒成疮，脓水不止。细茶、水银各一钱同研细，牙皂、川椒各二钱。上为末，油调擦上。《回春》。

生肌散 治一切疮，敛口，大效。寒水石煅、滑石各一两，乌贼骨、龙骨各五钱，密陀僧、枯白矾、干胭脂、定粉各二钱半。上为末，干糁疮中，妙。《精义》。

黄蜡膏 治诸疮，能生肌。香油、黄蜡、松脂各等分。上熔化，待凝贴之。加油发灰，尤妙。《俗方》。

洗药方 治诸般恶疮。黄柏、茵陈、荆芥、葱白、藿香，煎水淋洗为妙。《得效》。○洗诸般恶疮毒。艾叶、细茶、葱白、桃枝、柳枝、川椒，浓煎汤，入盐频洗。《回春》。

杀虫方 治恶疮有虫。胆矾、轻粉、乳香各一钱，硇砂、雄黄、土蜂房各二钱，龙骨、虎骨、白矾、露蜂房各二钱半，麝香五分，片脑一字。上为末，药水洗后，敷之神效。海藏。○诸疮杀虫。槟榔五钱，黄连二钱半，穿山甲五片烧灰，麝香一字。上为末，茶清调涂。《得效》。○诸恶疮有虫须用斑猫、藜芦。《入门》。

生肌方 凡治恶疮，令生肌，宜用生肌散、翠霞散、黄蜡膏。三方见上。○凡看疮内肉黑色，勿上生肌散，宜用消蚀之药，直待黑肉去尽，方可上生肌散。《入门》。○如开疮口，用生砒；去死肉用煅砒；生好肉去砒，加枯白矾。《入门》。

诸疮中风水发肿痛

凡疮疡未合，风入，为破伤风；湿入，为破伤湿，二者害人最急，宜慎之。《三因》。○诸疮入皂角水及恶水，热痛不止。皂角子烧存性研二钱半，砂糖末五钱，和匀如膏，贴疮上。《本草》。○诸疮中风水疼肿，鲤鱼目烧灰研敷，汁出即愈。诸鱼目并得。《本草》。○又方，川椒一升，和面作饼，灰火煨熟，断开口，封合疮上，冷则易，出水即差。《本草》。○又方，桑柴灰，淋汁渍之，冷复易。《本草》。○又方，葱白连须煮汤洗之，或连茎叶煨研，罯敷。《本草》。○又方，薤白捣烂，火炙令热，敷疮上，以帛裹定，冷则易，出水即差。《本草》。

单方

治恶疮及诸疮。生胡麻油涂之妙，生麻油亦可。《本草》。○马齿苋烂捣，敷上便愈。《本草》。○熊胆汁涂之妙，犬胆亦可。《本草》。○蟾蜍烧灰，油调敷诸恶疮，甚妙。《本草》。○久远恶疮不差，蛇蜕皮烧灰，猪脂调敷。《本草》。○朝生暮落花，一名鬼盖，即朝菌也，生粪秽处如菌。作末，和油涂之，甚佳。牛粪上黑菌，尤佳。《本草》。○一切恶疮。蜣螂十枚，端午日收，干作末，油调敷。《本草》。○腊猪脂，疗恶疮，和雄黄、轻粉敷之，妙。《正传》。○鼹鼠膏，主恶疮，涂之妙。《本草》。○经霜芭蕉叶为末，香油调敷。《丹心》。○石灰，淋取汁，温洗，妙。《本草》。○雄黄、硫黄，治恶疮为第一。《本草》。○一妇人脐下连二阴患恶疮，热痒而痛，大小便涩，出黄汁，百治不差。有人教先以温水洗拭，取马齿苋四两，青黛一两同研匀，敷疮上，干则易新者，仍服八正散方见小便二十日全愈。《本草》。○诸恶疮，贝母末，入雄黄少许，糁之。《本草》。

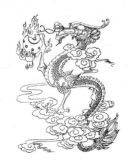

杂病篇卷之九

御医忠勤贞亮扈 圣功臣崇禄大夫阳平君臣许浚奉 教撰

 诸 伤

金刃伤

金疮肠断者，视病浅深，各有生死。肠一头见者，不可连也，若腹痛短气，不得饮食者，大肠一日半死，小肠三日死；肠两头见者，可速续之，先以针缕如法连续之，断肠便取鸡冠血涂其际，勿令气泄，即推纳之；但出不断者，作大麦粥取汁洗肠，以渍纳之，且作粥清，稍稍饮之，二十余日乃吃糜粥，百日后乃可进饭。《病源》。○金疮失血，其人当苦渴，然频忍之，常令干食，可与肥脂之物以止其渴，又不得多，饮粥则血溢出，杀人也。又忌嗔怒及大言笑、动作劳力及食咸酸热酒热羹辈，皆使疮痛冲发，甚者即死。《圣惠》。○凡金疮及折伤，不可饮冷水，血见寒则凝，入心即死。《丹心》。

不治证

十不治证：凡被伤入于肺者，纵未即死，二七难过。○左胁下伤透内者。○肠伤，断一半可医，全断不可治。○小腹下伤内者。○证候繁多者。○脉不实重者。○老人左股压碎者。○伤破阴子者。○血出尽者。○肩内耳后伤透于内者。皆不必用药。《得效》。○凡金疮，伤天窗 穴名、眉角、脑后、臂里跳脉、髀内阴股、两乳上下、心鸠尾、小肠及五脏六腑俞，皆

死处。又破脑出髓而不能语，戴眼直视，喉中沸声，口急唾出，两手妄举，皆不治。《圣惠》。

金疮脉候

金疮出血太多，其脉虚细者生，数实者死。○金疮出血，脉沉小者生，浮大者死；砑刺出血不止，脉来大者，七日死。滑细者生。《脉经》。○金疮出血，虚细则宜，实大则倾。《得效》。○伤虽浅，命脉虚促，可虑；伤至重，命脉和缓，永无虑也。○血出甚者，脉不要洪大，只要平正重实。《得效》。

肠肚伤治法

肚破，肠出在外，若肠全断难医，不断者可治。○肠及肚皮破者，麻缕为钱，或桑白皮尖茸为线，以花蕊石散敷线上，从里缝之。肠子则以清油拈活，放入肚内，乃缝肚皮，不可缝外重皮，留皮开用药糁，待生肉。《得效》。○伤破肚皮，肠与脂膏俱出，先用汤药，如活血散、佛手散即芎归汤与服，用手擘去膏不妨，此是闲肉，放心去之，然后推肠入内，用线缝之。仍服通利药，勿令二便秘涩。《得效》。

金疮先宜调血

大凡金疮及折伤坠堕内损者，必有瘀血

停积。先宜逐去瘀血。若亡血过多，则调养气血为主。《正传》。○花蕊石散、夺命散、鸡鸣散、导滞散、破血消痛汤、复元活血汤，皆可选用。《诸方》。

止血生肌合疮药

伤至重者，海味中咸白鳔，成片铺在伤处，以帛扎定，血立止。《得效》。○止血收口方，白胶香、老松皮、白芷、血竭为末，敷之。单血竭末敷之，尤妙。○黄丹、滑石末敷之。夏月以薄荷叶贴之，一日一次，以药水汤洗。《得效》。○金伤散糁敷，神效。《集要》。○金疮血不止，黄丹、白矾为末糁之。又，下子蚕蛾，烧灰敷之。《圣惠》。○下蚕室疮不合，取所割势，火煅为末，酒调服。昔有一人，自割其势，疮久不合，用此方，不数日而愈。《入门》。

箭镞及金刃中骨脉不出 白蔹、半夏等分为末，每取一钱，淡姜汤调服，日三，至二十日自出。《入门》。○箭镞及针入肉不出，象牙屑和水涂其上。又，蝼蛄取汁，频涂之。又，鼠脑涂之。又，好磁石着其上，自出。《圣惠》。

救急方 金疮及诸伤重，痛闷欲死。取牛一只，剖腹，纳其人于牛腹，浸热血中，可苏。如伤腹，用血竭末，醋汤调饮，出血而愈。或战阵炮矢所伤，血流满体，气贯胸膈闷绝者，亦苏。《入门》。○伤重，晕绝不省，人热尿多灌即苏，童尿尤好。《丹心》。

活血散 治刀枪伤，腹裂肠出者。黄芪、当归、川芎、白芷、续断、赤芍药、鹿茸、黄芩、细辛、干姜、附子炮各等分。上为末，每三钱，温酒调服，日三，立验。《入门》。

花蕊石散 治一切金刃砑伤，及打扑损伤，牛马咬踢，或至死者。急于伤处糁药，其血化为黄水，再服药便活，更不疼痛。如脏腑有瘀血内损，烦闷欲死，服此药则化为黄水，或吐出，或下泄出。花蕊石四两，硫黄一两为末，入瓦罐内，盐泥固济，晒干，安四方砖上，以炭火从巳午时煅至经宿，候冷取出，研细，每取一大匙，童尿入酒煎热调服。《入门》。

夺命散 治金刃所伤，及从高堕落，木石压损，瘀血瘀积，心腹痛，二便不通。水蛭以石灰拌炒焦五钱，大黄、黑牵牛头末各二两。上为末，每取二钱，热酒下。过数时无效，再用一服，以下恶血为度。《得效》。

鸡鸣散 治金刃伤、打扑伤，血瘀凝积，烦闷欲绝。大黄酒蒸五钱，当归尾三钱，桃仁二七粒研。上锉，作一贴，酒煎，鸡鸣时服，次日下瘀血即愈。治折伤亦妙。《三因》。

导滞散 治伤损，内有瘀血，大便不通，壅郁欲死。大黄一两，当归二钱半，麝香少许。上为末，每三钱，热酒调下。《圣惠》。

破血消痛汤 治伤损堕落，恶血流于胁下，痛楚不能转侧。水蛭炒烟尽另研三钱，柴胡、连翘、当归梢各二钱，苏木一钱半，羌活、防风、桂皮各一钱，麝香少许。上除水蛭、麝香外，余药锉，作一贴，酒水相半煎去滓，入蛭麝调服，空心，两贴立愈。东垣。

复元活血汤 治同上。大黄二钱半，当归一钱七分，柴胡一钱半，穿山甲炒研、瓜蒌根、甘草各一钱，桃仁十个为泥，红花五分。上锉，作一贴，酒水相半，煎服。《宝鉴》。

金伤散 治一切金疮。重午日早朝，使四人各出四方，采草木茎叶各半把，至日午时，入石灰一斤同捣极烂，凿大桑木三两株作孔，纳药实筑，以桑皮蔽之，油调石灰密涂之，勿令泄气，更以桑皮填固，至九月九日午时取出，阴干百日，捣罗为末。如遇伤，糁之神效。《乡药》。

单方

凡二十四种。

新汲水 人被金疮，及损伤肠出，以新汲泉水喷之，令身噤，肠自入也。《本草》。

石灰 疗金疮甚良。人为金刀所伤，以石灰末裹之，定痛止血，神效。○又，石灰和鸡子白，火煅为末，敷疮立差。《本草》。

葛根 疗金疮止痛。为末，敷之。又浓煎取汁服之。《本草》。

桑白皮 可以缝金疮。取生皮作线，缝腹破肠出者。唐安金藏剖腹，用此法便愈。○神仙刀箭药，妙不可言，桑叶为末，干糁之。○金疮止痛，桑柴灰敷之，佳。《本草》。

蝼蛄 箭镞在咽喉胸膈不出，蝼蛄捣取汁，滴上三五度，自出。○针入肉不出，蝼蛄脑同硫黄研敷，觉痒，针自出。《本草》。

蜣螂 箭镞入骨不可拔。微熬巴豆，与蜣螂同研匀，涂伤处，待极痒，便撼动拔之，立出。后以生肌膏贴之。○出箭镞方，蜣螂全者，麝香少许，同为末，拨动箭头，糁药疮内，自出。《本草》。

旋蕾根 即旋花根也，合金疮、续断筋。取根捣汁，滴疮中，滓封疮上，妙。《本草》。

象牙 主箭镞及针入肉不出。为末，和水敷疮上，即出。旧牙梳尤佳。《本草》。

蝙蝠 主金疮出血内漏。取二枚，烧为末，每一钱，和水服，令一日服尽，当下如水，乃血消也。《本草》。

黑虱 主箭头入肉不出。取头上黑虱及人牙齿同研，涂之即出。《本草》。

葱 治金疮，因惊出血不止。取葱炙热，挼取汁，敷之，血即止。○金疮中风水肿痛，葱茎叶煨研，罨敷立愈。《本草》。

小麦 主肠出不入。小麦五升，水九升，煮取四升，去滓，令极冷，使人含噀疮上，又噀其背，肠渐自入，勿令众人一见。《本草》。

石榴花 治金疮血流不止。石榴花，和石灰捣为末，糁之，血便断。《本草》。

壁钱 主金疮血不止。取汁点疮上良。《本草》。

鼠脑肝 治箭镞及针刀在咽喉胸膈诸隐处不出。取生鼠脑及肝，捣敷之，即出。《本草》。

紫檀香 治金疮。急刮紫檀末，敷之，止血止痛至妙。《本草》。

血竭 疗金疮，止血止痛生肌，最妙。刮屑敷之，但性急，不可多用。《入门》。

琥珀 止血生肌合金疮。作末，敷之。○中弩箭闷绝，琥珀末一钱，童尿调服，妙。《本草》。

蛇含草 主金疮。捣敷之佳。○又云：蛇含膏，连已断之指。《本草》。

青蒿 生挼，敷金疮，止血止痛生肌，最妙。《本草》。

熟艾 拓金疮，止血止痛，易合。或煎汤，或熏烟，亦好。《俗方》。

小蓟 主金疮血不止。挼叶，封之。《本草》。

蓝叶汁 金疮血闷，取蓝汁饮之。《本草》。

车脂 针入肉不出。取车釭脂，摊纸上罨之，二日一换，三五次自出。《本草》。

擲扑堕落压倒伤

凡堕压死者，急安好处，以袖掩其口鼻上，一食顷，候眼开，先与热小便饮之；若初觉气绝，急擘开口，以热小便灌之，利去瘀血。《得效》。○卒堕擲压倒打死，心头温者，皆可救。将本人，如僧打坐，令一人将其头发控放低，以半夏末或皂角末吹入鼻内，如活，却以姜汁、香油打匀，灌之。《纲目》。○若取药不及，急扒开口，以热小便多灌之。《入门》。○人为刀斧所伤，或堕落险地，或扑，身体损伤筋骨皮肉，皆出血不止，或瘀血停积，若去之不早，则有入腹攻心之患。《医鉴》。○跌扑伤损，须用苏木活血，黄连降火，白术和中，以童便煎服，妙。伤在上宜饮韭汁。《丹心》。○凡擲打压伤，或从高堕落，皆惊动四肢五脏，必有恶血在内，专怕恶心。先用通二便药和童便服之，立效。大小肠俱通利，则自无烦闷攻心之患矣。《得效》。○凡伤损，专主血，论肝主血，不问何经所伤，恶血必归于肝，流于胁，郁于腹而作胀痛。实者下之，宜通导散、桃仁承气汤方见寒门、夺命散方见上；虚者，复元活血汤方见上，当归须散调之。《入门》。○凡出血已多，而又呕血不止者，难治，宜用苏木煎汤，调蚌霜散服之。《入门》。○诸伤疼痛，宜乳香定痛散、乳香散、双乌散、寻痛元、阵王丹、补损当归散。《诸方》。○苏合香元，治打扑堕落，挟惊悸，气血错乱，昏迷不省，急取三五丸，温酒、童便调灌，即苏。方见气门。《得效》。○头上有伤，或打破，或金刃伤，用药糊角缚，不使伤风，慎之。《得效》。

通导散 治伤损极重，大小便不通，心腹胀闷，宜用此下瘀血。大黄、芒硝各二钱，当归、苏木、红花、桃仁各一钱，厚朴、陈皮、木通、枳壳、甘草各五分，上锉，作一贴，水煎，空心服。《医鉴》。○一名大成汤。《医林》。

当归须散 治打扑损伤，致气凝血结，胸腹胁痛。当归尾一钱半，赤芍药、乌药、香附子、苏木各一钱，红花八分，桃仁七分，桂皮六分，甘草五分。上锉，作一贴，酒水相半，煎服。《入门》。

蚌霜散 治伤损大吐血。蚌粉、百草霜各等分。上为末，每二钱，糯米饮调服。《入门》。

乳香定痛散 治诸伤损疼痛。白芷、当归、生苄、牡丹皮、赤芍药、川芎、乳香、没药、白术、甘草各等分。上为末，每二钱，温酒、童便各半调匀，服之。《入门》。○一名活血止痛散。《医鉴》。

乳香散 治打扑伤损，痛不可忍。白术炒、当归炒、白芷、桂皮、乳香、没药、甘草各等分。上为末，每二钱，温酒调下。《得效》。

双乌散 治诸伤百损，久后时常疼痛者，及新被伤作痛亦宜。川乌、草乌略炮各三钱，当归、白芍药、苏木、大黄、生干地黄、红曲炒各五钱，麝香少许。上为末，入瓦瓶以酒煮，放冷服。如觉麻痹无害，但草乌生用恐太猛，所以略炮。《入门》。

寻痛元 治诸伤，止痛清心，行气活血，如神。草乌生用、乳香火熨、没药火熨、五灵脂各三钱，生麝香少许，上为末，酒糊丸如指头大，朱砂为衣，每一丸，薄荷汤、姜汁磨化服。《得效》。

阵王丹 治诸折伤，止血定痛。大黄一两，石灰六两。上同炒紫色为度，去火毒，捣筛为末敷伤处，妙。《入门》。

补损当归散 治堕扑折伤，疼痛叫号，服此药不复大痛，三日筋骨相连。川芎一两半，桂心、川椒、当归、甘草各七钱半，附子炮、泽兰各二钱半。上为末，每二钱，温酒调服，效如神。《局方》。

打扑伤消肿灭瘢 凡斗殴被打，成破伤风，头面肿大发热。以九味羌活汤方见寒门热服取汗，外用杏仁捣烂，入白面少许，新汲水调敷疮上，肿即消。《回春》。○治伤损肿痛，瘀血流注紫黑，或伤眼上，青黑不散。大黄为末，生姜汁调敷患处，即消，名将军膏。《医鉴》。○散被殴瘢痕，亦治跌扑。麻油、清酒各一碗，同煎数沸服之，服了卧火烧热地上一夜，痛止肿消无痕。有被伤者，仇家阴令术士，以此治之，次日验审，了无一毫伤痕。《回春》。○打扑伤肌肤青肿，茄子种通黄极大者切作片，瓦上焙干为末，临卧，酒调二钱服，一夜消尽，无痕。《圣惠》。

脉候及不治证

凡打扑损伤，内有瘀血，其脉坚强者生，小弱者死。《脉经》。○打扑伤损，去血过多，脉当虚细，若得急疾大数者死。《医鉴》。○凡折伤，外损筋骨者可治，内损脏腑里膜，及破阴子耳后者，并不治。与上十不治证参看。《入门》。○如伤脏腑致命处，一观其脉虚促，危矣。《得效》。

单方

凡十七种。

蒲黄 治扑损，瘀血在内烦闷。蒲黄末三钱，热酒调下。《得效》。

白杨树皮 治扑损瘀血，痛不可忍。取树皮，酒渍服之。《本草》。

生龟 治扑损踒折。取血和酒饮之，肉生研，厚涂伤处，立效。《本草》。

蛴螬 主打扑腕折，血在胁下坚满痛。取汁和酒服，又研敷伤处。《本草》。

鼠屎 治落伤筋骨，痛不可忍。取屎烧为末，猪脂调，急裹之，不过半日愈。《本草》。

荷叶 治打扑落伤，恶血攻心闷乱。干叶烧为末，热童尿调下二钱，日三。○未展荷叶为末，童便调服，利下恶物。《纲目》。

胡桃 压扑伤损。胡桃肉捣烂，和温酒顿服，便差。《本草》。

麻根 主打扑落伤腕折，有瘀血，痛不可忍。取根及叶，捣取汁饮，或煮服之。非时则取干麻，煮汁饮。《本草》。

稻秆灰 治堕落扑损痛楚。稻秆烧灰，和糟酒，淋灰取汁，乘温淋洗痛处，立差。《本草》。

芥子 扑损瘀血作痛。芥子和生姜研，微暖涂贴患处，即效。《本草》。

葱白 治打扑伤损，痛不可忍。取葱白，入煻火煨，乘热擘开，其中有涕，便将罨损处，冷则易热者，须臾痛定。《本草》。○又，葱白、砂糖等分，烂研敷之，痛立止，且无瘢痕。《丹心》。

人尿 主扑损落伤，瘀血攻心晕绝。热尿顿服一二升，即苏，童子尿尤佳。《本草》。

乌鸡 被压窄，堕舟船，车轹，马踢，牛触，胸腹破陷，四肢摧折，气闷欲死。乌鸡一只，合毛杵一千下，和苦酒一升得所，以新布拓病处，取药涂布上罨定，干则易，

觉寒振欲吐，不可去药，须臾复上一鸡，神效。《本草》。

乌鸦羽 治堕落损伤，瘀血胀心，面青气短。取上翅羽七枚，烧灰和酒服，当吐血，便差。《本草》。

犬胆 治扑损刀箭伤，内有瘀血。取胆，热酒调服，瘀血尽下。《本草》。○犬屎，烧存性为末，热酒调下二三钱，亦有奇效。《俗方》。

酒糟 主打扑堕落损伤，瘀血肿痛。酒糟和醋滓蒸温熨之，妙。《俗方》。

水蛭 主堕扑落伤折伤，内有瘀血。水蛭炒焦为末，入麝香少许，每一钱，热酒调服，当下瘀血。《本草》。

骨折筋断伤

凡脚手，各有六出臼四折骨，每手有三处出臼，脚亦三处出臼。手掌根出臼，其骨交互相锁，或出臼则是挫出锁骨之外，须是搦骨于锁骨下归窠。若出外则须搦入内，若出内则须搦入外，方入窠臼。只用手拽，断难入窠，十有八九成痼疾也。《得效》。○骨节损折，肘臂腰膝出臼蹉跌，须用法整顿归元。先用麻药与服，使不知痛，然后可用手法。《得效》。○搦骨归窠，用竹一片生柳木板片尤佳夹定一边，一边不用夹，须存屈直处，时时拽屈拽直，不然则愈后曲直一得。《得效》。○凡骨碎者，须用麻药即药乌散与服，或用刀割开，甚者用剪，剪去骨锋，使不冲破肉，或有粉碎者，与去细骨，免脓血之祸，且以药水一日一洗，莫令臭秽。《得效》。○凡骨碎者，用接骨药，火上化开糊骨上，然后夹定，外用夹骨法、活血散、接骨丹、二生膏、糯米膏，内服麦斗散、没药降圣丹、接骨散、自然铜散、接骨紫金丹。○淋洗用蔓荆散。《诸方》。

草乌散 即麻药也。凡骨节出臼，用此麻之，然后用手整顿。皂角、木鳖子、紫金皮、白芷、半夏、乌药、当归、川芎、川乌各一两二钱半，草乌、茴香、坐拿草各二钱

半，木香一钱，并无煅制。上为末，诸样骨节出白窠者，每服二钱，好红酒调下，麻倒不识痛处，然后或用刀割开，或剪去骨锋，以手整顿，骨节归原，用夹夹定，然后医治。如箭镞入骨不出，亦用此药，麻后或钳出，或凿开取出，然后取盐汤或盐水与服，立醒。《得效》。

夹骨法 小虾蟆四五个，皮硝三分，生姜一两，酒糟一碗，肿者加红内消即红何首乌也同捣，敷折伤之处。《入门》。

活血散 治折伤。绿豆粉炒紫色，新汲水调成膏，厚敷折伤处，以桑皮夹定，其效如神。一方，热酒、醋调敷。《得效》。

接骨丹 当归七钱半，川芎、没药、骨碎补各五钱，川乌煨四钱，古文钱三个火煅醋淬七次，乳香二钱半，木香一钱，黄香松脂也六两，香油一两半。上为末，和油成膏，摊油纸，贴患处。如骨碎筋断，用此复续如初。《回春》。

二生膏 治折伤手足。生地黄一斤，生姜四两，上捣烂，入酒糟一斤，炒热，布裹罨伤处熨之。伤筋损骨痛不可忍，神效。《医鉴》。○伤损，臂臼脱出肿痛。生地黄捣烂，摊油纸上，次糁木香末一层，又摊地黄，贴患处，明日痛即止。《得效》。○治折伤断筋损骨。生地黄捣取汁，好酒和服，日二三次，最妙。又，捣烂蒸热，封伤处，一月筋骨连续。盖地黄属骨。《种杏》。

糯米膏 治扑伤筋断骨折。糯米一升，皂角切碎半升，铜钱百个，同炒至焦黑去钱。上为末，酒调膏贴患处，神效。《纲目》。

麦斗散 治跌伤骨节。土鳖一个瓦上焙，巴豆一个去壳，半夏一个生，乳香、没药各半分，自然铜火煅、醋淬七次用些少。上为细末，温清酒调服一厘，如重车行十里之久，其骨接之有声。初跌之时，须整理如旧，以绵衣盖覆，方服药，勿转动。端午日制尤妙。《回春》。

没药降圣丹 治打扑闪肭，筋断骨折，痛不可忍。生干地黄、川芎各一钱半，自然铜火煅醋淬十二次另研、川乌生、骨碎补、白芍药、当归、乳香、没药各一钱。上为末，姜汁与蜜等分和匀，每一两作四丸，每服一丸，水酒各半盏，入苏木一钱同煎，去苏木调药，空心热服。《丹心》。

接骨散 治骨折。乳香、没药各二钱半，自然铜煅淬另研五钱，滑石一两，龙骨、赤石脂各一钱半，麝香少许。上为末，好醋浸润煮干炒燥为末，临睡服时，入麝香和匀，温酒调下一钱。若骨已接，去龙骨、赤石脂而服，极效。《丹心》。○一方，将药除麝香，浸酒煮干为末，黄蜡五钱熔化，乃入麝和匀作丸弹子大，每一丸酒煎，以东南柳枝搅散，空心热服，名曰接骨丹。《入门》。

自然铜散 治打扑筋骨折伤。乳香、没药、苏木、降真香无则紫檀代之、川乌、松明节、自然铜火煅醋淬七次各五钱，地龙油炒，龙骨生，水蛭油炒焦各二钱半，血竭一钱半，土狗五个油浸焙。上为末，每五钱，好酒调下。自顶心寻病至下，两手两足，周遍一身，病人自觉药力习习往来，遇病处则飒飒有声。《得效》。

接骨紫金丹 治跌打骨折，瘀血攻心，发热昏晕。土鳖一方用土狗、自然铜火煅醋淬七次另研、骨碎补、大黄、血竭、当归尾、乳香、没药、硼砂各一钱。上为末，每取八厘，热酒调服，其骨自接。《入门》。

蔓荆散 治打落筋骨折伤，瘀血结痛。顽荆叶无则荆芥代之、蔓荆子、白芷、细辛、防风、川芎、桂皮、丁香皮、羌活各一两。上为粗末，每一两，入盐一匙，连须葱白五茎，浆水五升煎七沸，淋洗痛处，冷则易。《丹心》。

单方

凡十四种。

赤铜屑 治打扑堕落，骨折伤。取赤铜火煅醋淬七次或九次细研，温酒调一字，或半钱服，直入骨损处焊之。○有人堕马折足，取铜末和酒服，遂痊。亡后十余年改葬，视胫骨折处有铜束之。《本草》。

自然铜 疗伤损骨折，火煅醋淬七次研细水飞，同当归、没药各半钱，温酒调服，仍以手摩痛处。《本草》。○此药新火煅者有毒，若不折骨、不碎骨，则不可用自然铜。《丹心》。

合欢皮 主骨折，专能接骨。取皮炒黑色四两，芥子炒一两。上末，酒调二钱服，以滓罨伤处。《丹心》。

生地黄 主属骨。若伤损骨碎，生地黄烂捣蒸热，裹伤处，日再易。《本草》。

续断 治扑损瘀血，能续筋骨。煮汁内服，外捣敷之。《本草》。

旋蕌根 即旋花根也，疗被斫筋断。取根捣汁沥疮中，以滓封疮上，日二三易，筋便续。《本草》。

白蜡 属金，禀收敛坚凝之气，外科之要药，生肌止血定痛，接骨续筋补虚，与合欢皮同用，极神效。《丹心》。

蟹 脚中髓及脑，并壳中黄，并能续断折筋骨，取碎之，微熬纳疮中，筋即连。○筋骨折伤。生捣炒罨良。《本草》。

蛴螬 疗跌折骨破血结。取汁和酒服，又捣敷伤处。《本草》。

人中白 治闪挫跌扑伤骨极重。人中白煅为末，温酒调五分服。《入门》。

牡鼠 疗折伤筋骨。生捣敷伤处，三日一易新，能续筋骨。《本草》。

生栗 主筋骨折碎，血瘀肿痛。细嚼生栗涂敷之，栗楔尤好，三个共一窠居中者。《本草》。

莴苣子 生打落折伤。取子微炒为末，酒服二三钱，能接续筋骨，名接骨散。《回春》。

乌雄鸡 主踒折骨伤骨痛。取血，和酒服，仍破腹罨伤处妙。《本草》。○又，取骨末一两，自然铜末四钱，和匀，温酒调下二钱，空心。《纲目》。

疗伤断耳鼻舌方

治擦落耳鼻，用油发灰末，乘急以所落耳鼻蘸发灰缀定，以软帛缚定。有人为驴所咬下鼻，一僧用此缀之，神效。《纲目》。○自行颠仆，穿断舌心，血出不止，取米醋以鸡翎刷所断处，其血即止。仍用蒲黄、杏仁、硼砂少许为末，蜜调，噙化而愈。《纲目》。○接指方：苏木为末，敷断指间接定，外用蚕茧包缚完固，数日如故。《入门》。○一人落马，被所佩锁匙伤破阴囊，二丸脱落，悬挂未断，痛苦无任，诸药不效。予教人漫漫托上，多取壁钱敷贴伤处，日渐就安，其囊如故。《医鉴》。

杖伤

凡杖毕，即用童便、好酒各一盅合而温服，免血攻心，甚妙。实者鸡鸣散方见上下之，虚者当归须散方见上加柴胡、羌活煎服，仍用葱白捣烂炒热，搭杖处，冷则易，止痛散瘀如神。《种杏》。○又片豆腐，盐水煮热，铺杖处，其气如蒸，其腐即紫，复换贴，以色淡为度，溃烂者亦宜。《种杏》。○痛甚者，内服乳香定痛散方见上，随以热酒尽量而饮，外贴黄蜡膏方见诸疮。有血瘀臃肿，先刺出恶血，然后乃贴膏药。《入门》。○杖疮只是血热作痛，用凉药去瘀血为先，须服鸡鸣散之类。外贴以五黄散，或大黄、黄柏为末，生地黄汁调敷之。○又野苎根嫩者洗净，同盐捣敷，神妙。《丹心》。○又，凤仙花科连根叶捣烂，贴患处，干则易，一夜血散即愈。《医鉴》。○又绿豆粉微炒，鸡子清调敷之。《医鉴》。○杖疮宜服乳香散、化瘀散、补气生血汤、乌龙解毒散。《诸方》。○大概通滞血皆以酒化服，盖血滞则气壅瘀，气壅瘀则经络满急，经络满急故肿且痛。凡打扑着肌肉须肿痛者，以经络伤气血不行，故如是。《本草》。○凡杖疮忽干黑陷，毒气攻心，恍惚烦闷，呕吐者，死。《入门》。

五黄散 治杖疮止痛。黄丹、黄连、黄芩、黄柏、大黄、乳香各等分。上为末，新水调成膏，以绯绢摊贴伤处，日三易。《精要》。

乳香散 治杖疮肿痛。自然铜火煅醋淬七次，当归各五钱，茴香四钱，乳香、没药各三钱。上末，每三钱，温酒调下。《精要》。

化瘀散 治杖打重，血上攻心烦闷。苏木、当归尾各三钱，大黄、红花各二钱。上为末，每三钱，温酒、童便调和服。《医鉴》。

补气生血汤 治杖疮溃烂久不愈。人参、白术、白茯苓、白芍药、当归、陈皮、香附子、贝母、桔梗、熟地黄、甘草各一钱。上锉，作一贴，酒水相半煎服。《医鉴》。

乌龙解毒散 治人受杖责后，疔甲烂肉疼痛难忍，不能起动，服此痛止，便能动履，其效如神。木耳四两，入砂锅内，炒焦存性，为末。上每服五钱，热酒一碗调服，服后少顷，其药力行至杖疮上，从肉里透如针刺，痒甚，不时流血水，即以药水洗净，贴膏药。《回春》。○去疔甲，取鸡子清，入麝香少许，以银簪打成稀水，用簪尖轻轻点上，不多时，其疔甲化烂，取去，一日一换贴膏药，化尽死肉，数日如故矣。《回春》。

打着不痛方 未打之前，先取白蜡一两，细切入碗内，滚酒泡服，则虽打着不痛，名寄杖散。《医鉴》。

单方

凡五种。

萝卜根 治杖疮皮不破而内损者。萝卜根捣烂，罨伤处良。《种杏》。

马粪 治杖疮入风疼痛。马或驴湿粪，替换热熨，日五十遍极效。《本草》。

没药 主杖疮肿痛不可忍。细研取一钱，热酒调服妙。《本草》。

鼠 治打伤疮。生鼠一枚，和肠肚锉，油半斤，煎令焦黑收之，以鸡羽蘸敷疮上妙。《本草》。

饴糖 治打损瘀血。饴糖熬，和酒服，能下恶血。《本草》。

人咬伤

人咬伤成疮。龟板或鳖甲烧灰，油调敷。《纲目》。

诸兽伤

虎伤 人被虎咬，先饮清油一碗。又白矾为末，纳伤处。又砂糖水调服一二碗，并涂伤处。《入门》。○虎伤人疮，取青布紧卷，烧一头纳竹筒中，向疮口，令烟熏之佳。《本草》。○虎伤人，但饮酒，常令大醉，当吐毛出良。《本草》。○虎犬咬人，杵蓝取汁，饮一升，日三，滓敷伤处。《本草》。○虎狼伤人，生鸡肉食之；又生葛汁饮之。又，洗疮。又妇人月经赤衣，烧为灰，和酒服。《本草》。○干姜末，纳疮妙。《本草》。

熊伤 熊伤人，烧青布，取烟熏疮口，令毒出。《本草》。○又煮葛根，取浓汁以洗疮十度，并捣葛根为末，调葛根汁服，日五。《本草》。○熊伤人，蒴藋锉，水渍，取汁饮，滓敷疮上。○熊虎伤，煮生铁令有味，洗之。○熊虎爪甲伤，嚼生栗敷之。《本草》。

马驴骡咬踢伤 马咬踢伤。益母草捣烂，和醋炒敷。《本草》。○又，马鞭梢烧灰涂之。○独颗栗子烧灰贴，亦妙。《得效》。○又鼠屎二七枚，故马鞭梢五寸，同烧灰，猪脂调敷。《本草》。○又用艾灸伤处，取人屎或马屎烧灰为末，敷之。《入门》。○嚼生栗敷之。《纲目》。○又取鸡冠热血，涂疮中，或浸之。《本草》。○驴或马咬人，或骨刺伤，取其尿洗疮，以粪涂之。又饮粪汁，佳。《本草》。

牛伤 牛触肠出不损者，急送入，以桑白皮尖或生白麻为线缝合，肚皮缝上，掺血竭末或百草霜末，血止立活。勿封罨，恐内作脓。《入门》。○胁破肠出臭秽，急以香油摸肠，用手送入，煎人参地骨皮汤淋之，皮自合，吃羊肉羹十日愈。《入门》。

犬伤 凡春夏初交，犬多发狂，但见其尾直下不卷，口中流涎，舌黑者，即是狂犬。若被其伤，乃九死一生之患，急用针刺去血，以人小便洗净，用胡桃壳半边，以人粪填满，掩其疮上，着艾灸之，壳焦粪干则易之。灸至百壮，次日又灸百壮，灸至三五百壮为佳。《千金》。○疯狗咬伤，即先口噙浆水洗净，或以热人尿淋咬处，嚼生姜擦之，又用葱白嚼烂涂之。又，杏仁嚼烂敷之，以帛系定，或同马蔺根研细，葱汤洗后涂之，尤妙。《纲目》。○于患人顶心中有一红发，即当拔去，后服药，快效。《十三方》。○一方，斑猫二十一个，去头翅足，以糯米一勺，先将猫七个同炒，不令米赤，去猫再入七个同炒，猫色变去之，又入七个同炒，米出青烟，去猫取米，研为粉，冷水入清油少许，空心调服一勺分三服，少顷，又进一服，以小便利下恶物为度。否则，再用一服。利后腹痛，急以冷水调青靛服，或服黄连汤，以解其毒，否则有伤，不可便食热物。《纲目》。

犬咬毒防再发 疯狗咬，急用斑猫七个，去头翅足为末，温酒调服，其毒必从小便中出。可将尿缸盛清水，令患人尿其中，停半日，见浊气凝结如狗形，则毒已出，如不见狗形，须服七次方可。无狗形，乃不再发，极验。若小便涩，益元散方见暑门水调服，最妙。《十三方》。○狂犬咬，先口噙浆水洗净，用玉真散方见风门干贴之，更不再发，神效。《丹心》。○又仍杀所咬犬，取脑敷伤处，后不复发。《本草》。○猘犬伤，或经久复发，无药可疗。雄黄明者五钱，麝香五分。上为末，酒调二钱服，服后必使得睡，切勿惊动，任其自醒，须利下恶物乃效。《纲目》。

狂犬伤出毒法 宜用扶危散。○防风五钱，大黄、黑丑头末各三钱，斑猫一钱，麝香三分，雄黄二钱半。上为末，每二钱，滚水调服，恶物从小便而出。《入门》。○狂犬伤，蚯蚓粪封之，出犬毛，神效。《本草》。○又，生麻油研豆豉为膏，丸如弹子大，常常揩拭所咬处，却掰开看，豉丸内若有狗毛茸茸然，此毒气已出，揩至无茸毛方乃痊可。《十三方》。

扶危散 治疯狗咬。斑猫，七日内用七个，七日外每日加一个，十日十个，百日百个，去翅足，糯米同炒。滑石一两，雄黄一钱，麝香一字。上为末，温酒调服。不饮酒者，米饮下，毒从大小便出，即愈。《医鉴》。

狂犬毒入心

狂犬咬，众治不差，毒攻心烦乱，唤已作犬声。天灵盖烧灰为末，水服一钱，以活止。《本草》。○犬咬人久不差，口吐白沫者，为犬毒入心，叫唤似犬声。天灵盖烧灰，东流水调服一钱。《本草》。○狂犬咬人，发狂如犬叫，虾蟆脍食之。又，虎头骨、虎牙、虎胫骨为末，酒调二钱服之。《本草》。

禁忌法

被狂犬咬人，终身禁食犬肉及蚕蛹，此毒再发则不可救，三年之内，亦忌食一切毒物及房事。常食杏仁，以防其毒。《十三方》。○犬咬伤人，忌饮酒。《丹心》。

单方

凡六种。

白矾 猘犬咬。白矾末纳疮中，止痛速愈。《本草》。

葛根 狂犬咬。葛根捣取汁，服之洗之，滓敷伤处。《本草》。

杏仁 杀狗毒作粥常食之。又捣烂，贴伤处，最佳。《本草》。

野菊 主风狗咬。研细，酒调服，尽醉止，效。《纲目》。

蓖麻子 主犬咬伤。取五十粒去壳，研为膏，敷之。《纲目》。

蟾蜍 即虾蟆也。主狂犬咬，发狂欲死，作脍食之，勿令知。又取后两腿，捣烂，酒调服，亦佳。《本草》。

针灸法

狂犬咬人，当先针刺去恶血。仍灸疮中十壮，自后日灸一壮，至百日乃止，忌饮酒。《资生》。○被狂犬咬者，无出于灸，只就咬牙迹上灸之，一日三壮，灸至一百二十日乃止。常食韭菜，永不再发。《千金》。○常饮韭菜自然汁，以淬封灸疮，永不再发。《资生》。○猘犬伤，毒不出，发寒热，速以艾灸外丘穴三壮，又灸所咬之处七壮，立愈。《铜人》。

猫伤 人为猫所伤，取薄荷叶细嚼敷之。○又，虎骨、虎毛，烧为末涂之。《杂方》。

鼠咬伤 取猫毛烧灰，入麝香少许，津唾调敷。《入门》。○又，麝香涂之差。《本草》。

诸虫伤

蛇咬伤 中蛇咬毒，昏困。五灵脂五钱，雄黄二钱半，为末，酒调二钱灌之，以淬敷患处，即苏。《纲目》。○又，五灵脂、雄黄、贝母、白芷等分为末，热酒调二钱服，亦良。《丹心》。○治蛇毒无如雄黄，若被诸蛇咬，取雄黄细末贴疮口立效。《纲目》。○又，莴苣取汁和雄黄作饼子，候干为末，贴疮口，毒水流出，肿痛即消。《纲目》。○卒被蛇伤。白矾火上熔汁，滴咬处，立差。无白矾则速作艾炷，灸五壮良。《纲目》。○毒蛇螫欲死。雄黄、干姜等分为末，敷伤处。《本草》。○中蛇毒，眼黑口噤欲死。苍耳嫩叶一握，捣取汁，温酒和灌之，淬敷疮上。《本草》。○又，白芷末，麦门冬汤调服，淬敷伤处。《纲目》。○又，细辛、

白芷各五钱，雄黄二钱，麝香少许，为末，每二钱，温酒调服。《纲目》。○又，贝母为末酒调，令病人尽量饮之，少顷，酒自伤处为水流出，却以淬敷患处，即苏。《纲目》。○又，白矾、甘草等分为末，每二钱，冷水调下。《纲目》。○毒蛇螫，急以热人尿洗出血，次取口中唾涂之，又以牙坚封伤处，又取人屎厚敷布裹，即消。《丹心》。○急饮好醋二碗，令毒气不随血走，或清油亦可。《入门》。○凡蛇毒，取独头蒜，或小蒜，或苦苣，或水蓼，或豆叶，或荏叶，皆捣饮汁，以淬敷伤处。《本草》。○又，丝瓜根洗净捣研，生酒调吃一醉，立已。《海上》。○又，鹳嘴及脚骨，烧灰饮服，淬敷之。《本草》。○又，蚯蚓或虾蟆，捣敷之。《本草》。○牛耳中垢、猪耳中垢，取敷之。猪齿，烧灰敷之。《本草》。○被蛇咬人，忌食酸物梅子，犯之必大痛。《纲目》。○蜈蚣制蛇毒，为末敷。《本草》。○辟蛇法：殺羊角烧之，蛇即远去。又小袋盛雄黄带之，蛇远避。又，养鹅辟蛇。《本草》。

蝎螫伤 蝎有雌雄，雄螫痛在一处，井泥敷之；雌者痛牵诸处，取瓦屋沟下泥敷之。无雨时，新水从屋上淋下，取泥用。《本草》。○蝎螫痛不可忍，冷水渍之，即不痛，水微暖复痛，即易新水。《本草》。○蝎螫痛。半夏生一字，雄黄一字，巴豆一个，上同研，敷之。《纲目》。○又，白矾、半夏为末，醋调贴之，痛止毒出。《得效》。○又，驴耳中垢或猫屎涂之，蜘蛛取汁敷之。又，地上磨生姜涂之。又，薄荷细嚼敷之。又白矾熔汁滴伤处。《本草》。

蜈蚣咬伤 蜈蚣咬人伤痛。取蜘蛛安咬处，当自吸毒。如死而痛未止，更易生者；如蜘蛛死，即投水中救活。《纲目》。○蛇含草，挼敷之。又，蜗牛取汁滴入咬处。又，乌鸡血及屎涂之。○桑白皮汁或独头蒜，研涂之。又，人头垢涂之，不痛不痒。○又清油点灯取烟熏之。又，盐汤渍之。又，黄蜡火上熔汁滴患处。《本草》。

蜘蛛咬伤 蜘蛛咬人，腹大如孕，一身生丝，羊乳饮之，未几日而平。《本草》。○蜘蛛咬，遍身成疮。取好酒，饮令大醉，须臾虫于肉中小如米自出。《本草》。○又，青葱叶去尖，纳蚯蚓一条，紧捻头，勿通气，候化水，点咬处即差。《本草》。○蜘蛛咬人，疮中出丝，屡有死者，惟饮羊乳，可制其毒。《本草》。○又，蓝汁一碗，入雄黄、麝香末各一钱和之，细饮其汁，并点咬处。有人被斑蜘蛛咬，肿痛垂死，得此方即愈，只服蓝汁亦好。《本草》。○蜘蛛伤，土蜂烧末，油和敷之。又，取土蜂窠土，醋调涂之。穴土居，赤黑色者，是蜂也。《本草》。○又，多取人尿灌瓮中，坐浸其身，防蛛毒入内。《本草》。○又，乌鸡屎浸酒服。又，取冠血涂之。《本草》。○薤白或韭白捣敷之。又，雄黄末敷之。又，桑白皮汁涂之。又，蔓菁子研，油调敷之。又，小蓟汁饮之。《本草》。

蚯蚓伤 有人中此毒，腹大，夜闻蚯蚓鸣于身。有人教用盐水浸之而愈。○有人跣立湿地，中其毒，先饮盐汤一杯，次以盐汤浸其足，即愈。《本草》。○蚯蚓咬，其形如大风，眉须皆落，以石灰水浸身愈。《本草》。○蚯蚓吹疮，鸡屎敷之。○蛐蟮咬，鸭屎敷之。又老茶叶细末，油调敷。蛐蟮即蚯蚓也。《纲目》。

蠼螋伤 此虫又名八角虫，隐于壁间，以尿射人，遍身生疮如汤火伤。乌鸡翎烧灰，鸡子清调涂之。《纲目》。○蠼螋尿疮，如热痱而大，绕腰匝，不可疗。虫如小蜈蚣，色青黑，长足。取扁豆叶，接敷即差。《本草》。○又，盐汤淋渍疮上，数日愈。又，犀角水磨涂之。又，鸡屎涂之。又，胡燕窠中土、猪脂、苦酒和涂之。又，鸡肠草接敷之。又，胡粉和醋敷之。又，嚼梨汁敷之。《本草》。

蜂叮伤 蜂螫人，嚼青蒿敷之。○又，薄荷接贴之。○蜂房为末，猪脂和敷。○接芋茎擦之，即愈。○醋磨雄黄涂之。又，清

油擦之。○人头垢及盐擦之。又，酱涂之。又，冬瓜叶，接敷之。《本草》。

蚕咬伤 屋上烂茅，和酱汁研敷。○麝香，蜜调涂之。○苎汁饮之，又涂之。苎近蚕种，则蚕不生。《本草》。

蜗牛伤 人为蜗牛虫所咬，毒遍身者，蓼子汁浸之，即差。《本草》。

蝼蛄伤 蝼蛄咬人，石灰醋和涂之。○榭叶烧灰，以泔水和，浸洗，以滓敷之。《本草》。

壁镜伤 壁镜咬，毒人必死。桑灰，淋浓汁，调白矾末涂之。○又，醋磨雄黄涂之。《得效》。

夏月诸疮伤辟蝇蛆法 夏月诸般伤损溃烂，蛆虫极盛，臭不可近。蛇蜕烧存性一两、蝉壳、青黛各五钱、细辛二钱半。上为末，每三钱，黄酒调下，日二，名曰蝉花散。又，寒水石治夏月诸疮臭烂。○一人夏月收麦，被骡跑倒，又咬伤二三处，至五七日，脓溃臭恶，蛆蝇极盛，药不能救。一道人见之，传以此方，修合服之，蛆皆化水而出，蝇亦不敢近，旬日良愈。《回春》。

杂色虫伤 夏月有杂色毛虫，极毒，触人生疮痒痛，骨肉皆烂。豉一碗，清油半盏，同捣，厚敷伤处，经一宿，取见豉中有虫毛，埋土中弃之。白芷汤洗后，乌贼鱼骨末敷之，即愈。《纲目》。○又，伏龙肝，醋和作团，于伤处搓转，其毛皆出在土上，痛立止，神效。《纲目》。○又蒲公英根茎白汁敷之。《纲目》。○毒蛇尿草木着人，似刺扎，便肿痛肉烂，若着手足，指节堕落。研砒霜，和胶清涂之。《本草》。○蛇骨刺人，毒肿痛。烧死鼠为末敷之。《本草》。○诸虫毒伤。青黛、雄黄等分为末，新汲水调下二钱，又外涂之。《本草》。○人被天蛇毒，似癞而非癞。天蛇，即草间黄花蜘蛛也。人被其螫，因为露水所濡，乃成此疾，遂煮秦皮汁一升，饮之差。《本草》。○诸毒虫伤，大纸捻蘸香油烧火，吹灭以烟熏之，即愈。《纲目》。○五毒虫毛螫，赤痛不止，马齿

苋，捣敷之。《本草》。○蛇蝎蜘蛛咬，生鸡卵，轻敲一小孔，合咬处，立差。《本草》。○诸虫咬，麝香涂之。又，小蓟或蓝叶，捣汁饮，又敷之。《本草》。

签刺伤 竹木刺入肉不出，瞿麦，浓煎取汁饮，日三。《本草》。○又，鹿角烧为末，水和涂，立出。《本草》。○又，干羊屎烧灰，和猪脂涂之，不觉自出。《本草》。○又，人头垢涂之即出。又，乌雄鸡生捣罨之，亦出。《本草》。○又，白梅肉嚼封之，刺即出。又，栗楔生嚼罨之，亦出。又，蝼蛄研敷之妙。又，蠼螋生研罨之，亦妙。

又，蛴螬碎敷之，刺即出。又，牛膝根捣烂涂之，亦出。又，鱼鳔取敷疮上，四边肉烂，刺即出。《本草》。○鱼骨在肉中不出，嚼吴茱萸封之，骨当烂出。又，取海獭皮煮汁服。又鱼狗鸟，烧为末，和饮顿服。又，象牙末厚涂，自软出。《本草》。○铁棘、竹木刺入肉不出，鼠脑厚涂之，即出。《本草》。

灸法 凡蛇虺蜈蚣毒虫咬伤，于伤处灸五壮或七壮，即愈。《丹心》。○被恶蛇螫，即贴蛇皮于螫处，艾火灸其上，引出毒气，即止。《本草》。

解　毒

蛊毒畜养家

凡有蛊之乡，见人家门限屋梁无灰尘洁净者，其家必畜蛊，当用心防之。《易简》。○蛊者，人取三虫之类虾蟆、蜈蚣、蛇虺也，以器皿盛之蛊字从虫从皿，使其自相啖食，余一存者，名为蛊，而能变化。人有造作敬事，以酒肉祭之，取出放毒于饮食中。人中其毒，心闷腹痛，面目青黄，或吐唾鲜血，或下脓血。病人所食之物，皆化为虫，侵蚀脏腑，蚀尽则死，急者十数日便死，缓者延引岁月，死后病气流注，染着旁人，故谓之蛊疰。《千金》。○中蛊者，面色青黄，是蛇蛊；面色赤黄，是蜥蜴蛊；面色青白，若内胀满，吐出成蝌蚪形者，是虾蟆蛊；面色多青，或吐出如蜣螂形者，是蜣螂蛊。《病源》。

辟蛊毒法

如入蛊乡饮食，即潜于初下箸时，收藏一块在手，尽吃不妨，少顷，却将所藏一块，潜埋于人行十字路下，即蛊于其家作闹，蛊主必反来求救，或食时让主家先动箸，或明问主家云莫有蛊么，以箸筑卓而后食，如是则蛊不能为害。《易简》。

验蛊毒法

令病人朝起，取井华水，唾水中，唾如柱脚直下沉者，是蛊也。浮者，非蛊也。《三因》。○嚼生黑豆不腥，嚼白矾味甘，皆中蛊无疑。《三因》。○入蛊乡，遇饮食，以犀角搅之，白沫耸起者，是蛊也，否则非也。《纲目》。○又，煮一鸡卵去皮，日夕含口中，勿令破，夜吐出着霜露中，朝看色大青者，是蛊也。《得效》。○中蛊者，大便黑如漆，或坚，或薄，或微赤者，是蛊也。《千金》。

蛊毒中毒脉候

凡中蛊毒，脉类如钗股。《直指》。○人为百药所中伤，脉浮洪而疾者生，微细者死。○又，脉洪大而迟者生，微细而数者死。《脉经》。

送蛊法

人中蛊毒当服药。如知蛊主姓名，便呼取以去也。《本草》。○欲知蛊主姓名，取败鼓皮，烧为末，饮调服一钱。病人须臾自呼蛊主姓名，令取蛊去，即愈。《本草》。○中蛊毒，下血如猪肝，脏腑败坏，惟待死。襄荷叶，密安病人卧席下，勿令知。病者自呼蛊主姓名，令取去共有即愈。《本草》。〇蒋士先得疾，下血，言中蛊。家人密以襄荷置卧席下，忽大笑曰：蛊我者，张小也，乃收小，小走。《本草》。

蛊毒治法

人中蛊毒，则心腹切痛，如有物咬，面色青黄，或吐血，或下血，不即治，蚀五脏尽则死，宜服太乙紫金丹、玉枢丹、万病解毒元、雄矾丸、雄麝散、辰砂丸、保灵丹、独胜散、国老饮，或吐或下之而愈。《入门》。

太乙紫金丹 一名紫金锭，一名万病解毒丹。治蛊毒、挑生毒、狐狸、鼠莽、恶菌、河豚、死牛马肉毒、山岚瘴气毒、诸药、金石、草木鸟兽、百虫，一切诸毒。蚊蛤去虫土三两，山茨菰去皮焙二两，红芽大戟洗焙一两半，续随子去皮油一两，麝香三钱。上为末，糯米粥和匀，捣千余杵，每一料分作四十锭，每服半锭，重者一锭，并用薄荷汤化下。〇修合时，宜端午七夕重阳日，或遇天德月德日，在净室焚香斋戒，勿令妇人、孝服人、鸡犬见之。〇自缢、落水、鬼迷、惊死，心头温者，并冷水磨灌，即醒。蛇犬诸恶虫伤，以酒化服，水磨涂伤处。《入门》。

玉枢丹 一名追毒丹。治病、服法同上。〇即上太乙紫金丹，加入雄黄一两，朱砂五钱也。制法同上。〇入蛊乡，才觉意思不快，即服一锭，或吐或利而愈。诚济世卫生之宝也。《入门》。

万病解毒元 治蛊毒、挑生毒、药毒、草毒、畜兽毒。蚊蛤一两半，山茨菰一两，大戟七钱半，山豆根、续随子去皮油各五钱，朱砂、雄黄各二钱，麝香一钱，全蝎五枚。上为末，糯米糊丸，分作三十五丸，每服一丸，姜汁蜜水磨下。井水研敷所伤处。《得效》。

雄矾丸 治蛊毒及虫蛇毒。即蜡矾丸方见痈疽加雄黄等分作丸梧子大，每七丸，熟水吞下。《入门》。

雄麝散 治五种蛊毒。雄黄、麝香等分为末，取生羊肺如指大，以刀开，裹药吞之。《丹心》。

辰砂丸 治蛊毒从酒食中着者。辰砂、雄黄、赤足蜈蚣、续随子各一两，麝香二钱半。上为末，糯米饭和丸芡实大，每一丸，以酒化下，端午日合。〇一名丹砂元。《三因》。

保灵丹 治蛊毒、诸毒、一切药毒，神效。朱砂一两，山豆根五钱，雄黄、黄丹、麝香、黄药子、续随子去皮另研、巴豆去皮不去油、斑猫去头、足、翅各二钱半，赤足蜈蚣二条一生一炙，糯米半生半炒为末作糊。上于端午、重阳、腊日修合为末，不令鸡犬妇人见之，用糯米稀糊和丸芡实大，阴干，磁盒收贮。每一丸，茶清吞下，不得嚼破，须臾，将毒物或吐或利，药丸凝血并下，以水洗净收之。一丸可救三人。若急则择吉日精洁修合。《得效》。

独胜散 治蛊毒及药毒，虫蛇诸毒。大甘草节麻油浸，年岁愈多愈妙。上取甘草嚼下，或以水煎服，神效。《得效》。

国老饮 治蛊毒。白矾、甘草等分为末，清水调下，或吐黑涎，或泻下即安。《得效》。

金蚕蛊毒

南方畜金蚕，其蚕金色，食以蜀锦，取其遗粪，置饮食中以毒人，人死蚕喜，能致他财，使人暴富，而遣之极难，水火兵刃所不能害，必多以金银置蚕其中，投诸路隅，人或收之，蚕随以往，谓之嫁金蚕。《琐言》。〇人中金蚕蛊毒，先嚼白矾味甘不涩，次嚼黑生豆不腥者是也。石榴根皮，浓煎汁饮之，吐出活虫即愈。《得效》。

挑生毒

岭南有挑生毒，乃挑毒于饮食中以害于

人。其候，初觉胸腹作痛，次则渐渐搅刺，满十日则物生能动，在上则胸痛，在下则腹痛。在上者，胆矾末五分，投热茶内化服，探吐之；在下者，郁金末二钱，米饮调服，泻下恶物，后以四君子汤去甘草煎服调理。《得效》。〇有人忽肋下肿起，顷刻间大如碗，此中挑生毒也，俟五更，绿豆细嚼试之，若香甜则是也。升麻为细末，取冷熟水调二大钱，连服之，洞泄出葱数茎，根须皆具，肿则消缩，仍服平胃散调补。《得效》。

禁忌法

凡中蛊之人，用药已差，自后饮食，永不得吃冷，若饮食带冷，则鬼气乘之，毒虫复生，竟不能救。《入门》。

灸法

灸蛊毒法：于足小指尖上灸三壮，即有物出。酒饭得之，随酒饭出；肉菜得之，随肉菜出即愈，神验。皆于灸疮上出。《千金》。

吐蛊药

凡中蛊，煮甘草汤服之，当吐出。《本草》。〇又，升麻一两，水煮取浓汁服，入口即吐蛊出。《本草》。〇中蛊下血如鸡肝，四脏悉坏，惟心未毁，只待死，马蔺根为末，水和服一二钱，即吐出，极神。《本草》。〇又，王瓜取根叶捣汁服，当吐下。《本草》。〇又，治五种蛊毒。马兜铃根为末一两，水煎顿服，当吐蛊出，未快再服。《本草》。〇又，槲木北阴白皮，浓煎取一升，空心服，即吐蛊出。《本草》。〇又，猬皮烧为末，水和服一钱，当吐蛊。《本草》。〇又，苦瓠一枚水煮取汁服，立吐即愈。《本草》。〇又，人头垢米饮或酒化服，即吐蛊。《本草》。〇又，猫胞汤摩如鸡卵许，服之即吐蛊。《本草》。

下蛊药

凡中蛊毒，商陆末和水服，即下蛊。《本草》。〇又，续随子去皮研为末，和水服一钱，即下利蛊虫。《本草》。〇牵牛子取头末二钱，和水服，当泻出毒虫。《本草》。〇斑猫一枚去头足翅为末，和饮服，当下蛊。《本草》。〇又，斑猫去足翅熬，大戟、桃白皮东引者三物等分为末，冷水调服半钱，其毒即下，若未出，更一服，奇效。只单服大戟亦好。《本草》。〇又燕屎三合熬，独头蒜十枚，和捣为丸梧子大，服三丸，蛊当随利下而出。《本草》。

通治单方

中蛊毒，蚕蜕纸不拘多少，以麻油纸拈烧存性为末，新汲水调一钱，频服。虽面青脉绝，昏迷口噤吐血者，服之即苏。《得效》。〇凡中蛊毒，蓝叶汁饮之，良。《本草》。〇又，茜根浓煎服之。又，与襄荷同煎，饮数升，即愈。《本草》。〇又，茅苽捣取汁饮之，末服、煎服并佳。《本草》。〇又，桔梗捣汁饮之，危重者亦苏。《本草》。〇又，鲛鱼皮烧为末，和水服，治中蛊吐血。《本草》。〇中蛊吐血，下血如烂肝。蚯蚓十四枚，醋一升渍之，蚓死，但饮其汁，已死者皆可活。《本草》。〇又，蜈蚣炙为末，和饮服，亦佳。《本草》。〇又治蛊毒。胡荽根捣汁半升，和酒服，蛊立下。又取胡荽子研水，煮取汁，冷服半升，日二。《本草》。〇又，大蒜或小蒜并常食之，治蛊毒。《本草》。〇又，狐五脏及肠，治如食法，和五味煮作羹食之，去蛊毒，炙食亦良。有人病蛊，梦道人示颂云：似犬非犬，似猫非猫，烹而食之，其病自消。觉而有狐入其室，杀而烹食，遂差。白氏《六帖》云：青丘狐，食之令人不蛊。《夷坚》。〇又，獭肝主蛊毒，烧服之。《本草》。〇中蛊人，常服烧酒与大蒜，最妙。《俗方》。

救诸中毒方

抑论中毒之证，辨其自戕被害，何物之中，审其远近，久则不救。又，手足面青，过时者亦不救。治法，上宜吐之，急以香油多灌一作胡油，鹅翎探吐之；下以解毒丸、靛浆利之，紧急只以芒硝煎甘草汤调服利之，亦可。《入门》。○人遇事急，智尽术穷，或为人所陷，始自服毒，宜急救之。大法：甘草、绿豆能解百毒。又法，不问何毒，多灌香油，吐利即安。《医鉴》。

解毒丸 治饮食中毒，并百物毒，救人于必死。板蓝根四两，贯众去毛、青黛、甘草各一两。上为末，蜜丸梧子大，以青黛另为衣。稍觉精神恍惚，是中诸毒，急取十五丸，烂嚼，新水送下，即解。《三因》。

砒霜毒 人中砒霜毒，其证烦躁如狂，心腹搅痛，头旋欲吐，面口青黑，四肢逆冷，须臾不救。此毒于肉饭中得之，则易治；于酒中得之，则其毒散归百脉，故难治。在膈上则瓜蒂散吐之方见吐门，在腹中则万病解毒丹下之。《入门》。○急取黑铅四两，磨水一碗，灌服即解。○如无黑铅，急取青蓝汁一碗，灌服。○或香油一二升灌服。又，取地浆三碗，和铅粉频灌服，旋刺猪狗羊鸡鸭热血饮之。又，人粪汁灌之。《诸方》。○又，白扁豆、青黛、甘草各一钱，巴豆去壳一个一云半个为末，砂糖大一块水化，调一盏饮之，毒随利下。《得效》。○又，腊月猪胆，水和服之，立解。《种杏》。○又，稻秆灰和水淋取汁，冷服一碗，毒随利下。《医鉴》。○又，冷水研绿豆，取汁饮而解之。《本草》。○又，蓝根、砂糖擂烂，和水服。《纲目》。

菌蕈毒 山中有毒菌，人煮食无不死。地生者为菌，木生者为橘，江东人呼为蕈。○夜中光者，煮不熟者，煮讫照人无影者，欲烂无虫者，皆有毒，不可食。○冬春则无毒，秋夏有毒者，因蛇虫毒气熏蒸所致也。○人中其毒，地浆饮之。又，人粪汁饮之。又，马蔺根叶捣取汁服之。又，人头垢和水服，以吐为度。又，六畜及鹅鸭之属，刺取热血饮之。又，油煎甘草，冷饮。只多饮香油亦好。《本草》。○中蕈毒，吐下不止，细

茶芽即雀舌茶为末，新汲水调服，神效。又，荷叶捣烂，和水服。《纲目》。○鳌头煮汁饮，即愈。《纲目》。○枫树菌食之，令人笑不止而死，饮地浆最妙，人粪汁次之，余药不能救。《本草》。

河豚毒 诸鱼中，河豚最毒，其卵尤毒，人中其毒必死。急取芦苇根，捣取汁饮之。○或人粪汁或香油多灌，吐出即愈。又，白矾末白汤调下。又，白扁豆末和水服。又，羊蹄叶捣取汁饮之。《本草》。

川椒毒 人误食椒，戟人咽喉，气闭欲绝，吃大枣三枚，解之。○川椒闭口者有毒，人误吞之，便气欲绝，或下白沫，身体冷痹，宜急治之。饮井水一二升，便差。○又，桂皮煎汤饮之。又，地浆饮之。又，浓煎黑豆汁饮之。又，人尿饮之。《本草》。

杏仁毒 杏子双仁者有毒，人误食必死。若中其毒，蓝叶汁饮之。又，蓝实水研，取汁饮之。又，地浆饮二三碗。又，香油多灌之妙。《本草》。

苦楝毒 服苦楝根泻不止，饮冷粥止之。《本草》。

藜芦毒 人中此毒，令吐逆不止。葱白煎汤饮之。又，雄黄末和水服。又，香油灌之。又，温汤饮之。《本草》。

巴豆毒 人中毒，则令大泻或吐，烦渴发热，急用黄连、黄柏煎汤，冷服。○又，黑豆煮取汁饮之。又，寒水石磨水服之。又，菖蒲或葛根，捣取汁饮之。更以冷水浸手足，忌食热物。《本草》。○又，蓝根、砂糖擂烂，和水服。《纲目》。

草乌川乌天雄附子毒 人中川乌、天雄、附子毒，则心烦躁闷，甚则头岑岑然，遍身皆黑，必死。煎绿豆、黑豆汁，冷服之。○又，甘草、黑豆浓煎饮汁。又，防风、甘草煎汤，冷饮之。又，甘草、黑豆浓煎服，入口即定。又，枣肉、饴糖，服之并解。又，干姜煮汁，冷饮之。又，多饮井水，大吐泻即愈。○中草乌毒，则令人麻痹晕闷，甘豆汤饮之，生姜汁饮之。又，童尿

饮之。又，黄连汤饮之。《本草》。

矾石毒 黑豆煎汁饮之。《本草》。

金银铜锡铁毒 人服金银中毒，服水银即出。盖水银能解金、银、铜、锡毒也。〇取鸭血饮之。又，白鸭屎淋取汁，饮之。又，生鸡卵吞之。又，黑豆汁或蓝叶汁、水芹汁饮之。〇人参煮汁服之。〇铁毒，煮磁石饮之。〇锡、胡粉毒，取杏仁研汁服之。〇金石药毒，取黑铅一斤，锅内熔成汁，投酒一升，如此十数遍，候酒至半升，去铅，顿服之。《本草》。

斑猫芫青毒 中此毒，令人吐逆不止。急用绿豆或黑豆或糯米，和水研，取汁服之。〇又，蓝汁饮之。又，猪肪服之。又，泽兰叶，挼取汁饮。《本草》。

硇砂毒 生绿豆，水研取汁一二升饮之。《本草》。

硫黄毒 令人心闷。取猪羊热血饮之。又，宿冷猪肉及鸭肉羹，冷食之。又，黑锡，煎取汁饮之。又，生羊血饮之。《本草》。

雄黄毒 防己，煎取汁饮之。《本草》。

水银毒 肥猪肉，煮冷食之。又，猪脂服之。《本草》。

大戟毒 中此毒，令人冷泄不禁，煎荠苨汁，饮之。又，菖蒲捣取汁，饮之。《本草》。

狼毒毒 杏仁，研水和取汁服之。又，蓝叶汁饮之。又，白蔹为末，和水服。又，占斯取汁饮。《本草》。

踯躅毒 栀子，煎取汁饮之。又，甘豆汤煎汤服之。《本草》。

甘遂毒 黑豆，煎汁饮之。《本草》。

半夏毒 生姜汁饮之。又，干姜煮汁服。《本草》。

芫花毒 桂皮，煮汁饮。又，甘草或防风，煎汁服。《本草》。

莨菪毒 人中此毒，则冲心，大烦闷，眼生星火，狂乱奔走，见鬼。拾针水研绿豆汁，饮之。甘草、荠苨煎汁饮之。又，犀角，磨水服之。又，蟹汁服之。又，甘豆汤，浓煎服之。《本草》。

苦瓠毒 食苦瓠，吐利不止，饮黍穰灰汁解之。《本草》。

石药毒 人服诸石药中毒。人参，煮汁服。又，雁肪服之。又，白鸭屎为末，和水服之。《本草》。

艾毒 艾叶，久服亦有毒，毒发则热气冲上，狂躁不能禁，至攻眼，有疮出血者，甘豆汤，冷服之。蓝菜汁，绿豆汁饮之。《本草》。

海菜毒 凡海中菜，多食损人，令腹痛发气，吐白沫。饮热醋即安。凡海菜伤，皆同此法。《本草》。

马毒 开剥死牛马中毒，遍身生紫疱，俱溃叫痛。急服紫金锭，吐泻即愈。《入门》。〇凡人体有疮，马汗、马气、马毛并能为害。〇马汗入人疮，毒气攻作，心闷欲绝，烧粟秆灰，浓淋作汁热煮，蘸疮于灰汁中，须臾白沫出尽，即差。白沫，是毒气也。〇凡生马血入人肉中，三两日便肿，连心则死。有人剥马，被骨伤手指，血入肉中，一夜即死。《本草》。〇马汗入肉，毒气引入如红线，先以针刺疮口出血，乌梅和核烂研，醋调涂之。《纲目》。〇又，马齿苋取汁饮之。《本草》。〇马汗及毛入疮肿痛，以冷水浸疮，数易，饮好酒，立愈。《本草》。〇驴涎马汗入疮肿痛，生乌头末敷疮上，良久黄水出，立安。又，白矾、枯黄丹炒等分，调贴疮上。《本草》。〇马毒疮，妇人月经血涂之。又，生栗及马齿苋捣敷之。《本草》。

诸兽肉毒 解六畜肉毒，犀角浓磨汁一碗，服之。《本草》。〇食马兽六畜肉中毒，水浸豆豉，绞取汁数升，服之。《纲目》。〇食自死六畜肉中毒。黄柏末二三钱，水调服，不解再服。《入门》。〇食自死鸟兽肝中毒。取人头垢一钱，热汤化服。《本草》。〇食诸肉中毒，或吐下血。胡荽子一升，煮取汁，停冷，每服半升，日二。又，胡葱一升，煮取汁，冷服半升。又，生韭汁饮之。又，烧猪骨末，和水服。又，犬屎烧灰和酒服。《本草》。○凡肉盛密器盖之，隔宿者名为郁肉。又，茅屋漏水，沾湿脯，名为漏脯，皆有毒害人。黑豆浓煎汁，饮数升。又，烧犬屎末，和酒服。又，捣韭取汁，服一二升。又，多饮人乳汁。又，烧人屎，和酒服。《本草》。○食牛马肉及肝中毒，先锉头发，令寸长，拌好土，作塘泥二升，合和饮之，须臾发皆贯所食肝出，即愈。又，人乳汁饮一二升，亦立愈。《本草》。○食马肉中毒欲死。香豉二两，杏仁三两，和蒸一炊久，熟杵服，日二。又，芦根煮取汁，饮一二升。又，多饮清酒即解，浊酒即加。《本草》。○食马肝中毒。人头垢和水服。又，雄鼠屎三七枚研，和水服。《本草》。○食狗肉不消，心下坚胀，口干发热，妄语。煮芦根取汁饮之。又，杏仁一升去皮研，水三升，煎去滓，分三服，利下血片为效。《本草》。○食牛羊肉中毒，煮甘草汁服一二升。《本草》。○食生肉中毒。地浆饮之。《本草》。

犀角 多服则令人烦。麝香一字，调水饮之。《入门》。

诸禽肉毒 食鹅鸭肉中毒。糯米泔或温酒饮之。又，秫米水研取汁，饮一盏。《本草》。○食雉肉中毒吐下。犀角末和水服一钱，或以水浓磨，取汁饮。○食中毒箭死鸟兽肉及野鸟肉中毒。狸骨烧灰，和水服。又，黑豆汁，蓝汁饮之。《本草》。

诸鱼毒及蟹毒 食鱼中毒，饮冬瓜汁最验。又，海獭皮，煮汁饮之。又，浓煮橘皮汁饮之。又，鲛鱼皮烧灰，和水服之。《本草》。○食蟹中毒。生藕汁、冬瓜汁，煮蒜汁，饮之并佳。又，紫苏叶煮汁饮之，子汁饮之亦良。又，黑豆汁、豉汁，并解之。《本草》。○食鲈鱼、鳀鲡鱼中毒。芦根煮汁饮一二升，生汁亦可。○食鳝中毒，食蟹解之。食鳝、鳖中毒，豉一合，投新汲水半碗，取浓汁顿服即愈。○多食生脍不消，胸膈不快，瓜蒂散方见吐门吐之。若日久成癥

病，大黄、朴硝、陈皮各三钱，水煮顿服下之。《纲目》。○又方，取水中石子数十枚，烧赤投五升水中七次，即热饮之，三五度当利出瘕。○凡食鱼肉过度，还饮肉汁即消，食脑立消。万物脑，能消身，所以食脍餐鱼头羹也。《本草》。○食脍不消，饮姜汁即消。《本草》。○食鱼肉不消成癥结，狗粪烧存性为末，和酒服二钱，日三，癥结即出。《本草》。

菰果毒 食果中毒，猪骨烧灰，和水服。又，桂皮浓煎取汁，饮之。又，服瓜蒂散吐之，即愈。○食杂瓜果子过多，腹胀气急，桂心为末，饭丸绿豆大，以水吞下十丸，未愈再服。《本草》。○又桂心末五钱，麝香一钱，饭丸绿豆大，白汤下十五丸即效，名曰桂香丸。《入门》。○食银杏中毒，香油多饮，吐之。又，地浆、蓝汁、甘草汁饮之。○治瓜毒，石首鱼炙食或煮汁服，自消。《本草》。○食桃得病，取桃枭烧为末，和水服之，即愈。《本草》。

菜蔬毒 食诸菜中毒，发狂烦闷，或吐下。葛根浓煎汁服，生汁尤佳。又，乌鸡屎烧为末，和水服。又，香油多饮之。又，甘草汤饮之。又，人乳汁或小儿尿，服二升即愈。《本草》。○菜蔬鱼肉毒。苦参锉三两，苦酒一升煎服，吐出即愈。《本草》。

烧酒毒 过饮烧酒中毒，则面青口噤，昏迷不省，甚则腐肠穿胁，遍身青黑，或吐下血，死在须臾。初觉，便脱衣，推身滚转之无数，吐之即苏。又，以温汤裸体浸灌，常令温暖，若灌冷水即死。又，取生瓜及蔓，捣取汁，斡开口灌之，不住。又，碎冰频纳口中及肛门。又，葛根捣取汁，灌口中，渐醒而愈。《俗方》。

豆腐毒 过食豆腐，腹胀气塞欲死。新汲水，多饮即安，若饮酒即死。《俗方》。○中豆腐毒，令人生疮，噫气，遗精白浊。萝卜煎汤饮之。又，杏仁水研，取汁饮之。《入门》。

面毒 人食热面，多中毒。萝卜捣取汁

饮之，无生者则取子水研，取汁饮之。又，地骨皮煮取汁，饮之。又，赤小豆末和水服，即愈。《本草》。

服药过剂或中毒烦闷欲死 犀角以水浓磨，取汁服。又，葛根捣取汁饮之，或水煮取汁服之。又，青蓝汁饮之。又，生鸡卵取黄吞之。又，地浆饮之。又，胡粉水和服之。又，粳米粉和水服。又，豉汁饮之。《本草》。

通治百物毒 人中诸物毒，服万病解毒丹最妙。○又，细茶、白矾，每取三钱末，新水调服即效，名矾茶散。《丹心》。○又，五倍子为末，好酒调下三钱，在上即吐，在下即泻。《丹心》。○又，大甘草为极细末，微炒，量病人酒量多少，好酒调服，须臾大吐泻，虽渴不可饮水，饮水则难救。《丹心》。○腊雪水解一切毒，取饮之。《本草》。○又，甘草、荠苨煎汤服之，入口便活。《本草》。○解诸药毒，杀诸虫毒。青黛、雄黄等分为末，新水调下二钱。《得效》。○又，蚕蜕纸烧灰，新水调下一钱，神效。《直指》。○又，白扁豆为末，新水调下二三钱，得利即安。《得效》。○又，犀角以水浓磨，取汁服，能解百毒。《本草》。○又葛根汁；又蓝叶汁；又人粪汁；又地浆饮之。

《本草》。○又，香油多饮之，或吐或下，神效。《本草》。○又，黑豆汁饮之。又，白狗屎绞汁服，或烧灰和水服。《本草》。○甘豆汤为解毒第一。《本草》。

甘豆汤 甘草、黑豆，皆解百药百物毒，各取五钱，作一贴，水煎取汁，温冷任意，服之神效。或加竹叶，或加荠苨，尤效。《本草》。

水毒 江南溪涧中有虫，各为短狐，亦名射工，一名蜮。其虫无目，利耳能听，在水中闻人声，辄以口中毒射人，故谓之射工。又含沙射人之影，故谓之射工。人中其毒，寒热闷乱，头目俱痛，亦如中尸，卒不能语。又有水毒虫，一名溪温，其病与射工相似，但有疮为射工，无疮为溪温。○又有沙虱，乃毒蛇鳞中虫也，夏月蛇为虱所苦，倒身江滩刷其虱，虱入沙中，行人中其毒，如疮，如针孔粟粒，四面有五色文，须剜去小肉，即愈。不然，三两日死。○射工、溪温皆能杀人。治法，取汤数斛，以蒜五升投汤中，温浴之。身体发赤癍者，水毒。又消水毒饮子，并主之。《入门》。

消水毒饮子 吴茱萸半升，生姜、犀角、升麻、陈皮各一两，乌梅七个。上锉，水七碗煎至二碗，分二服。《入门》。

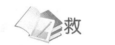

救 急

十件危病

华佗云：人有急病，疾如风雨，命医不及，须臾不救，视其横夭，实可哀怜。予选十件危病，三十妙方以救之，不可不知。○又云：人有急病，疾如风雨，须臾不救，命在顷刻，世人才见一时气绝，便以为死，更不知有可救之理，可救之方，故以所历经验数方，镂锌以广其传，便可对证寻方，服药急救，庶几仓卒无夭横之患矣。○一霍乱吐泻详见霍乱门。○二缠喉风闭寒方见咽喉门。○三吐血下血方见血门。○四中砒霜毒

方见解毒门。○五尸厥。○六中恶客忤。○七脱阳。○八鬼魇鬼打。○九孕妇横逆产方见妇人门。○十胎衣不下方见妇人门。

中恶

凡中恶客忤鬼气之证，凡人暮夜，或登厕，或出郊野，或游空冷屋室，或行人所不知之地，忽见眼见鬼物，口鼻吸着恶鬼气，蓦然倒地，四肢厥冷，两手握拳，口鼻出清血，性命逡巡，须臾不救。此证与尸厥同，但腹不鸣，心腹俱暖。切勿移动其尸，即令亲戚众人围绕打鼓烧火，或烧麝香、安息

香，直候记醒人事，方可移归。华佗。○先用苏合香元方见气门，姜汤或温酒化下三丸，苏省后，用他药。太乙神精丹尤好方见邪祟，且用朱犀散、备急丸方见救急。○急取半夏末，或皂角末吹两鼻中，即活。心头温者，一日亦可活。《得效》。○又，取故汗衣，须用内衣，久遭汗者佳。男用女衣，女用男衣，烧灰为末，每二钱，百沸汤调下。《得效》。○又，麝香一钱研，和醋二合，服之便差。又，取葱黄心刺鼻中，入深四五寸，令目中出血，即活。又，生姜汁、醇酒各半盏，同煎百沸，灌服之。又，白犬断头，取热血一升灌之。又，韭汁灌口鼻中。又，菖蒲捣取汁灌之。又，桃枭酒磨服之。又，黄丹一钱，蜜三合，和服。口噤者，折齿灌之。《本草》。

鬼击鬼打鬼排 此等病皆得之无渐，卒着人，如刀刺状，胸腹病痛不可按抑，或吐衄下血，治法同中恶。《本草》。

朱犀散 犀角五钱，朱砂、麝香各二钱半。上为末，每二钱，新汲水调灌。《入门》。

脉候

中恶之脉，紧细易治，浮大难痊。《得效》。○脉至如喘，名曰暴厥。暴厥者，不知与人言。《内经》。○寸口脉沉大而滑，沉则为实，滑则为气，实气相搏，血气入脏即死，入府即愈。此为卒厥，不知人，何谓也？师曰：唇青身冷，为入脏，即死；身温和，汗自出，为入府，即愈。仲景。○厥逆连脏则死，连经则生。注云：连脏死者，神去故也。《内经》。○尸厥，呼之不应，脉伏者死，脉大反小者死。○卒中恶，腹大四肢满，脉大而缓者生，紧大而浮者死，紧细而微者亦生。《脉经》。

尸厥

尸厥者，脉动而无气，气闭不通，故静如死也，还魂汤主之。仲景。○卒然不省人事，全如死尸，但气不绝，脉动如故，或脉无伦序，或乍大乍小，或微细不见，而心胸暖者是也。仲景。○尸厥者，即中恶之类。凡吊死问疾，或入墓登冢，卒中邪恶，与脏气相忤，忽然手足逆冷，头面青黑，牙关紧急，头旋晕倒，昏不知人，或错言妄语，急取苏合香丸三丸，温酒或姜汤灌下。又，煎还魂汤灌之。又，故汗衣烧灰末二钱，百沸汤调灌。又，菖蒲汁灌口中。《丹心》。○血之与气，并走于上，则为大厥，厥则暴死，气复反则生，不反则死。○邪客于手足少阴、太阴、足阳明之络，此五络皆会于耳中，上络左角，五络俱竭，令人身脉皆动，而形无知也，其状若尸，名曰尸厥，以竹管吹其两耳，即苏。《内经》。○尸厥之证，卒死，脉犹动，四肢逆冷，腹中气走如雷鸣，听其耳中如微语声者是也，急用硫黄散、朱犀散方见上。又，附子炮一枚为末，分二服，酒煎灌之，如无则姜汁半盏、酒一盏，煎百沸灌下。《入门》。

还魂汤 一名追魂汤，主中恶、尸厥、暴死、客忤、鬼击、飞尸，奄忽口噤气绝。麻黄三钱，杏仁二十五粒，桂心、甘草各一钱。上锉，作一贴，水煎灌服。口噤者，斡开口灌之，药下立苏。仲景。○凡尸厥、郁冒、卒死、卒中之类，皆当发表。仲景云：郁冒欲解，必大汗出是也。《纲目》。

硫黄散 治尸厥，奄然死去，不省人事，命在顷刻。硫黄一两，焰硝半两。上细研如粉，分作三服。每用好酒一盏同煎，觉焰起倾于盏内，盖着，候温灌服之。如人行五里，又进一服，不过三服即苏。《得效》。

鬼魇

人眠睡则魂魄外游，为鬼邪所魇屈，其精神弱者则久不得寤，乃至气绝，所以须旁人助唤，并以方术治之。《千金》。○鬼魇鬼打之证，人到客舍馆驿及久无人居冷房，睡中为鬼物所魇，但闻其人吃吃作声，便令人叫唤，如不醒乃鬼魇也。不急救则死，宜用雄朱散。《丹心》。〇人为鬼魇卒死，不得着灯火照，亦不得近前，急唤多杀人。但痛咬其足跟及大拇指甲边，并多唾其面，即活。如不醒者，移动处些子，徐唤之。若元有灯，即存，不可吹灭，如无灯，切不可灯照用，仍用笔管吹两耳，又取半夏末或皂角末吹两鼻中。《得效》。〇鬼魇卒死，及卒中鬼击，血漏腹中烦满欲死。雄黄末吹入鼻中，又酒调一钱服，日三，能化血为水。《本草》。〇又，生韭汁灌口中及耳鼻中，薤白汁亦可。又，东向桃柳枝各七寸煎汤灌下。又，伏龙肝末二钱，井水调灌服，更吹入鼻中。又，羊粪烧烟，熏鼻中即苏。《诸方》。〇梦中被刺杀或被打，诸般不祥，忽然吐衄下血，甚者九窍皆出血，宜以升麻、独活、续断、地黄各五钱，桂皮一钱。上为末，每二钱，白汤调下，日三。《入门》。

雄朱散 治鬼魇。牛黄、雄黄各一钱，朱砂五分。上为末，每挑一钱，于床下烧之，次挑一钱，以酒调灌。《入门》。

郁冒

人平居无疾，忽如死人，身不动摇，默默不知人，目闭不能开，口哑不能言，或微知人，恶闻人声，但如眩冒，移时方苏，此由汗出过多血少，气并于血，阳独上而不下，气壅塞而不行，故身如死，气过血还，阴阳复通，故移时方苏，名曰郁冒，亦名血厥。妇人多有之，宜白薇汤、仓公散，即苏。《本事》。

白薇汤 白薇、当归各一两，人参半两，甘草二钱半。上为粗末，每五钱，水煎温服。《本事》。

仓公散 藜芦、瓜蒂、雄黄、白矾各等分。上为末，取少许吹入鼻中。《本事》。

客忤卒厥诸证

客忤者，中恶之类也。多于道间门外得之，令人心腹绞痛胀满，气冲心胸，不即治，亦杀人，取百草霜五钱，盐一钱和研，温水调下。《本草》。〇又，取盐鸡子大，青布裹烧赤研，纳酒中，顿服，当吐恶物。又，取细辛、桂心为细末，纳口中。又，铜器或瓦器盛热汤，用厚衣衬腹上，于衣上熨之，冷则易，便愈。又，至宝丹方见风门、苏合香元，以姜汁或温酒或童尿调灌。《诸方》。〇又熟艾一两，水煎取汁，顿服即差。《本草》。〇帝曰：厥令人腹满，或令人暴不知人，或至半日远至一日乃知人者，何也？岐伯曰：阴气盛于上则下虚，下虚则腹胀满，阳气盛于上则下气重上而邪气逆，逆则阳气乱，阳气乱则不知人。《内经》。〇凡卒急之证，有气厥、血厥、痰厥、食厥、中风、中寒、中暑、中湿之类，皆详见各门，随证治之。《回春》。〇至圣来复丹方见寒门通治诸厥危急之疾。《得效》。

卒死

帝曰：人有卒然暴死暴病者，何也？少师答曰：三虚者，其死暴疾也；得三实者，邪不能伤人也。所谓三虚者，乘年之衰，逢月之空，失时之和，因为贼风所伤，是为三虚；逢年之盛，遇月之满，得时之和，虽有贼风邪气，不能危之，是为三实。〇三虚相搏，则为暴病卒死。〇雷公问曰：人不病而卒死，何以知之？帝曰：火气入于脏腑者，不病而卒死矣。雷公曰：病少愈而卒死者，何以知之？帝曰：赤色出两颧，大如拇指者，病虽少愈必卒死。黑色出于庭庭谓额也，大如拇指，必不病而卒死。《灵枢》。〇凡卒死者，口张目开，手散遗尿为虚，宜补气；目闭口噤；手拳为实，宜发表。《纲目》。〇人见五色非常之鬼，遂令暴亡者，皆自己精神不守，神光不聚故耳，非外所侮，乃元气极虚之候也。《正传》。〇凡暴亡，不出一时可救之，虽气闭绝，四肢冷，若心腹温，鼻微温，目中神采不转，口中无涎，舌与阴卵不缩者，皆可活也。《遗篇》。〇救卒死，或常居寝卧，奄忽而绝，急割取雄鸡冠血，频涂其面，干复涂之，并以灰营死人一周。《本草》。○狐胆主暴亡，腊月取者尤佳。若有人卒死未移时者，温水研灌入口中，即活。《本草》。○清心元、至宝丹方见风门、苏合香元方见气门、至圣来复丹方见寒门、备急丸，皆主卒死，以姜汁或温酒或童尿，调和灌服。《诸方》。○救卒死，急取半夏末或皂角末，吹入鼻中。又，雄鸡冠血，滴入鼻中。又，牛黄或麝香一钱，温酒调灌，即苏。《诸方》。○惊怖卒死者，以温酒灌之，即活。《纲目》。

备急丸　主诸卒死暴疾百病及中恶客忤，鬼击鬼打，面青口噤、奄忽气绝。大黄、干姜、巴豆霜各一两。上为末，蜜和捣千杵，作丸小豆大。卒死者，取三丸，热酒吞下；口噤则以酒化灌之，下咽即活，或温水下亦得。仲景。○张易老又名独行丸，乃急剂也。《丹心》。

脱阳证

凡人因大吐大泻之后，元气不接，四肢逆冷，面黑气喘，冷汗自出，外肾缩搐，不省人事，须臾不救，与伤寒阴阳易同证，宜急服大固阳汤。○又，桂枝二两锉，好酒煎，取汁服。又，连须葱白三七茎，以酒浓煎服，阳气即回。又，生姜一两研，酒煎服，亦效。又，葱盐烂捣炒热，熨脐下气海，即愈。《得效》。

大固阳汤　大附子一枚炮切作八片，白术、干姜炮各五钱，木香二钱半。上锉，作一贴，水煎去滓，放冷灌服，须臾又进一服，神效。《得效》。

救自缢死

自缢死者，自旦至暮，虽已冷，必可活；自暮至旦，则难治，心下若微温者，一日已上犹可活，当徐徐抱下解之，不可截断绳子。令安卧被中，急须按定其心，却捻正喉咙。令一人以手掌掩其口鼻，勿令透气，气急即活。又令一人以脚踏其两肩，以手挽其发，常令弦急，勿使纵缓。一人以手据按胸上，数摩动之。一人摩捋臂胫屈伸之，若已强直，渐渐强屈之，如此一炊顷，虽得气从口出，呼吸眼开，仍引按勿止。仲景。○又法，用手厚裹衣物，紧填谷道，抱起解绳放下，揉其项痕，仍搐药入鼻，及以竹管吹其两耳，待其气回，方可放手。若便后分泄气，则不可救矣。《山居》。○急刺鸡冠血，滴口中即活，男雌女雄。又，取鸡屎白如枣大，酒和灌鼻中，尤妙。《本草》。○又，以蓝汁灌之。又，取梁上尘如大豆许，纳竹管中，四人各一管，同时极力吹两耳鼻中，即活。又，取半夏末或皂角末或细辛末，吹入鼻中，得嚏即苏，须臾少与温粥清，令喉润，渐渐咽下，乃止。《本草》。○五绝者，一曰自缢，二曰墙壁压，三曰溺水，四曰鬼魇，五曰产乳，皆取半夏末吹鼻中，心头温者，虽一日，皆可活。《本草》。

救溺水死

凡溺水死者，一宿尚可救，急急拯出，先以刀扶开口，放箸一枚含之，使可出水，然后解去衣服，多灸脐中二三百壮，令两人以笔管吹其两耳。又，取皂角末，绵裹纳下部，须臾出水，即活。又，取鸭血灌入口中。又，将醋半盏灌鼻中。又，用苏合香元三丸，姜汤调灌。又，万病解毒丹一锭，冷水磨化，灌下即苏，溺死缢死皆效。《入门》。○又法，取灶中热灰热沙亦可一二石，埋其身，只出头面，水出七孔，即活。仲景。○又法，将牛一头，将死者腹横覆在牛背上，两边用人扶策，徐徐而行，则水自下，亦活。《得效》。○又法，以生人倒驮死人，即负持走，吐水便活。○又法，以酒坛一个，以纸钱一把，烧坛中，急以坛口覆死人面上或脐上，冷则再换，水出即活。《入门》。

救冻死

人遇寒冻死，四肢强直口噤，只有微气者，用大釜炒灰令暖，囊盛熨心上，冷则易，口开气出，然后以温粥清，稍稍灌之，或温酒或姜汤灌之，即苏。若不先温其心，便将火灸，则冷气与火争，必死矣。《纲目》。〇又法，用毡或蒿荐裹死人，以索系定，放平稳处，令两人对面，轻轻滚转往来，如捍毡法，四肢温和即活。《得效》。

救饿死

凶荒之岁，人多饿死，若累日不得食，饥困将死者，顿吃饭及肉物，则必死，宜先以稀粥清，稍稍咽下，令咽、肠滋润，过一日，渐与稀粥，频啜之，过数日，乃与稠粥软饭，则自然生活。《类聚》。

搅肠痧

此证心腹绞痛，冷汗出，胀闷欲绝，俗谓之搅肠痧，与干霍乱同，由山岚瘴气或因饥饱失时，阴阳暴乱而致也。〇所感如伤寒，头痛呕恶，浑身壮热，手足指末微厥，或腹痛闷乱，须臾能杀人，先浓煎艾汤试之，如吐即是也。《得效》。〇治法：蚕蜕纸烧为末，热酒调服，立效。又，多饮盐汤，吐之亦愈。《得效》。〇有阴阳二证，阴痧腹痛而手足冷，看其身上有小红点，以香油灯点火，烧于红点上，令其暖爆，或服葱豉汤，汗出即愈；阳痧腹痛而手足暖，以针刺其十指背，近爪甲半分许，血出即安。先自两臂按摩，下其恶血，令聚指头，血出为好。《入门》。〇又法，以手蘸温水，于病者膝弯内打拍，有紫黑点处，以针刺去恶血，即愈。《丹心》。〇患痛之人，两臂腕中有筋，必致黑色，用砂针击刺出紫黑血，痛即止，神效。《十三方》。

入井冢卒死

凡入井冢，须先以鸡鸭毛投之，直下则无毒，若徘徊不下，则有毒，当先以酒数升洒其中，停久乃入。《本草》。〇夏月淘井，多致杀人，五六月尤甚。古冢中及深井中，皆有伏气，若入，则令人冒闷，奄忽而死，即取井水喔其面，并冷水调雄黄末一二钱服

之。转筋入腹痛欲死者，使四人捉住手足，灸脐左边二寸十四壮，又用生姜一两锉，酒五盏浓煎，顿服。又，醋煮衣絮，令热彻湿，裹转筋处。又，浓煎盐汤，浸手足，洗胸胁间即苏。《入门》。〇新城县人家有枯井一口，有客人两者，于五月间，因失钞袋，疑在井中。一人先下井中，寂然无声，又一人继下，亦久不出。旁人怪之，与家主议，用绳吊缚木板，令人登踏下井看之，其人亦无声，即牵上井，则其人昏迷不省，用冷水救苏。更用鸡犬缚绳下试，亦皆死焉。遂拆毁井畔，见两人身尸，用绳吊缚上来看审，则身尸青黑，了无伤痕，此其中毒而死也，治法同上。《类聚》。

蛇入七窍

夏月因热就凉睡，有蛇入人耳鼻口中，挽不出，急以刀伤蛇尾，纳川椒一云胡椒二三粒，裹着即出。又，以艾灸蛇尾即出。又，割母猪尾头，沥血入口中并孔中亦出，后取雄黄末，调人参汤服，制蛇毒。《丹心》。〇人卒为蛇绕不解，以热汤淋之，无汤则令人尿之，即解。《纲目》。

针灸法

邪客于手足少阴太阴足阳明之络，此五络俱竭，令人身脉皆动，而形无知，其状若尸，名曰尸厥，先刺隐白，后刺涌泉，后刺历兑，后刺少商，后刺神门。《内经》。〇尸厥当刺期门、巨阙、中极、仆参、隐白、大敦、金门。〇卒厥尸厥，百会灸四十九壮，气海、丹田灸三百壮，觉身体温暖即止。〇中恶客忤卒死，灸脐中百壮。〇中恶取人中、中脘、气海。〇卒死灸心下一寸、脐上三寸、脐下四寸，各三壮，即差。又，灸手足两爪后二七壮。〇诸卒死及魇死，急于人中及两脚大拇指内，离爪一韭叶许，各七壮，即活。《纲目》。〇卒被鬼击如中箭，用桃皮一片安痛上，取一匙头安桃皮上，用艾胡桃大，安匙头，灸之即差。《入门》。

疾有二十六条

怪疾异常

怪证，异于常患之病，故谓之怪疾。

肉癥 肉癥者，思肉不已，食讫复思。白马尿三升，空心饮，当吐肉，不吐者死。《本草》。

酒癥 一人病心痛，此人好酒，初饮二三杯，必奔走三五十次，其酒稍散，方复饮至前量，至明朝呕青黄水数口，夜变鱼腥臭，六七日始安。戴人张子和也以药吐之，乃吐虫一条，青黄色，长六七寸，口目鼻俱全，状如蛇，腌干以视人，乃酒癥也。《纲目》。○一男自幼喜饮酒，日饮一二斗，无酒叫呼不绝，全不进食，日就瘦弱。家中设策，令人用手巾缚住手足，却取生酒一坛于口边打开，其酒气冲入口中，病者必欲就饮，坚不与之。须臾，口中忽吐物一块，直下坛中，以物盖覆，猛火烧滚，约干一半，却开取之，其物如猪肝状，约三两重，周回有小孔如针眼，不可数计，弃之于江，自后虽滴酒不能饮矣。《得效》。

发癥 一人，有饮油五升以来方始快意，常吃则安，不饮则病，此是发入胃化为虫。雄黄半两为末，水调服，虫自出，投沸油中，弃之江中，病即愈。《得效》。○一道人，心腹烦满弥二岁。甄立言诊曰：腹有蛊，误食发而然，令饵雄黄一剂，少顷吐一蛇无目，烧之有发气，乃愈。《入门》。○一人患腰痛牵心，每发辄气欲绝，众以为肉癥。徐文伯视之曰：此发癥也，以油投之，即吐物如发，稍引之，长三尺，头已成蛇，能动。挂门上，滴尽，惟一发而已。《入门》。○一妇人病胸膈不利，口流涎沫，自言咽下胃中常有雷声，心膈微痛，时复发昏，针灸药饵三载，不愈。戴人用痰药，一涌而出雪白虫一条长五六寸，有口鼻牙齿，走于涎中，病者恶而断之，中有白发一茎，

此发癥也。子和。

鸡癥 褚澄为吴郡太守，李道念到郡，澄见谓曰：汝有重病。答曰：旧有冷病，今五年矣。澄为诊曰：汝病非冷非热，当是食白瀹鸡子过多所致。令取蒜一升煮服之，乃吐一物如升大，有涎裹之，开看则是鸡雏，翅羽爪距悉具，能行走。澄曰：此未尽，令更服药，又吐如向者十三头而安。《医说》。

蛟龙癥 春秋二时，龙带精入芹菜中，人偶食之得病，发则似痫，面色青黄，腹满痛不可忍，名为蛟龙病，取饴糖二三升，日两度服，吐出如蜥蜴三五枚即差。○蛟龙子，生在芹菜中，食之入腹变成龙子。用饴糖、粳米、杏仁，乳饼煮粥食之三升，日三服，吐出蛟龙子，有两头可验。仲景。

蛇癥 华佗行道，见车载一人病噎塞，食不下呻吟。佗曰：饼店家蒜齑、大醋三升，饮之当自瘥。如言服之，果吐大蛇一枚而愈。《本草》。○一人常饥，吞食则下至胸便即吐出，医作噎膈治不效。任度曰：此因食蛇肉不消而致斯病。但揣心腹上，有蛇形也，视之果然，遂用硝黄合而服之，微利即愈。《入门》。

鳖癥 人食鳖肉，不消成癥，伏在心下，揣见头足，时时转动作痛。白马尿，饮之即消。昔有人与奴俱得此病，奴先死，剖其腹得鳖，置庭中，有乘白马客来，看其马放尿鳖上，即便消化。其主知其奇效，取饮之即愈。○白雌鸡一只，勿与食令饥过一宿，明日以猪脂煎饭喂之，取其屎熬干为末，白汤调下一钱，日三服，须消尽乃止，好了杀鸡食之。《种杏》。

蛤精疾 一人患脚跟肿痛，诸医莫识。徐之才曰：蛤精疾也，由乘船入海，垂脚水中而得。为剖出二蛤而愈。《入门》。

眼见五色物 一人酒色过度，眼见空中有五色物，稍近，变成一美妇人亭亭而立。

徐之才曰：此色欲多，大虚所致。乃处补药饮之，数剂而愈。《入门》。

视物倒植 一人因大醉极吐，熟睡至次早，眼中视物皆倒植。医者诊其脉，左关浮促，遂用瓜蒂、藜芦平旦吐之，视物如常。盖伤酒吐时，上焦反复，致倒胆腑，故视物皆倒，法当复吐以正其胆，则自愈。《入门》。

四肢坚如石 寒热不止，经日后，四肢坚如石，以物击之，一似钟磬声，日渐瘦弱。吴茱萸、木香等分锉，煎汤饮之，自愈。《得效》。

化生虾鱼 口鼻腥臭水流，以碗盛之，有铁色虾鱼如粳米大，走跃不住，以手捉，即化为水，此肉坏也。任意餐食鸡肉，自愈。《得效》。

腹如铁石 腹中如铁石，脐中水出，旋变作虫行之状，绕身哑啄，痒痛难忍，拨扫不尽。用浓煎苍术汤浴之，以苍术末入麝香少许，水调服之而痊。《得效》。

遍身波浪声 遍身忽皮底浑浑如波浪声，痒不可忍，搔之血出，谓之气奔。人参、苦杖、青盐、细辛各一两锉，作四贴，每一贴，水煎服，便愈。《得效》。

身出斑毛 眼赤鼻张大喘，浑身出斑毛发如铜铁，乃目中热毒气结于下焦。白矾、滑石各一两为末，水煎服不住乃安。《得效》。

十指断坏 手十指节断坏，惟有筋连，无节肉虫出如灯心，长数尺余，遍身绿色，名曰血余。赤茯苓、胡黄连煎汤饮之，自愈。《得效》。

有虫如蟹 有虫如蟹，走于皮下，作声如小儿啼，为筋肉之化。雷丸、雄黄各一两为末，掺于猪肉片，火上炙熟食之，自安。《得效》。

肉出如锥 遍身忽然肉出如锥，既痒且痛，不能饮食，此名血壅，若不速治，溃而脓出。赤皮葱烧灰，和水淋洗，吃豉汤自安。《得效》。

毛窍血出 遍身毛窍节次血出，若不出皮膨胀如鼓，须臾，眼鼻口被气胀合，此名脉溢。饮生姜汁一盏，即安。《得效》。

身生猫眼疮 面上及遍身生疮，似猫儿眼，有光彩，无脓血，但痛痒不常，久则透胫，名曰寒疮。多吃鱼鸡韭葱等物则自愈。《得效》。

口鼻气出不散 口鼻中气出，盘旋不散，凝如黑盖色，过十日渐至肩胸与肉相连，坚胜金铁，多因疟后得之，煎泽泻汤，日饮三杯，五日乃愈。《得效》。

浑身生燎疱 浑身生燎疱，如甘棠梨，每个破出水，内有石一片，如指甲大，疱复生，抽尽肌肤肉，不可治。三棱、蓬术各五两为末，分三贴，酒调服，自愈。《得效》。

人身作两 人自觉其形作两人并卧，不辨真假，不语，问亦无对，乃是离魂。辰砂、人参、白茯苓浓煎汤服之。真者气爽，假者化也。《得效》。

生疮如樱桃 项上生疮如樱桃大，有五色，疮破则项皮断，但逐日饮牛乳，自消。《得效》。

四肢节脱 四肢节脱，但有皮连，不能举动，名曰筋解。用酒浸黄芪三两，经一宿，焙干为末，每三钱，酒调下，愈。《得效》。

身肿如蛇状 身上及头面肉上浮肿，如蛇状。取两滴阶砖上苔痕一钱，水化开，涂蛇头，立消。《得效》。

身有光色 头面发热有光色，他人手近之，如火烧人。用蒜汁半两，酒调服，如蛇状，遂安。《得效》。

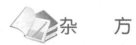 杂　方

救荒辟谷方

粒食者，生人所资，数日乏绝，便能致命。《本草》有不饥之文，而医方不言斯术者，以其涉在仙奇，非庸俗所能遵也。遂使荒馑之岁，饿死横路，良可哀哉。今略载其

易为者云。若值奔窜在无人之乡，及坠堕溪谷空井深坑之中，而四顾迥绝，无可以藉口者，便须饮水服气，其法如左。《千金》。

咽津服水法 饥饿欲死，便闭口，以舌搅上下齿，取津液而咽之，一日得三百六十咽便佳，渐习乃可至千，自然不饥。三五日小疲极，过此便渐轻强。若有水处，卒无器，便以左手掬水，咒曰：丞掾吏之赐，真乏粮，正赤黄行，无过城下诸医以自防。咒毕，三叩齿，右手指三叩左手，如此三遍，便饮之，有杯器贮水尤佳。如法，日服三升，便不饥。《千金》。

服六天气法 六天气，服之令人不饥。人有急难阻绝之处，如龟蛇服气则不死。陵阳子明经言：春食朝霞，日欲出时，向东气也；夏食正阳，南方日中气也；秋食飞泉，日欲没时，向西气也；冬食沆瀣，北方夜半气也，并天玄、地黄之气，是为六气，皆令人不饥，延年无疾。〇一云：平明为朝霞，日中为正阳，日入为飞泉，夜半为沆瀣，并天玄、地黄为六气。〇昔有人堕穴中，其中有蛇，每日作此气服之。其人依蛇时节，饥时便服，日日如之，久渐有验，似能轻举。启蛰之后，人与蛇一时跃出焉。《千金》。

断谷不饥药

饵松柏叶法 周行山泽间，取松柏叶细切，和水服二合，一日二三升，最佳。〇终南山有一人，无衣服，身皆生黑毛，跳坑越涧如飞，乃合围取获，则乃一妇人，言我是秦宫人，关东贼至，秦王出降，惊走入山，饥无所食，有一人老公，教我食松柏叶。初时苦涩，后稍便吃，遂不复饥，冬不寒，夏不热，自秦时至汉成帝，时已三百余年矣。《千金》。

黄精 久服，断谷不饥，甘美易食，根、叶、花、实皆可服饵，或蒸熟或晒干，丸散随宜，凶年之时可休粮。《本草》。

天门冬 取根蒸熟，去皮食之，甚香美。荒年取啖之，足以断谷止饥。《本草》。

术 取术作丸散，久久服饵，可以代粮。〇一人避乱山中饥困欲死，有人教以服术，遂不饥，数十年还乡里，颜色如故。《本草》。

薯蓣 取根，蒸熟食之，或捣粉作面食之。凶年可以充粮不饥，最佳。《本草》。

旋覆根 蒸熟食之，断谷不饥。处处有之，可服饵。《本草》。

葛根 采取作粉饵之，可断谷不饥。《本草》。

何首乌 采根蒸曝，丸散任意，亦可生啖，可休粮。《本草》。

百合 采根蒸煮食之，甚益人，可休粮。《本草》。

松叶 守中不饥，断谷所宜。取细切如粟，和水或米饮服之，或和大豆末食之，可作避地术。又，阴干捣末，和水服亦佳。〇松白皮蒸熟食之，辟谷不饥。〇松脂一斤，白茯苓四两为末，每晨和水服，或蜜丸服之，可辟谷长生，终年不食。《本草》。

柏叶 服法同松脂。久服断谷不饥。《本草》。

榆白皮 荒岁，人食之以当粮。捣末和水服。《本草》。

白茯苓 善能断谷不饥。〇大麦面小麦面亦可一斤，茯苓末四两，以生牛乳和为方寸饼子。煮熟饱食，可百日不饥。〇又，白茯苓末四两，白面二两。上水和得所，以黄蜡代油，煿成煎饼，饱食一顿，便绝食。三日后，饮脂麻汤，少润肠胃。《本草》。

橡实 去皮煮食，最益人，实中令不饥，可多取，御歉岁。《本草》。

蜡 《仙经》断谷最为要用。今人但嚼食方寸者，终日不饥也。〇用黄蜡炒粳米，嚼食充饥，可辟谷不饥。食胡桃肉即解。〇白面一斤，黄蜡为油，作煎饼饱食，可百日不饥。〇合松脂、杏仁、枣肉、茯苓等分为末，作丸，服五十丸，便不饥。〇古人荒岁，多食蜡以度饥，当合大枣咀嚼即易烂。《本草》。

栗 煨熟食之，令人耐饥。《本草》。

藕 蒸食可休粮，食之最佳。○莲子去皮心蒸熟为末，蜡蜜为丸，日服三十丸。令人不饥。《本草》。

海松子 食之不饥。《本草》。

大枣 久服不饥。《本草》。

菱芡 菱仁或芡仁皆可休粮。○今多蒸曝取仁为粉，蜜和食之，可以代粮，不饥断谷长生。《本草》。

芋 煮熟食之，可以当粮食而度饥年。《本草》。

乌芋 作粉食之，或煮熟食，令人不饥，荒岁可充粮。《本草》。

桃胶 补中不饥。以桑灰渍之服饵，身轻百病愈，数月断谷。《本草》。

胡麻 九蒸九曝，熬捣饵之，断谷不饥长生。○又，合白大豆、枣同蒸曝作团，食令不饥断谷。○胡麻休粮，人重之。《本草》。

白脂麻 仙方，蒸曝服饵，以辟谷。《本草》。

榛子 久食令人不饥。《本草》。

大麻子 令人不饥。○麻子二升，大豆一升，熬令香，捣末蜜丸，日二服，令不饥。○又，麻子一升，白羊脂七两，蜡五两，白蜜一合，和捣蒸食之，不饥。《本草》。

黑豆 炒熟，以枣肉同捣之为麨，可以代粮。○左元放救荒年法：择取雄黑豆三七粒生者，熟按之，令暖气彻豆心，先一日不食，次早以冷水吞下，鱼肉、菜果不复经口，渴则饮冷水，初虽小困，十数日后，体力壮健，不复思食矣。《本草》。○仙方，修制大豆黄末，服饵之，可辟谷度饥岁。《本草》。

粳米 荒年谷贵，无以充粮，取粳米一升，酒三升，渍之，出曝干，又渍又曝，酒尽乃止，稍稍食之，渴饮冷水，辟三十日。足一斛二升，辟周年。○又，大米三合炒过，以黄蜡二两熔铫内，入米炒令干，任便食之，数日不饥。如食胡桃二个，即思食。《本草》。

糯米 若遇凶年谷贵。取糯米一斗淘洗，百蒸百曝，捣末，日一餐，以冷水，得三十日都尽，则可终身不食不饥。《本草》。

青粱米 青粱米一斗，以苦酒一斗渍之，三日出，百蒸百曝。好裹藏之，远行。一餐，十日不饥；重餐，九十日不饥。○青粱醋拌，百蒸百曝，可作糗粮辟谷。《本草》。

蔓菁子 取子，用水煮三遍，令苦味尽，暴干捣末，水服二钱，日三，久渐增服，可以辟谷。○又，蔓菁取苗叶茎根，四时长服，可以备饥岁。《本草》。

荏子 服食断谷。○可蒸令熟，烈日干之，当口开，舂取米食之，亦可休粮。《本草》。

辟谷绝食方 年荒谷贵，或远方水火不便，或修行人欲休粮，宜服此。黑豆五升，淘洗，蒸三遍，晒干去皮为末。大麻子三升一作五升，汤浸一宿，漉出晒干蒸三遍，令口开，去皮为末，用糯米粥合和，捣匀成团，如拳大，再入甑蒸之，从夜至子住火，至寅取出，瓷器盛盖，勿令风干。每服一二块，以饱为度，不得吃一切物。第一顿七日不食，第二顿七七日不食，第三顿一百日不食，第四顿永不饥，容貌佳胜，更不憔悴。如渴，则饮大麻汁以滋润脏腑。若要吃物，服葵菜汤解之，或葵子三合，杵碎煎汤冷服，亦可。○一方，有白茯苓五两。《类聚》。

千金麨 蜜二斤，白面六斤，香油二斤，白茯苓四两，甘草二两，生姜去皮四两，干姜炮二两。上为末拌匀，捣作块，甑内蒸熟，阴干为末，每取一大匙，冷水调下，可经百日不饥。其麨于绢袋盛之，可留至十年。《类聚》。

辟谷不饥方 甘菊花、白茯苓、黄蜡、松脂、蜂蜜等分为末，先炼蜜，次下药和匀，丸如弹子，每一丸，白汤嚼下。《类聚》。

避难大道丸 黑豆一升去皮，贯众、甘草各一两，茯苓、苍术、砂仁各五钱，锉碎，用水五盏，同豆慢火熬煎，直至水尽，拣去药，取豆捣如泥，作芡实大，瓷器密封，每嚼一丸。则恣食苗叶，可为终日饱。虽异草殊木，素所不识，亦无毒甘甜，与进饭粮一同。○一方，黑豆一升，贯众一斤，细锉，同煮豆香熟，反复令展尽余汁，簸去贯众，只取黑豆，空心，日啖五七粒，任食草木无妨。忌鱼肉菜果及热汤。数日后，不复思食。《入门》。

诸法

取水火法 阳燧向日，然而为火。许慎云：阳燧金也。取金杯无缘者，熟摩令热，日中时向日，以艾承之，则然得火也。○日者，太阳真火，以水精珠或心凹铜镜，向日射之，以艾承接，其光聚处火出，故知之。○方诸，大蚌也。向月承取水二三合如朝露，主明目。《本草》。

磁石指南 以磁石磨针锋，则能指南。其法，取新矿中独缕，以半芥子许蜡缀于针腰，无风处垂之，则针常指南。以针横贯灯心，浮水上，亦指南，然常偏丙位，不全南向也。盖丙为大火，庚辛金受其制，故如是。物理相感尔。《本草》。

不畏寒 欲不畏寒，取天门冬、白茯苓等分为末，酒服二钱，日再，则大寒时，单衣汗出。《本草》。

香身法 茅香苗叶可煮作汤浴，令人身香，去恶气，煮服之亦可。零陵香亦香身，饮浴皆佳。《本草》。

令人勇 服天雄，令人武勇。○取天雄三枚，纳雄鸡肠中，捣烂生食之，令人勇。《淮南子》。

去鬼通神 安息香烧之，去鬼来神，辟众恶。《本草》。

见鬼方 要见鬼者，取生麻子、石菖蒲、鬼臼等分为末，蜜丸弹子大，每朝向日服一丸，服满百日，即见鬼。《本草》。

隐形法 白犬胆和通草、桂心作末，蜜和为丸服，能令人隐形。青犬尤妙。《本草》。

令夫妇相爱 夫妇不和，取鸳鸯肉作羹臛，私与食之，即相怜爱。○五月五日，取布谷鸟脚脑骨带之，亦令夫妻即相爱。《本草》。

去妒方 薏苡仁、天门冬、赤黍米等分

蜜丸，男妇服之，皆不妒忌。○又，鸧鹒肉，食之亦不妒忌。《入门》。

去衣油及衣垢 东壁土，可除油污衣，胜石灰、滑石。○合欢皮及叶，可洗衣垢。又梅叶捣碎，汤洗衣垢易脱。又，芋煮汁洗垢衣，白如玉。又赤小豆粉，解油衣粘缀，甚妙。○又，皂角汤，去垢最妙。《本草》。

软玉法 蟾蜍肪涂玉，则刻之如蜡，但不可多得。取肥者锉，煎膏以涂玉，亦软滑易截。古玉器有奇特雕琢，非人功者，多是昆吾刀及蟾蜍肪所刻也。《本草》。

烂石法 地榆根烧灰，能烂石。○蟾蜍尿，取以涂石，亦能烂石。《本草》。

香谱 旁通 四和 凝香 百花 碎琼 云英 宝篆 清真

文苑 沉香二两 白檀五钱 沉香一分 甘松一分 玄参二两 丁香一分 麝香一分

新料 降真五钱 白檀五钱 甘松五钱 白芷五钱 茅香四两

笑兰 白檀三钱 沉香五钱 沉香一分 降真五钱 麝香一钱 脑子一钱 甲香五钱

清远 茅香五钱 沉香三分 沉香一分 麝香一钱 白檀五钱

锦囊 脑子一钱 零陵五钱 麝香一钱 木香五钱 白檀五钱 藿香一分 丁香半钱

醒心 藿香一分 麝香一钱 脑子一钱 沉香一两 沉香五钱

凝和 麝香一钱 丁香五钱 白檀一两 甲香一钱 沉香一钱 甘松一分 脑子一钱，上为末，用蜜少许，拌匀，如常法烧之文房中。《必用》。

瑞云香球 酸枣仁一升，水和研汁一碗，煎成膏，香附子、白芷各三两，白檀、茅香、艾蒳香即松木上青苔衣也、草豆蔻、丁香各一两，木香五钱，龙脑一钱。上为末，以酸枣仁膏搜和，入熟蜜和匀，杵令不粘手得所，为丸莲子大，每烧一丸。青烟直

上三尺许，结成球子，于空中移时不散。《必用》。

芙蓉香 沉束香、白檀各二两，零陵香、甘松香、茅香各一两，丁香、三乃子、八角各七钱，小脑五钱，白及四两或五两。上研为末，水和，拈作条如箸子大，阴干烧之。此芙蓉小炷法也。《俗方》。

聚仙香 沉束香二两，白檀香一两，丁香、三乃子、狼苔即艾蒳香也、黄烟香、黑香、榄油、苏合油、安息香、蜂蜜、焰硝各五钱，龙脑、麝香各一钱，白及三两。上七料，为末，分两包，取铫子安于火上，入榄油、苏合、安息、蜂蜜熔化，放令微温，乃入一包香末及脑麝、焰硝，搅令十分和匀，用一包干末作粉糁手，涂擦竹心上，阴干烧之。○一名清远香。中朝传习。

淹藏果实法 腊雪水淹藏一切果实，良。○酒糟藏物不败，可淹瓜果。《本草》。

香肥皂 沉香、白檀、丁香、零陵香、三乃子各一两，小脑三钱，麝香一钱。上为末，入皂角末五两，黑糖二两或三两，于火上熔化，拌和香末作丸弹子大。凡盥洗时，用此搓洗手面，去垢腻。俗名香飞露。《唐方》。

辟蚤虱 菖蒲，甚去虫，杀蚤虱，可辟去之。○百部根杀虱，煮汤洗之。牛犬虱亦去。○青蒿杀虱，煎汤洗之。○水银杀皮肤中虱，唾研涂之，毙虱。轻粉亦同。《本草》。○凡人洗濯衣服，于粉糊内入水银小许，研匀糊衣，其后，虱永不生。《医林》。○带砒霜，辟蚤虱。《本草》。○壁虱，蜈蚣萍烧烟熏之，即去。又，青盐水，遍洒床席上即绝。《得效》。

辟蚊蝇 五月取浮萍阴干，烧烟，去蚊子。○百部根，杀蝇蠓。○蓝漆杀蝇，作末和饭中，蝇食之尽死。○鳗鲡鱼干者，烧室中，蚊化为水。○五月五日，取蝙蝠晒干，和桂皮、乳香为末，烧之去蚊。《本草》。○木鳖子、川芎、雄黄为末烧之，蚊远去。《必用》。

辟蠹 鳗鲡鱼烧熏毡中，断蛀虫；置骨箱中，断白鱼。免诸虫咬衣服；烧熏诸竹木，辟蛀虫。○芸苔辟蠹，置书中，无蠹患。○莽菜花，挼去席下，辟虫蠹。《本草》。○榠樝置衣箱中，杀虫鱼。《本草》。○乌贼骨投井中，虫尽死。《本草》。

杀禽兽贼鼠 狼毒杀飞鸟走兽，亦杀鼠。○马刀杀禽兽贼鼠。《本草》。

杀鱼 巴豆杀虫鱼。○川椒杀一切鱼。取皮挼水中，可取鱼。○楸木皮汁杀诸鱼，置水中，则鱼尽死。《俗方》。

集鼠 蟹，烧之致鼠。○蟹黄并熬烧烟，可以集鼠于庭。○蟹，以黑犬血灌之三日，烧之，诸鼠毕至。《本草》。

黏瓦石 榆白皮湿捣如糊，用粘瓦石极有力。○鸡子白和白矾末，黏瓷器甚固。《本草》。

兽食物即醉 虎食狗则醉。○猫食薄荷即醉。《琐言》。

解郁气 凡久闭空房，不宜辄入。先以香物及苍术、皂荚之类焚之，使郁气消散，然后可入，不然，感之成疾。《种杏》。

解烟熏 居民逃避石室中贼，以烟火熏之欲死，迷闷中，摸索得一束萝卜，嚼汁下咽而苏。○炭烟熏人，头痛呕吐，往往致死，生萝卜捣取汁，饮之即解。无生则萝卜子水研，取汁服，亦解。《纲目》。

枸杞子酒 能补益。枸杞子五升，清酒二斗，研搦，浸七日取出，去滓饮之，初以三合为始，后则任性。《本草》。

地黄酒 糯米一斗，生地黄三斤细切，同蒸烂熟，入白曲，如常法拌酿，候熟，任意饮之。大能和血驻颜。《入门》。

天门冬酒 补益。天门冬去皮心，捣取汁二斗，渍曲二升，曲发，以糯米二斗，准家酿法造酒，封四七日，取出澄清饮之。若得天门冬为末和服，尤佳。《得效》。

戊戌酒 糯米三斗蒸熟，黄雄犬一只，去皮肠煮一伏时，候极烂，捣为泥，连汁与饭同拌匀，用白曲三两和匀，酿之二七日熟，空心饮一杯，极能补养元气，老人尤佳。《活心》。

神仙固本酒 能变白发，返老还童。牛膝八两，何首乌粗末六两，枸杞子捣碎四两，天门冬、麦门冬、生地黄、熟地黄、当归、人参各二两，肉桂一两，糯米二斗，白曲二升，蒸熟，和药末，酿如常法。《仙方》。

葡萄酒 葡萄熟者，接取汁，同糯米饭、白曲和酿之，自然成酒，味亦美好。山葡萄亦可。《本草》。

蜜酒 好蜜二斤，水一碗，白曲一升半，好干酵三两。上先熬蜜水，去沫，令极冷，下曲酵，每日三搅，三日熟，甚佳。《元戎》。

鸡鸣酒 上先将黏米三升净淘，水六升同下锅煮作粥，夏摊冷、春秋温、冬微热，曲酵、麦芽皆捣细末，同饧饴下在粥内，杵匀酿之。冬五日、春秋夏各二日，即为美酝矣。○歌曰：甘泉六碗米三升，做粥温和曲半斤，三两饧饴二两酵，一抄麦芽要调匀，黄昏时候安排了，来朝便饮瓮头春。《必用》。

白花春 糯米一斗，百度洗净，浸一盆水中，过三日蒸熟，以所浸水浇之，入白曲，如常法酿之，过三日即成美酝，白蚁浮上最佳。《俗方》。

煮酒 好清酒一瓶，入黄蜡二钱，胡椒研一钱，紧封口，置一撮湿米于其上，重汤煮之，其米成饭，即成矣，取出放冷用。《俗方》。

作酒本 白米一升洗净，浸水中，冬十、春秋五、夏三日，待米透心润湿，取米蒸烂熟，入曲小许，以手接按十分调匀，纳缸中封口。冬置温处，夏置凉处，待消化成酒，乃取用。其味微酸涩而滑为好。《俗方》。

造神曲法 六月六日谓诸神集会之晨，故名为神曲，如过此日造者，非神曲也。或云：此日办药料，至上寅日踏曲，亦是。○白虎即带麸白面，二十五斤。○勾陈即苍耳，自然汁一升。○螣蛇即野蓼，自然汁一升三合。○青龙即青蒿，自然汁一升。○玄武即杏仁，去皮尖双仁研如泥，一升三合。○朱雀即赤小豆，煮熟捣如泥一升。上共修合，三伏内用上寅日踏极实为度。○又云：或甲寅、戊寅、庚寅日，乃三奇也。○神曲，六神之曲也，必六物备可谓之神也。《丹心》。

百药煎法 五倍子二斤半，乌梅肉、白矾各四两，酒白曲四两。上将水红蓼十二两煎水去渣，入乌梅煎，不可多水，要得其所，却入五倍粗末并矾曲和匀，如作酒曲样，入瓷器内，遮不见风，候生白，取出晒干听用。染须者加绿矾四两。《入门》。

造豉法 以大豆为黄蒸即末酱，每一斗加盐四升，川椒四两，同淹。春秋三日、夏二日、冬五日即成。半熟，加生姜细切五两，拌匀入器内，封口埋蓬艾积草中，厚覆之，或马粪中，过七日或二七日，乃取用，既洁且精。《本草》。

造饧糖法 以糯米煮粥，候冷入麦芽末，候熟取清再熬。如琥珀色者，谓之胶饧，可入药，其牵白坚强者，谓之饧糖，不入药，只可啖之而已。《入门》。

造半夏曲法 半夏，不以多少为末，以生姜汁、白矾汤等分和匀造曲，楮叶包裹，风干，然后乃入药。○风痰，以皂角煮汁，去渣炼膏和。○火痰老痰，以竹沥入姜汁和。○湿痰寒痰，以生姜浓煎汤，加枯白矾三分之一和如半夏三两，枯白矾一两，造曲如前法。○又以霞天膏方见吐门加白芥子三分之二，姜汁、矾汤、竹沥造曲，能使痰积沉痼，随大小便出。《丹心》。

造海粉法 紫海蛤一斤，火煅红，童便淬过，凡三次为末，却用黄熟瓜蒌同烂捣千百杵，作饼子，麻绳穿贯，悬当风处吹干为末，听用。《医鉴》。

造轻粉法 食盐、绿矾各等分，同放锅中，煮令黄色，取起为末，名曰黄曲。以此曲一两，入水银二两拌匀，同入瓦罐内，上用铁灯盏盖定，外用黄泥如法固济，勿令泄气，候干，用炭火旋旋烧上，频频以水滴铁灯盏内，候罐通红，则内药尽升上罐口，候冷拆开即成轻粉，入药听用。《入门》。

作熟地黄法 采生地黄，不拘多少，以水浸之。沉者名地黄，半浮半沉者名人黄，浮水上者名天黄。其人黄、天黄及细根，捣取汁；其地黄浸之，以柳木甑或瓦甑盛地黄，蒸熟取出晒干，又浸汁中一宿，又蒸之，出晒干，如此九蒸九晒，蒸时，每以糯米清酒洒之，十分烂熟，色如乌金色则成就矣。乃晒收之，入药听用。《俗方》。

煮鹿角胶霜法 取鹿角，锯断一寸长，置长流水中浸三日，洗刷去垢腻，入砂锅内，以清水江水尤佳浸过，不露角，以桑叶塞口，以桑柴火煮之，旋旋添热水，勿令火歇，如是三日，候角烂软酥即止，取角晒干，谓之鹿角霜。其汁澄滤取清，候凝作片，风中吹干，谓之鹿角胶。胶霜收取，听用入药。〇勿用自落角者、连脑骨者，乃杀取也。《入门》。

取蟾酥法 五月五日，取活蟾蜍捉住后，以针刺破眉间，以物轻轻鼓其背，则白汁自出，以竹篦刮下，涂油纸上，阴干用之。《纲目》。

晒干人乳法 人乳数碗入瓦盆内，莫搅动四围，晒干，刮取之，又晒又刮，直至乳尽，以姜汁拌晒用之。《医鉴》。

酒煮蜡法 黄蜡十两，于银石器内熔化作汁，用重绵滤去滓，以清酒一升煮蜡，熔滚取起候冷，其蜡自浮于水上，去酒取用。《得效》。

制牛胆南星法 南星为末，腊月取黄牛胆汁拌匀，入胆内封口，挂当风处，阴干听用。《丹心》。

阴炼秋石法 人尿多聚，置大盆中，以新水相和，搅转百匝，放令澄清辟去清水，只留浊脚。又以新水同搅，水多为妙，又倾去清水，如此十余次，直候无臭气，水香为止，铺厚纸于筛内，倾在纸上，沥去清水，晒干为末，以初男乳汁和匀如膏，烈日中暴干，如此九度，色如粉白。盖假太阳气也，谓之阴炼秋石，能滋阴降火。《入门》。

阳炼秋石法 人尿多聚，置盆中，入皂角汁少许，以杀秽，搅百余遭，直候小便澄清，白浊皆碇，辟去清水，只取浊脚。又入水搅百余匝，更澄清，去水取浊，更以布滤去滓，取浓汁入净锅内熬干，刮下捣筛。再入锅，以清水煮令化，乃于箕笪内布厚纸两重，倾汁于其上淋过，去水，再入锅熬干。又用汤煮化，布纸淋汁。如色未洁白，更准下淋，候色如霜雪即止。因入固济砂盒内，歇口，火煅成汁倾出，候莹白玉色即止。细研，入砂盒内固济，顶火四两，养七昼夜，久养火尤善，谓之阳炼秋石，治诸般冷疾，久年虚损，服之皆愈。〇炼秋石，谓之取龙虎水法。龙属木，虎属金，即童男童女之称。择年方十三四、十五六，无疾病，未破阴阳者，各置净室，精洁饮食，用瓷缸收贮小便积至一二石炼用。但功力甚大，故只取无病人小便，积多亦可炼用。《入门》。

茯苓造化糕 白茯苓、莲肉、山药、芡仁各四两，为细末，粳米二升，捣为粉，砂糖一斤，刮为雪。上和匀入甑中，以竹刀划为片子，以粗布覆甑，蒸熟取出晒干，任意食之。若覆木盖，则不熟矣。《集略》。

秘传三仙糕 人参、山药、莲肉、白茯苓、芡仁各四两，另为细末，白蜜一斤，砂糖一斤，刮为雪，糯米三升，粳米七升，各捣作末。上和匀，蒸出晒干，再为末，每取一大匙，白汤调下。《袖珍》。

造煎药法 白姜五两，桂心二两，丁香、胡椒各一两半，已上另为细末，大枣蒸去核取肉为膏二钵一钵为三升，阿胶、炼蜜各三钵。上先熔胶，次入枣蜜消化，乃入四味药末，搅匀煎微温，下筛，贮器待凝，取用。《俗方》。

六香膏 治冬寒冻伤皲瘃。白檀香、沉束香、丁香、零陵香、甘松香、八角香各一两为粗末，入三升蜜中浸之，封口，经七日或十日取出，于火上微温，下筛去滓，乃入三乃子细末五钱，小脑末三钱，冬瓜仁细末七两或十两，搅匀，再下疏筛，贮器中用之。〇其滓作团，于火中烧之甚佳，谓之江梅香。《俗方》。

衣香 茅香蜜炒一两，白芷五钱，沉束香、白檀香、零陵香、甘松香、八角香、丁香、三乃子各二钱。上并为粗末，入小脑二钱末，和匀，作一贴，置衣箱中最佳，夏月尤好。《俗方》。

十香膏 沉香、丁香、白檀、甘松、郁金各五钱，粗锉，入麻油一斤中浸七日，却入铛内慢火养五日，后以文武火煎二三十沸，用棉滤去滓，拭铛下了炼油，入黄丹，以柳篦子不住手搅，候色黑，滴水中成珠，然后乃入乳香、木香、白胶香、龙齿、苏合油末各五钱，麝香末二钱半，搅匀，三五百遍，候凝作片。用时，摊红绢上，贴之。《圣惠》。

琥珀膏 琥珀一两，丁香、木香各七钱半，木通、桂心、当归、白芷、防风、松脂、朱砂、木鳖子各五钱，麻油一斤。上除琥珀、丁香、木香、桂心、朱砂为末，外其余并锉，浸油三宿，慢火煎搅，候白芷焦黄色漉出，次下松脂熔化，滤去滓再熬，下黄丹一斤，以柳篦不住手搅，令黑色，滴水中成珠，乃入琥珀等五末搅匀，候凝作片，听用。《局方》。

神仙太乙膏 玄参、白芷、当归、肉桂、赤芍药、大黄、生地黄各一两，锉，浸麻油二斤，春五、夏三、秋七、冬十日，慢火煎，令白芷焦黄色，去滓下黄丹一斤，极搅匀，滴水中成珠，乃候凝作片，听用。《局方》。

救苦膏 治风湿痰疼。川乌炮三钱，牛膝、黄丹、乳香另研各五钱，白芷、贝母、白及、白蔹各二钱，槐润一钱无则代桃胶，没药另研七钱，白胶香另研、杏仁泥各三两，当归一两，沥青另研八两，香油半盏。上末和匀，以香油浇润，火上熔化，每二两，作一贴，摊油纸，敷患处。《类聚》。

玉容膏 一名玉容西施膏，涂燥疮。黄芪、当归、白芷、川芎、藿香、零陵香、白檀香、香附子、白蔹、白芍药、白及、杏仁各一两，瓜蒌一个，龙脑二钱，清油四斤，黄蜡一斤。上除龙脑并锉，浸油中，春五、夏三、秋七、冬十日日满，于石器煎，候白芷焦黄色，乃去滓，入蜡熔化。又去滓，入龙脑搅匀，密封用之。冬则蜡减半。《袖珍》。

云母膏 云母、焰硝、甘草各四两，槐枝、柳枝、陈皮、桑白皮、侧柏叶、水银各二两，川椒、白芷、没药、赤芍药、肉桂、当归、盐花、黄芪、血竭、菖蒲、白及、芎䓖、木香、白蔹、防风、厚朴、麝香、桔梗、柴胡、松脂、人参、黄芩、苍术、草龙胆、合欢、乳香、附子、茯苓、高良姜各五钱，黄丹十四两，清油二斤半。上除云母、焰硝、血竭、没药、乳香、麝香、黄丹、盐花外，余药锉，浸油中，七日后，文火煎，候白芷、附子焦黄色，以布绞去滓，再熬后，下黄丹等八味细末，以柳木篦不住手搅，直至膏凝，滴水中成珠为度，倾在瓷器内，弹水银在上，每用刮去水银。凡痈疽疮肿，外贴内服神效。《局方》。

腊享膏 治冻疮。腊猪脂、貓油各二两半，香油二合半，海松子油一合，明松脂、黄蜡各三两七钱半。上各炼去滓，熔化成膏待凝，贮器中，涂之。《俗方》。

神异膏 露蜂房、杏仁各一两，黄芪七钱半，蛇蜕盐水洗净、玄参各五钱，乱发鸡子大，香油十两，黄丹五两。上先将油及发，铫中熬，候发烊尽，入杏仁，候杏仁黑色，绵滤去滓，乃入黄芪、玄参，熬一二时，稍停，入蜂房、蛇蜕搅熬至紫黑色，又滤去滓，慢火熬，下黄丹急搅千余转，滴水不散，膏即成矣，瓷器收贮，用治诸般痈疖毒。《正传》。

万应膏 大黄、黄芩各二两，白蔹、黄蜡各一两，黄柏、芍药、白芷、黄芪、木鳖子仁、杏仁、当归、白及、生地黄、官桂、玄参、没药、乳香各五钱，黄丹一斤，香油二斤八两。上十四味，锉，浸油三宿，慢火熬，以柳枝搅，以白芷焦黄色为度，绵滤去滓，入黄丹再熬，滴水成珠，乃入乳没蜡熔化搅匀，收贮盛器埋土中七日，取出摊用，治一切痛肿久疮。《精义》。

善应膏 黄丹八两，白胶香、乳香、没药并另研、当归、白芷、杏仁、大黄、草乌、川乌、赤芍药、槟榔、生干地黄、川芎、沥青另研、乱发各一两。上香油一斤，浸药三宿，慢火熬至黑色，再入葱白、乱发，煎少时滤去滓，再上慢火熬，却入黄丹，以柳篦不住手搅，滴水成珠不散，乃入乳、没、胶香，十分搅匀，盛器沉水中三日，取出听用，治诸般恶疮肿毒及诸伤。《得效》。

白龙膏 白薇、白芷、白蔹、黄芪、商陆根、柳白皮、桑白皮各一两，轻粉五钱另研，乳香二两另研，定粉、黄蜡各八两，杏仁油一斤无则代香油。上七味，锉，浸三日，揉熬令白芷黄色，去滓下黄蜡乳香，令熔化，出火再滤，微冷下轻粉、定粉，急搅至冷收贮，摊绯帛上贴之，治诸般恶疮久疮肿毒。《精义》。

灵应膏 白麦饭石，火煅醋淬十余次，研令极细，鹿角烧存性，白蔹并为细末。上取石末、白蔹末各二两，鹿角末四两，并要极细，不细则反痛。取好米醋入银石器煎，令鱼眼沸，却入三味药末，竹篦子不住手搅，熬一二时，稀稠得所，倾出候冷。先以猪蹄汤或药水洗去脓血，挹干，鹅翎拂药涂四围凡赤处尽涂之，但留一口如钱大，以出脓血，如药干，以醋拂湿。初便一日洗换，十日后两日一换，其效如神，治痈疽、恶疮、瘰疬、结核、乳痈。《精要》。

炉灰膏 治痈疽恶疮，内点去瘀肉最妙。用响糖炉内灰无则桑柴灰代之一升半，风化石灰一升炒红，以箕子盛贮，用滚汤三碗，慢慢淋自然汁一碗许，铜锅盛，慢火熬如稀糊，先下巴豆末，次下蟾酥各二钱，白丁香末五分，石灰炒一钱，搅匀，再熬如干，面糊，取起候冷，瓷罐盛贮，勿令泄气。每用时，以簪头挑少许放指甲上研，呵气调匀如泥，用针拨开患处，以药点之，勿点好肉及眼上。《入门》。

造黄丹法 黑铅一斤，土硫黄、焰硝各一两。先熔铅成汁，下醋点之，滚沸时下硫黄一小块，续下硝少许，沸定再点醋，依前下少许，硝黄已消，沸定黄亦尽，炒为末成丹矣，入药又炒，令色变细研，水飞二遍，用之。《入门》。

取竹沥法 截青大竹二尺许，劈作两片，浸井水一宿。以砖二块排定，将竹片架于砖上，两头出一二寸，下以烈火逼之，竹两头以器承沥收合，绵滤去滓，砂瓶收贮。暑月以冷冰沉冷，以防沥酸；寒月置温处，勿令冻伤。《丹心》。

造红烧酒法 凡烧酒煮取时，先将紫草细切，纳于缸中。一瓶烧酒，则紫草五钱或七钱为准，乃承取热烧酒于紫草缸中，停久则其色鲜红可爱。《俗方》。

辟果树上乌鸟法 取生人头发挂树上，则乌鸟不敢来食其实矣。○有人逃走，取其发，于纬车上却转之，则迷乱不知所适矣。《本草》。

鹿角粥 大能补髓脑，牢牙齿、益精血、固元气。每白粥一碗，入鹿角霜粉五钱，白盐一匙，搅匀服。《活心》。

山芋粥 能润肺益气。山芋生者去皮，于石上或新瓦上细磨如泥二合，蜜二匙，牛乳一盏约半升，于慢火上同炒令极熟，乃投白粥一碗中，搅匀服之。不极熟，则辣喉。《活心》。

避难止小儿哭法 用绵作一小球，略使满口而不致闭其气，以甘草煎汤或甜物皆可，渍之，临时缚置儿口中，使咽其味，儿口有物实之，自不能作声，而绵软不伤儿口。盖不幸而遇祸难，啼声不止，恐为贼所闻，弃之道旁，哀哉。用此法，活人甚众，不可不知。《入门》。

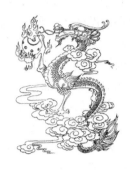

杂病篇卷之十

御医忠勤贞亮扈　圣功臣崇禄大夫阳平君臣许浚奉　教撰

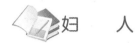　妇　　人

求嗣

生人之道，始于求子，求子之法，莫先调经。每见妇人之无子者，其经必或前或后，或多或少，或将行作痛，或行后作痛，或紫或黑，或淡或凝而不调。不调则血气乖争，不能成孕。《丹心》。○求嗣之道，妇人要经调，男子要神足。又，寡欲清心为上策，寡欲则不妄交合，积气储精，待时而动，故能有子，是以欲寡则神完，不惟多子，抑亦多寿。《入门》。○男子阳精微薄，则虽遇血海虚静，流而不能直射子宫，多不成胎。盖因平时嗜欲不节，施泄太多，宜补精元，兼用静工存养，无令火动，候阳精充实，依时而合，一举而成矣。《入门》。○男子阳脱痿弱，精冷而薄，宜固本健阳丹、续嗣丹、温肾丸、五子衍宗丸。《入门》。○男子脉微弱而涩为无子，精气清冷也，宜阳起石元。《脉经》。○女宜鼓动微阳，宜玉钥启荣丸、螽斯丸、暖宫螽斯丸。○妇人无子，多由血少不能摄精，宜调养经血，宜百子附归丸、琥珀调经丸、加味养荣丸、加味益母丸、济阴丹、胜金丹、调经种玉汤、先天归一汤、神仙附益丹、调经养血元、温经汤。○妇人阴血衰弱，虽投真精，不能摄入子宫，虽交不孕，虽孕不育，是以男女配合，

必当其年。《入门》。○无子妇人瘦怯者，乃子宫干涩，宜滋阴养血，四物汤方见血门加香附、黄芩。肥盛，躯脂满溢子宫，宜行湿燥痰，南星、半夏、川芎、滑石、防己、羌活，或导痰汤。方见痰门。《丹心》。

相女法

未笄之妇，阴气未完。欲盛之妇，所生多女。性行和者，调经易挟；性行妒者，月水不匀。相貌恶者，刑重；颜容美者，福薄。太肥，脂满子宫；太瘦，子宫无血，俱不宜子，不可不知。《入门》。

脉法

求嗣之脉，专责于尺。○右尺偏旺，火动好色。○左尺偏旺，阴虚非福。○惟沉滑匀，易为生息。○微涩精清，兼迟冷极。○若见微糯，入房无力。○女不好生，亦尺脉涩。《回春》。○男子脉微弱而涩，为无子，精气清冷也。《脉经》。

固本健阳丹　凡人无子，多是精血清冷或房劳过伤，以致肾水欠旺，不能直射子宫故尔。岂可专责于母血之不足虚寒耶。熟地黄、山茱萸各三两，巴戟二两，菟丝子、续断酒浸、远志制、蛇床子炒各一两半，白茯神、山药酒蒸、牛膝酒洗、杜仲酒洗切酥炒

去丝、当归身酒洗、肉苁蓉酒浸、五味子、益智仁盐水炒、鹿茸酥炙各一两，加枸杞子三两，人参二两。上为末，蜜丸梧子大，空心盐汤或温酒下五七十丸，临卧再服。《回春》。

续嗣丹 无子宜服。山茱萸、天门冬、麦门冬各二两半，破故纸炒四两，菟丝子、枸杞子、覆盆子、蛇床子、巴戟、熟地黄、韭子炒各一两半，龙骨、黄芪、牡蛎、山药、当归、琐阳各一两，人参、杜仲各七钱半，陈皮、白术各五钱，黄狗外肾酥炙二对为末，用紫河车一具蒸制，同门冬、地黄烂捣，他药并为细末，炼蜜和匀，捣千杵作丸梧子大，每取百丸，空心及临卧，以温酒或盐汤任意吞下。《入门》。

温肾丸 服之有子。山茱萸、熟地黄各三两，巴戟二两，菟丝子、当归、鹿茸、益智、杜仲、生干地黄、茯神、山药、远志、续断、蛇床子各一两。上为末，蜜丸梧子大，空心温酒下五七十丸。精不固，倍鹿茸加龙骨、牡蛎。《入门》。

五子衍宗丸 治男子无嗣，枸杞子九两，菟丝子酒浸制七两，覆盆子五两，车前子三两，五味子一两。上捣为末，蜜丸梧子大，空心温酒吞下九十丸，临卧盐汤吞下五十丸。春丙丁、巳午，夏戊己、辰戌、丑未，秋壬癸、亥子，冬甲乙、寅卯，须上旬晴日合，忌见僧尼、寡女、孝子、六畜、不净之物。《广嗣》。○惯遗精者，去车前子，代莲子。《入门》。

阳起石元 治丈夫精冷，真精气不浓，不兆施，是以无子。阳起石火煅研、菟丝子酒浸制、鹿茸酒蒸焙、天雄炮、韭子炒、肉苁蓉酒浸各一两，覆盆子酒浸、石斛、桑寄生、沉香、原蚕蛾酒炙、五味子各五钱。上为末，酒煮糯米糊和丸梧子大，空心盐汤下七九十丸。《得效》。

玉钥启荣丸 治妇人无子。香附子捣去皮毛醋水浸三日，炒干细末十五两，当归二两，白芍药、川芎、赤石脂、藁本、人参、牡丹皮、白茯苓、白薇、桂心、白芷、白术、玄胡索、没药各一两。上除石脂、没药外，余药锉，酒浸三日，焙干为末，足十五两重。罗极细入别研赤石脂、没药末，炼蜜和丸弹子大，每取一丸，空心，鸡未鸣时，先以温茶或薄荷汤漱口，后细嚼，温酒或白汤送下，以干物压下，服至一月即效。《广嗣》。○一名女金丹，无桂心，有熟地黄，治妇人无子，或无痰火等疾，经候亦调，容颜不减，但久无孕，乃子宫有阴无阳，不能生发，宜服此鼓动微阳，一月即效。或赤白带下崩漏及血风、血气、虚劳诸证，无所不治，真女中金丹也。《入门》。

螽斯丸 经调受补者，服七日即交合，孕后勿服。香附子、白薇、半夏、白茯苓、杜仲、厚朴、当归、秦艽各二两，防风、肉桂、干姜、牛膝、沙参各一两半，细辛、人参各二钱三分。上为末，炼蜜和丸梧子大，空心酒下五七十丸。《入门》。

暖宫螽斯丸 妇人无子者服之。厚朴一两二钱半，吴茱萸、白茯苓、白及、白蔹、石菖蒲、白附子、桂心、人参、没药各一两，细辛、乳香、当归酒浸、牛膝酒洗各七钱半。上为末，蜜丸小豆大，酒下一二十丸。壬子日修合。○一名壬子丸。《集略》。

百子附归丸 久服有孕，及治月水参差不调。四制香附末十二两制法见胞门，川芎、白芍药、当归、熟地黄、阿胶珠、陈艾叶各二两。上为末，用石榴一枚连皮捣碎煎水，打糊和丸梧子大，每百丸，空心醋汤下。《广嗣》。○一名百子建中丸，无石榴一味。终始忌铁。《广嗣》。

琥珀调经丸 治妇人胞冷无子，能令经正。香附米一斤，分作二包，用童便、米醋各浸九日，和净熟艾四两拌匀，再加醋五碗，入砂锅内同煮干为度，入川芎、当归、白芍药、熟苄、生苄、没药各二两，琥珀一两。上为末，醋糊和丸梧子大，每百丸，空心，以艾醋汤吞下。《入门》。

加味养荣丸 治经脉来前，外潮内烦，咳嗽食少，头昏目眩，带下，血风血气，久无嗣息，一切痰火等证，服之有孕，又治胎前胎动胎漏，常服可无小产之患。熟地黄、当归、白术各二两，白芍药、川芎、黄芩、香附子各一两半，陈皮、贝母、白茯苓、麦门冬各一两，阿胶七钱，甘草五钱，黑豆炒去皮四十九粒。上为末，蜜丸梧子大，空心，温酒或盐汤下七九十丸，忌食诸血。《入门》。

加味益母丸 服之百日有孕。益母草半斤，加当归、赤芍药、木香各二两。上为末，蜜丸梧子大，白汤下百丸。《入门》。

济阴丹 治妇人久冷无子，及数经堕胎，皆因冲任虚损，胞内宿挟疾病，经候不调，或崩漏带下三十六疾，皆令孕育不成，以至绝嗣。亦治产后百病，令人有孕，及生子充实无病。苍术八两，香附子、熟地黄、泽兰各四两，人参、桔梗、蚕蜕、石斛、藁本、秦艽、甘草各二两，当归、桂心、干姜、细辛、牡丹皮、川芎各一两半，木香、白茯苓、京墨烧、桃仁各一两，川椒、山药各七钱半，糯米炒一升，大豆黄卷炒半升。上为末，炼蜜和匀两作六丸，每一丸，细嚼，温酒或醋汤送下。《局方》。

胜金丹 治月水愆期，久无嗣息，及血癖气痛百般诸疾。牡丹皮、藁本、人参、当归、白茯苓、赤石脂、白芷、肉桂、白薇、川芎、玄胡索、白芍药、白术各一两，沉香、甘草各五钱。上为末，蜜丸弹子大，每一丸，空心，温酒嚼下，服二十丸，当有孕。《得效》。

调经种玉汤 治妇人无子，多因七情所伤，致经水不调，不能受孕。熟地黄、香附子炒各六钱，当归身酒洗、吴茱萸、川芎各四钱，白芍药、白茯苓、陈皮、玄胡索、牡丹皮、干姜炒各三钱，官桂、熟艾各二钱。上锉，分作四贴，每一贴，入姜三，水煎，空心服。待经至之日服起，一日一贴，药尽交媾，必成孕矣。此药百发百中。《医鉴》。〇《回春》无姜、桂、艾三味。

先天归一汤 当归酒洗一两二钱，白术麸炒、白茯苓、生地黄酒洗、川芎各一两。人参、白芍药、牛膝酒洗各八钱，缩砂炒、香附子、牡丹皮、半夏各七钱，陈皮六钱，甘草四钱。上锉，分作十贴，姜三，水煎空心服，渣再煎，临卧服。经未行，先服五贴；经行后，服五贴，药尽即效，经调脉和，即当有孕矣。《医鉴》。

神仙附益丹 香附米一斤，童便浸透，水洗，露一宿，再浸再露再晒，如此三次，用好醋浸透一宿，晒干为末。〇益母草十二两，东流水洗净，烘干为末。上别以香附四两，艾叶一两，煮取汁用三分，醋七分，和前二末为丸梧子大，空心，临卧淡醋汤下七九十丸。不惟治妇人百病，而生育之功效如神。《医鉴》。

调经养血元 治经脉不调，久不受孕。香附子十二两，酒、醋、盐汤、童便各浸三日焙，当归酒洗、白芍药酒炒、生干地黄酒洗、牡丹皮酒洗各二两，川芎、白茯苓、白芷、干姜炒、肉桂、红花、桃仁、没药、半夏油炒、阿胶珠各一两，玄胡索六钱，蓬术煨醋炒、甘草炙各五钱，茴香炒二钱。上为末，醋糊和丸梧子大，空心，白汤或温酒下百丸，有孕勿服。《回春》。

温经汤 治冲任虚损，月事不调，或前或后，或多或少，或逾月不至，或一月再至，或曾经半产，瘀血停留，唇口干燥，五心烦热，小腹冷痛，久不受胎。方见胞门。〇一名调经散。《正传》。〇一名大温经汤。《入门》。

一方 男子阳旺，则能直射子宫，种子之仙方也。又治男子精冷无子。菟丝子酒浸煮制细末，雀卵清为丸梧子大，每七十丸，空心温酒送下，用之屡验。年至五十及阳痿者，每菟丝子末一斤，加天雄四两，面裹煨熟，去皮脐切作四片，童便浸透，慢火焙干为末。同丸服之，尤效。《种杏》。

又方 戊戌酒，治妇人久冷无子，饮之最验。方见杂方。〇雀肉，久食令人有子。

《本草》。〇男子无嗣者，多灸脐中，有效。《纲目》。

胎孕

凡欲求嗣，必先视其妇之经脉调否。其或未调，必以药而调之；经脉既调，宜以人事副之。按其法而行之，庶不失其候也。盖妇人月经方绝，金水才生，此时子宫正开，乃受精结胎之候，妙合太和之时，过此佳期，则子宫闭而不受胎矣。《正传》。〇月经行后，一日、三日、五日交会者成男，二日、四日、六日交会者成女，过此则不孕矣，亦要在子时后方可。《正传》。〇妇人经水来时，有两日半净者、三日而净者，亦有女人血旺气盛六七日净者，但观宝田经水之颜色何如耳。乃以洁白之物，或绵或帛夹之于户口，取而目之，金色者，佳期也；鲜红者，未净不及也；浅淡者，大过也。惟以败血去净，新血生如金者，为佳期，此时交合，无不成矣。《回春》。〇夫人之始生也，血海始净，一日、二日、三日。精胜其血则为男子，四日、五日、六日，血脉已旺，精不胜血则为女子。乃二物相薄，长先身生，谓之神，又谓之精，道与释二门谓之本来面目，是也。东垣。〇欲求子者，但待妇人月经绝后，一日、三日、五日，择其旺相日，如春甲乙、夏丙丁、秋庚辛、冬壬癸，以生气时，夜半后，乃施泻，有子皆男，必寿而贤明；二日、四日、六日，施泻有子必女，过六日后，勿为施泻可也。《得效》。

阴阳交合避忌

凡男女交会，当避丙丁日及弦、望、晦、朔、大风、大雨、大雾、大寒、大暑、大雷电、大霹雳、天地晦冥，日月薄蚀，虹霓地动，则损人神，不吉，损男百倍，令女得病，有子必癫痴顽愚，喑痖聋聩，挛跛盲眇，多病短寿，不孝不仁。又避日月星辰火光之下，神庙佛寺之中，井灶圊厕之侧，冢墓尸枢之傍，皆所不可。夫交合如法，则有

福德大智善人降讬胎中，仍令性行调顺，家道日隆。若不如法，则薄福愚痴恶人来讬胎中，令性行凶险，所作不成，家道日否。祸福之应，有如影响，可不戒哉。《千金》。

十月养胎

妇人怀胎一月之时，足厥阴脉养。〇二月，足少阳脉养。〇三月，手心主脉养。〇四月，手少阳脉养。〇五月，足太阴脉养。〇六月，足阳明脉养。〇七月，手太阴脉养。〇八月，手阳明脉养。〇九月，足少阴脉养。〇十月，足太阳脉养。〇诸阴阳各养三十日活儿，手太阳少阴不养者，下主月水，上为乳汁，活儿养母。〇四时之令，始于春木，故胎养始于肝胆也。《良方》。〇妊妇不可灸刺其经，必堕胎。《良方》。

一月 足厥阴脉养胎。夫人之有生也，母之血室方开，父之精潮适至，阴幕既翕，如布袋绞扭，而精血乘冲，气自然旋转不息，如蜣螂之滚粪，吞唹含受，成一团圆璇玑。九日，一息不停，然后阴阳大定，玄黄相包，外似缠丝玛瑙，其中自然虚成一窍。空洞虚圆，与鸡子黄中一穴相似。而团圆之外，气自凝结为胞衣，初薄渐厚，如彼米饮豆浆，面上自结二皮。中窍日生，从无入有，精血日化，从有入无。九日之后，次九又九，凡二十七日，即成一月之数。窍自然凝成一粒，如露珠然，乃太极动而生阳，天一生水，谓之胚。此月经闭，无潮无痛，饮食稍异平日，不可触犯及轻率服药。《入门》。

二月 足少阳脉养胎。又三九二十七日，即二月数，此露珠变成赤色，如桃花瓣子，乃太极静而生阴，地二生火，谓之脾。此月腹中或动或不动，犹可狐疑，若吐逆思酸，名曰恶阻，有孕明矣。或偏嗜一物，乃一脏之虚，如受酸物，乃肝脏正能养血而虚也。《入门》。

三月 手心主心包络脉养胎。又三九二十七日，即三月数。百日间变成男女形影，

如清鼻涕中有白绒相似，以成人形，鼻与雌雄二器，先就分明，其诸全体，隐然可悉，斯谓之胎，乃太极之乾道成男、坤道成女也。此时胎最易动。芩术丸方见下频服最妙。《入门》。

四月 手少阳三焦脉养胎。是月男女已分，始受水精，以成血脉，形像具，六腑顺成。若胎动下血，宜用安胎饮。方见下。《入门》。

五月 足太阴脾脉养胎。始受火精，以成阴阳之气，筋骨四肢已成，毛发始生。《入门》。

六月 足阳明胃脉养胎。始受金精，以成筋，口目皆成，若胎动，宜安胎饮。《入门》。

七月 手太阴肺脉养胎。始受木精，以成骨，皮毛已成，游其魂，能动左手。《入门》。

八月 手阳明大肠脉养胎。始受土精，以成皮肤，形骸渐长，九窍皆成，游其魄，能动右手。《入门》。

九月 足少阴肾脉养胎。始受石精，以成皮毛，百节毕备，三转其身。《入门》。

十月 足太阳膀胱脉养胎。受气足，五脏六腑齐通，纳天地气于丹田，使关节人神皆备，待时而生。〇惟手少阴手太阳无所专主者，以君主之官无为而已。〇其有延月而生者，富贵而寿；有月不足者，贫贱而夭。〇一云：延月而产，必生贵子。《入门》。

妊娠脉

妇人足少阴脉动甚者，妊子也。《内经》。〇全元起作足少阴，王冰本作手少阴，全本为是。动甚者，动摇太甚也。《纲目》。〇阴搏阳别，谓之有子。注曰：阴谓尺中也，搏谓搏触于手也。尺脉搏击，与寸口殊别，阳气挺然，则为有妊之兆。何者？阴中有别阳故也。《内经》。〇经脉不行，已经三月者，尺脉不止者，是胎也。《回春》。〇脉滑疾，重以手按之散者，胎已三月也；脉重

手按之不散，但疾不滑者，五月也。〇妇人三部脉浮沉正等，按之无绝者，妊娠也。《脉经》。〇妊娠八月一云六七月，脉实大牢强弦紧者生，沉细者死。〇妊妇脉细匀易产，大浮缓气散难产。《脉经》。

验胎法

妇人二三月，经不行，疑是两身，却疑血滞，心烦寒热恍惚，宜用神方验胎散验之。海藏。〇艾醋汤亦可验。《医鉴》。

神方验胎散 真雀脑芎一两，当归全用重一两者，只用七钱。上二味细末，分作二服。浓煎好艾汤一盏调下，或好酒调下。二三时间，觉腹脐微动仍频，即有胎也，动罢即愈。如不是胎，即不动。如不觉效，再煎红花汤调下，必有神效。海藏。

艾醋汤 验胎有无，以好醋煮艾叶，服半盏，腹中大痛是孕，不痛无孕。《医鉴》。

辨男女法

妇人有孕，令人摸之如覆杯者，则男也；如肘颈参差起者，女也。《脉经》。〇妇人有娠，左乳房有核是男，右乳房有核是女也。《医鉴》。〇遣孕妇面南行，还复呼之，左回首者是男，右回首者是女。〇看妊妇上圊时，夫从后急呼之，左回首者是男，右回首者是女。盖男胎在左则左重，故回首时慎护重处而就左也，女胎在右则右重，故回首时慎护重处而就右也。推之于脉，其义亦然。胎在左则血气护胎而盛于左，故脉亦从之而左疾为男，左大为男也。胎在右则血气护胎而盛于右，故脉亦从之而右疾为女，右大为女也。阴阳之理，自然如是。《脉经》。

脉法

妇人妊娠四月，欲知男女法：左疾为男，右疾为女，俱疾为生二子，谓俱滑而疾也。《脉经》。〇尺脉左偏大为男，右偏大为女，左右俱大产二子。《脉经》。〇左手沉实为男，右手浮大为女，左右手俱沉实，猥生

二男。左右手俱浮大，猥生二女。《经脉》。○男女之别，以左右取，左疾为男，右疾为女。沉实在左，浮大在右，右女左男，可以预剖。《脉诀》。

双胎品胎

成胎以精血之后先分男女者，褚澄之论也，愚窃惑焉。东垣曰：经断后一二日，精胜血者成男，四五日血胜精者成女，此亦未莹。《易》曰：乾道成男，坤道成女。夫乾坤，阴阳之性情也；左右，阴阳之道路也；男女，阴阳之仪象也。父精母血，因感而会，精之泄，阳之施也；血能摄之，阴之化也。精成其子，此万物之资始于乾元也；血成其胞，此万物资生于坤元也。阴阳交媾，胎孕乃凝，胎之所居，名曰子宫，一系在下，上有两歧，一达于左，一达于右。精胜其血及刚日阳时感者，则阳为之主，受气于左子宫，而男形成；精不胜血及柔日阴时感者，则阴为之主，受气于右子宫，而女形成矣。或曰：分男分女，吾知之矣，其有双胎者何也？曰：精气有余，歧而分之，血因分而摄之故也。若夫男女同孕者，刚日阳时，柔日阴时，感则阴阳混杂，不属左，不属右，受气于两歧之间者也。亦有三胎、四胎、五胎、六胎者，犹是而已。或曰：其有男不可为父，女不可为母，与男女之间兼形者，又若何而分之耶？曰男不可为父，得阳气之亏者也；女不可为母，得阴气之塞者也。兼形者，由阴为驳气所乘，而为状不一。以女兼男形者有二，一则遇男为妻，遇女为夫；一则可妻而不可夫，又有下为女体，上具男之全形，此又驳之甚者也。或曰：驳气所乘，独见于阴，而所成之形，又若是之不同耶？予曰：阴体虚，驳气易于乘也。驳气所乘，阴阳相混，无所为主，不可属左，不可属右，受气于两歧之间，随所得驳气之轻重而成形，故所兼之形，有不可得而同也。丹溪。○丹溪此论，极造精微。《纲目》。○又法：左右尺脉俱沉实为生二

男，不尔女作男生；左右尺脉俱浮大为生二女，不尔男作女生也，此乃男女兼形之说也。《纲目》。

转女为男法

怀娠三月，名曰始胎，血脉不流，象形而变。是时男女未定，故服药方术，转令生男也。《得效》。○始觉有孕，以斧置孕妇床下，勿令知之。若不信，待鸡抱卵，以斧悬窠下，则一窠尽是雄鸡可验。《入门》。○石雄黄一两，绛囊盛，带孕妇左腰间。○弓弩弦一枚，绛囊盛，带孕妇左臂。一云：弓弩弦缚腰中。满三月解之。○萱草花，一名宜男，妊妇佩之。○雄鸡长尾，拔三茎置孕妇卧席下，勿令知。○取夫头发手足爪甲铺孕妇席下，勿令知。《良方》。

恶阻

恶阻，谓呕吐、恶心、头眩、恶食、择食是也。《纲目》。○妇人不能食，无寒热，名妊娠。于法六十日当有此证，设有医治逆者，却一月，加吐下者，则绝之。注曰：绝者，绝其医治，候其自安也。仲景。○妊娠禀受怯弱，便有阻病，其状颜色如故，脉息和顺。但觉肢体沉重，头目昏眩，择食，恶闻食气，好食咸酸，甚者或作寒热，心中溃闷，呕吐痰水，恍惚不能支持，巢氏谓之恶阻。《良方》。○恶阻者，或大吐，或时吐清水，恶闻食臭。由子宫经络络于胃口，故逢食气引动，精气冲上，必食吐尽而后精气乃安，亦有误交合而子宫秽盛者，过百日即愈。《入门》。○妊娠之初，经脉内闭，育养胎息。肠胃沮洳，散入焦膈。若素有痰饮，则饮与血搏，食饮辄吐，头目旋晕，憎闻食气，喜啖酸咸，四肢倦怠，多卧少起，厌厌困懒，名曰恶阻。已产之后，胞外余血败瘀流利，名曰恶露。盖恶者，不善不净之义。阻者，阻节之阻。血搏痰饮，当渐消之。露者，露水之露，当急逐之，由是而知，胎前曰恶阻，产后曰恶露，古人命名之意，深有

以也。《简易》。○恶阻谓有孕而恶心，阻其饮食者是也，多从痰治，肥者有痰，瘦者有热。《丹心》。○瘦人热，肥人痰，俱宜二陈汤方见痰门加竹茹、生姜。热加芩连。日久，水浆不入，口吐清水，宜参橘散、白术散、保生汤。○恶阻宜用半夏茯苓汤、芩连半夏汤、归原散、竹茹汤。《纲目》。○怀孕爱吃一物，乃一脏之虚。如血气弱，不能荣肝，肝虚故爱吃酸物。《丹心》。○妊妇恶食，但以所思之物任意与之，必愈。《局方》。

二陈汤 妇人月事不行，全不入食，日就瘦弱，全似虚劳，然而谷虽不入，果子杂物常喜食之，却只是有孕。谚所谓孕妇做得百般病者此也，但以二陈汤加缩砂、桔梗，入姜枣、乌梅煎服，消痰顺气，自然安平。《直指》。○《大全方》论半夏动胎而不用，仲景方皆用半夏，岂不知此而用乎？予治阻病，累用半夏姜制炒黄用之，未常动胎，经云：有故无殒是也。《丹心》。

参橘散 治恶阻病，呕吐痰水，全不入食，橘皮、赤茯苓各一钱半，麦门冬、白术、厚朴、人参、甘草各一钱。上锉，作一贴，入姜七片，青竹茹鸡子大，同煎服。《拔粹》。○一名人参橘皮汤。《圣惠》。

白术散 治恶阻，吐清水十余日，粥药不入。白术五钱，人参二钱半，丁香一钱二分，甘草五分。上锉，作一贴，入姜五片，水煎服。《良方》。

保生汤 治妇人月经不行，身无病似病，脉滑大而六脉俱匀，乃孕妇之脉也。精神如故，恶闻食气，或但嗜一物，或大吐，或时吐清水，此名恶阻，宜服此。白术、香附子、乌药、橘红各二钱，人参、甘草各一钱。上锉，作一贴，姜三，煎服。《良方》。

半夏茯苓汤 治恶阻病，呕吐心烦，头目眩晕，恶闻食气，好食酸咸，多卧少起，百节烦疼，羸瘦痰盛。半夏一钱半，赤茯苓、熟地黄各一钱，橘红、旋覆花、人参、白芍药、川芎、桔梗、甘草各七分。上锉，

作一贴，入姜七片，水煎服。《丹心》。

芩连半夏汤 治恶阻病，胸背满痛。黄芩一钱二分半，白术、半夏各一钱，赤茯苓七分半，黄连、陈皮、当归、栀子、枳壳、香附、人参、苍术、缩砂、甘草各五分。上锉，作一贴，入姜七片，水煎服。《类聚》。

归元散 治恶阻，全不入食。白术、白茯苓、陈皮各一钱半，半夏一钱，人参、川芎、当归、白芍药、丁香、甘草各五分，桔梗、枳壳各二分半。上锉，作一贴，入姜五枣二，水煎服。《纲目》。○一名复元汤。《医鉴》。

竹茹汤 治恶阻。青竹茹、麦门冬各三钱，前胡二钱，橘皮一钱，芦根半握。上锉，作一贴，水煎服。《圣惠》。

一方 一妇孕两月，呕吐头眩，用参、术、川芎、陈皮、茯苓服之愈重，脉弦左为甚，此怒气所激恶阻病也。问之果然。肝气既逆，又挟胎气，参术之补，大非所宜，以茯苓汤下抑青丸方见火门三十粒，数服而愈。《丹心》。

妊娠禁忌

受孕之后，大忌男女交合。《入门》。○妊妇切忌饮酒，及以酒调药服，酒散百脉，致成诸疾，止用水煎服为好。《得效》。○受孕之后，切宜避忌胎杀所游。如邻家缮修，亦宜避之。经云：刀犯者形必伤，泥犯者窍必塞，打击者色青黯，系缚者相拘挛，甚至母殒，验若反掌。《得效》。

饮食禁忌

食驴马肉，过月难产。○食犬肉，令子无声。○食兔肉，令子缺唇。○食无鳞鱼，难产。○食螃蟹，令子横生。○食羊肝，令子多厄。○食鸡肉及卵合糯米食，令子生寸白虫。○食鸭肉及卵，令子倒生心寒。○食雀肉饮酒，令子多淫无耻，或生雀斑。○食鳖肉，令子项短缩头。○食姜芽，令子多指。○食薏苡，堕胎。○食麦芽，消胎气。

○食苋菜，堕胎。○食蒜，消胎气。○食鲇鱼，令子生疳蚀疮。○食山羊肉，令子多病。○食诸般菌蕈，令子惊风而夭。《入门》。

药物禁忌

歌曰：芫芫青斑斑猫水蛭及虻虫。○乌头附子与天雄。○野葛水银并巴豆。○牛膝薏苡连蜈蚣。○三棱代赭芫花麝麝香。○大戟蛇蜕黄雌雄雌黄、雄黄。○牙硝芒硝牡丹桂桂皮。○槐花牵牛皂角同。○半夏南星与通草。○瞿麦干姜蟹甲爪。○硇砂干漆兼桃仁。○地胆茅根莫用好。《正传》。○又忌踯躅花、蝼蛄、牛黄、藜芦、金箔、银箔、胡粉、蜥蜴、飞生、蝉壳、龙脑、猬皮、鬼箭羽、樗鸡、马刀、衣鱼、大蒜、神曲、葵子、犀角、大黄。《局方》。

妊娠将理法

衣毋太温。○食无太饱。○饮无大醉。○勿妄服汤药。○勿妄用针灸。○勿举重登高涉险。○勿劳力过伤。○勿多睡卧，须时时行步。○心有大惊，子必癫痫。《入门》。○临月不可洗头。○勿登高厕。《正传》。

胎漏胎动

胎漏，谓有胎而血漏下也，属气虚有热，四物汤方见血门加阿胶珠、白术、条芩、缩砂、香附炒黑、艾叶少许，加糯米煎服。《正传》。○犯房下血者，真漏胎也，八物汤方见虚劳加阿胶、艾叶救之。《入门》。○胎漏胎动，皆下血，而胎动有腹痛，胎漏无腹痛，此为异耳。胎漏宜清热，胎动宜行气。《入门》。○胎漏者，自人门下血，尿血者，自尿门下血。《入门》。○胎动不安者，由冲任经虚，受胎不实故也，亦有饮酒房室而伤者，有触犯而伤者，有喜怒而伤者，有服热药而伤者。因母病而胎动者，但治母病，其胎自安；有胎不坚固，动致母疾者，但当安胎，其母自愈。《良方》。○孕妇内伤

劳役，以致小腹常堕，甚则子宫堕出者，气陷也，宜用补中益气汤方见内伤。知因房劳者，八物汤加酒炒黄芪为君，防风、升麻为使。《入门》。○胎漏胎动，皆令堕胎。胎漏，宜用枳壳汤、小胶艾汤、胶艾汤、胶艾芎归汤、胶艾四物汤、当归寄生汤、桑寄生散。○胎动不安，宜用杜续丸、当归地黄汤、安胎散、安胎饮、黄芩汤、内补丸、独圣散、知母丸、生地黄粥、葱粥、葱白汤。《诸方》。

枳壳汤 治胎漏下血。白术三钱半，枳壳、黄芩各一钱七分半。上锉，作一贴，水煎服。《保命》。

小胶艾汤 治胎动下血。阿胶珠二钱，艾叶四钱。上锉，作一贴，水煎服。《入门》。

胶艾汤 治胎漏，安胎极妙。熟地黄、艾叶、当归、川芎、阿胶珠、甘草炙、黄芪各一钱。上锉，作一贴，水煎服，日二次。《正传》。○局方无黄芪，有白芍药。

胶艾芎归汤 治胎动下血，在八九月内者，及治半产后，因续下血不绝者。阿胶珠、艾叶、川芎、当归各二钱，甘草炙一钱。上锉，作一贴，水煎服。○胎动腹痛，或下黄汁如漆，如豆汁者，野苎根、金银花根各五钱，水酒相半煎服。《入门》。

胶艾四物汤 治胎漏腹痛。熟地黄、当归、川芎、白芍药、阿胶珠、条芩、白术、缩砂、艾叶、香附子炒各一钱。上锉，作一贴，入糯米一撮，水煎，空心服。《回春》。

当归寄生汤 治胎漏下血。人参、桑寄生、熟地黄、续断各一钱半，当归、川芎、白术、艾叶各七分半。上锉，作一贴，水煎服。《得效》。

桑寄生散 治胎漏及经血妄行。桑寄生、续断、川芎、当归、白术、香附子、阿胶珠、茯神各一钱，人参、甘草各五分。上锉，作一贴，入姜三片，水煎服。《入门》。

杜续丸 治胎动不安腰痛，以此防其欲堕。杜仲炒、续断各二两。上为末，枣肉和

丸梧子大，米饮下五七十丸。《入门》。

当归地黄汤 治胎痛。熟地黄四钱，当归二钱。上锉，作一贴，水煎，空心顿服。《正传》。

安胎散 治因惊胎动，腹痛下血。熟地黄三钱，川芎、枳壳各一钱半，糯米一合。上锉，作一贴，姜三枣二，水煎服。《正传》。

安胎饮 治胎动不安，五六个月常服数贴，甚妙。白术二钱，条芩一钱半，当归、白芍药、熟地黄、缩砂研、陈皮各一钱，川芎、紫苏叶各八分，甘草四分。上锉，作一贴，水煎服。《医鉴》。○一方，有人参，无熟地黄，代生地黄。《入门》。○胎不安加阿胶，胎痛加缩砂。○黄芩安胎者，降火也；缩砂安胎者，行气也。若血虚而胎不安，阿胶主之。《丹心》。

黄芩汤 治胎动不安。黄芩、白术、缩砂、当归各一钱半。上锉，作一贴，水煎服。《得效》。

内补丸 治冲任脉虚，补血安胎。熟地黄二两，当归一两微炒。上为末，蜜丸梧子大，空心，温酒下五七十丸。《本草》。

独圣散 治因堕落伤损，致胎动不安，腹痛不可忍。缩砂，不以多少，熨斗内慢火炒去皮。上为末，每二钱，热酒调下，须臾觉腹内极热，胎已安矣，神效。不饮酒者，米饮调下。《正传》。○胎痛用缩砂，以能止痛行气安胎也。《丹心》。

知母丸 治妊娠，日月未足而欲产者，腹痛。知母为末，蜜丸梧子大，米饮下三五十丸，日三服，不拘时。《纲目》。

生地黄粥 治胎漏。糯米二合煮粥，临熟入生地黄汁一合调服，空心。《入门》。

葱粥 治胎动。糯米作粥，入葱白三五茎，再煮食之。《入门》。

葱白汤 治胎动不安，腰痛抢心，或下血。葱白，浓煮汁饮之，主安胎。若胎死，即出。海藏。

佛手散 一名立效散，治胎动不安，腹痛。方见下。纲目

一方 古方治胎动不安，一月用乌雌鸡，三月用赤雄鸡，十月用猪腰子，余月用鲤鱼，煮汁入药煎服，神妙。《入门》。

又方 孕妇为夫所困，胎动，气欲绝，竹沥饮一升立愈。《本草》。

又方 妊妇月数未足而似欲产，腹痛者。槐子、蒲黄等分为末，蜜丸梧子大，酒下三十丸，以止为度。《丹心》。

半产

堕胎，乃血气虚损，不能荣养而自堕，犹枝枯则果落，藤萎则花坠。有因劳怒伤情，内火便动，亦能堕胎，犹风撼其木，人折其枝也。火能消物，造化自然。《病源》乃谓风冷伤于子脏，此未得病情者也。大抵属虚属热，当视其轻重而治之。《丹心》。○正产一证，正如果中栗熟，其壳自开，两无所损。半产则比之采斫新栗，碎其肤壳，损其皮膜，然后取得其实。以其胎脏伤损，胞系断去，而后胎坠下。大抵半产，须加十倍调治。○复有市井村落之间，恣情妄作，偷生不正，或多男女，厌于养育，往往以草药毒之，惊见败血不下，冲心闷乱，喘汗交作，死者罔记，须以解毒行血药亟救之，宜用白扁豆散。《得效》。○妇人受孕，遇三五七阳月必堕，宜服芩术汤、安胎丸以清其热。若气血不足，则预服八物汤方见虚劳以防堕落。○半产多在三五七月内，若前次三个月而堕，则其后必如期复然。凡半产后，须多服养气血固胎元之药，以补其虚厥。后有胎，先于两个月半后，即服清热安胎药数贴，以防三月之堕。至四个半月后，再服八九贴，防过五月。又至六个半月后，再服五七贴，以防七月。及至九个月，可保无虞。《入门》。○半产宜用金匮当归散、芎归补中汤、安荣汤、千金保胎丸、五味安胎丸、和痛汤。《诸方》。

白扁豆散 治毒药攻胎，药毒冲心，口噤握拳，自汗不省，其脉浮而软，十死一

生。白扁豆生为末，新汲水调下二三钱即苏，口噤者斡开灌之。《得效》。

芩术汤 治怀孕四五月，常堕不安者，内热甚故也。子芩三钱，白术一钱半。上锉，作一贴，水煎服。〇芩术汤乃安胎之圣药也。凡卒有所下，急则一日三五服，缓则五日十日一服，安胎易产，所生之儿又无胎毒。盖妊孕，脾王运化迟滞则生湿，湿则生热，故以黄芩清热以养血，白术健脾以燥湿。安胎丸、金匮当归散，皆此方而推之也。《入门》。

安胎丸 治同上。即芩术汤材为末，粥丸梧子大，白汤下五七十丸。《入门》。

金匮当归散 孕妇宜当服，养血清热。素惯半产者，宜服以清其源，而无后患也。黄芩、白术、当归、川芎、白芍药各一两。上为末，每三钱，温酒调下，或酒糊和丸，米饮下五七十丸。《入门》。〇妇人有孕则碍脾运化，迟而生湿，湿而生热。古人用白术、黄芩为安胎之圣药，盖白术补脾燥湿，黄芩清热故也。况妊娠赖血培养，此方有当归、川芎、芍药以补血，尤为备也，服此药则易产，所生男女兼无胎毒，则痘疹亦稀，无病易育，而聪明智慧不假言矣。累试累验。《丹心》。

五味安胎丸 素惯半产者，宜服之，养血清热。当归、川芎、条芩、白芍药各一两，白术五钱。上为末，酒糊和丸梧子大，茶汤任下五七十丸。《回春》。

芎归补中汤 治怀孕，气血虚弱，不能荣养，以致胎漏，每数月而堕。黄芪、当归、白术、杜仲、白芍药各一钱，干姜、阿胶珠、川芎、五味子、木香、人参、甘草各五分。上锉，作一贴，水煎服。《入门》。〇一方无木香。《正传》。

安荣汤 治胎气不固，时常小产，宜以此预防固胎。熟地黄、白芍药、川芎、当归、阿胶珠、香附子、桑寄生、白术、黄芩、缩砂各一钱，糯米百粒。上锉，作一贴，水煎服。《正传》。

千金保胎丸 凡妇人受胎，经三月而堕者，虽气血不足，乃中冲脉有伤。中冲，即阳明胃脉，供养胎孕。至此时必须谨节饮食，绝色欲，戒恼怒，服此药，庶免半产之患矣。杜仲姜汁炒、白术土炒各二两，当归酒洗、熟地黄姜汁炒、阿胶蛤粉炒成珠、条芩炒、益母草、续断酒洗、香附米以酒、醋、盐水、童便各浸一包，经三日焙干，各一两，川芎、艾叶醋煮、陈皮各五钱，缩砂二钱半。上为末，以枣肉和丸梧子大，每百丸，空心米饮吞下。《医鉴》。

和痛汤 治小产心腹痛。当归、川芎、白芍药酒炒、熟地黄各一钱三分，玄胡索一钱，泽兰、香附子、青皮各八分，桃仁、红花各五分。上锉，作一贴，以水一盏，童便、清酒各半盏，煎服。《医鉴》。

一方 一妇人，每怀孕至三个月必堕，不肯服药。予以四五年老母鸡煮汤，入红谷小黄米煮粥食之，不数日而胎固，至月满而生男。《回春》。

又方 一妇人，有孕至三月左右必堕。予教以浓煎白术汤，调黄芩末一钱，服三四十贴，遂得保全。盖孕至三月，正属相火，所以易堕，不然，何以黄芩、白术为安胎妙药耶。《丹心》。

脉法

半产漏下，革脉主之，弱则血耗，立见倾危。《脉诀》。〇少阴脉浮而紧，紧则疝瘕腹中痛，半产而堕伤。《脉经》。

卒堕胎

孕妇六月、七月，暴下斗余水，其胎必倚而堕，此非时孤浆预下故也。〇胎漏者，徐徐下水，今暴下而多，故知堕胎也。《脉经》。

察色验胎生死

胎动不安甚者，当以母形色察之。母面赤舌青者，母活子死；面青舌赤，口中沫出者，母死子活；唇舌俱青，两边沫出者，母子俱死。《良方》。○孕妇腹痛，胎不动，欲知生死。以手摸之，冷在何面。冷者为死，温者为生。《脉经》。○胎死腹中，则产母面青、指甲青、唇舌青、口臭。如两脸微红，则母活子死。《丹心》。○孕妇舌黑者，子已死矣，全以舌为证验，佛手散救之。方见下。《回春》。

欲产候

妊妇月满，脉离经离经脉见下，设腹痛引腰脊，为欲产也。《脉经》。○孕妇脐腹俱痛，连腰引痛，眼中生火，此是儿转。盖肾系于腰，胞系于肾故也。《正传》。○孕妇八月，腹痛或作或止，名曰弄痛，非正产之候；或腹虽痛而腰不甚痛，非正产之候；胎高未陷下者，非正产之候；谷道未挺进者，非正产之候；水浆未破血未出者，非正产之候；浆血虽出而腹不痛，非正产之候，且令扶行，熟忍，不可坐草。《良方》。○凡孕妇，直待胎气陷下，子逼阴户，腰重痛极，眼中生火，谷道挺进，此正欲产之候，方上草用力。《良方》。

脉法

歌曰：欲产之妇脉离经，沉细而滑也同名，夜半觉痛应分诞，来日午后定知生。《脉诀》。○《难经》云：一呼三至曰离经，一呼一至亦曰离经。妇人欲产者，脉皆离经，夜半觉痛，日中即生也。《纲目》。○尺脉转急如切绳转珠者，即产也。《脉经》。○离经六至，沉细而滑，阵痛连腰，胎即时脱。《丹心》。

保产

难产之妇，皆是八九个月内，不能谨欲，以致气血虚故也。《丹心》。○大凡生产，自有时候，切不可强服催生滑胎等药，又不可坐草早，及令坐婆乱用手法。《良方》。○世之难产者，多见于富贵安逸之人，其贫贱辛苦者，无有也。古方有瘦胎饮即枳壳散，本为湖阳公主作也，以其奉养厚而气盛，故制此方以耗其气，实非极至之论也。一妇人苦于难产，后遇胎孕则触而去之。予以大全紫苏饮加补气药，与十数贴，后得男而甚快，因名其方曰达生散。《丹心》。○怀孕之妇，不曾行动舒伸，忍痛曲身侧卧，故子在腹中不能转动。以致有横生逆产，甚则子死腹中，慎之。《丹心》。○凡月数满足，方觉腹痛，不可惊动太早，令产母恐怖。盖恐则气怯，怯则上焦闭下焦胀，气乃不行，以致难产，急服紫苏饮方见下以宽其气。《正传》。○子在母腹中，全赖浆水滋养，十月数足，血气完全，形神俱备，忽如梦觉，自能拆胞，求路而出。夫胞浆者，本胞内养儿之水也。若胎元壮健者，胞既拆破，即随浆而下，故易产也。其困弱者，转头迟慢，胞浆既干，污血闭塞道路，是以难产。宜用催生如圣散、催生丹、神效乳珠丹、佛手散、如神散、黑神散、二退散、三退散、三退六一散、兔脑丸、龙蜕散、黑龙丹、催生散。《诸方》。○临产不可喧哄，且进粥饭，令人扶策，徐徐而行。若不得，则凭物而立。痛阵转密，产候将至，然后坐草，且进催生药，直待儿逼产门，用力一下，自然易产。《得效》。○坐草之时，蓦然目翻，口噤吐沫者，宜用霹雳丹。《入门》。

瘦胎令易产

孕妇气血虚弱者，九十月之际，不谨守养者，及妇人过于安逸或肥盛，以致气血凝滞而不能转运者，宜用达生散、瘦胎枳甘散、救生散、佛手散、益母丸、缩胎丸、束胎丸、神寝元，则自然易产。《入门》。

达生散 孕妇临月，服二十余贴，易产无病。大腹皮酒洗二钱，甘草炙一钱半，当归、白术、白芍药各一钱，人参、陈皮、紫苏叶、枳壳、缩砂研各五分。上锉，作一贴。入青葱五叶，水煎服。○或以煎水吞下益母丸，尤佳。《丹心》。○一名缩胎饮。

《丹心》。

瘦胎枳甘散 孕妇八九月内，胎气壅满，宜常服之，滑胎易产。枳壳五两，甘草一两。上为末，每二钱，白汤点服，或加香附一两，尤妙。《入门》。〇名滑胎枳壳散。《本事》。〇一名枳壳六一散。《直指》。

救生散 孕妇八月服之，瘦胎易产，胜于枳壳散。人参、诃子肉、神曲、麦芽、白术、橘红各等分。上粗末，每三钱，水煎服。《拔粹》。

佛手散 孕妇临月服之，则缩胎易产，自无难产之患。当归六钱，川芎四钱。上锉，作一贴。水煎，临熟入酒少许，再煎，温服。若加益母草三钱，尤效。《回春》。〇一名芎归汤，即芎归等分也。《入门》。

益母丸 催生神效。益母草，于五月五日、六月六日花正开时，收采阴干，不犯铁器，捣为末，蜜丸弹子大，每一丸，白汤化下，或丸如梧子，每取五七十丸，温酒或白汤下。《种杏》。〇一名返魂丹，催生易产，又治横逆产，产后百病。《入门》。

缩胎丸 孕妇八九个月用之，缩胎易产。黄芩夏一两、春秋七钱、冬五钱炒，赤茯苓七钱半，白术二两，陈皮三两。上为末，粥丸梧子大，白汤下五七十丸。《丹心》。

束胎丸 令缩胎易产。白术、枳壳各等分。上为末，以水浸烧饼和丸梧子大，八月每服五十丸，白汤下。《保命》。

神寝元 能瘦胎易产。枳壳二两，乳香一两。上为末，以炼蜜丸梧子大，酒下三十丸。〇一名寝生丸。《得效》。

十产候 十产候者：一曰正产，二曰坐产，三曰卧产，四曰横产，五曰逆产，六曰偏产，七曰碍产，八曰盘肠产，九曰热产，十曰冻产。《良方》。〇又有伤产、催产。《回春》。

正产 正产，谓月数已满，忽然脐腹阵痛，胎孕陷下，浆水淋下，用力一努，其儿落生。《良方》。

坐产 谓胎产孕妇，疲倦久坐椅蓐，儿抵生路，不能下生，当于高处悬吊手巾，令产妇攀引，轻轻屈足，儿即顺生。《良方》。

卧产 谓产母卧定，背平着席，体不偃曲，则儿不失其道，自然易产。《良方》。

横产 谓儿先露手或臂者。治法当令产母仰面安卧，收生之人，徐徐先推儿下截，令直上冲，通手以中指摩其肩推上而正之，渐引手，攀其耳令头正，候儿身正门路顺，却服催生药，安详上草，自然易产。《正传》。

逆产 逆产者，先露足；横产者，先露手；坐产者，先露臀，皆用力太早之过也。若手足先露者，用细针刺儿手足心，入一二分，三四次刺之，以盐涂其上，轻送入，儿得痛，惊转一缩，即顺生下。又儿脚先生者，谓之踏莲花生，急以盐涂儿脚心，因急搔之，并以盐摩母腹上，则自然正生矣。《正传》。

偏产 谓儿头偏拄一傍，虽逼近产门，初非露正顶，止露额角者。治法令产母仰卧，收生之人轻轻推儿近上，以手正其头，令儿头顶端正向产门，一逼即下。〇又有儿头后骨，偏拄谷道者，当以绵衣炙火令热裹手，急于谷道外傍徐徐推之，渐渐近上，令头正，然后上草即产。《正传》。

碍产 谓儿头虽正，产门已露其顶而不能生下者，此因儿转之时，脐带攀挂儿肩，致不能生。治法令产母仰卧，收生之人轻轻推儿近上，徐徐通手，以中指按儿两肩，理脱脐带，候儿身正顺，用力一送，即产。《正传》。

盘肠产 谓孕妇卧产时，子肠先出，儿即随产。治法顶上贴如圣膏方见下，自然收缩，即以水洗去。如肠头为风吹干，不能收入，以磨刀水，微温润肠，煎好磁石汤一杯，产母饮之，则其肠自收。〇又法以温汤润其肠，令产母仰卧，以言安慰，却用好醋半盏，新汲水七分调和，忽噀产母之面或背，则收。每一噀一缩，三噀三缩，肠已尽收矣。《正传》。

热产 临产时当盛暑，宜居深幽静室，日色远处，开启窗户，多贮清水照冰，以防发热之患。《正传》。

冻产 谓严冬解产，宜密闭房户，内外生火，常令暖气如春，仍厚覆下体，常使温和，免致难产。《正传》。

伤产 伤产者，过月而产，有经一二年至三四五年而产者，或苍皇用力太早，浆水先下，败血裹住，宜用胜金散，或新汲水磨京墨服之，墨裹儿即出。《入门》。

催产 临产日久，产母困倦，宜服催生药以助血气，令儿速生。《回春》。

交骨不开难产

难产垂死及矮石女子，交骨不开者，用龟壳散、兔脑丸、来苏散、加味芎归汤。《入门》。○凡产时交骨不开者，阴气虚也，亦用加味芎归汤。《回春》。○产前软胯方：乌梅、生姜、甘草各等分锉，煎服。便令胯骨软，易产不痛。《得效》。

催生如圣散 治难产及漏血胎干者，立效。黄蜀葵子研为末，每取二钱，以酒调.滤去渣，温服。《丹心》。○一方用蜀葵花为末，热酒调下一钱，即效。《正传》。○歌曰：黄葵子炒百余粒，研烂酒调济窘急，若患临危难产时；免得全家俱哭泣。《正传》。

催生丹 治难产及横产、逆产。腊月兔脑一个，取髓去皮膜研如泥，乳香细末二钱半，丁香细末一钱，麝香二分半。上拌匀，和丸鸡头实大即芡仁，阴干，油纸裹，每取一丸，温水磨化服，即产。随男左女右手握药出，是验。须腊日合，妙。《良方》。

神效乳珠丹 催生神效，又治子死腹中不下。明乳香研细，取猪心血和丸芡实大，朱砂为衣，晒干，每一丸，冷酒化下，未下再服。端午日，或岁除夜收合，尤妙。《纲目》。

如神散 催产极验。临产时，令人取路旁草鞋一只，取鼻络小耳绳，烧灰，温酒调

服，即产。得左足者生男，右足者生女，覆者儿死，侧者有惊，自然理也。○一名神验散。《得效》。

二退散 治产难。蛇蜕全者一条，蚕蜕纸方圆一尺。上烧存性，为末，温酒调下。《丹心》。

三退散 治难产及横逆产，或子死腹中。蛇蜕全者一条，蝉蜕全者十四枚，男子头发鸡子大。上俱烧存性，为末，分二服，温酒调下。《入门》。○一名催生散。《丹心》。○一名蛇蜕散。《得效》。

三退六一散 催生神效。益元散一两，男子头发鸡子大香油熬化，蛇蜕全者一条，蝉蜕全者五枚，穿山甲一片。上各烧存性，为末，用畜水煎二沸，入发灰调服，立下。《入门》。○一名滑胎散。《丹心》。

兔脑丸 治产难，日久血干，宜用此滑之。腊月兔脑髓一枚，鼠内肾一部，母丁香、益母草各一钱，乳香二钱半，麝香二分半。上为末，兔髓和丸芡实大，朱砂为衣，油纸裹阴干，每一丸，醋汤化下，即产。男左手女右手握药出，是验。《入门》。

龙蜕散 催生秘传。蝉蜕一两，大蛇蜕一条，并烧存性，滑石、冬葵子微炒各一两。上为末，每一钱，顺流水，微温调服，不可使热汤。《得效》。

黑神散 治产难及横逆产。凡坐草日久，浆水多下，则其血必干，子道艰涩，如舟坐滩，须涌水而后可通，服此药再固其血，则如鱼得水，决自转生。百草霜、白芷各等分。上为末，每取二大钱，清酒、童便各半盏，入麝香少许同煎沸热服。不过再服。即验。《良方》。○一法，服此药后，外用葱白二斤捣烂，铺于小腹上，取急水滩头沙一斗炒热，布裹于葱上轻轻略揉，即产。《入门》。○一名催生如神散。一名神应黑散。《丹心》。

黑龙丹 治产难及死胎不下、胎衣不下、产后儿枕痛、血迷血晕，一切危急垂死者，灌药得下，无不活，神验不可言。五灵

脂、当归、川芎、良姜、熟地黄各一两。上锉，盛砂盒，纸筋盐泥固济，炭十斤煅，候冷取出，却入百草霜三钱，硫黄、乳香各一钱半，花蕊石煅、琥珀各一钱。上研细末，醋面糊和丸弹子大，每一丸，入姜汁、童便、温酒中，细研服之。《丹心》。〇一方：灵脂、当归、川芎、良姜、生干地黄各一钱，入鸡子壳内盐泥固济火煅，百草霜一两，硫黄、乳香各二钱，琥珀、花蕊石各一钱，制法同上。《正传》。

催生散 治产难。白芷炒黑、百草霜、滑石各等分。上为末，芎归汤煎水，调下二三钱。《正传》。

胜金散 治产难及横逆产。盐豉一两，以青布裹了，烧存性，入麝香一钱。上末，秤锤烧红，淬酒，调下一钱。《良方》。

霹雳丹 治临产蓦然气痿，目翻口噤，面黑唇青，口中沫出，子母俱殒；两脸微红，子死母活，急用此救之。蛇蜕一条，蚕蜕纸并烧存性，各二钱，男子头发烧灰、路上左脚草鞋烧存性各一钱，乳香五分。黑铅二钱半，水银七分半，二物入铫中，火上熔化结砂子，研细。上为末，以猕猪心血和丸梧子大，金箔为衣，每取二三丸，倒流水送下。如不下，化开灌之。《入门》。〇一名霹雳夺命丹。《正传》。

龟壳散 治产难日久，垂死及矮石女子交骨不开者。龟壳一个、生男女妇人头发一握烧存性，川芎、当归各一两。上为末，每三钱，水煎服。良久，生胎、死胎俱下。《入门》。

来苏散 治临产用力太过，气衰脉微，精神昏晕，口噤面青，不省人事。木香、神曲、陈皮、麦芽、黄芪、阿胶、白芍药各一钱，苎根、甘草各三钱，糯米一合，加生姜三片，煎服。连用为妙，或斡开口灌下。《入门》。

加味芎归汤 治临产交骨不开，难产。即上龟壳散方也。《回春》。

催生宜用滑利药

凡催生，多用滑利迅速之药，如兔脑髓、笔头灰、弩牙、蛇蜕之类是也。〇若水血多下，子道干涩者，如猪脂、香油、蜂蜜、醇酒、童尿、葵子、牛乳、滑石、榆白皮之类是也。〇若风冷或入气血凝滞者，牛膝、葱白、桂心、生姜之类是也。〇若触犯恶气，心烦躁闷而难产者，宜麝香、朱砂、乳香、青竹茹之类是也。《正传》。〇难产日久，浆水多下，胞干，儿不得下，香油、清蜜各一碗，火上微沸，调滑石末一两搅服之，外以油蜜摩母脐腹上，即验。《医鉴》。〇油蜜童尿和服，最治难产。和益母膏尤妙。〇榆白皮汤亦可用。《丹心》。

榆白皮汤 治产难，胞干不下。榆白皮、冬葵子、瞿麦各二钱，牛膝、麻仁去壳各一钱半，木通一钱。上锉，作一贴，水煎服。《局方》。

襄法

临产之初，先脱产妇寻常所穿衣，以笼灶头及灶口，则易产，勿令产母知。《得效》。〇临产，取赤马皮铺之，令产母坐其上，则催生易产。〇又法，取鼺鼠皮毛即飞生也，产母手持之，即产。又，海马或石燕子，两手各把一枚，即验。《本草》。

外贴法

凡难产催生，内服汤丸，外用药敷贴，庶有十全之效，宜如神丹、如圣膏、立圣丹、遇仙丹。《诸方》。

如神丹 巴豆三枚，蓖麻子七粒并去壳，入麝香少许，捏作饼子，贴脐中，分产即以温汤洗去。〇歌曰：巴三蓖七脱衣裳，细研如泥入麝香，捏作弹丸脐下贴，须臾子母便分张。《正传》。

如圣膏 治难产及死胎不下，十分危急者。巴豆十六个去壳，蓖麻子四十九粒去壳，麝香二钱，同捣如泥，摊绢帛上，贴脐上一时，产下即洗去。《入门》。○一方，蓖麻子去皮一两，雄黄二钱，同研成膏，涂母右脚心，才产速洗去，否则肠出。用此膏涂顶上，肠自入。亦名如圣膏。《得效》。

立圣丹 治横逆产恶候及死胎不下，神验。寒水石四两，内二两生用二两煅赤研为细末，入朱砂末，如深桃花色，每用三分，井水调如薄糊，用纸花剪如杏叶大，摊贴脐心，候干再易，不过三上便产。《纲目》。

遇仙丹 治法同上。蓖麻子十四粒去壳，朱砂、雄黄各一钱半，蛇蜕一条烧。上为末。浆水饭和丸弹子大。临用，先以椒汤淋渫脐下，次安药一丸于脐中，以蜡纸覆上，以帛系定，须臾生下，急取去药。易老。

下死胎

须参考上验胎生死条治之。○胎死则母舌必黑，外证指甲青黑，心腹胀闷，口中极臭，平胃散方见五脏一贴，加朴硝五钱，酒水相半煎服，其胎即化血水而下。《得效》。○双胎一死一生，服此则死者出，生者安。蟹爪一升，大甘草五钱半生半炒，东流水十盏，煎至三盏，去滓，入阿胶二两半生半炒，令消化，分二三次顿服，即出。药灶宜东向，用苇为薪。《类聚》。○死胎着脊不出，气欲死。猪脂、白蜜各一升，醇酒二升。上合，煎取二升，分温二服，即下。《良方》。○死胎不下，宜用佛手散、三退散方见上、香桂散、桂香丸、夺命丸、乌金散、催生散。方见上。

佛手散 治胎伤，心腹痛，口噤欲绝。用此探之，胎不损则痛止，子母俱安；若胎死，则立便逐下，神效。方见上。

香桂散 下死胎。桂心三钱，麝香半钱。上为末，作一贴，温酒调下，须臾即下。《正传》。

桂香丸 下死胎。肉桂一两，麝香一钱。上为末，饭丸绿豆大，白汤下十五丸。《入门》。

夺命丸 治胎死腹中，抢心闷绝欲死，或食恶物，或误服草药，伤动胎气，胎未损服之，可安胎；已死服之，可下；或胎腐烂者，立可取出。此方至妙。桂枝、赤茯苓、牡丹皮、赤芍药、桃仁各等分，蜜丸芡实大，空心服三丸。或丸如弹子大，淡醋汤化下一丸。○即仲景方桂枝茯苓丸也。治妇人宿有癥病，而孕胎及三月而漏血不止，胎动在脐上者，为癥害妊娠。凡胎动多在当脐，今动在脐上，故知是癥也，当下其癥，宜用桂枝茯苓丸。丹溪亦称妙。《良方》。

乌金散 治难产胎干子死，危急者。先进佛手散探之，的知胎死，则进此药，后更进香桂散，即下。即上黑神散名也。

一方 死胎不下。取乌鸡一只去尾，细锉，水三升煮取二升，去鸡，用手巾蘸汤摩脐下，即出。《良方》。○又，黄牡牛粪，热涂母腹上，即出。《正传》。○如圣膏，涂母右脚心，即下。方见上。

胞衣不下

凡产后胞衣不下，稍久则血流入胞中，胞为血所胀，上冲心胸，喘急疼痛，必致危笃，宜急断脐带，以小物系带牢固，然后切断，使恶血不潮入胞中，则胞衣自当萎缩而下，纵淹延数日，亦不害人，只要产母心怀安泰，勉进粥饭，终自下矣。累试有验。《良方》。○胞衣不下，切不可令坐婆妄用手法探取，或因此而殂，或损破尿胞，为终身之害，可不谨欤。《正传》。○儿之初生，恶血流入衣中，衣为血所胀塞，故不能下，须臾冲上逼心即死，急服夺命丹，贴如圣膏。方见上。○胞衣不下，宜用黑龙丹方见上、花蕊石散、牛膝汤三退饮、返魂丹方见上、一字神散。

夺命丹 治产后血入胞衣，胀满冲心，日久不下危急者。附子炮五钱，牡丹皮、干漆炒各一两。上为末，以醋一升，入大黄末一两，熬成膏，和丸梧子大，酒下五七丸。《丹心》。

花蕊石散 胞衣不下，惟花蕊石散最为要紧，若胎衣上冲至死，但心头暖，急以童便调一钱服之，取下败血如猪肝，或化为黄水而出，其胞衣即下。方见诸伤。《良方》。

牛膝汤 治产后胞衣不下，腹满即杀人，服此即烂下。滑石末二钱，木通、当归、牛膝、瞿麦各一钱半，冬葵子二钱。上锉，作一贴，水煎服。《局方》。

三蜕饮 治胞衣不下，神效。蛇蜕一条全者，蚕蜕纸一方，蝉蜕四十九个。上并烧存性为末，顺流水调下，立出。《正传》。

一字神散 治胞衣不下。鬼臼黄色者研如粉，不用罗过，以手指拈之，每服二钱，温酒一盏，同煎至八分服之，立生如神。此方救人几万数。《得效》。

一方 治胞衣不下。猪脂、白蜜、清油各半盏，于火上熔化，温分二服便下，极验。一云，但多服猪脂亦佳。《产书》。○又方：取三姓家鸡卵三枚，三姓家水各一匙，三姓家盐各一撮，相和顿服，仍探口令呕即下。《俗方》。○又方：童尿一升，生姜、葱白各三钱。上煎数沸，热服之。《本草》。○又，以葱白浓煎汤，熏洗下部，即下。《俗方》。

禳法

胞衣不下，取产母裤覆井口上，勿令产母知之，立下。《本草》。○又法，取初洗儿汤一盏，服之，勿令产母知，立下。《四要》。

产前诸证

有子痫、子烦、子肿、子淋、子嗽、子痢、子疟、子悬，感寒孕妇不语，儿在腹中哭，孕妇腹中钟鸣。

子痫

妊妇中风，项背强直，筋脉挛急，口噤语涩，痰盛昏迷，时作时止，或发搐不省人事，名曰子痫，亦曰儿晕。甚则角弓反张。

宜用羚羊角汤。轻者四物汤方见血门加葛根、牡丹皮、秦艽、细辛、防风、竹沥。《入门》。

羚羊角汤 羚羊角锉、独活、酸枣仁、五加皮各一钱二分，防风、薏苡仁、当归、川芎、茯神、杏仁各七分，木香、甘草各五分，上锉，作一贴，姜三，水煎服。《正传》。

子烦

妊妇心烦躁闷，谓之子烦。多于受胎后四五月间，相火用事，或值天令君火大行，暑热之时，俱能发烦躁，或胎动不安，宜用竹叶汤、竹沥汤。《入门》。

竹叶汤 白茯苓二钱，麦门冬、黄芩各一钱半，防风一钱。上锉，作一贴，入青竹叶七片，水煎服，日二。《回春》。

竹沥汤 赤茯苓一两，锉。上以水一升半，煎至半，去滓，和竹沥一合服。○又，竹沥细细饮之，最妙。《本草》。

子肿

孕妇因胎中有水，多于五六个月，以致遍身浮肿，腹胀喘急，或腹大异常，高过心胸，气逆不安，若不治，必损其胎，宜用鲤鱼汤，因常食鲤鱼粥。又，茯苓汤、防己汤、全生白术散亦佳。○或头面不肿，两脚微浮，甚则自脚面肿至膝腿，足指间有黄水出者，谓之子气，亦曰脆脚，平胃散方见五脏加赤茯苓、桑白皮，煎服。《入门》。

鲤鱼汤 治子肿。白术、赤茯苓各二钱，白芍药、当归各一钱半，橘红五分。上锉，作一贴，先取鲤鱼一个，修事如食法，水煮取清汁一盏半，入药及姜七片，煎至一盏，空心温服，以水尽肿消为度。《良方》。

茯苓汤 治子肿。当归、川芎、白芍药、熟地黄、白术、赤茯苓、泽泻、条芩、栀子炒、麦门冬、厚朴、甘草各七分。上锉，作一贴，姜五片，水煎服。《医鉴》。

防己汤 治同上。桑白皮、赤茯苓、紫苏叶各二钱，防己一钱半，木香五分。上锉，作一贴，入姜五片，水煎服。《纲目》。

全生白术散 治同上。白术一两，生姜皮、大腹皮、陈皮、茯苓皮、桑白皮各五钱。上为末，每二钱，米饮调下。《正传》。

一方 治子肿。山栀子仁炒为末。每一钱，米饮调服，不拘时。《正传》。○桑白皮五钱，赤小豆三合，水煎服，治子气。《入门》。

子淋

妊妇热积膀胱，或胎气壅满，小便淋涩作痛，名曰子淋，又谓之子满，宜泽泻汤、安荣散、地肤子汤、葵子茯苓散、忘忧散、或芎归汤方见下加木通、麦门冬、人参、灯心、甘草，临月加滑石煎服。《入门》。○转胞一证，胎妇禀受弱者，忧闷多者，性急躁者，食味厚者，大率有之。因思胞为胎所压，转在一边，胞系了戾不通耳。胎若举起，悬在中央，胞系得疏，则水道自行。宜用参术饮，空心煎饮，随以指探吐，候气定，又与又吐，小便立通。历试皆效。《丹心》。○妊妇胞转不得尿，肾气丸方见虚劳主之，即八味丸。仲景。

泽泻汤 治子淋。泽泻、桑白皮、赤茯苓、枳壳、槟榔、木通各一钱半。上锉，作一贴，入姜五片，空心，煎服。《正传》。

安荣散 治同上。人参、川芎、麦门冬、木通、滑石、当归、灯心、甘草各一钱。上锉，作一贴，水煎，空心服。《得效》。

地肤子汤 治同上。地肤子、车前子各一钱半，知母、黄芩、枳壳、赤茯苓、白芍药各一钱，升麻、通草、甘草各七分。上锉，作一贴，水煎服。《正传》。

葵子茯苓散 治孕妇小便不利。冬葵子、赤茯苓各等分。上为末，每二钱，米饮调下。仲景。

忘忧散 治子淋。琥珀为末，每半钱，取萱草根一握，煎汤调下。《正传》。

参术饮 治孕妇转胞尿闭。四物汤方见血门材各一钱，加人参、白术、半夏、陈皮各一钱，甘草五分。上锉，作一贴，入姜三，水煎，饮后探吐之。又与又吐，小便立通，神效。《丹心》。

一方 治转胞尿闭。葱白细切，和盐炒热，熨脐下，立通。《入门》。

一法 治转胞，尿闭胀急。令产婆香油涂手，自产门入，托起其胎，则尿出如注，胀急即解。《丹心》。○又法，将孕妇倒竖起，则尿自出，亦妙。《丹心》。

子嗽

妊娠外感风寒，久嗽不止，谓之子嗽，宜紫菀汤、百合散、马兜铃散、天门冬饮。《诸方》。

紫菀汤 治妊娠咳嗽，胎不安。紫菀、天门冬各二钱，桔梗一钱半，杏仁、桑白皮、甘草各一钱。上锉，作一贴，入竹茹鸡子大，水煎去滓，入蜜半匙，再一沸，温服。《纲目》。

百合散 治子嗽。百合、紫菀茸、贝母、白芍药、前胡、赤茯苓、桔梗各一钱，甘草五分。上锉，作一贴，入姜五，水煎服。《得效》。

马兜铃散 治子嗽，气壅喘急。陈皮、大腹皮、桑白皮、紫苏叶各一钱二分，马兜铃、桔梗、人参、贝母、五味子、甘草各七分半。上锉，作一贴，入姜三片，水煎服。《良方》。

天门冬饮 治子嗽。天门冬、紫菀茸、知母、桑白皮各一钱半，五味子、桔梗各一钱。上锉，作一贴，水煎服。《正传》。

一方 治子嗽。贝母去心麸炒黄，为末，以砂糖屑拌和作丸，樱桃大，常用含化，神效。《得效》。

子痢

妊娠下痢赤白，腹中疼痛，里急后重，名曰子痢，宜当归芍药汤、白术汤、鸡黄散、鸭子煎、○妊娠泄泻，宜用诃术散、大宁散。

当归芍药汤 治子痫。白芍药、白术各一钱半，当归、白茯苓、泽泻、条芩各一钱，木香、槟榔、黄连、甘草各七分。上锉，作一贴，水煎服。○白痢腹痛，去芩连加干姜。《正传》。

白术汤 治孕妇下痢脓血。白术、当归、黄芩各三钱。上锉，作一贴，水煎服。《正传》。

鸡黄散 治子痫。乌鸡卵一个，倾出清留黄，黄丹一钱，入鸡子壳内搅匀，厚纸糊口，盐泥固济，火煅，研为末。上每取二钱，米饮调下。一服愈者是男，二服愈者是女。《本事》。

鸭子煎 治同上。生姜年少者百钱，年老者二百钱，捣取自然汁，鸭子一个打破，入姜汁内搅匀。上同煎至八分，入蒲黄三钱，再煎五七沸，空心。温服立效。《本事》。

诃术散 治妊娠泄泻，由食生冷、当风凉所致。诃子皮、白术各一钱半，陈皮、良姜、木香、白芍药酒炒、肉豆蔻煨、甘草炙各一钱。上锉，作一贴，姜五，水煎服。

大宁散 治妊娠下痢赤白，或泄泻腹痛垂死者。黑豆三十五粒，罂粟壳二两半生半炒，甘草二两半生半炒。上为粗末，都作一贴，入姜三片，同煎，空心服，神效。《纲目》。

子疟

妊妇患疟，寒热往来，谓之子疟，宜醒脾饮子、露姜饮方见疟门、驱邪汤、济生石膏汤。

醒脾饮子 治子疟寒疟。厚朴、草豆蔻研各五钱，干姜三分，甘草二分。上锉，作一贴，入姜五枣二，同煎，空心服。《入门》。

驱邪汤 治妊娠感冷发疟。良姜、白术、草果、橘红、藿香、缩砂、白茯苓各一

钱，甘草五分。上锉，作一贴，入姜五片枣二枚，水煎服。《丹心》。

济生石膏汤 治妊娠热疟，渴饮无度。石膏二钱，生地黄一钱半，黄芩、麦门冬、人参、知母、干葛各一钱，甘草五分。上锉，作一贴，入乌梅一个，同煎服。《丹心》。

子悬

妊妇胎气不和，逆上心胸，胀满痛疼，谓之子悬，宜用紫苏饮、葱白汤。《本事》。

紫苏饮 治子悬及临产惊惶，气结难产，最妙。紫苏叶二钱半，人参、大腹皮、川芎、陈皮、白芍药、当归各一钱，甘草五分。上锉，作一贴，入姜四片，葱白三茎，水煎服。《良方》。

葱白汤 治子悬。葱白二十茎，即二握。上以水一升半，于银石器内煮至半，取汁顿服，食葱尽即愈。《良方》。

感寒

孕妇伤寒，产前安胎，产后补血为主。治法无犯胃气及上二焦，为三禁，谓不可汗、不可下、不可利小便也，但当和解，小柴胡汤主之方见寒门。一名三禁汤。《保命》。○妊妇感冒风寒，头痛烦热，宜芎苏散、黄龙汤、保安白术散、葱白汤。○孕妇热病发黑斑，用栀子大青汤。○热病护胎方：取浮萍、朴硝、大黄、蛤粉、蓝根等分为末，贴脐上，安胎极妙。《得效》。

芎苏散 川芎、紫苏叶、白芍药、白术、麦门冬、陈皮、干葛各一钱，甘草五分。上锉，作一贴，入姜五，葱白三茎，水煎服。《济生》。

黄龙汤 治孕妇感寒，寒热如疟。柴胡四钱，黄芩、人参、甘草各一钱。上锉，作一贴，水煎温服。《得效》。

保安白术散 治孕妇伤寒安胎。白术、黄芩各等分，锉，新瓦上同炒香。上为末，每三钱，姜三枣一，煎水调下，或同煎服亦

可，最妙。《宝鉴》。

葱白汤 妊娠伤寒当发散，宜用此。葱白十茎，生姜切二两。上锉，水煎，连服取汗。《活人》。

栀子大青汤 治妊妇热病发癍。黄芩、升麻、栀子各二钱，大青、杏仁各五分。上锉。作一贴，葱白三茎，同煎服。《纲目》。

孕妇不语

《内经》曰：人有重身，九月而喑，此为何病？岐伯对曰：胞之络脉绝也。胞络者，系于肾，少阴之脉贯肾，系舌本，故不能言，无治也，当十月复。注曰：分娩则自能言，勿药可也。○孕妇喑痖不能言，四物汤方见血门加大黄、芒硝各一钱，水煎去滓，入蜜少许，沉冷时时呷服，心火下降，肺金自清，则能言矣。《入门》。

儿在腹中哭

儿在腹中哭者，母脐带上疙瘩，乃儿口中含者，因妊母登高取物，脱出儿口，以此作声也。令妊母曲腰向地拾物，使儿复得含入口中，则其声即止。《正传》。○一方，黄连浓煎汁，令母呷服，亦止。《得效》。○又方，多年空屋下鼠穴中土一块，令妊妇噙之，即止。《丹心》。

孕妇腹中钟鸣

孕妇腹中作钟鸣，取多年空屋下鼠穴中土，为末，酒服或干噙之，即止。《入门》。

产后诸证

有儿枕腹痛、血晕、血崩、衄血、喘嗽、咳逆、产后不语、产后见鬼谵妄、产后发热、产后乳悬证、下乳汁、产后阴脱、产后郁冒、产后风痉、产后头痛、产后心腹腰胁痛、产后呕逆、产后淋沥遗尿、产后泄痢、产后秘结、产后浮肿。

儿枕痛

胎侧有成形块，为儿枕。子欲生时，枕破血下。若败血不下，则成块作痛，不可忍，乃血瘕也，宜用失笑散、紫金丸、三圣散、黑龙丹方见上、花蕊石散方见诸伤、起枕散、立效散。《良方》。○芎归汤加三棱、蓬术、玄胡索、牡丹皮、桃仁、红花煎服，即效。《良方》。

失笑散 治产后儿枕脐腹痛欲死，百药不效。五灵脂、蒲黄炒各等分。上为末，每二钱，和醋熬成膏，入水一盏，煎至七分热服，立效。《局方》。

紫金丸 治同上。上以失笑散末，和醋熬膏，丸如樱桃大，每二丸，童便、温酒各半盏，调服。《良方》。

三圣散 治产后儿枕痛，不可忍。当归一两，玄胡索、桂心各半两。上为末，每二钱，童便或热酒调下。《正传》。○一名玄胡索散。《得效》。

起枕散 治儿枕痛极苦。当归、白芍药各二钱，川芎一钱半，白芷、桂心、蒲黄、牡丹皮、玄胡索、五灵脂、没药各七分。上锉，作一贴，水煎，入好醋，空心服。《医鉴》。

立效散 治儿枕痛。五灵脂炒为末，每二钱，温酒调下。《良方》。

一方 治儿枕痛，百药不效。螃蟹一个，烧存性，研为末，空心，温酒一盏调服，立止。生男用尖脐蟹，生女用团脐蟹。○一方，螃蟹烂捣，和酒服。《种杏》。○又方，真蒲黄二钱，白汤调下。又，大斧烧赤投酒中，温服。《本草》。

血晕

产后血晕，由气血暴虚，血随气上，迷乱心神，故眼前生花，甚者闷绝，口噤神昏气冷，宜用清魂散。《良方》。○产后血晕有二：有下血多而晕者，但昏闷烦乱而已，当补血，宜用芎归汤方见下；有下血少而晕者，乃恶露上抢于心，心下满急，神昏口噤，绝不知人，当破血行血，宜夺命散、花蕊石散。方见诸伤。《良方》。○产后血晕，宜用四味汤、荆芥散、醋墨法。《诸方》。

清魂散 治产后血晕。荆芥穗五钱，川芎二钱半，人参、泽兰叶各一钱二分半，甘草一钱。上为末，以温酒、热汤各半盏，调二钱灌之，下咽即苏。《良方》。

夺命散 治血晕谵妄。没药、血竭各等分。上为末，每三钱，以童便、好酒各半盏，煎数沸调服，神效。○一名血竭散。《丹心》。

四味汤 治产后血晕。当归、玄胡索、血竭、没药各一钱。上粗末，童便煎服。《丹心》。○或细末，每二钱，童便调下，名曰四味散。《入门》。

荆芥散 治血晕如神。荆芥穗，捣为末，每二钱，童便一盏调，热服。口噤，斡开灌之。《汤液》。

醋墨法 防血晕。墨半锭烧赤，投醋中，研细，每五分，淡醋汤调下，即效。《良方》。

一方 醋破血晕。取美清醋热煎，稍稍含之，即愈。又，以醋噀其面，醒来，与醋细呷之。又，炭火沃醋，常闻其气。《良方》。○又，干漆或旧漆器，烧烟熏鼻，即醒。《良方》。○又，韭菜细切，盛瓶中，以热醋沃之，向产妇面熏其气，即醒。《良方》。○产妇房中，常得醋气为佳，酸益血故也。《本草》。○又，治血晕闷绝，红花一两，酒煎服，即苏。《本草》。

又方 治产后忽昏闷不省人事者，暴虚故也。生鸡卵三枚吞之，若未醒，童便一升饮之，又不醒，竹沥服五合，日三五次即苏。因以半夏末或皂角末，吹鼻中，令嚏。《良方》。

血崩

产后血崩不止，是谓重伤，宜大剂芎归汤方见下加芍药煎服救之。若小腹满痛，是肝脏已坏，为难治。《得效》。○产后血崩不止，四物汤方见血门加蒲黄、生地黄汁、阿胶、蓟根、陈艾、白芷煎服。云岐。○产时下血过多危急，宜用济危上丹。《得效》。○小产后下血不止，宜用补气养血汤。○血崩宜五灰散、十灰丸。方并见血门。

济危上丹 治产时下血过多，虚极生风，唇青肉冷，汗出目瞑，命在须臾，切不可用正风药，亟投此。乳香、硫黄、五灵脂、太阴玄精石、陈皮、桑寄生、阿胶、卷柏各等分。上将前四石药研，微火炒，再研细，方入后四药为末，以生地黄汁和丸梧子大，温酒下二三十丸。《得效》。

补气养血汤 治小产后下血不止。人参、黄芪、当归、白术、白芍药酒炒、艾叶、阿胶、川芎、青皮、香附子炒、缩砂研、甘草炙各一钱。上锉，作一贴，水煎服。《回春》。

一方 治产后血崩。取木耳及一斤或半斤者，烧存性，为末，入麝香末一钱，煨枳壳末二钱。上和匀，每取一钱，以乌梅煎汤调下，即止。《丹心》。

衄血

产后口鼻黑色起及鼻衄者，名曰胃绝肺败。此证不可治，急用荆芥散方见上及襄法。《良方》。○产后气血散乱，入于诸经，不得还元，故口鼻黑色起，及变鼻衄名曰胃绝肺败，宜用犀角地黄汤救之。方见血门。《入门》。

襄法

急取绯线一条，并产母顶心发两条，紧系产母手中指节，即止。《良方》。

喘嗽

产后喘极危，多死也。《产宝》。○产后喉中气急喘促者，因所下过多，荣血暴竭，卫气无主，独聚肺中，故令喘。此名孤阳绝阴，为难治，宜用大剂芎归汤、小参苏饮。

《纲目》。〇产后喘急，命在须臾，宜用夺命散方见上，童便、好酒各半盏，调和热服，恶血即下，喘自定。或用独参汤亦可。方见气门。《入门》。或人参、茯苓水煎服。〇产后咳嗽，多是瘀血入肺，二母散。感冒，宜旋覆花汤。《入门》。

二母散 治产后恶露流入肺经，咳嗽。知母、贝母、白茯苓、人参各一钱，桃仁、杏仁各二钱。上锉，作一贴，水煎服。《圣惠》。

小参苏饮 治产后败血入肺，面黑发喘欲死者苏木二两，锉，水二碗煎至一碗，调人参细末二钱，服之。云岐。

旋覆花汤 治产后感冒风寒，咳喘痰盛。旋覆花、赤芍药、荆芥穗、半夏曲、五味子、麻黄、赤茯苓、杏仁、前胡、甘草各一钱。上锉，作一贴，入姜三枣二，水煎服。《三因》。

咳逆

产后咳逆不止，欲死。肉桂五钱，锉，姜汁三合。上同煎，温服二合。以手炙火，摩背上令热，时涂药汁尽为妙。《良方》。〇一方，煎壁镜窠三五个，取汁热呷，即差。《良方》。

产后不语

由败血干心，心气闭塞，故舌强不语，宜七珍散、四味散方见上。〇痰热迷心不语者，宜孤凤散。〇产后失声，言不出者，宜茯苓补心汤。方见血门。《入门》。

七珍散 治产后不语。人参、生地黄、石菖蒲、川芎各二钱，细辛、防风、辰砂各一钱。上为末，每一钱，薄荷汤调服。〇加甘草一钱，名曰八珍散。《产宝》。

孤凤散 治产后闭目不语。白矾为细末，每取一钱，热水调下，不以时。《产宝》。

产后见鬼谵妄

产后见鬼，言语颠倒，此由败血干心

也。苏合香元一钱，童便调服，即醒。小调经散亦佳方见下，加龙脑少许服之。〇瘀血迷心，言语谵妄，昏晕。宜八物汤方见虚劳去芍药，加琥珀、柏子仁、远志、朱砂、金银煎服，交感地黄煎元亦妙。《入门》。〇产后昏冒不省，瞑目无所知，盖因血暴亡，心神无所养故也。甚则循衣摸空，错语失神，宜生地芩连汤方见血门、全生活血汤方见胞门、宁神膏、茯苓散、柏子仁散。《诸方》。

交感地黄煎元 治产后眼见黑花，发狂如见鬼状，或中风角弓反张，或下血如豚肝状。脐腹疗痛，结为癥瘕。生地黄二斤洗捣，以布裂汁留滓，生姜二斤洗捣，以布裂汁留滓，以生姜汁炒地黄滓，以地黄汁炒生姜滓，各至干燥为末为度。蒲黄炒四两，当归、玄胡索、琥珀各一两。上为末，蜜丸弹子大，当归酒化下一丸。《局方》。

宁神膏 治产后亡血，心神昏闷，言语失常，不得睡卧。酸枣仁炒、人参、赤茯苓各一两，琥珀七钱半，朱砂、乳香各五钱。上为末，灯心、大枣煎汤，调下一钱，或蜜丸弹子大，薄荷汤化下一丸。《入门》。

茯苓散 治产后心虚，怔忡不定，言语错乱。人参、当归、山药、甘草各一钱半，远志、茯神、桂心、麦门冬各七分半。上锉，作一贴，入姜三枣二，水煎服。《正传》。

柏子仁散 治产后谵言妄语，皆心血亏欠，心神不守所致。柏子仁、远志、人参、桑寄生、防风、琥珀、当归、熟地黄、甘草各等分。上锉，每五钱，先以白羊心一枚，煮汁取二盏，乃入药，煎至一盏，去渣温服。《正传》。

产后发热

产后血虚，热入血室，以致发热烦躁，昼轻夜重，或谵语如见鬼，或往来寒热，宜用柴胡四物汤、凉血地黄汤、朱黄膏。《保命》。〇产后发热有五：有去血过多者，脉必虚大无力，腹内无痛，宜芎归调血饮；〇有恶露不尽者，必大小腹有块作痛，宜黑神散；○有伤饮食者，当消导；○有感风寒者，当发散；○有蒸乳者，乳必胀痛，但捏去乳汁，自愈。《医鉴》。○产后因伤寒热病，热入血室，或有瘀血，宜柴胡破瘀汤或柴胡地黄汤。○产后发热，因风寒则宜用柴胡防归汤、竹叶防风汤。○产后热渴，宜熟地黄汤、人参当归散。《入门》。○大小产，热入血室，小柴胡加五灵脂，佐以黄连、赤茯苓，清心凉血，即效。《直指》。

柴胡四物汤 治产后发热及热入血室。柴胡、生地黄各二钱，川芎、赤芍药、当归、黄芩各一钱，人参、半夏、甘草各五分。上锉，作一贴。入姜三片，水煎服。○一名三元汤。《保命》。

凉血地黄汤 治产后发热。生地黄三钱，赤芍药、当归、川芎各一钱半。上锉，作一贴。水煎服。《袖珍》。

牛黄膏 治产后热入血室。朱砂、郁金各三钱，牛黄二钱半，牡丹皮二钱，甘草一钱，龙脑五分。上为末，蜜丸皂子大，每一丸，井水化下。《天机》。

芎归调血饮 治产后去血过多，以致发热心烦腹痛，头晕眼花，或口噤神昏。当归、川芎、白术、白茯苓、熟地黄、陈皮、便香附、乌药、干姜、益母草、牡丹皮、甘草各七分半。上锉，作一贴，入姜五枣二，煎服。《医鉴》。

黑神散 治产母恶露不下，以致发热烦躁。当归、熟地黄、白芍药酒炒、肉桂、甘草炙各五钱，沉香、棕榈灰、蒲黄、没药各二钱半，乳香一钱半，赤芍药一钱，血竭五分。上为末，每二钱，好温酒调下。《医鉴》。

柴胡破瘀汤 治产后因伤寒热病，热入血室，或恶露不下者。柴胡、黄芩、半夏、甘草、赤芍药、当归、生地黄各一钱，桃仁、五灵脂各五分。上锉，作一贴，水煎服。《入门》。

柴胡地黄汤 治产后热入血室，寒热谵妄，如见鬼。柴胡、生地黄各二钱，人参、半夏、黄芩各一钱，甘草五分。上锉，作一贴，入姜三枣二，水煎服。《得效》。

柴胡防归汤 治产后发热，不因亡血、蓄血、伤食、蒸乳四证外，果系风寒表证，则用此。当归三钱，川芎一钱半，柴胡、人参各一钱，半夏、陈皮、防风各八分，甘草五分。上锉，作一贴，入姜三片，枣二枚，水煎服。《入门》。

竹叶防风汤 治产后伤风，头痛发热。青竹叶二十四片，防风、人参、桂枝、桔梗、前胡、陈皮、赤茯苓各一钱。上锉，作一贴，入姜三枣二，水煎服。《入门》。

熟地黄汤 治产后虚渴。天花粉二钱，人参、麦门冬各一钱半，熟地黄一钱，甘草五分。上锉，作一贴，入糯米百粒，姜三枣二，水煎服。《得效》。

人参当归散 治产后亡血，生内热烦渴。当归、熟地黄、白芍药、人参、麦门冬各一钱，桂皮五分。上锉，作一贴，先以粳米一合，青竹叶十片，水二盏，煎至一盏，去米、叶，乃入前药及姜三枣二，再煎服。《入门》。

一方 治产后发热烦渴。生藕汁饮一升。合生地黄汁，尤妙。《本草》。○又，竹沥饮一杯，甚妙。《丹心》。○妇人月经水，饮之最妙。《俗方》。

产后乳悬证

详见乳部。

下乳汁

产后乳汁不行有二：有气血盛而壅闭不行者；有气血弱而枯涸不行者。壅闭则宜用漏芦散，枯涸则宜用通乳汤二方并见乳部、猪蹄粥。《良方》。○产后乳脉不行，身体壮热，宜用玉露散。《良方》。○下乳汁治法，当参考乳部用之。

玉露散 凉膈压乳下乳汁。桔梗、川芎、白芷各二钱，赤芍药一钱半，人参、赤茯苓、甘草各一钱，当归五分。上锉，作一贴，水煎服。《良方》。

猪蹄粥 治乳无汁。猪蹄四只，治如食法。上水三斗煮取一斗，去蹄，入土瓜根、通草、漏芦各三两，锉，煮取六升去滓，入葱豉及小米，煮作稀粥食之。《本草》。

一方 下乳汁立效。莴苣子、糯米各一合。上细研，水一碗搅匀，入甘草末一钱煎，频频呷服，妙。云岐。○又，麦门冬末二钱，酒磨犀角汁一盏，调服。又，赤小豆煮汁饮。又，鲤鱼羹食之。《本草》。

又方 治乳无汁。野猪脂，每取一匙，和一盏温酒服，日三，乳即下且多，可供五儿。腊月脂尤佳。《本草》。○母酒煮服，良。《俗方》。

产后阴脱

产后阴门脱出，盖努力大过所致，若脱肛状，逼迫肿痛，清水续续，小便淋露，宜用当归黄芪饮，外用硫黄、乌贼骨各五钱，五倍子二钱半，为末敷患处，即效。《丹心》。○产后生肠不收，八物汤方见虚劳加防风、升麻，须用酒炒黄芪为君，煎服，外以樗根白皮五钱，荆芥、升麻、藿香各二钱，煎汤熏洗患处，即入。又，枳壳二两，煎汤温浸，良久自入。《丹心》。○产后阴户突出，四物汤方见血门加龙骨无则用五倍子，连用二贴，外以香油和汤洗患处，且取如圣膏方见上贴顶上。《入门》。○产后阴户两旁肿痛，手足不能舒伸，用四季葱，入乳香末，同捣成饼，安于阴户两旁，良久即愈。《入门》。○子宫大痛不可忍，五倍子、白矾等分，煎汤熏洗。又，为末糁之。《入门》。○产后玉门不敛，宜用硫黄汤。○一法：香油五斤，煎热盛盆，坐其中一食顷，以皂角末吹鼻，作嚏即收。《丹心》。○又，取大纸拈蘸油，点火吹灭，以烟熏产母鼻，即上。《良方》。

当归黄芪饮 治产后阴脱。黄芪酒炒三钱，人参、当归、升麻各二钱，甘草一钱。上锉，作一贴，水煎服，日三。《丹心》。

硫黄汤 治产后玉门不敛。硫黄四两，吴茱萸、菟丝子各一两半，蛇床子一两。上研，每五钱，水一碗煎汤，乘温频熏洗患处，自敛。《正传》。

阴脱治验

一妇人，产后阴户中下一物，如合钵状，有二歧，此子宫也。必气血弱而下坠，遂用升麻、当归、黄芪、大料二贴与之，半日已收，但干破一片，如掌大，落在席上，其妇恐肠破，哭泣。予思之，此非肠胃，乃糟粕也。肌肉破尚可补完，若气血充盛，必可生满，用补中益气汤方见内伤去柴胡，连进二三大剂，一响而收，后以四物汤加人参，百余贴，连服三年，后复生子。《丹心》。

又法 临产惊动，用力太过，以致育膜有伤，阴户中垂出肉线一条，长三四尺，牵引心腹，痛不可忍。以手微动，则痛苦欲绝。先服失笑散方见上数贴，仍用生姜三斤净洗，不去皮捣烂，清油二斤，拌匀炒熟，以油干为度。却用熟绢五尺，摺作数层，令妇人轻轻盛起肉线，使之屈曲作一团，纳在水道口，却用绢袋兜裹油姜，令稍温，敷在肉线上熏之，觉姜冷，又用熨斗火熨之。如姜气已尽，又用新者。如此熏熨一日一夜，其肉线已缩一半，再用前法，越两日，肉线尽入腹中，其病全安。却再服失笑散、芎归汤调理。不可切断肉线，即不可治矣。《得效》。

郁冒

妇人经水适下，而发其汗，则郁冒不知人，何也？师曰：经水下，故为里虚，而发其汗，则表亦虚，此为表里俱虚，故令郁冒也。《脉经》。○产后亡血，昏冒不省，移时方悟，名曰郁冒，亦名血厥，宜用仓公散，嚏鼻令嚏，内服白薇汤。二方并见救急门。○妇人产后亡血，昏冒不省，瞑目无所知，盖因血暴亡，心神无所养故也。瞑目合眼之病，悉属于阴，亡血补血，又何疑焉？全生活血汤主之。方见胞门。东垣。

产后风痉

凡产后发热，若舌蹇唇急，手指微动，便急作风痉疗之，宜归荆汤、独活酒。《直指》。〇产后中风，名曰蓐风，口噤牙紧，手足瘛疭欲死，宜愈风散、归荆汤。如口噤反张涎潮者，为痉，宜交加散、豆淋酒、紫汤。《入门》。〇产后痉，血气大虚，不宜发表，但用防风当归散，最妙。《纲目》。〇产后风病，宜用血风汤。《丹心》。〇产后痉，因虚遇风，挟痰而作，宜服人参、竹沥之类。又，竹沥一升顿服，大效。《千金》。〇产后中风，必当大补气血，然后治痰，切不可作中风治，而用发表出汗之药，八物汤方见虚劳加减用之为可。《丹心》。〇产后汗多，风入成痉者，难治。《入门》。

归荆汤 治产后风痉。荆芥穗微炒、当归身尾各等分。上为末，每三钱，豆淋酒调下。《入门》。

独活酒 治产后风痉。独活、白鲜皮各五钱。上锉，酒二升，煎取一升，分二服。《本草》。

愈风散 治产后中风。荆芥穗略炒为末，每三钱，豆淋酒调下。《得效》。〇一名举卿古拜散。《产宝》。

交加散 治产后痉。生地黄一斤，生姜十二两，各捣自然汁，以生地黄汁炒生姜滓，以生姜汁炒生地黄滓，合焙干为末，每三钱，温酒调服。《入门》。

豆淋酒 治产后风。黑豆一升，炒熟，乘热投三升清酒中，密封，随量饮之。《本草》。

紫汤 治同上。黑豆二合，炒香熟，以酒一盏煮取七分，去豆，空心顿服。《良方》。

防风当归散 治产后痉。防风、当归、川芎、熟地黄各二钱半。上锉，作一贴，水煎服。海藏。

血风汤 治产后诸风挛急或痿弱。川芎、当归、熟地黄、白术、白茯苓各一两，白芍药、秦艽、羌活、白芷各七钱，防风五钱。上以一半为细末，温酒调下二钱，以一半为末，蜜丸梧子大，温酒吞下五七十丸。《丹心》。

产后头痛

凡产后发热身痛头疼，不可便作感冒治之，此等多是血虚或败血作梗，宜玉露散方见上或四物汤加柴胡煎服。《良方》。〇产后头痛，宜用一奇散即芎归汤也加荆芥穗二钱煎服，必效。云岐。〇一妇产后，患头痛与心痛互作，苦极欲死，用黑龙丹方见上三丸，下如蝗虫子恶物三升许，即愈。《良方》。

产后心腹腰胁痛

产后心腹疼痛，全是瘀血，宜八味黑神散、四味散方见上、失笑散。方见上。《入门》。〇产后恶露断绝，腰腹重痛，宜桃仁汤、桃桂当归丸。《良方》。〇产后胸腹胁腰痛，此恶血为患，四物汤倍芎归，加鬼箭羽、红花、玄胡索各一钱，煎水，调没药散服之，即效。《保命》。〇产后左胁痛，宜养血佐肝丸；右胁痛，宜推气养血丸。《医鉴》。〇冬月解产，脐下痛，宜羊肉汤。仲景。〇产后血瘕，痛无定处，童尿三升，生地黄汁、生藕汁各一升，生姜汁二升。上先煎三味，约三分减二分，乃下姜汁，慢火煎如稀饧。每取一合，温酒调服。《良方》。

八味黑神散 治产后恶露不尽，心胸脐腹撮痛及血迷血晕。蒲黄、赤芍药、干姜、肉桂、当归、熟地黄、甘草各一两，黑豆四两炒。上为末，每二钱，童便、温酒调下。《局方》。〇本方加百草霜五钱，又名乌金散。《得效》。

桃仁汤 治产后恶露方行，忽然断绝，腰腹重痛或流注腿股作痛。桃仁、苏木、生地黄各五钱，虻虫、水蛭并炒各三十枚。上为粗末，每三钱，水一盏，煎至六分，去滓温服，恶血下即止。如有大痛处，必作痈疽。宜取五香连翘汤方见痈疽去大黄，水煎，入竹沥服之。《良方》。

桃桂当归丸 治产后恶露方行，忽然断绝，骤作寒热，脐腹百脉皆痛，状如锥刺。桂心、赤芍药各五钱，当归、桃仁、没药各二钱半。虻虫、水蛭并炒各三十枚。上为末，醋面糊和丸豌豆大，醋汤下三十丸。《良方》。

没药散 治产后血瘀作痛。没药三钱，虻虫炒二钱，水蛭炒一钱，麝香一字。上为末，每取二钱，服之。《保命》。

养血佐肝丸 治产后左肋胀闷一块痛，卧不着席。香附醋炒二两，当归、川芎、白芍药酒炒、陈皮、半夏油炒、白术炒、青皮油炒、神曲炒、萝卜子炒、牡丹皮、红花、白茯苓各一两，柴胡酒炒、桃仁炒各八钱，草龙胆酒洗六钱，三棱、蓬术并醋炒各五钱。上为末，酒糊和丸梧子大，空心，白汤下百丸。《医鉴》。

推气养血丸 治产后右胁膨胀，有块如竖弦一条，着冷便疼。便香附二两，当归、川芎、白芍药酒炒、白术土炒、青皮油炒、陈皮、枳实、乌药、厚朴、神曲、干姜炒黑、白芥子炒各一两，三棱、蓬术并醋炒各八钱，麦芽炒、肉桂各六钱，木香三钱。上为末，醋糊和丸梧子大，空心，以米饮吞下百丸。《医鉴》。

羊肉汤 冬月解产，寒气入产门，脐下胀痛，手不可近，此寒疝也。羊肉四两，当归、陈皮各二两，生姜一两。上锉，水三碗，酒一盏，煎至一碗，去滓，分二次温服。《正传》。

产后呕逆

产后腹胀满闷，呕吐不定，此由败血入脾胃，故不能饮食也，宜用抵圣汤、香灵丸。《正传》。

抵圣汤 治产后呕逆恶心，不能饮食。赤芍药、半夏、泽兰叶、人参、陈皮各一钱半，甘草五分。上锉，作一贴，入姜七片，水煎服。《济生》。○一名拒胜汤。《正传》。

香灵丸 治产后呕不止。丁香、辰砂另研各六分，五灵脂一钱。上研匀，用狗胆或猪胆和丸芡实大，以生姜、陈皮煎汤，磨化一丸服之。《本事》。

产后淋沥遗尿

妇人产理不顺致伤，遗尿无时，宜用参术膏。《丹心》。○产后淋，宜用茅根汤。《三因》。○产后遗尿，宜桑螵蛸散、黄芪芍药汤。《三因》。

参术膏 治产后胕损成淋。人参二钱半，白术二钱，黄芪一钱半，陈皮、桃仁、白茯苓各一钱，甘草五分。上锉，作一贴，水煎猪羊胕后，入药再煎，去滓温服，空心。○一产妇，因收生者不谨，损破尿胕而致淋涩不禁，遂为废疾。因思肌肉在外而破，尚可补完。诊其脉虚甚，试与峻补，服参术膏，至一月而安。盖血气骤长，其胕自完，恐稍迟亦难成功。《丹心》。

茅根汤 治产后淋。白茅根四两，白茯苓二两，瞿麦、葵子、人参各一两，蒲黄、桃胶、滑石、甘草各五钱，紫贝五个，石首鱼头中石十六个。上为末，每二钱，木通汤调下。或为粗末三钱，灯心同煎服，亦可。《三因》。

桑螵蛸散 治产后淋数及遗尿。桑螵蛸十五个炒，鹿茸酥炙、黄芪各一两半，牡蛎粉、人参、赤石脂、厚朴各一两。上为末，空心，以米饮调下二钱。云岐。○又，桑螵蛸酒炒为末，姜汤调下二钱，亦效。《纲目》。

黄芪芍药汤 治产后遗尿不禁。黄芪、当归尾、白芍药各一钱半，白术一钱，人参、陈皮各五分，甘草炙三分。上锉，作一贴，水煎，空心服。《三因》。

产后泄痢

产后泄泻，宜的奇散。○产后月内痢，宜鸭子煎。方见上。又，四物汤加桃仁、黄连、木香主之。《入门》。○当归芍药散亦可。方见通治。

的奇散 治产后泄泻，恶露不行，此余血渗入大肠，为泻下青黑色物是验。大荆芥穗，于盏内燃火，烧存性，不得犯油火，入麝香少许，研为末，每取一钱，沸汤一二呷调服，神效。《得效》。

产后大便秘结

产后有三种疾：郁冒则多汗，汗多则大便难。盖新产血虚，多汗出，致胃燥亡津液，故大便秘结。宜苏麻粥方见大便及滋肠五仁丸。《正传》。〇产后大便不通，膨满气急，难以坐卧。取麦蘗末，酒调下一合，神效。《丹心》。

滋肠五仁丸 治产后阴血虚耗，大便闭涩。橘红末四两，杏仁、桃仁各一两，柏子仁五钱，松子仁二钱半，郁李仁一钱。上各另研为膏，合橘红末，蜜丸梧子大。米饮下五六十丸。《正传》。

产后浮肿

产后浮肿，此由败血循经流入四肢故也，血行肿消即愈。或败血停蓄，血化为水而浮肿，宜大调经散、小调经散、正脾散。《良方》。〇产后浮肿，必大补气血为主，四君子汤方见气门加苍术煎服。忌峻利之剂。或用五味白术散。〇产后风肿、水肿，宜用泽兰散。《丹心》。

大调经散 治产后肿满，喘急尿涩。黑豆炒一两，茯神五钱，琥珀一钱。上为末，乌豆、紫苏叶煎汤，调下二钱。《良方》。

小调经散 治产后浮肿。当归一两，桂心、赤芍药各五钱，没药、琥珀、甘草各二钱，细辛、麝香各一钱。上为末，每一钱，温酒入姜汁调服。《良方》。

正脾散 治产后通身浮肿。蓬术炮、便香附子、陈皮、茴香、甘草炙各等分。上为末，每二钱，灯心、木通煎汤调下。《正传》。

五味白术散 治产后肿，宜补中导水行气。白术三钱，陈皮一钱半，木通、川芎、赤茯苓各一钱。上锉，作一贴，入水煎，吞下与点丸方见火门二十五丸。《丹心》。

泽兰散 治产后风肿、水肿。泽兰、防己各等分。上为末，每二钱，温酒或醋汤调下。《丹心》。

产后脉法

妇人产后之脉，洪实不调者死，沉微附骨不绝者生。〇诊妇人新产脉，沉小者生，实大坚强急者死。《脉经》。〇新产之脉缓滑吉，实大弦急死来侵。又云：沉细附骨不绝生。《脉诀》。

产后治法

产后当大补气血为先，宜用补虚汤，虽有杂证，以末治之。〇又云：胎前毋滞，产后毋虚。产后切不可发表，又不可用芍药，以性味酸寒，能伐生发之气故也。《丹心》。〇产后必先逐瘀补虚为主，瘀消然后方可行补，如不逐瘀遽服参芪之属，或致瘀血攻心，即危。《入门》。〇产后用补虚汤，如发热轻则加茯苓淡渗之，重则加干姜。或问：大热用干姜何也？曰：此非有余之邪，乃阴虚生内热耳。盖干姜能入肺分利肺气，又能入肝经引众药生血，然必与补阴药同用之，此造化之妙，非天下之至神，其能与于此哉。《丹心》。〇大抵产病，天行则用增损柴胡即小柴胡汤也，杂病则用加减四物即四物汤也。四物加减法：春倍川芎，夏倍芍药，秋倍地黄，冬倍当归。《纲目》。

补虚汤 人参、白术各一钱半，当归、川芎、黄芪、陈皮各一钱，甘草七分。上锉，作一贴，入姜三片，水煎服。热轻倍加茯苓，热重加酒芩，热甚加干姜炒黑，引诸药入肝经生血。《入门》。

产后虚劳

产后未满月，不宜多用七情劳倦行动，或作针工，恣食生冷粘硬之物，及犯触风寒。当时未觉，厥后即成蓐劳。凡产后满百日，乃可交合，不尔至死虚羸百病滋长，慎之。《良方》。○产后劳伤过度，名曰蓐劳，其证虚羸，乍起乍卧，饮食不消，时有咳嗽，头目昏痛，发渴盗汗，寒热如疟。十全大补汤方见虚劳去川芎，加续断、牛膝、鳖甲、桑寄生、桃仁为粗末，先将猪肾一对，姜一片，枣三枚，水三盏，煎至一盏半，入前药末三钱，及葱白三寸，乌梅一个、荆芥五穗，再煎至七分，去滓，空心温服。《入门》。○产后蓐劳，宜用当归羊肉汤、当归建中汤方见虚劳、增损四物汤、人参鳖甲散、熟干地黄散。《诸方》。

当归羊肉汤 治蓐劳。肥羊肉四两，当归、川芎、黄芪各一两二钱半，生姜一两半。上锉，水九盏煎至三盏，分三服。《良方》。○一方无羊肉，代以猪内肾一双。《入门》。

增损四物汤 治产后亡血，荣卫虚损，乍寒乍热。四物汤去熟地黄，加人参、干姜、甘草等分，煎服。《济生》。

人参鳖甲散 治产后蓐劳。黄芪、鳖甲各一钱二分半，牛膝一钱，人参、桂心、桑寄生、当归、白茯苓、白芍药、桃仁、熟地黄、麦门冬、甘草各七分半，续断五分。上锉，作一贴，空心，水煎服。《得效》。

熟干地黄散 治产后气血未复而有房事，劳损下血，头目沉重。熟地黄一钱半，当归、蟹爪微炒、鹿角胶珠、男子裤布烧存性各一钱，伏龙肝七分半，蒲黄炒、白茯苓、白芍药各五分，桂心、甘草各二分半。上锉，作一贴，入青竹茹一钱，水煎服。《正传》。

过月不产

妊娠之妇，有按月行经，而胎自长者；有三五个月间，其血大下，而胎不堕者；或及期而分娩，或逾月而始产，其理何欤？曰：其按月行经而胎自长者，名曰盛胎。盖其妇气血充盛，养胎之外，其血尤有余故也。其有数月胎，而血大下者，谓之漏胎。

盖因事触动经脉，故血下而未伤于子宫故也。虽然孕中失血，胎虽不堕，其气亦亏，多致逾月不产。予曾见有十二三月，或十七八月，或二十四五个月生者，往往有之，俱是气血不足，胚胎难长故尔。凡十月之后未产者，当服大补气血之药以培养之，庶分娩之无虞也。《正传》。○过月不产，用八物汤方见虚劳加黄芪、鹿角胶珠，煎服峻补之。《正传》。○又方：四物汤方见血门加香附、桃仁、枳壳、缩砂、紫苏叶水煎服，即产。《良方》。

妊娠通治

宜用芎归汤、四物汤方见血门、保安丸、当归芍药散、益母丸方见上、益母膏。

芎归汤 治产前产后诸疾，及血晕不省，横生逆产，死胎不下，血崩不止。临月服之，则缩胎易产；产后服之，则恶血自下。川芎、当归各五钱。上锉，作一贴，水煎服，日二三次。○又，治半产去血多，产后去血多，崩中去血多，金疮去血多，拔牙齿去血多，及一切去血过多，眩晕闷绝，不省人事者，连进数服，即苏。《得效》。○当归六钱，川芎四钱，名佛手散。方见上。

保安丸 治产前产后诸疾。生干地黄另为末、马鸣蜕炙即蚕蜕纸各一两，赤茯苓、牡丹皮、白芍药各七钱半，川芎、细辛、人参、肉桂、当归、牛膝、白芷、木香、藁本、麻黄、泽兰叶、附子炮、甘草炙、寒水石煅、防风、桔梗、蝉蜕各五钱，石茱萸、沉香各二钱半。上为末，蜜丸弹子大，酒下一丸。《御院》。

当归芍药散 治妊娠心腹痛及泄痢。产前产后通用。白芍药二钱半，川芎、泽泻各一钱半，当归、赤茯苓、白术各七分半。上锉，作一贴，水煎服，或为细末，温酒调下二钱。《局方》。

益母丸 一名济阴丹。治产前产后一切诸病，及难产横逆，能行血养血，安胎顺气，又能活血行气，有补阴之妙，故命名益母。方见上。《丹心》。

益母膏 一名返魂丹。通治妊娠诸病，及催生神效。又治横生逆产，及死胎不出、胞衣不下。益母草，重午日，不犯铁器采取，洗净，捣取汁，银石器熬成膏。上每取一大匙，温酒或白汤化下。《丹心》。

断产

妇人产育艰难，或一岁一产，可以此少间之。四物汤，加芸薹子一撮煎，于经行后，空心服。《得效》。○母有宿疾，终不可保胎者，牛膝四分，瞿麦、桂心、蟹爪各二分为末，空心，温酒调服以下之，免害其母。《入门》。○妊妇因疾病胎不能安，可下之法。曲四两，水二大盏煎取一盏，去滓，分三服，即下。《良方》。○又方：麦芽、神曲各半升，和水煮服之，即下，神效。《良方》。○又方：附子二枚为末，醋调涂母右足，去之，大良。《良方》。○断子法：用白面曲一升，好酒五升，打作糊，煮至二升半，以绢滤去渣，作三服。候月经将来日，晚下吃一服，次日五更吃一服，天明吃一服。月经即行，终身绝子。《丹心》。○又方：故蚕纸方圆一尺，烧存性，为末，酒饮调服，终身不复怀孕。《良方》。○又方：油煎水银，空心服如枣核大一丸，永断，不损人。《良方》。

寡妇师尼之病异乎妻妾

宋褚澄疗师尼寡妇，别制方。盖有谓也，此二种寡居，独阴无阳，欲心萌而多不遂，是以阴阳交争，乍寒乍热，全类温疟，久则为劳。《史记·仓公传》载济北王侍人韩女病腰背痛寒热，众医多以为寒热。仓公曰：病得之欲男子不可得也。何以知之？诊得其脉，肝脉弦出寸口，是以知之。盖男子以精为主，妇人以血为主；男子精盛以思室，妇人血盛以怀胎。如厥阴脉弦出寸口，又上鱼际，则阴盛可知，故知褚氏之言有谓

矣。《宝鉴》。○寡妇师尼，郁抑成病，其证恶风体倦，乍寒乍热，面赤心烦，或时自汗，肝脉弦长而出寸口，宜柴胡抑肝汤、芙蓉散、抑阴地黄丸、越曲丸。方见积聚。○每日上午，神思昏愦，怕见明处，恶闻人声，至午后方可。头昏腹痛惊惕，稍涉劳动与月经来时，其证尤剧。此不得遂志之故也。宜清神养荣，以四物汤加人参、茯神、陈皮、柴胡、羌活、香附子、甘草煎服。○或有与鬼交通者，由神不守舍，或时独笑或泣，脉迟伏，或如雀啄，颜色不变者，宜茯神黄芪汤。《入门》。

柴胡抑肝汤 治寡居，独阴无阳，欲心萌而多不遂，以致寒热类疟。柴胡二钱，青皮一钱半，赤芍药、牡丹皮各一钱，地骨皮、香附子、栀子、苍术各七分，川芎、神曲炒各五分，生地黄、连翘各三分，甘草二分。上锉，作一贴，水煎服。《入门》。

芙蓉散 治男无室，女无夫，思欲动火，以致胸痛自汗，颊赤脉乱。用芙蓉叶，有花带花，有子带子，采一朵捣烂，和井水，滤去渣服之，即效。《入门》。

抑阴地黄丸 治寡妇劳证。生干地黄二两，赤芍药一两，柴胡、黄芩、秦艽各五钱。上为末，蜜丸梧子大，乌梅汤下三五十丸。《入门》。

茯神黄芪汤 茯神、羌活、蔓荆子、防风、薏苡仁、黄芪、五味子、麦门冬、石菖蒲、黄芩各一钱，甘草五分。上锉，作一贴，水煎服。《入门》。

脏躁证

妇人脏躁，悲伤欲哭，象如神灵所作，数欠伸，甘麦大枣汤主之。仲景。○有自哭自笑者，红枣烧存性，米饮调服。《入门》。

甘麦大枣汤 甘草一两，小麦三合，大枣七枚。上锉，作一贴，水二升，煎至一升，温服。产前产后皆可用。仲景。

治验 乡里有一妇人，数欠，无故悲泣不止，或谓之有祟，祈禳请祷，皆不应，予

急治甘麦大枣汤，服三贴而愈。《本事》。

临产预备药物

芎归汤、四物汤、催生丹、香桂散、紫苏饮、花蕊石散、失笑散、夺命散、三退散、益母丸、返魂丹、如神散、凉血地黄汤、黑龙丹、霹雳丹、催生如圣散、犀角地黄汤、如圣膏、生葱、生姜、蓖麻子、海马、石燕子、猪脂、香油、益母草、白蜜、阿胶、鸡卵、清酒、米醋、竹沥、红花、荆芥、蒲黄、陈艾、生地黄、滑石、麝香、朱砂、皂荚、鼺鼠皮。

妇人杂病

妇人者，众阴之所集，常与湿居。十五以上，阴气浮溢，百想经心，内伤五脏，外损姿容，月水去留，前后交牙，瘀血停凝，中道断绝，其中伤堕，不可具论，所以妇人别立方者，以其气血不调，胎妊产生崩伤之异故也。妇人之病，与男子十倍难疗，以其嗜欲多于丈夫，感病倍于男子，加以嫉妒忧患，慈恋爱憎，深着坚牢，情不自抑，所以为病根深也。《圣惠》。○七癥八瘕、九种心痛、十二带下，共三十六病，虽有名数，莫详症状，推原其理，无非血病。《得效》。○妇人气盛于血，所以无子，且变生诸证，头晕膈满，宜抑气散、异香四神散。《入门》。○妇人虚劳，宜用滋阴百补丸、人参荆芥散、逍遥散、加味逍遥散、滋血汤、滋阴地黄丸、茯神汤、三合汤。○身有血线，宜橘归丸。○百病通治，宜神仙聚宝丹、济阴丹方见上、益母丸、益母膏。方并见上。○茯苓补心汤，治虚劳热嗽，无汗。方见血门滋阴至宝汤，治虚劳热嗽，有汗。《回春》。

抑气散 香附子四两，陈皮二两，茯神、甘草各一两。上为末，每二钱，沸汤点服。《入门》。

异香四神散 香附子四钱，陈皮三钱，乌药二钱，甘草一钱。上锉，作一贴，入姜三片枣二枚，水煎服。《济阴》。

滋阴百补丸 治气血不足，乍寒乍热，不思饮食，尪羸无力。四制香附末八两四制法详见胞门、益母草末四两，当归三两，川芎、熟地黄、白术各二两，白芍药一两半，白茯苓、人参、玄胡索各一两，甘草五钱。上为末，蜜丸梧子大，或酒或醋汤或白汤下五七十丸。《入门》。

人参荆芥散 治血风体痛，寒热盗汗，颊赤口干，痰嗽胸满，或月水不调，脐腹疗痛，疝癖成块。人参、荆芥、生干地黄、柴胡、鳖甲、酸枣仁炒、枳壳、羚羊角、白术各七分半，桂心、川芎、当归、防风、牡丹皮、赤芍药、甘草各五分。上锉，作一贴，入姜三片，煎服。《入门》。

逍遥散 治月经不调及血虚，五心烦热，寒热如疟。白术、白芍药、茯苓、柴胡、当归、麦门冬各一钱，甘草、薄荷各五分。上锉，作一贴，入姜三片，水煎服。《入门》。

加味逍遥散 治血虚烦热，潮热盗汗，痰嗽似劳。白芍药、白术各一钱二分，知母、地骨皮、当归各一钱，白茯苓、麦门冬、生地黄各八分，栀子、黄柏各五分，桔梗、甘草各三分。上锉，作一贴，水煎服。《入门》。

滋血汤 治妇人心肺俱损，血脉虚弱，皮聚毛落，或月水愆期。当归、白芍药、山药、黄芪、熟地黄各一钱半，人参、川芎、白茯苓各七分半。上锉，作一贴，水煎，空心服。《丹心》。

滋阴地黄丸 治虚劳吐衄，咳唾血，发热痰嗽，盗汗心惕，或经水不调不通。熟地黄、姜汁浸焙四两，山茱萸、山药、天门冬、麦门冬、生干地黄酒洗、知母酒炒、贝母炒、当归酒洗、香附米童便浸炒各二两，白茯苓、牡丹皮、泽泻各一两半。上为末，蜜丸梧子大，空心，盐汤吞下百丸。《医鉴》。

茯神汤 治妇人风虚，梦与鬼交，妄有所见，言语谵乱。白茯神一钱半，白茯苓、人参、石菖蒲各一钱，赤芍药五分。上锉，作一贴，水煎，空心服。《医鉴》。

三合汤　治妇人虚劳，针灸不效者。白术、当归、白芍药、黄芪、白茯苓、熟地黄、川芎各一钱，柴胡、人参各七分半，黄芩、半夏、甘草各五分半。上锉，作一贴，入姜三枣二，水煎服。《保命》。〇即八物汤合小柴胡汤，三方合剂也。一名三分散。《入门》。

橘归丸　治妇人肌肤手足俱有血线路，此怒气伤肝，血失常经故也。橘红四两，当归二两。上为末，蜜丸梧子大，温酒下五七十丸。《入门》。

神仙聚宝丹　治经候不调及血气攻注，腹胁疼痛，积聚成块，及妇人诸疾。琥珀、当归各一两，没药、乳香各二钱半，辰砂、木香、麝香各一钱。上为末，滴水为丸，每两作十五丸，每一丸，温酒磨下。《局方》。

滋阴至宝汤　治妇人诸虚百损，五劳七伤，经脉不调，寒热羸瘦。当归、白术各一钱，白茯苓、陈皮、知母、贝母、便香附、地骨皮、麦门冬、白芍药酒炒各八分，柴胡、薄荷、甘草各五分。上锉，作一贴，姜三，水煎服。《医鉴》。

安产室

妊娠八月，便写产图一本贴挂产母房内北壁上，随月换图。不用入节之日，只于朔日贴之。《良方》。〇又贴催生符、借地法。

安产方位图

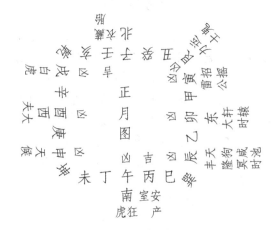

安产方位图

产图及催生符借地法，并经朱书于产母房内北壁上，先贴产图，次贴催生符及贴借地法，读咒借地法三遍而止。

凡逐月安产藏胎衣，并向月德月空方位，所有十三神杀，并须避忌。若交得次月，即换次月产图。有人从入节日作产图者非也。假如正月十四立春，若妊妇十三日卧乳，岂可作去年十二月用也。必依每月朔日用之乃是，若依节气更换，则天德月德所在差矣。〇凡产讫，弃泼污秽不净之水，并随藏衣之方所向，不拘远近弃之，切忌闭肚方。《良方》。〇如正月月德在丙，可安产室。月空在壬，可藏胎衣。余仿此。《良方》。

安产藏胎衣吉方

凡月德安产室，月空藏衣，为准。

	正月	二月	三月	四月	五月	六月	七月	八月	九月	十月	十一月	十二月
天德	丁	坤	壬	辛	乾	甲	癸	艮	丙	乙	巽	庚
月德	丙	甲	壬	庚	丙	甲	壬	庚	丙	甲	壬	庚
月空	壬	庚	丙	甲	壬	庚	丙	甲	壬	庚	丙	甲
生气	子	丑	寅	卯	辰	巳	午	未	申	酉	戌	亥

催生符

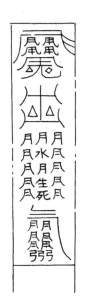

催生符

上符以朱砂书之，贴于房内北壁上，遇坐草之时，扎于针上，就灯烧之，不得飞扬，温水调服，妙。《良方》。

体玄子借地法

咒曰：东借十步，西借十步，南借十步，北借十步，上借十步，下借十步，壁房之中，四十余步，安产借地，恐有秽污，或有东海神王，或有西海神王，或有南海神王，或有北海神王，或有日游将军、白虎夫人，远去十丈。轩辕招摇，举高十丈。天符地轴，入地十丈。令此地空闲。产妇某氏，安居无所妨碍，无所畏忌，诸神拥护，百邪逐去，急急如律令敕，读三遍。《得效》。

月游胎杀所在

正月在房床，二月在窗户，三月在门堂，四月在灶，五月在身床，六月在床仓，七月在碓磨，八月在厕户，九月在门房，十月在床房，十一月在炉灶，十二月在床房。《局方》。

日游胎杀所在

甲己日在门，乙庚日在碓磨碓，丙辛日在井灶，丁壬日在厨廯，戊癸日在米仓，子丑日在中堂，寅卯辰酉日在灶，巳午日在门，未申日在篱下，戌亥日在房。凡胎杀所在，不宜修整，虽邻家兴动，孕妇当避，纵不堕胎，令儿破形色青体挛窍塞，或至夭殒，可不戒之？《局方》。

房中日游神所在

癸巳、甲午、乙未、丙申、丁酉日，在房内北。○癸卯日，在房内西。○甲辰、乙巳、丙午、丁未日，在房内东。○六戊六巳日，在房中。○庚子、辛丑、壬寅日，在房内南。○凡游神所在，忌安床换帐，致重物于床中，必主伤产堕胎。《局方》。

推妇人行年法

逐一排行年吉凶于后，按上件七神，详断吉凶。《局方》。

		宜卧方	宜着衣	生气方	祸害方	绝命方	闭肚方	八庄方	反支月		悬尸方	
十三岁	庚申	西南	黄衣	坤	离	巽	辛	甲	正	七	辰	戌
十四岁	己未	正南	赤衣	离	坤	兑	壬	癸	二	八	卯	酉
十五岁	戊午	正北	黑衣	坎	乾	艮	癸	壬	三	九	寅	申
十六岁	丁巳	正东	青衣	震	艮	乾	甲	辛	四	十	丑	未
十七岁	丙辰	东北	黄衣	艮	震	坎	乙	庚	五	十一	子	午
十八岁	乙卯	西北	黑衣	乾	坎	震	丙	丁	六	十二	巳	亥
十九岁	甲寅	正西	白衣	兑	巽	离	丁	丙	正	七	辰	戌

	宜卧方	宜着衣	生气方	祸害方	绝命方	闭肚方	八庄方	反支月		悬尸方	
二十岁 癸丑	东南	黄衣	巽	兑	坤	庚	乙	二	八	卯	酉
二十一岁 壬子	西南	黄衣	坤	离	巽	辛	甲	三	九	寅	申
二十二岁 辛亥	正南	赤衣	离	坤	兑	壬	癸	四	十	丑	未
二十三岁 庚戌	正北	黑衣	坎	乾	艮	癸	壬	五	十一	子	午
二十四岁 己酉	正东	青衣	震	艮	乾	甲	辛	六	十二	亥	亥
二十五岁 戊申	东北	黄衣	艮	震	坎	乙	庚	正	七	辰	戌
二十六岁 丁未	西北	白衣	乾	坎	震	丙	丁	二	八	卯	酉
二十七岁 丙午	正西	白衣	兑	巽	离	丁	丙	三	九	寅	申
二十八岁 乙巳	东南	青衣	巽	兑	坤	庚	甲	四	十	丑	未
二十九岁 甲辰	西南	黄衣	坤	离	巽	辛	乙	五	十一	子	午
三十岁 癸卯	正南	赤衣	离	坤	兑	壬	癸	六	十二	巳	亥
三十一岁 壬寅	正北	黑衣	坎	乾	艮	癸	壬	正	七	辰	戌
三十二岁 辛丑	正东	青衣	震	艮	乾	甲	辛	二	八	卯	酉
三十三岁 庚子	东北	黄衣	艮	震	坎	乙	庚	三	九	寅	申
三十四岁 己亥	西北	白衣	乾	坎	震	丙	丁	四	十	丑	未
三十五岁 戊戌	正西	白衣	兑	巽	离	丁	丙	五	十一	子	午
三十六岁 丁酉	东南	黄衣	巽	兑	坤	庚	乙	六	十二	巳	亥
三十七岁 丙申	西南	黄衣	坤	离	巽	辛	甲	正	七	辰	戌
三十八岁 乙未	正南	赤衣	离	坤	兑	壬	癸	二	八	卯	酉
三十九岁 甲午	正北	黑衣	坎	乾	艮	癸	壬	三	九	寅	申
四十岁 癸巳	正东	青衣	震	艮	乾	甲	辛	四	十	丑	未
四十一岁 壬辰	东北	黄衣	艮	震	坎	乙	庚	五	十一	子	午
四十二岁 辛卯	西北	黄衣	乾	坎	震	丙	丁	六	十二	巳	亥
四十三岁 庚寅	正西	白衣	兑	巽	离	丁	丙	正	七	辰	戌
四十四岁 己丑	东南	黄衣	巽	兑	坤	庚	乙	二	八	卯	酉
四十五岁 戊子	西南	黄衣	坤	离	巽	辛	甲	三	九	寅	申
四十六岁 丁亥	正南	赤衣	离	坤	兑	壬	癸	四	十	丑	未
四十七岁 丙戌	正北	黑衣	坎	乾	艮	癸	壬	五	十一	子	午
四十八岁 乙酉	正东	青衣	震	艮	乾	甲	辛	六	十二	巳	亥
四十九岁 甲申	东北	黄衣	艮	震	坎	乙	庚	正	七	辰	戌

一生气方

产妇宜向之坐卧，及床帐向之开门，大吉。《局方》。

二反支月

遇此月即铺灰，用牛皮或马驴皮讫，铺草，勿令恶血污地，吉。《局方》。

三祸害月

不得于其上产，又不得向之大小便，避之大吉。《局方》。

四绝命方

不得于其上产，又不得向之大小便，避之大吉。《局方》。

五悬尸方

遇此日产，不得攀绳，宜悬马辔攀之，大吉。《局方》。

六闭肚方

临月及满月，并不得向之大小便，及弃不净之水，谨之吉。《局方》。

七八庄方

产帐不得向之开门，忌之大吉。《局方》。

小儿初生救急

凡十八条。

小儿初生，气欲绝，不能啼，必是难产，或冒寒所致，急以绵絮包置怀中，勿断脐带，且将胞衣置炉火中烧之，仍作大纸拈蘸油点火，于脐带下熏之，令火气入腹，更以热醋汤荡洗脐带，须令气回，啼哭如常，方可断脐带。《三因》。

小儿初生，面青身冷口噤，乃胎寒也，用白僵蚕散急救之。白僵蚕、木香、肉桂、陈皮、槟榔、甘草炙各五分。上锉，水煎取汁，以绵蘸入儿口中。《入门》。

小儿初生，有即死者，急看儿口中悬雍前腭上，有泡如石榴子，以指摘破出血，以帛拭去，发灰掺之。若恶血入口中，即死。《入门》。

小儿初生，忽患撮口不饮乳，名曰马牙，不治则百无一生。便看儿齿龈上，有小泡子如粟米状，急以针挑出血，用墨磨薄荷汁，断母发少许，裹手指蘸墨遍口内擦之，勿饮乳一时许，即差。《入门》。○俗呼此泡为齿粪，以针或指爪搔破，点生蜜亦效。《俗方》。

小儿初生，谷道无孔，不得大便，急用金玉簪尖，看其的处，刺穿作孔，以苏合香元少许作铤，纳孔中，或以油纸拈纤住，不令再合。《俗方》。

小儿初生，不饮乳不小便。大葱白一寸，四破之，以乳汁煎银石器，灌入口中，立效。《得效》。

小儿初生，呕吐不能饮乳，乃秽恶入口。用黄连、枳壳、赤茯苓等分为末，蜜丸梧子大，乳汁调一丸，灌入口中。又，木瓜、生姜煎汤，灌口中，亦妙。《入门》。

小儿初生，大小便不通，腹胀，气欲绝。急令妇人以温水漱口了，吸咂儿前后心并脐下手足心共七处。每一处，凡咂三五次，漱口更咂，取红赤色为度，须臾自通，不尔则死。《三因》。○又，葱白汁、乳汁各半调匀，抹儿口中，与乳吮下，即通。《回春》。

小儿初生，小便不通。急用生地龙数条、蜜少许，同研匀，敷阴茎上，内用蚕蜕纸烧灰，入朱砂、龙脑、麝香各少许，麦门冬、灯心煎汤，调灌口中，即通。《入门》。

小儿初生，大便不通，先以硬葱尖纤入肛门内，如不下，用朱砂丸。朱砂水飞、南星炮、巴豆霜各等分。上为末，糊丸黍米大，薄荷煎汤，灌下二丸即通。《田氏方》。

小儿初生，撮口不乳饮。取牛黄二分半，调竹沥灌入口中，妙。○又方：赤足蜈蚣一条，去头足炙焦，研如粉，每五分，以猪乳汁二合和匀，分二次灌口中。《得效》。

小儿初生，口内白屑满舌上，不能吮乳，谓之鹅口。急以乱发缠指头，蘸薄荷汁，或井华水拭净。如不脱，用雄黄三钱，硼砂二钱，甘草一钱，龙脑二分半为末，蜜水调涂，或干掺之，妙。《汤氏》。○又方，鼠妇虫，取汁涂之。又，白杨树枝，烧取沥涂之，神效。《正传》。

小儿初生，遍身无皮，但是红肉，以白早米粉扑之，候生皮乃止。《入门》。

小儿初生，遍身如鱼泡如水晶，碎则水流。以密陀僧为末，掺之，因服苏合香元。《入门》。

小儿初生，鼻塞不通，乳不得下。取猪牙皂角、草乌各等分。上为末，葱涎调成膏，贴囟门上。〇又，天南星为末，姜汁调和，贴囟门上。《得效》。

小儿初生，外肾缩入。取硫黄、吴茱萸各五钱为末，以大蒜汁调涂脐腹上，仍以蛇床子烧烟微熏之，妙。《入门》。

小儿初生发惊，乃胎惊也。朱砂、雄黄各等分。上为末，取少许，猪乳汁调，抹口中，即效。入麝香少许，尤妙。《丹心》。

小儿初生，遍体发丹毒、赤肿游走，若入腹入肾则必死，名曰赤游，乃胎毒也，宜以细针或砂针，随赤晕周匝刺出恶血，最妙。仍以芭蕉汁、蛴螬汁涂之。〇又，赤小豆末，和鸡子白涂之。〇又地龙粪二分，焰硝一分，冷水调和，涂之。〇又，沟渠中小虾，捣烂敷之。《本草》。

单方

凡五十二种。

朱砂 治产后败血入心，如见鬼祟。朱砂一二钱，乳汁三四匙调和，纳活地龙一条于药滚转，取去地龙，入好酒与乳汁和合，七分盏，重汤温分二三服，神效。《良方》。

大斧 治产后血瘕痛。取斧烧赤，淬酒中，取酒饮。如铁杵或秤锤，皆可烧赤，淬酒饮之。《本草》。

伏龙肝 治横逆产，及子死腹中不出，其母气欲绝。取伏龙肝一二钱，以水调下，其儿当头戴土出，甚妙。〇难产三日不下，伏龙肝细末一钱，酒调服。《丹心》。

朴硝 治死胎不下，朴硝细研半两，童便调服即效。焰硝亦可。《丹心》。

石燕子 主难产。孕妇临产，两手各把一枚，立验。《本草》。

生地黄 治妊娠胎漏血不止，胞干即死。取生地黄汁一升，酒五合，煮三五沸，服二三次。《本草》。

茺蔚 即益母草也。主产前产后百病，能行血养血。采取茎叶捣取汁，于银石器熬成膏，和酒服之，最治难产，及死胎胞衣不下。或捣取汁一小盏，和酒一合，温服。《本草》。〇天行不息，所以生生而不穷。茺蔚子活血行气，有补阴之功，命名益母，以其行中有补也。故曰胎前无滞，产后无虚。《丹心》。

蒲黄 治产后出血太多发渴。真蒲黄二钱，白汤调下。如渴甚，井水调下。《本草》。

当归 治妇人百病，又治产后腹痛。当归末三钱，水煎服，名独圣汤。《良方》。〇血刺痛用当归，乃和血之药。若血积刺痛，宜用桃仁、红花、当归头。《丹心》。

芍药 主妇人诸疾，并产前后诸病。又治血虚腹痛，酒水煎服。《本草》。

艾叶 使妇人有胎，又能安胎止腹痛。〇胎漏，生艾汁二盏，阿胶、白蜜各二两，煎至半，服之。又治胎动不安，或腰痛下血不止，艾叶半两，以酒煮服，醋煮亦良。《本草》。

黄芩 产前安胎。黄芩、白术，妙药也。〇黄芩安胎者，能降火下行也。〇条芩，安胎圣药也。俗人妄以温热之药可养胎，殊不知产前宜清热养血，令血循经而不妄行，故能养胎也，必取细挺沉实者用之，芩术丸是也。《丹心》。

红花 主产后血晕，口噤闷绝。红花一两，酒二盏煎至一盏，分二服，立效。《十三方》。

玄胡索 主产后血晕及恶血冲心，或儿枕痛欲绝。为末，酒服一钱，立止。〇又，玄胡索、桂心各半两，当归一两。上为末，每二钱，童便或热酒调下。《得效》。

桂心 治产后血瘕，痛闷欲绝。桂心为末，狗胆汁和丸樱桃大，热酒磨下二丸。《本草》。

桑寄生 治胎漏不止，能安胎，令胎牢固，或煎服或为末服，并佳。《本草》。

苏木 治产后血晕，及恶露不下，痛闷欲死。苏木一两，锉，酒水煎服。《本草》。

桑螵蛸 主妊妇小便数不禁。上为末，每二钱，空心，米饮调下。《得效》。

鲤鱼鳞 治产后血瘕痛。取鳞烧灰研，酒服一钱，能破滞血。《本草》。

乌贼鱼肉 主绝嗣无子，久食令人有子。○此鱼腹中有墨，主妇人血崩心痛，甚者名曰杀血心痛，小产下血过多而心痛者亦然，取墨炒为末，醋汤调下。《良方》。

淡菜 主产后血结腹痛，或因产瘦瘠，血气积聚，可煮，久食之。《本草》。

蛇蜕 治产不顺，手足先见者。蛇蜕一条全者，烧灰，入麝香一字，面东酒服一钱，更以余滓涂儿手足，即顺生。《本草》。

藕汁 主产后烦闷，及血上冲心痛。生藕汁饮二升。凡产后，忌生冷，惟藕不忌者，为其能破血故也。《本草》。

柑子皮 主产后浮肿，酒煎服之。雷公云：产后肌浮，柑皮酒服，是也。《本草》。

葡萄根 治孕妇子上冲心。取根，浓煮汁饮之，即下，而其胎亦安。《本草》。

桃仁 主妇人产后百病，又治暑月产乳，取凉太多，成腹中积聚。桃仁一千二百枚，去皮尖双仁，熬捣细末，以清酒一斗半，研如麦粥，入瓷缸中密封口，重汤煮一伏时，取出，温酒和服一匙，日再，名曰桃仁煎。《千金》。○产后阴肿痛，桃仁细研涂之。又，和五倍子、枯白矾为末，研桃仁为膏，涂之。《正传》。

胡麻油 胡麻，即黑荏子也，主胞衣不下。生捣，筚取油饮之，即下。《本草》。

大麻根 催生令易产。麻根以水浓煎取汁，顿服，立产。胎衣不下亦妙。《本草》。

黑豆 孕妇月数未足，子死腹中，母欲闷绝，及胞衣不下。黑豆三升，醋煮，取浓汁顿服，立出。《本草》。

神曲 落胎，并下鬼胎。取末二钱，和水服。又浓煎，取汁服。《本草》。

大麦蘖 能催生落胎。取蘖一两，水煎服，即产。○又，孕妇有病，欲去胎，服之即下。《本草》。

醋 治孕妇胎死不出，醋三升，煮黑豆一升，煮取汁，服二升，儿立出。《本草》。

冬葵子 主难产，取子一合，捣碎，水煮服，立产。又，死胎不下，捣为末，和酒服。《本草》。

葱白 治胎动不安，或胎上抢心，烦闷。葱白大者二十茎，浓煮汁饮之。胎未死即安，已死即出，神效。《本草》。

马齿苋 主产后血痢腹痛。捣取汁三合，煎一沸，下蜜一合，搅服之。《本草》。

蘩蒌 主产后有血块腹痛。捣取汁，和童尿温服，恶血尽下。《本草》。

鸡子 主产后血晕，风痓，身强直，口目㖞斜。鸡子三个，取清，调荆芥末二钱，调下，日三服。《本草》。○难产及胞衣不下，鸡子三枚，破，入醋搅服，立产。《本草》。

鹿角胶 能安胎止痛。炒成珠作末，以米饮调下二钱。《本草》。

阿胶 治难产困乏。明胶二两，好酒一升半，微火令熔，入生鸡子一枚，盐一钱，搅匀温顿服，便产。《良方》。

鹿角 主死胎不出。鹿角细屑一两，水一盏，葱白五茎，豆豉半合，同煎服，立出。《本草》。

兔头骨 主催生落胞，并产后恶血不下。兔头骨和毛髓烧为灰，作末，酒下一钱，妙。《本草》。

猫头骨 治难产，催生甚验。猫头骨、兔头骨各一个，火煅，研为末，每二钱，芎归汤煎水，调下即产。狸头骨尤妙。《正传》。

羊肾 主产后虚赢，瘦弱无力。羊肾一双，炮熟细切，和五味作羹，或作粥食，良。《本草》。

猪肾 治产后蓐劳，骨节痛，汗不止。猪肾细切，造稀臛，和五味，入米煮作粥，食之。《本草》。○难产，清油、白蜜等分，以猪肝煮水，调服即效。《入门》。

麝香 疗产难，又催生堕胎，令产易。取麝香一钱，水调下。《本草》。

榆白皮 疗胎死腹中，或母病欲去胎。

榆白皮煮汁服二升，即下。○妇人临产月，取末一钱，日二服，令产极易。《本草》。

甘竹根 治胎动不安。甘竹根，煮汁服之。《本草》。

苎根 治妊妇胎动欲堕，腹痛不可忍。苎根二两锉，银石器酒水相半煎服，妙。《肘后》。

瞿麦 破胎堕子。○治产难，经日不出，或子死腹中，母欲死。瞿麦，煮取浓汁服之。《本草》。

车前子 治难产，及横逆产不得出。炒为末，酒服二三钱。《本草》。

水银 治胎死腹中不出，其母气绝。取水银二两，吞之立出。《本草》。

大黄 治产后恶血冲心，或胎衣不下，腹中成块。大黄一两，为末，醋半升，同熬成膏，丸如梧子大，以温醋化五丸，服之，良久血下，即愈。《本草》。

针灸法

男子无嗣者，以盐填脐，艾炷灸之，连日灸至二三百壮，必效。《纲目》。○妇人绝嗣，灸关元三十壮，可报灸之。○妇人妊子不成，数堕胎，灸胞门、子户各五十壮。胞门在关元左边二寸，子户在关元右边二寸，子户一名气门。《得效》。○又灸子宫三七壮，或针入二寸。穴在中极傍，左右各开三寸。《纲目》。○无子取阴交、石门、关元、中极、涌泉、筑宾、商丘、阴廉。《甲乙》。○催生难产及下死胎，取大冲补、合谷补、三阴交泻，立时分解。○子上冲逼心，取巨阙。令产母正坐，使人抱头抱腰微偃，针入六分，留七呼，得气即泻，立苏。如子搯母心，生下儿，手心有针痕。子顶母心，儿人中有针痕。向后，则枕骨有针痕。是其验也，神效。《纲目》。○一妇人产后暴卒，其母为灸会阴、三阴交各数壮而苏。其母，盖名医女也。《资生》。○横生逆产，诸药不效，急于产母右脚小指尖头上，灸三壮即产，亦治胞衣不下。《医鉴》云：即至阴穴。《得效》。○胞衣不下，取三阴交、中极、照海、内关、昆仑。《纲目》。○产后血晕，取三里、三阴交、阴交、神门、关元。《纲目》。○产后阴下脱，灸脐下横纹二七壮，又取照海。《良方》。○妇人无子，或产后久不再孕，取秆心一条，长同身寸之四寸，令妇人仰卧，舒手足，以所量秆心，自脐心直垂下尽头处，以墨点记，后以此秆心平折，横安前点处，两头尽处是穴。按之自有动脉应手。各灸三七壮，神验。即上所云：胞门，子户穴也。《医鉴》。

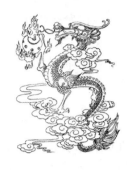

杂病篇卷之十一

御医忠勤贞亮扈　圣功臣崇禄大夫阳平君臣许浚奉　教撰

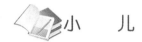 小　儿

小儿病难治

古语曰：宁医十丈夫，莫医一妇人；宁医十妇人，莫医一小儿。盖小儿难问证，难察脉，治之尤难故也。《入门》。○为医之道，大方脉为难活，幼为尤难，以其脏腑脆嫩，皮骨软弱，血气未盛，经络如丝，脉息如毫，易虚易实，易冷易热，兼之口不能言，手不能指，疾痛之莫知，非观形察色，听声切脉，究其病源，详其阴阳表里虚实，而能疗之者，盖亦寡矣。《得效》。

脏腑生成

夫一月之孕，有白露之称。二月之胚，有桃花之譬。及其三月，则先生右肾，而为男，阴包阳也；先生左肾，则为女，阳包阴也。其次肾生脾，脾生肝，肝生肺，肺生心，以生其胜己者。肾属水，故五脏由是为阴。其次心生小肠，小肠生大肠，大肠生胆，胆生胃，胃生膀胱，膀胱生三焦，以生其胜己者。小肠属火，六腑由是为阳。其次三焦生八脉，八脉生十二经，十二经生十二络，十二络生一百八十丝络，丝络生一百八十缠络，缠络生三万四千孙络，孙络生三百六十五骨节，骨节生三百六十五大穴，大穴生八万四千毛窍，则耳目口鼻百骸之身皆备矣。《医鉴》。

初生解毒法

婴儿在胎，口中有恶物，儿才生，不候声出，坐婆急用软帛裹手指，蘸黄连、甘草浓煎汁，拭去口中恶物。若咽入腹中，必生诸疾。○更以炼蜜少许，调朱砂末一字，抹入口中令咽下，则一生免疮痘之患。《得效》。○朱蜜咽下，然后乃饲乳，酌量与之，勿令大饱，恐成吐奶。《良方》。○既绷裹了，取黄连、甘草煎汁，以绵缠子蘸入儿口，令咂之，三日以来，退恶物于大便，谓之脐屎。《良方》。

初生洗浴法

三朝洗儿，用虎头骨、桃枝、猪胆，金银器煎汤洗之，则儿少惊。○寻常澡洗，用猪胆汁入汤中，洗之，即不生疮疥。《良方》。○世俗以为小儿体热，或遇澡浴，即与久坐汤水之中，风冷外伤，水湿内渗，变成风搐，可不戒之。《直指》、《小儿》。

初生断脐法

子在腹中，胞胎十月，止于脐中与母通气，虽出胞胎，其脐中所通之气，犹未尽绝，断脐之后，招风致病者有之。其法：初生小儿绵裹脐带，离肚五六寸，先用软绵缯住脚，于线外将脐咬断片时去线，待血流尽，以手轻轻揉散，艾灸脐头三壮或五壮，结作疙瘩，软帛要裹，切不可常时揭看，待脐根落去，自然无事。《丹心》。○初生，即将软绵贴脐根缯住，待第三日，离肚二指许，将脐剪断用生姜自然汁或香油和面，裹脐四围，于脐头以艾灸三壮，谓之熏脐，后不招风。《丹心》。○先断儿脐带，可只留二寸许，以线系定，然后洗浴，不然则湿气入腹，必作脐风之疾。《良方》。

择乳母法

凡择乳母，须精神爽慧，性情和悦，肌肉充肥，无诸疾病，知寒温之宜，能调节乳食，奶汁浓白，则可以饲儿，不得与奶母大段酸咸饮食，仍忌才冲寒暑来便喂儿奶，如此则必成奶癖，或惊疳泻痢之疾。《良方》。○如阴阳交接之际，切不可喂儿奶，此正谓之交奶，必生癖。《良方》。○奶母不可频饮酒，恐儿作痰嗽、惊热、昏眩之疾。《良方》。○乳母宜谨节饮食，饮食下咽，乳汁便通，情欲动中，乳脉便应，病气到乳，汁必凝滞，儿得此乳，疾病立至。不吐则泻，不疮则热，或为口糜，或为惊搐，或为夜啼，或为腹痛，病之初来，其尿必甚少，便须询问，随证调治，母安子安，可消患于未形也。东垣。○夫饮食之择，犹是小可，乳母禀受之厚薄，情性之缓急，骨相之坚脆，德行之善恶，儿能速肖，尤为关系。东垣。

小儿乳哺法

人生十六岁以前，血气俱盛，如日方升，如月方圆，惟阴长不足，肠胃尚脆而窄，养之道不可不谨。东垣。○凡初乳，先须捏去宿乳，后与之。○母欲寐，即夺其乳，恐睡困不知饱足也。○儿啼未定，乳母勿遽以乳饮之，恐停滞胸膈而成呕吐也。○乳后不与食，哺后不与乳，乳食相并，则难以克化，结于腹中作痛，大抵成癖、成积、成疳，皆自此始。《得效》。○

小儿血气俱盛，食物易消，故食无时，然肠胃尚脆而窄，一切发热难化之物，皆宜禁绝，只与干柿、熟菜、白粥，非惟无病，可以养德。此外，生栗味咸，干柿性凉，可为养阴之助。然栗大补，柿大涩，亦宜少与。东垣。

小儿保护法

凡婴儿肌肤未实，若厚衣过暖，则伤皮肤，损血脉，发疮疡，汗出腠理不闭，风邪易入。若天气和暖，抱之使见风日，则气血坚刚，可耐风寒，不致疾病。今人怀抱小儿，不着地气，致令筋骨缓弱，疾病易生，非爱护之道。《得效》。○夜间不得令儿枕臂，须作一二豆袋，令儿枕，兼左右附之，可近乳母之侧。盖覆衣衾，须露儿头面，若一向仰卧，恐成惊疾，须时时回动之。《良方》。○天寒时，儿用父母常着旧衣做衣服，不可用新，绵绢只用旧者，若太温暖则筋骨软弱，易致疾病。《良方》。○宜用七八十岁老人旧裤旧袄改作小儿衣衫，真气相滋，令儿有寿。富贵之家，切不宜新制纻丝绫罗之类与小儿穿，不惟生病，抑且折福。《回春》。初生三五月，宜绷缚令卧，勿竖头抱出。六个月，方可与稀粥，亦不可与乳同吃。《入门》。

养子十法

一要背暖。○二要肚暖。○三要足暖。○四要头凉。○五要心胸凉。○六要勿见怪物。○七脾胃常要温。○八啼未定勿便饮乳。○九勿服轻粉、朱砂。○十少洗浴。《入门》。

调护歌

养子须调护，看承莫纵弛。○乳多终损胃，食壅则伤脾。○被厚非为益，衣单正所宜。○无风频见日，寒暑顺天时。《入门》。

变蒸候

小儿变蒸，俗谓之牙生骨长，比如蚕之有眠，龙之蜕骨，虎之转爪，皆同此类，变生而长也。《医林》。○小儿变蒸，是胎毒散也。《丹心》。○变蒸者，阴阳水火蒸于血气，而使形体成就，是五脏之变气，而七情之所由生也。盖儿生之日，至三十二日一变，每变蒸毕，即觉性情有异于前，何者？长生脏腑意智故也。何谓三十二日长骨脉，添精神？人有三百六十五骨，以象天数，以应期岁，以分十二经络。故初生至三十二日一变，生肾；六十四日二变一蒸，生膀胱；九十六日三变，生心；一百二十八日四变二蒸，生小肠；一百六十日五变，生肝；一百九十二日六变三蒸，生胆；二百二十四日七变，生肺；二百五十六日八变四蒸，生大肠；二百八十八日九变，生脾；三百二十日十变五蒸，生胃。其手厥阴心包、手少阳三焦无形，故不变而不蒸。夫十变五蒸，乃天地之数以生成之，然后始生齿、能言、知喜怒，故始全也。太仓公云：气入四肢，长碎骨于十变，是矣。钱乙。○变蒸既毕，儿乃成人也，变者变生五脏也，蒸者蒸养六腑也。又云：变者上气，蒸者体热。每经一变一蒸，轻则发热微汗，其状似惊；重则壮热，脉乱而数，或吐或汗，或烦啼躁渴。轻者五日解，重者七八日解。其候与伤寒相似，但变蒸则耳冷尻冷，上唇中心发白疱，状如鱼目珠者是也。治法：和平之剂微表之，宜用惺惺散方见下。热实则微利之，宜用紫霜丸方见下。或不治亦自愈，切不可妄投药饵及针灸。钱乙。

小儿继病魃病

母有娠乳儿，有病如疟痢，他日亦相继腹大，或发或差，取百劳鸟毛带之。一名鸹，即博劳也。又以红纱袋盛夜明砂，与儿佩之。海藏。○小儿生十余月后，母又有娠，令前儿精神不爽，身体瘦瘁，名为魃病魃音忌，小儿鬼病也，用伏翼烧灰细研，以粥饮调下五分，日四五次。炙令香熟，嚼哺儿亦效。伏翼，即蝙蝠也。《圣惠》。○妇人先有小儿未能行，而母更有娠，使儿饮此乳则作魃病，令儿黄瘦骨立，发热发落，《千金》论小儿魃病者是也。妊妇被恶神导其腹中，妒嫉小儿，令生此病。魃亦小鬼也。其证微微下利，寒热往来，毛发鬈髫，不悦者是也，宜服龙胆汤。《三因》。

龙胆汤 大黄煨二钱，龙胆草、柴胡、黄芩、桔梗、钩藤皮、赤芍药、赤茯苓、甘草各一钱，蜣螂二个。上锉，作一贴，水一升，煮取五合去滓。一岁内儿服一合，十岁以下服二三合，得下利即止。《千金》。

相儿命长短法

凡儿三岁以上十岁以下，视其性气高下，即可知其夭寿。○儿少时，识悟通敏过人者多夭。○预知人意回旋敏速者，亦夭。○儿骨法成就，威仪回转迟舒，稍费人精神雕琢者，寿。○初生叫声连延相属者寿。○声绝而复扬急者，不寿。○啼声散，啼声深，汗不流，头四破，小便凝如脂膏，常摇手足，头毛不周匝者，并不成人。○脐中无血者，好。○脐小者，遍身软弱如无骨者，汗血者，多厄并不寿。○鲜白长大，卵缝通达黑者，并寿。○目视不正数动者，大非佳兆。○早坐、早行、早齿、早语，皆恶性，非佳人。○发稀小者，性强不听人。○额上有旋毛，妨父母或早贵。○初生，枕骨不成，能言而死。○尻骨不成，能踞而死。○掌骨不成，能匍匐而死。○踵骨不成，能行而死。○膑骨不成，能立而死。○身不收者，死。○股间无生肉者，死。○人中深长者，寿。○阴不起者，死。○阴囊下白者死，赤者亦死。《得效》。

虎口三关脉法

三关图

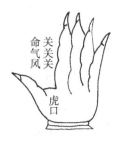

三关图

三关在虎口次指之侧，第一风关，第二气关，第三命关也，决病轻重死生。

初生曰婴儿，三岁曰小儿，十岁曰童子。《回春》。○小儿初生至半岁，看额脉；一岁至五岁六岁，曰婴孩，察三关脉，三关在小儿男左手女右手次指内，有红纹似线者为验。第一节名曰风关，无脉则无病，有脉则病轻。○第二节名曰气关，脉见则病重，尚可治。○第三节名曰命关，脉见则病极，乃九死一生，若直射三关青黑纹者死。《入门》。○第一节赤纹，乃飞禽、内外人惊；赤纹微，乃火惊；黑纹，水惊，青纹，乃天雷、四足惊，内隐青纹，微屈则是急风候。○第二节紫色纹，乃惊疳，青色纹，乃疳传肝；白色纹，乃疳传肺；黄色纹，乃疳传脾；黑色纹，难安。○第三节青黑纹，三关通度，斜归指甲，则不治。《得效》。○五色之中，红黄易安，红盛作紫，紫盛作青，青盛作黑，青黑之色至纯黑，则不可治。《入门》。○歌曰：紫风红伤寒，青惊白色疳，黑时因中恶，黄则困脾端。《本事》。

诊小儿脉法

小儿三岁至五岁，以一指按掌后人迎气口之脉，常以一息六七至为常。《入门》。○七岁、八岁曰龀，九岁、十岁曰龆，始可以一指按三部脉，而以一息七八至为平。十一至十四岁曰童龀，以一息五六至为常。《入门》。○小儿之脉，以一息六七至为平和，八九至为发热，五至为内寒。《纲目》。○小儿脉乱不须治。不须治药也。○弦急气不和。○沉缓伤食。○促急虚惊。○浮为风。○沉细为冷。钱乙。○浮缓伤风，洪紧伤寒，数则为热，迟则为寒。《入门》。

观形察色图

左颊为肝，右颊为肺，天庭为心，地阁为肾，准头为脾。凡五岳赤者皆热，淡白者皆虚。○天庭为火，色红主大热；青乃肝风。

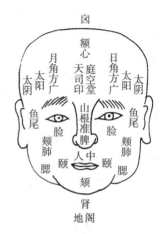

观形察色图

额上属心火居南
左颊属肝木居东
鼻准属脾土居中
右颊属肺金居西
颏下属肾水居北

○印堂青者人惊，红白者水火惊，红者痰热。○印堂连准头红者，三焦积热。○印堂至山根红者，心小肠热；山根至鼻柱红者，心胃热。○鼻居面中为脾，红黄色者无病。○脾应唇，红主渴。蛔虫咬心头者，唇必反。人中，唇际也，黑者泻痢死，红色热痰壅成，青色惊风，黑色为痛、中恶，黄色伤食吐利。○左太阳青色惊轻，红色伤寒，黑青色乳积。○右太阳青色惊重，红色风搐，眼目黑者死。○地阁为肾，色青，食时惊或烦躁夜啼；黄多吐逆；红者肾中气病；两颐赤者肺热。○山根青黑频见，灾危必死，黑色痢疾，赤黑色吐泻，黄色霍乱，红色夜啼，紫色伤饮食。○中庭、天庭、司空、印堂、额角、方广，皆命门部位，青黑为惊风恶候，亦忌损陷。《入门》。

面上形证歌

痢疾眉头皱，惊风面颊红，渴来唇带赤，毒热眼朦胧。○山根若见脉横青，此病明知两度惊，赤黑困疲时吐泻，色红啼夜不曾停。○青脉生于左太阳，须惊一度见推详，赤是伤寒微燥热，黑青知是乳多伤。○右边青脉不须多，有则频惊怎奈何，红赤为风抽眼目，黑青三日见阎罗。《正传》。

五体以头为尊一面惟神可恃

小儿诸病，但见两眼无精光，黑睛无运转，目睫无锋芒，如鱼猫眼状，或两眼闭而黑睛朦胧者死，或外若昏困，而神藏于内不脱者生。黑珠满轮睛明者少病，眼白多，睛珠或黄或小者，禀弱多病。目证：内赤者心热，淡红者心虚热，青者肝热，浅淡者肝虚，黄者脾热，无睛光者肾虚，白而混者肺热也。《入门》。

声有轻重啼有干湿

声轻者，气也，弱也；重浊者，痛也，风也；高喊者，热欲狂也；声急者，神惊也；声塞者，痰也；声战者，寒也；声噎者，气不顺也；喘者，气促也；喷嚏者，伤风也；惊哭声沉不响者，重也；声浊沉静者，痞积也。如生来不大啼哭，声啾唧者夭。○火之大发，忽然惊叫，乃火动气虚，必死。夜半发者，多有口疮，宜看之。《入门》。○睡中惊啼，声浮者易治，声沉不响者难痊，或声如鸦中弹者不治。《得效》。○直声往来而无泪者，是痛也；连声不绝而多泪者，是惊也。慈煎声烦躁者难愈，躁促声音者感寒。《入门》。

小儿初生救急

有治法十八条，详见妇人门。

噤口撮口脐风证

噤口风者，眼闭啼声渐少，舌上聚肉如粟米状，吮乳不得，口吐白沫，二便皆通，此胎中热毒流于心脾，一名鹅口疮。○鹅口疮，小儿初生有白屑满口，如鹅之口，鼻外亦有，不能吮乳，由心脾热也。以乱发缠指头蘸薄荷汁拭净，如不脱用保命散、朱矾散。《入门》。○又法：用一捻金散。又乱发

缠指头，蘸井花水揩拭之。又蘸栗荴煮汁栗皮也拭之。汤氏。○辰砂膏最妙方见下。又地鸡擂水涂之妙即鼠妇虫也。○又白杨树枝，烧取沥，敷之神效。《正传》。

撮口　撮口者，面目黄赤，气喘啼声不出，乃胎热流毒心脾，则舌强唇青，撮口聚面，饮乳有妨。用白僵蚕二枚，略炒为末，蜜调敷唇口即差，或用蝎梢散。《入门》。○撮口者，初生一腊内之笃疾，一腊三七日也令儿气促，口撮如囊而不乳也。《直指》、《小儿》。○治法：牛黄一钱，竹沥一合，调和时抹口中即差，宣风散亦可用。《丹心》。○撮口证，若口出白沫，四肢冰冷，最为恶候，一腊见之尤急。《得效》。○初生七日内，患撮口脐风，不得饮乳，急看儿齿龈上有小泡子如粟米状，急以手指蘸温水轻轻擦破，即开口便安，不用服药。《入门》。○小儿口噤不开，南星末一钱，脑子少许，研匀，调姜汁以指蘸擦儿牙龈上，口立开。《纲目》。

脐风　脐风者，小儿断脐后为风湿所乘，或尿湿绷裙，遂成脐风，面赤喘急，啼声不出。其证脐肿突，腹胀满，日夜多啼，不能饮乳，甚则发搐，噤口撮口，宜用调气益黄散，甚者用金乌散或宣风散。《入门》。○亦有热在胸膛，伸引努气，亦令脐肿发风，宜千金龙胆汤。《入门》。○脐风撮口，不得饮乳，宜蝎梢饼、宣风散。《入门》。○凡脐边青黑，爪甲黑者死。《得效》。○初生七日内，见噤口、撮口、脐风三证者危。百日内见此证，手足蜷者亦不治。《入门》。

脐肿脐疮治法

脐肿，以荆芥煎汤洗净后，取葱叶火上炙过，候冷指甲刮薄贴肿处，次日便消，方服通心饮。《入门》。○断脐后为水湿所伤，或入风冷，致令四肢不和，脐肿，多啼不能乳哺，宜用柏墨散、五通膏、香螺膏。钱乙。○脐中血水汁出，或赤肿疼痛。当归、白石脂末、干虾蟆烧灰，油发灰，皆可敷之。

《入门》。○断脐作疮。白矾枯、龙骨煅、当归末，皆可糁上，或油调敷之妙。《纲目》。

保命散 治鹅口疮，不能吮乳。枯白矾、朱砂各一钱，马牙硝五钱。上为末，每取一字，用白鹅粪擂水，调涂舌上及口内，日三次即效。《入门》。

朱矾散 治同上。朱砂、白矾枯。上等分为细末，敷口舌上，日三。《局方》。

一捻金散 治同上。雄黄三钱，硼砂一钱，甘草半钱，龙脑少许。上为末，干糁，或蜜调涂之。《丹心》。

蝎梢散 治撮口风，及一切胎风脐风。蝎梢四十九枚，每个用生薄荷叶卷定，以线扎之，砂锅内滚炒，以薄荷干酥为度，再入白僵蚕四十九个，姜汁炒干，入脑麝各少许。上为细末调匀，以紫雄鸡肝二片，煎汤调下一字。《入门》。

宣风散 治脐风撮口，多啼不乳，口出白沫。全蝎二十一个全者，酒炙为末，入麝香末一字和匀，每取半字，以金银器煎汤调下。《丹心》。

调气益黄散 治噤口、撮口、脐风三证。金头赤足蜈蚣一条，酒浸炙，蝎梢四个，白僵蚕七个炒，瞿麦五分。上为末，每一字，以鹅翎管吹入鼻中，喷嚏啼哭则可治，仍用薄荷煎汤，调一字服之。钱乙。

金乌散 治脐风。金头赤脚蜈蚣半条酒浸炙，川乌尖三个生，麝香少许。上为末，每取半字，以金银器煎汤调下。《入门》。○一名麝香散。《得效》。○一名定命散。《丹心》。

通心饮 治旋螺风，赤肿而痛，清心火，通小便，退潮热。连翘、木通、瞿麦、栀子仁、黄芩、甘草各四分。上锉，作一服，入灯心、麦门冬同煎服。《得效》。○脐中肿突出似旋螺，故名之。《得效》。

柏墨散 治脐风脐肿，多啼不能乳哺。黄柏末、釜下墨、乱发灰各等分为末，干糁之，或油调敷之。钱乙。

五通膏 治脐风撮口。生地黄、生姜、

葱白、萝卜子、田螺肉。上共捣烂，搭脐上四围一指厚，抱住，下屁泄而愈。《医鉴》。

香螺膏 治脐风，肿硬如盘。田螺三个，入麝香少许。上捣烂，搭脐上，须臾再易，肿痛立消。《医鉴》。

客忤中恶

客忤者，小儿神气软弱，忽有非常之物或未识见之人触之，或经神庙佛寺，与鬼神气相忤也，故谓之客忤，其状口吐青黄白沫，或下水谷鲜杂，面变五色，腹痛反侧，瘛疭状似惊痫，但眼不上窜耳。其口中悬雍左右若有小小种核，即以竹针刺溃之，或以指爪摘破，急作醋炭、皂角烧烟熏之，却服苏合香元方见气门，姜汤调化，频与服之。次服雄麝散，兼用黄土散。《得效》。○中恶者，其状卒然心腹刺痛，闷乱欲死，人中青黑，即服苏合香元，未醒以皂角末吹鼻，兼用辟邪膏。又以唾和麝香一钱，重研，和醋一合服之，即差。钱乙。○客忤，取豉三合，水湿捣为丸鸡子大，摩儿囟上及足心各五六遍，次摩脐心及上下良久，中自有毛，于路上即掷之。《得效》。○中马汗气，或马鸣惊忤，取马尾烧烟熏儿面，以差为度。《入门》。

雄麝散 治客忤。雄黄一钱，乳香五分，麝香一字。上为末，每一字，刺雄鸡冠血调灌之，仍以母衣覆儿身即愈。《入门》。

黄土散 治小儿卒客忤。灶心黄土、蚯蚓粪各等分。上研细，水调，涂儿头上及五心良。《得效》。

辟邪膏 治小儿中恶。降真香、白胶香、沉香、虎头骨、人参、鬼箭羽、草龙胆各五钱。上为末，入雄黄五钱，麝香一钱，炼蜜和匀作膏，取少许，以乳香汤化下儿口中。又令儿带，及烧卧内，尤妙。钱氏。

夜啼

小儿夜啼有四证：一曰寒，二曰热，三曰口疮重舌，四曰客忤。○寒则腹痛而啼，

面青白，口有冷气，手足冷，腹亦冷，曲腰而啼。又曰：下半夜啼者，盖夜则阴盛，寒则作痛，所以夜半后啼也，宜用六神散、益黄散。方见下。○热则心躁而啼，面赤，小便赤，口中热，腹暖或有汗，仰身而啼。又曰：上半夜仰身有汗而啼，面赤身热者，必痰热也，到晓方息。导赤散方见五脏加黄芩煎服，通心饮方见上亦可。○口疮重舌，则吮乳不得，口到乳上即啼，身额皆微热，急取灯照口，若无疮则舌必重也，照口疮、重舌类治之，其啼自止。○客忤者，犯客忤夜啼，或触生人气，忤犯而啼。有日啼惊，夜必黄昏前后尤甚者，乃客忤中恶也，钱氏安神丸主之方见下，依客忤法治之。○月内夜啼惊搐者，乃胎中受惊所致，宜用猪乳膏、镇惊散，有痰者，抱龙丸方见下。○小儿夜啼作，心经有热有虚，治之宜用灯心散、黄连饮、蝉花散。《纲目》。○夜啼不止，蝉蜕二七枚，去足为末，入朱砂末一字，蜜调送下。《纲目》。○又法：潜取鸡窠草一握，置小儿卧席下，即止。《丹心》。○初生月内多啼者，吉。胎热、胎毒、胎惊皆从此散，且无奇疾。《入门》。

六神散 治腹冷痛夜啼。白茯苓、白扁豆炒各二钱，人参、白术、山药炒各一钱，甘草炙七分。上为粗末，每取一钱，入姜三枣二，水煎服。《得效》。

猪乳膏 治胎惊夜啼。琥珀、防风各一钱，朱砂五分为末，猪乳汁调一字，抹儿口中。《入门》。

镇惊散 治同上。朱砂、牛黄、麝香各少许。上合细研，猪乳汁调稀，抹入口，令咽下。《回春》。

灯心散 治小儿心燥夜啼。灯花三四颗研细，以灯心煎汤，调涂口中，以乳汁送下，日三。○一方灯花七枚，硼砂一字，朱砂少许，研细蜜调，抹唇上立止。《三因》。○一名花火膏。《正传》。

黄连饮 治心经有热夜啼。人参二钱，黄连一钱半，甘草炙五分，青竹叶十片，生姜一片。上锉，水煎取汁灌口中。《丹心》。

蝉花散 治少儿夜啼，状若鬼祟。蝉壳下半截为末，初生儿抄一字，薄荷汤入酒少许，调下即止，或以上半截为末，依汤调用，啼复如初。古人格物之妙，如此。《永类》。

五脏所主虚实证

虚则补其母，实则泻其子，必先实母，后泻子也。○凡五脏各至本位，即气盛不可更补，到所克位，不可更泻，如肝病到春不可补，到秋不可泻。余仿此。钱乙。

心主惊 实则叫哭发热，饮水而搐。○心气热则合面卧，实则仰卧也，盖实则气上下涩，若合面而卧，则气不得通，故喜仰卧，使气得上下通也。○心病多叫哭惊悸，手足动摇，发热饮水。○心主热，实则烦热。钱乙。○心实，发搐难言，合面而卧，烦热故上窜舌强，故欲言不能而叫哭，胸热故欲合面而卧就凉，宜泻心汤、导赤散。方并见五脏。○虚则困卧，悸动不安，生犀散方见下主之。钱乙。

肝主风 实则目直视，大叫呵欠，项急烦闷。○实则两眦俱紧，不转直视。凡目青，必发惊咬牙，甚者亦发惊，手循衣领乱捻物，甚则身强反张，宜泻青丸。方见五脏。○虚则咬牙呵欠，目连扎不搐，宜地黄元。方见五脏。○肝病，风搐拘急，实则风搐力大，泻青丸主之；虚则风搐力小，六味地黄元主之。钱乙。

脾主困 实则困睡，身热饮水。○脾病，困睡泄泻，不思饮食。○实则多睡，体重昏倦，困睡不露睛，身热，渴欲饮水，泄泻赤黄色，宜泻黄散。方见五脏。○虚则吐泻生风，或泄泻白色，睡露睛，或有痰，宜钱氏白术散。方见下。钱乙。

肺主喘 实则闷乱喘促，有饮水者，有不饮水者。○肺主燥，自病则喘嗽，实则喘而气盛，或渴，宜泻白散。方见五脏。○虚则哽气长出气短。○肺病闷乱，哽气长出气短；虚则唇白色，喘而少气，先服益黄散，后用阿胶散。二方并见五脏。〇肺脏怯则唇白色，当补肺，阿胶散主之。若闷乱气粗喘促哽气者，难治，肺虚损故也。〇脾肺病久则虚而唇白，脾者肺之母也，母子皆虚，不能相营，故曰怯。此以唇诊肺之法也，唇白色者肺脏怯也。钱乙。

肾主虚 无实。〇肾病，目无精光，畏明，体骨重。〇肾虚证者，儿本虚怯，由胎气不盛，则神气不足，目中白睛多，颅解颅开，面色㿠白者，皆为难养，虽长不过八八之数，若恣色欲，则不及四旬而亡。或有因病而致肾虚者，非此类也。〇又肾不足下窜，盖骨重，惟欲坠下而身缩也。肾者阴也，肾气虚则畏明，皆宜补肾，六味地黄元主之。方见五脏。〇肾主寒，自病则足胫寒而逆，人之五脏惟肾无实，但小儿疮疹变黑陷，则是肾实，水克退心火也。钱乙。〇肾虚者下窜足热，下窜者骨重，惟欲坠下而缩身也，足热者，不喜覆衣也。〇心气热则上窜，宜导赤散；肾气虚则下窜，宜地黄元。《入门》。

五脏相乘 凡五脏自病者为正邪。〇妻乘夫为微邪。〇母乘子为虚邪。〇子乘母为实邪。〇夫乘妻为贼邪。钱乙。〇所谓乘者，犹乘车之乘，五脏相乘莫测，如肝病必先治肺补肾，然后审肝脏虚实而调之，余脏仿此。《入门》。〇从前来者为实邪。即子乘母也。〇从后来者为虚邪。即母乘子也。〇从所胜者为微邪。即妻乘夫也。〇从所不胜者为贼邪。即夫乘妻也。〇又详见审病门。《难经》。〇五脏传变，皆痰为患，盖痰乃风苗，火静则伏于脾，火动则壅于肺，痰火交作则为急惊，或成嗽痹；痰火结滞则为痫钓，或为咳嗽；痰火来去则为泻青，皆由脾湿而成，所以惊风忌纯用风药，当以养血药为使，古方保元汤加白芍药，为慢惊美剂也。《入门》。

惊风证

小儿之病，急慢惊风与夫痘疹等证，最

为酷疾，以其急凶反掌，生死须臾故也。《正传》。〇小儿惊风三发则为痫，乃恶证也。《入门》。〇小儿疾之最危者，无越惊风之证，惊有急惊、慢惊、慢脾风三者之异。《医鉴》。

惊风先见之证

惊者，虚惕怔忪，气怯神散，痰涎来去，其泻必青，积渐而生风也。《得效》。〇惊邪入心，则面红脸赤，惕惕夜啼。〇惊邪入肝，则面目俱青，眼睛窜视。〇惊邪入肾，则面黑恶叫，啮奶咬牙。〇惊邪入肺，则面色淡白，喘息气乏。〇惊邪入脾，则面色淡黄，呕吐不食。《直小》。〇凡乳儿欲发惊风者，先神志不定，恍惚惧人，扎眼上视，左顾右盼，伸手握拳，闷郁努气，情态不如寻常，皆惊风先证也。《直小》。〇咬牙甚者，发惊。〇目直视，面色青，身反折者，生惊。〇呵欠面青者，惊风。〇呵欠面黄者，脾虚惊。〇目赤兼青者，发搐。〇肝脏实热，手寻衣领，乱捻物，目直视，必发惊。〇肝有风，目连扎不搐，有热则目直视，亦不搐，得心热则搐，〇肝主风，风动而上于头目，目属肝，风入于目，上下左右如风吹不定，儿不任，故目连扎也。若热入于目，牵其筋脉，两眦皆紧，不能转视，故目直视也。若得心热则搐，其子母俱有实热，风火相搏故也。钱乙。〇王氏曰：木能胜土，热动心神而生惊。〇钱氏曰：肝风心火，二脏交争，而致搐也。《正传》。

惊有四证八候

四证者，惊风痰热也。小儿热盛生痰，痰盛生惊，惊盛发搐，搐盛则牙关紧急，而八候生焉。《直小》。〇其肝主风，其脾生痰，其肺作热，其心发惊，四证相临，重者先发。《直小》。〇八候者，一搐，二搦，三掣，四颤，五反，六引，七窜，八视也。搐者两手伸缩，搦者十指开合，掣者势如相扑，颤者头偏不正，反者身仰向后，引者臂若开弓，窜者目直似怒，视者睛露不活。《直小》。○又云：一搐者，臂肘搐缩。○二搦者，十指开合，搦之不已，即成握拳。男子看大拇指，其指握在外为顺，在里为逆；女子反看之。○三掣者，肩膊搐掣，或连身跳起。○四颤者，或手或脚，或头或身，四体颤动。○五反者，身首反张。○六引者，以手有如挽弓状，男左手直、右手曲为顺，右直左曲为逆；女子反看之。○七窜者，眼上窜觑高。男子上窜为顺，下窜为逆；女子反看之。○八视者，男子斜目视左为顺；视右为逆视；女子反看之。《直小》。

惊风大抵热论虚实证别逆顺治有后先

盖实热为急惊，虚热为慢惊。慢惊本无热，所以热者，虚使然尔。急惊属阳，用药以寒；慢惊属阴，用药以温。甚不可以阴阳无别，故曰热论虚实者，此也。○男搐左视左，女搐右视右。○男眼上窜，女眼下窜。○男握拇指出外，女握拇指入里。○男引手挽，左直右曲；女引手挽，右直左曲。凡此皆顺，反之则逆，亦有先搐左，而后双搐者，但搐顺则无声，搐逆则有声。其指纹形势，弯弓入里者顺，出外者逆，出入相半者，难痊，故曰证别逆顺者，此也。○热盛生痰，痰盛生惊，惊盛生风，风盛发搐，治搐先于截风，治风先于利惊，治惊先于豁痰，治痰先于解热。其若四证俱有，又当兼施并理，一或有遗，必生他证，故曰治有先后者，此也。《直指》。○凡搐，痰因气郁，气顺则痰化，而搐自止，先以苏合香元方见气门，以薄荷汤入姜汁化下，或星香散。方见下。《入门》。

惊搐之证有五

惊搐一也，而有晨夕之分，表里之异。身热力大者为急惊，身冷力小者为慢惊，仆地作声醒时吐沫者为痫，头目仰视者为天吊，角弓反张者为痓，治各不同也。○因潮热变为搐，在早晨寅卯辰时者，肝旺也，当补肾治肝，补肾地黄元，治肝泻青丸。○因潮热发搐，在巳午未时者，心旺也，当补肝治心，补肝地黄元；治心导赤散、凉惊丸方见下。○因潮热发搐，在申酉戌时者，此肺用事之时也，是肝旺，当补脾益黄散，治肝泻青丸，治心导赤散。盖脾病肝强，法当补脾，恐木贼害，故先泻心肝以挫其强，而后补脾。○因潮热发搐，在亥子丑时者，此肾用事之时也，当补脾治心，补脾益黄散，治心导赤散、凉惊丸。钱乙。

搐搦瘛疭轻重

百日内发搐，真者不过两三次必死，假者频发不为重。真者内生惊痫；假者外伤风冷。盖气血未实，不能胜任，乃发搐也。欲知假者，口中气出热，治之可发散，大青膏主之。方见下。钱乙。○其有搐搦反张，斜视而牙关不紧，口无痰涎者，多是外感或内伤夹惊而成，谓之假搐，非内生惊痫也，宜参苏饮方见寒门、人参羌活散。方见下。《入门》。○搐搦者，手足牵引，一伸一缩，即瘛疭之甚者也。河间。○阎孝忠曰：似搐而不甚搐，此名瘛疭。○凡搐，男左女右为顺，易治；男右女左为逆，难治。○急惊，初则搐搦俱作，久而搐住只搦，有急有缓，但只肩动瘛疭。瘛疭者，候之轻也，搐则盛也，搦又重也。《直小》。

惊搐有声无声

惊痫发搐，男发搐，目左视无声，右视有声；女发搐，目右视无声，左视有声，相胜故也。更有发时证。○又曰：男反右视，女反左视，亦皆有声。钱氏。○男为木，故左视木位无声；右视金位，相击则有声；女为金，故右视金位无声，左视木位有声，相击故也。易老。○一童子三岁发搐，自卯至巳，目右视，大叫哭。钱氏曰：此逆也，男为阳木，发左视无声则顺，右视有声则逆，所以然者，左肝木也，右肺金也，逆则二脏相战，金木相击而有声也，治宜泻强补弱。假令女发搐，目左视，是肺来乘肝，肝不能任，故叫哭也。当泻其肺，后治其心，续治其肝。钱乙。

惊风发搐不可把捉

小儿急惊，方搐时不用惊扰，此不足畏；慢惊虽静，乃危病也。急惊方搐时，但扶持之，不可擒捉，盖风气方盛，恐流入筋脉，或至手足成拘挛也。《纲目》。○小儿搐搦时，切戒把捉手足，握持太急，必半身不遂也。当其搐时，置一竹簟，铺之凉地，使儿卧其上，任其搐，风力行遍经络，势极自止，不至伤人。子和。○一小儿病手足搐搦。戴人曰：心火胜也，勿持捉其手，任其搐搦，此由乳母保护太过所致，乃令净扫地，以水洒之，令极湿卧儿于地上，良久浑身转侧，泥浆皆满，仍以井水洗之，即差。子和。

胎惊痫风

胎惊痫风者，乃孕妇嗜欲忿怒，惊扑或伤风邪，儿初生下，即呕吐搐搦，口眼㖞斜，惊啼声短，腮缩囟开，或颊赤，或面青，噤口咬牙，眼合涎潮，筋骨拘挛，身腰强直，脐腹肿起，与噤口撮口同证。视其眉间气色红赤者生，青黑者死。辰砂膏最妙，猪乳膏、镇惊散二方并见上、太乙散亦佳。《入门》。

辰砂膏 治胎惊痫风及噤口风。辰砂三钱，玄明粉二钱，硼砂、马牙硝各一钱半，全蝎、真珠末各一钱，麝香一字。上为末，油纸封裹，自然成膏，每取一豆许，薄荷汤调下，或乳汁调涂乳头上，令儿吮之。《入门》。

太乙散 治胎惊。天浆子、天南星、白附子、天麻、防风、白茯苓各二钱，全蝎、朱砂各一钱，麝香一字。上为末，每取五分，乳汁化下。《入门》。

急惊风

急惊者，因闻大声或大惊而发搐，过则如故，此无阴也，当下之，宜利惊丸。○急惊者，内有热即生风，或因惊而发，涎潮搐搦，身体与口中气皆热，及其发定，或睡起，即了了如故，用药利下痰热，心神安宁即愈。钱乙。○急惊乃卒然得之，心受惊，肝主风，致筋脉搐搦，肝又主筋，宜通心饮方见上、泻青丸、凉惊元、大青膏。《得效》。○急惊者，因闻不常之声，或遇禽兽之吼，以致牙关紧急，壮热涎潮，窜视反张，搐搦颤动，口中热气，颊赤唇红，大小便黄赤，其脉浮数洪紧。盖由内有实热，外挟风邪，心家受热而积惊，肝家生风而发搐，肝风心火，二脏交争，血乱气并，痰涎壅塞，所以百脉凝滞，关窍不通，风气蕃盛而无所泄，故暴烈也。《直小》。○治法：通关截风，定搐去痰，其热尚作，则当下之，一泄已后，急须和胃镇心。○截风定搐，先与开关散、嚏惊散，次与驱风膏、镇心丸、镇肝丸、钱氏安神丸、镇惊丸、保幼化风丹、灵神膏。痰盛宜抱龙丸、截风丸。镇安心神宜金箔镇心丸、宁心膏。○所谓温惊丸、利惊丸、凉惊丸者，盖虚则温之，实则利之，热则凉之，是谓活法。《直小》。○惊风形证不明，若言阴证则浑身又温，若作阳证则又不大搐，乃阴阳不和，宜用防风温胆汤下大惊元、小惊元。《得效》。○急惊先当定搐，搐由风也，风由热也。搐既已作，方可下热退惊，热若不退，惊亦不散。○急惊，截风定搐为要，风搐既定，次与下热，热去则无风，风散则不搐。《直小》。

利惊丸 治急惊，身热面赤，口中气热，大小便黄赤，宜下用此。黑丑头末五钱，天竺黄、青黛、轻粉各一钱。上为末，蜜丸豌豆大，一岁儿用一丸，薄荷汤化下。钱乙。

温惊丸 治急惊虚证。牛胆南星四两，天竺黄一两，朱砂一钱半，胭脂胚半钱，龙脑五分。上末，牛胆汁和丸，芡实大，砂糖水化下。○一名粉红丸。钱乙。

凉惊丸 治急惊风。黄连一两，草龙胆、防风、青黛各三钱，龙脑五分，牛黄、麝香各一字。上为末，面糊和丸粟米大，每取一二十丸，金银泡汤下。钱乙。

泻青丸 治肝热急惊搐搦。方见五脏。○一名凉肝元，缘肝主风，宜先凉肝而风自退。《得效》。

大青膏 治急惊风，宜用此发散。白附子一钱半，天麻、青黛各一钱，乌蛇肉、蝎梢各半钱，朱砂、天竺黄、麝香各一字。上细末，生蜜和成膏。月内儿粳米大，半岁儿半皂子大，一岁儿一皂子大，以薄荷、竹叶煎汤化下。《得效》。

开关散 治惊风口噤不开。蜈蚣一条炙，白僵蚕、南星炮各一钱，麝香一字，猪牙皂角三锭，略烧存性。上为末，以手点姜汁蘸药少许擦牙，或用物引滴入药三两，点于口中，涎出自开。《得效》。

嚏惊散 治急惊慢惊，昏迷不省。半夏生一钱，皂角半钱。上为末，取豆许，吹入鼻中即醒。《得效》。

驱风膏 治肝风发惊搐及胎风。辰砂、蝎梢、当归、草龙胆、川芎、栀子、大黄、羌活、防风、甘草各一钱。上为末，入麝香少许，砂糖和丸芡实大，每一丸，薄荷、竹叶、蜜汤化下。《丹心》。

镇心丸 治急惊风，安心止惊，散邪凉膈。山药、白茯苓各一两，寒水石、甘草炙七钱半，甜硝白者、朱砂各五钱，人参二钱半，龙脑、麝香各五分。上为末，蜜和，每一两作五十丸，金箔为衣，薄荷汤下一丸。○钱乙。

镇肝丸 治急惊风热。天竺黄、生干地黄、当归、竹叶、草龙胆、川芎、大黄煨、羌活、防风各二钱半。上为末，蜜丸芡实大，每二丸，砂糖水化下。《纲目》。

钱氏安神丸 治急惊风及心热惊啼。麦门冬、马牙硝、白茯苓、山药、寒水石、甘草各五钱，朱砂三钱，龙脑二字。上为末，蜜和两作三十丸，每服一丸，砂糖水化下。《得效》。

镇惊丸 治急惊风，镇惊宁神，退热化痰。牛胆、南星五钱，朱砂三钱半，琥珀、天竺黄、雄黄各三钱，牛黄二钱，真珠一钱，麝香半钱，金箔十片。上为末，面糊和丸梧子大，金箔为衣，薄荷姜蜜汤下五六丸。《正传》。

保幼化风丹 治惊风四证八候，去风痰惊热。南星、半夏、川乌、白附子各一两，郁金五钱。上为末，装入腊月黄牛胆内，阴干百日取出，研为末，每一两，入雄黄、朱砂、硼砂、焰硝各一钱，片脑、麝香各少许，共为末，蜜丸豌豆大，灯心、薄荷汤研化一二丸。《医鉴》。

灵神膏 赤茯神、朱砂各一两，麦门冬五钱，麝香二钱半。右为末，蜜和作小饼子，每一饼，临睡以薄荷汤化下，神效。○一老医，乃三世小儿科，家传只有四五药，愈病无数。如小儿惊搐，多是热证，不宜便用惊风药，只以导赤散方见五脏加防风、竹叶同煎，用二三贴，导去心经邪热，其搐便止，次服灵神膏。《集验》。

抱龙丸 治惊风潮搐，身热昏睡。能下痰热，乃心肺肝药也。牛胆制南星一两，无胆星则只取生者锉炒熟用之，天竺黄五钱，雄黄、朱砂各二钱半，麝香一钱。上为末，煮甘草膏和丸皂荚子大一云芡实大，温水化下。百日内儿一丸作三次服，五岁儿一二丸服。腊雪水煮甘草和药尤佳。钱乙。○抱者保也，龙者肝也，肝为母，心为子，母安则子安，况心藏神，肝藏魂，神魂既定，惊从何生。《丹心》。

截风丸 治惊风痰搐。天麻、白僵蚕、南星炮各二钱，蜈蚣一条，白附子、防风、朱砂、全蝎各一钱，麝香一字。上为末，蜜丸梧子大，每一丸，薄荷汤化下。《入门》。

金箔镇心丸 治惊风，镇安心神。全蝎七个，以薄荷叶包裹慢火炙干，天麻、防风、羌活、牛黄、赤茯苓、犀角、朱砂、麝香、甘草各一钱。上为末，蜜丸皂子大，金箔为衣，每取一二丸，薄荷汤化下。《入门》。

宁心膏 治小儿不定，恍惚不宁，恐畏多哭，睡中惊魇。朱砂二钱，人参、白术、白茯苓、茯神、山药、羌活、甘草各一钱，龙脑、麝香各一字。上为末，蜜丸芡实大，以薄荷汤化下一丸。《丹心》。

防风温胆汤 治惊风消痰，疏风顺气。半夏、枳壳、赤茯苓各五分，陈皮、防风各二分半，人参二分，甘草一分半。上锉，作一贴，入生姜一片，紫苏二叶，煎水调下，大惊元、小惊元服之。《得效》。

大惊元 治惊风，安神定惊，又治心热夜啼。酸枣仁去皮、蚌粉炒、甘草炙各五钱，人参、赤茯苓、白术、朱砂、麦门冬、木香、代赭石醋煮各二钱半，白僵蚕、桔梗尾各一钱二分半，全蝎三个，金银箔各三片。上为末，蜜丸梧子大，金银箔为衣，薄荷汤化下一二丸。〇一名大安神元。《得效》。

小惊元 治惊风。郁金皂角水浸煮，黄连、马牙硝、木香、藿香、草龙胆各二钱半，全蝎三个。右为末，面糊和丸梧子大，以雄黄、朱砂、麝香、金银箔为衣，薄荷汤化下一二丸。《得效》。

急惊风不治证

眼睛翻转，口中出血，两足摆跳，肚腹搐动，摸体寻衣，神昏气促，喷药不下，通关不嚏，心中热痛，忽大叫者，皆不治。《医鉴》。

慢惊风

慢惊者，得于大病之余，吐泻之后，及过服寒凉药，其证眼慢腾腾，或露睛，手足瘛疭，面色青白，浑身四肢冷，默默不声，其脉沉迟，用白术散、益黄散，加防风、冬瓜仁煎服。《得效》。〇慢惊者，因吐泻日久，中气太虚而得，其身冷，口鼻中气寒，大小便青白，昏睡露睛，目上视，手足瘛疭。盖脾虚则生风，风盛则筋急，宜用黄芪

汤、温白丸。《正传》。〇阴证慢惊，自急惊阳证传来，才经吐泻，便是慢惊。男子以泻得之为重，女子以吐得之为重。〇慢惊者，眼半开半合，似睡不睡，十指或开或合，似搐不搐，口眼手足有时牵掣，脉或浮或沉，身或凉或热，或吐或泻，或不吐泻，或食乳或不乳，名半阴半阳合病。因吐泻得者，宜加味术附汤、醒脾散、养乳方，虚风痰多，宜八仙散。〇慢惊纯阴证，宜乌蝎散。阳证尚在，宜蝉蝎散。〇方传慢候，而尚有阳证八候尚在，不必回阳，但与截风调胃，用蝉蝎散、醒脾散。若手足冰冷，方可回阳，用硫黄、附子。如脑麝、银粉、巴、硝辈，一切禁断。《入门》。〇古云：病家怕惊不怕泻，医家怕泻不怕惊。如泄泻不止，且先治泻，若更治风，则惊风愈甚。《直小》。〇泻滑青者，宜防慢惊，盖泻青色者，乃夹惊，木克土也。〇凡儿泻出青色者，由脾土受肝木克胜，而见本质，由其脏之虚寒，黄芪益黄散主之。〇小儿慢惊，或吐利不止，变成虚风搐搦者，非风也，胃气欲绝故也，用来复丹方见寒门五粒，研碎，米饮送下即效。《得效》。〇慢惊宜用温惊丸、神效散、观音散、全蝎观音散、三味天浆子散、补脾汤、保生丹、延生丹、参术半夏汤、防风元、银白散。《诸方》。〇涎盛，宜夺命散、方见下、双金丸、南星饮。《诸方》。

白术散 治吐泻日久不止，津液枯竭，烦渴引饮，欲成慢惊风。葛根二钱，人参、白术、白茯苓、木香、藿香、甘草各一钱。上粗末，每二钱，水煎任意服。〇泄泻加山药、白扁豆、肉豆蔻。已成慢惊，加天麻、细辛、全蝎、白附子。〇惊风泄泻烦渴，皆津液内耗也，不问阴阳，多煎满意，取足饮之，弥多弥好。〇一名钱氏白术散。钱乙。〇一名清宁散。《得效》。

益黄散 治慢惊风。黄芪二钱，人参、陈皮各一钱，白芍药七分，生甘草、炙甘草各五分，白茯苓四分，黄连二分。上粗末，水煎时时服。〇一名黄芪益黄散。凡惊儿泻

青色，大禁凉惊丸。盖风木旺，必克脾土，当先实其土，后泻其木也，当于心经中以甘温补土之源，更于脾土中泻火以甘寒，补金以酸凉，使脾土中金旺火衰，则风木自虚矣。东垣。

黄芪汤 治慢惊风，大便泄青色。黄芪二钱，人参一钱，甘草炙五分。上作一贴，水煎服，加白芍药一钱，尤妙。〇此证风木旺，必克脾土，宜先实其土，后泻其木，是为神治之法。〇一名保元汤。东垣。

温白丸 治慢惊风。白僵蚕炒、白附子、生南星炮各一两，天麻生五钱，全蝎一钱。上为末，面糊和丸绿豆大，生姜、米饮下五七丸至二三十丸。钱乙。

加味术附汤 治吐泻后变成慢惊，或因脏寒洞泄得者。附子炮、白术各一两，肉豆蔻煨二个，木香、甘草炙各五钱。上粗末，每二钱，姜三枣二，水煎服。《入门》。

醒脾散 治脾困昏沉，吐泻不止，渐成慢惊。人参、白术、白茯苓、白附子、白僵蚕、天麻、木香、甘草各五分，全蝎二分半。上粗末，每二钱，姜二枣一，水煎渐渐服，不可顿服。《纲目》。

酿乳方 治慢惊风。人参、木香、藿香、沉香、陈皮、神曲、麦芽各一钱，丁香五分。上锉，作一贴，入姜五片，紫苏五叶，枣三枚，同煎。乳母食后须去乳汁尽，方取服之，即仰卧霎时，次令儿吮数口，不可过饱，如呕定，急宜截风，服八仙散。两日后宜醒脾散。此良法也，如此调理，无不愈者。汤氏。

八仙散 治慢惊虚风。天麻、白附子、白花蛇肉、防风、南星、半夏曲、冬瓜仁、全蝎各二分半，加川乌一分。上锉，作一贴，入姜二枣一，薄荷二叶，同煎服。汤氏。

乌蝎散 治慢惊纯阴证，吐泻不止。四君子汤方见气门加川乌、全蝎、南星各一钱。上锉，入姜三枣二，水煎服之。《入门》。

蝉蝎散 慢惊风阳证尚在，宜用此药。全蝎七个，蝉蜕二十一个，南星一个，甘草二分半。上粗末，每一钱，入姜三片，枣二枚，水煎服。《入门》。

神效散 治慢惊风。〇歌曰：一粒丁香一个蝎，一字辰砂一点血。〇上三味俱为末，男用男左手中指血，女用女右手中指血，蘸药末擦儿唇上，即愈。《纲目》。

观音散 治脾困多泻，不思乳食，精神昏困，四肢冷欲成慢惊。人参一钱，莲肉、神曲各二分，白茯苓一分半，白术、黄芪、木香、白扁豆、甘草各一分。上锉，入姜二枣一，藿香三叶，同煎服。《入门》。

全蝎观音散 治吐泻后成慢惊风，亦治慢脾风。即前方加羌活、防风、天麻、全蝎也。《入门》。

三味天浆子散 治慢惊风。天浆子、白僵蚕、全蝎各三枚。上为末，每一字，薄荷汤调下。《直小》。

补脾汤 治慢惊风。白术一钱三分，白芍药酒炒一钱，白茯苓、半夏各七分，陈皮、黄芪蜜水炒、人参、当归、川芎、肉豆蔻煨、干葛、神曲炒各五分，黄连炒、甘草炙各三分。上锉，作一贴，水煎稍稍服。《医鉴》。

保生丹 治慢惊风。朱砂、天麻、白附子炮、白僵蚕炒、全蝎微炒各二钱，干姜炮、牛黄、麝香各一钱。上为末，蜜丸麻子大，薄荷汤下三丸。《直小》。

延生丹 治同上。南星炮二钱半，朱砂、牛黄、羌活各一钱二分半，麝香六分半，蝎梢七枚，白僵蚕三枚。上为末，枣肉和丸绿豆大，薄荷汤化两丸服之。《直小》。

参术半夏汤 治慢惊风，子母俱服。人参、白术各二钱，半夏、天麻各七分，白茯苓、陈皮各五分，细辛、薄荷、甘草各二分，全蝎炒一枚。上锉，作一贴，姜三，水煎服。《正传》。

防风元 治慢惊风。天麻、防风、人参各五钱，全蝎、白僵蚕、甘草各二钱半，朱

砂、雄黄各一钱七分半。上为末，蜜丸芡实
大，人参汤或冬瓜仁汤化下。《得效》。

银白散 治慢惊风，祛风助胃。莲肉、
白扁豆、白茯苓各二钱，白附子炮、人参、
天麻、全蝎炒、木香、藿香、甘草炒各一
钱，陈米炒三钱。上粗末，每二钱，入姜二
片，冬瓜仁七粒，同煎服。《得效》。

南星饮 治慢惊脾困涎盛，不思乳食。
大南星一个炒，赤冬瓜仁、白扁豆姜汁炒各
三钱。上为末，每二钱，以姜二片，防风少
许，同煎服。《得效》。

双金丸 治吐泻日久，脾胃虚损，手足
厥冷，精神昏塞，多睡露睛，口鼻气冷，欲
成慢惊风。金液丹方见寒门与青州白元子方
见风门等分同研，生姜、米饮调灌之。惟多
服乃效，虽至危者，往往死中得生，十救八
九。沈存中云：金液丹治吐利垂绝，服之得
活，须多服方验。《纲目》。〇一云：金液
丹，真小儿吐泻之妙剂也。《入门》。

惊风治验 一小儿吐泻，诸医以药下
之，至虚变成慢惊，其候昏睡露睛，手足瘛
疭而身冷。钱氏，与瓜蒌汤方见本书，其儿
即开目而身温。其儿不大小便，诸医以药利
之。钱曰：不当利小便，利之必身冷。一二
日果身冷。钱曰：不能食而胃虚，若利大小
便，则脾胃俱虚，当身冷而闭目，即死，今
幸胎气实而难衰也，用益黄散方见五脏、使
君子丸方见本书，四服后果能饮食。后又不
语，诸医作失音治之。钱曰：此因凉药利小
便致脾肾俱虚，今脾已实，肾尚虚，用六味
地黄元，一月而痊，声音如故。钱乙。

慢惊风不治证

慢惊四肢厥冷，吐泻咳嗽，面黯神惨，
胃痛鸦声，两胁动气，口生白疮，发直摇
头，眼睛不转，涎鸣喘噎，头软，大小便不
禁，手足一边牵引者，皆不治。《医鉴》。〇
似搐而不甚搐，似睡而精神慢，四肢与口中
气皆冷，睡中露睛，或胃痛而啼哭如鸦声。
此证已危，盖脾胃虚损故也。《宝鉴》。〇慢

惊欲绝之时，虚痰上攻咽喉，引气呼吸粗
大，脉来浮数，是谓阴盛强阳，错认以为阳
气已复，直与峻药下痰，痰随药下，气随痰
绝，人以医杀咎之。此不识覆灯将绝之候，
虽不下药，亦无生意矣。《直小》。

急慢惊风通治

宜备急丸、牛黄抱龙丸、保命丹、至圣
保命丹、千金散、星香散、朱粉散、夺命
散、探生散。

备急丸 治急慢惊风。五月五日取白颈
蚯蚓不拘多少，去泥焙干为末，加朱砂等
分，糊丸绿豆大，金箔为衣，每一丸，白汤
下。〇一法，取蚯蚓以竹刀中断之，看取急
跳者治急惊，慢跳者治慢惊，各另研烂，和
朱砂末作丸绿豆大，分二器贮之，记而用
之，神妙。《丹心》。

牛黄抱龙丸 治急慢惊风，痰嗽潮搐，
能镇惊安神。牛胆南星一两，天竺黄五钱，
雄黄、辰砂各二钱半，麝香、真珠、琥珀各
一钱，牛黄五分，金箔十片。上细末，水煮
甘草膏和丸芡实大，金箔为衣，每三岁儿服
一丸，五岁二丸，十岁服三五丸，薄荷汤化
下。《医鉴》。〇此方与上镇惊丸同，而钱数
异。《医鉴》。

保命丹 治急慢惊风，尚有阳证者，常
服安神化痰。全蝎十四个，防风、南星、蝉
蜕、白僵蚕、天麻、琥珀各二钱，白附子、
辰砂各一钱，麝香五分，有热加牛黄、片脑
各五分。上为末，粳米饭捣丸皂子大，金箔
为衣，乳汁或薄荷汤化下一丸。《入门》。

千金散 治急慢惊风痰喘，虽至死，但
灌药下咽即活。黄连、天麻、朱砂各四分，
全蝎、白僵蚕各三分，牛胆南星、甘草各二
分，牛黄、龙脑各六厘。上为末，每用五七
厘，薄荷、灯心汤调下。《回春》。

星香散 急慢惊风搐搦，窜视涎潮。南
星炮二钱半，木香、橘红各一钱，全蝎二
个。上锉，作一贴，姜四片，水煎频灌，大
便去涎，即愈。《得效》。

朱粉散 治急慢惊风。○歌曰：一粒朱砂一片雪轻粉也，七个僵蚕三个蝎，不问惊风与慢风，服时须用生人血乳汁也。○上先将蚕、蝎微炒燥，取出待冷，同砂粉研为细末，却以母乳汁调抹于儿口内，立效。《十三方》。

夺命散 大能控风痰，不问急慢惊风，痰塞咽喉，其响如潮，名曰潮涎，百药不能过咽，命在须臾，但用此药入喉，痰则坠下，功有万全，夺天地之造化也。青礞石一两，同焰硝一两入锅内，火煅待硝尽，候礞石如金色，取用。上细末，急惊风身热用薄荷汁入蜜调，微温服，其药自裹痰坠下，从大便出如稠涕胶粘，乃药之功也，次服去风退热截惊等药。慢惊极危者用此药，以青州白元子再研为末，姜汁调，煎如糊，熟蜜调下，其涎即坠入腹，次服蛇、蝎、蜈蚣、川乌等药。○此药治急慢惊利痰之圣药。以器盛水，吐痰水上，以药少许糁之，痰随药而下，须用木香汤调下。汤氏。○礞石虽利痰，非胃家所好，故以木香佐之，能裹痰从大便出而无粪来，不动脏腑，始知药妙。《入门》。

探生散 治急慢惊风，诸药不效，用此吹鼻，定其死生。雄黄、没药各一钱，乳香五分，麝香一字。上为末，吹少许入鼻，如眼泪鼻涕俱出者，可治。《医鉴》。

至圣保命丹 治急慢惊风及胎惊天吊。南星炮三钱胆星尤佳，白附子、防风、天麻、蝉壳、白僵蚕炒各二钱，麝香半钱，全蝎十四个。上为末，饭丸梧子大，朱砂为衣，每一丸，薄荷汤化下。《直小》。

慢脾风

慢脾风，由慢惊后，吐泻损脾，病传已极，总归虚处，惟脾所受，故曰脾风，若逐风则无风可逐，若疗惊则无惊可疗，但脾间痰涎凝滞，虚热往来，其眼合者乃脾困气乏神迷也。世所谓慢风难疗者是也。《直小》。○若见眼合，即是脾风。○慢惊察视为要，眼睛昏定为重，审视为重，四肢厥冷为重，睛定不眨为重，虽眨不左右顾亦重，汗出如流亦重，口面忽作黔黯色至重，眼在半合半开之间，乃知阴气所盛，传入脏间，阳气已亏，脾经属阴，次第入脾，故言慢脾风候。○慢惊其眼半开半合，则当预作慢脾风调理之。○慢脾风之候，面青额汗，舌短头低，眼合不开，睡中摇头吐舌，频呕腥臭，噤口咬牙，手足微搐而不收，或身冷，或身温而四肢冷，其脉沉微，阴气极盛，胃气极虚，十救一二。盖由慢惊风而传变。宜用黑附汤救之，又生附四君子汤、蝎附散皆可。《直小》。○慢脾风用药，乃不得已也，其危如灯无油，渐见昏灭。钱氏用金液丹与青州白元子各半，研匀，饭饮、薄荷汤下一钱半，此截风回阳也。《直小》。○小儿头虽热，眼珠青白而足冷。○头虽热，或腹胀而足冷。○头虽热，或泻泄而足冷。○头虽热，或呕吐而足冷。○头虽热，或渴而足冷。已上五证作搐者，名曰慢脾风，速与补脾益真汤，加全蝎一枚，或全蝎观音散。方见上。《直小》。

黑附汤 治慢脾风危急者。附子炮三钱，木香一钱半，白附子一钱，甘草炙半钱。上锉，分两贴，入姜五，水煎，以匙灌下，若手足暖而苏省即止。《得效》。

生附四君子汤 治慢脾，助胃回阳。四君子汤料，加生附子末等分。上锉二钱，入姜五片，水煎，以是灌口中，手足暖即止。方见气门。钱氏。

蝎附散 治慢脾风，回阳豁痰。附子炮二钱，南星炮、白附子炮、木香各一钱，全蝎七个。上锉，取一钱，姜五，煎服。《得效》。

补脾益真汤 治慢脾风。丁香、木香、诃子皮、陈皮、厚朴、草果、肉豆蔻、白茯苓、人参、白术、桂枝、半夏、附子炮、甘草炙各二分，全蝎炒一枚。上锉，入姜二枣一，水煎，灌服。服讫，令揉心下，以助药力。《纲目》。

慢脾风不治证

身冷粘汗，直卧如尸，喘嗽头软，背直、口噤、头摇，大小便不禁，唇缩气粗，痰如牵锯之声者，不治。《直小》。○慢脾风，若也一脏绝，即不可用药，如眼无光，指甲黑，四肢垂軃，五体俱冷，并不须下药。《直小》。

天吊惊风

孙真人曰：乘马远行，当沐浴更衣，然后方可近于婴儿，否则多为天吊急惊之疾。钱仲阳曰：步履粪秽之气，无使近于婴儿，令儿急惊风搐也。《类聚》。○天吊亦惊风之证，但天吊发时，头目仰视，惊风则无也。《纲目》。○小儿癥疯不定，翻眼戴睛，状若神祟，头目仰视，手足抽掣，如鱼之上钓，故曰天钓。甚者爪甲亦青，宜服苏合香元。方见气门。○此由乳母过餐热毒，心肺生热，加以外感风邪所致，宜用九龙控涎散、钓藤散，热胜则保命丹，痰盛则抱龙丸。二方并见上。○又有惊风内钓之证，腹痛多啼，面青唇黑，伛偻反张，外肾肿，尿如米泔，眼有红筋血点，乃寒气壅结，宜钓藤膏。《入门》。

九龙控涎散 治天吊。蜈蚣一条酒涂炙，腊茶、雄黄、甘草各二钱，乳香、天竺黄、白矾枯、荆芥穗各一钱，绿豆半生半炒一百粒。上为末，每半钱，人参、薄荷汤调下。《医林》。

钓藤散 治同上。人参、犀角各五分，全蝎、天麻各二分，甘草一分。上锉，水煎服。《入门》。○一名钓藤饮，有钓藤一味。汤氏。

钓藤膏 治惊风内钓。木香、姜黄各二钱，乳香、没药各一钱半，木鳖子肉五个。上为末，蜜调成膏收罐内，以钓藤煎汤，或薄荷汤化下少许。《入门》。

痉痓

痉与痓亦惊风之类。○痓者手足冰冷，痉者举身强直。痉痓本一病，当以阳刚阴柔别之，刚者有汗，柔者无汗，其证肢体强直，腰身反张，甚于风痫，大抵不治。《直小》。○身软时醒者为痫，身反张强直如弓，不时醒者，为痉，十无一生。汤氏。○证候治法，详具风门。

癫痫

惊风三发则为痫，痫者小儿恶病也。大人曰癫，小儿曰痫，其实一也。又曰：十岁以上为癫，十岁以下为痫。《入门》。○惊痫即急惊之证，但惊痫发时仆地作声，醒时吐涎沫，急慢惊则不作声，不吐沫也。《纲目》。○痫者卒然晕倒，目瞪流涎，神气郁勃，四肢搐搦，沉默昏愦，似死似生，其声恶叫，过后惺惺。《直小》。○钱氏方有五痫病关五脏，用五色丸。方见神门。○治法惟以惊、风、食三种，阴阳二证，别而治之。○惊痫者，恐怖积惊而发，啼叫恍惚，宜定魄丸、沉香天麻汤。○风痫者，风邪外袭，先屈手指如数物乃发，宜追风祛痰丸。方见神门。○食痫者，乳食时遇惊停积，或成癖，或大便酸臭，宜紫霜丸。○始也身热，抽掣啼叫，是为阳痫，易治，宜龙脑安神丸、清心滚痰丸。二方并见神门。○始也身无热，手足清冷，不抽掣，不啼叫，是为阴痫，难治，宜五生丸、引神归舍丹。二方并见神门。○因急惊为痫，宜三痫丹。○因慢惊成痫，取来复丹方见寒门，薄荷泡汤化下一二丸，得利即愈。《入门》。○又有胎中受惊成痫，宜烧丹丸。方见神门。○痫病方萌，耳后高骨间必有青纹，纷纷如线，见之急用爪破，须令血出，啼叫尤得气通，易效也。《直小》。

定魄丸 治因惊发痫。人参、琥珀、茯神、远志、朱砂、天麻、石菖蒲、天门冬、酸枣仁、甘草各等分。上为末，蜜丸皂子大，朱砂为衣，每一丸，灯心、薄荷煎汤化下。《入门》。

沉香天麻汤 治小儿因惊成痫发搐，痰涩壅塞，目多白睛，项背强急，喉中有声，神思如痴。羌活五分，独活四分，防风、天麻、半夏、附子炮各三分，沉香、益智、川乌炮各二分，姜屑、当归、甘草各一分半。上锉，作一贴，入姜三片，水煎服。先灸两跷脉各二七壮。《宝鉴》。

紫霜丸 治食痫及腹中有食积痰癖，吐呎乳音显，不呕而吐也。代赭石醋淬七次，赤石脂各一两，巴豆三十粒去皮油，杏仁五十个去皮尖。上先将杏仁泥、巴豆霜入二石末相和，捣千杵，若硬入少蜜，贮密器中，月内儿服麻子大一粒，乳汁化下，百日内服小豆大。○食痫用此取积，并不虚人，凡儿有热不欲饮乳，眠睡不宁，常常惊悸，此皆发痫之渐，即以此药导之，减其盛势则无惊风钓痫之患矣。《入门》。○一方，赭石二钱，巴豆二十一粒去皮油，杏仁二十一个。上末，饭丸粟米大。钱乙。

三痫丹 治急惊为痫。蜈蚣一条，牛胆南星二钱，全蝎、防风、白附子、远志、芦荟、玄胡索、辰砂各一钱，麝香一字，金银箔各三片。上为末，糊丸梧子大，金银箔为衣，每一丸，以薄荷汤化下。钱乙。

疳病

疳者干也，瘦瘁少血也。儿童二十岁以下曰疳，二十岁以上曰劳，皆由气血虚惫，脏腑受伤，故有五脏疳，外有蛔疳、脊疳、脑疳、干疳、疳渴、疳泻、疳痢、肿胀疳、无辜疳、丁奚、哺露，治之各有方。其病多因乳哺失常，肥甘不节，肠胃积滞而得之，故其为证：头皮光急，毛发焦稀，腮缩鼻干，口淡唇白，两眼昏烂，揉鼻挦目，脊耸体重，斗甲咬牙，焦渴自汗，漩白泻酸，肚胀肠鸣，结癖潮热，或身多疮疥，酷嗜瓜果、酸碱、炭米、泥土，多饮水者是也。惟肾疳害人最速，盖肾虚受邪，疳奔上焦，故以走马为喻。初作口臭，次传齿黑龈烂，热血迸出，甚则齿脱，宜急治之，纵得全活，齿不复生矣。《得效》。○疳干、疳渴、疳劳、疳泻、疳痢、疳肿，皆五疳之危证。曰蛔疳、脑疳、脊疳、无辜疳、丁奚疳、哺露疳，皆五疳死证。所以然者，五脏俱病故也。《入门》。○大抵疳病，当辨冷热肥瘦，其初病者为肥热疳，久病者为瘦冷疳，冷热交作者为冷热疳，当分治之。钱乙。○疳病因多食肥甘所致，故命名曰疳。《正传》。○凡儿大便色白，小便浊如米泔，此疳病也。《回春》。○诸疳皆依本脏补其母，假令日中发潮热，是心虚热也，肝为心母，法当先补肝母，肝实而后泻心，心得母气则内平，而潮热自愈矣。钱乙。

五脏疳

一曰肝疳，其证摇头揉目，白膜遮睛，合面而卧，肉色青黄，发立筋青，腹中积聚，下痢频多，转甚羸瘦。又曰：肝疳一名风疳，白膜遮睛，或雀目昏暗。○二曰心疳，其证浑身壮热，吐利无常，颊赤面黄，口舌生疮，痢久不痊，多下脓血，有时虚惊。又曰：心疳一名惊疳，苦要惊啼，常吃水。○三曰脾疳，其证腹多青筋，乳食不多，心腹胀满，面色萎黄，骨立毛焦，乳食不消，好吃泥土，痢多酸臭。又曰：脾疳亦曰食疳，面黄腹大，好食泥土，身有疮疥。○四曰肺疳，其证咳嗽气逆，皮毛干焦，揉鼻咬甲，壮热憎寒，口鼻生疮，频频泄利，粪中米出，皮上粟生。又曰：肺疳亦曰气疳，咳嗽气急，口鼻生疮。○五曰肾疳，其证肌肉消瘦，齿龈生疮，寒热时作，脑热如火，脚冷如冰，乳食减少，泻痢频作。又曰：肾疳又名急疳，言五疳中惟肾疳为最急，即走马牙疳也，亦曰骨疳，喜卧冷地。○五疳通用五疳保童元、疳积饼、消疳丸。○心疳舌干，肝疳啼干，脾疳口干，肺疳声干，肾疳尿干，通用连胆丸。《入门》。

五疳保童元 治五脏疳。黄连、白鳝头无则芜荑代之、草龙胆、五倍子、青皮、夜明砂炒、苦楝根、雄黄、麝香、青黛、天浆子、熊胆、芦荟、胡黄连各二钱半，蟾头一枚炙黄色。上为末，饭丸麻子大，一岁儿米饮下一二丸。《局方》。

疳积饼 治五疳诸积。使君子肉一两，白术、黄连各三钱，青皮、陈皮、山楂肉、神曲炒、麦芽炒、三棱煨、蓬术煨、木香各二钱半，缩砂、槟榔、肉豆蔻、诃子肉、甘草炙各二钱，茴香炒、川楝肉、夜明砂炒各一钱半，干蟾一个。上为末，白面三斤炒黄，以砂糖五两水煮化，和匀得所，印作饼子，每重一钱，每服二三饼，任意嚼吃，米饮送下。《医鉴》。

连胆丸 治五干疳。黄连五钱猪胆汁浸，瓜蒌根、乌梅肉、莲肉、杏仁各二钱。上为末，牛胆汁浸糕，和丸麻子大，每十五丸，乌梅、姜、蜜煎汤下。《入门》。

消疳丸 治五疳。苍术、陈皮、厚朴、枳壳、槟榔、神曲炒、山楂肉、麦芽炒、三棱煨、蓬术煨、缩砂、茯苓、黄连炒、胡黄连、芜荑、使君子、芦荟各等分。上为末，蒸饼和丸弹子大，米饮化下一丸。《回春》。

诸疳

疳有热疳、冷疳、冷热疳、蛔疳、脑疳、脊疳、走马疳、无辜疳、丁奚疳、哺露疳，又有疳渴、疳劳、疳泻、疳痢、疳肿、疳疮洗药。《诸方》。

热疳

疳病初起，脸赤唇焦，潮热如火，大便秘涩者，为热疳，宜胡黄连丸。《入门》。〇热疳黄瘦，雀目夜不见物，或生疮，宜五福化毒丹、《局方》龙胆元。《入门》。

冷疳

疳病久则目肿面黧，腹胀滑泄，或青或白，或如垢腻者，为冷疳，宜至圣丸。《入门》。〇冷疳多渴，好卧冷地，烦躁啼叫，大便滑泄，渐成羸瘦，宜木香丸、使君子丸。疳在内，目肿腹胀，痢色青白无常，渐瘦弱，此冷证也。钱乙。

冷热疳

冷热交互，非新非久，宜消积和胃，滋血调气，用如圣丸。钱乙。

蛔疳

因缺乳，吃粥饭肉食太早，或甘肥过多，化为蛔虫，多啼呕沫，腹痛唇紫。蛔虽食虫，却不可动，动从口鼻出者，难治。凡疳积久，莫不有虫，宜服下虫丸。《入门》。

脑疳

脑疳者，鼻痒，毛发作穗，面黄羸瘦。《圣惠》。〇头皮光急，头发作穗，或有头疮，肿至囟，囟肿则多损眼，项软倒，肥而不瘦。附子生、天南星。上为末，姜汁调，摊贴患处。又鲫鱼胆，滴于鼻中，三五日效。汤氏。〇脑疳，满头饼疮，脑热如火，囟肿囟高，遍身多汗，宜龙胆丸。《入门》。

脊疳

小儿疳积，渐黄瘦，拍背如鼓鸣，脊骨如锯，宜服芦荟丸、露星膏。汤氏。〇脊疳者，虫蚀脊膂，骨如锯齿，拍背如鼓鸣，十指背生疮，频咬爪甲，烦热黄瘦下利，宜芦荟丸。《入门》。

走马疳

肾疳，又名急疳。多因痘后余毒，更加乳食不调，甘味入脾而生虫，上蚀齿龈则口疮出血臭气，甚则齿根溃烂，齿黑脱落。腮有穴者，名曰走马疳，言阳明热气上奔如马然，下蚀肠胃则下痢肛烂。其证脑热肌削，手足如冰，爪黑面黧，甚者天柱骨倒，宜肾气丸方见虚劳加使君子、川楝肉。《入门》。〇走马牙疳，宜用乳香丸、立效散、铜青散、尿白散。《纲目》。

无辜疳

无辜疳者，其候面黄发直，时时壮热，

饮食不生肌肤，积经日月，遂至于死。言天有鸟，名曰无辜，昼伏夜游，儿家洗浣衣褥，露天经宿，或遇此鸟飞过，落羽所污而与儿穿卧，便令有此疾也。又脑后有核，初生软而不觉痛，其中有虫如米粉，不速破去则热气渐长，虫随气血流散，侵蚀脏腑肌肉作疮，或大便泄脓血，渐渐黄瘦，头大发竖，手足细弱，宜用月蟾丸、十全丹、二连丸。《纲目》。

丁奚疳

丁奚者，腹大颈细黄瘦是也。丁者，手足与项极小伶仃也。奚者，腹大也，甚者尻高肉削，脐突胸满，或生谷癥，爱吃生米土炭等物，宜服十全丹、布袋丸。《入门》。

哺露疳

虚热往来，头骨分解，反食吐虫，烦渴呕哕，骨瘦棱层露形。盖丁奚、哺露，皆因脾胃久虚，形体瘦削，亦由胎禀所成，尽皆无辜种类，并难治，大体相似，宜用十全丹、布袋丸。《入门》。

疳渴

疳病，日则烦渴引饮，乳食不进，夜则渴止，宜用连胆丸。《入门》。

疳劳

骨蒸潮热，盗汗咳嗽，泄泻，肚硬如石，面色如银，断不可治，宜连胆丸加虾蟆灰救之。《入门》。

疳泻

身瘦面黄，有疮疥，或食泥土，泻青白黄沫，或如垢腻，或所泻烂如泥，宜至圣丸。《入门》。

疳痢

疳在内则目胞肿，腹胀，痢色无常。钱乙。〇疳痢黄白积，或见五色，下无时度，

渐加瘦瘠，宜使君子丸、木香元。钱乙。

疳肿

小作疳病，虚中有积，身面浮肿，肚腹胀大，宜肥儿丸。胀甚者，宜褐丸子。钱乙。

疳疮

脾疳、肾疳，皆身有疮疥。无辜疳，虫气流散肌肉作疮。肺疳鼻下生疮。〇疳病遍体生疮，乃虫蚀皮肤，宜服芦荟丸、月蟾丸、化䘌丸、猪肚黄连丸、玉蟾散、洗疳疮药。《入门》。

胡黄连丸 治热疳。胡黄连、黄连各五钱，朱砂二钱半。上细末，填入猪胆内，用淡浆水，于砂铫内悬胎煮一饭时许，取出入芦荟、青黛、虾蟆灰各二钱，麝香一分。上为末，饭丸麻子大，米饮下三五丸，至一二十丸。《入门》。

五福化毒丹 治热疳，多生疮疖，及痘疮余毒，口齿出涎血臭气，或雀目夜不见物。玄参一两，桔梗八钱，人参、赤茯苓、马牙硝各五钱，青黛二钱半，甘草一钱，麝香五分，金箔、银箔各八片。上为末，蜜和每两作十二丸，金银箔为衣，一岁儿一丸分四服，薄荷水化下。雀目，陈粟米泔水化下。《丹心》。

龙胆元 治热疳。龙胆草、黄连、青皮、使君子各等分。上为末，猪胆汁和丸萝卜子大，熟水一二十丸。《局方》。

至圣丸 治冷疳。木香、厚朴、使君子、陈皮、肉豆蔻各二钱，丁香、丁香皮各一钱。上为末，神曲糊和丸麻子大，米饮下七丸至十丸、十五丸。《入门》。

木香丸 治冷疳。木香、青黛、槟榔、肉豆蔻各二钱半，麝香一钱半，千金子去皮炒一两，虾蟆晒干烧存性。上为末，蜜丸绿豆大，每三五丸至一二十丸，薄荷汤下。〇一女子得疳疾，百药无效，与此药不数服而愈，后用无不获效。钱乙。

使君子丸 治冷疳。使君子面裹煨去壳一两，厚朴、诃子皮半生半煨、甘草炙各五钱，陈皮去白二钱半。上为末，蜜丸芡实大，每一丸，米饮化下，三岁以下服半丸，乳汁化下。钱乙。

如圣丸 治冷热疳。黄连、胡黄连、芜荑、使君子肉各一两，麝香五分，干虾蟆五个，酒浸煮成膏。上五味为末，和膏丸如麻子大，人参汤下，二三岁儿五七丸。钱乙。

下虫丸 治蛔疳。干虾蟆灰三钱，苦楝根皮、贯众、木香、桃仁、芜荑、槟榔各二钱，鹤虱一钱，轻粉半钱，使君子肉五十个。上为末，糊丸麻子大，每一二十丸，肉汁下。《得效》。

龙胆丸 治脑疳。龙胆草、升麻、苦楝根、防风、赤茯苓、芦荟、油发灰、青黛、黄连各等分。上为末，猪胆汁浸糕和丸麻子大，薄荷、紫苏汤下一二十丸。《入门》。

芦荟丸 治脊疳。龙胆草、黄连、芜荑各一两，先炒芜荑黄色，次入二味同炒赤色。上为末，另入芦荟二钱半和匀，烂饭和丸黍米大，一岁儿十丸，二岁儿二十丸，米饮下。汤氏。

露星膏 治同上。黄芪蜜水炒、胡黄连、地骨皮、柴胡各等分。上为末，蜜丸芡实大，隔宿酒浸露一宿，次日澄去酒，薄荷汤浸服之。汤氏。

乳香丸 治走马牙疳如神。乳香、轻粉、砒霜各五分，麝香小许。上研细，以薄纸一韭菜叶许按过，揉纸少许和丸如黄米大，临卧将药填患处，至明即愈。忌食酱、盐、醋。《纲目》。

立效散 治走马牙疳。青黛、黄柏、白矾枯、五倍子各一钱。上为末，先以米泔漱口糁之。《丹心》。

铜青散 治同上。白芷五钱，铜绿二钱半，马牙硝一钱，麝香一字。上为末，干糁之。《得效》。

尿白散 治走马牙疳。虽遍口齿落唇穿者，亦效。人中白火煅、白矾枯、白梅肉烧

存性各二钱。上为末，先用韭菜根、陈艾煎浓汁，以鸡翎蘸汁刷去腐肉，洗去鲜血，然后敷药，日二三次。《入门》。

月蟾丸 治无辜疳。虾蟆一个，打杀置桶中，以尿浸之，却取粪蛆一杓入内，任蛆食一日夜，取出以布袋系之，于急流水中浸一宿，瓦上焙干，入麝香一字为末，饭丸麻子大，每二十丸，米饮下。一服虚烦退，再服渴止，三服泻住。《入门》。

十全丹 治丁奚、哺露、无辜坏证。陈皮、青皮、蓬术、川芎、五灵脂、白豆蔻、槟榔、芦荟各五钱，木香、使君子、虾蟆灰各三钱。上为末，以猪胆汁浸糕和丸麻子大，米饮下二三十丸。《入门》。

二连丸 治无辜疳。黄连、胡黄连、芜荑、青黛各五钱，干虾蟆一个，酒浸去骨焙。上为末，糊丸粟米大，米饮下二三十丸，日三次服之。《得效》。

布袋丸 治丁奚、哺露、无辜疳。夜明砂、芜荑、使君子各二两，芦荟、人参、白术、白茯苓、甘草各五钱。上为末，汤浸蒸饼和丸弹子大，每一丸用绢袋盛之，次用精猪肉二两同煮，候肉烂熟，提起药挂风前阴干，只用肉和汁，与儿食之，次日依前煮服，药尽为度。《入门》。

褐丸子 治疳肿腹胀。萝卜子一两，黑丑头末半生半炒七钱半，青皮、陈皮、三棱、蓬术、五灵脂、赤茯苓、槟榔各五钱，胡椒二钱半，木香一钱半。上为末，面糊和丸绿豆大，每取十五丸，萝卜煎汤下。治五疳八痢，肌瘦腹大者，如神。《丹心》。

化䘌丸 治肺疳，鼻流臭汁，汁流处随即成疮，名曰疳䘌，宜用此。芜荑、芦荟、青黛、川芎、白芷、胡黄连、黄连、虾蟆灰各等分。上为末，猪胆汁浸糕和丸麻子大，杏仁汤下一二十丸。《入门》。

玉蟾散 治诸般疳疮。干蟾烧灰三钱，黄连二钱，青黛一钱，麝香一字。上为末，先以甘草汤洗后涂之，妙。《医鉴》。

猪肚黄连丸 治疳疮。自孩提至弱冠，

潮热发疮，乃疳气使然，疳虫食其肌肤，肌肤空虚，疳热流注遍身，热疮发歇无已。雄猪肚一具洗净，黄连七两锉。上黄连入猪肚中，线缝密，顿在五升米上，蒸十分烂，取入臼中，入些饭捣千杵，众手丸如绿豆大，米饮下二三十丸，冠者倍之。《得效》。

木香元 治疳痢。黄连三钱，木香、厚朴、缩砂、夜明砂炒各二钱，诃子肉一钱。上末，饭丸麻子大，姜汤下十五丸。《得效》。

洗疳疮药 甘草、黄柏、马鞭草、连根葱、荆芥穗，煎汤温洗后，诃子烧灰，入麝香、轻粉各少许，掺之。《得效》。

诸疳通治药

通治宜用肥儿丸、疳积饼方见上、五疳消食元、消疳丸方见上、十味芦荟丸、五疳保童元方见上。

肥儿丸 凡疳病，以肥儿丸、疳积饼为主。此药消疳化积，磨癖清热，伐肝补脾，进食杀虫。胡黄连五钱，使君子肉四钱半，人参、黄连姜汁炒、神曲炒、麦芽炒、山楂肉各三钱半，白术、白茯苓、甘草炙各三钱，芦荟碗盛，泥裹糠灰火煨透二钱半。上为末，黄米糊和丸绿豆大，米饮下二三十丸。《医鉴》。

五疳消食元 通治诸疳，杀虫退热，磨积进食。使君子、草龙胆、麦芽、陈皮、芜荑、神曲、黄连、山楂肉各等分。上为末，陈米饭和丸黍米大，米饮下二三十丸。《入门》。

十味芦荟丸 治诸疳，杀虫和胃，止泻退热。胡黄连、雷丸、芦荟、芜荑、木香、青黛、鹤虱、黄连各五钱，蝉蜕十个，麝香五分。上为末，猪胆汁浸糕和丸麻子大，米饮下二三十丸。《入门》。

疳眼

小儿疳眼雀目，或盲膜不见物，或流脓，宜煮肝丸、龙胆饮子。《纲目》。

煮肝丸 治疳眼，盲膜不见物。夜明砂、青蛤粉、谷精草各等分。上细末，小儿一钱，七岁以上三钱。猪肝一大片，批开糁药，麻线缚定，米泔半碗煮肝熟，取出肝，汤则倾碗内熏眼，取肝分三次嚼讫，却以肝汤下，一日三服，十日必退。如大人雀目，空心服，至夜便见物。《纲目》。

龙胆饮子 治疳眼流脓神效。青蛤粉、蛇蜕皮、谷精草各五钱，羌活、草龙胆各三钱，麻黄二钱半，黄芩炒、升麻各二钱，郁金、甘草各半钱。上末，每二钱，茶清调下。《纲目》。

诸疳不治证

肝疳，目带青，左胁下硬，多吐沫，眼头黑者，不治。○心疳，耳边有青脉，舌上有焦点者，不治。○脾疳，肚大青筋，唇口无血色，人中平，下痢不止者，不治。○肺疳，咳逆气急，泻白水，身上黑癍者，不治。○肾疳，要吃咸醋，吃水不住，小便如粉汁，齿黑有疮骨出，耳干脑焦，不治。《纲目》。○如五干俱见，身上粟生，色斑黑者，必死。《入门》。○如疳劳、疳泻，面槁色夭，骨露齿张，腹硬不食，皆危笃证也。《得效》。○疳渴，饮水不止，舌黑者死。○疳劳，气促者死。○疳，泻痢脱肛，咳逆者不治。《入门》。

诸热

有肝热、心热、脾热、肺热、肾虚热、潮热、惊热、疳热、变蒸热、疳热惊痘变疳，四热见上、积热见下、胎热、骨蒸热、痰热、疟热、风寒热、壮热、实热、虚热。○面上左腮为肝，右腮为肺，额上为心，鼻为脾，颏为肾。赤色者，热也。随证治之。○身热不饮水者，热在外，身热饮水者，热在内也。○小儿热病，六一散方见暑门妙药也，寒水石散亦佳。○凡热证，疏利后或和解后无虚证，勿温补，热必随生。钱乙。○诸热通用小儿清心丸、天乙丸。《入门》。

肝热

肝热者，手寻衣领，乱捻物，左腮赤，泻青丸方见五脏主之。《入门》。

心热

心热者，口中气温，或合面卧，及眼上窜，额赤摇头咬牙，导赤散方见五脏主之。《入门》。

脾热

脾热者，面黄肚大，怠惰嗜卧，身热饮水，鼻赤色，泻黄散方见五脏主之。《入门》。

肺热

肺热者，咳嗽，寒热壮热，饮水喘闷，上腮赤色，泻白散方见五脏主之。《入门》。

肾热

肾虚热者，下窜畏明，颏赤色，地黄元主见五脏主之。《入门》。

潮热

潮热者，似潮有信，每日应时而发，过时即止，宜用通心饮方见上、甘露饮、梨浆饮。《入门》。

胎热

胎热者，胎中受热，生下而面赤眼闭，大便秘，小便赤黄，不饮乳，宜用生地黄汤及酿乳方，以喂之。汤氏。

骨蒸热

骨蒸热者肌瘦，颊赤口干，潮热盗汗，五心烦躁，宜用地仙散方见火门、生犀散。钱乙。

痰热

痰热者，面赤身热喘咳，胸膈不利，咽喉有痰声，宜抱龙丸。方见上。钱乙。

疟热

疟热者，一日一发，或二三日一发，寒热往来，宜梨浆饮。《入门》。

风寒热

风寒热者，发热不歇，身热，口中气热，呵欠鼻塞，宜人参羌活散。《入门》。

壮热

壮热者，遍身发热，一向热而不已，甚则发惊搐，宜通心饮方见上、人参羌活散。《入门》。

实热

实热者，身热饮水，大小便秘涩，宜清凉饮子。方见火门。《入门》。

虚热

虚热者，身热不饮水，大小便如常，宜服地骨皮散。《入门》。

寒水石散　治小儿诸热，利小肠，去心热，下惊涎。寒水石、滑石各一两，甘草二钱半。上为末，每一钱，暑月冷水调下，寒月温汤调下。《得效》。

甘露饮　治潮热。寒水石、石膏、郁金、薄荷、甘草各等分。上为末，每一钱，薄荷汤调下。《得效》。

梨浆饮　治同上。青蒿童便浸一宿晒干、柴胡、人参、黄芩、前胡、秦艽、甘草各二分，生梨一片，薄荷二叶，生地黄一寸。上锉，作一贴，水煎服。《入门》。

生地黄汤　治胎热。生地黄、赤芍药、川芎、当归、瓜蒌根各一钱半。上锉，作一贴，水煎。乳母食后服以饲乳，并略与小儿服之。汤氏。

酿乳方　治同上。泽泻二钱，生地黄一钱半，猪苓、赤茯苓、茵陈、天花粉、甘草各一钱。上锉，作一贴，乳母食后煎服。《丹心》。

生犀散 治骨蒸热。犀角、地骨皮、赤芍药、柴胡、干葛、甘草各三分。上粗末，入薄荷五叶，水煎服之。《得效》。

人参羌活散 治伤风寒发热。羌活、独活、柴胡、前胡、枳壳、桔梗、人参、赤茯苓、川芎、甘草各二分，天麻、地骨皮各一分。上锉，作一贴，入薄荷三叶，水煎服。《纲目》。

地骨皮散 治虚热。知母、半夏、柴胡、人参、地骨皮、赤茯苓、甘草各三分。上为粗末，入姜三片，水煎服。钱乙。

小儿清心丸 治诸热及惊热烦躁。人参、茯神、防风、朱砂、柴胡各二钱，金箔三十片。上为末，蜜丸梧子大，每一丸，竹沥调下。《直小》。

天乙丸 凡小儿生理，本天一生水之妙。凡治病，以水道通利为捷径，此方清心利小便，所以散火也。凡小儿蕴热，丹毒惊风、痰热变蒸发热之病，用之最当，而呕吐泻利，无不治也。灯心一两六钱，以米粉浆水洗晒干为末，入水澄之，浮者为灯心，取二钱半，入赤茯苓、白茯苓、茯神各一钱七分，滑石、猪苓各二钱半，泽泻三钱。上为末，用人参一两煎膏，和丸如樱桃大，朱砂为衣，金箔裹之，每一丸，以灯心、麦门冬汤，或薄荷汤化下。《入门》。

积癖

食积者，凡小儿失乳，以食饲之，未有食肠，不能克化，致成食积，腹胀瘦弱，痢色无常。东垣。○积证有伤乳伤食而身体热者，惟肚热为甚耳。夜间有热者，伤积之明验也。《永类》。○小儿积证：面黄肿，腹胀，多呕，小便如油，眼睛黄，腹内虚鸣，多睡，赤白痢下，多泻。凡有积滞，须辨虚实。实者可服进食丸、消食丸；虚而有痞瘦者，宜服肥儿丸。方见上。○小儿病癖，由乳食不消，伏在腹中，乍凉乍热，饮水不止，或喘而嗽，与潮热相类，若不早治，必成劳瘠，寒热饮水，胁下有形硬痛，法当用

药渐消磨之，以其有症癖，故令儿不食，脾胃虚而发热，故引饮也。钱乙。○癖块者，僻于两肋；痞结者，否于中脘。皆因乳哺失节，饮食停滞，邪气相搏而成也。《回春》。○乳食积，宜用七圣丸、厚肠丸、白饼子。○癖块，宜用紫霜丸方见上、六味三棱丸、广术化癖丸、千金消癖丸、化癖如神散。○爱吃泥土，宜清胃养脾汤、治吃泥方。《纲目》。

进食丸 消癖积。木香、枳壳、当归、代赭石、朱砂各三钱，巴豆霜一钱，麝香五分。上为末，面糊和丸黍米大。一岁儿取二三丸，米饮吞下。《局方》。

消食丸 治宿食不消，消乳积食积。香附子炒五钱，缩砂、陈皮、三棱、蓬术、神曲、麦芽各二钱半。上为末，神曲糊和丸麻子大，依上法服之。汤氏。○一名消乳丸。《回春》。

七圣丸 治乳食积。三棱、蓬术、川楝子、青皮、陈皮、芫花、杏仁泥各等分。上先用醋浸芫花一宿，炒渐干，次入蓬、棱同炒赤色，又入陈、楝再炒令微焦，取出为末，入杏仁泥和匀，醋糊和丸黍米大。一岁儿常服二丸，临卧温汤送下，使日间所食之物，一夜而化，永无疳疾，能使黄瘦子顿作化生儿。汤氏。

厚肠丸 治乳食积，腹胀瘦弱。枳实、麦芽、神曲末各五分，橘红、半夏、苍术、人参各三分，厚朴、青皮各二分。上为末，面糊和丸麻子大，温水下二三十丸。东垣。

白饼子 腹中有癖则不食，但饮乳，此主之。滑石、轻粉、白附子、南星炮各一钱为末，巴豆二十四粒去皮膜，水一升煮，水尽为度。上研匀，糯米饭和丸如绿豆大，捏作饼子。三岁以下一二饼，三岁以上三五饼，葱白汤下。钱氏。○一名玉饼子，一名白玉饼。《入门》。○人乳味甘恋膈，易于停积，小儿之病，多系于此。此方，南星以豁痰，轻粉、滑石以泻湿热，巴豆去积，所以为妙。《丹心》。

六味三棱丸　治未吃食小儿有癖积者。蓬术、三棱并煨，神曲、麦芽并炒，青皮、陈皮各等分。上为末，面糊和丸绿豆大，白汤下一二十丸。《丹心》。

广术化癖丸　治乳癖食癥。木香五钱，代赭石煅醋淬，当归炒，朱砂研，枳壳炒，蓬术、三棱并炮各二钱半，麝香、巴豆霜各一钱二分半。上为末，面糊和丸麻子大。一岁儿，米饮下二三丸。《丹心》。

千金消癖丸　治小儿癖块。水红花子微炒，神曲炒、麦芽炒各四钱，人参、白术、白茯苓各三钱，使君子、胡黄连、山楂肉、香附子、三棱、蓬术并醋炒各二钱，芦荟、阿魏、青黛、木香、槟榔、厚朴、陈皮、甘草各一钱。上将阿魏研，水和面打糊和丸绿豆大，白汤下三四十丸。《回春》。

化癖如神散　治痞块积聚。蟾酥、黄蜡各二钱，巴豆肉一钱，羚羊角末、牛黄各五分，麝香三分，硇砂、龙脑各一分。上为末，丸如菜子大，每用一丸，以针刺破患处，用药贴上，一伏时揭起，其痞化脓血，出尽而愈。《回春》。

清胃养脾汤　治小儿爱吃泥土，乃脾虚胃热所致。石膏一钱，陈皮、白术、赤茯苓、甘草、黄芩各二分。上锉，作一贴，水煎时时服之。《回春》。

治吃泥方　治小儿吃泥土及瀼肚瀼音让，胀也。腻粉一分，砂糖搜和丸麻子大，空心，米饮下一丸，泻出土即差。《纲目》。○小儿食土，取好土浓煎黄连，取清汁搜和，日干，与服即止，名曰黄金饼。《回春》。

吐泻

小儿吐泻泄黄，伤热乳也；吐泻泄青，伤冷乳也，皆当下，白饼子主之方见上，下后，伤热乳者玉露散，伤冷乳者，益黄散方见五脏服之。《正传》。○初生月内吐泻，宜朱砂丸。后以朱沉煎调之。○初生吐泻，大便色白，停乳也，紫霜丸下后，用香橘饼。○吐泻昏睡露睛者，胃虚热也，宜白术散方

见上、和中散。吐泻昏睡不露睛者，胃实热也，宜益元散方见暑门、玉露散。○暑月吐泻身热，宜玉露散，或五苓散方见寒门、益元散各半调服。○寒月吐泻身冷，宜益黄散方见五脏、理中汤方见寒门。○吐泻有寒痰，半粟散主之。○小儿初生，拭口中秽恶不尽，咽入喉中，故吐不止，宜用木瓜丸。○如吐骤或泻完谷者，伤风甚也。凡伤风多作吐泻者，风木好侵脾土故也，宜大青膏方见上。○吐泻不止危甚者，用烧针丸。○经年吐乳，眼慢，粪秽有筋膜者，乃父母交感时吃乳所致，名曰交精吐奶，宜用益黄散、五疳保童元。方见上。○吐泻久将成慢惊风，宜用和胃丸、双金元。方见上。钱乙。○小儿吐泻，通用助胃膏最妙。汤氏。

玉露散　治暑月吐泻，身热或烦渴。石膏、寒水石各五钱，生甘草一钱。上细末，或半钱，或一钱，温水、凉水任下。钱乙。

朱砂丸　治初生儿吐泻，此因秽恶入胃中所致。朱砂、南星、巴豆霜各等分。上为末，糊丸黍米大，以薄荷汤化下二三丸，后以朱沉煎调之。《入门》。

朱沉煎　朱砂二钱，藿香三钱，滑石五钱，丁香十四粒。上为末，以新汲水一盏，入麻油滴成花，抄药五分在上，须臾坠下，澄去水，别用温水下。○月内生呕，先用朱砂丸下之，次用朱沉煎坠其邪气，使秽物自下而不为呕也。《纲目》。

香橘饼　治初生停乳吐泻。木香、橘皮、青皮各二钱半，厚朴、神曲、麦芽、缩砂各五钱。上为末，蜜丸芡实大，每一丸，以紫苏煎汤，或米饮任下。《入门》。

和中散　和胃，止吐泻，定烦渴。人参、白术、白茯苓、甘草炙、干葛、黄芪、白扁豆炒、藿香各二分半。上粗末，作一贴，入姜五片，枣二枚，水煎服。钱乙。○一方，治腹痛泄泻。厚朴一钱，白术五分，干姜、甘草各三分，水煎服。亦名和中散。《正传》。

半粟散　治吐涎沫或白绿水者。胃冷宜

用此。半夏姜制二钱，陈粟米一钱。上作一贴，入姜十片，水煎服。《正传》。

木瓜丸 治初生吐不止。木瓜、麝香、木香、槟榔、腻粉各一字。上为末，面糊和丸如黍米大，甘草汤下一二丸。《正传》。

烧针丸 治内伤乳食，吐泻不止危甚者。黄丹、朱砂、白矾枯各等分。上为末，枣肉和丸芡实大，每一丸，用针挑于灯焰上，烧存性，乳汁或米饮化下。此药清镇，专主吐泻。《医鉴》。

和胃丸 治吐泻不止，欲生慢惊。丁香、白术各一两，半夏五钱，藿香、蝎尾各一钱。上为末，姜汁糊和丸小豆大，一岁儿十丸，姜汤化下。《纲目》。

助胃膏 治小儿吐泻，和脾胃，进乳食，最妙。山药五钱，人参、白术、白茯苓、陈皮、甘草各二钱半，木香一钱，缩砂二十个，白豆蔻七个，肉豆蔻二个。上为末，蜜丸皂子大。每一丸，米饮化下，或为末，木瓜汤调下一钱。汤氏。

吐泻论证

一五岁儿，吐泻壮热，不思食饮。钱氏见曰：此儿目中黑睛少而白睛多，面色㿠白，必多病。夫面色㿠白者神怯也，黑睛小者肾虚也，黑睛属水，本怯而虚，故多病也。纵长成，必肌肤不壮，不耐寒暑，易虚易实，脾胃亦怯，更不可纵恣酒色，若不保养，不过壮年也。面上常无精神光泽者，如妇人之失血也。今吐利不食壮热者，伤食也。又虚怯不可下，下之虚，入肺则嗽，入心则惊，入脾则泻，入肾则益虚。但以消积丸磨化之，为微有食积也。钱乙。

感冒风寒

贪睡，口中气热，呵欠烦闷者，伤风证也。头目疼痛而畏人畏寒者，伤寒证也。钱乙。头痛，体痛，鼻塞流涕，咳嗽喷嚏，颊赤，眼涩，山根青色，皆伤风寒也。汤氏。○伤风宜用大青膏方见上、雄黄膏。○感冒风寒，通用人参羌活散方见上、参苏饮方见寒门、惺惺散。《纲目》。

雄黄膏 治伤风温，壮热引饮。寒水石五钱，甜硝、甘草末各三钱，龙脑一字，朱砂五分，雄黄小枣大，研萝卜根水，并醋一大盏，煮令尽。上研匀，炼蜜成膏，薄荷汤化下半皂子大。钱乙。

惺惺散 治伤风发热，痰嗽烦渴。人参、白术、白茯苓、桔梗、川芎、白芍药、瓜蒌根、甘草各二分半，细辛、薄荷各一分。上锉，作一贴，姜二，水煎眼。钱乙。

痰涎喘嗽

痰乃风苗，火静则伏于脾，火动则壅于肺，痰火交作则咳嗽喘急，宜泻白散方见五脏合导痰汤方见痰饮煎服。《入门》。○寒嗽宜华盖散，热嗽宜清金降火汤。二方并见咳嗽。○脾肺母子也，二脏俱虚则生顽涎，顽涎者脾肺所出也。涎则流溢在于咽喉，如水鸡之声，喘嗽烦闷，宜抱龙丸、夺命散。二方见上。○马脾风，宜用马脾风散、牛黄夺命散、保命丹。方见上。入门

马脾风散 治寒邪入肺，寒郁为热，痰喘上气，肺胀鼽齁，若不速治，立见危亡。辰砂二钱半，甘遂一钱半，轻粉五分。上为末，每取一字，以温浆水少许，上滴香油一点，抄药在油花上，待沉下，却去浆水灌之，神效。《入门》。

牛黄夺命散 治小儿肺胀，胸满喘粗气急，两胁扇动，两鼻窍张，痰涎潮塞，闷乱喘喝，死在朝夕。白丑半生半熟，黑丑半生半熟，取头末各五钱，大黄一两，槟榔二钱半，木香一钱半。上为末，入轻粉一字和匀，每取一钱或二钱，蜜水调下，微利为度。《丹心》。○一名一捻金。《医鉴》。

泄痢

小儿疳痢，泻青白黄沫水，痢色变易无常。○疳即膿泻，膿即胀也。其证目胞肿，腹胀，痢色无常，好饮水，渐加瘦瘠。○赤

痢宜黄芩芍药汤，虚滑宜固肠丸。二方并见大便。〇白痢宜益元散方见暑门、温六丸方见大便。〇赤白痢宜黄连阿胶元、六神丸。二方并见大便。〇疳痢腹痛，宜苏感元。方见大便。〇八痢危证：一曰赤痢，二曰白痢，三曰赤白痢，四曰食积痢，五曰惊痢，六曰脾虚痢，七曰时行痢，八曰疳痢，通宜小驻车元、真人养脏汤。二方并见大便。《类聚》。〇小儿痢，谷道不闭，黄汁长流者，不治。《得效》。

一方 治泻痢。五倍子炒黄为末，乌梅肉水浸，和丸弹子大。每一丸，白痢米饮下，赤痢姜汤下，水泻冷水下。《回春》。

腹痛腹胀

小儿腹痛，曲腰干啼无泪，面青白，唇黑肢冷，或大便色青不实，为盘肠内吊，急煎葱汤淋洗其腹，揉葱白熨脐腹间，良久尿自出，其痛立止，续用乳香散。汤氏。〇小儿腹痛，多是乳食所伤，宜用消食散、消积丸。〇面青白，身冷水泻，为冷痛，宜理中汤。〇积痛、食痛、虚痛、虫痛，大同小异，惟虫痛小儿多有之。其证心腹痛，叫哭，倒身扑手，呕吐清水涎沫，面色青黄，时作时止，口唇紫黑色者，是蛔厥也，宜用安虫散、安虫丸。钱乙。〇腹胀者，由脾胃虚气攻作也，宜用拓气丸、消积丸、十全丹。方见上。正传

乳香散 治盘肠内吊腹痛。乳香、没药各少许，细研，另取木香一块，于乳钵内磨水一分，滚数沸，调乳、没末服之，只一服即效。汤氏。

消食散 治食积腹痛。白术陈壁土炒二钱半，麦芽、缩砂、山楂肉各一钱，橘红、香附米、神曲、青皮各七分，甘草五分。上为末，每一钱，米饮调下，或锉取二钱，入姜三片，煎服亦可。《医鉴》。

消积丸 治乳食伤积，腹胀气急。丁香、缩砂各十二个，乌梅肉、巴豆肉各三个，使君子肉五个。上为末，饭丸麻子大，

每三丸或五丸，橘皮汤下。《入门》。

安虫散 治虫痛。胡粉炒黄、槟榔、苦楝根、鹤虱、白矾半生半枯各二钱。上为末，每服一字，大儿五分，米饮调下。〇或以米糊和丸麻子大，一岁儿五丸，温浆水入清油打匀送下，名曰安虫丸。

拓气丸 治小儿腹虚胀。胡椒、全蝎各四十九个。上末，面糊和丸粟米大，米饮下五七丸至一二十丸。如腹大者，加萝卜子炒。《正传》。

五软五硬

五软者：头项软，手软，脚软，身软，口软是也。〇头项软者，天柱骨倒也，通用健骨散，外贴生筋散。〇手软者，无力以动也，宜薏苡丸。〇脚软者，行迟也。治法见下。〇身软者，肉少，皮肤自离，或遍身筋软者，鹿茸四斤丸加当归、青盐服之。〇口软者，语迟也治法见下。已上五软，皆禀受不足，或因吐泻，若不治，必成笃疾。《入门》。五硬者：头项硬，手硬，脚硬，身硬，口硬也。硬者，强直冰冷，乃肝受风邪，宜用乌药顺气散。方见风门。《入门》。

健骨散 治头软，头不能正也。项软者，天柱骨倒也。白僵蚕炒为末，每服五分或一钱，薄荷泡酒调下，日三。《纲目》。

生筋散 外贴之。木鳖子三个，蓖麻子三十粒，俱去壳。上研匀，先抱起儿头，摩项上令热，作片贴之。《纲目》。

薏苡丸 治手软。薏苡仁、当归、秦艽、酸枣仁、防风、羌活各五钱。上为末，蜜丸芡实大，荆芥汤化下。《纲目》。

鹿茸四斤丸 治身软，筋骨痿弱。肉苁蓉、牛膝、木瓜、菟丝子、熟地黄、鹿茸、天麻、杜仲、五味子各等分为末，蜜丸梧子大，温酒或米饮下三五十丸。《局方》。〇一名加减四斤元。《纲目》。

解颅

年大小儿，头缝不合如开解，故曰解

颅，此由肾气不成故也。肾主骨髓，而脑为髓海，肾气不成则脑髓不足，故不能合也，凡得此疾者，不过千日。其间亦有数岁者，乃成废人也。汤氏。○生下而囟不合者，肾气不成故也。长必少笑，更有目白睛多，面㿠白色瘦者，多愁少喜也。钱乙。○解颅，即小儿头缝不合也，宜服六味地黄元方见虚劳，或八物汤方见虚劳加酒炒芩、连煎服，外贴三辛散、天南星散，且以头巾裹遮护之，自合，亦良法也。钱乙。

三辛散 治解颅。干姜七钱半，细辛、桂心各五钱。上为末，姜汁和，敷颅上，小儿面赤即愈。《三因》。

天南星散 治同上。大天南星微炮为末，醋调涂绯帛上，贴囟上，炙手频熨，立效。钱氏。

囟填囟陷

囟填者，囟门肿起也。因乳哺失常，或寒热乘脾，其气上冲则囟高而突，又有肝盛，风热交攻，亦致囟填突起，汗出毛发黄而短是也。若寒气上冲则牢硬，热气上冲则柔软，当泻风热，宜用泻青丸。方见五脏。《入门》。○囟陷者，囟门成坑也。因脏腑有热者，渴引水浆，致成泄利，则气血虚弱不能上交脑髓，故囟陷如坑，不得平满，宜用黄狗头骨炙黄为末，鸡子清调敷。《入门》。

语迟行迟

语迟者，五软中口软是也。儿在胎时，母有惊怖，惊气入于心包络，使心神不足，舌本不通，宜服菖蒲丸。钱乙。○小儿诸病后不能言，宜鸡头丸。钱乙。○一小儿五岁不能言，咸以为废人，用六味地黄元方见虚劳加五味子、鹿茸，及补中益气汤方见内伤，将半年始发一二言，至一年始言语如常。《回春》。○行迟者，脚软是也，气血不充，骨髓不满，软弱不能行，或肝肾俱虚，肝主筋，筋弱不能束骨，宜六味地黄元加鹿茸、牛膝、五味子、五加皮，久服之。虎骨

丸亦佳，或用五加皮散。《得效》。○凡小儿行迟、齿迟、解颅、五软、鹤膝、睛白多愁，皆因禀受肾气不足，宜以六味地黄元加鹿茸补之，或用调元散。《回春》。○小儿鹤膝者，由禀受不足，血气不充，故肌肉瘦瘁，骨节呈露如鹤之膝，乃肾虚得之，宜六味地黄元加当归、牛膝、鹿茸久服，仍以大南星炮为末，醋调，烘热贴之，甚良。《回春》。

菖蒲丸 治心气不足，五六岁不能言。石菖蒲、人参、麦门冬、远志、川芎、当归各二钱，乳香、朱砂各一钱。上为末，蜜丸麻子大，米饮下十丸至二十丸，日三服。《入门》。

鸡头丸 治小儿诸病后不能言。雄鸡头炙一个，鸣蝉炙焦三个，大黄煨、甘草炙各一两，当归、川芎、远志、麦门冬各七钱半，木通、黄芪各五钱。上为末，蜜丸绿豆大，空心米饮下五丸，日三四服。钱氏。

虎骨丸 治行迟。虎胫骨、生干地黄、酸枣仁、白茯苓、肉桂、防风、当归、川芎、牛膝、黄芪各等分。上为末，蜜丸麻子大，木瓜汤下五丸或十丸。《得效》。

五加皮散 治三岁不能行。五加皮二钱半，牛膝、木瓜各一钱二分半。上末，每一钱，米饮调下。《得效》。

调元散 治行迟。山药五分，白术、白芍药、熟地黄、当归、川芎、黄芪蜜炒各二分半，人参、白茯苓、茯神各二分，甘草一分半，石菖蒲一分。上锉，作一贴，姜三枣二，水煎服。《回春》。

发不生齿不生

发不生者，因禀受血气不足，不能荣于发，宜服苁蓉元。○齿不生者，由齿者，骨之所终，髓之所养，禀气不足，则髓不能充于骨，故齿久不生，宜服芎黄散。《得效》。○齿久不生，用雄雌散。方见齿门。○长齿生牙，赖雄鼠之骨末。取大老鼠，去肉取脊骨为末，擦牙龈上，日二次效。《本草》。

苁蓉元　当归、生干地黄、肉苁蓉、白芍药各一两，胡粉五钱。上为末，蜜丸黍米大，每十丸，黑豆汤吞下，兼磨化二三十丸，涂擦头上。《得效》。

芎黄散　川芎、生干地黄、当归、山药、白芍药各一两，沉香五钱，甘草三钱。上为末，白汤调服半钱。因将干末，掺擦齿龈上，日二次。《得效》。

龟背龟胸

龟背者，初生不能护背，风入于脊骨，或坐太早，亦致伛偻，背高如龟，多成痼疾，宜服松蕊丹、枳壳丸，且取龟尿，点脊骨节上，即平。○龟胸者，胸高胀满，其状如龟，此肺脏受热所致也，或乳母多食五辛，及酒面过度，或夏月多饮热乳，宜服百合丹。《得效》。○龟胸乃肺热胀满，攻于胸膈而成，宜泻白散方见五脏加片芩、栀子煎服。《正传》。

松蕊丹　治龟背。松花、枳壳、防风、独活各一两，麻黄、大黄、前胡、桂心各五钱。上为末，蜜丸黍米大，粥饮下十丸。《得效》。

枳壳丸　治同上。枳壳、防风、独活、大黄、前胡、当归、麻黄各三钱。上为末，面糊和丸黍米大，米饮吞下一二十丸。《丹心》。○一名龟背丸。《回春》。

百合丹　治龟胸。大黄七钱半，天门冬、杏仁、百合、木通、桑白皮、枳壳、甜葶苈、石膏各五钱。上末，蜜丸绿豆大，白汤下五七丸至十丸。《得效》。○一名龟胸丸。《回春》。

滞颐

小儿滞颐者，口角流涎是也。涎者脾之液，流出积于颐上，此由脾胃虚冷，不能制其津液故也，法当温脾。○《内经》论舌纵涎下，皆属于热，可辨冷热而治之，热涎者，胃火炎上，宜用通心饮方见上；冷涎者，胃虚也，宜用木香半夏丸。《入门》。○

滞颐冷证，宜用温脾丹。汤氏。

木香半夏丸　木香、半夏曲、丁香各五钱，白姜、白术、青皮、陈皮各二钱半。上末，蒸饼和丸麻子大，米汤灌下。《入门》。

温脾丹　半夏曲、丁香各五钱，白术、青皮、干姜各二钱半。上为末，糊丸黍米大，米饮下一二十丸。汤氏。

丹毒

小儿丹毒，乃热毒之气与血相搏，而风乘之，故赤肿。其游走遍身者，又名赤游风，入肾入腹则杀人也。汤氏。○小儿丹毒，百日内发者必死，急急救之。汤氏。○金丝疮，一名红丝疮，其状如线，巨细不一，经谓丹毒是也。《保命》。○丹毒自腹内生出四肢，则易愈，自四肢入腹则难治。《三因》。○毒气入里，腹胀则死。毒气所走之处，截经刺之出血。一云急以细针刺出恶血即消。《入门》。○丹毒，宜服犀角地黄汤方见血门、四顺清凉饮方见火门，外用拔毒散、冰黄散、泥金膏涂之。○又沟渠中小虾，捣敷之。又伏龙肝和鸡子清涂之。又鲤鱼血、鳝鱼血、芭蕉根汁、蓝叶汁、水中苔，涂之皆可。○蜞针，吸出恶血最妙。《诸方》。

拔毒散　治丹毒，游走焮热。寒水石二两三钱，石膏一两，黄柏、甘草各三钱。上为末，水调涂之，芭蕉汁调尤妙。《入门》。

冰黄散　治同上。焰硝、大黄末各五钱。上井水调匀，鸡羽扫涂。《回春》。

泥金膏　治丹毒、热瘰、无名肿毒。蚯蚓粪二分，焰硝一分。上新汲水，浓调敷上。《回春》。

诸疮

小儿初生月里诸疾，乃胎毒之浅者，若一二岁后所生之疾，乃胎毒之深者，宜按法治之。《纲目》。○小儿恶疮，天气温和时，频与澡洗更衣，名曰外宣，亦不须服药。春用柳条、荆芥；夏用枣叶、槐枝；秋用苦参煎汤温洗。汤氏。○一二岁生疮遍身，先服五福化毒丹方见上、犀角地黄汤方见血门，外用父亲热小便，鸡羽蘸洗，青黛末糁之妙。《入门》。○小儿面疮，通面坏烂无全肤，流脓水，百药不效，腊猪脂敷之，神效。白杨木枝烧取沥敷之，亦效。《丹心》。○小儿癞头疮，以防风通圣散方见风门酒制为末，每一钱，水煎服，三十贴见效。又详见诸疮门，可参考。《丹心》。○小儿口中百病及口疮重舌、重腭、喉痹肿塞，宜用牛黄散。《医鉴》。○胎热、血热、风热、诸疮，遍身痒痛，宜用大连翘饮、生料四物汤。《医鉴》。

牛黄散 牛黄、片脑、硼砂各一分，辰砂、雄黄、青黛各二分，黄连、黄柏末各八分，焰硝一钱半。上为末，每少许糁之。《医鉴》。

大连翘饮 治诸疮。甘草四分，柴胡、黄芩、荆芥各三分，连翘、车前子、瞿麦、滑石、恶实、赤芍药、栀子、木通、当归、防风各二分，蝉壳二分半。上锉，作一贴，人竹叶二片，灯心十茎，水煎服。《医鉴》。

生料四物汤 治同上。生地黄、赤芍药、川芎、当归、防风各三分，黄芩、薄荷各二分。上锉，作一贴，水煎服。《得效》。

红丝瘤 一人生子，遍身生红丝瘤，不救，后生三四子皆然。东垣曰：汝肾中伏火，精中多有红丝，以气相传，生子故有此疾，俗名胎瘤是也。令视之，果如其言。遂以滋肾丸数服，泻肾中火邪，忌酒肉辛热之物。其妻以六味地黄元养其阴血，后受胎五月，以黄芩、白术作散与服而生子，前疾不复作矣。东垣。

药毒成淋 一童子，自初生患淋，五七日必一发，发则大痛，下如黍粟者约一杯，然后定。意其父必多服下部药，遗毒在胎留于子之命门而然。以紫雪和黄柏末丸梧子大，晒极干，热汤下百丸。又半日痛大作，连腰腹，乃下如黍粟者一碗许，病减十分之八，又与陈皮一两，桔梗、木通各五钱，作

贴与之，又下如黍粟者一合而安。父得燥热，且能病子，况母得之者乎。书此以证东垣红丝瘤之事。《丹心》。

断乳

小儿二三岁时，欲断乳，宜用画眉膏。《入门》。

画眉膏 山栀子炒黑三个，雄黄、朱砂、轻粉各少许为末，清油调匀，候儿睡着，浓抹画儿两眉上，醒来自不吃乳，未效再画，仍用墨搽乳头。《入门》。

小儿诸病死证

眼上赤脉下贯瞳人。水火困绝。○囟门肿起兼及作坑。心绝。○鼻干黑燥。肺绝。○肚大青筋。脾绝。○目多直视，睹不转睛。五脏俱绝。○指甲黑色。肝绝。○忽作鸦声。脉绝。○虚舌出口。心绝。○啮齿咬人。肾绝。○鱼口气急，啼不作声。肺绝。○蛔虫既出，必是死形。胃绝。○凡病困，汗出如珠不流者，死。○凡儿病，其头毛皆上逆者，死。○唇口干，目皮反，口中气冷，手足四垂，其卧如缚，掌中冷者，皆死。《入门》。○其五硬、五软、五冷、五干，皆恶证也。《直小》。

痘癍疹三证专由胎毒

太古无痘疹，周末秦初乃有之。《入门》。○夫胎在腹中，至六七月则已成形，食母腹中秽液入儿五脏，食至十月，即秽液满胃，至生时，儿口中犹有不洁，产母以手拭净则无疾病。俗以黄连、甘草水，下其脐粪之秽，此亦母不洁，余气人儿脏中，遇风寒邪气相搏而成痘疹也。钱乙。○子在母腹中，十月之间，随母呼吸，呼吸者阳气也，而生动作，滋益精气神，饥渴皆食母血，儿随月长，筋骨皮肉血脉形气俱足，十月降生，口中尚有恶血，啼声一发，随吸而下。此恶血复归命门胞中，僻于一隅，隐伏而不发，直至儿因内伤乳食，湿热之气下陷，合

于肾中，二火交攻，荣气不从，逆于肉理，恶血乃发。诸癍疹皆出于肾水，其疮后聚肉理，归于阳明，故三番癍始见之证，皆足大阳壬膀胱克丙小肠，其始出皆见于面，终归于阳明肉理，热化为脓者也。二火炽盛，反胜寒水，遍身俱出，此皆从足太阳传变中来也。东垣。○癍之为病，皆由子在母腹中时，浸渍食母血秽，蕴而成毒，皆太阴湿土壅滞，君相二火之所作也。海藏。○《内经》曰：诸痛痒疮疡，皆属心火。盖因胎毒藏于命门，遇少阴、少阳司天，君相二火太过，热毒流行之年则发作矣。《正传》。

稀痘方

稀痘方有：服朱砂法、延生第一方、稀痘兔红丸、涤秽免痘汤、独圣丹、百寿散、服梅花方、秘传稀痘汤。《诸方》。

服朱砂法 如米细光明朱砂，水飞为末，每五分，作三次，炼蜜调，量儿大小加减，温水送下，不拘痘出未出，首尾可服，密者可稀，稀者可无，黑陷者可起，痘痈者可消。但性微寒，不可多服。《入门》。○一法，蜜少许，调朱砂末一字用。《得效》。

延生第一方 小儿初生，脐带脱落后，取置新瓦上，用炭火四围烧至烟将尽，放土地上，用瓦盏之类盖之，存性，研为末，预将朱砂透明者，为极细末，水飞过。脐带若有五分重，朱砂用二分五厘，生地黄、当归身，浓煎汁一二蚬壳，调和前两味，抹儿上腭间及乳母乳头上，一日之内用尽，次日大便遗下污秽浊垢之物，终身永无疮疹及诸疾，生一子，得一子，十分妙法也。《医鉴》。

稀痘兔红丸 一名太极丸。腊月初八日，取采生兔一只，取血以荞麦面和之，少加雄黄四五分，候干成饼。凡初生小儿，三日后与绿豆大者二三丸，乳汁送下，一岁儿五丸或七丸，三岁后十五丸，服久则遍身发出红癍，是其验也。有终身不出痘疹者，虽出亦稀。小儿已长，会饮食者，就以兔血啖

之，尤妙。或云不必八日，但腊月兔亦可用，然终不若八日佳。《医鉴》。

涤秽免痘汤 五六月间，取丝瓜小小蔓藤丝阴干，约二两半重，收起。至正月初一日子时，父母只令一人知，将前丝瓜藤煎汤，待温洗儿全身头面上下，以去其胎毒，洗后不生痘也，如出亦轻，只三五颗而已。《医鉴》。

独圣丹 丝瓜近蒂取三寸，连皮子纳于固济砂瓶内，以桑柴火烧存性为末，以如数配入砂糖，捣成饼，时时与儿，吃尽为佳。小儿痘疹，服此则少，或全然只烧蒸三两日不出者，或每遇作热时，即与食之，出痘必少。《医鉴》。○凡痘疹初出或未出时，服此药则多者可少，少者可无，重者可令轻也。又云：入朱砂少许，尤妙。《正传》。

百寿散 初生月内用之，老无疮疹。黄连一两，朱砂一钱。上水煎，先拭去口中涎净，灌下少许，令咽之，却以余药倾盆中，浴儿身令遍。海藏。

服梅花方 服梅花可免出痘。十二月收梅花，不拘多少，阴干为末，炼蜜丸如芡实大，每一丸，好酒化下，念太乙救苦天尊一百遍，妙不可言。《种杏》。

秘传稀痘汤 六月上伏日，采葫芦嫩蔓数十根阴干，遇正月初一日五更，勿令人知，将葫芦蔓安锅内，烧汤一盆，洗未出痘小孩儿浑身头面上下，无处不洗到方可，此后即不出痘。唐人秘传。

痘疮预防法

每遇冬月温暖，恐春发痘，宜预服三豆饮、油饮子。《入门》。○天行痘疹，乡邻有此证。预服之，能活血解毒则不染，宜独圣丹、兔红丸二方并见上、龙凤膏。《医鉴》。

三豆饮 赤小豆、黑豆、绿豆各一升，甘草五钱。上水煮熟，逐日饮汁吃豆，任意服。已染则轻解，未染者服之，过七日永不出。《得效》。

油饮子 小儿阳盛，无阴以制，令头发

竖直，饮食减少，此伏热之兆。乡邻有痘证，取真麻油一升，逐日饮之令尽，则永不出痘。《正传》。

龙凤膏 乌鸡卵一个，地龙细小活者一条。上鸡卵开一小窍，入地龙在内，皮纸糊其窍，饭锅上蒸熟，去地龙与儿食之。每岁立春日食一枚，终身不出痘疹。觉乡邻有此证流行，食一二枚亦效。《正传》。

辨痘证

伤寒、伤食、疮疹，证皆相似。〇伤寒则憎寒壮热，口中气热，呵欠烦闷项急。〇伤食则口热，口中醋气，奶瓣不消，腹中疼痛。〇疮疹则腮赤燥，多喷嚏，悸动，昏倦，四肢冷。〇昏睡喜嚏，悸者，将发疮疹也。〇疮疹候者，面燥腮赤，目胞亦赤，呵欠烦闷，乍凉乍热，咳嗽喷嚏，足梢冷，夜卧惊悸，多睡。钱乙。〇发癍证，呵欠喷嚏，睡中急惊，耳尖冷，眼涩。钱乙。〇痘疮大抵与伤寒相似，发热烦躁，脸赤唇红，身痛头疼，乍寒乍热，喷嚏呵欠．喘嗽痰涎。始发之时，有因感伤风寒而得，有因时气传染而得，有因伤食发热呕吐而得，有因跌扑惊恐畜血而得，或为目窜口噤，惊搐如风之证，或口舌、咽喉、肚腹疼痛，或烦躁狂闷，昏睡谵语，或自汗，或下利，或发热，或不发热，证候多端，卒未易辨，必须以耳冷尻冷验之。盖疮疹属阳，肾脏无证，其耳与尻俱属肾，故肾之所部独冷。又不若视其耳后，有红脉赤缕为之真也。《正传》。〇痘疹证以耳冷、尻冷、足下冷及耳后有红缕赤脉验之，然须见心胸间细点如粟起则为真也。《得效》。

痘疮亦时气之一端

凡伤寒时气，热毒内盛，多发疱疮，其疮大小形如豌豆，故谓之豌豆疮。其色或白或赤，若头作瘭浆戴白脓者，其毒则轻。若紫黑色作根，隐隐在肌肉里者，其毒则重，甚则周匝遍身，五内七窍皆有也。《类聚》。

痘有五般证

五脏各有一证。〇肝脏水疱，色或青。〇肺脏脓疱，色或白。〇心脏癍，其色赤。〇脾脏疹，或如麸糠色。〇归肾变黑，此为五色。凡痘疹一色者善，或二色三色相合而作者凶，第大小不等为好。海藏。〇小儿在胎十月，食五脏秽血，生下则其毒当出，故疮疹之状，皆五脏之液。肝主泪，肺主涕，心主血，脾为裹血。其疱出有五名，肝为水疱，以泪出如水，其色青而小。肺为脓疱，以涕稠浊如脓，其色白而大。心为癍，主血，其色赤而小，次于水疱。脾为疹，其色赤黄而小，涕泪出多，故脓疱、水疱皆大，血荣于内，所出不多，故癍疹皆小。海藏。〇病水疱、脓疱者，涕泪俱少，以液从疮出故也。譬如泡中容水，水去则泡瘦矣。海藏。〇水疱者，俗谓之水痘也。脓疱者，俗谓之痘子也。癍者，俗谓之暗子也。痘之形状最大，水痘次之，癍、暗又次之。疹子最小，隐隐如麻子也。海藏。

痘疮诸证

初热三日，类伤寒初证。〇自初热至报痘，类伤寒六经证。〇六日以后，谓之杂证。〇报痘次至收靥，谓之常证。〇异常，谓之变证。〇水痘、癍疹，谓之类证。〇不治谓之坏证。〇余毒，谓之差证。《入门》。

痘疮治法

凡痘疮治法，或发或泻，或解肌，或化毒，凉血清肺，调其脏腑，平其饮食，谨其禁忌，严其摄养，适其寒温，使出无不快之经，成无不痂之溃，既愈之后，不致遗毒，流汗虚腠，目疾翳膜，疮疖痈瘤，喉闭嗌肿，潮热汗泄，此治法之大略也。海藏。〇痘疮发于肌肉，阳明胃气主之。脾土一温，胃气随畅，决无陷伏之患。〇诸热不可骤去，宜轻解之。盖痘疮无热则不能起发，比之种豆，值天时暄暖则易生。《直指》。〇凡见出迟发慢者，根窠欠红活者，便当忧虑调治，切勿袖手待毙。《正传》。○疮疹惟用温平药治之，不可妄下，及妄攻发受风冷。○疮疹始终未有他证，不可下，当用平和药，频与乳食，不受风冷可也。钱氏。○温平者，非热剂，如荆芥、薄荷、防风、恶实、甘草之类。《活人书》。鼠黏子汤，洁古解毒防风汤，选而用之。方见下。海藏。○恶实、连翘、山楂、甘草，乃痘疮终始必用之药也。《丹心》。○首尾俱不可妄下，但用温凉之剂，兼而济之，解毒和中，安表而已。《正传》。○有大热者，当利小便，宜导赤散、四苓散；有小热者当解毒，宜消毒饮、四圣散。四方见下。钱氏。

痘疮日限

圣疮七日热而发，七日泡而干，又七日则平复如旧矣。《得效》。○除初热三日不算，盖有热发三五日，或十余日故也。自报痘至收靥，首尾一十二日，由间有不守禁戒，以至淹缠，又有气血和者，不及一十二日而愈。《入门》。○痘疮属虚寒者，可延至十数日后方死；属毒盛转紫色者，不过七八日死。盖痘是胎毒，自内出外，二三日方出齐，毒气尚在内，出至六日则当尽发于表，七八九日成脓而结痂矣。若毒气盛不能尽出，过六日毒反内入脏腑，故须于六日以前，急服凉血解毒之药，以驱出之，六日以后医无及矣，故其死最急。若虚弱毒气少者，只是气血不足，不能贯脓成就，故绵延日久而后死矣。《丹心》。○发热三朝，出痘三朝，起胀三朝，贯脓三朝，收靥三朝，自出痘至收靥，要十二日可保平安。《医鉴》。

发热三朝

痘疮亦时气之一端，大抵与伤寒相类。《得效》。○痘疹欲出证：呵欠，喷嚏，耳尖冷，眼涩，睡中急惊，卒暴壮热，肌肤绷急。○又曰：昏睡喜嚏悸者，将发疮疹也。钱乙。○痘疹欲出之时。热动五脏，则五脏

之证俱见。其呵欠烦闷者，肝也；时发惊悸者，心也；乍凉乍热，手足冷者，脾也；面与腮颊赤，咳嗽喷嚏者，肺也；惟肾无候，以在腑下，不能食秽故也。钱乙。○或发惊搐，浑身热甚，一向发热者，是也。《局方》。○发热似伤寒，未辨疑似间，且与升麻葛根汤、参苏饮二方并见寒门、加味败毒散解表。《丹心》。○热盛发惊搐为吉候，用红绵散调加味六一散表之。痰涎壅盛者，薄荷汤化下抱龙丸。方见上。○发热欲出痘作腰痛者，急服神解汤出汗，以痛止为度，免出肾经之痘。○发热之初，急宜表汗，使脏腑胎毒及外感之邪尽从汗散，则痘出稀少，然表药必在红点未见之前也。《医鉴》。○伤寒疮疹疫疠潮热，五日已衰，疑似未辨者，宜用四物解肌汤。五日已里发出即出，五日已外无者，非癍也。○发热三日，未见形迹，宜以生酒涂身上。时时看之，状如蚤痕者，是癍也。《纲目》。

发热时吉凶证 发热时，身无大热，腹痛腰不痛，过三日后才生红点，坚硬碍手者吉，勿药有喜。○发热时，不时发惊者，痘在心经而出也，乃为吉兆。○发热时，一日遍身即生红点，稠密如蚕种样，摸过不碍手者凶。○发热时，腹中大痛，腰如被杖，出痘干燥者凶。○发热时，头面上有一片色如胭脂者凶。已上皆决死。《医鉴》。

加味败毒散 柴胡、前胡、羌活、独活、防风、荆芥、薄荷、枳壳、桔梗、川芎、天麻、地骨皮各三分。上锉，作一贴，宜加紫草、蝉壳、紫苏、麻黄、葱白煎服，表汗之。本方除参、苓，恐助火也。《医鉴》。

红绵散 全蝎、麻黄、荆芥穗、天麻、甘草各五分。上锉，作一贴，更加薄荷、紫草、蝉壳，水煎服。《医鉴》。

加味六一散 治热毒大盛，狂言烦渴，及痘疮红紫黑陷。滑石六两研水飞，甘草细末六钱，辰砂水飞三钱，片脑三分另研别入。上和匀，春秋以灯心煎汤调下，夏月以

新汲水调下，三五岁儿服一钱，十岁服二钱。发热之初，用加味败毒散调下，能解毒稀痘，出痘红紫者亦效。《医鉴》。

神解汤 治发热欲出痘而腰痛者。柴胡一钱半，干葛一钱，麻黄、白茯苓、升麻、防风各八分，甘草五分。上锉，作一贴，水煎服，温覆出汗，不汗再进一服，免出肾经之痘，此法甚奇。《医鉴》。

四物解肌汤 即升麻葛根汤去甘草，代黄芩也。○凡伤寒疮疹，疑似未辨者，以辛凉之剂调之，即此汤也。《纲目》。

出痘三朝

发热一日即出痘者太重，二日即出痘者亦重，微微发热，三日后乃出痘者为轻，四五日身凉乃见痘者尤轻。自出痘一日至二三日方齐，凡痘出至足，谓之出齐。《医鉴》。○痘疮初出，与麻疹、痱疮略相似。若根窠红，顶圆突坚实，扪之碍手者，痘也；若根不红，顶虚软，略有清水，摸过不碍手者，麻疹、痱疮也。《医鉴》。○如发热过三日，疮不出，或不快出，即微发之，用消毒饮、化毒汤、犀角消毒饮。如疮发后不多出，即加药发之如一日二三服，如加药发后不多出，即疮本稀，不可更发也。钱乙。○痘先出者为母，后出者为子孙，母好子孙多则自然有不等者，然亦无害。○出速且密，胸背尤多，此乃毒盛，宜服消毒饮、解毒防风汤，以防后日青干黑陷。○出盛而内外壅热，烦渴谵狂，宜用猪尾膏方见下。○年壮皮厚，痘难快出，宜用透肌汤。○痘出而被风寒复入者，宜用加味四圣散，或快癍散。○头面上忽生三五个或只一个，高大紫黑，俨似疔痘者，名曰飞痘。此最轻，或只此一痘，再不生痘。《入门》。○凡发热一日即见红点，此由毒气太盛，故出速，宜用化毒汤加紫草、红花、蝉壳，凉血解毒。《医鉴》。○凡痘出不快，宜四圣散、加味四圣散、紫草饮，及丝瓜汤之类。《医鉴》。○一发便密如针头，形势重者，合轻其表而凉其内。连

翘升麻汤主之。○疮疹稠密身表热，急与鼠黏子汤，以防后日青干黑陷。《纲目》。○痘出太盛，恐入眼为害，宜消毒饮加酒炒芩、连，外用护眼膏。《入门》。○痘出不快，宜桦皮饮子、胡荽酒。《正传》。

出痘时吉凶证

痘疮始出如粟米大，或如黍米大，或如绿豆大，似水珠光泽明净者吉。○痘一出即变黑者，肾证也，此为恶候，保元汤方见下加紫草、红花救之。○痘出红赤，以手摸过皮软不碍指者，名曰贼痘，过三日变成水疱，甚至紫黑疱，此危证也，保元汤加紫草、蝉壳、红花解之。已成水疱，则保元汤加四苓散方见寒门利之，此妙法也，不然则遍身抓破，赤烂而死。○发热出痘时，头面上有一片色如胭脂者凶。○出痘时，发红癍如锦纹者，六七日后决死，急用化毒汤加红花、黄芩、升麻救之，变黑癍则即死。《医鉴》。

消毒饮 治痘不快出，及胸前稠密，急用三四服快透解毒神效。鼠黏子二钱，荆芥穗一钱，生甘草、防风各五分。上锉，作一贴，水煎服，或加山楂子、酒芩、紫草服，或和犀角磨汁服，尤佳。《医鉴》。

化毒汤 治痘出不快，且令稀少。紫草茸一钱，升麻、甘草各五分。上锉，作一贴，入糯米五十粒同煎服，神效。《得效》。

犀角消毒饮 治痘疹未能快透，或已出热尚未解，急服此药。鼠黏子二钱，荆芥穗、防风、黄芩各一钱，犀角屑、甘草各五分。上锉，作一贴，水煎服。《入门》。

解毒防风汤 凡痘出速且密，或七日后壮热毒盛，气弱声哑，此药主之。防风一钱，地骨皮、黄芪、白芍药、枳壳、荆芥穗、鼠黏子各五分。上锉，作一贴，水煎服。易老。

透肌汤 治痘不快透。紫草、白芍药、升麻各一钱，糯米五十粒。上锉，作一贴，水煎服。《纲目》。

四圣散 治痘疮出不快，及倒靥。紫草茸、木通、枳壳、甘草各等分。上为粗末，每一钱，水煎服。钱乙。○疹痘最要大小分解，钱氏四圣散用木通、枳壳，极好。《纲目》。

加味四圣散 治痘出不快，或陷伏倒靥，一切恶候。紫草茸、木通、木香、黄芪、川芎、人参、甘草各四分，蝉壳二分。上锉，作一贴，入糯米百粒，水煎服，能养而发之。《入门》。

快瘢散 治痘出不快，或被风复入。紫草茸、蝉壳、人参、白芍药各六分，木通三分半，甘草二分半。上锉，水煎服。《入门》。

紫草饮 治痘疮出不快，三四日隐隐将出未出。紫草二两细锉，以百沸汤一大碗沃之，以物盖定，勿令气出，候温，服半合或一合，痘即出。《本草》。○治痘，紫草皆当用茸，有发出之功。今人用根，反利大便，大便泄者勿用。《辨疑》。

丝瓜汤 发痘疹最妙。取丝瓜连皮子烧存性，为末，砂糖温水调下半匙许，或以紫草茸、甘草煎汤调服，尤妙。今人水煎服，亦得。《丹心》。

连翘升麻汤 治疮疹一发便密，如蚕种，或如糠粃，毒盛者。即升麻葛根汤方见寒门加连翘一味也。《正传》。

鼠黏子汤 治痘疹稠密，身表热，急用此以防后患。地骨皮五分，柴胡、连翘、黄芩、黄芪各三分半，鼠黏子、当归身、甘草各二分半。上锉，作一贴，水煎服。东垣

桦皮饮子 治痘不快出。桦皮锉，浓煎汁饮之。《正传》。

胡荽酒 治同上。胡荽茎，锉二两，以清酒二升同煎令沸，便以物盖定，勿泄气，候温去淬，喷一身令遍，勿喷头面，以衣温覆，须臾痘子快出，神效。无茎则用子。《本草》。

又方 治痘出不快。葡萄研酒饮之，又食之尽出。无生则用干者。○蝉壳三七个，水煮取汁服之。《本草》。○山楂子取肉为末，汤点服之。《得效》。

起胀三朝

起胀三朝，毒尽浮于表。盖痘出三日后，当潮起胀，先出者先起，后出者后起，至五六日毒气尽发于表，观痘虚实，变毒浅深，全在此关。○颧上红者终不起胀。颧脸乃一身之主，若颧上先胀者，四肢必顺，颧上不胀，遍体皆不胀。○上体已胀，下体缓慢者无害，下体已胀，上体缓慢者逆。○起体时浆滞不行，顶陷不起，或风寒所克，俱宜水杨汤浴之。方见下。《入门》。○凡起胀时，毒尽在表，须赖里实则无虞，苟略有泻则内气虚脱，毒乘虚内攻而疮陷伏矣，宜用固真汤。方见下。○痘不起胀，灰白顶陷者，虚寒也，宜内托散加丁香，或酒调紫草膏。若紫黑陷伏不起，乃火盛血热，宜紫草汤调四齿散，或独圣散。二方并见下。○起胀时有痘长大而紫黑，名曰痘疔，把住痘疮令不起，失治则死，急用保元汤方见下加鼠黏子、荆芥穗、芩、连并酒炒，外用银簪挑破疔头，令父母吮去恶血，或绵裹指甲，揩去恶血。盖痘破而毒气发泄故也。仍用雄黄末一钱，调胭脂汁令浓，点疔痘上，立见红活。雄黄拔毒，胭脂活血也。《医鉴》。

起胀时吉凶证 五六日，顶尖满起如鼓钉，扪之碍指，光泽明润，肥满红活者吉。○出不快，直待起胀时，陆续出如粟米于痘空隙处，圆净者吉。《入门》。○起胀时根窠全不起，头面红肿如瓠瓜之状者凶。○起胀时，痘顶皆黑，其中有眼如针孔者凶。○起胀时遍身陷伏不起，腹胀不食，气促神昏者凶。《医鉴》。

内托散 活血均气，调胃补虚，内托疮毒，使之尽出，令易收易靥。即痈疽门十宣散加白芍药一味也。《精义》。○若红紫黑陷属热毒者，去桂加紫草、红花、黄芩。若淡白灰黑陷伏属虚寒者，加丁香。当贯脓而不贯脓者，倍参、芪、当归煎熟，入人乳、好酒，温服。《医鉴》。

紫草膏 治痘疹不起胀。白附子、麻黄、紫草茸、甘草各五钱，蟾酥一钱，全蝎二十个，白僵蚕炒八个。上细末，另将紫草一两，锉熬成膏，又用蜜二两，入酒半盏炼过，同紫草膏搅匀，调药末丸如皂角子大，一岁儿半丸，三岁儿一丸。用之红紫黑陷者，紫草汤化下；淡白灰陷者，好酒化，热服。《医鉴》。

又方 治痘不肥绽不起胀。黄狗蝇四五枚，温酒研服，未绽再服。冬月蝇在狗耳内，可取用。海藏。○老桑树内蠹虫二三个，温酒研服，未起再服。烹鼠水，治不起胀。雄鼠大者一枚，去肠肚洗净，以水煮熟取汁服。腊月者尤佳。《俗方》。○母酒能令痘肥胀。取母酒和水猛煮，以杀酒毒，乃服之，亦能补气。《俗方》。○荞麦面能发起痘疹。取细末作粥，和砂糖服。《俗方》。○糯米能解痘毒，令发起。可作粥，和砂糖服。又云极好养胃气。《本草》。○痘不起胀，煮黍穰汁，煮芸薹汁，煮兔皮汁，腊猪肉煮汁，并洗之。《本草》。○胡荽酒喷身，能起胀。方见上。

贯脓三朝

贯脓三日，胃气升也。痘以胃气为本，胃之气升腾，化毒成脓，自肌肉上贯起，渐至顶尖，充满光润者顺。○气血大振，毒浆已满，将欲收敛之时也。○当结脓窠而不结，由血热相薄，毒气内外灌注，必复入心，宜用猪尾膏。方见下。○贯脓时，九窍慎宜封闭，饮食药饵极忌寒凉、疏淡之物，若伤脾胃则清气下陷，不能贯脓也。《入门》。○出痘历七日，当贯脓之时，外若起胀，而中空干燥无脓血者死；若略有清水，根窠红活，犹有生意，用内托散方见上倍人参、黄芪、当归，煎入好酒、人乳各半盏，温服。此贯脓之巧法也。《医鉴》。○九日十日回水之时，元气熏蒸，真阳运化，其水自然消烁，此循环之妙理也。若未曾解毒，则至此时水不能化反归于胃，胃病则不能贯脓

成就，或致吐泻陷伏，宜用定中汤。方见下。《回春》。○痘七日后，壮热毒盛，气弱声哑，宜用解毒防风汤。方见上。

贯脓时吉凶证

浆行，疱里肥满，黄色或苍蜡色，或黄绿色者吉。若色淡者虚也，保元汤方见下加干姜、肉桂、糯米，煎服。○头面先回浆，四肢方才起胀者吉。○贯脓时，或吐泻不食，乳食不化，腹胀声哑，寒战咬牙，痘烂无脓，肌肉黑者凶。《入门》。○贯脓纯是清水，皮白薄如水泡，三四日遍身抓破而死。○贯脓时，遍身抓破，痘中干枯，全无血水，皮白，干如豆壳者凶。《医鉴》。

收靥三朝

收靥三日，浆老痂结，如果熟蒂落，气收血平，光色始敛，自上而下按之坚硬，苍蜡色或黄黑色，或似紫红葡萄色者佳。○当靥不靥，谓之慢。有毒盛不结痂者，猪心龙脑膏最妙方见下。有触秽不收靥者，异功散调四圣散最妙。二方并见下。○寒战咬牙，足膝如冰，耳尻反热，于起胀贯脓收靥时极忌，乃气血虚极，宜保元汤方见下加桂，甚者异功散救之。方见下。《入门》。○痘痂不焦，是内热蒸于外，散漫而行故也，宜宣风散方见下导之，生犀磨汁解之，必着痂矣。钱乙。○当靥不靥，发热蒸蒸，用甘露回天饮，即时热退痘靥。○外溃不结痂，甄陶散糁之。方见下。《回春》。○发脓，窠不肯靥，但调砂糖水与吃，即结痂。《纲目》。○痘疹脓而不焦，此失清凉之气也，如五谷得阳气而成熟，非凉风一至则不能实也，天地严肃之气一加，则万物秀而实矣，与痘疹何异。须察证候而清凉之，则疮必即痂矣。当时清凉饮子下之。猪尾膏、龙脑膏，并佳。海藏。

收靥时吉凶证

痂落，从头上至胸膈手腹腰足，节节缓

缓靥下者吉。〇靥谢后，瘢红者吉。白无血色者，过后亦死，急用消毒饮二贴方见上，后用补气血、养脾胃药预防之。〇阴囊及足上先靥起者凶。《入门》。〇将靥时，其痘一时尽黑，非靥也，火极攻里即凶。《回春》。〇当靥时，遍身臭烂如饼，搭不可近，目中无神者凶。《医鉴》。

甘露回天饮 砂糖屑半盏，入百沸汤一碗，调服。《医鉴》。

通治

痘疮首尾宜保元汤为主治。〇不快出，不起胀，不贯脓，不收靥，通用猪尾膏救之。方见下。〇凡出痘起胀，回浆贯脓，顶陷不起，浆滞不行，俱以水杨汤浴之。方见下。

保元汤 人参二钱，嫩黄芪、甘草各一钱。上锉，作一贴，入姜一片，水煎服。《医鉴》。〇一二日初出，干红少润，此毒尚浅，宜用活血匀气兼解毒之药，加白芍药一钱，当归五分，以活血；加陈皮五分，以匀气；加玄参、鼠黏子各七分，以解毒。〇二三日，根窠虽圆而顶陷者，为气虚弱，血亦难聚，宜加川芎、官桂。〇四五日，根窠虽起，色不光泽，为气弱血盛，宜加白芍药、官桂、糯米。〇五六日，气盈血弱，色昏红紫，宜加木香、当归、川芎。〇六七日，不能成浆，为气血少，寒不能制，宜加官桂、糯米。〇七八日，毒虽化浆而不满，宜加官桂、糯米，发阳助浆。〇八九日，浆不充满，气弱而险，宜加糯米以成浆。〇十一日十二日，血尽浆足，湿润不敛者，内虚也，加白术、白茯苓助其收敛。〇十三、十四、十五日，毒虽尽解，或有杂证相仍，只以此药随证加减，不可用大寒大热之剂，恐致内损之患。《医鉴》。

解毒

疏则无毒，密则有毒。急用凉药解之，虽数十贴不妨，无害眼之患。〇密则毒甚，宜以清凉之剂解之，酒炒芩、连之类是也。酒炒芩、连，能解疮毒。《丹心》。〇痘初出，如胸前稠密，急服消毒饮方见上加山楂子、酒黄芩、紫草茸。〇痘出太多，以犀角地黄汤方见血门、加味犀角消毒饮加山楂子、紫草茸、糯米解之。《丹心》。〇痘毒攻脾，则泄泻浮肿；攻肝，则眼生翳膜；攻肾，则耳痛脓出；攻肺，则咳嗽痰盛。《纲目》。〇初出状如蚊咬，色黑者，毒气与热相薄也，宜用人齿散、猪尾膏。方见下。〇毒郁脏躁，痰盛狂叫，宜四齿散方见下加蝉壳。黑陷惊狂谵妄，宜加味六一散方见上，或紫草、灯心煎汤，磨犀角、玳瑁汁调服，失治则不日声哑而死。〇毒入胃，则腹上痘多青红紫色，外证口角流涎者死。《入门》。〇痘出初如蚊咬，如蚕种或血红一片不分地界，毒气太盛，宜神功散解之。《回春》。〇解痘毒，宜解毒汤、黑散子、三豆饮、丝瓜汤、服朱砂法。三方见上。

加味犀角消毒饮 治痘疹毒气壅遏，未能匀透，及口舌生疮，不能吮乳。鼠黏子一钱二分，甘草五分，防风、升麻各三分，荆芥穗、麦门冬、犀角屑、桔梗各二分。上锉，作一贴，水煎服。《丹心》。

神功散 治痘毒太盛，以此解之，毒气即散，陷者即起。川芎、当归、升麻、甘草各六两。上为粗末，一起取东流水煎三次，每次用水三碗，文武火煎至一碗半，滤下，又煎二次，共药水四碗半听用，又用好朱砂四两，以绢袋悬入瓷罐，加煎药水，封固，水煮尽为度，取出焙干为末，以纸罗过听用，再以引经散，用糯米二三合，以纸包紧，外用黄泥固济，入火炼红，冷定打碎，取米黄色者用之，白色者不用。每服以朱砂一钱，米末一钱，炼蜜二匙，好酒二匙，百沸汤一小钟，共一处调匀，用茶匙喂尽，取效。《医鉴》。

黑子散 解痘毒，初出服此，便消不出。腊月猪粪瓶子盛，瓦片盖口，火煅存性，放冷研细，每二钱，新水调下。《类聚》。

辨痘吉凶

痘者豆也，大小不一无妨，惟欲圆满硬实，不宜虚软陷伏。○痘自顶额上阳位起，且稠者，固凶。然遍身变坏，独顶额上不变则吉。贯脓时变成水疱，惟额上不破者，可治。收靥时败证悉具，惟顶额上未靥如旧者，可生。《入门》。○头粒尖而白，根窠红润，譬如一颗真珠放在胭脂上，故曰生。头粒红紫，地界不分，譬如㾭血猪肝，故曰死。《回春》。○凡痘疹只出一般者善，或二色、三色相合而作者凶，谓痘瘢疹相合也。海藏。○痘脚稀疏，根窠红活，不泻不渴，乳食不减，四肢温和，身无大热。已上六证，并不服药自愈。《正传》。○痘不治证有七：○一者戛齿，痘黑陷，喉中涎喘。○二者憎寒困倦，痘子缩伏。○三者疮作坑，内无脓血，或作黑色疱。○四者痘痈变痒，口臭龈烂牙落。○五者声哑气噎，或咽药腹中鸣。○六者痘初出，半在皮肤，带紫黑色不出。○七者误于疏，转气哑者。○凡痘出，前后心密，及两手心两足心密者，皆不治。○不治证又有五：○一曰痒塌，寒战咬牙，烦躁。○二曰紫黑色，喘喝不宁。○三曰头温足冷，闷乱欲饮。○四曰灰白色顶陷，腹胀喘渴。○五曰目上视，气促，泄泻不止。《纲目》。○不治证又有六：一者初出勇壮，二者出如蚕种，三者随出随没，四者如蚊虫咬，五者倒出，六者饮水如促鼻。《回春》。○鼻燥有黑气，以手扒鼻孔者，必死。《入门》。

辨痘轻重顺逆

轻者作三次出：大小不一，头面稀少，根窠红活，肥满光泽，耳中无，眼中无，脐中无。○重者一齐并出，密如蚕种，稠密无缝，身热腹胀，头温足冷，渴泻不止，耳中有，脐中有。○轻变重者，犯房室，不忌口，先曾渴，饮冷水，饵凉药。○重变轻者，避风寒，常和暖，大便稠，不燥渴，忌生冷，忌外人。《纲目》。○凡出痘收靥，从头至足为顺，从足至头为逆。头脚齐出齐靥者险。○轻者靥出，俱从头至足，痘亦稀。○重者稠密，头上未出未靥，脚上先出先靥。《入门》。○身体温暖者顺，寒凉者逆。○能食，大便实者顺；不能食，大便利者逆。《正传》。○疮疹属阳，出则为顺，故春夏为顺，秋冬为逆。冬月肾旺，又盛寒，故病多归肾变黑。海藏。○痘疹惟肾无候，但见平证，耳凉尻凉为顺；若痘黑陷，耳及尻反热者为逆。○痘黑而忽泻便脓血并痂皮者顺，水谷不消者逆。盖泻出痂皮，根在内，病出而安也。水谷化者，脾实故顺。水谷不化者，脾虚故逆。钱乙。○一发出，便密如针头，如蚕种，如糠秕者重。如浮萍不分个数者逆。○一发便出尽者必重，痘挟疹者半轻半重，疮端黑如针孔者热剧。海藏。

辨痘形色善恶

色者，五脏精华，红黄绿者为佳。黄绿乃脾胃正色，毒将出也。淡红者，毒始出也。鲜红则为血热。初起紫者大热也，全白者气虚也，灰白者血衰而气滞也，黑者毒滞而血干也。○痘色初出淡红，红变白，白变黄者吉。初出鲜红，红变紫，紫变黑者逆。○痘出色不红润者，毒盛壅塞故也，宜用紫草饮方见上，外用芥子末涂脚心。方见下。《入门》。○黑属血热，凉血为主，四物汤方见血门加黄芩、黄连、红花。○白属气虚，补气为主，保元汤方见上去甘草，加紫草。《丹心》。

照灯影法

凡痘，形色虽险，若灯光影与痘根圆晕相为周旋，根窠红活，浆影深厚，则皆可调治。若根窠不红不起，血死不活，浆无影者，虽轻难治。故白日亦必用麻油纸拈照之。眼法神巧，全在于此。《入门》。

辨痘虚实

吐泻少食为里虚，陷伏倒靥、灰白色为

表虚，二证俱见为表里俱虚，并用异功散救之。方见下。〇不吐泻，能食为里实，红活凸绽无汗为表实，凉膈散方见火门加升麻、干葛、紫草、荆芥解之。《纲目》。〇身热无汗为表实，身凉多汗为表虚，便秘能食为里实，吐泻少食为里虚。《入门》。〇表里俱实者，难出易靥，表里俱虚者，易出难靥，表实难出，里虚难靥。《入门》。〇肺主气，气不足则致三证：自汗，声不出，疮顶陷塌，宜保元汤方见上、四君子汤。方见气门。〇心主血，血不足则致三证：灰白色，根窠不红，不光泽，宜芎归汤方见妇人或四物汤方见血门加紫草、红花。《正传》。

辨痘阴阳证

足胫冷，腹虚冷，粪青色，面㿠白，呕乳食，目睛青，脉沉数。已上属阴证，不可服冷药。足胫热，两腮红，大便秘，小便赤. 渴不止，上气急，脉洪数。已上属阳证，不可服热药。《正传》。〇痘疮虚寒，用异功散方见下。实热，用凉膈散方见火门，有起死回生之效。《丹心》。

保护

痘疮，频与乳食，不受风冷可也。〇疮变为倒靥黑陷者，由不慎风冷而不能食，内虚所致也。钱乙。〇痘疮，常令衣服适中，温凉处坐卧。海藏。〇痘疮，宜善加调护，使房室温盎。《正传》。〇痘疮，当谨避风寒，盖内外热蒸，毛孔俱开，易于感袭，一有触冒，诸证随作。且靥落之后，气血大虚，尤当谨于防避也。《医鉴》。

饮食

痘以脾胃为主，自始至终以能食为顺。又曰淡食为佳。〇贯脓时，宜食老鸡补气。收靥时，宜食雄鸭收毒，或精肥猪肉，惟终始忌鱼腥，以助痰滞气故也。〇痘疮忌食生冷、肥腻、盐咸、茶、醋、酒、葱、蒜、鱼、羊肉、猪肝血、柿、枣、饴糖，特忌

鸡、鹅、鸭卵烹食，令儿目盲。《入门》。〇勿食酸辣五辛葱、蒜、姜、韭、薤有毒之物，恐热毒熏肝，生眼中翳障。《纲目》。〇痘疮，首尾切不可饮冷水，少与滚熟水则可。〇自发热至收靥，诸般血肉皆不宜食，盖助火邪滋热毒故也。若脾胃虚弱，则止用鲞鱼，即石首鱼及精猪肉去尽脂肪，淡煮少食，以助滋味。《医鉴》。〇乳母当慎口，不可令饥及受风寒，必变黑归肾难治。海藏。〇婴儿未能服药，则当兼治乳母，令服药酿乳以饲之，俾其气血清和，饮食有节，投以调气通荣之剂，则疮心肥满光泽，无陷伏之忧矣。《正传》。〇乳母食后，须捏去宿乳令尽，乃服药，即仰卧霎时，乃令儿吮其乳汁。《纲目》。

痘疹宜食物　宜食绿豆、赤小豆、黑豆、雄猪肉山猪尤佳、石首鱼、广鱼、鳆鱼、薯蓣、海松子、葡萄、栗子煨之佳、蔓菁、萝卜、菰蕈、软白饭、糯米粥泄泻可食、荞麦面起胀可食、母酒起胀可食、雪糕、砂糖。《俗方》。

禁忌

痘疮，切忌诸般臭秽、煎炒油烟、父母行房、梳头等触犯。未发而触，则毒气入心，闷乱而死。已发而触，则疮痛如割，以至黑烂，切宜深戒。《得效》。〇痘疮，勿亲近狐臭、漏腋、房中淫欲，及妇人月候、醉酒、荤秽、硫黄、蚊药、一切腥臊烧头发等气。《纲目》。〇痘疮最怕秽恶之气，切忌外人及僧道看经往来，盖人之气，闻香则行，闻臭则止故也。〇房内勿烧沉檀、降真、龙脑、麝香，恐燥血。《正传》。〇痘自初至终，父母切忌房事。〇痘疮才落，肌肉尚嫩，不可澡浴太早。《纲目》。

浴法

痘疮因气血虚弱，或为风寒所克，不能起胀成浆贯脓，或枯燥陷伏，俱宜水杨汤浴之。《入门》。〇痘不起胀或陷伏，宜用黍穰

煮汤、胡荽煎汤、云薹煎汤、兔皮毛煎汤、腊猪肉煮汤、马肉煮汤猪马无生肉则干脯亦得，皆可浴。《本草》。

水杨汤 杨柳五斤，春冬用枝，夏秋用叶，洗净捣碎，取长流水一大釜，煎六七沸去渣，将三分之一注盆中，先用保元汤方见上加川芎、桂皮、糯米煎服，乃乘热洗浴良久，以油纸捻点灯照之，累累然有起势，陷处有圆晕红丝，此浆影也，浆必满足，如不满，又如前浴。弱者只浴头面手足，勿浴背。如灯照而无起势，则必添汤久浴，使透彻肌肉，疏通内外，令毒气随暖气而发也。此药升提，开豁万窍，枯者转润，白者转红，陷伏者自起矣。冬寒,则温房内浴之。《入门》。

禳法

痘疮，触犯秽污痒痛者，焚辟秽散熏之，更以胡荽酒方见上化下苏合香元。方见气门。《正传》。○痘儿左右常令有胡荽气，能辟去秽恶之气。《纲目》。○悬胡荽于房中，且以胡荽酒喷床帐及衣被。○常烧苍术、猪蹄甲、乳香，以辟恶气。○秽污毒气入内成黑陷，宜用再苏散。《入门》。

辟秽散 一名祛秽散，亦名辟秽丹。苍术、细辛、甘松、川芎、乳香、降真香。上等分，为粗末，烈火焚之。《正传》。

再苏散 一名再苏丹。明白矾、地龙炒各等分。上为末，每取五分，以小猪尾血一橡斗许，同新汲水调下。《入门》。

痘疮诸证

有声音，咽喉痛，腰腹痛，惊搐，呕吐，泄泻，痰喘，烦渴，腹胀，自汗，痒痛，斑烂，寒战，咬牙，失血，尿涩，便秘，倒靥，黑陷，护眼，灭瘢，凡二十一条。

声音

疮已出而声不变者，形病也；疮未出而声先变者，气病也。《正传》。○声出肺与心，或感风寒，或多啼气噎，不问痘已出未

出，失声者，身温则解毒防风汤，方见上身冷则内托散倍桔梗方见上。○如浆满声哑者，肺气绝也，不治。○痘出不好，声哑者亦死。《入门》。

咽喉痛

痘出咽喉痛。宜消毒饮方见上、如圣饮。《得效》。○咽干涩痛，口烂龈肿，乃心胃热也，宜如圣饮。若水浆不入，宜用紫雪。方见火门。○咽喉有毒，饮食如锯挫喉，水浆不入，或吐出，或常干呕者危，惟贯脓时见此证，二便闭者反吉。○痘毒入脏腑，咽喉闭塞，宜用猪尾膏。方见下。《入门》。○痘生于口舌，疮烂不能吮乳，宜加味犀角消毒饮。方见上。《得效》。

如圣饮 麦门冬、桔梗各一钱，鼠黏子、甘草各五分。上锉，入竹叶三片，同水煎服。《得效》。

腰腹痛

凡发热欲出痘，腰痛，急服神解汤方见上，出汗，以痛止为度，免出肾经之痘。○发热时，腹中大痛，腰如被杖，及出痘干燥者死。《医鉴》。○痘初出，便作腰痛，见紫黑点者多死。《正传》。○痘疮腹痛，多是痘毒，当临证消息。○痘疹必先腹痛，盖痘子先自肠胃中出，然后发于外，宜升麻葛根汤方见寒门、加减红红绵散。方见下。《纲目》。○发热时腹痛或腹胀者，由毒气与外邪相薄，欲出而不得出，宜参苏饮方见寒门去人参、茯苓，加缩砂表之。《医鉴》。○收靥时腹痛，不靥痛在中脘，乃热毒凝滞，瘀血作痛，宜手捻散。《回春》。○痘疹出不透，腹痛，甚或黑陷，宜蝉退汤。《得效》。

手捻散 鼠黏子、白芍药、大黄、桃仁各六分，红花四分，桂枝二分半。上锉，作一贴，水煎服。《回春》。

蝉蜕汤 蝉壳二十一个，甘草一钱半。上锉，水煎服。或为末，每一钱，白汤调下。腹痛立止而出透，神效。《得效》。

惊搐

欲发疮疹，先身热，惊跳搐搦，非惊风，宜服发散药，加减红绵散是也。《丹心》。○痘毒惊搐，心肝热也，泻肝则风自去，宜泻青丸方见五脏。利小便则热不炎，宜导赤散。方见五脏。○先惊后痘者轻，先痘后惊者逆。《入门》。○发热时发惊者，痘在心经而出也，乃为吉兆。《医鉴》。○痘未出先发搐，是兼外邪，宜加减红绵散。如痘发稠密，毒热内炽，或倒靥黑陷，时作搐搦，宜用猪心龙脑膏子。方见黑陷。《正传》。

加减红绵散 麻黄、荆芥穗、全蝎、天麻、薄荷、紫草茸、蝉壳各五分。上锉，作一贴，入葱白一茎，同煎服。《入门》。

呕吐

凡显痘疹，若自吐泻者，不可妄治而多吉，谓邪气上下皆出也。易老。○痘初热，吐泻无妨，痘出后忌之。○吐泻喘渴，蛔虫已出，目直视，大便流肠垢者死。《入门》。○痘出而吐者，毒盛乘火，宜神功散方见上，吐泻并作宜用定中汤。《回春》。○寒甚腹痛，呕逆下利，宜理中汤方见寒门加木香、丁香、肉豆蔻煨。《医鉴》。

定中汤 收敛胃气，止吐泻，神妙。取真正黄色土，不杂沙石者一块，置碗内，以百沸汤泡之，以盖合定，候温。上用两酒盏，和水飞朱砂末五分，水飞雄黄末一钱，少加砂糖温服，二服立止。《回春》。

泄泻

痘出后极忌泄泻，起胀时尤忌。○痘泻，急用保元汤方见上加肉桂、白芍药，煎服。肠滑者，肉豆蔻煨一个，乳香一豆大为末，糯米饮调下。《入门》。○痘出不光泽，不起发，根窠不红，或泻而渴，或腹胀，或气促，是表里俱虚，宜异功散煎水，吞下肉豆蔻丸。○腹胀泻渴，乃胃中津液少也，宜用木香散。《纲目》。○泄泻频多，津液内

耗，血气不荣，其痘虽起发，必不能靥，宜木香散救之。《丹心》。○起胀时泄泻，则内气虚脱，疮必陷伏，宜用固真汤。《医鉴》。

异功散 治痘靥之际，头温足冷，腹胀渴泻，如寒战咬牙，腹胀足冷过膝者，用此救之。木香、当归各三分半，桂皮、白术、白茯苓各三分，陈皮、厚朴、人参、肉豆蔻煨、丁香各二分半，附子炮、半夏各一分半。上锉，作一贴，入姜三枣二，水煎服。○此等证亦多属热，不可不察，有热则不可用。《纲目》。

木香散 治痘疮腹胀渴泻。木香、丁香、桂枝、陈皮、半夏、赤茯苓、人参、诃子皮、大腹皮、前胡、甘草各三分。上锉，作一贴，姜三片，水煎服。○冷证可用，有热则不可用。《纲目》。

肉豆蔻丸 治痘疹泄泻。赤石脂、白矾枯各七钱半，白龙骨、肉豆蔻煨、诃子肉各五钱，木香、缩砂各三钱。上为末，面糊和丸黍米大，温米饮吞下，一岁儿三十丸，三岁儿百丸。《纲目》。

固真汤 治痘疮泄泻。黄芪、人参、白术、白茯苓、白芍药炒、木香、陈皮、诃子皮、肉豆蔻煨、甘草炙各三分。上锉，作一贴，入糯米五十粒，同水煎服。○糯米止泄泻，养胃气，最好。《医鉴》。

痰喘

附咳嗽、咳逆。○痘出后，痰盛喘急，宜人参清膈散、前胡枳壳汤。《纲目》。○痘紫黑陷伏而痰盛，先用抱龙丸方见上降痰。《医鉴》。○痘痰，用白附子、杏仁煎水磨服，切不可用二陈汤方见痰门，燥胃中津液。○贯脓时咳逆，乃胃气上越欲绝故也。以真黄土，鼻边闻之，立止。《回春》。○痘疹咳嗽气喘，乃毒攻肺胀也，胸高声哑者死。○凡无痰而喘急，不得卧者亦死。《入门》。

人参清膈散 白术、黄芪、紫菀、地骨皮、滑石各三分，石膏、桔梗、甘草各二分，人参、黄芩、桑白皮、前胡、当归、白

芍药、知母、赤茯苓各一分。上锉，作一贴，水煎服。《纲目》。

前胡枳壳汤 前胡、枳壳、大黄、赤茯苓、甘草各六分。上锉，作一贴，水煎服。《纲目》。

烦渴

痘疮烦渴，饮水渴转甚者，乃脾胃虚，津液少也，宜木香散。方见上。○一云，胀渴、泻渴、惊悸渴、寒战渴、咬牙渴，亦多属热，不可不察，若误用则祸如反掌。○当靥而不靥，烦渴腹胀泄泻，头温足冷，速与木香散救之。○痘疮烦渴，切不可与冷水吃，亦不宜与蜜水、红柿、西瓜、梨、橘等冷物，若冷毒内攻，腹胀喘闷，寒战咬牙，则难治。《纲目》。○痘疮，首尾不可饮冷水，少与滚熟水则可。若饮水过多，湿损脾胃，则气血凝滞不散，故疮痂迟落而生痛肿也。○痘疮发渴，乃气弱而津液枯竭也，宜保元汤方见上加麦门冬、五味子煎服，若不止，参苓白术散方见内伤加干葛、天花粉、五味子煎服，即止。《医鉴》。○痘渴，宜红花子汤加鼠黏子煎服，虽口中如烟起，即解，切不可用枣汤。若大渴者，定中汤方见上和砂糖服，立止。《回春》。○痘疮烦渴，乃毒火炎上也，宜乌梅汤、甘草汤。○饮水过多而尿少，恐湿渍脾土成痛肿，宜益元散方见暑门渗之。○血虚痘黑，火动发渴者，难治。凡虚证见渴者，皆死。《入门》。

红花子汤 治痘渴及痘不快出。红花子一合，水煎服之。《正传》。

乌梅汤 治同上。黑豆、绿豆各一合，乌梅三个。上水煎服之。《入门》。

甘草汤 治同上。甘草、瓜蒌根各二钱。上锉，水煎服之。《入门》。

腹胀

腹胀由脾胃虚气攻作也。又脾虚则腹胀，饮水多则亦作腹胀。钱乙。○痘疮泄泻，毒陷腹胀。酒调人齿散服之。方见下。《医鉴》。○痘病腹胀有二：伤生冷而胀，宜木香散方见上；毒气内陷而胀，宜人齿散。○腹胀不食，神昏者死。《入门》。

自汗

痘疮初起，自汗不妨，盖湿热熏蒸而起故也。甚者当以参芪止之，防其难靥。《丹心》。○痘出后，切忌汗多，必难贯脓收靥，急用保元汤方见上止之。《入门》。

痒痛

血不荣肌腠所以痒，血和肌润，痒自不作。《丹心》。○手足常摇动者，将发痒也。因食毒物及食盐而痒，四君子汤方见气门加酒炒芩、连、大黄微润之。○痘痒出多，身痛叫唤，及烦躁胀痛，宜小活血散。○痘痒通用蝉蜕汤，痒甚水杨汤浴之。方见上。○又法，盐和百草霜，水拌略炒，烧烟熏之，痒立止。又蜜水调滑石末，鸡羽润疮上，亦止。○痛乃痘之善证，初出时宜参苏饮方见寒门，轻者消毒饮方见上，起胀贯脓时作痛，不妨。《入门》。○凡痘痛，不为外寒所折而痛，则必皮腠厚密，难出为痛。寒折宜参苏饮，肉腠密宜小活血散。○因食毒物作痒，宜蝉退汤方见上、百花膏。《正传》。○痘痒难任，宜糁败草散方见下，荞麦粉亦好。《纲目》。○因虚发痒，遍身抓破，宜内托散方见上去桂，倍白芷、当归、木香。气行血运，其痒自止。《医鉴》。○痘疮烦痛，宜硝胆膏方见下。仍用真黄土细末糁之良。○痘将靥，干硬而痛，宜涂酥油润之，猪脂亦好。海藏。○收靥时遍身发痒，抓破无脓如豆壳者死。《医鉴》。

小活血散 白芍药为细末，每一钱，淡酒调下。《正传》。

百花膏 白蜜，略用汤和，时时以鸡羽刷身上。《正传》。

斑烂

痘毒出盛，表虚难靥，以致肌肉坏烂，名曰斑烂，脓不干作痛，宜败草散，或黄土细末糁之。○暑月痘烂生蛆，以带叶柳枝铺地上卧之，或藉以芭蕉叶。又以水杨汤方见上浴之。《入门》。○痘疮斑烂烦痛，或臭烂深坑不收口，并用硝胆膏。海藏。○痘疮斑烂成片，脓水不干，宜白龙散。《正传》。○秽气冲触，发痒抓破斑烂，宜服内托散方见上，外用祛秽散方见上焚熏。《医鉴》。○擦破周身，不能回水，或痘靥湿烂，淋漓黏淖，并宜甄陶散糁之，最妙。《回春》。○遍身臭烂如饼搭，目中无神者死。《入门》。

败草散 多年盖屋上烂草，晒干细末，糁之。若浑身疮烂则摊于席上，令坐卧其上。此草经霜雪雨露，感天地阴阳之气，善解疮毒。《入门》。

硝胆膏 芒硝为末，调猪胆汁涂之，无芒硝则焰硝亦可。《纲目》。

白龙散 黄牛粪晒干，火煅成灰，取中心白者，绵裹，扑傅之。《正传》。

甄陶散 新瓦研为细末，罗过绢包裹，扑患处。若干痂堆积，内有窨脓，以鸭卵清调敷。《回春》。

寒战

痘疮黑陷必寒战，盖黑者归肾水，恶证也。肾旺胜脾，土不克水，故脾虚寒战则难治。钱乙。○七日前寒战者表虚也，咬牙者内虚也。七日后寒战者气虚也，咬牙者血虚也。气虚用保元汤方见上加桂，血虚用保元汤加川芎、当归。《医鉴》。○当靥不靥，泄泻寒战，此属虚寒，宜异功散。方见上。《医鉴》。

咬牙

上下齿相磨切有声，谓之龂齿，即咬牙也，亦曰戛齿。《类聚》。○《伤寒论》曰：热极口噤咬牙，以大承气汤方见寒门下之，此热入胃腑也。钱仲阳曰：痘黑陷，口噤咬牙，以百祥丸下之，此毒入肾脏也。然则咬牙一证，乃热毒入脏腑也。百祥丸治戛齿，甚妙，然太峻，宜代以加味宣风散。二方见下。《纲目》。

失血

痘疹热盛吐衄，便尿失血，并宜犀角地黄汤。方见血门。○出痘时，口鼻及耳血不止者死，吐利不止，二便下血者亦死。《医鉴》。○痘烂烦痛，小便涩而下血者，中坏也，不治。海藏。○起胀贯脓时，便血而痘坏无脓者死，又九窍流血者，亦死。《入门》。

尿涩

痘疹小便涩者，宜导赤散。方见五脏。海藏○痘毒内郁，当消息大小便如何，如小便涩，则通小便，宜大连翘饮方见上。大便秘，则通大便，宜四顺清凉饮。方见火门。《丹心》。○痘疮不快烦躁，咬牙尿涩，宜用人参蝉蜕散、紫草木通汤。《纲目》。

人参蝉蜕散 人参、蝉壳、木通、白芍药、赤茯苓、紫草茸、甘草各五分。上锉，作一贴，水煎服。《纲目》。

紫草木通汤 紫草茸、木通、人参、赤茯苓、糯米各四分，甘草二分。上锉，水煎服。《入门》。

便秘

痘疹用药，固有权度，大小二便不可不通，一有秘结，则肠胃壅遏，脉结气滞，毒气无从发泄，目闭声哑，肌肉黧黑，不旋踵而变矣。《正传》。○大便二日一便者为顺，三四日不便为秘，一日三四便为利。《入门》。○钱氏虽云疮疹始终不可下，若有里证及大便结者，安得不下？当归丸、枣变百祥丸方见下、四顺清凉饮方见火门，选而用之。海藏。○痘热壅盛，便闭不通，蜜皂丸导之，或用油酱法润之。《医鉴》。○四五日不大便，可用肥嫩猪肉，白水煮熟与儿食之，令脏腑滋润，大便自通，疮痂亦易落，最妙。《丹心》。

当归丸 治痘疮大便秘结。当归五钱，甘草二钱半，黄连、大黄各一钱半。上各为末，先将当归熬膏了，乃入三味末，和匀作丸绿豆大，米饮吞下五七丸，渐加服，以利为度。海藏。

蜜皂丸 蜜二三两，熬如饴糖，入皂角末二钱和匀，捻作小铤子纳谷道中，今用熬蜜入猪胆汁、皂角末，和匀作锭用之，尤速效。《医鉴》。

油酱法 治大便久不通。香油、清酱各一合，搅令十分和匀，以小竹筒插入肛门内，取油酱灌入竹筒内，令人吹之，令渐入，或以物推入肛内，即通。《俗方》。

倒黡

痘形陷伏倒黡者，自其内伤，气虚而不能起发，谓之陷伏，当温中托里，宜内托散、保元汤二方见上。自其外感及触秽而言，谓之倒黡，当温散寒邪，宜调解散。若触秽则辟秽散方见上熏解之。○当出不出，当胀不胀，当贯不贯，当黡不黡，均谓之陷伏倒黡。○痘出或为风冷所折，致水硬，宜调解散。《入门》。○痘白色，将黡时如豆壳者，因初起时饮水多，其黡不齐，俗呼为倒黡，但服实表之剂，宜保元汤。方见上。《丹心》。○痘出不快及倒黡，宜四圣散、加味四圣散。二方见上。钱氏。

调解散 青皮、陈皮、桔梗、枳壳、当归、紫苏叶、半夏、川芎、紫草茸、木通、干葛、甘草各三分，人参一分半。上锉，作一贴，入姜三枣二，水煎服。《入门》。

水杨汤 治陷伏倒黡不起，浴之神效。方见上。

黑陷

痘变不过陷伏、倒黡、黑陷、斑烂四者，而黑陷最危，可不究诸。○痘黑陷，毒气入里，心神昏闷，宜猪尾膏。○痘疮黑陷，毒郁烦躁，痰盛狂叫，宜四齿散。○触犯秽污，毒入内黑陷者，服再苏散、焚避秽散。二方见上。《入门》。○痘疹重者，十活四五，黑者十难救一。其候寒战咬牙，或身黄肿紫，急以百祥丸或枣变百祥丸下之。身热气温，欲饮水者可治。如恶寒不友，身冷出汗，耳尻反热者死。盖脾能胜肾，故身热欲饮水。脾不胜肾，故恶寒身冷，肾主黑陷故也。○未绽，一齐黑者，为黑陷；已绽，而不齐黑者，为将黡。钱乙。○青干黑陷，身不大热，大小便涩，则是热在内也，宜用宣风散、加味宣风散。海藏。○痘疮初出光壮，忽然黑陷，心烦狂躁，气喘妄语，或见鬼神，不速治则毒入脏，必死，宜回生散、龙脑膏子。《纲目》。○痘疮黑陷，宜加味四圣散，更以胡荽酒喷其身二方见上。若未效，则用独圣散，甚则宜加味宣风散。《丹心》。○痘黑倒陷，猪尾膏、龙脑膏子、无比散，无不验。《活人》。○痘黑陷，危恶至死，宜四粪散。海藏。○黑陷，狂躁烦渴，热毒太盛，宜加味六一散。方见上。《医鉴》。痘焦干黑陷，身热如火，宜用二角饮。《种杏》。○黑陷发搐，目直喘急，宜用周天散。《入门》。○痘疮倒黡黑陷，宜用麻黄汤。《本草》。○痘黑陷，闷乱神昏者死。又目闭无魂者，死不治。《入门》。

猪尾膏 治痘疮陷伏，倒黡不起发，或毒气入里，黑陷危恶者。龙脑一钱，刺取小猪尾尖血和丸小豆大，淡酒或紫草饮化下，热盛则新汲水化下，神验。盖猪尾无一时休息，取振掉发扬之意也。《活人》。

四齿散 治痘不红不起发，或黑陷焦枯。人齿、猫齿、狗齿、猪齿各等分，盛砂锅内火煅候冷，研为细末，每取五分，热酒调下。一二岁儿服二三分，五六岁儿服四五分，取效如神。盖黑证属肾，四齿亦属肾，故能发肾毒。又猫齿能解热毒，若无猫齿，只用人齿亦可，但不如四齿全方。《入门》。

百祥丸 治痘紫黑陷伏，寒战口噤，戛齿危证。红芽大戟，不以多少，阴干，浆水煮软，去骨晒干，复纳汁中煮汁尽，焙干为末，上水丸黍米大，每一二十丸，研脂麻汤下。此方太峻，宜代以枣变百祥丸、加味宣风散。钱乙。

枣变百祥丸 治痘黑陷，及大便秘结。红芽大戟去骨一两，大枣去核二十枚。上水二盏同煎，水尽为度，去大戟不用，将枣肉作丸，如上法服之。盖大戟性峻，以枣变者，缓其性也。海藏。

宣风散 治痘青干黑陷，烦渴腹胀而喘，二便赤涩，乃热蓄于内，宜服。黑丑四两，取头末一两半生半炒，陈皮、甘草各二钱半，槟榔两个。上细末，二三岁儿服五分，四五岁已上儿一钱，蜜汤下。钱氏。

加味宣风散 治同上。即宣风散加青皮二钱半也，依上法服之。先下黑粪，饮下褐粪，后以四君子汤方见气门加厚朴、木香、糯米煎服和胃，良久粪黄，疮自微出。又以胡荽酒方见上喷身，即发起。《得效》。

回生散 生人齿、小儿齿，自落者佳。火煅，研为细末，每齿一个作一服，淡酒调下，入麝香少许，尤妙。黑陷甚则用人齿五分，羌活一钱，穿山甲炮、麝香各少许为末，每一钱，麻黄、薄荷汤调下，一服便起。凡人齿不可过用一钱，过则阳尽出表，急以四君子汤方见气门加芎归救之。《纲目》。○一名人齿散，治痘出不快，或倒靥黑陷。《入门》。○钱氏方，用温酒调下。云岐子方，用升麻、紫草汤调下。凡痘疮最怕麝香与酒气，然则只用紫草汤自好。《虞世》。

龙脑膏子 治痘疮未透，心烦狂躁，气喘妄语，或见鬼神，或已发而倒靥黑陷，不速治则毒入脏必死。梅花脑子一钱，研细，滴猪心血和丸如豆子大，每服一丸，井华水化下。心烦狂躁，紫草汤化下。黑陷，温淡酒化下。服毕，少时心神便定，得睡，疮复透活。○一名猪心龙脑膏。《活人》。

独圣散 治黑陷，气欲绝。穿山甲取前足及嘴上者，炒研为末，木香煎汤，入酒少许，调五分服。入麝香少许，尤妙。《入门》。

无比散 治黑陷焦枯，热毒内炽恶候。朱砂二钱半，牛黄、麝香、龙脑、腻粉各二分半。上为细末，新汲水入小猪尾血三五点，同调服。小儿二分半，大儿五分，得睡后，利下恶物便安。活人

四粪散 治倒靥黑陷危恶者。童男、黑猫、黑犬、黑猪各一，俱取未破阳雄者，先于重九日，各置净室中，勿杂食，收其屎阴干，至腊月初八日，日未出时，火煅存性为细末，每用一钱，蜜水调下。《入门》。○一方，仓卒无此药，只取无病小儿粪，烧灰，以蜜水调下。《正传》。○一名无价散，一名捷效化毒散。《丹心》。○一名万金散。《正传》。

二角饮 治痘焦干黑陷，身热如火。犀角、羚羊角各等分，井水浓磨取汁服，有回生之功。《种杏》。

周天散 治黑陷发搐，目直喘急。蝉壳五钱，地龙一两为末，每一钱，研乳香汤调下。《入门》。

麻黄汤 治倒靥黑陷。麻黄去节五钱煎沸，去上沫，再煎去三分之一，去滓，乘热服，神效。《本草》。

一方 治黑陷。牛黄清心元半丸，井水调下。方见风门。○烹鼠水，温服。《俗方》。

护眼

痘疮盛发，先用此药则痘不入眼，面亦稀少，宜用黄柏膏。钱乙。○痘出太盛，恐入眼为害，宜消毒饮方见上，加酒炒芩、连、桑白皮、草龙胆煎服，外涂胭脂膏。○回浆时，眼肿不能开者，以水湿绢巾拭去脓屎，略用手指攀开眼皮，透一点风，则不致生翳膜。○眼角出脓太甚，必损双目，宜清解内毒以预防，用消毒饮、犀角地黄汤。二方见上。《入门》。

黄柏膏 一名护眼膏，一名神应膏。黄柏一两，甘草四两，红花二两，绿豆粉一两半。上为末，清油调，从耳前至于两眼四畔，厚涂之。钱乙。

胭脂膏 于胭脂蜜调，涂两眼眶，则痘

不入眼。《丹心》。

一方 痘初出。鼠黏子为末，水调，贴囟门上，则痘不入眼。萧氏。

灭瘢

痘才着痂，即用菜子油即蔓菁子不住润之，可揭则揭，若不润及迟揭，则疮痂硬，必隐成瘢痕。钱乙。○痘成痂，频以酥油或白蜜润之，可揭即揭，血出无妨。若干硬，必成瘢痕。○痘将靥，干硬而痛，宜以真酥润之，无酥则猪脂煎汁代之。《得效》。○痘痂虽落，其瘢犹黯，肉起而或凹或凸，当用灭瘢散、蚬子水。《纲目》。○痘落后，宜用灭瘢痕方。羊䯏骨髓一两，炼一二沸，轻粉一钱。上研如膏，每日涂疮上。○或用稀痘汤。《纲目》。○密陀僧末，临卧涂面，明朝洗去。《本草》。

灭瘢散 韶粉一两即铅粉，轻粉二分半。上研细，炼猪油调和，涂瘢上，日三次。《纲目》。

蚬子水 痘后以此洗面，渐生肌肉，无瘢痕。取活蚬子，不以多少，以水养五日，每日取此水，常洗手面。《入门》。

稀痘汤 即秘传稀痘汤也。凡痘收靥时，取此汤，微温洗面，则无瘢痕。洗半面则半面无瘢痕，神效。方见上。《俗方》。

痘后杂病

痘疹愈而再发，或气虚禀弱，坐卧振摇者，宜用保元汤。方见上。○愈后忽遍身青黑，口噤搐搦，此气虚感风，宜用消风散。方见头部。○愈后非时发搐，目窜面赤，乃心热挟痰，宜用抱龙丸。方见上。《入门》。○愈后余疮塞鼻中，不得睡卧，宜用木笔花散。《得效》。○痘愈后心痛不可忍，此余毒归心，急服乳香散。《丹心》。○痘愈后失音，宜用天花散。《正传》。○痘愈后余毒成走马疳，牙龈腐烂，宜敷搽牙散。○痘愈后咽喉肿痛，宜服七味甘桔汤。《医鉴》。○痘余毒，肝虚则入眼目；肺虚则为疥癣，或为

痈疖，而发在骨节，肾之虚也；发在肌肉，脾之虚也。或在筋，或在头，或在面，或牙齿疳蚀，或咽喉肿痛，宜服解毒药，消毒饮、三豆饮之类。二方见上。海藏。

木笔花散 辛夷花，为细末，加麝香少许，以葱白蘸入鼻中，数次即通。《得效》。

乳香散 乳香二钱，水一盏，煎服。《丹心》。

天花散 天花粉、桔梗、白茯苓、诃子肉、石菖蒲、甘草各等分。上为末，用水调半匙在碗内，外以小竹七茎，黄荆七条，缚作一束，点火在碗内煎服。《正传》。

搽牙散 白梅肉烧存性，白矾枯各二钱半，人中白煅五钱。上为细末，先以韭菜根、老茶浓煎水，鸡羽蘸，洗去腐烂恶肉，至见鲜血乃敷药，日三次。烂至喉中者，用小竹筒吹药入，虽牙齿烂落，口唇穿破，敷药皆愈，但鼻梁发红点，则不可治。《医鉴》。

七味甘桔汤 甘草、桔梗各五分，防风、玄参、鼠黏子、升麻、射干各三分。上锉，水煎服。《医鉴》。

痘后诸疾

有痘后翳膜，痘后痈疖，痘后痢疾，凡三条。

痘后翳膜

痘后余毒入眼，生翳膜遮睛，用泻青丸方见五脏，大效。初觉易治，每取二丸或三丸，以竹叶煎汤，和砂糖化下，微利，神效。东垣。○痘疹入眼，生翳膜，宜密蒙花散、通圣散。《活人》。○痘毒入眼，生翳膜，宜用蝉猪散。半年内者一月取效，一年者不治。钱乙。○痘后目生翳，但活血解毒，则疼痛自止，翳膜自去。○不宜点药，盖毒气自脏达外，点药攻逼，反以为害。○无翳但眼目无光者，过百日，气血复则自明。○痘后眼肿痛，或生赤脉，或白膜遮睛，四边散漫者，易治。若暴遮黑睛，多致

失明，宜用地黄散。〇食毒物，睛凸出，宜二仙散。〇眼肿突如桃者，贴护眼膏方见上。眼肿不开，黄连末调鸡子清，贴两太阳穴及两足心。《入门》。〇痘疮入眼，虽赤白障、翳膜遮漫黑睛，但瞳子不陷者，可治，宜用决明元。〇痘后生翳障，宜用蝉菊散、羌菊散。《得效》。〇痘后生翳膜，宜服通明散，兼用吹云散入耳。又宜兔屎汤、四皮饮。《诸方》。

密蒙花散 密蒙花、青葙子、决明子、车前子各等分。上为末，取二钱，用羊肝一大片，薄批，糁药末，湿纸裹煨熟，空心，以米泔嚼下。《活人》。

通圣散 白菊花、绿豆皮、谷精草各等分。上为末，取一钱，干柿一个，米泔一盏同煎，候泔尽，只取柿食之，日三。《活人》。

蝉猪散 蝉壳一两，猪悬蹄甲二两，入罐内，盐泥固济，烧存性。羚羊角屑二钱半。上为细末，一岁儿取三分，三岁儿五分，浆水调服，日三夜一。钱乙。

地黄散 生地黄、熟地黄、当归、防风、羌活、蝉壳、犀角、木贼、谷精草、白蒺藜、大黄各一钱，玄参五分，木通、甘草各二分半。上为末，每取五分，以羊肝煮汁，调服。《入门》。

二仙散 仙灵脾、威灵仙各一钱。上锉，作一贴，水煎服。《入门》。

决明元 石决明煅、川芎、黄柏各一两，苍术五钱。上为末，以兔肝和丸绿豆大，米泔下三十丸。无兔肝，代以羊肝。《得效》。

蝉菊散 蝉壳、白菊花各一钱。上入蜜少许，水煎服之。《得效》。

羌菊散 治痘后生翳膜，疼痛羞明。羌活、蝉壳、蛇蜕、防风、甘菊、谷精草、木贼、栀子、白蒺藜、大黄、黄连、甘草各等分。上为末，每一钱，清米泔调下。《得效》。

通明散 当归、川芎、赤芍药、生地黄、防风、干葛、甘菊、天花粉、蝉壳各二分半，谷精草五分。上锉，作一贴，水煎服。《医鉴》。

吹云散 黄丹水飞一钱，轻粉三分，龙脑一厘。上为末，以鹅翎管吹入耳内。如左眼病吹入右耳，右眼病吹入左耳，一日三次。兼服通明散，宜早治之，久则难治。《医鉴》。

兔屎汤 治痘后生翳障。兔屎焙为末，每一钱，茶清调下，最妙。《入门》。

四皮饮 治痘后生翳。绿豆、黑豆、赤小豆水浸取皮各半钱，新采桑白皮一钱。上锉，煎水调下蝉菊散，最妙。《俗方》。〇生桑白皮，能泻肺，膜不生，翳便退。《入门》。

点法 治痘后翳膜。生鳝鱼倒悬，刺项下，取血点翳上，最妙。《直指》。〇痘后翳，虽云不宜点药，惟此最妙。《直指》。

痘后痈疖

凡痘痈，必先手足及脉络之处，或有红肿，或有硬痛处，皆发痈之兆也。痘未愈，则不须治。〇痘毒流注脉络，轻者结核疮疖而已，甚者头面胸胁手足肢节焮肿作痛，宜用消毒汤。〇痘痈，脓血不收，宜用敛肌散。〇痘后生疳疮疥癣，宜用金华散。《入门》。〇痘疹余毒未疹，头面身体多生痈疖，宜用犀角化毒丹。《医鉴》。〇痘痈针后成瘑蚀疮，脓水不止，若不治则多溃烂筋骨，终成废人，宜用雄黄散、绵茧散。《纲目》。〇痘痈初起红肿时，黑、绿、赤三豆醋浸研取汁，以鸡羽蘸刷上，随手退消，神效。〇痘后痈毒肿痛，宜消毒饮方见上、必胜膏。《正传》。〇痘靥落后余毒不尽，变成癞癣，苦痒。腊猪油涂之，神妙。《纲目》。

消毒汤 赤芍药、连翘各一钱，甘草节、桔梗各五分，贝母、忍冬草、白芷、瓜蒌根各三分。上锉，作一贴，水煎服。〇此即丹溪痘痈方也。《丹心》。

敛肌散 黄连、黄柏、地骨皮、五倍子、甘草各等分。上为细末，干糁之。《入门》。

金华散 黄丹、黄柏、黄连、大黄、黄芪各三钱，轻粉、麝香各一钱。上为末，干糁或以猪脂调，涂之。《入门》。

犀角化毒丹 治痘疹余毒未解，头面身体多生痈疖，或唇口肿破生疮，牙龈出血，口臭。桔梗一两，连翘、玄参各六钱，生干地黄酒洗，赤茯苓、鼠黏子微炒各五钱，焰硝、犀角镑、甘草各三钱，青黛二钱。上为末，蜜和，每一两分作二十丸，每一丸，薄荷汤化下。《医鉴》。

雄黄散 雄黄一钱，铜绿二钱。上为末，干糁。《纲目》。

绵茧散 绵茧一个，须用出蛾空者，以生白矾末填满其中，炭火烧，令矾汁尽，取出研细，干糁之。《纲目》。

必胜膏 马齿苋捣取汁，猪脂、白蜜。上等分，合和熬膏，涂之。《正传》。

痘后痢疾

痘后下痢脓血，或下肠垢，宜用犀角地黄汤方见血门、黄连阿胶元。方见大便。《正传》。○痘后下痢黄赤脓血，宜服薤白汤。《入门》。

薤白汤 薤白切半盏，豆豉一盏，山栀子十枚去皮。上水煮薤白烂，去滓温服。《入门》。

附孕妇痘疮

孕妇发痘疮，宜罩胎散，热甚宜参苏饮方见寒门。疮稠密，宜内托散方见上倍芍药、当归，去桂加香附、乌药。胎动宜安胎散。《正传》。

罩胎散 赤茯苓、白术、当归、赤芍药、柴胡、干葛、人参、桔梗、条芩、防风、陈皮、荆芥、枳壳、紫草、阿胶、白芷、川芎、缩砂、甘草各三分。上锉，作一贴，入糯米百粒，柿蒂七个，苎根七寸，瓜蒂一个，以银器用荷叶盖覆，水煎空心服。

无银器以砂罐煎之，荷叶虽无，不妨。《正传》。

安胎散 人参、陈皮、大腹皮、白术、当归、川芎、白芍药、香附子、童便炒、缩砂、紫苏叶、赤茯苓、甘草各三分。上锉，作一贴，入灯心七茎，糯米百粒，同煎服。《正传》。

附瘢疹

有色点而无颗粒者曰瘢，浮小而有颗粒者曰疹。《正传》。○瘢红，痕如锦纹，或如蚊迹，热极则发。疹者如粟米，微红隐隐，皮肤不出作痒，全无肿痛。○麻子最小，隐隐如麻子，顶平软不碍指，即有清水。痘多挟疹同出，麻亦多挟疹同出，故曰痘疹、麻疹。○痘属五脏为阴，难出难靥；麻属六腑为阳，易出易靥。○麻毒原来只肺胃红斑，五六日方出，状如麻子，遍身无空处，初热三日，发出起胀共三日，出而又没，没而又出，出没一周时许。重者遍身绷胀，眼亦封闭，有赤白、微黄色不同，仍要红活，最嫌黑陷。○麻疹杂证，与痘疮大同，但始终药宜清凉。○麻疹以升麻葛根汤方见寒门加葱白、紫苏叶。乃麻疹初起之神方也。或用苏葛汤亦佳，或以加味败毒散方见上表之，汗后身凉，红痕自灭。○麻不出而喘者死，变成黑瘢者亦死。麻没后余毒内攻，循衣摸床，谵语神昏者，亦死。《入门》。○麻疹当以葱白汤饮之，其麻自出，如渴只宜葱白汤，以滋其渴，使毛窍中常微汗润泽可也。过三日不没者，内有实热，犀角地黄汤方见血门解之。《医鉴》。○瘢驳疹毒之病，是肺胃热毒熏发于皮肤，状如蚊蚤所咬，故谓之赤瘢，今俗谓之红疫、毒疫，宜用葛根麦门冬散。《丹心》。

苏葛汤 紫苏叶、干葛、甘草各二钱，白芍药一钱半，陈皮、缩砂研各五分。上锉，入葱白二茎，生姜三片，水煎服。《医鉴》。

葱白汤 生葱去青叶，取白根连须，不拘多少，水煎取汁服。《医鉴》。

葛根麦门冬散 石膏一钱，葛根、麦门冬各六分，人参、升麻、赤茯苓、赤芍药、甘草各三分。上锉，水煎服。《丹心》。

单方

凡七十种。

白矾 小儿脐疮，及脐中汁出不止。枯白矾末，糁之。○初生儿，有皮膜如石榴膜裹舌，可以指抓刺破，令血出，以枯白矾末敷之，若不摘去，儿必痖。《本草》。

伏龙肝 治小儿赤游丹毒，行于身上下，至心即死。取为细末，芭蕉汁或鸡子白，或井水调涂。《本草》。

胡粉 小儿卒患肚皮青黑，不急治即死。酒和胡粉涂腹上，干则再涂。又用灸法。《资生》。

腊雪水 治小儿热痫狂啼，小温饮之。○赤游丹毒，取水涂之。《本草》。

焰硝 治小儿火丹毒。取硝纳汤中，鸡羽频频涂上。《本草》。

地龙汁 治小儿热病癫痫。取少许饮之。《本草》。

蓝叶汁 杀疳虫，治小儿壮热疳。取饮之，亦治丹毒入内。《本草》。

黄连 杀疳虫。猪肚蒸捣为丸服。○亦治鼻疳、鼻下作疮。取为末敷，日三。《本草》。

蒲黄 治小儿虚热。蜜和作果食之，甚益小儿。《本草》。

酸浆 小儿食之，能除热有益。《本草》。

王瓜 封脐，治小儿痢疾良方。王瓜藤，经霜晒干，烧存性，为末，香油调，纳脐中立效。《医鉴》。

使君子 杀小儿疳虫及蛔虫、寸白。取中仁食之，虫即下。《本草》。

天南星 治惊风声痖不能言，及诸病后不能言。南星一个去皮脐泡为末，三岁儿半钱，或一字，以猪胆汁调下，即能言，神

效。《医鉴》。

萹蓄 治小儿蛔虫痛。煮汁，令浓饮之，虫即下。取汁煮粥服，亦佳。《本草》。

苎根 治小儿恶毒疮，五色无常。苎根煮汤浴，日三四。《本草》。

五加皮 治小儿三岁不能行。取皮，细末，每取一钱，粥饮调，次入好酒少许服，日三，便行走。《本草》。

竹叶 治小儿惊热。煎汤饮之。○竹沥尤好，温服一二合。《本草》。

柳絮 多积可作毡，极柔软。宜与小儿卧，极佳，以其性凉故也。《本草》。

龟尿 治小儿龟背。取尿摩背上，即差。《本草》。

鲫鱼 小儿脑疳鼻痒，毛发作穗，面黄羸瘦。取胆滴入鼻中，三五日差。○头疮口疮，取头烧灰为末，涂之。《本草》。

露蜂房 治小儿赤白痢。烧为末，和饮服。○大小便不通，蜂房烧为末，酒和服一钱，日二。《本草》。

鳖 小儿骨蒸劳瘦。取肉作臛食之。○小儿脱肛，鳖头烧为灰，敷之。《本草》。

蟹 小儿解颅不合。取蟹螯并白芨末，烂捣贴囟上，颅即合。《本草》。

蝉壳 主小儿惊痫，夜啼身热。为末，和饮服。○取壳水煎服，出痘疹甚快。《本草》。

蛴螬 丹走皮中浸淫。取蛴螬汁，涂之良。《本草》。

乌贼鱼骨 治小儿痢。为末，以米饮调下。《本草》。

白僵蚕 治小儿客忤，及脐风撮口、口噤。取二枚为末，蜜和，敷唇内即差。《本草》。

蜗牛 入婴儿惊风药，最胜。细研，入药和用。《本草》。

蟾蜍 治小儿疳，杀虫。烧为灰，和米饮服。○疳疮、脐疮、口疮。烧为末，敷之。《本草》。

牡鼠肉 主小儿疳、丁奚、哺露。以黄

泥裹烧，去骨取肉，和五味作羹，与食之，勿食骨，甚瘦人。《本草》。

雄鼠粪 治小儿齿不生。取三七粒，每日用一粒，揩齿龈上，二十一日齿当出，其两头尖者，是雄粪也。《本草》。

小虾 小儿赤白游疹丹毒。取沟渠中小虾，生捣碎，敷之。《本草》。

蛇蜕 主小儿一百二十种惊痫，烧灰服。〇身上诸疮，烧末，猪脂调敷。《本草》。

蜘蛛 主小儿大腹、丁奚，三年不能行者，烧熟啖之。《本草》。

蚯蚓 治小儿丹毒流肿，及月蚀疮。取地龙粪水，和涂之妙。《本草》。

蜈蚣 初生小儿，口噤不开，不吮乳。蜈蚣炙为末，猪乳二合，调半钱灌服。《本草》。

水蛭 小儿丹毒及赤白游疹。用蜞针法：取水蛭吮出恶血，最妙。《本草》。

雀瓮 治小儿慢惊。天浆子即雀瓮、白僵蚕、全蝎各三枚，为末，麻黄煎汤调服一字，神效。〇惊痫，取汁灌口中，常服令儿无疾。〇撮口病，取汁涂口旁，即差。《本草》。

蛙 治小儿热疮。捣碎敷之。〇赤白痢泄泻烦热。或煮，或烧食之妙。《本草》。

壁钱 治小儿吐逆。取二七枚，煮汁饮之。《本草》。

栗毛壳 主小儿火丹及五色丹。栗壳煮汁洗。《本草》。

葡萄 主痘疹不出。食之尽出，或研酒服之，亦佳。《本草》。

干柿 和米粉作糕，与小儿吃，治秋痢。《本草》。

梨 治心脏风热，昏懵燥闷。生梨，取汁，入米煮粥食之。《本草》。〇治痰嗽喘。梨去核，入蜜煨食之。《医鉴》。

脂麻 生嚼，敷小儿头疮良，亦治软疖。〇若客热，捣取汁饮之。《本草》。

赤小豆 治小儿丹毒，及痄腮、软疖。捣为末，和鸡子白涂之，逐手即消。《本草》。

蓼实 治小儿头疮。捣为末，和鸡子白涂之。《本草》。

冬瓜仁 主慢惊风。或末服，或煎服，皆效。《得效》。

薄荷 主小儿惊风壮热，又治风涎，为切要之药。水煮取汁饮。《本草》。

马齿苋 主小儿疳痢。煮熟，和五味，空心食之。〇痘后瘢痕，及白秃疮。马齿汁熬膏涂之妙。《本草》。

芥子 治痘出不快，色不红润。宜内服紫草饮方见上，外用芥子为末，白汤调如膏；涂儿脚心，干则再涂，即快出红活。《入门》。

鸡肠草 治小儿赤白痢。捣取汁一合，和蜜服之甚良。《本草》。

水芹 治小儿暴热，及霍乱吐利。捣取汁服之，或煮取汁饮之。《本草》。

人爪甲 小儿初生便多惊，剪取父母两手爪甲，烧为灰，面糊和丸麻子大，井水下一丸。《千金》。

乱发灰 治小儿热疮。取乱发鸡子大，于铫上熬令汁出，涂之甚妙。《本草》。

鸡子 治小儿疳痢，及休息痢。鸡子和黄蜡作煎饼，与食。〇头身诸疮，鸡子壳末和猪脂敷之。《本草》。

白鸭 主小儿热惊痫，头生疮肿。取肉和葱豉，煮汁饮之。《本草》。

鹅毛 取轻茸细毛，夹布为褥，偏宜覆小儿，兼辟惊痫，盖柔而性冷故也。《类聚》。

夜明砂 治小儿无辜疳及诸疳。夜明砂炒为末，入饮食中，任意与食。《本草》。

鸬鹚屎 主小儿疳蛔。取屎研为末，炙猪肉点与啖，有奇效。《本草》。

鹌鹑 治小儿疳痢下五色。取鹌鹑炙熟，朝朝食之，甚补下止痢。《本草》。

百舌鸟 治小儿久不语。取肉炙食之。《本草》。〇即今之莺也，一名反舌。《纲目》。

麝香 主小儿惊痫及客忤。取当门子一粒，朱砂相似，细研，熟水和，灌下。《本草》。

牛黄 治小儿惊痫迷闷，目直口噤。取牛黄大豆许研，和蜜水灌之。《本草》。

熊胆 主小儿五疳，杀虫，疗疳疮。取两大豆许，和乳汁或竹沥服之。《本草》。

阿胶 能育神，凡小儿惊风后，眼中瞳子不正者。阿胶一倍，人参半倍，煎与服之。《本草》。

虎骨 水煮作汤，浴小儿，去疮疥、鬼疰、惊痫。○虎爪，悬小儿臂上，辟恶鬼。○惊啼客忤，虎眼睛为末，竹沥调下。《本草》。

兔肉 腊月取兔肉作酱食，去小儿豌豆疮，虽发亦稀少。《本草》。

猪乳汁 主小儿惊痫天吊。取乳三合，以绵缠浸，入儿口令咽之，或和朱砂、牛黄各小许，尤效。○小儿头疮，猪胆汁敷之。○头生白秃疮，腊猪屎烧末，敷之。《本草》。

狐阴茎 主小儿阴溃卵肿。取得煮炙，任令食之。《本草》。

针灸法

小儿初生，脐风撮口，诸药不效，然谷针入三分，或灸三壮，立效。《三因》。○癫痫惊风，神庭灸七壮。鼻上入发际三分宛宛中，灸三壮，炷如小麦大。又取百会、瘛脉。《纲目》。○癫痫瘛疭，两跷主之，男阳女阴。昼发治阳跷、申脉；夜发治阴跷、照海，各灸二七壮。易老。○急慢惊，灸印堂。○急慢惊风危极，不可灸者，先当两乳头黑肉上，男左女右，灸三壮。○次灸发际、眉心、囟会各三壮。○手足大指当甲角，以物缚两手作一处，以艾骑缝灸，男近左边，女近右边，半甲半肉之间，灸三壮。先脚后手，亦可治阴阳诸痫，艾炷如小麦大。《得效》。○慢惊、慢脾、逆恶证候，诸药不效者，如有大冲脉则取百会穴灸之，神效。《直小》。○小儿卒然腹皮青黑而死，灸脐上下左右去脐各半寸，并鸠尾骨下一寸，凡五处。各灸五壮，仍酒和胡粉涂腹上，干则易。《得效》。○小儿龟背灸肺俞、膈俞各三五壮止，炷如小麦。《得效》。○小儿龟胸，取两乳前各一寸五分，上两行，三骨罅间凡六处，各灸三壮，炷如小麦。春夏从下灸上，秋冬从上灸下，若不依此法，灸之无效。《纲目》。○囟门不合，脐上脐下各五分二穴，各灸三壮，灸疮未发先合。《纲目》。○小儿癖气，中脘、章门各灸七壮。《纲目》。○灸癖法，穴在小儿背脊中，自尾骶骨，将手揣摸脊骨两旁，有血筋发动处两穴，每一穴用铜钱三文压上，穴上以艾炷安孔中，各灸七壮，此是癖之根，贯血之所也。《回春》。○小儿疟久不愈，内庭灸一壮，大椎、百会各灸随年壮。《纲目》。○小儿霍乱，男左女右，第二脚指上灸三壮，即愈。《得效》。○小儿雀目，灸两手大指甲后一寸，内廉横文头白肉际，各一壮。○疳眼，灸合谷一壮。《纲目》。○小儿脱肛，灸尾骶骨尖上一壮，又灸脐中三壮，百会七壮。《纲目》。

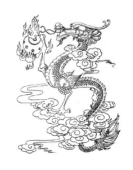

汤液篇卷之一

御医忠勤贞亮扈　圣功臣崇禄大夫阳平君臣许浚奉　教撰

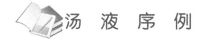 汤 液 序 例

采药法

凡采药时月，多以二月、八月采者，谓春初津润始萌，未充枝叶，势力淳浓故也。至秋枝叶干枯，津润归流于下。今即事验之，春宁宜早，秋宁宜晚，花实茎叶乃各随其成熟尔，岁月亦有早晏，不必都依本文也。《本草》。

干药法

暴干者，于日中晒干也；阴干者，谓不露日，暴于阴影处干之尔。今按采药，阴干者皆多恶。至如鹿茸，虽称阴干，皆悉烂令坏，今火干易得且良。草木根苗，阴干皆恶，九月已前采者，悉宜日干，十月已后采者，悉宜阴干乃好。《本草》。○诸药八月已前采者，皆日干火干乃佳，十有已后至正月采者，乃可阴干。《本草》。○诸筋肉，非十二月采者，并宜火干。《本草》。

三品药性

上药一百二十种为君，主养命以应天，无毒，多服久服不伤人，欲轻身益气不老延年者，本上经。○中药一百二十种为臣，主养性以应人，无毒有毒，斟酌其宜，欲遏病补虚羸者，本中经。○下药一百二十五种为佐使，主治病以应地，多毒，不可久服，欲除寒热邪气破积聚愈疾者，本下经。下品药性专主攻击，毒烈之气倾损中和，不可常服，疾愈即止。《本草》。

六陈良药

狼毒、枳实、橘皮、半夏、麻黄、吴茱萸为六陈，皆欲得陈久者良，其余须精新也。《本草》。○麻黄、荆芥、香薷、陈皮、半夏、枳实、枳壳、吴茱萸、狼毒，宜用陈久者。《入门》。

修制法

夫药者，治病之物。盖流变在乎病，主治在乎药，制用在乎人，三者缺一不可也。东垣。○酒能行药势，故药家多须以行其势。《本草》。○凡病在头面及手梢皮肤者，须用酒炒，欲其上腾也；病在咽下脐上，须用酒浸洗；病在下者，生用。欲升降兼行者，则半生半熟。《入门》。○大黄须煨，恐寒伤胃气也。○川乌、附子须炮，以制毒也。○黄柏、知母，下部药也，久弱之人，须合用之，酒浸暴干，恐寒伤胃气也。○熟地黄，酒洗亦然。○当归酒浸，助发散之意也。○凡药用火炮汤泡煨炒者，制其毒也。醋浸姜制酥炙者，行经络也。○凡药入肺蜜制，入脾姜制，入肾用盐，入肝用醋，入心用童便。《入门》。○制香附子法，必用童便浸一宿，焙干用，否则性燥。《正传》。○兼血以酒煮。○痰以姜汁。○虚以童便浸。○实以盐水煮。○积以醋浸水煮。○佐以木香，散滞泄肺；佐以沉香，无不升降；佐以小茴香，可行经络；而盐炒则补肾间元气。《丹心》。○当归须用酒制，痰以姜汁浸透者，导血归源之理也。熟地黄亦然。○痰病半夏为主，生姜汁、白矾汤浸制，杀其辛味，且造曲入药，尤佳。○妊妇伤寒用半夏，多泡遍数，不损胎气。《丹心》。○巴戟、门冬、莲子、乌药之类，不去心则令人烦躁。○柏子仁、大麻子、益智、草果之类，不去皮则令人心痞。○猪苓、茯苓、厚朴、桑白皮之类，不去皮则耗人元气。○当归、地黄、苁蓉，酒洗去土则无满闷。○桃、杏仁去双仁及皮尖，则不生疔疖。○苍术、半夏、陈皮用汤泡洗，去其燥性。○麻黄泡去沫，庶不烦心。○人参、桔梗、常山，去芦苗则不呕。《入门》。○芫花利水，无醋则不能通。○绿豆解毒，带壳不见功。○草果消膨，连壳则反胀。○黑丑生利水。○远志苗毒逢。○蒲黄生破血，熟补血。○地榆止血，连梢则不止。○陈皮理气，连白则补胃。○附子救阴，生用走皮风。○草乌疗痹，生用使人蒙。谓昏蒙也。○川芎炒去油，生用则气痹痛。○砒宜烧用。○诸石宜煅过，醋淬，为细末。《入门》。○火病黄连为主，略炒以从邪。○实火以朴硝汤。○假火以酒。○虚火以醋。○痰火以姜汁浸透炒。○气滞火以吴茱萸水炒。○食积泄以黄土水炒。○血痰癥瘕痛，以干漆水炒。○下焦伏火以盐水浸透焙。○目疾以人乳浸蒸。○天花粉以人乳汁蒸、竹沥晒过，能去上焦痰热，又能止嗽润肺。《丹心》。○茯苓为末，于水中搅，浮者去之，是茯苓筋，最损人目。《本草》。○菟丝子淘去沙土，酒渍三五日，取出蒸熟晒干，捣之易碎。《本草》。○神曲、大豆黄卷、泽兰、芜荑、僵蚕、干漆、蜂房，皆微炒。《本草》。○凡汤中用麝香、犀角、鹿角、羚羊角、牛黄、蒲黄、朱砂，须细末如粉，临服纳汤中，搅匀服之。《本草》。○虻虫、斑猫之类，皆去头微炒，乃入药。○朱砂为衣法，凡丸药一两，以朱砂一钱为率。东垣。○牵牛子一斤，碾取头末，只四两用之。东垣。○巴豆，凡取仁二钱，去膜心油，取巴霜一钱重，方为定法。《永类》。○凡用芩、连、栀子、知母之类，在头面手皮肤者，须酒炒；在中焦，须酒洗之；在下生用。凡药生升而熟降。东垣。

制药方法

帝曰：方制君臣何谓也？岐伯对曰：主病之谓君，佐君谓之臣，应臣之谓使，非上、中、下三品之谓也。帝曰：三品何谓。对曰：所以明善恶之殊贯也。《内经》。○服饵之道当从此为法，治病之道则不必皆然。以主病者为君，佐君者为臣，应臣之用者为使，皆所以赞成方用也。《王注》。○药有君臣佐使，以相宣摄。合和宜用一君、二臣、三佐、五使，又可一君、三臣、九佐使也。今按用药，犹如立人之制，若多君少臣、多臣少佐，则气力不周也。《序例》。○为君者最多，为臣者次之，佐者又次之。药之于证，所主同者，为等分。东垣。○假令治风，防风为君；治上焦热，黄芩为君；治中焦热，黄连为君；治湿，防己为君；治寒，附子为君之类是也。东垣。○大概君药用十分，臣药用七八分，佐药用五六分，使药用三四分，外有加减，数同佐使。《入门》。○药有阴阳配合、子母兄弟、根茎花实、草石骨肉，有单行者，有相须者，有相使者，有相畏者，有相恶者，有相反者，有相杀者，凡此七情，合和时视之，当用相须相使者，勿用相恶相反者。若有毒宜制，可用相畏相杀者，不尔勿合用也。《序例》。○凡方家所云等分者，非分两之分，谓诸药斤两多少皆同尔。《序例》。○凡言等分者，分两均等无异也，养性补虚缓方皆然。若治病急方，必分君臣佐使也。《入门》。○丹溪曰：予每治病，用东垣之药，效仲景处方，庶品味数少，则药力专精也。《丹心》。○凡纯寒纯热药中，须用甘草以缓其力；寒热相杂者，亦用之以和其性。《入门》。○山栀无豉，不吐不宜。○麻黄无葱，汗不发。○大黄，非枳实不通。○附子，无姜不热。○竹沥，非姜汁何以行经。○蜜导，非皂角何以通结。○利药不嫌生，尤便于清肌；补汤须用熟，最宜于养血。《入门》。

汤散丸法

药性有宜丸者，宜散者，宜水煮者，宜酒渍者，宜膏煎者，亦有一物兼宜者，亦有不可入汤酒者，并随药性，不得违越。《序例》。○凡丸散有云如细麻者，即胡麻也，如黍粟亦然。以十六黍为一大豆。如大麻子者，准三细麻也；如胡豆者，以二大麻子准之；如小豆者，今赤小豆也，以三大麻子准之；如大豆者，以二小豆准之；如梧子者，以二大豆准之。一方寸匕散，蜜和，得如梧子，准十丸为度。如弹丸及鸡子黄者，以十梧子准之。《本草》。○凡散药有云刀圭者，十分方寸匕之一，准如梧桐子大也。方寸匕者，作匕正方一寸，抄散，取不落为度也。《本草》。○一撮者，四刀圭也。十撮为一勺，十勺为一合。以药升分之者，谓药有虚实轻重，不得用斤两，则以升平之。药升方，作上径一寸，下径六分，深八分。《本草》。○方寸匕，又言刀圭者，刀头圭角些子而已。《正理》。○仲景言锉如麻豆大，与㕮咀同意。夫㕮咀，古之制也。古者无铁刃，以口咬细，令如麻豆为粗末，煎之使药水清，饮于腹中则易升易散也，此所谓㕮咀也。今人以刀器锉如麻豆大，此㕮咀之易成也。㕮咀之药：取汁易行经络也。东垣。○散者，细末也，不循经络，止去膈上病及脏腑之积气。气味厚者，白汤调下；气味薄者，煎之和渣服。东垣。○去下部之疾，其丸极大而光且圆，治中焦者次之，治上焦者

极小。用稠面糊者，取其迟化，直至下焦也；或酒或醋，取其收其散之意也；犯南星、半夏，欲去湿者以生姜汁，以制其毒也；稀面糊为丸，取其易化也；水浸宿蒸饼者，取易化也；滴水丸者，又易化也；炼蜜丸者，取其迟化而气循经络也；蜡丸者，取其难化而旋旋取效也。东垣。○大抵汤者荡也，去久病用之；散者散也，去急病用之；丸者缓也，不能速去之，取徐缓而治之之意也。东垣。○丹即丸之大者也。《入门》。

七方

七方者，大方、小方、缓方、急方、奇方、偶方、复方也。《入门》。○君二、臣三、佐九，即大方也；君一、臣二，即小方也。补上、治上，制以缓，即不厌频而小，乃缓方也；补下治下制以急，即不厌顿而多，乃急方也。奇方即一物、三物而为方也；偶方即二、四、六、八、十而为偶也；复方即合二三方为一，如通圣散之类是也。《入门》。○君一、臣二，制之小也；君一、臣三、佐五，制之中也；君一、臣三、佐九，制之大也。《内经》。○君一、臣二，奇之制也；君二、臣四；偶之制也；君二、臣三，奇之制也；君二、臣六，偶之制也。故曰：去咽嗌近者奇之，远者偶之，汗者不以奇，下者不以偶，补上治上制以缓，补下治下制以急。急则气味厚，缓则气味薄，适其所至，此之谓也。注曰：奇，谓古之单方；偶，谓古之复方也。《内经》。○君一、臣三、佐九，制之大也；远而奇偶，制大其服也。大则数少，少则二之，肾肝位远，服汤散不厌顿而多。○君一、臣二，制之小也，近而奇偶，制小其服也。小则数多，多则九之，心肺位近，服汤散不厌频而少。○治主以缓，缓则治其本；治客以急，急则治其标。东垣。○治消渴，甘露饮子为散，时时以舌舐之，取膈上停留，此制之缓也。○治心烦，朱砂安神丸如黍米大，津唾下十余丸，此近而奇偶，制小其服也。○治臊臭，

泻肝汤柴胡为君，佐以龙胆苦寒，泽泻、车前咸寒平淡，多用水煮，顿服之，此制之急也。○治阴虚，滋肾丸黄柏为君，知母为臣，桂少许为使，丸如鸡头大，空心，沸汤下百丸，此远而奇偶，制大其服也。东垣。

十二剂

药有宣、通、补、泄、轻、重、涩、滑、燥、湿，此十者药之大体，而《本经》都不言之，后人亦所未述，遂令调合汤药有昧于此。至如宣可去壅，即姜、橘之属是也；通可去滞，即通草、防己之属是也；补可去弱，即人参、羊肉之属是也；泄可去闭，即葶苈、大黄之属是也；轻可去实，即麻黄、葛根之属是也；重可去怯，即磁石、铁粉之属是也；涩可去脱，即牡蛎、龙骨之属是也；滑可去着，即冬葵、榆皮之属是也；燥可去湿，即桑白皮、赤小豆之属是也；湿可去枯，即紫石英、白石英之属是也。《序例》。○药有十剂今详之，惟寒热二种何独见遗，如寒可去热，即大黄、朴硝之属是也；热可去寒，即附子、官桂之属是也。今补此二种，以尽厥旨。东垣。

斤两升斗

古秤惟有铢两而无分名，今则以十黍为一铢，六铢为一分，四分成一两，十六两为一斤。虽有子谷秬黍之制，从来均之已久，正尔依此用之。《本草》。○古之方剂，锱铢分两，与今不同。云铢者，六铢为一分，即二钱半也，二十四铢为一两也。云三两者，即今之一两；云二两者，即今之六钱半也。东垣。○《参同契》注曰：数乃积小以成大，故十粉曰丸，一丸如黍，一黍余曰刀圭，六十四黍为一圭。十黍为累，十累为铢，两铢四累为钱，十钱为两。八铢为锱，《说文》：六铢为锱。《监韵》：八两为锱。皆伪也。三锱为一两，是二十四铢也。十六两为一斤，斤有三百八十四铢。《正理》。○云水一升者，即今之一大盏也。东垣。○用

水一盏，即今之白茶盏也，约计半斤之数。余仿此。《正传》。○《丹溪心法》夺命丹，铜绿一字，《古今医鉴》化生丸，即此方，其铜绿二分半，乃知一字为二分半也。四分为铢，三铢即一钱二分半也，六铢二钱半也，十二铢为五钱，二十四铢为一两。○凡云一字者，即二分半也。铜钱一个，皆有四字，四分之，则一字即二分半也。《入门》。○沈存中得汉之权量，其量六斗六升，当今之一斗七升九合也；其重一两，当今之六铢也。愚今于绍兴斗中，二升七合折古之一斗也。大略是四分之一耳，凡言一升，若用二合半则庶几焉。《活人》。

煮药法

病人服药，必择人煎熬制度，令亲信恭诚、至意者为之。煎药铫器，除油垢腥腻，必用新净甜水为上，量水多少，斟酌以慢火煎熬分数，用纱滤去渣，取清汁服之，无不效。东垣。○凡煎煮药法，须用银石器，微火熟煮，不可太猛。表汗下之药，每服煎至八分；对病药煎至七分；滋补药煎至六分，不可极干，亦不可猛火骤干，恐伤药力，去滓服后，留滓再煎。《得效》。○补汤须用熟，利药不嫌生；补药用水二盏，煎至八分，或三盏煎至一盏；利药一盏半煎至一盏，或一盏煎至八分。《入门》。○补药欲熟，多水而小取汁；泻药欲生，少水而多取汁。东垣。○若治至高之病，加酒煎。去湿以生姜，补元气以大枣，发散风寒以葱白，去膈上病以蜜。东垣。○古方用药一剂，而用水少者，今当只以药五钱，水一盏半为率，作一服也。《活人》。○主病药宜先煎，如发汗则先煎麻黄一二沸，然后入余药同煎服。止汗先煎桂枝，和解先煎柴胡，伤风先煎防风，伤暑先煎香薷，伤湿先煎苍术。余仿此。《入门》。

服药法

黄帝曰：有毒、无毒，服有约乎？岐伯

曰：病有久新，方有大小，有毒无毒，固有常制矣。大毒治病，十去其六；常毒治病，十去其七；小毒治病，十去其八；无毒治病，十去其九；谷肉果菜，食养尽之，无使过之，伤其正也。《内经》。〇若用毒药疗病，先起如黍粟，病去即止，不去倍之，不去十之，取去为度。《本草》。〇病在胸膈以上者，先食后服药；病在心腹以下者，先服药而后食；病在四肢血脉者，宜空腹而在旦；病在骨髓者，宜饱满而在夜。《本草》。〇病在上为天，煎药宜武宜清，服宜缓饮。〇病在下为地，煎药宜文宜浓，服宜急饮。易老。〇在上不厌频而少，在下不厌顿而多；少服则滋荣于上，多服则峻补于下。东垣。〇大凡服药，寒药热饮，热药寒饮，中和之剂，温而服之。《种杏》。〇服汤令温热易下，冷则呕涌。《本草》。〇若呕吐难纳药者，必徐徐一匙而下，不可太急也。《入门》。〇补肾之药，必须五更初未言语前服之，盖人五更初肾气开，才一言语咳唾，肾气即合，当肾开时静默进药，功效殊胜。《直指》。

五味药性

寻万物之性皆有离合，虎啸风生，龙吟云起，磁石引针，琥珀拾芥，漆得蟹而散，麻得漆而涌，桂得葱而软，树得桂而枯，戎盐累卵，獭胆分杯，其气象有相关感，多如此类，其理不可得而思之。《序例》。〇毛羽之类，皆生于阳而属于阴；鳞介之类，皆生于阴而属于阳。所以空青法木，故色青而主肝；丹砂法火，故色赤而主心；云母法金，故色白而主肺；雄黄法土，故色黄而主脾；磁石法水，故色黑而主肾。《序例》。〇黄帝曰：五味阴阳之用如何？岐伯对曰：辛甘发散为阳，酸苦涌泄为阴。咸味涌泄为阴，淡味渗泄为阳。六者或收或散，或缓或急，或燥或润，或软或坚，以所利而行之，调其气使之平也。《内经》。〇辛散，酸收，甘缓，苦坚，咸软。毒药攻邪，五谷为养，五果为助，五畜为益，五菜为充，气味合而服之，以补精益气。此五者，有辛、酸、甘、苦、咸，各有所利，或散、或收、或缓、或急、或坚、或恶与软同，四时五脏，病随五味所宜也。《内经》。〇阴之所生阴为五脏，本在五味；阴之五宫，伤在五味。五味者，虽口嗜而欲食之，必自裁制，勿使过焉，过则伤其正也。《内经》。〇夫五味入胃，各归其所喜攻，酸先入肝，苦先入心，甘先入脾，辛先入肺，咸先入肾。久而增气，物化之常，气增而久，夭之由也。《内经》。〇气增不已，益岁年，则脏气偏胜，气有偏胜，则有偏绝，脏有偏绝，则有暴夭者，故曰气增而久，夭之由也。绝粒服饵则不暴亡，斯何由哉？无五谷味资助故也，复令食谷，其亦夭焉。《内经·注》。〇辛能散结润燥，苦能燥湿软坚，酸能收缓收散，甘能缓急，咸能软坚，淡能利窍。东垣。〇五味之用，酸束而收敛，咸止而软坚，甘上行而发，苦直下而泄，辛横行而散。东垣。〇药本五味，入五脏而为补泻。辛散，谓散其表里怫郁之气也。酸收，谓收其耗散之气也。淡渗，谓渗其内湿利小便也。咸软，谓软其大便燥结之火热也。苦泄，谓泻其上升之火也。甘缓，谓缓其大热大寒也。《入门》。〇味过于酸，肝气以津，脾气乃绝；味过于咸，大骨气劳，短肌，心气抑；味过于甘，心气喘满，色黑，肾气不衡；味过于苦，脾气不濡，胃气乃厚；味过于辛，筋脉沮弛，精神乃殃。是故谨和五味，骨正筋柔，气血以流，腠理以密。如是则长有天命。《内经》。〇五味不欲偏多，故酸多则伤脾，苦多则伤肺，辛多则伤肝，咸多则伤心，甘多则伤肾。此五味克五脏，乃五行自然之理也。《内经》。〇五辣者，蒜辣心，姜辣颊，葱辣鼻，芥辣眼，蓼辣舌也。《纲目》。

气味升降

阳为气，阴为味。阴味出下窍，阳气出上窍。《内经》。〇味厚者为阴，薄为阴之阳；气厚者为阳，薄为阳之阴。味厚则泄，薄则通；气薄则发泄，厚则发热。《内经》。
〇清阳出上窍，浊阴出下窍；清阳发腠理，
浊阴走五脏；清阳实四肢，浊阴归六腑。
《内经》。〇味有质，故下流于便泻之窍；气
无形，故上出于呼吸之门。阳为气，气厚者
为纯阳；阴为味，味厚者为纯阴。故味薄者
为阴中之阳，气薄者为阳中之阴。阴气润
下，故味厚则泄利；阳气炎上，故气厚则发
热。味薄为阴少，故通泄；气薄为阳少，故
汗出。发泄谓汗出也。《内经·注》。〇天有
阴阳，温凉寒热是也。温热者天之阳；凉寒
者天之阴也。〇地有阴阳，辛、甘、淡、
酸、苦、咸是也，辛、甘、淡者地之阳；
酸、苦、咸者地之阴也。〇轻清成象，味
薄，细茶之类，本乎天者亲上也。〇重浊成
形，味厚，大黄之类，本乎地者亲下也。〇
味之薄者，为阴中之阳，味薄则通，酸、
苦、咸、平是也。〇味之厚者，为阴中之
阴，味厚则泄，酸、苦、咸、寒是也。〇气
之厚者，为阳中之阳，气厚则发热，辛、
甘、温热是也。〇气之薄者，为阳中之阴，
气薄则发泄，辛、甘、淡、平凉寒是也。东
垣。〇淡为五味之本，放《本草》不言淡，
然其脏腑则同也。《入门》。〇苦药平升，微
寒平亦升，甘辛药平降。东垣。〇清阳发腠
理，清之清也。清中清者，清肺以助天真。
〇清阳实四肢，清之浊也。清中浊者，荣华
腠理。〇浊阴走五脏，浊之清也。浊中清
者，荣养于神。〇浊阴归六腑，浊中浊者，
坚强骨髓。东垣。

风升生

　　味之薄者，阴中之阳也，味薄则通。〇
防风、升麻、羌活、柴胡、葛根、威灵仙、
细辛、独活、白芷、桔梗、鼠黏子、藁本、
川芎、蔓荆子、秦艽、天麻、麻黄、荆芥、
薄荷、前胡。东垣。

热浮长

　　气之厚者，阳中之阳气，厚则发热。〇

附子、乌头、干姜、生姜、良姜、肉桂、桂
枝、草豆蔻、丁香、厚朴、木香、白豆蔻、
益智、川椒、吴茱萸、茴香、缩砂、玄胡
索、红花、神曲。东垣。

湿化成

　　其兼气温凉寒热，以胃应之；其味甘辛
咸苦，以脾应之。〇黄芪、人参、甘草、当
归、熟地黄、半夏、苍术、白术、陈皮、青皮、藿
香、槟榔、蓬术、三棱、阿胶、诃子、杏仁、桃
仁、麦芽、紫草、苏木。东垣。

燥降收

　　气之薄者，阳中之阴，气薄则发泄。〇
茯苓、泽泻、猪苓、滑石、瞿麦、车前子、
木通、灯心、五味子、桑白皮、白芍药、犀
角、天门冬、乌梅、牡丹皮、地骨皮、枳
壳、琥珀、连翘、枳实、麦门冬。东垣。

寒沉藏

　　味之厚者，阴中之阴，味厚则泄。〇大
黄、黄柏、草龙胆、黄芩、黄连、石膏、生
地黄、知母、防己、茵陈、牡蛎、瓜蒌根、朴硝、
玄参、山栀子、川楝子、香豉、地榆。东垣。

用根梢法

　　凡诸药根在土者，中半以上者，气脉上
行，以生苗者为根；中半以下者，气脉下
行，以入土者为梢；病在中焦者用身。盖上
焦用根，下焦用梢者，根升而梢降故也。东
垣。〇大凡药根有上、中、下，人之身半以
上用头，在中焦则用身，身半以下则用梢。
〇凡用药，以头、身、梢分为上、中、下用
者，乃述类象形也。《丹心》。〇当归一物，
头止血上行，身养血中守，梢破血下流。〇
黄芩上截虚者，以降肺火；下截实者，以泻
大肠火。防风、桔梗之类亦然。《正传》。

五脏补泻

　　虚则补其母，实则泻其子。假如肝乃心

之母，心虚当补肝；脾乃心之子，心实当泻脾。余经仿此。《难经》。○肝胆，味辛补酸泻，气温补凉泻。○心小肠，味咸补甘泻，气热补寒泻。三焦命门补泻同。○脾胃，味甘补苦泻，气温补寒泻。○肺大肠，味酸补辛泻，气凉补温泻。○肾膀胱，味苦补咸泻，气寒补热泻。东垣。○补泻在味，随时换气。东垣。

心

温用当归、芍药、吴茱萸、肉桂、苍术、白术、石菖蒲。凉用犀角、生地黄、牛黄、竹叶、朱砂、麦门冬、黄连、连翘。补用远志、茯神、天麦门冬、菟丝子、人参、金银箔、炒盐。泻用黄连、苦参、贝母、前胡、郁金。

小肠

温用巴戟、茴香、乌药、益智。凉用茅根、通草、黄芩、天花粉、滑石、车前子。补用牡蛎、石斛、甘草梢。泻用葱白、苏子、续随子、大黄。

肝

温用木香、肉桂、半夏、肉豆蔻、陈皮、槟榔、荜拨。凉用鳖甲、黄芩、黄连、草龙胆、草决明、柴胡、羚羊角。补用木瓜、阿胶、川芎、黄芪、山茱萸、酸枣仁、五加皮。泻用青皮、芍药、柴胡、前胡、犀角、秦皮、草龙胆。

胆

温用橘皮、半夏、生姜、川芎、桂皮。凉用黄连、黄芩、竹茹、柴胡、草龙胆。补用当归、山茱萸、酸枣仁、五味子。泻用青皮、柴胡、黄连、木通、芍药。

脾

温用香附子、缩砂、姜桂、木香、肉豆蔻、益智、藿香、丁香、附子。凉用栀子、黄连、石膏、白芍药、升麻、连翘、黄芩、苦茶。补用人参、黄芪、白术、茯苓、陈皮、半夏、干姜、麦芽、山药。泻用巴豆、三棱、枳实、赤芍药、大黄、青皮、神曲、山楂子。

胃

温用丁香、白豆蔻、草豆蔻、干姜、厚朴、益智、吴茱萸。凉用石膏、连翘、滑石、升麻、干葛、天花粉、栀子、黄芩。补用白术、山药、莲实、芡仁、白扁豆、人参、黄芪、缩砂。泻用巴豆、大黄、枳实、芒硝、厚朴、牵牛子。

肺

温用陈皮、半夏、生姜、款冬花、白豆蔻、杏仁、苏子、川椒。凉用知母、贝母、瓜蒌仁、桔梗、天门冬、片芩、栀子、石膏。补用人参、黄芪、阿胶、五味子、天门冬、沙参、山药、鹿角胶。泻用葶苈子、桑白皮、防风、杏仁、麻黄、枳壳、紫苏叶。

大肠

温用人参、姜、桂、半夏、木香、胡椒、吴茱萸。凉用黄芩、槐花、天花粉、栀子、连翘、石膏。补用罂粟壳、五倍子、牡蛎、肉豆蔻、木香、诃子。泻用芒硝、大黄、续随子、桃仁、麻仁、枳壳、槟榔、葱白、牵牛子。

肾

温用沉香、菟丝子、附子、肉桂、破故纸、柏子仁、乌药、巴戟。凉用知母、黄柏、牡丹皮、地骨皮、玄参、生地黄。补用熟地黄、枸杞子、鹿茸、龟板、五味子、肉苁蓉、牛膝、杜仲。泻用泽泻、茯苓、猪苓、琥珀、木通。肾本无实，不可泻，用茯苓、泽泻，只伐其邪水、邪火也。

膀胱

温用茴香、乌药、肉桂、沉香、吴茱

萸。凉用生地黄、防己、黄柏、知母、滑石、甘草梢。补用益智、菖蒲、续断。泻用车前子、瞿麦、滑石、芒硝、泽泻、猪苓、木通。

命门

温用附子、肉桂、破故纸、茴香、沉香、乌药、干姜。凉用黄柏、栀子、柴胡、知母、滑石、芒硝。补用肉苁蓉、沉香、黄芪、肉桂、菟丝子、破故纸。泻用乌药、枳壳、大黄、芒硝、黄柏、栀子。

三焦

温用附子、破故纸、当归、熟地黄、菟丝子、吴茱萸、茴香。凉用知母、草龙胆、木通、车前子、地骨皮、黄柏、栀子。补用人参、黄芪、干姜、甘草、白术、桂枝、益智。泻用黄柏、栀子、猪苓、泽泻、赤茯苓、大黄、槟榔。

诸经引导

引经药：太阳经手羌活，足黄柏。○太阴经手桔梗，足白芍药。○阳明经手白芷、升麻，足石膏。○少阴经手独活，足知母。○少阳经手柴胡，足青皮。○厥阴经手柴胡，足青皮。东垣。○歌曰：小肠膀胱属太阳，藁本羌活是本乡。三焦胆与肝包络，少阳厥阴柴胡强。阳明大肠兼足胃，葛根白芷升麻当。太阴肺脉中焦起，白芷升麻葱白乡。脾经少与肺经异，升麻芍药白芷详。少阴心经独活主，肾经独活加桂良。通经用此药为使，更有何病到膏肓。东垣。○肝引经柴胡、川芎行上，青皮行下。胆引经柴胡，川芎行上，青皮行下。○心引经独活、细辛。○少肠引经藁本、羌活行上，黄柏行下。脾引经升麻、酒白芍药。○胃引经葛根、升麻、白芷行上，石膏行下。○肺引经白芷、升麻、葱白。○大肠引经葛根、升麻行上，白芷、石膏行下。○肾引经独活、肉桂、盐酒。○膀胱引经藁本、羌活行上，黄柏行下。○心包引经柴胡行上，川芎、青皮

行下。○三焦引经柴胡、川芎行上，青皮行下。《回春》。○附子为百药之长，通行诸经。《入门》。○头痛须用川芎。○顶巅痛须用藁本。○肢节痛须用羌活。○腹痛须用芍药，恶寒加桂，恶热加黄柏。○饮水多须用白术、茯苓、猪苓。○惊悸恍惚须用茯神。○心下痞须用枳实、黄连。○肌热须用黄芩。○腹胀须用厚朴。○胁下痛寒热须用柴胡。○脾胃有湿痰怠惰，须用白术。○破滞气须用枳壳。○破滞血须用桃仁、苏木。○血不足须用甘草。○去痰须用半夏，热加黄芩，风加南星。○寒痰痞塞须用陈皮、白术。○腹中窄狭须用苍术。○调气须用木香。○补气须用人参。○和血须用当归。○下焦湿热，并膀胱有火邪，须用酒洗防己、草龙胆、黄柏、知母。○内伤虚汗须用黄芪。○上焦热须用片芩。○中焦湿热须用黄连。○去滞气须用青皮。○渴须用干葛、茯苓。○嗽须用五味子。○喘须用阿胶。○宿食不消须用黄连、枳实。○胸中烦热须用栀子。○水泻须用白术、茯苓、芍药。○气刺痛须用枳壳。○血刺痛须用当归。○疮痛须用黄连、黄芩、黄柏。○眼痛须用黄连、当归，并酒制。○小便黄须用黄柏。○小便涩数须用泽泻。○腹中热痛须用大黄、芒硝。○小腹痛须用青皮。○茎中痛须用甘草梢。○胃脘痛须用草豆蔻。○凡纯寒纯热，必用甘草以缓其力，寒热相杂，亦以此调和之。东垣。

服药食忌

凡服药，不可多食生胡荽及蒜、杂生菜，又不可食诸滑物果实等，又不可多食肥猪、犬肉、油腻、肥羹、鱼脍、腥臊等物。服药通忌见死尸及产妇淹秽等事。《本草》。○服诸药不可多食醋。○大都服药通忌生菜。《本草》。○有术勿食桃李、雀蛤、胡荽、大蒜、青鱼鲊。○有半夏、菖蒲，勿食饴糖、羊肉、海藻。○有地黄，勿食葱、蒜、萝卜。○服地黄、何首乌人，食萝卜则

能耗诸血，令人髭发早白。○有何首乌，勿食无鳞鱼。○有巴豆，勿食芦笋羹、野猪肉及酱、豉、冷水。○有黄连、桔梗，勿食猪肉；服黄连，不得食猪肉，若服至三年，不得食猪肉一生。○黄连又忌冷水。○胡黄连忌猪肉，食之则漏精。○有细辛，勿食生菜。○有藜芦，勿食狸肉。○有牡丹，勿食生胡荽。○有商陆，勿食犬肉。○有常山，勿食生葱、生菜一作菘菜。○有朱砂、空青，勿食生血物。○有茯苓，勿食醋酸物。一云忌米醋。盖服茯苓人，吃醋则前功俱废。○有甘草，勿食菘菜、海藻、猪肉。一云服甘草而食菘，即令病不除。○有鳖甲，勿食苋菜。今取鳖甲细锉，置水湿处，即变生鳖，是其验也。○有天门冬，勿食鲤鱼。服天门冬，误食鲤鱼中毒，浮萍解之。○有水银、轻粉，忌一切血。○银忌一切血。○阳起石忌羊血。○服黄精人，禁食梅实。○有牛膝，勿食牛肉。○当归恶热面。○乌头、天雄忌豉汁。○牡丹皮忌蒜。○有桂勿食生葱。○有麦门冬，勿食鲫鱼。○厚朴忌豆，食之者动气。○威灵仙忌茗及面汤。○有苍耳，忌食猪肉、米泔。○干漆忌油脂。○枸杞与乳酪相恶。○龙骨忌鱼。○麝香禁食大蒜。○破故纸忌羊肉。○莲花忌地黄、蒜。○杏仁忌粟米。○蜜忌葱及莴苣。○猪肉杀药，猪膏忌乌梅。○饵药之人食鹿肉，必不得药力。盖鹿恒食解毒草，能制诸药耳。恒食名草者，葛花、鹿、葱白、药苗、白蒿、水芹、甘草、苍耳、荠苨。○凡使一切角，大忌盐。《本草》、《入门》。

忌铜铁药

凡药不得见铜铁气者，缘肝气恶之也。《得效》。○黄柏、地黄之类，俱忌铁器蒸捣，何欤？曰：地黄、黄柏，皆肾经药也。钱仲阳曰：肾有补而无泻。又曰：虚者补其母，实者泻其子。所以忌铁器者，防其伐木泻肝，恐子能令母虚也。竟无他说。《正传》。○桑白皮忌铁与铅，不可近之。桑枝

同。○桑寄生忌铁，以铜刀锉。○地黄勿犯铜铁器，令人肾消，并发白，男损荣，女损卫。○菖蒲不可犯铁，令人吐逆，宜以铜刀或竹刀刮切。益母草忌铁，切用银竹刀，煎用银瓷器。○木瓜勿令犯铁及铅，宜以铜刀削皮。○石榴皮叶根，并勿令犯铁。○何首乌忌铜铁，以苦竹刀切。○香附子于石臼中捣，勿令犯铁，用之切忌。○茜根勿犯铁与铅，以铜刀锉。○玄参勿令犯铜铁，饵之噎人喉，丧人目。○牡丹皮采根，以铜刀劈去骨。○杜仲瓦上干，于木臼中捣，则忌铁明矣。○知母、黄柏，并勿令犯铁器。○知母、桑白皮、天麦门冬、生熟地黄、何首乌，俱忌铁器。用竹刀切之。犯铁则必患三消。○肉豆蔻勿令犯铜。○忍冬草忌犯铁。○柴胡忌铜铁。○没石子勿令犯铁。○白马茎以铜刀劈破，忌犯铁。○草龙胆忌铁，以铜刀刮。○桃奴，以铜刀刮取肉。○骨碎补，以铜刀削去毛。○地骨皮忌铁。○猪苓，以铜刀削去黑皮用之。○凡修治一切角，大忌盐。《本草》。《入门》。

相反药

相反为害，甚于相恶者，谓彼虽恶我，我无忿心，犹牛黄恶龙骨，而龙骨得牛黄更良，此有以制伏故也。相反者，则彼我交仇，必不宜合。今画家用雌黄、胡粉相近，便自黯。炉粉得黄即黑，黄得粉亦变，此盖相反之证也。《本草》。○人参、丹参、沙参、苦参、玄参、紫参、细辛、芍药，皆与藜芦相反。○半夏、瓜蒌、贝母、白蔹、白及，俱与乌头相反。○大戟、芫花、甘遂、海藻，皆与甘草相反。○石决明反云母。○硫黄反朴硝。○乌头反犀角。○人参反五灵脂。○水银反砒霜。○巴豆反牵牛。○丁香反郁金。○牙硝反三棱。○官桂反石脂。○狼毒怕密陀僧。○醋不可与蛤肉同食，相反。○猬皮与桔梗、麦门冬相恶。○牛乳与酸物、生鱼相反，令人腹中结癖。○藜芦反酒。○葱与蜜相反，食之杀人。一云烧葱和

蜜食，则促人气，必杀人。○韭不可与蜜同食，相反。○黄颡鱼反荆芥，同食即杀人。即鲇鱼之类也。《本草》、《入门》。

不见火药

桑寄生勿令见火。○槟榔勿经火，恐无力。若熟使，不如不用。○茵陈勿令见火。○蛇含草勿犯火。○丁香不见火。一云，诸香并勿见火。《本草》、《入门》。

渍药酒法

凡渍药酒，皆须细切，生绢袋盛之，乃入酒密封，经春五、夏三、秋七、冬十日，视其浓烈，便可漉出，取清服之。滓可暴燥为粗末，更渍饮之。《本草》。○一瓶酒，浸粗末药三两为正。《俗方》。

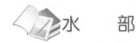

天一生水，故以水为首。○凡三十三种。

论水品

水者日常所用，人多忽之，殊不知天之生人，水谷以养之，水之于人，不亦重乎。故人之形体有厚薄，年寿有长短，多由于水土之不同，验之南北可见矣。《食物》。○凡井水，有远从地脉来者为上，有从近处江河中渗来者欠佳，又城市人家稠密，沟渠污水杂入井中成碱，用须煎滚，停顿一时，候碱下坠，取上面清水用之，否则气味俱恶，而煎茶酿酒作豆腐三事，尤不堪也。雨后井水浑浊，须擂桃杏仁，连汁投水中搅，留少时，则浑浊坠底矣。《食物》。○凡诸饮水疗疾，皆取新汲清泉，不用停污浊暖，非直无效，固亦损人，宜慎之。《本草》。

井华水 性平，味甘，无毒。主人大惊，九窍出血，亦主口臭，好颜色。洗目肤翳，及酒后热痢。此井中平朝第一汲者。《本草》。○井华水者，天一真精之气，浮结于水面，故可取以烹煎补阴之剂，及修炼还丹之用。今好清之士，每日取以烹春茗，而谓清利头目最佳，其性味同于雪水也。《正传》。○井华水，服药炼药并用之，投酒醋，令不腐。《本草》。

寒泉水 即好井水也。性平，味甘，无毒。主消渴反胃，热痢热淋，兼洗漆疮，利大小便。《本草》。○其井水新汲，未入缸瓮者为新汲水，取其清洁无混杂之气，故用以煎煮药剂也。《正传》。○能解合口椒毒，下鱼鲠。《本草》。

菊花水 一名菊英水。性温，味甘，无毒。疗风痹及眩冒，除风补衰，令人好颜色，久服延年不老。《本草》。○南阳郦县北潭水，其源悉芳，菊生被崖，水为菊味，故居民饮此水者，无不寿考。《本草》。○蜀中有长寿源，其源多菊花，而流水四季皆菊花香，居人饮其水者，寿皆二三百岁，故陶靖节之流，好植菊花，浸水烹茶，期延寿也。《正传》。

腊雪水 性冷，味甘，无毒。治天行时气、瘟疫、酒后暴热、黄疸，解一切毒，又洗眼去热赤。《本草》。○腊雪水，大寒水也。雨下遇寒气，凝而为雪，其花六出，禀六一之正气也。《入门》。○藏淹一切果实，良。○春雪有虫，不堪收。《本草》。

春雨水 即正月雨水也。以器盛接，煎药服之，令人阳气上升。《入门》。○正月雨水，夫妻各饮一杯，还房当即有子，神效。《本草》。○其性始得春升生发之气，故可以煮中气不足、清气不升之药也。《正传》。○清明水及谷雨水，味甘，以之造酒，色绀味烈，可储久。《食物》。

秋露水 性平，味甘，无毒。止消渴，令人身轻不饥，肌肉悦泽。朝露未晞时，拂取用之。○在百草头露，愈百疾。○柏叶上露①，主明目。○百花上露，令人好颜色。

《本草》。○繁露水者，是秋露繁浓时露也。作盘以收之，食之延年不饥。《本草》。○秋露水者，禀收敛肃杀之气，故可以烹煎杀祟之药，及调敷杀癞虫疥癣诸虫之剂也。《正传》。

冬霜 性寒，无毒。团食之，主解酒热、酒后诸热面赤及伤寒鼻塞。《本草》。○暑月痱疮赤烂，和蚌粉敷之，立差。○日未出时，以鸡羽扫取，收瓷瓶中，时久不坏。《本草》。

雹 土酱味不正，取一二纳瓮中，即如本味。《食物》。

夏冰 性大寒，味甘，无毒。去烦热。《食谱》云：凡夏用冰，只可隐映饮食，令气冷，不可打碎食之，当时暂快，久皆成疾。《本草》。

方诸水 性寒，味甘，无毒。主明目，定心、去小儿热烦渴。○方诸，大蚌也。向月承取，得二三合，水亦如朝露也。《本草》。

梅雨水 性寒，味甘，无毒。主洗疮疥，灭瘢痕，浣衣去垢如灰汁。是五月雨水也。《本草》。

半天河水 性平一云微寒，一云寒，味甘，无毒。治心病鬼疰、狂、邪气、恶毒，能杀鬼精恍惚妄语。此竹篱头，及高树穴中盛天雨水也，皆可饮，并洗诸疮。《本草》。○长桑君授扁鹊，饮以上池之水，乃竹篱、藩头管内之积水耳。取其清洁自天而降，未受下流污浊之气，故可以炼还丹调仙药之用也。《正传》。

屋溜水 主洗犬咬疮。以水浇屋檐，承取用之。又以水滴檐下，令土湿，取土敷犬咬疮，即差。○有大毒，误食必生恶疮。《本草》。

茅屋漏水 杀云母毒，炼云母时用之。《本草》。

玉井水 性平，味甘，无毒。久服令人体润，毛发不白，出诸有玉处山谷中。山有玉则草木润，犹润于草木，何况于人乎。今

人近山多寿者，岂非玉石之津乎。《本草》。

碧海水 性小温，味咸，有小毒。煮浴，去风瘙疥癣。饮一合，吐下宿食胪胀。○当取大海中味咸色碧之水。《本草》。

千里水 性平，味甘，无毒。主病后虚弱，扬之万过，煮药禁神皆验。○长流水，即千里水也。二水皆堪荡涤邪秽，煎煮汤药，禁咒鬼神。《本草》。○千里水，从西来者谓之东流水，取其性快顺，疾速通关下膈也。《食物》。○长流水者，但取其流长而来远耳，不可泥于千里也。以其性远而通达，历科坎已多，故取以煎煮手足四末之病、道路远之药，及通利大小便之用也。《正传》。○江河之水，夏秋大雨后，山谷中虫蛇之毒，从流而下，人马饮之多毙，不可不知。《食物》。

甘烂水 治霍乱，及入膀胱、治奔豚。○作甘烂水法，取水斗许，置大盆中，以杓扬之数百遍，水上作珠子五六千颗，撇取用之。一名百劳水。《本草》。○此水与月窟水同，取其味甘温而性柔，故可以烹伤寒阴证等药也。《正传》。

逆流水 逆流水者，即倒流水也。乃慢流回澜之水也，以其性逆而倒流，故取以调和发吐痰饮之剂也。《正传》。○倒流水者，取其回旋留止，上而不下也。《本草》。

顺流水 其性顺而下流，故取以治下焦腰膝之证，及通利二便之用也。《正传》。

急流水 即湍上峻急之流水也。以其性速急而达下，故特取以煎熬通利二便，及足胫以下之风药也。《正传》。

温泉 主诸风筋骨挛缩，及皮肤顽痹手足不遂。大风疥癣者入浴，浴宁当虚惫，宜与药食补养。《本草》。○温泉性热，有毒，切不可饮。患疥癞及杨梅疮者，饱食入池，久浴得汗出乃止，旬日诸疮皆愈。《食物》。○下有硫黄，即令水热。硫黄主诸疮病，水亦宜然。水有硫黄臭，故愈风冷为上。《本草》。

冷泉 俗谓之椒水。主偏头痛、背寒、

火郁、恶寒等证，浴之皆差。○下有白矾，故水味酸涩冷冽。于七八月时浴之，切不可夜浴，夜浴必死。《俗方》。

浆水 性微温，味甘酸，无毒。止渴、霍乱泄利，解烦去睡。《本草》。○粟米新熟，白花者佳。《本草》。○即俗间煮粟米粥清也。《本草》。○熟水渍生米为之，味酢，夏月浸井中如冰冷，北方饮以祛暑。杜注

地浆 性寒，无毒，解中毒烦闷，又解诸毒。山中有毒菌，人煮食必死；又枫树菌，食之令人笑不止，亦死，惟饮地浆皆差，余药不能救矣。《本草》。○掘黄土地作坎，以水沃其中，搅令浊，俄顷取清饮之。《本草》。

潦水 仲景方治伤寒发黄，麻黄连翘汤以潦水煎服，取其味薄而不助湿也。《入门》。○潦水又名无根水，山谷中无人迹处，新土科凹中之水也。取其性不动摇，而有土气内存，故可以煎熬调脾进食补益中气之剂也。《正传》。

生熟汤 味咸，无毒。以炒盐投中，饮之一二升，吐出宿食恶毒之物，欲为霍乱，吐尽便愈。《本草》。○人大醉，及食瓜果过度，以生熟汤浸身，汤皆为酒及瓜味。《本草》。○百沸汤半碗，新汲水半碗，合和，名曰阴阳汤，即生熟汤也。《医鉴》。○河水与井水合用，亦名阴阳汤。《回春》。

热汤 性平，味甘，无毒。主忤死，及霍乱转筋。○助阳气，行经络。患冷痹人，以汤渫脚至膝，厚覆汗出，佳。《本草》。○热汤，须百沸过，若半沸，则食之病胀。《食物》。

麻沸汤 沤麻汁，主消渴，取其气薄而泄虚热也。《入门》。○即青麻煮汁也。《入门》。

缫丝汤 无毒。主蛔虫。此煮茧汁，为其杀虫故。《本草》。○又主消渴口干，此物属火，有阴之用，能泻膀胱中相火，引清气上潮于口，煮汤饮之或茧壳丝绵汤，饮之亦效。《丹心》。

甑气水 主长毛发。以物承取沐头，令发长密黑润，朝朝取用。《本草》。

铜器上汗 铜器盖食上，汗滴食中。令人发恶疮内疽。《本草》。

炊汤 经宿洗面，无颜色。洗体则成癣。《本草》。

六天气 服之令人不饥，长年，美颜色。《本草》。○《陵阳子明经》言：春食朝霞，日欲出时向东气也。秋食飞泉，日欲没时向西气也。冬食沆瀣，北方夜半气也。夏食正阳，南方日中气也。并天玄地黄之气，是为六气。《本草》。○人有急难阻绝之处，用之，如龟蛇服气不死。昔人堕穴中，其中有蛇，每日如此服气，其人依蛇时节，日日服之，渐觉体轻。启蛰之后，人与蛇一时跃出焉。《本草》。

 土 部

土为万物之母，故以土次之。○凡十八种。

者可用。以灶有神，故号为伏龙肝也。《本草》。

伏龙肝

性微温，味辛一云咸，无毒一云性热微毒。主衄血吐血、崩漏、便血尿血。能止血，消痈肿毒气，催生下胞，及小儿夜啼。《本草》。○此是灶中，对釜月下黄土也。经十年以上，灶下掘深一尺，下有真土，紫色

东壁土

性平一云温，无毒。主治脱肛、温疟及泄利霍乱。《本草》。○东壁常先得晓日烘炙。日者太阳真火，火生之时，其气壮，故不取南壁而取东壁土也。先见日光处，刮取用之。《本草》。○多年被烟熏者，尤好。

《入门》。

西壁土

主呕吐哕逆等疾，令气下行也。取日西时所照壁上土用之。《入门》。

好黄土

性平，味甘，无毒。主泄痢赤白，腹内热毒绞痛。《本草》。○又解诸药毒，及中肉毒、合口椒毒、野菌毒。《本草》。○亦解食牛马肉及肝中毒。《本草》。○凡土，三尺已上曰粪，三尺已下曰土，当去上恶物，勿令入客水，乃为真土。《本草》。○土地，主敛万物毒，治痈疽发背，及卒患急黄热盛。《本草》。

赤土

止一切失血，杀精物，辟鬼魅。涂牛马，辟瘟疫。《本草》。○即今好赤土也。《本草》。

白垩

性温一作平，味苦辛一作甘，无毒。能涩肠止痢。《本草》。○一名白善土，不可久服，伤五脏，令人羸瘦。《本草》。○即今画工所用白土也。火煅，研，盐汤飞过，晒干用。《入门》。

海金沙

主通利小肠。○有草初生作小株，才高一二尺，七月采，暴干，以纸衬，击取其沙落纸上，旋收用之。《本草》。

井底沙

性至冷。主汤火烧疮痛，及蝎螫鬼魇。《本草》。

六月河中热沙

主风湿顽痹不仁，脚冷瘫痪。取沙，日暴令极热，伏坐其中，冷即易。《本草》。

道中热尘土

主夏月热暍死者。《本草》。

土蜂窠上土

主肿毒，亦主蜘蛛咬。《本草》。

锻铁灶中灰

主癥瘕坚积。○疗暴症。兼得铁力，以疗暴症。《本草》。

冬灰

性温，味辛。消黑子疣赘，不可广用，烂人皮肉。《本草》。○一名藜灰。烧诸蒿藜炼作之。此浣衣黄灰尔。《本草》。○诸灰一烘而成，冬灰则经三四月方彻，故其性尤烈。《本草》。

桑柴灰

疗黑子疣赘，功胜冬灰。《本草》。○小豆赤者同煮服，大下水肿。《本草》。○桑薪灰，纯者入药，绝奇。《本草》。

百草灰

主腋臭及金疮。五月五日乘露取一百种草，阴干，烧作灰也。《本草》。

百草霜

无毒。治热毒，消积化滞，止暴泻痢。妇人月候不调，崩中漏下，横生逆产，胞衣不下。《本草》。○《局方》误以铛墨为百草霜，惟黑奴丸两用之。此灶额上墨，又名灶突墨。○深村久灶额上墨佳。止血为要。《入门》。

铛墨

主蛊毒中恶血晕，亦涂金疮，生肌止血，然慎勿涂面，墨入肉如印。即铛下墨也。《本草》。

梁上尘

性微寒一云平，无毒。主中恶鼻衄，小儿软疮，又主金疮。《本草》。○一名悬龙尾，又名乌龙尾。《入门》。须取去烟火远，高堂殿上者，拂下，筛用之。《本草》。

谷　部

天地间，养人性命者惟谷耳。备土之德，得气中和，故其味淡甘而性和平，大补而渗泄，乃可久食而无厌，是大有功于人者也。《纲目》。○凡一百七种。

胡麻

性平，味甘，无毒。益气力，长肌肉，填髓脑，坚筋骨，润五脏。《本草》。○补髓填精，延年驻色。《医鉴》。○患人虚而吸吸，加胡麻用之。《序例》。○一名巨胜，一名方茎。叶名青蘘。本生胡中，形体类麻，故曰胡麻。又八谷之中最为大胜，故名巨胜。《本草》。○服食则当九蒸九暴，熬捣饵之，其性与茯苓相宜，久服能辟谷不饥。《本草》。○胡麻、巨胜，诸家之说不一，止是今黑脂麻，更无他义。《衍义》。○胡麻即胡地黑芝麻耳，汤淘去浮者，酒蒸半日，晒干，舂去粗皮，微炒用之。《入门》。

青蘘音箱　补脑髓，坚筋骨。○即胡麻叶也，甚肥滑，亦可以沐头。《本草》。

胡麻油　性微寒一云大寒。主天行热秘，肠内结热，杀虫。《本草》。○利大肠，胞衣不落，摩疮肿恶疮，生秃发。《本草》。○是胡麻生笮油也。若蒸炒则可供作食，及燃灯，不入药用也。《本草》。

白油麻

性大寒，无毒。滑肠胃，通血脉，行风气，润肌肤。《本草》。○油麻有二种，白者润肺，黑者润肾。《本草》。○白油麻，与胡麻一等，但以色言之，今人止谓之脂麻，生则寒，炒则热。《本草》。

叶　捣和浆水取汁，沐头去风润发。《本草》。

油　性大寒一云冷，无毒。下三焦热毒气，通大小肠，滑骨髓，困脾脏。《本草》。○治蛔心痛，杀一切虫，敷诸疮疥癣。《本草》。○捣脂麻压笮为油，生笮者入药，炒熟者可供食。一名香油。《本草》。○牙齿病，并脾胃疾人，切不可吃。《本草》。○陈油煎膏，生肌长肉，消痈肿，补皮裂。《本草》。

麻子

性平一云寒，味甘，无毒。补虚劳，润五脏，疏风气。治大肠风热结涩，利小便，疗热淋，通利大小便。不宜多食，滑精气，痿阳气。《本草》。○早春种为春麻子，小而有毒；晚春种为秋麻子，入药佳。《本草》。○入足太阴、手阳明经。《入门》。○汗多胃热便难三者，皆燥湿而亡津液，仲景以麻仁润足太阴之燥，乃通肠也。《汤液》。○麻仁极难去壳，水浸经三两日，令壳破，暴干新瓦上接取仁用。一云，帛包浸沸汤中，汤冷出之，垂井中一夜，勿令着水，次日日中取出，暴干，就瓦上接去壳，簸扬取仁，粒粒皆完。《本草》。

麻蕡　性平，味辛，有毒。破积止痹，散服，多食令人见鬼狂走。《本草》。○一名麻勃，此麻花上勃勃者。七月七日采，良。《本草》。

叶　主蛔虫。煮汤沐头，发长润。《本草》。

根　主产难衣不出，破瘀血，下石淋。煮取汁，服之。《本草》。

故麻鞋底　主霍乱，及解食牛马肉中毒，又解紫石英毒。《本草》。○一名千里马。取故破者用。《本草》。○路旁弃草鞋鼻绳，亦名千里马，治难产用之。《良方》。

故渔网 主鱼鲠在喉不下。《本草》。

大豆

性平，味甘一云咸，无毒。补五脏益中，助十二经脉，调中暖肠胃。久服令人身重。《本草》。〇豆有黑白二种，黑者入药，白者不用，但食之而已。《本草》。

稆豆 性温，味甘，无毒。调中下气，通关脉，制金石药毒。生田野，小而黑。《本草》。〇色黑而紧小者为雄豆，入药尤佳。《本草》。〇豆性本平，而修治之，便有数等之效。煮汁甚凉，去烦热，解诸药毒；作腐则寒而动气；炒食则热；投酒主风；作豉极冷；黄卷及酱皆平，大抵宜作药使耳。《本草》。〇稆豆即雄黑豆也，肾之谷也，肾病宜食。《入门》。

豆黄 味甘。主胃中热，止腹胀消谷，去肿除痹。《本草》。

大豆黄卷 性平，味甘，无毒。主久风湿痹，筋挛膝痛，除五脏胃中结聚。《本草》。〇黄卷是以生豆为蘖，待其芽出，便暴于取用，入药微炒。《本草》。〇卷蘖长五分者，破妇人恶血，产妇药中用之。《本草》。

赤小豆

性平一云微寒，一云温，味甘酸，无毒。主下水，排痈肿脓血，治消渴，止泄，利小便，下水肿胀满。《本草》。〇消热痈肿，散恶血。《本草》。〇小豆性逐津液，主水气脚气方最要，行水通气，荡脾之剂。久服令人黑瘦枯燥。《入门》。〇入药宜用早种色赤者，晚种者力弱。《本草》。〇赤小豆阴中之阳，解小麦毒。《汤液》。

叶 名藿。止小便数，去烦热，明目。《本草》。〇大豆嫩叶，亦谓之藿，可作菜食之。《入门》。

花 性平，味辛，无毒。治宿酒渴病。《本草》。〇止消渴，病酒头痛，能消酒毒，主酒病为良。《本草》。〇一名腐婢，即赤小豆花也。七月采，阴干用。《本草》。

粟米

性微寒，味咸，无毒。养肾气，去脾胃中热，益气，利小便，益脾胃。《本草》。〇粟米细于粱米，颗粒小者是粟，粗大者是粱。《本草》。〇粟从卤从米，象形也，即今之小米也。五谷中最硬，故谓之硬粟。《入门》。〇黍、稷、稻、粱、禾、麻、菽、麦，乃八谷也。陶隐居以禾为粟。《朱子诗注》明言：禾者，谷连藁秸之总名。盖八谷有粟则是，盖言粱则包粟在中。《入门》。

陈粟米 味苦。主胃热消渴，利小便，止痢。《本草》。〇陈者，谓经三五年者。《本草》。

粟米粉 止烦闷，解诸毒。《本草》。〇近世作英粉，用粟米，浸累日，令败，研澄取用。去痱疮甚佳。《本草》。

糗 性寒，味甘，无毒。解烦热，止渴，止泄，实大肠。《本草》。〇蒸粟米或麦，熬磨作之。《本草》。〇粳粟米五谷中最硬，得浆水即易化。《本草》。

粟米泔汁 主霍乱烦渴。臭泔尤良。《本草》。〇酸泔，洗疮疥及恶疮，杀虫。《本草》。

蘖米 性温，味苦，无毒。主寒中下气，开胃消食，除热。《本草》。〇此即粟蘖也。取半生者作之，今谷神散中用之。性又温于大麦蘖。《本草》。〇蘖者，生不以理之名也。皆当以可生之物为之。粟蘖、麦蘖，皆其类也。《本草》。〇蘖米，即谷芽也。《入门》。

粳米

性平，味甘苦，无毒。平胃气，长肌肉，温中止痢，益气除烦。《本草》。〇粳，硬也。坚硬于糯米也。入手太阴、少阴经。气、精皆从米变化而生，故字皆从米。《入门》。〇作饭及粥食之，稍生则不益脾，过熟则佳。《本草》。〇白晚米为第一，早熟米不及也。《本草》。〇即晚米也，霜后收者佳。《日用》。

陈廪米 性温，味咸酸，无毒。除烦调胃，止泄，补五脏，涩肠胃，宜作汤食。《本草》。〇即陈仓米也。诸家不言是粳米、是粟米，然粳、粟二米陈者性皆冷，频食则令人自利，与经所说稍戾，煎煮亦无膏腻。今人多用新粳粟，盖久陈则气味腐败。经云：陈者，谓经三五年者，此说有理。《本草》。

糯米

性寒一云微寒，一云凉，味甘苦，无毒。补中益气，止霍乱，令人多热，大便坚。《本草》。〇壅诸经络气，使四肢不收，发风动气，令人昏昏多睡。不可多食，久食则令人身软。猫犬食之，脚屈不能行，缓人筋也。《本草》。〇糯，耎也。耎与软同其米软而粘，即稻米也。今人用之作酒煮糖也。《入门》。〇糯者，粘稻也；粳者，稻之不粘者，然粳糯甚相类，粘不粘为异耳。《本草》。〇稻是有芒之谷，故通呼粳糯，总谓之稻。《本草》。〇糯米性寒，作酒则热。糟乃温平，亦如大豆、豉、酱之不同耳。《本草》。

糯稻秆 治通身黄病，及消渴蛊毒，并煮汁饮之。《入门》。〇按五谷，稻、黍、稷、麦、菽，其早米、晚米、糯米，皆稻也，独以糯为稻则误也。《入门》。

青粱米

性微寒，味甘，无毒。主胃痹，热中消渴，利小便，止泄痢，轻身长年。《本草》。〇青粱谷穗有毛，粒青，米亦青，而细于黄白粱。夏月食之，极清凉。《本草》。〇粱有青黄白，皆粟类也。诸粱食之，比他谷最益脾胃，性亦相似耳。《本草》。〇粱虽粟类，细论则别。《本草》。〇青粱，醋拌，百蒸百暴，可作糗粮，断谷。《本草》。

黄粱米 性平，味甘，无毒。益气和中，止泄。《本草》。〇青白粱，食之不及黄粱，青白二种，性皆微凉，独黄粱性甘平，岂非得土之中和气多耶。《本草》。〇粱类穗皆大而毛长，米比粟更大，黄粱食之香美愈于诸粱，号为竹根黄。《入门》。

白粱米 性微寒，味甘，无毒。主除热益气。《本草》。

黍米

性温，味甘，无毒。益气补中，不可久食，令人多热烦。《本草》。〇有小毒，不堪久服，昏五脏，令人多睡。《本草》。〇似粟而非粟，谷之类也，有丹、赤、黑三种，肺之谷也，肺病宜食之。《入门》。

丹黍米 性温，味苦，无毒。主咳逆霍乱，止泄止渴。《本草》。〇此即赤黍米也，皮赤而米黄。《本草》。〇黍有二种米，粘者为秫，可以酿酒；不粘者为黍，可食之，如稻之有粳糯耳。《本草》。

秫米

性微寒一云平，味甘，无毒。利大肠，疗漆疮，杀疮疥毒热。壅五脏气，动风不可常食。《本草》。〇仙家重此，作酒最胜余米。《本草》。〇此人以作酒及煮糖者。《本草》。〇似黍米而粒小，北人谓之黄米，亦谓黄糯，酿酒最佳。《本草》。

小麦

性微寒一云平，味甘，无毒。主除烦热少睡，止燥渴，利小便，养肝气。《本草》。〇小麦皮寒肉热，合汤皆完用之，不许皮拆，拆则温明面不能消热止烦也。《本草》。〇秋种夏熟，受四时气足，自然兼有寒温，面热麸冷，宜其然也。《本草》。〇凡麦秋种、冬长、春秀、夏实，具四时中和之气，故为五谷之贵。地暖处亦可春种，至夏便收，受气不足，故有毒，而面性亦冷也。《本草》。

面 性温，味甘。补中益气，厚肠胃，强气力，助五脏，久食实人。《本草》。○小麦性寒，作面则温而有毒。《本草》。○面有热毒者，多是陈䴹之色，又为磨中石末在内故也。杵食即良。《本草》。○面性壅热，少动风气。《本草》。

寒食面 谓寒食日煮吃面，取之以焙干，贮用，能破积行气。《纲目》。

曲 性大暖一云温，味甘。平胃消谷止痢。《本草》。○女曲，完小麦为之，一名䴷音桓子黄，蒸磨小麦为之，一名黄衣，并消食。《本草》。○麦曲，止河鱼之腹疾。《左传》。○六月作者良，陈久者入药，用之当炒令香。《本草》。

神曲 性暖一云温，味甘，无毒。开胃健脾，消化水谷，止霍乱泄泻，痢下赤白，破癥结，下痰逆胸满，肠胃中塞，饮食不下，落胎，下鬼胎。《本草》。○入药炒令香，火炒以助天五之气，入足阳明经。《汤液》。○红曲，活血消食止痢，疑是神曲也。《入门》。○造神曲法，详见杂方。

麸 性寒一云凉，味甘，无毒。调中去热，治热疮汤火疮烂，扑损折伤瘀血。《本草》。○麦属阳，麸之性凉。《丹心》。○面热麸凉。《丹心》。

浮小麦 养心。同大枣煎，止盗汗。《医鉴》。○止盗汗，治大小人骨蒸肌热。妇人劳热，微炒用之。《入门》。

小麦苗 性寒一云凉，味辛，无毒。消酒毒暴热，主黄疸目黄，退膈热，利小肠。绞取汁服之。《本草》。

小麦奴 主热烦，解天行热毒。《本草》。○即小麦苗上黑霉也。《本草》。○小麦未熟时，丛中不成麦，捻之成黑勃者是也。《纲目》。

大麦

性温一云微寒，味咸，无毒。益气调中，止泄补虚，实五脏，久食令人肥健滑泽。《本草》。○令人多热，为五谷长。《本草》。○久食头发不白，不动风气，暴食稍

似脚弱，为下气故也。熟则益人，带生则冷，损人。《本草》。○大麦同小麦，以秋种者为良，春种者气不足，故力劣。《本草》。○和针砂、没石子，染须甚黑。《入门》。

矿麦 性微寒，味甘，无毒。主轻身补中，除热，不动疾。久服令人多力健行。《本草》。○大麦、矿麦，《本经》两出，有如一稻二米，盖稻是谷之通名，则矿是麦之皮号，麦之矿，尤米之与稻也。然则大麦是麦米，矿麦是麦谷，明矣。《本草》。○大麦比小麦差大，故谓之大麦，其皮矿脆，宜谓之矿麦。《本草》。

青颗麦 性味与大麦同，天生皮肉相离也。色黄故亦谓之黄颗。《本草》。

大麦面 平胃止渴，消食疗胀，无热躁。胜于小麦。《本草》。○作饼食不动气，若暴食似动气，多食则益人。《本草》。

大麦蘖 性微暖一云温，味甘咸，无毒。能消化宿食，去心腹胀满，温中下气，开胃，止霍乱，破癥结，能催生落胎。久食消肾，不可多食。《本草》。○不以理生芽为蘖。《入门》。○大麦水渍，候芽生，急暴令干用，可作饴糖。《日用》。○麦蘖，行上焦滞血宿食；肠鸣，温中消谷。《医鉴》。○入药炒黄杵细，取面用之。《汤液》。

荞麦

性平寒，味甘，无毒。实肠胃，益气力，虽动诸病，能炼五脏滓秽，续精神。《本草》。○久食动风，令人头眩，合猪羊肉食成风癞。《本草》。

面 能发起诸疮，可煮食之。《直指》。○俗谓：一年沉滞积在肠胃间，食此麦乃消去。《食物》。

叶 作菜茹食之，下气，利耳目。《本草》。

穰 烧灰淋汁，洗六畜疮。《日用》。

扁豆

性微温一云微寒，一云平，味甘，无

毒。主和中下气，疗霍乱吐利不止转筋。《本草》。○其实有黑白二种，白者温而黑者小冷，入药当用白者。《本草》。○亦名鹊豆，以其黑间而有白道如鹊也。《本草》。○解一切草木毒及酒毒，亦解河豚毒。《本草》。○凡使去皮，生姜汁拌，炒用。《入门》。○患寒热者，不可食。《本草》。○即白扁豆也。《本草》。

叶 主霍乱吐下不止，又捣敷蛇虫咬。《本草》。

花 主女子赤白带下。《本草》。

绿豆

性寒一云平，一云冷，味甘，无毒。主一切丹毒烦热，风疹，药石发动，压热消肿，下气止消渴。《本草》。○和五脏，安精神，行十二经脉，此最为良。《本草》。○作枕明目，治头风头痛。《本草》。○若欲去病，须勿去皮，盖皮寒肉平尔。《食物》。○色绿圆小者佳，入药须带皮用，去皮则少有壅气。《入门》。

粉 性冷一云平，味甘，无毒。主益气，除热毒，疗发背痈疽疮疖，解酒食毒。《日用》。○取豆，浸水磨，滤过澄清垤，干为粉用之。即绿豆粉也。《日用》。

豌豆

性平，味甘，无毒。主益中平气，调顺荣卫。《日用》。○一名蚕豆，快胃利五脏，或点茶，或炒食佳。《入门》。○豌豆即蚕豆也。《得效》。○色青似绿豆而大。今出咸镜道，京中籍田亦有之。《俗方》。

薏苡仁

性微寒一云平，味甘，无毒。主肺痿，肺气吐脓血咳嗽，又主风湿痹，筋脉挛急，干湿脚气。《本草》。○轻身，胜瘴气。《史记》。○久服令人能食，性缓无妨，须倍他药用，咬之粘牙者真。《入门》。○此物力势和缓，须倍用，即见效。《丹心》。○取实，蒸令气馏，暴于日中使干，磨之或挼之则得仁矣。《本草》。

秫薥

谷之最长，米粒亦大而多者，北地种之，以备缺粮，否则喂牛马，南人呼为芦穄。《入门》。

稗子米

气辛，味脆，可以为饭，凶年食之。《入门》。

罂子粟

性平一云寒，味甘，无毒。治反胃，胸中痰滞，不下食，一名御米。《本草》。○花红白色，四叶或千叶，有浅红晕，其实作瓶子，似髇箭，头中有米，极细色白。《本草》。○其房如罂，其子如粟。《入门》。

壳 治脾泻久痢，涩肠，及虚劳久嗽，又入肾，治骨病。《本草》。○粟壳，去尽筋膜瓤蒂，锉碎，以蜜水淹一宿，次日慢火炒黄色用。《良方》。○入痢药，醋炒用之。《本草》。○罂粟壳，有涩肠止嗽之能。《医鉴》。

鸦片 一名哑芙蓉一作阿，即罂粟花未开时，用竹针刺十数孔，其津自出，次日以竹刀刮在瓷器内，待积取多了，以纸封固，晒二七日，即成片矣。性急不可多用。《入门》。○治久痢不止。罂粟花，花卸结壳后三五日午后，于壳上用大针刺开外面青皮十余处，次日早津出，以竹刀刮在瓷器内阴干，每用小豆大一粒，空心温水化下，忌葱蒜浆水。如热渴，以蜜水解之。《医林》。

酒

性大热，味苦甘辛，有毒。主行药势，杀百邪恶毒气，通血脉，厚肠胃，润皮肤，消忧发怒，宣言畅意。《本草》。○久饮伤神损寿。《本草》。○大寒凝海，惟酒不冰，明其性热，独冠群物，人饮之便体废神昏，是其有毒故也。《本草》。○酒能行诸经不止，与附子相同。味辛者能散，味苦者能下，味甘者居中而缓为守，引可以通行一身之表，至极高之分，若味淡者，则利小便而速下。《汤液》。○《本草》止言热而有毒，不言其湿中发热近于相火，人大醉后，振寒战栗可见矣。《丹心》。○酒有诸般，惟米酒入药，当以糯米，用清水白面曲所造为正。《书》曰：若作酒醴尔为曲糵，酒则须用曲，醴故用糵也。《本草》。○诸酒名，开列于后。

糟下酒 性暖温胃，御风寒。疑是未榨酒也。

豆淋酒 治风痉，角弓反张。方见风门。

葱豉酒 和解风寒，出汗，治伤寒。方见寒门。

葡萄酒 驻颜暖肾。方见杂方。

桑椹酒 补五脏，明耳目。取汁酿酒也。

枸杞酒 补虚，肥健人。方见杂方。

地黄酒 和血驻颜。方见杂方。

戊戌酒 大补阳气。方见杂方。

松叶酒 治脚气，风痹。方见风门。

松节酒 治历节风。方见风门。

菖蒲酒 治风痹，延年。方见身形。

鹿头酒 补气血。煮鹿头取汁，酿酒也。

羔儿酒 肥健人。煮羔儿，取汁酿酒也。

蜜酒 补益，疗风疹。方见杂方。

春酒 美酒也。疑今三亥酒之类也。

无灰酒 不杂他物者，即醇酒也。

饼子酒 糯米粉合和诸药为曲酿之，曰饼子酒。

黄连酒 解酒毒，不伤人，未详。

菊花酒 延年益寿，治风眩。方见身形。

天门冬酒 补气血，延年。方见身形。

暹罗酒 自暹罗国来，能破积杀蛊。《入门》。

红曲酒 大热有毒，辟瘴气，疗打伤。《入门》。

东阳酒 酒味清香，自古擅名，邻邑皆不及。《入门》。

金盆露 出处州，醇美可尚，然劣于东阳。《入门》。

山东秋露白 色纯，味洌。《入门》。

苏州小瓶酒 曲有热药，饮之头痛口渴。《入门》。

南京金华酒 味太甜，多饮留中聚痰。《入门》。

淮安绿豆酒 曲有绿豆，乃解毒良物。《入门》。

江西麻姑酒 以泉得名，味殊胜。《入门》。

烧酒 自元时始有，味极辛烈，多饮伤人。

煮酒 味殊佳，夏月宜饮。《俗方》。

梨花酒 色白，味醲，宜于春夏。《俗方》。

酒糟 性温，味咸，无毒。罨扑损瘀血，浸洗冻疮，及敷蛇蜂叮毒，去蔬菜毒。○又能藏物不败，柔物能软。《本草》。

豉

性寒，味苦一云咸，一云甘，无毒。主伤寒头痛、寒热瘴气，发汗，通关节。《本草》。○治中毒药，蛊气，疟疾。《本草》。○又杀六畜胎子诸毒。《本草》。○去心中懊恼，宜生用之。《汤液》。○和葱白服，发汗最速。《本草》。○得醯良。《本草》。○造法见杂方。

酱

性冷利，味咸酸，无毒。除热，止烦满。《本草》。○杀一切鱼肉、蔬菜、蕈毒，又杀百药热伤及火毒。《本草》。○多以豆作，小麦亦作酱，不及豆。肉酱、鱼酱，皆呼为醢，不入药用。《本草》。○酱，将也。

将和五味，以安五脏，故圣人不得不食也。以豆作，陈久者良。《入门》。

醋

性温，味酸，无毒。主消痈肿，破血晕，除癥块坚积。《本草》。○治产后血晕，及诸失血过多血晕，止心痛，咽痛。《本草》。○杀一切鱼肉、蔬菜毒。《本草》。○醋亦谓之醯，以有苦味，故俗呼为苦酒。《本草》。○苦酒，米醋是也。《得效》。○不可多食，损人肌脏，及损人骨。《本草》。○入药当取二三年米醋良，谷气全故也。小麦醋不及。《本草》。○醋，措也，能措五味以适中也。《入门》。

饴糖

又云，性温，味甘。主补虚乏，益气力，润五脏，消痰止嗽。《本草》。○饴糖，又云胶饴，是湿糖如厚蜜者。《本草》。○以其色紫，凝如琥珀色，谓之胶饴。色白而凝强者，谓之饧糖，不入药。《汤液》。○饴即软糖也，建中汤用之，入脾。《汤液》。○饴属土，成于火，大发湿中之热，多食动脾风。《丹心》。○诸米皆可作，惟以糯米作者

入药。《本草》。

豆腐

性平一云冷，味甘，有毒。益气，和脾胃。《入门》。○豆腐有毒、性冷而动气，能发肾气头风疮疥。《食物》。○多食则膨胀杀人，吃酒则甚，惟饮冷水即消矣。《俗方》。○中寒多泄多屁者，忌食。《入门》。

舂杵头细糠

性平。主卒噎，食不下，亦主反胃，不下食。刮取含之，即差，亦是舂捣义耳。《本草》。

稷米

性冷，味甘，无毒。治热，益气，补不足。《本草》。○多食发冷气，八谷之中最为下。八谷者，黍、稷、稻、粱、禾、麻、菽、麦也。禾是粟苗，麻是胡麻，菽是大豆，麦有大、小、矿麦，此诸谷之限也。《本草》。○稷乃穄之异名也，稷亦谷之类，似黍而小，即今之穄米，又谓之粢，为五谷之长。《入门》。○稷米堪为饭，不黏着，其味淡，今谓之穄米。《本草》。

 人部凡二十三种

乱发

性微温，味苦。主失血，止鼻衄，疗骨疽杂疮。《本草》。○消瘀血，通关格，利水道，治五淋，大小便不通，亦治转胞。《本草》。○不拘新剪旧落，或自己或无病人发，或童男胎发，并好。皂角水洗净，入罐内烧存性，为末用。《入门》。○一名血余灰，或曰人中血，烧灰须要略存性，勿令绝过。《本草》。

发髲

性温一云小寒，味苦，无毒。主五癃，关格不通，利水道，止血闷血晕。《本草》。○发髲，补阴之功甚捷，须以皂角水或苦参水浸洗，晒干烧灰用。《丹心》。○发髲是剪下或作髢者也。乱发是梳头自落者，故疗体相似。《本草》。

髭须

烧灰，敷痈疮，立愈。唐太宗剪须赐李世绩，宋仁宗剪髭赐吕夷简，皆为治疾。《本草》。

头垢

性温。主淋闭不通，主噎，疗劳复。

《本草》。○治蛊毒蕈毒，及主百邪鬼魅马肝毒，并可服之。蜈蚣、犬咬，外敷之。《入门》。

故腻头巾 无毒。主天行、劳复、渴。○三年头帤主心痛，即缚髻帛也，并洗汁饮之。《本草》。

耳塞

性温。主癫狂鬼神，及嗜酒。一名泥丸脂，即耳中脂垢也。《本草》。

牙齿

性平。治疟蛊毒气，及痘疮不起胀。火煅研用。《本草》。○一名生人骨即落齿也。《医鉴》。

齿垽 性温。破痈肿，出恶刺。《本草》。

口中涎及唾

取平明未语者，涂癣疥，良。《本草》。○又涂诸般肿上，即消。《俗方》。

天灵盖

性平，味咸，无毒。主尸疰鬼气，及久瘴劳疟，寒热无时者。《本草》。○此死人顶骨也，以年深陈久者为良。《本草》。○采得后，煻灰火中罨一伏时，待腥气尽，以檀香汤洗过，酥炙黄，或烧黑，研用。《入门》。○本经人部，惟发髲一物，余皆出于后世怪说，殊非仁人之用心。世称孙思邈有大功于世，以杀命治病，尚有阴责，况于是也。人死，毒气聚顶，服之反害，不如代以虎头骨，或黄犬头骨。《入门》。

人乳汁

性平一云冷，味甘，无毒。补五脏，悦皮肤，润毛发，治瘦悴，令人肥白悦泽。《本草》。○首生男乳，疗目赤痛多泪，解马肝牛肉毒。《本草》。○乳酪之中，牛乳为上，羊次之，马又次之。众乳之功，总不及人乳。昔张苍无齿，置乳妇十余人，每食尽饱，后年百余岁，尚为相，肥白如瓠，视事精神过于少年，生子数人，此颐养之妙也。《食物》。

妇人胞衣

主血气羸瘦，劳伤虚损，面黯皮黑，腹内诸病，渐瘦瘁者。《本草》。○即产后胞衣也，一名紫河车，一名混沌皮，亦名混元衣。男胎首生者佳，如无则壮盛妇人次胎亦好。取得以竹器盛，长流水浸一刻，以取生气，洗净去筋膜，以篾笼盛之，外以纸糊，使不泄气，焙干。要用时，以米醋浸一宿，焙干用。《正传》。○一法，洗放木甑内，自卯至酉，蒸烂如糊，取出于石臼内，同诸药捣丸用。《回春》。○古方不分男女，世传男用女胎，女用男胎，俱以初胎为胜，似为有理。《正传》。○一法，洗断血脉，入麝香一钱，砂锅内熬膏用之。《丹心》。○河车者，天地之先，阴阳之祖，乾坤之橐籥，铅汞之匡廓，胚晕将兆，九九数足，我则戴而生之，故谓之河车。《得效》。○此药，入血药则滋阴退热；入气药则壮阳生子；入痰药则治痰；入风药则治风；入心药则治癫狂失志等证。虽病危将绝，一服更活一二日。大抵男精女血构成，非金石草木之比。紫者，北方之色；河者，北方流水之名；车者胚胎，九九数足，载而乘之之谓也。《入门》。

胞衣变成水 味辛，无毒。主诸热毒，小儿丹毒。此胞衣埋地下七八年化为水也。《本草》。

人尿

性寒一云凉，味咸，无毒。止劳渴嗽，润心肺，疗血闷热狂，扑损瘀血晕绝，明目益声，润肌肤，治肺痿咳嗽。《本草》。○尿者，小便也，降火极速。《丹心》。○人尿须童男者为良。《本草》。○尝见一老妇，年逾八十，貌似四十。询之，有恶病，人教之服人尿，遂服四十余年，老健无他病云。《丹心》。

人中白 性凉，治肺痿膈热，鼻洪吐血，羸瘦渴疾，及汤火灼疮。《本草》。○人中自，是积尿白垽也。《本草》。○人中白，即尿桶中澄底洁白者，须置风露下，经二三年者可用，急则不拘。又名秋白霜。丹溪云：能泻肝火，降阴火。凡用，刮在新瓦上，火煅，研末用之。《入门》。

秋石 大补，暖悦色，益下元，久服去百疾，强骨髓，补精血，开心益志。《本草》。○壮阳补阴，洞入骨髓。真还元卫生之宝也。《入门》。○阳炼法、阴炼法，俱载杂方。

妇人月水

解毒箭，并女劳复。○扶南国，旧有奇术，能令刀矟不入，惟以月水涂刀，便死，此乃污秽坏神气也。人合药，所以忌触之。《本草》。○治阴热最佳。《俗方》。○月经衣，水渍取汁，亦同。《本草》。

红铅 味咸，有毒。即无病室女初行月水也，治男女气血衰弱，痰火上升，虚损瘫痪，失音体痛，饮食少进，女子经闭等证。○制法详见杂方。《入门》。

人裈裆

主阴阳易病，及胞衣不下。《本草》。○即裈之当阴处，方圆六寸是也。男病用女裈，女病用男裈，割取烧存性，为末，水调服之。《入门》。○胞衣不下，取本妇裈，覆井口立下。《本草》。

人屎

性寒，主天行热病，大热狂走，及解诸毒。《本草》。○宜取绝干者，为末，沸汤沃服。又干者，烧存性，水渍饮汁，名曰破棺汤，亦主伤寒大热。《本草》。○今人取干者，水渍取汁饮，名曰野人干。以男人粪为良。《俗方》。

人中黄 性冷，主天行热疾，及解中诸毒，并恶疮菌蕈毒。《本草》。○腊月，切大竹筒去青皮，纳粪缸中，浸渗取汁，名曰人中黄。《本草》。○腊月，切淡竹，去青，留第二节，上节发窍，以大甘草内竹筒内，以木塞上窍，以留节一头插粪缸中，浸一月，取甘草晒干用之，亦名人中黄。《入门》。○人中黄，《本经》谓之粪清。

人爪甲

性平，治难产催生。○置目中，去翳障。取妊妇爪甲为末，用之。《本草》。

新生小儿脐

主疟。取断者烧灰，饮下。○脐中屎，主恶疮，蚀息肉。候初生取胎中屎也。《本草》。

 禽部 凡一百七种

丹雄鸡肉

性微温一云微寒，味甘，无毒。主女人崩中漏下，赤白沃，补虚温中，通神杀毒，辟不祥。《本草》。○《易》云：巽为鸡、为风，鸡鸣于五更者，日将至巽位，感动其气而鸣也，故风人不可食。《本草》。○鸡属土而有金与木，火性补，故助湿中之火：病邪得之，为有助而病剧，非鸡而已，与夫鱼肉之类，皆能助病者也。《丹心》。

头 主杀鬼，东门上者尤良。《本草》。

朱雄鸡冠血 主自缢死，及百虫入耳。又，疗白癜疬疡风。《本草》。

粪 治白虎历节风，并敷风痛。《本草》。

白雄鸡肉

性微温一云寒，味酸。疗狂邪，安五

脏，止消渴，利小便，去丹毒。《本草》。○白毛乌骨者佳。《入门》。○鸡色白而眼黑者，乃真白乌鸡也。《琐言》。

白鸡距及脑 主产难。《本草》。

乌雄鸡肉

性微温，无毒。主心痛肚痛，除心腹恶气，及风湿挛痹，补虚羸，安胎，治折伤，并痈疽。生䁛竹木刺不出。《本草》。○凡禽鸟眼黑者，骨必黑，乃真乌鸡也。《本草》。

胆 性微寒。主目不明，并肌疮。《本草》。

心 主五邪。《本草》。

血 性平。主中恶及蹉折骨痛。《本草》。

肪 性寒，主耳聋。《本草》。○肪，厚脂也。《入门》。

肠 主遗尿，小便数不禁。《本草》。

肝及左翅毛 主起阴。《本草》。

冠血 主乳难。《本草》。

头 主杀鬼。《本草》。

肶胵里黄皮 性微寒一云平，无毒。止泄精遗尿，并尿血，崩中带下，肠风泻痢。《本草》。○此即肶内黄皮也。诸鸡肶胵并止遗精，宜烧存性用。《入门》。

屎白 性微寒。主消渴，破石淋，消鼓胀，止遗尿，灭瘢痕。《本草》。

乌雌鸡肉

性温，味甘一云酸，无毒。主风寒湿痹，疗反胃，安胎，补产后虚羸，治痈疽，排脓，补新血，除邪辟恶气。《本草》。○骨毛俱黑者为上。《入门》。

血 性平，无毒。主中恶腹痛，及蹉折骨痛，乳难。《本草》。

胆 治疣目，耳病疮。《本草》。

肠 治遗尿，并小便多。《本草》。

翼 治小儿夜啼。《本草》。

翮羽 主下血闭。《本草》。

窠中草 治头疮白秃。《本草》。

粪 治中风失音，止消渴，破石淋，利小便，灭瘢痕。《本草》。

黄雌鸡肉

性平一云温，味甘一云酸，无毒。主消渴，小便数，肠澼泄痢，补益五脏，添髓补精，助阳气，暖小肠。《本草》。○色黄，又脚黄色者佳。《入门》。

肋骨 主小儿羸瘦，食不生肌。《本草》。

鸡子

性平。味甘。主除热火疮，痫痉，镇心，安五脏，安胎，开咽喉，治妊妇天行热疾。《本草》。○生绞入药，豁开淡煮，大能却痰，润声喉。《入门》。○凡鸡卵，以黄雌产者为良，乌鸡子尤善。《本草》。

卵白 性微寒，味甘，无毒。疗目热赤痛，疗疽，解热烦，除心下伏热，治产难，胞衣不出，止咳逆。《本草》。

卵黄 治久疟及漆疮，主痢。《本草》。○阴不足，补之以血，用鸡子黄。《汤液》。

卵中白皮 主久咳结气。得麻黄、紫菀，和服立已。一名凤凰衣。《本草》。

卵壳 研摩，目中障翳。又主伤寒劳复。《本草》。

鸡肉虽有小毒，而补虚羸最要，故食治方中，多用之。然有风人，及患骨热人，不宜食。大抵丹者入心，白者入肺，黑者入肾，黄者入脾，总皆归于肝也。《入门》。○鸡属巽，佐肝火。《丹心》。

白鹅肉

性凉，无毒。解五脏热，止渴，主射工毒。有苍白二种，主射工当以苍者为良；主热渴当以白者为良。《本草》。

膏 性微寒。主耳卒聋。○脂润皮肤，主手足皲裂，可合面脂用。《本草》。

毛 主射工水毒。又主噎。《本草》。

尾罂 治聤耳及聋。《本草》。

卵 性温。补五脏，补中益气。《本草》。

鹜肪

肪，厚脂也。性大寒。主水肿，及风虚寒热。《本草》。

血 主解诸毒。《本草》。

头 主水肿，通利小便。绿头者佳。《本草》。

卵 性寒。治心腹热。盐淹食之宜人。《本草》。

白鸭肉 性冷，味甘，微毒一云无毒。补虚除热，和脏腑，利水道。《本草》。

白鸭屎 名通。杀石药毒，散蓄热，治热毒痢。《本草》。

黑鸭肉 滑中，发冷痢。不可多食。《本草》。〇鸭有家有野，此说专是家鸭尔。〇凫鹜，皆鸭也。一云：野鸭为凫，家鸭为鹜。《本草》。〇凡鸭，白毛黄雌鸭最补；绿头、青头鸭佳；黑鸭，滑中，发冷疾。凡鸭，老者佳，嫩者有毒。《入门》。

野鸭肉

性凉，无毒。补中益气，和胃气，治热毒风，及恶疮疖，杀腹脏一切虫。九月后，立春前采者，大补益，全胜家鸭。其小小者名刀鸭，味最重，食之补虚。《本草》。

雁肪

性平一云凉，味甘，无毒。主风痹挛急，偏枯气不通，长毛发须眉，壮筋骨。《本草》。〇肉食之，治诸风。《本草》。〇雁肪自不多，食其肉应亦好，虽云采无时，以冬月为好。《本草》。

雀肉

性暖一云大温，无毒。续五脏不足气，壮阳益气，暖腰膝，益精髓，缩小便，起阳道，食之令人有子。冬月者良。《本草》。〇十月后正月前食之，益人，盖取阴阳静定，未决泄之义。《本草》。

脑 性平。主耳聋，涂冻疮。《本草》。

头血 主雀盲。《本草》。

卵 性温，味酸，无毒。主男子阴痿不起，强之令热，多精有子。〇取第一次卵，尤良。《本草》。

雄雀屎 性温。疗目痛，决痈疖，主疝癖疝瘕、气块、伏梁。《本草》。〇一名白丁香，两头尖者是雄屎也。〇腊月收雀屎，俗呼为青丹，入药用。〇凡使，细研，甘草汤浸一宿，焙干用之。《入门》。

燕屎

性平，味辛，有毒。疗疟，主蛊毒鬼疰，破五癃，利小便。《本草》。〇燕有两种，有胡有越，紫胸轻小者是越燕，不入药用；胸斑黑声大者，是胡燕，入药。《本草》。〇燕肉不可食，入水为蛟龙所吞，亦不宜杀之。《本草》。

胡燕卵 主水浮肿。《本草》。

胡燕肉 出痔虫。《本草》。

越燕屎 亦疗痔杀虫，去目翳。《本草》。

伏翼

性平一云微热，味咸，无毒一云有毒。主目瞑痒痛明目，夜视有光，疗五淋，利水道，一名蝙蝠。《本草》。〇伏翼，以其昼伏有翼尔。《本草》。〇在山谷及人家屋间，立夏后采暴干。《本草》。〇此物善服气，故能寿。《本草》。〇先拭去毛，及肠肚嘴脚，炙干用之。《入门》。

粪 名夜明砂。能明目，治内外障。又炒服，治瘰疬。《入门》。

天鼠 一名仙鼠，即伏翼也。在乳石洞中，食其精汁，色白，大如鸠鹊，寿皆千岁，此《仙经》所谓肉芝也。食之令人肥健长年。今蝙蝠多生古屋中，其色白而大者盖稀有，料其出乳石洞中者如此尔。《本草》。〇在洞中皆倒悬，盖其脑重故也。《本草》。

鹰屎白

性平一云微寒，有小毒。主灭瘢痕。合

僵蚕、衣鱼之类为膏涂之。《本草》。○主恶酒。《本草》。○鸲鹆亦相似而小，盖是其类。《本草》。

眼睛 和乳汁，研点眼中，三日见碧霄中物。《本草》。

头 治五痔。《本草》。

嘴及爪 主五痔及狐魅。《本草》。

肉 主邪魅、野狐魅。《本草》。

雉肉

性微寒一云平，一云温，味酸，无毒一云微毒。主补中益气，止泄痢，除瘘疮。《本草》。○雉虽食品之贵，然有小毒。不宜常食。九月至十二月食之，稍有补，他月则发五痔疮疥。《本草》。○汉避吕太后讳，号为野鸡。《本草》。○伊洛一种尾长而小者，为山鸡。江南一种，白而背有细黑文，名曰白鹇。亦其类也。《本草》。

鸱头

性平，味咸，无毒。主头风眩颠倒，痫疾。《本草》。○一名鸢，用之当微炙，宜用雄者。《本草》。○雕、鹗并相似而大。《本草》。

乌鸦

性平，无毒。治咳嗽，骨蒸劳瘦，又疗急风，并小儿痫，及鬼魅。《本草》。○泥裹，烧存性，为末，饮调下。《本草》。

目睛 注目中，通治目病。《本草》。

翅羽 破瘀血，烧灰用。《本草》。

慈鸦

性平，味酸咸，无毒。疗骨蒸劳瘦，止咳嗽。《本草》。○似乌而小，多群飞，作鸦鸦声者，是今谓之寒鸦。大鸦不中食，此鸦不作膻臭，五味炙食，良。《本草》。

目睛汁 注眼中，则夜见神鬼。《本草》。

雄鹊肉

性寒一云凉，味甘，无毒。主渴疾，消结热，下石淋，治风，大小肠涩，宜用雄者。《本草》。○鸟之雌雄难别，旧云：其翼左覆右是雄，右覆左是雌。又，烧作灰，以石投中，散解者是雄也。今云投石，恐止是鹊，余鸟未必尔。《本草》。○又烧作灰，纳水中沉者是雄，浮者是雌。《本草》。○凡禽兽大者是雌，小者是雄。《本草》。

巢 多年者，疗癫狂鬼魅，及蛊毒。取烧之，仍呼祟物名号。《本草》。

练鹊

性温平，味甘，无毒。益气，治风疾，似鸲鹆而小，黑褐色。《本草》。

斑鹪

性平，味甘，无毒。主明目，益气，助阴阳。《本草》。○斑鹪，即斑鸠也。有有斑者，有无斑者，有灰色者。春分则化为黄褐，侠秋分则化为斑鹪。久病虚损，食之补气。《本草》。

白鸽

性平一作暖，味咸，无毒。主解诸药毒，及人马久患疥，食之立愈。《本草》。○鸽，鸠类也。翔集屋间。《本草》。

粪 主头极痒不痛，生疮。醋调煮成膏，敷之。《本草》。

鹁鸽

性暖，无毒。治恶疮疥，并风瘙，解一切药毒，疗白癜疬疡风，亦疗驴马疥疮。《本草》。

粪 名左蟠龙，治破伤风。即野鸽粪也。《正传》。

鹌肉

性平，味甘，无毒。补五脏，实筋骨，消结热，及疗小儿疳，痢下五色。炙食之，良。《本草》。○蛙变为鹌。《列子》。○田鼠化为鴽，鴽即鹌也。《礼记》。

鸂鶒

性平，味甘，无毒。治惊邪，可食之。《本草》。○有五色，尾有毛如船柁，小于鸭。《本草》。

鸳鸯

性平，味咸，有小毒。主诸瘘疥癣，酒浸炙食。《本草》。○夫妇不和，作羹臛，私与食之，即相怜爱也。《本草》。

鵁鶄

主溪毒、砂虱、水弩、射工等病。取毛烧灰服，亦可笼以近人。○形似鸭而大，眼赤嘴斑，好生山溪中。《本草》。

鸀鳿肉

性暖，补虚。○如鹑，嘴长色苍，在泥涂间，作鸀鳿声。《本草》。

啄木鸟

性平，无毒。主痔瘘，及牙齿疳䘌、蠹牙。《本草》。○此鸟有褐有斑。褐者雌，斑者雄。穿木食蠹，一名䳢。《淮南子》曰断木愈龋，即此也。《本草》。○又有山啄木，大如鹊，色青黑，头上有红毛。《本草》。○俱以端午日得者为佳。《入门》。

白鹤

性平，味咸，无毒。肉益气力。○血补劳乏，去风补肺。○今鹤有玄有黄，有白有苍，取其白者为良。《本草》。○一名鹔鹴。《饮膳》。

天鹅肉

性平，味甘，无毒。腌食佳，绒毛疗刀杖疮，立愈。《入门》。

鹳骨

性大寒，味甘，无毒。脚骨及嘴主喉痹飞尸鬼蛊诸疰毒，及蛇虺咬，及小儿闪癖大腹，并煮汁服，亦烧灰，酒饮下。《本草》。○有小毒。杀树木，秃人毛发。《本草》。○鹳头无丹，项无乌带，身如鹤者是也。兼不善唳。《本草》。

鸬鹚屎

性冷，有毒一云微毒。去面黑䵟、黡痣、酒齄疱，及面瘢疵，与汤火疮痕，又主丁疮。《本草》。○一名蜀水花，多在水边石上，紫色如花，刮取，猪脂调敷。《本草》。○小儿疳蛔，取屎末炙，猪肝蘸食之，奇效。《本草》。

头 性微寒。主鲠及噎。《本草》。

鱼狗

性平，味咸，无毒。主鲠，及鱼骨入肉不出，痛甚者。今之翠鸟也。○小鸟，青似翠，水上取鱼食，故名为鱼狗。《本草》。

鸲鹆

性平，味甘，无毒。主五痔，止血，又主吃。《本草》。○鸲鹆，慧鸟也。端午日取子，去舌端，能效人言。《入门》。○似鹩而有帻者是。《本草》。

博劳

性平，无毒。毛主小儿继病。《本草》。○一名伯劳，一名鵙。《本草》。

鹈鹕嘴

性平，味咸，无毒。主赤白久痢成疳。《本草》。○大如苍鹅，颐下有皮袋，容二升物。一名逃河，生海岛中。《本草》。○腹下有脂，煮作油，涂瘘蚀恶疮久不差，神效。《俗方》。

巧妇鸟

主妇人巧，可吞其卵。或取其窠，烧熏女手，令巧。形小于雀，在林薮间为窠，如小囊袋，亦名桃雀。《本草》。

蒿雀

性温，味甘，无毒。食之益阳道。似雀青黑，在蒿间，食之美于诸雀。《本草》。

鹖鸡

味甘，无毒。食肉令人勇健。○鹖鸡气猛，其斗无负，期于必死。今人以此为冠，像此也。《本草》。

百舌鸟

主心胃痛，炙食之，亦主小儿久不语。即今之莺也。《本草》。

黄褐侯

性平，味甘，无毒。主蚁瘘恶疮。炙食极美。形如鸠，作绿褐色。《本草》。

布谷

令夫妻相爱。五月五日，取脚脑骨收带之。《本草》。

杜鹃

一名子规。初鸣先闻者，主离别。学其声，令人吐血。《本草》。

鸮目

无毒，吞之令人夜见物。○肉主鼠瘘。

古人重其炙，固当肥美。○一名枭，一名鹏。恶声鸟也。此鸟盛午不见物，夜则飞行入人家捕鼠。《本草》。○又有鸺鹠，亦是其类，似鸱有角，两目如猫儿，夜飞昼伏，畜之辟鬼邪。《本草》。

鸀鸟膏

主耳聋。又涂刀剑，令不锈。水鸟也，常在水中，人至即沉，击之便起。《本草》。

鹭鸶肉

性平，味咸，无毒。主虚羸，益脾补气，炙食之。《入门》。

白鸥肉

味甘，无毒。主燥渴，狂邪。五味淹，炙食之。《入门》。

窃脂

炙食甚美，能补气。《俗方》。

鸧鹒

补气。炙食甚美。《俗方》。

鹧鸪

性温，味甘，无毒。主蛊气瘴疾。形似母鸡，其鸣若云钩辀格磔者，是也。不为此鸣者非也。《本草》。○生岭南。

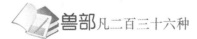 兽部凡二百三十六种

龙骨

性平一云微寒，味甘，无毒一云小毒。主养精神，定魂魄，安五脏，逐邪气，安心神，止泻痢，疗梦泄，治一切失血，收汗缩尿。《本草》。○凡入药，五色具者良，黄白色者次，黑色者下。《本草》。○作白地锦文，舐之着舌者良。《本草》。○龙骨，涩剂也。涩可去脱而固气。《汤液》。○火

煅，细研，或酒煮焙干用。采无时。《本草》。

齿 性平一云大寒，味涩。镇心，安魂魄，疗癫痫惊狂鬼魅。《本草》。○镇惊安魂，治魂飞扬者，宜用龙齿。《本事》。

紫梢花 性温，味甘。主阳衰阴痿。《入门》。○龙于水边遗沥，值流楂则黏着，状如蒲槌，色微青黄，复似灰色，号紫梢花。《本草》。

麝香

性温，味辛苦，无毒。主辟恶气，镇心安神，疗温疟蛊毒，痫痉中恶，心腹痛，去目中肤翳，能蚀一切痈疮脓，治妇人产难堕胎、小儿惊痫客忤。《本草》。○除百邪鬼魅，杀三虫。《本草》。○麝香入脾，治肉。《纲目》。○麝虽温，然性属阴，能化阳，通腠理。《直指》、《小儿》。○麝香通关透窍，上达肌肤，内入骨髓，与龙脑相同，而香窜过之。《入门》。○麝能引药透达。《直指》。○春分取之，生者益良。其香正在麝阴茎前皮内，别有膜裹之。《本草》。○麝有三种。第一生香，麝子夏食蛇虫多，至寒则香满，入春急痛，自以爪剔出之，落处远近草木皆焦黄，此极难得。今人带真香过园中，瓜果皆不实，此其验也；其次脐香，乃捕得杀取者；其次心结香，乃被逐狂走而自毙者。《本草》。○麝香多伪，破看，一片毛共在裹中者为胜。且烧，当门子沸良，久者即好。破看，麝内有颗子者，即当门子也。《本草》。○凡用麝香，并以子日开之，不用苦细研，只筛用。《本草》。○麝一名四味臭。《纲目》。

麝肉 麝形似獐，其肉食之似獐肉而腥气。麝唼蛇，故能疗蛇毒，脐中有香，除百病。《本草》。

水麝 脐中惟水，沥一滴于斗水中，用沥衣，直至败，其香不歇。每取，以针刺之，捻雄黄则合，香气倍于肉麝。《本草》。○本国麝香，出于咸镜、平安两地者为好。然不及于鞑子地方出者。《俗方》。

牛黄

性平一云凉，味苦一云甘，有小毒一云无毒。安魂定魄，除邪逐鬼，主狂癫惊悸及中恶，疗小儿百病。《本草》。○于牛得之，阴干百日，使时燥，无令见日月光。《本草》。○牛黄入肝治筋。《纲目》。○牛有黄者，皮毛光泽，眼如血色，时复鸣吼，又好照水。人以盆水承之，伺其吐出，乃喝迫，即堕落水中。一个如鸡子黄大，重叠可揭析，轻虚而芬香者佳。《本草》。○此物多伪。试法：揩摩爪甲上，以透甲黄者为真。《本草》。○喝迫得者，名生黄，最难得。今皆出屠肆，于牛肝胆中得之。《本草》。

牛肉 性平一云温，味甘，无毒一云微毒。养脾胃，止吐泄，治消渴，消水肿，令人强筋骨，补益腰脚。《本草》。○食品黄牛为佳。用乳及屎尿去病者，黑牛强于黄牛。《本草》。○自死肉不可食，必生疔疮。《俗方》。

牛角䚡 性涩，味苦甘，无毒。止血崩赤白带下，疗肠风泻血及血痢。○粪土中烂白者，烧存性用。《草本》。

头蹄 下热风。《本草》。

脑 主消渴、风眩。《本草》。

齿 主小儿惊痫。《本草》。

耳中垢 主蛇伤，及恶截伤。《本草》。

牛五脏 主人五脏。○肝主明目治痢。○心主虚忘。○脾治痔。○肺治嗽。○肾补肾。《本草》。

肚 即胃也，俗名膍。补五脏，益脾胃，止消渴。《本草》。

百叶 主热气水气，解酒劳并痢。《本草》。

胆 性大寒，味苦，无毒。明目，止消渴。《本草》。

鼻 止消渴，下乳汁。《本草》。

口中涎 止反胃呕吐，治噎。○老牛涎沫，主噎。《本草》。

口中龁草 主噎。《本草》。○龁，丑之切。

骨 性温，无毒。主一切失血诸疾。烧存性用。《本草》。

特牛茎 主妇人漏下赤白，无子。即牛阴茎也。《本草》。

尿 性寒，味苦辛，无毒。主消渴、黄疸、水肿、腹胀、脚满、小便不通。○乌牛尿佳。《本草》。

粪　主水肿及霍乱；涂门户，辟恶气；烧之亦辟恶。○粪灰，主灸疮久不差。《本草》。○新生犊子脐中屎，主人九窍出血，烧灰服。《本草》。

熊脂

性微寒一云凉，味甘一云甘滑，无毒。治风补虚，强心，杀劳虫。《本草》。○去面上野黯，及疮头疡白秃。《本草》。○熊脂谓之熊白。寒月则有，夏月则无，十一月取之，须其背上者。《本草》。○熊恶盐，食之则死。《本草》。

肉　性平，味甘，无毒。主风痹，筋骨不仁。○有痼疾者一云积聚寒热，不可食熊肉，终身不除愈。《本草》。

胆　性寒，味苦，无毒。主热病黄疸、久痢疳𧏾、心痛疰忤及小儿五疳，杀虫，治恶疮。《本草》。○点眼，去翳开盲。《入门》。○取之阴干，然亦多伪。欲试之，取粟颗许，投温水中，一道若线，不散者为真。《本草》。

脑　脑髓，去头上白秃风屑，并发落，作油摩之。○又疗诸聋。《本草》。

骨　主历节风及小儿客忤。并煮汤浴。《本草》。

血　疗小儿客忤。《本草》。

掌　食之可御风寒，此是八珍之数。○足蹯，为食珍之贵，古人最重之，然胹之难熟。○熊掌得酒、醋、水三件煮熟，即胀大如皮球。《本草》。○此物能引气不食，自舐其掌，故美在其掌。《入门》。○熊寿五百岁，能化为狐狸。《入门》。

象牙

性平一云寒，无毒。主诸铁及竹木刺入肉不出。○笏及梳，作屑用之。《本草》。

白胶

性平温，味甘，无毒。主男子肾脏气衰虚损，腰痛羸瘦。妇人服之，令有子，能安胎，治赤白漏下，及吐血下血。《本草》。○一名鹿角胶，一名黄明胶，煮鹿角作之。○煮法详见杂方。《本草》。

鹿角霜　性温，味咸，无毒。治劳伤羸瘦，补肾益气，固精壮阳，强骨髓，止梦泄。《入门》。

阿胶

性平，微温，味甘一云甘辛，无毒。主虚劳羸瘦，腰腹痛，四肢痠疼，疗风补虚，养肝气，止泄痢，咳嗽，女子下血，安胎。《本草》。○煮牛皮作之。驴皮胶主风为最，出东阿，故名阿胶。《本草》。○阿县城北井水作者为真。阿水是济水，性清趋下，故治浊痰逆上，入手太阴、足少阴、厥阴，久嗽久痢并宜。《入门》。○真胶极难得，宁用黄明牛皮胶，蚌粉炒用。《入门》。

牛乳

性微寒一云冷，味甘，无毒。补虚羸，止烦渴，润皮肤，养心肺，解热毒。《本草》。○凡服乳，必煮一二沸，停冷啜之。生饮令人痢，热食即壅。又不欲顿服，欲得渐消。《本草》。○乳及尿屎去病，黑牛胜黄牛。《本草》。○凡乳酪，与酸物相反。《本草》。

羊乳　性温，味甘，无毒。润心肺，止消渴。《本草》。

马乳　性冷，味甘，无毒。止渴。○驴乳性同，冷利。《本草》。

酪　性寒一云冷，味甘酸，无毒。止烦渴热闷，心膈热痛。《本草》。○疗身面上热疮肌疮。《本草》。

酥　性微寒一云凉，味甘，无毒。益心肺，止渴嗽，润毛发，除肺痿心热，并吐血，补五脏，利肠胃。《本草》。○酥插酪作之，其性犹异。《本草》。○酥酪醍醐乳腐，乃牛乳、羊乳、马乳或各或合为之。四种中，牛乳为上，羊乳次之，马乳又次之。《入门》。

醍醐　性平，味甘，无毒。治一切肺

病，咳嗽脓血，皮肤瘙痒，通润骨髓，明目补虚，功优于酥。《本草》。○乳成酪，酪成酥，酥成醍醐。《本草》。○醍醐生酥中，酥之精液也。好酥一石有三四升醍醐，熟抨，贮器中，待凝，穿中至底，便津出得之。性滑，以物盛之皆透，惟鸡子壳及葫芦盛之不出。《本草》。○在酥中，盛冬不凝，盛夏不融者是也。《本草》。○作酪时，上一重凝者，为酪面，酪面上其色如油者为醍醐，熬之即出，不可多得，极甘美，惟润养疮痂最相宜。《本草》。

海獭

味咸，无毒。主人食鱼中毒，鱼骨伤人，及喉鲠不下者。○似獭，大如犬，毛着水不濡，生海中。《本草》。

白马茎

性平，味咸甘，无毒。主男子阴痿不起，令坚长，强志益精，肥健生子。《本草》。○要马无病肥嫩，身如银，春收者最妙。阴干百日用。《本草》。○铜乃劈作七片，以羊血拌，蒸半日，晒干，锉用。《本草》。○入药用白者为胜，得金之正色也。《入门》。

肉 性冷，味辛苦，有小毒一云大毒。长筋骨，强腰脊，令人壮健。《本草》。○着水浸洗三五遍，去血尽，煮得烂熟，方可食。《本草》。○食马肉中毒心闷，饮美酒即解。一云饮清酒即解，浊酒即加。《本草》。○自死肉不可食，生疔疮。《本草》。

心 主喜忘。《本草》。

肺 主寒热。《本草》。

肝 有毒，食之杀人。《本草》。

赤马皮 临产铺之，令产母坐上，催生。《本草》。

白马脂 主白秃疮。《本草》。

鬐头膏 主生发。《本草》。

头骨 性微寒，疗头耳疮，枕之令人不睡。《本草》。

胫骨 性寒，味甘。补阴泻火，可代芩连用。《入门》。

齿 疗疔肿，主小儿惊痫。《本草》。

眼 主惊痫疟疾，及小儿魃病。《本草》。

蹄 性热，味甘，无毒。辟温疟。○白马蹄，疗妇人白崩；赤马蹄，疗妇人赤崩。《本草》。

悬蹄 性平。主惊痫乳难，辟恶气鬼毒蛊疰不祥，疗龋齿，止衄。○俗名马夜眼。《本草》。

鬐毛 主女子崩中赤白。《本草》。

鬃毛 止血，并敷恶疮。《本草》。

尿 性微寒，味辛。主消渴，破积聚癥坚。铜器承饮之；又主鳖瘕。○洗头疮白秃。《本草》。

屎 性微温。主崩漏吐下血衄血金疮止血，又主阴阳易。一名马通。○屎及尿以白马为良。《本草》。○煎汤服，治暑病最佳。《俗方》。

鹿茸

性温，味甘酸一云苦辛，无毒。疗虚劳羸瘦，四肢腰脊酸疼，补男子肾虚冷，脚膝无力，夜梦鬼交泄精，女人崩中漏血及赤白带下，能安胎。《本草》。○五月，角初生时取其茸，火干，以形如小茄子者为上，或云茄子茸太嫩，血气未具，不若分歧如马鞍形者有力。《本草》。○涂酥，火燎去毛，微炙入药。《本草》。○不可以鼻嗅，其茸中有小虫，入鼻害人。《本草》。

角 性温，味咸，无毒。主痈疽疮肿，除恶血，除中恶心腹疰痛，又治折伤腰脊痛。《本草》。○鹿寿千岁，五百岁毛变白，年岁久者其角坚好，入药弥佳。《本草》。○冬至一阳生，麋角解。夏至一阴生，鹿角解，各逐阴阳分，如此解落。今人用一般，殆疏矣。凡麋鹿自生至坚完，无两月之久，大者二十余斤，其坚如石，计一昼夜须生数两，凡骨之类成长，无速于此，虽草木至易生，亦无能反，岂可与凡骨血为比哉。《本草》。○入药不用自落者。《本草》。○或醋煮锉碎，或炙黄色，或烧灰为末用。《入门》。

骨　性微热一云温，味甘，无毒。主虚劳，可为酒，治风补虚，又安胎下气，杀鬼精物。《本草》。

髓　性温，味甘，无毒。治男女伤中绝脉，筋骨弱，四肢不收，壮阳令有子，和酒服。○鹿髓可作酒。《本草》。

血　补虚，止腰痛，治肺痿吐血，及崩漏带下。○有人因猎失道饥渴，获一鹿，刺血饮之，饥渴顿除，遂觉气血充盛异常。人有效此，刺鹿头角间血和酒饮之，更佳。《本草》。

肉　性温，味甘，无毒。补虚羸，强五脏，益气力，调血脉。《本草》。○野肉之中，獐鹿可食生，不膻腥，又不属十二辰，八卦无主，兼能补益于人，即生死无尤，故道家许听为脯，其余牛羊鸡犬，虽补益充肌肤，于亡魂皆为愆责，并不足啖。《本草》。○飧神用鹿肉者，以其性别清净故也。○鹿之一身皆能益人，野族中第一品也，或脯或煮或蒸、俱宜和酒服。但饵药者不可食，盖鹿常食解毒草，减药力故也。《入门》。

头　止消渴，主夜梦见物。取肉食之。《本草》。

肾　性平。补肾，壮阳气。《本草》。

蹄　肉主脚膝疼疼。《本草》。

筋　主劳损，续绝。《本草》。

麋脂

性温一云大热，味辛，无毒。主痈肿恶疮风寒湿痹，四肢不收。不可近阴，令痿。一名宫脂。《本草》。○麋性淫，决不应痿人阴。一方云：不可近阴，令阴不痿。此说有理。《本草》。○青麋，大鹿也。《本草》、《俗名》。

茸　麋茸，利补阳；鹿茸，利补阴。壮骨血，坚阳道，强骨髓。端如玛瑙红玉者最善。○服之功力胜鹿茸。《本草》。

角　性温，味甘，无毒。添精补髓，益血脉，暖腰膝，悦色壮阳，偏治丈夫，疗腰膝不仁，补一切血。《本草》。○《月令》

云：仲夏鹿角解，仲冬麋角解。《日华子》谓：夏至角解误矣，鹿是山兽，夏至得阴气而解角，从阳退之象；麋是泽兽，冬至得阳气而解角，从阴退之象也。《本草》。○煎作胶，与鹿角胶同功。《本草》。

骨　除虚劳至良，煮骨汁酿酒饮，令人肥白，美颜色。《本草》。

肉　性热。益气补中,治腰脚。《本草》。

獐骨

性微温一云平，味甘一云咸，无毒。主虚损泄精，益精髓，悦颜色。○煮骨汁酿酒饮之，有补下之功。《本草》。

肉　性温，味甘，无毒。补益五脏。○自八月至十二月食之胜羊肉，余月食之动气。○道家以獐鹿肉羞为白脯，言其无禁忌也。○獐，又呼为麇，麇肉主人心粗豪，取心肝为末酒服，即小胆。《本草》。

髓　益气力，悦泽人面，和酒服。《本草》。

脐　中有香,治虚损,亦治恶病。《本草》。

麂肉

性平一云凉，味甘一云辛，无毒一云有毒。主五痔，能堕胎，多食动痼疾，发疮疥。○麂音纪，獐类也，又小于獐，但口两边有长牙，性好斗，山深处有之。《本草》。

羖羊角

性温一云微寒，味咸苦，无毒。主青盲明目，止惊悸，杀鬼魅，辟虎狼，疗漏下恶血，治风退热。《本草》。○即牡羊角也。青羖者佳，取无时，勿使中湿，湿即有毒。《本草》。

头　性凉一云平，治骨蒸脑热，风眩癫疾，补虚损，安心止惊，治小儿惊痫。○热病后宜食羊头肉，冷病人勿食。《本草》。

肉　性大热一云温，味甘，无毒。治虚劳寒冷，补中益气，安心止惊，开胃肥健。《本草》。○齿骨及五脏皆温平，而主疾，惟肉性大热，热病差后百日内食之复发热，疟人食之令发热困重，皆致死。《本草》。

肝　性冷。疗肝风目赤暗痛，能明目。《本草》。

胆　性平。主青盲，明目，点眼中主赤障白膜。《本草》。〇青羊胆佳。《本草》。

心　补心，主忧恚膈气。心有孔者杀人，勿食。《本草》。

胃　主虚羸，补胃虚损，止尿数，补气。《本草》。〇即肚也。

肾　补肾气，益精髓，主虚损耳聋盗汗，壮阳益胃，止小便。〇羊五脏补人五脏。《本草》。

髓　性温，味甘，无毒。利血脉，益经气，以酒服之。《本草》。

脂　治游风并黑皯。《本草》。

血　主产后血晕，及中风血闷，饮一升即愈。《本草》。

骨　性热。主虚寒羸瘦，有宿热人勿食。《本草》。

脊骨　治肾冷腰痛，捣碎煮烂，和蒜虀或酒，空心食之。《入门》。

胫骨　治牙齿疏痛，火煅为末，入盐，每早擦牙上。《入门》。

齿　主小儿羊痫，三月三日取之。《本草》。

皮　补虚去诸风，去毛作臛食之。《本草》。

屎　烧灰，淋取汁沐头，令发长黑，又生发。〇理聤耳，罨竹木刺，又主箭镞不出。《本草》。

羚羊角

治中风筋挛，热毒风攻注，中恶风，昏乱不省。安心气，定惊悸，常不魇寐，明目，辟蛊毒恶鬼不祥，治热毒痢及血痢。《本草》。〇角甚多节，蹙蹙圆绕细如人指，长四五寸，蹙文细者为堪用，采无时。《本草》。〇羚羊夜宿，以角挂木不着地，但取角弯中深锐紧小，犹有挂痕者，是真也。《本草》。〇羚羊角，行厥阴经药也。入厥阴甚捷，能清肝。《丹心》。〇真角，耳边听之，集集鸣者良。《本草》。

肉　肥软益人，兼主冷劳山岚疟痢，又主蛇咬恶疮。《本草》。

犀角

性寒一云微寒，味苦酸咸一云甘辛，无毒一云小毒。镇心神，散风毒，辟邪精鬼魅中恶毒气，止惊，退热毒入心狂言妄语，镇肝明目，解山岚瘴气及百毒，治痈疽疮肿，化脓作水。《本草》。〇入药有黑白二种，以黑者为胜，其角尖又胜。〇凡犀见成物，皆被蒸煮，不堪入药，惟生者为佳。〇又有牸[1]犀，其角甚长，纹理细腻，不堪药用。〇要使牯犀角，乌黑色，肌理粗，皱裂光润者上。《本草》。〇犀者，清心镇肝之剂也，其性善走，解热毒以化血清心，以入阳明经。《入门》。〇犀性走散，比诸角尤甚。鹿取茸，犀取尖，其精锐之力，尽在是矣。《本草》。〇凡修治犀角，锉末，以纸裹置入怀中一宿，令受人气则易研。古人云人气粉犀者，此也。盖犀角得人熏染则易为粉也。寻常汤药，磨水刺服，若在散药则屑之，多用则令人烦，以麝香一字，水调解之。《入门》。〇又有通天犀、骇鸡犀、辟尘犀、辟水犀，皆至贵之物。《本草》。

虎骨

性平一云微热，味辛、无毒。骨用头及胫。〇一名大虫，凡虎色黄者佳，雄虎为胜。〇虎寿千岁，五百岁毛变白。《本草》。

头骨　除邪恶气，杀鬼疰毒，止惊悸，治温疟，杀犬咬毒。〇作枕枕之，辟恶魇；以置户上，辟鬼。《本草》。

胫骨　治筋骨毒风挛急，屈伸不得，走注疼痛。〇煮汤浴，去骨节风毒。《本草》。〇用胫骨者，虎之一身筋力皆出于前足胫骨中，性气藏焉，故用以入药。《入门》。

肉　性平，味酸，无毒。益气力，主恶心欲呕，治疟，辟三十六种精魅。〇食虎肉入山，虎见有畏。〇热食虎肉损齿。《本草》。

膏　主犬咬疮。纳下部，治五痔下血。

《本草》。

须 疗齿痛。火上温,插孔中。《本草》。

鼻 主癫疾及小儿惊痫。《本草》。

爪 辟恶魅。悬小儿臂上,辟恶鬼。《本草》。

牙 主丈夫阴头疮及疽瘘。《本草》。

皮 主疟,铺房内,寝卧其上。《本草》。

胆 主小儿惊痫及疳痢。《本草》。

屎 主鬼气及恶疮。《本草》。

眼睛 主癫及惊邪,辟恶镇心,治疟疾,疗小儿客忤惊啼。○虎睛定魄,治魄不宁者宜用此。《本事》。

豹肉

性平,味酸,无毒一云微毒。主安五脏,壮筋骨,轻身益气,令人猛健。又主鬼魅邪神。《本草》。○肉食令人志性粗疏,少时消即定,久食耐寒暑。○豹毛赤黄,其纹黑如钱而中空,比比相次。此兽猛捷过虎,故能安五脏而轻身。《本草》。

脂 可合生发膏,朝涂暮生。《本草》。

头骨 烧灰淋汁,沐头去风屑。《本草》。

鼻 主狐魅。《本草》。

皮 寝之,祛瘟疫,辟鬼邪。《本草》。

土豹 此物毛更无纹,色亦不赤,其形亦小,此为自有种,非能变为虎也。《本草》。

狸骨

性温,味甘,无毒。主鬼疰毒气心腹痛,治噎病不通饮食,及痔瘘恶疮。《本草》。○头骨最妙,皆当烧灰服之。《本草》。○狸类甚多,以虎斑文者堪用,猫斑者不佳。《本草》。

肉 疗诸疰鼠瘘游风。《本草》。

阴茎 主月水不通,男子阴癫。烧灰,东流水送下。《本草》。

粪 主寒热鬼疟,发无期度者,极验。烧灰用,五月收粪,极神妙。《本草》。

家狸 一名猫,亦曰狸奴。肉性微寒,味甘酸。主劳瘵骨热,痰多及痔瘘。作羹

空心食之。黑色者尤佳。《入门》。

兔头骨

性平,无毒。主难产及胞衣不出,及产后余血不下抢心胀欲死。○头骨和皮毛髓并烧灰酒服,或丸服。○兔为食品之上味,兔窍有六七穴,子从口出,故妊娠忌食者,非为缺唇,亦缘口出。《本草》。

肉 性寒平,味辛一云酸,无毒。治渴,健脾,然性冷,多食损元气,绝血脉,弱房事,令人萎黄。《本草》。○腊月肉作酱食,去小儿豌豆疮。○八月至十月肉,酒炙吃,与丹石发热人相宜,性冷故也。○兔有白者,全得金之气,入药尤佳。兔寿千岁,五百岁毛变白,余兔至秋深可食,金气全故也。《本草》。

脑 主冻疮手足皲裂,又能滑产。《本草》。

肝 主目暗,能明目补劳。《本草》。

毛 烧灰,主灸疮不差。《本草》。

屎 一名玩月砂。治疮及痔。《本草》。

蹶兔 北方有跳兔,前足寸余,后足几尺,行则用后足跳,一跃数尺,止则蹶然仆地。《尔雅》所谓蹶兔,亦曰蛩蛩駏驉。《本草》。

牡狗阴茎

性平,味咸,无毒。主伤中绝阳,阴痿不起,令强热大生子,除女子带下十二疾。《本草》。○一名狗精。六月上伏日取,阴干百日。《本草》。

肉 性温一云暖,味咸酸,无毒一云有毒。主安五脏,补五劳七伤,补血脉,厚肠胃,填骨髓,暖腰膝,起阳道,益气力。《本草》。○黄色牡者上,白黑色者次之。○比来去血食之,却不益人。○肥者血亦香美,何要去血,去血则都无效矣。《本草》。○春月,目赤鼻燥欲狂者,不可食。《本草》。

血 性温,味咸,无毒。○白狗血,主癫疾及产难。○黑狗血,主产难横生,皆取热血饮之。《本草》。

头骨 性平。主久痢劳痢及崩中带下血

痢，金疮止血。黄狗头骨，烧灰服。○白狗骨，疗疮瘘及妒乳痈肿，烧灰用。《本草》。

脑 主下部置疮，鼻中息肉。《本草》。

乳汁 主十年青盲。取白犬乳汁，注目中。《本草》。

齿 性平。主癫痫及小儿客忤。伏日取之，烧灰用。《本草》。

心 主忧恚气，疗狂犬咬。《本草》。

肾 主产后肾劳如疟，又主肾虚冷。《本草》。

肝 主脚气攻心。《本草》。

胆 性平，味苦，有小毒。主明目，去眼中脓水。又去肠中脓水，疗鼻齆息肉，痂疡恶疮，又治扑损金疮瘀血。○上伏日采，热酒调下，久陈瘀血尽下。《本草》。

四脚蹄 性平。煮汁饮，下乳汁。《本草》。

白狗屎 主丁疮瘘疮及诸毒。《本草》。○今治心腹积聚，及落伤瘀血不下，烧存性，和酒服，神效。《俗方》。

狗宝 胆中黄，谓之狗宝。治肺经风毒痰火，痈疽恶疮。犬吠月，发狂者多有之。必自采乃真，用干豆腐作窍，入黄于中合定，水煮半日，细研用之。《入门》。○狗宝于癫狗腹中得之。《丹心》。

豚卵

性温，味甘，无毒。除奔豚、五癃、邪气、挛缩，及惊痫、癫疾、鬼疰、蛊毒。○一名豚颠，阴干藏之，勿令败。《本草》。

肉 性寒一云凉，味苦，微毒。解热。○疗热闭血脉，弱筋骨，虚人肌，杀药动风，不可久食。○疗水银风，压丹石毒。○食能暴肥，此盖虚肌故也。○猪，水畜也。其味甘美而咸，其气微寒，先入肾。《本草》。○食豚去脑。《本草》。

肪膏 悦皮肤，作手膏，不皲裂。○主诸恶疮痈疽，杀虫，宜煎诸膏药用。○解斑猫、芫青毒。○腊月亥日取之，勿令中水，经年不坏。《本草》。○又治五疸，下胞衣，易产。《入门》。

血 主奔豚气，及海外瘴气。《本草》。

鬐膏 性微寒，主生发。《本草》。

大猪头 补虚益气，去惊痫五痔。《本草》。

脑 主风眩脑鸣及冻疮。《本草》。

骨髓 性寒。主扑损恶疮。《本草》。

骨 解诸果毒，烧灰和水服。《本草》。

肝 性温。主冷泄，久滑赤白，去湿治脚气。《本草》。

心 性热。治惊邪惊痫，补心血不足。《本草》。

脾 主脾胃虚热，以姜橘参葱合陈米，煮作羹食之。《本草》。

肺 性寒。能补肺，杀斑猫、地胆毒。《本草》。

肾 即腰子也，性冷。和理肾气，通利膀胱，补水脏，暖腰膝，治耳聋腰痛，虽补肾，亦令少子。○冬月不可食，损人真气。《本草》。

肚 性微温。主骨蒸热劳，补虚羸助气，止渴止痢，又治暴痢虚弱，杀劳虫。四季宜食。《本草》。

肠 主虚竭小便数，补下焦虚竭。《本草》。

胆 性微寒一云大寒，味苦。主伤寒热渴，骨热劳极，大便不通，疗湿置下脓血不止，又主小儿五疳，杀虫。《本草》。○能润燥通便，入心通脉。《入门》。○性寒，味苦咸。与人尿同体。《汤液》。

胰 音夷。性寒。主肺痿喘急气胀，去皴疱黚黯。《本草》。

齿 性平。主小儿惊痫及蛇咬。《本草》。

乳汁 主小儿惊痫，及天吊。大人猪鸡痫，饮之。《本草》。

舌 健脾，令人能食。《本草》。

四足 性寒，味甘。补气，下乳汁，煎汤洗疮，可免干痛。《得效》。

悬蹄 性平。主五痔肠痈内蚀。《入门》。

猪黄 主金疮血痢。胆中有黄，和水服。《本草》。

耳中垢 主蛇咬伤。《本草》。

猪肤 性寒，味甘，无毒。治伤寒客热，下利，咽痛，胸满，心烦。《入门》。○猪者，水畜也。其气先入肾，解少阴客热，所以言肤者，肌肤之义也。宜用㸩猪皮上黑肤也。《活人》。

屎 性寒。治天行热病、黄疸、湿痹、蛊毒。○屎汁，极疗温毒。○东行牡猪者为良，水浸一宿，去渣服。《本草》。

野猪黄

性平，味辛甘，无毒。主鬼疰、痫病、恶毒风、小儿疳气、客忤、天吊。《本草》。○胆中有黄，研和水服。《本草》。○形似家猪，但腰脚长毛褐。《入门》。

肉 味甘美，无毒。○补肌肤，主肠风泻血。○肉赤色者，补人五脏，不发风虚气也。○雌者肉美。○野猪肉胜家猪，不动风气，所以胜家猪也。《本草》。

脂 悦色，除风肿毒疮疥癣，及妇人无乳。○产妇无乳，取炼脂，和酒服，乳即下。一妇可供五儿。○腊月陈者佳。《本草》。

胆 主恶热毒邪气。《本草》。

齿 主蛇咬疮，烧灰服。《本草》。

外肾 治崩中带下，并肠风血痢，和皮烧灰服。《本草》。

猪厴子 生豚猪项下喉咙丝一枚，形如枣大，微匾色红。《医林》。

驴肉

主风狂，能安心气。酿酒服，治一切风。○凡驴以乌者为胜，入药用乌之意，如乌鸡子、乌蛇、乌鸦之类，以治风者，取其水色，以制热生风之义。《本草》。

脂 治积年聋，多年疟，狂癫不识人，和酒服，并敷疮疥。《本草》。

皮 治疟。煎胶服，治一切风，并衄血吐血、肠风血痢、崩中带下。○煎胶用皮，取其发散皮肤之义。《本草》。

头 煮汁，止消渴，洗头风风屑。《本草》。

乳 性冷利，味甘。主消渴热急黄、小儿惊痫客忤。《本草》。

尿 性平，味咸，有小毒。主胃反吐不止，又主齿痛。《本草》。

屎 主心腹卒痛，诸疰忤。绞汁服。《本草》。

尾下轴垢 疗疟。无久新，发无期者。《本草》。

骡肉

性温，味辛，有小毒。食之不益人，孕妇忌食。《入门》。

狐阴茎

性微寒，味甘，有毒。主女子绝产阴痒，小儿阴溃卵肿。○狐善为魅。○形似黄狗而小，鼻尖尾大。《本草》。

肉 性暖一云温，味甘，有小毒。主五脏邪气，精神恍惚健忘，补虚劳，疗蛊毒疥疮。作羹食。○作脍生食甚暖，去风。《本草》。

五脏 性微寒，味苦，有毒。主蛊毒，及小儿惊痫。○心肝生服，治狐魅。○肝，烧灰治风。《本草》。

胆 主人暴亡。温水研，灌喉中即活。腊月收，雄者佳。《本草》。

肠肚 性微寒。主疮疥，及小儿惊痫、大人见鬼。《本草》。

头尾 烧之辟恶。《本草》。

唇 出恶刺。《本草》。

屎 烧之，辟瘟疫恶气。○雄狐屎，正月取者佳。○在木石上，尖头坚者是也。《本草》。

獭肝 性微热一云平，味甘一云咸，有毒一云无毒。主鬼疰病相染，一门悉患者，又疗传尸劳疾，止久嗽，治蛊毒。○一名水狗，即今水獭也。入药当以取鱼祭天者。○獭五脏及肉皆寒，惟肝性温，主传尸劳极，亦主产劳。诸畜肝皆叶数定，惟此肝一月一叶十二月十二叶，其间又有退叶，须见形乃可验，不尔多伪也。《本草》。

肉 性寒一云平，无毒。主骨蒸热劳，血脉不行，及女子经脉不通，大小肠秘涩，然消阳气,不益男子,宜少食。○下水胀热胀即差,冷胀益甚,只治热不治冷故也。○疗瘟疫时气,及牛马疫。煮屎灌亦良。《本草》。

胆 主眼翳黑花,飞蝇上下,视物不明。○疗结核瘰疬最效。《俗方》。○古云獭胆分杯尝试不验,惟涂盏面,使酒稍高而已。《本草》。

肾 主益男子。《本草》。

骨 止呕哕,疗鱼骨鲠。《本草》。

髓 灭瘢痕。取白獭髓,杂玉与琥珀屑涂之。《本草》。

四足 主鱼骨鲠。煮汁服。又取爪,爬项下,即下。《本草》。

皮 今人以皮饰毳服领袖,云垢不着。如风尘眯目,以皮拭目即出。又毛端果不染尘,亦一异也。《本草》。

猯肉

性平,味甘一云酸,无毒。主冬水胀垂死者。○一名獾豚,似犬而矮,尖喙黑足,褐色。极肥,蒸食甚美《本草》。○獾猪肉甘美,作羹食之,下水肿,瘦人食之长肌肉令肥白。治久痢大效。《入门》。○俗名土猪《俗方》。

脂膏 主传尸鬼疰,及上气咳逆。《本草》。

胞 干之,汤摩如鸡卵许,空腹服之,吐蛊毒。《本草》。

獾肉

主小儿疳瘦,啖之杀蛔虫。○俗名山獾,毛微灰色,嘴尖黑,尾短阔。《本草》。○山狗,即獾也。味甘美,皮可为裘。《食物》。

貉肉

主元脏虚劣,及女子虚惫。○形似小狐,毛黄褐色。○猯、獾、貉三种,大抵相类,而形色差别也。《本草》。

膃肭脐

性大热一云热,味咸,无毒。主五劳七伤,肾气衰弱,阴痿少力,面黑精冷,并男子肾精衰损,多色成肾劳瘦悴,又疗鬼魅狐魅、梦与鬼交、中恶邪气,助阳气,暖腰膝。○新罗国海狗外肾也,连卵取之。其脐红紫色,其皮上自有肉黄毛,三茎共一穴。取其外肾,阴干百日,置容器中常湿润如新,采无时。《本草》。○其外肾上有红紫斑点,两重薄膜裹其肉核。《入门》。○须酒浸一日,纸裹,微火上炙令香,细锉,单捣用。《本草》。○凡使火燎去毛,酒浸一日,微微火上炙令香,细锉,另研用。如无真者,以黄狗肾三枚可代一枚。《入门》。○欲验其真,取置睡犬旁,其犬忽惊跳若狂者为佳。又于腊月当风处,置盂水浸之,不冻者为真也。《本草》。○今出江原道平海郡,甚贵难得。《俗方》。

豺皮

性热,有毒。主冷痹脚气,炙热裹脚即差。○又主蟨齿疮,烧灰敷。○肉味酸,不可食,消脂肉,损精神。《本草》。

狼肉

味辛,可食。老狼颔下有悬肉,行善顾,疾则不能,鸣则诸孔皆涕。《入门》。○豺狼一类,大如狗,苍色,狼尾黄黑色,长大,武士取以悬橐鞬为饰。《本草》。○狼寿八百岁,三百岁则善变人形。《入门》。

喉 治噎病。《本草》。

屎 治瘰疬。又,狼屎烧之,烟直上,故烽火用之。《入门》。

狼筋 如织络袋子,大小如鸭卵,人有犯盗者,熏之当脚挛,因获贼。《本草》。

野驼脂

性温,无毒。疗诸风顽痹及恶疮肿毒。其脂在两峰间。○峰蹄最精,人多煮熟,醋啖。《本草》。

猕猴

肉性平,味酸,无毒,主诸风劳;作

脯，主久疟。〇此物有数种，取色黄尾长面赤者。《本草》。〇猕猴八百岁化为猿，猿五百岁变为玃，玃一千岁变为蟾蜍。《入门》。

头骨 主瘴疟鬼疟。烧灰，酒服。又辟小儿惊鬼魅。《本草》。

猬皮

性平，味苦一云甘无毒一云毒。主五痔阴蚀，下五色血汁，及肠风泻血痔疾。又疗腹痛疝积。〇生田野，取无时，猪蹄者妙，鼠脚者次，勿使中湿。〇状类猯豚，脚短多刺，尾长寸余。人触近，便藏头足，外皆刺，不可向迩。《本草》。〇入药，烧灰，或炙黄，或炒黑，或水煮用，得酒良。《入门》。

肉 肥下焦，理胃气。〇善开胃气，止呕逆，止血汗，令人能食，从虫从胃，有义焉。《入门》。

脂 可煮五金、八石，主耳聋及肠风、泻血、五痔。《本草》。

骨 食之则令人瘦，诸节渐缩小。《本草》。

牡鼠肉

性微温一云凉，味甘，无毒。疗踒折，续筋骨，捣敷。〇主小儿疳疾腹大、贪食，炙食之。牡鼠，父鼠也，又主骨蒸劳极、四肢羸瘦，杀虫。去骨，酒熬入药。《本草》。

胆 主目暗及耳聋。但才死胆便消，故不可得。《本草》。〇鼠胆随人神所在。一云，每月初生有之，初三日前则可得。《入门》。

目 主明目，夜见书。《本草》。

脂 主汤火疮。《本草》。

四足及尾 主妇人堕胎易出。《本草》。

骨 甚瘦人，不可食。《本草》。

粪 性微寒。专主伤寒劳复，又主小儿痫疾。两头尖者，是牡鼠粪也。《本草》。

鼹鼠

性寒，味咸，无毒。主痈疽诸瘘，蚀恶疮疮疥阴蠿烂疮，及血脉不行结成痈疽。食之，可消小儿食，杀蛔虫。〇一名鼢鼠，常穿耕地中行，讨掘即得，其形类鼠，而肥多膏，色黑，口鼻尖强，脚绝短，但能行，尾长寸余，目极小，项尤短。五月取，令干燔之。〇膏堪摩诸恶疮。《本草》。

鸓鼠

性微温，主堕胎，令易产。〇鸓鼠，是鼯鼠，即飞生鸟也。山中有之，状如蝙蝠，大如鸠鹊，暗夜行飞，人取其皮毛，与产妇临蓐持之，令易产。〇毛赤黑色，长尾，飞不能致远，人谓之飞生。《本草》。

败鼓皮

性平。主中蛊毒。烧作屑，和水服，病人即唤蛊主姓名，令其呼取蛊，便差。〇以黄牛皮者为胜，又用穿破者佳。《本草》。

貂鼠

四足烧灰，和酒服，治奔豚疝气上冲欲死，即效。〇青鼠、貂鼠同功。《俗方》。

黄鼠

即鼠狼也。肉作末，疗疮瘘久不合，敷之即效。〇四足主疝气上冲，烧灰服。《俗方》。

笔头灰

性微寒。主小便难不通，及阴肿茎痿。〇取年久使乏者，烧灰用。《本草》。

震肉

主小儿夜惊，大人因惊失心。作脯食之。此畜物为天雷所霹雳者也。《本草》。〇古人云，肉虽多，不使胜食气。盖人食以谷气为主，一或过焉，适足以伤人，非养生之道也。《食物》。〇食诸肉过度，还饮肉汁即消。食脑立消。〇万物脑能消身，所以食脍餐鱼头羹也。《本草》。

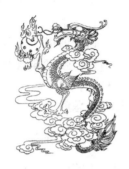

汤液篇卷之二

御医忠勤贞亮扈　圣功臣崇禄大夫阳平君臣许浚奉　教撰

 部凡九十五种

鲤鱼胆

性寒，味苦，无毒。主青盲明目、目热赤痛，疗耳聋。○点眼，主赤肿翳痛，去障翳。《本草》。

肉　性寒一云平，味甘，无毒一云有毒。主黄疸，止消渴，疗水肿脚满，下气，破冷气痃癖。又治胎动及妊妇身肿，能安胎。○鲤鱼最为鱼之主，形既可爱，又能神变。脊中鳞，从头数至尾皆三十六鳞，亦其成数也。○生江湖池泽中，处处有之，今人食品中以为上味。○修事法：可去脊上两筋，及黑血毒故也。《本草》。

脑髓　主暴聋，煮粥食之。《本草》。

齿　主石淋，烧灰酒下。《本草》。

目　烧灰敷疮。《本草》。○眼睛，主刺在肉中不出，及诸疮、中风、水毒肿痛，烧灰纳疮中即愈。诸鱼目并好。《入门》。

骨　主女子带下赤白及阴蚀。《本草》。

肠　主小儿肌疮，及腹中疮。《本草》。

鳞皮　破产后滞血及癥疹，烧灰酒服。《本草》。

血　主小儿丹肿及疮,涂之即差。《本草》。

鲫鱼

性温一云平，味甘，无毒。平胃气，益五脏，调中下气，止下痢。合莼作羹，主胃弱不下食；作脍主久赤白痢。○一名鲋鱼，诸鱼中最可食。色黑而体促，肚大而脊隆，池泽皆有之。○一种背高腹狭小者，名鲕鱼，力差劣《本草》。○诸鱼皆属火，惟鲫鱼属土，故能入阳明而有调胃实肠之功。又云：鱼在水中，无一息之停，故能动火。《入门》。

头　性温，主小儿头疮、口疮、重舌、目翳，烧灰用。《本草》。

胆　主小儿脑疮。取汁滴入鼻中。《本草》。

子　调中，益肝气。凡鱼生子，皆黏着草上及土中，经冬月，至六月三伏时雨中便化为鱼。《本草》。

乌贼鱼骨

性微温，味咸，无毒一云小毒。主妇人漏血，治耳聋及眼中热泪，又疗血崩，杀虫心痛。○形如革囊，口在腹下，八足聚生，口旁只一骨，厚三四分，似小舟轻虚而白，又有两须如带，可以自缆，故一名缆鱼。生东海，取无时。《本草》。○骨一名海螵蛸，凡使水煮一时，煮令黄，去皮细研，水飞，日干用。《入门》。○浮于水上，乌见以为死，往啄之，乃卷取入水而食之，故谓之乌贼。有无骨者，谓之柔鱼。《本草》。

肉　性平，味酸。主益气强志，通月经。久食益精，令人有子。《本草》。

腹中墨 主血刺心痛，醋磨服之。〇腹中血及胆，正如墨，能吸波噀墨，以溷水自卫，免为人获。《本草》。

蠡鱼

性寒，味甘，无毒。主浮肿，下水，疗五痔。有疮者不可食，令人瘢白。〇一名鳢鱼，生池泽中，处处有之，是蛇所变，至难死，犹有蛇性。《本草》。〇治癞用此以代花蛇，是亦去风。《丹心》。〇一名鲖鱼，黑色无鳞，头有星，名水厌。《日用》。

肠 主五痔，炙熟，纳肛中，虫出。《本草》。

胆 主急喉痹，取点即差。诸鱼中惟此胆味甘，可食。《本草》。

鳗鲡鱼

性寒一云平，味甘，无毒一云微毒。主五痔疮瘘，杀诸虫，治恶疮及妇人阴户虫痒。〇此鱼虽有毒，而能补五脏虚损，治劳瘵。〇似鳝而腹大无鳞，青黄色，盖蛇之类也。生江湖中，处处有之，五色者功尤胜。《本草》。

海鳗 性平，有毒。治恶疮疥瘘，功同上，生海中。《本草》。

鲛鱼皮

性平，味甘咸，无毒。主鬼疰、蛊毒、吐血及食鱼中毒。〇今之沙鱼皮也。皮上有真珠斑，背皮粗错，堪揩木如木贼，生海中，即饰鞍剑装刀靶鲭鱼皮也。《本草》。

肉 性平，无毒一云小毒。补五脏，为脍为脯，皆食品之美者，食之益人。《本草》。

鳜鱼

性平，味甘，无毒一云微毒。补劳，益脾胃，治肠风泻血，去腹内小虫，益气力，令人肥健。〇生江溪间，背有黑点，巨口，一名鳜豚，即今锦鳞鱼也。《本草》。

胆 主骨鲠在喉中不下。《本草》。

青鱼

性平，味甘，无毒。主湿痹脚弱。〇生江湖间，似鲤鲩，而背正青色。《本草》。〇非我国之青鱼也。《俗方》。

石首鱼

性平，味甘，无毒。主食不消，腹胀暴痢。和莼作羹，开胃益气。〇干食之，名为鲞音想，生东海。《本草》。

头中石 头中有小石如棋子。主下石淋，磨服之。《本草》。

鲻鱼

性平，味甘，无毒。开胃，通利五脏，令人肥健。〇此鱼食泥，与百药无忌，似鲤而身圆头扁骨软。生江海浅水中。《本草》。

鲈鱼

性平，味甘，有小毒。补五脏，和肠胃，益筋骨。作脍尤佳，多食宜人，虽有小毒，不至发病。生江湖中。《本草》。

鲇鱼

性暖，味甘，无毒。主浮肿，下水，利小便。〇生池泽，处处有之。大首方口，背青黑无鳞，多涎。〇有三种：口腹俱大者名鳠音户；背青口小者名鮧音廉；口小背黄腹白者名鮠音危，皆无鳞，有毒，非食品之佳味也，一名鳀。《本草》。

涎 主三消渴疾。《本草》。

鳝鱼

性大温，味甘，无毒。主湿痹，补虚损，疗沸唇，治妇人产后淋沥，血气不调，羸瘦。〇一名鳝音善鱼，似鳗鲡鱼而细长，亦似蛇而无鳞，有青黄二色。生水岸泥窟中，所在皆有，亦蛇类也。《本草》。

血 主癣及瘘疮。《本草》。

头骨 止痢，治消渴。端午日取，烧灰用。《本草》。

皮　主妇人乳硬结痛，烧灰，酒下二钱。《本草》。

比目鱼

性平，味甘，无毒。补虚，益气力，多食稍动气。○东海有比目鱼，其名为鲽。《本草》。○形如箬叶，一边有两目，动则两边相比而行。《日用》。○即今广鱼、舌鱼之类。《俗方》。

鯕鱼

食之益人，尾有大毒，有肉翅，尾长二尺，刺在尾中，人被刺，煮海獭皮及鱼簜竹解之。○候人尿处，以刺钉之，令人阴肿痛，拔去即愈。《食物》。

河豚

性温一云凉，味甘，有毒一云大毒。补虚去湿，理腰脚，去痔疾，杀虫。○生江河中，触之则怒，气满腹膨胀，又名鯸鱼、吹肚鱼、胡夷鱼。○此鱼有大毒，味虽珍，然修治不如法。食之杀人，不可不慎也。○此鱼肉无毒，肝与卵有大毒，凡修事，宜去肝与卵并脊内黑血，净洗去血为好。《本草》。○与水芹同煮则无毒云。《俗方》。

吞鱼

性平，味咸，无毒。食之补气，肠与脂味尤佳，生东北海，俗名大口鱼。《俗方》。

八梢鱼

性平，味甘，无毒。食之无别功。身有八条长脚，无鳞无骨，故又名八带鱼。生东北海，俗名文鱼。《俗方》。

小八梢鱼

性平，味甘，无毒。形似八梢鱼，而小亦无鳞无骨，生海边，俗名络蹄。《俗方》。○《本经》名章举鱼，一名石距，比乌贼鱼差大，味珍好即此也。《本草》。

松鱼

性平，味甘，无毒。味极珍，肉肥，色赤而鲜明如松节，故名为松鱼。生东北江海中。《俗方》。

鲢鱼

性平，无毒，味亦甘美，卵如真珠而微红色，味尤美。生东北江海中。《俗方》。

白鱼

性平，无毒。开胃下食。生江湖中，冬月凿冰取之，生汉江者尤好。《俗方》。

鳅鱼

性温，味甘，无毒。补中止泄。形短小，常在泥中，一名鳅鱼。《入门》。

黄颡鱼

性平，味甘，无毒。主醒酒。一名鳠鱿，尾如鲇鱼。《日用》。

鲎鱼

性平，无毒。治痔杀虫及肠风泻血，产后痢。生南海，大者如扇，长六七尺，似蟹，皆牡牝相随，无目，得牝始行，牝去牡死，生南海。《本草》。○鲎音候。

银条鱼

性平，无毒。宽中健胃，合生姜作羹良。《入门》。○疑今之银口鱼也。

海豚

味咸，无毒。主蛊毒瘴疟，作脯食之。○皮中脂，摩恶疮疥癣痔瘘。生大海，候风潮即出，形如豚，江中亦有。《入门》。

鮰鱼

生南海。味美，无毒。鳔可作胶，一名江鳔。《入门》。○一名鱼鳔，治破伤风。

《正传》。○疑是今之民鱼。《俗方》。

鱼鲊

性平，味甘，无毒。乃诸鱼所作之鲊也，不益脾胃。《入门》。

白蜜

性平一云微温，味甘，无毒。主安五脏，益气补中，止痛解毒，除众病，和百药，养脾气，止肠游，疗口疮，明耳目。○生诸山石中，色白如膏者良，一名石蜜，即崖蜜也。○生诸山石中，或木中，经二三年者，气味醇厚。人家畜养，则一岁再取之，取之既数，则气味不足，所以不及陈白者为良。《本草》。○蜡取新，蜜取陈也。凡炼蜜，必须用火熬开，以纸覆经宿，纸上去蜡尽，再熬变色。大约一斤得十二两为佳，不可过度。《入门》。

蜂子 性平，味甘，无毒。○蜂子，即蜜蜂子也。在蜜脾中，如蛹而色白。大黄蜂子，即人家及大木间作房㼒瓠蜂也，比蜜蜂更大。土蜂子，即穴土居者，形最大。凡用蜂子，并取头足未成者佳。盐炒食之，皆性凉有毒，利大小便，治妇人带下。《本草》。

蜜蜡 性微温，味甘，无毒。主下痢脓血，疗金疮，益气，不饥耐老。○蜡，即蜜脾底也。初时香嫩，重煮治乃成。俗人谓之黄蜡。《本草》。

白蜡 性平，味甘，无毒。疗久痢，补绝伤。○取黄蜡，薄削之，曝百许日，自然色白。若卒用，则烊纳水中，十余过，亦白色。《本草》。○又有白蜡，出于西南及济州，乃水青木脂也。作烛甚明，非此白蜡也。《俗方》。

蠮螉 性平，味辛，无毒一云有毒。主久聋，疗鼻窒，止呕逆，出竹木刺。○即蜾蠃，一名蒲卢，乃细腰蜂也。黑色，腰甚

鱼脍

性温，味甘。主喉中气结，心下酸水，和姜、芥、醋食之。○鲋鱼脍，开胃止肠澼。○鲤鱼脍，主气结。《本草》。

虫部凡九十五种

细，能连泥在屋壁间或器物旁作房，如并竹管者是也。入药，炒用。《本草》。

露蜂房 性平，味苦咸，无毒一云微毒。主惊痫瘈疭，疗痈肿不消及乳痈齿痛恶疮。○树上大黄蜂窠也。人家者力慢，不堪用，不若山林中得风露气者佳。七月七日或十一月十二月采，熬干，研用。○土蜂房，治痈肿不消，醋调涂之。《本草》。○紫金砂，即蜂房蒂也，治大小便不通。熬研用之。《总录》。

牡蛎

性平一云微寒，味咸，无毒。涩大小肠，止大小便及盗汗，疗泄精及女子带下赤白，除温疟。○牡蛎为软坚收敛之剂，入足少阴经。《总录》。○生东海，采无时，一云十一月采为好。其壳，举腹向南视之，口斜向东则是左顾，或曰以尖头为左顾，左顾者入药，大抵以大者为好。○先用盐水煮一伏时，火煅，研粉用之。《总录》。

肉 食之美好，更有益，兼令人细肌肤，美颜色。海族之最可贵者也。《总录》。

龟甲

性平，味咸甘，有毒一云无毒。主漏下赤白，破癥瘕痎疟、五痔阴蚀、湿痹痿弱。《本草》。○破癥止漏攻疟，治劳复。《医鉴》。○一名神屋，生江河湖水中，采无时，勿令中湿，即有毒。《本草》。○凡用龟甲，以生脱者为上，酥炙或酒炙用之。《入门》。

龟板 性味同龟甲。○上甲即龟甲，下甲即龟板，皆善治阴虚食积发热。《入门》。

〇龟板补阴续骨，逐瘀血。《医鉴》。〇腹下可十钻遍者，名败龟，治血麻痹。方书多用败龟，取钻灼之多者，一名漏天机。《本草》。〇龟乃阴中至阴之物，禀北方之气而生，故大有补阴之功。《丹心》。

肉 性温，味酸。除湿痹风痹踠折。食之一如鳖法。〇十二月勿食龟肉，损命。多神灵，不可轻杀。《本草》。

尿 主耳聋，滴耳中即差。〇龟尿最难得，取龟置盘中，以鉴照之，龟见影淫发而失尿。又，以纸拈点火，以点其尻，亦致失尿。《本草》。〇以龟置荷叶上，用猪鬃鼻内刺之，即出。《类聚》。〇热龟体，上下抖擞之，尿即出。《俗方》。〇置龟莲叶，以镜照之，尿自出。诸法皆不及镜照之快。《纲目》。

鳖甲

性平，味咸，无毒。主癥瘕痎癖，除骨节间劳热、妇人漏下五色羸瘦、小儿胁下痞坚，疗温疟，堕胎。《本草》。〇除崩主漏，消痎癖骨蒸劳热。《医鉴》。〇生江湖，生取甲，剔去肉为好，不用煮脱者，但看有连厌及干厌便好，若两边骨出，知已被煮也。〇要绿色九肋多裙重七两者为上，取无时。〇食鳖忌苋。〇凡用，以醋煮黄色，去劳热，童尿煮一日。《本草》。

肉 性冷，味甘。主热气湿痹、妇人带下，益气，补不足。细擘，和五味煮食之，但不可久食，则损人，以其性冷故也。〇鳖甲、鳖肉，补阴。〇三足者、独足者、头足不能缩者，并大毒，不可食之。《本草》。〇鳖，其听以眼，故称守神。《入门》。

头 主产后阴脱及脱肛，烧灰敷之。头血亦涂脱肛。《本草》。

鼋 性微温。主湿气，消百药毒。〇鳖之最大者为鼋，生江湖中，有阔一二丈者，卵大如鸡鸭子，人捕食之。《本草》。

玳瑁

性寒，无毒。解百药毒，辟蛊毒，疗心经风热。〇玳与瑇同瑁，龟类也，惟腹背甲皆有红点斑文。生海中，采无时，入药须生者乃佳。《本草》。

肉 性平。主诸风，镇心脾，利大小肠，通月经。《本草》。

石决明

性平，味咸，无毒。主青盲内障、肝肺风热、目中障翳。〇鳆鱼甲也。一名九孔螺，一名千里光，生东南海中，以七孔、九孔者为良，采无时。真珠母也，内亦含珠。〇面裹熟煨，或盐水煮一伏时，然后磨去外黑皱皮了，细研如面，方堪用。《本草》。

肉 名鳆鱼，性凉，味咸，无毒。啖之明目。〇人采肉以供馔，最为珍味。〇壳肉皆治目。《本草》。

蟹

性寒一云凉，味咸，有毒一云微毒。主胸中热结，治胃气消食，疗漆疮，治产后肚痛血不下。〇生近海溪涧湖泽中，八足二螯，足节屈曲，行则旁横，故曰一名螃蟹。今人以为食品之佳味。〇每至夏末秋初，则如蝉蜕解，当日名蟹之意，必取此也。〇八月前，每个腹内有稻芒一颗，东输海神，待输芒后，过八月方可食，经霜更味美，未经霜时有毒。《本草》。〇壳阔多黄者名蟳，其螯最锐，食之行风气。扁而大者名蝤蛑，解热气；最小者名蟛蜞，食之生吐利。一螯大一螯小者名拥剑，可供食。《入门》。〇独螯独目、四足六足皆有毒，不可食。海中有大蟹，不可入药用。《本草》。

脚中髓及壳中黄 并能续断绝筋骨。《本草》。

爪 破胞堕胎、破宿血，止产后血闭腹痛。《本草》。

石蟹 与螃蟹不同，形且小，其黄付久不合疽疮。螃蟹横行，石蟹退行，此亦异，生溪涧中。《俗方》。

桑螵蛸

性平，味咸甘，无毒。疗男子肾衰漏精精自出，止小便滑数或遗尿。〇一名蚀疣螳螂子也，生桑树上，二月、三月采，蒸之，当火炙，不尔令人泄。〇以桑上者为好，兼得桑皮之津气也，略蒸过用之。《本草》。

蝉壳

主小儿痫及不能言，治目昏翳不见物，又疗痘疮不快出，甚良。专主小儿诸疾，五月采。《本草》。

蛴螬

性微寒，味咸，有毒。主恶血血瘀痹气，目中淫肤青翳白膜，及破骨踒折金疮内塞，下乳汁。〇生人家积粪草中，取无时，反行者良。此虫以背行，反快于脚。《本草》。〇生桑柳树中，内外洁白者佳。生粪中者，止可敷疮疽。采取阴干，糯米同炒，米焦取出，去口畔及身上黑尘了，乃可用。《入门》。〇然不背行者，非真蛴螬也。《俗方》。

白僵蚕

性平，味咸辛，无毒一云小毒。主小儿惊痫，去三虫，灭黑䵟及诸疮瘢痕，并一切风疾，皮肤痒痹，又主妇人崩中下血。〇蚕自僵死，白色而条直者为佳。四月取，勿令中湿，湿则有毒。〇糯米泔浸去涎嘴，姜汁炒用。《本草》。

蚕蛹子　性平，味甘，无毒。治风及劳瘦，乃缫丝后茧内蛹子也。《本草》。

原蚕蛾

性温一云热，味咸，有小毒。壮阳事，止泄精尿血，暖水脏，益精气，强阴道，令交接不倦。〇是重养蚕，俗呼为晚蚕，取蛾去翅足，微炒用。〇原，再也，是第二番蚕，以其敏于生育也。蚕蛾、蚕砂、蚕蜕、蚕纸，皆取第二番者佳。〇原蚕蛾，有原复

敏速之义。《本草》。

蚕砂　蚕屎，一名蚕砂，性温，无毒。治风痹不仁肠鸣。〇一名马鸣肝。净收取晒干，炒黄色用。五月收者良。〇或酒浸服，或炒热熨病处。《本草》。

蚕布纸　性平。治血风，益妇人。一名马鸣退，亦谓之蚕连，治妇人血露，妇人药多用之，〇是初出蚕，壳在纸上者，亦名蚕蜕，入药当微炒。《本草》。

新绵　烧灰，主五痔下血。〇弓弩弦，主难产胞衣不出，烧灰饮服。《本草》。

绿桑螺

主脱肛。烧末，猪脂和敷，立缩。〇此螺似蜗牛而小，雨后好绿桑树叶。《本草》。

樗鸡

性平，味苦，有小毒。主阴痿，益精强阴，生子。〇今所谓莎鸡，六月后出，飞而振羽，索索作声，今在樗树上，人呼为红娘子，头翅皆赤。七月采，暴干，微炒用。〇形类蚕蛾，但头足微黑，翅两重，外一重灰色，下一重深红，五色皆具，腹大，此则樗鸡也。《本草》。

蜗牛

性寒一云冷，味咸，有小毒。主贼风㖞僻腕跌脱肛，治惊痫，止消渴。〇一名海羊，即负壳蜒蝓也。八月采，以形圆而大者为胜，入药炒用。〇蜗牛负壳而行，惊之则缩，首尾俱藏入壳中，有四角。二物大同小异。《本草》。

蜒蝓　性味功用同蜗牛。〇蜒音活蝓音俞大于蜗牛，无壳而有二角，久雨竹林池沼间多有出者。《本草》。

石龙子

性寒，味咸，有小毒。主五癃，破石淋，利水道。〇一名蜥蜴，入药当用溪涧泽水中者，以五色具者为雄而良；色不具者为

雌力劣。五月取，一云三四月，八九月采，火干。《本草》。○形似龙而小，能致风雨。《入门》。○又有蝎虎、堰蜓、守宫相类，生草野间，然非石龙也。《入门》。

虻虫

性寒，味苦，有毒。主逐瘀血，破血积癥瘕，通利血脉。○治瘀血血闭，破癥结，消积脓，堕胎。《本草》。○虻散积血。《淮南》。○木虻，长大绿色，咂牛马或至颠仆；蜚虻，状如蜜蜂，腹凹褊，微黄绿色，医家所用虻虫即此也。又有一种小虻，大如蝇，咂牛马亦猛。三种大抵同体，俱能破血。五月采，腹有血者良，炒黄，去头翅足用。《本草》。

紫贝

性平，无毒。明目，去热毒。生海中，即砑螺也。大二三寸，紫斑而骨白。《本草》。

贝子 性平一云凉，味咸，有毒。破五淋，利小便，散结热，治目中障翳。○生海中，贝类之最小者，洁白如鱼齿，故一名贝齿。○紫贝是大者，此是小小贝子也，采无时。○酒洗，火煅，细研，水飞用之。《本草》。

海马

性平温，无毒。主难产。○妇人难产，手握此虫则如羊之产也。生物中，羊产最易。临产带之或手持之可也。○一名水马，生南海中，大小如守宫，头如马，身如虾，背伛偻，其色黄褐，盖虾类也。收之暴干，以雌雄为一对。《本草》。

蟾蜍

性寒，味辛，有毒。破癥结，疗恶疮，杀疳虫，治猘犬伤疮及小儿面黄癖气。○身大背黑无点，多痦磊，不能跳，不解作声，行动迟缓，多在人家湿处。○蟾蜍，俗名癞疙麻，又名风鸡。《正传》。○五月五日，取干之，东行者良。剜去皮爪，酒浸一宿，阴干，酥炙或酒炙去骨，或烧存性用之。《本草》。

眉酥

性寒，有毒。治痈疽丁疮瘰疬，及一切恶疮，又治小儿疳瘦蛊牙痛。○五月五日取活蟾，眉间裂之有白汁出，谓之蟾酥，以油纸裹，阴干，用时以人乳汁化开，入药。《本草》。○勿令入人眼，即瞎。《纲目》。○取法又见杂方。

肪 涂玉则刻之如蜡，但不可多得。但取肥者，锉，煎膏以涂玉，亦软。《本草》。

屎 谓之土槟榔，出下湿地，往往有之，主恶疮。《本草》。

虾蟆

性冷无毒，涂痈肿，贴恶疮，解热结肿。○背有黑斑点，形小腹大，能跳接百虫食之，时作呷呷声，举动极急，在陂泽间者是也。《本草》。

鼋

性寒一云冷，味甘，无毒。主小儿热疮肌疮脐伤，止痛。○虾蟆属也，似虾蟆而背青绿色，善鸣，声作蛙者是也。生水泽中，取无时，所谓在水曰蛙者也。○背青腹白嘴尖，后脚长，故善跃。○背有黄纹者，名为金线蛙，杀尸疰病虫，去劳劣，解热毒。○黑色者，南人呼为蛤子，食之至美，补虚损。《本草》。

蚌蛤

性冷一云寒，味甘，无毒。明目，止消渴，除热毒，解酒毒，去眼赤，疗妇人虚劳血崩带下。肉之功也。○烂壳粉，即蚌粉也，饮下主反胃，心胸间痰饮作痛，兼疗痈肿。○此海中大蛤也，老蚌含珠，此物能产真珠。《本草》。

蛤蜊 性冷，味甘，无毒。润五脏，止消渴，开胃，解酒毒，能醒酒，妇人血块宜煮食。肉之功也。○壳粉，主老癖能为寒热。蛤粉，即海蛤粉也，以蛤蜊壳，火煅，研为粉，治痰痛。《丹心》。〇蛤粉，攻疝痛反胃，能软顽痰。〇《月令》。〇雀入大水为蛤者也。《本草》。

车螯 性冷，无毒。治酒毒消渴酒渴。肉之功也。〇壳治疮肿，火煅醋淬为末，甘草末等分，酒服，又醋调敷肿上妙。〇是海中大蛤，一名蜃，能吐气为楼台者。《月令》。〇雉入大水为蜃，即此也。《本草》。

海粉 治肺燥。热痰能降，湿痰能燥，块痰能软，顽痰能消，取其咸能软坚也，止入丸药。〇制法详见杂方。《本草》。

海石 性平，味淡，治痰燥在咽不出，疗痰块、血块、食块，心痛、疝痛，遗精白浊带下。入药火煅，或醋煮研用。《入门》。〇海石，即蛤蜊壳，在海中泥沙，日久风波淘汰，圆净如石故名海石。其味苦咸，故能软坚化痰。《丹心》。〇出闽广。海粉、海石同种，石其根也。近有造海粉法，终不如生成之为美。《入门》。

文蛤 海蛤 出东海，大如巨胜。有紫文彩，未烂者为文蛤；无文彩，已烂为海蛤，二蛤同类，主治亦同。《入门》。

马刀 性微寒，味辛，有毒。主漏下赤白，破石淋，除五脏间热，杀禽兽贼鼠，疗痰饮作痛。壳之功也。〇一名马蛤，生江湖池泽，处处有之，细长小蛤也，多在泥沙中，取无时，火煅用。《本草》。〇形如斩马刀，故为名，即蚌之类也。肉可为鲊，然多食发风痰，与蚌、蛤、蚶、蚬、螺蛳，大同小异。《入门》。

蚬 性冷一云寒，无毒。明目，利小便，下热气，开胃，止消渴，解酒毒目黄。肉之功也。〇烂壳灰性温，治阴疮止痢，疗反胃吐食，除心胸痰水。〇小于蛤，黑色，生水泥中，采无时。《本草》。

蚶 性温，味甘，无毒。利五脏，健胃温中，消食起阳。肉之功也。〇壳火煅，醋淬为末，醋膏丸服，治一切血气冷气癥癖。〇出海中，味最重，壳如瓦屋，故一名瓦垄子。《本草》。〇瓦垄子能消血块，次消痰积。《正传》。〇疑是今之江瑶柱也。其肉味甘，而壳似瓦屋，出咸镜道海中。《俗方》。

蛏 性温一云寒，味甘，无毒。主心胸烦闷，止渴。〇生海泥中，长二三寸，大如指，两头开，煮食之。《本草》。

淡菜 又云：性温，味甘，无毒。补五脏，利腰脚，益阳事，疗虚损羸瘦，并产后血结腹痛，治癥瘕及崩中带下。〇生海中，一头尖，中含小毛，一名壳菜，又名东海夫人，虽形状不典，而甚益人，煮食良，采无时。《本草》。〇海物皆咸，惟此味淡，故为名，俗名红蛤。《入门》。

虾

性平，味甘，有小毒。主五痔，久食动风。生江海中，稍大煮之色白。〇生沟渠中，小者主小儿赤白游肿,煮之色赤。《本草》。

田螺

性寒，味甘，无毒。解热毒止渴，治肝热、目赤、肿痛，利大小便，除腹中热结。〇疗热醒酒。〇坐水田中，形圆，大如桃李，类蜗牛而尖长，青黄色。夏秋采之，先用米泔浸去泥，乃煮食之。〇一名螺蛳《日用》，又名鬼眼睛，即土墙上螺蛳壳也。东垣。〇此物至难死，有误泥在壁中，三十年犹活，能服气饮露。《本草》。

壳 主反胃胃冷，消痰，疗心腹痛。取烂壳，火煅为末用之。《本草》。

海螺 治目痛久不愈。取生螺抹开，以黄连纳螺口中，取汁点目中。海中小螺也。《本草》。

乌蛇

性平，味甘，有小毒一云无毒。主大风疥癞，眉髭脱落，皮肤顽痹生疮，治热毒风，及一切诸风瘾疹疥癣。〇背有三棱，色黑如漆，性善不噬物，头上有逆毛，至枯死而眼不陷如活者，秤之重七钱半至一两上为上，用之入神。粗大者转重，力弥减。〇尾细长，能穿小铜钱一百文者佳。此蛇脊高，世谓之剑脊乌蛇，多在芦丛中嗅其花气，亦乘南风吸。最难采捕，酒浸去皮骨，取肉焙干用。《本草》。〇我国黄海道丰川，海中椒岛有之，常在椒树上吸其气，然最难得。《俗方》。

白花蛇

性温，味甘咸，有毒。主大风疥癞，暴风瘙痒，中风㖞斜瘫痪，骨节疼痛，及白癜疬疡，瘾疹风痹。〇蛇何以治风? 缘蛇性窜，即令引药至于有风疾处，因定号之为使。〇黑质白章，其文作方胜白花，治风速于诸蛇，一名褰鼻蛇，生深山谷中，九十月采捕之，火干。〇诸蛇鼻向下，独此蛇鼻向上，以此名褰鼻蛇，虽枯死眼如活，当以眼不陷为真。〇此蛇有大毒，头尾各二尺尤甚，只取中段，酒浸候润，去皮骨，焙收其肉用。其骨远弃埋之，恐伤人，与生者无异。《本草》。

蛇蜕

性平，味咸，无毒一云有。主小儿百二十种惊痫癫疾，大人五邪狂乱，及百鬼魅，疗喉痹蛊毒，催生易产，去眼中障翳，甚疗恶疮。〇一名龙子衣，生田野，五月五日、十五日取之，皆须完全，石上者佳，要用白如银色者。〇蛇从口翻退出，眼睛亦退，今眼药用此义也。《本草》。〇埋土中一宿，醋浸炙干用之，或烧存性。《入门》。

蝮蛇胆

性微寒，味苦，有毒。主䘌疮，杀虫良。〇肉有大毒，不可轻用。〇其蛇黄黑色，黄颔，尖口，毒最烈。诸蛇之中，此独胎产。《本草》。

土桃蛇

此蛇黄色，在土窟中，入秋则鸣吼，其声远闻。取肉烧灰，酒服，治大风诸风疥癞一切风。《俗方》。

蜘蛛

性微寒，有毒。主大人小儿癞，疗小儿大腹丁奚，又主蜂、蛇、蜈蚣毒。空中作圆网，身小尻大，大腹，深灰色，腹内有苍黄脓者，真也，去头足研膏用，若炒焦则无功。《本草》。

网 疗喜忘。七月七日取之，纳衣领中。〇又取网，缠赘疣自枯落。《本草》。

斑蜘蛛 性冷，无毒。治疟疾丁肿，用如上法。小于蜘蛛而色斑。《本草》。

壁钱 性平，无毒。主鼻衄及金疮血不止，取虫汁点之。〇虫上钱幕. 主小儿呕吐。〇似蜘蛛而小，在暗壁间，形扁如钱，作白幕者是也。一名壁镜。《本草》。

蚯蚓

性寒，味咸，无毒一云小毒。主蛇瘕蛊毒，去三虫，杀长虫，疗伤寒伏热发狂及黄疸，并天行热疾、喉痹、蛇虫伤。〇一名地龙，白颈是其老者，宜用此。三月取，破去土，日干，微熬作末用之。〇取生者，去土着盐，须臾成水，名地龙汁。〇行路人踏杀者，名千人踏，入药烧用。《本草》。〇性寒，大解热毒。若肾脏风、下疰病，不可缺也，仍须盐汤送下。《丹心》。

屎 呼为蚓蝼，又名六一泥，在韭菜地上者佳。疗狂犬伤疮，及诸恶疮。《本草》。

蜈蚣

性温，味辛，有毒。主鬼疰蛊毒。邪魅蛇毒，杀老物老精，去三虫，疗温疟，心腹结聚癥癖，堕胎去恶血。〇多在土石间腐烂积草处，及人家屋壁间，背光，黑绿色，足赤，腹下黄，头金色，多足，以头足赤者为良。七月采，暴干，入药炙用。〇一名蒟蛆。《淮南子》曰：蒟蛆甘带。带者小蛇也，其性能制蛇，见之则便缘而啖其脑。〇又性畏蛞蝓，触其身则蜈蚣死，故取以治蜈蚣毒。《本草》。〇姜汁炙，去头足，为末用。

《入门》。〇一名天龙。《类聚》。

蛤蚧

性平，味咸，有小毒一云无毒。治肺气，止嗽，通月经，下石淋，通水道。〇首如虾蟆，背有细鳞，身短尾长，药力专在尾，酥炙用。《本草》。〇生岭南，朝夕自鸣蛤蚧。《本草》。

水蛭

性平一云微寒，味咸苦，有毒。治瘀血积聚，破癥结，堕胎，利水道，通女子月候不通，欲成血劳。〇生池泽中，五六月采，暴干。〇一名马蜞，一名马蟥一作蝗，或有长者，当以小者为佳，咂牛马人血满腹者尤佳。〇取蛭当展令长，腹中有子者去之，此物至难死，虽火炙经年，得水犹活。《本草》。〇米泔浸一宿，日干，细锉，以石灰炒黄色用之。《得效》。

斑猫

性寒，味辛，有大毒。主鬼疰蛊毒，蚀死肌，破石淋，通利水道，治瘰疬，堕胎。〇大豆花时，此虫多在叶上，长五六分，甲上黄黑斑文，乌腹，尖喙，如巴豆大。七月、八月取，阴干，用时去翅足，入糯米同炒，米黄为度，生则吐泻人。《本草》。

芫青 性微温，味辛，有毒。形大小如斑猫，而纯青绿色，三四月取，暴干。《本草》。

地胆 性寒，味辛，有毒。功用制法同斑猫。〇此虫二三月在芫花上，呼为芫青；六七月在葛花上，呼为葛上亭长；八月在豆花上，呼为斑猫；九月、十月欲还地蛰，呼为地胆，盖一虫随时变耳。《本草》。

雀瓮

性平，味甘，无毒一云有毒。主小儿惊痫及诸疾。〇一名天浆子，即站蟖房也。多在木枝上，形如雀卵，紫白间斑。其子在瓮中，如蛹在茧，取子用之。八月采，蒸之。〇其虫似蚕而短背，有五色，斑背上毛螫人，有毒。欲老口吐白汁，凝聚成瓮子，在中如茧之有蛹。《本草》。〇治小儿惊风最妙。《入门》。

蜣螂

性寒，味咸，有毒。主小儿惊痫，腹胀寒热，大人癫狂及奔豚，出箭头，疗恶疮，能堕胎。〇一名蛣蜣，处处有之，喜入人牛马粪中，取屎丸而却推之，俗呼为推丸，当取大者，以鼻头扁者为真，入药去翅足，炒用，五月五日取蒸藏之，临用当炙，其中鼻高目深者名胡蜣螂，用之最佳。《本草》。

五灵脂

性温，味甘，无毒。主心腹冷痛，通利血脉，下女子月闭。《本草》。〇此物入肝最速，能行血止血，治妇人血气刺痛，甚效。《丹心》。〇北地寒号虫粪也，色黑如铁，采无时，此虫四足有肉翅，不能远飞。〇多挟沙石，先以酒研飞，炼去沙石，乃佳。《本草》。〇生用，酒研飞炼去沙石；熟用者，飞后炒令烟起，另研用。《入门》。〇去心腹死血作痛，最妙。《医鉴》。

蝎

性平，味甘辛，有毒。疗诸风，及中风喝斜瘫痪语涩，手足抽掣，并小儿惊风。〇出青州，形紧小者良。采无时，有用全者，有用梢者，梢力尤功。水洗去腹中土，炒用。〇蝎前谓之螫，后谓之虿，螫人最毒。《本草》。〇我国昌德宫后苑及黄州，时有生者，盖贸诸中朝，而来时散失者也。《俗方》。

蝼蛄

性寒一云冷，味咸，无毒一云有毒。主产难，溃痈肿，下哽噎，除恶疮，出恶刺，疗水肿。《本草》。〇此物走小肠膀胱，其效甚捷。《纲目》。〇一名蛄，俗名土狗，处处有之，穴地粪壤中而生，以夜出者为良。夏至后取，暴干入药，炒用。〇自腰以前甚涩，主止大小便；从腰以后甚利，主下大小便。《本草》。

脑 主竹木恶刺入肉不出，取脑涂之，即出。《本草》。

穿山甲

性微寒，有毒。主五邪鬼魅，惊啼悲泣，及小儿惊邪，疗山岚瘴疟，痔瘘恶疮。〇一名鲮鲤甲，以其好穿地道，故又名穿山甲，形似鲤鱼而有四足，能陆能水。采无时，用时细锉，蚌粉炒成珠，为末用。《本草》。

蜻蛉

性微寒一云凉，无毒。壮阳，暖水脏，止精。〇一名蜻蜓，一名青娘子，六足四翼，好飞溪渠侧。五六月取干，去翅足炒用。〇有数种，当用青色大眼者，为良。《本草》。

萤火

性微温，味辛，无毒。主明目，治青盲，治蛊毒鬼疰，通神精。〇一名夜光，乃腐草所化，常在大暑前后飞出，是得大火之气，变化明照也。七月七日取，纳酒中，死乃干之。《本草》。

鼠妇

性温一云微寒，味酸，无毒一云有毒。主气癃不得小便，妇人月闭血瘕，通小便，能堕胎。〇亦谓湿生虫，在人家地上，多在下湿处，瓮器底及土坎中，常着鼠背，故一名鼠负。《本草》。〇即地鸡也，端午日采，晒干。《入门》。

衣鱼

性温，味咸，无毒一云有毒。主妇人疝瘕，小便不利，小儿中风项强，疗淋利小便，堕胎，灭疮瘢。〇一名壁鱼，衣中有之，然多在书卷中，或久不动帛中。身有厚粉，而手搐之则落，其形稍似鱼，故曰衣鱼。采无时。《本草》。

虱子

人大热则脑缝裂开，取黑虱三五百枚，捣敷之，及疗丁肿肉刺。〇病人将死，虱离身，或云取虱于床前，虱行，背病者则死，向病者则生。《本草》。

活师

主热疮，及疥癣，捣敷之。〇即科斗虫也。乃虾蟆儿，生水中有尾，渐大而脚生则尾脱。《本草》。

蛔虫

性大寒。主目赤热痛，取汁滴目中，即差。〇是大小人吐出蛔虫也，可收之，暴干，末用亦可。《本草》。

蛊虫

患蛊人，烧为灰，服之立愈。〇是蛊病人，诸窍中时有虫出，取之暴干用。《本草》。

部 凡九十一种

皮黑而沉水者，谓之石莲，入水必沉，惟煎盐卤能浮之。处处有之，生池泽中。八月、九月取坚黑者，用生则胀人腹中，蒸食之良。《本草》。〇其叶为荷，其茎为茄，其本为蘮，其花未发为菡萏，已发为芙蓉，其实为莲，其根为藕。其中为的，的中有青，长

莲实

性平寒，味甘，无毒。养气力，除百疾，补五脏，止渴止痢，益神安心，多食令人喜。《本草》。〇补十二经气血：《入门》。〇一名水芝丹，一名瑞莲，亦谓之藕实，其

二分，为薏，味苦者是也。芙蕖，其总名也。《本草》。○凡用，白莲为佳。《日用》。

藕汁 性温，味甘，无毒。藕者，莲根也，止吐血，消瘀血。生食主霍乱后虚渴；蒸食甚补五脏，实下焦；与蜜同食，令人腹脏肥，不生诸虫。○除烦，止泄，解酒毒，压食及病后热渴。○节性冷，解热毒，消瘀血。○昔宋太官，误削藕皮，落羊血中，其脂音坎不成，乃知藕能散血也。《本草》。

荷叶 止渴，落胞，杀蕈毒，主血胀腹痛。○荷鼻，性平，味苦，无毒。主血痢，安胎，去恶血。即荷叶蒂也，谓之荷鼻。《本草》。

莲花 性暖，无毒。镇心，轻身，驻颜。入香甚妙。○一名佛座须，即莲花蕊也。《正传》。○莲花蕊，涩精气。《入门》。

莲薏 的中有青为薏，味甚苦，食之令人霍乱。《本草》。○薏，莲心也。治心热及血疾作渴，并暑月霍乱。《局方》。

橘皮

性温一云暖，味苦辛，无毒。能治胸膈间气，开胃，止痢，消痰涎，主上气咳嗽，止呕逆，利水谷道。○木高一二丈，叶与枳无别，刺生茎间，夏初生白花，六七月而成实，至冬黄熟，乃可啖。十月采，以陈者为良，生南方。《本草》。○我国惟产济州，其青橘、柚子、柑子，皆产焉。《俗方》。○补脾胃不去白，若理胸中滞气须去白，色红故名红皮，日久者佳，故名陈皮。○留白者补胃和中，去白者消痰泄气。○有白术则补脾胃，无白术则泻脾胃；有甘草则补肺，无甘草则泻肺。《丹心》。○入下焦，用盐水浸；肺燥者，童尿浸晒用。《入门》。

肉 性冷，味甘酸。止消渴，开胃。即橘之瓤也，不可多食，令人多痰。○酸者聚痰，甜者润肺，皮堪入药，肉非宜人。《本草》。

橘囊上筋膜 治渴及吐酒。煎汤饮，妙。《本草》。

核 治腰痛膀胱气肾冷。炒作末，酒服良。《本草》。

青橘皮

性温，味苦，无毒。主气滞，下食，破积结及膈气。《本草》。○形小而色青，故一名青皮，足厥阴引经药，又入手少阳经。气短者禁用。消积定痛，醋炒。《入门》。○陈皮味辛，理上气；青皮味苦，理下气；二味俱用，散三焦气也，宜去白用。易老。○今之青橘，似黄橘而小，别是一种耳，收之，去肉暴干。《本草》。○青皮乃肝胆二经之药，人多怒，胁下有郁积，最效。《正传》。

叶 导胸中逆气，行肝气，乳肿及胁痛用之。《入门》。

柚子

皮厚，味甘，无毒。去胃中恶气，解酒毒，治饮酒人口气。○果之美者，有云梦之柚。○小曰橘，大曰柚，柚似橙而大于橘。《本草》。○橘之大者曰柚。《丹心》。

乳柑子

性大寒一云冷，味甘，无毒。主肠胃中热毒，止暴渴，利小便，解酒毒及酒渴。○树若橘树，子形似橘而圆大，皮色生青、熟黄赤，霜后甚甜，故名柑子。《本草》。

大枣

性平一云温，味甘，无毒。安中养脾，补五脏，助十二经脉，补津液，通九窍，强志，和百药。○一名干枣，处处有之，八月采，暴干。○其皮里肉补虚，所以合汤皆擘之也。《本草》。○味甘，补经不足，以缓阴血，血缓则脉生，故能助十二经脉。《入门》。

生枣 味甘辛。多食令人腹胀羸瘦，生寒热。○蒸煮食，则补肠胃，肥中益气，生食则腹胀注泄。《本草》。

核中仁 三岁陈核中仁燔之，主腹痛邪气疰忤。《本草》。

枣叶 为末服，使人瘦。取汁揩热痱疮，良。《本草》。

葡萄

性平，味甘一云甘酸，无毒。主湿痹，治淋，通小便，益气强志，令人肥健。〇子有紫白二色。紫者名马乳，白者名水晶。又有圆者，又有无核者。七月、八月熟，北果之最珍者。〇暴收其实，以治疮疹不出，甚效。多食，昏人眼。〇取汁酿酒，名曰葡萄酒。《本草》。

根 煮汁饮，止呕哕，又主妊妇子上冲心，即下。〇性能下走渗道。《丹心》。

蘡薁 即山葡萄也。实细而味酸，亦堪作酒。《丹心》。

栗子

性温，味咸，无毒。益气，厚肠胃，补肾气，令人耐饥。〇处处有之，九月采。〇果中，栗最有益。欲干莫如暴；欲生收莫如润沙中藏，至春末夏初尚如初采摘。〇生栗，可于热灰中煨，令汁出，食之良。不得通熟，熟则壅气，生则发气，故火煨，杀其木气耳。〇有一种栗，顶圆末尖，谓之旋栗，但形差小耳。《本草》。

皮 名扶，即栗子上皮也，和蜜涂人，令急缩，可展老人面皮皱。《本草》。

毛壳 止反胃及消渴泻血。煮汁饮，又疗毒肿。《本草》。

栗楔 栗三颗共一球，其中者楔也，亦作榍，理筋骨风痛，并敷瘰疬肿痛毒，出箭头及恶刺。《本草》。

覆盆子

性平一云微热，味甘酸，无毒。疗男子肾精虚竭，女人无子，主丈夫阴痿，能令坚长，补肝明目，益气轻身，令发不白。〇五月采，处处有之，收时五六分熟便可采，烈日中暴干，用时去皮蒂，酒蒸用之。〇益肾精，止小便，利当覆其尿器，故如此取名。《本草》。

蓬蘽 性味功用与覆盆子同。〇蓬蘽，非覆盆也，自别是一种。〇作藤蔓生者，蓬蘽也；作树条者，覆盆也，皆宜取子用。覆盆早熟而形小；蓬蘽晚熟而形大，其形大同小异，终非一物也。《本草》。〇俱能缩小便，黑白发。《日用》。

芡仁

性平，味甘，无毒。益精气，强志，令耳目聪明，延年。〇一名鸡头实，一名鸡雍，生水泽中，叶大如荷，皱而有刺，花子若拳大，形似鸡头，故以名之。实若石榴，皮青黑、肉白。八月采，蒸之，于烈日晒之，其皮即开，亦可春作粉，益人胜菱。《本草》。〇芡音俭能补人之精欠少，谓之水硫黄。《入门》。〇作粉，熬金樱子汁作丸，名水陆丹，能秘精。《日用》。

菱仁

性平一云冷，味甘，无毒。主安中，补五脏。〇生水中，叶浮水上，其花黄白色。实有二种，一者四角，一者两角。水果中此物最冷，不可多食，令人腹胀，饮姜酒即消。〇煮熟，取仁作粉，极白滑，宜人，一名菱实。《本草》。〇菱芡皆水物，菱寒而芡暖者，菱花开背日，芡花开向日故也。《入门》。

樱桃

性热一云温，味甘，无毒一云微毒。主调中益脾气，令人好颜色，美志，止水谷痢。〇先百果而熟，故古人多贵之，以荐寝庙，一名含桃。此桃在三月末四月初熟，得正阳之气，先诸果熟，故性热。〇虽多食无损，但发虚热耳。《本草》。〇为莺鸟所含，且形似桃，故曰樱桃。《入门》。

叶 捣敷蛇咬，且捣汁服，防蛇毒内攻。《本草》。

东行根 疗寸白虫蛔虫，煮汁，空心服。《本草》。

橙子皮

性温一云暖，味苦辛，无毒。消食，散

肠胃中恶气浮风。○宿酒未醒，食之速醒。其形圆大于橘而香，皮厚而皱。八月熟，生南方，盖橘之类也。《本草》。○今之橙糖即此也。《俗方》。

梅实

性平，味酸，无毒。止渴，令人膈上热。○生南方，五月采。黄色梅实，火熏干作乌梅。又以盐杀，为白梅。又烟熏之为乌梅；暴干藏密器中，为白梅，用当去核，微熬之。○生实酸而损齿，伤骨，发虚热，不宜多食，盖人食酸则津液泄，水生木也，津液泄故伤齿，肾属水，外为齿故也。《本草》。

乌梅 性暖，味酸，无毒。去痰，止吐逆，止渴止痢，除劳热骨蒸，消酒毒，主伤寒及霍乱燥渴，去黑痣，疗口干好唾。《本草》。

白梅 性暖，味酸，无毒。主金疮止血，点痣，蚀恶肉，除痰唾。○水浸为醋，和羹臛齑中好。《本草》。

叶 浓煎汤，治休息痢及霍乱。《本草》。

木瓜

性温，味酸，无毒。主霍乱大吐下，转筋不止，消食，止痢后渴，治奔豚及脚气水肿消渴，呕逆痰唾，强筋骨，疗足膝无力。○生南方，其树枝状如柰，花作房生，子形如瓜蒌。火干甚香，九月采。○实如小瓜，醋可食，然不可多食，损齿及骨。○此物入肝，故益筋与血。○勿令犯铁，用铜刀削去皮及子，薄切，暴干。○木瓜得木之正，故入筋，以铅白霜涂之则失酸味，受金之制故也。《本草》。○木实如瓜，良果也，入手足太阴经，益肺而去湿，和胃而滋脾。《入门》。

枝叶 煮汁饮，治霍乱；煮汤淋足胫，可以已蹶。《本草》。

根 治脚气。《本草》。

榠楂 性温，味酸。消痰止渴，可进酒。○其形酷类木瓜而差小，欲辨之，看蒂间，别有重蒂如乳者，为木瓜，无此者为榠楂，功用与木瓜大同小异，亦治霍乱转筋，解酒毒，去恶心及咽酸、吐黄水。其气辛香，置衣箱中，杀虫鱼。《本草》。

红柿

性寒一云冷，味甘，无毒。润心肺，止渴，疗肺痿心热，开胃，解酒热毒，压胃间热，止口干，亦治吐血。○生南方，软熟者为红柿，饮酒不可食，令心痛且易醉。不可与蟹同食，令腹痛吐泻。○柿有七绝：一寿，二多阴，三无鸟巢，四无虫蠹，五霜叶可玩，六佳实，七落叶肥大。柿实初则色青而苦涩，熟则色红涩味自无矣。《本草》。○柿，朱果也，故有牛心、红珠之称，日干者名白柿，火干者名乌柿。其白柿，皮上凝厚者，谓之柿霜。《入门》。

乌柿 即火干者，一名火柿，性暖，主杀毒，疗金疮火疮，生肉止痛，可断下。《本草》。

白柿 即日干者，性冷一云平。温补，厚肠胃，健脾胃，消宿食，去面鼾，除宿血，润声喉。一名干柿，一名黄柿。《本草》。

小柿 谓之牛奶柿，似柿而甚小，性至冷，不可多食。《本草》。○小柿蒂，止咳逆，性涩。《入门》。

椑柿 性寒，味甘，无毒。解酒毒，润心肺，止渴，去胃中热。色青黑绿柿也，性冷甚于红柿，别一种也。《入门》。

枇杷叶

性平，味苦一云甘，无毒。主咳逆不下食，胃冷呕哕，治肺气，主渴疾。○生南方，木高丈余，叶大如驴耳，背有毛。四月采叶，暴干。○须火炙，以布拭去上黄毛令尽，不尔毛射入肺，令人咳不已。《本草》。

实 性寒，味甘，无毒。治肺，润五脏，下气。《入门》。

荔枝

性平一云微温，味甘一云甘酸，无毒。通神益智，止烦渴，好颜色。○生川蜀云南，子如鸡卵大，壳朱如红罗文，肉青白如水晶，甘美如蜜。又云核如莲子，肉白如肪脂，甘而多汁。○多食则发热，饮蜜浆解之。○结实时枝弱而蒂牢，不可摘取，以刀斧劙取其枝，故以为名耳。《本草》。

核　治心痛及小肠疝气。烧为末，温酒调下。《入门》。

龙眼

性平，味甘，无毒。主五脏邪气，安志，除蛊毒，去三虫。○其味归脾而能益志。○生西南，与荔枝同，似槟榔而小，肉薄于荔枝，甘美堪食。《本草》。○形如龙之眼,故谓之龙眼。《入门》。○一名圆眼，一名益智,生食不及荔枝，故曰荔枝奴。《食物》。

核　烧烟熏鼻，治流涕不止。《入门》。

乳糖

性寒，味甘，无毒。安五脏，益气，主心腹热胀口干渴，性冷利。○笮甘蔗汁以为砂糖，炼砂糖和牛乳为乳糖。《本草》。○一名石蜜，今谓之乳糖，川浙最佳。用牛乳汁砂糖相和煎之，并作饼，坚重。《丹心》。○又谓之捻糖，多食生长虫，损齿，发疳䘌。《本草》。○或云，砂糖和牛乳、鸡子清相和，捻作饼，色黄白。

砂糖　性寒，味甘，无毒。主心热口干，功与石蜜同而冷利过之。此即甘蔗汁煎成者，形如沙，故曰砂糖。《入门》。

桃核仁

性平一云温，味苦甘，无毒。主瘀血血闭，破癥瘕，通月水，止心痛，杀三虫。○处处有之，七月采核，破之取仁，阴干。《本草》。○破滞血，生新血，逐瘀活血有功。《医鉴》。○肝者血之海，血受邪则肝气燥，经曰：肝苦急，急食甘以缓之，桃仁味苦甘辛，散血缓肝也。《纲目》。○入手足厥阴经，汤浸，去双仁及皮尖，研如泥用。《汤液》。

桃花　性平，味苦，无毒。破石淋，利大小便，下三虫，杀疰恶鬼，令人好颜色。○桃花萼，破积聚。桃花落时，以竹签收取，阴干，和面作烧饼，空心服，大下积聚陈久之物。《医说》。○三月三日采花，阴干，勿用千叶花。《本草》。

桃枭　性微温，味苦。主杀百鬼精物、五毒不祥，疗中恶心腹痛，破血，又治中恶毒气蛊疰。○一名桃奴，是桃实已干，着木上，经冬不落者，名桃枭。正月采之，以中实者为良。一云，十二月采。○一名鬼髑髅，是千叶桃花结子，在树上不落。干者，于十二月采得，可为神妙。《本草》。○酒拌蒸，以铜刀刮取肉，焙干用。《入门》。

桃毛　性平。主下血瘕积聚，杀恶鬼邪气，疗崩中，破癖气。○桃实上毛，刮取用之。《本草》。

桃蠹　杀鬼辟邪气不祥，食桃树虫也。《本草》。

茎白皮　除邪鬼，主中恶心腹痛。《本草》。

桃叶　除尸虫，出疮中虫，治小儿中恶客忤。《本草》。

桃胶　下石淋，破血，主中恶疰忤。《本草》。

桃实　性热，味酸，微毒。益颜色，多食令人发热。《本草》。

急性子　治小儿癖疾。即小红桃子也。《回春》。

桃符　主鬼邪精魅，煮汁服之，是门上桃板符也。桃者，五木之精，此仙木也。《本草》。

杏核仁

性温，味甘苦，有毒一云小毒。主咳逆上气，疗肺气喘促，解肌出汗，杀狗毒。○

处处有之，山杏不堪入药，须家园种者。五月采。○入手太阴经，破核取仁，汤浸去皮尖及双仁，麸炒令黄色用之。○双仁者杀人，可以毒狗。凡桃杏双仁杀人者，其花本五出，若六出必双仁。草木花皆五出，惟山栀、雪花六出，此殆阴阳之理。今桃杏双仁有毒者，失其常也。《入门》。○生熟吃俱得，惟半生半熟杀人。《本草》。○病人有火有汗，童尿浸三日用。《入门》。

杏实 性热，味酸，有毒。不可多食，损神伤筋骨。《本草》。

石榴

性温，味甘酸，无毒。主咽燥渴。损人肺不可多食。○生南方，八九月采。实有甘酸二种，甘者可食，酸者入药，多食损齿。○石榴，道家谓之三尸酒，云三尸得此果则醉也。《本草》。

壳 味酸，无毒。止漏精，涩肠，止赤白痢。须老木所结及陈久者佳，微炒用。《本草》。

花 主心热吐血及衄血，百叶尤良。《本草》。

东行根皮 疗蛔虫寸白虫。《本草》。

梨子

性寒一云冷，味甘微酸，无毒。除客热，止心烦，消风热，除胸中热结。○处处有之，味甘性寒，渴者宜之，尤治酒渴，然多食令人寒中，金疮产妇尤不可食。《本草》。

叶 主霍乱吐利不止，煮汁服。《本草》。

树皮 治疮癣疥癞甚效，煮汁洗之。《本草》。

林檎

性温，味酸甘，无毒。止消渴，治霍乱肚痛，消痰，止痢。○其树似柰树，实形圆如柰。六月、七月熟，或谓之来禽，处处有之。味苦涩不可多食，闭百脉令人好睡，发

痰，生疮疖。○半熟者味苦涩，故入药治病，烂熟则无味矣。《本草》。

东行根 治蛔虫及寸白虫。《本草》。

李核仁

性平，味苦，无毒。主踠折骨痛肉伤，利小肠，下水肿，治面䵟。○处处有之，六七月采，取仁，汤泡去皮尖，研用。○解核如杏子者佳。《本草》。

根白皮 性大寒一云凉，味苦，无毒。止消渴，主奔豚气逆，治热毒烦躁，疗齿痛及赤白痢、赤白带。炙黄色，水煮服。《本草》。

叶 治小儿惊痫热疟，可作浴汤。《本草》。

实 即李子也，味甘美者可啖，味苦者入药，除骨节间劳热及痼热，益气，但不可多食。《本草》。

胡桃

性平一云热，味甘，无毒。通经脉，润血脉，黑鬓发，令人肥健。○性热，不可多食，能脱人眉，动风故也。入夏禁食，虽肥人而动风。○生南方，生实外有青皮包之，胡桃乃核也，核中瓤为胡桃肉，汤浸，剥去肉上薄皮乃用。○胡桃瓤缩，资其形以敛肺，故能治肺气喘促，补肾治腰痛。本出胡地，生时外有青皮，形如桃，故谓之胡桃。《入门》。

外青皮 即生实上青皮也，染须发令黑。《本草》。

树皮 止水痢，可染褐。又斫树取汁，沐头至黑。《本草》。

狝猴桃

性寒，味酸甘，无毒。止暴渴，解烦热，下石淋，冷脾胃，疗热壅反胃。○处处有之，生山中，作藤蔓，延树木上，其实青绿色，形扁而大，初甚苦涩，经霜始甘美，乃可食之，一名藤梨。《本草》。

海松子

性小温，味甘，无毒。主骨节风及风痹头眩，润皮肤，肥五脏，补虚羸少气。《本草》。○处处有之，生深山中，树如松柏，实如瓜子，剥取子，去皮食之。《俗方》。

柰子

性寒一云冷，味苦一云苦涩，无毒。益心气，和脾，补中焦诸不足气。○在处有之，似林擒而小，多食令人胀。《本草》。

榛子

性平，味甘，无毒。益气力，宽肠胃，令人不饥，开胃健行。○处处有之，六七月采，去皮食之。《本草》。

银杏

性寒，味甘，有毒。清肺胃浊气，定喘止咳。《入门》。○一名白果，以叶似鸭脚，故又名鸭脚树，其树甚高大，子如杏子，故名为银杏，熟则色黄，剥去上肉，取子煮食，或煨熟食，生则戟人喉，小儿食之发惊。《日用》。

榧子

性平，味甘，无毒。主五痔，去三虫鬼疰，消谷。一名玉榧，土人呼为赤果，去皮，取中仁食之。《日用》。○患寸白虫，日食七枚，七日其虫皆化为水。《入门》。○榧，文木也，作板甚有文彩，我国惟出济州。《俗方》。

山楂子

消食积，化宿滞，行结气，消积块痰块血块，健脾开膈，疗痢疾兼催疮痛。○一名棠球子，山中处处皆有之，生青熟红，其半熟而酸涩者入药，陈久者良，水洗蒸软，去核晒干用。《入门》。

椰子

肉益气治风，其中有浆似酒，饮之不醉，壳为酒器，酒有毒则沸起。《食物》。○生南海外极热之地，土人赖此解夏月烦渴。《丹心》。○实大如瓠，外有粗皮如棕包，次有壳，圆而且坚，里有肤，至白如猪肪，厚半寸许，味亦似胡桃，肤里有浆四五合如乳，饮之冷而氛醺，即椰木实也。《本草》。

无花果

味甘，开胃，止泄泻。《食物》。○无花结实，色如青李而稍长，自中原移来，我国或有之。《俗方》。

菜 部 凡一百二十二种

生姜

性微温，味辛，无毒。归五脏，去痰下气，止呕吐，除风寒湿气，疗咳逆上气喘嗽。○性温而皮寒，须热即去皮，要冷即留皮。《本草》。○能制半夏、南星、厚朴之毒，止呕吐反胃之圣药也。《汤液》。○古云：不彻姜食，言可常啖，但勿过多尔，夜间勿食。又云：八九月多食姜，至春患眼损寿，减筋力。《本草》。○我国惟全州多产焉。《俗方》。

干姜 性大热，味辛一云苦，无毒。开五脏六腑，通四肢关节，逐风寒湿痹，主霍乱吐泻，疗寒冷心腹痛，治肠澼下痢，温脾胃，消宿食，去冷痰。○以生姜作干姜，有法。详见杂方。○水洗，慢火炮用，炮则温中，生则发表，若止血须炒令黑用之。《汤液》。○干姜多用则耗散正气，须以生甘草缓之。《丹心》。○干姜见火则止而不移，所以能治里寒也。《丹心》。

白姜 即去皮，未经酿者，色白，治肺胃寒邪。《入门》。

干生姜 乃留皮自干者，治脾胃寒湿。《入门》。

芋子

性平一云冷，味辛，有毒。宽肠胃，充肌肤，滑中，破宿血，去死肌。○一名土芝，处处有之。生则有毒，签不可食，性滑；熟则无毒，甚补益，和鲫鱼作羹尤良。《本草》。○园圃中种者可食，野芋有毒，不堪啖，当中出苗者为芋头，四面附芋头而生者为芋子。《本草》。○今人呼为土莲。《俗方》。

叶 性冷，无毒。除烦，止泻，疗妊妇胎动心烦。《本草》。

乌芋

又云，性微寒一云冷，味苦甘，无毒一云有毒。○除胸胃热，治黄疸，止消渴，明耳目，开胃下食。○处处有之，生水湿地，泽泻之类也。人取食之，亦以作粉食，厚人肠胃，令不饥。正二月采食之，荒岁多采以充粮。《本草》。○乌芋，叶似箭镞，根黄似芋而小，煮熟可啖。《入门》。○乌芋，即凫茨也，俗谓之葧脐。《丹心》。

冬葵子

性寒一云冷，味甘，无毒。治五淋，利小便，除五脏六腑寒热、妇人乳难内闭。○秋种葵覆养，经冬至春作子，谓之冬葵，多入药用，性至滑利，能下石。春葵子亦滑，然不堪药用。○霜后葵不可食，动痰吐水。○子微炒碎用。《本草》。

根 主恶疮，疗淋利小便。《本草》。

叶 为百菜主，作菜茹甚甘美，能宣导积壅气。《本草》。

红蜀葵

性寒，味甘，无毒。根茎并主客热，利小便，散脓血恶汁。○四时取，红单叶者，根治带下，排脓血恶物极验。○处处有之，

以种出戎蜀，故谓之蜀葵，形似葵花，有五色如槿花。《本草》。

叶 主金疮火疮，大小人热毒痢。《本草》。

花 有赤白，赤者治赤带，白者治白带；赤治血，白治气。《本草》。

子 治淋涩，通小肠，催生落胎，治一切疮疥瘢疵。《本草》。

黄蜀葵花

治小便淋及难产，又主诸恶疮脓水久不差。○与蜀葵别种，非谓蜀葵中花黄者。叶尖狭多刻缺，夏末开花，浅黄色，六七月采花，阴干用。《本草》。

子 主小便淋涩，令妇人易产。《本草》。

苋实

性寒，味甘，无毒。主青盲白翳，明目，除邪，利大小便，杀蛔虫。○主肝风客热翳目黑花。○处处有之，其子霜后方熟，实细而黑，九十月采之。《本草》。

茎叶 补气，除热，通九窍。○苋有六种，而入药惟人苋、白苋耳，然其实一也。《本草》。

赤苋 主赤痢血痢，此苋茎叶深赤。《本草》。

紫苋 主痢，此苋茎叶通紫，可染菜瓜。《本草》。

马齿苋

性寒，味酸，无毒。主诸肿恶疮，利大小便，破癥结，疗金疮内漏，止渴，杀诸虫。○处处有之，有二种，叶大者不堪用，叶小者节叶间有水银者入药。性至难燥，当以槐木捶碎之，向日东作架，晒三两日即干，入药去茎节，只取叶用。○虽名苋，与人苋都不相似，又名五行草，以其叶青、茎赤、花黄、根白、子黑也。《本草》。○叶形如马齿，故以名之。《入门》。

子 主青盲白翳，捣末和饮服之。《本草》。

蔓菁

性温，味甘，无毒。主利五脏，消食下气，疗黄疸，轻身益气。○四时皆有，春食苗，夏食叶，秋食茎，冬食根，亦可以备饥岁，菜中之最有益者。根在地下，经冬不枯，至春复生，常食之，令人肥健。○诸菜之中，有益无损，最宜长服。《本草》。

子 性温。下气，明目，疗黄疸，利小便。蒸暴，久服长生。《本草》。

莱菔

性温一云冷，一云平，味辛甘，无毒。消食，去痰癖，止消渴，利关节，练五脏恶气，治肺痿吐血、劳瘦咳嗽。○处处种之，常食之菜也。此物下气最速，久服涩荣卫，令须发早白。○俗名萝卜，亦曰芦菔，以能制来麸面毒，故亦名莱菔。《本草》。

子 治膨胀积聚，利五脏及大小二便。又研末饮服，吐风痰甚效。○菘子黑，蔓菁、子紫赤，大小相似，惟萝卜子黄赤色，大数倍，复不圆也。《本草》。

菘菜

性平一云凉，味甘，无毒一云微毒。消食下气，通利肠胃，除胸中热，解酒渴，止消渴。○菜中有菘，最为常食，然多食发冷病，惟生姜可解。《本草》。

子 可作油，涂头长发，涂刀剑令不锈。《本草》。

齑 菘菜，晒令半干，次早取入坛内，以热饭饮浸之三日后，则酸如醋，谓之齑水，入药，可吐痰涎，和五味，作汤食，益脾胃，解酒面毒。《入门》。

竹笋

性寒，味甘，无毒。止消渴，利水道，除烦热，益气。○生南方竹林中，发冷动气，不可多食。《本草》。○消痰利水，爽胃气，取蒸煮食之。《入门》。○笋类甚多，滋味甚爽，人喜食之，然性冷难化，不益脾胃，宜少食之。《食物》。

西瓜

性寒，味甘，极淡，无毒。压烦渴，消暑毒，宽中下气，利小便，治血痢，疗口疮。《入门》。○契丹破回纥，得此种，以牛粪覆而种之，其实圆大如瓠，色如青玉，子如金色，或赤或黑，或黑麻色，北地多有之，今则流播南北，处处皆有之，六七月熟。《日用》。○有一种杨溪瓜，秋生冬熟，形略长，扁而大，瓤色胭红，味胜西瓜，可留至次年夏间，或云异人遗种也。《食物》。

甜瓜

性寒，味甘，有毒一云无毒。止渴，除烦热，利小便，通三焦间壅塞气，兼主口鼻疮。○处处有之，多食则动宿冷病，破腹，令人脚手无力。○有症癖，患脚气人，尤不可食。沉水者及两蒂两鼻，并杀人。《本草》。

瓜蒂 性寒，味苦，有毒。主通身浮肿，下水，杀蛊毒，去鼻中息肉，疗黄疸及食诸物过多，病在胸中者，皆吐下之。○即甜瓜蒂也，一名苦丁香。瓜有青白二种，当用青瓜蒂。七月待瓜熟气足，其蒂自然落在蔓茎上，约半寸许，采取阴干，麸炒黄色用。《本草》。

瓜子 主腹内结聚，破溃脓血，最为肠胃痛要药，又主妇人月经太过。○暴干捣末，三重纸包裹，压去油用之。《本草》。

叶 主无发，取汁涂之。《本草》。

花 主心痛咳逆。《本草》。

野甜瓜 又名马剥儿，味酸似甜瓜而小，治噎膈有功。《入门》。

白冬瓜

性微寒一云冷，味甘，无毒。主三消渴

疾，解积热，利大小肠，压丹石毒，除水胀，止心烦。○一名地芝，蔓生，结实初则青绿色，经霜则皮上自如涂粉，故云白冬瓜。热者食之佳，冷者食之瘦人。《本草》。○久病与阴虚者不可食。《丹心》。

子 即冬瓜子也。性平寒，味甘，无毒。润肌肤，好颜色，剥黑野，可作面脂。○经霜后八月采，破核取仁，微炒用之。《入门》。

藤 烧灰淋汁，洗黑野，并洗疮疥。《本草》。

叶 杀蜂螫毒。《本草》。

胡瓜

性寒，味甘，无毒。不可多食，动寒热，多疟病。○即今常食瓜子也，老则色黄，故谓之黄瓜。《本草》。

叶 主小儿闪癖，挼汁服，得吐下良。《本草》。

根 捣敷狐刺毒肿。《本草》。

越瓜 性寒，味甘。利肠胃，止烦渴，不可多食。○生越地，色正白，越人食之。《本草》。

丝瓜

性冷。解毒，治一切恶疮、小儿痘疹并乳疽、丁疮、脚痈。○霜后取老丝瓜连皮根子全者，烧存性为末，蜜汤调下二三钱，则肿消毒散，不致内攻。《入门》。○一名天萝，一名天络丝，叶名虞刺叶。《正传》。○嫩者煮熟，姜醋食之；枯者去皮及子，用瓤涤器。《食物》。○自中原得子移种，形如胡瓜，极长大。《俗方》。

芥菜

性温，味辛，无毒。除肾邪，利九窍，明耳目，止咳嗽上气，能温中，去头面风。○芥味归鼻。○似菘而有毛，味极辛辣，大叶者良。煮食动气，犹胜诸菜。○有黄芥、紫芥、白芥。黄芥、紫芥作菹食之最美，白芥入药。《本草》。

子 治风毒肿及麻痹、扑损瘀血、腰痛肾冷心痛。○熬研作酱，能通利五脏。《本草》。

白芥 性温，味辛，无毒。主冷气，能安五脏。○从西戎来，如芥而叶白，为茹食之，甚辛美。《本草》。

子 主上气，发汗，胸膈痰冷，面黄。○子粗大，白色如白粱米，入药最佳。痰在皮里膜外，非此不能达，微炒研碎用。《入门》。

莴苣

性冷一云寒，味苦，微毒。主补筋骨，利五脏，开胸膈壅气，通经脉，令人齿白，聪明少睡，疗蛇咬。○今人菜中常食者，患冷人食则腹冷，然不至苦损人。《入门》。

白苣 性味功用同莴苣，其形亦相似而有白毛。《本草》。

苦苣

性寒，味苦。轻身少睡，调十二经脉，利五脏，疗黄疸。○苦苣即野苣也，一名褊苣，虽冷，甚益人，可久食之。《本草》。

根 主赤白痢及骨蒸。《本草》。

苦菜

性寒，味苦，无毒一云小毒。主五脏邪气，去中热，安心神，少睡卧，疗恶疮。○生田野中，凌冬不死，一名游冬，叶似苦苣而细，断之有白汁，花黄似菊。三月三日采，阴干。《本草》。○茎中白汁，点瘊子自落。《入门》。

荠菜

性温，味甘，无毒。利肝气，和中，利五脏。○生田野中，凌冬不死，煮粥吃，能引血归肝，明目。《本草》。○八月，阴中含阳，阳气发生，乃于中秋而荠麦复生也。《参同契注》。

子 荠菜子，一名菥蓂子。补五脏不足，去风毒邪气，疗青盲目痛不见物，明目去障翳，解热毒，久食视物鲜明。四月八日采。《本草》。

根 疗目疼。《本草》。

茎叶 烧灰，治赤白痢极效。

沙参

性微寒，味苦，无毒。补中益肺气，治疝气下坠，排脓消肿毒，宣五脏风气。○处处皆有，生山中，叶似枸杞，根白实者佳。采苗及根作菜茹食之，良。《本草》。○二月、八月采根，暴干。《本草》。

荠苨

性寒，味甘，无毒。解百药毒，杀蛊毒，治蛇虫咬，署毒箭伤。○似人参而叶少异，根似桔梗，但无心为异。二月、八月采根，暴干。○处处有之，生山中。今人采收以为果菜，取苗煮食，采根作脯，味甚美。《本草》。

桔梗

性微温一云平，味辛苦，有小毒。治肺气喘促，下一切气，疗咽喉痛及胸胁诸痛，下蛊毒。○处处有之，生山中。二月、八月采根，暴干。《本草》。○桔梗能载诸药，使不下沉，升提气血，为舟楫之剂，手太阴引经药也。《丹心》。○今人作菜茹，四时长食之物也。《俗方》。

葱白

性凉一云平，味辛，无毒。主伤寒寒热中风面目肿，疗喉痹，安胎，明目，除肝邪，利五脏，杀百药毒，通大小便，治奔豚脚气。○处处种之，宜冬月食，只可和五味用之，不宜多食，盖开骨节出汗虚人故尔。○一名冻葱，谓经冬不死，分茎栽莳而无子也，食用入药，最善。○此物大抵以发散为功，多食昏人神，且白冷而青热，伤寒药去

青叶者，以其热也。○葱者菜之伯，虽臭而有用，消金玉成浆。《本草》。○入手太阴经足阳明经，以通上下之阳也，专主发散风寒。《汤液》。

实 即葱子也，明目温中益精。《本草》。

根 即葱须也。主伤寒阳明经头痛。《本草》。

叶 治诸疮中风水肿痛成破伤风。《本草》。

花 主脾心痛。《本草》。

胡葱 性温，味辛，无毒。温中消谷，下气，杀虫，久食伤神损性。○其状似大蒜而小，形圆皮赤，稍长而锐，五六月采，亦是荤物耳。《本草》。○味似葱而不甚辛，疑是今之紫葱也。《俗方》。

大蒜

性温一云热，味辛，有毒。主散痈肿，除风湿，去瘴气，烂疰癖，破冷除风，健脾温胃，止霍乱转筋，辟瘟疫，疗劳疟，去蛊毒，疗蛇虫伤。○园圃皆种之，经年者良。五月五日采。○蒜，荤菜也。今人谓葫为大蒜，性最荤臭，不可食，久食伤肝损目。○独颗者谓之独头蒜，杀鬼去痛，灸痈疽方多用之。○久食能清血，令发早白。《本草》。

小蒜 性温一云热，味辛，有小毒。归脾、肾，温中消谷，止霍乱吐泻，治蛊毒，敷蛇虫伤。○一名蒚，根名荠子，生山中。《尔雅》云：菜之美者，有云梦之荤，根苗皆如葫而细小，亦甚荤臭，五月五日采。《本草》。

野蒜 性味功用略与小蒜同。多生田野中，似蒜而极细小，人采食之。《俗方》。

韭菜

性温一云热，味辛微酸，无毒。归心，安五脏，除胃中热，补虚乏，暖腰膝，除胸中痹。《本草》。○韭能去胸中恶血滞气，又能充肝气。《丹心》。○处处有之，一种而久者，故谓之韭。圃人种莳，一岁而三四割

之，其根不伤，至冬壅培，先春而复生，信乎一种而久者也。菜中此物最温而益人，宜常食之。○此物殊辛臭，最是养性所忌。○取汁服，或作菹食，并佳。《本草》。

子 性暖。主梦泄精尿白，暖腰膝，壮阳道，疗精滑，甚良。入药，微炒用之。《本草》。

薤菜

性温，味辛苦，无毒。调中，止久痢冷泻，除寒热，去水气，肥健人。○薤性温，补仙方及服食家皆须之。○归于骨，菜芝也。○生圃中，似韭而叶阔，多白无实，虽辛而不荤五脏，故道家常饵之，补虚最宜人。○作羹粥食之，炸作韲菹，并得。○薤叶阔而更光，故古人言薤露者，以其光滑难伫之义也。《本草》。

荆芥

性温，味辛苦，无毒。治恶风贼风、遍身癀痹、伤寒头痛、筋骨烦疼、血劳风气，疗瘰疬疮疡。○生圃中，初生香辛可啖，作菜生熟食并煎茶服，能清利头目。○取花实成穗者，暴干，入药。《本草》。○本名假苏，以气味似紫苏故也。《入门》。

紫苏

性温，味辛，无毒。治心腹胀满，止霍乱，疗脚气，通大小肠，除一切冷气，散风寒表邪，又能下胸膈痰气。○生园圃中，叶下紫色皱，而气甚香，可入药。其无紫色不香者，名曰野苏，不堪用，其背面皆紫者尤佳。夏采茎叶，秋采实。○叶可生食，与一切鱼肉作羹，良。《本草》。

子 主上气咳逆，调中，益五脏，下气，止霍乱反胃，利大小便，止嗽润心肺，消痰气，又疗肺气喘急。与橘皮相宜，微炒用。《本草》。

茎 治风寒湿痹、筋骨疼痛及脚气，与叶同煮饮佳。《本草》。

香薷

性微温，味辛，无毒。主霍乱腹痛吐下，散水肿，消暑湿，暖胃气，除烦热。○家家皆种，暑月亦作蔬菜食之，九十月作穗后采，干之。《本草》。○一名香茹，言可作菜茹也。《入门》。

薄荷

性温一云平，味辛苦，无毒。能引诸药入荣卫，发毒汗，疗伤寒头痛，治中风贼风头风，通利关节，大解劳乏。○圃中种莳，可生啖，亦宜作菹，夏秋采茎叶，暴干用。《本草》。○性味辛凉，最清头目，治骨蒸。入手太阴手厥阴经，上行之药也。《汤液》。○猫食薄荷则醉。《食物》。

茄子

性寒，味甘，无毒。主寒热、五脏劳及传尸劳气。○圃中人种而食者，一名落苏，不可多食，动气发痼疾。○茄类有紫茄、黄茄，南北通有；青水茄、白茄，北土多有，入药多用黄茄，其余惟作菜茹耳。《本草》。○新罗国出一种，淡光微紫色，蒂长味甘，已遍中国，惟此无益，无所治。《入门》。

根及枯茎叶 主冻疮，煎汤浸洗。《本草》。

水芹

性平一云寒，味甘，无毒。止烦渴，养神益精，令人肥健，治酒后热毒，利大小肠，疗女子崩中带下，小儿暴热。○一名水英，生水中，叶似芎䓖，花白色而无实，根亦白色，可作韲菹及煮食并得，生啖亦佳，亦治五种黄疸。《本草》。

渣芹 养精神，保血脉，嗜饮食，主女子赤白带。○疑是春夏刈食后，再生嫩芹也。《俗方》。

莼菜

性寒一云冷，味甘，无毒。主消渴热

痹，厚肠胃，补大小肠，治热疸，解百药毒，开胃气。〇生水泽中，处处有之，三四月至七八月通名丝莼，味甜体软，霜降至十二月名块莼，味苦体涩，取以为羹，犹胜杂菜。〇虽冷而补，热食则壅气不下，甚损人，不可多食久食。《本草》。

蓼实

性冷，味辛，无毒。归鼻，除肾气，明目，下水气，疗痈疡，通五脏壅气。〇蓼，水草也，多生水泽中，有紫蓼、赤蓼、青蓼、香蓼、马蓼、水蓼、木蓼等七种，惟紫蓼、香蓼、青蓼为人所食，叶俱小狭。〇多食吐水，损阳气，发心痛。〇诸蓼，花皆红白，子皆赤黑。〇春初取蓼实，以葫芦盛水浸湿，高挂于火上，昼夜使暖，遂生红芽，取以为蔬，以备五辛盘。《本草》。

叶 归舌，除大小肠邪气，利中益志。《本草》。

胡荽

性温一云平，味辛，微毒。消谷，通小肠气，通心窍，疗沙疹、豌豆疮不出。〇生园圃中，人多生食，亦是荤菜，久食损人精神，令多忘，发腋臭。〇北方人避石勒讳胡，号为香荽。《本草》。

子 主小儿秃疮及五痔，疗食肉中毒下血，能发疮疹不出。《本草》。

罗勒

性温，味辛，微毒。调中消食，去恶气，宜生食之，然不可多食。〇北方号为兰香，为石勒讳也。《本草》。

子 主目翳及诸物入目不出，取三五颗置目中，少顷当湿胀与物俱出。《本草》。

荏子

性温，味辛，无毒。下气止嗽，止渴润肺，补中填精髓。〇人多种之，取子研之，杂米作糜食之，甚肥美，下气，补益人。〇

笮取油，日煎之，即今油帛及和漆所用者。〇荏子欲熟，采其角食之，甚香美。《本草》。

叶 调中，去臭气，治上气咳嗽，捣敷诸虫咬、男子阴肿。《本草》。

龙葵

性寒，味苦，无毒。解劳，少睡，去热肿。〇处处有之，叶圆花白，子若牛李子。生青，熟黑，但堪煮食，不宜生啖。《本草》。

子 主丁肿，研敷之。《本草》。

蕨菜

性寒滑，味甘。去暴热，利水道。〇处处有之，生山坡原野中，人多采取，煮食之味甚好，然不可久食，消阳气，令脚弱不能行，眼暗腹胀。《本草》。

薇 性寒，味甘，无毒。调中，润大小肠，通利水道，下浮肿。〇薇亦蕨类，生处亦同。《入门》。

苜蓿

茎叶性平，根性凉，味苦，无毒。安中，利五脏，去脾胃间邪气、诸恶热毒，利大小肠，疗黄疸。〇处处有之，生田野湿地，人多采取，煮和酱食之，生食亦可，但多食则瘦人。《本草》。

蘘荷

性微温，味辛，有小毒。主中蛊及疟。〇叶似甘蕉，根如姜而肥。其根茎堪为菹，有赤白二种，赤者堪啖，白者入药。〇《周礼》以嘉草除蛊毒，嘉草即蘘荷也。《本草》。〇我国南方有之，人多种食。《俗方》。

蒺菜

性微温，味辛，有毒。主蠼螋尿疮。〇处处有之，生山中及田野间，人好生食，然久食损阳气。《本草》。

芸薹

性温一云凉，味辛，无毒。主游风丹肿乳痈，破癥结瘀血。○处处有之，久食损阳气，道家特忌。《本草》。

子 压取油，敷头令发长黑。《本草》。

莙荙

性平，微毒。补中下气，理脾气，去头风，利五脏。○园圃中多有之，人多食之，然不可多食，必破腹。《本草》。

菠薐

性冷，微毒。利五脏，通肠胃热，解酒毒。○生圃中，人常采食，然不可多食，令脚弱。《本草》。

繁蒌

性平一云微寒，味酸一云甘咸，无毒。主毒肿，止小便利，破瘀血，疗积年恶疮。○即鸡肠草也，处处有之，其茎作蔓，断之有丝缕，细而中空，似鸡肠，故因此得名，煮作菜食，亦可生食。《本草》。

甜瓠

性冷，味甘，无毒一云微毒。通利水道，除烦止渴，治心热，利小肠，润心肺，治石淋。○瓠之味甘者，人常作菜茹食之。《本草》。

苦瓠 性冷，味苦，有毒。其瓢疗大水，面目四肢浮肿下水气，令人吐，吐不止，以黍穰灰汁解之。《本草》。

木耳

性寒一云平，味甘，无毒。利五脏，宣肠胃壅毒气，凉血，止肠澼下血，益气轻身。《本草》。○地生名菌，木生名檽音软，又名蕈音甚。有天花蕈、蘑菰蕈、香蕈、肉蕈，皆因湿气熏蒸而成。生山中僻处，多毒，杀人。《日用》。○蕈性平一云微温，味

咸甘，有小毒。主心痛，温中，去诸虫。今世所通用者，此物多有毒，宜切以姜及投饭粒试之，如黑则有毒，否则无害。《日用》。○有木生者，有地生者，皆湿热相感而成，多食发湿热。春初无毒，夏秋有毒，为蛇虫过也。《入门》。○榆、柳、桑、槐、楮，此为五木耳，煮浆粥安木上，以草覆之，即生茸软者采以作菹，并堪啖。《本草》。

桑耳 性平一云温，味甘，微毒。主肠风泻血及妇人心腹痛、崩中、漏下赤白。《本草》。 ○一名桑黄。《本草》。

槐耳 疗五痔，治风破血，益气力。《本草》。

蘑菰 性平，味甘，无毒。悦神开胃，止吐止泻，甚香美，《入门》。

石耳 性寒一云平，味甘，无毒。清心养胃，止血，延年，益颜色，令人不饥。生于名山石崖上，名曰灵芝。《日用》。

菌子 性寒。发五脏风壅经络，动痔疾，令人昏睡。生野田中，多有毒，不可轻食，枫树菌尤有毒。《本草》。

松耳

性平，味甘，无毒。味甚香美，有松气。生山中古松树下，假松气而生，木耳中第一也。《俗方》。

海菜

性寒，味咸，无毒。下热烦，疗瘿瘤结气，利水道。○生海中，色正青，取干之则色紫，故一名紫菜。《本草》。

海藻 性寒，味苦咸，无毒一云小毒。主瘿瘤结核、疝气下坠、核肿疼痛，下十二水肿，利小便。○生海中，七月七日采，暴干。《本草》。

海带 疗疝气，下水，治瘿瘤结气，能软坚。○生东海中，似海藻而粗且长。《本草》。

昆布 性寒，味咸，无毒。主十二水肿，利水道，去面肿，疗瘘疮瘿瘤结气。○生东海中，凡海物，洗去咸味，乃入药

《本草》。

甘苔 性寒，味咸。主痔，杀虫，霍乱吐泻，心烦。○一名青苔，生海中，可作脯食之。《本草》。

鹿角菜 性大寒，无毒一云微毒。下热气，疗小儿骨蒸，解面毒。○生东海中，不可久食。《本草》。○疑是今之青角菜。《俗方》。

莪蒿

味甘辛。食之香美而脆，作羹臛及菜茹，并佳。○生水泽中，似艾，青白色。《食物》。

木头菜

性平，无毒。煮作茹作菹食之佳。处处有之，春初采之。《俗方》。

白菜

性平，无毒。取茎煮作羹茹，甚佳。处处种之。《俗方》。

 草部 上凡七十九种

药。又有水菖，生水泽中，叶亦相似，但中心无脊。《本草》。○荪无剑脊，如韭叶者是也；菖蒲有脊，一如剑刃。《丹心》。

黄精

性平，味甘，无毒。主补中益气，安五脏，补五劳七伤，助筋骨，益脾胃，润心肺。○一名仙人饭。三月生苗，高一二尺，叶如竹叶而短，两两相对，茎梗柔脆，颇似桃枝，本黄末赤。四月开细青白花，子白如黍，亦有无子者。根如嫩生姜黄色，二月、八月采根暴干。根、叶、花、实皆可饵服。○其叶相对为黄精，不对为偏精，功用劣。○其根虽燥，并柔软有脂润。《本草》。○黄精，得太阳之精也，入药生用。若久久服饵，则采得先用滚水绰过，去苦味，乃九蒸九暴。《入门》。○我国惟平安道有之，平时上贡焉。《俗方》。

菖蒲

性温一云平，味辛，无毒。主开心孔，补五脏，通九窍，明耳目，出音声，治风湿瘰痹，杀腹脏虫，辟蚤虱，疗多忘，长智，止心腹痛。○生山中石涧沙碛上，其叶中心有脊，状如剑刃，一寸九节者，亦有一寸十二节者，五月、十二月采根，阴干。今以五月五日采露根，不可用。○初采虚软，暴干方坚实，折之中心色微赤，嚼之辛香少滓。○生下湿地，大根者名曰昌阳，止主风湿。又有泥菖、夏菖相似，并辟蚤虱，不堪入

甘菊花

性平，味甘，无毒。安肠胃，利五脉，调四肢，主风眩头痛，养目血，止泪出，清利头目，疗风湿痹。○处处种之，菊类甚多，惟单叶花小而黄，叶绿色深小而薄，应候而开者，是真也。○甘者入药，苦者不用。○野菊为薏，菊甘而薏苦；甘菊延龄，野菊泻人。花小气烈茎青者，为野菊。○正月采根，三月采叶，五月采茎，九月采花，十一月采实，皆阴干用之。《本草》。

白菊花 茎叶都相似，惟花白，亦主风眩，令头不白。○叶大似艾叶，茎青，根细。花白，蕊黄。性平，味辛，无毒。主风眩。八九月收花，暴干。《本草》。

苦薏 味苦。破血，妇人腹内宿血，此野菊也。《本草》。

人参

性微温一云温，味甘一云微苦，无毒。主五脏气不足，安精神，定魂魄，明目，开心益智，疗虚损，止霍乱呕哕，治肺痿吐脓，消痰。○赞曰：三桠五叶，背阳向阴，欲来求我，椵树相寻。一名神草，如人形者

有神。○此物多生于深山中，背阴，近榶漆树下湿润处。中心生一茎，与桔梗相似，三四月开花，秋后结子，二月、四月、八月上旬采根，竹刀刮，暴干。○此物易蛀，惟纳器中密封口，可经年不坏，和细辛密封，亦久不坏。○用时去其芦头，不去则吐人。《本草》。○人参动肺火，凡吐血、久嗽、面黑、气实、血虚、阴虚之人，勿用，代以沙参可也。《丹心》。○人参苦，微温，补五脏之阳；沙参苦，微寒，补五脏之阴也。《丹心》。○夏月少使，发心疭之患也。《本草》。○夏月多服，发心疭。《丹心》。○入手太阴经。《汤液》。

天门冬

性寒，味苦甘，无毒。治肺气喘嗽，消痰，止吐血，疗肺痿，通肾气，镇心，利小便。冷而能补，杀三虫，悦颜色，止消渴，润五脏。○二月、三月、七月、八月采根，暴干。用时汤浸，劈破去心，以大根味甘者为好。《本草》。○入手太阴足少阴经。《汤液》。○我国惟忠清全罗庆尚道有之。《俗方》。

甘草

性平，味甘，无毒。解百药毒，为九土之精，安和七十二种石、一千二百种草，调和诸药，使有功，故号为国老。○主五脏六腑寒热邪气，通九窍，利百脉，坚筋骨，长肌肉。○二月、八月除日采根暴干，以坚实断理者为佳，折之则粉出，故号为粉草。《本草》。○入足三阴经，炙则和中，生则泻火。《汤液》。○呕吐、中满、嗜酒之人，不可久服多服。《正传》。○自中原移植于诸道各邑，而不为繁殖，惟咸镜北道所产最好。《俗方》。

梢 即甘草梢尾，细小味淡者也。能去尿管涩痛，又治阴茎中痛。《入门》。

节 消痈肿。○生用则消肿导毒。《入门》。

生地黄

性寒，味甘一云苦，无毒。解诸热，破血，消瘀血，通利月水，主妇人崩中血不止及胎动下血，并衄血吐血。○处处种之，二月、八月采根，阴干。沉水肥大者佳，一名地髓，一名节，生黄土地者佳。○《本经》不言生干及蒸干，蒸干则温，生干则平宣。○初采浸水中，浮者名天黄，半浮半沉者名人黄，沉者名地黄。沉者力佳，入药，半沉者次之，浮者名天黄，不堪用。采时不可犯铜铁器。《本草》。○能生血凉血，入手太阳少阴经之剂，酒浸则上行外行。《汤液》。

熟地黄 性温，味甘微苦，无毒。大补血衰，善黑须发，填骨髓，长肌肉，助筋骨，补虚损，通血脉，益气力，利耳目。○蒸造法详见杂方。《本草》。○生地黄损胃，胃气弱者不可久服；熟地黄泥膈，痰火盛者亦不可久服。《正传》。○熟地黄入手足少阴厥阴经，性温而补肾。《入门》。○熟地黄以姜汁制之，无膈闷之患。《医鉴》。

白术

性温，味苦甘，无毒。健脾强胃，止泻除湿，消食止汗，除心下急满及霍乱吐泻不止，利腰脐间血，疗胃虚冷痢。○生山中，处处有之，其形粗促，色微褐，气味微辛苦而不烈，一名乞力伽，此白术也。《本草》。○《本草》无苍白之名，近世多用白术，治皮肤间风，止汗，消痞，补胃和中，利腰脐间血，通水道。上而皮毛，中而心胃，下而腰脐。在气主气，在血主血。《汤液》。○入手太阳少阴、足阳明太阴四经，缓脾生津，去湿止渴。米泔浸半日，去芦，取色白不油者，用之。《入门》。○泻胃火生用，补胃虚黄土同炒。《入门》。

苍术 性温，味苦辛，无毒。治上、中、下湿疾，宽中，发汗，破窠囊痰饮、疟癖气块、山岚瘴气，治风寒湿痹，疗霍乱吐泻不止，除水肿胀满。○苍术，其长如大小指，肥实如连珠，皮色褐，气味辛烈，须米泔浸一宿，再换泔浸一日，去上粗皮，炒黄色用。《本草》。○一名山精，采法同白术。《本草》。○入足阳明太阴经，能健胃安脾。《入门》。○苍术雄壮上行之药，能除湿安脾。易老。

菟丝子

性平，味辛甘，无毒。主茎中寒，精自出，尿有余沥、口苦燥渴，添精益髓，去腰痛膝冷。○处处有之，多生豆田中，无根，假气而生，细蔓黄色。六七月结实，极细如蚕子，九月采实暴干，得酒良。《仙经》、《俗方》并以为补药。○禀中和凝正阳气受结，偏补人卫气，助人筋脉。《本草》。○水淘洗去沙土，晒干酒浸，春五、夏三、秋七、冬十日，取出蒸熟，捣烂作片，晒干，再捣为末入药。若急用，则酒煮烂，晒干，捣末用亦可。《入门》。

牛膝

性平，味苦酸，无毒。主寒湿痿痹、膝痛不可屈伸、男子阴消、老人失尿，填骨髓，利阴气，止发白，起阴痿，疗腰脊痛，堕胎，通月经。○处处有之，有节如鹤膝，又如牛膝状，以此名之，一名百倍，以长大而柔润者佳。二月、八月、十月采根，阴干。《本草》。○助十二经脉，活血生血之剂也，引诸药下行于腰腿，酒洗用之。《入门》。

茺蔚子

性微温一云微寒，味辛甘，无毒。主明目，益精，除水气。○处处有之，一名益母草，一名野天麻，其叶类大麻，方茎花紫色。端午日采茎叶，阴干，不见日及火。忌铁器。一云叶似荏，方茎花生节间，实如鸡冠子，黑色。九月采。《本草》。

茎叶 善救妇人胎前产后诸疾，故命名益母，求嗣调经无所不效，故曰妇人仙药。

《入门》。

柴胡

性微寒一云平，味微苦一云甘，无毒。主伤寒寒热往来、天行时疾、内外热不解，治热劳骨节烦疼，除虚劳寒热，解肌热早晨潮热，能泻肝火，除寒热往来疟疾及胸胁痛满。○处处有之，二月生苗，甚香，茎青紫，叶如竹叶，亦似麦门冬叶而短，七月开黄花。二月、八月采根，暴干。《本草》。○足少阳厥阴行经药也，能引清气而行阳道，又能引胃气上行，升腾而行春令是也。《汤液》。○如鼠尾独茧而长者好，茎长软，皮黄赤者佳。忌犯铜铁。外感生用，内伤升气酒炒，有咳汗者蜜水炒，泻肝胆火者以猪胆汁拌炒，去芦用。《入门》。

麦门冬

性微寒一云平，味甘，无毒。主虚劳客热、口干燥渴，治肺痿吐脓，疗热毒身黑目黄，补心清肺，保神定脉气。○叶青似莎草，四季不凋，根作连珠，形似矿麦颗，故名麦门冬。二三月，九十月采根，阴干，以肥大者为好，用之汤润，抽去心，不尔令人烦。《本草》。○入手太阴经，行经酒浸。《入门》。○我国庆尚全罗忠清道有之，生肥土及海岛中。《俗方》。

独活

性平一云微温，味甘苦一云辛，无毒。疗诸贼风百节痛风无久新者，治中风失音、㖞斜瘫痪、遍身瘰痹及筋骨挛痛。○生山野中，二月、三月、九月、十月采根，暴干。此草得风不摇，无风自动，故一名独摇草。《本草》。○一茎直上，得风不摇，故曰独活。乃足少阴行经药也。独活气细，羌活气雄。《入门》。○疗风宜用独活，兼水宜用羌活。今人以紫色节密者为羌活，黄色而作块者为独活。《本草》。○独活气细而色白，治足少阴伏风，故两足寒湿痹不能动，非此不除。《汤液》。

羌活

性微温，味苦辛，无毒。主治与独活大同小异。《本草》。○羌活乃手足太阳、足厥阴、少阴，表里引经之药也，拨乱反正之主，大无不通，小无不入，故一身百节痛，非此不能治。《入门》。○羌活气雄，故入足太阳；独活气细，故入足少阴，俱是治风，而有表里之殊。《汤液》。○我国惟江原道独活、羌活俱产焉。《俗方》。

升麻

性平一云微寒，味甘苦，无毒。主解百毒，杀百精老物，辟瘟疫瘴气，疗蛊毒，治风肿诸毒、喉痛口疮。《本草》。○生山野中，其叶如麻，故名为升麻。二月、八月采根，暴干，刮去黑皮并腐烂者用。细削如鸡骨，色青绿者佳。本治手足阳明风邪，兼治手足太阴肌肉间热。《入门》。○阳明本经药也，亦走手阳明太阴经。若元气不足者用此，于阴中升阳气上行，不可缺也。《丹心》。○阳气下陷者宜用。若发散生用，补中酒炒，止汗蜜炒。《入门》。

车前子

性寒一云平，味甘咸，无毒。主气癃，通五淋，利水道，通小便淋涩，明目，能去肝中风热、毒风冲眼赤痛障翳。○即芣苢也，大叶长穗好生道旁，喜在牛迹中生，故曰车前也。五月采苗，九十月采实，阴干。《本草》。○略炒，捣碎用，用叶勿用子。《入门》。

叶及根　主吐衄尿血血淋，取汁服之。《本草》。

木香

性温，味辛，无毒。治心腹一切气及九种心痛，积年冷气胀痛，痃癖癥块，止泄泻霍乱痢疾，消毒杀鬼，辟瘟疫，行药之精。

○即青木香也，形如枯骨者良。《本草》。○行气不见火，生磨刺服之，止泻，实大肠，湿纸包煨用。《入门》。

薯蓣

叶性温一云平，味甘，无毒。补虚劳羸瘦，充五脏，益气力，长肌肉，强筋骨，开达心孔，安神长志。○处处有之，一名山芋，一名玉延，宋时避讳又号为山药。二月、八月采根，刮之白色者为上，青黑者不堪。○此物贵生干方入药，生湿则滑，只消肿核，不可入药，熟则只堪啖，亦滞气。○干法：取肥大者，刮去黄皮，以水浸，末白矾少许掺水中，经宿取洗去涎，焙干。《本草》。○山药，手太阴肺经药也。《入门》。

泽泻

性寒，味甘咸，无毒。逐膀胱停水，治五淋，利膀胱热，宣通水道，通小肠，止遗沥。○生水泽中，处处有之。八九月采根，暴干。《本草》。○入足太阳经少阴经，除湿之圣药也。然能泻肾，不可多服久服。《本经》云：多服病人眼。《汤液》。○入药，酒浸一宿，漉出，暴干用。仲景八味丸，酒蒸用之。《入门》。

远志

性温，味苦，无毒。益智慧，令耳目聪明不忘，强志定心气，止惊悸，疗健忘，安魂魄，令人不迷惑。○生山中，叶如麻黄而青，根黄色。四月、九月采根叶，暴干。《本草》。○先用甘草水煮过，去骨，以姜汁拌炒用。《得效》。

叶　名小草。主益精，止虚损梦泄。《本草》。

龙胆

性大寒，味苦，无毒。除胃中伏热、时气温热、热泄下痢，益肝胆气，止惊惕，除骨热，去肠中小虫，明目。○根黄白色，下抽根十余本，类牛膝，味苦如胆，故俗呼为草龙胆。二月、八月、十一月、十二月采根，阴干，采得后，以铜刀切去髭土了，甘草汤中浸一宿，暴干用，勿空腹饵之，令人尿不禁。《本草》。○治下焦湿热，明目凉肝。《医鉴》。○治眼疾必用之药也，酒浸则上行，虚人酒炒黑用之。《汤液》。

细辛

性温，味大辛一云苦辛，无毒。主风湿痹痛，温中下气，除喉痹䶩鼻，添胆气，去头风，明目，治齿痛，破痰，出汗。○生山野，其根细而其味极辛，故名之曰细辛。二月、八月采根，阴干，用之去头节。○单用末，不可过半钱匕，多即气闷塞不通者死，虽死无伤。《本草》。○少阴经药也，治少阴头痛如神，独活为之使。细辛香味俱细而缓，故入手少阴，治头面风痛，不可缺也。《汤液》。

石斛

性平，味甘，无毒。治腰脚软弱，补虚损，壮筋骨，暖水脏，补肾填精，养肾气，止腰痛。○生水旁石上，细实而黄色，以桑灰汤沃之，色如金，形如蚱蜢髀者为佳，世谓之金钗石斛。七月、八月采茎，阴干，入药酒洗蒸用。《本草》。

巴戟天

性微温，味辛甘，无毒。主男子夜梦鬼交泄精，治阴痿不起，益精，利男子。○二月、八月采根，阴干。以连珠肉厚者为胜，今方家多以紫色为良，入药盐水煮，打去心用之。《本草》。

赤箭

性温，味辛，无毒。杀鬼精物蛊毒恶气，消痈肿，治疝。○生山野，即天麻苗也。其苗独茎如箭竿，叶生其端，竿叶俱赤，故号为赤箭。三月、四月采苗，暴干。此草有风不动，无风则自摇。《本草》。○此物治风，苗为赤箭，有自表入里之功；根为天麻，有自内达外之理。《丹心》。

菴䕡子

性微寒，味苦辛，无毒。主五脏瘀血、腹中水气、身体诸痛，疗心腹胀满，能消瘀血。治妇人月水不通。○茎叶如蒿艾之类，处处有之。九月、十月采实，阴干。《本草》。

菥蓂子

性微温，味辛，无毒。主明目、目痛泪出，能治肝家积热、眼目赤痛，益精光。○处处有之，是大荠子也。四月、五月采实，暴干。《本草》。

卷柏

性温平一云微寒，味辛甘，无毒。主女子阴中寒热痛、血闭绝子，治月经不通，去百邪鬼魅，镇心治邪啼泣，疗脱肛痿躄，暖水脏。生用破血，炙用止血。○生山中，丛生石上，苗似柏叶而细碎，拳屈如鸡足，青黄色，无花子。五月、七月采，阴干，去下近石有沙土处用之。《本草》。

蓝藤根

性温，味辛，无毒。主上气冷嗽，煮服之或作末，和蜜作煎服。○处处有之，根如细辛，即今蓝漆也。《俗方》。

蓝实

性寒一云冷，味苦一云甘，无毒。主解诸毒，杀蛊蚑疰鬼螫毒，治经络中结气，令人健少睡。○即今种莳大蓝实也，五月、六月采实，子若蓼子而大，黑色。《本草》。

叶汁　杀百药毒，解狼毒、射罔毒、毒药、毒箭、金石药毒，治天行热狂、游风热毒、肿毒、鼻洪、吐血、金疮、血闷，除烦止渴，疗虫蛇伤毒刺、妇人产后血晕、小儿壮热热疳。○此即生蓝，茎叶可以染青者。《本草》。○能散败血,分归经络。《丹心》。

青黛 性寒,味咸,无毒。主解诸药毒、天行头痛寒热,亦治热疮恶肿、金疮下血、蛇犬等毒,解小儿疳热消瘦,杀虫。○青黛乃蓝为之,以蓝造者乃入药。《本草》。○青黛杀恶虫物,化为水。《丹心》。○治热毒虫积疳痢,除五脏郁火而泻肝。《医鉴》。○青色,古人用以画眉,故曰黛,即靛花也。《入门》。

蓝淀 亦堪敷热恶肿、蛇虺螫毒,兼解诸毒及小儿丹热,此染瓮上池沫,紫碧色者,功同青黛。《本草》。

青布 性寒,味咸,无毒。主解诸物毒、天行热毒、小儿丹毒。并水渍,取汁饮。○烧作黑灰,敷恶疮及灸疮久不差。入水不烂,烧熏虎狼咬疮,出水毒。此蓝染青布也。《本草》。

芎䓖

性温,味辛,无毒。治一切风、一切气、一切劳损、一切血,破宿血,养新血,止吐衄血及尿血便血,除风寒入脑头痛目泪出,疗心腹胁冷痛。○处处种莳,三月、九月采根,暴干。惟贵形块重实,作雀脑状者,谓之雀脑芎,此最有力。《本草》。○入手足厥阴经少阳经本经药也,治血虚头痛之圣药,散肝经之风邪。○贯芎,治少阳经苦头痛,上行头目,下行血海,治头面风不可缺也。顶痛脑痛,须用川芎。《汤液》。○芎藭,即苗头小块也,气脉上行,故能散郁,与雀脑芎同功。《丹心》。○芎䓖,若单服久服,则走散真气,或致暴死,须以他药佐之,骨蒸多汗者尤不可久服。《本草》。○大块色白不油者佳。《本草》。

蘪芜 一名江蓠,即芎䓖苗也。主风邪头风目眩,辟邪恶,除蛊毒,去三虫。四五月采叶,暴干。《本草》。

黄连

性寒,味苦,无毒。主明目、止泪出,

镇肝,去热毒,点赤眼昏痛,疗肠澼下痢脓血,止消渴,治惊悸烦躁,益胆,疗口疮,杀小儿疳虫。○二月、八月采,节如连珠,坚重,相击有声者为胜,一云如鹰爪者佳,之去毛。《本草》。○酒浸炒则上行头目口舌,姜汁炒则辛散冲热有功,生用治实火,以吴茱萸水炒则调胃厚肠,黄土炒治食积、蛔虫,盐水炒治下焦伏火。《入门》。○生用泻心清热,酒炒厚肠胃,姜制止呕吐。《回春》。○入手少阴经,苦燥故入心,火就燥也,能泻心,其实泻脾胃中湿热也。《汤液》。

络石

性微寒一云温,味苦,无毒。主痈肿不消、喉舌肿、金疮,去蛇毒心闷,疗痈伤、口干舌焦。○一名石薜荔,生木石间,凌冬不凋,叶似细橘,蔓延木石之阴,茎节着处即生根须,包络石傍,花白子黑。六七月采茎叶,日干。《本草》。○根须包络石上而生,叶细圆者良,络木者不用。《入门》。

薜荔 与络石极相类,治背痈。《本草》。○在石上者为络石,在墙上者为薜荔,同是一物也。《俗方》。

白蒺藜

性温,味苦辛,无毒。主诸风、身体风痒、头痛及肺痿吐脓,又治水脏冷、小便多及奔豚、肾气阴癞。○生原野,布地蔓生,细叶子,有三角刺人,状如菱而小。七月、八月、九月采实,暴干。○蒺藜有两种:杜蒺藜,即子有芒刺者,风家多用之;白蒺藜,出同州沙苑,子如羊内肾,入补肾药。○今多用有刺者,炒去刺,捣碎用之。《本草》。

黄芪

性微温,味甘,无毒。主虚损羸瘦,益气长肉,止寒热,疗肾衰耳聋,治痈疽久败疮,排脓止痛;又治小儿百病,妇人崩漏带下诸疾。○生原野,处处有之。二月、十月采根,阴干。《本草》。○治气虚盗汗自汗,即皮表之药；又治咯血，柔脾胃，是为中州之药；又治伤寒尺脉不至，补肾脏元气，为里药。是上、中、下、内、外、三焦之药也。〇入手少阳经、足太阴经、足少阴命门之剂。《汤液》。〇肥白人多汗者，服之有功；苍黑人气实者，不可服。《正传》。〇绵软箭干者佳，疮疡生用，肺虚蜜水炒，下虚盐水炒用。《入门》。

茎叶 疗渴及筋挛痹肿疽疮。《本草》。

肉苁蓉

性微温，味甘酸咸，无毒。主五劳七伤，除茎中寒热痛，强阴益精气，令多子，治男绝阳不兴，女绝阴不产，润五脏，长肌肉，暖腰膝，男子泄精尿血遗沥，女子带下阴痛。〇皮如松子，有鳞甲长尺余，三月采根，阴干，用之酒浸去鳞甲。《本草》。〇能峻补精血，骤用反致尿涩。《丹心》。

琐阳 性温，味甘寒，无毒。闭精补阴气，虚而大便燥结者，煮粥食之，肉苁蓉根也。〇肉苁蓉根名琐阳，酒浸一宿，刷去浮甲及心中白膜，乃酒蒸或涂酥炙用。《入门》。〇润大便燥结，能补阴。《医鉴》。

防风

性温，味甘辛，无毒。治三十六般风，通利五脏关脉，风头眩痛风，赤眼出泪，周身骨节疼痹，止盗汗，安神定志。〇生山野中，随处有之。二月、十月采根，暴干。惟实而脂润，头节坚如蚯蚓头者为好；去芦及叉头叉尾者。又头令人发狂，叉尾发痼疾。《本草》。〇足阳明、足太阴之行经药也，足太阳本经药也，治风通用，头去身半以上风邪，梢去身半以下风邪。《汤液》。〇除上焦风邪之仙药也。《入门》。

叶 主中风热汗出。《本草》。

花 主心腹痛，四肢拘急，经脉虚羸。《本草》。

子 似胡荽而大，调食用之，香而疗风更优也。《本草》。

蒲黄

性平，味甘，无毒。止九窍出血，消瘀血，主血痢及妇人崩漏带下，及儿枕急痛，下血堕胎。〇生水泽中，处处有之，即蒲槌中黄粉也，伺其有，便拂取之。〇要破血消肿，即生使；要补血止血，即炒用。其下筛后有赤滓，名为萼，炒用甚涩肠，止泻血及血痢。《本草》。

香蒲 即蒲黄苗也。主五脏邪气、口中烂臭，坚齿，明目，聪耳。〇此即甘蒲作荐者，春初生嫩茸，红白色，生啖之甘脆，以苦酒浸如食笋，大美。可为鲊或为菹。《本草》。

败蒲席 主坠堕损瘀刺痛，煮服之。以久卧得人气者为佳。《本草》。

续断

性微温，味苦辛，无毒。能通经脉，续筋骨，助气调血脉，妇人产后一切病。〇生山野，三月后生苗，竿四棱似苎麻，叶亦类，两两相对而生，四月开花，红白色，根如大蓟赤黄色。七月八月采根，阴干。以节节断，皮黄皱者为真。《本草》。〇能止痛生肌，续筋骨，故名为续断。妇人崩漏带下尿血为最。节节断有烟尘起者佳，酒浸，焙干用，与桑寄生同功。《入门》。

漏芦

性寒，味苦咸，无毒。治身上热毒风生恶疮、皮肌瘙痒、瘾疹，疗发背乳痈瘰疬，排脓补血，敷金疮止血，治疮疥。〇生山野，茎若箸大，其子作房，类油麻而小，根黑色似蔓菁而细。八月采根，阴干。《本草》。〇足阳明本经药。《入门》。

茎叶 疗疳蚀，杀虫有验。《本草》。

营实

性温一云微寒，味酸一云苦，无毒。主痈疽、恶疮、败疮、阴蚀不瘳、头疮、白秃。○营实，即野蔷薇子也。茎间多刺，蔓生，子若杜棠子，其花有五，叶八出六出，或赤或白，处处有之，以白花者为良。《本草》。○八九月采实，浆水拌蒸，晒干用。《入门》。

根 性冷，味苦涩，无毒。治热毒风、痈疽、恶疮，止赤白痢、肠风泻血，小儿疳虫肚痛。《本草》。

决明子

性平一云微寒，味咸苦，无毒。主青盲及眼赤痛、泪出淫肤、赤白膜，助肝气，益精水，治头痛鼻衄，疗唇口青。○叶似苜蓿而大。七月开花，黄白色，其子作穗，如青绿豆而锐。又云，子作角，实似马蹄，故俗名马蹄决明。十月十日采子，阴干百日，入药微炒用。《本草》。○一名还瞳子。《正传》。○作枕，治头风明目。《本草》。

叶 明目，利五脏。作茹食之，甚良。《本草》。

丹参

性微寒一云平，味苦，无毒。治脚软疼痹、四肢不遂，排脓止痛，生肌长肉，破宿血，补新血，安生胎，落死胎，调妇人经脉不匀，止崩漏带下。○茎叶如薄荷而有毛。三月开花，红紫色，根赤大如指，长尺余，一苗数根。九十月采根，暴干。《本草》。○酒浸服，可逐奔马，故又名奔马草，酒洗，晒干用。《入门》。

茜根

性寒，味甘，无毒。主六极伤心肺，吐血泻血用之，止衄吐便尿血、崩中下血，治疮疖，杀蛊毒。○此草可以染绛，叶似枣叶而头尖下阔，茎叶俱涩，四五叶对生节间，蔓延草木上，根紫赤色，生山野，二月、三月采根，暴干。入药，锉炒用之。《本草》。○铜刀锉，炒，勿犯铅铁。《入门》。○一名过山龙。《正传》。

五味子

性温，味酸一云微苦，无毒。补虚劳羸瘦，明目，暖水脏，强阴，益男子精，生阴中肌，止消渴，除烦热，解酒毒，治咳嗽上气。○生深山中，茎赤色，蔓生，叶如杏叶，花黄白，子如豌豆许大，丛生茎头，生青，熟红紫，味甘者佳。八月采子，日干。○皮肉甘酸，核中辛苦，都有咸味，此则五味具也，故名为五味子。入药生暴，不去子。《本草》。○孙真人云：夏月常服五味子，以补五脏之气，在上则滋源，在下则补肾，故入手太阴、足少阴也。《汤液》。○我国生咸镜道平安道最佳。《俗方》。

旋花

性温，味甘，无毒。主益气，去面皯，令颜色媚好。○一名鼓子花，言其形肖也。五月采花，阴干。○此即生平泽，旋蕳之花也。蔓生，叶似薯蓣而多狭长，花红白色，根无毛节。蒸煮堪啖，味甘美，食之不饥。生田野，处处有之，最难锄治。《本草》。

根 味甘。主腹中寒热邪气，利小便，久服不饥，又主续筋骨，合金疮。一名美草，一名豚肠草。《本草》。

兰草

性平，味辛，无毒。杀蛊毒，辟不祥，利水道，除胸中痰癖。○叶似麦门冬而阔且韧，长及一二尺，四时常青，花黄，中间叶上有细紫点。有春芳者为春兰，色深；秋芳者为秋兰，色浅。四月、五月采。○叶不香，惟花香，盆盛置座右，满室尽香，与他花香又别。《本草》。○叶似马栏，故名兰草。《入门》。○兰禀金水之清气而似有火，人知其花香之贵，而不知为用之有方，盖其气能散久积陈郁之气，甚有力。东垣云：味甘性寒，其气清香，生津止渴，益气润肌肉。《内经》曰：治以兰，除陈气也。《丹心》。

忍冬

性微寒，味甘，无毒。主寒热身肿、热毒血痢，疗五尸。〇处处有之，茎赤紫色，宿者有薄白皮膜，其嫩茎有毛，花白蕊紫。十二月采，阴干。《本草》。〇此草藤生蔓，绕古木上，其藤左缠附木，故名为左缠藤，凌冬不凋，故又名忍冬草。花有黄白二色，故又名金银花。《入门》。〇一名老翁须草，一名鹭鸶藤，又名水杨藤，其藤左缠，花五出而白，微香，体带红色，野生蔓延。《直指》。〇今人用此以治痈疽热盛烦渴，及感寒发表，皆有功。《俗方》。

蛇床子

性平一云温，味苦辛甘，无毒一云小毒。主妇人阴中肿痛、男子阴痿湿痒，温中下气，令妇人子脏热、男子阴强，浴男女阴，去风冷，大益阳事，腰痛阴汗湿癣，缩小便，疗赤白带下。〇处处有之，似小叶芎䓖，花白，子如黍粒黄白，至轻虚，生下湿地。五月采实，阴干。《本草》。〇凡入丸散，微炒，挼去皮壳，取净仁用之。若作汤洗病，则生使。《入门》。

地肤子

性寒，味苦，无毒。主膀胱热，利小便，治阴卵癫疾，及客热丹肿。〇处处有之，茎赤，叶青，大似荆芥，花黄白，子青白色，似一眠起蚕沙，堪为扫帚，一名落帚子。八九月采实，阴干。《本草》。〇一名千头子。《回春》。

叶 止赤白痢，涩肠胃，解恶疮毒，洗目去热暗、雀盲涩痛。四五月采用之。《本草》。

景天

性平一云冷，味苦酸，无毒一云小毒。治心烦热狂、赤眼头痛、游风丹肿，及大热火疮，妇人带下，小儿丹毒。〇苗叶似马齿苋而大，作层而生，茎极脆弱，夏中开红紫碎花，秋后枯死。四月四日、七月七日采，阴干。〇今人以盆盛植屋上以辟火，故谓之慎火草。《本草》。

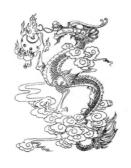

汤液篇卷之三

御医忠勤贞亮扈　圣功臣崇禄大夫阳平君臣许浚奉　教撰

 草　部 下凡一百八十八种

茵陈蒿

性微寒—云凉，味苦辛，无毒—云小毒。主热结黄疸，通身发黄，小便不利。治天行时疾，热狂，头痛及瘴疟。○处处有之，似蓬蒿而叶紧细，无花实，秋后叶枯，茎竿经冬不死，更因旧苗而生，故名茵陈蒿。五月、七月采茎叶，阴干，勿令犯火。《本草》。○入足太阳经。去根土，细锉用。《入门》。

王不留行

性平，味苦甘，无毒。主金疮止血，逐痛出刺，治衄血、痈疽、恶疮，祛风毒，通血脉，疗妇人血经不匀及难产。○在处有之，叶似菘蓝，花红白色，子壳似酸浆，实圆黑似菘，子如黍粟。五月采苗茎，晒干。根茎花子并通用。《本草》。○一名剪金花，一名金盏银台子。治淋最有效。《资生》。

白蒿

性平，味甘，无毒。主五脏邪气，风寒湿痹，疗心悬少食常饥。○白蒿，蓬蒿也。所在皆有，春初最先诸草而生，上有白毛错涩，颇似细艾。二月采，自春及秋，香美可食，醋淹为菹，甚益人。《本草》。

枲耳

性微寒，味苦辛，有小毒。主风头寒痛，风湿周痹，四肢拘挛痛，恶肉死肌，治一切风，填骨髓，暖腰膝，治瘰疬疥癣瘙痒。○即苍耳也，一名喝起草。处处皆有，实名羊负来。昔中国无此，从羊毛中粘缀，遂至中国，故以为名。五月五日、七月七日采茎叶，九月九日采实，阴干。《本草》。

实　性温，味苦甘，无毒。主肝家热，明目。入药杵去刺，略炒用。一名道人头。《本草》。

葛根

性平—云冷，味甘，无毒。主风寒头痛，解肌发表，出汗开腠理，解酒毒，止烦渴，开胃下食，治胸膈热，通小肠，疗金疮。○生山中，处处有之，五月五日采根，暴干。以入土深者为佳。《本草》。○一名鹿藿。《本草》。○足阳明经行经的药也，通行足阳明之经。生津止渴，虚渴者非此不能除也，凡病酒及渴者，得之甚良，亦治温疟消渴。《汤液》。

生根　破血合疮，堕胎，解酒毒，身热酒黄，小便赤涩。○生根，捣取汁饮，疗消渴，伤寒温病壮热。《本草》。

葛谷 主下痢十年已上。谷即是实也。《本草》。

叶 主金疮止血。接碎敷之。《本草》。

花 主消酒毒。○葛花与小豆花，等分为末服，饮酒不知醉。《本草》。

粉 性大寒，味甘，无毒。止烦渴，利大小便，小儿热痞。《本草》。○采生葛根捣烂浸水中，揉出粉，澄成片，擘块，下沸汤中，以蜜生拌食之，解酒客渴，甚妙。《入门》。

瓜蒌根

性寒，味苦，无毒。主消渴，身热烦满，除肠胃中痼热，八疸身面黄，唇干口燥，通小肠，排脓、消肿毒，疗乳痈发背痔瘘疮疖，通月水，消扑损瘀血。○一名天花粉，生原野，处处有之，一名果裸，一名天瓜，其根惟岁久入土深者佳。二月、八月采根，刮去皮，暴干三十日成。《本草》。○天花粉，治消渴圣药也。《丹心》。

实 性冷，味苦，无毒。主胸痹，润心肺，疗手面皱，治吐血、泻血、肠风、赤白痢，并炒用。○果裸之草，其实名为瓜蒌，又曰：果裸之实名为瓜蒌，俗名天圆子。《本草》。○瓜蒌实，洗涤胸膈中垢腻，此即连皮汁并子而言也。《丹心》。○实治气喘结胸痰嗽。《医鉴》。○瓤，干者煎服，化痰降气；湿者治肺燥热渴、大便秘。《入门》。

仁 即瓜蒌实中之子也。性润，味甘能补肺，润能降气，胸有痰火者，得甘缓润下之助，则痰自降，宜为治嗽要药也。《丹心》。○九月十月实熟，赤黄色时，取子炒去壳，去油用。俗名瓜蒌仁。《入门》。

粉 取瓜蒌根作粉，如葛粉法，虚热人食之甚佳，止渴生津。《本草》。

苦参

性寒，味苦，无毒。治热毒风，皮肌生疮，赤癞眉脱，除大热嗜睡，明目止泪，养肝胆气，除伏热、肠澼、小便黄赤，疗齿痛及恶疮、下部蜃。○处处有之，叶极似槐，

故一名水槐，一名地槐。三月、八月、十月采根，暴干，不入汤用。《本草》。○入足少阳经，味至苦，入口即吐，胃弱者慎用。糯米泔浸一宿，蒸三时久，晒干，少入汤药，多作丸服。治疮酒浸，治肠风，炒至烟起。为末用。《入门》。○能峻补阴气。《丹心》。

实 以十月收其子，饵如槐子法。久服轻身不老，明目，有验。《本草》。

当归

性温，味甘辛，无毒。治一切风，一切血，一切劳，破恶血、养新血，及主癥癖，妇人崩漏绝子，疗诸恶疮疡金疮、客血内塞，止痢疾腹痛，治温疟，补五脏，生肌肉。○生山野或种莳，二月、八月采根，阴干，以肉厚而不枯者为胜，又云肥润不枯燥者为佳，又云如马尾者好。○要破血即使头一节硬实处，要止痛止血即用尾。《本草》。○用头则破血，用尾则止血，若全用则一破一止，即和血也。入手少阴，以心主血也；入足太阴，以脾裹血也；入足厥阴，以肝藏血也。《汤液》。○气血昏乱者，服之即定，各有所当归之功，治上酒浸，治外酒洗，血病酒蒸，痰用姜汁炒。《入门》。○得酒浸过良。东垣。

麻黄

性温一云平，味苦一云甘，无毒。主中风伤寒头痛、温疟，发表出汗，去邪热气，除寒热五脏邪气，通腠理，治瘟疫，御山岚瘴气。○立秋采茎，阴干，令青，用之先去根节，根节止汗故也。先煮一两沸，去上沫，沫令人烦。《本草》。○麻黄生于中牟，雪积五尺，有麻黄处则雪不聚，盖通阳气，却外寒也。《三因》。○麻黄，手太阴之剂，入足太阳经，走手少阴经、阳明经，发太阳、少阴经汗，去表上之寒邪，泻卫实，去荣中寒。《汤液》。○自中原移植于我国诸邑，而不为繁殖，惟江原道、庆尚道有之。《俗方》。

通草

性平 一云微寒，味辛甘，无毒。治五淋，利小便，开关格，治水肿，除烦热，通利九窍，出音声，疗脾疸常欲眠，堕胎，去三虫。○生山中，作藤蔓，大如指，每节有二三枝，枝头出五叶，结实如小木瓜，核黑，瓤白，食之甘美，谓之燕覆子。正月、二月采枝，阴干。○茎有细孔，两头皆通，含一头吹之，则气出彼头者，良。《本草》。○通草即木通也。心空有瓣，轻白可爱，去皮节生用，通行十二经，故名为通草。《入门》。○木通性平，味甘而淡，主小便不利，导小肠热，通经利窍。《汤液》。○木通、通草乃一物也，处处有之，江原道出一种藤，名为木通，色黄，味苦，泻湿热，通水道，有效。治疮亦效，别是一物也。或云名为木防己，泻湿为最。《俗方》。

子 名燕覆子，木通实也。茎名木通，又名通草。七八月采，性寒，味甘，主胃热反胃，除三焦客热，利大小便，宽心止渴。《本草》。

根 即木通根也，主项下瘿瘤。

芍药

性平，微寒，味苦酸，有小毒。除血痹，通顺血脉，缓中，散恶血，消痈肿，止腹痛，消瘀血，能蚀脓，主女人一切病，并产前后诸疾，通月水，疗肠风泻血，痔瘘，发背疮疥，及目赤努肉，能明目。○生山野，二月、八月采根，暴干，宜用山谷自生者，不用人家粪壤者。又云须用花红而单叶，山中者佳。○一名解仓。有两种：赤者利小便下气；白者止痛散血。又云白者补、赤者泻。《本草》。○入手足太阴经，又泻肝，补脾胃，酒浸行经，或酒炒，或煨用。《入门》。○芍药，酒浸炒，与白术同用则能补脾，与川芎同用则泻肝，与参术同用则补气。治腹痛下痢者必炒，后重则不炒，又云收降之体，故能至血海. 入于九地之下，得

至足厥阴经也。《丹心》。

蠡实

性平温 一云寒，味甘，无毒。主胃热，止心烦，利大小便，治妇人血晕，并崩中带下，消疮疖肿毒，消酒毒，治黄病。○此即马蔺子也，处处有之。叶似薤而长厚，三月开紫碧花，五月结实，根细长，通黄色，人取以为刷。三月采花，五月采实，并阴干。《本草》。○今人以此治急喉痹，及食牛马肉发疔肿，最妙。《俗方》。

花叶 去白虫，疗喉痹，多服令人泄。《本草》。

瞿麦

性寒，味苦辛 一云甘，无毒。主关格诸癃结小便不通，出刺，决痈肿，明目去翳，破胎堕子，通心经，利小肠为最要。○一名石竹，处处有之。立秋后合子叶收采，阴干。子颇似麦，故名瞿麦。《本草》。○不用茎叶，只用实壳。《入门》。○主关格诸癃，利小便不通，逐膀胱邪热，为君主之剂。《汤液》。

子 治月经不通，破血块，排脓。《本草》。

叶 治蛔虫，痔疾，眼目肿痛，及浸淫疮，妇人阴疮。《本草》。

玄参

性微寒，味苦咸，无毒。治热毒游风，补虚劳骨蒸，传尸邪气，消肿毒，散瘤瘿瘰疬，补肾气，令人目明。○苗叶似脂麻，七月开花，青碧色；八月结子，黑色；其根尖长，生青白，干即紫黑，新者润腻。三月、四月、八月、九月采根，暴干。或云蒸过，日干。《本草》。○玄参乃枢机之剂，管领诸气上下，肃清而不浊。以此论之，治虚中氤氲之气、无根之火，以玄参为圣药也。《汤液》。○肾伤必用之，足少阴肾经之君药也。酒蒸亦好。《入门》。○我国惟庆尚道出焉，

未知真否。《俗方》。

秦艽

性平微温一云冷，味苦辛，无毒。主风寒湿痹，疗风无问久新，通身挛急，肢节痛，疗酒黄、黄疸、骨蒸，利大小便。○一名秦瓜，生山中。根土黄色而相交纠，长一尺以来。叶青如莴苣叶。六月开花，紫色似葛花，当月结子。二月、八月采根，暴干，须用新好罗文者佳。《本草》。○手阳明经药也，治肠风泻血，去阳明经风湿，水洗，去土用之。《汤液》。

百合

性平，味甘，无毒一云小毒。疗伤寒百合病，利大小便，治百邪鬼魅，啼泣狂叫，杀蛊毒，治乳痈发背及疮肿。○生山野，有二种：一种细叶，花红白色；一种叶大，茎长，根粗，花白色，宜入药用。又一种花黄有黑斑，细叶，叶间有黑子，不堪入药。○根如胡蒜，数十瓣相累，二月、八月采根，暴干。○红花者名山丹，不甚良。《本草》。○其根，百片累合而生，亦渗利中之美药，花白者佳。《入门》。

知母

性寒一云平，味苦一云甘，无毒。主骨蒸热劳，肾气虚损，止消渴，疗久疟黄疸，通小肠，消痰止嗽，润心肺，治产后蓐劳。○生原野，根似菖蒲而甚柔润，叶至难死，掘出随生，须燥乃止，四月开青花如韭花，八月结实，二月、八月采根，暴去须，用黄白滋润者善。《本草》。○入足阳明经、手太阴经、足少阴肾经本药。泻足阳明火热，补益肾水、膀胱之寒。入补药，盐水或蜜水蒸，或炒，上行酒炒，勿犯铁。《入门》。○我国黄海道多产，品亦好。《俗方》。

贝母

性平一云微寒，味辛苦，无毒。消痰，润心肺，治肺痿咳嗽，肺痈唾脓血，除烦止渴，疗金疮恶疮，与连翘同主项下瘤瘿疾。○一名茴，根有瓣，子黄白色，形似聚贝子，故名贝母。八月、十月采根，暴干。《本草》。○贝母能散心胸郁结之气，殊有功。《本事》。○柳木灰炮过，去心用，一云姜汁炮用。《入门》。

白芷

性温，味辛，无毒。主风邪头痛、目眩泪出，主妇人漏下赤白、血闭阴肿，破宿血，补新血，安胎漏滑落，治乳痈发背瘰疬、肠风痔瘘、疮痍疥癣，止痛生肌，能排脓蚀脓，可作面脂，润颜色，去面皯疵瘢。○处处有之，二月、八月采根，暴干，以黄泽者为佳。《本草》。○《离骚》谓之药。手阳明本经药，足阳明、手太阴解利风寒之剂也。《入门》。

叶　名蒿麻，可作浴汤，道家以此香浴去尸虫，又合香。《本草》。

淫羊藿

性温一云平，味辛一云甘，无毒。主一切冷风劳气，补腰膝，丈夫绝阳不起，女人绝阴无子，老人昏耄，中年健忘，治阴痿茎中痛，益气力，坚筋骨，丈夫久服令有子，消瘰疬，下部有疮，洗出虫。○一名仙灵脾，俗号为三枝九叶草。生山野，叶似杏，叶上有子，茎如粟秆，五月采叶晒干，生处不闻水声者良，又云得酒良。○服此令人好为阴阳，羊一日百遍合，盖食此草所致，故名淫羊藿，酒洗，细锉，焙用。《本草》。

黄芩

性寒，味苦，无毒。治热毒骨蒸、寒热往来，解热渴，疗黄疸、肠澼泄痢、痰热胃热，利小肠，治乳痈、发背、恶疮，及天行热疾。○生原野，随处有之，三月三日，一云二月、八月采根，暴干。其腹中皆烂，故一名腐肠。惟取深色坚实者为好，圆者名子芩，破者名宿芩。《本草》。〇中枯而飘，故能泻肺中之火，消痰利气，入手太阴经。细实而坚者治下部，泻大肠火，入水而沉。入药，酒炒上行，便炒下行，寻常生用。《入门》。

子 主肠澼，下脓血。《本草》。

狗脊

性平一云微温，味苦甘一云辛，无毒。治毒风，软脚风、寒湿痹，肾气虚弱，腰膝强痛，颇利老人，疗失尿不节。〇根长而多歧，状如狗脊骨，故以名之。其肉作青绿色。二月、八月采根，暴干。《本草》。〇形似狗脊，黄毛者佳，故名金毛狗脊。火燎去毛，酒拌蒸，晒干用。《入门》。

茅根

性寒一云凉，味甘，无毒。除瘀血、血闭、寒热，利小便，下五淋，除客热，止消渴及吐衄血。〇即白茅根，处处有之，六月采根，暴干。《本草》。

花 主吐衄血，及灸疮、金疮，止血并痛。《本草》。

茅针 即茅笋也。主恶疮肿，未溃令破、出脓汁。《本草》。

紫菀

性温一云平，味苦辛，无毒。治肺痿吐血、消痰止渴、咳逆上气、咳唾脓血，寒热结气，润肌肤，添骨髓，疗痿躄。〇生原野，春初布地生，其叶三四相连，五六月开黄紫白花，有白毛，根甚柔细，二月、三月采根，阴干，色紫而体润软者佳。《本草》。〇又有白菀，即女菀也，疗体相同，无紫菀时，亦可通用。《本草》。〇一名返魂草。蜜水浸，焙干用。《入门》。

紫草

性寒一云平，味苦一云甘，无毒。主五疸，通水道，腹肿胀满，疗恶疮、病癣、面

皶，及小儿痘疮。〇生山野，处处有之，即今染紫紫草也。三月采根，阴干，酒洗用。《本草》。〇痘疮须用茸。《汤液》。

前胡

性微寒，味甘辛，无毒。治一切劳，下一切气，疗痰满胸胁、中痞、心腹结气，去痰实，下气止嗽，开胃下食。〇处处有之，二月、八月采根，暴干用之。《本草》。

败酱

性平一云微寒，味苦咸，无毒。主破多年凝血，能化脓为水，及产后诸病，能催生落胞，疗暴热火疮、疮疡疥癣、丹毒，治赤眼障膜努肉、聤耳，又排脓补瘘。〇生山野，根紫色似柴胡，作陈败豆酱气，故以为名，八月采根，暴干。《本草》。〇入足少阴经、手厥阴经。《汤液》。

白鲜

性寒，味苦咸，无毒。治一切热毒风、恶风风疮、疥癣赤烂、眉发脱、皮肌急，解热黄、酒黄、急黄、谷黄、劳黄，主一切风痹，筋骨弱乏，不可屈伸。〇生原野，处处有之，以其气似羊膻，故俗呼为白羊鲜，四五月采根，阴干。《本草》。

酸浆

性平寒，味酸，无毒。主热烦满，利水道，治产难，疗喉痹。〇处处有之，实作房如囊，囊中有子如梅李大，赤黄色，味如酸浆，故以为名。〇根如菹芹，白色，味绝苦，治黄病。《本草》。

藁本

性微温一云微寒，味辛苦，无毒。治一百六十种恶风，除风头痛，辟雾露，疗风邪䭇曳，疗金疮，长肌肤，悦颜色，去面皯、酒皶、粉刺，可作沐药、面脂。〇叶似白芷香，又似芎䓖，但藁本叶细耳，以其根上苗

下似藁，故名藁本。正月、二月采根，暴干，三十日成。《本草》。○太阳本经药也，中雾露清邪必用之，寒邪入太阳，头痛脑痛，大寒犯脑，令人脑痛齿亦痛。其气雄壮，治巅顶痛与木香同，治雾露之气，去芦用之。《汤液》。○我国庆尚道玄风地有之。《俗方》。

石韦

性平一云微寒，味苦甘，无毒。治五淋，胞囊结热不通，膀胱热满，淋沥遗尿，利小便水道。○丛生石上，叶如皮，故名石韦，又云叶生斑点如皮，以不闻水声及人声者为良。二月、七月采叶，阴干。入药须炙用，刷去黄毛，毛射入肺，令人咳。《本草》。

瓦韦 生古瓦屋上，疗淋亦好。《本草》。

萆薢

性平，味苦甘，无毒。主风湿周痹，恶疮不瘳，冷风瘰痹，腰脚不遂，臋腰痛久冷，是肾间有膀胱宿水，疗阳痿失尿。○处处有之，叶似薯蓣，蔓生，二月、八月采根，暴干。○有二种：茎有刺，根白实；无刺者，根虚软，以软者为佳。《本草》。○一名土茯苓，一名仙遗粮，又名冷饭团。性热，味甘辛，无毒。善治久病杨梅疮漏，及曾误服轻粉，肢体废坏，筋骨酸疼者，能收其毒而祛其风，补其虚。寻常老弱亦可服，酒浸或盐水煮，焙干用。若初起，肺热、便秘者不宜服。《入门》。

白薇

性平一云寒，味苦咸，无毒。治百邪鬼魅，忽忽睡不知人，狂惑邪气，寒热温疟。○生原野，茎叶俱青，颇类柳叶，根黄白色，类牛膝而短小，三月三日采根，阴干，米泔浸去须，蒸用。《本草》。

大青

性大寒，味苦，无毒。治天行热疾，大

热口疮，热毒风，心烦闷渴，及金石药毒，兼涂肿毒。○春生青紫茎，似石竹，苗叶花红紫色似马蓼，根黄。三月、四月采茎叶，阴干。《本草》。

艾叶

性温一云热，味苦，无毒。主久百病，主妇人崩漏，安胎，止腹痛，止赤白痢，五脏痔，泻血，疗下部蜃，生肌肉，辟风寒，令人有子。○一名冰台，一名医草，处处有之，以覆道者为佳。三月三日、五月五日采叶，暴干，经陈久者方可用。其性生寒，熟热。《本草》。○端午日，日未出时不语采者佳，捣筛去青滓，取白，入硫黄少许，作炷灸之。《入门》。○得米粉少许，可捣为末，入服食药。《本草》。

实 主明目，疗一切鬼气，壮阳，助水脏腰膝，暖子宫。《本草》。

恶实

性平一云温，味辛一云甘，无毒。主明目，除风伤。《本草》。○治风毒肿，利咽膈，润肺散气，疗风热瘾疹疮疡。《汤液》。○即牛蒡子也。处处有之，外壳多刺，鼠过之则缀葱不可脱，故亦名鼠黏子。《本草》。○微炒，捣碎用。《入门》。○一名大力子。《正传》。

根茎 疗伤寒，及中风面肿，消渴热中。《本草》。

水萍

性寒，味辛酸，无毒。治热毒。风热疾、热狂、熻肿毒、汤火疮、风疹、暴热身痒，下水气，胜酒，长须发，止消渴。○即是水中大萍，叶圆滑寸许，叶下有一点如水沫，其粗大者谓之苹。春初生，可糁蒸为茹，又可苦酒淹以按酒。《本草》。○水萍发汗，甚于麻黄，此水中大萍。非今沟渠所生者，紫者佳。《丹心》。○紫萍多蛭，须寒月于山沼取之，洗净去泥，略蒸干用。《正传》。○采萍歌曰：天生灵草无根干，不在山间不在岸，始因飞絮逐东风，泛梗青青漂水面，神仙一味起沉疴，采我之时七月半，选甚瘫风与瘫风，些少微风都不算，豆淋酒内下三丸，铁幞头上也出汗。高供奉

浮萍 主火疮，去面䵟，消水肿，利小便，是沟渠间小萍子也。治热病亦堪发汗，甚有功。《本草》。

王瓜

性寒一云平，味苦，无毒。通血脉，治天行热疾，酒黄病壮热心烦，止消渴，消瘀血，散痈肿，落胎下乳汁。○处处有之，叶似瓜蒌，五月开黄花，结子如弹丸，生青熟赤，根似葛，细而多糁。一名土瓜，三月采根，阴干。《本草》。

子 润心肺，治黄病。生用主肺痿吐血、肠风泻血；赤白痢，炒用。○一名赤雹子，即王瓜壳中子也。《本草》。

地榆

性微寒一云平，味苦甘酸，无毒。主妇人七伤带下病，及产后瘀痛，止血痢，排脓，疗金疮。○生山野，叶似榆而长，花子紫黑色如豉，故一名玉豉。根外黑里红。二月、八月采根，暴干。《本草》。○性沉寒，入下焦，治热血痢，去下焦之血，肠风及泻痢，下血须用之，阳中微阴，治下部血。《汤液》。

大蓟

性平，味苦，无毒。治瘀血，止吐衄血，疗痈肿疥癣，主女子赤白带，养精保血。○处处有之，五月采苗叶，九月采根，阴干。《本草》。○地丁，即大蓟也，黄花者名黄花地丁，紫花者名紫花地丁，并主痈肿。《正传》。

小蓟 性凉，无毒。治热毒风，破宿血，止新血、暴下血、血崩，金疮出血，疗蜘蛛蛇蝎毒。○大小蓟俱能破血，但小蓟力微，不能消肿。○大小蓟皆相似，但大蓟高三四尺，叶皱；小蓟高一尺许，叶不皱，以此为异，功力有殊。大蓟破血之外，亦疗痈肿。小蓟专主血疾，一名刺蓟。《本草》。

泽兰

性微温，味苦甘一云辛，无毒。主产前后百病，产后腹痛，频产血气衰冷，成劳羸瘦，及金疮痈肿，消扑损瘀血。○生水泽中，茎方，叶似薄荷，微香，三月三日采苗，阴干。一云，四月、五月采。《本草》。○入手少阳经。《入门》。

防己

性平温，味辛苦，无毒。治湿风口面㖞斜、手足疼、温疟热气，利大小便，疗水肿、风肿、脚气，去膀胱热，散痈肿恶结，诸疯疥癣虫疮。○防己本出汉中，作车辐解，黄实而香，二月、八月采根，阴干。青白虚软者名木防己，都不任用。《本草》。○太阳本经药，通行十二经，酒洗去皮，治肺生用，出华州者，从一头吹之，气从中贯，如木通类。《入门》。○防己，泻血中湿热。东垣。

天麻

性平一云寒，味辛一云甘，无毒。主诸风湿痹，四肢拘挛，小儿风痫惊气，治眩晕风痫，语言蹇涩，多惊失志，强筋骨，利腰膝。○即赤箭根也，形如黄瓜，连生一二十枚，二月、三月、五月、八月采根，暴干。苗名定风草，采得乘润刮去皮，沸汤略煮过，暴干收之，坚实者佳。《本草》。○诸虚眩晕，非此不能除也。《丹心》。

阿魏

性温一云热，味辛，无毒。治传尸，除邪鬼，破癥积，治疟，杀诸小虫。体性极臭而能止臭，奇物也。○生波斯国，断其木枝，汁出如饴，久乃坚凝，名曰阿魏，状如

桃胶。色黑者不堪，黄散者为上，先研如粉子，于热酒器上泡过，任用。《本草》。○试法：将半铢安于熟铜器中，至明，沾阿魏处白如银汞，无赤色者为真也。《本草》。

高良姜

性热，味辛苦，无毒。治胃中冷逆、霍乱吐泻，止腹痛，疗泻痢，消宿食，解酒毒。○出高良郡，形似山姜，锉，油炒用。《本草》。

百部根

性微温，味甘，无毒一云有小毒。治肺热咳嗽上气，主润益肺，疗传尸骨蒸劳，杀蛔虫、寸白虫、蛲虫，亦可杀蝇蠓。○有根数十相连，作撮如芋子，去其心，酒洗，炒用之。《本草》。

茴香

性平，味辛，无毒。开胃下食，治霍乱及恶心、腹中不安，疗肾劳癫疝及膀胱痛、阴疼，又调中暖胃。○叶似老胡荽，极疏细，作丛生，结实如麦而小，青色。八月、九月采实，阴干，得酒良。《本草》。○温肾与膀胱、小肠，入手足少阴、太阳，本治膀胱药也。○酒浸一宿，炒黄色，捣碎用。《入门》。○又一种八角茴香，气味燥烈，专主腰痛。《入门》。○我国种植，随处有之。《俗方》。

款冬花

性温，味辛甘，无毒。润肺消痰，止咳嗽，治肺痿、肺痈吐脓血，除烦，补劳。○根紫色，茎青紫，叶似萆薢。十一月、十二月雪中出花，紫赤色。○百草中惟此不顾冰雪，最先春，冰雪中亦生花，十一月采花阴干。或云正月旦采之，花半开者良，如已芬芳则都无力。《本草》。○一名颗冬，治嗽之最要者也，去枝用。《入门》。○《本经》云：生我国，今无之。《俗方》。

红蓝花

性温，味辛，无毒。主产后血晕、腹内恶血不尽绞痛、胎死腹中。○即今红花也。以染真红，及作胭脂。叶似蓝，故有蓝名。《本草》。○红花入药只二分，则入心养血，多用则破血。又云多用破血，少用养血。《丹心》。

苗 捣敷游肿。

子 主天行疮疹不快出。

胭脂 主小儿聤耳。

牡丹

性微寒，味辛苦，无毒。除癥坚瘀血，治女子经脉不通、血沥腰痛，落胎、下胞衣，产后一切血气，疗痈疮，排脓，消扑损瘀血。○即牡丹花根也，生山中单叶者佳。二月、八月采根，铜刀劈去骨，阴干。《本草》。○入足少阴、手厥阴。治无汗之骨蒸，能泻阴中之火，酒拌蒸用。白者补，赤者利。《入门》。

三棱

主癥瘕结块，治妇人血积落胎，通月经，消恶血，产后血晕腹痛，宿血不下，消扑损瘀血。○处处有之，多生浅水中，叶皆三棱，霜降后采根，削去皮须，黄色体重，状若鲫鱼而小，以体重者为佳。○不出苗即生细根，屈如爪者谓之鸡爪三棱；不生细根，形如乌梅者谓之黑三棱，同一物也。《本草》。○醋煮熟，锉，焙干用，或火炮用。《入门》。

姜黄

性热，味辛苦，无毒。主癥瘕、血块、痈肿，通月经，治扑损瘀血，破冷除风，消气胀。○治产后败血攻心甚验。一名片子姜黄，是经种三年以上老姜，能生花，根节坚硬，气味辛辣，八月采根，切片暴干。○海南生者即名蓬莪茂，江南生者即为姜黄。

《本草》。○功力烈于郁金，锉，醋炒用之。
《丹心》。

荜茇

性大温，味辛，无毒。除胃冷、阴疝、痃癖，治霍乱冷气、心痛血气，消食，杀腥气。○生南方，如小指大，青黑色，九月收采，灰杀，暴干。《本草》。○去挺，醋浸一宿，焙干用之。《入门》。

萝摩子

性温，味甘辛，无毒。主虚劳，能补益。○处处有之，叶食之功同于子。蔓生，断之有白汁，一名雀瓢。《本草》。

郁金

性寒，味辛苦，无毒。主血积，下气，治血淋、尿血、金疮，疗血气心痛。《本草》。○郁金不甚香，但其气轻扬，能致达酒气于高远，以降神也，古人用以治郁遏不能散者。在处有之，形如蝉肚者佳，水洗，焙干用。《入门》。

芦荟

性寒，味苦，无毒。疗小儿五疳，杀三虫及痔瘘、疥癣，亦主小儿热惊。《本草》。○生波斯国，木之脂液凝成，色黑如饧，用数块散至水中，化则自合者为真。另研用之。《入门》。

玄胡索

性温，味辛一云苦，无毒。主产后诸病因血所为者，治月经不调、腹中结块、崩中淋露，产后血晕，消扑损瘀血，落胎，破癥癖，破血治气，治心痛、小腹痛如神，○在处有之，根如半夏，色黄。《本草》。○入手足太阴、足厥阴经，醋煮用之。《入门》。

肉豆蔻

性温，味辛一云苦，无毒。调中下气，止泻痢，开胃消食，亦治小儿吐乳。○其形圆小，皮紫紧薄，中肉辛辣，去壳只用肉，肉油色肥实者佳，枯白而瘦者劣也。《本草》。○温中补脾，能下气，以其脾得补而善运化，气自下也。《丹心》。○一名肉果，治虚泄冷泄之要药也，入手阳明经。醋调面包，煨熟取出，以纸捶去油净用之，勿令犯铜。《入门》。

补骨脂

性大温，味辛一云苦，无毒。主劳伤、骨髓伤败、肾冷精流、腰疼、膝冷、囊湿，止小便利，治腹中冷，能兴阳事。○一名破故纸；实如麻子，圆扁而黑，九月采。《本草》。○急用微炒，止泄面炒，补肾麻子仁炒。《入门》。

零陵香

性平一云温，味甘一云辛，无毒。主恶气疰心腹痛，令体香。○麻叶，方茎，气如蘼芜，其茎叶谓之蕙，其根谓之薰，得酒良，三月采。《本草》。○我国惟济州有之，然难得。《俗方》。

缩砂蜜

性温，味辛，无毒。治一切气、心腹痛、宿食不消、赤白泄痢，温暖脾胃，止胎痛，治霍乱。○形似白豆蔻，微黑色，状似益智，七八月采。《本草》。○与白豆蔻为使则入肺，与人参、益智为使则入脾，与黄柏、茯苓为使则入肾，与赤白石脂为使则入大小肠。《汤液》。○又名砂仁，入手足太阴、阳明、足少阴经。慢火炒令香，挼去皮，取仁捣碎用。《入门》。

蓬莪术

性温，味苦辛，无毒。治一切气，通月经，消瘀血，止心腹痛，破痃癖，疗奔豚。○根如鸡鸭卵，大小不常，九月采，蒸熟暴干，此物极坚硬难捣，热灰火中煨令透熟，乘热入臼中捣之，即碎如粉。《本草》。○破痃癖气最良，色黑，破气中之血。《汤液》。○即蓬术也，陈醋煮熟，锉，焙干用之，或火炮、醋炒用，得酒良。《入门》。

荭草

性微寒，味咸，无毒。主消渴，疗脚气。○处处有之，生水旁，似蓼而叶大有毛，花红白色，五月采实。《本草》。

莎草根

性微寒，味甘，无毒。大下气，除胸中热，久服令人益气，能快气开郁，止痛调经，更消宿食。○莎草其根上如枣核者，谓之香附子，又名雀头香；二月、八月采。《本草》。○香附主气分之病，香能窜，苦能降，推陈致新，妇人血用事，气行则无疾，老人精枯血闭，惟气是资，凡有病则气滞而餒，故香附入气分为君药，世所罕知。《丹心》。○香附，妇人之仙药，盖妇人性偏多郁，此药能散郁逐瘀。采得后，以秆火烧去毛，入石臼捣净，气病略炒，血病酒煮，痰病姜汁煮，下虚盐水煮，血虚有火童便煮过则凉，积冷醋浸炒则热，盐炒则补肾间元气，用檀香佐香附，流动诸气甚妙。《入门》。

胡黄连

性寒，味苦，无毒。主骨蒸劳热，补肝胆明目，小儿久痢成疳及惊痫，妇人胎蒸，男子烦热。○生胡地，似干杨柳枝，心黑外黄，折之尘出如烟者为真。《本草》。

红豆蔻

性温，味辛一云苦，无毒。主水泻腹痛、霍乱呕吐酸水，解酒毒，消瘴雾。○是高良姜子，花作穗，微带红色。《本草》。

甘松香

性温，味甘，无毒。主心腹痛，下气。

○丛生，叶细，用合诸香。《本草》。○又有三奈子，性味颇同，入诸香料。《入门》。

垣衣

性冷，味酸，无毒。主黄疸心烦，暴热在肠胃。○即古墙北阴青苔衣也。《本草》。

地衣

性冷，微毒。主卒心痛、中恶。○此阴湿地被日晒，起苔藓是也。大抵苔之类也，生屋则谓之屋游瓦苔，在垣墙则谓之垣衣土马鬃，在地则谓之地衣，在井则谓之井苔，在水中石上则谓之陟厘。《本草》。

井中苔 性大寒，主热疮、漆疮、水肿。《本草》。

屋游 止渴，利小肠，膀胱气。性寒，味甘。此古瓦屋上北阴青苔也。《本草》。

鳢肠

性平，味甘酸，无毒。主血痢，针灸疮发洪血不可止者，长须发，敷一切疮。○处处有之，即莲子草也，俗谓之旱莲子。三月、八月采，阴干。实若小莲房，摘其苗皆有汁出，须臾而黑，故多入乌须发药。《本草》。

茅香花

性温，味苦，无毒。止吐血鼻衄，敷灸疮金疮，止血及痛。○苗似大麦，五月开白花，正月、二月采根，五月采花，八月采苗，其茎叶黑褐而花白，随处有之。《本草》。○白茅香，性平，味甘，明洁而长，作汤浴，辟邪气，令人身香。即根也。《本草》。

使君子

性温，味甘，无毒。主小儿五疳，杀虫，止泄痢。○形如栀子而有五棱，其壳青黑色，内有仁白色，七月采实。始因郭使君疗小儿多用此，因号为使君子。去壳用仁，或兼用壳。《本草》。

白豆蔻

性大温，味辛，无毒。主积冷，止吐逆反胃，消谷下气。〇子作朵如葡萄，生青熟白，七月采，去壳用。《本草》。〇散肺中滞气，专入肺经，去目中白睛翳膜。《汤液》。〇入手太阴经及手太阳经，别有清高之气，补上焦元气，去皮研用。《入门》。

附子

性大热，味辛甘，有大毒。补三焦厥逆、六腑寒冷、寒湿痿躄，堕胎，为百药长。〇乌头、乌喙、天雄、附子、侧子，皆一物也，形似乌头者为乌头，两歧者为乌喙，细长至三四寸者为天雄，根旁如芋散生者为附子，旁连生者为侧子，五物同出而异名也。《本草》。〇附子小者力弱，大者性恶，五钱重者佳。《丹心》。〇古方用大附子重一两者，取其力大。凡用须炮令裂，去皮脐使之。丹心有用童便浸煮，以助下行。〇本手少阳命门及三焦药也，通行诸经，浮中沉无所不至。《入门》。〇甘草、人参、生姜相配，正制其毒也。《入门》。

乌头

性大热，味辛甘，有大毒。主风寒湿痹，消胸上冷痰，止心腹疞痛，破积聚，堕胎。〇即川乌也，与附子同种，制法亦同，一名堇，一名奚毒，其形长而有尖者佳。《本草》。〇乌头、天雄皆气壮形伟，可为下部药之佐，而无表其害人之祸，杀人多矣。当以童便煮而浸之以杀其毒，且助下行之力，入盐尤捷。《丹心》。

天雄

性大热，味辛甘，有大毒。主风寒湿痹、历节痛，强筋骨、轻身健行、除骨间痛，破积聚，又堕胎。〇似附子，细而长。凡丸散炮去皮脐用，饮药则和皮生使，甚佳。《本草》。〇非天雄不能补上焦之阳虚，又天雄走上，乌头达下。《入门》。

半夏

性平生微寒熟温，味辛，有毒。主伤寒寒热，消心腹痰热满结、咳嗽上气，消痰涎，开胃健脾，止呕吐，去胸中痰涎，疗疟，堕胎。〇处处有之，生田野中，五月、八月采根，暴干，以圆白陈久者为胜。《本草》。〇汤浸切片淋洗七遍，去涎尽，以生姜汁浸一宿，焙干用。《本草》。〇入足阳明、太阴、少阳经，腊月泡洗，置露天冰过，又泡共七次，留久极妙。《入门》。〇三消及血虚者、干咽痛者、肠燥大便难者、汗多者皆勿用。《丹心》。

大黄

性大寒，味苦，无毒一云有毒。主下瘀血血闭，破癥瘕积聚，通利大小肠，除瘟瘴热疾，疗痈疽疮疖毒肿，号为将军。〇在处有之，二月、八月采根，去黑皮，火干，锦纹者佳。《本草》。〇荡涤实热，推陈致新，谓如勘定祸乱以致太平，所以有将军之名。《汤液》。〇入手足阳明经，酒浸入太阳，酒洗入阳明，余经不用酒。盖酒浸良久，稍薄其味，而借酒力上升至高之分，酒洗亦不至峻下，故承气汤俱用酒浸，惟小承气生用，或面裹煨熟，或酒浸蒸熟，量虚实用。《入门》。〇酒炒上达头顶，酒洗中至胃脘，生用则下行。《回春》。

葶苈子

性寒，味辛苦，无毒。主肺痈、上气咳嗽，定喘促，除胸中痰饮，疗皮间邪水上溢面目浮肿，利小便。〇在处有之，苗叶似荠。三月开花，微黄，结角，子扁小如黍粒，色黄。立夏后采实，暴干。《本草》。〇性急善逐水，有苦甜二种，苦则下泄，甜则少缓。《汤液》。〇隔纸炒香，或蒸熟用之。此药性急，走泄为功，苦者尤甚，甜者少缓。《入门》。

莨菪子

性寒，味苦甘，有大毒。主齿痛出虫，多食令人狂走见鬼。〇一名天仙子，叶似菘蓝，茎有白毛，五月结实，有壳作罂，中子至细，如粟米，青白色，先用醋煮极烂用之。《本草》。

草蒿

治劳，止盗汗，除留热在骨节间，明目，补中益气，驻颜色，去蒜发，疗热黄及邪气鬼毒。〇处处有之，即今青蒿也，得春最早，茎叶与常蒿一同，但此蒿色深青，故气芬芳，以深青者为胜，童便浸七日，晒干用。《本草》。

旋覆花

性微温，味咸甘，有小毒。主胸上痰唾如胶漆、心胁痰水，两胁胀满，开胃止呕逆，去膀胱宿水，明目。〇一名金沸草，叶如大菊，六月开花如菊，花小铜钱大，深黄色，采花日干，在处有之。〇熟蒸晒干，入煎药，绵滤去滓。《本草》。

藜芦

性寒，味辛苦，有大毒。主头疡疥瘙、恶疮癣，去死肌，杀诸虫，吐膈上风痰，〇生山中，根似葱而多毛，又如龙胆，二月、三月、八月采根，阴干。一名鹿葱。《本草》。〇糯米泔煮，晒干微炒用之。《本草》。

射干

性平，味苦，有小毒。主喉痹咽痛水浆不入，疗老血在心脾间咳唾，言语气臭，除积痰，消结核。〇处处有之，叶狭长，横张疏如翅羽状，故一名乌扇，根多须，皮黄黑，肉黄赤，三月、九月采根，日干，泔浸用之。《本草》。

蛇含

性微寒，味苦，无毒。主金疮疽痔、鼠瘘恶疮、头疡，疗蛇虫、蜂虿毒伤，治风疹痈肿。〇处处有之，当用细叶黄花者为佳。八月采叶，日干，勿令犯火。《本草》。〇昔人见蛇被伤，一蛇含草着疮上，伤蛇乃去，因用此有效，故名。《入门》。

常山

性寒，味苦辛，有毒。治诸疟，吐痰涎，去寒热。〇处处有之，即蜀漆根也，八月采根，阴干。细实黄者，呼为鸡骨，常山最胜。《本草》。〇性暴悍，善驱逐，能伤真气，不可多用，令人大吐。《丹心》。〇生用令人大吐，酒浸一宿，蒸熟，或炒或醋浸，煮熟则善化痞而不吐。《入门》。

蜀漆 即常山苗也，五月采叶，日干，治瘴鬼疟，能吐出之，甘草水蒸二次，晒干用。《入门》。

甘遂

性寒，味苦甘，有毒。能泻十二种水疾，治面目浮肿，心腹胀满，利水谷道。〇皮赤肉白，作连珠，实重者良。二月采根，阴干。此药专于行水，攻决为用，量用之。《本草》。〇此药可以通水，而其气直透达所结处，麸炒用之。《入门》。

白蔹

性平一云微寒，味苦甘，无毒。主痈疽疮肿、发背瘰疬、肠风痔瘘、面上疱疮、扑损伤、刀箭伤，生肌止痛，涂肿毒及汤火疮。〇蔓生，枝端有五叶，根似天门冬，一株下有十余根，皮赤黑肉白。二月、八月采根，暴干。《本草》。

赤蔹 功用形状同白蔹，但表里俱赤耳。《入门》。

白及

性平一云微寒，味苦辛，无毒。主痈肿恶疮、败疽发背、瘰疬、肠风痔瘘，刀箭扑损伤、汤火疮。〇根似菱米，有三角，白色，二月、八月、九月采根，暴干。《本草》。○白蔹、白及，古今服饵方少用，多见于敛疮方中，二物多相须而行。《入门》。

大戟

性寒，味苦甘，有小毒。主蛊毒、十二水肿满，利大小肠，泻毒药，泄天行黄疸温疟，破癥结，堕胎。○泽漆根也，秋冬采根，阴干。《本草》。○春生红芽，故方用多云红芽大戟，与甘遂同为泄水之药，细锉，蒸或微炒。《入门》。

泽漆　主浮肿，利大小肠，止疟。此大戟苗也，四五月采。《本草》。

贯众

性微寒，味苦，有毒。主诸毒，杀三虫，去寸白虫，破癥瘕。○处处有之，根形，色毛芒全似老鸱头，故呼为草鸱头，一名黑狗脊，三月采根，晒干。《本草》。

狼牙

性寒，味苦酸，有毒。主疥瘙恶疡疮痔，杀寸白虫及腹中一切虫。○苗似蛇莓而厚大，深绿色，根黑若兽之齿牙，故以名之，一名牙子。二月、八月采根，暴干，中湿腐烂生衣者杀人。《本草》。

羊踯躅

性温，味辛，有大毒。主温疟鬼疰蛊毒。○即今踯躅花也。羊误食踯躅而死，故以为名。三四月采，干。《本草》。

商陆

性平一云冷，味辛酸，有大毒。泻十种水病、喉痹不通，下蛊毒，堕胎，除痈肿，杀鬼精物，敷恶疮，堕胎，通利大小肠。○在处有之，有赤白二种，白者入药用；赤者甚有毒。见鬼神，但贴肿外用，若服则伤人，痢血不已而死。○一名章柳根，一名章陆，赤花者根赤，白花者根白。二月、八月

采根，暴干。如人形者有神。《本草》。○铜刀刮去皮，薄切，水浸三日，取出和绿豆蒸半日，去豆晒干或焙干。《入门》。

青葙子

性微寒，味苦，无毒。治肝脏热毒冲眼，赤障、青盲、翳肿，主风瘙身痒，杀三虫，疗恶疮，下部䘌疮，明耳目镇肝。○即今鸡冠花子也，六月、八月采子，微炒，捣碎用。《本草》。

鸡冠花　性凉，无毒。止肠风泻血、赤白痢、妇人崩中带下。○花似鸡冠，故以名之，入药炒用。《本草》。

威灵仙

主诸风，宣通五脏，去腹内冷滞、心膈痰水、癥瘕痃癖、膀胱宿脓恶水、腰膝冷痛，久服无瘟疫疟。○生山野，九月末至十二月采，阴干，余月不堪采，铁脚者佳。又云不闻水声者良。《本草》。○治痛之要药也，闻流水声响则其性好走，故取不闻水声者，仙灵脾亦然，酒洗，焙干用。《丹心》。

牵牛子

性寒，味苦，有毒。主下气，治水肿，除风毒，利大小便，下冷脓，泻蛊毒，落胎。○白者名白丑，黑者名黑丑。此药始出，田野人牵牛易药，故以名之。九月后收子。《本草》。○泻气中之湿热，以气药引之则入气，以大黄引之则入血。○有黑白二种：白属金，黑属水，其性烈而善走，比诸辛药尤甚，以酒拌蒸三时，炒熟，每一斤捣取头末四两，用生者尤急。《入门》。

蓖麻子

性平，味甘辛，有小毒。治水胀腹满，催生，疮痍疥癞，去水癥浮肿、尸疰恶气。○叶似大麻而极大，其子形如牛蝉虫，故以名之。《本草》。○蓖麻能出有形质之滞物，善吸气，当是外科要药，盐水煮，去皮取

仁。《入门》。

蒴藋

性温一云凉，味酸，有毒。主风瘙瘾疹身痒、病瘰风痹。○一名接骨木，处处有之，春夏采叶，秋冬采茎根，可作浴汤。《本草》。

天南星

性平，味苦辛，有毒。主中风，除痰，利胸膈，消痈肿，堕胎，又疗破伤风。○生山野，二月、八月采根，入药炮用。《本草》。○治风痰、破伤风及小儿惊痫。牛胆制者尤佳。《医鉴》。○腊月置水中，冻去燥性，炮裂用，或姜汁白矾煮至中心无白点，亦好。《丹心》。

鬼臼 都似天南星，了不可辨，但南星体小柔腻肌细，炮之易裂；鬼臼体大，差可辨尔。《本草》。○杀蛊毒鬼疰，辟恶气。《本草》。

羊蹄根

性寒，味苦辛，无毒一云有小毒。主头秃疥癣疽痔、女子阴蚀浸淫，杀诸虫，疗蛊毒，敷肿毒，处处有之。《本草》。

实 性平，味苦涩，无毒。主赤白痢。《本草》。○一名金荞麦。《入门》。

叶 治小儿疳虫，可作菜食之。《本草》。

酸模 性凉，味酸，无毒。治小儿壮热。折其英可生食之，或取汁服，似羊蹄而细，味酸可食。《本草》。

菰根

性大寒，味甘，无毒。主肠胃痼热，止消渴，除目黄，利大小便，止热痢，疗酒疸面赤，然滑中，不可多食。○生水中，叶如蔗荻，久根盘厚，夏月生菌堪食，名菰菜。三年已上，中心生白台如藕，白软堪啖，名菰首，至秋结实,乃雕胡米,可作饭。《本草》。

萹蓄

性平，味苦一云甘，无毒。主浸淫疥瘙疽痔，杀三虫，疗蛔痛，除热淋，通小便。○处处有之，苗似瞿麦，叶细，绿如竹，花生节间，甚微细，五月采，阴干。《本草》。○主大小便不通，生水边，开紫花者为佳，捣取汁服。《经验》。

狼毒

性平，味辛一云苦辛，有大毒。破积聚癥癖痰饮，杀鬼精蛊毒，及飞禽走兽。○生山谷，叶似商陆及大黄，茎叶上有毛，四月开花，八月结实，根皮黄，肉白，二月、八月采根，阴干。以陈而沉水者为良，火炮用。《本草》。

豨莶

音喜枚。性寒，味苦，有小毒。主热䘌烦满，治风痹。有服食法。详见《本经》。○处处有之，一名火枚草，气如猪莶，气经蒸暴则散，五月五日、六月六日、九月九日采茎叶，暴干。《本草》。

苎根

性寒一云平，味甘，无毒。主小儿赤丹毒肿、妇人漏胎下血、产前后心热烦闷，除五淋，疗天行热疾、大渴大狂，署毒箭、蛇虫咬。《本草》。○即今绩布之苎根也，补阴，行滞血。《丹心》。

渍苎汁 主消渴热淋，水渍饮。《本草》。

马鞭草

性凉，味辛一云苦，无毒一云有毒。主癥癖血瘕久疟，破血，通月经，杀虫良，治下部䘌。《本草》。○似益母而茎圆，抽三四穗，类鞭鞘，故以为名。七月、八月采苗，日干。《入门》。

何首乌

江原道名。黄海道名。性平温，味苦涩一云甘，无毒。主瘰疬，消痈肿、五痔，治积年劳瘦、痰癖、风虚败劣，疗妇人产后诸疾，带下赤白。益血气，壮筋骨，填精髓，黑毛发，悦颜色，驻颜延年。○本名夜交藤，因何首乌服而得名。此人生而阉弱，年老无妻子，一日醉卧田中，见一藤两本异生，苗蔓相交。释合三四心异之，遂采根暴干，捣末酒服，七日而思人道，百日久疾皆愈，十年生数男，寿至一百三十岁。○蔓紫，花黄白，叶如薯蓣而不光，生必相对，根大如拳，有赤白二种：赤者雄，白者雌，根形如鸟兽、山岳之状者，珍也。○春末、夏中、初秋，候清明日，兼雌雄采之，以竹刀或铜刀去皮，薄切，蒸暴。一名交藤，一名夜合，一名九真藤，终始勿犯铁，忌食葱蒜、萝卜、猪羊血、无鳞鱼。凡修合药，须雌雄相合吃有验。《本草》。○米泔浸一宿，切片，晒干捣碎。如作丸则黑豆汁拌蒸，晒干用。《入门》。

白头翁

又云，性寒，味苦，有小毒。主赤毒痢及血痢，治项下瘤疬，消赘子，疗头癞。一名胡王使者。处处有之，其苗有风则静，无风自摇，与赤箭、独活同。○茎端有白细毛寸余披下，如白头老翁，故以为名。八月采根，暴干。《本草》。

芭蕉根

性寒，味甘，无毒。治天行热狂、烦闷消渴，取汁服。○人家种植之，亦敷肿毒，并发落涂之。《本草》。

芭蕉油 治头风发落，及汤火疮，又治风痫、涎晕欲倒，饮之即吐，便差。○以竹筒插皮中，如取漆法。《本草》。

芦根

性寒，味甘，无毒。主消渴客热，开胃，治噎哕，疗孕妇心热及痢渴。○生水中，叶似竹，花白。苇比芦差大，芦与苇皆可通用。○凡使，须要逆水芦，其根逆水生者。又云，当拯取水底甘辛者，其露出浮水者不堪用。《本草》。

花 名蓬蕽，主霍乱大善，煮汁服。《本草》。

马兜铃

性寒一云平，味苦，无毒。主肺热咳嗽喘急，清肺下气。○处处有之，藤绕树而生，子状如铃，作四五瓣，叶脱时，铃尚垂如马项铃，故得名。熟则自拆，八九月间采实，暴干。○只取里面子，去壳及草膜，微炒用。《本草》。

根 治血痔瘘疮，形似木香，小脂大，赤黄色，名土青木香，又名独行根，三月采根，炙用。《本草》。

刘寄奴草

性温，味苦，无毒。主破血下胀，通妇人经脉癥结。○苗茎似艾蒿，叶青似柳，茎有四棱，开小黄白花，结实似黍而细，蒿之类也。七月、八月采，日干。《本草》。○宋高祖刘裕，少名寄奴，用此治金疮出血如神，故为名。《入门》。

骨碎补

性温一云平，味苦，无毒。主破血止血，补折伤，治恶疮蚀烂，杀虫。○如姜细长，用之削去毛，细切，蜜水蒸晒用。《本草》。

连翘

性平，味苦，无毒。主瘰疬痈肿、恶疮瘿瘤、结热蛊毒，排脓，治疮疖，止痛，疗五淋小便不通，除心家客热。○叶似水苏，茎赤色，高三四尺，花黄可爱，秋结实作房，剖之中解，才干便落，不着茎。在处有之，但树老乃有子，故难得。其实片片相比如翘，故以为名。《本草》。○手足少阳、阳明经药也。入手少阴经，去瓤用之，疮瘘痛肿不可缺也。《入门》。

续随子

性温，味辛，有毒。主癥瘕疝癖、瘀血蛊毒、心腹痛，利大小肠，下恶滞物，破积聚。○一名千金子，一名联步，生南方，采无时。○下水最速，然有毒损人，不可过多。《本草》。○去壳研，以纸包，压去油用。《入门》。

菵茹

性寒，味辛酸，有小毒。主蚀恶肉，杀疥虫，排脓，去恶血。○叶有汁，根如萝卜，皮黄，肉白，五月采根，阴干，黑头者良。《本草》。

蛇莓

性大寒一云冷，味甘酸，有毒。主胸腹大热，通月经，胁疮肿，敷蛇虫咬。○处处有之，采茎根捣汁，或饮或敷。《本草》。

葎草

性寒，味甘，无毒。主五淋，止水痢，除疟、主癞疮。○处处有之，蔓生，夏月采茎叶用。《本草》。

鹤虱

性平一云凉，味苦，有小毒。杀五脏虫及蛔虫，止疟，并敷恶疮。○苗叶皱似紫苏，七月开黄白花，八月结实，子极细，采无时，合茎叶用之。《本草》。

雀麦

性平，味甘，无毒。主产难，煮汁服。○一名燕麦，苗似小麦而弱，实似矿麦而细，但穗细长而疏。《本草》。

白附子

性温，味甘辛，有小毒。主中风失音，

一切冷风气，止心痛，除阴囊下湿，疗面上百病，去瘢痕。○色白，苗似黑附子，三月采根，暴干，入药炮用。《本草》。○《本经》云：生新罗，即我国所产，今在处有之。《俗方》。

葫芦巴

性温，味苦，无毒。治肾虚冷、腹胁胀满、面色青黑。又云：治元脏虚冷气为最要。○或云：南藩萝卜子也。酒洗，微炒用。《本草》。○得茴香、桃仁，治膀胱气作痛，甚效。《汤液》。

木贼

性平，味甘微苦，无毒。益肝胆，明目，退翳膜，疗肠风下血，止血痢，去风，主月水不断、崩中赤白。○处处有之，去节用，眼药多用。童便浸一宿，晒干用。《本草》。○此物发汗至易，去节锉，以水湿润，火上烘用。《丹心》。

蒲公草

又名，性平，味甘，无毒。主妇人乳痈肿。○处处有之，叶如苦苣，三四月开黄花似菊，茎叶断之有白汁出，人皆啖之，俗呼为蒲公英。《本草》。○化热毒，消恶肿，散结核，解食毒，散滞气有奇功，可入阳明太阴经。《入门》。○一名地丁，治疗肿最效。《入门》。

谷精草

性温，味辛，无毒。主眼病喉痹、齿风痛，及诸疮疥。○处处有之，二三月谷田中采之。《本草》。

酢浆草

性寒，味酸，无毒。主恶疮病瘘，杀诸小虫。○处处有之，生下湿地，小儿食之。俗名酸车草。《本草》。

昨叶荷草

性平，味酸，无毒。主水谷血痢。〇生年久瓦屋上，远望如松，故一名瓦松。六月、七月采，日干。《本草》。

夏枯草

性寒，味苦辛，无毒。主寒热，瘰疬、鼠瘘、头疮，破癥，散瘿结气，治目疼。〇处处有之，冬生不凋，春开白花，至五月枯，四月采。《本草》。〇《月令》云：靡草死，得金气而生，至夏火盛而死。四月采，阴干。《入门》。〇此草禀纯阳之气，得阴气则枯，有补养厥阴血脉之功，故治目疼如神者，以阳治阴也。《纲目》。

山茨菰

有小毒，主痈肿疮瘘、瘰疬结核，去面上䵟䵳。〇叶如车前，根如茨菰，生山中湿地。《本草》。〇俗名金灯笼，花似灯笼，色白，上有黑点，故以为名。外用，醋磨敷之，亦入丸散。《入门》。〇叶似韭，花似灯笼，结子三棱，二月长苗，三月开花，四月苗枯，即掘地采根，迟则腐烂，其根上有毛包裹，人不可识，可于有苗时记其地，至秋冬采之，刮去皮，焙干。《丹心》。

灯心草

性寒，味甘，无毒。主五淋，疗喉痹。〇此今人织席者，拆取中心穰用。《本草》。

马勃

性平，味辛，无毒。主喉闭咽痛及恶疮。〇生湿地及腐木上，虚软如紫絮，大如斗，小如升，弹之紫尘出。《本草》。

水蓼

性冷，味辛，无毒。主蛇毒及脚气肿。〇叶似蓼，茎赤，生浅水中，其叶大于家蓼。《本草》。

子　治瘰疬结核。《本草》。

萱草根

性凉，味甘，无毒。主小便赤涩，身体烦热，治沙淋，下水气，疗酒疸。〇人家种之，多采其嫩苗煮食，又取花跗作菹，云利胸膈甚佳。一名鹿葱，花名宜男，孕妇佩之生男。〇《养生论》云：萱草忘忧，此也。《本草》。

野茨菰

性冷，味苦，无毒。下石淋，除痈肿，止消渴，疗产后血闷，及胎衣不下。〇生田野，处处有之，饥岁人采其根，煮食甚美。《俗方》。〇剪刀草根，即野茨菰也。《丹心》。〇治疗疮用剪刀草，即此也。《正传》。

败天公

性平，主鬼疰精魅。〇此人久戴竹笠也，取竹烧灰酒服。《本草》。

草豆蔻

性热，味辛，无毒。主一切冷气，温中下气，止心腹痛，及霍乱呕吐，去口臭气。〇若龙眼子而锐，皮无鳞甲，中子若石榴瓣，味辛烈者为好。《本草》。〇治风寒客邪在胃口之上，善治脾胃客寒，及心与胃痛。《汤液》。〇治胃脘冷痛，入足太阴经、阳明经。面包裹煨熟，去面用。《入门》。

草果

性温，味辛，无毒。主一切冷气，温脾胃，止呕吐，治膨胀，化疟母，消宿食，解酒毒果积，兼辟瘴解瘟。〇治脾寒湿、寒痰之药也。去内外壳，取仁，面裹煨熟用之。《入门》。

虎杖根

性微温一云平，味苦，无毒。破留血癥结，通利月水，下产后恶血，排脓，主疮疖痈毒、扑损瘀血，利小便，通五淋。〇一名苦杖，一名大虫杖，茎如竹笋状，上有赤斑点，处处有之，二月、八月采。《本草》。

草乌

性微温，味苦甘，有大毒。治风湿麻痹疼痛，发破伤风汗。○生山野，在处有之，形如白附子而黑。《入门》。○须童便浸炒，去毒。《丹心》。○草乌须与黑豆同煮，竹刀切，看透黑为度，取用草乌一两，黑豆一合为准。《得效》。○一名淮乌，生服痹喉。《医鉴》。

佛耳草

性热，味酸。治风寒嗽及痰，除肺中寒，大升肺气。《入门》。

蔺实

性平，味苦，无毒。主赤白冷热痢，破

痛肿。○处处有之，叶似苎，花黄，实如蜀葵子，黑色，即今人取以绩布及打绳索者。《本草》。○即白麻也。《入门》。

凤仙花

治杖疮，连根叶捣，涂之。一名金凤花。《医鉴》。

孩儿茶

性寒，味苦甘，无毒。治一切疮毒。《入门》。

屐屉鼻绳

主噎哽心痛，人着经久欲烂断者佳。烧灰，水服。《本草》。○路上弃左脚草鞋，名千里马，治难产极验。取鼻络小耳绳，烧灰酒调服。《产书》。

 木 部 凡一百五十六种

桂皮

性大热，味甘辛，有小毒。主温中，通血脉，利肝肺气，治霍乱转筋，宣导百药，无所畏，能堕胎。○桂得葱而软，葱液可熬桂作水。○生南方，三月、四月生花，全类茱萸，九月结实，二月、八月、十月采皮阴干，凡使刮去粗皮。《本草》。

桂心 治九种心痛，杀三虫，破血，止腹内冷痛，治一切风气，补五劳七伤，通九窍，利关节，益精明目，暖腰膝，除风痹，破痃癖癥瘕，消瘀血，续筋骨，生肌肉，下胞衣。○即是削除皮上甲错处，取近里，辛而有味，桂皮一斤只得五两为正。《本草》。

肉桂 能补肾，宜入治脏及下焦药，入手足少阴经。色紫而厚者佳，刮去粗皮用。《入门》。

桂枝 枝者枝条，非身干也。盖取其枝上皮，取其轻薄而能发散，正合《内经》辛甘发散为阳之义。○入足太阳经，能散血分

寒邪。《本草》。○表虚自汗，以桂枝发其邪，卫和则表密，汗自止，非桂枝能收汗也。《丹心》。○桂枝气味俱轻，故能上行发散于表。《丹心》。○仲景用桂枝发表，肉桂补肾；本乎天者亲上，本乎地者亲下，自然之理也。《汤液》。

柳桂 乃小枝嫩条，善行上焦，补阳气。薄桂乃细薄嫩枝，入上焦，横行肩臂。《入门》。○桂心、菌桂、牡桂，同是一物。厚者必嫩，薄者必老。嫩既辛香，兼又筒卷；老必味淡，自然板薄。板薄者即牡桂也，筒卷者即菌桂也，筒厚者宜入治脏及下焦药，轻薄者宜入治头目发散药。又有柳桂，乃桂之嫩小枝，尤宜入治上焦药。《本草》。

松脂

性温，味苦甘一云平，无毒。安五脏，除热，治风痹死肌，主诸恶疮、头疡白秃疥瘙，去死肌，疗耳聋，牙有蛀孔，贴诸疮，生肌、止痛、杀虫。○一名松膏，一名松

肪。六月采，自流出者胜于凿孔及煮取脂也，以通明如熏陆香者为胜。○炼法：以桑灰水或酒煮软，挼内寒水中，数十过，白滑则可用。《本草》。○又法：用河水煮化，投冷水中，令两人扯拔，既凝再煮，如此三次，再用酒煮三次，以自如饴糖为度。凡用入石臼中另捣为末，不可晒焙，亦不可单服，塞实肠胃。《入门》。

松实 性温，味甘，无毒。主风痹，虚羸、少气不足。《本草》。

松叶 主风湿疮，生毛发，安五脏，不饥，延年。《本草》。

松节 主百节风、脚痹、骨节痛，酿酒疗脚软弱。《本草》。

松花 名松黄。轻身疗病，即花上黄粉，胜皮叶及子。《本草》。

松根白皮 辟谷不饥，益气，补五劳。《本草》。

松渚 音诸。主牛马疥疮，烧松枝取汁也。《本草》。

松树皮上绿衣 名艾纳香，一名狼苔，合诸香烧之，其烟不散团聚，青白可爱。《本草》。

槐实

性寒，味苦酸咸，无毒。主五痔火疮，除大热，疗难产，堕胎，杀虫去风，治男女阴疮湿痒及肠风，能催生。○十月上巳日采实和荚，新盆盛，以牛胆汁拌湿，封口涂泥，经百日取出，皮烂为水，子如大豆，紫黑色，能疏导风热，入药微炒。有服法。久服则令脑满，发不白而长生。一名槐角，即荚也。《本草》。○槐者，虚星之精，叶昼合夜开，故一名守宫。《入门》。

槐枝 煮汁，洗阴囊下湿痒，烧灰，揩齿去蚛。《本草》。

槐白皮 煮汤洗五痔及恶疮、疳䘌、汤火疮。《本草》。

槐胶 主急风口噤，或四肢不收，或破伤风口眼㖞斜、筋脉抽掣、腰脊强硬。杂诸药用之。《本草》。

槐花 治五痔心痛，杀腹脏虫，并肠风泻血，并赤白痢，凉大肠热。微炒用。一名槐鹅。《本草》。

枸杞子

性寒一云平，味苦一云甘无毒。补内伤大劳嘘吸，坚筋骨，强阴，疗五劳七伤，补益精气，易颜色，变白，明目安神，令人长寿。○一名地仙，一名仙人杖，处处有之，春夏采叶，秋采茎实，久服之，皆轻身益气。○嫩叶作羹茹食之，甚佳，色白无刺者良。○茎名枸杞，根名地骨。枸杞当用梗皮，地骨当用根皮。枸杞子当用其红实，是一物有三用；其梗皮寒，根皮大寒，子微寒，性亦三等。○陕西枸杞子如樱桃，全少核，极有味。《本草》。

地骨皮 入足少阴经、手少阳经。治有汗骨蒸，善解肌热。《汤液》。

柏实

性平，味甘，无毒。主惊悸，安五脏，益气，治风，润皮肤，除风湿痹，虚损吸吸，兴阳道，益寿。○此侧叶子也。九月结子，候成熟收采，蒸干，去壳用。《本草》。○令人润泽，美颜色，耳目聪明，则泽肾之药也。《汤液》。○万木向阳，惟柏西向，故字从白，禀金之正气，木之最坚者，实去壳取仁，微炒，去油用。《入门》。

叶 味苦辛，性涩，皆侧向而生，主吐血、衄血、痢血，补阴之要药，四时各依方而采，阴干入药，蒸用。《本草》。

白皮 主火灼烂疮，长毛发。《本草》。

茯苓

性平，味甘，无毒。开胃，止呕逆，善安心神，主肺痿痰壅，伐肾邪，利小便，下水肿淋结，止消渴，疗健忘。○《仙经》服食亦为至要，云其通神而致灵，和魂而炼魄，明窍而益肌，厚肠而开心，调荣而理胃，上品仙药也，善能断谷不饥。○生山中，处处有之。松脂入地千岁为茯苓，其抱根而轻虚者为茯神，二月、八月采，皆阴干，大如三四升器，外皮黑细皱，内坚白，形如鸟兽龟鳖者良。《本草》。○有白、赤二种，白者入手太阴经、足太阳经、足少阳经，赤者入足太阴经、手太阳经、少阴经。又云：色白者入壬癸，色赤者入丙丁。《汤液》。○白色者补，赤色者泻。《本草》。○凡用去皮为末，水飞，浮去赤膜，晒干用，免致损目，阴虚人勿用。《入门》。

茯神　性平，味甘，无毒。疗风眩风虚，止惊悸，治健忘，开心益智，安魂魄，养精神，安神定志，主惊痫。○茯苓乃采斫讫，多年松根之气所生，盖其气味壹郁未绝，故为是物。其津气盛者，方发泄于外，结为茯苓。虽有津气而不甚盛，止能结伏于本根，故曰茯神。《本草》。○松木斫，不再抽芽，其根不死，津液下流，故生茯苓、茯神，因用治心肾、通津液。《入门》。

琥珀

性平，味甘，无毒。安五脏，定魂魄，杀精魅邪鬼，治产后血疹痛，利水道，通五淋，明目磨翳。○如血色，熟于布上拭摩，吸得芥者为真。凡用另捣如粉，重筛用。《本草》。○茯苓、琥珀皆自松出，而所禀各异。茯苓生成于阴，琥珀生于阳而成于阴，故皆治荣而安心利水。《入门》。

榆皮

性平，味甘，无毒。性滑利，主大小便不通，利水道，除肠胃邪热，消浮肿，利五淋，治不眠，疗疴。○生山中，处处有之，二月采皮取白，暴干；三月采实，作酱食，甚香美。《本草》。

酸枣仁

性平，味甘，无毒。主烦心不得眠、脐上下痛、血泄虚汗，益肝气，坚筋骨，令人肥健，又主筋骨风。○生山中，状如大枣树，而不至高大，其实极小，八月采实取核。《本草》。○血不归脾而睡卧不宁者，宜用此，大补心脾，则血归脾而五脏安和，睡卧自安矣。凡使破核取仁，睡多则生用，不得睡则炒熟，再蒸半日，去皮尖研用。《入门》。

黄檗

性寒，味苦，无毒。主五脏肠胃中结热、黄疸，肠痔，疗泄痢、女子漏下赤白、阴蚀疮，杀疳虫疥癣，治目热赤痛、口疮，除骨蒸劳热。○生山中，处处有之，五月、六月采皮，去皱粗，暴干。《本草》。○俗名黄柏，鲜黄色厚者佳。足少阴、手厥阴本经药，足太阳引经药也。又泻膀胱火，亦治龙火，有泻火补阴之功。《丹心》。○铜刀削去粗皮，蜜水浸半日，取出炙干用。又云，入下部盐酒炒，火盛者童便浸蒸。《入门》。○铜刀切片，蜜炒，酒炒，人乳汁炒，童便炒，或生用，大治阴虚。《回春》。

根　名檀桓，主心腹百病，久服轻身延年。《本草》。

楮实

性寒，味甘，无毒。主阴痿，壮筋骨，助阳气，补虚劳，暖腰膝，益颜色，充肌肤，明目。○处处有之，取皮以作纸者、皮斑者，是楮皮，白者是谷。又曰：叶有瓣曰楮，无瓣曰谷。八月、九月采实，暴干。《本草》。○水浸去浮，酒浸蒸，焙干用。《入门》。

叶　主刺风身痒、恶疮，生肌，可作浴汤。《本草》。

树皮　治水肿胀满，逐水，利小便。《本草》。

楮纸　烧灰，酒调服，能止血晕、血崩、金疮出血不止。《入门》。

干漆

性温，味辛，有毒。消瘀血，主女人经

脉不通及疝瘕，利小肠，去蛔虫，破坚积，止血晕，杀三虫，治传尸劳。〇漆桶中自然有干者，状如蜂房孔，孔隔坚若铁石者为佳，入药须捣碎，炒令烟出，不尔损人肠胃。素畏漆者勿服。《本草》。〇性畏漆者，入鸡子清和药内用。《正传》。

生漆 去长虫，久服轻身耐老。仙方有服法。〇夏至后采取。〇漆性并急，凡取时须荏油解破。〇凡验漆，以物蘸起，细而不断，断而急收。又涂于干竹上，荫之速干者并佳。《本草》。〇蟹黄能化漆为水，故解漆毒。《入门》。

五加皮

性温一云微寒，味辛苦，无毒。补五劳七伤，益气添精，坚筋骨，强志意，男子阴痿，女子阴痒，疗腰脊痛、两脚疼痹、骨节挛急、痿躄。小儿三岁不能行，服此便行走。〇生山野，树生小丛，茎间有刺，五叶生枝端，如桃花，有香气，三四月开白花，结细青子，至六月渐黑色，根若荆根，皮黄黑，肉白，骨硬，五月、七月采茎，十月采根，阴干。《本草》。〇上应五车星精而生，故叶五出者佳。延年不老，仙经药也。《入门》。

蔓荆实

性微寒一云平，味苦辛，无毒。主风头痛、脑鸣、泪出，明目，坚齿，利九窍，长髭发，治湿痹拘挛，去白虫长虫。〇蔓生，茎高四五尺，对节生枝，叶如杏叶，至秋结实，如梧子许而轻虚，八九月采。《本草》。〇太阳经药，酒蒸晒，捣碎用。《入门》。

辛夷

性温，味辛，无毒。主风头脑痛、面䵟，通鼻塞涕出，治面肿引齿痛，明目，生须发，作面脂生光泽。〇正月、二月生花，似着毛小桃子，色白带紫，当未拆时取之，已开者劣。〇北方地寒，二月开花，呼为木笔；南方地暖，正月开花，呼为迎春。〇用时，去心及外毛苞用之。《本草》。

桑上寄生

性平，味苦甘，无毒。助筋骨，益血脉，充肌肤，长须眉，主腰痛，治痈肿及金疮，疗女子怀胎漏血，能令胎牢固，除产后余疾及崩漏。〇生老桑树上，叶似橘而厚软，茎似槐枝而肥脆，三四月开花黄白色，六七月结实，黄色如小豆大。他木上皆有寄生，惟桑上者入药。三月三日采茎叶，阴干。〇此物极难得真，或云断其茎而视之，其色深黄，并实中有汁稠黏者为真。《本草》。

桑根白皮

治肺气喘满，水气浮肿，消痰止渴，去肺中水气，利水道，治咳嗽唾血，利大小肠，杀腹脏虫，又可缝金疮。〇采无时，出土者杀人。初采，以铜刀刮去上粗皮，取其里白，暴干，东行根益佳。《本草》。〇入手太阴经。泻肺气之有余，利水生用，咳嗽蜜蒸，或炒用。《入门》。

叶 家桑叶暖，无毒，除脚气水肿，利大小肠，下气除风痛。〇叶桠者名鸡桑，最佳。夏秋再生叶为上，霜后采用。《本草》。

枝 春叶未开枝，切炒，煮汤饮，治一切风，疗水气脚气、肺气咳嗽上气，消食，利小便，治臂痛，疗口干。即桑枝茶也。《本草》。

椹 性寒，味甘，无毒。主消渴，利三脏，久服不饥。〇黑椹，桑之精英，尽在于此。《本草》。

桑花 性暖，无毒。主鼻洪吐血，肠风、崩中带下。此桑树皮上白藓花也，以刀削取，炒干用。《本草》。

桑柴灰淋汁 性寒，味辛，有小毒。煮赤小豆作粥吃，大下水胀。《本草》。

桑蠹虫 主暴心痛，金疮肉生不足。老桑树中有之。《本草》。

柘木　性温，味甘，无毒。主风虚耳聋，疟疾。煮汁堪染黄。《本草》。

簟竹叶

性寒，味甘，一云苦无毒。止咳逆上气，除烦热，止消渴，压丹石毒，疗风痉、喉痹、呕吐，主吐血、热毒风、恶疡，杀小虫。○竹有簟、淡、苦三种。簟竹体圆而质劲，大者宜刺船，细者可为笛；甘竹似簟而茂，即淡竹也；苦竹有白有紫。《本草》。○簟竹淡竹为上，苦竹次之。《入门》。

淡竹叶　性寒，味甘，无毒。消痰，清热，主中风失音不语、壮热头痛，止惊悸、瘟疫狂闷，治咳逆上气、孕妇眩晕倒地、小儿惊痫天吊。《本草》。

苦竹叶　性冷，味苦，无毒。治不睡，止消渴，解酒毒，除烦热，发汗，治中风失音。《本草》。

竹沥　主暴中风，胸中大热，止烦闷、卒中风失音不语、痰热昏迷，止消渴，治破伤风及产后发热、小儿惊痫，一切危急之疾。○苦竹沥，疗口疮，明目，利九窍。《本草》。○竹沥非姜汁不能行经，竹沥六分，加姜汁一分用。《入门》。○取沥法，见杂方。

竹实　生于竹林茂盛蒙密之中，大如鸡子，竹叶层层包裹，味甘。主通神明，令心膈清凉，轻身益气。《入门》。○一云，状如小麦，堪可为饭吃。《本草》。

竹根　煮汤服，除烦热，止渴，补虚，下气，消毒，又主风痉。《本草》。

竹茹　主呕哕咳逆，止肺痿吐唾血、鼻衄，崩中。即刮青竹皮也。《本草》。

竹黄　即竹节间黄白者，味甘。尤制丹石药毒发热。《本草》。

吴茱萸

性热，味辛苦，有小毒。主温中下气，止痛、心腹积冷绞痛、诸冷实不消、中恶心腹痛，治霍乱吐泻转筋，消痰，破癥癖，除湿血瘰疬，疗肾气脚气、胃中冷气。○叶似椿，阔厚紫色；三月开花，红紫色；七八月结实，似椒子，嫩时微黄，至成熟则深紫。九月九日采，阴干。《本草》。○入足太阴经、少阴经、厥阴经，多食则令人气塞口开目瞪。《汤液》。○色青绿。凡使，汤浸去苦汁六七遍，然后或盐水、或黄连水炒用。○制法：以热汤同浸半日方炒，各拣用之。《入门》。○我国惟庆州有之，他处无。《俗方》。

根白皮　治喉痹咳逆，止泄注，疗白癣，杀三虫。○根东南行者为胜，道家去三尸方用之。《本草》。

叶　性热，治霍乱心腹痛、内外肾钓痛。盐炒，研罯，神验。《本草》。

食茱萸

主冷痹、腰脚软弱，起阳，杀牙齿虫痛及肠中三虫、恶虫毒，疗肠风痔疾，去虚冷，疗水气。○在处有之，功用与吴茱萸同，少为劣尔。颗粒大，经久色黄黑，乃是食茱萸。颗粒紧小，经久色青绿，即是吴茱萸也。《本草》。○又云，皮薄开口者，食茱萸也。《本草》。

树皮　杀牙齿虫，止痛。《本草》。

山茱萸

性微温，味酸涩，无毒。强阴，益精，补肾气，兴阳道，坚长阴茎，添精髓，暖腰膝，助水脏，止小便利、老人尿不节，除头风、鼻塞、耳聋。○在处有之，叶似榆，花白。子初熟未干，赤色，大如枸杞子，有核，亦可啖。既干，皮甚薄，每一斤，去核取肉皮四两为正。肉壮元气，秘精。核能滑精，故去之。九月、十月采实，阴干。《本草》。○酒浸去核，慢火焙干用，一名石枣。《入门》。

杜仲

性平温，味辛甘，无毒。治肾劳腰脊挛

痛、脚中酸疼，坚筋骨，除阴下湿痒，小便余沥，益精气，能治肾冷、臀腰痛。○状如厚朴，折之内有白丝相连者佳。削去上皮，横理切，令丝断。《本草》。○削去粗皮，切酥蜜炒，或姜汁炒，以丝断为度。一名思仙木，又名石思仙。《丹心》。

蕤核

性微寒，味甘温，无毒。主明目目赤、痛伤泪出、目肿眦烂。《本草》。○去壳取仁，汤泡去皮尖，研膏，用纸压去油用之。《入门》。

丁香

性温，味辛，无毒。温脾胃，止霍乱及肾气、奔豚气、冷气腹痛、阴痛，壮阳，暖腰膝，疗反胃，杀酒毒，消风毒诸肿，除齿疳䘌，能发诸香。○有雌雄。雄颗小，雌颗大。若欲使雄，须去丁盖，免发背痈也。○丁香中有粗大如山茱萸者，俗呼为母丁香，气味尤佳。《本草》。○形似钉，入手太阴、足阳明、少阴经。与五味子、蓬术同用，治奔豚之气。《汤液》。

鸡舌香 疗口臭。汉侍中应劭，年老口臭，帝赐鸡舌香含之。○今人于丁香中，大如枣核者，呼为鸡舌香，坚顽枯燥，了无香气。或云，鸡舌香出昆仑交广，采百花酿之以成香，故口含此香，欲使气芬芳耳。《本草》。

沉香

性热，味辛 一云苦，无毒。主风水毒肿，去恶气，止心腹痛，益精壮阳，治冷风麻、痹、霍乱吐泻转筋。○生岭南交广，土人见香木，必以刀斫成坎，经年得雨水所渍，遂结香，其坚黑中实无空心而沉水者为沉香，浮水者为煎香。煎香中，形如鸡骨者为鸡骨香，形如马蹄者为马蹄香。虽沉水而有空心则是鸡骨也，燔之极清烈。《本草》。○沉香能养诸气，上而至天，下而至泉，用

为使。《汤液》。○入汤磨刺服，入丸散另研极细用。《入门》。

乳香

性热 一云温，味辛，微毒。主风水毒肿，去恶气，止心腹痛痖气，疗耳聋、中风口噤、妇人血气，治诸疮令内消，止大肠泄澼。○生南海波斯国，松树脂也。紫赤如樱桃者为上，盖薰陆之类也，今人不复分别，通谓乳香为薰陆香耳。○形如乳头，以粉红透明者为上。《本草》。○入药，微炒杀毒，得不黏，或捣碎纸包，席下眠一宿，另研用。《入门》。○又云：以竹叶包，熨斗火熨，乃研细用。《直指》。

白胶香 性平，味辛苦，无毒。主瘾疹、风痒、齿痛。○即枫香脂也，外科要药也。《本草》。

藿香

性微温，味辛，无毒。疗风水毒肿，去恶气，止霍乱，治脾胃吐逆为最要之药。《本草》。○入手足太阴经。止呕吐，发散风寒为上。《汤液》。○苓藿虚燥，古人乃以合熏香也。《本草》。○入药，水洗去土梗，用叶。《入门》。

白檀香

性温，味辛，无毒。消热肿，治肾气腹痛，又主心腹痛霍乱、中恶鬼气，杀虫。《本草》。○树如檀，有黄、白、紫三种，入手太阴经、足少阴经，通行阳明经，引胃气上升。抑论诸香，动火耗气，非冷气不舒者不可轻服，脑麝芳窜尤甚，宜戒之。《入门》。○能调气而清香，引芳香之物上行至极高之分，最宜橙橘之属，佐以姜枣、葛根、豆蔻、缩砂、益智，通行阳明之经。《汤液》。

紫檀香

性温，味辛，无毒。主恶毒风毒、霍乱

东医宝鉴

心腹痛、中恶鬼气，一名紫真檀。《本草》。
○我国江原道多有之。《俗方》。

降真香

性温平，无毒。主天行时气。宅舍怪异，烧之辟邪恶之气。○烧之引鹤降，盘旋于上。醮星辰、度箓，烧之功第一。《本草》。

苏合香

性温，味甘，无毒。主辟恶，杀鬼精物、温疟蛊毒，去三虫，令人无梦魇。○中天竺出苏合，是诸香汁煎之，非自然一物也。今人用如膏油者，极芬烈耳。《本草》。

金樱子

性平温，味酸涩，无毒。疗脾泄下利，止小便利，涩精气，止遗精、泄精。○其子有刺，黄赤色，形如小石榴，九月、十月半黄熟时采，红熟则却失本性。《本草》。○丛生于篱落山野间，类蔷薇有刺，经霜方红熟。《日用》。

槟榔

性温一云寒，味辛，无毒。除一切风，下一切气，通关节，利九窍，消谷，逐水，除痰癖，下水肿，破癥结，宣利五脏六腑壅滞气。○生岭南，人啖之以当果实，云南方地温，不食此无以御瘴疠。其实春生，至夏乃熟。然其肉极易烂，先以灰汁煮熟。因火焙干，始堪停久。○小而味甘名山槟榔，大而味涩名猪槟榔，最小者名纳子，土人呼为槟榔孙。○尖长而有紫文者名曰槟，圆而矮者名曰榔。今不复细分，但取如鸡心状，存坐正稳，心不空，破之作锦文者为佳。○取尖长者，取其快锐速效之意。《本草》。○向阳者为槟榔，向阴者为大腹子，性沉有若铁石之重，白者味辛多散气，赤者味苦涩杀虫。《入门》。○刀刮去底，细切，急治则生用，经火则无力，缓治则略炒或醋煮过。

《入门》。

大腹皮

性微温，无毒。下一切气，止霍乱，通大小肠，治痰隔醋心，健脾开胃，泄浮肿胀满。○大腹所出与槟榔相似，但茎叶根杆小异，并皮收之。《本草》。○腹大而平者名大腹，尖者名槟榔。《入门》。○鸩鸟多栖此树上。凡用皮，先以酒洗，仍以黑豆汁洗，焙干方可用。《本草》。

栀子

性寒，味苦，无毒。主胸心、大小肠大热，胃中热气，心中烦闷，去热毒风，利五淋，通小便，除五种黄病，止消渴，治口干、目赤肿痛、面赤酒疱、齄鼻白癞、赤癞疮疡，杀䘌虫毒。○叶似李而厚硬，二三月开白花，花皆六出，甚芬香，夏秋结实，生青熟黄，中仁深红，九月采实，暴干。○入药用山栀子，方书所谓越桃，皮薄而圆小，刻房七棱至九棱者为佳。《本草》。○小而七棱者佳，长大者亦可用，但无力耳。《丹心》。○入手太阴经，治心烦懊憹不得眠，能泻肺中之火。《汤液》。○用仁去心胸热，用皮去肌表热，寻常生用。虚火，童便炒七次至黑色；止血，炒如墨；凉肺胃，酒泡用。《入门》。

龙脑香

性微寒一云温平，味辛苦，无毒。主内外障眼，明目，镇心，去目赤肤翳、心腹邪气，风湿积聚，去三虫，治五痔。○出岭南，状若梅花瓣者甚佳，其清香为百药之先，然非常服之药。独行则势弱，佐使则有功，于茶亦相宜，合糯米炭、相思子贮之则不耗。《本草》。○即婆律国杉木脂也，脑乃流出香液也，形似松脂，作杉木气，明净状若梅花瓣者佳。入药，另研用。《入门》。○龙脑属火，世人误以为寒，而不知其性散甚，似乎寒耳。人欲死者吞之，气即散尽，盖芳之甚，而散之速也。《丹心》。○龙脑入肾治骨。《纲目》。○相思子，出岭南，树高

854

丈余，子赤黑间者佳。《本草》。○今以黑大豆、灯心草同贮，亦不耗。《俗方》。

樟脑 乃樟木屑液造成，治疥癣癞疮作热，敷之。入香料，一名昭脑。《入门》。

芜荑

性平，味辛，无毒。治肠风痔瘘，恶疮疥癣，杀三虫及寸白虫。○此山榆仁也，气膻者良。三月采实，阴干。《本草》。

枳实

性寒一云微寒，味苦酸一云苦辛，无毒。主皮肤苦痒，除痰癖，消胀满，心下痞痛，消宿食。○木如橘而小，叶如枨多刺，春生白花，至秋结实，七八月采，暴干。○以翻肚如盆口唇状，须陈久者为胜。○古云：橘渡淮为枳。又云：江南为橘，江北为枳。今江南俱有橘、枳，江北有枳无橘，此是别种，非关变也。《本草》。○枳实泻痰，有冲墙倒壁之功。水浸去瓤，麸炒用。《入门》。○枳实不去瓤，其效更速。《丹心》。

茎皮 疗水胀、暴风、骨节挛急。《本草》。

根皮 主五痔大便下血。《本草》。

枳壳

性寒一云微寒，味苦酸一云苦辛，无毒。主肺气咳嗽，散胸中痰滞，利大小肠，消胀满，除关格壅塞，消痰逐水，破癥癖结气，除风痒麻痹，去肠风痔肿。○七八月采实，暴干，以肉厚翻肚如盆口状，陈久者为上。《本草》。○壳主高而实主下；壳高主皮肤胸膈之病，实低主心胃之病，其主治大同小异。《汤液》。○枳即橘属，水浸去瓤，麸炒用。《入门》。○我国惟济州有之，名倭橘。《俗方》。

厚朴

性温，味苦一云辛，无毒。主积年冷气、腹中胀满雷鸣、宿食不消，大温胃气，止霍乱吐泻转筋，消痰下气，厚肠胃，治泄痢呕逆，去三虫，泄五脏一切气。○以肉厚色紫而润者为好，薄而白者不堪用。削去上甲错皮，以姜汁炙用，或锉，姜汁炒用，不以姜制则戟人喉舌。《本草》。

苦茶

性微寒一云冷，味甘苦，无毒。下气，消宿食，清头目，利小便，止消渴，令人少睡，又解炙炒毒。○树小似栀子，冬生叶，早采为茶，晚采为茗。其名有五：一曰茶，二曰槚，三曰莈，四曰茗，五曰荈。古人谓其芽为雀舌、麦颗，言其至嫩，即腊茶是也。采嫩芽捣作饼，并得火良。○茗或曰荈，叶老者也。《本草》。○入手足厥阴经，饮之宜热，冷则聚痰，久服去人脂，令人瘦，《入门》。○蒙山茶，性温，治病最好。宜兴茶、陆安茶、东白山茶、神华山茶、龙井茶、闽腊茶、蜀苦茶、宝庆茶、庐山云雾茶，俱以味佳得名。○一人好食烧鹅不辍，医者谓其必生内痈，后卒不病，访知此人每夜必啜凉茶一碗，此其解毒。《食物》。

秦皮

性寒，味苦，无毒。主肝中久热，两目赤肿疼痛、风泪不止，除目中青翳白膜，洗眼益精明目，疗热痢、妇人带下、小儿痫热。○处处有之，树似檀，叶细，皮有白点而不粗错，皮有白点，故俗呼为白桪木，二月、八月采皮，阴干。○取皮水渍便碧色，书纸看青色者，真也。《本草》。

蜀椒

性热，味辛，有毒一云小毒。温中，主皮肤死肌，寒湿痹痛，除六腑寒冷、鬼疰蛊毒，杀虫鱼毒，除齿痛，壮阳，止阴汗，暖腰膝，缩小便，下气。○在处有之，树高四五尺，似茱萸而小，有针刺，叶坚而滑，四月结子，无花，但生于叶间，如小豆颗而圆，皮紫赤色，八月采实，阴干。一名川椒，一名巴椒，一名汉椒。〇蜀椒皮肉厚，腹里白，气味浓烈。凡使，须去目及闭口者勿用，合口者杀人。微火熬之令汗出，乃有势力，春之取红末用。《本草》。〇酒拌湿蒸，入瓮阴干，勿见风。《入门》。

椒目 性寒，味苦，无毒一云小毒。治十二种水气，能行水，利小便，治水蛊。《本草》。〇此药只行渗道，不行谷道，所以下水最速。〇微炒用之。《入门》。

椒叶 性热。治奔豚、伏梁气及内外肾钓痛，并霍乱转筋，蒸熨之。《本草》。

秦椒 又云，性温，味辛一云苦，有毒。主大风瘙痹，坚齿发，明目，疗腹中冷痛，止痢。〇秦地所出者，故言秦椒，树叶及茎子，都似蜀椒，但味短，实细，色黄黑，八九月采。《本草》。〇出四川谓之蜀椒、川椒，出关陕谓之秦椒。《入门》。

紫葳

性微寒，味酸一云甘，无毒。主妇人产乳余疾、崩中、癥瘕、血闭、产后奔血不定及崩中带下，能养血安胎，治酒齇、热毒风刺，利大小便。〇一名凌霄花，在处有之，初作藤蔓生，依大木，岁久延引至巅而有花，其花黄赤色，夏中乃盛，采花干用。《本草》。〇凌霄花治血中痛之要药也，且补阴甚捷。《丹心》。

茎叶 主痿蹶，益气，健脚力。《本草》。

根 治热风身痒、风疹，瘀血、带下。《本草》。

胡桐泪

性大寒，味咸苦，无毒。主大毒热，心腹烦满，止风热牙疼，疗牛马急黄。〇形似黄矾而坚实，有挟烂木者是。西域胡桐树脂也，味苦咸，若入水便消。〇治口齿为最要之药，又为金银焊药，能软一切物。《本草》。〇投少许于醋中便沸者是真也。《本草》。〇瘰疬结核，非此不能除。《汤液》。

松烟墨

性温，味辛，无毒。主产后血晕、崩中、卒下血，疗金疮，止血生肌。〇墨，松之烟也，入药须松烟墨方可，久远者佳。《本草》。〇汤药磨刺服，丸散则火煅、细研用。他墨光润五香者，勿用。《入门》。

猪苓

性平，味甘苦，无毒。主肿胀腹满，利水道，治淋，疗疟疾。〇一名朱苓，是枫树苓，其皮至黑，作块似猪屎，故以名之，肉白而实者佳。二月、八月采，阴干。《本草》。〇入足太阳、少阴经。除湿比诸淡渗药太燥，亡津液，无湿病勿服，久服伤肾。《汤液》。〇铜刀削去黑皮，微焙干用。《入门》。

白棘

性寒，味辛，无毒。疗丈夫虚损阴痿精自出，补肾气，益精髓，又主心腹痛、痈肿溃脓，止痛，决刺结。〇一名棘针，一名棘刺。棘，小枣也，丛生，花叶茎实都似枣，而有赤白二种，白者茎白如粉。〇有钩直二种，直者宜入补药，钩者宜入痈肿药。〇棘针，采无时。《本草》。

乌药

性温，味辛，无毒。治一切气，除一切冷，主中恶心腹痛、痊忤鬼气，疗膀胱肾间冷气攻冲背脊，治霍乱及反胃吐食、泻痢、痈疖疥癞，止小便滑数、妇人血气痛、小儿腹中诸虫。〇生天台者为胜，白而虚软，以作车毂形，如连珠状者为佳。《本草》。〇入足阳明、少阴经。生岭南者，色褐而坚硬，土产亦好，去皮心略炒用，或磨刺入汤服。《入门》。

没药

性平一云温，味苦一云辛，无毒。破癥结宿血，止痛，主打扑伤折筋骨瘀痛、金疮杖疮、诸恶疮痔漏，消肿毒，卒下血，去目中翳、晕痛、肤赤。〇似安息香，其块大小不定，黑色，研细入药，或热酒和服。《本草》。〇波斯国松脂也，破血、消肿、止痛，为疮家奇药也。《入门》。

安息香

性平，味辛苦，无毒。主心腹恶气鬼疰，治邪气魍魉鬼胎，辟蛊毒瘟疫，疗肾气霍乱，治妇人血噤、产后血晕。〇生南海，刻其树皮，其胶如饴，六七月坚凝乃取之，似松脂，黄黑色为块，新者亦柔软，烧之通神，辟众恶。《本草》。〇我国出济州，如膏油者名水安息香，作块者名干安息香，忠清道亦有之。《俗方》。

松萝

性平一云微热，味苦甘一云苦辛，无毒。主寒热温疟，能吐胸中客热痰涎，利水道，去头疮，消项上瘿瘤，除嗔怒邪气，令人得睡。〇一名女萝，松树上寄生也。五月采，阴干，在松上者为真。《本草》。

卫矛

性寒，味苦，无毒一云小毒。主蛊疰、中恶腹痛，除邪杀鬼，及百邪鬼魅，杀腹脏虫，通月经，破癥结，止血崩带下、产后瘀痛，消风毒肿，能落胎。〇一名鬼箭，处处有之，其干有三羽，状如箭翎，八月、十一月、十二月采，削取皮羽用之。《本草》。〇又名鬼箭羽，人家多燔之以祛祟。《入门》。

海桐皮

性平一云温，味苦，无毒。主腰脚不遂、麻痹疼痛、赤白泻痢，治中恶霍乱，疗疳蜃疥癣、牙齿痛及目赤，除风气。〇似梓白皮，不拘时月采。《本草》。〇我国惟济州有之。《俗方》。

合欢皮

性平，味甘，无毒。主安五脏，利心志，令人欢乐无忧。〇木似梧桐，枝甚柔弱，叶似皂荚、槐等，极细而繁密，互相交结，其叶至暮而合，故一名合昏。五月花发黄白色，瓣上若丝茸然，至秋而实，作荚子，极薄细，不拘时月采皮及叶用，又名夜合皮。《本草》。〇主肺痈吐脓，又杀虫，续筋骨，消痈肿。《入门》。〇《养生论》曰：合欢蠲忿，即此也。树之阶庭，使人不忿。《入门》。〇荣花树皮，即夜合花根也。《回春》。

五倍子

性平，味苦酸，无毒。主齿宣疳蜃、肺脏风毒作皮肤疮癣瘙痒脓水、五痔下血不止、小儿面鼻疳疮、大人口疮。〇处处有之，生肤木叶上，七月结实，无花，其实生青熟黄，大者如拳，内多虫，九月采子暴干。一名百虫仓，一名蚊蛤。《本草》。〇剥去内虫，汤洗生用，入丸药略炒。《入门》。

天竺黄

性寒一云平，味甘，无毒。治中风痰壅，卒失音不语，去诸风热，主小儿惊风、天吊客忤、痫疾，疗金疮。〇生南海边，竹内尘沙结成，如黄土着竹作片，凉心去热，小儿病最宜。一名竹膏。《本草》。〇生天竺国，竹内如黄土。《入门》。

密蒙花

性平一云微寒，味甘，无毒。主青盲肤翳赤脉多泪、小儿疮疹及疳气攻眼。〇花细碎，数十房成一朵，冬生春开，二三月采花暴干。《本草》。〇酒浸一宿候干，拌蜜蒸晒用。《入门》。

巴豆

性热一云生温熟寒，味辛，有大毒。荡炼五脏六腑，开通闭塞，利水谷道，破癥瘕积聚、痰癖留饮，治十种水病，除鬼疰蛊毒，去恶疮息肉，堕胎，杀虫鱼及斑猫毒，又杀腹脏虫。〇出巴蜀，形似大豆，最能泻人，新者佳，得火良。○其中一名江子，颗小似枣核，两头尖者勿用，能杀人。《本草》。○斩关夺门之将，不可轻用。若急治，为水谷道路之剂，去皮心膜油生用；若缓治，为消坚磨积之剂，换水煮五次，或炒烟尽，色紫黑，研用，可以通肠，可以止泄。《汤液》。○凡用，去皮及心膜。《本草》。

皂荚

性温，味辛咸，有小毒。通关节，除头风，利九窍，消痰涎，止咳嗽，疗胀满，破坚癥，能堕胎，治中风口噤，杀劳虫。○在处有之，树高枝间生大刺，九月、十月采荚，阴干。○有长皂荚、猪牙皂荚二种。今医家作疏风气丸散，多用长皂荚；治齿及取积药，多用猪牙皂荚，大抵性味不相远。○不蛀而肥者佳，可为沐汤，去垢甚妙。《本草》。○引入厥阴经药也。去皮及子，酥炙或蜜炙用。《入门》。○铁砧以锻金银，虽千百年不坏，以捶皂荚则即碎，一名皂角。《丹心》。

皂荚子 疏导五脏风热壅滞，又入治肺药、疗大肠风秘，炮核取中心嚼饵，治膈痰吞酸。《本草》。

皂角刺 一名天丁，凡痈疽未破者，能开窍；已破者，能引药达疮处，乃诸恶疮及疠风要药也。《入门》。

鬼皂荚 生泽畔，如皂荚，高一二尺，可作浴汤，去风疮疥癣衣垢，又沐头长发。《本草》。

诃子

性温，味苦一云酸涩，无毒。消痰下气，治肺气喘急、霍乱奔豚肾气，止泻痢肠风泻血、崩中带下，破结气心腹胀满，消食开胃，疗膈气，安胎。○子似栀子，皮肉相着，七八月实熟时采，六棱黑色肉厚者良，一名诃梨勒。○其子未熟时，风飘堕者，谓之随风子，暴干收之，彼人尤珍贵，益小者益佳。《本草》。○此物能涩肠而又泄气，盖其味苦涩故尔。《汤液》。○诃子以水湿，面包裹煨熟，或酒浸蒸，并去核取肉，焙干

用。《入门》。

柳花

性寒，味苦，无毒。主风水黄疸、面热黑、痂疥恶疮，金疮止血，治湿痹。○柳花，即初发时黄蕊也，及其花干，絮方出，谓之柳絮，收之贴灸疮及为褥褯。子乃飞絮，絮之下连小黑子，因风而起，其子极细，入池塘化为浮萍。《本草》。○杨与柳不相似，杨叶圆阔而赤枝，条短硬；柳叶狭长青绿，枝条长软。《本草》。

枝 主齿痛、风热肿痒，可作浴汤膏药，牙齿病为最要之药。《本草》。

木中虫屑 主风瘙痒、瘾疹。《本草》。

叶 主丁疮、汤火疮毒入腹热闷，治传尸骨蒸劳，下水气。○煎膏续筋骨，长肉，止牙痛。《本草》。

赤柽 一名两师，今河边小杨，茎赤叶细，所谓赤柳，主疥癣及一切恶疮。《本草》。

楝实

性寒，味苦，无毒。主温病、伤寒大热烦狂，利水道，杀三虫疗疡。○一名金铃子，一名川楝子，一名苦楝子。木高丈余，叶密如槐而长，三四月开花，红紫色，芬香满庭，实如弹丸，生青熟黄，十二月采实。《本草》。○入心经，主上下部腹痛，及诸疝。《汤液》。○酒浸湿，蒸软，剥取肉，去皮核，晒干用。《入门》。

根 性微寒，味苦，微毒。杀诸虫，利大肠。○有雌雄，雄者根赤无子，有大毒，服之令人吐不止；雌者根白有子，微毒，药用当取雌者。《本草》。○皮一两，入糯米五十粒，煎煮杀毒。《入门》。○我国惟济州有之，他处无。《俗方》。

樗根白皮

性凉，味苦，有小毒。主赤白久痢、肠滑及痔疾、肠风泻血不住，杀口鼻中疳虫，去疥䘌，主鬼疰传尸、蛊毒下血，能缩小

便。○樗与椿大抵相类，但樗木臭而疏，椿木实而叶香，并采无时。○又云：椿樗皆臭，但一种有花结子，一种无花不结子。世以无花，不实，木身大，干端直者为椿，椿用根叶；其有花而荚，木身小，干多迂矮者为樗，樗用根、叶、荚。○樗一名虎目树，以叶脱处有痕如目也。《本草》。○性凉而燥，须炒用或涂蜜炙用。《丹心》。○服此忌油腻、热面、毒物。《本草》。

椿木叶 味苦，有毒，主洗疮疥风疽。○根皮一名苦木疮，性温，主疳蛪，又止泻，涩精气。《本草》。

郁李仁

又名，性平，味苦辛，无毒。主通身浮肿，利小便，治肠中结气，关格不通，通泄膀胱五脏急痛，宣腰脚冷脓，消宿食下气。○处处有之，枝、条、花、叶皆若李，惟子小若樱桃，赤色而味甘酸，微涩，核随子熟，六月采实并根用，一名车下李。《本草》。○去壳汤浸，去皮尖双仁，蜜水浸一宿，研用。《入门》。○一名千金藤，破血润燥。《正传》。

根 主齿痛、齿根肿龋、坚齿，去白虫，煎汤含漱。《本草》。

没食子

性温一云平，味苦，无毒。主赤白痢肠滑，治阴疮阴汗、小儿疳痢，能黑须发。○一名无食子，圆如弹丸，色微黑，皮无孔者入药。《本草》。○凡使，勿犯铜铁炒，研细用。《入门》。

雷丸

性寒，味苦咸，有小毒。杀三虫及寸白虫，去蛊毒，竹之苓也。○色白者善，醋浸，炮去黑皮，焙用。《入门》。

橡实

性温，味苦涩，无毒。主下痢，厚肠胃，肥健人，涩肠止泻，充饥御歉。○橡实，栎木子也，处处有之，其实为皂斗。槲栎皆有斗，而以栎为胜，不拘时采，皮并实用，入药并炒。○柞也、栎也、杼也、栩也，皆橡栎之通名也。《本草》。

橡壳 即斗也。止肠风、崩中、带下、冷热泻痢。堪染皂，并染须发令黑。《本草》。

栎树皮 性平，味苦，无毒。主水痢，消瘰疬，除恶疮，及疮中风露肿痛者。《本草》。

槲若 性平，味甘苦，无毒。疗血痢，主痔止渴，取叶炙用。若即叶也。○树皮味苦涩，除蛊及瘘，治恶疮。○与栎相类，亦有斗，但小不中用，不拘时采用。《本草》。

白杨树皮

性冷，味苦一云酸，无毒。主毒风、脚气肿，去风痹，消扑损瘀血作痛，疗折伤血沥痛，煎膏可续筋骨。○处处有之，木身微白，故曰白杨。叶面青，背白，体圆，蒂弱，微风大摇，古人多种于墟墓间。《本草》。

苏方木

性平一云寒，味甘咸，无毒。治妇人血气心腹痛，及产后血胀闷欲死、女子血噤失音，消痈肿扑损瘀血，排脓止痛，能破血。○一名苏木，今人用染色者。《本草》。○酒煮，去皮节用。《入门》。

桐叶

性寒，味苦，无毒。主恶蚀疮着阴。○桐有四种：青桐无子；梧桐皮白叶青，有子；白桐有花与子，堪作琴瑟者；岗桐似白桐，惟无子。药中所用是白桐也。《本草》。○白桐，二月开淡红花，结子可作油。《入门》。○桐子，似蔓荆子而稍大，青绿色。《俗方》。

桐皮 主五痔，杀三虫、治五淋，沐头去风，生发。《本草》。

桐油 性冷，微毒。敷恶疮疥、鼠咬疮。取桐子榨取油也。《本草》。

胡椒

性大温，味辛，无毒。下气，温中，去痰，除脏腑中风冷，止霍乱心腹冷痛，及主冷痢，杀一切鱼、肉、鳖、菌、蕈毒。○出南方，形如鼠李子，调食用之，向阳者为胡椒，向阴者为荜澄茄，研末入药。一名浮椒。《本草》。

荜澄茄 性温，味辛，无毒。主下气消食，治霍乱、泄泻、肚腹痛，并肾气膀胱冷，能染发及香身。○生南海，嫩胡椒也，似梧桐子及蔓荆子，而微大，青时就树采摘，有柄粗而带圆是也。《本草》。○去柄，酒浸蒸半日，杵细用。《入门》。

无患子皮

性平，有小毒。主浣垢，去面䵟喉痹。○子中仁，烧令香，辟恶气。其子如漆珠，僧家贯之为念珠，紫红色小者佳。昔有神巫，以此木为棒，击鬼杀之，故名曰无患。《本草》。○我国惟济州有之。《俗方》。

益智子

性温，味辛，无毒。主遗精，缩小便，摄涎唾，益气安神，调诸气。○形大如枣，皮白，中仁黑，核细者佳。《本草》。○服之益人智慧，故名。主君相二火，入手足太阴、足少阴经。本脾经药也。治脾胃寒邪，以盐煎，暖胃固精。《入门》。

牛李子

性微寒，味苦，有小毒。主寒热瘰疬，能下血、除疝瘕冷气，治水肿胀满。○一名鼠李子，生野道边，木高七八丈，枝叶如李而不泽，至秋结实，状若五味子，生于条上四边，生则青，熟则紫黑色，成穗，至秋叶落，子尚在枝，实熟时采，日干用之，酒蒸。《本草》。○小儿疮疹能起发，最妙。钱氏。

根汁 空心服，治脊骨疳，口含治齿䘌。《本草》。

树皮 主诸疮，除身皮热毒。《本草》。

丁公藤

性温，味辛，无毒。主风血，补衰老，起阳，强腰脚，除痹，变白，排风邪。○一名南藤，茎如马鞭，有节，紫褐色，叶如杏叶而尖，采无时，渍酒服。《本草》。○解叔谦母病，祷神，遇异人得服此药，即此也。《南史》。

桦木皮

性平，味苦，无毒。主黄疸及乳痈，肺风疮、小儿疮疹。○今之装弓桦皮也。木似山桃，皮有花纹，北来者佳。《本草》。

木鳖子

性温，味甘，无毒。消结肿恶疮、肛门痔肿、妇人乳痈。○木实也，形似鳖，故以为名。去壳锉，麸炒用。《本草》。

钩藤

性寒一云平，味苦一云甘，无毒。主小儿十二惊痫及客忤胎风，专治惊热。○叶细，茎长，节间有刺若钓钩者是也。《本草》。

棕榈皮

性平，无毒。止鼻洪吐血、肠风赤白痢，及妇人崩中带下。○木皮也，形如马鬃，黑色，烧存性用。《本草》。

木槿

性平，无毒。止肠风泻血，及痢后渴。○处处有之，作饮服，令人得睡，采无时。《本草》。

花 性凉，无毒。治赤白痢及肠风泻血，宜炒用。○作汤代茶吃，治风。《本草》。

芫花

性温，味辛苦，有毒一云大毒。治心腹胀满，去水肿寒痰喜唾，疗咳嗽瘴疟蛊毒，治痈肿恶疮风湿，杀虫、鱼、肉毒。○正二月花发紫碧色，叶未生时收花，日干。○凡使，醋炒用，不可近眼。《本草》。

楸木皮

性小寒，味苦，无毒。杀三虫及皮肤虫，煎膏敷恶疮、疽瘘、痈肿、下部疳䘌，除脓血，生肌肤，长筋骨。《本草》。○处处有之，多生山中，采无时，木性坚硬，可为器用。《俗方》。

石南叶

主筋骨皮肤风，养肾强阴，疗脚弱。○此药生终南山石上，如枇杷叶，无毛，猪脂炒用。《入门》。

大风子

性热，味甘。主疠风、疥癞、疮癣，杀

玉屑

味甘平，无毒，除胃中热、喘息烦满，止渴。屑如麻豆服之。○玉可以乌米酒及地榆酒化之为水，亦可以葱浆水消之，可饵。屑如麻豆，服则滓秽当完出也。○玉屑一升，地榆草一升，稻米一升，取白露三升，同置铜器中煮，米熟绞取汁，玉屑化为水，名曰玉液，所谓神仙玉浆也。《本草》。

玻璃

性寒一云冷，味辛，无毒。安心止惊悸，明目磨翳障。○此西国之宝也，《佛经》云：七宝谓金、银、琉璃、车渠、玛瑙、玻璃、真珠是也。《本草》。○入药细研，水飞

虫，多服燥痰伤血。○入丸药去壳，纸捶去油，外涂带油。《入门》。

血竭

主一切恶疮疥癣，疗金疮，止血，定痛，生肌，但性急，不可多用，反能引脓。○一名麒麟竭，乃麒麟树之津液结成，色红。凡使，味微咸甘，作栀子气，嚼之不烂如蜡者佳。味咸甚，作腥气者非也，另研入药用。《入门》。

紫矿 治湿痒疮疥癣。○亦木脂液结成，形若烂石，与血竭同条，而功效全别。《入门》。

白蜡

生肌，止血，定痛，接骨，续筋，补虚，止咳，止泻，润肺脏，厚肠胃，杀劳虫。○一名虫蜡，冬青树上细虫，食树液而成者，属金，专禀收敛坚凝之气，外科之要药也。得合欢皮良，入长肉膏神效。《入门》。○在处有之，济州尤多产，作烛明净甚佳，胜蜜蜡。《俗方》。

 部凡四种

用。《入门》。

珊瑚

性平，味甘，无毒。镇心止惊，明目去目翳，止鼻衄。制法同上。○生大海水底，有枝干如树状，色红润，渔人网得之。《本草》。

真珠

性寒，无毒。镇安心神，明目，驻颜色，疗耳聋，治手足皮肤逆胪。○生于大海蚌蛤之中，石决明亦有之，入药，须用新完，未经钻缀者为佳。○入药，须久研如粉，方堪服饵。《本草》。

石 部 凡五十五种

朱砂

性微寒一云凉，味甘，无毒一云微毒。主百病，养精神，安魂魄，益精神，明目，悦泽人面，通血脉，镇心安神，杀精魅邪恶鬼，中恶心腹痛，除疥瘘诸疮，去息肉，润心肺，久服通神明，不老轻身神仙。○一名丹砂，生符陵山谷，又生辰州，故亦名辰砂。采无时，以光明莹澈，碎之崭岩作墙壁，又似云母片可析者佳。凡砂之绝好者，为光明砂。○但宜生使，炼服少有不作疾。一人服伏火丹砂数粒，发大热，数夕而毙。生朱砂，初生小儿便可服之，因火力所变，便至杀人，可不谨软。《本草》。○细研，水飞，灰碗内铺厚纸，渗干用。《入门》。○积混元气一千年，初胎名玄水。二千年名玄珠，三千年方成水银，带青色属木，四千年方成朱砂，色赤属火，至六千年、七千年，方成颗块。五行相类。

云母

性平，味甘，无毒。主五劳七伤、虚损少气，安五脏，益子精，明目，补中，止痢。○在处有之，以色白、明透、轻薄如蝉翼者为上。《本草》。○火煅红，醋淬七次，研水飞，晒干更研如粉，入药。《入门》。

石钟乳

性温，味甘，无毒。补五劳七伤，安五脏，利九窍，补虚损，明目，益精，强阴，治下焦伤竭、脚弱疼冷。○生深山石穴中，形如冬月檐冰，通明轻薄如鹅翎管，色白者为佳。○须细研水飞，更研三昼夜，如衣鱼粉，便堪入药。《本草》。○凡石药，冷热皆有毒，正宜斟酌。《内经》曰：石药之气悍，不可久服。明矣。○凡言石药，即石钟乳也，古人多饵之。《入门》。

矾石

性寒一云凉，味酸涩，无毒。消痰，止痢，疗阴蚀恶疮，去鼻中息肉，治急喉闭，坚骨齿，主瘰疬鼠瘘疥癣。○即今白矾也，白色光明者佳，细研，入瓦罐中火煅半日，色白如粉者，名枯矾。通治诸疮，去恶生肌之妙剂也，惟化痰生用。又有绿矾、黑矾、红矾。○白矾水化，书纸上，才干，水不能濡，故知其性却湿治涩。《本草》。

绿矾 性凉，无毒。治喉痹、虫牙、口疮及恶疮疥癣，多入咽喉口齿药。○一名青矾，乃铜之精液，火煅，醋淬三次用，乃抑肝助脾之药也。又云，醋制，以平肝。《入门》。

黑矾 又名皂矾，疗疳䘌，染须发药用之。《入门》。

红矾 即青矾火煅者，亦名矾红，治黄疸。《入门》。

空青

性寒，味甘酸，无毒。主青盲耳聋，益肝气，疗目热赤痛，去肤翳，止泪出，治内障眼，去翳障为最要之物，使瞳人破者再得见物。○空青色青，大者如鸡子，或如杨梅，故别名杨梅青，其壳厚如荔枝壳，内有浆酸甜，能点多年青盲内障，其壳又可磨翳。○其腹中空，破之有浆者，绝难得。《本草》。

曾青 性小寒，味酸，无毒。养肝胆，治寒热，治目痛，止泪出。与空青同山，疗体相似，其形小，连珠相缀，腹不空为曾青。《本草》。

石胆

性寒，味酸辛，有毒。主金疮、阴蚀疮，下石淋，散癥积，疗虫牙息肉、鼠瘘恶疮，破热毒。〇一名胆矾，以深碧色通明清亮者为上，吐风痰最快。《本草》。

雄黄

性平寒，味甘苦，有毒。主中恶腹痛、鬼疰，杀精物恶邪气，疗鼠瘘恶疮、疽痔死肌、疥癣蜃疮，去鼻中息肉，及绝筋破骨，杀百虫毒胜五兵，解藜芦毒，尤制蛇虺毒。〇又云：佩雄黄，鬼神不敢近，入山林，虎狼伏；涉大川，毒物不敢伤。〇纯而无杂，不挟石，赤如鸡冠，光明烨烨者，乃可用。又云：可以熔虫死者为真。〇精明者为雄黄，外黑者为熏黄，疮疥用之。《本草》。〇产山之阳者为雄，产山之阴者为雌，赤如鸡冠明澈者佳。细研，水飞，入药。《入门》。

雌黄 主恶疮疥癞，火煅候冷，细研用。《入门》。

滑石

性寒，味甘，无毒。主泄澼、女子乳难、癃闭，利小便，荡胃中积聚，通九窍、六腑津液，去留结，止渴，除烦热心燥，偏主五淋及难产，治乳痈，利津液。〇凡滑石似冰，白青色，画石上有白腻文者为真。《本草》。〇入足太阳经，治前阴不利，滑以利窍。《汤液》。〇入足阳明经，白色者佳，研细，水飞用。凡用，必以甘草和之。《入门》。〇我国出忠州者可用。《俗方》。

禹余粮

性寒平，味甘，无毒。主赤白痢、血闭癥瘕、小腹痛，治崩中及痔瘘等疾。〇一名太一余粮，形如鹅鸭卵，外有壳重叠，内有黄细末如蒲黄，轻敲便碎，兼重重如叶子雌黄，火煅，醋淬七次，细末，水飞用之。《本草》。

紫石英

性温，味甘辛，无毒。补心气不足，定惊悸，安魂魄，养肺气，镇下焦，止消渴，女子绝孕无子，散痈肿，令人悦泽。〇其色淡紫莹澈，随其大小皆五棱，两头如箭镞，所在有之，煮水饮之，暖而无毒，比白石英其力倍矣。《本草》。〇入手少阴、足厥阴经。火煅醋淬七次，研细，水飞用。石英有五色，惟白紫二种入药。《入门》。

赤石脂

性大温，味甘酸辛，无毒。主腹痛下痢赤白，止小便利，补五脏虚乏，养心气，明目益精，疗痈疽疮痔、女子崩中漏下、产难、胞衣不出。〇以色理鲜腻，以舌舐之黏着者为佳。《本草》。〇有赤白二种，赤入丙小肠、白入庚大肠。经云：涩可去脱。赤脂为收敛之剂。《丹心》。〇火煅通赤，放冷细研，水飞三次，晒干用。《入门》。

石硫黄

性大热，味酸，有毒。主心腹积聚、邪气冷癖、腰肾久冷、冷风顽痹、脚冷疼弱无力，坚筋骨，壮阳道，除头秃恶疮，下部蜃疮，杀疥癣虫。〇以色如鹅子初出壳者为真，谓之昆仑黄，其赤色者名石亭脂。《本草》。〇色黄莹净者佳。凡使，熔化入麻油中，或入童便中浸七日，细研，水飞用。以雀脑髓拌之则不臭。《入门》。

石膏

性寒，味辛甘，无毒。主时气头痛身热、三焦大热、皮肤热、口干舌焦咽热，止消渴，解肌发汗，能泻胃火。〇石膏生于石旁，如棋子，白彻最佳，自然明莹如玉，细理白泽者良。黄者令人淋。《本草》。〇入手太阴经、少阳经、足阳明经。治足阳明经中热、发热、恶热、燥热、日晡潮热、自汗。《汤液》。〇捣研成粉，以生甘草水飞过，晒干用，或火煅研，水飞用。《入门》。

方解石 性大寒，味苦辛，无毒。主胃中留热，黄疸。此石性冷，疗热不减石膏。〇与石膏大体相似，方解石不生石旁，端然独处，大如升，小者如拳，破之皆方解。疗风去热虽同，而解肌发汗不如石膏。○细研，水飞用，或火煅研。《本草》。

磁石

性寒，味辛咸，无毒。养肾脏，强骨气，益精，除烦，疗耳聋，通关节，消痈肿、鼠瘘、颈核、喉痛，炼水饮之，令人有子。○色黑坚重，能悬吸针，虚连三四为佳，吸铁虚连十数针，乃至一二斤刀器，回转不落者为真。《本草》。○火煅红，醋淬九次，细研，水飞用，或炼汁饮之。《入门》。○磁石之力全者，可引数斤之铁于器物之外，此物类相感也。《正理》。

磁石毛 磁石中有孔，孔中黄赤色，其上有细毛，性温，味咸，无毒，毛色轻紫，石上皲涩，可吸连针铁，俗谓爇铁石。养肾益气，补填精髓，肾虚耳聋目昏功用更胜。○磁石毛，铁之母也，取铁如母之招子焉。烧赤，醋淬，研细，水飞用。《本草》。

阳起石

性温，味咸，无毒。破子脏中血、癥瘕结块、腹痛无子，阴痿不起。疗男子茎头寒、阴下湿痒，去臭汗，消水肿，令人有子。《本草》。○能助人阳气，形如狼牙，色白明莹者佳。火煅醋淬七次，细研，水飞用。此云母根也。《入门》。

寒水石

性寒，味辛甘，无毒。主五脏伏热，胃中热，身热烦满，皮中如火烧，止渴，消水肿。○一名凝水石，一名鹊石，色如云母、可析者良，盐之精也。《本草》。○火煅，细研，水飞用。《入门》。

密陀僧

性平，味咸辛，有小毒。主久痢、五痔金疮、面上瘢黯。○出炼银矿灰池中，椎破如金色者佳。《本草》。○外敷生用。内服火煅黄色，细研用。《入门》。

朴硝

性大寒，味苦咸，有小毒。治腹胀、大小便不通、女子月候不通，通泄五脏百病、六腑积聚。○一名硝石朴，扫得地霜，一煎而成，未经再炼，故曰朴硝。其味酷涩，可以熟生牛马皮，故亦曰皮硝。○能化七十二种石为水，故曰硝石。《本草》。○硝石者，硝之总名也，不经火者谓之生硝、朴硝，经火者谓之盆硝、芒硝，古人用辛，今人用咸。《汤液》。

芒硝 性大寒，味咸，有小毒。主五脏积聚，破癥瘕，通五淋，利大小便、腹中痰实、伤寒内热、胃闭及黄疸，消瘰疬，去漆疮，能破血堕胎，通女子月经闭。○取朴硝，以暖水淋汁，炼之减半，投于盆中，经宿而有细芒生，乃芒硝也，亦名盆硝。《本草》。

马牙硝 性大寒，味甘，无毒。除五脏积热伏气，去眼赤肿障翳涩痛。○亦出于朴硝，煎炼而凝，破之作四五棱，白色莹澈，以其形类，故呼为马牙硝，又名英硝。《本草》。

玄明粉 性冷，味辛甘，无毒。治心热烦躁，膈上虚热，破五脏宿滞癥结。《本草》。○炼法：冬月取朴硝和萝卜各一斤同煮，萝卜熟为度，取出以纸滤过，露一宿，结成青白块子，每一斤入甘草生熟二两为末，搅匀听用。《入门》。○其性和缓，老弱人应用硝者，宜以玄明粉代之。《汤液》。

风化硝 治一切痰火，取朴硝以沸汤浸化，用绢滤过，盛瓦盆中，悬井中，经宿结成牙子，莹白如水晶可用。否则再化再滤，直至莹白为度，却取硝为末，置竹箕内，单纱掩之，置通风处两月乃化，再研入药。《入门》。

焰硝 炼朴硝取精讫，其凝结在下如石者，精英既去，但余滓而已，故功力亦缓，惟能发烟火。《本草》。○烧之成焰，能发烟火，故又曰焰硝。三硝本一物，主治相同。○凡硝入汤药，先安盏内，乃灌药汤，乘热搅服。《入门》。

硼砂

性暖一云温平，味苦辛，无毒。消痰止嗽，破癥结，治喉痹。〇一名蓬砂，治咽喉最为要切。其状甚光莹，亦有大块者，南蕃者色褐，味和，效速；西戎者色白，味焦，功缓。《本草》。

食盐

性温，味咸，无毒。杀鬼蛊邪疰毒气，主中恶心痛，止霍乱心腹卒痛，疗下部䘌疮，吐胸中痰癖宿食，滋五味，多食则伤肺喜咳，煎汤淋洗诸疮，消肿毒。〇煎炼海水而成，雪白者佳。〇西北人少食，多寿而少病；东南人好食，少寿而多病。然以浸鱼肉则经久不败，以沾布帛则易致腐烂，各有所宜也。《本草》。〇五味中，惟盐不可缺，然少服不服为好，若病嗽及水肿者全禁。〇凡使，炒赤或水飞用，不可过多。《入门》。

盐精 性寒，味咸苦，无毒。除风冷，磨涂肿毒，渍汤洗眼，皆效。〇生积盐仓中，青黑色，一名泥精，盖太阴玄精石之类也。《本草》。

太阴玄精石 性寒，味咸，无毒。主心腹诸疾，下气除热。〇色青，形如龟背者良。研细水飞，晒干用。《入门》。

青盐 性寒，味咸，无毒。止心腹痛，助水脏益精气，除诸血疾。〇以青黑色，形块方棱明莹者佳，研，水飞晒干用。《入门》。

青礞石

治食积不消，留滞在脏腑，宿食癥块，小儿食积羸瘦，得硇砂、巴豆、大黄、三棱良。《本草》。〇色青坚硬，有小金星，性好沉坠，得焰硝能利湿热痰积，从大肠而出。取礞石与焰硝等分，入罐内，盐泥固济，火煅一日取出，细研如粉用。《入门》。

花蕊石

主金疮止血，又疗产妇血晕瘀血。〇一名花乳石。体坚重，色如硫黄，于黄石中间有淡白点，以此得花之名。此药能化血为水。《本草》。〇治金疮，破瘀血，合硫黄同炼服之，或只用大火煅，淬，另研极细用之，急则刮末敷之。《入门》。

硇砂

性热，味辛酸，有毒。破癥瘕积聚、瘀血烂胎，除宿冷，去恶肉，生好肌，柔金银，可为焊药。〇一名北庭砂，色黄白，形如牙硝，光净者良。此本攻积聚之物，热而有毒，多食腐坏人肠胃，生用则化人心为血，固非久饵之物。《本草》。〇凡用须细研，水飞过，入瓷器中，重汤煮令自干，以杀其毒用之。《入门》。

砒霜

性暖，味苦酸，有毒。主诸疟风痰在胸膈，可作吐药，又疗齁齁，截痰疟，然有大毒不可轻服。〇一名信石。能辟蚤虱，入药须醋煮杀毒，乃可用。《本草》。〇色黄赤明澈如乳，尖长者佳。盛瓦罐固济，火煅半日取出，甘草水浸半日，拭干研用。《入门》。

代赭石

性寒一云平，味苦甘，无毒。杀精物恶鬼、女子漏下赤沃、带下百病，止吐衄血、肠风痔瘘、月经不止崩中，除血痹血瘀，止泻痢尿血遗尿，起阴痿，疗金疮长肉，能堕胎。〇一名血师，出代郡，赤红青色，如鸡冠有泽，染爪甲不渝者良。块上文如浮沤丁者，谓之丁头代赭，最胜。〇涂牛马，辟疫。《本草》。〇入手少阴经、足厥阴经。即今好赤土也，火煅醋淬七次，研粉水飞，晒干用。《入门》。

不灰木

性大寒，主热痱疮。色青白如烂木，烧之不燃，盖石类也。或云即滑石根也，要烧成灰，斫破，以牛乳煮了，更以黄牛粪烧之，便成灰。《本草》。

石灰

性温，味辛，有毒。主疽疡疥瘙、恶疮癫疾、病癣白癜、瘰疬瘢疵、痔瘘瘿赘、疣子诸疮，疗髓骨疽，杀痔虫，去黑子，蚀恶肉，除粉刺，治产后阴户不合，疗金疮止血生肌，能堕胎。〇一名恶灰，采石青白色者，作灶烧灰，以水沃之，即热蒸而解末矣。《本草》。〇火煅石而成灰，水解者力劣；风中自解者力大。雷公云：醋浸一宿，火煅令腥秽气出，存性，研细用。《入门》。

石燕

性凉，无毒。止消渴，主淋及难产，手执之即产。〇形如蚬蛤，凝强似石，火煅醋淬，研细用。《本草》。

石蟹

主痈肿漆疮、青盲目淫肤翳。〇海蟹，年深水沫相着，仍化为石，每遇海潮风漂出，为人所得，细研水飞用之。《入门》。

炉甘石

治眼疾为君。〇轻白如羊脑，不夹石者佳。盛砂罐，盖口，炭火中煅令通赤，以童便淬之九次，细研水飞用。《入门》。

鹅管石

主肺寒久嗽，痰气壅滞。〇性平，味甘，无毒。形如鹅管，色白，火煅细研用。《入门》。

蛇含石

性冷，味甘，无毒。主心痛、疰忤、石淋、产难、小儿惊痫。〇一名蛇黄，蛇蛰时黄土也。火煅，醋淬，水飞用。《入门》。

水泡石

性平，无毒。止渴，治淋，去目中翳膜。〇一名浮石，水泡岁久成石，研细，水飞用之。《本草》。

淋石

性暖，无毒。主石淋及噎食吐食。〇此乃患石淋人，或于尿中出者，形如小石，非他物也。候出收取，待病发，水磨服之。《本草》。

无名异

味甘平，无毒。主金疮折伤内损，止痛、生肌肉。〇状如黑石炭，嚼之如饧。《本草》。

乌古瓦

性寒，无毒。止消渴，屋上年深者良。《本草》。〇今人取千年瓦，烧熨冷痹，有效。《俗方》。

白磁屑

性平，无毒。主带下白崩，灭瘢痕。《本草》。

古砖

主久患白痢，脓泄下，妇人带下五色，亦主小腹多冷，火烧熨之，妙。《本草》。

白麦饭石

即粗理黄石，今之造磨皑石也。火烧，醋淬，有屑落醋中，研涂发背痈，神良。《外科》。〇大凡石角，多主痈疽。《本草》。

水中石子

主食鱼脍，腹中胀满成瘕痛闷，饮食不下，日渐瘦。取石，火烧，淬水取饮。《本草》。

金 部凡三十三种

金屑

性平一云寒，味辛，有毒生者有毒，熟者无毒。主镇精神，安魂定魄，镇心，益五脏，添精补髓，治五脏风痫失志，疗小儿惊。〇百炼者堪入药，生者有毒杀人。〇医家所用，皆炼熟金箔，及以水煎金器取汁，用之固无毒矣。〇《本经》不曰金而更加屑字者，盖须烹炼，锻屑为箔，方可入药。《本草》。〇世间万物不能坏者，惟黄金一物耳。金者五行之极，五行相生，至金而极。天一生水，水生木，木生火，火生土，土生金，金最后生，备五行之气，造化之功用全矣。金之为宝，熔之得水，击之得火，其柔象木，其色象土，水、火、土、木四性具备，历万年而不朽，经百炼而愈坚，实刚健纯阳之至宝也。《正理》。〇金畏水银，黄金得水银而变白，得火则回其本色。《参同》。

银屑

性平，味辛，有毒。主安五脏，定心神，止惊悸，除邪气，治小儿惊痫、癫疾、狂走之病。〇方家用银屑，当取见成银箔用之。〇金银屑，并破冷除风。〇银恶锡。《本草》。

水银

性寒，味辛，有毒。安心，镇神，除风，主疥癣痂瘘、痂疡白秃、一切恶疮，堕胎，下死胎。〇一名汞，出于丹砂，即姹女也，杀金、银、铜、锡毒。〇水银得铅则凝，得硫黄则结，并枣肉研之则散，灌尸中则令尸不腐，得紫河车则伏，以金、银、铜、铁置其上则浮，铜得之则明。〇入耳则能蚀脑至尽，入肉则令百节挛缩，以金物火炙熨之，水银当出蚀金，候金色白者是也。

〇水银过服，令人痿躄，中其毒则须饮酒，并肥猪肉、铁浆可解之。《本草》。〇形如水，色白如银，出于丹砂。其法：作炉，置砂于中，下承以水，上覆以器，外加火煅养，则烟飞着上，水银流于下，色微红。《入门》。〇消水银时，飞着釜上灰，名曰汞粉，俗呼为水银灰。《本草》。〇水银去虱最妙。《俗方》。

轻粉 性冷，味辛，有毒。通大肠，敷小儿疳并瘰疬，杀恶疮疥癣虫，疗鼻上酒齄风疮瘙痒。〇一名汞粉，一名水银粉，亦名腻粉，或曰峭粉，飞炼水银而成制法见杂方。医家下膈最为要药。〇轻粉下涎药，及小儿涎潮、瘰疬多用，然不可过多，多则伤人。《本草》。〇虽善治疮，能伤胃，故动摇齿龈，或至堕落。《医鉴》。

银朱 亦水银升者，杀疮虫，去脑虱，熏癞风疮，能收水去毒，一名水花朱。《入门》。

灵砂

性温，味甘，无毒。主一切痼冷，五脏百病，坠痰涎，益气力，通血脉，明目，止烦，辟恶，定心脏之怔忡，久服令人心灵。〇一名二气砂。炼法：水银三两，硫黄一两，细研，先炒作青砂头，后入水火既济炉，抽之如束针纹者，成就也。《本草》。

黄丹

性微寒一云凉，味辛，无毒。镇心安神，主惊痫癫疾、除毒热、惊悸、狂走，疗吐逆反胃，止吐血及嗽，治金疮及汤火疮，染须，可煎膏，止痛生肌。〇一名铅丹，即黄丹也。又名铅华，生于铅。《本草》。〇炒铅作丹，其色黄，故曰黄丹，入药炒令色变为紫色，细研，水飞二遍用之。《入门》。

铅

性凉，味甘，无毒。镇心安神，主反胃呕哕及蛇蝎咬毒。《本草》。〇铅锡俱禀北方壬癸阴极之精，性濡滑而多阴毒，过服伤人心胃，入药以铁铫熔化，泻新瓦上，滤去渣脚二三次，取净用。《入门》。〇古人名金为黄金，银为白金，铜为赤金。铅为青金，铁为黑金。《本草》。

铅霜 性冷，无毒。消痰止惊悸，解酒毒，治热涎塞胸膈烦闷，中风痰实，及小儿惊风。〇一名铅白霜。其法：取铅杂水银十五之一，合炼作片，置醋瓮中，密封，经久成霜，刮取用之。《本草》。

铅粉 性寒一云凉，味辛，无毒。主伏尸毒螫，杀三虫，去鳖瘕，疗恶疮，堕胎，疗癥瘕积聚，止久痢成疳及痈肿瘘烂。〇即今化铅所作胡粉也。一名定粉，一名光粉，一名瓦粉。本草。《汤液》。〇胡粉即真铅粉也，出韶州者名韶粉，出定州者名定粉，总名光粉，性滞，故可涩肠止痢。省翁。

铅灰 治瘰疬。其法：取铅三两，铁器熬之，久当有脚如黑灰，取此灰，猪脂调敷。《本草》。

锡 性寒，有小毒。主瘿瘤鬼气疰忤。〇即白镴也，锉为末，和青木香敷疮肿恶毒。《本草》。

赤铜屑

性平，味苦，微毒。治风眼，明目，接骨，焊齿，疗女人血气心痛，又主腋臭，黑须发。《本草》。〇赤铜为佳。其法：取打铜器上起薄皮，研为末，水飞，取净用。《局方》。

铜青 性平，微毒。明目去肤赤息肉，治妇人血气心痛。〇一名铜绿，生熟铜皆有青，青即铜之精华，铜器上绿色者是也。能吐痰涎。《本草》。〇水洗净，细研水飞，慢火熬干用。《入门》。

铜镜鼻 性冷，味酸，微毒。主女子血闭癥瘕、绝孕及产后余疹刺痛。〇古鉴亦主一切邪魅、女人鬼交及蛊毒，小儿惊痫，又催生，治暴心痛。并烧赤，淬酒中温饮之。〇百虫入人耳中，取镜当耳敲之，自出。《本草》。

古文钱 性平，明目，去翳障，疗风赤眼，及妇人横逆产、心腹痛、五淋、月隔。〇即青铜钱也，火烧通红，醋淬用之。《本草》。

自然铜 性平一云凉，味辛，无毒。安心止惊悸，疗折伤，散血，止痛，排脓，消瘀血，续筋骨。〇在处有之，不从矿炼，故号自然铜，接骨续筋最佳。《本草》。〇采得之，方圆不定，其色青黄如铜，烧之起青焰如硫黄臭。凡使，火煅，醋淬九次，水飞用。《入门》。〇自然铜，世以为接骨之药，然火炼有毒，不可多用，戒之。《丹心》。

生铁

性微寒，治痫疾，镇心，疗癣及恶疮疥、蜘蛛咬及脱肛，能黑须发。〇初炼去矿，用以铸成器物者为生铁，是铛釜之类，皆煮汁或烧淬取汁用。《本草》。

柔铁 性平，味辛，无毒。主坚肌耐痛。〇一名熟铁，再三销拍，可以作镵者。凡单言铁者，皆柔铁也。《本草》。

钢铁 味甘，无毒。主金疮烦满、胸膈气寒、食不下。〇以生熟相杂和，用以作刀剑锋刃者为钢铁。《本草》。

铁屑 性平，味辛，无毒。主惊邪癫痫、小儿客忤，又主鬼打鬼疰邪气及风痉。并煮，澄清饮之。又腋气，炒熨之。《本草》。〇锻铗下，打落细皮屑也。《本草》。

铁液 性平，味辛甘，无毒。治心惊邪，一切毒蛇虫及蚕漆咬疮、肠风痔漏、脱肛、诸恶疮痂疥，并染须发令黑。〇取锻家砧上打落细皮屑，水渍日久，取汁用，堪染皂，一名铁落。《本草》。

铁华粉 性平，味咸，无毒。安心神，坚骨髓，强志力，除风邪，延年变白。〇以铁拍作片段，盐水洒之，置醋瓮中，百日后，铁上生衣，刮取细研，合和诸药为丸散。○诸铁无正入丸散，惟煮汁用。华粉则入药，一名铁胤粉。《本草》。

铁粉 性平，味咸，无毒。安心神，坚骨髓，除百病，变白，令体健能食。○以铁华粉作火飞炼者为铁粉。《本草》。

铁蒸 主恶疮蚀䘌金疮、手足皲拆、瘰疬毒肿，杀虫，染须发令黑。○以竹木蒸火于刀斧刃上烧之，津出如漆者是也。一名刀烟，乘热未凝时涂之。○又涂诸疮，令入水不烂。《本草》。

针砂 性平，无毒。疗积聚，染须发令黑，堪染白为皂。○作针家，磨镞细末，谓之针砂，火煅醋淬，研飞为粉，功同铁粉。《本草》。○入药用洁净者，醋浸，捞起晒干，再用醋慢火炒二三遍，紫色为度。《入门》。

铁精 性平，微温。明目，疗惊悸，定心气，治小儿风痫阴癫脱肛。○锻灶中，飞出如尘，紫色而轻虚者为铁精，能化铜，可以磨莹铜器。《本草》。

铁浆 性平，味辛，无毒。镇心，主癫痫发热狂走、六畜癫狂，又疗蛇犬虎狼毒刺恶虫毒。○取铁浸水，经久，色青，沫出，即堪染皂者，为铁浆，能解诸毒入腹。《本草》。○以生铁渍水，日取饮之，日久生黄膏尤胜。令人轻健。《入门》。

马衔铁 性平，无毒。主难产、小儿痫。○此马勒口铁也，作医工针甚妙。《本草》。

车辖铁 主喉痹，及喉中热塞，烧淬，饮汁。《本草》。

钥匙铁 治妇人血噤失音冲恶，又治弱房人，煎汤饮。《本草》。

故锯铁齿 主误吞竹木入咽喉不出者，火烧，淬酒饮之。《本草》。

铁斧 性温，味辛，无毒。主喉痹，及产后血瘕腹痛，烧赤，投酒中饮之，无斧用铁秤锤。《本草》。

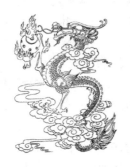

针灸篇

御医忠勤贞亮扈　圣功臣崇禄大夫阳平君臣许浚奉　教撰

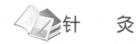

制九针法

《内经》曰：虚实之要，九针最妙者，为其各有所宜也。注云：热在头身，宜镵针；分肉气满，宜圆针；脉气虚少，宜锓针；泻热出血，发泄痼病，宜锋针；破痈肿，出脓血，宜铍针；调阴阳，去暴痹，宜圆利针；治经络中痛痹，宜毫针；痹深居骨解腰脊节腠之间者，宜长针；虚风舍于骨解皮肤之间者，宜大针，此之谓各有所宜也。○针形有九，叙之于左。

一曰镵针　长一寸六分，头大末锐，主泻阳气。《灵枢》。○平半寸，长一寸六分，头大末锐，主热在头分。易老。

二曰圆针　长一寸六分，针如卵形，揩摩分间，不得伤肌肉，以泻分气。《灵枢》。○锋如卵形，肉分气病宜用此。易老。

三曰锓针　长三寸半，锋如黍粟之锐，主按脉勿陷，以致其气。易老。○脉气虚少者宜此。易老。

四曰锋针　长一寸六分，刃三隅，以发痼疾。易老。○泻热出血，发泄痼疾。易老。

五曰铍针　长四寸，广二分半，末如剑锋，以取大脓。易老。○一名破针，用以破痈肿，出脓血。易老。

六曰圆利针　长一寸六分，大如牦且圆且锐，中身微大，以取暴气。易老。○尖如毫，且圆利，调阴阳，去暴气。易老。

七曰毫针　长三寸六分，尖如蚊虻喙，静以徐往，微以久留，以取痛痹。易老。○尖如蚊虻喙，调经络，去痛痹。易老。

八曰长针　长七寸，锋利身薄，可以取远痹。易老。○锋利，故取痹深居骨解腰脊节腠之间者。易老。

九曰大针　长四寸，尖如挺，其锋微圆，以泻机关之水。易老。○一名粹针，取风虚舍于骨解皮肤之间者。易老。

炼针法

取久用马衔铁作针最妙。《精要》。○煮针：取乌头、巴豆肉各一两，麻黄五钱，木鳖子肉十个，乌梅五个。上将针药同入银石器内，水煮一日出，洗之再用。止痛药：没药、乳香、当归、花蕊石各半两，又如前水煮一日，取出，以皂角水洗之，再于犬肉内煮一日，仍用瓦屑打磨净端直，菘子油涂之，常近人气为妙。《得效》。

四时针法

春气在经脉，夏气在孙络，长夏气在肌肉，秋气在皮肤，冬气在骨髓中。是故邪气者，常随四时之气血而入客也，必从其经气辟除其邪，则乱气不生，反之则生乱气，相淫并焉。《内经》。○病有浮沉，刺有浅深，各至其理，无过其道。过之则内伤，不及则生外壅，壅则邪从之。浅深不得，反为大贼，内动五脏，后生大病。《内经》。○春夏刺浅，秋冬刺深者，盖春夏阳气在上，人气亦在上，故当浅刺之；秋冬阳气在下，人气亦在下，故当深取之也。《难经》。

针刺浅深法

足阳明刺深六分，留十呼；足太阳刺深五分，留七呼；足少阳刺深四分，留五呼；足太阴刺深三分，留四呼；足少阴刺深二分，留三呼；足厥阴刺深一分，留二呼；手之阴阳，其受气之道近，其气之来疾，其刺深者皆无过二分，其留皆无过一呼。《灵枢》。○凡上体及当骨处，针入浅而灸宜少；凡下体及肉厚处，针可入深，灸多无害。《入门》。

火针法

性畏艾灸者，当用火针，以针置火中令热刺之，即火针也。《资生》。○凡诸穴忌灸之处，以针置火中令热，缪刺之即效。乃知火不负人之说。《资生》。○《内经》有燔针法，即火针也。《内经》。

点穴法

凡点穴时，须得身体平直，四肢无令拳缩，坐点无令俯仰，立点无令倾侧。若孔穴不正则徒烧肌肉，虚忍痛楚，无益于事。《千金》。○凡点穴，坐点则坐灸，立点则立灸，卧点则卧灸，坐立皆宜端直，若一动则不得真穴。《入门》。○古者用绳度量，绳多出缩，取穴不准，今以薄竹片点量分寸，疗病准的，亦有用蜡纸条量者，但薄篾易折，蜡纸亦粘手，惟取稻秆心量却易，尤胜于用纸之伸缩也。《资生》。○人有老少，体有长短，肤有肥瘦，皆须精思商量，准而折之。

又以肌肉纹理节解缝会宛陷之中，及以手按之，病者快然，如此仔细安详用心者，乃得真穴耳。《千金》。○吴蜀多行此灸法，有阿是穴之法，言人有病即令捏其上，若果当其处，不问孔穴，下手即得便快，即云阿是，灸刺皆验。《入门》云：天应穴是也。《资生》。

量分寸法

取病人男左女右中指第二节内，度两横纹相去为一寸，应取穴及作炷分寸，并依此法。《局方》。○取男左、女右手中指第二节内，度两横纹相去为一寸，是谓同身寸，疗病多愈，今以为准。《铜人》曰：取中指内纹为一寸，《内经》曰：同身寸是也。《资生》。○窦汉卿同身寸法：以中指、大指相屈如环，取内侧交两角为一寸。○取中指内侧为同身寸者，大法也，若取头部、膺腧部、背部、腹部，同身寸外，又各有活法，不可执一也。《纲目》。○手足部，并用同身寸取之。神应。

头部寸　前发际至后发际，折作十二节，为一尺二寸。○前发际不明者，取眉心上行三寸。后发际不明者，取大椎上行三寸；前后发际不明者，共折作一尺八寸。《神应》。○头部横寸，以眼内眦角至外眦角为一寸，并用此法。○神庭至曲差，曲差至本神，本神至头维，各一寸半，自神庭至头维共四寸半。《神应》。

膺腧部寸　两乳横折作八寸，并用此法取之。自天突至膻中，直折作六寸八分，下行一寸六分为中庭。上取天突，下至中庭，共折作八寸四分。《神应》。

背部寸　大椎穴下至尾骶骨，共二十一椎，通折作三尺。○上七椎，每椎一寸四分一厘，共九寸八分七厘。○中七椎，每椎一寸六分一厘，十四椎前与脐平，共二尺一寸一分四厘。○下七椎，每一寸二分六厘。○背第二行，挟脊各一寸半，除脊一寸，共折作四寸，分两旁。○背第三行，挟脊各三寸，除脊一寸，共折作七寸，分两旁。《神应》。

腹部寸 自中行心蔽骨下至脐，共折作八寸，人若无心蔽骨者，取歧骨下至脐心，共折作九寸。〇脐中至毛际横骨，折作五寸取之。〇膺部腹部横寸，并用乳间八寸法取之。《神应》。

人身尺寸 人有长七尺五寸者，发以下至颐一尺。〇结喉至髑骭鸠尾骨也一尺三寸。〇髑骭至天枢八寸。〇天枢穴名至横骨六寸半。〇横骨至内辅上廉一尺八寸。〇内辅上廉至下廉三寸半。〇内辅下廉至内踝一尺三寸。〇内踝至地三寸。〇又膝腘至跗属一尺六寸。〇跗属至地三寸。〇又肩至肘一尺七寸。〇跗至腕一尺二寸半。〇腕至中指本节四寸。〇本节至末四寸半。《灵枢》。

一夫法 凡量一夫之法，覆手并舒四指，对度四指上下节横过，为一夫也。《资生》。

制艾法

艾叶主灸百病，三月三日、五月五日采叶暴干，以覆道者为佳，经陈久方可用。《入门》。〇端午日日未出时，于艾中，以意求其似人者辄采之，以灸殊有效。又云：三月三日艾，用灸极妙。《类聚》。〇取陈久黄艾叶，不以多少，入臼内，用木杵轻捣令熟，以细筛隔去青滓，再捣再筛，直至柔细黄熟为度，用之。《局方》。〇艾熟捣，去青取白，入硫黄揉之，用尤妙。《入门》。

作艾炷法

艾炷，根下广三分，长亦三分，若减此，则不覆孔穴，不中经脉，火气不行，亦不能除病。强壮人亦可稍增令大，小儿则可如小麦大，或如雀粪大。《局方》。〇艾炷依小竹箸头作之，其病脉粗细，状如巨线，但令当脉灸之，艾炷虽小亦能愈疾。如腹内疝瘕、痃癖、气块、伏梁等疾，惟须大艾炷也。《入门》。

取火法

古来用火灸病，忌八般木火松木、柏木、竹木、榆木、桑木、枣木、枳木、橘木，今则不用木火，只以清油点灯，灯上烧艾茎点灸，兼滋润灸疮，至愈已来，且无疼痛，用蜡烛更佳。〇又火珠耀日，以艾承之，遂得火出，此火灸病为良，次有火照耀日，以艾引之，便得火出，此火亦可。火照即火镜也。《局方》。〇凡取火者，宜敲石取火。今人以铁钝刀击石，先以纸灰为火丸，在下承之，亦得火可用。《资生》。

下火灸时法

凡下火灸，时皆以日正午以后，乃可下火，灸之之时，谓阴气未至，灸无不着。午前平旦，谷气虚，令人癫眩，不得针灸，慎之慎之。其大法如此，卒急者不可用此例也。若遇阴雨风雪，暂时且停，候待清明乃可灸之，灸时不得伤饱、大饥、饮酒、食生冷硬物，及思虑、愁忧、嗔怒、呼骂、丧葬、叹息，一切不祥，忌之大吉。《千金》。

灸法

治病大法，冬宜温及灸。仲景。〇凡病，药之不及，针之不到，必须灸之。《入门》。〇《灵枢》曰：陷下则灸之。东垣云：陷下者，皮毛不任风寒，知阳气下陷也。〇又曰：陷下则徒灸之，徒灸谓不针只灸也。《纲目》。〇经云：陷下则灸之者，天地间无他，惟阴与阳二气而已，阳在外在上，阴在内在下，今言陷下者，阳气下陷入阴血之中，是阴反居其上而覆其阳，脉证俱见寒，在外者则灸之。《内经》云：北方之人宜灸炳，为冬寒大旺，伏阳在内，皆宜灸之。东垣。〇虚者灸之，使火气以助元阳也；实者灸之，使实邪随火气而发散也；寒者灸之，使其气之复温也；热者灸之，引郁热之气外发，火就燥之义也。《入门》。〇头面诸阳之会，胸膈二火之地，不宜多灸；背腹虽云多灸，阴虚有火者不宜，惟四肢穴最妙。《入门》。○凡灸当先阳后阴，言从头向左而渐下，次后从头向右而渐下，乃先上后下也。《千金》。○先灸于上，后灸于下；先灸于少，后灸于多。《明堂》。○灸则先阳后阴，先上后下，先少后多。《入门》。

壮数多少法

着艾一炷，如人丁壮之力，故谓之壮。○凡头顶止于七壮，至七七壮而止。○鸠尾、巨阙虽是胸腹穴，灸不过四七壮，若灸多，令人永无心力。如头上穴，若灸多，令人失精神。臂脚穴若灸多，令人血脉枯竭，四肢细而无力，既失精神，又加细瘦，即令人短寿。《资生》。○四肢但去风邪，不宜多灸，七壮至七七壮止，不得过随年数。《资生》。○凡小儿七日以上，周年以下，不过七壮，炷如雀屎。《资生》。

发灸疮法

凡着灸疗病，虽然数足，若不得疮发脓出，其疾不愈。如灸疮不发，取故履底灸令热熨之，三日即发，脓出自然愈疾。《局方》。○又取赤皮葱三五茎，去其青，于煻灰火中煨熟，拍破，热熨灸疮十余遍，三日自发，脓出即愈。《局方》。○凡着艾灸得疮发，所患即差，不得疮发，其疾不愈，灸后过数，三日不发，可于疮上再灸两三壮即发。《资生》。

疗灸疮法

凡着灸治病，才住火，便用赤皮葱、薄荷煎汤，温温淋洗灸疮，令驱逐风气于疮口内出，兼令经脉往来不滞于疮下，若灸疮退痂后，取东南桃枝及青嫩柳枝等分，煎汤温洗灸疮，能护灸疮中诸风。若疮内黑烂溃者，加胡荽煎洗，自能生好肉。若疼痛不可忍，加黄连煎洗，立有神效。《局方》。○凡贴灸疮，春用柳絮，夏用竹膜，秋用新棉，冬用兔腹下白细毛，猫儿腹下毛更佳。《资

生》。○灸疮不差，牛屎烧热灰敷之。○白茅香花，捣敷之。○楸叶或根皮捣为末，敷之。《本草》。○灸疮灸不合，黄连、甘草节、白芷、黄丹、香油，同煎膏贴之。《丹心》。○灸疮肿痛，取薤白切，与猪脂及苦酒浸经宿，微火煎，去滓敷之。○伏龙肝，煮水令热，淋渍之。《本草》。○灸疮出血不止，蓝青布烧灰敷之。○鳢肠草，捣敷之。○百草霜、蚌粉为末，干掺。《本草》。○灸疮久不差，宜用内托黄芪元、止痛生肌散。《诸方》。

内托黄芪元 治针灸伤经络，流脓不止，久不差。黄芪八两，当归三两，肉桂、木香、乳香、沉香各一两。上为末，以绿豆粉四两，姜汁煮糊和丸梧子大，熟水下五七十丸。《得效》。

止痛生肌散 治同上。牡蛎粉五钱，寒水石煅，滑石各二钱。上为末，先以药水洗后，掺之。《资生》。

调养法

凡灸，预却热物，服滋肾药，及灸，选其要穴，不可太过，恐气血难当。灸气海及炼脐，不可卧灸。素火盛者，虽单灸气海，亦必灸三里泻火。灸后未发，不宜热药；已发不宜凉药，常须调护脾胃，俟其自发，不必外用药物。发时或作寒热，亦不可妄服药饵。落痂后用竹膜纸贴三五日，次以麻油、水粉煎膏贴之，脓多者一日一易，脓少者两日一易，使脓出多而疾除也。务宜撙节饮食，戒生冷、油腻、鱼虾、笋蕨，量食牛肉，少鸡，长肉时方可量用猪肚、老鸭之类。谨避四气、七情、六欲。《入门》。○灸后忌食猪、鱼、酒、面、动风、生冷等物，鸡肉最毒，而房劳尤甚也。○亦忌饮水，及将水濯手足。《资生》。

针灸不可并施

《内经》言：针而不灸，灸而不针。庸医针而复灸，灸而复针。后之医者，不明轩

岐之道，针而复灸，灸而复针者有之。殊不知书中所言某穴在某处，或针几分，或灸几壮。此言若用针当用几分，若用灸当用几壮，谓其穴灸者不可复针，针者不可复灸矣。今之医者，凡灸必先灸三壮乃用针，复灸数壮，谓之透火艾之说，是不识书中轩岐之旨也。《神应》。○昔宏纲先生尝言，惟腹上用针，随灸数壮，以固其穴，他处忌之。云此亦医家权变之说也。《神应》。○问《针经》云即《灵枢经》也：针几分？灸几壮？针讫而后灸何也？曰：针则针，灸则灸，若针而不灸，若灸而不针。《纲目》。○灸而勿针，针而勿灸。《针经》为此常丁宁，庸医针灸一齐用，徒施患者炮烙刑。《入门》。

不耐针灸

帝问曰：针石火㶟之痛何如？少俞曰：人之骨强、筋弱、肉缓、皮肤厚者耐痛。帝曰：其耐火㶟者，何以知之？少俞曰：加以黑色而美骨者，耐火㶟。帝曰：其不耐针石之痛者，何以知之？少俞曰：坚肉薄皮者，不耐针石之痛也。《灵枢》。

用针须合天时

天温日明，则人血淖液而卫气浮，故血易泻，气易行；天寒日阴，则人血凝涩而卫气沉。月始生，则血气始精，卫气始行；月廓满，则血气实，肌肉坚；月廓空，则肌肉减，经络虚，卫气去，形独居。是以因天时而调血气也。是以天寒无刺，天温无凝。月生无泻，月满无补，月廓空无治，是谓得时而调之。故曰月生而泻，是谓脏虚，月满而补，血气扬溢，络有留血，命曰重实；月廓空而治，是谓乱经。阴阳相错，真邪不别，沉以留止，外虚内乱，淫邪乃起。《内经》。

针补泻法

必先度其形之肥瘦，以调其气之虚实，实则泻之，虚则补之。必先去血脉而后调之，无问其病，以平为期。《内经》。○补虚者，必先扪而循之，切而散之，推而按之，弹而怒之，抓而下之，通而取之，外引其门，以闭其神，呼尽纳针，静以久留，以气至为故，候吸引针，气不得出，各在其处，推合其门，令神气存，大气留止，命曰补。○泻实者，吸则纳针，无令气忤，静以久留，无令邪布，吸者转针，以得气为故，候呼引针，呼尽乃去，大气皆出，故命曰泻。《内经》。○知为针者，信其左；不知为针者，信其右。当刺之时，必先以左手压按其所针荥腧之处，弹而怒之，爪而下之。其气之来，如动脉之状，顺针而刺之，得气，因推而纳之，是谓补；动而伸之，是谓泻。《难经》。○补者随经脉推而纳之，左手闭针孔，徐出针而疾按之。泻者迎经脉动而伸之，左手闭针孔，疾出针而徐按之。随而济之是谓补，迎而夺之是谓泻。《难经》。○刺虚者须其实，刺实者须其虚。解云：刺实须其虚者，为针阴气隆至，针下寒乃去针也；刺虚须其实者，为针阳气隆至，针下热乃去针也。注云：要以气至而有效也。《内经》。○候气有二：一曰邪气，二曰谷气。邪气来也，紧而疾；谷气来也，徐而和。紧而疾者，补而未实，泻而未虚也；徐而和者，补而已实已当作易，泻而已虚也。○脉实者，深刺之以泄其气；脉虚者，浅刺之使精气无得出，以养其脉，独出其邪气也。《灵枢》。○左手重而切按，欲令气散；右手轻而徐入，不痛之因也。《纲目》。

用针宜审逆顺

帝曰：形气之逆顺奈何？岐伯曰：形气不足，病气有余，是邪胜也，急泻之。形气有余，病气不足，急补之。形气不足，病气不足，此阴阳俱不足也，不可刺之，刺之重不足，重不足则阴阳俱竭，血气皆尽，五脏空虚，筋骨髓枯，老者绝灭，壮者不复矣。形气有余，病气有余，此谓阴阳俱有余也，急泻其邪，调其虚实。故曰有余者泻之，不足者补之，此之谓也。《灵枢》。○刺不知逆顺，真邪相薄。满而补之，则阴阳四溢，肠胃充郭，肝肺内膜，阴阳相错。虚而泻之，则经脉空虚，血气枯竭，肠胃僻僻，皮肤薄着，毛腠夭焦，予之死期。故曰：用针之要，在于知调阴与阳，调阴与阳，精气乃光，合形与气，使神内藏。故曰：上工平气，中工乱脉，下工绝气危生。故曰下工不可不慎也。《灵枢》。

五夺勿用针泻

帝曰：何谓五夺？岐伯曰：形肉已脱，是一夺也；大失血之后，是二夺也；大汗出之后，是三夺也；大泄之后，是四夺也；新产下血之后，五夺也，皆不可针泻。《灵枢》。

针法有泻无补

针刺虽有补泻之法，予恐但有泻而无补焉。经谓泻者迎而夺之，以针迎其经脉之来气而出之，固可以泻实也；谓补者随而济之，以针随其经脉之去气而留之，未必能补虚也，不然《内经》何以曰：无刺熇熇之热，无刺浑浑之脉，无刺漉漉之汗，无刺大劳人，无刺大肌人，无刺大渴人，无刺新饱人，无刺大惊人。又曰：形气不足，病气不足，此阴阳皆不足，不可刺，刺之则重竭其气，老者绝灭，壮者不复矣。若此等语，皆有泻无补之谓也。凡虚损危病久病，俱不宜用针。《入门》。

灸补泻法

灸法有补泻火。若补火，艾灭至肉；若泻火，不要至肉便扫除之，用口吹之，风主散故也。《丹心》。○以火补者，毋吹其火，须自灭也；以火泻者，疾吹其火，传至艾，须其火灭也。《灵枢》。

针灸禁忌

凡针刺之禁：○新内勿刺，已刺勿内。○已刺勿醉，已醉勿刺。○新怒勿刺，已刺勿怒。○新劳勿刺，已刺勿劳。○已饱勿刺，已刺勿饱。○已饥勿刺，已刺勿饥。○已渴勿刺，已刺勿渴。○大惊大恐，必定其气乃刺之。○乘车来者，卧而休之，如食顷乃刺之。出行来者，坐而休之，如行十里久乃刺之。《灵枢》。○无刺大醉，令人气乱；无刺大怒，令人气逆。无刺大劳人，无刺新饱人，无刺大饥人，无刺大渴人，无刺大惊人。《内经》。○微数之脉，慎不可灸，因火为邪，则为烦逆，追虚逐实，血散脉中，火气虽微，内攻有力，焦骨伤筋，血难复也。○脉浮应以汗解，用火灸之则邪无从出，因火而盛，从腰以下必重而痹，名曰火逆。○脉浮热甚而反灸之，此为实实虚虚，因火而动，必咽燥，吐唾血。仲景。

针要得术

五脏之有疾也，譬犹刺也，犹污也，犹结也，犹闭也。善用针者，取其疾也，犹拔刺也，犹雪污也，犹解结也，犹决闭也。疾虽久，犹可毕也，言不可治者，未得其术也。《灵枢》。○寒与热争，能合而调之，虚与实邻，知决而通之，左右不调，犯而行之。上气不足，推而扬之，下气不足，积而从之，阴阳皆虚，火自当之。《灵枢》。

针有上工中工

上工治未病，中工治已病者，何谓也？曰：所谓治未病者，见肝之病，则知肝当传之于脾，故先实其脾气，无令得肝之邪也，故曰治未病焉。中工见肝之病，不晓相传，但一心治肝，故曰治已病也。《难经》。

针入着肉

帝曰：针入而肉着者，何也？岐伯曰：热气因于针则针热，热则肉着于针，故坚焉。《灵枢》。

十二经脉流注腧穴

十二经者，手三阳、手三阴、足三阳、

足三阴，合为十二经也。○节之交，三百六十五会。所言节者，神气之所游行出入也，非皮肉筋骨也。又曰：神气者，正气也；神气之所游行出入者，流注也；井荥腧经合者，本输也。《灵枢》。○十二经，一脉也，略为十二分而已也。东垣。

手太阴肺经流注

手太阴之脉，起于中焦中府穴，下络大肠，环循胃口，上膈属肺，从肺系横出腋下天府穴，下循臑内肩下臂上通名曰臑，行少阴心主之前，下肘中臂上臑下接处曰肘，即尺泽穴，循臂内臑下掌上名曰臂，臂有二骨，上骨下廉，入寸口经渠穴、太渊穴，上鱼循鱼际鱼际穴，出大指之端少商穴；其支者列缺穴，从腕后直出次指内廉，出其端交入手阳明。是动则病肺胀满，膨膨而喘咳，缺盆中痛，甚则交两手而瞀，此谓臂厥。是主肺所生病者，咳嗽，上气喘喝，烦心胸满，臑臂内前廉痛厥，掌中热。气盛有余，则肩背痛风寒，汗出，中风，小便数而欠。气虚则肩背痛寒，少气不足以息。盛者，寸口大三倍于人迎；虚者，则寸口反小于人迎也。《灵枢》。○每朝寅时，从中府起，循臂下行，至少商穴止。《入门》。

手太阴肺经左右凡二十二穴

少商二穴 在手大指端内侧，去爪甲角如韭叶。手太阴脉之所出为井。针入一分，留三呼，泻五吸，禁不可灸。《铜人》。○出血，以泻诸脏之热。《灵枢》。○以三棱针刺之，微出血，泄诸脏热凑。○咽中肿塞，水粒不下，针之立愈。《资生》。

鱼际二穴 在手大指本节后内侧，散脉中。手太阴脉之所流为荥。针入二分，留三呼，禁不可灸。《入门》。

太渊二穴 一名太泉，在手掌后横纹头陷中，一云在鱼后一寸陷者中。手太阴脉之所注为腧。针入二分，可灸三壮。《铜人》。

经渠二穴 在寸口脉中。手太阴脉之所行为经。针入二分，留三呼，禁不可灸，灸之则伤人神。《铜人》。

列缺二穴 在去腕侧上一寸五分，以手交叉中指末两筋、两骨罅中。手太阴络，别走阳明。针入二分，留三呼，泻五吸，可灸七壮。《资生》。

孔最二穴 在侧腕上七寸宛宛中。手太阴之郄。针入三分，可灸五壮。《铜人》。

尺泽二穴 在肘约纹中。《铜人》。○肘中之动脉也。又云：肘中约纹上，动脉中。《纲目》。○在臂屈伸横纹中筋骨罅陷中。又云：肘中约上，两筋动脉中。《资生》。○手太阴脉之所入为合。针入三分，可灸五壮。《铜人》。○一云不宜灸。《入门》。

侠白二穴 在天府下，在肘上五寸动脉中。针入三分，可灸五壮。《铜人》。

天府二穴 在腋下三寸，臑臂内廉动脉中，举手以鼻取之。针入三分，留三呼，禁不可灸。《铜人》。

云门二穴 在巨骨下，挟气户旁二寸陷中，动脉应手，举臂取之。《铜人》。○在人迎下第二骨间，相去二寸四分。《资生》。○可灸五壮，针入三分，刺深则使人气逆，故不宜深刺。《甲乙》。

中府二穴 肺之募也，一名膺中。腧在云门下一寸陷中，乳上三肋间，动脉应手，伸而取之。手足太阴之会也。针入三分，留三呼，可灸五壮。《铜人》。

手阳明大肠经流注

手阳明之脉，起于大指、次指之端内侧商阳穴，循指上廉本节前二间穴，本节后三间穴，出合谷两骨之间合谷穴，上入两筋之中阳溪穴，循臂上廉偏历穴，入肘外廉曲池穴，上循臑外前廉，上肩出髃骨之前廉肩髃穴，上出柱骨之会上天鼎穴，下入缺盆，络肺，下膈属大肠；其支者，从缺盆上颈，贯颊，入下齿中，还出挟口，交人中穴名，左之右，右之左，上挟鼻孔迎香穴。自此交入足阳明。是动则病齿痛颊肿。是主津所生病者，目黄口干，鼽衄喉痹，肩前臑痛，大指次指痛不用。气有余则当脉所过者热肿，虚则寒栗不复。盛者人迎大三倍于寸口，虚者人迎反小于寸口也。《灵枢》。○卯时自少商穴起，至迎香穴止。《入门》。

手阳明大肠经左右凡四十穴

商阳二穴 一名绝阳。在手大指次指内侧，去爪甲角如韭叶。手阳明脉之所出也为井。针入一分，留一呼，可灸三壮。《铜人》。

二间二穴 一名间谷。在手大指次指本节前内侧陷中。手阳明脉之所流为荥。针入三分，留三呼，可灸三壮。《铜人》。

三间二穴 一名少谷。在手大指次指本节后内侧陷中。手阳明脉之所注为腧。针入三分，留三呼，可灸三壮。《铜人》。

合谷二穴 一名虎口。在手大指次指歧骨间陷中。《铜人》。○在手大指次指两骨罅间宛宛中，动脉应手。《资生》。○手阳明脉之所过为原。针入三分，留六呼，可灸三壮。○妊妇不可刺，损胎气。《铜人》。

阳溪二穴 一名中魁。在手腕中上侧，两筋间陷者中。手阳明脉之所行为经。针入三分，留七呼，可灸三壮。《铜人》。

偏历二穴 在腕中后三寸。手阳明络别走太阴。针入三分，留七呼，可灸三壮。《铜人》。

温留二穴 一名逆注，一名池头。在腕后小士五寸，大士六寸。《铜人》。○在腕后五寸、六寸间。《资生》。○手阳明郄。针入三分，可灸三壮。《铜人》。○大士、小士，即大人小儿也。《纲目》。

下廉二穴 在辅骨下，去上廉一寸。《铜人》。○在曲池前五寸，兑肉分，外斜。《入门》。○针入五分，留五呼，可灸三壮。《铜人》。

上廉二穴 在三里下一寸。《铜人》。○在曲池前四寸。《入门》。○其分，独抵阳明之会，外斜。《纲目》。○针入五分，可灸五壮。《铜人》。

三里二穴 在曲池下二寸。《铜人》。○按之肉起。锐肉之端。《纲目》。○针入二分，可灸三壮。《铜人》。

曲池二穴 在肘外辅骨，屈肘曲骨之中。《铜人》。○在肘外辅，屈肘，两骨中文头尽处，以手拱胸取之。《入门》。○手阳明脉之所入为合。针入五分，留七呼，可灸三壮。《灵枢》。

肘髎二穴 在肘大骨外廉，近大筋陷中。可灸三壮，针入三分。《铜人》。

五里二穴 在肘上三寸，行向里，大脉中央。可灸十壮，禁不可针。《铜人》。○《内经》曰：大禁二十五，在天府下五寸。注云：五里穴也。大禁者，禁不可刺也。○迎之五里，中道而止，五至而已，五往而藏之，气尽矣。故五五二十五而竭其输矣，此所谓夺其天气也。故曰：阖门而刺之者，死于家中。入门而刺之者，死于堂上。传之后世，以为刺禁。《灵枢》。

臂臑二穴 在肘上七寸膕肉端，平手取之。手阳明络。针入三分，可灸三壮。《铜人》。○在肩髃一夫，两筋两骨罅陷宛中，平手取之，不得拿手令急，其穴即闭，宜灸不宜刺。《资生》。

肩髃二穴 一名中肩井，一名扁骨。在肩端两骨间陷者宛宛中，举臂取之。《铜人》。○在膊骨头，肩端两骨间。《资生》。○针入六分，留六呼，刺则泄肩臂热气。可灸七壮至二七壮，若灸偏风不遂，至七七壮止。○唐库狄钦患风痹，手不得伸。甄权针此穴，立愈。《铜人》。

巨骨二穴 在肩端上行，两叉骨罅间陷中。针入一寸半，可灸五壮。《铜人》。

天鼎二穴 在侧颈，缺盆直扶突后一寸。《铜人》。○在颈缺盆，气舍后一寸五分。《纲目》。○针入三分，可灸三壮。《铜人》。

迎香二穴 一名冲阳，在禾髎上一寸，鼻孔旁五分。针入三分，留三呼，禁不可灸。《铜人》。

扶突二穴 一名水穴。在人迎后一寸五分。《铜人》。○在气舍后一寸五分。《纲目》。○在曲颊下一寸，仰而取之。《入门》。○针入三分，可灸三壮。《铜人》。

禾髎二穴 一名长频。直鼻孔下，挟水沟旁五分。针入二分。禁不可灸。《铜人》。

足阳明胃经流注

足阳明之脉，起于鼻之交頞中，傍约太阳之脉，下循鼻外迎香穴，入上齿中，还出挟口，环唇，下交承浆穴名，却循颐后下廉，出大迎穴名，循颊车穴名，上耳前，过客主人穴名，循发际，至额颅；其支者，从大迎前下人迎穴名，循喉咙，入缺盆，下膈，属胃，络脾；其直者，从缺盆下乳内廉，下挟脐，入气冲中穴名；其支者，起于胃下口，循腹里，下至气冲中而合，以下髀关穴名，抵伏兔穴名，下入膝膑中腿下胫上接处曰膝膑，谓膝之盖骨也，下循胻外廉即上廉下廉，解溪穴也，下足跗足面曰跗，冲阳穴也，入中指内间陷谷穴；其支者，下膝三寸而别，下入中指外间内庭穴；其支者，别跗上，入大指间，出其端厉兑穴也。自此交入足太阴。是动则病凄凄然振寒，善伸数欠颜黑颜即额也，病至则恶人与火，闻木音则惕然而惊，心动欲，独闭户牖而处，甚则欲上高而歌，弃衣而走，贲响腹胀，是谓骭厥骭即胫之别名。是主血所生病者，狂疟温淫汗出，鼽衄，口喎唇疹，颈肿喉痹，大腹水肿，膝膑肿痛，循膺、乳、街、股、伏兔、胻外廉、足跗上皆痛，中指不用。气盛则身以前皆热，其有余于胃，则消谷善饥，尿色黄。气不足则身以前皆寒，胃中寒则胀满。盛者人迎大三倍于寸口，虚者人迎反小于寸口也。《灵枢》。○辰时自迎香穴交与承泣穴，上行至头维，对人迎循胸腹下至足指厉兑穴止。《入门》。○阳明根于厉兑，结于颡大。颡大者钳耳也。《灵枢》。

足阳明胃经左右凡九十穴

厉兑二穴 在足大指次指端外侧，去爪甲如韭叶。足阳明脉之所出为井。针入一分，可灸一壮。《铜人》。

内庭二穴 在足大指次指外间陷中。《铜人》。○在足次指与三指歧骨间陷中。《入门》。○足阳明脉之所流为荥。针入三分，留十呼，可灸三壮。《铜人》。

陷谷二穴 在足大指次指外间本节后陷中，去内庭二寸。足阳明脉之所注为腧。针入三分，留七呼，可灸三壮。《铜人》。

冲阳二穴 一名会原，在足跗上五寸，骨间动脉，去陷谷三寸。《铜人》。○在内庭上五寸，骨间动脉。《入门》。○在足跗上五寸陷者中，摇足而得之。《灵枢》。○足阳明脉之所过为原。针入五分，留十呼，可灸三壮。《铜人》。

解溪二穴 在冲阳后一寸半，腕上陷中。《铜人》。○上冲阳一寸半陷者中。《灵枢》。○在足腕上系草鞋带处，去内庭上六寸半。《入门》。○足阳明脉之所行为经。针入五分，留五呼，可灸三壮。《铜人》。

丰隆二穴 在外踝上八寸，下廉胻骨外廉间陷中。○足阳明络，别走太阴。针入三分，可灸三壮。《铜人》。

下巨虚二穴 一名下廉，在上廉下三寸。《铜人》。○在三里下六寸，当举足取之。《入门》。○在上廉下三寸，两筋两骨罅陷宛宛中，蹲坐取之。《资生》。○针入八分，可灸三壮。《铜人》。

条口二穴 在下廉上一寸，上廉下一寸。《铜人》。○在三里下五寸，举足取之。《入门》。○针入三分，禁不可灸。《入门》。

上巨虚二穴 一名上廉，在三里下三寸。《铜人》。○在膝犊鼻下，胻外廉六寸，举足取之。○在三里下三寸，两筋两骨罅陷宛宛中。《资生》。○针入八分，可灸三壮，一云随年数为壮。《铜人》。

三里二穴 在膝下三寸，胻骨外大筋内宛宛中。《铜人》。○在膝下三寸陷中，胻骨外廉，两筋肉分间。《内经》。○在犊鼻下三寸，胻骨外廉分肉间。《入门》。○以手约膝，取中指梢尽处是穴。《得效》。○深则足跗阳脉不见，按之大冲脉不动，是正穴。《资生》。○足阳明脉之所入为合。针入一寸，可灸七壮。一云三壮。《铜人》。○《明堂》云：人年三十以上，若不灸三里，令气上冲目。○三里下三寸为上廉，复下三寸为下廉。大肠属上廉，小肠属下廉，足阳明胃脉也。然则是大肠、小肠，皆属于胃也。《灵枢》。○点三里穴，但按跗阳脉不应，方是正穴。《丹心》。

犊鼻二穴 在膝膑下，胻骨上骨解大筋中。《铜人》。○膝膑下，胻挟罅大筋中。《资生》。○在膝头眼外侧，大筋陷中。针入六分，禁不可灸。《入门》。

梁丘二穴 在膝上二寸两筋间，足阳明之郄。针入三分，可灸三壮。《铜人》。

阴市二穴 一名阴鼎。在膝上三寸，伏兔下陷中。《铜人》。○在膝内辅骨后大筋下，小筋上，屈膝得之。《资生》。○在膝上当伏兔下行二寸，临膝取之。《纲目》。○针入三分，留七呼，禁不可灸。《铜人》。

髀关二穴 在膝上，伏兔后交纹中。《铜人》。○在膝上，伏兔后胯骨横纹中。《入门》。○针入六分，可灸三壮。《铜人》。

伏兔二穴 一名外丘，在膝上六寸起肉是。一云在膝盖上七寸。《铜人》。○在膝膑罅上六寸向里，正跪正坐而取之。《入门》。○针入五分，禁不可灸。《铜人》。

气冲二穴 一名气街，在归来下鼠鼷上一寸动脉中。《铜人》。○在腹脐下横骨两端，鼠鼷上。《资生》。○在天枢下八寸动脉。《入门》。○可灸七壮，禁不可针。《铜人》。

归来二穴 在水道下二寸。《铜人》。○在天枢下七寸。《入门》。○针入八分，可灸五壮。《铜人》。

水道二穴 在大巨下三寸，天枢下五寸。针入二寸五分，可灸五壮。《铜人》。

大巨二穴 在外陵下一寸。针入五分，可灸五壮。《铜人》。

外陵二穴 在天枢下一寸。针入八分，可灸五壮。《铜人》。

天枢二穴 一名长溪，一名谷门，大肠之募也，在肓俞旁一寸五分，挟脐二寸。《铜人》。○魂魄之舍，不可针，合脐相去各三寸。《资生》。○平脐旁各三寸。《入门》。○针入八分，留七呼，可灸百壮。《铜人》。

滑肉门二穴 在太一下一寸。针入八分，可灸五壮。《铜人》。

太一二穴 在关门下一寸。针入八分，可灸五壮。《铜人》。

关门二穴 在梁门下一寸。针入八分，可灸五壮。《铜人》。

梁门二穴 在承满下一寸。针入八分，可灸五壮。《铜人》。

承满二穴 在不容下一寸。《铜人》。○挟巨阙两旁各一寸半。《资生》。○针入八分，可灸五壮，《铜人》。

不容二穴 在幽门旁相去各一寸五分。《铜人》。○在幽门两旁各一寸五分，去任脉二寸，直四肋端。《纲目》。○平巨阙旁三寸，挺身取之。《入门》。○挟鸠尾，当乳下三寸。《资生》。○针入五分，可灸五壮。《铜人》。

乳根二穴 在乳中下一寸四分陷中，仰而取之。《铜人》。○在当乳下一寸六分。《入门》、《资生》并云一寸六分。《纲目》。○针入三分，可灸五壮。《铜人》。

乳中二穴 当乳中是。《铜人》。○即乳头上也。《入门》。○针宜浅刺二分，禁不可灸。《入门》。

膺窗二穴 在屋翳下一寸六分。针入三分，可灸五壮。《铜人》。

屋翳二穴 在库房下一寸六分陷中，仰而取之。针入三分，可灸五壮。《铜人》。

库房二穴 在气户下一寸六分陷中，仰而取之。针入三分，可灸五壮。《铜人》。

气户二穴 在巨骨下，挟俞府两旁，相去各二寸陷中，仰而取之。针入三分，可灸五壮。《铜人》。○自气户至乳根六穴，去膺中行各四寸，递相去各一寸六分。《资生》。

缺盆二穴 一名天盖，在肩前横骨陷中。可灸三壮，禁不可针。《铜人》。○肩前廉六穴，膊会极外，肩髃次之，缺盆极里。《纲目》。

气舍二穴 在颈，直人迎下，挟天突旁陷中。针入三分，可灸三壮。《铜人》。

水突二穴 一名水门，在颈大筋前，直人迎下。针入三分，可灸三壮。《铜人》。

人迎二穴 一名五会，在颈大脉动应手，挟结喉两旁各一寸五分，仰而取之，以候五脏气。针入四分，若过深则杀人，禁不可灸。《铜人》。

大迎二穴 在曲颔前一寸二分骨陷中动脉，又以口下当两肩取之，针入三分，留七呼，可灸三壮。《铜人》。

地仓二穴 一名胃维，挟口吻旁四分外。《铜人》。○如近下有脉微微动者是。《纲目》。○针入三分，留五呼，日可灸二七壮至七七壮止。艾炷若大，口转㖞，却灸承浆七七壮即愈。《铜人》。

巨髎二穴 在挟鼻孔旁八分，直目瞳子。针入三分，可灸七壮。《铜人》。

四白二穴 在目下一寸，直目瞳子。针入三分，若针深令人目乌色，可灸七壮。《铜人》。

承泣二穴 在目下七分，直目瞳子，禁不宜针，针之令目乌色，可灸三壮。《铜人》。

颊车二穴 一名机关，在耳下，曲颊端近前陷中，侧卧开口取之。《铜人》。○在耳下八分，小近前曲颊端陷中，开口有空。《入门》。○针入四分，得气即写，可灸七壮至七七壮。《铜人》。

下关二穴 在上关下。《铜人》。○在客主人下即上关穴，耳前动脉下廉。《纲目》。○合口有空，张口则闭，宜侧卧闭口取穴。《入门》。○针入四分，得气即泻，禁不可灸。《铜人》。○侧面部在耳前十二穴，头维居上，禾髎、客主人次之，耳门又次之，听

会又次之，下关居下。《纲目》。

头维二穴 在额角入发际，本神旁一寸五分。针入三分，禁不可灸。《铜人》。

足太阴脾经流注

足太阴之脉，起于大指之端隐白穴，循指内侧白肉际大都穴，过核骨后太白穴，上内踝前廉商丘穴，上腨内臑谓胫之鱼腹也，循骺骨后，交出厥阴之前，上循膝股内前廉阴陵泉穴，入腹，属脾，络胃，上膈，挟咽，连舌本，散舌下；其支者，复从胃，别上膈，注心中自此交入手少阴。是动则病舌本强，食则呕，胃脘痛，腹胀善噫，得后与气则快然如衰，身体皆重。是主脾所生病者，舌本痛，体不能动摇，食不下，烦心，心下急痛，寒疟，溏、瘕、泄、水下、黄疸，不能卧，强立股膝内肿厥，足大指不用。盛者寸口大三倍于人迎，虚者寸口反小于人迎也。《灵枢》。○巳时自冲阳过，交与隐白，循腿腹上行，至腋下大包穴止。《入门》。○太阴根于隐白，结于太仓。《灵枢》。

足太阴脾经左右凡四十二穴

隐白二穴 在足大指端内侧，去爪甲角如韭叶。足太阴脉之所出为井。针入一分，留三呼，禁不可灸。《铜人》。

大都二穴 在足大指内侧，本节后陷中。《铜人》。○在本节内侧白肉际。《资生》。○足太阴脉之所流为荥。针入二分，留七呼，可灸三壮。《灵枢》。

太白二穴 在足大指内侧，核骨下陷中。足太阴脉之所注为腧。针入三分，留七呼，可灸三壮。《铜人》。

公孙二穴 在足大指本节之后一寸。《铜人》。○在太白后一寸陷中。《入门》。○足太阴络，别走阳明。针入四分，可灸三壮。《铜人》。

商丘二穴 在足内踝骨下，微前陷中。足太阴脉之所行为经。针入三分，留七呼，可灸三壮。《铜人》。

三阴交二穴　在内踝上三寸，骨下陷中。《铜人》。〇在骨后筋前。《入门》。〇足太阴、厥阴、少阴之会。针入三分，可灸三壮。〇昔有宋太子善医术，逢一孕妇，诊曰是一女。徐文伯诊曰：此一男一女也。太子性急，欲剖视之。文伯曰：臣请针之。泻足三阴交，补手合谷，应针而落，果如文伯之言，故妊娠不可刺。《铜人》。

漏谷二穴　在内踝上六寸，骨下陷中。针入三分，禁不可灸。《铜人》。

地机二穴　一名脾舍，在别走上一寸空中，在膝下五寸，足太阴之郄。《铜人》。〇在膝下五寸，大骨后，伸足取之。《入门》。〇针入三分，可灸三壮。《铜人》。

阴陵泉二穴　在膝下内侧辅骨下陷中，伸足乃得之。《铜人》。〇在膝内侧，辅骨下陷中。《资生》。〇屈膝取之。《入门》。〇足太阴脉之所合。针入五分，留七呼，禁不可灸。《入门》。

血海二穴　在膝膑上，内廉白肉际三寸。《铜人》。〇在膝膑上三寸，内廉骨后，筋前白肉际。《入门》。〇针入五分，可灸三壮。《铜人》。

箕门二穴　在鱼腹上越筋间，阴股内动脉应手。《铜人》。〇在股上起筋间。《灵枢》。〇在血海上六寸，阴股内动脉应手筋间。《入门》。〇可灸三壮，禁不可针。《入门》。

冲门二穴　一名慈宫，上去大横五寸，在府舍下横骨两端约纹中动脉。针入七分，可灸五壮。《铜人》。

府舍二穴　在腹结下二寸，大横下三寸。足太阴、阴维、厥阴之会。此三脉，上下三入腹，络肝脾，结心肺，从胁上至肩，此太阴郄，三阴阳明之别。针入七分，可灸七壮。《铜人》。

腹结二穴　一名肠窟，一名腹屈，在大横下三寸。针入七分，可灸五壮。《铜人》。

大横二穴　在腹哀下一寸六分。《铜人》。〇平脐旁四寸半。《入门》。〇去章门

合为六寸。《资生》。〇针入七分，可灸五壮。《铜人》。〇自期门至冲门，去腹中行各当四寸半。《资生》。

腹哀二穴　在日月下一寸六分。针入三分，禁不可灸。《铜人》。

食窦二穴　在天溪下一寸六分陷中，举臂取之。针入四分，可灸五壮。《铜人》。

天溪二穴　在胸乡下一寸六分陷中，仰而取之。针入四分，可灸五壮。《铜人》。

胸乡二穴　在周荣下一寸六分陷中，仰而取之。针入四分，可灸五壮。《铜人》。

周荣二穴　在中府下一寸六分陷中，仰而取之。针入四分，禁不可灸。《铜人》。

大包二穴　在渊腋下三寸。此脾之大络，布胸胁中，出九肋间。针入三分，可灸三壮。《铜人》。〇云门、中府、周荣、胸乡、天溪、食窦六穴，去膺中行各六寸六分。《资生》。

手少阴心经流注

手少阴之脉，起于心中，出属心系，下膈，络小肠；其支者，从心系上挟咽喉，系目；其直者，复从心系却上肺，下出腋下，下循臑内后廉，行太阴心主之后，下肘内少海穴，循臂内后廉灵道穴，抵掌后锐骨之端神门穴，入掌内后廉少府穴，循小指之内出其端少冲穴，自此交入手太阳。是动则病嗌干心痛，渴而欲饮，是谓臂厥。是主心所生病者，目黄胁痛，臑臂内后廉痛厥，掌中热。盛者寸口大再倍于人迎，虚者寸口反小于人迎也。《灵枢》。〇午时自大包交与极泉，循臂行至小指少冲穴止。《入门》。

手少阴心经左右凡一十八穴

少冲二穴　一名经始。在手小指端内侧，去爪甲角如韭叶。手少阴脉之所出为井。针入一分，可灸三壮。《铜人》。

少府二穴　在手小指本节后陷中，直劳宫。手少阴脉之所流为荥。针入二分，可灸五壮。《铜人》。

神门二穴 一名兑冲，一名中都，在掌后锐骨之端动脉陷中，手少阴脉之所注为腧。针入三分，留七呼，可灸七壮。《铜人》。○《内经》言：心脏坚固，邪不能容，故手少阴独无腧。其外经病而脏不病者，独取其经于掌后锐骨之端，神门穴是也。《纲目》。

阴郄二穴 在掌后脉中，去腕五分。《铜人》。○在掌后五分动脉中。手少阴郄。针入三分，可灸七壮。《入门》。

通里二穴 在腕后一寸。手少阴络，别走太阳。针入三分，可灸三壮。《铜人》。

灵道二穴 在掌后一寸五分。手少阴脉之所行为经。针入三分，可灸三壮。《铜人》。

少海二穴 一名曲折，在肘内廉节后陷中。《铜人》。○在肘内大骨外，去肘端五分。《纲目》。○在肘内廉节后陷中，动脉应手，屈肘得之。《资生》。○肘内廉横纹头尽处陷中，曲手向头取之。《入门》。○手少阴脉之所入为合。针入三分，可灸三壮。《铜人》。

青灵二穴 在肘上三寸，伸肘举臂取之。可灸七壮，禁不可针。《铜人》。

极泉二穴 在臂内，腋下筋间动脉入胸处。针入三分，可灸七壮。《铜人》。

手太阳小肠经流注

手太阳之脉，起于小指之端少泽穴，循手外侧本节前，前谷穴；本节后，后溪穴；上腕，腕前，腕骨穴；腕中，阳谷穴，出踝中，直上循臂骨下廉，出肘内侧两骨之间小海穴，上循臑外后廉，出肩解，绕肩胛，交肩上，入缺盆，向腋络心，循咽下膈，抵胃，属小肠；其支者，从缺盆，贯颈，上颊，至目锐眦，却入耳中；其支者，别颊，上䪼，抵鼻，至目内眦，斜络于颧颧，颊骨也。自此交入足太阳。是动则病嗌痛颔肿，不可回顾，肩似拔，臑似折。是主液所生病者，耳聋目黄颊颔肿，颈肩臑肘臂外后廉痛。盛者人迎再倍于寸口，虚者人迎反小于寸口也。《灵枢》。○未时自少冲交与少泽，循肘上行，至听宫穴止。《入门》。

手太阳小肠经左右凡三十八穴

少泽二穴 一名少吉，在手小指之端外侧，去爪甲角下如韭叶。手太阳脉之所出为井。针入一分，留二呼，可灸一壮。《铜人》。

前谷二穴 在手小指外侧，本节前陷中。手太阳脉之所流为荥。针入一分，留三呼，可灸三壮。《铜人》。

后溪二穴 在手小指外侧本节后陷中。《铜人》。○本节后横纹尖尽处，握掌取之。《入门》。○手太阳脉之所注为腧。针入二分，留三呼，可灸三壮。《铜人》。

腕骨二穴 在手外侧腕前臂下掌上节处曰腕起骨下陷中。《铜人》。○在掌后外侧高骨下陷中，握掌向内取之。《入门》。○在手外侧腕骨之前。《灵枢》。○手太阳脉之所过为原。针入二分，留三呼，可灸三壮。《铜人》。

阳谷二穴 在手外侧，腕中锐骨下陷中。手太阳脉之所行为经。针入二分，留三呼，可灸三壮。《铜人》。

养老二穴 在手踝骨上一空，在腕后一寸陷中。针入三分，可灸三壮。《铜人》。

支正二穴 在腕骨后五寸。《铜人》。○在腕后五寸，去养老四寸陷中。《资生》。○手太阳络，别走少阴。针入三分，可灸三壮。《铜人》。

小海二穴 在肘内大骨外，去肘端五分陷中。《铜人》。○屈手向头取之，又云屈肘得之。《入门》。○手太阳脉之所入为合。针入二分，可灸三壮。《铜人》。

肩贞二穴 在肩曲胛上两骨解间，肩髃后陷中。《铜人》。○在肩髃后两骨罅间。《入门》。○针入八分，禁不可灸。《入门》。

臑腧二穴 在肩髎后，大骨下，胛上廉陷中，举臂取之。针入八分，可灸三壮。

《铜人》。

天宗二穴 在秉风后，大骨下陷中。针入五分，留六呼，可灸三壮。《铜人》。

秉风二穴 在天髎外，肩上小髃骨后，举臂有空。《铜人》。○在天宗前，小髃后。《入门》。○针入五分，可灸五壮。《铜人》。

曲垣二穴 在肩中央，曲胛陷中，按之应手痛。针入五分，可灸十壮。《铜人》。

肩外腧二穴 在肩胛上廉，去脊三寸陷中。《铜人》。○去大杼旁三寸。《入门》。○针入六分，可灸三壮。《铜人》。

肩中腧二穴 在肩胛内廉，去脊二寸陷中。《铜人》。○去大杼旁二寸。《入门》。○针入三分，留七呼，可灸十壮。《铜人》。○肩后廉十二穴，臑腧、肩贞、极外、天宗、曲垣次之，外腧、中腧极里。《纲目》。

天容二穴 在耳下曲颊后。《铜人》。○在颊车后陷中。《入门》。○针入一寸，可灸三壮。《铜人》。

天窗二穴 一名窗笼，在颈大筋前，曲颊下，挟扶突后，动脉应手陷中。《铜人》。○在完骨下，发际上，颈上大筋处，动脉陷中。《入门》。○针入三分，可灸三壮。《铜人》。

颧髎二穴 在面颅骨下廉，锐骨端陷中。《铜人》。○在面颊，锐骨端下廉陷中。《入门》。○针入三分，禁不可灸。《铜人》。

听宫二穴 在耳中珠子，大如赤小豆。《铜人》。○在耳前珠子旁。《入门》。○针入三分，可灸三壮。《铜人》。

足太阳膀胱经流注

足太阳之脉，起于目内眦睛明穴，上额，交巅上百会穴；其支者，从巅顶为中顶；前曰囟顶；后曰脑顶；左右曰角至耳上角；其直者，从巅入络脑，还出别下项，循肩髆内，挟脊抵腰中，入循膂，络肾，属膀胱；其支者，从腰中，下贯臀，入腘中腘谓膝解之后，曲脚之中也，即委中穴也；其支者，从髆内左右，别下贯胛胂谓两髀骨下竖

起肉也，挟脊内，过髀枢髀骨节也，即环跳穴，循髀外后廉，下合腘中，以下贯腨内足肚曰腨，出外踝之后昆仑穴，循京骨穴名也，至小指外侧端至阴穴也，自此交入足少阴。是动则病冲头痛，目似脱，项似拔，脊痛腰似折，髀不可以曲，腘如结，腨如裂，是谓踝厥。是主筋所生病者，痔、疟、狂、癫疾，头脑顶痛，目黄泪出、鼽衄，项、背、腰、尻、腘、腨、脚皆痛，小指不用。盛者人迎大再倍于寸口，虚者人迎反小于寸口也。《灵枢》。○申时自听宫交与睛明，循头颈下背腰臀腿，至足至阴穴止。《入门》。○太阳根于至阴，结于命门，命门者目也。《灵枢》。

足太阳膀胱经左右凡一百二十六穴

至阴二穴 在足小指端外侧，去爪甲角如韭叶。足太阳脉之所出为井。针入一分，留五呼，可灸三壮。《铜人》。

通谷二穴 在足小指本节之前，外侧陷中。足太阳脉之所流为荥。针入二分，留五呼，可灸三壮。《铜人》。

束骨二穴 在足小指本节之后，外侧陷中。足太阳脉之所注为腧。针入三分，留五呼，可灸三壮。《铜人》。

金门二穴 一名关梁，在足外踝下骨空陷中。足太阳郄。针入三分，可灸三壮。《铜人》。

京骨二穴 在足外侧大骨下，赤白肉际陷中，按而取之。足太阳脉之所过为原。针入三分，留七呼，可灸三壮。《铜人》。

申脉二穴 在外踝下陷中，容爪甲白肉际。《铜人》。○在外踝下五分。《资生》。○阳跷脉所生。针入三分，禁不可灸。《铜人》。

仆参二穴 一名安邪，在足后跟骨下陷中，拱足得之。针入三分，可灸七壮。《铜人》。

昆仑二穴 在足外踝后，跟骨上陷中。《铜人》。○在跟骨上陷中，细脉动应手。

《资生》。○在外踝下一寸，大筋下。《资生》。○足太阳脉之所行为经。针入五分，留十呼，可灸五壮。《灵枢》。

付阳二穴 在外踝上三寸，飞阳下。《铜人》。○阳跷之郄。太阳前，少阳后，筋骨间。《纲目》。○针入五分，留七呼，可灸三壮。《铜人》。

飞阳二穴 一名厥阳。在外踝上七寸骨后。针入五分，可灸三壮。《铜人》。

承山二穴 一名鱼腹，一名肠山，一名肉柱，在锐腨肠下，分肉间陷中。《铜人》。○在腨股分肉间，拱足，举地一尺取之。《入门》。○在腿肚下分肉间。《资生》。○针入七分，可灸五壮。《铜人》。

承筋二穴 一名腨肠，一名直肠，在腨肠中央。《铜人》。○在胫后腨股中央，从脚跟上七寸。《入门》。○可灸三壮，禁不可针。《入门》。

合阳二穴 在膝约文中央，下三寸一云二寸。○在直委中下一寸。《入门》。○针入五分，可灸五壮。《铜人》。

委中二穴 在腘中央约文中动脉陷中。《铜人》。○在膝腕内，腘横纹中央动脉。《入门》。○委中者，血郄也，在腘中央，可出血，痼疹皆愈。《资生》。○在曲䐐内，两筋两骨中宛宛。又云：膝解后，曲脚中，背面取之。《资生》。○又于四畔紫脉上去血，如藤块者，不可出血，血不止令人夭。《纲目》。○宜针入一寸半一云五分，留七呼，禁不可灸。《纲目》。

委阳二穴 在承扶下六寸，屈伸取之。《铜人》。○三焦下辅腧也。在足太阳后，出于腘中，外廉两筋间。《资生》。○在膝腕横纹尖外廉，两筋间，委中外二寸，屈伸取之。《入门》。○针入七分，可灸三壮。《铜人》。○《铜人》云：委阳在足太阳前，少阳之后，出于腘中外廉两筋间，承扶下六寸，此足太阳之别络，手少阳经也。以今经文考之，当云一尺六寸。又按经文取委阳者，屈伸而索之；取阳陵泉者，正竖膝与之

齐，下至委阳之前取之，是知委者，曲也。委中即两腘之中央；委阳即曲䐐之阳分，约文之尽处两筋间，推其分野，则正当太阳少阳之间，内外廉之界，故曰太阳之前，少阳之后，腘中外廉也。其穴正在约纹两筋之间，只正膝与之齐，阳陵泉正对其穴，当为一尺六寸无疑矣。《纲目》。

浮郄二穴 在委阳上一寸，展膝得之。针入五分，可灸三壮。《铜人》。

殷门二穴 在承扶下六寸。针入五分，留七呼，禁不可灸。《铜人》。

承扶二穴 一名肉郄，一名阴关，一名皮部，在尻臀下，股阴冲上约纹中央。《铜人》。○在尻臀下，阴股上横纹中。《入门》。○针入五分，禁不可灸。《入门》。

秩边二穴 在第二十椎下两旁，相去各三寸陷中，伏而取之。针入五分，可灸三壮。《铜人》。○挟脊四寸，是除脊则各一寸半也。大杼下诸穴，皆当除脊骨一寸，则两旁相去各一寸五分为正。大凡脊骨广一寸，当除之。《资生》。

胞肓二穴 在第十九椎下，两旁相去各三寸，伏而取之。针入五分，可灸五七壮。《铜人》。

志室二穴 在第十四椎下，两旁相去各三寸陷中。针入五分，可灸五壮。《铜人》。

肓门二穴 在第十三椎下，两旁相去各三寸叉肋间，与鸠尾相直。针入五分，可灸三十壮。《铜人》。

胃仓二穴 在第十二椎下，两旁相去各三寸。针入五分，可灸五七壮。《铜人》。

意舍二穴 在第十一椎下，两旁相去各三寸陷中，正坐取之。针入五分，可灸五壮至百壮止。《铜人》。

阳纲二穴 在第十椎下，两旁相去各三寸陷中，正坐取之。针入五分，可灸五壮。《铜人》。

魂门二穴 在第九椎下，两旁相去各三寸陷中，正坐取之。针入五分，可灸五壮。《铜人》。

膈关二穴　在第七椎下，两旁相去各三寸陷中，正坐取之。针入五分，可灸五壮。《铜人》。

噫嘻二穴　在肩髆内廉第六椎下，两旁相去各三寸，正坐取之。以手重按之病者，言噫嘻是穴也。《铜人》。○在髆内廉，以手厌之，令病人抱肘作噫嘻之声，则指下动矣。《入门》。○针入六分，留三呼，泻五吸，可灸二七壮至一百壮止。《铜人》。

神堂二穴　在第五椎下，两旁相去各三寸陷中，正坐取之。针入三分，可灸五壮。《铜人》。

膏肓俞二穴　在第四椎下，两旁相去各三寸取穴法详见下。可灸百壮至五百壮，若能用心得正穴灸之，无疾不愈。《铜人》。○《千金方》于诸穴治病，各分主之，独于膏肓、三里、涌泉，特云治杂病，盖是三穴无所不治也。《资生》。

魄户二穴　一名魂户，在第三椎下，两旁相去各三寸，正坐取之。《铜人》。○在三节外三寸。《入门》。○针入五分，可灸五壮，一云可灸七壮至百壮。《纲目》。

附分二穴　在第二椎下，附项内廉两旁，相去各三寸。《铜人》。○出第二节外三寸，附项内廉陷中，正坐取之。《入门》。○针入五分，得气即泻。日可灸七壮至百壮。《铜人》。

会阳二穴　一名利机，在阴尾骶骨两旁。《铜人》。○在阴尾骨外，各开一寸半。《入门》。○针入八分，可灸五壮。《铜人》。

下髎二穴　在第四空，挟脊陷中。针入二寸，留十呼，可灸三壮。《入门》。○尝见死人骸，腰脊骨尽处有一骨，广如人面大，而四穴分两行，了然通透，乃是八髎穴也。《俗方》。

中髎二穴　在第三空，挟脊陷中。针入二寸，留十呼，可灸三壮。《入门》。

次髎二穴　在第二空，挟脊陷中。针入二寸，可灸三壮。《入门》。

上髎二穴　在第一空，腰髁下一寸，挟脊陷中。《铜人》。○在腰髁骨下第一空，挟脊两旁陷中。余三髎少斜，上阔下狭。针入一寸，可灸七壮。《入门》。

白环俞二穴　在第二十一椎下，两旁相去各一寸五分。《铜人》。○取如腰户法，挺杖伏地，端身两手相重支额，纵息，令皮肤俱缓，乃得其穴。《纲目》。○针入八分，得气先泻后补，禁不可灸。《铜人》。

中膂内俞二穴　一名脊内腧，在二十椎下两旁，相去各一寸五分，挟脊起肉间，伏而取之。针入三分，留十呼，可灸三壮。《铜人》。

膀胱俞二穴　在第十九椎下两旁，相去各一寸五分。针入三分，留六呼，可灸三壮。《铜人》。

小肠俞二穴　在第十八椎下两旁，相去各一寸五分。针入三分，留六呼，可灸三壮。《铜人》。

大肠俞二穴　在第十六椎下两旁，相去各一寸五分。针入三分，留六呼，可灸三壮。《铜人》。

肾俞二穴　在第十四椎下两旁，相去各一寸五分，与脐相对。针入三分，留七呼，可灸随年为壮。《铜人》。

三焦俞二穴　在第十三椎下两旁，相去各一寸五分。针入五分，留七呼，可灸三壮。《铜人》。

胃俞二穴　在第十二椎下两旁，相去各一寸五分。针入三分，留七呼，可灸随年为壮数。《铜人》。

脾俞二穴　在第十一椎下两旁，相去各一寸五分。针入三分，留七呼，可灸七壮。《铜人》。

胆俞二穴　在第十椎下两旁，相去各一寸五分，正坐取之。针入五分，可灸三壮。《铜人》。

肝俞二穴　在第九椎下两旁，相去各一寸五分。针入三分，留六呼，可灸三壮。《铜人》。

膈俞二穴　在第七椎下两旁，相去各一

寸五分。针入三分，留七呼，可灸三壮。《铜人》。

心俞二穴　在第五椎下两旁，相去各一寸五分。针入三分，留七呼，得气即泻，禁不可灸。《铜人》。

厥阴俞二穴　在第四椎下两旁，相去各一寸五分。针入三分，可灸七壮。《铜人》。

肺俞二穴　在第三椎下两旁，相去各一寸五分。《铜人》。○肺腧与乳相对，引绳度之。《资生》。○以搭手左取右，右取左，当中指末节是穴。针入五分，留七呼，可灸一百壮。《铜人》。

风门二穴　一名热府，在第二椎下两旁，相去各一寸五分。针入三分，留七呼，可灸五壮。今附云：若频刺，泄诸阳热气，背永不发痈疽。《铜人》。

大杼二穴　在第一椎下两旁，相去各一寸五分。针入五分，可灸七壮，一云禁灸。《铜人》。

天柱二穴　在挟项后发际，大筋外廉陷中。《铜人》。○在颈大筋外，挟后发际陷中。针入五分，可灸三壮。《入门》。

玉枕二穴　在络却后一寸五分，挟脑户旁一寸三分，起肉枕骨上，入发际上三寸。可灸三壮，禁不可针。《铜人》。

络却二穴　一名强阳，又名脑盖。在通天后一寸五分。可灸三壮，禁不可针。《铜人》。

通天二穴　一名天伯，在承光后一寸五分。针入三分，留七呼，可灸三壮。《铜人》。

承光二穴　在五处后一寸五分。针入三分，禁不可灸。《铜人》。

五处二穴　在上星旁一寸五分。针入三分，留七呼，可灸三壮。《铜人》。

曲差二穴　入前发际，在挟神庭旁一寸五分。针入二分，可灸三壮。《铜人》。

攒竹二穴　一名始光，一名光明，一名圆柱，在两眉头陷中。针入一分，留三呼，泻五吸，禁不可灸。○宜以细三棱针刺之，

宜泄热气，三度刺，目大明。《铜人》。

睛明二穴　一名泪孔，在目内眦头外一分。《铜人》。○在目内眦红肉陷中。《入门》。○针入一寸五分，留三呼，禁不可灸。《铜人》。○《明堂》云：针入一分半，盖面部宜浅刺，是一分半为正，《铜人》误也。《资生》。

足少阴肾经流注

足少阴之脉，起于小指之下，斜趋足心涌泉穴，出然骨之下然谷穴，循内踝之后太溪穴，别入跟中太钟穴，以上腨内复溜穴，出腘内廉阴谷穴，上股内后廉，贯脊属肾，络膀胱；其直者，从肾上贯肝膈，入肺中，循喉咙，挟舌本；其支者，从肺出络心，注胸中自此交入手心主。是动则病饥不欲食，面黑如炭色，咳唾则有血，喉鸣而喘，坐而欲起，目䀮䀮如无所见，心如悬若饥状，气不足则善恐，心惕惕若人将捕之，是谓骨厥。是主肾所生病者，口热舌干，咽肿上气，嗌干及痛，烦心心痛，黄疸肠澼，脊臀股内后廉痛，痿厥嗜卧，足下热而痛。灸则强食生肉勉强饮食，以生肌肉，缓带被发，大杖重履而步。盛者寸口大二倍于人迎，虚者寸口反小于人迎也。《灵枢》。○酉时自至阴与涌泉循膝上行，至胸腧府穴止。《入门》。○少阴根于涌泉，结于廉泉。《灵枢》。

足少阴肾经左右凡五十四穴

涌泉二穴　在足陷中，屈足卷指宛宛中。《铜人》。○涌泉者，足心也，跪而取之。《灵枢》。○在脚心底宛中，白肉际。《资生》。○在脚掌中心。《入门》。○足少阴脉之所出为井。针入三分，留七呼，禁不可灸，若灸废人行动。《资生》。

然谷二穴　一名龙渊，在足内踝前起大骨下陷中。《铜人》。○然谷者，然骨之下者。《灵枢》。○在内踝前直下一寸。《资生》。○足少阴脉之所流为荥。针入三分，留三呼，不宜见血．刺之多见血，使人立饥

欲食，可灸三壮。《灵枢》。

太溪二穴 一名吕细，在足内踝后，跟骨上动脉陷中。《铜人》。○在内踝后五分，跟骨间动脉陷中。《入门》。○足少阴脉之所注为腧。针入三分，留七呼，可灸三壮。○凡人病有此脉则生，无则死。《铜人》。

太钟二穴 在足跟后冲中，太溪下五分。足少阴络，别走太阳。针入二分，留七呼，可灸三壮。《铜人》。

照海二穴 在足内踝下，容爪甲，阴跷脉所生。《铜人》。○令患人稳坐，足底相对，赤白肉际陷中。《纲目》。○在内踝下四分微前，小骨下。《入门》。○针入三分，可灸七壮。《铜人》。

水泉二穴 去太溪下一寸，在内踝下，足少阴郄。针入四分，可灸五壮。《铜人》。

复溜二穴 一名伏白，一名昌阳，在足内踝上二寸，筋骨陷中。《铜人》。○在内踝后上二寸，动脉中。《入门》。○上内踝二寸，动而不休。《灵枢》。○足少阴脉之所行为经。针入三分，留三呼，可灸五壮。《铜人》。

交信二穴 在足内踝上二寸，少阴前，太阴后廉前筋一骨间腨，阴跷之郄也。《铜人》。○在内踝上二寸，复溜前，三阴交后，筋骨间陷中。《入门》。○针入四分，留五呼，可灸三壮。《铜人》。

筑宾二穴 在内踝上三寸，腨分中，阴维之郄。《铜人》。○在骨后大筋上，小筋下，屈膝取之。针入三分，可灸五壮。《入门》。

阴谷二穴 在膝内辅骨后，大筋下，小筋上。《铜人》。○在辅骨之后，大筋之下，小筋之上，有动脉按之应手，屈膝而得之。《灵枢》。○足少阴脉之所入为合。针入三分，留七呼，可灸三壮。《铜人》。

横骨二穴 一名下极，在大赫下一寸。《铜人》。○在横骨中央宛曲，如仰月陷中，曲骨外一寸半。《入门》。○可灸三壮，禁不可针。《铜人》。

大赫二穴 一名阴维，一名阴关，在气穴下一寸。针入三分，可灸五壮。《铜人》。

气穴二穴 一名胞门，一名子户，在四满下一寸。针入三分，可灸五壮。《铜人》。

四满二穴 一名髓府，在中注下一寸。《铜人》。○挟丹田旁一寸半，又云在心下八寸，脐下横纹是穴。《资生》。○针入一寸，可灸五壮。《入门》。

中注二穴 在肓俞下一寸。针入一寸，可灸五壮。《铜人》。

肓俞二穴 在商曲下一寸，去脐旁五分。《铜人》。○去脐旁各一寸半。《资生》。○平神阙外一寸半为正。《入门》。○针入一寸，可灸五壮。《铜人》。

商谷二穴 在石关下一寸。针入一寸，可灸五壮。《铜人》。

石关二穴 在阴都下一寸。针入一寸，可灸三壮。《铜人》。

阴都二穴 一名食宫，在通谷下一寸。针入一寸，可灸三壮。《铜人》。

通谷二穴 在幽门下一寸。《铜人》。○在上脘旁。《资生》。○针入五分，可灸五壮。《铜人》。

幽门二穴 一名上门，在巨阙旁，相去各五分。《铜人》。○平巨阙外一寸半。《入门》。○幽门挟巨阙一寸半，四满在丹田一寸半，当以一寸半为正。○幽门至横骨，去腹中行皆当为一寸半。《资生》。○针入五分，可灸五壮。《铜人》。

步郎二穴 在神封下一寸六分陷中，仰而取之。《铜人》。○去中庭外二寸。《入门》。○针入二分，可灸五壮。《铜人》。

神封二穴 在灵墟下一寸六分陷中，仰而取之。针入三分，可灸五壮。《铜人》。

灵墟二穴 在神藏下一寸六分陷中，仰而取之。针入三分，可灸五壮。《铜人》。

神藏二穴 在彧中下一寸六分陷中，仰而取之。针入三分，可灸五壮。《铜人》。

彧中二穴 在俞府下一寸六分陷中，仰而取之。针入四分，可灸五壮。《铜人》。

俞府二穴 一名输府，在巨骨下，璇玑旁各二寸陷中，仰而取之。针入三分，可灸五壮。《铜人》。

手厥阴心包经流注

手厥阴之脉，起于胸中，出属心包，下膈，历络三焦；其支者，循胸出胁，下腋三寸，上抵腋下，下循臑内，行太阴少阴之间，入肘中曲泽穴，下臂行两臂之间间使穴，腕中太陵穴入掌中劳宫穴，循中指出其端中冲穴；其支别者，从掌中循小指次指出其端自此交入手少阳。是动则病手心热，肘臂挛急，腋肿，甚则胸胁支满，心中澹澹大动，面赤目黄，善笑不休。是主脉所生病者，烦心心痛，掌中热。盛者寸口大一倍于人迎，虚者寸口反小于人迎也。《灵枢》。○戌时自俞府交与天池，循手臂下行，至中冲穴止。《入门》。○心者，五脏六腑之大主也，精神之所舍也，其脏坚固，邪不能容也，容之则心伤，心伤则神去，神去则死矣，故诸邪之在于心者，皆在于心之包络。包络者，心主之脉也，故独无输焉。其余脉出入屈折，其行之徐疾，皆如手少阴心主之脉行也，故窦汉卿《孔穴旁通图》心经不出少冲、少府、神门、灵道、少海，而代以中冲、劳宫、大陵、间使、曲泽，则可知矣。《纲目》。

手厥阴心包经左右凡一十八穴

中冲二穴 在手中指之端，去爪甲如韭叶陷中。手厥阴脉之所生为井。针入一分，留三呼，可灸一壮。《灵枢》。

劳宫二穴 一名五里，一名掌中，在掌中央，屈无名指取之。《铜人》。○在掌中央横纹动脉中。《纲目》。○在手掌横纹中心，屈中指取之。《入门》。○手厥阴脉之所流为荥。针入三分，留六呼，可灸三壮。《铜人》。○只一度针，过两度令人虚，不可灸，屈中指为是，屈无名指者非也。《资生》。

大陵二穴 在掌后两筋间陷中。《铜人》。○在掌后横纹两筋两骨陷中。《入门》。○手厥阴脉之所注为腧。针入五分，可灸三壮。《铜人》。

内关二穴 在掌后去腕二寸。《铜人》。○在大陵后二寸。《入门》。○在两筋间，手心主络，别走少阳。《纲目》。○针入三分，可灸三壮。《铜人》。

间使二穴 在掌后三寸，二筋间陷中。《铜人》。○在大陵后三寸，又云去腕三寸。《入门》。○手厥阴脉之所行为经。针入三分，可灸五壮。《铜人》。○《灵枢》云：在两筋之间，三寸之中也，有过则至，无过则止。注云：其穴有大络为限，故入络过腧，掌后正劳宫后三寸，寸止处是穴，故曰有过则至，无过则止。《纲目》。

郄门二穴 在掌后去腕五寸，一云大陵后五寸。手厥阴郄，针入三分，可灸五壮。《铜人》。

曲泽二穴 在肘内廉下陷中，屈肘得之。《铜人》。○在肘腕内横纹中央动脉，曲肘取之。《入门》。○手厥阴脉之所入为合。针入三分，留七呼，可灸三壮。《铜人》。

天泉二穴 一名天湿，在曲腋下，去臂二寸，举臂取之。针入三分，可灸三壮。《铜人》。

天池二穴 一名天会，在腋下，乳后一寸着胁，直腋，撅肋间。《铜人》。○在乳后一寸，腋下三寸。《纲目》。○在乳外二寸，侧胁陷中。《入门》。○针入三分，可灸三壮。《铜人》。

手少阳三焦经流注

手少阳之脉，起于小指次指之端外侧关冲穴，上出两指之间本节前液门穴，本节后中渚穴，循手表腕阳池穴，出臂外两骨之间支沟穴，上贯肘天井穴，循臑外，上项，挟耳后，直上出耳上角，以屈下颊至䪼，颊骨也；其支者，从耳后入耳中，出走耳前，过客主人前穴名，交颊，至目锐眦自此交入足少阳。是动则病耳聋，浑浑焞焞，嗌肿喉痹。是主气所生病者，汗出，目锐眦痛，颊痛，耳后肩臑肘臂外皆痛，小指次指不用。盛者人迎大一倍于寸口，虚者人迎反小于寸口也。《灵枢》。○亥时自中冲交与关冲，循臂上行，至耳门穴止。《入门》。

手少阳三焦经左右凡四十六穴

关冲二穴 在手小指次指之端外侧，去爪甲角如韭叶，握拳取之。手少阳脉之所出为井。针入一分，留三呼，可灸一壮。《铜人》。

液门二穴 在手小指次指间，本节前陷中。手少阳脉之所流为荥。握拳取之，针入二分，留三呼，可灸一壮。《铜人》。

中渚二穴 在手小指次指本节后间陷中，液门下一寸，握拳取之。手少阳脉之所注为腧。针入二分，留三呼，可灸三壮。《铜人》。

阳池二穴 一名别阳，在手表腕上陷中。《铜人》。○在手掌背横文陷中。手少阳脉之所过为原。针入二分，留三呼，禁不可灸。《铜人》。

外关二穴 在腕后二寸陷中，在阳池后二寸。手少阳络，别走心主。针入三分，留七呼，可灸三壮。《铜人》。

支沟二穴 在腕后三寸，两骨之间陷中，阳池后三寸。《铜人》。○在腕后臂外三寸。《资生》。○手少阳脉之所行为经。针入三分，留七呼，可灸二七壮。《铜人》。

会宗二穴 在腕后三寸，空中一寸。《铜人》。○在支沟外旁一寸空中。《入门》。○针入三分，可灸三壮。《铜人》。

三阳络二穴 在臂上大交脉，支沟上一寸。《铜人》。○在阳池后四寸。《入门》。○在肘前五寸，外廉陷中。《资生》。○可灸七壮，禁不可针。《铜人》。

四渎二穴 在肘前六寸，外廉陷中。针入六分，留七呼，可灸三壮。《铜人》。

天井二穴 在肘外大骨之后，肘上一寸陷中。《铜人》。○在曲肘后一寸，又手按膝头取之，两筋骨罅中。又云肘后两筋间，屈肘乃得之。《资生》。○手少阳脉之所入为合。《铜人》。○针入一寸，留七呼，可灸三壮。《灵枢》。

清冷渊二穴 在肘上二寸，伸肘举臂取之。针入三分，可灸三壮。《铜人》。

消泺二穴 在肩下臂外间，腋斜肘分下行。针入六分，可灸三壮。《铜人》。

臑会二穴 一名臑髎，在肩前廉，去肩头三寸宛宛中。针入七分，留十呼，可灸七壮。《铜人》。

肩髎二穴 在肩端臑上陷中，举臂取之。《铜人》。○在肩端外陷，臑会上斜。《入门》。○针入七分，可灸三壮。《铜人》。

天髎二穴 在肩缺盆中，上毖骨之际陷中。针入八分，可灸五壮。《铜人》。○肩上廉十穴，肩髎极外，巨骨次之，肩井又次之，秉风又次之，天髎极在里。《纲目》。

天牖二穴 在颈大筋前，缺盆上，天容后，天柱前，完骨下，发际上一寸陷中。《铜人》。○在耳下，颈大筋外，发际上一寸。《入门》。○针入一寸，留七呼，禁不宜灸，若灸之面肿眼合，先取谚谚，后针天牖、风池，其病即差。《铜人》。

翳风二穴 在耳珠后尖角陷中，按之引耳中痛。针入七分，可灸七壮。《铜人》。

瘛脉二穴 一名资脉，在耳本后，鸡足青络脉，刺出血如豆汁。针入一分，禁不可灸。《铜人》。

颅息二穴 一名颅囟，在耳后间青络脉。《铜人》。○在耳后上青脉间。《入门》。○可灸七壮，禁不可针。《铜人》。

丝竹空二穴 一名目髎，在眉后陷中。《铜人》。○在眉尾骨后陷中。《入门》。○针入三分，留三呼，禁不可灸，不幸使人目小，又令人目无所见。《铜人》。

角孙二穴 在耳郭中间上，开口有空。《铜人》。○在耳郭上中间，发际下。《入门》。○可灸三壮，禁不可针。《入门》。

和髎二穴 在耳门前锐发下，陷中横动脉。针入三分，禁不可灸。《铜人》。

耳门二穴　在耳前起肉，当耳中缺者。针入三分，留三呼，可灸三壮。《铜人》。

足少阳胆经流注

足少阳之脉，起于目锐眦，上抵头角，下耳后，循颈行手少阳之脉前，至肩上，却交出手少阳之后，入缺盆；其支别者，从耳后入耳中，出走耳前，至目锐眦，下大迎，合于手少阳，抵于頔，下加颊车，下颈合缺盆，以下胸中，贯膈络肝属胆，循胁里，出气冲穴名，绕毛际，横入髀厌中即环跳穴；其直者，从缺盆下腋，循胸中，过季胁胁骨曰肋；肋尽处曰季胁，下合髀厌中腹下腿上节处是也，以下循髀阳，出膝外廉阳陵泉穴，下外辅骨之前辅骨谓辅佐行骨，在骭之外骨，直下抵绝骨之端阳辅穴，下出外踝之前丘墟穴，循足跗上，出小指次指之端本节前侠溪穴，本节后临泣穴，末乃窍阴穴；其支者，从跗上，入大指歧骨内出其端，还贯爪甲出三毛自此交入足厥阴。是动则病口苦，善太息，心胁痛不能转侧，甚则面微尘，体无膏泽，足外反热，是为阳厥。是主骨所生病者，头痛角颔痛，目锐眦痛，缺盆中肿痛，腋下肿，马刀挟瘿，汗出振寒，疟，胸胁肋髀膝外至胫绝骨外踝前及诸节皆痛，小指次指不用。盛者人迎大一倍于寸口，虚者人迎反小于寸口也。《灵枢》。○子时自耳门交与瞳子髎，循头耳侧胁下行至足窍阴穴止。《入门》。○少阳根于窍阴，结于窗笼。窗笼者，耳中也。《灵枢》。

足少阳胆经左右凡九十穴

窍阴二穴　在足小指次指端外侧，去爪甲角如韭叶。足少阳脉之所出为井。针入一分，留三呼，可灸三壮。《铜人》。

侠溪二穴　在足小指次指歧骨间，本节前陷中。足少阳脉之所流为荥。针入二分，留三呼，可灸三壮。《铜人》。

地五会二穴　在足小指次指本节之后陷中，去侠溪一寸。针入二分，不可灸，灸则使羸瘦，不出三年卒。《铜人》。

临泣二穴　在足小指次指本节后间，去侠溪一寸半陷中。足少阳脉之所注为腧。针入三分，留三呼，可灸三壮。《铜人》。

丘墟二穴　在足外踝下微前陷中，去临泣三寸。足少阳脉之所过为原。针入五分，留七呼，可灸三壮。《铜人》。

悬钟二穴　一名绝骨，在足外踝上三寸动脉中，足三阳之大络，按之阳明脉绝，乃取之。针入六分，留七呼，可灸三壮。《铜人》。

阳辅二穴　在足外踝上四寸，辅骨前，绝骨端，如前三分，去丘墟七寸。足少阳脉之所行为经。针入五分，留七呼，可灸三壮。《铜人》。

光明二穴　在足外踝上五寸。足少阳络，别走厥阴。针入六分，留七呼，可灸五壮。《铜人》。

外丘二穴　在足外踝上七寸，骨陷中。足少阳郄。针入三分，可灸三壮。《铜人》。

阳交二穴　一名别阳，一名足髎，在外踝上七寸，斜属三阳分肉之间。针入六分，留七呼，可灸三壮。《铜人》。

阳陵泉二穴　在膝下一寸外廉陷中，伸而得之。《铜人》。○在膝下外尖骨前。《资生》。○在膝品骨下一寸，外廉两骨陷中，蹲坐取之。足少阳脉之所入为合。针入六分，留十呼，得气即泻，可灸七壮至七七壮。《铜人》。

阳关二穴　一名关阳，一名关陵，在阳陵泉上三寸，犊鼻外陷中。针入五分，禁不可灸。《铜人》。

中渎二穴　在髀骨外膝上五寸，分肉间陷中。针入五分，留七呼，禁不可灸。《铜人》。

风市二穴　在膝上外廉两筋中，正立以两手着腿，中指尽处是穴。《入门》。○在膝上外廉五寸《得效》。○针入五分，可灸五壮。《入门》。

环跳二穴　在髀枢中，侧卧伸下足，屈上足取之。铜人在髀枢碾子骨一作砚子后宛宛中。《入门》。〇针入一寸，留十呼，可灸五十壮。《铜人》。

居髎二穴　在章门下八寸三分，监骨上陷中。针入八分，可灸三壮。《铜人》。

维道二穴　在章门下五寸三分。针入八分，可灸三壮。《铜人》。

五枢二穴　在带脉下三寸，水道旁一寸五分陷中。针入一寸，可灸五壮。《铜人》。

带脉二穴　在季胁端一寸八分。针入六分，可灸五壮。《铜人》。

京门二穴　肾之募也。一名气府，一名气腧，在监骨下腰中，挟脊季肋本。针入八分，留十呼，可灸三壮。《铜人》。

日月二穴　胆之募也。一名神光在期门下五分陷中，直乳第二肋下。《铜人》。〇在乳下三肋端。《入门》。〇针入七分，可灸五壮。《铜人》。

辄筋二穴　在腋下三寸，腹前行一寸，着胁。《铜人》。〇在渊腋前一寸。《入门》。〇针入六分，可灸三壮。《铜人》。

渊腋二穴　在侧腋下三寸宛宛中，举臂取之。针入三分，禁不可灸。《铜人》。

肩井二穴　一名膊井，在肩上陷罅中，缺盆上，大骨前一寸半，以三指按取之，当中指下陷中是。可灸七壮，禁不宜针。《铜人》。

风池二穴　在颞颥即脑空穴后发际陷中。《铜人》。〇在耳后一寸半，横挟风府。《入门》。〇针入三分，留七呼，可灸七壮。《铜人》。

脑空二穴　一名颞颥，在承灵后一寸半，挟玉枕骨下陷中。《铜人》。〇挟玉枕旁，枕骨下陷中，摇耳有空。《入门》。〇针入五分，得气即泻，可灸三壮。〇曹魏公苦患头风目眩，华佗针此穴即愈。《铜人》。

承灵二穴　在正营后一寸五分。针入三分，可灸五壮。《铜人》。

正营二穴　在目窗后一寸。针入三分，可灸五壮。《铜人》。

目窗二穴　一名至荣，在临泣后一寸。针入三分，可灸五壮。今附：三度刺，目大明。《铜人》。

临泣二穴　在当目直上，入发际五分。针入三分，留七呼，禁不可灸。《铜人》。

阳白二穴　在眉上一寸，直目瞳子。针入二分，可灸三壮。《铜人》。

本神二穴　在曲差旁一寸五分直耳上。《铜人》。〇在临泣外一寸半。《入门》。〇针入三分，可灸七壮。《铜人》。

完骨二穴　在耳后入发际四分。针入三分，可灸七壮。《铜人》。

窍阴二穴　在完骨上，枕骨下，摇耳有空。针入三分，可灸七壮。《铜人》。〇侧头部，在耳后者十二穴，翳风贴耳，瘈脉次之，颅息又次之，完骨又次之，浮白最后，窍阴又居浮白之上。《纲目》。

浮白二穴　在耳后入发际一寸。针入三分，可灸七壮。《铜人》。

角孙二穴　在耳郭中间上，开口有空。针入三分，可灸三壮。〇侧头部，在耳上者六穴，率谷最上，天冲次之，角孙最下。《纲目》。

天冲二穴　在耳上，如前三分，承灵后一寸半。针入三分，可灸七壮。《铜人》。

率谷二穴　在耳上，入发际一寸五分。针入三分，可灸三壮。《铜人》。

曲鬓二穴　在耳上，入发际曲隅陷中，鼓颔有空。《铜人》。〇以耳掩前尖处是穴。《入门》。〇在耳上，将耳掩前，正尖上是穴。《资生》。〇针入三分，可灸七壮。《铜人》。〇侧头部，在耳前者八穴，颔厌在脑空上廉，悬颅在脑空中廉，悬厘在脑空下廉，皆直头角，上至耳前，曲鬓又在悬厘之后。《纲目》。

悬厘二穴　在曲周上，颞颥下廉。《铜人》。〇从额斜上头角，下陷。《入门》。〇针入三分，留三呼，可灸三壮。《铜人》。

悬颅二穴　在曲周上，颞颥中。《铜人》。○斜上额角中，在悬厘间。《入门》。
○针入三分，可灸三壮。《铜人》。

颔厌二穴 在曲周下，颞颥上廉。《铜人》。○对耳额角外。《入门》。○在曲角下，脑空之上上廉。曲周皆当作曲角。《资生》。○针入五分，留七呼，可灸三壮。《铜人》。

客主人二穴 一名上关，在耳前上廉起骨，开口有空，动脉宛宛中。可灸七壮，禁不可针。○若针必须侧卧，张口取之，禁不可针深。问曰：何以不得针深？曰：上关若刺深，令人欠而不得未能欬；下关若久留针，即欬而不得欠，牙关急。是故上关不得刺深，下关不得久留针也。《铜人》。

听会二穴 一名听呵，一名后关，在耳珠微前陷中，开口有空。《铜人》。○在上关下一寸，动脉宛宛中，张口得之。《纲目》。○针入三分，留三呼，可灸五壮至二七壮。《铜人》。

瞳子髎二穴 一名太阳，一名前关，在目外眦去眦五分。针入三分，禁不可灸。《铜人》。

足厥阴肝经流注

足厥阴之脉，起于大指聚毛之际大敦穴，上循足跗上廉本节前行间穴；本节后大冲穴，去内踝一寸中封穴，上踝八寸，交出太阴之后，上腘内廉曲泉穴，循股阴，入毛中，环阴器，抵小腹，挟胃属肝络胆，上贯膈，布胁肋，循喉咙之后，上入颃颡额也，连目系，上出额，与督脉会于巅；其支者，从目系下颊里，环唇内；其支者，复从肝别贯膈，上注肺中自此交入手太阴。是动则病腰痛不可以俯仰，丈夫㿗疝，妇人小腹肿甚则嗌干，面尘脱色。是主肝所生病者，胸满呕逆洞泄，狐疝遗尿闭癃。盛者寸口大一倍于人迎，虚者寸口反小于人迎也。《灵枢》。○丑时自窍阴交与大敦，循膝股上行至期门穴止。《入门》。○厥阴根于大敦，结于玉英，络于膻中。《灵枢》。

足厥阴肝经左右凡二十六穴

大敦二穴 在足大指端去爪甲如韭叶，后三毛中。《入门》。○在足大指聚毛中。《资生》。○足厥阴脉之所生为井。针入三分，留六呼，可灸三壮。《铜人》。

行间二穴 在足大指间，动脉应手。《铜人》。○在大指次指歧骨间，动脉陷中。《入门》。○足厥阴脉之所流为荥。针入六分，留十呼，可灸三壮。《铜人》。

大冲二穴 在足大指本节后一寸动脉中。《铜人》。○在足大指间，本节后二寸，动脉应手。《资生》。○在行间上二寸。《灵枢》。○足厥阴脉之所注为腧。针入三分，留十呼，可灸三壮。《铜人》。

中封二穴 一名悬泉，在足内踝前一寸陷中。《铜人》。○在内踝前一寸，斜行小脉上。《资生》。○足厥阴脉之所行为经，仰足取之。《灵枢》。○针入四分，留七呼，可灸三壮。《铜人》。○在内踝之前一寸半陷者之中。使逆则宛，使和则通，摇足而得之。其穴，使足逆仰则穴有宛陷，可定针；使手足和，其穴有巷道可通，故曰：使逆则宛，使和则通也。《灵枢》。

蠡沟二穴 一名交仪，在足内踝上五寸。足厥阴络，别走少阳。针入二分，留三呼，可灸三壮。《铜人》。

中都二穴 一名中郄，在内踝上七寸胫骨中，与少阴相直。针入三分，可灸五壮。《铜人》。

膝关二穴 在犊鼻下二寸旁，陷中向里。针入四分，可灸五壮。《铜人》。

曲泉二穴 在膝内辅骨下，大筋上，小筋下陷中，屈膝取之。《铜人》。○在辅骨下横纹尖陷中。《入门》。○正膝屈内外两筋间宛宛中，又云在膝曲横纹头。《资生》。○足厥阴脉之所入为合。针入六分，留十呼，可灸三壮。《铜人》。

阴包二穴 一名阴胞，在膝上四寸，股内廉两筋间。针入六分，可灸三壮。《铜人》。

五里二穴 在气冲下三寸，阴股中动脉应手。针入六分，可灸五壮。《铜人》。

阴廉二穴 在羊矢下，去气冲二寸动脉中。针入八分，留七呼，可灸三壮。若未经生产妇人，可灸即有子。《铜人》。〇羊矢二穴在气冲外一寸。《入门》。

章门二穴 脾之募也。一名长平，一名胁髎，在大横外直脐旁。《铜人》。〇在脐上二寸，横取六寸，侧胁季肋端陷中。《入门》。〇直脐季肋端，侧卧，屈上足，伸下足，举臂取之。《纲目》。〇在脐上二寸，两旁九寸。《资生》。〇针入六分，可灸一百壮。《铜人》。

期门二穴 肝之募也。在不容旁一寸五分，直两乳下第二肋端。《铜人》。〇直两乳下第二肋端，旁一寸半。又云乳直下一寸半。《资生》。〇令人仰卧，从脐心正中向上五寸，以墨点定，从墨点两边横量各二寸半，此乃正穴。大约直两乳为的，用同身寸。《类聚》。

督脉流注及孔穴

督脉者，起于下极之腧，并于脊里，上至风府，入脑上巅，循额至鼻柱，属阳脉之海。中行凡二十七穴。《铜人》。〇督之为言都也，阳脉都会，男子之主也。《入门》。

下鼻素髎一穴 一名面正，在鼻柱上端，一云准头。针入三分，禁不可灸。《铜人》。

水沟一穴 一名人中。在鼻柱下，人中中直唇取之。针入三分，留五呼，灸三壮。风水面肿，针此穴即愈。《铜人》。

兑端一穴 在唇上端，一云在上唇中央尖尖上。针入三分，留六呼，可灸三壮。《铜人》。

龈交一穴 在唇内齿上龈缝筋中。《铜人》。〇在唇内，齿上缝中央。《入门》。〇针入三分，可灸三壮。《入门》。

额上神庭一穴 在额前，直鼻上，入发际五分。可灸七壮，禁不可灸。《入门》。

上星一穴 在神庭后，入发际一寸。《铜人》。〇在额颅上，鼻直中，入发际一寸陷中容豆，是穴也。〇针入二分，留十呼，可灸三壮，不宜多灸。《铜人》。

囟会一穴 在上星后一寸陷者中。可灸二七壮至七七壮，初灸不痛，病去即痛，止灸，禁不可针。《铜人》。

前顶一穴 在囟会后一寸五分骨陷中。针入一分，可灸三壮至七七壮。《铜人》。

百会一穴 一名三阳五会，一名天满，在前顶后一寸五分，顶中央旋毛中，可容豆。针入二分，得气即泻，可灸七壮。〇凡灸头顶，不得过七七壮，缘头顶皮肤浅薄，灸不宜多。《铜人》。

顶后后顶一穴 一名交冲，在百会后一寸五分，枕骨上。针入三分。可灸五壮。《铜人》。

强间一穴 一名大羽，在后顶后一寸五分。针入三分，可灸五壮。《铜人》。

脑户一穴 一名匝风，一名合颅，在枕骨上，强间后一寸五分。禁不可针，令人哑，可灸七壮，亦不可妄灸。《铜人》。

风府一穴 一名舌本，在项入发际一寸，脑户后一寸五分，项大筋内宛宛中。《铜人》。〇在项后发际上一寸，疾言其肉立起，言休立下。针入二分，禁不可灸。《铜人》。

哑门一穴 一名舌肿，一名舌厌，在风府后五分，入发际五分宛宛中，入系舌本，仰头取之。《铜人》。〇在项中央入发际五分宛宛中，去风府一寸。《资生》。〇针入二分，禁不可灸，令人哑。《铜人》。

背脊大椎一穴 在项后第一椎上陷中。针入五分，留三呼，泻五吸，若灸随年为壮。《铜人》。〇凡灸椎骨，当灸骨节突处方验，灸节下当骨则无验，以鱼肉骨参之，其言为可信，盍依其言，当骨节灸之。《资生》。〇椎皆作节，下皆作外。《入门》。

陶道一穴 在项后大椎节下间，俯而取之。针入五分，可灸五壮。《铜人》。

身柱一穴　在第三椎节下间，俯而取之。针入五分，可灸五壮。《铜人》。

神道一穴　在第五椎节下间，俯而取之。可灸七七壮至百壮，禁不可针。《铜人》。

灵台一穴　在第六椎节下间，俯而取之。可灸五壮，禁不可针。《铜人》。

至阳一穴　在第七椎节下间，俯而取之。针入五分，可灸三壮。《铜人》。

筋缩一穴　在第九椎节下间，俯而取之。针入五分，可灸三壮。《铜人》。

脊中一穴　一名神宗，一名脊腧，在第十一椎节下间，俯而取之。针入五分，禁不可灸。《铜人》。

悬枢一穴　在第十三椎节下间，伏而取之。针入三分，可灸三壮。《铜人》。

命门一穴　一名属累，在第十四椎节下间，伏而取之。针入五分，可灸三壮。《铜人》。

○背部中行，自项中央直脊，至命门穴与脐相对，若取一杖，正身立地，以杖从地起量至脐切断，却移向后量脊，杖头尽处是命门穴也。《纲目》。

阳关一穴　在第十六椎节下间，伏而取之。针入五分，可灸三壮。《铜人》。

腰腧一穴　一名背解，一名髓孔，一名腰柱，一名腰户，一名髓空，在第二十一椎节下间宛宛中。《铜人》。○以挺腹地，舒身，两手相重支额，纵四体开，然后巧取，乃得其穴。《纲目》。○针入八分，留三呼，泻五吸，可灸七壮至七七壮止。《铜人》。

长强一穴　一名气之阴郄。督脉别络。在脊骶端下陷中，伏地取之乃得其穴。针入二寸，留七呼，可灸三十壮至二百壮。《铜人》。

任脉流注及孔穴

任脉者，起于中极之下，以上毛际，循腹里上关元穴名。至咽喉承浆穴，属阴脉之海也。中行凡二十四穴。《铜人》。○任即妊也，所谓生养之源，女子之主。《入门》。

颐前承浆一穴　一名悬浆，一名天池，在颐前，唇下宛宛中，开口取之。针入三分，可灸七壮。《铜人》。

颔下廉泉一穴　一名舌本，在颔下，结喉上，舌本间。针入三分，可灸三壮。《铜人》。

膺上天突一穴　一名天瞿，一名五户，在颈结喉下四寸宛宛中。针入五分，留三呼，针宜横下，不得低，可灸三壮。《铜人》。

璇玑一穴　在天突下一寸陷中，仰头取之。针入三分，可灸五壮。《铜人》。

华盖一穴　在璇玑下一寸六分陷中，仰头取之。针入三分，可灸五壮。《铜人》。

紫宫一穴　在华盖下一寸六分陷中，仰头取之。针入三分，可灸五壮。《铜人》。

玉堂一穴　一名玉英，在紫宫下一寸六分陷中，仰头取之。针入三分，可灸五壮。《铜人》。

膻中一穴　一名元儿，一名元见，在玉堂下一寸六分。《铜人》。○横直两乳间陷中，仰卧取之。《纲目》。○在鸠尾上二寸。《资生》。○可灸七壮至七七壮止，禁不可针。《入门》。

中庭一穴　在膻中下一寸六分陷中，仰头取之。《铜人》。○在鸠尾上一寸。《入门》。○针入三分，可灸五壮。《铜人》。

腹中鸠尾一穴　一名髑骭，一名尾翳，在臆前蔽骨下五分，人无蔽骨者，从歧骨之际量取一寸。○此穴灸之，则令人少心力，又健忘。且大难针，大好手方可下针，不然取气多令人夭，故并禁针灸。《铜人》。

巨阙一穴　心之募也。在鸠尾下一寸，鸠尾拒者，少令强一寸，中人有鸠尾拒之。针入六分，留七呼，得气即泻，可灸七壮至七七壮。《铜人》。

上脘一穴　一名上管，一名胃脘，在巨阙下一寸五分，去蔽骨三寸。针入八分，先补后泻,可灸二七壮至百壮。《铜人》。

中脘一穴 一名太仓,胃之募也,在脐上四寸。《铜人》。○中脘居心蔽骨与脐之中,上下各四寸《资生》。○针入八分,留七呼,泻五吸,可灸二七壮至一百壮。《铜人》。

建里一穴 在中脘下一寸。针入五分,留十呼,可灸五壮。《铜人》。

下脘一穴 在建里下一寸。针入八分,留三呼,泻五吸,可灸七壮至百壮。《铜人》。

水分一穴 一名分水,一名中守,在下脘下,脐上一寸。针入八分,留三呼,泻五吸,若水病灸之大良,可灸七壮至百壮,禁不可针,针则水尽即毙。《铜人》。

神阙一穴 一名气合,在脐中央。禁不可针,可灸百壮。《铜人》。○禁针,若刺之使人脐中恶疡溃,屎出者死。《资生》。○针则成水蛊病死。《纲目》。○中风不省人事,可灸百壮至五百壮即苏。《资生》。

阴交一穴 在脐下一寸。针入八分,得气即泻,可灸百壮。《铜人》。

气海一穴 一名脖胦,一名下肓,在阴交下五分,脐下一寸五分。《铜人》。○气海者,是男子生气之海也,一切气疾皆灸之。《资生》。○针入八分,得气即泻,可灸百壮。《铜人》。○针入一寸二分,灸三十壮,年高者百壮。《入门》。

石门一穴 一名利机,一名精露,三焦之募也。针入五分,可灸二七壮至百壮。○妇人不可针,终身绝子。《铜人》。

关元一穴 一名丹田,一名太中极,小肠之募也。针入八分,留三呼,泻五吸,可灸百壮至三百壮。《铜人》。○一云针入二寸,日灸三十壮至三百壮。《入门》。

中极一穴 一名气原,一名玉泉,膀胱之募也。在关元下一寸,脐下四寸。针入八分,留十呼,得气即泻,可灸百壮至二百壮。○妇人断绪,四度针,针则有子也。《铜人》。○一云针入一寸二分,日灸三十壮《铜人》。

至三百壮。《入门》。

曲骨一穴 一名回骨,在横骨之上,毛际陷中,动脉应手。《铜人》。○在中极下一寸,脐下五寸。《入门》。○针入二寸,可灸七壮至七七壮。《铜人》。○一云针入一寸半,灸五壮。《入门》。

会阴一穴 一名屏翳,在两阴间。《铜人》。○在肛门之前,前阴后,两阴间。《入门》。○针入二寸,可灸三壮。《铜人》。

十五络所生病

手太阴络、足太阴络、手少阴络、足少阴络、手厥阴络、足厥阴络、手太阳络、足太阳络、手少阳络、足少阳络、手阳明络、足阳明络、任脉之络、督脉之络、脾之大络,合为十五络,自经分派而别走他经者也。《入门》。

手太阴之别名曰列缺 起于腕上分间,去腕一寸半,别走阳明,并太阴之经,直入掌中,散于鱼际。其病实则手锐掌热;虚则欠欬,小便遗数,取之所别也。《灵枢》。

足太阴之别名曰公孙 去本节之后一寸,别走阳明,其别者入络肠胃。厥气上逆则霍乱,实则肠中切痛;虚则鼓胀,取之所别也。《灵枢》。

手少阴之别名曰通里 去腕一寸半,别走太阳,循经入于心中,系舌本,属目系。实则支膈;虚则不能言,取之所别也。《灵枢》。

足少阴之别名曰大钟 当踝后绕跟,别走太阳,其别者并经上走于心包下,外贯腰脊。其病气逆则烦闷,实则闭癃;虚则腰痛,取之所别也。《灵枢》。

手厥阴之别名曰内关 去腕二寸,别走少阳,出于两筋之间,循经以上,系于心包,络心系。实则心痛;虚则为头项强,取之所别也。《灵枢》。

足厥阴之别名曰蠡沟 在内踝上五寸,别走少阳,其别者循胫上睾,结于茎。其病气逆则睾肿卒疝,实则挺长;虚则暴痒,取之所别也。《灵枢》。

手太阳之别名曰支正 在腕后五寸，别走少阴，其别者上走肘，络肩髃。实则节弛肘废；虚则生疣，取之所别也。《灵枢》。

足太阳之别名曰飞阳 在外踝上七寸，别走少阴。实则鼻窒，头背痛；虚则鼽衄，取之所别也。《灵枢》。

手少阳之别名曰外关 在腕后二寸，外别走心主，绕臂，注胸中。其病实则肘挛；虚则不收，取之所别也。《灵枢》。

足少阳之别名曰光明 在外踝上五寸，别走厥阴，下络足跗。实则厥；虚则痿躄，坐不能起，取之所别也。《灵枢》。

手阳明之别名曰偏历 在腕后三寸，别走太阴；其别者上循臂，绕肩髃，上曲颊偏齿；其别者入耳，合于宗脉。实则龋聋；虚则齿寒痹隔，取之所别也。《灵枢》。

足阳明之别名曰丰隆 在外踝上八寸，别走太阴，其别者循胫骨外廉，上络头项，合诸经之气，下络喉嗌。其病气逆则喉痹，卒喑，实则狂癫；虚则足不收，胫枯，取之所别也。《灵枢》。

任脉之别名曰会阴 在两阴间，下鸠尾，散于腹。其病实则腹皮痛；虚则瘙痒，取之所别也。《灵枢》。

督脉之别名曰长强 在脊骶端，挟膂上项，散头上下，当肩胛左右，别走太阳，入贯膂。其病实则脊强；虚则头重，取之所别也。《灵枢》。

脾之大络名曰大包 在渊腋下三寸，布胸胁。其病实则身尽痛；虚则百节皆纵，此脉若罗络之血者，皆取之脾之大络脉也。《灵枢》。

脉病有是动有所生病

《难经》曰：经脉有是动，有所生病。一脉辄变为二病者，何也？然经言是动者，气也；所生病者，血也。邪在气，气为是动；邪在血，血为所生病。气主呴之，血主濡之。气留而不行者，为气先病也；血滞而不濡者，为血后病也。故先为是动，后为所生病也。

脉有经脉络脉孙络脉

经脉为里，支而横者为络，络之别者为孙络。盛而血者疾诛之，盛者泻之，虚者饮药以补之。《灵枢》。〇经，径也。径直者为经，经之支派旁出者为络。《入门》。〇络穴俱在两经中间，乃交经过络之处也。《入门》。〇刺脏腑经络四病皆不同。十五络病至浅，在表也，十二经病次之，六腑病又次之，五脏病至深，在里也，故治法有难易焉。至于络又各不同，十五络之络乃阴经别走阳经，阳经别走阴经，而横贯两经之间者，所谓支而横者为络是也；缪刺之络，乃病邪流溢大络不得，入贯经腧，而其痛与经脉缪处，乃络病经不病者也；血络之络，乃皮肤所见或赤或青或黑之络，而小者如针，大者如箸也。以浅深言之，血络至浅，缪刺者次之，十五络近里而贯经腧也。《纲目》。

十二经血气多少

夫人之常数，太阳常多血少气，少阳常多气少血，阳明常多血多气，厥阴常多血少气，少阴常多气少血，太阴常多气少血，此天之常数也。〇故曰：刺阳明出血气，刺太阳出血恶气，刺少阳出气恶血，刺太阴出气恶血，刺厥阴出血恶气，刺少阴出气恶血也。《灵枢》。〇足阳明太阴为表里，足少阳厥阴为表里，足太阳少阴为表里，手阳明太阴为表里，手少阳心主为表里，手太阳少阴为表里也。《灵枢》。

十二经行度部分

手之三阴，从脏走至手；手之三阳，从手走至头。足之三阳，从头走至足；足之三阴，从足走至腹。《灵枢》。〇人之经络，三阳三阴分布一身，太阳少阴在身之后；阳明太阴在身之前；少阳厥阴在身之侧。《丹心》。

气行有街

胸气有街，腹气有街，头气有街，胫气有街，故气在头者，止之于脑；气在胸者，止之于膺与背俞；气在腹者，止之于背俞与冲脉于脐左右之动脉者；气在胫者，止之于气街，与承山踝上以下，取此者用毫针，得气乃刺之。《灵枢》。

针法有巨刺缪刺散刺

经曰：左盛则右病，右盛则左病，右痛未已，而左脉先病；左痛未已，而右脉先病。如此者必巨刺之，此五穴井荥腧经合临时变合，刺法之最大者也。巨刺者，刺经脉也。《入门》。○经曰：邪客大络者，左注右，右注左，上下左右，其气无常，不入经腧，命曰缪刺。缪刺者，刺络脉也。言络脉与经脉缪处，身有蜷挛疼痛，而脉无病，刺其阴阳交贯之道也。《入门》。○散刺者，散针也。因杂病而散用其穴，因病之所宜而针之，初不拘于流注，即天应穴。《资生经》所谓阿是穴是也。《入门》。○邪客于经，痛在于左而右脉先病者，巨刺之，必中其经，非络脉也。络病者，其痛与经脉缪处，故命曰缪刺，皆左取右，右取左。又曰：身形有痛，九候莫病，则缪刺之。缪刺皆取诸经之络脉也。《纲目》。

奇经八脉

脉有阳维阴维，有阳跷阴跷，有冲，有督，有任，有带之脉，凡此八脉者，皆不拘于经，故曰奇经八脉也。《难经》。○奇经病非自生，盖因诸经溢出而流入之也，比于圣人图设沟渠，以备水潦之溢，沟渠满溢，则流于深湖。人脉隆盛，入于八脉而不环周，故其受邪气，蓄则肿热，砭射之也。《纲目》。○督、冲、任三脉并起而异行，皆始于气冲穴名，一源而分三歧。督脉行背而应乎阳，任脉行腹而应乎阴，冲脉自足至头，若冲冲而直行于上，为十二经脉之海，总领诸经气血。三脉皆起于气冲，气冲又起于胃脉，其源如此，则知胃气为本矣。《入门》。

阳维 起于金门穴名，以阳交为郄，与手足太阳及跷脉会于肩腧，与手足少阳会于天髎及会肩井，与足少阳会于阳白，上本神，下至风池，与督脉会于哑门，此阳维之脉起于诸阳之交会也。《入门》。○阳维为病苦寒热。又曰：阳维维于阳，阴维维于阴，阴阳不能相维，则怅然失志，溶溶不能自收持。《纲目》。

阴维 阴维之郄曰筑宾穴名，与足太阴厥阴会于府舍、期门，又与任脉会于廉泉天突，此阴维走于诸阴之交会也。《入门》。○阴维为病苦心痛。《纲目》。

阳跷 阳跷脉者起于跟中，循外踝上行申脉穴，入风池。○阳跷之病，阳急而狂奔。《入门》。○跷者捷也，言此脉之行如跷捷者之举动手足也。《入门》。

阴跷 阴跷脉者亦起于跟中，循内踝上行照海穴，至咽喉交贯冲脉。○阴跷之病，阴急而足直。《入门》。

冲脉 冲脉行身之前，挟任脉两旁。东垣云：冲脉起于会阴穴名，根于气街，为二道入腹中央，挟脐两旁上行，附足阳明之脉，至胸中而散。《纲目》。○冲脉为病，逆气而里急。○《内经》言冲脉并足少阴之经。《难经》言并足阳明之经，以此推之，则冲脉起自气街，在阳明少阴二经之内，挟脐上行，其理明矣。《纲目》。

督脉 督脉始终行身之后，出于会阴，根于长强，上行脊里，至于巅，附足太阳之脉。谓之督者，以其督领诸经也。《纲目》。○督脉为病，脊强而反折。《纲目》。

任脉 任脉始终行身之前。东垣云：任脉起于会阴，根于曲骨，入前阴中，出腹里，过脐上行，附足厥阴之经。谓之任者，女子得之以妊养也。《纲目》。○任脉为病，其内苦结，男子为七疝，女子为瘕聚。《纲目》。○冲脉、任脉皆于胞中，上循腹里，为经络之海。其浮而外者，循腹右上行，会于咽喉，别而络唇口。《纲目》。

带脉 带脉者，起于季胁，回身一周。

《难经》。○经云：带脉周回季肋间。注云：回绕周身，总束诸脉，如束带然。起于季肋，即章门穴，乃胁下接腰骨之间也。《入门》。○带脉为病，腹满，溶溶若坐水中。《入门》。

子午八法

子者阳也，午者阴也，不曰阴阳而曰子午者，正以见人身任督，与天地子午相为流通，故地理南针不离子午，乃阴阳自然之妙用也。八法者，奇经八穴为要，乃十二经之大会也。《入门》。○公孙冲脉、内关阴维、临泣带脉、外关阳维、后溪督脉、申脉阳跷、列缺任脉、照海阴跷，其阳跷、阳维并督脉属阳主肩背腰腿在表之病；其阴跷、阴维、任、冲、带属阴，主心腹胁肋在里之病。《入门》。○昭滞笛八穴。○周身三百六十穴，统于手足六十六穴，六十六穴又统于八穴，故谓之奇经八穴。《入门》。

子午流注

流者往也，注者住也，神气之流行也。十二经每经各得五穴，井荥腧经合也。手不过肘，足不过膝。阳干三十六穴，阴干三十穴，共成六十六穴。阳干多六穴者，乃原穴也。《入门》。○大肠合又有巨虚上廉，小肠合又有巨虚下廉，三焦合又有委阳也。《纲目》。

五脏六腑所属五腧五行

肺	少商	鱼际	太渊	经渠	尺泽	
	井木	荥火	腧土	经金	合水	
大肠	商阳	二间	三间	合谷	阳溪	曲池	上廉
	井金	荥水	腧木	原穴	经火	合土	
心	中冲	劳宫	太陵	间使	曲泽	
	井木	荥火	腧土	经金	合水	
	心不主令故代以心包					
小肠	少泽	前谷	后溪	腕骨	阳谷	小海	下廉
	井金	荥水	腧木	原	经火	合土	
肝	大敦	行间	大冲	中封	曲泉	
	井木	荥火	腧土	经金	合水	
胆	窍阴	侠溪	临泣	丘墟	阳辅	阳陵泉
	井金	荥水	腧木	原	经火	合土	
脾	隐白	大都	太白	商丘	阴陵泉	
	井木	荥火	腧土	经金	合水	
胃	厉兑	内庭	陷谷	冲阳	解溪	三里
	井金	荥水	腧木	原	经火	合土	
肾	涌泉	然谷	太溪	复溜	阴谷	
	井木	荥火	腧土	经金	合水	
膀胱	至阴	通谷	束骨	京骨	昆仑	委中
	井金	荥水	腧木	原	经火	合土	
三焦	关冲	液门	中渚	阳池	支沟	天井	委阳
	井金	荥水	腧木	原	经火	合土	

五腧阴阳配合 阴井木，阳井金；阴荥火，阳荥水；阴腧土，阳腧木；阴经金，阳

经火；阴合水，阳合土。阴阳皆不同，其意何也？然，是刚柔之事也，阴井乙木，阳井庚金。庚者乙之刚，乙者庚之柔，故为配合焉。他仿此。《难经》。

五腧主病 五脏六腑各有井荥腧经合，皆何所主？然，经言所出为井，所流为荥，所注为腧，所行为经，所入为合。井主心下痞满肝邪也，荥主身热心邪也，腧主体重节痛脾邪也，经主喘咳寒热肺邪也，合主气逆而泄肾邪也。此所主病也。《难经》。

五腧针随四时 春刺井，夏刺荥，季夏刺腧，秋刺经，冬刺合者，何也？盖春刺井者，邪在肝也；夏刺荥者，邪在心也；季夏刺腧者，邪在脾也；秋刺经者，邪在肺也；冬刺合者，邪在肾也。《难经》。

井合有义 所出为井，所入为合，奈何？盖井者，东方春也，万物始生，故言所出为井也。合者，北方冬也，阳气入藏，故言所入为合也。《难经》。

五脏六腑有疾当取十二原

五脏有六腑，六腑有十二原，十二原出于四关，主治五脏。五脏有疾，当取十二原，十二原者，五脏之所以禀三百六十五节气味也。五脏有疾，应出十二原，而原各有出。阳中之少阴，肺也，其原出于太渊；阳中之太阳，心也，其原出于太陵；阴中之少阳，肝也，其原出于太冲；阴中之至阴，脾也，其原出于太白；阴中之太阴，肾也，其原出于太溪；膏之原出于鸠尾；肓之原出于气海。此十二原主治五脏六腑之有疾也。《灵枢》。〇四关者，合谷、太冲穴也。十二经原皆出于四关。《入门》。

脏腑要穴

五脏腧二十五穴，六腑腧三十六穴，并巨虚上下廉，共六十四腧，实切要之穴也。脏腑有病，此六十四穴皆主之。其太渊、大陵、太冲、太白、太溪为五脏之原；其三里、巨虚上下廉、委中、委阳、阳陵泉为六

腑之合，又切要中之切要，而医所最当先者也。脏腧二十五，腑腧三十六，合为六十一腧，加委阳、上廉、下廉，是为六十四腧也。《纲目》。

六合所出所入

帝曰：荥腧与合，各有名乎？岐伯曰：荥腧治外经，合治内腑。帝曰：合各有名乎？岐伯曰：胃合入于三里，大肠合入于巨虚上廉，小肠合入于巨虚下廉，此三腑皆出足阳明也。三焦合入于委阳，膀胱合入于委中，此二腑皆出足太阳也。胆合入于阳陵泉，此一腑出足少阳也。帝曰：取之奈何？岐伯曰：取三里者，低跗取之；取巨虚者，举足取之；委阳者，屈伸而索之；委中者，屈而取之；阳陵泉者，正竖膝与之齐，下至委阳之阳取之。《灵枢》。

足三焦别脉

足三焦者，足太阳之别也。上踝五寸，别入贯腨肠，出于委阳穴名，并太阳之正，入络膀胱，约下焦。其病实则闭癃；虚则遗尿；遗尿则补之，闭癃则泻之。《灵枢》。

八会穴

腑会太仓中脘穴，脏会季胁章门穴，筋会阳陵泉穴名，髓会绝骨阳辅穴，血会膈腧穴名，骨会大杼穴名，脉会太渊穴名，气会三焦外一筋直两乳内也膻中穴。〇腑会中脘，腑病治此；脏会章门，脏病治此；筋会阳陵泉，筋病治此；髓会绝骨，髓病治此；血会膈腧，血病治此；骨会大杼，骨病治此；脉会太渊，脉病治此；气会膻中，气病治此。《难经》。

六经标本

足太阳之本，在跟以上五寸中。标在两络命门。命门者，目也。〇足少阳之本，在窍阴之间，标在窗笼之前。窗笼者，耳也。〇足少阴之本，在内踝下上三寸中，标在背腧与舌下两脉也。〇足厥阴之本，在行间上

五寸所，标在背腧也。○足阳明之本，在厉兑，标在人迎颊挟颃颡也。○足太阴之本，在中封前上四寸之中，标在背腧与舌本也。○手太阳之本，在外踝之后，标在命门之上一寸也。○手少阳之本，在小指次指之间上二寸，标在耳后上角下外眦也。○手阳明之本，在肘骨中，上至别阳，标在颜下合钳上也。○手太阴之本，在寸口之中，标在腋下动也。○手少阴之本，在锐骨之端，标在背腧也。○手心主之本，在掌后两筋之间二寸中，标在腋下三寸也。○凡候此者，下虚则厥，下盛则热；上虚则眩，上盛则热痛。《灵枢》。

人身四海腧穴

胃为水谷之海，其腧上在气街，下在三里。○冲脉为十二经之海，其腧上在于大杼，下出于巨虚之上下廉。○膻中为气之海，其腧上在于柱骨之上，下在于人迎。○脑为髓之海，其腧上在于其盖，下在风府，盖即百会穴也。《灵枢》。

大接经

经曰：留瘦不移，节而刺之，使十二经无过绝。假令十二经中是何经络不通行，当刺不通凝滞经，俱令气过节，无问其数，以平为期。○大接经治中风偏枯，从阳引阴，从阴引阳，皆取十二经井穴也。《纲目》。

主病要穴

大概上部病多取手阳明，中部病取足太阴，下部病取足厥阴，前膺取足阳明，后背取足太阳。因各经之病，而取各经之穴者，最为要诀。百病一针为率，多则四针，满身针者可恶。《入门》。○膏肓腧、三里、涌泉，百病无所不治。《入门》。○若要安丹田，三里不曾干。《资生》。

禁针灸

身之穴三百六十有五，其三十穴灸之有害，七十九穴刺之为灾。叔和。○用针者先

明孔穴，补虚泻实，勿失其理。针皮肤腠理，勿伤肌肉；针肌肉，勿伤筋脉；针筋脉，勿伤骨髓；针骨髓，勿伤诸络。伤筋膜者愕视失魂，伤血脉者烦乱失神，伤皮毛者上气失魄，伤骨髓者呻吟失志，伤肌肉者四肢不收失智。此为五乱，有死之忧也。《资生》。

刺中五脏死候 五脏主藏神，不可伤，伤之则死。○刺中心，一日死，其动为噫。○刺中肺，三日死，其动为咳。○刺中肝，五日死，其动为语一作欠。○刺中脾，十日死，其动为吞。○刺中肾，六日死一作三日，其动为嚏。○刺中胆，一日半死，其动为呕。○刺中膈，为伤中，其病虽愈，不过一岁必死。《内经》。

失针致伤 刺跗上中大脉，血出不止死。○刺阴中大脉，血出不止死。○刺面中溜脉，不幸为盲。○刺客主人上关穴内陷中脉，为内漏为聋。○刺头中脑户，入脑立死。○刺膝膑出液，为跛。○刺舌下中脉大过，血出不止为喑。○刺臂太阴脉，出血多立死。○刺足布络中脉，血不出为肿。○刺足少阴脉，重虚出血，为舌难以言。○刺郄中大脉，令人仆脱色。○刺膺中陷中肺，为喘逆仰息。○刺气冲中脉，血不出，为肿鼠鼷。○刺肘中内陷，气归之，为不屈伸。○刺脊间中髓，为伛。○刺阴股下三寸内陷，令人遗尿。○刺乳上，中乳房、、为肿根蚀。○刺腋下胁间，令人咳。○刺缺盆中内陷，气泄，令人喘咳逆。○刺小腹中膀胱尿出，令人小腹满。○刺手鱼腹内陷，为肿。○刺眶上陷骨中脉，为漏为盲。○刺关节中液出，不得屈伸。《内经》。○刺上关者，呿不能欠。○刺下关者，欠不能呿。○刺犊鼻者，屈不能伸。○刺两关者，伸不能屈。《灵枢》。

禁针穴 神庭 脑户 囟会 玉枕 络却 承灵 颅息 角孙 承泣 神道 灵台 云门 肩井 膻中 缺盆 上关 鸠尾 五里手 青灵 合谷 神阙 横骨 气冲 箕门 承筋 三阴交 水分 会阴 石门 三阳络 人迎 乳中 然谷 伏兔 《入门》。

禁灸穴 哑门 风府 天柱 承光 临泣 头维 攒竹 睛明 素髎 禾髎 迎香 颧髎 下关 人迎 天牖 天府 周荣 渊腋 乳中 鸠尾 腹哀 肩贞 阳池 中冲 少商 鱼际 经渠 阳关 脊中 隐白 漏谷 条口 地五会 犊鼻 阴市 伏兔 髀关 申脉 委中 阴陵泉 殷门 心腧 承扶 承泣 瘈脉 丝竹空 暗门 耳门 石门 气冲 脑户 白环腧

奇穴

不出于《灵枢》、《内经》，故谓之奇穴。

取膏肓俞穴法 此穴主阳气亏弱，诸虚痼冷，梦遗，上气咳逆，噎嗝，狂惑忘误百病，尤治痰饮诸疾。须令患人就床平坐，屈膝齐胸，以两手围其足膝，使胛骨开离，勿令动摇。以指按四椎微下一分，五椎微上二分，点墨记之，即以墨平画，相去六寸许，四肋三间，胛骨之里，肋间空处，容侧指许。摩脊肉之表，肋骨空处。按之，患者觉牵引胸户，中手指痹，即真穴也。灸后觉气壅盛，可灸气海及足三里泻火实。下灸后令人阳盛，当消息以自保养，不可纵欲。《入门》。○又法：令病人两手交在两膊上，则胛骨开，其穴立见。以手揣摸第四椎骨下两旁，各开三寸，四肋三间之中，按之痠疼是穴。灸时手搭两膊上，不可放下，灸至百壮为佳。《回春》。

取患门穴法 主少年阴阳俱虚，面黄体瘦，饮食无味，咳嗽遗精，潮热盗汗，心胸背引痛，五劳七伤等证，无不效。先用蜡绳一条，以病人男左女右脚板，从足大拇指头齐量起，向后随脚板当心贴肉，直上至膝腕大横纹中截断。次令病人解发，匀分两边，平身正立。取前绳子，从鼻端齐，引绳向上，循头缝下脑后，贴肉随脊骨垂下至绳尽处，以墨点记此不是灸穴也。别用秆心，按于口上，两头至吻，却钩起秆心中，至鼻端根如"○"字样，齐两吻截断，将此秆展直，于先点墨处取中横量，勿令高下于秆心，两头尽处，以墨记之，此是灸穴。初灸七壮，累灸至百壮，初只灸此二穴。《入门》。○一法治虚劳羸瘦，令病人平身正直，用草子男左女右，自脚中指尖，量过脚心，下向上至曲脉大纹处切断。却将此草自鼻尖，量从头正中须分开头心发，贴肉量，至脊以草尽处用墨点记。别用草一条，令病人自然合口，量阔狭切断，却将此草于墨点上平摺，两头尽处量穴。灸时随年多灸一壮如年三十灸三十一也，累效。《资生》。○此法与上法略同。《类聚》。

取四花穴法 治病同患门。令病人平身正立，稍缩臂膊。取蜡绳，绕项向前平结喉骨后大杼骨，俱墨点记，向前双垂，与鸠尾穴齐，即切断，却翻绳向后，以绳原点大杼墨放结喉墨上，结喉墨放大杼骨上，从背脊中，双绳头贴肉垂下，至绳头尽处，以墨点记不是灸穴。别取秆心，令病人合口，无得动喉，横量齐两吻切断。还于背上墨记处，摺中横量，两头尽处点之此是灸穴，又将循脊直量上下点之此是灸穴。初灸七壮，累灸百壮。迫疮愈病未愈，依前法复灸，故云累灸百壮。但当灸脊上两穴，切宜少灸，凡一次可灸三五壮，多灸则恐人蜷背。灸此等穴亦要灸足三里，以泻火气为妙。《入门》。○崔知悌四花穴法：以稻秆心量口缝切断，以如此长裁纸四方，当中剪小孔。别用长稻秆踏脚下，前取脚大指为止，后取至曲脉横纹中为止，断了。却环在结喉，下垂向背后看秆止处，即以前小孔纸当中，安分为四花，盖灸纸四角也。○又一法：先横量口吻，取长短。以所量草，就背上三椎骨下，直量至草尽处，两头用笔点了，再量中指长短为准，却将量中指草横直量两头，用笔圈四角，其圈者是穴不圈者不是穴。可灸七七壮止。《资生》。○此灸法皆阳虚所宜。华佗云：风虚冷热，惟有虚者不宜灸。但方书云：虚损劳瘵，只宜早灸膏肓、四花。乃虚损未成之际，如瘦弱兼火，虽灸亦只宜灸内关、三里，以散其痰火，早年欲作阴火，不宜灸。《入门》。

骑竹马灸法 专主痈疽发背，肿毒疮疡，瘰疬疠风，诸风，一切无名肿毒。灸之疏泻心火。先从男左女右臂腕中横纹起，用薄篾条量至中指齐肉尽处，切断。却令病人脱去上下衣裳，以大竹杠一条跨定，两人徐徐扛起，足要离地五寸许，两旁更以两人扶定，勿令动摇不稳。却以前量竹篾贴定竹杠竖起，从尾骶骨，贴脊量至篾尽处，以墨点记不是灸穴。却比病人同身寸篾二寸，平摺放前点墨上，自中横量两旁，各开一寸方是灸穴：可灸三七壮，极效。《入门》。

别穴

不出于《铜人》，而散见诸书，故谓之别穴。《入门》。

神聪四穴 在百会左右前后，四面各相去各一寸。主头风目眩，风痫狂乱。针入三分。

膝眼四穴 在膝盖头骨下两旁陷中，主膝膑疼痛。针入五分，留三呼，禁不可灸。

旁廷二穴 在腋下四肋间，高下正与乳相当，乳后二寸陷中。俗名注市，举腋取之。主卒中恶飞尸，遁疰胸胁满。针入五分，灸五十壮。

长谷二穴 在胁脐旁相去各五寸，一名循元，主泄痢，不嗜食。可灸三十壮。

下腰一穴 在八髎正中央脊骨上，名三宗骨，主泄痢下脓血。灸五十壮。

肠绕二穴 挟玉泉相去二寸，主大便闭。灸随年壮。

环冈二穴 在小肠腧下二寸横纹间，主大小便不通。灸七壮。

八关八穴 在手十指间，治大热眼痛，睛欲出。针刺出血即愈。

阑门二穴 在玉茎旁二寸，治疝气冲心欲绝。针入二寸半，灸二七壮。

独阴二穴 在足第二指节下横纹。一云在足大指次指下中节横纹，当中主心腹痛，及疝痛欲死。当中灸五壮，男左女右，极妙。

胞门子户各一穴 胞门在关元左旁二寸。子户在关元右旁二寸。俱主妇人无子。各灸五十壮。

金津玉液二穴 在舌下两旁脉，主舌肿喉痹。以三棱针出血，即愈。

大骨空二穴 在手大指第二节尖上。可灸九壮，如下法。

小骨空二穴 在手小指二节尖上，治眼疾及烂弦风。灸九壮，以口吹火灭。

太阳二穴 在两额角眉后紫脉上，治头风及偏头痛。针出血。一云即瞳子髎也。

明堂二穴 在鼻直上，入发际一寸，主头风，鼻塞多涕。针入二分。一云即上星穴也。

眉冲二穴 一名小竹，当两眉头直上，入发际，主五痫，头痛鼻塞。针入二分，不可灸。

荣池二穴 在足内踝前后两边池中脉，一名阴阳穴，主赤白带下。针入三分，灸三十壮。

漏阴二穴 在足内踝下五分，微有动脉，主赤白带下。针入一分，灸三十壮。

中魁二穴 在手中指第二节尖上，主五噎，吞酸呕吐。灸五壮，以口吹火灭。

血郄二穴 即百虫窠。在膝内廉，上膝三寸陷中，主肾脏风疮。针入二寸半，灸二七壮。

腰眼二穴 令病人解去上体衣服，于腰上两旁微陷处，谓之腰眼穴。直身平立，用笔点定，然后上床，合面而卧，每灼小艾炷七壮灸之，痨虫或吐出或泻下即安。○此法名遇仙灸，治痨捷法也。《丹心》。○先一日点定腰眼穴，至半夜子时交癸亥日期，便灸七壮，若灸九壮至十一壮尤妙。《医鉴》。

通关二穴 在中腕旁各五分，主五噎。针入八分，左捻能进饮食，右捻能和脾胃。此穴一针有四效：凡下针后，良久觉脾磨食，觉针动为一效；次针破病根，腹中作声，为二效；次觉流入膀胱，为三效；又次觉气流行腰后骨空间，为四效。《纲目》。

胛缝二穴 在背端骨下，直腋缝尖及臂，主肩背痛连胛。针入三分，泻六吸。

二白二穴 在掌后横纹上四寸，手厥阴脉。两穴相并，一穴在两筋中，一穴在大筋外，主痔漏下血痒痛。针入三分，泻两吸。

回气一穴 在脊穷骨上，主五痔便血失屎。灸百壮。

气端十穴 在足十指端，主脚气。日灸三壮，神效。

鹤顶二穴 在膝盖骨尖上，主两足瘫痪无力。灸七壮。

龙玄二穴 在列缺上青脉中，主下牙痛。灸七壮。

阴独八穴 在足四指间，主妇人月经不调，须待经定为度。针三分，灸三壮。

通理二穴 在足小指上二寸，主妇人崩中及经血过多。针入二分，灸二七壮。

气门二穴 在关元旁三寸，主妇人崩漏。针入五分。

阴阳二穴 在足拇指下屈里，表头白肉际，主妇人赤白带下。灸三七壮。

漏阴二穴 在足内踝下五分，微有动脉，主赤白带下。针入一分，灸三十壮。

精宫二穴 在背第十四椎下各开三寸，专主梦遗。可灸七壮，神效。

直骨二穴 在乳下，大约离一指头，看其低陷之处，与乳直对不偏者，是穴也。妇人按其乳直向下，看乳头所到之处，正穴也，主远年咳嗽。炷如小豆大，灸三壮，男左女右，不可差误，其咳即愈，如不愈不可治。

交仪二穴 在足内踝上五寸，主女子漏下赤白。灸三十壮。

当阳二穴 在目瞳子直上，入发际一寸，主风眩卒不识人，鼻塞。针入三分。

鱼腰二穴 一名印堂，在两眉中，主眼疾。针入二分。

夺命二穴 在曲泽上，主目昏晕。针入三分，禁灸。○已上穴散出诸方。

诸药灸法

豉饼灸法 治疽疮不起发。取豆豉和椒、姜、盐、葱，烂捣，捏作饼子，厚薄如折三钱以来，安疮头上灸之，若觉太热即抬起，又安其上；若饼子干，更换新者灸之。若脓已成，慎不可灸。《精义》。

硫黄灸法 治诸疮久不差，变成瘘。取硫黄一块，可疮口大小安之，别取少许硫黄于火上烧，用钗尖挑起，点硫黄令着，三五遍。取脓水干差为度。《精义》。

隔蒜灸法 治痈疽肿毒大痛，或不痛麻木。先以湿纸覆其上，候先干处为疮。以独头蒜切片，三分厚，安疮头上，艾炷灸之，每五炷换蒜片。如疮大，有十余头作一处生者，以蒜捣烂摊患处，铺艾灸之，若痛灸至不痛，不痛灸至痛。此拔引郁毒之法，的有回生之功。若疮色白，不起发，不作脓，不问日期，最宜多灸。《入门》。

桑枝灸法 治发背，不起发，不腐。桑枝燃着，吹息火焰，以火头灸患处，日三五次，每次片时，取瘀肉腐动为度。若腐肉已去，新肉生迟，宜灸四围。如阴疮、瘰疮、瘰疬、流注灸不愈者，尤宜灸之。《入门》。

附子灸法 治脑瘘，诸痈肿坚牢。削附子，令如棋子厚，正着肿上，以小唾湿附子。艾灸附子，令热彻，附子欲干辄更唾湿之，常令附子热彻。附子欲干辄更之，气入肿中，无不愈。《资生》。

黄土灸法 凡发背，率多于背两胛间，初如粟米大，或痛或痒，人皆慢忽不为治，不过十日，遂至于死。急取净黄土和水为泥，捻作饼子，厚二分，阔一寸半，贴疮上，以大艾炷安饼上灸之，一炷一易饼子。若粟米大时，灸七饼即差；如钱许大，可日夜不住灸之，以差为度。《资生》。

鸡足针法

《灵枢》云：病重者，鸡足取之。其法：正入一针，左右斜入一针，如鸡之足有三爪也。《纲目》。

择针灸吉日法

欲行针灸，先知行年宜忌，及人神所在，不与禁忌相应，即可矣。若遇急卒暴病不可拘于此法,通人达士岂拘此哉。《资生》。○《千金》云:凡痈疽疔肿,喉痹客忤,尤为急,觉病即宜便治。又中风卒急之证,须速救疗,此论甚当,夫急难之际,命在须臾,必待吉日后治之,则已沦于鬼录矣。此所以不可拘避忌也。惟平居治病于未形,选天德、月德等日服药针灸,可也。《资生》。

太乙徒立于中宫朝八风占吉凶

帝曰:候八正奈何?少师曰:候此者,当以冬至之日,太乙立于叶蛰之宫,其至也,天必应之以风雨。所谓风者,皆拔屋,折树木,扬沙石,起毫毛,发腠理者也。○风从太乙所居之方来者为实风,主生长万物。其从冲后来者为虚风,主杀害伤人,故圣人谨候虚风而避之。今言风从南方来者,夏至为实风,太乙所居之方故也;冬至为虚风者,以其冲太乙者故也。余方仿此。《灵枢》。○其以夜半至者,万民皆卧而不犯也,故其岁,民少病。其以昼至者,万民懈惰而皆中于虚风,故多病。《灵枢》。

风从南方来 名曰大弱风,其伤人也,内舍于心,外在于脉,其气主为热。○夏至为实风;冬至为虚风。《灵枢》。

风从西南来 名曰谋风,其伤人也,内舍于脾,外在于肌,其气主为弱。○立秋为实风;立春为虚风。《灵枢》。

风从西方来 名曰刚风,其伤人也,内舍于肺,外在于皮肤,其气主为燥。○秋分为实风;春分为虚风。《灵枢》。

风从西北来 名曰折风,其伤人也,内舍于小肠,外在于手太阳脉,脉绝则溢,脉闭则结不通,善暴死。○立冬为实风;立夏为虚风。《灵枢》。

风从北方来 名曰大刚风,其伤人也,内舍于肾,外在于骨与肩背之膂筋,其气主为寒。○冬至为实风;夏至为虚风。《灵枢》。

风从东北来 名曰凶风,其伤人也,内舍于大肠,外在于两胁腋骨下及肢节。○立春为实风;立秋为虚风。《灵枢》。

风从东方来 名曰婴儿风,其伤人也,内舍于肝,外在于筋纽,其气主为身温。○春分为实风;秋分为虚风。《灵枢》。

风从东南来 名曰弱风,其伤人也,内舍于胃,外在于肌肉,其气主体重。○夏至为实风;冬至为虚风。《灵枢》。

八正,谓八节之正气也。虚邪者,谓八节之虚风也。以从虚之乡来,袭虚而入为病,故谓之八正虚邪也。以身之虚,逢时之虚,两虚相感,其气至骨,入则伤五脏,故圣人避风如避矢石焉。《灵枢》。

太乙神名常以冬至之日,居叶蛰之宫四十六日,明日居天留宫四十六日,明日居仓门宫四十六日,明日居阴洛宫四十六日,明日居上天宫四十六日,明日居玄委宫四十六日,明日居仓果宫四十六日,明日居新洛宫四十五日,明日复居叶蛰之宫。数所在,日从一处至九日,复返于一,常如是无已,终而复始。《灵枢》。○始自八节得王之日,从其宫至所在之处,首一终九,日徙一宫,至九日复返于一,周而复始,如是次而行之,计每宫各得五日,九之则一节之日悉备矣。《铜人》。

九宫图

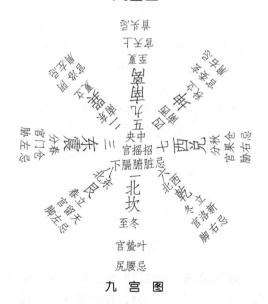

九 宫 图

身形应九野

帝曰：身形应九野，奈何？岐伯曰：请言身形之应九野也，左足应立春，其日戊寅己丑。左胁应春分，其日乙卯。左肩应立夏，其日戊辰、己巳。膺喉首头应夏至，其日丙午。右手应立秋，其日戊申己未。右胁应秋分，其日辛酉。右足应立冬，其日戊戌己亥。腰尻下窍应冬至，其日壬子。六腑膈下五脏应中州，其大禁太乙所在之日，及诸戊己，是谓天忌日也。《灵枢》。

太乙游八节日数

出针灸书。

立春节　自立春入节日始计，至春分通计四十五日而止，或余一日则弃之不用，以下仿此。

一日	十日	十九日	二十八日	三十七日	忌	左脚足
二日	十一日	二十日	二十九日	三十八日	忌	头首喉膺
三日	十二日	二十一日	三十日	三十九日	忌	腰尻下窍
四日	十三日	二十二日	三十一日	四十日	忌	右肩臂
五日	十四日	二十三日	三十二日	四十一日	忌	左胁
六日	十五日	二十四日	三十三日	四十二日	忌	左肩臂
七日	十六日	二十五日	三十四日	四十三日	忌	脏腑膈下
八日	十七日	二十六日	三十五日	四十四日	忌	右脚足
九日	十八日	二十七日	三十六日	四十五日	忌	右胁

春分节　自春分入节日始计，至立夏通计四十五日。

一日	十日	十九日	二十八日	三十七日	忌	左胁
二日	十一日	二十日	二十九日	三十八日	忌	左肩臂
三日	十二日	二十一日	三十日	三十九日	忌	脏腑膈下
四日	十三日	二十二日	三十一日	四十日	忌	右脚足
五日	十四日	二十三日	三十二日	四十一日	忌	右胁
六日	十五日	二十四日	三十三日	四十二日	忌	左脚足
七日	十六日	二十五日	三十四日	四十三日	忌	头首喉膺
八日	十七日	二十六日	三十五日	四十四日	忌	腰尻下窍
九日	十八日	二十七日	三十六日	四十五日	忌	右肩臂

立夏节　自立夏入节日始计，至夏至通共四十五日。

一日	十日	十九日	二十八日	三十七日	忌	左肩臂
二日	十一日	二十日	二十九日	三十八日	忌	脏腑膈下
三日	十二日	二十一日	三十日	三十九日	忌	右脚足
四日	十三日	二十二日	三十一日	四十日	忌	右胁
五日	十四日	二十三日	三十二日	四十一日	忌	左脚足
六日	十五日	二十四日	三十三日	四十二日	忌	头首喉膺
七日	十六日	二十五日	三十四日	四十三日	忌	腰尻下窍
八日	十七日	二十六日	三十五日	四十四日	忌	右肩臂
九日	十八日	二十七日	三十六日	四十五日	忌	左胁

夏至节 自夏至入节日始计，至立秋通共四十五日。

一日	十日	十九日	二十八日	三十七日	忌	头首喉膺
二日	十一日	二十日	二十九日	三十八日	忌	腰尻下窍
三日	十二日	二十一日	三十日	三十九日	忌	右肩臂
四日	十三日	二十二日	三十一日	四十日	忌	左胁
五日	十四日	二十三日	三十二日	四十一日	忌	左肩臂
六日	十五日	二十四日	三十三日	四十二日	忌	脏腑膈下
七日	十六日	二十五日	三十四日	四十三日	忌	右脚足
八日	十七日	二十六日	三十五日	四十四日	忌	右胁
九日	十八日	二十七日	三十六日	四十五日	忌	左脚足

立秋节 自立秋入节日始计，至秋分通共四十五日。

一日	十日	十九日	二十八日	三十七日	忌	右肩臂
二日	十一日	二十日	二十九日	三十八日	忌	左胁
三日	十二日	二十一日	三十日	三十九日	忌	左肩臂
四日	十三日	二十二日	三十一日	四十日	忌	脏腑膈下
五日	十四日	二十三日	三十二日	四十一日	忌	右脚足
六日	十五日	二十四日	三十三日	四十二日	忌	右胁
七日	十六日	二十五日	三十四日	四十三日	忌	左脚足
八日	十七日	二十六日	三十五日	四十四日	忌	头首喉膺
九日	十八日	二十七日	三十六日	四十五日	忌	腰尻下窍

秋分节 自秋分入节日始计，至立冬通共四十五日。

一日	十日	十九日	二十八日	三十七日	忌	右胁
二日	十一日	二十日	二十九日	三十八日	忌	左脚足
三日	十二日	二十一日	三十日	三十九日	忌	头首喉膺
四日	十三日	二十二日	三十一日	四十日	忌	腰尻下窍
五日	十四日	二十三日	三十二日	四十一日	忌	右肩臂
六日	十五日	二十四日	三十三日	四十二日	忌	左胁
七日	十六日	二十五日	三十四日	四十三日	忌	左肩臂
八日	十七日	二十六日	三十五日	四十四日	忌	脏腑膈下
九日	十八日	二十七日	三十六日	四十五日	忌	右脚足

立冬节 自立冬入节日始计，至冬至通共四十五日。

一日	十日	十九日	二十八日	三十七日	忌	右脚足
二日	十一日	二十日	二十九日	三十八日	忌	右胁
三日	十二日	二十一日	三十日	三十九日	忌	左脚足
四日	十三日	二十二日	三十一日	四十日	忌	头首喉膺
五日	十四日	二十三日	三十二日	四十一日	忌	腰尻下窍
六日	十五日	二十四日	三十三日	四十二日	忌	右肩臂
七日	十六日	二十五日	三十四日	四十三日	忌	左胁
八日	十七日	二十六日	三十五日	四十四日	忌	左肩臂
九日	十八日	二十七日	三十六日	四十五日	忌	脏腑膈下

冬至节　自冬至入节日始计，至立春通共四十五日。

一日	十日	十九日	二十八日	三十七日	忌	腰尻下窍
二日	十一日	二十日	二十九日	三十八日	忌	右肩臂
三日	十二日	二十一日	三十日	三十九日	忌	左胁
四日	十三日	二十二日	三十一日	四十日	忌	左肩臂
五日	十四日	二十三日	三十二日	四十一日	忌	脏腑膈下
六日	十五日	二十四日	三十三日	四十二日	忌	右脚足
七日	十六日	二十五日	三十四日	四十三日	忌	右胁
八日	十七日	二十六日	三十五日	四十四日	忌	左脚足
九日	十八日	二十七日	三十六日	四十五日	忌	头首喉膺

九宫尻神图

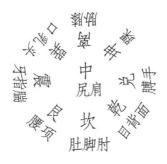

九宫尻神图

九宫尻神禁忌出入门

坤踝震腨指牙上　　巽属头分乳口中
面背目乾手膊兑　　项腰艮膝胁离从
坎肘脚肚轮流数　　惟有肩尻在中宫

逐日人神所在　　出《神应经》

一日在足大指厥阴分　　　　二日在足外踝少阳分
三日在股内少阴分　　　　　四日在腰太阳分
五日在口舌太阴分　　　　　六日在手阳明分
七日在足内踝少阴分　　　　八日在手腕太阳分
九日在尻厥阴分　　　　　　十日在腰背太阴分
十一日在鼻柱阳明分　　　　十二日在发际少阳分
十三日在牙齿少阴分　　　　十四日在胃脘阳明分
十五日在遍身针灸大忌　　　十六日在胸乳太阴分
十七日在气冲阳明分　　　　十八日在股内少阴分
十九日在足趺阳明分　　　　二十日在足内踝少阴分
二十一日在手小指太阳分　　二十二日在外踝少阳分

二十三日在肝腧厥阴分　　　　二十四日在手阳明分
二十五日在足阳明分　　　　　二十六日在胸太阴分
二十七日在膝阳明分　　　　　二十八日在阴少阴分
二十九日在膝胫厥阴分　　　　三十日在足跗阳明分

每月诸神直日避忌傍通图（出《针灸书》）

	正月	二月	三月	四月	五月	六月	七月	八月	九月	十月	十一月	十二月
月厌	戌	酉	申	未	午	巳	辰	卯	寅	丑	子	亥
月忌	戌	戌	戌	丑	丑	丑	辰	辰	辰	未	未	未
月杀	丑	戌	未	辰	丑	戌	未	辰	丑	戌	未	辰
月刑	巳	子	辰	由	午	丑	寅	酉	未	亥	卯	戌
大杀	戌	巳	午	未	寅	卯	辰	亥	子	丑	申	酉
六害	巳	辰	卯	寅	丑	子	亥	戌	酉	申	未	午
血忌	丑	未	寅	由	卯	酉	辰	戌	巳	亥	午	子
血支	丑	寅	卯	辰	巳	午	未	由	酉	戌	亥	子
天医	卯	寅	丑	子	亥	戌	酉	申	未	午	巳	辰
季忌	丑	戌	未	辰	丑	戌	未	辰	丑	戌	未	辰
天灭	丑	卯	由	酉	丑	卯	由	酉	丑	卯	由	酉
瘟癀	未	戌	辰	寅	午	巳	酉	由	亥	子	丑	卯
不向	东	西	北	南	东	西	北	南	东	西	北	南

针灸吉日

每月甲戌、甲申、甲寅。〇乙巳、乙卯、乙丑、乙亥。〇丙子、丙申、丙午、丙戌。〇丁卯、丁亥、丁丑。〇戊戌、戊申。〇己亥。〇庚午、庚子、庚戌、庚申。〇辛卯、辛丑、辛亥。〇壬午、壬子、壬戌、壬申。〇癸丑、癸未。已上皆吉日。《纲目》。〇虽云吉日，太乙所在及戊己日，不可针灸。《针灸书》。〇春甲乙、夏丙丁、四季戊己、秋庚辛、冬壬癸，皆吉。〇男喜破日，女喜除日，男女俱宜开日。《入门》。

针灸忌日

凡针灸必忌人神、尻神、血支、血忌、瘟癀之类。急病则一日上忌一时。《入门》。〇每月忌初六、十六、十八、二十二、二十四、小尽日，及弦、望、晦、朔、五辰、五酉、五未及入节前后各一日，凶。《纲目》。〇病人本命日，不可针灸。《纲目》。〇辛未日，针药俱忌，扁鹊死日也。《入门》。〇男忌除日及戊日，女忌破日及己日，男女俱忌满日。《入门》。〇壬辰、甲辰、己巳、丙午、丁未日，男忌针灸。〇甲寅、乙卯、乙酉、乙巳、丁巳日，女忌针灸。《入门》。

坐向法

春东坐西向。〇夏南坐北向。〇秋西坐东向。〇冬北坐南向。《入门》。

附

一、古今重量换算

（一）古称以黍、铢、两、斤计量而无分名

汉、晋：1斤＝16两，1两＝4分，1分＝6铢，1铢＝10黍。

宋代：1斤＝16两，1两＝10钱，1钱＝10分，1分＝10厘，1厘＝10毫。

元、明、清沿用宋制，很少变动。

古代药物质量与市制、法定计量单位换算表解

时代	古代用量	折合市制	法定计量
秦代	一两	0.5165市两	16.14克
西汉	一两	0.5165市两	16.14克
东汉	一两	0.4455市两	13.92克
魏晋	一两	0.4455市两	13.92克
北周	一两	0.5011市两	15.66克
隋唐	一两	0.0075市两	31.48克
宋代	一两	1.1936市两	37.3克
明代	一两	1.1936市两	37.3克
清代	一两	1.194市两	37.31克

注：以上换算数据系近似值。

（二）市制（十六进制）重量与法定计量的换算

1斤（16市两）＝0.5千克＝500克

1市两＝31.25克

1市钱＝3.125克

1市分＝0.3125克

1市厘＝0.03125克

（注：换算时的尾数可以舍去）

（三）其他与重量有关的名词及非法定计量

古方中"等分"的意思是指各药量的数量多少全相等，大多用于丸、散剂中，在汤剂、酒剂中很少使用。其中，1市担＝100市斤＝50千克，1公担＝2担＝100千克。

二、古今容量换算

（一）古代容量与市制的换算

古代容量与市制、法定计量单位换算表解

时代	古代用量	折合市制	法定计量
秦代	一升	0.34市升	0.34升
西汉	一升	0.34市升	0.34升
东汉	一升	0.20市升	0.20升
魏晋	一升	0.21市升	0.21升
北周	一升	0.21市升	0.21升
隋唐	一升	0.58市升	0.58升
宋代	一升	0.66市升	0.66升
明代	一升	1.07市升	1.07升
清代	一升	1.0355市升	1.0355升

注：以上换算数据仅系近似值。

（二）市制容量单位与法定计量单位的换算

市制容量与法定计量单位的换算表解

市制	市撮	市勺	市合	市升	市斗	市石
换算	10市撮	10市勺	10市合	10市升	10市斗	
法定计量	1毫升	1厘升	1公升	1升	10升	100升

（三）其他与容量有关的非法定计量

如刀圭、钱匕、方寸匕、一字等。刀圭、钱匕、方寸匕、一字等名称主要用于散剂。方寸匕，作匕正方一寸，以抄散不落为度；钱匕是以汉五铢钱抄取药末，以不落为度；半钱匕则为抄取一半；一字即以四字铜钱作为工具，药末遮住铜钱上的一个字的量；刀圭即十分之一方寸匕。

1方寸匕≈2克（矿物药末）≈1克（动植物药末）≈2.5毫升（药液）

1刀圭≈1/10方寸匕

1钱匕≈3/5方寸匕